心脏病学实践 2018

主　　编　张　健　陈义汉

主　　审　韩雅玲　马长生

学术秘书　张宇辉　杜　昕

人民卫生出版社

图书在版编目（CIP）数据

心脏病学实践. 2018 / 张健，陈义汉主编. —北京：人民卫生出版社，2018

ISBN 978-7-117-27522-4

Ⅰ. ①心… Ⅱ. ①张…②陈… Ⅲ. ①心脏病学 Ⅳ. ①R541

中国版本图书馆 CIP 数据核字（2018）第 216077 号

心脏病学实践 2018

主　　编：张　健　陈义汉
出版发行：人民卫生出版社（中继线 010-59780011）
地　　址：北京市朝阳区潘家园南里 19 号
邮　　编：100021
E - mail：pmph @ pmph.com
购书热线：010-59787592　010-59787584　010-65264830
印　　刷：北京盛通印刷股份有限公司
经　　销：新华书店
开　　本：889 × 1194　1/16　　印张：52
字　　数：1647 千字
版　　次：2018 年 10 月第 1 版　2018 年 10 月第 1 版第 1 次印刷
标准书号：ISBN 978-7-117-27522-4
定　　价：158.00 元

编者名单

（按文中出现顺序排序）

胡大一	北京大学人民医院心血管内科	主任医师、教授
陈义汉	同济大学医学院附属东方医院心血管内科	主任医师、教授
李曦铭	天津市胸科医院心血管内科	主任医师
丛洪良	天津市胸科医院心血管内科	主任医师、教授
田　野	哈尔滨医科大学附属第一医院心血管内科	主任医师、教授
李碧澄	哈尔滨医科大学附属第一医院心血管内科	博士
张大磊	北京郁金香伙伴科技有限公司	CEO
李　勇	南京医科大学第一附属医院心血管内科	副主任医师
孔祥清	南京医科大学第一附属医院心血管内科	教授
孙英贤	中国医科大学附属第一医院心血管内科	主任医师、教授
孙国哲	中国医科大学附属第一医院心血管内科	副主任医师
田一辰	中国医科大学附属第一医院心血管内科	主治医师
程艾邦	上海交通大学医学院附属瑞金医院上海市高血压研究所	医学博士
王继光	上海交通大学医学院附属瑞金医院上海市高血压研究所	教授
卜培莉	山东大学齐鲁医院心血管内科	教授
李传保	山东大学齐鲁医院急诊科	副教授
赵兴胜	内蒙古自治区人民医院心脏中心	主任医师、教授
贺利平	内蒙古自治区人民医院心脏中心	主任医师
王梦卉	新疆维吾尔自治区人民医院高血压诊疗研究中心	副主任医师
李南方	新疆维吾尔自治区人民医院高血压诊疗研究中心	主任医师
郑小宇	重庆医科大学附属第二医院心血管内科	博士
黄　晶	重庆医科大学附属第二医院心血管内科	主任医师、教授
陈　垦	中国人民解放军第三军医大学大坪医院心血管内科	副教授
曾春雨	中国人民解放军第三军医大学大坪医院心血管内科	教授
孙宁玲	北京大学人民医院心脏中心	主任医师
祝之明	中国人民解放军第三军医大学大坪医院高血压内分泌科	主任医师
周训美	中国人民解放军第三军医大学大坪医院高血压内分泌科	主治医师
郑　杨	吉林大学白求恩第一医院心血管内科	教授
赵　巍	吉林大学白求恩第一医院心血管内科	副主任医师
杨　宁	武警后勤学院附属医院心血管内科	副主任医师、副教授
陈少伯	武警后勤学院附属医院心血管内科	主任医师、教授
李玉明	武警后勤学院附属医院心血管内科	主任医师、教授、博士生导师
彭道泉	中南大学湘雅二医院心血管内科	教授
王　帅	中南大学湘雅二医院心血管内科	医师
武燕翔	北京协和医院心血管内科	博士
严晓伟	北京协和医院心血管内科	主任医师、教授
李　勇	复旦大学附属华山医院心血管内科	教授

丁小涵	中国人民解放军总医院老年心血管内科	主治医师
叶 平	中国人民解放军总医院老年心血管内科	主任医师、教授
马依彤	新疆医科大学第一附属医院心脏中心	主任医师、教授
王永涛	新疆医科大学第一附属医院心脏中心	博士
李 洋	新疆医科大学第一附属医院心脏中心	博士
董吁钢	中山大学附属第一医院心血管内科	主任医师
黄慧玲	中山大学附属第一医院心血管内科	副主任医师
侯建军	宁夏医科大学总医院心脏中心内科	主治医师、博士
贾绍斌	宁夏医科大学总医院心脏中心内科	主任医师、教授
钟巧青	中南大学湘雅医院心血管内科	医学博士
朱凌燕	南昌大学第一附属医院内分泌科	副主任医师
杨天伦	中南大学湘雅医院心血管内科	主任医师、教授
高传玉	河南省人民医院心血管内科	主任医师
冯 宇	河南省人民医院心血管内科	博士研究生、住院医师
杨新春	首都医科大学附属北京朝阳医院心脏中心	主任医师
李奎宝	首都医科大学附属北京朝阳医院心脏中心	主任医师
韩雅玲	沈阳军区总医院心血管内科	主任医师、教授
李 毅	沈阳军区总医院心血管内科	主任医师
赵 韧	沈阳军区总医院心血管内科	主治医师
梁振洋	沈阳军区总医院心血管内科	副教授
朱建华	浙江大学医学院附属第一医院心血管内科	教授、主任医师、博士生导师
颜红兵	中国医学科学院阜外医院心血管内科	教授
刘 臣	中国医学科学院阜外医院心血管内科	主治医师
周 鹏	中国医学科学院阜外医院心血管内科	主治医师
郝永臣	北京安贞医院流行病研究室,北京市心肺血管疾病研究所	助理研究员
刘 静	北京安贞医院流行病研究室,北京市心肺血管疾病研究所	教授
赵 冬	北京安贞医院流行病研究室,北京市心肺血管疾病研究所	教授
王明建	新疆生产建设兵团医院心血管内科	副主任医师
刘俊明	新疆生产建设兵团医院心血管内科	主任医师
赵然尊	遵义医学院附属医院心血管内科	教授
石 蓓	遵义医学院附属医院心血管内科	教授
朱鲜阳	沈阳军区总医院先心病内科	主任医师
傅向华	河北医科大学第二医院心内五科	主任医师
谷新顺	河北医科大学第二医院心内五科	主任医师、教授、博士生导师、心内科主任
李 伟	河北医科大学第二医院心内五科	主治医师
李 浪	广西医科大学第一附属医院心血管内科	教授
王现涛	广西医科大学第一附属医院心血管内科	医师
邵 帅	广东省人民医院心血管内科	医师
刘 津	广东省人民医院心血管内科	医师
谭 宁	广东省人民医院心血管内科	主任医师
宋 方	贵州省人民医院心血管内科	主治医师、博士
吴 强	贵州省人民医院心血管内科	主任医师、教授
杨丽霞	解放军昆明总医院心血管内科	主任医师

郭瑞威	解放军昆明总医院心血管内科	副主任医师
于　波	哈尔滨医科大学附属第二医院心血管内科	主任医师、二级教授
胡思宁	哈尔滨医科大学附属第二医院心血管内科	副主任医师
戴宇翔	复旦大学附属中山医院心血管内科	副主任医师
葛均波	复旦大学附属中山医院心血管内科	院士
陶　凌	西京医院心血管内科	主任医师、教授
尹志勇	西京医院心血管内科	主治医师
郭惠明	广东省心血管病研究所心外科	主任医师
张　振	广东省心血管病研究所心外科	副主任医师
张　倩	中国医学科学院阜外医院心血管内科	主治医师
吴永健	中国医学科学院阜外医院心血管内科	主任医师
张　运	山东大学齐鲁医院心血管内科	教授
陈文强	山东大学齐鲁医院心血管内科	教授
陈良龙	福建医科大学附属协和医院心血管内科	主任医师、教授
程　标	四川省医学科学院·四川省人民医院心血管内科	主任医师
韩　渊	沈阳军区总医院心血管内科	副主任医师
荆全民	沈阳军区总医院心血管内科	主任医师
杨跃进	中国医学科学院阜外医院心血管内科	主任医师
宋　雷	中国医学科学院阜外医院心血管内科	副主任医师
刘　斌	吉林大学第二医院心血管内科	教授
李龙波	吉林大学第二医院心血管内科	主治医师
牛小伟	兰州大学第一医院心血管内科	住院医师
张　钲	兰州大学第一医院心血管内科	主任医师
侯爱洁	辽宁省人民医院心血管内科	主任医师
段　娜	辽宁省人民医院心血管内科	副主任医师
易铁慈	北京大学第一医院心血管内科	主治医师
李建平	北京大学第一医院心血管内科	主任医师
乔树宾	中国医学科学院阜外医院冠心病中心	主任医师、教授
崔锦钢	中国医学科学院阜外医院冠心病中心	副教授
蒋晓威	中国医学科学院阜外医院教育处	博士研究生
孟晶晶	首都医科大学附属北京安贞医院核医学科	主治医师
张晓丽	首都医科大学附属北京安贞医院核医学科	主任医师
傅国胜	浙江大学附属邵逸夫医院心血管内科	主任医师、教授
金重赢	浙江大学附属邵逸夫医院心血管内科	副主任医师
王　显	北京中医药大学东直门医院心血管内科	主任医师
王立群	北京大学人民医院心血管内科	主治医师
郭继鸿	北京大学人民医院心血管内科	教授
洪　葵	南昌大学第二附属医院心血管内科	主任医师、教授
熊琴梅	南昌大学第二附属医院心血管内科	主治医师
何文博	武汉大学人民医院心血管内科	主治医师
鲁志兵	武汉大学人民医院心血管内科	主任医师、副教授
江　洪	武汉大学人民医院心血管内科	主任医师、副教授
王祖禄	沈阳军区总医院心血管内科	主任医师
梁　明	沈阳军区总医院心血管内科	副主任医师

周胜华	中南大学湘雅二医院心血管内科	教授
阳　辉	中南大学湘雅二医院心血管内科	主治医师
梁延春	沈阳军区总医院心血管内科	主任医师
王　娜	沈阳军区总医院心血管内科	医师
于海波	沈阳军区总医院心血管内科	副主任医师
梁智豪	上海交通大学医学院心血管内科	博士
李海涛	海南省人民医院心血管内科	副主任医师
廖　旺	海南省人民医院心血管内科	副主任医师
吴　明	海南省人民医院心血管内科	主任医师
何金山	北京大学人民医院心血管内科	主治医师
李学斌	北京大学人民医院心血管内科	主任医师
吴书林	广东省心血管病研究所,广东省人民医院心血管内科	主任医师
刘方舟	广东省心血管病研究所,广东省人民医院心血管内科	住院医师
林炜东	广东省心血管病研究所,广东省人民医院心血管内科	住院医师
许广莉	兰州大学第二医院心血管内科	副主任医师
白　锋	兰州大学第二医院心血管内科	主任医师
孙艺红	中日友好医院心脏科	主任医师
马长生	首都医科大学附属北京安贞医院心血管内科	主任医师、教授
李梦梦	首都医科大学附属北京安贞医院心血管内科	住院医师
张旭敏	上海市东方医院心血管内科	主任医师
贡时雨	上海市东方医院心血管内科	医师
马晓烨	上海市东方医院心血管内科	主治医师
陈松文	上海交通大学附属第一人民医院心血管内科	主治医师
刘少稳	上海交通大学附属第一人民医院心血管内科	正高、教授
姚　焰	中国医学科学院阜外医院心律失常中心	主任医师
江立生	上海市胸科医院心血管内科	副主任医师
何　奔	上海市胸科医院心血管内科	教授
李华康	陆军军医大学第一附属医院心血管内科	副主任医师、副教授
宋治远	陆军军医大学第一附属医院心血管内科	主任医师、教授
陈　浩	郑州大学第一附属医院心血管内科	副主任医师
杨杰孚	北京医院心血管内科	主任医师、教授
杨德彦	北京协和医院心血管内科	主治医师
方　全	北京协和医院心血管内科	教授
赵文君	河北省人民医院老年心脏科	医师
郭艺芳	河北省人民医院老年心脏科	教授
黄　峻	南京医科大学第一附属医院心脏内科	主任医师、教授
罗　玲	西安交通大学第一附属医院心血管内科	住院医师
马爱群	西安交通大学第一附属医院心血管内科	教授
詹　琼	南方医科大学南方医院心血管内科	主治医师、讲师
许顶立	南方医科大学南方医院心血管内科	主任医师、教授
余再新	中南大学湘雅医院心血管内科	主任医师、教授
黄　燕	中国医学科学院阜外医院心衰病房	副教授
张宇辉	中国医学科学院阜外医院心衰病房	主任医师
李洪仕	天津医科大学总医院心血管内科	主治医师、博士

万　征	天津医科大学总医院心血管内科	教授
魏　盟	上海市第六人民医院心脏中心	主任医师、教授
严　激	中国科技大学附属第一医院心血管内科	主任医师、教授
杨　阳	中国科技大学附属第一医院心血管内科	医师
董建增	首都医科大学附属北京安贞医院心血管内科	主任医师、教授
常三帅	首都医科大学附属北京安贞医院心血管内科	住院医师
寿锡凌	陕西省人民医院心血管内科	主任医师
刘毅龙	陕西省人民医院心血管内科	研究生
林　静	陕西省人民医院心血管内科	副主任医师
方理刚	北京协和医院心血管内科	主任医师
刘丽文	西京医院超声医学科	科主任、副主任医师
左　蕾	西京医院超声医学科	主治医师
李　静	西京医院超声医学科	住院医师
李绍龙	昆明市延安医院心血管内科	主任医师
龙德勇	首都医科大学附属北京安贞医院心血管内科	主任医师
崔　闫	中国医学科学院阜外医院成人心脏外科	主治医师
侯剑峰	中国医学科学院阜外医院成人心脏外科	副主任医师
郑　哲	中国医学科学院阜外医院成人心脏外科	主任医师
王　焱	厦门大学附属心血管病医院心血管内科	主任医师
张国明	厦门大学附属心血管病医院心血管内科	副主任医师
郭小梅	华中科技大学同济医学院附属同济医院心血管内科	主任医师、教授
卢　力	华中科技大学同济医学院附属同济医院心血管内科	主治医师
侯晓彤	首都医科大学附属北京安贞医院体外循环科	主任医师
杨　峰	首都医科大学附属北京安贞医院体外循环科	主治医师
周玉杰	首都医科大学附属北京安贞医院院办	副院长
吴思婧	首都医科大学附属北京安贞医院干部保健科	住院医师、博士
马晓腾	首都医科大学附属北京安贞医院心血管内科	住院医师、博士
张　黛	首都医科大学附属北京安贞医院心血管内科	住院医师、博士
张　健	中国医学科学院阜外医院心力衰竭中心	教授
姚佑南	中国医学科学院阜外医院心力衰竭中心	博士研究生
王运红	中国医学科学院阜外医院心血管内科	主治医师
赵世华	中国医学科学院阜外医院磁共振影像科	主任医师、教授
崔　辰	中国医学科学院阜外医院磁共振影像科	医师
高润霖	中国医学科学院阜外医院冠心病中心	研究员
吕文玉	四川大学华西医院心脏内科	博士研究生
赵振刚	四川大学华西医院心脏内科	副教授
陈　茂	四川大学华西医院心脏内科	主任医师、教授
王　媛	中国医学科学院阜外医院冠心病诊疗中心	博士研究生
宋光远	中国医学科学院阜外医院冠心病诊疗中心	副主任医师
万　珂	四川大学华西医院老年心脏科	博士后
曾　智	四川大学华西医院心脏内科	教授
伍伟锋	广西医科大学第一附属医院心血管内科	教授
张玉顺	西安交通大学第一附属医院结构性心脏病科	主任医师
何　璐	西安交通大学第一附属医院结构性心脏病科	主治医师

陈步星	首都医科大学附属北京天坛医院心血管内科	主任医师、教授
付　强	首都医科大学附属北京天坛医院心血管内科	副主任医师
郭彩霞	首都医科大学附属北京天坛医院心血管内科	主任医师、教授
任心爽	中国医学科学院阜外医院放射影像科	住院医师
吕　滨	中国医学科学院阜外医院放射影像科	主任医师
罗小林	陆军军医大学第二附属医院心血管内科	中级、主治医师
黄　岚	陆军军医大学第二附属医院心血管内科	教授、主任医师
李　凌	郑州大学第一附属医院心血管内科	主任医师
赵晓燕	郑州大学第一附属医院心血管内科	主任医师
聂绍平	首都医科大学附属北京安贞医院急诊危重症中心	主任医师
米玉红	首都医科大学附属北京安贞医院急诊危重症中心	主任医师
韩　静	首都医科大学附属北京安贞医院急诊危重症中心	副主任医师
王　晓	首都医科大学附属北京安贞医院急诊危重症中心	副主任医师
陆艳辉	首都医科大学附属北京安贞医院急诊危重症中心	主治医师
柳志红	中国医学科学院阜外医院心血管内科	主任医师
陈绍良	江苏省人民医院心血管内科	主任医师、教授
张　航	江苏省人民医院心血管内科	副主任医师、副教授
朱天刚	北京大学人民医院心脏中心	主任医师
王之龙	北京大学人民医院心脏中心	住院医师
田　庄	北京协和医院心血管内科	主任医师
张抒扬	北京协和医院心血管内科	主任医师
马文琦	东南大学医学院心血管内科	博士生
刘乃丰	东南大学附属中大医院心血管内科	主任医师、教授
陈　红	北京大学人民医院心血管内科	主任医师、教授
李　保	山西医科大学第二医院心血管内科	主任医师
刘雯雯	北京大学第一医院老年内科	博士研究生
刘梅林	北京大学第一医院老年内科	主任医师、教授
丁荣晶	北京大学人民医院心血管内科	副主任医师
刘梅颜	首都医科大学附属北京安贞医院心血管内科	主任医师
周　洲	中国医学科学院阜外医院实验诊断中心	研究员
孙莹璞	郑州大学第一附属医院生殖医学中心	主任医师
徐家伟	郑州大学第一附属医院生殖医学中心	副主任医师
赵晓燕	郑州大学第一附属医院心血管内科	主任医师
罗建方	广东省人民医院心血管内科	主任医师
黄　澄	广东省人民医院心血管内科	主治医师
张艳丽	大连医科大学附属第一医院心血管内科	医师
刘　莹	大连医科大学附属第一医院心力衰竭与结构性心脏病科	主任医师
夏云龙	大连医科大学附属第一医院心血管病院	主任医师
张志仁	哈尔滨医科大学附属肿瘤医院心血管内科	主任医师
邵　群	哈尔滨医科大学附属肿瘤医院心血管内科	副主任医师

前言

长城国际心脏病学会议和《心脏病学实践》已经伴随我国医学工作者18年了，经过这漫漫历程，与大家结下了不解之缘和深厚感情。

当今新媒体如此发达，大家的阅读习惯发生了重大变化。然而，《心脏病学实践》还依然是大家的学习和工作中答疑解惑、传经送宝的重要传统媒介，依然体现着“展卷有益”的迷人风采。

作为长城国际心脏病学会议的配套专著，《心脏病学实践》凝聚了国内老、中、青核心专家们的心血，通过他们的认真梳理和总结，形成了一篇篇重要的章节。它们涵盖了国际、国内过去一年间心血管领域的重大事件、重大进展，介绍和分享了新理论、新药物、新技术、新器械。细致入微、科学严谨的题材，生动活泼、朗朗上口的风格，让大家再次感受从传统阅读和学习中获取的喜悦和营养，有效地传播了当今心血管事业的进步及其对人类健康的贡献。

长城国际心脏病学会议去年开启了新的运行机制，目的就是进一步加速和完善它在心血管事业发展中的“加速器”和“孵化器”职能。同时，《心脏病学实践》依然还作为主要教材继续和大家一起成长壮大，继续成为心血管教育、多学科融合、人工智能开发的重要学习文件。

今年我和候任主席共同主编《心脏病学实践2018》，由衷的感谢各位对此书给予过热忱帮助的专家和同道，它是您的智慧、心血与汗水的凝聚。希望读者们在翻开此书的时候，依然能够感受到与专家们面对面交流般的真诚与喜悦。

虽然在编写、组稿和统稿过程中专家和编辑们都尽了力，但限于我们的水平和知识面，书中还会有一些不尽如人意的地方。我们真诚地期待专家、同道和热心的读者给予批评、指导和建议，让《心脏病学实践》能够青春永驻。

张 健　陈义汉

2018年8月1日

目录

第一部分 心血管疾病的预防与管理

第二部分 心血管疾病的临床问题与研究进展

第一篇 高 血 压

第二篇 降 脂 治 疗

第三篇 冠 心 病

第四篇 心 律 失 常

第五篇 心 力 衰 竭

第六篇 结构性心脏病

第七篇 肺栓塞与肺血管疾病

第八篇 其 他

第一部分　心血管疾病的预防与管理

实现以治病为中心向以健康为中心的伟大转折

新时代卫生与健康事业最根本的指导方针，就是要实现以治病为中心向以健康为中心的伟大转折。健康，已成为未来医药卫生事业发展的“主题词”。人民健康是民族昌盛和国家富强的重要标志，是亿万人民对美好生活的共同期盼与未被满足的巨大需求。

实现健康中国梦，是党和政府的责任担当与历史使命。实施健康中国战略，将健康融入所有政策，把人民健康放在优先发展的战略地位，大力推动健康促进，创建人人享有健康的社会环境。同时，实现健康中国梦需要广泛发动社会和广大民众的参与，推动预防为主、防治结合、群防群控、联防联控、共建共享，将全民健身与全民健康深度融合，发展体育运动、增强人民体质，人人都应意识到并认真学会做好自身健康的第一责任人。

非传染性疾病（慢病）遍布世界每一个角落（everywhere），关系到每个人（everybody）的健康与生命，必须充分发动群众，开展应对慢病这一严峻挑战的人民战争。

实现以治病为中心向以健康为中心的伟大转折，迫切需要改变医疗机构和人数众多的医疗卫生工作者“重治轻防”，甚至“只治不防”的被动消极和消耗浪费医疗卫生资源的传统错误模式，弥合临床医学与公共卫生 / 预防医学日益加深的裂痕，彻底改变“前不防，后不管，火烧中段，没病的等得病，得病的等复发”的碎片化和断裂的服务链。完善国民健康政策，为人民群众提供全方位、全生命周期的健康服务。开展以心、肺、肾等脏器相关疾病预防、康复、老年医养与全民健康一体化的健康服务机构、团队和模式，尤其是支持这一全新模式落地和推广普及的付费机制与激励政策，这是落实“两全”（全方位、全生命周期健康服务）的“杠杆原理”的最佳支点。

我最近反复在讲吴英恺、Puska 和 Cooper 三位医生的精彩人生，是想发动更多医生，尤其是学科带头人，从根本上改变理念，在伟大转折的关键时刻，转身投入慢病的预防与病后的康复 / 二级预防。医生与医疗机构的转型对实现慢病的防控和“以人民健康为中心”的伟大转折具有重要的意义，是弥合裂痕主要矛盾的主要方面。

实现从以治病为中心向以健康为中心的转移，需从医学教育、毕业后教育和继续教育入手，培养适应伟大转折的全新人才。全新人才应是既会治，又会防，既掌握生物医学技术，又学会“双心医学”和“五大处方”，会用非医疗干预和医疗干预有机结合的综合手段为人民健康服务的复合型、实用型人才。

实现以治病为中心向以健康为中心的伟大转折，一定要充分发动广大民众、患者和千家万户的主动参与，实现两个主动和有效互动。第一个主动是变被动等得病和等复发转变为主动出击，做好做实预防与康复；第二个主动是通过针对群体的健康教育与个体化 / 处方化的健康指导和服务，培养和提高每位患者与其家庭参与临床决策、自我管理健康的能力和自信。创建专病患者俱乐部，如过好支架人生俱乐部、过好早搏与心房颤动人生俱乐部、过好心力衰竭人生俱乐部……建立医患、患患和医医三个微信群，发挥可穿戴设备、远程医疗和“互联网 + 医疗健康”的作用，落实全方位（五大处方）和全周期（建立医患互动的长期随访机制）是降低医疗成本、发动公众参与、实现医患和谐的中国创新模式，已经获得社会的广泛认同与广大公众和患者的真心拥护，为广大患者的人生带来了光明与希望。

我们要不忘初心，排除少数利益集团急功近利、抢名抢利的干扰，坚定不移地贯彻“时时考虑患者利益，一切为了人民健康”的价值体系，把我国的慢病预防康复事业一步一个脚印，扎扎实实推向前进，让慢病预防见实效，亿万人民健康得实惠，为实现以治病为中心向以健康为中心的伟大转折共同奋斗！

（胡大一）

中国心血管疾病防治研究：机遇与挑战

经过改革开放40年的发展，中国的经济和社会发生了巨大而深刻的变化，取得了举世瞩目的伟大成就。与此同步，在我国政府的正确领导下，通过广大医务工作者的不懈努力和砥砺奋进，我国心血管疾病防治水平也迈上了一个崭新的台阶，在国际同领域发出了前所未有的强大的中国声音。今天，中国心血管疾病防治研究遇到了千载难逢的大好机遇，但是也面临着十分严峻的挑战。下面，我们讨论相关的机遇与挑战，并提出相关对策和观点。

一、我国疾病防治研究依然存在的一些发展中的问题

（一）研究的关口严重后移

大医治未病。防重于治。我们应该把防治研究的重点放在一、二级预防层面，而不是三级预防层面。不能做亡羊补牢的事情。

（二）一些研究偏离重大科学问题

我们有时比较缺乏对心血管疾病领域的源头性、根本性、奠基性、带动全局性和具有普遍性的重大科学问题的认知和鉴别，一些研究没有触及重大科学问题。

（三）基础与临床部分脱节

许多研究并非临床导向，未能解决临床工作中遇到的实际困难与挑战。一些研究完全停留在疾病人群以外，与人类疾病缺乏可靠的关联性。一些研究浅尝即止，不能完成整个链条，基本不能走到实际应用。我们已经成为论文大国，但是我们依然相对缺乏中国制造的创新药物和医疗器械，依然相对缺失中国烙印的新概念、新学说、新标准和新指南。

（四）很少有自己的特色与高地

许多情况下，西方做什么，我们就做什么。一些计划脱离实际，背离国情。我们基本没有自己独有的大的科学计划。重大科学是什么？重大前沿是什么？科学没有大小之分，潮流科学不恒久。重要的是找到重大科学问题。围绕重大科学问题的独立研究才能开创中国心血管疾病研究的未来。我们不能一味着眼于所谓的大领域、大科学，却没有抓住重大的核心科学问题。在医学科学研究上，主流应该接轨潮流，但是不可随波逐流，否则会丧失自我。唯有独立思考、错位发展，方能形成中国特色，并屹立于世界医学科学之林。

（五）思路尚局限，徘徊在经典理论中

有时我们的思路依然不够开阔，有时自我禁锢在前人的发现、既有的学说以及流行的模式里。更有甚者，我们有时不敢越雷池一步，怀疑自己的正确的结论，不相信自己的客观数据。

二、我国医学研究优先发展的主题

（一）一级预防研究

21世纪，中国疾病谱已经发生了根本性变化。贫困时期多发的风湿性心脏病、病毒性心肌炎、地方性心肌病（克山病）和维生素B1缺乏病（脚气病）等已经很难见到。代谢相关的心血管疾病等明显流行。根据美国的成功经验，我们应该将研究的重点放在这些疾病的一级预防层面。

（二）自主知识产权的新药研发

中国几乎没有自主知识产权的心血管疾病药物，这也部分造成了所谓的“看病贵”问题。这个现状与我们国家的经济地位完全不相匹配，需要重点攻关。以心血管疾病药物为例，目前治疗心血管疾病的化学药物的现状堪忧，重大心脏疾病的药物治疗正经历着挫折和瓶颈。循证医学证明：抗心律失常药物基本全

部增加死亡率,正性肌力药物全部不能改进心力衰竭的预后,临床上没有有益于心肌损伤修复(心肌再生)的药物,临床上没有预防高血压发生的药物,临床上没有抑制肥厚性心肌病病理进程的药物。

(三) 关键干预靶点的发掘

尤其在心力衰竭和心律失常治疗领域,临床使用的药物总体上是失败的,有些药物缩短生存期、增加死亡率。我们需要寻找这些疾病发生的核心机制和关键的干预靶点。急性冠脉综合征发病与斑块不稳定相关,目前稳定斑块的药物效能差,这也需要从机制和靶点上去研究。这些靶点将为全新一代的新药研制奠定基础。

(四) 新技术和新方法的探寻

无论是在起搏电生理介入领域,还是在冠心病介入领域,或者是在结构性心脏病介入治疗领域,我们都比较缺失自己的新技术和新方法,需要加大探寻的力度。

(五) 医疗器械的国产化

这个问题不仅仅是心血管疾病研究领域的难点,也是整个医学领域的巨大挑战。今天,我们已经来到了新的时期,我们已经有能力去实现医疗器械的国产化了,我们需要从现在做起。

三、我国心血管疾病防治研究领域优先发展主题

在我们国家,心血管疾病的类型已经发生了根本性变化,心律失常、心力衰竭、冠心病、先天性心脏病、肥厚性心肌病、高血压病、退行性心脏瓣膜病等成为了常见和多发的疾病。当然,还有其他一些重大心血管疾病,例如肺循环疾病和大血管病变等。我们应该针对这些重大疾病防治的核心或者关键科学问题开展研究工作。以下观点基于我们课题组的认知,仅供参考:

(一) 心律失常防治研究的潜在核心科学问题

发掘针对多个离子通道,或者心脏特异性,或者基础心脏病病理生理学导向性的新型药物大有前途。随着对心脏起搏细胞认识的加深和细胞生物学技术的飞速发展,缓慢心律失常的生物起搏治疗将会成为重要研究方向。心律失常分子遗传学领域的成就极大地启示了心律失常机制、诊断和特异性治疗研究。目前,诸如Bruggada综合征、长QT综合征、短QT综合征等多种遗传性心律失常的基因缺陷已经初步明确,精准医疗可以在这种类型的心律失常中率先推进。

(二) 心力衰竭防治研究的潜在核心科学问题

寻找优化心肌细胞能量利用的药物可能是今后有希望的研究方向。随着中国制造能力的提升,我们在心脏功能辅助装置和人工心脏等的研发方向将有可能赶超西方世界。心力衰竭时,心肌细胞数量因为凋亡或者坏死而减少,因此干预心肌细胞增殖的技术(心肌细胞增生技术)将可能从靠近源头上改变心力衰竭患者的命运。

(三) 冠心病防治研究的潜在核心科学问题

我国在堵塞血管的介入治疗方向上,已经推进了相关冠状动脉介入生物医学工程学研发,但是在稳定斑块药物和脂质调控药物等方面的研发还是空白。这些药物拥有着巨大的潜在市场,其研发工作应该成为我国今后研究工作的重中之重。细胞治疗可以替补坏死的心肌细胞,显然应该成为冠心病干预研究的战略方向。我们应该启动冠心病细胞治疗方向的全方位的研究工作。

(四) 先天性心脏病防治研究的潜在核心科学问题

先天性心脏病主要起源于发育障碍,其主流基础病因是环境因素。寻找先天性心脏病的环境危险因素应该是先天性心脏病防治研究的重点所在。

(五) 肥厚性心肌病防治研究的潜在核心科学问题

肥厚性心肌病主要源自于遗传缺陷。目前相当一部分的致病基因已经被识别出来。今后的重点可能是基于这些分子的共性机制的发现、共同干预靶点的发掘和基于这些缺陷基因、机制和靶点的精准医疗。

(六) 高血压病防治研究的潜在核心科学问题

高血压病研究领域已经积累了大量的数据,继续积累数据和运用这些大数据来实现高血压病的预警

预报和早诊早治可能是今后高血压病防治研究的发展方向。

（七）瓣膜病防治研究潜在核心科学问题

针对发病机制的防治策略缺乏足够的数据积累，所以该疾病的防治重点在于人工瓣膜的研发和介入技术的改进。

四、心血管疾病防治的目标定位

立足基础，面向临床，面向转化，面向应用。总体目标：经过十多年（到2030年）的努力，在一些方向点上甚至个别疾病上形成中国的特色和优势，为人类的健康作出应有的贡献！我们的战略举措包括：

（一）强化基础研究

我们需要从制度上重视源头性、根本性、奠基性、带动全局的和具有普遍性的开创性研究。

（二）创新至上

始终如一地瞄准颠覆性的创新和革命性的技术。

（三）自由探索与顶层设计并举

一方面，全力支持科学家的自由探索；另一方面，也重视顶层设计，把握好重大科技前沿。

（四）加强创新文化建设

营造浓厚的创新氛围，激励和培育创新思维。大力弘扬科学精神、端正科学理念，高度重视科研诚信和学风建设，始终坚持“自主创新、重点跨越、支撑发展、引领未来”的科技发展方针。

（五）以人为本

科学研究，人才是关键。必须坚持以更加开放的观念选用人才，必须坚持以更加开阔的视野招引人才，必须坚持以更加灵活的机制激励人才。别具一格地任用具有创新意识、创新精神、创新思维、创新能力并具有良好的创新人格的人才。

（六）有所为有所不为

中国疾病防治研究的战略重点在于一级预防研究、自主知识产权的新药研发、疾病关键干预靶点的发掘、中国原创的疾病防治新技术和新方法的探寻和推进医疗器械的国产化进程。

五、崇尚与憧憬

（一）“小”科学依然是脊梁

重大科学是什么？重大前沿是什么？科学并没有大小之分，潮流科学不恒久，重要的是找到重大科学问题。围绕重大科学问题的独立研究依然是主流。不能一味着眼于所谓的大领域、大科学，却没有抓住重大的核心科学问题。在医学科学研究上，主流应该接轨潮流，但是不可随波逐流，否则会丧失自我。唯有独立思考、错位发展，方能形成中国特色，并屹立于世界医学科学之林。

（二）基础研究是永恒的源头活水

基础研究、转化研究、临床研究同等重要。但是，我们现在最缺乏基础研究。国家给了经费支撑，但是，我们在基础研究领域里，技术力量和理论水平还远远不够。没有基础研究的奠基，何以有研发的源头呢？所以，我们需要做踏踏实实的基础研究。

（三）转化医学是伟大的理念

今天，基础与转化已经眉目不清。事实上，我们到了转化医学的时代。我们需要加大基础研究，为转化提供积累。转化医学高瞻远瞩，是卓越的战略。

（四）临床研究可望异军突起

中国拥有世界上最丰富的临床资源，世界需要中国的临床数据，临床研究的步伐在部分方向上超越基础研究的步伐，纯粹的临床研究甚至也大有作为。

（五）新概念、新技术、新标准的原始积累时期已经到来

在医学领域，缺乏中国制造的新概念、新理论、新标准、新指南和新技术。2025年前将是中国烙印的新概念、新理论、新标准、新指南和新技术的原始积累期，而2030年前将有可能成为爆发期。

不谋万世者，不足谋一时；不谋全局者，不足谋一域。我们相信，在不远的未来，我们国家广大的医务工作者必定会创造出系列颠覆性研究成果，建立起一个有中国疾病防治新模式，为中国乃至世界人民的健康作出卓越的贡献。

（陈义汉）

如何给予患者合理的饮食营养建议

【摘要】 近些年来，人们的饮食习惯发生了变化，而饮食结构是否合理，不仅对生长发育、体质强弱、工作效能等产生重要影响，还可能引起相关的慢性疾病，如肥胖、高血压、糖尿病、高脂血症、高尿酸血症等。医生对健康生活方式和健康营养原则的传播至关重要，而心血管疾病患者应接受适合个人危险因素特征的、专门的营养咨询。心血管疾病主要包括高血压、冠心病、心力衰竭等，此外有越来越多的证据证实高尿酸血症可增加心血管疾病发生风险。针对这些不同的疾病，往往需要不同的饮食建议，本文将就这几种疾病简要提出一些饮食建议，并对目前所推荐的几种饮食模式进行阐述。

【关键词】 心血管疾病；饮食；饮食模式

【Abstract】 In recent years, people's eating habits have changed, and whether the diet structure is reasonable, not only has an important impact on growth and development, physical strength, work efficiency, but also may lead to related chronic diseases, such as obesity, hypertension, diabetes, hyperlipidemia, hyperuricemia, etc. The dissemination of healthy lifestyles and principles of healthy nutrition is important, and patients with cardiovascular disease should receive specialized nutrition counseling tailored to their individual risk factors. Cardiovascular diseases include hypertension, coronary heart disease, heart failure and so on. In addition, there is growing evidence of the relationship between hyperuricemia and cardiovascular disease. In view of these different diseases, different dietary suggestions are often needed. This article will briefly put forward some dietary suggestions on these diseases, and explain several dietary patterns that are recommended at present.

【Key words】 cardiovascular disease; diet; dietary pattern

在我国，心血管疾病（CVD）的发病率呈上升趋势，并且死亡率高居首位，高于肿瘤及其他疾病，因此，CVD 的慢病防控刻不容缓，而饮食营养在减少 CVD 的发病率和死亡率中具有重要的作用。因此，本文将对心血管疾病患者，包括高尿酸血症患者简要提出一些饮食营养建议，并介绍几种较为推荐的饮食模式，从而更好地指导心血管疾病患者进行饮食管理，以减少或延缓心血管疾病的发生发展，提高患者的生活质量。

一、心血管疾病的饮食建议

（一）高血压患者饮食

1. **碳水化合物** 高血压患病率随年龄和体质指数（BMI）的增加而增加。适当减少能量摄入有利于降低收缩压、舒张压及 LDL-C 水平，尤其对于超重和肥胖患者。应根据健康体重，按 20~25kcal/kg（1kcal=4.184kJ）计算每天总能量，或通过膳食调查评估，在目前摄入量的基础上减少 500~1000kcal/d。三大营养素供能比例为碳水化合物 55%~60%，蛋白质 10%~15%，脂肪 20%~30%[1]。推荐摄入标准粮（米、面）、糙米、玉米、小米等碳水化合物，因其在提供能量的同时，可以促进肠蠕动而加速胆固醇排除；避免摄入精制（米、面）、糕点、油炸油煎食品等[2]。此外，我们摄入的食物类型应当多样化，美国心脏协会（AHA）鼓励定期摄入全麦、豆类、种子和坚果，并建议每周至少摄入 4~5 份未腌的坚果、种子和豆类[3]。

2. **蛋白质** 蛋白质代谢产生有害物质，可引起血压波动，应限制动物蛋白摄入量。调配饮食时需考虑蛋白质的生理作用，选择优质蛋白，按 1g/kg 补给，其中植物蛋白质可占 50%，选择大豆及其豆制品为宜，植物蛋白质对心血管有很好的保护作用，能够预防脑卒中并降低血脂；而动物蛋白选用鱼为宜，经动物实验证实，鱼类蛋白质含丰富的蛋氨酸和牛磺酸，能够促进钠通过尿液排泄，减少钠盐对血压的影响以及预防卒中。牛奶中不仅含有丰富的蛋白质，还有丰富的钙，高血压患者建议选择低脂、脱脂的奶制品[2]。研究表明，增加奶制品和坚果的摄入量及减少肉类摄入量可降低高血压的发生率，即高血压患者应每天食用两份以上的奶制品，每周至少吃一份坚果，每天最多食用一份肉类，此外还要多吃一份水果、蔬菜、全谷类、豆类和鱼类，以及减少糖饮料摄入量[4]。

3. **脂肪** 脂肪能够刺激食欲以及促进脂溶性维生素 A、D、E、K 的消化吸收。因此，需适量进食脂肪。动物脂肪多含饱和脂肪酸，增加动脉硬化和高脂血症发生风险，因此，应限制动物脂肪的摄入；而植物油如豆油、菜籽油、花生油、棕榈油[5]等含有不饱和脂肪酸，能有效防止血栓形成；含有维生素 E 较多的亚油酸对预防血管斑块破裂有一定的作用；另外，鱼类脂肪含较多高级多不饱和脂肪酸（ω-3），应适量摄入。国内学者的研究表明，脂肪摄入 65 g 左右为佳，不宜过少[6]。

高血压患者应限制摄入胆固醇含量高的食物。世界卫生组织指出，每天胆固醇摄入量应小于 300mg。富含胆固醇的食物主要有蛋黄、蟹黄、鱼子、虾皮、虾子、黄油、肥牛、羊肉等食物，应尽量避免食用[7]。虽然 ESC 提到使用植物固醇和甾醇可以降低 LDL 胆固醇，但并不建议患者摄入植物固醇和甾醇。NICE 指南明确反对固醇或甾醇用于心血管疾病的一级或二级预防[8]，此观点尚存在争议[9]。

4. **食盐** 摄入过多钠盐会增加心血管疾病风险，患者需严格控制每日钠盐摄入量[10]。国际标准规定高血压患者每天摄入的钠盐应在 1.5~5g，轻度高血压患者每日食盐摄入量应小于 5g，中度高血压患者应小于 3g。对含钠盐多的食物如咸菜、咸肉及各种腌制品等应控制食用量。护士应教会患者及家属估计每日食盐量。如一大牙膏盖的食盐相当 2g，5ml 酱油（中汤匙 1 匙）含有 1g 食盐。此外，应多进食蔬菜和水果，以补充维生素和无机盐[5]。

5. **钾、钙、镁** 随机对照研究（RCT）的荟萃分析表明，钾摄入量增加可以降低高血压患者（4.4/2.5mmHg）甚至正常人（1.8/1.0mmHg）的血压，全天膳食中钾的摄入量至少应达到 3100mg[1]，建议食用含钾食物如新鲜蔬菜、水果、菌菇类。

指南推荐，为防止低钙对血压的影响，目前建议每天应摄入 800mg 钙，特殊的 18~24 岁的人群建议每天应摄入 1200mg。粗略计算，1ml 牛奶能够提供约为 1mg 钙。因此每天早上饮用一袋 250ml 左右的鲜牛奶，晚上饮用 250ml 左右的酸奶，就能大概增加 500mg 钙的摄入，加上日常膳食中钙的摄入，基本能够满足每天钙的需求[11]。

临床研究显示，高血压患者连续 8 周每日补充氧化镁 400mg 可以降低血压水平。一项流行病学调查显示[12]，每天服用 600mg 镁，收缩压平均降低 7.6mmHg，舒张压平均降低 3.8mmHg，有研究发现在心血管疾病高危人群中增加膳食镁的摄入量可减低其死亡风险。目前没有指南推荐将补充镁剂作为高血压治疗或预防的一种策略。尚需大量的临床试验及流行病学调查证据[11]。在日常生活膳食中，绿色蔬菜、全谷物和坚果中含有大量的镁，而脂肪、盐、咖啡或酒精等会影响镁的吸收。

6. **限制饮酒** 饮酒可增加降压药的抗药性，尽量少喝或不喝酒。对于原有饮酒习惯的成年男性，每天酒精摄入量不宜超过 25g，相当于啤酒 750ml、葡萄酒 250ml、38 度白酒 75g 或高度白酒 50g；对于原有饮酒习惯的成年女性，每天酒精摄入量不超过 15g，相当于啤酒 450ml、葡萄酒 150ml 或 38 度白酒 50g[13,14]。

（二）冠心病患者饮食

冠心病饮食原则：每日饱和脂肪酸占总热量的 10% 以下；胆固醇 <300mg/d；以复合碳水化合物（谷物）和单、多不饱和脂肪酸（蔬菜或海产品）替代部分饱和脂肪酸；热量摄入与需求平衡[15]。高血压是冠心病重要的危险因素，因此，高血压的饮食建议同样适于冠心病人群。

急性心肌梗死（AMI）是心血管疾病的危急重症，除及时救治外，合理饮食对于患者康复及并发症的预防有重要意义。AMI 的营养治疗应随病情轻重及病期早晚而决定。

1. **急性期（1~3 天）** 低脂流质饮食。根据病情，控制液体入量，可予少量米汤、稀粥、果汁、藕粉等，每日 6~7 次，每次 100~150ml。限制钠盐摄入，每天不超过 4g，特别是合并心力衰竭的患者。值得注意的是，AMI 后尿钠可能增加，过度限制钠盐，也可能诱发休克。因此，需根据病情适当调整钠盐摄入量[16]。避免食物过冷过热；少食多餐，5~6 餐 / 日；禁止可能导致肠胀气和具有刺激性的食物，如豆浆、牛奶、浓茶、咖啡、辣椒等，减轻心脏负荷。病情稳定后，可进食清淡和易消化的食品[1]，推荐进食时取半卧位[17]。

2. **缓解期（4 天至 4 周）** 随着病情好转，可逐步改为半流饮食，但仍应遵循少食多餐、清淡、营养丰富且易消化原则,可进食粥、麦片、蛋、奶、瘦肉、鱼类、家禽、蔬菜和水果等。食物不宜过热、过冷;保持胃肠通畅,预防大便干燥。3~4 周后,随着患者逐渐恢复活动,饮食也可适当调整。但需要注意避免饱食,脂肪摄入量应限制在 40g/d 之内,预防心肌梗死再次发作;然而也不应过度限制饮食,以免造成营养不良和增加患者的精神负担。

3. **恢复期(4 周后)** 随着病情稳定,活动量的增加,每天热量可保持在 1000~1200kcal。足量的优质蛋白质和维生素有利于疾病的恢复,乳类蛋白、瘦肉、蔬菜、水果等均可食用,特别是绿叶蔬菜和水果等富含维生素 C 的食物。每天的饮食中还需一定量的粗纤维,以保持大便通畅,避免排便费力。膳食中成人镁的适宜摄入量为 300~450mg/d,主要从富含镁的食物中获取,如有色蔬菜、小米、面粉、肉、水产品、豆制品等。各种微量元素的摄入要根据病情作出适当调整。恢复期后,为防止急性期再发,其膳食原则还应包括维持理想体重,避免饱餐。因饱餐使腹部胀满,腹腔器官血流相对增加,反射性使冠状动脉血流相对减少,易诱发心肌梗死,严重者还会导致猝死[16]。

特别需要注意的是,对于治疗后需要服用华法林等抗凝药物的患者,应注意 Vit K 与抗凝药的拮抗作用,保持每天 Vit K 摄入量稳定。Vit K 含量丰富的食物有绿色蔬菜、动物肝脏、鱼类、肉类、乳和乳制品、豆类、麦麸等[1]。

(三) 慢性心力衰竭患者饮食

1. **适当的能量摄入** 共识推荐:一般给予 25~30kcal/kg 理想体重,而对于肥胖患者,低能量平衡饮食(1000~1200kcal/d)可减少心脏负荷,有利于体重减轻,并确保患者无营养不良。碳水化合物的摄入供给按 300~350g/d,因其易于消化,在胃中停留时间短、排空快,可以减少心脏受胃膨胀的压迫。选食含淀粉及多糖类的食物,而避免摄入过多蔗糖及甜点等,可预防胀气,降低肥胖及甘油三酯升高风险[18]。

2. **限制蛋白质摄入** 蛋白质的摄入量推荐每日 1g/kg,但当严重心衰时,则宜减少蛋白质的供给,约为 0.8g/kg。优质蛋白质,应占总蛋白的 2/3 以上。鱼类(非油炸)的食用与心衰风险降低有关[19],因鱼类含有 ω-3 脂肪酸,研究表明 ω-3 脂肪酸对心衰有益[20]。2017 年 AHA 关于 ω-3 的科学咨询意见主要是基于心血管疾病高危患者的二级预防试验,研究表明近期心肌梗死或再发心衰可能会从补充 ω-3 中获益[21]。研究认为摄入加工过的肉类可能增加心衰风险,因含有较多反式脂肪酸,而未加工的还有待进一步明确[22]。

3. **限制脂肪摄入** 脂肪产热能高,不易消化;且在胃内停留时间较长,易产生胃饱胀不适;过多的脂肪抑制胃酸分泌;包绕心脏、压迫心肌;腹部脂肪过多使横膈上升,压迫心脏,使人感到闷胀不适[18]。肥胖患者应注意限制脂肪摄入量,建议 40~60g/d。给予含 ω-3 多不饱和脂肪酸的鱼类和鱼油可以降低甘油三酯水平,预防房颤,甚至降低心衰病死率。AHA 指南建议每周至少摄入两份鱼[3],每天从海鱼或者鱼油补充剂中摄入 1g ω-3 脂肪酸[1]。

4. **注意水、电解质平衡** 根据水钠潴留程度和血钠水平,适当限钠,给予不超过 3g 盐的限钠膳食。但对于使用利尿剂者,则需适当放宽;严重心衰,尤其是伴有肾功能减退的患者,由于排尿能力降低,故在采取低钠饮食的同时,必须适当控制水分的摄入,否则可能引起稀释性低钠血症,这是顽固性心衰的重要诱因之一。钾平衡失调是充血性心衰患者中最常见的电解质紊乱之一,由于摄入不足、丢失增加或利尿剂治疗等可导致低钾血症,应鼓励患者多摄食含钾量较高的食物和水果。必要时应给予补钾治疗,或将排钾与保钾利尿剂联合使用。此外,应监测使用利尿剂患者镁的缺乏问题,并给予治疗。如因肾功能减退,出现高钾、高镁血症,则应选择含钾、镁低的食物。另外,补充适量的钙对心衰的治疗有积极作用[1]。

5. **适当补充 B 族维生素** 由于饮食摄入受限、使用强效利尿剂及年龄增长,心衰患者存在 Vit B_1 缺乏的风险。摄入较多的膳食叶酸和 Vit B_6 与可降低心衰及卒中死亡风险,且可降低高同型半胱氨酸血症发生风险。维生素 B_1 缺乏可导致脚气性心脏病,并诱发高排血量型充血性心衰。叶酸缺乏可引起心脏增大伴充血性心衰[1,18]。

二、高尿酸血症饮食

大量研究表明,高尿酸血症与高血压、高脂血症等冠心病危险因素相关[23]。饮食与高尿酸血症的关系密切，是痛风和高尿酸血症患者管理必不可少的部分[24]。高尿酸血症的饮食总原则：应基于个体化原则，建立合理的饮食习惯及良好的生活方式，限制摄入高嘌呤（表 1）动物性食物，控制能量及营养素供能比例，保持健康体重，配合规律降尿酸药物治疗，并定期监测随诊。

表 1 常见食物的嘌呤含量（mg/100g 食物）

高嘌呤食物（150~1000）	畜禽内脏	牛肝、牛肾、胰、脑
	鱼贝类	鲢鱼、白带鱼、乌鱼、鲨鱼、牡蛎、干贝
	蔬菜类	芦笋、紫菜、香菇
	其他	肉汁、浓肉汤、鸡精、酵母粉
中嘌呤食物（25~150）	畜禽类	猪肉、牛肉、羊肉、鸡肉、鹅肉
	鱼虾类	草鱼、鲤鱼、鳝鱼、虾、螃蟹、鲍鱼
	豆类	黄豆、豆芽、豆苗、绿豆、红豆、豆腐
	蔬菜类	菠菜、四季豆、豌豆、龙须菜、银耳
	其他	花生、腰果、杏仁
低嘌呤食物（0~25）	谷类	精米、面条、通心面、玉米
	蔬菜类	白菜、芥蓝、芹菜、韭菜、苦瓜、黄瓜
	根茎类	马铃薯、芋头
	油脂类	植物油、动物油
	水果类	各种水果
	其他	乳品、蛋类、海参

1. **急性期** 应严格限制嘌呤的摄入，蛋白质来源以牛奶、鸡蛋蛋白为主，谷类也可作为蛋白质的主要来源，以碳水化合物作为能量的主要来源。禁用含嘌呤高的食物，嘌呤的摄入量应 <150mg/d。

2. **慢性期** 每周有 2 天按急性期膳食来安排，其余 5 天采用低嘌呤膳食。每天嘌呤的摄入量不宜 >150mg，肉类可先煮并弃汤后再制成菜肴，以减少其中的嘌呤含量。

3. **缓解期** 选择平衡膳食，维持理想体重。蛋白质以 0.8~1.0g/（kg·d）为宜。禁止摄入高嘌呤食物，适量选用低嘌呤或中嘌呤的食物[25]。

三、饮食模式

我们进食的通常是一组食物，而非营养成分，因此，饮食模式分析对于预测饮食与疾病的关联是非常必要的。近年来，较为推荐的几种饮食模式包括 DASH 饮食、地中海饮食等，本文将对这些饮食模式进行简要的介绍，以为我国建立适当的饮食模式提供依据。

1. **DASH 饮食** DASH 饮食是为预防和治疗高血压而设计的饮食模式。DASH 饮食是一种以植物为基础的食物，碳水化合物含量高，脂肪含量低。它强调水果、蔬菜、全麦和坚果的摄入，增加鱼、家禽和低脂乳制品，减少红肉、糖和加工食品的摄入。DASH 饮食可显著降低心血管疾病（包括冠心病和卒中）的发病率[26]。该饮食模式已被纳入 2013 年 ACC/AHA CVD 风险预防指南（强推荐：1 级）[3]，此外，心衰患者也可从 DASH 饮食中获益，被称为“症状性心衰最佳饮食计划”[27]。

2. **地中海饮食** 与 DASH 类似，地中海饮食是一种以植物为基础的、富含碳水化合物且中等脂肪的饮食。它的特点是蔬菜、水果、全麦和坚果的摄入量很高；橄榄油、鱼和葡萄酒也会适当摄入；而奶制品、家禽、加工肉类、红肉、糖和加工食品摄入量较低[26]。纳入美国、欧洲和澳大利亚进行的 14 项临床试验的

meta 分析显示,地中海饮食模式具有显著的降压效果[28]。地中海饮食不仅仅能降低冠心病及其危险因素,且能改善包括炎症、血管内皮和胰岛素抵抗等[29]。另有研究证实了地中海饮食与心房颤动的关系,该研究发现地中海饮食依从性较高的患者更易发生自发性心律失常的转复,相反较低的患者更易发生房颤。人们认为地中海饮食中起主要调节作用的是橄榄油中的油酸、葡萄酒中的白藜芦醇和吡啶以及一些生物活性分子[30]。

DASH 饮食和地中海饮食的共同特点是水果、蔬菜、豆类、坚果和鱼类摄入量高,而肉类摄入量低;不同的是,DASH 饮食纳入了低脂乳制品,而地中海饮食则包含更多的橄榄油,但不含脂肪[4]。此外,低脂饮食和大米饮食模式,也显示出了前景。总之,以植物为基础的低脂饮食仍然是唯一被客观证明可以逆转冠心病的饮食模式[31],并且能够改善运动耐量、增加左室射血分数,降低总胆固醇水平和减少心绞痛发生频率[32]。

四、小　　结

综上所述,在心血管疾病的预防和控制上,饮食是不可忽视的问题,并且有可能成为改善心血管疾病预后,提高患者生活质量的重要措施。作为工作在临床一线的医生,需要给予患者正确的建议,我们应当较好地掌握并做好饮食咨询。此外,我们还需要正确的评分系统,来评估饮食建议是否能够合理的让患者获益,从而建立一套适合国情的饮食模式。

(李曦铭　丛洪良)

参 考 文 献

1. 中国康复医学会心血管病专业委员会,中国营养学会临床营养分会,中华预防医学会慢性病预防与控制分会,等.心血管疾病营养处方专家共识.中华内科杂志,2014,53(2):151-158.
2. 陈宏.高血压病人的饮食营养.世界最新医学信息文摘,2015,93(15):216,220.
3. Eckel RH,Jakicic JM,Ard JD,et al. 2013 AHA/ACC guideline on lifestyle management to reduce cardiovascular risk:a report of the American College of Cardiology/American Heart Association Task Force on Practice Guidelines. J Am Coll Cardiol,2014,63(25 Pt B):2960-2984.
4. Weng LC,Steffen LM,Szklo M,et al. A diet pattern with more dairy and nuts,but less meat is related to lower risk of developing hypertension in middle-aged adults:the Atherosclerosis Risk in Communities(ARIC) study. Nutrients,2013,5(5):1719-1733.
5. 杨宇菲.老年高血压患者社区饮食护理的研究进展.健康教育与健康促进,2017,12(2):163-165,174.
6. 单建刚,张晓红,土艳梅,等.浅析社区高血压病患者的健康教育.中国中医药咨讯,2010,32(2):272.
7. 马冠生,周琴.我国居民食盐消费量与血压水平关系研究.中国慢性病预防与控制,2008,16(5):441-444.
8. Khanji MY,van Waardhuizen CN,Bicalho VVS,et al. Lifestyle advice and interventions for cardiovascular risk reduction:A systematic review of guidelines. Int J Cardiol,2018,263:142-151.
9. U.S. Department of Health and Human Services,Food and Drug Administration,Center for Food Safety and Applied Nutrition. Guidance for industry:a food labeling guide. (2013-01-31)[2013-11-03]. https://www.fda.gov/downloads/Food/GuidanceRegulation/GuidanceDocumentsRegulatoryInformation/UCM265446.pdf.
10. 白芳.健康饮食教育对高血压患者的影响.世界最新医学信息文摘,2018,18(8):116,119.
11. 王林,李南方.饮食钙镁对高血压影响及预防.新疆医学,2018,48(2):202-203.
12. Resnick LM,Laragh JH,Sealey JE,et al. Divalent cations in essential hypertension. Relations between serum ionized calcium,magnesium,and plasma renin activity. N Engl J Med,1983,309(15):888-891.
13. 朱鑫璞.高血压的日常饮食建议.人才资源开发,2016,21:50.
14. 常慧.高血压饮食营养 10 条原则.中国果菜,2016,36(5):76-77.
15. 白淑荣.冠心病防治中饮食调养的重要性.中国实用医药,2009,29(4):199-200.
16. 张福莲.急性心肌梗死的饮食和心理护理.中国中医药现代远程教育,2012,20(10):114-115.
17. 李玉春,谢佳.急性心肌梗死患者进餐前后心律失常的观察与护理.中国疗养医学,2013,22(10):928-929.
18. 郑海燕.心衰患者不可轻视饮食的质量.保健时报,2015-11-26.
19. Wirth J,di Giuseppe R,Boeing H,et al. A Mediterranean-style diet,its components and the risk of heart failure:a prospective population-based study in a non-Mediterranean country. Eur J Clin Nutr,2016,70(9):1015-1021.
20. Wang C,Xiong B,Huang J. The role of omega-3 polyunsaturated fatty acids in heart failure:a meta-analysis of randomised controlled trials. Nutrients,2016,9(1). pii:E18.

21. Siscovick DS, Barringer TA, Fretts AM, et al. Omega-3 polyunsaturated fatty acid (fish oil) supplementation and the prevention of clinical cardiovascular disease: a science advisory from the American Heart Association. Circulation, 2017, 135 (15): e867-e884.
22. Ashaye A, Gaziano J, Djoussé L. Red meat consumption and risk of heart failure in male physicians. Nutr Metab Cardiovasc Dis, 2011, 21 (12): 941-946.
23. 万强,高艳霞,吴燕升,等. 高尿酸血症与心血管疾病关系的研究进展. 中西医结合心脑血管病杂志,2018,16(1):54-56.
24. 宣丹旦,薛愉,邹和建. 痛风和高尿酸血症患者的饮食控制. 上海医药,2015,36(11):3-5,11.
25. 痛风与高尿酸血症患者的饮食与营养. 中国社区医师,2010,26(19):28.
26. Kerley CP. A review of plant-based diets to prevent and treat heart failure. Card Fail Rev, 2018, 4 (1): 54-61.
27. Rifai L, Silver MA. A review of the DASH diet as an optimal dietary plan for symptomatic heart failure. Prog Cardiovasc Dis, 2016, 58 (5): 548-545.
28. Kastorini CM, Milionis HJ, Esposito K, et al. The effect of Mediterranean diet on metabolic syndrome and its components: a meta-analysis of 50 studies and 534,906 individuals. J Am Coll Cardiol, 2011, 57 (11): 1299-1313.
29. Grosso G, Mistretta A, Frigiola A, et al. Mediterranean diet and cardiovascular risk factors: a systematic review. Crit Rev Food Sci Nutr, 2014, 54 (5): 593-610.
30. Mattioli AV, Miloro C, Pennella S, et al. Adherence to Mediterranean diet and intake of antioxidants influence spontaneous conversion of atrial fibrillation. Nutr Metab Cardiovasc Dis, 2013, 23 (2): 115-121.
31. Esselstyn CB Jr. Updating a 12-year experience with arrest and reversal therapy for coronary heart disease (an overdue requiem for palliative cardiology). Am J Cardiol, 1999, 84 (3): 339-341, A8.
32. Ormish D, Scherwitz LW, Doody RS, et al. Effects of stress management training and dietary changes in treating ischemic heart disease. JAMA, 1983, 249(1): 54-59.

被流感“窃取”的心血管安全

2015 年一项针对我国人群的研究显示，冬季心血管病死亡率较夏季高出 41%，表明我国心血管病患者的死亡率变化有明显的季节性，该研究证实这种季节性心血管死亡率改变与季节性血压波动相关[1]。但值得注意的是，季节性心血管死亡率的增加可能不仅仅由于血压变化，早在 20 世纪 30 年代，就有学者提出季节性心血管事件的发生率和死亡率变化可能受到季节性流行性感冒的影响。随着对流行性感冒与心血管事件相关性研究的深入，流行性感冒对于心血管安全的危害逐渐浮出水面，现已有研究证实流行性感冒造成的心血管危害有多种，如：流感可能加重心力衰竭、诱发心肌梗死、引发心房颤动等[2]。故本文将依据现有国内外文献报道，深入探讨被流行性感冒“窃取”的心血管安全，以及相关防治策略。

一、对流行性感冒的认识

流感，即流行性感冒，是由流感病毒 A、B、C、D 型（又称为甲、乙、丙、丁型）引起的急性呼吸道疾病，具有季节流行性，其中 A 型和 B 型流感病毒容易在人群间传播，可引起局部甚至大面积流感暴发。罹患流感后，依据感染病毒的不同和宿主抵抗力差异，通常会出现不同时程、但相对短暂的潜伏期和无症状期，随后出现流感症状并急性加重。流感病毒如果出现新的病毒型变异从动物宿主传播给人时可造成散发感染，一旦人之间可传播病毒并缺乏对新病毒型的抵抗能力时会导致流感流行，甚至可以引起全球性流感大暴发。在过去的 100 年中，人类共经历了四次流感大暴发：1918 年的 H1N1 西班牙流感、1957 年的 H2N2 亚洲流感、1968 年的 H3N2 香港流感，以及 2009 年的 H1N1 猪流感，流感肆虐感染大量人群，引发严重的并发症，严重时甚至导致死亡。众所周知，流感损伤的靶器官中，肺部首当其冲，流感会造成肺部出现坏死性支气管炎、肺透明膜病、肺泡出血和水肿、肺间质炎症等。但同时流感对其他器官的损伤，尤其是对心脏的损伤也不容忽视，*Lancet Infect Dis* 上发表的一项针对 39 项流感与心血管疾病研究的回顾分析显示，35%~50% 的流感意外死亡与发生或加重心血管疾病相关[3]。世界卫生组织（World Health Organization，WHO）报告及我国《流行性感冒诊疗方案（2018 年版）》中均指出，伴有心血管系统疾病（高血压除外）人群为流感重症病例高危人群之一，一旦感染流感病毒，较易发生严重并发症，应当给予高度重视。由此可见，流感并不仅仅是一种呼吸系统疾病，同时也严重危害心血管健康。

二、流感增加心血管疾病风险

（一）心力衰竭

感染可以诱发和加重心力衰竭已经获得公认，如何预防心衰的急性加重是临床医生面临的挑战。临床研究显示，流感可以增加心衰患者的流感相关性死亡[4]，而应用流感疫苗可以减少心衰患者的住院率，尤其是减少因心脏原因导致的住院率[5]。在 2018 年 3 月份召开的 2018 年第 67 届美国心脏病学会（ACC）年会上，来自日本的研究者 Hidekatsu Fukuta 对来自美国、欧洲、亚洲的 6 个研究中的 78 000 例心衰患者数据进行 Meta 分析发现对于心衰患者，应用流感疫苗可以减少流感季节中 50% 的全因死亡率，并减少 1 年中其他时间段约 20% 的死亡率，同时接种流感疫苗还可以减少 22% 的因心血管疾患引起的住院。在该 Meta 分析涉及的 6 个研究中，流感疫苗的接种率从 26% 到 86% 不等，表明不同地区人群的疫苗接种率存在差异，并认为这种差异可能与研究开展地区不同的指南建议有关。目前已知大多数权威指南已建议心衰患者接种流感疫苗，如：美国心力衰竭专家共识中建议所有心力衰竭患者应每年进行流感疫苗接种，英国国家卫生与临床优化研究所（NICE）和美国心脏协会（AHA）均建议对心衰患者进行年度流感疫苗免疫[4]，但值得注意的是，与发达国家相比，发展中国家心衰患者的流感疫苗普及率相对低。根据上述研究结果及指南可以看出，流感可以增加心衰患者的住院率及死亡率，并建议无禁忌证的心衰患者应广泛接种流感疫苗进行保护。

病理生理机制：流感对心力衰竭患者造成不良影响的机制目前认为有如下可能。第一，流感病毒感染引起代谢需求增加，使患者心率加快，心排量要求增高，从而加重心脏负荷。第二，呼吸道感染造成的肺淤血可诱发和加重心力衰竭，有研究显示 H1N1 型流感病毒感染会引起患者右心室扩张及中度的收缩功能不全[6]。第三，心衰患者的循环障碍可能加重继发性肺感染发生概率，导致心肺疾病的恶性循环。另外，流感病毒感染可以诱发心肌炎，从而引起心功能不全，心力衰竭的发生。综上所述，流感病毒感染可以引发心衰或造成心衰的急性加重，导致心衰患者的住院率和死亡率增加。

（二）急性心肌梗死

流行病学研究显示流感与缺血性心脏病的季节性死亡率增加有关[7]。2018 年 1 月 *N Engl J Med* 发表研究证实流感可能增加急性冠脉综合征的发病率，在该研究中，研究者选用更可靠的实验室检查手段对流感进行诊断，并采用自身对照病历系列法进行研究。在研究中，研究者将流感确诊后的前七天定义为"风险期"，并将流感发生前的 52 周和"风险期"后的 51 周设为"对照期"，观察在不同风险期内急性心肌梗死的发生率。该研究对 19 729 例符合流感诊断的病例进行筛选，在排除了实验室检验前已确定流感者、未在随访各阶段发生心肌梗死住院者等不符合条件病例后，最终 332 名患者的 364 例次病例被用于进行相关性分析，这些病例的共同特点是具有实验室确认的流感诊断并在随访期间内发生急性心肌梗死住院。在这些病例中，有 82% 被确诊为甲型流感，其中有 20 例次的急性心肌梗死住院发生在"风险期"（即 20 次 / 周），344 例次的急性心肌梗死住院发生在"对照期"（即 3.3 次 / 周），故在"风险期"发生急性心肌梗死住院的风险是"对照期"的 6.05 倍。研究者进一步区分在"急性期"后不同时间段内的急性心肌梗死住院发生率，"急性期"的前 3 天和后 4 天内分别是"对照期"的 6.30 倍和 5.78 倍，而在流感确诊后的 8~28 天内未见急性心肌梗死住院率的明显增加。由此可见，流感发生后的 7 天内发生急性心肌梗死住院的风险明显升高。研究者还观察了呼吸道合胞病毒等其他呼吸道病毒对急性心肌梗死发生率的影响，研究显示其他病毒虽然也可以增加因急性心肌梗死住院的风险，但相比流感病毒低[8]。同时，大量人群研究和 Meta 分析也证实流感不仅与新发急性心肌梗死的住院率升高有关，而且可能增加心肌梗死造成的死亡率，且与年龄成正相关性[3,9,10]。

病理生理机制：对于流感病毒感染是如何增加急性心肌梗死发生风险的，目前有如下研究理论。首先，存在动脉粥样硬化病变的前提下，感染可以通过引发急性炎症反应、增加生物力学应力和引起血管收缩造成急性冠脉综合征的发生[11]。其次，感染可以引起血小板活化和血管内皮功能障碍而导致血液高凝状态[12]，增加血栓形成风险，并有学者指出呼吸道感染是通过活化急性期反应，造成纤维蛋白原和凝血因子Ⅶ促凝活性（FⅦC）增加，从而增加缺血性心脏疾病死亡[13]。另外，感染还会增加机体代谢能量需求，而造成组织缺氧、低血压等影响心血管系统稳定，进一步促进血栓形成和冠脉闭塞[11]。还有研究显示，流感病毒感染后，其 RNA 可在人动脉粥样硬化斑块中被检测到，但病毒在斑块内的具体致病机制还有待于进一步研究[14]。

（三）心肌炎

心肌炎作为一种心肌炎性损伤性疾病，病毒感染是导致心肌炎发生的主要原因，研究显示 1%~5% 的急性病毒感染阳性患者可能发展成心肌炎[15]，除部分轻症患者可能不出现明显症状外，心肌炎进展可导致心力衰竭、心律失常、心源性休克，甚至是猝死的发生，而其中暴发性心肌炎更是病情进展迅速，致死率极高。通过对急性心肌炎患者心肌组织进行检测，可检测到病毒基因，这其中也包括流感病毒基因，近年来尤其以高致病性流感病毒较为常见。

病理生理机制：流感病毒造成的心肌损伤，主要可以概括为两方面，其一是病毒造成的直接损伤，其二为免疫反应介导的组织损伤。其中，直接损伤是由于病毒侵袭感染心肌细胞并在细胞内进行复制，影响心肌细胞正常能量代谢的同时造成心肌细胞功能异常、变性及坏死，裂解的心肌细胞释放出病毒将继续感染其他心肌细胞及组织。免疫反应介导的组织损伤是病毒侵袭组织细胞引发免疫反应。流感病毒可引起 Toll 样受体、RIG-Ⅰ样受体等宿主模式识别受体介导的抗病毒信号通路活化，促进细胞释放白介素、肿瘤坏死因子 -α、干扰素等炎症细胞因子[16,17]。这些细胞因子在引起心肌局部炎性水肿的同时还会趋化大量单核巨噬细胞、淋巴细胞和中性粒细胞等炎症细胞在心肌间质浸润，引起细胞毒性反应。这些为对抗病毒侵袭所启动的免疫反应激活过度和调节不当反而加重心肌损伤，破坏心脏结构和功能。对于暴发性心肌炎，2017年《成人暴发性心肌炎诊断与治疗中国专家共识》指出，在暴发性心肌炎中，病毒对心肌的直接损伤严重，但异常的免疫系统激活，过度的巨噬细胞极化和在组织器官中聚集所致的间接损伤是导致患者病情急剧恶化的重要病理生理机制。并推荐了对于考虑病毒性暴发性心肌炎患者均应尽早给予抗病毒治疗，对于无法检测病毒种类者，可考虑联合应用抗病毒药物，其中应包括奥司他韦等抑制流感病毒神经氨酸酶药物。

（四）心律失常

流感患者发生心律失常通常是以发生心肌梗死或病毒性心肌炎等其他心血管疾病为基础。但也有研究指出流感病毒感染也可以直接损伤心脏的电传导系统，引发一系列心律失常，如房室传导阻滞、房颤及室性心律失常等[18-20]。一项在台湾开展的为期10年的研究通过对11 374名患者进行随访分析指出，与没有患流感者相比，未进行流感疫苗免疫并发生流感的患者发生房颤的风险更高，约为18%。接受疫苗免疫后患有流感的患者，其发生房颤的概率与未接受疫苗免疫也未患流感者相似。有趣的是在未患流感人群中，接受疫苗免疫者的房颤发生率低于未接受疫苗免疫者，可见流感疫苗对房颤发生的保护作用，并不是仅仅因为其降低了流感的发生率，作用机制还有待进一步研究[21]。除房颤外，其他心律失常类型也被发现与流感病毒感染相关，如有报道显示在罹患流感后无心脏基础疾病患者出现了高度房室传导阻滞，甚至发生大于4秒的心脏停搏，经检验其心肌酶学阴性，且无心脏结构性病变及心功能异常，最终患者不得不通过植入心脏起搏器辅助[18]；另有病例报道示，患者感染H1N1流感病毒后，发生了交感电风暴[22]；妊娠妇女感染流感病毒后，造成新生儿心律失常等[18]。根据以上研究报道可见流感病毒可以引发和加重心律失常的发生，而对于其具体机制，目前有如下观点：

病理生理机制：流感病毒感染会活化系统性炎症水平，增加C反应蛋白及IL-1β、IL-6、IL-18等炎症因子表达[23]。既往已有研究显示增加的C反应蛋白与房颤负荷增加、房颤复发相关[24]，而TNF-α和IL-6等炎症因子水平升高与左心房半径及房颤持续时间相关。同时，流感还会增加交感神经活性，诱发心律失常[25]。另外，流感病毒造成的发热，可使心率加快、心肌耗氧量增加，而心脏储备能力不足，进而诱发心肌缺血及心律失常的发生。

综上所述，流感病毒感染不仅会引起急性呼吸道症状，对心血管系统造成的损害也不容忽视，除上述流感导致的主要心血管风险外，目前还有研究指出其可能引发心包炎、心脏压塞及血栓栓塞，并可能与院外不明原因的心搏骤停相关[26]。另外，不仅仅是流感病毒感染及其引发的免疫反应可以对心血管造成直接或间接损害，部分流感时期用药也可对心血管系统造成影响。

三、流感治疗药物对心血管安全的影响

（一）抗病毒药物

根据我国《流行性感冒抗病毒药物治疗与预防应用中国专家共识(2016版)》，流感患者一旦发病，应尽快启动抗病毒治疗，理想情况是症状出现的48小时内开始。现阶段WHO推荐的抗病毒药物为神经氨酸酶抑制剂，如奥司他韦等，而金刚烷类抗病毒药物由于出现病毒耐药而不再被推荐使用。目前有一些证据显示神经氨酸酶抑制剂可能对感染流感所造成的严重心血管损害具有一定的保护作用，但尚缺乏前瞻性研究加以确认证实[27,28]。亦有基础研究指出，流感抗病毒的一线用药奥司他韦可以对房颤的发生起到保护性作用[29]。但流感抗病毒药物不仅仅对心血管系统具有保护作用，其与心血管疾病治疗药物之间的相互作用也应当被关注。比如对于奥司他韦是否会影响华法林代谢，就一直存在争议，争议来源于2009年H1N1流感大流行期间，英国药物和保健产品监管机构接到病例报告称奥司他韦会增强华法林的抗凝作用。随后虽有不同机构对此开展临床研究，但研究结果仍存在争议，故目前尚无指南明确指出长期口服华法林患者存在奥司他韦使用受限[30,31]。除应用流感抗病毒药物外，在确诊流感或未经确诊自行口服药物治疗的流感患者中，很多缓解流感症状的药物也被广泛应用，而这些药物中部分存在着引发或加重心血管疾病的风险。

（二）非甾体类抗炎药物

非甾体类抗炎药经常被用来缓解流感所引起的发热等症状，其潜在心血管危害也已被广泛认识。早前发表在 *Lancet* 杂志上的一项 Meta 分析指出昔布类（塞来昔布等）和双氯芬酸可以增加约 1/3 的主要心血管事件，其中主要是增加冠脉不良事件的发生率。而最常用于治疗发热的布洛芬也可以明显的增加冠脉不良事件的发生率，同时指出萘普生的安全性相对高[32]。随后亦有 PRECISION 研究指出，与布洛芬及萘普生相比，塞来昔布的主要不良心血管事件、心血管死亡、全因死亡发生风险无显著差异，在此项研究中，塞来昔布组有 188 例（2.3%）心血管死亡患者，而萘普生组为 201 例（2.5%），布洛芬组为 218 例（2.7%）。因此对于罹患流感患者，哪种非甾体类抗炎药的心血管安全性更高仍存在争议，故在临床应用时应更为慎重考量用药获益和风险。

（三）其他缓解症状药物

麻黄碱或伪麻黄碱作为拟交感神经性 α/β 肾上腺素能受体激动剂，能够通过收缩血管减轻鼻咽部黏膜充血水肿，并具有扩张支气管平滑肌的作用，因此经常作为“感冒药”的配方，也经常被用于缓解流感所造成的鼻塞等症状。但麻黄碱或伪麻黄碱会引起去甲肾上腺素分泌，导致血压升高、心率增快，甚至有报道称其可造成冠状动脉痉挛导致心肌梗死的发生[33,34]。

马来酸氯苯那敏作为 H1 受体拮抗剂，经常被用于缓解流感所带来的打喷嚏、流涕等症状。但氯苯那敏作为第 1 代 H1 抗组胺药，其受体选择特异性较差，在抗组胺的同时，还会产生抗胆碱能、抗 5- 羟色胺和抗多巴胺的作用，因此可能对心血管系统造成影响，尤其是老年人群应用时，可引发或加重心律失常、体位性低血压、心动过缓等[35]。

四、流感的预防

减少流感造成的心血管危害，应当从防范流感的发生做起。流感疫苗被用于预防流感已有超过 60 年历史，我国 2018 年年初发布的最新《流行性感冒诊疗方案（2018 年版）》中再次强调接种流感疫苗是预防流感的最有效手段，可以显著降低接种者罹患流感和发生严重并发症的风险。*J Am Med Assoc* 上发表的针对全球多个随机对照研究进行的 Meta 分析证实流感疫苗可以明显减少主要不良心血管事件的发生率，如减少心衰及因心脏病导致的住院率，而其治疗的最大获益者为冠脉病变不稳定的高风险患者[36]。目前也有正在进行的临床研究如 INVESTED 研究，为进一步评估高剂量的流感疫苗相比于标准剂量是否可以更明显地减少心血管病高危人群心肺不良事件的发生[37]。根据现有对流感造成心血管危害的认识，《欧洲心血管疾病预防临床实践指南》中已明确推荐确诊心血管疾病的患者应每年接种流感疫苗（Ⅱb/C）。同时，AHA 与 ACC 也推荐将接种灭活流感疫苗作为冠心病与其他动脉硬化性疾病二级预防的内容之一（Ⅰb）。

对于流感疫苗接种覆盖率方面，PARADIGM-HF 研究对纳入的 8099 名患者进行追踪，结果显示其中有 1769（21%）人接受流感疫苗免疫，但接种人数存在明显的地域差异，其中荷兰有 77.5% 接种了疫苗，而在英国为 77.2%，比利时为 67.5%，北美为 52.8%，但是在亚洲，仅有 2.6% 接种了流感疫苗，而我国仅有 0.6%[38]，由此可见我国患者接种流感疫苗的占比极低，仍有待进一步普及。

除流感疫苗的接种外，养成良好的个人卫生习惯，如：增强体质和免疫力、保持手部卫生、遵守呼吸卫生礼仪（如咳嗽或打喷嚏时遮住口鼻，且咳嗽或打喷嚏后洗手，并尽量避免触摸眼、口或鼻）、注意社交距离、一旦罹患流感自我隔离等亦可有效降低流感的发生率[8]。

五、结　　语

基于现有国内外临床研究可见流感严重威胁心血管健康，其作用机制主要与病毒侵袭及其激活的免疫反应相关。流感防治工作已经不仅仅是呼吸科医生需要重视的问题，也同样是心血管医生面临的挑战。我国心血管病患者已达 2.9 亿人[39]，这些人中除部分仅患高血压病外，其他均为流感重症病例高危人群之一。根据现有文献及指南推荐，普及流感疫苗接种，加强流感预防教育可有效预防季节性流感发生，并减少流感造成的心血管危害。同时，针对流感与心血管安全的多个大型临床随机对照研究仍在继续，其结果是否会提供新的观点及认识值得期待。

（田野 李碧澄）

参考文献

1. Yang L, Li L, Lewington S, et al. Outdoor temperature, blood pressure, and cardiovascular disease mortality among 23 000 individuals with diagnosed cardiovascular diseases from China. Eur Heart J, 2015, 36(19): 1178-1185.
2. Nguyen JL, Yang W, Ito K, et al. Seasonal Influenza Infections and Cardiovascular Disease Mortality. JAMA Cardiol, 2016, 1(3): 274-281.
3. Warren-Gash C, Smeeth L, Hayward AC. Influenza as a trigger for acute myocardial infarction or death from cardiovascular disease: a systematic review. Lancet Infect Dis, 2009, 9(10): 601-610.
4. Fukuta H. Getting Flu Vaccine Cuts Risk of Death by Half in People with Heart Failure. 2018.
5. Mohseni H, Kiran A, Khorshidi R, et al. Influenza vaccination and risk of hospitalization in patients with heart failure: a self-controlled case series study. Eur Heart J, 2017, 38(5): 326-333.
6. Brown SM, Pittman J, Miller Iii RR, et al. Right and left heart failure in severe H1N1 influenza A infection. Eur Respir J, 2011, 37(1): 112-118.
7. Bainton D, Jones GR, Hole D. Influenza and ischaemic heart disease—a possible trigger for acute myocardial infarction? Int J Epidemiol, 1978, 7(3): 231-239.
8. Kwong JC, Schwartz KL, Campitelli MA, et al. Acute Myocardial Infarction after Laboratory-Confirmed Influenza Infection. N Engl J Med, 2018, 378(4): 345-353.
9. Warren-Gash C, Bhaskaran K, Hayward A, et al. Circulating influenza virus, climatic factors, and acute myocardial infarction: a time series study in England and Wales and Hong Kong. J Infect Dis, 2011, 203(12): 1710-1718.
10. Barnes M, Heywood AE, Mahimbo A, et al. Acute myocardial infarction and influenza: a meta-analysis of case-control studies. Heart, 2015, 101(21): 1738-1747.
11. Corrales-Medina VF, Madjid M, Musher DM. Role of acute infection in triggering acute coronary syndromes. Lancet Infect Dis, 2010, 10(2): 83-92.
12. Harskamp RE, van Ginkel MW. Acute respiratory tract infections: a potential trigger for the acute coronary syndrome. Ann Med, 2008, 40(2): 121-128.
13. Woodhouse PR, Khaw KT, Plummer M, et al. Seasonal variations of plasma fibrinogen and factor Ⅶ activity in the elderly: winter infections and death from cardiovascular disease. Lancet, 1994, 343(8895): 435-439.
14. Gurevich VS, Pleskov VM, Levaia MV, et al. Influenza virus infection in progressing atherosclerosis. Kardiologiia, 2002, 42(7): 21-24.
15. Fung G, Luo H, Qiu Y, et al. Myocarditis. Circ Res, 2016, 118(3): 496-514.
16. Corsten M, Heggermont W, Papageorgiou AP, et al. The microRNA-221/-222 cluster balances the antiviral and inflammatory response in viral myocarditis. Eur Heart J, 2015, 36(42): 2909-2919.
17. Esfandiarei M, McManus BM. Molecular biology and pathogenesis of viral myocarditis. Annu Rev Pathol, 2008, 3: 127-155.
18. Beinart R, Morganti K, Ruskin J, et al. H1N1 influenza A virus induced atrioventricular block. J Cardiovasc Electrophysiol, 2011, 22(6): 711-713.
19. Abdelwahab A, Sapp JL, Parkash R, et al. Mapping and ablation of multiple atrial arrhythmias in a patient with persistent atrial standstill after remote viral myocarditis. Pacing Clin Electrophysiol, 2009, 32(2): 275-277.
20. Vijayan S, Chase A, Barry J. Swine flu myocarditis presenting with life threatening ventricular tachycardia. J R Soc Med, 2012, 105(7): 314-316.
21. Chang TY, Chao TF, Liu CJ, et al. The association between influenza infection, vaccination, and atrial fibrillation: A nationwide case-control study. Heart Rhythm, 2016, 13(6): 1189-1194.
22. Silva Marques J, Veiga A, Nobrega J, et al. Electrical storm induced by H1N1 A influenza infection. Europace, 2010, 12(2): 294-295.
23. Julkunen I, Sareneva T, Pirhonen J, et al. Molecular pathogenesis of influenza A virus infection and virus-induced regulation of cytokine gene expression. Cytokine Growth Factor Rev, 2001, 12(2-3): 171-180.
24. Malouf JF, Kanagala R, Al Atawi FO, et al. High sensitivity C-reactive protein: a novel predictor for recurrence of atrial fibrillation after successful cardioversion. J Am Coll Cardiol, 2005, 46(7): 1284-1287.
25. Grebe KM, Takeda K, Hickman HD, et al. Cutting edge: Sympathetic nervous system increases proinflammatory cytokines and exacerbates influenza A virus pathogenesis. J Immunol, 2010, 184(2): 540-544.
26. Sidhu RS, Sharma A, Paterson ID, et al. Influenza H1N1 Infection Leading To Cardiac Tamponade in a Previously Healthy Patient: A Case Report. Res Cardiovasc Med, 2016, 5(3): e31546.
27. Casscells SW, Granger E, Kress AM, et al. Use of oseltamivir after influenza infection is associated with reduced incidence of recurrent adverse cardiovascular outcomes among military health system beneficiaries with prior cardiovascular diseases. Circ Cardiovasc Qual Outcomes, 2009, 2(2): 108-115.

28. Zhang L, Wei TT, Li Y, et al. Functional Metabolomics Characterizes a Key Role for N-Acetylneuraminic Acid in Coronary Artery Diseases. Circulation, 2018, 137(13): 1374-1390.

29. Frommeyer G, Mittelstedt A, Wolfes J, et al. The anti-influenza drug oseltamivir reduces atrial fibrillation in an experimental whole-heart model. Naunyn Schmiedebergs Arch Pharmacol, 2017, 390(11): 1155-1161.

30. Lee SH, Kang HR, Jung JW, et al. Effect of oseltamivir on bleeding risk associated with warfarin therapy: a retrospective review. Clin Drug Investig, 2012, 32(2): 131-137.

31. Davies BE, Aceves Bald ó P, Lennon-Chrimes S, et al. Effect of oseltamivir treatment on anticoagulation: a cross-over study in warfarinized patients. Br J Clin Pharmacol, 2010, 70(6): 834-843.

32. Coxib and traditional NSAID Trialists' (CNT) Collaboration, Bhala N, Emberson J, et al. Vascular and upper gastrointestinal effects of non-steroidal anti-inflammatory drugs: meta-analyses of individual participant data from randomised trials. Lancet, 2013, 382(9894): 769-779.

33. Meoli EM, Goldsweig AM, Malm BJ. Acute Myocardial Infarction from Coronary Vasospasm Precipitated by Pseudoephedrine and Metoprolol Use. Can J Cardiol, 2017, 33(5): 688. e1-688. e3.

34. Broadley KJ. The vascular effects of trace amines and amphetamines. Pharmacol Ther, 2010, 125(3): 363-375.

35. 温禾，姚煦．抗组胺药在特殊人群中的应用．中华皮肤科杂志，2016，49(9)：669-671.

36. Udell JA, Zawi R, Bhatt DL, et al. Association between influenza vaccination and cardiovascular outcomes in high-risk patients: a meta-analysis. JAMA, 2013, 310(16): 1711-1720.

37. Vardeny O, Udell JA, Joseph J, et al. High-dose influenza vaccine to reduce clinical outcomes in high-risk cardiovascular patients: Rationale and design of the INVESTED trial. Am Heart J, 2018, 202: 97-103.

38. Vardeny O, Claggett B, Udell JA, et al. Influenza Vaccination in Patients With Chronic Heart Failure: The PARADIGM-HF Trial. JACC Heart Fail, 2016, 4(2): 152-158.

39. 陈伟伟，高润霖，刘力生，等．《中国心血管病报告 2017》概要．中国循环杂志，2018，33(1)：1-8.

人工智能与心血管疾病

一、人工智能简介

(一) 人工智能的起源与发展

1956 年夏天，AI 的概念首次在美国的一次学术会议上被提出，并被定义为“运用科学与工程学创造智能机器”。从此，AI 诞生并被关注，经历了起起伏伏的发展，技术人员不断提出新的算法模式并开发出具有更强运算能力的程序以解决过去方法不易解决的复杂问题。AI 的研究可以理解为通过智能的机器，延伸和增强人类在改造自然、治理社会的各项任务中的能力和效率[1]。

从理论基础来看，AI 的发展大致可以分为两个阶段。第一阶段是从 20 世纪 50 年代到 80 年代，以数理逻辑和符号推理为主，代表作是“专家系统”，通过引入某个专业领域某一个或者多个专家的知识，再经过推理逻辑，模仿专家完成既定的任务，如 1978 年的北京“关幼波肝病诊疗程序”，1986 年的福建“林如高骨伤计算机诊疗系统”。当时的状况是计算机的计算力虽然比传统人工有了很大提升，但依然很有限，它经由研究人员手动编制一系列规则，形成知识库，然后通过符号推理形式，阐述最后结果[2]。机器不能自动调整预设的逻辑，只能完成在逻辑范围内的任务，也就是知识库 + 推理机原理，这个过程要求研究者必须逐条输入每项规则，面临任务复杂时，输入的工作量极大。另外，数理逻辑是一个非常刚性的框架，能表述的现实世界问题有限，对于非典型情况，例外情况，捉襟见肘，这些缺点最终导致数理逻辑和符号推理理论走向没落。

第二阶段从 20 世纪 90 年代至今，以概率统计的建模、学习和计算为主。在此阶段，AI 分化成了六大领域：计算机视觉、自然语言理解、认知科学、机器人学、博弈伦理、机器学习(machine learning，ML)。其中前五个领域属于各层面的问题领域，ML 为拟合、获取知识的方法领域。ML 是一系列可以通过任务处理过程累积经验，并通过经验数据调整参数、提高效能的算法[3]。根据训练样本的不同，ML 可以分为无监督学习和监督学习。在无监督学习中，每个样本只有特征向量，没有标签，无监督学习发掘数据的隐藏特征并进行聚类分析。因此，无监督学习可以揭示人不易察觉的新机制，通俗而言，需要机器面对大量混沌的数据，自我分类，自我领悟，可能会有意外收获，如在精准医学中可用于探寻疾病的潜在发病因素[4]。在监督学习中，输入的训练数据由特征和标签两部分组成，机器通过分析得到两者之间的关系，即建立了模型，当有特征而无标签的数据输入到建立好的模型后，就可以得到输出的数据标签，通俗而言，有样学样，需要师父提供足够的样本学习，算法总体上学习内在规律，如在医学领域常用于心电图、胸部 CT 等图像的自动识别，也可以用于风险评估。

近几年，ML 的分支——人工神经网络(artificial neural networks，ANN)与深度学习(deep learning，DL)得到广泛关注。受人类神经系统信号传递过程的启发，ANN 仿照神经元和突触的连接方式建立了多层“神经元”结构，每层“神经元”从上层接收数据并进行计算，然后将输出值传递给下层。ANN 可以自主调整神经元之间的连接和分配，以实现效能最优。DL 是 ANN 的变异。ANN 的隐藏层数通常不超过 2 且只能执行监督学习模式，DL 有大量的隐藏层且两种学习模式都可以实现[5]。ANN 和 DL 被广泛应用于诊断系统、疾病预后评估、医学图像识别等多个方面[6-8]。

(二) 深度学习简介

深度学习(deep learning)是机器学习领域一个新的研究方向，最早由多伦多大学的 Hinton 等于 2006 年提出“深度信念网络”，近年来在语音识别、图像分析等多个类应用中取得突破性的进展。深度学习从人工神经网络发展而来，训练方法继承了人工神经网络的反向传播方法和梯度下降方法，反向传播算法是从大量样本数据中学习到统计规律[9]，从而对测试样本作出判别，与人工提取特征相比，反向传播算法消除了手工设计的影响，具有很大的优越性。

深度学习之所以被称为“深度”，是相对支撑向量机（support vector machine，SVM）、提升方法（boosting）、最大熵方法等“浅层学习”方法而言的。浅层学习依靠人工经验抽取样本特征，网络模型学习后获得的是没有层次结构的单层特征。而深度学习通过对原始信号进行逐层特征变换，将样本在原空间的特征表示变换到新的特征空间，自动地学习得到层次化的特征表示，从而更有利于分类或特征的可视化。灵长类的视觉系统中对图像信号的处理依次为：首先检测边缘、初始形状，然后再结合颜色、周围结构形态逐步形成更复杂的视觉形状。同样地，深度学习通过模拟人类上述的处理过程，组合图像低层特征形成更加抽象的高层表示、属性类别或特征，给出图像分类的识别标志，特别适合处理人工尚未发现的高度特异性识别标志图像的分类[10]。

深度学习技术目前已广泛应用于复杂图像的分类与识别，与传统方法相比大大提高了识别的准确性，已接近甚至超过人类的水平。2009 年香港中文大学的 DeepID 项目以及 Facebook 的 DeepFace 项目在户外人脸识别（labeled faces in the wild，LFW）数据库上的人脸识别正确率分别达 97.45% 和 97.35%，只比人类识别 97.5% 的正确率略低一点点。2014 年香港中文大学的 DeepID 2 项目将识别率提高到了 99.15%，超过目前所有的识别方法，包括人类自身[11]。

二、人工智能在医疗领域的进展

人工智能在医疗领域的应用带来了诊疗模式、数据处理、健康管理等诸多方面的变革，推动着现代医疗向智慧、精准、高效发起挑战。当前，人工智能在医疗领域的应用已经非常广泛，从应用场景来看主要分成了虚拟助理、医学影像、药物挖掘、生物技术、健康管理、可穿戴设备、风险管理等多个领域，从涉及的临床疾病和科室又可以分肿瘤、心血管、病理、放射、眼科、皮肤等多个门类。涉及的场景和科室在不断增多，分类方式也在不断改进，但是“人工智能”根本上来说，是对于“人类”能力的模拟和放大，在这里，我们将“人工智能”回归到“人工”，按照人类应用于医疗的基本能力“望闻问切”和“记忆与分析”进行一个分类，对目前的进展作一个简单介绍。

（一）望 - 医学图像处理

医学图像是现代医学不可或缺的诊疗辅助工具，不仅指 CT、MRI、B 超等传统影像学图像，也包括病理切片、眼底照片、皮肤镜照片等。医学技术的发展导致患者的医学图像信息越来越多，在疾病诊疗中的作用也越来越大，对医生读片的准确度与速度要求也越来越高。近几年，AI 对医学图像识别领域迅速发展，有望大幅减轻医生的工作负担。AI 在图像识别的主要应用包括：图像分割、图像匹配、自动标记、图像检索、计算机辅助检测和诊断等方面[12]。

2016 年，Google 科学家在 *JAMA* 杂志发表文章介绍他们研发的 DR 诊断工具的能力[13]。他们回顾性收集了 128 175 张眼底照片，基于 54 名眼科医生的诊断结果，利用深度学习技术开发出了一套 DR 自动化诊断算法。该算法在两个独立样本人群中进行验证，以医生的诊断为“金标准”，计算该算法的灵敏度、特异度和 ROC 曲线下面积。第一个数据库包含 4997 人共 9963 张眼底照片，在该人群中 Google 开发的 DR 诊断算法灵敏度为 97.5%，特异度为 93.4%，ROC 曲线下面积为 0.991；第二个数据库包含 874 人共 1748 张眼底照片，诊断算法的灵敏度为 96.1%，特异度为 93.9，ROC 曲线下面积为 0.990。

2018 年，国内人工智能医疗领军企业——Airdoc，始于眼底照片的自动识别，扩展到白内障自动识别、人工晶体筛选建议、视力预测、OCT、超广角、RECTOM 等众多领域的推进。通过和多个顶尖医院以及大量专家的合作，获得了百万级标注图片的基础上，已经研发成功基于眼底照片、可识别常见眼底疾病的全眼底人工智能算法，正在积极探索通过眼底血管神经状况精确获取全身心血管、神经相关疾病状态；为推动中国人工智能医疗产品上市，协助国家 CFDA 有关机构建立了国内首个人工智能测试标准、测试库，还将中国人工智能的努力和声音带到了世界顶级的科技舞台，微软 Build 开发者大会，向全世界展示了中国眼科人工智能的努力和进展。

Thijs Kooi 等人基于神经网络设计了一个模型，可独立阅读乳腺钼靶 X 线照片，经过约 45 000 幅图像的训练后进行检测，该模型的 AUC 为 0.852，检测效能接近人类专家的平均水平[14]。Christian Herweh 等人分析了利用 ML 的 e-ASPECTS 系统诊断急性卒中患者的效能。用 e-ASPECTS 回顾性分析急性卒中患者的基线计算机断层扫描图像，发现 e-ASPECTS 的敏感度为 46.46%，特异度为 94.15%，与人类专家无显著差异[15]。Google Brain 不久前基于神经网络开发了一个可自动检测和定位数字病理切片中乳腺癌淋巴结转移的模型，在十亿像素的显微镜图像中，其精确度可达 100×100 像素，经 Camelyon16 测试集和独立的 110 张病理切片检测，AUC 在 0.97 以上[16]。

斯坦福大学研发了一个基于神经网络的皮肤图像识别模型，输入近 13 万张临床皮肤图像和疾病标签进行训练，图像数据库包含皮肤镜图像、手机照片以及标准化照片，随后对比该模型与 21 位皮肤科医生在角质细胞癌与良性脂溢性皮炎角化病、恶性黑色素瘤与良性痣鉴别中的表现，该模型的 AUC 在 0.91 以上，已经达到了人类专家水平[17]。近年来，智能手机发展迅速，数款自动识别皮肤病图片的手机软件被开发，其中 SkinVision© 是第一个采用分形几何算法实现实时诊断皮肤癌的手机软件，该应用程序检测黑色素瘤的准确度为 81%[18]。目前，AI 在图像识别诊断皮肤病的研究虽然较多，但多限于单纯通过图像进行皮肤癌的鉴别诊断，未与多种临床信息相结合，且对其他疾病的研究较少。

（二）问 - 语音识别与处理

医疗过程中，医生与患者的一问一答可能是最耗时的环节，也考验医生的辩证思维能力，另外书写病历，也耗费医生大量的精力。

2017 年 3 月，导诊机器人“晓曼”首次在合肥市第一人民医院的门诊大厅就任。“晓曼”对于医院所有科室的位置、门诊大楼地图、219 个常见病和症状对应的科室信息、51 个常见问询知识都能对答如流。解决了门诊导医人数较少、重复问答较多的现实情况。在医院业务高峰期人满为患的情况下，导诊机器人可以及时响应，指导患者就医、引导分诊，同时向患者介绍医院就医环境、门诊就诊流程和医疗保健知识等。2016 年，北京协和医院与国内医疗语音交互公司中国科技大学讯飞股份有限公司共同研发的“医疗语音录入系统”正式上线，提供了一种方便快捷的辅助录入方式，识别率达 95%。

（三）切 - 人体参数收集处理

各类传感器，感应器的数据收集分析处理是医疗过程中的重要环节，并且随着电子工业的发展，越来越多的数据被收集，目前最多的如心电、血压、血糖、脉搏等生理数据，有关心脑血管疾病的将在后面单独介绍，这里介绍一些相关内容。

2018 年，美国食品药品监督管理局（FDA）日前批准了一项人工智能（AI）算法，能够帮助预测由心脏病或呼吸衰竭导致的猝死。这一被称为“Wave 临床平台”的算法由一家名为 ExcelMedical 的医疗技术公司开发完成，“Wave 临床平台”集成了医院工作站和包含患者药物史、年龄、生理状况、既往病史、家庭情况等实时数据历史的数字医疗记录。基于这些信息，“Wave 临床平台”可以感知生命体内的细微变化，并在致命情况发生前最多提前 6 小时发送警报。

（四）记忆与分析 - 医学决策支持

AI 在博闻强记方面有先天优势，在综合分析上也崭露头角，具有了一定的预测能力。

如 IBM 公司基于 DL 开发的 Watson 人机交互诊疗程序，实时调阅的数据库包含了上万篇医学论文、医学书籍、临床指南和病历资料，医生可以检查 Watson 程序提出的诊治建议是否合理，并输入更多信息和见解[19]。

Mohammad A. M. Abushariah 等人基于 ANN 设计了一个心脏病自动诊断系统，该系统主要包含训练和测试两个模块，随机选择 Cleveland 心脏病数据集的 80% 和 20% 分别进行训练和测试，经测试，该系统的准确度达到 87.04%[20]。Daniel B. Chamberlain 等人开发了一款可以自动筛查哮喘和 COPD 的移动智能手机软件。该应用程序主要由电子听诊器，峰值流量计和患者问卷调查组成，并通过机器学习算法分析、整合数据，对患有哮喘和 COPD 的患者进行诊断。经过对 119 名受试者的数据收集、分析，发现该程序从普通人群中筛查出患有哮喘或 COPD 患者的 AUC 为 0.95，鉴别哮喘患者和 COPD 患者的 AUC 为 0.97[21]。

Eric Karl 等人基于 ML 算法，创建了脑动静脉畸形立体定位放疗后的结局预测器，经测试，该预测器的 AUC 为 0.71，是迄今为止最准确的脑动静脉畸形放疗结局预测方法[22]。Manish Motwan 等人收集了 10 030 名可疑冠心病患者的节段狭窄评分（SSS）、节段累及评分（SIS）、改良 Duke 指数（DI）、标准心血管危险因素和Framingham风险评分(FRS)等25个临床参数和44个冠脉造影参数，通过ML进行自动化特征选择、模型构建以及10倍分层交叉验证。结果表明ML预测可疑冠心病患者全因死亡率的效能显著高于FRS或CCTA严重程度评分(SSS,SIS,DI)，该模型的AUC为0.79，P=0.001[23]。

Michael P等人设计了一个ML模型来预测癌细胞系对药物的治疗反应，该模型通过基于细胞系的基因组学特征和药物的化学性质的IC50值来量化治疗反应。结果表明，模型能够以相当的准确性(决定系数R2为0.61)来预测细胞系的IC50，不仅可用来优化药物筛选设计，还可将患者的基因组特征与药物敏感性相联系，实现个体化医疗[24]。

三、人工智能在心血管方面的进展

基于AI的心血管有关方向的研究成果目前主要集中在以下几个方面：心电图、MRI等常规影像、眼底影像和风险评估这四个方面，下面分别做简要介绍。

(一) 心电图

ECG(electrocardiography)被广泛地用于心血管疾病有关的诊断。机器学习在ECG图像的疾病检测中有广泛的应用，其中很多研究使用了MIT-BIH公开的ECG数据库[25]，通过各种机器学习方法和特征提取建立了如基于ECG检测心律不齐的模型。这些研究的难点往往在于ECG的心律不齐病种类多样而且没有统一特征能够描述。在应用方面，心律不齐检测模型在现实场景需要具有很高的实时性，这对模型的复杂度也有一定要求。

在这个领域中最常使用的方法就是神经网络。早在2003年，Kannathal等人使用了五层的神经网络创建模型并结合Pan-Tompkins算法来提取ECG图像特征来进行心率的分类[26]。类似的工作还有Acharya等人在2004年就使用了四层的全连接神经网络来对心率进行分类，达到了80%~85%的准确率[27]。

自2010年以来，后续的工作使用了多种不同的神经网路应用在了ECG的分类问题。如MLPNN(multilayer perceptron neural network)[28]、PNN(probabilistic neural network)[29]、QNN(quantum neural network)[30]、RBFNN(radial basis function neural network)[31]等神经网络先后在ECG图像检测心率中使用，都取得了90%以上的准确率或特异性和敏感性。神经网络的使用在ECG心律不齐的各种疾病检测中成为最流行的机器学习方法。

这些传统的神经网络的模型局限在于，网络层的层数少、参数少，模型的预测能力有限。而且模型的准确率随着数据量的提升增益不明显。在对于相对简单的分类问题可以有较好的结果，但是对于复杂的识别问题往往不能提取出足够复杂的特征而效果不佳。具体体现在这些网络仅能高效率的识别少量的心律不齐问题，识别准确率虽然较高，但是单一模型一般仅能识别两种到四种心律不齐的病种，还不能普世的使用到各种ECG的问题中，这也是后来深度学习在这个领域迅速应用的重要原因。

除上述的神经网络方法之外，还有很多基于其他机器学习方法在ECG心律不齐上的应用，其中部分方法也取得了很好的性能。一项研究使用高斯过程来检测心室性期前收缩发性收缩同样达到较高水平的96.7%和90.9%的敏感性和特异性[32]。Homaeinezhad等在2012年结合了支持向量与K最近临近识别来至15个不同数据集的7种不同的ECG心律不齐，取得了98.06%的准确率[33]。Alajlan等人于2014年使用支持向量机(SVM)和高斯过程(GP)来检测心室性期前收缩发性收缩达到了超过90%的准确率[34]。这些研究表明这些使用非神经网络的方法同样可以达到高水平的识别效果，但是这些方法能精确识别的仍然只是少量的病种。而且这些方法使用的前提是先精确提取某些特征，比如从QRS波群中首先提取RR间隔、R峰值等用于机器学习算法的分类。这是与深度学习的重要不同，因为深度学习能够自适应地学习特征无需单独从QRS波群提取。

随着深度卷积神经网络在图像领域的突破性进展[35]，深度卷积神经网络受到了广泛的关注，研究人员也尝试将深度卷积神经网络在ECG心率识别上应用。相比之前应用在ECG上仅有3~6层神经网络，深度卷积神经神经网络层数更多，整个网络层数(即深度)可以超过30层，从而使得整个模型的复杂程度也更高也可以做更为复杂的识别，即识别更多更复杂的病症。Pranav和Andrew等人使用了一个深度达到

34 层的卷积神经网络，对基于 ECG 的窦性心律和心房颤动等 14 个心律不齐问题进行了建模[36]。在以 F1 分数为标准的测试中，对比 6 个人类专家，模型在 14 项心律不齐的检测中有 13 项超过人类专家。

（二）常规影像

基于深度学习的 CNN（卷积神经网络）在图像领域的取得的巨大成功，在心血管影像领域，主要应用的方向以磁共振影像（MRI）、超声影像（US）和电子断层扫描（CT）为主。

CNN 已经在很多领域被广泛地使用于物体检测和定位。在 MRI 的应用上，CNN 被使用于心室的定位和容量估测，而得到如射血分数这样的心脏功能指标。比如使用 CNN 对 MRI 图像中的左心室进行检测和定位[37]。CNN 也同样被 Avendi 等人于 2015 年应用到左心室的图像分割中，在测量分割的各项准确率的多项指标上基于 CNN 的左心室分割在 MICCAI 2009 LV 的公开数据集上取得了历史最佳的水平[38]。此外针对多层 MIR 图像，Poudel 等人使用了一种新的结合循环神经网络和卷积神经网络的结构，这种新结构将多张 MIR 图像的相关性引入到了神经网络的结构中[39]。相比非深度学习的方法，基于深度学习的心室检测和分割的问题是具有更好的准确性和鲁棒性。基于现有的 CNN 技术，已经能够实现对 MRI 图像的左右心室进行像素级别的图像分割，实现相当程度的自动化心脏功能评估[40]。

在超声影像和 CT 图像上，深度学习也被广泛地用在心室分割和检测。早在 2012 年，深度学习的网络框架就被 Carneiro 等人用于的心室分割[41]。而后 Carneiro 等人改进处理超声影像上具备实时跟踪心室状态的基于深度学习的方案[42]。在 CT 图像的应用面，检测冠状动脉与相关疾病的检测是一个重要的领域。Gulsun 等人提出了基于深度学习的冠状动脉检测，基于深度学习的冠状动脉检测表现出了更好的鲁棒性和准确性，系统的特异性和敏感性都超过了 90%[43]。Wolterink 则在 2016 年提出了 CNN 的冠状动脉积分的自动计算系统通过 CT 图像来判断冠状动脉的钙化程度[44]。同年，Moradi 等人提出了基于深度学习的医学图像标注模型，该模型学习了专家对心脏瓣膜的 CT 图像的描述和标注，能对心脏瓣膜图像生成对应的文字描述[45]。

（三）眼底影像

眼底是人体唯一可以肉眼看到血管的部位，一张眼底图像包含大量的反映人体健康的数据，对于发现血管疾病有很重要的作用。动脉硬化在眼底可以直接的表现为血管变窄，透明度降低，颜色变化和血管走向改变等。2002 年，ARIC 研究团队在 *JAMA* 发表文章就提出眼底动脉硬化能够预测未来冠心病的发病率[46]。而且现已有 DRVE[47]、STARE[48]等多个公开数据集提供了人工标注的眼底血管的图像，所以眼底图像领域近几年受到了越来越多的关注。

机器学习在眼底心血管方面的应用集中在检测并分割血管，以便为识别血管的直径、颜色、走向，为识别心血管疾病提供基础。1999 年，Sinthanayothin 等人使用了组成分分析和特征相关性分别实现了对视盘识和黄斑的识别，同时使用多层感知机实现了血管的分割。在其自己的内部数据集上部分达到了 90% 以上的识别率，对血管的分割也达到了 83.3% 和 91.0% 的敏感性和特异性[49]。在 2004 年，Ricci 等人使用了支持向量机和线检测的方法实现的血管分割达到了 95.6% 准确率和 0.955 的 ROC 曲线面积[50]。2010 年，Lupascu 使用 Adaboost 的方法也同样达到了 0.956 的 ROC 曲线面积[51]。而在深度学习应用在血管分割以后，识别的准确率得到了显著的提升。Zilly 等人在 2015 年发表了基于深度学习提取特征结合集成学习来分割视杯和视盘[52]。Maninis 等人在 2016 年提出的使用深度卷积神经网络建立的血管分割系统在不同数据集的测试中最高达到了 0.971 的 ROC 曲线面积，并且在多个数据集的测试中准确性和一致性都超越人类标准者[53]。

（四）风险评估

在心血管风险评估上，机器学习也有很多的应用。与其他如医疗图像和 ECG 应用的不同之处是风险评估的数据多是结构化数据，数据维度较高，而数据各个维度的相关性不确定。这样的数据特征使得深度神经网络这样的方法相对其他机器学习方法没有大的优势。所以在这个领域的机器学习应用非常多样。2010 年，Gregory 等人使用了 Birmingham 2009 schema 和 CHADS2 分数来预测卒中和血栓栓塞风险，依据 1084 人的数据给出了对卒中和血栓栓塞的风险程度[54]。类似的工作还有 Eileen 等人在 2011 年应用随机森林的方法来找到心力衰竭的风险因素，而且指出随机森林这样的机器学习方法和传统的比例风险模型有相同的准确性,而且比传统方法更容易确定风险来源[55]。其他的学习型方法如COX回归也同样被使用在心力衰竭的风险分类中[56]。

四、人工智能面临的机遇与挑战

目前的机器学习和深度学习为代表的人工智能在心血管领域的应用相当广泛,在心血管图像、心电图、风险控制都有不同程度的应用。某些领域如风险控制领域的应用很多还处于的数据处理、分析阶段,这距离在医院中的实际应用尚有一定的距离。其中相对成熟度较高的应用是在图像领域,在深度学习的驱动下,其心血管相关的识别率和分割准确率部分解决或超过人类专家水平。但是,这样的应用一般还只是对单一图片的阅读和病灶识别上,尚不能实现医生基于患者的背景、家族病史、医疗影像、病历等信息综合给出疾病诊断的过程。

机器学习领域的长期技术积累使得现在的算法、软件已经具备分析处理各种数据能力。如循环神经网络、对抗神经网络、自然语言处理、决策树等方法都能在不同的应用方向上处理医疗上的各种问题。而像IBM Woston已经能够实现对癌症分析的病患档案、图像等各种数据最后综合给出辅助诊断意见。相信在心血管领域也会出现类似的产品。使用人工智能辅助诊断必然是医疗领域的一个重要趋势。

现有的机器学习技术也具有相当的局限性。一个特点是很强的数据量依赖性,这就是一个精确的机器学习模型需要大量的数据才能建立起来。比如一个高性能的基于深度学习的眼底病灶检测模型往往需要数千到数万张图片。这个特点带来问题就是在少见病症或数据存量少的病症的模型难以建立。

另外一个特点是现有的机器学习技术难以实现人的推理与逻辑。虽然很多机器学习模型的准确性能超过人类专家,但是本质上这些模型是对现有知识的记忆,即模型背下来人的判断结果并具有了一定的泛化问题的能力。而人对问题本质的思考是没有的。所以现在的人工智能对医疗上很多非典型问题难以处理,对从未见过的病症往往束手无策。

目前人工智能在多个领域有了井喷式的发展,也有很多企业随大流进入这个领域,但是其中不少是因为政策红利,并未考虑过自己是否具备这个技术能力,技术上还存在很大的短板,我们需要清醒的认识,人工智能需要面对庞大的数据处理、训练难度、模型选择等问题,并不是拉上几个人,抬一面人工智能的大旗就可以一蹴而就的事情。

有人觉得"人工智能"会成为新一代的医生,但是更多的人觉得很成为一个好的"医助"。医学是科学和人文学的交叉学科,"人文"目前还是人工智能的难以企及的高度,同时仅仅就科学而言,医生对于疾病的诊断,很重要的一点是依靠科学的思维和临床经验,医生的思维模式难以复制,而医生基于临床诊断做出的处理决定,是融合了科学基础和人文关怀的综合考量,因此人工智能在可预计的未来取代医生的可能性几乎没有。但作为医生的有力助手,人工智能具有诸多优势,快速处理海量数据,具备较完善的推理能力,避免了人类主观预判,可以帮助医生提升读片效率,降低误诊概率,并通过提示可能的副作用来辅助诊断,临床面临的诊断准确性和医生缺口等问题便可迎刃而解,故使用人工智能来辅助医生,必将是未来的一个趋势,这和医院不断使用更高效、精确的硬件类医疗器械是一个道理。

总之,人工智能已经散发出令人神往的迷人光芒,也必将促进医疗行业走向更高效率与更高层次,促使医疗智能化时代的全面开启!

(张大磊)

参考文献

1. Stajic J, Stone R, Chin G, et al. Artificial intelligence. Rise of the Machines. Science, 2015, 349(6245): 248-249.

2. Shortliffe E, Davis R, Axline S, et al. Computer-based consultations in clinical therapeutics: explanation and rule acquisition capabilities of the MYCIN system. Comput Biomed Res, 1975, 8(4): 303-320.

3. Baştanlar Y, Ozuysal M. Introduction to machine learning. Methods Mol Biol, 2014, 1107: 105-128.

4. Deo R. Machine Learning in Medicine. Circulation, 2015, 132(20): 1920-1930.

5. Schmidhuber J. Deep learning in neural networks: an overview. Neural Netw, 2015, 61: 85-117.

6. Cheng CA, Lin YC, Chiu HW. Prediction of the prognosis of ischemic stroke patients after intravenous thrombolysis using artificial neural networks. Stud Health Technol Inform, 2014, 202: 115-118.
7. Park SY, Kim SM. Acute appendicitis diagnosis using artificial neural networks. Technol Health Care, 2015, 23 Suppl 2: S559-S565.
8. Kuruvilla J, Gunavathi K. Lung cancer classification using neural networks for CT images. Comput Methods Programs Biomed, 2014, 113 (1): 202-209.
9. Rumelhart DE, McClelland JL. Learning internal representations by error propagation. Readings in Cognitive Science, 1998, 2 (1): 399-421.
10. Hinton GE, Osindero S, Teh YW. A fast learning algorithm for deep belief nets. Neural Comput, 2006, 18 (7): 1527-1554.
11. Ouyang W, Luo P, Zeng X, et al. DeepID-Net: multi-stage and deformable deep convolutional neural networks for object detection. Eprint Arxiv, 2014.
12. Wang S, Summers RM. Machine learning and radiology. Med Image Anal, 2012, 16 (5): 933-951.
13. Gulshan V, Peng L, Coram M, et al. Development and Validation of a Deep Learning Algorithm for Detection of Diabetic Retinopathy in Retinal Fundus Photographs. JAMA, 2016, 316 (22): 2402-2410.
14. Kooi T, Litjens G, van Ginneken B, et al. Large scale deep learning for computer aided detection of mammographic lesions. Med Image Anal, 2017, 35: 303-312.
15. Herweh C, Ringleb PA, Rauch G, et al. Performance of e-ASPECTS software in comparison to that of stroke physicians on assessing CT scans of acute ischemic stroke patients. Int J Stroke, 2016, 11 (4): 438-445.
16. Liu Y, Gadepalli K, Norouzi M, et al. Detecting Cancer Metastases on Gigapixel Pathology Images. 2017.
17. Esteva A, Kuprel B, Novoa RA, et al. Dermatologist-level classification of skin cancer with deep neural networks. Nature, 2017, 7639 (542): 115-118.
18. Thissen M, Udrea A, Hacking M, et al. mHealth App for Risk Assessment of Pigmented and Nonpigmented Skin Lesions-A Study on Sensitivity and Specificity in Detecting Malignancy. Telemed J E Health, 2017, 23 (12): 948-954.
19. Zauderer MG, Gucalp A, Epstein AS, et al. Piloting IBM Watson Oncology within Memorial Sloan Kettering' s regional network. J Clin Oncol, 2014.
20. Abushariah MAM, Alqudah AAM, Adwan OY, et al. Automatic Heart Disease Diagnosis System Based on Artificial Neural Network (ANN) and Adaptive Neuro-Fuzzy Inference Systems (ANFIS) Approaches. Journal of Software Engineering and Applications, 2014, 7 (12): 1055-1064.
21. Chamberlain D, Kodgule R, Fletcher R. A mobile platform for automated screening of asthma and chronic obstructive pulmonary disease. Conf Proc IEEE Eng Med Biol Soc, 2016, 2016: 5192-5195.
22. Oermann EK, Rubinsteyn A, Ding D, et al. Using a Machine Learning Approach to Predict Outcomes after Radiosurgery for Cerebral Arteriovenous Malformations. Sci Rep, 2016, 6: 21161.
23. Motwani M, Dey D, Berman DS, et al. Machine learning for prediction of all-cause mortality in patients with suspected coronary artery disease: a 5-year multicentre prospective registry analysis. Eur Heart J, 2017, 38 (7): 500-507.
24. Menden MP, Iorio F, Garnett M, et al. Machine Learning Prediction of Cancer Cell Sensitivity to Drugs Based on Genomic and Chemical Properties. PLoS One, 2013, 8 (4): e61318.
25. Goldberger AL, Amaral LAN, Glass L, et al. PhysioBank, PhysioToolkit, and PhysioNet: Components of a New Research Resource for Complex Physiologic Signals. Circulation, 2000, 101 (23): E215-E220.
26. Kannathal N, Acharya UR, Lim CM, et al. Classification of cardiac patient states using artificial neural networks. Exp Clin Cardiol, 2003 Winter, 8 (4): 206-211.
27. Acharya R, Kumar A, Bhat PS, et al. Classification of cardiac abnormalities using heart rate signals. Med Biol Eng Comput, 2004, 42 (3): 288-293.
28. Dallali A, Kachouri A, Samet M. Classification of Cardiac Arrhythmia Using WT, HRV, and Fuzzy C-Means Clustering. Signal Processing An International Journal, 2011 , 5 (3): 101-108.
29. Wang JS, Chiang WC, Hsu YL, et al. ECG arrhythmia classification using a probabilistic neural network with a feature reduction method. Neurocomputing, 2013, 116 (10): 38-45.
30. Tang X, Shu L. Classification of electrocardiogram signals with RS and quantum networks neural. International Journal of Multimedia & Ubiquitous Engineering, 2014, 9 (2): 363-372.
31. Korurek M, Dogan B. ECG beat classification using particle swarm optimization and radial basis function neural network. Expert Syst Appl, 2010, 37 (12): 7563-7569.
32. Melgani F, Bazi Y. Detecting premature ventricular contractions in ECG signals with Gaussian processes. Comput Cardiol, 2008: 237-240.
33. Homaeinezhad MR, Atyabi SA, Tavakkoli E, et al. ECG arrhythmia recognition via a neuro-SVM-KNN hybrid classifier with virtual QRS image-based geometrical features. Expert Syst Appl, 2012, 39 (2): 2047-2058.
34. Alajlan N, Bazi Y, Melgani F, et al. Detection of premature ventricular contraction arrhythmias in electrocardiogram signals with kernel methods. Signal Image Video Process, 2014, 8: 931-942.
35. Krizhevsky A, Sutskever I, Hinton GE. Imagenet classification with deep convolutional neural networks. Advances in Neural Information Processing Systems, 2012 , 60 (2): 1097-1105.

36. Rajpurkar P, Hannun AY, Haghpanahi M, et al. Cardiologist-level arrhythmia detection with convolutional neural networks. 2017.
37. Emad O, Yassine IA, Fahmy AS. Automatic localization of the left ventricle in cardiac MRI images using deep learning. Conf Proc IEEE Eng Med Biol Soc, 2015, 2015: 683-686.
38. Avendi M, Kheradvar A, Jafarkhani H. A combined deep learning and deformable-model approach to fully automatic segmentation of the left ventricle in cardiac MRI. Med Image Anal, 2016, 30: 108-119.
39. Poudel RPK, Lamata P, Montana G. Recurrent fully convolutional neural networks for multi-slice MRI cardiac segmentation. Springer International Publishing, 2016, 3824(1): 83-94.
40. Tran PV. A fully convolutional neural network for cardiac segmentation in short-axis MRI. 2016.
41. Carneiro G, Nascimento JC, Freitas A. The segmentation of the left ventricle of the heart from ultrasound data using deep learning architectures and derivative-based search methods. IEEE Trans Image Process, 2012, 21(3): 968-982.
42. Carneiro G, Nascimento JC. Combining multiple dynamic models and deep learning architectures for tracking the left ventricle endocardium in ultrasound data. IEEE Trans Pattern Anal Mach Intell, 2013, 35(11): 2592-2607.
43. Gülsün MA, Funka-Lea G, Sharma P, et al. Coronary centerline extraction via optimal flow paths and CNN path pruning//Ourselin S, Joskowicz L, Sabuncu MR, et al. Medical Image Computing and Computer-Assisted Intervention—MICCAI 2016. Germany: Springer, 2016: 317-325.
44. Wolterink JM, Leiner T, de Vos BD, et al. Automatic coronary artery calcium scoring in cardiac CT angiography using paired convolutional neural networks. Med Image Anal, 2016, 34: 123-136.
45. Moradi M, Guo Y, Gur Y, et al. A cross-modality neural network transform for semiautomatic medical image annotation//Ourselin S, Joskowicz L, Sabuncu MR, et al. Medical Image Computing and Computer-Assisted Intervention—MICCAI 2016. Germany: Springer, 2016: 300-307.
46. Wong TY, Klein R, Sharrett AR, et al. Retinal arteriolar narrowing and risk of coronary heart disease in men and women. The Atherosclerosis Risk in Communities Study. JAMA, 2002, 287(9): 1153-1159.
47. Staal J, Abramoff MD, Niemeijer M, et al. Ridge-based vessel segmentation in color images of the retina. IEEE Trans Med Imaging, 2004, 23(4): 501-509.
48. Hoover A, Kouznetsova V, Goldbaum M. Locating blood vessels in retinal images by piecewise threshold probing of a matched filter response. IEEE Trans Med Imaging, 2000, 19(3): 203-210.
49. Sinthanayothin C, Boyce JF, Cook HL, et al. Automated localisation of the optic disc, fovea, and retinal blood vessels from digital colour fundus images. Br J Ophthalmol, 1999, 83(8): 902-910.
50. Ricci E, Perfetti R. Retinal blood vessel segmentation using line operators and support vector classification. IEEE Trans Med Imaging, 2007, 26(10): 1357-1365.
51. Lupascu CA, Tegolo D, Trucco E. FABC: retinal vessel segmentation using AdaBoost. IEEE Trans Inf Technol Biomed, 2010, 14(5): 1267-1274.
52. Zilly JG, Buhmann JM, Mahapatra D. Boosting convolutional filters with entropy sampling for optic cup and disc image segmentation from fundus images//Zhou L, Wang L, Wang Q, et al. Machine Learning in Medical Imaging. Germany: Springer, 2015: 136-143.
53. Maninis KK, Pont-Tuset J, Arbel á ez P, et al. Deep retinal image understanding//Ourselin S, Joskowicz L, Sabuncu MR, et al. Medical Image Computing and Computer-Assisted Intervention—MICCAI 2016. Germany: Springer, 2016.
54. Lip GYH, Nieuwlaat R, Pisters R, et al. Refining clinical risk stratification for predicting stroke and thromboembolism in atrial fibrillation using a novel risk factor-based approach: the euro heart survey on atrial fibrillation. Chest, 2010, 137(2): 263-272.
55. Hsich E, Gorodeski EZ, Blackstone EH, et al. Identifying important risk factors for survival in patient with systolic heart failure using random survival forests. Circ Cardiovasc Qual Outcomes, 2011, 4(1): 39-45.
56. Shah SJ, Katz DH, Selvaraj S, et al. Phenomapping for novel classification of heart failure with preserved ejection fraction. Circulation, 2015, 131(3): 269-279.

中国器械研发与创新的思考

一、中国医疗器械的发展现状

我国改革开放近40年，人民的生活水平有了大幅度提高，我国的卫生医疗事业取得令人瞩目的巨大进步。随着科技的发展和人们健康意识的提高，医疗器械在我国疾病诊断和治疗过程中的作用越来越显著。以介入治疗为代表的新技术广泛运用于临床，由于我国人口基数较大，正在高速成长为全球最大的医疗器械市场。

医疗器械是指直接或者间接用于人体的仪器、设备、器具、体外诊断试剂及校准物、材料以及其他类似或者相关的物品，包括所需要的计算机软件。它的效用主要通过物理方式获得，而不是通过药理学或者代谢的方式获得。目的是疾病的诊断、预防、监护、治疗或者缓解；损伤的诊断、监护、治疗、缓解或者功能补偿；生理结构或者生理过程的检验、替代、调节或者支持；生命的支持或者维持；妊娠控制；通过对来自人体的样本进行检查，为医疗或者诊断目的提供信息。

医疗器械是一个多学科交叉、知识密集的高新技术产业。医疗器械类型繁多，产品差异性较大。既包括血压计、一次性注射器这类较简单的产品，也包括医用磁共振成像设备、呼吸机等这类复杂的大型设备。它的多学科交叉涉及电子技术、计算机技术、传感器技术、信号处理技术、生物化学、临床医学、精密机械、光学、自动控制、流体力学等众多方面，它的进入门槛较高，因此医疗器械的发展受国家基础工业发展水平影响很大。美国、日本等地由于发达的工业基础，长期处于世界的领先位置。然而，中国医疗器械近20年发展迅速，已成为仅次于美国、日本的世界第三大医疗器械市场。

目前，我国医疗器械市场占医药总市场规模的14%，与全球42%的水平相比，未来仍存在较大发展潜力。在医疗器械行业市场中，我国大多数企业处于中低端领域，高端医疗器械市场的绝大部分都被国外厂商占据，中低端市场规模在中国整个医疗器械市场中的占比高达75%左右。

虽然我国医疗器械产业整体发展势头良好，国内医疗市场还有较大市场需求，但是大型高端医疗设备主要依赖进口，在研发上与世界医疗器械工业强国仍存在不小差距。我国人均医疗器械费用支出远低于发达国家，发达国家人均医疗器械费用皆大于100美元，瑞士高达513美元，而我国人均医疗器械费用仅为6美元。随着人口老龄化的进展、人均可支配收入增长和政策的大力支持，未来医疗器械行业仍有广阔的成长空间。据初步调查，目前发达国家能够生产的医疗器械，我国基本上都能够生产。但我国的医疗创新能力，与这样一个大国地位和巨大的增长潜力远不匹配。介入治疗使用的支架、瓣膜、封堵器等主要器械都是国外发明的，原创性技术还比较少，产品线也不够完整。仅仅成为国际医疗器械巨头的“大市场”，仅仅成为科技创新的追随者，就面临着被“绑架”的风险，从而难以降低医疗成本，惠及大多数的中低收入患者。

在高端医疗器械市场上，我国过去一直都是跟着国外的医械企业在做，虽然近年来也有一些好的产品不断应用到临床上，但总的来说原创性的发明创造还比较少，要赶超发达国家高端医疗器械技术水平，还需要付出巨大努力。有些产品同质化严重，例如我国仅生产输液器、注射器的企业就有200多家，不同企业之间的产品质量和性能上没有明显的差别，造成了资源的浪费，也因此导致我国在高端医疗器械领域的产品国产化率较低。

近几年，由于经济迅猛发展，我国医疗器械市场规模保持快速增长，2011—2017年的复合年增长率超过18%。受国家医疗器械行业支持政策的影响，国内医疗器械行业整体步入高速增长阶段。我国医疗器械行业市场已经成为全世界医疗器械的主要生产国和主要消费国之一。目前中国医疗器械产业已初步建成了专业门类齐全、产业链条完善、产业基础雄厚的产业体系，成为我国国民经济的基础产业、先导产业和支柱产业。

二、中国医疗器械的形势与需求

先进医疗器械是一个国家科技进步和全民健康保障能力的重要标志，是健康保障体系建设的重要基石，是引领医学模式优化的变革性力量，具有高度的战略性、带动性和成长性，其战略地位受到世界各国的普遍重视。

1. 中国医疗器械的发展是推进健康中国建设，提高全民健康保障能力的战略需求。医疗器械是医疗服务体系、公共卫生体系建设的重要基础，在健康中国战略中的地位日益凸显。由于创新能力不强，产业基础薄弱，我国医疗设备自主保障水平不高。习近平总书记在全国科技创新大会上强调，“高端医疗设备主要依赖进口，成为看病贵的主要原因之一”。切实提升全民健康水平，推进健康中国建设，必须在医疗器械这一关键领域实现新的跨越式发展。

2. 中国医疗器械的发展是支撑医疗卫生健康体系建设，引领服务模式变革的迫切需求。目前我国医疗卫生服务资源分布严重不均，城乡医疗资源差距较大，边远地区医疗服务覆盖率低，农村、乡镇和社区医疗需求大，健康服务供给严重不足。提升我国医疗器械自主创新能力，加强国产创新医疗装备的应用示范和推广，是建立高效、分级、协同、均质、可及的医疗和健康服务体系，提升医疗卫生服务水平和转变健康服务模式的重要支撑。

3. 中国医疗器械的发展是加快医疗器械产业创新升级，提升中国设备全球竞争力的重大需求。近年来，全球医疗器械高科技产业创新活跃、竞争激烈。我国医疗器械产业竞争力不强，高端医疗器械主要依赖进口的局面仍未改变，许多跨国公司通过并购本土优势企业抢占市场。加快推进我国医疗器械科技产业发展，促进医疗器械产业转型升级，是应对主要发达国家全球竞争战略的重大需求。

三、中国医疗器械的发展瓶颈

近十年，我国医疗器械进入了快速发展期，国产医疗器械表现为原创的少，拷贝的多；引进的多，输出的少。虽然我国综合实力非常强，已经成为科技大国，但是我国的科学技术缺乏原创性，医疗器械面临同样的问题。正如全国政协委员、中华医学会心血管病学分会前任主任委员霍勇教授介绍：“2017 年，我国心脏介入手术量超过 75 万例，使用支架 110 万个，其中国产支架已超过 3/4 的市场份额。但原创性的东西并不在我们手中，尽管我们可能会有一些局部或细节性的改进，比如我们在世界上最早生产出有可降解药物涂层的支架，但还没有一个整体上原创的产品。”造成这种现象的原因有以下几个方面：

(一) 国内外对于创新观念的认识不同

1. **传统保守观念对创新意识的影响** 中国古代一切都要求为封建社会的政治、经济、道德伦理服务的情况下，很少有像西方科学家那样为纯粹、强烈的求真目的而从事科学。科学家们无不在追求参与社会政治文化生活的实践及个人道德的完善。缺乏独立求真精神，而讲究实用、功利、从属、依附地位的古代中国科技，自然很难走上近代科学革命的道路。

2. **自我观念的影响** 中国社会非常注重关系，人们更加在意别人对自己的看法，在意鲜花掌声，可是科研工作是非常孤独的，没有鲜花掌声，是一个漫长探索的过程。而有些人追名逐利，更愿意做露面的工作，而不愿做幕后的研究。西方人是基于自己的思想、感情、行为来认识自我；而我们是通过他人的思想、感情、行为来间接认识自我。

3. **意识形态的影响** 实用主义和功利主义倾向等难以支持中国原创性科学的发展，个人追求自身利益最大化，团结协作意识缺乏，重过程而轻结果，使科学家难以放开手脚。思想上缺乏献身科学的精神，积极性不高。因此要引导树立正确的价值导向。由于创新的结果不确定性和风险性，要求科研人员要具有良好心理承受能力，不怕失败和挫折。

4. **思维方式的影响** 中西方思维方式的不同对科技成果的影响，直接导致了创新意识的差距。而思维方式很大程度上受教育的影响。我国是综合性思维，强调关系背景整体思路，西方则强调逻辑推理和实验验证。中国思维不太注重对事物本质的分析和探索，而西方人崇尚把理性的内在的完整性作为知识的最高标准。创新是区别于重复性活动的一种实际方式,创新思维不是一种纯想象的思维,需要敏锐的洞察力和切实可行的实际行动,中国传统思维过于循规蹈矩,容易被固有思维束缚,做事喜欢依据规矩,导致缺乏创造性。

（二）医生的创新意识不够

在医疗器械原创方面,我国与国际先进水平相比仍有较大差距,其中一个重要原因就是我国严重忽视了医疗创新的主体:临床医师在医疗仪器研发中发挥的关键作用。

1. 与发达国家相比,我国医生的数量远远不足,他们每天的主要精力都被看病、写病历、做手术等常规性工作所牵制,导致搞科研创新的时间非常少。

2. 国内医生的经济和社会地位不高,投入大、产出低,风险大、收入低,这样的职业很难具有吸引力,更让临床医师缺乏创新的动力。

3. 国内医生在医学生培养阶段接受传统的医学教育,习惯了对知识死记硬背,思维方式较死板。缺少创新思维的熏陶,在临床工作中,很少花时间思考反思,工作重心放在了简单的学习技能上,对创新科研兴趣较低。有些医生在临床工作中善于发现问题,但是缺乏与专业研发团队互动交流的平台,最终不能提出创新的方案或者研发新的医疗器械。

（三）知识产权保护意识不强

由于中国国内知识产权保护意识淡薄,给国家带来了很大的损失,同时也打击了临床医生医疗创新的积极性。国内有少部分临床医生或者医疗企业具有创新激情,他们能够发现临床上存在的问题,提出解决问题的方案,并设计出一款原创的医疗器械,随后通过反复地实验进行改进,但是却因为忽略对知识产权进行保护,竞争对手便会通过模仿、复制、商业间谍等不正当手段低成本地获得知识产权,从而生产出新产品参与市场竞争。由于其新产品没有投入研发成本,价格自然较低,这样会严重损害投入研发成本的创新医疗企业,同时打击参与创新的临床医生的积极性。例如:诺贝尔奖获得者屠呦呦教授首创用乙醚从黄花蒿提取青蒿素,这种药能够降低抗疟疾患者的死亡率,挽救很多患者的生命。如果能把这种药申报专利,既是对我国科研家的保护,也将促进国家医疗产业更快的发展。

我国以前对知识产权的保护力度不够,知识产权的侵权行为得不到有力惩罚,使得一些企业对知识产权丧失信心。在我国加入世界贸易组织后,对知识产权的保护力度也在逐年增加,这是客观形势的必然要求。因此,企业不应担心知识产权得不到有力的保护,而应担心企业没有知识产权。由于一些中小企业存在资金短缺,对知识产权的投入少,企业的效益变差,资金就越短缺,如此进入了一个无限的恶性循环中,不利于医疗企业的发展。

（四）创新平台:工程与医疗结合不够

在日常工作中,一部分临床医生会产生很多想法,特别是解决患者实际问题的想法非常宝贵,但是缺少平台来帮助他们将想法变为成果,很多有价值的想法夭折了。对于工程技术人员来说,他们掌握材料、工程等方面的知识,满腔热情,但是要么不知道怎么做,要么凭想象做,做出的产品不符合临床需求,无法应用到临床,医生和工程技术人员之间缺少创新平台,如果能将两者融合在一起,将产生奇妙的化学效应。因此,需要建立产学研紧密结合模式,即创新平台,让医疗卫生人员参与到工程技术人员的工作中,同时让工程技术人员参与到医疗卫生工作中,让他们“浑然一体”,创造出更多的创新医疗产品。

四、中国医疗器械研发的机遇

尽管我们现在在医疗创新方面遇到一些困难,但是我们同样也迎来医疗研发的机遇,主要表现在以下几个方面:

（一）国家理念

习近平主席在党的十九大报告中强调,创新是引领发展的第一动力,是建设现代化经济体系的战略支撑。按照党中央的决策部署,把加快建设创新型国家作为现代化建设全局的战略举措,坚定实施创新驱动发展战略,强化创新第一动力的地位和作用,突出以科技创新引领全面创新,具有重大而深远的意义。创新型国家的主要标志是,科技和人才成为国力强盛最重要的战略资源,劳动生产率、社会生产力提高主要依靠科技进步和全面创新，拥有一批世界一流的科研机构、研究型大学和创新型企业，创新的法律制度环境、市场环境和文化环境优良。李克强总理曾多次号召“大众创业、万众创新”，这是全国人民都在做的事情，临床医生也正在做。

（二）资本雄厚

近几年，医疗器械正成为资本的新宠儿。美的集团先与上海佑晟、正隆财富共同发起设立深圳星普医科医疗产业基金，随后又与广药集团达成战略合作，将在康复、手术医用机器人等医疗器械领域联姻。上海电气以自有资金2亿元与其他投资人共同发起设立浙江联创永钧医疗股权投资合伙企业，医疗基金规模预计16亿元，将主要投向体外诊断、放射医疗、医疗影像、超声设备、医疗机器人、内镜微创器械、康复医疗、家用医疗设备等领域。不仅如此，还包括海尔等1.6万家企业逐鹿医疗器械市场，为国产医疗器械提供资金保障。

（三）市场容量大

根据《中国医疗器械行业发展状况》显示，2017年我国医疗器械市场总规模约为4450亿元，比2016年的3700亿元增加了750亿元，增长率约为20.27%。我国未来医疗市场仍然会高速增长，其主要驱动力包括以下四个方面：

1. **中国人口老龄化趋势** 根据国家统计局的数据，2016年中国65岁以上人口为150百万人，占中国总人口的10.9%。预计到2021年，65岁以上人口将达194.2百万人，占中国总人口的13.8%。此种人口转变为中国医疗服务提供商提供了巨大的机遇。

2. **高血压、糖尿病及慢性疾病患病率上升** 高血压、糖尿病及慢性疾病患病率上升预期将刺激治疗该等疾病的医疗支出、收入增加。

2012—2016年，中国的人均年度可支配收入由人民币16 510元增至人民币23 821元，复合年增长率为9.6%，而2016—2021年复合年增长率预计为8.8%，人均年度可支配收入将进一步增至人民币36 274元。中国人口人均年收的增长对于中国人口的购买力及健康意识水平具有积极影响。

3. **中产阶级不断壮大** 近年来，中国的中产阶级迅速壮大。根据经济学人智库的预测，年收入在5000美元以下的家庭占比将由2016年的22.4%降至2021年的9.1%。2021年，年收入在5000到50 000美元之间的家庭群体（中产阶级）将占中国家庭的大多数。

4. **政府扶持力度大** 我们国家已经认识到：先进医疗器械是健康保障体系建设的重要基础，是推进医学诊疗技术进步的主要动力，是优化医疗服务供给的核心引擎，是一个国家科技进步和全民健康保障能力的重要标志。国家分别于2015年8月、2017年5月和2017年10月印发《国务院关于改革药品医疗器械审评审批制度的意见》《“十三五”医疗器械科技创新专项规划》和《关于深化审评审批制度改革鼓励药品医疗器械创新的意见》，重点加强了医疗器械领域的科技部署，把医疗器械领域列入我国科技发展的战略重点，成立了医疗器械产业技术创新战略联盟，部署了一批创新研究项目，启动实施了“创新医疗器械产品应用示范工程”（“十百千万工程”），大力推动了产学研医协同创新、医疗器械科技金融融合发展，建立健全了医疗器械从技术创新、产品开发、应用评价到示范推广的整套体系。同时，国家食品药品监督管理总局发布了《创新医疗器械特别审批程序》《医疗器械优先审批程序》《医疗器械应急审批程序》《关于发布创新医疗器械个别审批申报资料编写审查的通报》，其余相关部门也在积极推进创新医疗器械的政策优化。

五、临床医生对医疗器械研发的推动作用

（一）创新启动

临床医生长期从事医疗工作，多年的临床经验不仅让他们积累了专业领域的知识和技能，更让他们比一般人更了解患者的需求。所以医生既是临床需求的发现者，同时也是医疗需求解决方案的最终使用者，他们既具备创造及市场的双重身份，又拥有专业知识和人脉，是确保未来产品成功的重要条件。

（二）创新应用

医疗器械的在初步设计完成后，需要经历动物实验和人体临床试验进一步验证和不断改进，而这一过

程往往由临床医生完成。我们国家的医学体系中，都有非常多的医生曾经从事过相当时间的基础研究，这些人员都经历了细胞、免疫、生物化学、细胞生物学、分子生物学、动物实验等基础学科的培训和研究，拥有丰富的基础知识和实验技能。他们参与到基础研究，包括动物实验，可以增强医疗仪器研发的目的性，更容易发现问题，提出医疗器械改进的意见，让动物实验与临床医师结合得更紧密，可以对动物实验的过程和结果进行预先筛查，让其更可能和更易于应用临床。

（三）创新推广

临床医生在工作中提出新产品的构想，并参与医疗器械的动物实验、临床试验，通过不断改进，最终应用到临床患者，但是，如何从才能让更各个基层医院里的患者受益呢？这需要一部分专业的人进行推广，特别是让广大临床医生了解医疗器械的性能，包括安全性、有效性。临床医生更适合作为推广人参与其中。因为临床医生作为医疗器械的直接操作者，并且不同临床医生经常进行大会学术交流，他们可以通过会议学术交流或者手术演示等方式，把全新的医疗产品展现给同行。这种方式既科学，又具有说服力，让医务工作者和患者更容易接受，推广效果更好。

六、中国医疗器械创新平台的建设

在我们国家，现在并不缺少世界一流的医院和医生，也不缺少可以投入创新的巨额资本，缺少是能够激励创新的机制，缺少的是将科研成果转化为能够满足患者需求的治疗手段和产品的有效机制。如何组织高效的医工结合团队？怎么更高效的运行整个创新转化链条？这就需要搭建一个创新平台，重视研究力量整合，促进医、产、学、研的有机结合，推动临床医学转化、医学研究中心、技术创新联盟等建设，让这些有想法的医生，或者是在实际工作中遇到问题时，能够通过这个平台来解决，实际上这就是创新。例如：江苏省人民医院心血管内科孔祥清教授于2014年起每年举办的中国心血管创新论坛，它将中国患者需求与临床治疗理念和产品设计结合在一起，最终形成解决方案以满足这些需求。它是为临床专家、公共卫生政策制定者以及产业和投资界搭建一个紧密沟通探讨的平台，通过这个平台，各方力量能够合作研究、开发和转化基于患者需求的创新治疗手段和产品，以造福患者。还有中国心血管医生创新俱乐部，它是由上海中山医院葛均波院士牵头、心血管介入治疗技术与器械教育部工程研究中心发起，面向全国心血管医生及研究人员的非营利性民间学术组织。俱乐部集创新培训、设计交流、研究支持、产业合作为一体，旨在激发一线临床医生的创新潜能，最终提高中国心血管诊疗技术与器械的自主创新能力，使我国产品走向世界。

七、注意事项

（一）知识产权

在国产医疗器械创新发展过程中，医疗企业是承担科技创新发展的主力军。医疗企业的科技创新成果最终要通过知识产权得以实现。然而，在当前，一些医疗企业或者创新主体医生对知识产权保护的基本知识不够充分了解，企业或者医生知识产权保护意识不强。大多数发明创造没有申请专利，而在获得授权的专利中，企业或医生职务发明专利比例过低。另外由于缺乏必要的奖金条件、规章制度，致使获得的专利权被搁置。由于缺乏对知识产权的保护意识，很多从事创新产品研发的企业不得不丧失自主知识产权，我们应该做好以下几个方面：要建立健全知识产权管理机构与制度；做好企业专利的开发、国内外申请和管理工作；要建立对发明人的激励机制。

（二）法律事项

在研发医疗器械的过程中，在医院工作中的临床医生发挥着主导作用。所以很多情况下，发明成果属于职务发明创造。根据我国专利法的规定，执行本单位的任务或者主要是利用本单位的物质技术条件所完成的发明创造为职务发明创造。职务发明创造申请专利的权利属于该单位；申请被批准后，该单位为专利权人。为了调动医生参与创新的积极性，一些单位开始了新的探索，例如：江苏省人民医院制定了《医院职工发明创造和知识产权归属试行办法》、《江苏省人民医院“科技九条”》等相关政策，个人课题经费资助的专利在转让时产生的经济效益80%归于个人及其团队，20%归入医院专利基金；个人出资申请的专利，转让时90%的收益归于个人，10%进入专利基金；由医院专利基金全额支持的专利，转让时仍有60%

的收益归属于发明人。医师以职务技术成果创办企业时，医院不参与持股；当项目运行良好，年销售额超过千万后，医院才收取1%职务技术成果许可使用费。华西医院专门制定了知识产权、专利扶持管理办法和科技成果转移转化管理办法，以转化收益为例，华西医院规定80%收益归项目团队，并要求其中30%用于再发展。

这些有益的尝试都极大地支持临床医生和工程技术人员合作开发研究转化，鼓励有创新和开发能力的临床研究人员，进驻相关企业，实现产学研有机结合，优势互补。

（三）合作伙伴

任何一项全新的医疗器械之所以成功上市，离不开临床医生、工程师、商业人员和投资人共同合作，将来会形成一个能够创造更大效益的完整项目团队。当然，在器械研发阶段，每一个项目团队必然经历很多挫折和痛苦，这就需要一群志同道合、观念一致的人员紧密合作，克服重重困难，最终取得成功。

八、成功案例

从2004年开始，江苏省人民医院心血管内科孔祥清教授课题组与杭州启明医疗器械有限公司合作，开始设计并研发经导管主动脉瓣膜植入术的相关器械。经过艰苦的努力，2007年在国家863高科技技术项目的支持下，研制出VenusA-Valve经导管主动脉瓣膜植入术和VenusP-Valve经导管肺动脉瓣膜植入术的相关器械，在2011年完成了体外检测和大动物实验。同年，他们首先在越南心脏病中心完成了首例人经导管主动脉瓣膜植入术和经导管肺动脉瓣膜植入术，于2012年通过国家食品药品监督管理总局的备案，并且邀请中国医学科学院阜外心血管病医院高润霖院士作为首席研究者，上海中山医院葛均波院士团队、中国医学科学院阜外医院吴永健教授团队、浙江大学医学院附属第二医院王建安教授团队和四川大学华西医院的陈茂教授团队等专家参与中国经导管主动脉瓣膜植入术的多中心临床研究，已经取得良好的临床效果，并成功上市。葛均波院士作为VenusP-Valve经导管肺动脉瓣膜中国临床试验的主要研究者参与相关临床试验。为了解决科研资金问题，杭州启明医疗器械有限公司分别引入启明创投、红杉资本中国基金、德诺资本和高盛集团的投资。这一科研成果凝聚了临床医生、工程技术人员、企业、投资人的集体智慧和心血，开启了国产瓣膜治疗的新时代。

总之，我们当前的创新机遇是非常好的，可以说处在了一个天时、地利、人和都具备的历史大好时期。我们需要把医疗一线的创新思想与当今先进的工程技术有机结合，这样不仅实现了"跨界合作"，更实现了"中国创造"，更好更快地促进我国医疗器械的发展。

（李勇　孔祥清）

第二部分　心血管疾病的临床问题与研究进展

第一篇　高　血　压

中国社区高血压管理的现状与展望

一、我国高血压防治现状

伴随着社会老龄化不断加剧和城市发展进程加快，人们的生活节奏加快，经济社会快速发展和社会转型给人们带来的工作及生活压力对人们的健康造成了不可忽视的影响。

根据《中国居民营养与慢性病状况报告(2015 年)》中报道，2012 年全国 18 岁及以上成人高血压患病率为 25.2%，与 2002 年的数据相比，呈上升趋势。2012 年全国居民慢性病死亡率为 533/10 万，占总死亡人数的 86.6%。心脑血管病、癌症和慢性呼吸系统疾病为主要死因，占总死亡的 79.4%，其中心脑血管疾病死亡率为 271.8/10 万。自 1958—2012 年，我国高血压患病率已由 5.1% 上升至 25.2%，呈现出不断上升的趋势，情况令人堪忧[1]。

尽管目前我国高血压患病率呈现不断上升的趋势，但是高血压控制率并不乐观。2017 年发表在 Lancet 上的 China PEACE 百万人群计划研究报道显示，对全国 170 万年龄分布在 35~75 岁的人群进行调查发现，高血压患病率为 37.2%，然而控制率仅为 5.7%[2]。另一项 2018 年发表在 Circulation 上的 China Hypertension Survey 研究对 451 755 名 18 岁以上的人群进行了调查，研究表明我国成年人高血压患病率为 23.2%，然而控制率仅为 15.3%[3]。

降低高血压患病率和控制率并不仅仅是我国面临的难题，也是全世界范围内普遍存在的难题。美国国家营养和健康调查(NHANES)研究指出：在 1988—1994 年间，美国高血压患病率为 23.5%，1999—2000 年间为 28.5%，2007—2008 年间为 29.0%。虽然高血压患病率并没有大幅度上升或波动，高血压控制率却从 1988—1994 间的 27.3% 提高到了 2007—2008 年间的 50.1%[4-5]。高血压控制率能够得到如此显著的提升，这说明美国的高血压管理模式值得我们研究和思考借鉴。

据《中国心血管病报告 2017》中报道，中国居民心血管病(CVD)患病率处于持续上升阶段，推算 CVD 现患人数 2.9 亿，其中高血压患者为 2.7 亿。2015 年 CVD 死亡率仍居首位，高于肿瘤及其他疾病。农村和城市居民 CVD 死亡占全部死因的比例分别为 45.01% 和 42.61%[6]。CVD 负担日渐加重，因此为了提高我国居民健康水平，找到合适的干预方法提高高血压控制率是当前刻不容缓的任务。有一些国家对于高血压的防治管理进行了早期的探索，给我们提供了可以借鉴的宝贵经验。

二、国内外社区高血压早期防治探索

鉴于高血压问题越来越引起人们的重视，许多国家对如何有效干预高血压进行了探索性实验。

美国斯坦福五城研究：该研究于 1978 年发起，是一项关于评估社区健康教育对高血压的影响的研究。研究中选择了两个城市作为干预组，两个城市作为对照组。主要干预措施为对患者进行高血压教育包括媒体宣传、社区课程、健康专家协助管理，使患有高血压的居民可以得到医生的治疗，并保持理想体重、规

律运动、减少饮食中的钠盐。在干预5年后，发现在两个治疗组中分别降低收缩压7.4mmHg和5.5mmHg，降低舒张压5.0mmHg和3.7mmHg。虽然该项研究的结果中血压下降幅度并不显著，但是对于整体管理社区高血压具有重要意义[7]。

芬兰北卡高血压控制项目：该研究于1972—1977年进行，纳入17 014名高血压患者，干预措施为对患者进行健康教育和对健康监测人员训练，包括对血压值的测量及医生按照指南对患者进行药物治疗等。通过5年的干预后，与普通社区相比，北卡社区居民的高血压的知晓率及控制率得到显著提升，高血压患病率在男性中下降28%，在女性中下降42%[8]。

不仅国外有早期对高血压管理的探索，我国也有相关的研究及探索并取得了一定的成效。

首钢人群心血管病干预研究："首钢模式"源于1969年，是由吴英恺、刘力生等专家在北京首钢建立的我国第一个慢病防治网络。它采取专家帮扶、基层管理、职工自防的管理模式，持续监测、指导、管理20余年。研究包含了首钢厂区的6万职工，干预措施为：①根据危险因素调查的特点，在厂区人群中开展卫生宣教和健康促进；②重点加强对高血压患者的管理；③在高危人群中推广以减盐为重点的合理膳食结构，指导减重、戒烟及限酒等。结果：24年来首钢人群脑卒中发病率和死亡率分别下降了54.7%和74.3%[9]。

北京安贞心血管病人群防治研究：该研究是由吴英恺在1988—1992年开展的群体干预防治研究。开展社区干预，干预组为56个居委会，共52 523人；对照组为39 903人。干预措施主要是健康教育，包括以下几项措施：①建立慢性病资料收集系统和监测防治网；②利用现有的医疗卫生保健组织对慢性疾病开展预防和治疗；③通过电视广播，宣传品等方式广泛对群众开展宣传教育；④改变环境，包括食品改革，环境卫生改革等；⑤训练基层医疗卫生人员和广大群众，如普及现场抢救知识等。

通过5年的干预后，研究结果表明：干预区确诊高血压和临界高血压患病率比对照区明显下降，干预区高血压治疗率为61.5%，控制率为66.6%；而对照区分别为38.8%和22.7%。干预区总死亡率、心血管病死亡率、脑卒中发病率和冠心病事件发病率均降低[10]。

国内外关于社区高血压管理的早期探索虽然还不成熟，没能推广到更大范围的人群，但是却为我们找到适合我国大部分地区的高血压控制方案提供了宝贵的经验。这些研究都表明，以社区为单位对高血压患者进行管理是有效可行的方式。国务院办公厅和国家卫计委指出："我们要逐步建立起基层首诊、双向转诊、急慢分治、上下联动的分级诊疗格局。高血压和糖尿病等常见病首诊在基层医疗机构。"因此，更加经济有效的基于社区的高血压管理方法不断被尝试。近几年来，逐步开展了多项研究来探索合适的高血压管理模式。

三、国内外社区高血压新近研究

E-BP研究：该研究是一项关于家庭血压监测，网络教育和药师管理控制高血压的有效性的研究。纳入778名25~75岁的高血压患者，随机分成3组，分别为常规治疗组258人，家庭血压监测及患者网络教育组259人，家庭血压监测、患者网络教育及药师管理组261人。经过12个月时间的干预后，结果表明：常规治疗组：高血压控制率为31%；家庭血压监测及患者网络教育组为36%；家庭血压监测、患者网络教育及药师管理组为56%。与常规治疗组相比，家庭血压监测及患者网络教育组的血压控制率并没有明显提升，添加了药师管理的干预组的高血压控制率明显升高。对于基线调查时收缩压高于160mmHg的患者，家庭血压监测、患者网络教育及药师管理组的收缩压平均降低13.3mmHg，舒张压平均降低5.1mmHg，高血压控制率提高了34.2%[11]。

SimCard研究：该研究是一项关于中国和印度农村高危心血管病人群简化多重管理措施的研究。研究在中国和印度47个村庄中，纳入2086名CVD高危患者，采取整群RCT实验，干预1年。干预组为中国和印度共23个村，1095人。基于智能手机app平台，由社区健康工作者指导的"2+2"模式(戒烟和限盐、降压药和阿司匹林的使用)。对照组为中国和印度共24个村，991人。实行常规高血压管理。经过1年的干预后，干预组比对照组，中国和印度整体高血压服药率提高25.5%，中国提高24.4%，印度提高26.6%。干预组比对照组，收缩压降低2.7mmHg，在中国降低4.1mmHg，印度降低0.8mmHg[12]。

阿根廷高血压控制研究：该研究为由社区健康管理者引导的多重干预的高血压控制研究。该研究为

RCT 研究，选择 18 个中心，纳入 1432 名高血压患者，其中干预组 743 人，对照组 689 人，干预 18 个月。干预组实行以社区健康工作者为主导的综合干预：包括健康教育、家庭血压监测、血压达标监督、医生教育及短信干预。对照组实行常规高血压管理。结果表明，干预组相比于对照组收缩压降低 6.4mmHg，舒张压降低 5.4mmHg，干预组相比于对照组高血压控制率提高 20.6%[13]。

黑人理发店降压研究：该研究为一项整群 RCT 研究，在 52 个黑人理发店，纳入 319 名黑人男性高血压患者，干预 6 个月。干预组（n=132 人）由经过培训的药剂师定期到理发店对患者管理；对照组（n=171 人）由理发师倡导生活方式改变及医生随访。经过 6 个月的干预后，干预组相比对照组，收缩压降低 21.6mmHg。干预组的高血压控制率为 63.6%，对照组为 11.7%[14]。

KPSC 研究：该研究旨在探索系统性干预措施对高血压控制率的改善作用。研究中包含了美国南加州的 360 万人群，通过系统性干预措施，使高血压控制率超过 85%。系统性干预措施主要包括以下几项：①及时将高血压患者登记备案；②血压测量的标准化；③倡导联合多种方法进行高血压治疗；④以医学助理，护士和药剂师为合作的高血压管理[15]。

WHO-ICCC 模式：创新的慢性病照护模式。改变了以往的患者主动找医生模式，而是医生主动找到患者并负责为患者提供一系列医疗服务包括：回顾病史、指导患者进行相关检查、正确引导患者进一步找相关专业医生就诊。除了对突发的急性症状的处理，还有强调对慢性病的监测。整体模式是对医疗健康系统以及社区服务系统的整合，以便更有效地服务于患者。通过政策的修改和社区服务支持，帮助患者改变生活方式，防治慢性病[16]。

四、中国社区高血压管理模式探讨

高血压逐渐成为影响我国国民健康的主要难题之一，因此多年来，各地专家都在不断探索着适合我国的高血压管理模式，并取得显著成果。他们的高血压管理经验值得我们借鉴学习。我国的社区高血压管理主要可分成三类：城市社区、功能社区、农村社区。

（一）城市社区部分的探索

双药联合降压治疗对预防卒中的作用研究：该研究纳入 61 224 名无卒中病史的高血压患者，分成单药降压组合双药降压组，干预 42 个月。单药组纳入 32 682 人，双药组双药联合组纳入 4926 人。在 6，12，24，42 个月，单药组合组和联合治疗组的高血压控制率分别为 59.47% 和 60.05%，78.23% 和 77.06%，85.51% 和 84.02%，86.90% 和 85.44%。联合疗组相比单药组，6 个月卒中发生率降低 36%。然而，在 12，24 和 42 个月时没有观察到卒中发生率之间的显著差异[17]。

上海市普陀区高血压社区规范管理：在上海市普陀区 4 个社区纳入 977 例高血压患者，按照心血管危险因素分层实行分级管理 1 年。设立健康管理专员进行管理，随访包括血压测量、健康教育和治疗方案调整。管理前后高血压的治疗率从 66.7%（652/977）提高到 73.6%（655/890），治疗率相比基线提高 6.9%。高血压控制率从 41.3%（403/977）提高到 61.8%（550/890），控制率相比基线提高 20.5%[18]。

（二）功能社区部分的探索

开滦社区高血压控制：为预防产业工人心脑血管疾病，美国心脏病协会于 2009 年提出工作场所健康计划。研究对象均为开滦集团井下及井下辅助单位的在职职工。干预方法主要有以下 3 种：①宣传教育：随访医生定期到所管辖单位进行健康宣教，采用宣传栏、多媒体、工会活动场所等多种方式进行宣教。宣教的内容包括：高血压的危害、心脑血管疾病的危险因素、改变生活方式对心脑血管疾病的影响及坚持定期检查服药的重要性。②免费发放药物：尼群地平、卡托普利、螺内酯、氢氯噻嗪。③行政干预：对不按规定时间接受随访及服药的职工由工会干部对其进行教育说服，对仍不依从者处以 200~300 元罚款；对经过综合干预后血压值仍 >180/110mmHg 的予停工，待血压值降至 <180/110mmHg 后再复工。综合干预后所有研究对象高血压的治疗率为 100%，达标率为 52.0%。所有研究对象平均收缩压、舒张压由（147.0 ± 17.2）/（96.1 ± 11.0）下降至（136.4 ± 14.5）/（88.6 ± 9.4）mmHg，干预前后比较，差异有统计学意义[19]。

（三）农村社区部分的探索

在北方农村纳入 5292 名原发性高血压患者，干预 15 个月。分成健康教育组（对照组）和药物干预组

（干预组）。15个月后，4984例患者完成随访，其中干预组2530例，对照组2454例。干预组平均血压下降16.1/9.4mmHg，对照组平均血压下降6.7/3.5mmHg。干预组的血压控制率高于对照组（33.1%：15.1）。药物干预组与健康教育组相比：非致死性脑卒中发病风险下降57.3%，总脑卒中发病风险下降59.4%。研究发现农村高血压防治模式的基础是选择廉价药物，要以低成本策略为基础，联合政府和社区卫生中心协助管理，对村民进行健康教育和给药，并及时进行随访[20]。

目前，我国8%的基层医疗卫生机构没有任何降压药物，配备有所有四类降压药物的机构只占34%，其中西部地区机构和村卫生室的药物可及性更差。要解决高血压管理的问题，要实现五个"统一"：统一国家基层高血压防治管理指南；统一基层医生高血压培训及认证；统一基层高血压管理质量考评体系；统一高血压管理绩效考核；统一民众高血压宣教。同时，需要建立相关机构如高血压中心、高血压示范社区、高血压专病医联体予以辅助。大量的研究为我们提供了可行的方案，我们应借鉴前人经验，结合我们国家特有情况，制定出适合我国的高血压管理方案。

（孙英贤　孙国哲　田一辰）

参考文献

1. 国家卫生和计划生育委员会．中国居民营养与慢性病状况报告(2015年).
2. Lu J, Lu Y, Wang X, et al. Prevalence, awareness, treatment, and control of hypertension in China: data from 1.7 million adults in a population-based screening study (China PEACE Million Persons Project). Lancet, 2017, 390 (10112): 2549-2558.
3. Wang Z, Chen Z, Zhang L, et al. Status of Hypertension in China: Results From the China Hypertension Survey, 2012-2015. Circulation, 2018, 137 (22): 2344-2356.
4. Eqan BM, Li J, Hutchison FN, et al. Hypertension in the United States, 1999 to 2012: progress toward Healthy People 2020 goals. Circulation, 2014, 130 (19): 1692-1699.
5. Eqan BM, Zhao Y, Axon RN. US trends in prevalence, awareness, treatment, and control of hypertension, 1988-2008. JAMA, 2010, 303 (20): 2043-2050.
6. 陈伟伟，高润霖，刘力生，等．《中国心血管病报告2017》概要．中国循环杂志，2018，33(1)：1-8.
7. Fortmann SP, Winkleby MA, Flora JA, et al. Effect of long-term community health education on blood pressure and hypertension control. The Stanford Five-City Project. Am J Epidemiol, 1990, 132 (4): 629-646.
8. Nissinen A, Tuomilehto J, Elo J, et al. Implementation of a hypertension control program in the county of North Karelia, Finland. Public Health Rep, 1981, 96 (6): 503-513.
9. 吴锡桂，顾东风，武阳丰，等．首都钢铁公司人群心血管病24年干预效果评价．中华预防医学杂志，2003，37(2)：93-97.
10. 姚崇华，冯鹤声，林桂红，等．北京市安贞心血管病人群防治区研究结果．中国慢性病预防与控制，1994，2(5)：217-220.
11. Green BB, Cook AJ, Ralston JD, et al. Effectiveness of home blood pressure monitoring, Web communication, and pharmacist care on hypertension control: a randomized controlled trial. JAMA, 2008, 299 (24): 2857-2867.
12. Tian M, Ajay VS, Dunzhu D, et al. A Cluster-Randomized, Controlled Trial of a Simplified Multifaceted Management Program for Individuals at High Cardiovascular Risk (SimCard Trial) in Rural Tibet, China, and Haryana, India. Circulation, 2015, 132 (9): 815-824.
13. He J, Irazola V, Mills KT, et al. Effect of a Community Health Worker-Led Multicomponent Intervention on Blood Pressure Control in Low-Income Patients in Argentina: A Randomized Clinical Trial. JAMA, 2017, 318 (11): 1016-1025.
14. Victor RG, Lynch K, Li N, et al. A Cluster-Randomized Trial of Blood-Pressure Reduction in Black Barbershops. N Engl J Med, 2018, 378 (14): 1291-1301.
15. Sim JJ, Handler J, Jacobsen SJ, et al. Systemic implementation strategies to improve hypertension: the Kaiser Permanente Southern California experience. Can J Cardiol, 2014, 30 (5): 544-552.
16. Roberto Nuno, Katie Coleman, Rafael Bengoa, et al. Integrated care for chronic conditions: The contribution of the ICCC Framework. Health Policy, 2012, 105 (1): 55-64.
17. Yu JM, Kong QY, Shen T, et al. Benefit of initial dual-therapy on stroke prevention in Chinese hypertensive patients: a real world cohort study. J Thorac Dis, 2015, 7 (5): 881-889.
18. 钱岳晟，张怡，张瑾，等．上海市普陀区高血压社区规范管理的模式和效果探讨．中华高血压杂志，2012，20(1)：26-30.
19. 吴寿岭，刘星，秦天榜，等．工作场所高血压综合干预效果分析．中华高血压杂志，2011，19(5)：425-429.
20. 孙兆青，郑黎强，张大义，等．小剂量氢氯噻嗪联合尼群地平治疗农村地区高血压疗效分析．中华心血管病杂志，2010，38(2)：135-138.

高血压诊断标准及降压目标值的争议

2017年美国心脏病学会/美国心脏协会高血压指南将高血压的诊断标准从收缩压/舒张压(systolic/diastolic blood pressure,SBP/DBP)140/90mmHg降至130/80mmHg[1],这一重大改变在全球范围内引起了热烈讨论。事实上,新版美国指南中高血压诊断阈值的变化主要基于流行病学证据,而不是随机对照临床试验[1]。历史有时会有惊人的相似,在1993年美国联合国家委员会发表的第五次高血压报告(Joint National Committee V,JNC V)中,高血压诊断阈值由160/90mmHg下调到140/90mmHg[2],当时安慰剂对照的临床试验证据也同样很不充分。

自1947年美国开始进行Framingham心血管队列研究之后的很长一段时间里,尽管流行病学研究证实血压升高和心血管事件及死亡密切相关[3-4],但降压治疗能否带来心血管获益仍然缺乏临床试验证据。外科医生首先进行了探索性研究。1953年,美国医学会杂志发表了一项外科交感神经切除术对高血压患者影响的研究[5],在1266例行交感神经切除术的患者中,外科切除交感神经不仅降低血压,而且降低了患者的死亡率,尤其是严重高血压患者。这是第一项证实降压治疗获益的临床研究。但因为外科治疗的多种风险、并发症和副作用,该项手术已经不再使用。1963年,美国退伍军人管理局(Veterans Administration,VA)合作研究组在男性舒张期高血压患者中开展了2项随机、安慰剂对照的降压药物治疗临床试验[6-7],不论患者基线舒张压处于115~129mmHg[6]还是90~114mmHg[7]水平,降压治疗均可显著降低心血管事件及其死亡风险。这些安慰剂对照试验的结果表明,通过服用降压药物可以预防高血压靶器官损害,为在无明显症状的高血压患者中进行降压药物治疗提供了重要的理论基础。

早期降压治疗临床试验多数针对舒张压,并未根据收缩压入选高血压患者。100mmHg加上年龄长期被认为是一个人正常的收缩压水平。后来,世界卫生组织/国际高血压学会高血压指南将160/95mmHg作为高血压的诊断标准,尽管收缩压诊断标准并无确切的临床试验证据。直到1991年,首个单纯收缩期高血压(SBP ≥160mmHg并且DBP<90mmHg)随机、安慰剂对照临床试验SHEP(systolic hypertension in the elderly program)[8]证实:在平均随访4.5年后,与安慰剂相比,降压药物治疗能够显著降低脑卒中、心肌梗死以及心力衰竭的风险,其主要终点致死与非致死脑卒中的风险下降了36%(P<0.001)。正因此,1993年,美国JNC V高血压指南不仅定义收缩期高血压,还把收缩期高血压的诊断阈值从较早的160mmHg改成了140mmHg[2],并建议将收缩压降低至140mmHg。正如上述,这些推荐并无充足的临床试验证据。

此后,欧洲(Syst-Eur[9])和中国(Syst-China[10])老年单纯收缩期高血压降压治疗临床试验相继发表,从而牢固建立了收缩期高血压降压治疗的理论基础。这两项试验分别在欧洲及中国人群中进行,患者年龄大于等于60岁,坐位收缩压在160~219mmHg之间,舒张压小于95mmHg,积极降压治疗组均以尼群地平为起始治疗药物,两个试验的二线降压药物分别为依那普利和卡托普利,三线降压药物均为氢氯噻嗪,降压治疗的目标收缩压为150mmHg或以下,对照组予以相同的安慰剂;主要终点为致死和非致死性脑卒中。在Syst-Eur[9]试验中,中位数随访2年后,安慰剂组77人发生脑卒中,强化治疗组47人发生脑卒中,发病率下降42%,所有致死及非致死性心血管事件也下降了31%。在Syst-China[10]试验中,平均随访2年后,积极降压治疗组脑卒中、致死及非致死性心血管事件、心血管死亡以及全因死亡发生风险均显著下降(P≤0.03)。受这些研究结果影响,1999年世界卫生组织/国际高血压学会(World Health Organization/International Society of Hypertension,WHO/ISH)指南[11],以及1999中国高血压指南[12]、2003欧洲高血压指南[13]等均与美国JNC V指南相似,开始以140/90mmHg为阈值诊断高血压。

在140/90mmHg成为高血压的诊断标准以后,在全球范围内,开展了若干比较不同降压药物治疗方案的较大样本的随机对照临床试验。尽管这些试验并未观察到不同降压药物治疗方案之间存在非常大的差别,但却与此前进行的安慰剂对照的临床试验一起进一步证明了降低血压本身的巨大心血管获益。这些重要的研究结果激励学术界开展了一系列强化降压治疗临床试验，探讨相较于 140/90mmHg，更加强化的降压治疗，是否能够实现更大的心血管获益。其中最重要的是在美国进行的两项较大样本的临床试验，在糖尿病患者中进行的 ACCORD 研究[14]，和在非糖尿病患者中进行的 SPRINT 研究[15]。两个试验均探讨相较于目标收缩压 <140mmHg，强化降压治疗（目标收缩压 <120mmHg）的心血管获益。在 ACCORD 研究中，在强化降压治疗组，次要观测终点脑卒中发生率显著下降 41%，但主要复合终点（心肌梗死、脑卒中以及心血管死亡）风险仅下降 11%，组间差异不显著[14]。SPRINT 研究因强化降压组获益显著而提早结束，其主要复合终点（急性冠脉综合征、脑卒中、急性失代偿性心衰以及心血管死亡）在强化降压组中显著下降 25%[15]。如果主要终点不包括心力衰竭，风险下降的幅度与 ACCORD 试验相似。

很大程度上受 SPRINT 研究影响，2017 年美国高血压指南重新定义了高血压，从收缩压 / 舒张压 140/90mmHg 下降到 130/80mmHg[1]。值得注意的是，在早期进行的 SHEP[8]、Syst-Eur[9]以及 Syst-China[10]等单纯收缩期高血压降压治疗临床试验中，积极降压治疗组收缩压仅降低到 150mmHg 以下，并未降至 140mmHg 以下。所以，即便对于 140~159mmHg 这一收缩压区间，也没有充足的安慰剂对照的临床试验证据，更不用说 130~139mmHg，支持降压治疗的证据并不充分。

除了高血压诊断标准的变化，2017 年美国高血压指南还提出了一些新的理念[1]。指南更加重视预防，而不是逆转靶器官损伤，这和近期发表在《柳叶刀》杂志上的高血压管理行动倡议完全一致[16]。该倡议指出：高血压是最重要的可干预心血管危险因素，尽管我们对于该疾病的治疗和预防有广泛认知，但其全球发病率、患病率及相关心血管并发症并没有显著减少，部分原因是老龄化日渐严重，而我们对高血压的预防、诊断以及治疗却严重不足。控制血压是一项长期甚至终生的任务，早期预防血压升高，比血压升高后进行干预获益更大[16]。另外，血压并不是一个固定数值，而是不断变化的，从心搏间、应激性、体位性的血压波动到昼夜、日间、季节性及更长时间的血压波动，这些波动成分叠加后可形成血压的动态峰值[17]。年轻人的生理性血压波动较小，随着年龄增大，血压波动的幅度增加，这一动态合成的血压峰值也增大，尤其对于已有心血管危险因素的患者，极度升高的血压峰值可能会触发心血管事件发生。因此，血压的管理如果仅依赖平均血压数值，可能会低估血压波动产生的心血管风险；所以相对于 140/90mmHg 的高血压诊断阈值，更早期、更积极的血压管理（将阈值下降至 130/80mmHg 以下）很可能还可以进一步降低累积的血压峰值危险[17]。

在 2017 年的美国高血压指南中，在将高血压的诊断阈值降至 130/80mmHg 的同时，治疗目标也由一般患者 <140/90mmHg 以及高危患者 <130/80mmHg，统一改为 <130/80mmHg[1]。和 JNC V 颁布时的情况非常类似，这一改变也引起了学术界乃至社会各界的热议。持反对意见者担心：强化降压到 130/80mmHg 在临床实际操作中不可行，而且可能增加医疗支出。我们可以从两方面回应这些担忧：首先，新的指南虽然根据 130~139/80~89mmHg 定义新的 1 级高血压，但是否启动降压药物治疗，还要看其心血管风险。在新版美国高血压指南中[1]，引入了 10 年动脉粥样硬化性心血管疾病危险评分（10-year atherosclerotic cardiovascular disease risk，10-year ASCVD risk）。如果血压在 130~139/80~89mmHg 范围内，10 年 ASCVD 危险 ≥10% 的患者才需要进行降压药物治疗，低于这一风险水平的患者仅建议生活方式干预等非药物治疗。其次，降压目标值下降可能会影响降压治疗的强度、高血压的控制率以及急性心血管事件和慢性心血管疾病的发生发展。那么，如果将血压目标值设定在 130/80mmHg，相比于 140/90mmHg，肯定会降低整体人群的平均血压水平；因此可以提高在 140/90mmHg 标准下的高血压控制率。理论上来讲，提高治疗强度会增加医疗专业人员的药物和管理成本。但是，从长远来看，早期强化降压治疗可以延缓高血压的进展，预防顽固性高血压的发生，从而降低医疗成本。总体而言，强化降压不仅可以节省治疗成本，还可能挽救更多患者的生命。另外，随着有效、安全的降压药物越来越多，增加用药剂量并不一定意味着成本的增加。

事实上，为了判断疾病诊断阈值的合理性和可操作性，我们既要评估其长期效应，也要评估短期效应。长期效应需要通过长时间随访，并且只能根据高血压相关心血管并发症的发病率来评估。但是其短期效应可以得到快速判断，比如高血压的控制率、治疗成本增加量、工作负荷以及治疗所带来的副作用等。如果将 130/80mmHg 的血压诊断阈值应用于最新的我国全国调查数据，高血压患病率将从 ≈ 25% 增加到 50%[18]。但是根据新版美国高血压指南，在收缩压 / 舒张压为 130~139/80~89mmHg 范围内，只有那些患有临床心血管疾病，例如冠心病、充血性心力衰竭和卒中的患者，或10年动脉粥样硬化心血管疾病风险≥10%的患者才需要降压药物治疗[1]。因此，与140/90mmHg这一治疗阈值相比，新版美国指南推荐的需要药物治疗的人数增加并不显著。在我们自己的流行病学研究中，在一般人群[19]以及老年人[20]中，需要降压治疗的人群仅增加了2.0%和5.5%(图1见文末彩图1)。考虑到目前中国高血压的知晓率仅50%[18]，如果更新诊断标准，新增的降压治疗人数几乎可忽略不计。

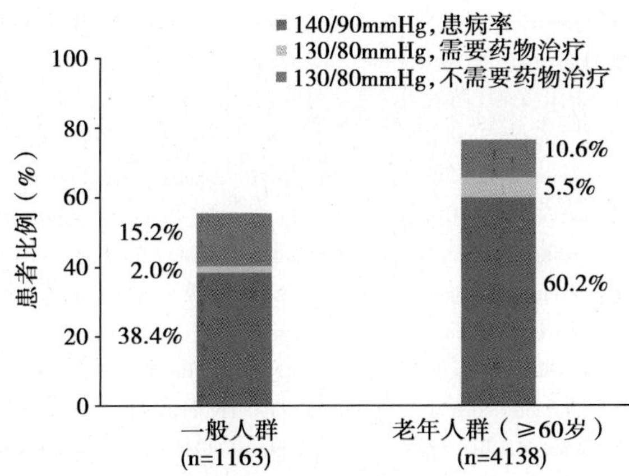

图1 在一般人群及老年人群中根据140/90mmHg、130/80mmHg定义的高血压患病率

在新的高血压指南发布之后，国内外学者都很想知道中国高血压指南是否会跟随美国指南更新高血压的诊断标准以及降压目标。对这个问题，目前的最简洁回答是：不；而更为完整的答案是：不是现在。中国高血压指南必须认真考虑中国高血压管理的现状，我国面临的一个主要问题是高血压知晓率极低，然而，随着全国范围内社区卫生服务中心开始对慢性非传染性疾病进行规范化管理，加上家庭血压监测普遍应用，情况正在得到迅速改善[20]。在我国一些较发达的地区，高血压的知晓率和控制率已大幅提升。在上海一项老年人群队列研究中，从2006年至2007年高血压的知晓率和控制率分别达到了71.2%和25.7%[20]。

我们需要进一步在院外及院内两方面提高高血压的管理水平：在院外依靠社会与家庭血压测量，提高高血压的知晓率；优化降压治疗方案，增加患者降压治疗的依从性，以提高降压治疗的达标率；同时在院内通过诊室血压测量标准化以及动态血压监测普及化，实现高血压的准确诊断，通过全面的血管及靶器官评估，及病因学分型，实现高血压的精准治疗[21-22]。因此，在高血压的控制和管理方面，我们完全有信心很快可以迎头赶上。那么，可能在5~10年后，我们就有可能，或者有必要更新中国指南中高血压的诊断标准和降压目标。

(程艾邦 王继光)

参考文献

1. Whelton PK, Carey RM, Aronow WS, et al. 2017 ACC/AHA/AAPA/ABC/ACPM/AGS/APhA/ASH/ASPC/NMA/PCNA Guideline for the Prevention, Detection, Evaluation, and Management of High Blood Pressure in Adults: A Report of the American College of Cardiology/American Heart Association Task Force on Clinical Practice Guidelines. Hypertension, 2018, 71(6): e13-e115.
2. Gifford RW. The fifth report of the Joint National Committee on Detection, Evaluation, and Treatment of High Blood Pressure (JNC V). Arch Intern Med, 1993, 153(2): 154-183.
3. Kannel WB, Dawber TR, Kagan A, et al. Factors of risk in the development of coronary heart disease--six year follow-up experience. The Framingham Study. Ann Intern Med, 1961, 55(1): 33-50.
4. Multiple Risk Factor Intervention Trial Research Group. Multiple risk factor intervention trial. Risk factor changes and mortality results. Multiple Risk Factor Intervention Trial Research Group. JAMA, 1982, 248(12): 1465-1477.
5. Smithwick RH, Thompson JE. Splanchnicectomy for essential hypertension; results in 1,266 cases. J Am Med Assoc, 1953, 152(16): 1501-1504.
6. Veterans Administration Cooperative Study Group on Antihypertensive Agents. Effects of treatment on morbidity in hypertension. Results in patients with diastolic blood pressures averaging 115 through 129 mm Hg. JAMA, 1967, 202(11): 1028-1034.
7. Veterans Administration Cooperative Study Group on Antihypertensive Agents. Effects of treatment on morbidity in hypertension. II. Results in patients with diastolic blood pressure averaging 90 through 114 mm Hg. JAMA, 1970, 213(7): 1143-1152.
8. SHEP Cooperative Research Group. Prevention of stroke by antihypertensive drug treatment in older persons with isolated systolic hypertension. Final results of the Systolic Hypertension in the Elderly Program (SHEP). SHEP Cooperative Research Group. JAMA, 1991, 265(24): 3255-3264.
9. Staessen JA, Fagard R, Thijs L, et al. Randomised double-blind comparison of placebo and active treatment for older patients with isolated systolic hypertension. The Systolic Hypertension in Europe (Syst-Eur) Trial Investigators. Lancet, 1997, 9080(350): 757-764.
10. Liu L, Wang JG, Gong L, et al. Comparison of active treatment and placebo in older Chinese patients with isolated systolic hypertension. Systolic Hypertension in China (Syst-China) Collaborative Group. J Hypertens, 1998, 16(12 Pt 1): 1823-1829.

11. Guidelines Sub-Committee. 1999 World Health Organization-International Society of Hypertension Guidelines for the Management of Hypertension. Guidelines Subcommittee. J Hypertens, 1999, 17(2): 151-183.
12. 中国高血压防治指南起草委员会 . 中国高血压防治指南(试行本). 高血压杂志, 2000, 8(1): 94-102.
13. European Society of Hypertension-European Society of Cardiology Guidelines Committee. 2003 European Society of Hypertension-European Society of Cardiology guidelines for the management of arterial hypertension. J Hypertens, 2003, 21(6): 1011-1053.
14. Accord Study Group. Effects of intensive blood-pressure control in type 2 diabetes mellitus. N Engl J Med, 2010, 362(17): 1575-1585.
15. Sprint Research Group. A Randomized Trial of Intensive versus Standard Blood-Pressure Control. N Engl J Med, 2015, 373(22): 2103-2116.
16. Olsen MH, Angell SY, Asma S, et al. A call to action and a lifecourse strategy to address the global burden of raised blood pressure on current and future generations: the Lancet Commission on hypertension. Lancet, 2016, 10060(388): 2665-2712.
17. Kario K, Wang JG. Could 130/80 mm Hg Be Adopted as the Diagnostic Threshold and Management Goal of Hypertension in Consideration of the Characteristics of Asian Populations? Hypertension, 2018, 71(6): 979-984.
18. Wang Z, Chen Z, Zhang L, et al. Status of Hypertension in China: Results From the China Hypertension Survey, 2012-2015. Circulation, 2018, 137(22): 2344-2356.
19. Sheng CS, Liu M, Zou J, et al. Albuminuria in relation to the single and combined effects of systolic and diastolic blood pressure in Chinese. Blood Press, 2013, 22(3): 158-164.
20. Sheng CS, Liu M, Kang YY, et al. Prevalence, awareness, treatment and control of hypertension in elderly Chinese. Hypertens Res, 2013, 36(9): 824-828.
21. 王继光 . 高血压的分级、分期和分型管理 . 内科理论与实践, 2014, 9(6): 365-368.
22. Wang JG. Chinese Hypertension Guidelines. Pulse(Basel), 2015, 3(1): 14-20.

由美国黑人理发店降压研究看高血压慢病管理的重要性

高血压是诱发心脑血管疾病的首要危险因素，因此防控高血压极具重要意义[1]。高血压管理经历了三个时代的变化：2000年以前是第一个时代，即数值时代，以血压数值为标准，强调单纯降压，目标就是血压的达标率；2000—2012年是第二个时代，即质量时代，除了关注高血压外，还注重心血管事件的发生率是否降低，更重要的是控制高血压带来的心血管疾病的死亡率；第三个时代就是2013年后的10年，即血压管理时代，根据疾病数据进行管理[2]。探索我国高血压的管理模式之路任重而道远。

一、从2018年ACC研究看高血压的管理进展

2018年的美国心脏病学年会在美国佛罗里达州的奥兰多隆重举行，此次会议以发展与创新为主题，会议上连续公布了诸多临床研究及其结果。在高血压方面就有两项研究成为大家关注的热点。

1. 首先是TRIUMPH研究[3]，该试验是在斯里兰卡进行的，该研究旨在评估初始三联小剂量降压药物的安全性和有效性，即评估ARB、CCB和利尿剂这三种药物联用6个月后血压控制的达标率与常规用药方案相比如何。结果表明，初始三联小剂量用药的降压效果显著好于常规用药方案，提高了降压幅度，同时达标率也提高到70%左右，而常规对照组仅为55%左右。初始三联小剂量联合用药至今并未被写进现行的临床指南，这一非盲法前瞻性的对照研究结果提示了初始三联用药的可行性，再次说明降压才是硬道理。高血压是全球普遍性的慢性非传染性疾病，是心脑血管事件的主要危险因素。控制好血压，是控制心脑血管事件的关键措施之一。全球高血压管理中普遍存在控制率低的问题，贫穷、受教育程度低、青年和医疗依从性低是主要问题。初始三联小剂量联合用药至少很大程度上解决了经济问题和依从性问题。

因为降压才是硬道理，尤其是对于高血压负担较重的低收入国家来说更是如此，初始三联小剂量用药的方法可以帮助明显提高血压控制达标率，并且该研究的结果提示我们早期三联用药或许可以带来更大的临床获益。研究仅在斯里兰卡入选患者，其结果是否扩展到不同经济发展水平和医疗体制的国家还不清楚。该研究为非盲研究，可能会导致偏倚，所以可能存在一定的局限性，我们还期待能有更深入的相关研究。

2. 第二项是关于美国黑人理发店血压管理的研究[4]，来自洛杉矶的研究者尝试通过美国黑人常去的理发店，来更好控制黑人男性高血压患者的血压，这一研究被发表在*N Engl J Med*上，论文的第一作者是洛杉矶雪松-西奈医疗中心的Victor教授。

这项关于高血压管理方面研究的背景是美国黑人高血压的发病率比美国白人高两倍，美国黑人死亡率最高的疾病是高血压，黑人男性高血压患者的治疗与控制率更低，也更少看医生，这说明需要社区在该类人群中发挥更大的作用，而社区的理发店则是每个黑人男性都会光顾的。所以研究者们选择社区的理发店来作为研究场所。研究包括来自洛杉矶地区52家理发店的319名非裔美国人。参与者的收缩压超过140mmHg，他们有很高的心脏病发作和卒中的危险。这些人接受了旨在降低血压的干预措施。

该研究纳入了共319名35~79岁、非透析/化疗后的黑人高血压男性。根据理发店采取的干预措施不同随机分为2组：干预组的理发店中会派驻经过专门培训的药师，对干预组的理发师进行专业培训，经过专业培训的理发师鼓励患有高血压的顾客和专业药师沟通，如果来理发的黑人常客（至少每6周1次）同意参与试验，且初测收缩压超过140mmHg，药师就会建议受试者服用降血压药，在受试者再来理发时，药师根据专业医生的意见给患者开具合理的降压药物或优选的降压策略，并定期监测患者血压，监测电解质水平，同时对患者进行健康教育并倡导患者进行生活方式干预，而对照组则只是向理发店主发放

小册子，鼓励他们与受试者讨论高血压问题，建议受试者就诊治疗并建议受试者定期去看医生。结果显示，两组患者的基线血压无显著差异（干预对对照，收缩压 152.8mmHg 对 154.6mmHg，舒张压 92.2mmHg 对 89.8mmHg），而随访 6 个月后发现，与对照组相比，干预组收缩压平均下降幅度更明显（27.0mmHg 对 9.3mmHg），舒张压下降幅度亦更明显（17.5mmHg 对 4.3mmHg），从综合干预效果看，与对照组相比，综合干预组收缩压下降平均 21.6mmHg（P<0.001），舒张压下降 14.9mmHg（P<0.001）。在控制血压达标的比例方面，如果以 140/90mmHg 作为标准来看，则是 89.4% 和 32.2% 的达标率，干预组达标率近 90%。以低于 130/80mmHg 为标准，实验组中，血压达标的受试者比例高达 63.6%，是对照组的 5 倍还多（11.7%）。干预组平均服用 2.6 种药物，对照组仅为 1.4 种，相差近乎一倍。

该研究的特点在于其关注点并非提出新的药物，而是着眼于黑人社区中的理发店，因为现实生活中很多患者不愿意去诊所或医院就诊，不重视高血压的治疗和生活方式的管理，但理发店却是他们定期去的地方，该研究在理发店安排药剂师提供医疗指导，优化高血压患者的用药方案，并定期监测血压、电解质水平，鼓励其改善生活方式，观察六个月后发现，理发店有药剂师提供医疗服务的干预组患者的降压幅度、血压达标率都高于对照组，该研究为如何改善医疗服务质量与效率、更好地进行慢病管理带来了新的思路。

3. 由美国黑人理发店降压研究看高血压慢病管理的重要性　这项新研究首次表明，这种真正将健康促进与先进的医疗干预结合在理发店里，把慢病管理放到人群常常去的地方、和他们生活息息相关的地方的方式、可以有效降低血压。

《新英格兰医学杂志》的副主编表示："现在医学界有一个巨大的问题，大家对新疗法的研究热情高涨，但却没多少人乐意去研究如何让已有的药物发挥作用，所以这次试验的结果意义重大[5]"。John Mandrola 教授评论：这是 2018 年 ACC 会议最好的临床研究，甚至是近几年来最好的临床研究。虽然该研究没有采用新的高精尖的医疗器械，也没有给予昂贵的新药，甚至医生或医疗机构在其中发挥的作用也不突出。但在如此高危高血压患者中达到这么好的高血压控制率，社区在其中发挥了很大的作用。这项研究为我国的慢病防控尤其是高血压长期综合管理提供了非常重要的启示。其实这是一次把慢病管理真正下到基层和生活中的临床试验。

启示一：高血压 + 理发店或其他健康促进教育场所是健康和教育的交汇点

该研究中在美国社区理发店人们彼此信任，在健康话题上可以敞开心扉，尤其是有关高血压的谈话，可以涉及很多方面如：压力和高血压、食物和高血压、人际关系和高血压。还有，美国黑人生存处境与高血压的关系。可以切实采取行动，帮助社区更好地处理导致高血压的保健不公平现象。这种信任和融洽是治疗高血压的关键，因为高血压一种慢性疾病，需要持续的护理和生活方式的改变。另外当人们去理发店理发时，他们可能没有预料到会在这次会面中成为受教育的对象。这种嵌入式教育不仅是传播信息，而是有真正教育性质的互动与交流，是改变人们行为的一种更有效的方式。从本次研究所取得的成果来看，血压控制情况不理想的原因并非黑人体质特殊导致的治疗效果差，而是黑人接受血压管理的依从性较差，这与我国基层高血压管理现状相似，高血压患者的治疗依从性较低。这提示在我们将来的规范基层社区或其他创新的健康促进教育场所中也要营造这样的氛围、建立这样的信任和融洽的关系，努力提高患者的依从性。另外高血压的管理存在很多不可控性，各位医生如果能够多了解自己的患者，站在患者角度思考，让患者取得绝对信任，高血压的长期综合管理才能取得更大的突破。

启示二：制订合理优选的降压策略——遵循高血压指南是降压达标的必由之路

在该研究中两组干预最大的不同点是与对照组相比干预组的理发师鼓励患有高血压的顾客和专业药师见面，药师根据专业医生的意见给患者开具降压药物；研究结果也表明干预组应用高血压指南中推荐的一线药物（特别是 ACEI、ARB 和 CCB）的使用率极高，合理联合用药较多，干预组平均服用 2.6 种药物，对照组仅为 1.4 种，相差近乎一倍，这也是高血压患者能够血压降幅较大，达标率较高的最重要原因。药物治疗方面，2017 AHA 指南推荐利尿剂、ACEI、ARB 和 CCB 作为高血压的初始治疗及一线药物。而 2018 ESC/ESH 高血压指南认为 ACEI、ARB、β 受体阻滞剂、CCB 和利尿剂都可以有效降低血压和心血管事件，均可作为高血压治疗的基础用药；而且大多数高血压患者推荐起始联合治疗，首选 ACEI、ARB、CCB 或利尿剂联合。即将发表的 2018 中国高血压指南同样推荐 A、B、C、D 及复方的使用方案，并且更加突出个体化。

本研究提示我们在高血压治疗策略的选择上一定要遵循指南，在高血压的长期综合防控中要宣传指南、提高基层的诊疗水平，规范高血压的诊疗流程，提高高血压的整体管理防控能力。

启示三：生活方式改善、定期监测和随访是长期达标的重要举措

对于高血压患者及易患人群，不论是否已接受药物治疗，均需进行非药物治疗。高血压确诊后，所有患者均应长期坚持非药物治疗（生活方式干预），大多数患者需要长期坚持降压药治疗，前者是高血压治疗的基石，后者是血压达标的关键。非药物治疗包括提倡健康生活方式，消除不利于心理和身体健康的行为和习惯，控制高血压以及减少其他心血管疾病的发病危险。非药物治疗有明确的轻度降压效果，规律运动和限制饮酒均可使血压下降。精神心理与睡眠状态显著影响血压，缓解心理压力和改善睡眠是高血压和心血管病防治的重要方面。

本研究中干预组经过专业培训的理发师和药师都对患者进行里生活方式改善等健康教育，这是血压能够长期很好控制的基础。同时在理发店中常驻的经过专业培训的药师还提供专业的高血压病管理服务，特别是用药指导服务，还与临床医生沟通，为患者的就医和自我管理提供更多元化个性化的选择，使患者的自我管理更具有可操作性。药师在社区卫生服务中发挥了重要作用，一是保证用药的有效性和安全性，二是通过健康教育提高患者服药依从性，这也是能保证患者长期依从性好、达标率高的重要举措，值得我们在高血压等慢病长期管控尤其在基层高血压管理中很好的借鉴和学习。

二、我国高血压的诊疗现状、面临的挑战和防控措施

心血管疾病死亡已占我国总死亡构成的41%以上，每年200多万人死亡与高血压病有关。近期，Circulation杂志在线刊出了国家心血管病中心等进行的我国高血压抽样调查最新结果。结果发现，整体上，我国≥18岁成人高血压患病率为23.2%，患病人数达2.45亿，正常高值血压患病率为41.3%，患病人数4.35亿[6]。高血压是一种常见的慢性疾病，著名医学杂志The Lancet在去年发表过一篇纳入170万名35~75岁中国中老年人的统计调查，发现中国的高血压患病人群中，有几个特点：患病率高；治疗率低：高血压患者中，仅有30%的患者在接受治疗，其余70%并未接受治疗；血压管理差：在接受治疗的患者中，只有不到8%的患者能够通过正规治疗控制好血压。

总体上看，我国心血管病患病率及死亡率仍处于上升阶段。高血压是心脑血管疾病最大的诱因。以高血压防治为抓手，将有效推动我国心脑血管疾病防治进程。

我们应该借鉴世界各国成功的经验和失误的教训，结合中国自己的经验和优势，开拓我国慢病防治尤其是高血压事业的发展道路[7-8]。高血压病的预防和管理是慢性病管理服务中最基本、最主要的一项内容，这不仅是由于高血压病患者的基数庞大，也是因为高血压病相对于其他慢性病而言，治疗模式比较简单，血压控制效果更加取决于患者自身的配合程度。如果能将高血压病的达标率明显提高，那就意味着已经找到了慢性病管理的一种可行之路。高血压的防治也是一个巨大的系统工程，需要政府各个部门、医疗卫生服务系统和居民三方面的积极参与和配合，要取得良好的效果需要在整体干预和个体干预中的多个基本因素上采取措施，积极作为。

政府层面推进分级诊疗，政府文件、政策的制定，必须保持一致连贯性。高血压病管理，没有政府主导，工作很难做好，包括资金投入，公共卫生投入等都要考虑，同时，社会参与也很重要。高血压病防治，未病先防，如减少卒中发病等，政府层面应该积极推进。

普及和健全基层医疗卫生服务体系，解决居民看病有地方去的问题。对慢病防治尤其是高血压防控的一系列措施，最后落实到的具体实施单元是社区医院和乡镇卫生院。中央投入了相当数量的资金，对城市社区医院和乡镇卫生院进行了大量硬件改造，但软件建设和基层医疗卫生服务体系的完善和服务能力的提升更重要。深化优质医疗资源下沉，提高基础服务能力，改进服务质量，是高血压防控的关键举措。

搭建平台，信息共享。从三级医院到二级到社区，建立完整的慢病患者尤其是高血压患者信息系统和健康检查档案。这对高血压的大数据建立、高血压患者的定期监测和疗效评价等都至关重要。通过慢病随访收集并建立辖区居民的健康档案，为社区居民提供健康管理的同时配合分级诊疗的实施，建立基层卫生服务机构与市级医院间稳定的双向转诊机制和流程，行成与大医院有机整合的联系体。

应该运用现代成熟的临床医学绩效考核方法，建立合理的经济激励机制，激发医生从事基层门诊尤其是高血压防治工作的积极性。使高血压防治到社区，到基层，到群众身边。社区医疗服务站应发挥基层医疗的宣传作用，利用周边资源展示各种健康知识，并组织多种样式的健康教育活动，提高居民参与热情和居民健康意识。

针对高血压的防治制定高质量实用性临床指南并进行高血压防治的规范化培训，从而保障所有临床医生看病都能提供高水平的标准治疗方案。

我国慢病防控在过去20年中取得了很大的进展，组建国家心血管疾病中心，开展社区人群防治，发布了多期防治指南，制定了慢病防治规划等，使临床诊疗率迅速提高。但高血压病的流行还处在较快的增长期[9]。这对我国在心血管疾病防治和改善居民总体健康水平提出了重大挑战，同时也提供了巨大的改善契机。世界高血压联盟前任主席、中国高血压联盟终身名誉主席刘力生教授在介绍我国高血压现状时说，在我国制定的中国防治慢性病中长期规划，预期到2020年要把1亿高血压患者的血压控制在140/90mmHg以下，任务重且面临巨大挑战，希望通过与基层医生合作，高血压的控制率能提高到60%~80%，从而降低卒中、心肌梗死及死亡的风险。我们应该对未来充满信心，加上互联网的推动作用，一定能达到上述目标。

三、结合国外指南看我国高血压的管理

1999年，我国制定了国内首部高血压指南。目前我们采用的是2010年中国高血压防治指南，除这些国家层面的指南外，还有一些国际或区域性指南，如世界卫生组织与国际高血压学会指南、美国高血压指南、欧洲高血压学会指南及拉丁美洲高血压指南等。

《2017美国成人高血压预防、检测、评估和管理指南》[10]下调了高血压的诊断标准及血压控制目标，这一改变，对我国高血压防治工作是新的挑战，更是新的机遇。新指南将高血压诊断标准前移，更多的人群进入高血压队伍；倾向将更多人群纳入治疗范畴，这对患者心理、政府公共政策制定、卫生经济、健康教育等领域提出新的挑战。我们应进行学习、思考和借鉴。我国高血压防治工作现状并不理想，指南传递的积极态度会对我国心血管专业医务工作者产生正面影响，这将是提升我国高血压防治工作水平新的机遇。

另外，欧洲心血管病学会(ESC)2018年高血压更新指南强调了总体风险评估策略在高血压管理中的重要性。心血管疾病总体风险水平是确定降压治疗策略的主要依据，大多数高血压患者同时伴有多种心血管疾病危险因素、无症状性靶器官损害及其他并发临床疾病，新指南强调对每一位高血压患者，在开始治疗前及随访期间都需要对这些危险因素、亚临床靶器官损害及并发症情况进行综合评估。

纵观我国，无论在整体人群还是高血压患者中心血管疾病危险因素的流行情况均不容乐观。2015年，一项对我国96 121位20岁以上人群调查发现[11]，符合理想心血管健康的人群，包括没有4项危险因素(吸烟，未经治疗总胆固醇 >200mg/dl，未经治血压 >120/80mmHg，未经治空腹血糖 >100mg/dl）和拥有4种健康行为(不吸烟，理想的体重指数，锻炼达标，健康饮食)，男性仅0.1%，女性0.1%，绝大多数合并CVD危险。因此，我们应积极行动，从筛查入手，把高血压慢病的预防提前。通过疾病筛查，可以检出高危人群，进行早期干预，并以定期随访复查，动态监测，评价效果，采取干预措施，降低致死和致残的发生。

四、大数据时代的到来和高血压全程和长程管理

研究显示，基于大数据的疾病管理模式，可以更好地对慢病患者进行有效管理，提高管理质量。通过对数据的收集和分析，可实现临床指标的远程监测，对病情变化进行预判，提醒医师及时采取治疗措施，防止病情恶化，使患者个体化治疗落实到实处，从而减少急诊量、降低医疗负担。“互联网 +”和人工智能、可穿戴设备和其他技术手段的快速发展，都为我国高血压防控和日常监测管理提供了良好的技术支持，对患者的管理就能实现互动、实时、紧密，“互联网 +”已经在重塑中国的血压管理模式。目前，国内外高血压指南都强调血压管理和控制，强调靶器官保护，并且提倡在互联网模式下进行血压管理。随着互联网技术的应用，高血压的诊疗模式也发生着变化。传统经典的诊疗模式是医生与患者面对面测量血压，这种方式的优势是可以及时做出准确诊断；但也有其局限性，如白大衣效应等。智能血压计是可穿戴的血压计设备，

其对血压的测量模式发生了很大改变。患者在测量血压的同时，可以通过 Wi-Fi、蓝牙等技术自动传输血压数据到互联网云端，反馈给医生和患者本人，进行数据分析和数据储存。这种模式可以大大提升高血压诊断水平。

基于大数据时代，大力发展远程会诊、教育体系。随着我国“互联网 +”行动计划的落实，远程诊疗和在线医疗模式将改变传统的医疗服务习惯。远程医疗教育的发展，将完善基层医生的再教育培训体制、建立远程健康教育体系，实现群众与远端专家的实时互交式学习，增强其对基层医疗机构的信任度。

2017 年 11 月，国家心血管病中心高血压专病医联体在国家卫生计生委亲自领导下，由国家心血管病中心、国家心血管病质量管理与控制中心、国家卫计委基层高血压管理办公室、中国医师协会高血压专业委员会和中国医学科学院阜外医院联合发起成立。建立建设高血压专病医联体的宗旨是希望集全国高血压同仁之力，携起手来深入基层、深入农村，切实的加强基层社区医生的培训和高血压患者的健康宣教，推动高血压防控事业更好的发展。医联体是为实现区域医疗资源共享、提升基层医疗业务能力、成立的跨区域利益共同体、责任共同体、服务共同体，在联盟内部开展双向转诊、技术指导、人员培训、资源共享等合作，完善双向转诊、疑难会诊、住院和门诊化验检查绿色通道制度，以高血压为切入点，推进专全结合的慢病管理模式，开发医联体内预约挂号和双向转诊平台，创新远程会诊模式。希望通过医联体的形式动员各级医生，尤其要团结相关领域的优质资源，提高基层的诊疗水平，提高整体管理防控能力，使更多的患者从中获益，使高血压的管控能力迈上一个新台阶。

（卜培莉　李传保）

参 考 文 献

1. Guan M. Epidemiology of Hypertensive State among Chinese Migrants: Effects of Unaffordable Medical Care. Int J Hypertens, 2018, 2018: 5231048.
2. Khera R, Lu Y, Lu J, et al. Impact of 2017 ACC/AHA guidelines on prevalence of hypertension and eligibility for antihypertensive treatment in United States and China: nationally representative cross sectional study. BMJ, 2018, 362: k2357.
3. Salam A, Webster R, Singh K, et al. TRIple pill vs Usual care Management for Patients with mild-to-moderate Hypertension (TRIUMPH): Study protocol. Am Heart J, 2014, 167(2): 127-132.
4. Victor RG, Lynch K, Li N, et al. A Cluster-Randomized Trial of Blood-Pressure Reduction in Black Barbershops. N Engl J Med, 2018, 378(14): 1291-1301.
5. Patrice Wendling. Barbershop-Based Healthcare Cuts Hypertension in Blacks. https://www.medscape.com/viewarticle/893792#vp_2
6. Wang Z, Chen Z, Zhang L, et al. Status of Hypertension in China: Results From the China Hypertension Survey, 2012-2015. Circulation, 2018, 137(22): 2344-2356.
7. Chobanian AV, Bakris GL, Black HR, et al. Seventh report of the Joint National Committee on Prevention, Detection, Evaluation, and Treatment of High Blood Pressure. Hypertension, 2003, 42(6): 1206-1252.
8. 徐国平，牛丽娟 . 从美国高血压病防治的经验探讨中国慢病防治的挑战和机遇 . 中华医学杂志，2013，93(43)：3415-3418.
9. 刘力生，吴兆苏，朱鼎良，等 . 中国高血压防治指南 2010 年修订版(第 3 版). 2013. http://wenku.baidu.com/view/28117de49b89680203d8258e.html.
10. Correction to: 2017 ACC/AHA/AAPA/ABC/ACPM/AGS/APhA/ASH/ASPC/NMA/PCNA Guideline for the Prevention, Detection, Evaluation, and Management of High Blood Pressure in Adults: Executive Summary: A Report of the American College of Cardiology/American Heart Association Task Force on Clinical Practice Guidelines. Hypertension, 2018, 71(6): e136-e139.
11. Bi Y, Jiang Y, He J, et al. Status of cardiovascular health in Chinese adults. J Am Coll Cardiol, 2015, 65(10): 1013-1025.

小剂量联合用药降压药物研究进展

高血压是我国最常见的心血管疾病，也是全球范围内重大的公共卫生问题，是心脑血管病最主要的危险因素之一[1]，近年来发病年龄逐渐提前，可引起心、脑、肾等靶器官的多种并发症，是心血管疾病死亡的主要原因之一，因此，加强高血压防治工作是我国乃至全球共同关注的问题。在临床中，药物治疗是控制高血压的主要措施，临床对降压药物的基本要求是能有效平稳地控制血压和临床症状，用药期间的不良事件少；然而临床用药的最终目的则是降低并发症的发生率，延缓病程和改善患者的生活质量。药物控制高血压的基本方式有：阶梯治疗、序贯治疗、联合治疗。其中前两种治疗都以单一药物治疗为基础，单一治疗的优点是简便、花费少、对部分患者有效；单一治疗的缺点是：①一般仅可控制 40%~60% 甚至更少患者的血压，对重度高血压效果更差；②目前常用药物量效曲线低平，效果不好增加剂量时，疗效增加不多，而不良反应按对数级增加；③药物降压后机体代偿机制，可产生反调节，如交感与肾素 - 血管紧张素系统激活及水钠潴留等，可降低甚或抵消降压效果；④患者常并存多种疾病或危险因素，常难兼顾，从而限制充足剂量的使用。世界卫生组织（WHO）和国际高血压联盟（ISH）以及我国都推荐使用小剂量联合应用的药物治疗方法，联合用药克服了单一药物治疗的上述不足。全球最大规模的高血压流行病调查表明：88% 的高血压患者在接受药物治疗后控制率仅为 34%，而且 61% 的人只接受单一药物降压疗法[2]，而联合多种降压药物治疗可使 80% 以上的高血压患者血压达标。事实上，单一疗法只能对高血压的其中某个机制进行调节，而采用联合药物降压疗法能通过多途径多靶点干预血压的不同维持机制，发挥协同作用或叠加效应，进而取得更有效的降压成果[3]。

一、低剂量联合用药降压治疗的理论基础

目前采用小剂量联合应用药物控制血压的治疗方法已被大家普遍接受，是临床治疗高血压疾病值得推荐的合理、科学、有效的治疗方案。众所周知，高血压是多因素疾病，发病机制较为多元化，可概括为：①肾素 - 血管紧张素 - 醛固酮系统改变；②细胞膜离子转运异常（Na^+、Ca^{2+} 转运增加）；③交感神经活性增加和紊乱；④血管张力增高和管壁增厚；⑤血管扩张物质缺乏或功能降低；⑥受体比例分布异常（心脏及血管的 α 及 β 受体数目）；⑦高胰岛素血症和胰岛素抵抗；⑧过度紧张与精神刺激和高血容量。若使用单一降压药物治疗由多种混杂因素所致的高血压患者，自然只能起到部分降压作用，而不同机制的降压药物联合使用治疗高血压，不仅可减少药物使用量，降低药物不良反应，还可使各种药物间生理学和药理学上的协同作用得到进一步的发挥，提升治疗效果[4]，可给患者带来更大的获益。其优势在于：①联合治疗方案可获得更高的血压控制率及达标率：HOT 研究对中重度 18 790 例高血压患者，随访 3.8 年后采用由一种逐增到几种降压药物联合治疗方案。单一用药由最初 63% 降为 33%，而联合用药由 37% 提高到 67%，使降压有效率由 42%~50% 升高到 93%[5]。可见联合用药是提高控制率的关键因素之一。②联合治疗方案可使更多的心脑血管疾病患者获益：在联合用药的高血压治疗的随机对照研究中，ADVANCE 研究对 ACEI 联用利尿剂和安慰剂的效果进行了比较，11 140 例 2 型糖尿病患者随机分组，经过 4.3 年的随访，结果 ACEI 利尿剂联合较安慰剂组，平均血压下降 5.6/2.2mmHg；严重大血管或微血管事件的相对危险度降低 9%，心血管死亡的相对危险度降低 18%，各种原因的死亡降低 14%[6]。总之，不同机制的降压药小剂量联合应用，首先是降压疗效明显，且不良反应不会明显增加，甚至有些不良反应还会相互抵消或明显减轻；其次是联合用药从不同的机制入手，更有利于靶器官的保护；第三是不同峰效时间的药物联合可能延长降压作用时间；第四是联合用药可以减少服用次数，简化用药方案，采用小剂量(1/2~1/4 标准剂量）联合，降低不良反应的同时可以提高患者的用药依从性。

二、目前临床上常用的联合用药降压治疗的方式

联合治疗的方式有处方临时联合和固定剂量联合(fixed-dose combination)。目前,固定剂量联合制剂一般使用 2 种不同降压机制的药物,例如血管紧张素Ⅱ受体拮抗剂(ARB)/ 氢氯噻嗪(HCTZ)固定剂量联合制剂。ARB 通过有效阻断肾素 - 血管紧张素系统(RAS)的 AT 受体,降低外周血管阻力,抑制反射性交感激活和增强水钠排泄,产生平稳而持久的降压效应;噻嗪类利尿剂在降压机制上具有多方面性,它既能减少体内容量交换钠离子,又部分开放血管平滑肌细胞钾通道,使细胞膜超极化,具有部分阻滞电压依赖性钙通道作用,还下调血管紧张素Ⅱ受体(AT_1),所以噻嗪类利尿剂与各种类型降压药物都能起很好的协同作用。临床研究表明,HCTZ 能明显提高 ARB 的降压幅度和速度。明显提高血压控制达标率。临床比较研究也证实,ARB+HCTZ 的降压效应明显优于 ARB+ACEI,也优于 ARB 剂量翻倍。另一方面,ARB 能显著减少和减轻 HCTZ 由于容量减少和 RAS 激活所引起的不良反应。例如体位性低血压、低钾血症、血尿酸和低密度脂蛋白升高、糖耐量异常等。因此,固定剂量联合制剂是优化后的简化,根据剂量配伍大小,固定剂量联合制剂可分为充分剂量(full dose)、低剂量(10w dose)和很低剂量(very-low dose)三种模式。比索洛尔 2.5mg/HCTZ 6.25mg(诺释)和培哚普利 2mg/ 吲达帕胺 0.625mg(百普乐)就属于很低固定剂量联合制剂,这种以亚临床治疗剂量的药物进行联合,取得临床治疗剂量时的疗效和更少不良反应,在治疗学上具有重要的理论和实际意义。相对于处方临时联合,固定剂量联合不仅简化治疗药品,减少治疗费用,而且使联合治疗方案对患者具有更强的制约性,提高长期治疗依从性和持续性,从而有利于血压控制达标。不少研究表明,固定剂量联合比处方临时联合提高了约 20% 长期治疗依从性和持续性。

三、联合用药降压治疗时如何选择药物的种类及方案

哪几种降压药物联合是最佳组合,联合后对机体生化、生理、代谢、心脏重构、生活质量和对患者生存时间及死亡率有何影响,以及药物安全性如何?这些问题都是我们需要思考的。目前临床常用降压药有六类:利尿剂(Diuretics,D)、钙离子拮抗剂(CCB,C)、血管紧张素转化酶抑制剂(ACEI,A)、血管紧张素受体拮抗剂(ARB,A)、β 受体阻滞剂(B)、α 受体阻滞剂等。欧洲心脏学会、欧洲高血压学会(ESC/ESH)2013 年公布的欧洲高血压治疗指南常见六大类药物配伍六角形如图显示,再遵循高血压联合用药的参照标准:①关注各药的药动学参数;②注意对靶器官的保护作用;③注意药品不良反应;④重视降压底线;⑤对老年高血压的血压控制应强调个体化。现归纳高血压联合用药主要分为两大类:其一为由标准治疗剂量的单药组成的复方,常用于单药治疗效果不满意或对不良反应不能耐受的患者;其二为由低于最低有效剂量单药组成的复方,可用于高血压初始治疗的患者。其中常用的二联用药组合:利尿剂 +CCB;利尿剂 +ACEI/ARB;利尿剂 +β 受体阻滞剂;CCB +ACEI/ARB;CCB+β 受体阻滞剂。三种药物及以上组合:ACEI+ 利尿剂 +β 受体阻滞剂、CCB+ACEI+ 利尿剂、CCB+ACEI+ 利尿剂 +α 受体阻滞剂等(图 1)。

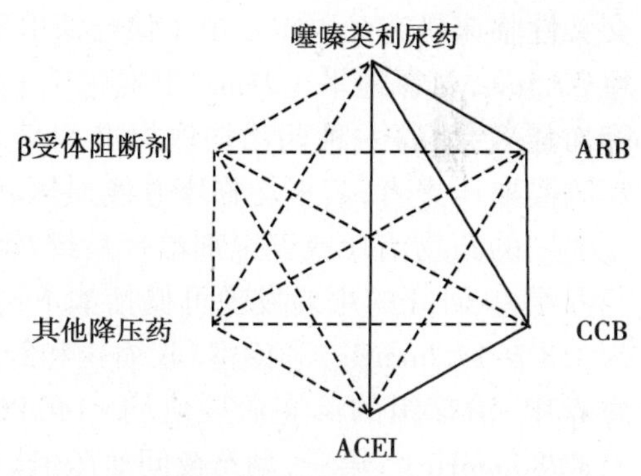

图 1　2013 年版《欧洲高血压管理指南》推荐降压药物可能的组合

ACEI:血管紧张素转化酶抑制剂;CCB:钙通道阻滞剂;ARB:血管紧张素 Ⅱ 受体阻滞剂

四、小剂量联合用药降压治疗研究进展

追溯联合治疗的理念最早源于我国 20 世纪 60 年代初期,上海市高血压研究所从血压调节机制着手,成功研制了全国第一个复方制剂(复方降压片),开创了联合治疗的新纪元。但传统的复方制剂并不能满足高血压治疗学的发展。随着高血压研究领域的迅速发展及一系列大型临床试验证据的出现,越来越多的联合治疗问题开始呈现。2007 年 Mahmud 等[7]最先提出有关 1/4 剂量四联疗法的概念:即分别取 A、B、C、D(尤指噻嗪类)四类降压药标准剂量的 1/4,联合制成一枚复方药丸,作为高血压的初始治疗方案,

以求增加药物疗效的同时降低各类不良反应的发生率。Mahmud 等这项研究：设计一种组合，包含 4 类药物，且每一种只取标准剂量的 1/4，评价其是否优于各单药标准剂量下达到的降压效果。研究对象来自 2003—2005 年 St James 医院的高血压诊所的 110 例未经治疗的高血压患者，每位患者 3 次非同日动态血压监测的血压值均 >140/90mmHg，日间平均血压 >135/85mmHg，平均年龄(50 ± 1)岁。这项单盲平行试验中，只有患者明确自己的治疗方式，所有人被随机分为五组，即：氨氯地平组(5mg)，阿替洛尔组(50mg)，苄氟噻嗪组(2.5mg)，卡托普利组(100mg)，1/4 四联药丸组(含氨氯地平 1.25mg，阿替洛尔 12.5mg，苄氟噻嗪 0.625mg，卡托普利 25mg)。为避免偏差，均选在清晨服药前 3 小时测量各自组每位患者的血压，经过 4 周的药物治疗后于同一时间继续使用欧姆龙电子血压计测量各自血压(3 次读数取平均值)，并且基线资料(例数、基础血压、体质量指数、性别、总胆固醇、血钠、血糖、血肌酐)相同的基础上抽取血肌酐、空腹血糖、血脂等。通过对该试验的研究结果分析发现：第一，每一组药物均达到一定的降压效果(收缩压及舒张压均 <140/90mmHg)，只有阿替洛尔组治疗后的心率偏慢。第二，四联药物组的降压效果比其他四组显著 15%~40%，尤其是四联药物组的收缩压及平均动脉压均有明显降低($P<0.01$)，且降压幅度的差异有统计学意义($P=0.001$)。其平均动脉压可下降(19 ± 2) mmHg，明显强于单一药物组[氨氯地平组(10 ± 2) mmHg，$P<0.05$；阿替洛尔组(10 ± 2) mmHg，$P<0.05$；苄氟噻嗪组(6 ± 1) mmHg，$P<0.05$；卡托普利组(11 ± 1) mmHg，$P<0.01$]；其收缩压及舒张压下降程度也均强于各单药组，分别为(18 ± 1) mmHg($P<0.05$)/17 ± 2($P=0.06$) mmHg；第三，相比 Law[8]等关于低剂量降压疗法的 354 项随机试验进行的 Meta 分析结果：单药取 1/2 剂量可降压约 6.7/3.7mmHg，三联药物各取 1/2 可降压约 19.9/10.7mmHg，本研究发现四联药物组可平均降压约(26 ± 3)/(15 ± 2) mmHg，比单一药物组显著；第四，除阿替洛尔组，差异无统计学意义($P<0.01$)外，四联药物组降心率作用均强于其他各组。总的概括即 1/4 四联降压方案可较单药治疗方案更能实现对血压的控制，未来可被作为原发性高血压的初始治疗步骤[9]。

2017 年 2 月，Chow 等[10]通过一项最新的大型随机对照试验再次重申了这一定义，并参照英国国家药典参考记录提出了 Quadpill 这一新概念，虽然调整了其中的药物种类，归根结底仍是意图取上述四类具有代表性的降压药的标准剂量(常规维持用量)的 1/4，合制成 Quadpill(四合一药丸)，通过增加患者的依从性进而达到更好的降压效果。Chow 等就 1/4 四联降压疗法设计的一项随机的、安慰剂对照的，双盲交叉性临床研究又再次重申了该疗法的有效性及安全性。该试验设计了包含四种抗高血压药物(厄贝沙坦 37.5mg，氨氯地平 1.25mg，氢氯噻嗪 6.25mg，阿替洛尔 12.5mg)的单一药丸(名称为 Quadpill)并观察其降血压效果，每一种药物均取标准剂量的 1/4。研究对象为 21 例(实际为 18 例，脱落 3 例)未接受过治疗的高血压患者，其平均临床基线血压和 24 小时动态血压分别为 154/90mmHg 和 140/87mmHg。患者接受 4 周的药物治疗或安慰剂治疗后继续接受 2 周的药物洗脱阶段，并交叉到另一个研究组(安慰剂组或药疗组)。研究的主要发现可概括如下：首先，与安慰剂相比，Quadpill 诱发了动态(收缩压和舒张压分别为 -18.7/-14.2mmHg)和诊室(收缩压和舒张压分别为 -22.4/-13.1mmHg)血压值的显著降低。第二，在所有患者中，治疗组的诊室血压值均 <140/90mmHg[11]，24 小时动态血压也趋于完全正常(119.6/73.3mmHg，<130/80mmHg)。第三，动态夜间血压值(发病率和死亡率的预后指标[12])明显降低，收缩压和舒张压分别减少 10.4mmHg 和 12.5mmHg。所以 Quadpill 方法的一个主要特征是以高度有效和可耐受的组合开始治疗的理论优势，以非常低剂量的四种药物开始联合治疗，这与以往类似的试验[13]以最小的不良反应同时收获最大的收益这一结果上是一致的。Quadpill 法解决了临床医生与患者以往的治疗惯性，因为它减少了对阶梯法的依赖，这在实践中很少实现。依从性的改善得益于两方面，首先 Quadpill 法减少了既往服用多片药物的负担[14]，其次该法用较低药物剂量使不良反应达到最小化。这些发现表明，1/4 剂量的四联疗法可作为当前抗高血压治疗手段的有力的补充，将成为有价值的降压策略。2017 年，Bennett 等[15]针对过去 17 年来有关 1/4 剂量降压策略的一系列研究进行的 Meta 分析结果总结发现：对比单一药物标准剂量组，1/4 剂量药物组降压效果明显降低，舒张压平均低于标准剂量组 2.6mmHg(95%CI：2.2~3.1)，收缩压平均低于标准剂量组 3.7mmHg(95%CI：5.4~3.9)；1/4 剂量二联药物组的降压效果与单一药物标准剂量组无明显差异；1/4 剂量四联药物组无论是对比标准剂量组或是安慰剂组，降压效果比其他各 1/4 剂量单药组均强。不良反应方面，1/4 剂量四联药物组只引起尿酸、肌酐(未排除误差)的轻度异常，而单一药物、二联药物的

标准剂量组均存在明显的低钾反应。目前，并无关于1/4剂量三联药物组合的相关研究，唯一一项可能相关的是Wald等[16]提出的关于1/2剂量三联药物组合（氨氯地平2.5mg，氯沙坦25mg，氢氯噻嗪12.5mg）的研究结果提示：对比安慰剂组，降压效果可达 -17.9/-9.8mmHg，未提及不良事件的发生情况。

五、小剂量联合用药降压治疗未来展望

现在普遍认为联合疗法将逐渐成为管理高血压的常态[17]，已经有大量随机试验数据表明低剂量联合疗法可以增加降压有效性并减少不良反应发生率。此外，联合疗法可以简化治疗方案，且价格比单一药物更便宜，可成为高血压早期防治的重要策略[18]。具体临床实践中，医生必须按每一个患者的个体状况，有无并发症等，根据联合治疗的原则，制订一个合理的联合用药方案，同时应注意小剂量联合用药时的问题：①联合用药许多优点的基础是小剂量用药，剂量过大，不良反应与药物费用必将大于单用，常不可取。②单用效果好的药物，联用不是必然好；单用效果差者，并用时不一定差。③如在单一用药基础上加药，药物时序不同常可影响疗效，机制尚不清楚。④联合用药最初目的是增加降压效果，而实际获益常远远超过降压范围，更常表现在依从性增加、不良反应减少、生活质量改善、血压控制更平稳、钝化反调节等。现在，又提出1/4剂量的四联疗法能达到同样甚至更强的降压效果。所以，未来对于1/4剂量四联降压疗法的有效性及安全性仍需大量大样本的研究来进行证实，另外四联组合的药物组合类别是否固定，其他药物的叠加效应如何等问题仍有待研究。相信，1/4剂量四联疗法（Quadpill）将成为高血压早期防治策略的新趋势。

（赵兴胜　贺利平）

参 考 文 献

1. Lim SS, Vos T, Flaxman AD, et al. A comparative risk assessment of burden of disease and injury attributable to 67 risk factors and risk factor clusters in 21 regions, 1990-2010: a systematic analysis for the Global Burden of Disease Study 2010. Lancet, 2012, 9859(380): 2224-2260.
2. Chow CK, Teo KK, Rangarajan S, et al. PURE (Prospective Urban Rural Epidemiology) Study investigators. Prevalence, awareness, treatment, and control of hypertension in rural and urban communities in high, middle, and low-income countries. JAMA, 2013(310): 959-968.
3. Gradman AH. Rationale for triple-combination therapy for management of high blood pressure. J Clin Hypertens (Greenwich), 2010, 12(11): 869-878.
4. 许好良. 社区老年高血压患者用药依从性的影响因素分析. 中国医药指南, 2015, 13(7): 191-192.
5. Hansson L, Zanchetti A, Carruthers SG, et al. Effects of intensive blood-pressure lowering and low-dose aspirin in patients with hypertension: principal results of the Hypertension Optimal Treatment (HOT) randomized trial. HOT Study Group. Lancet, 1998, 351: 1755-1762.
6. Patel A, MacMahon S, Chalmers J, et al. Effects of a fixed combination of perindopril and indapamide on macrovascular and microvascular outcomes in patients with type 2 diabetes mellitus (the ADVANCE trial): a randomised controlled trial. Lancet, 2007, 370: 829-840.
7. Mahmud A, Feely J. Low-Dose Quadruple Antihypertensive Combination More Efficacious Than Individual Agents-A Preliminary Report. Hypertension, 2007, 49(2): 272.
8. Law MR, Wald NJ, Morris JK, Jordan RE. Value of low dose combination treatment with blood pressure lowering drugs: analysis of 354 randomised trials. BMJ, 2003, 326: 1427.
9. Mancia G, Rea F, Cuspidi C, et al. Blood pressure control in hypertension. Pros and cons of available treatment strategies. J Hypertens, 2017, 35(2), 225-233.
10. Chow, G. Quarter-dose quadruple combination therapy for initial treatment of hypertension: placebo-controlled, crossover, randomised trial and systematic review. Lancet, 2017, 389: 1035-1042.
11. Mancia G, Fagard R, Narkiewicz K, et al. 2013 ESH/ESC guidelines for the management of arterial hypertension. The Task Force for the management of arterial hypertension of the European Society of Hypertension (ESH) and the European Society of Cardiology (ESC). J Hypertens, 2013, 31(7): 1281-1357.
12. Mancia G, Omboni S, Parati G, et al. Clinical value of ambulatory blood pressure monitoring. Hypertension, 2015, 116(6): 1034-1045.
13. Wald DS, Morris JK, Wald NJ. Randomized Polypill crossover trial in people aged 50 and over. PLoS One, 2012, 7: e41297.
14. Webster R, Patel A, Selak V, et al. Effectiveness of fixed dose combination medication ("polypills") compared with usual care in patients with cardiovascular disease or at high risk: a prospective, individual patient data meta-analysis of 3140 patients in six countries. Int J Cardiol, 2016, 205: 147-156.
15. Bennett A, Chow CK, Chou M, et al. Efficacy and Safety of Quarter-Dose Blood Pressure-Lowering Agents: A Systematic Review and Meta-Analysis of Randomized Controlled Trials. Hypertension, 2017, 70(1): 85-93.

16. Wald DS, Morris JK, Wald NJ, et al. Randomized Polypill crossover trial in people aged 50 and over. PLoS One, 2012, 7(7): e41297.

17. Jones DW, Hall JE. Seventh Report of the Joint National Committee on Prevention, Detection, Evaluation and Treatment of High Blood Pressure and Evidence from new Hypertension Trials. Hypertension, 2004, 43(1): 1-3.

18. Weber MA, Julius S, Kjeldsen SE, et al. Blood pressure dependent and independent effects of antihypertensive treatment on clinical events in the VALUE trial. Lancet, 2004, 9426(363): 2049-2051.

难治性高血压的处理

本文要点

● 难治性高血压是指使用包括一种利尿剂在内的、足够剂量而且合理组合的3种或3种以上抗高血压药物，但血压仍不能达标。

● 假性难治性高血压的原因包括：不良生活方式、依从性差等患者因素；血压测量不正确、治疗方案不合理、合并使用干扰血压的药物等医源性因素；心理生理因素。积极干预这些因素可达到满意疗效。

● 难治性高血压的初级检查可在各级医院、卫生所开展，包括血尿常规、血尿电解质、肾功能、血脂、血糖、血液流变学、动态血压、双肾超声及肾血流超声、肾上腺CT。

● 难治性高血压的次级检查可在上级医院或高血压专科进行，包括皮质醇、肾素、醛固酮、儿茶酚胺及其代谢产物测定，多导睡眠监测，肾动脉CTA等。

● 常见的难治性高血压原因包括：睡眠呼吸暂停综合征，原发性醛固酮增多症，肾血管性高血压，肾实质性高血压，皮质醇增多症，甲状腺功能异常，嗜铬细胞瘤等。

● 难治性高血压的治疗主要针对病因，具体治疗包括生活模式的改良、个体化药物治疗以及选择性的介入治疗。

● 有继发性高血压线索或正规足疗程治疗，血压仍不达标患者，建议高血压专科就诊。

难治性高血压（resistant hypertension，RH）又称抵抗性高血压，是指在使用包括一种利尿剂在内的、足够剂量而且合理搭配的3种或3种以上抗高血压药物，诊室收缩压仍≥140mmHg和（或）舒张压仍≥90mmHg，或者服用≥4种降压药才能将诊室血压控制在140/90mmHg以下；2017年美国成人高血压评估、防治指南的控制标准要求≤130/80mmHg[1-3]。目前在高血压患者中难治性高血压的患病率不确切。根据1990年工业国家全民健康调查结果表明有22%（加拿大）~55%（德国）的高血压患者可达到难治性高血压的诊断标准；2006—2007年调查结果指出美国及英国难治性高血压患重病率分别是29%及30%[4]。在我国，难治性高血压的概念较晚，患病率不确切，估算为5%~20%[5]。

研究表明：难治性高血压造成缺血性心脏疾病是非难治性高血压的1.34倍，造成充血性心力衰竭为1.78倍，造成慢性肾脏疾病是1.84倍[6]，故难治性高血压的诊治势在必行。

一、假性难治性高血压

血压受到多种可控因素的影响而导致“血压难治”，在积极干预这些因素后可达满意疗效，这种情况被定义为假性难治性高血压，分析原因如下：

（一）患者的因素

1. 饮食和生活方式因素的干扰，如肥胖（BMI ≥30kg/m^2）、高钠摄入（尿钠排泄≥150mmol/d）、过量饮酒（男性饮酒的酒精≥25g/d，女性减半量）和滥用药物（如减肥药）可导致假性难治性高血压[7]。

（1）肥胖：已有研究表明约超过40%的血压难控的患者伴有肥胖，而且肥胖患者需要更大剂量降压药物，有时即便增加药量血压也不易控制在正常水平，肥胖造成高血压的机制非常复杂，包括钠排泄障碍、交感神经系统活跃、RAS系统活跃、诱导高胰岛素血症等。因此，高血压患者应该保持正常体重，BMI应该控制在18.5~24.9kg/m^2，且每减轻10kg体重，血压可下降5~20mmHg。

（2）高钠摄入：过量食盐造成血压难治归因于高钠血症的直接升压的作用及降低降压药的敏感性两种机制。控制每日钠盐摄入（2.4g钠或6g氯化钠），血压可平均下降2~84mmHg。

(3) 饮酒:我国有一项研究报道,每周 >30 次饮酒的高血压患者,高血压所带来的各种风险从 12% 上升至 14%[8]。男性饮酒频率每周应 <2 次,女性应 <1 次,血压可平均下降 2~4mmHg。

(4) 吸烟:吸烟在男性高血压患者中较普遍,女性高血压患者被动吸烟率较高,烟草中含有大量对人体有害的物质可造成组织器官缺血缺氧、动脉壁内皮细胞破坏,并促进交感神经活性造成血压难降。

2. 对降压药物治疗缺乏依从性是导致血压难降的重要原因[9-10]。一项回顾性研究表明:大约 40% 的新发高血压患者在病程第一年就中断了降压药物治疗。随访 5~10 年的病例当中,不到 40% 的患者坚持服药。研究表明,8%~40% 难治性高血压是因服药依存性差造成的。与就诊于基层医疗机构后接受降压药物治疗的患者相比,接受高血压专科医师指导用药的患者服药依从性相对高,另一项来自高血压专科门诊的回顾性研究表明:因依从性差造成血压难降的占就诊患者的 16%。超过 50% 的血压难降患者,尽管反复就诊却不增加药量,一些没有临床症状的高血压患者,虽然服用药物治疗但因不能感受到疗效,加之医疗费用的负担和随访诊疗的麻烦最终导致患者放弃遵医嘱服用降压药。2009 年美国难治性高血压专家共识中推荐经治医师不仅要从患者汇报的病史中判断患者用药依从性,还应该特别追问患者是如何成功应对所服药物种类过多、剂量过大、频次过高、药物不良反应及高额药费等实际问题;在患者及其家人在场的情况下,询问患者家属可更客观地评价患者服药的依从性,并制订出针对难治性高血压的临床实践诊疗流程。简化治疗方案是改善依从性的有效措施,具体方法如下:①尽量选用多种长效降压药每日单次口服以减少服药频次;②建议患者记录家庭血压后定期门诊随访;③需与护理、药理及营养专业人员协同指导患者综合治疗;④建议患者家属配合,监督服药及改善生活方式。

(二) 医生的因素[11]

1. **正确测量血压** 诊室血压测量是诊断高血压的标准,正确的血压测量应该注意以下条件:情绪稳定,应在安静的室内休息 10~15 分钟以消除疲劳、紧张等对血压的影响;检查前 5 分钟内不要做体位变动;室内温度应以 20℃左右为宜,太冷、太热对血压高低都有影响;检查血压前半小时内应避免进食,不吸烟、不饮酒,排空膀胱(解小便 1 次)。测压者应受过合格的培训,并根据患者选择合适的血压计及正确的测压步骤。坐位,非同日连续监测至少 3 天,血压未达标者需要同时测量双上肢血压,双上肢血压值相差 20mmHg 时,建议完善双下肢血压测量。

2. **误诊及治疗方案不合理或剂量、疗程不足** 有些医师对于难治性高血压的概念不清,将先后使用超过 3 种的降压药物血压难以控制的患者误判为难治性高血压;有些医师虽然使用了多种药联合降压,但配伍不合理,甚至存在禁忌;有些医师没有为患者拟定个体化治疗方案,对于体重指数较大的患者,仍然使用常规剂量,或剂量已达足量但疗程不足就被诊断为难治性高血压。其实,部分难治性高血压患者仅仅需要调整方案,增加药物剂量或加用利尿剂后血压就可达标。

3. **其他药物的干扰** 有一部分患者可能同时服用一些影响血压的药物,包括拟交感神经药(如麻黄、去氧肾上腺素、可卡因等)、类固醇激素、避孕药、红细胞生成素、免疫抑制剂(如环孢素等)、抗抑郁药(如三环类抗抑郁药物)、非甾体抗炎药、食欲抑制剂、中草药(如人参、甘草等)等,但它们可能导致难治性高血压的比例 <2%,这些药物导致难治性高血压的机制主要是它们可以直接引起血压升高或影响降压药物的疗效。

(三) 心理、生理因素

1. **心理因素** 精神压力可引起的血压过度反应,临床上常见于创伤后应激障碍、紧张、焦虑、愤怒等精神压力持久不消除。情绪变化可促进交感 - 肾上腺素能系统活性增加,心排出量增加、外周阻力升高,影响血压。鉴于情绪及精神因素对于难治性高血压的重要性,排除常见高血压病因,应该行焦虑抑郁量表测定[12]。

2. **白大衣高血压** 研究表明约有 1/4 血压难治患者的 24 小时动态血压水平低于 135/85mmHg,这一现象归为诊室或白大衣难治性高血压。重复自测血压或 24 小时动态血压监测可以把此型和真正的难治性高血压区分开[13]。

3. **老年人假性高血压** Framingham 研究表明,与 <60 岁的高血压患者相比,年龄 >75 岁的老年患者中只有 1/4 患者收缩压能被有效控制[14]。一些表现为血压难治的老年患者,由于存在严重的动脉粥样硬化导致了血压测量不准确,一般可通过 Osers 试验及桡动脉穿刺血管内压测定辅助鉴别诊断[15]。

二、判断难治性高血压的病因—鉴别继发性高血压

在难治性高血压患者中，部分患者可明确继发性高血压病因，在难治性高血压中继发性高血压具体患病率不详[16-26]。

由于受到医疗检测水平及医师诊疗技术等多方面的限制，很多难治性高血压被误判为原发性高血压。继发性高血压的筛查是一项费时、费力、费钱的工作，临床医生应该在具备扎实的临床基础上认真分析患者的各项检查指标，从病史、体格检查、血尿常规、肾脏超声等最简单的信息中寻找继发性高血压的。结合临床经验，总结继发性高血压的筛查应遵循以下步骤：

（一）第一步：收集临床基础资料

1. **问诊** 内容包括：①患者的高血压病程、严重程度及发展过程；②药物治疗依从性；③初次用药的反应（包括毒副作用及不良反应）；④现服所有药物（包括中草药及非处方药物）；⑤合并的其他临床表现，例如：白天嗜睡、打鼾、阵发性血压升高、心悸、大汗以及确切的外周或冠状动脉粥样硬化的证据等，这些资料可以引导医生排查难治性高血压的病因。

2. **体格检查** 与患者会面及询问病史后，医生将会对患者有一个总体认识，查体要注重患者体型、面容、皮肤黏膜有无皮疹及水肿、口唇是否发绀、咽腔是否狭小、是否有血管杂音、肾区是否有叩痛及四肢脉搏血压是否对称等。

3. **实验室及辅助检查** 安排实验室及辅助检查时临床医师应该根据患者的具体病情，采用最无创、经济、合理的检查方法，由浅入深、循序渐进地排查，具体如下：

(1) 初级检查：此类检查虽然简单、经济、易行，但能给临床医师提供很多继发性高血压的重要信息，包括：血常规、尿常规、尿素氮、肌酐、尿酸、血脂、血糖、血流变、血尿电解质、动态血压、双肾及肾血流超声、肾上腺CT等。

(2) 次级检查：在初级检查有相应提示后可结合患者实际临床情况进一步追查继发性高血压病因，次级检查可能在基层医院无法开展，需要转往上级医院或高血压专科进行筛查。

1）实验室检查常见包括：皮质醇节律、血浆肾素、醛固酮测定、血浆、尿液儿茶酚胺及其代谢产物测定、血清性激素测定等。需要强调的是分析上述指标前，应该首先判断有无干扰因素：例如降压药类型、测定时间、体位、女性生理周期等；若有阳性线索，建议安排临床诊断试验进一步确诊。特别是血浆醛固酮/肾素活性值作为原发性醛固酮增多症的初筛试验被广泛应用于临床，初筛试验阳性后可安排盐水负荷试验、卡托普利试验或氟氢考的松抑制试验进一步确诊。

2）多导睡眠图（PSC）是诊断睡眠呼吸紊乱疾患的一项重要手段：通过对患者睡眠时的脑电、心电、肌电等指标的收集，并监测患者鼻气流、胸廓及腹部随呼吸起伏情况，综合分析后计算出睡眠呼吸指数并对睡眠呼吸暂停综合征作出诊断及分度，及对中枢性或阻塞性睡眠呼吸暂停作出鉴别。此项检查可评估患者实际睡眠状态，及对血压的影响。

3）双肾放射性核素显像（双肾ECT）：此项方法简单、无创安全、价廉易得，可了解腹主动脉及双肾动脉的灌注情况，且能同时测量分肾功能。

4）肾动脉多排螺旋CT三维血管成像（肾动脉CTA）：此项检查具有无创、安全、方便、经济、直观的特点，在一定程度上已可以代替以往作为"金标准"的数字化减影血管造影术（DSA）。在继发性高血压筛检当中如果高度怀疑为肾血管性高血压可行肾动脉CTA初步筛检，如病变较严重需介入治疗可选择肾动脉造影术。

(3) 高级检查：高级检查往往是有创伤的，但对患者的确诊、分型、定侧及制订下一步治疗方案、评估治疗效果有重要意义。

1）肾动脉造影术配合肾静脉取血术：能判断狭窄的部位、程度、范围、远端分支、侧支循环及胸腹主动脉等情况，是有创性检查，但仍是目前确诊肾动脉狭窄的"金标准"。

2）肾脏穿刺并活检术：采用超声引导并与自动活检技术相结合，使难度较高的肾脏活检技术趋于完善、简化，并且更加安全。高血压与肾实质病变互为因果，有时只有通过肾脏穿刺活检病理检查才能有效

鉴别。

3）双侧肾上腺静脉采样检查(AVS):此项检查被认为是诊断原发性醛固酮增多症分型定侧诊断的“金标准”,其主要缺点是操作技术难度大,易出现插管失败。

（二）第二步:获取患者的症状、体征、实验室检查及辅助检查结果后根据继发性高血压的临床特点鉴别诊断

1. **睡眠呼吸暂停综合征** 在难治性高血压患者中占60%~70%,此病是由于睡眠时上气道狭窄或阻塞导致的反复发作的呼吸浅慢或暂停,继而出现夜间低氧血症或合并高碳酸血症,从而使患者睡眠时呼吸费力夜间频繁憋醒,睡眠质量差,血压升高难以下降,可通过多导睡眠监测检查明确诊断[26-29]。

2. **原发性醛固酮增高症** 在难治性高血压中占7%~20%,原发性醛固酮增多症是由于肾上腺的皮质肿瘤或增生,醛固酮分泌异常增多所致。在高血压合并糖尿病、高血压合并阻塞性睡眠呼吸暂停综合征患者中此病比例高,需要注意筛检。体内醛固酮水平异常增高可造成中重度高血压,导致靶器官损害;造成血管的炎症、纤维化及硬化,更易导致动脉粥样硬化。原发性醛固酮增多症的临床诊断依据为:①高血压、低钾血症、碱中毒。如果患者的血钾≤3.5mmol/L时尿钾≥25mmol/d,表明有尿失钾现象,支持本病的诊断,但大多数患者表现为正常血钾。②低肾素、高醛固酮血症,一般使用血浆醛固酮/肾素活性值评估,范围20~100(ng/dl)/[ng/(ml·h)]$^{-1}$。③内分泌功能试验:遵循原则:抑制醛固酮而不下降,刺激肾素而不升高。④分型定侧检查:包括体位刺激试验、肾上腺B超、CT或磁共振(MRI),CT的灵敏度大于MRI,肾上腺静脉取血术是“金标准”[30-36]。

3. **肾血管性高血压** 在难治性高血压患者中比例为2%~24%,肾血管性高血压是指各种原因引起的肾动脉或其主要分支的狭窄或闭塞性疾病,引起肾血流量减少或缺血所致的高血压。引起肾血管性高血压的常见病因有大动脉炎、动脉粥样硬化性肾动脉疾病、系统性坏死性血管炎、肾动脉纤维性发育不良等疾病。高血压若伴以下表现时应高度考虑肾血管性高血压可能:①30岁以下发生或50岁以上发生的高血压,特别是年轻而严重的高血压;②恶性高血压,伴有严重的眼底改变;③高血压突然发生或突然升高,而无明显的家族史;④进行性或药物难以控制的高血压;⑤高血压患者经血管紧张素转化酶抑制剂(ACEI)治疗后肾功能恶化;⑥有吸烟史,伴有冠状动脉、颈动脉、脑动脉和周围动脉的粥样硬化病变;⑦严重高血压伴有低钾血症,血浆肾素明显升高,继发醛固酮升高;⑧反复发作性肺水肿;⑨上腹部和腰部有连续性收缩期或舒张期杂音;⑩影像学检查肾脏,双肾大小不等,其他检查如卡托普利试验、螺旋CT肾血管显影均为无创性检查,亦可用于筛选检查,双肾动脉DSA是有创性检查,仍是目前确诊肾血管性高血压的“金标准”[37-39]。

4. **肾实质性高血压** 占1%~2%,由各种肾实质性疾病引起的高血压统称为肾实质性高血压,是导致多种肾脏疾病慢性进展,肾功能恶化的主要影响因素。肾实质性高血压除存在高血压的各种临床表现外,还具有某些特殊表现,其临床特点如下:①一般情况较差,多呈贫血貌;②眼底病变重,更易发生心血管并发症;③进展为急进性或恶性高血压的可能性为原发性高血压的2倍;④尿常规检查多有异常发现,如蛋白尿等,生化检查可有血肌酐升高等肾功能不全的表现;⑤预后比原发性高血压差。尿常规、血尿肾功、双肾超声、肾脏ECT等检查项目可对诊断有相应提示,肾脏穿刺活检术及病理检查可了解肾病类型并对治疗提供重要依据[40-41]。

5. **皮质醇增多症** 皮质醇症的诊断分三个方面[42-43]:

(1) 确定疾病诊断主要依靠典型的临床症状和体征:食欲亢进、体重明显增加、夜间打鼾、性功能障碍、全身乏力;向心性肥胖、紫纹、毛发增多、皮肤菲薄等。

(2) 定性诊断:通过皮质醇节律、午夜1mg地塞米松抑制试验、标准小剂量地塞米松抑制试验、大剂量地塞米松抑制试验、ACTH等检查明确皮质醇增多症诊断。

(3) 定位诊断:对于ACTH依赖型,重点放在垂体及分泌ACTH的肿瘤上,对于非ACTH依赖型,重点放在双侧肾上腺上。此外,对于育龄期女性患者,一定要与多囊卵巢综合征相鉴别。

6. **嗜铬细胞瘤** 此病表现为阵发性或持续血压升高,典型病例伴有剧烈头痛、心悸、大汗的“三联症”,在发作期检测血、尿儿茶酚胺、尿香草苦杏仁酸对诊断有一定意义,但技术要求较高。如能测定血间羟去甲肾上腺素（NMN）、间羟肾上腺素（MN）则对嗜铬细胞瘤的诊断有更高的敏感性及特异性。CT 扫描对嗜铬细胞瘤的诊断准确率高，而且无创伤，有条件应作为首选检查方法。近年来开展的 ^{131}I- 间位碘苄胍（^{131}I-MIBG）造影，对嗜铬细胞瘤的诊断及定位提供了重要方法，具有安全、特异和准确率高的优点[44-47]。

7. **其他** 此外，还有一些少见继发性高血压类型，包括：甲状腺功能减退症、甲状旁腺亢进症或高钙血症、肢端肥大症、liddle 综合征等[48-50]。

三、难治性高血压的治疗

难治性高血压的治疗对于临床医师是个棘手的问题，如能筛检出继发性高血压的病因并对因治疗，预计能够获得较好的疗效。通过高血压专科筛查仍不能明确病因的难治性高血压，应考虑使用多种拮抗高血压机制的联合降压方案：包括减轻容量负荷、扩张血管、阻滞肾素 - 血管紧张素 - 醛固酮系统、抑制交感神经活性、改善内皮功能等，必须注重个体化治疗原则[51-53]。

（一）药物治疗

1. **降压药的选择** 强调利尿剂的应用[54-58]。

研究证实难治性高血压患者通常存在不同程度的容量负荷过重，由此可导致降压治疗的抵抗，部分患者血压难以控制是由于未使用利尿剂或利尿剂用量不足，因此为达到最大程度的血压控制，增加利尿剂的应用是非常必要的。故推荐在充分评估患者肾功能的前提下，对于血压控制不良的患者应该常规应用利尿剂、增加原有利尿剂的剂量或更换利尿剂力求降压达标。一线利尿剂包括：噻嗪类利尿剂（氯噻酮、氢氯噻嗪等）、袢利尿剂（呋塞米、托拉塞米等）及保钾利尿剂（阿米洛利、氨苯蝶啶）。对于肾功能正常的患者可首选噻嗪类利尿剂，氯噻酮的降压反应及稳定性较氢氯噻嗪好，对于潜在有慢性肾脏疾病[肌酐清除率 $<30ml/(min\cdot1.73m^2)$]的患者，可选用袢利尿剂，长效的袢利尿剂可增加患者服药依存性。

2. **联合治疗** 鼓励制订联合降压方案。

联合使用 3 种不同种类的降压药可有效控制血压，尤其是利尿剂，需要联合其他种类降压药物以达到控制血压的目的。目前有报道建议 ACEI 或 ARB 联合二氢吡啶类及非二氢吡啶类钙通道阻断剂降压疗效优于单用这两类药物。三联降压方案，如 ACEI/ARB+CCB+ 利尿剂，降压疗效及患者耐受性好，可以使用单片复方制剂，这样减少了药物种类可提高服药依存性。需要特别强调的是联合 3 种及以上的降压药需要注意个体化原则，制订方案之前需明确以下几点：①患者首先想要解决的临床问题是什么；②既往病史有哪些；③存在多少危险因素；④是否合并慢性肾病及糖尿病；⑤患者的经济能力。只有综合考虑上述情况，才能制订出适合患者的个体化降压方案。

3. **盐皮质激素受体拮抗剂的使用** 研究表明难治性高血压中原发性醛固酮增多症的患病率较高，这为已联用多种降压药物后血压仍控制不良者加用盐皮质受体拮抗剂提供了临床参考。此外，阻塞性睡眠呼吸暂停一项来自土著人及白人的研究，入选者均平均服用包括利尿剂及 ACEI/ARR 的 4 种降压药后血压仍控制不良，加用螺内酯后收缩压及舒张压分别下降了 24mmHg 和 10mmHg。盐皮质激素受体拮抗剂较噻嗪类降压效果好主要是利尿效果更优于噻嗪类，但对于非容量负荷的高血压患者此药的降压疗效还未明确。对于男性患者服用螺内酯后常可见乳腺增生的不良反应。只要对服用此药的患者进行严密血钾水平监测，高钾血症并不常见。但对于老年患者、糖尿病患者、慢性肾病患者、正在服用 ARB/ACEI 或非甾体消炎药的患者应该警惕出现高钾血症。

4. **药物的口服方式** 采用动态血压进行监测的横断面研究表明：高血压患者在临睡前服用一种降压药有利于控制 24 小时平均血压，特别是可降低夜间收缩压及舒张压水平。而夜间血压值可能是心血管疾病的更好的预测因子。对于治疗难治性高血压，将非利尿剂分早晚两次服用可以更有效控制血压。但是这样做又会增加服药次数或增加费用而造成患者的服药依从性降低。

（二）有创介入治疗[59-61]

由于交感神经与高血压密切相关，因此早在 20 世纪 40 年代就曾尝试通过去除交感神经来控制血压，发现 76.3% 的患者血压下降，同时能够降低心血管病变和肾功能不全的发生。但是由于交感神经节切除术的不良后果为手术创伤大，术后恢复时间长，可能出现胃肠道功能失调、呼吸困难、体位性低血压、勃起功能障碍等术后并发症，去交感神经节的方法在20世纪70年代逐渐退出了历史舞台。近年有几项小样本前瞻性研究（Symplicity HTN-Ⅰ、Symplicity HTN-2）表明，难治性高血压患者进行肾动脉交感神经消融术（renal denervation，RDN）后，患者血压及心率有不同程度的下降而无明显的手术并发症，术后降压药物的用量有所减少。因此，RDN可作为难治性高血压患者的一种新的治疗方法。但更进一步的多中心、假手术对照的Symplicity HTN-3研究的结果认为RDN手术是安全的、而降压效果是不确定的。在此要特别强调的是手术对象的选择成为了难点及焦点，在手术前需要排除包括肾血管性、肾实质性、肾上腺疾病、内分泌系统疾病等继发性高血压，筛选解剖适于RSD治疗的患者，对于临床上明确判断为真性难治性高血压患者、无法耐受多种降压药物联合治疗或治疗依从性很差的高血压患者，在知情同意下可考虑行RDN。但是，因其还处于研究阶段，需严格选择适应证、按操作规程慎重、有序地开展。

（三）推荐高血压专科就诊[62-65]

与在社区医院诊治随访的患者相比，在高血压专科进行诊治及长期随访的患者较少出现临床并发症。新疆维吾尔自治区高血压研究中心对前来就诊的高血压患者进行继发性高血压的筛检发现大量患者合并阻塞性睡眠呼吸暂停综合征，此种疾病造成的危害往往被医生及患者忽视，但基于特殊治疗后降压疗效显著。一项回顾在高血压专科随访诊治的难治性高血压患者发现：随访1年后血压下降18/9mmHg，控制率从18%上升至52%。如果发现难治性高血压患者存在继发性高血压的病因，应该建议患者在高血压专科就诊进一步查因。如果对于难治性高血压实施正规降压方案，半年后患者血压仍然不降，应该推荐患者去

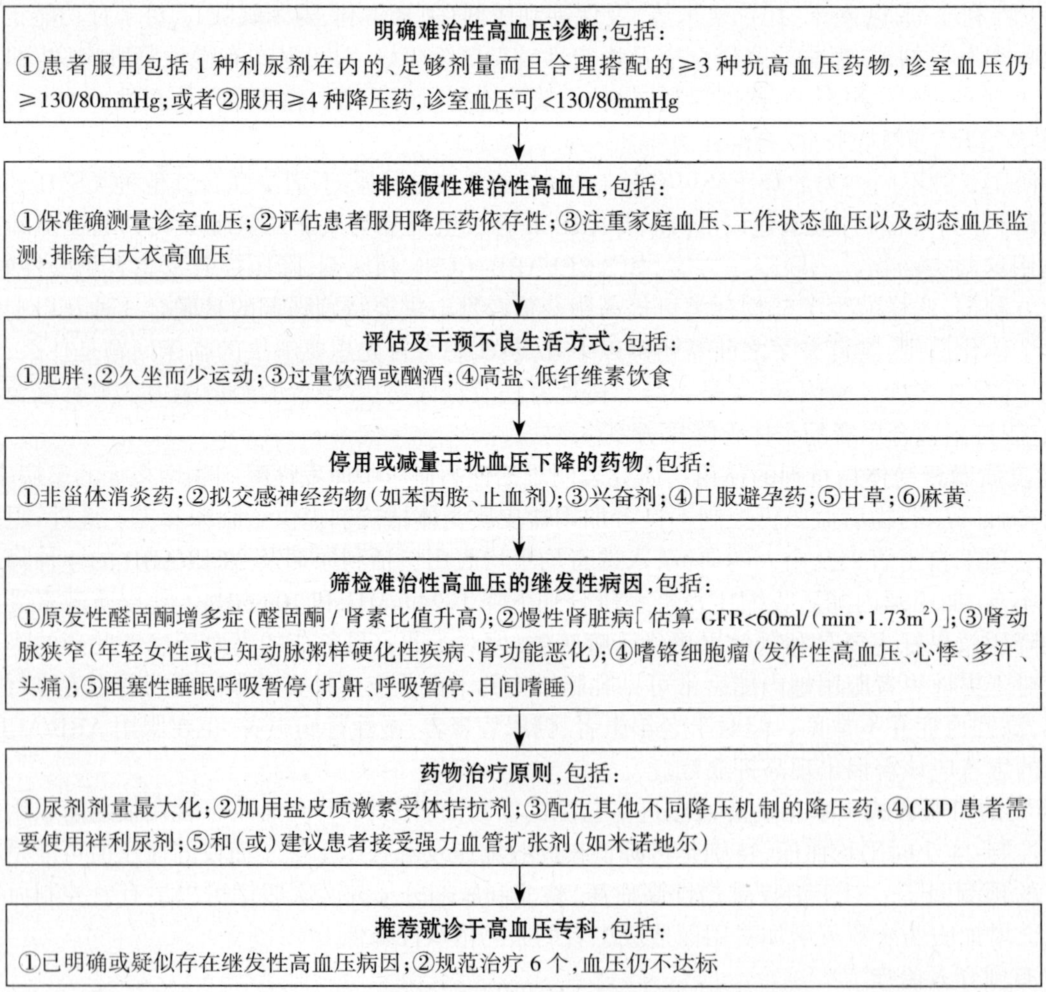

明确难治性高血压诊断，包括：
①患者服用包括1种利尿剂在内的、足够剂量而且合理搭配的≥3种抗高血压药物，诊室血压仍≥130/80mmHg；或者②服用≥4种降压药，诊室血压可<130/80mmHg

↓

排除假性难治性高血压，包括：
①保准确测量诊室血压；②评估患者服用降压药依存性；③注重家庭血压、工作状态血压以及动态血压监测，排除白大衣高血压

↓

评估及干预不良生活方式，包括：
①肥胖；②久坐而少运动；③过量饮酒或酗酒；④高盐、低纤维素饮食

↓

停用或减量干扰血压下降的药物，包括：
①非甾体消炎药；②拟交感神经药物（如苯丙胺、止血剂）；③兴奋剂；④口服避孕药；⑤甘草；⑥麻黄

↓

筛检难治性高血压的继发性病因，包括：
①原发性醛固酮增多症（醛固酮/肾素比值升高）；②慢性肾脏病[估算GFR<60ml/(min·1.73m^2)]；③肾动脉狭窄（年轻女性或已知动脉粥样硬化性疾病、肾功能恶化）；④嗜铬细胞瘤（发作性高血压、心悸、多汗、头痛）；⑤阻塞性睡眠呼吸暂停（打鼾、呼吸暂停、日间嗜睡）

↓

药物治疗原则，包括：
①尿剂剂量最大化；②加用盐皮质激素受体拮抗剂；③配伍其他不同降压机制的降压药；④CKD患者需要使用袢利尿剂；⑤和（或）建议患者接受强力血管扩张剂（如米诺地尔）

↓

推荐就诊于高血压专科，包括：
①已明确或疑似存在继发性高血压病因；②规范治疗6个，血压仍不达标

图1 2017美国成人难治性高血压临床处理流程推荐

GFR：肾小球滤过率；CKD：慢性肾脏病

高血压专科就诊查因(图 1)。

四、展 望

临床研究已经证明难治性高血压患心血管疾病的风险较高,但是对于此病的研究受到了很多限制,例如:不能安全撤药或不能使用统一的降压方案来控制血压,这就导致无法对难治性高血压分型及病因的探讨。难治性高血压常常合并有糖尿病、慢性肾病、睡眠打鼾及动脉粥样硬化疾病,由于这些并发症的存在使得即便对难治性高血压给予优化的治疗方案血压也很难得到控制,同时由于所服多种药物的干扰而无法解释其临床结果。此外,招募合适的入选者也遇到了很大的挑战,克服这一难题需要采取多中心的研究方法。目前,难治性高血压的确切患病率及预防措施还不明确,特别是难治性高血压基因学方面的机制还没有被广泛探究。应该设计更多的临床研究评估联合降压方案的有效性,区别分析对待年轻与老年难治性高血压患者,从不同角度探究其病因以便开阔思路,进而求得更有效的治疗措施。

(王梦卉 李南方)

参考文献

1. 孙宁玲,霍勇,王继光,等.难治性高血压诊断治疗中国专家共识.中国医学前沿杂志(电子版),2013,6(5):69-74.
2. Fagard RH. Resistant hypertension. Heart,2013,7(5):354-363.
3. Carey RM,Whelton PK. Prevention,Detection,Evaluation,and Management of High Blood Pressure in Adults:Synopsis of the 2017 American College of Cardiology/American Heart Association Hypertension Guideline. Ann Intern Med,2018,168(5):351-358.
4. Judd E,Calhoun DA. Apparent and true resistant hypertension:definition,prevalence and outcomes. J Hum Hypertens,2014,28(8):463-468.
5. 柯元南.关注难治性高血压.中国医刊,2016,51(12):6.
6. Sim JJ,Bhandari SK,Shi J,et al. Characteristics of resistant hypertension in a large,ethnically diverse hypertension population of an integrated health system. Mayo Clin Proc,2013,88(10):1099-1107.
7. Vongpatanasin W. Resistant hypertension:a review of diagnosis and management.JAMA,2014,311(21):2216-2224.
8. Wildman RP,Gu D,Muntner P,et al. Alcohol intake and hypertension subtypes in Chinese men. J Hypertens,2005,23(4):737-743.
9. Irvin MR,Shimbo D,Mann DM,et al. Prevalence and correlates of low medication adherence in apparent treatment-resistant hypertension. J Clin Hypertens,2012,14(10):694-700.
10. Acelajado MC,Calhoun DA. Resistant hypertension:who and how to evaluate. Curr Opin Cardiol,2009,24(4):340-344.
11. Calhoun DA,Jones D,Textor S,et al. Resistant hypertension:diagnosis,evaluation,and treatment:a scientific statement from the American Heart Association Professional Education Committee of the Council for High Blood Pressure Research.. Circulation,2008,117(25):510-526.
12. Davies SJ,Ghahramani P,Jackson PR,et al. Panic disorder,anxiety and depression in resistant hypertension—a case-control study. J Hypertens,1997,15(10):1077.
13. Modolo R,Ruggeri BN,de Faria AP,et al. The white-coat effect is an independent predictor of myocardial ischemia in resistant hypertension. Blood Press,2014,23(5):276.
14. Lloydjones DM,Evans JC,Larson MG,et al. Differential Control of Systolic and Diastolic Blood Pressure Factors Associated With Lack of Blood Pressure Control in the Community. Hypertension,2000,36(4):594-599.
15. Messerli FH,Ventura HO,Amodeo C. Osler's maneuver and pseudohypertension. N Engl J Med,1985,313(20):1299-1301.
16. 李南方,王梦卉.难治性高血压的原因分析与处理要点.心脑血管病防治,2013,13(5):346-351.
17. Acelajado MC,Calhoun DA. Resistant hypertension,secondary hypertension,and hypertensive crises:diagnostic evaluation and treatment. Cardiol Clin,2010,28(4):639-654.
18. 王磊,李南方,周克明,等.难以控制的高血压 628 例病因分析.中华心血管病杂志,2009,37(2):138-141.
19. 李南方,林丽,王磊,等.1999 至 2008 年高血压专科住院患者病因构成的分析.中华心血管病杂志,2010,38(10):939-942.
20. Faselis C,Doumas M,Papademetriou V. Common Secondary Causes of Resistant Hypertension and Rational for Treatment. Int J Hypertens,2011,2011(3):236-239.
21. Jin HK,Park SH,Ji AY,et al. Importance of Clinical Evaluations Related to Secondary Hypertension in Patients with Resistant Hypertension. J Lipid Atheroscler,2013,2(1):37.
22. 李南方.继发性高血压的临床诊疗思路.中华高血压杂志,2014,6:516-518.
23. 李南方,王磊.继发性的高血压线索来自于基本的临床检查.医学与哲学(B),2011,32(7):8-10.
24. 李南方,王磊,周克明,等.新疆维吾尔自治区人民医院住院高血压患者病因构成特点.中华心血管病杂志,2007,35(9):865-868.
25. 王国亮,周克明,欧阳玮琎,等.右侧肾上腺静脉开口的手术定位.中华高血压杂志,2014,9:855-858.

26. 李南方,汪迎春. 阻塞性睡眠呼吸暂停低通气综合征导致高血压的机制. 医学与哲学,2013,34(10):10-11.
27. 李南方,韩瑞梅,严治涛,等. 高血压合并阻塞性睡眠呼吸暂停低通气综合征患者心血管危险因素分析. 中华高血压杂志,2011,19(4):361-364.
28. 汪迎春,欧阳玮珽,李南方,等. 高血压合并阻塞性睡眠呼吸暂停低通气综合征患者血压水平及血压变异性分析. 中国心血管杂志,2011,16(5):348-351.
29. 杨晶晶,李南方,王红梅. 阻塞性睡眠呼吸暂停综合征相关交感神经递质的研究进展. 临床和实验医学杂志,2010,9(8):632-633.
30. 李南方,李红建,王红梅,等. 330 例原发性醛固酮增多症患者的临床分析. 中华内分泌代谢杂志,2011,27(9):752-754.
31. Kline GA,Aph P,Leung AA,et al. Primary aldosteronism:a common cause of resistant hypertension. CMAJ,2017,189(22):E773.
32. 张福春,严治涛,杨晶晶,等. 原发性醛固酮增多症与睡眠呼吸暂停关系的研究现状. 现代生物医学进展,2010,10(4):794-796.
33. 王梦卉,李南方,张德莲,等. 不同体位肾素活性变化值对原发性醛固酮增多症鉴别诊断的价值. 中华诊断学电子杂志,2016,4(4):257-261.
34. Luo Q,Li N,Yao X,et al. Potential effects of age on screening for primary aldosteronism. J Hum Hypertens,2015,30(1):53-61.
35. Li N,Li H,Wang H. Characteristics of 330 cases with primary aldosteronism. Int J Cardiol,2011,152(Suppl 1):S34-S35.
36. Nanfang LI,Wang H,Juan LI,et al. Clinical Features of Patients with Primary Aldosteronism. Am J Hypertens,2012,25(1):133.
37. Zanoli L,Rastelli S,Marcantoni C,et al. Renal artery diameter,renal function and resistant hypertension in patients with low-to-moderate renal artery stenosis. J Hypertens,2012,30(3):600-607.
38. Protasiewicz M,Kądziela J,Początek K,et al. Renal artery stenosis in patients with resistant hypertension. Am J Cardiol,2013,112(9):1417-1420.
39. Biase AD,Marisa Varrenti MD,Paolo Meani MD,et al. Renal Artery Stenosis as the Cause of Resistant Arterial Hypertension:An Unusual Technique for Revascularization. J Clin Hypertens,2014,16(7):536-537.
40. 谌贻璞. 肾实质性高血压的治疗进展. 中华心血管病杂志,2003,31(7):554-556.
41. 万强,靳兰芳,史伟. 肾实质性高血压的发病机制与治疗进展. 中西医结合心脑血管病杂志,2008,6(1):57-58.
42. 孔剑琼,李南方,祖菲亚,等. 22 例皮质醇增多症的临床研究. 心血管康复医学杂志,2014,23(1):64-67.
43. 刘超,张梅. 皮质醇增多症所致高血压诊断与治疗. 中国实用内科杂志,2009,10:890-892.
44. 王磊,李南方. 青年内分泌性高血压病因构成的探讨. 医学信息,2013,14:388-389.
45. 李南方,常桂娟,汪迎春,等. 嗜铬细胞瘤 28 例临床误诊分析. 临床误诊误治,2006,19(8):45-47.
46. 汪迎春,李南方.(131)I-MIBG 和 PET 在嗜铬细胞瘤中的临床诊断价值. 临床心血管病杂志,2006,22(5):315-317.
47. 王梦卉,常桂娟,骆秦,等. 探讨嗜铬细胞瘤患者血清甲状腺激素水平的变化. 新疆医学,2007,37(5):48-50.
48. Wang L,Li N,Yao X,et al. Detection of Secondary Causes and Coexisting Diseases in Hypertensive Patients:OSA and PA Are the Common Causes Associated with Hypertension. Biomed Res Int,2017,2017(6):1-8.
49. Sukor N. Endocrine hypertension—current understanding and comprehensive management review.. Eur J Intern Med,2011,22(5):433-440.
50. Young WF,Calhoun DA,Lenders JWM,et al. Screening for Endocrine Hypertension:An Endocrine Society Scientific Statement. Endocr Rev,2017,38(2):103-122.
51. 李南方,张德莲. 难治性高血压及其药物治疗. 中国实用内科杂志,2015,35(4):303-305.
52. Sarafidis PA,Bakris GL. Resistant hypertension:an overview of evaluation and treatment. J Am Coll Cardiol,2008,52(22):1749-1757.
53. Pimenta E,Calhoun DA,Oparil S. Mechanisms and treatment of resistant hypertension. J Clin Hypertens,2010,10(3):239-244.
54. Achelrod D,Wenzel U,Frey S. Systematic Review and Meta-Analysis of the Prevalence of Resistant Hypertension in Treated Hypertensive Populations. Am J Hypertens,2015,28(3):355-361.
55. Viera AJ,Hinderliter AL. Evaluation and management of the patient with difficult-to-control or resistant hypertension. Am Fam Physician,2009,79(10):863-869.
56. Vaclavik J,Sedlak R,Jarkovsky J,et al. Addition of spironolactone in patients with resistant arterial hypertension (ASPIRANT-EXT):a randomized,double-blind,placebo-controlled trial. Hypertension,2011,155(2):1069-1075.
57. Souza FD,Muxfeldt E,Fiszman R,et al. Efficacy of Spironolactone Therapy in Patients With True Resistant Hypertension. Hypertension,2010,55(1):147-152.
58. Lane DA,Shah S,Beevers DG. Low-dose spironolactone in the management of resistant hypertension:a surveillance study. J Hypentens,2007,25(4):891-894.
59. Fadl Elmula FE,Hoffmann P,Larstorp A C,et al. Adjusted Drug Treatment Is Superior to Renal Sympathetic Denervation in Patients with True Treatment-Resistant Hypertension. Hypertension,2014,63(5):991-999.
60. Kwok CS,Loke YK,Pradhan S,et al. Renal denervation and blood pressure reduction in resistant hypertension:a systematic review and meta-analysis. Open Heart,2014,1(1):e000092.
61. Gerc V,Buksa M. Are we on the path to solve the enigma of resistant hypertension:renal sympathetic denervation. Med Arch,2013,67(6):454-459.
62. Dasbiswas A. Renal sympathetic denervation for treatment of drug-resistant hypertension one-year results from the Symplicity HTN-2 randomized,

controlled trial. J Am Coll Cardiol, 2013, 61(10): 2976-2984.

63. Schlaich MP, Schmieder RE, Bakris G, et al. International expert consensus statement: Percutaneous transluminal renal denervation for the treatment of resistant hypertension. J Am Coll Cardiol, 2013, 62(22): 2031-2045.

64. Taler SJ, Textor SC, Augustine JE. Resistant hypertension: comparing hemodynamic management to specialist care. Hypertension, 2002, 39(5): 982-986.

65. Pikus T, Jr JW, Zelinka T, et al. Prevalence and clinical characteristics of resistant hypertension in a specialist center. Cor Et Vasa, 2007, 49(10): 351-354.

66. Denker MG, Haddad DB, Townsend RR, et al. Blood pressure control 1 year after referral to a hypertension specialist. J Clin Hypertens, 2013, 15(9): 624-629.

重新审视肾去交感消融治疗高血压

交感神经系统过度激活被认为是高血压发生发展的主要因素之一[1],肾交感神经消融术(RDN)以微创或无创技术破坏部分肾动脉周围交感神经,降低患者肾脏及全身交感神经活性,从而达到降低血压的目的。相关的动物及临床研究表明RDN不仅能够降低血压,而且对其他高交感活性相关疾病,如心律失常、心力衰竭、慢性肾脏疾病、慢性炎症、糖尿病和睡眠呼吸暂停综合征等具有潜在调节或治疗作用[2-6]。RDN这一极具前景的治疗方式进入临床实践过程中,备受瞩目的SYMPLICITY HTN-3和WAVE Ⅳ临床研究却未达到有效性目标,使这项技术的治疗效果受到质疑。研究者们开始对受试人群的类型、手术设备差异和手术策略等方面进行了深入的分析及探索,取得了积极的进展。近期公布的几项重要的病例对照研究(SPYRAL HTN-OFF MED,SPYRAL HTN-ON MED)及随机对照研究RADIANCE-HTN SOLO在排除一定相关影响因素后证实RDN能够有效降低血压,为这项充满争议的技术带来了新的曙光。本文以客观的视角重新审视RDN在高血压治疗中的实际作用,对RDN在未来的发展进行展望。

一、RDN及临床研究波折

(一) RDN

人体交感神经系统对维持生理平衡有着重要的作用,但长期交感神经活性增加,可促进儿茶酚胺分泌增加及RAAS系统激活等效应[7]。这些变化使机体长期处于应激状态,导致血管痉挛和微循环障碍、心血管疲劳和损伤,体液潴留和电解质紊乱、体内炎症反应和代谢紊乱、血管不可逆病变等病理过程,导致和推进高血压的发生发展,肾神经重塑亦成为高血压发生发展的病理解剖基础。因此,降低肾脏交感神经的活性对血压的调控有着积极的作用[8]。2009年,Krum等[9]首次报告用血管内射频导管对顽固性高血压患者行RDN消融治疗,术后1年患者血压和去甲肾上腺素水平明显下降,并且未发现肾动脉瘤或者肾动脉狭窄发生。这一选择性射频消融肾交感神经的微创技术引起了人们的广泛关注,随后研究者们探索了其他类型的消融能量如超声、微波、冷冻、激光及化学消融等在RDN治疗中的应用。超声因能够发送声能至深部靶区,不需要直接接触组织及血管壁等潜在优势,可能提升RDN的疗效及安全性。Mabin[10]等首次使用血管内超声系统对11位顽固性高血压患者行RDN,术后3个月患者的诊室内血压比手术前下降36/17mmHg,无明显手术相关的不良事件发生。国内研究团队及Wave Ⅰ~Ⅲ研究[11]则使用体外无创聚焦超声系统在小样本高血压患者实现降压疗效,初步证实以超声能量为基础的RDN治疗高血压可行性。

(二) SYMPLICITY HTN-3临床研究

SMPLICITY HTN-1[12]和SYMPLICITY HTN-2[13]临床研究均表明RDN能够有效降低诊室血压,随后进行的假手术对照的SYMPLICITY HTN-3[14]研究却未能实现预设的有效终点。该研究将535名顽固性高血压患者以2∶1的比率随机分配至RDN术组和假手术组,两组患者在术后6个月时的收缩压降低并无显著性差异。随访期增加至12个月时仍然未发现更好的血压降低效应[15],这些结果几乎颠覆了之前的研究结论。然而,后续的相关分析发现,RDN对于较年轻、收缩压及舒张压均增高的患者,白人或者亚裔患者有着较好的降压效应。因此,病例的选择,用药改变、药物依从性差异以及手术者的经验等混杂因素影响了RDN的疗效;此外,术者的经验和消融点数量也影响降压疗效。同时,进一步的研究也表明,早期使用的器械和手术方案难以实现有效的RDN,缺乏明确的治疗靶点和达成目标均是影响疗效的重要因素。

(三) WAVE Ⅳ临床研究

仅次于射频,超声是用于RDN研究的主要热消融能源之一,包括经血管内导管消融超声和体外高强度聚焦消融超声。WAVE Ⅰ~Ⅲ研究[11]是使用Kona公司的体外超声RDN系统,一共对69名顽固性高血压患者成功实施了 RDN 干预，患者的降压治疗反应率（血压下降 >10mmHg）在随访半年及 1 年时分别为 75% 和 77%，且不伴有明显并发症发生，提示无创 RDN 技术可能成为另一种具有发展前景的治疗方式。然而，接下来进行的随机、假手术对照的 WAVE Ⅳ研究却得到阴性结果，研究发现无论是诊室内血压还是 24 小时动态血压，体外超声 RDN 消融组与对照组并无显著差异，这也是 WAVE Ⅳ研究在中期分析后提前终止的原因[16]。分析其失败的原因主要有以下几点：纳入患者的 75% 脉压 >65mmHg，此类人群考虑伴有显著动脉硬化，对 RDN 的反应率较低；而脉压小于 65mmHg 的患者降压较明显，但人数较少；基线血压值不稳定，不利于观察 RDN 前后血压变化水平；无直接判断消融是否成功的有效方式。

（四）荟萃分析情况

无论是否纳入 SYMPLICITY HTN-3 研究，无论是否以假手术组或药物治疗组作为对照组，早期 RDN 研究的荟萃分析表明，虽然无严重不良事件发生，均未发现 RDN 的降压作用[17-19]。然而，一项荟萃合并数据分析显示 RDN 术后患者的收缩压及舒张压在 6 个月的随访中均较对照组显著下降[20]。因纳入研究的类型、实施方案和分析方法的差异，以及部分研究存在样本量不足等局限性，导致荟萃分析出现不同结果。患者的类型、药物的依从性，消融能量和策略的选择、消融终点判断等方面均会对 RDN 的疗效产生影响，接下来的研究需要围绕这些方面进行深入的探索。

（五）RDN 的降压外效应

RDN 作为降低全身交感过度激活的方法，在其他伴随高交感活性疾病中具有潜在的治疗作用。有研究报道 RDN 可以明显减轻左室肥厚及左房扩大，改善射血分数降低的进展期心衰患者的左室功能[21-22]。同时，慢性肾病患者在 RDN 术后降低的肾小球滤过率得以改善，肾功能恶化得到延缓[23]。通过 RDN 抑制交感神经过度激活后，可减少高血压患者的单核细胞的活化及炎症标志物的表达，从而发挥与心血管病风险相关的抗炎效应[24]。上述研究结果表明交感神经活性明显升高的患者似乎更能从 RDN 中获益。此外，来自全球 SYMPLICITY 注册中心的数据表明：RDN 术后 12 个月，高血压患者的诊室及 24 小时动态收缩压分别下降 13.9 ± 26.6mmHg 和 7.7 ± 19.3mmHg，并且与健康相关的生活质量，特别是焦虑和抑郁等均得到明显改善[25]。这为扩大 RDN 的应用范围提供了依据和发展方向。由于当前 RDN 治疗高交感活性疾病研究缺乏足够的样本量，并且纳入的受试者多为疾病进展期患者，会对统计分析产生一定影响，未来还需要更多大型临床研究验证。

二、影响 RDN 疗效的因素分析

（一）哪些人群对 RDN 降压治疗有反应？

SYMPLICITY HTN-3 的亚组分析表明 RDN 能降低年龄小于 65 岁患者的血压，这提示 RDN 可能对入选患者的类型有要求。Mahfoud 等[26]将 SYMPLICITY HTN-3 和 Global SYMPLICITY Registry 中行 RDN 手术患者的数据进行重新分组，观察到孤立性收缩期高血压患者 RDN 术后的血压降低程度比收缩 - 舒张期联合高血压患者少。Fengler 及其同事[27]对部分 RDN 术后 24 小时收缩压下降大于 20mmHg 的患者特征进行综合分析，发现这类患者具有偏年轻、基线血压较高等特点。同时，国内学者评估了 RDN 对中青年顽固性高血压的中期疗效，结果发现此类患者血压显著下降[28]。这些研究表明，年龄较大的孤立性高血压患者因血管壁重塑、血管顺应性降低，并不是理想的 RDN 施行人群。年龄和血管硬化程度可能是评估对 RDN 反应情况的预测指标[29]。此外，前瞻性和回顾性研究结果均发现[30-31]，合并阻塞性睡眠呼吸暂停综合征（OSA）的顽固性高血压患者在 RDN 后，诊室内收缩压及 24 小时动态血压均降低。由于 OSA 与增加的交感神经活性和血压水平有关，高交感活性的患者更能从 RDN 治疗中获益。SYMPLICITY HTN-3 的亚组分析中还发现 RDN 对非洲裔美国人无效。GSR Korea 研究也表明亚洲顽固性高血压患者在 RDN 术后 12 个月，血压下降程度明显优于白种人，提示人种的差异可能也是影响 RDN 治疗效果的原因[32]。因此，提前预测并筛选出可能对 RDN 有反应的高血压患者，为 RDN 患者筛选及实验策略的制订提供方向，可能有效提升 RDN 的降压疗效。

（二）RDN 消融能源或方式的选择

经皮导管射频消融是发展较早且最常用的 RDN 手术方式[9,33]，此项技术通过将消融导管送入至肾动脉，沿肾动脉各象限螺旋形选择位点并进行消融，能量透过血管内膜到达肾交感神经，造成神经不可逆性损伤从而实现降压效果。SYMPLICITY HTN-3 研究采用第一代单电极射频导管 SMPLICITY Flex 导管进行肾交感神经消融。这种导管因射频能量传递复杂且分布不均匀、消融范围有限、易损伤血管内皮以及不适用于肾动脉过细的患者、消融效果依赖于术者经验等问题，难以实现有效消融。随后研发的第二代 SMPLICITY 系统导管 Symplicity Spyral 导管在第一代基础上进行了技术改进[34]。第二代导管有 4 个电极，呈形状记忆螺旋形分布，可在肾动脉主干可同步消融 4 个象限，在肾动脉分支至少消融 2 个象限，从而使消融更加有效。

超声能量因能够达到较大的消融深度，不需要直接接触组织和血管，对血管壁损伤更小等优势而被用于肾交感神经消融。血管内超声 RDN 消融系统以及体外超声 RDN 消融系统已经用于动物及临床试验中，通过单点反复消融策略取得较好的效果[35-38]。使用体外超声聚焦系统的 WAVE Ⅳ研究却得到阴性结果，可能部分归因于聚焦能量到达靶点的能量损耗有关。对于较高体重的西方人群，较深的靶点位置、较多的组织脂肪含量将显著影响焦点消融能量，如不能进行有效的能量补偿无法实现治疗有效的 RDN 消融。事实上，超声是目前能够同时实现成像和消融的能源，定位靶点后立即进行消融，简化手术流程，避免电离辐射，具有良好的发展前景。但是如何更好个体化地操控超声能量，对体外超声能源的 RDN 系统有着更高的要求，需要进一步完善以实现安全有效的消融。

随着对新消融能源的不断探索，研发了采用微波、化学、冷冻、激光及电穿孔等消融技术设备用于 RDN。然而，相关研究的样本量较小，新消融能源用于 RDN 的有效性和安全性需要进一步研究阐明。总的来说，手术设备和能源类型的选择在 RDN 的降压效果中有着重要意义，是后续研究值得深入探索的内容。

（三）肾交感神经的分布及手术方式优化

目前常用的射频消融 RDN 手术方式多是在肾动脉壁上进行纵向及环形的间断性消融，这种随机的经验性消融方式一方面无法确定最佳消融靶点，对神经密布的区域无法达到有效消融，另一方面，这种方式对于神经分布稀少的动脉节段可能造成无效消融，从而影响远期安全性[39]。了解肾交感神经的解剖分布并制订合理的消融策略至关重要。Sakakura 等[40]观察到肾交感神经并非均匀分布于血管周围，常较集中的分布在肾血管的某个或某几个侧面，且不同节段的神经分布密度不同，近端多于远端。Imnadze 等[41]对肾动脉行组织切片染色发现肾动脉周围神经分布虽然腹侧多于背侧，但是近端却少于远端。人肾动脉及神经的解剖学研究表明，肾交感神经主要位于肾动脉的上极和下极，而在肾动脉中端及远端形成神经网以及少许附属神经节[42]。由于研究方式的差异性，获得的肾动脉周围交感神经分布信息并不完全一致。基于肾动脉及交感神经特殊的解剖结构，研究者们对各种消融策略进行了探索。有文献报道肾动脉主干及分支联合消融比单纯主干消融可更有效地减少交感神经活性[43-44]，并且肾动脉远端消融比传统的主干消融能够更明显降低 24 小时平均动态收缩压[45]。另有研究表明消融肾动脉近端与单纯消融主干有着类似的降压效应，故考虑将近端消融作为治疗靶点[46]。Mahfoud 等研究发现，肾动脉远端及分叉处肾神经分布密度高且肾动脉内膜距离短，适合射频消融[47]。使用两种类型的射频消融导管进行 RDN，Spyral 导管消融肾动脉主干及其分支与 EnligHTN 导管消融肾动脉主干远端相比，肾去甲肾上腺素下降的水平并无差异，可见设备的特异性以及消融方式的不同均会显著影响治疗效果。SYMPLICITY HTN-3 研究仅仅对肾动脉主干进行消融，这可能也是造成患者治疗“无反应”的原因之一。事实上尽管肾神经分布有一定规律性，但也存在明显的个体差异。本课题组自主研发了一款血管内超声影像观察肾神经分布位置和深度，有利于引导安全有效的 RDN 消融，为今后实施安全有效的 RDN 手术方式提供新的思路。

（四）RDN 消融靶及达成终点的探索

无论是 SYMPLICITY HTN-3 研究还是 WAVE Ⅳ研究均存在一个重要问题：如何判断 RDN 的消融靶点及达成终点。动物模型组织学检测发现 71% 的肾动脉在射频消融术后 180 天可见消融位点处的神经再生[48]，这一现象提示消融过程可能不彻底。因此，确定 RDN 消融靶点及治疗终点成为亟待解决的难题。目前仅仅通过 RDN 术后反应交感活性的间接指标（如血压、心率等）来评价手术是否成功，缺乏及时有效的直接检测和评价手段，成为这项技术发展过程中的巨大挑战。Chinushi 等[49]将电生理学的经验运用于

RDN 中，交感神经电刺激后会诱发一系列正交感反应，例如血流动力学改变。RDN 术后这种反应会不同程度的减弱或消除，电刺激后也不能有效诱发，提示电神经刺激引起血流动力学改变可用来判断 RDN 的治疗效果。基于这一原理，有研究者使用电刺激肾动脉结合血压的变化来标测肾神经的位置，再进行针对性消融[50-51]，不仅有助于选择治疗靶点，而且有利于确定消融终点。Jong 及其同事[52]对 35 名患者的 289 个肾神经刺激（RNS）位点进行分析，发现其中 180 个位点经刺激后血压增加大于 10mmHg，提示 RNS 能够潜在映射交感神经束并引导选择性消融，避免错误破坏迷走神经。以色列的毕达哥拉斯公司研发出一款可以定位肾神经的 ConfidenHT™ 系统，采用多通道刺激器及独立控制体系，发射电能量控制每一个刺激导管电极，在主肾动脉及大分支处持续刺激 2 分钟。早期结果显示该系统可沿肾动脉多个位点进行安全有效的 RNS[53]。尽管 RNS 可以在一定程度上为 RDN 的消融靶点予以提示，但该方式仍存在许多问题：电刺激的能量是从血管到肾交感神经，除了作用于交感神经外，对肾动脉壁或多或少也有一定的刺激作用，这种作用会不会造成血压波动，对血管壁有无损伤等，尚未得到明确证实。对于有动脉硬化、血管狭窄或者变异的患者，此种方式的适用范围变得局限。电刺激的整个过程需要与肾动脉造影结合，有创手术以及电离辐射均不可避免。其他能源是否可用于 RNS，尚未见相关文献报道。因此，RNS 作为判断消融靶点及确定消融终点的方式，无论在刺激设备的改进还是刺激能源的选择上，仍然需要更多的证据支持。

三、RDN 的研究新进展

新近发表的三个 RDN 相关研究为处于低谷期的 RDN 技术带来曙光。经过分析既往研究结果和总结既往研究经验后，这几项研究在病例选择、手术设备、观察指标及消融策略上进行了改进，得到能够更加真实反应 RDN 治疗效果的结论。

（一）SPYRAL HTN-OFF MED 研究[54]

基于对 SYMPLICITY HTN-3 相关问题的深入分析，SPYRAL HTN-OFF MED 临床研究对受试人群、手术设备、消融策略及药物依从性等方面进行了更加严格的设计。该研究纳入了符合要求的 80 名轻中度高血压患者，1∶1 随机分配至 RDN 组和假手术组，所有患者需经过 3~4 周的药物洗脱，并且在试验过程中也不服用降压药物。使用多极螺旋状消融导管（Symplicity SPYRAL 导管），沿肾动脉主干及分支行圆周形消融。术后随访 3 个月后结果显示 RDN 组 24 小时 SBP 和 DBP 分别下降 5.5mmHg 及 4.8mmHg，诊室内 SBP 和 DBP 分别下降 10mmHg 及 5.3mmHg，假手术对照组的血压则无明显变化。两组均无重大不良事件发生。此研究在最大程度上排除了抗高血压药物对 RDN 降压效果的干扰，使用第二代 Symplicity 射频导管在肾动脉主干及分支完成多个象限的消融，扩大了消融范围，提高有效消融的几率。由于首次避开了药物的影响，探讨 RDN 在轻中度高血压人群中的使用价值，从而更加客观地证实了这一手术方式的有效性和安全性。然而，新研发的 SPYRAL 导管因电极表面积较小，实际消融能量为 3~5W，限制了消融深度。每个电极贴靠状态的可操控性有待提高。此外，该研究存在样本量较小、手术设备尚需优化等问题，需要进一步解决。

（二）SPYRAL HTN-ON MED 研究[55]

SPYRAL HTN-ON MED 研究是一个随机、双盲、假手术对照组的概念验证性研究，旨在了解在使用降压药物基础上对 RDN 对血压产生怎样的影响。此研究纳入 80 名高血压患者（RDN 组 38 名，对照组 42 名），两组患者基线特征相同，假手术组中更多患者合并 OSA。术前 6 周允许患者以稳定剂量服用 1~3 种降血压药物，同样使用 Symplicity SPYRAL 导管进行肾动脉主干及分支消融。术后 6 个月 RDN 组的诊室内 SBP 及 DBP、24 小时动态 SBP 及 DBP 均较对照组明显下降，差异分别为 −6.8mmHg、−7.4mmHg、−3.5mmHg 和 −4.1mmHg，差异有统计学意义。无严重手术相关不良事件发生。通过分析患者的血液、尿液监测药物依从性，提示药物依从率仅达 60%。这个结果提示患者可能对于维持稳定且长期的药物治疗感到厌倦。令人欣慰的是，24 小时动态血压结果表明 RDN 术后血压可被持续控制，有利于降低相关心血管事件的风险。研究的局限性主要是随访周期较短，深入了解 RDN 的降血压效应需要长期随访，此外本研究中仅纳入轻中度高血压患者，RDN 联合药物治疗对于顽固性高血压患者是否同样有效有待进一步研究证实。

（三）RADIANCE-HTN SOLO 研究[56]

既往研究证实多电极射频消融导管能够成功实施 RDN 并降低血压，RADIANCE-HTN SOLO 研究首次通过设立假导管超声手术对照组探索了超声消融的可行性。该研究纳入轻中度高血压患者 146 名，1∶1 随机分组至 RDN 组和对照组，术前 4 周所有患者停止使用降压药物，以排除药物的影响。经皮放置 Paradise 血管内超声系统的导管至主肾动脉及第 1 分支开口前端，超声换能器外部有一个低压、水充盈冷却球囊以圆周形方式发送能量，形成一个环形消融，消融深度可达 1~6mm，水囊中的循环水作为冷却剂可保护肾动脉的内膜和中膜。早期观察指标为研究人群在 RDN 术后 2 个月白天动态 SBP 的改变。RDN 组患者白天动态 SBP 降低 8.5mmHg，明显多于对照组下降值为 2.2mmHg，两组基线校正后的差异为 -6.3mmHg，差异有统计学意义。这项临床研究设计的优势在于避免了降压药物及动脉硬化患者的影响，关注 24 小时动态血压特别是白天血压的变化，更加能够说明 RDN 的去交感化作用。同时，RADIANCE-HTN SOLO 研究在消融设备上进行了改进，使用第二代 Paradise 系统进行消融。该系统与第一代 Paradise 系统相比，超声能量释放更理想，平均消融时间为（37.9 ± 6.7）秒，平均消融次数为 5.4 ± 1.0 次，显著缩短治疗程序时间。焦点可定位至血管表面下 1mm，实现精确消融。RADIANCE-HTN SOLO 是一个里程碑式的研究，它不仅为 RDN 治疗高血压的有效性和安全性提供了证据，而且表明超声能源 RDN 消融有着广阔的临床应用和发展前景。同时，以 Paradise 血管内超声系统为基础的其他临床研究 RADIANCE- HTN TRIO 和 REQUIRE[57]正在进行中，期待有更多突破性的成果。

四、RDN 的安全性

无论选用射频能量还是超声能量进行肾交感神经消融，均要将热能量通过血管壁传递至肾神经，从而达到消融目的。动物实验的组织学结果显示：射频 RDN 术后猪的肾血管壁在 7 天时损伤最明显，180 天时逐渐恢复[48]。Schmid A 等[58]使用 MRI 观察高血压患者行射频 RDN 术后中期血管的完整性，并未发现任何肾脏病理改变或者血管畸形。同时，另一项研究使用磁共振血管造影发现仅有 3.1% 的患者在 RDN 术后 12 个月出现新发生或者进展期的肾动脉狭窄，说明此技术对肾血管无明显不利影响[59]。体外超声 RDN 术后消融点邻近的肾动脉管壁光滑完整，声通道上未出现任何损伤，术后 28 天无炎症细胞浸润、肾动脉增生或管腔狭窄[37]。以上研究结果提示 RDN 的安全性尚可。然而，也有报道称 RDN 术后立即用 OCT 观察可见消融位点有水肿及血栓形成[60]，个别患者甚至出现肾血脉内膜增厚和严重的肾动脉狭窄[61]，这与手术后观察的时间点、方式及患者的个体差异等有关。超声波在血管和周围组织中有良好传导性，消融不阻断血流或冷却循环，对血管和内膜有更好的保护作用。新的 Symplicity SPYRAL 导管消融能量更低有利于提高治疗安全性，但由于在较细的分支肾动脉消融，消融灶密度显著增加，其远期安全性需要更长期观察。RDN 作为一种手术治疗技术，针对有着多种基础疾病或者血管变异的患者，应该采用更加严格的入选标准，减少可能存在的不利因素以确保接受这一技术治疗的患者的安全。

五、展　望

RDN 不仅为顽固性高血压患者带来更多的希望，而且对高交感活性相关疾病的治疗具有潜在的收益。尽管 SYMPLICITY HTN-3 和 Wave Ⅳ研究未能得到满意的结果，然而正是因为这些波折使 RDN 的研究更为深入，为后续拥有更加完善的实验方案提供依据。近来发布的几项重要研究成果在排除相关影响因素后对 RDN 治疗高血压的有效性和安全性予以肯定，RDN 的发展前景仍充满希望。当然，此项技术的有效性和安全性还需要更多设计严谨、长期随访的大型临床研究进一步探索，手术设备、手术策略及终点评价指标等方面仍然需要优化，为这项技术未来更好地应用于临床奠定坚实的基础。

（郑小宇　黄晶）

参 考 文 献

1. Xiong B, Li J, Yao Y, et al. Anatomy and neural remodeling of the renal sympathetic nerve in a canine model and patients with hypertension. J Hypertens, 2018.

2. Remo BF, Preminger M, Bradfield J, et al. Safety and efficacy of renal denervation as a novel treatment of ventricular tachycardia storm in patients

with cardiomyopathy. Heart Rhythm, 2014, 11:541-546.

3. Davies JE, Manisty CH, Petraco R, et al. First-in-man safety evaluation of renal denervation for chronic systolic heart failure: primary outcome from REACH-Pilot study. Int J Cardiol, 2013, 162(3): 189-192.
4. Mahfoud F, Cremers B, Janker J, et al. Renal hemodynamics and renal function after catheter-based renal sympathetic denervation in patients with resistant hypertension. Hypertension, 2012: 419-424.
5. Mahfoud F, Schlaich M, Kindermann I, et al. Effect of renal sympathetic denervation on glucose metabolism in patients with resistant hypertension: a pilot study. Circulation, 2011, 123(18): 1940-1946.
6. Witkowski A, Prejbisz A, Florczak E, et al. Effects of renal sympathetic denervation on blood pressure, sleep apnea course, and glycemic control in patients with resistant hypertension and sleep apnea. Hypertension, 2011, 58: 559-565.
7. Wyss JM, Carlson SH. The role of the central nervous system in hypertension. Curr Hypertens Rep, 1999, 1: 246-253.
8. Smithwick RH, Thompson JE. Splanchnicectomy for essential hypertension; results in 1, 266 cases. J Am Med Assoc, 1953, 152: 1501-1504.
9. Krum H, Schlaich M, Whitbourn R, et al. Catheter-based renal sympathetic denervation for resistant hypertension: a multicenter safety and proof-of-principle cohort study. Lancet, 2009, 9671(373): 1275-1281.
10. Mabin T, Sapoval M, Cabane V, et al. First experience with endovascular ultrasound renal denervation for the treatment of resistant hypertension. EuroIntervention, 2012, 8: 57-61.
11. Neuzil P, Ormiston J, Brinton TJ, et al. Externally Delivered Focused Ultrasound for Renal Denervation. JACC Cardiovasc Interv, 2016, 12(9): 1292-1299.
12. Krum H, Schlaich MP, Sobotka PA. Percutaneous renal denervation in patients with treatment resistant hypertension: final 3-year report of the SYMPLICITY HTN-1 study. Lancet, 2014, 9917(383): 622-629.
13. Esler MD, B hm M, Sievert H, et al. Catheter-based renal denervation for treatment of patients with treatment-resistant hypertension: 36-month results from the SYMPLICITY HTN-2 randomized clinical trial. Eur Heart J, 2014, 35(26): 1752-1759.
14. Bhatt DL, Kandzari DE, O'Neill WW. A controlled trial of renal denervation for resistant hypertension. N Engl J Med, 2014, 370(15): 1393-1401.
15. Bakris GL, Townsend RR, Flack JM, et al. 12-Month Blood Pressure Results of Catheter-Based Renal Artery Denervation for Resistant Hypertension: the SYMPLICITY HTN-3 trial. J Am Coll Cardiol, 2015, 65(13): 1314-1321.
16. Schmieder RE, Ott C, Toennes SW, et al. Phase Ⅱ randomized sham-controlled study of renal denervation for individuals with uncontrolled hypertension-WAVE IV. J Hypertens, 2018, 36(3): 680-689.
17. Fadl Elmula FEM, Jin Y, Yang W-Y, et al. Meta-analysis of randomized controlled trials of renal denervation in treatment-resistant hypertension. Blood Press, 2015, 24: 263-274.
18. Fadl Elmula FEM, Feng Y-M, Jacobs L, et al. Sham or no sham control: that is the question in trials of renal denervation for resistant hypertension. A systematic meta-analysis. Blood Press, 2017, 26: 195-203.
19. Pappaccogli M, Covella M, Berra E, et al. Effectiveness of Renal Denervation in Resistant Hypertension: A Meta-Analysis of 11 Controlled Studies. High Blood Press Cardiovasc Prev, 2018.
20. Zhang X, Wu N, Yan W, et al. The effects of renal denervation on resistant hypertension patients: a meta-analysis. Blood Press Monit, 2016, 21(4): 206-214.
21. Lu D, Wang K, Liu Q, et al. Reductions of left ventricular mass and atrial size following renal denervation: a meta-analysis. Clin Res Cardiol, 2016, 105(8): 648-656.
22. Fukuta H, Goto T, Wakami K, et al. Effects of catheter-based renal denervation on heart failure with reduced ejection fraction: systematic review and meta-analysis. Heart Fail Rev, 2017, 22(6): 657-664.
23. Kindermann I, Wedegärtner SM, Mahfoud F, et al. Improvement in health-related quality of life after renal sympathetic denervation in real-world hypertensive patients: 12-month outcomes in the Global SYMPLICITY Registry. J Clin Hypertens (Greenwich), 2017, 19(9): 833-839.
24. Hering D, Marusic P, Duval J, et al. Effect of renal denervation on kidney function in patients with chronic kidney disease. Int J Cardiol, 2017, 232: 93-97.
25. Zaldivia MT, Rivera J, Hering D, et al. Renal Denervation Reduces Monocyte Activation and Monocyte - Platelet Aggregate Formation An Anti-In ammatory Effect Relevant for Cardiovascular Risk. Hypertension, 2017, 69(2): 323-331.
26. Mahfoud F, Bakris G, Bhatt DL, et al. Reduced blood pressure lowering effect of catheter based renal denervation in patients with isolated systolic hypertension: data from SYMPLICITY HTN-3 and the Global SYMPLICITY Registry. Eur Heart J, 2017, 38(2): 93-100.
27. Fengler K, Rommel KP, Blazek S, et al. Predictors for profound blood pressure response in patients undergoing renal sympathetic denervation. J Hypertens, 2018, 36(7): 1578-1584.
28. 董徽，蒋雄京，彭猛，等. 经皮经导管射频消融去肾交感神经术治疗中青年难治性高血压：6个月临床结果. 中华高血压杂志，2018，26(1)：41-45.
29. Okon T, Fengler K, Rommel KP, et al. Ambulatory arterial stiffness index: a (too) easy predictor forrenal denervation success? J Hypertens, 2018, 36(7): 1604-1605.
30. Kario K, Bhatt DL, Kandzari DE, et al. Impact of Renal Denervation on Patients with Obstructive Sleep Apnea and Resistant Hypertension-Insights

From the SYMPLICITY HTN-3 Trial. Circ J, 2016, 80(6): 1404-1412.
31. Warchol-Celinska E, Prejbisz A, Kadziela J, et al. Renal Denervation in Resistant Hypertension and Obstructive Sleep Apnea Randomized Proof-of-Concept Phase II Trial. Hypertension, 2018.
32. Kim BK, Böhm M, Mahfoud F, et al. Renal denervation for treatment of uncontroled hypertension in an Asian population: results from the global SYMPLICITY registry in South Korea (GSR Korea). J Hum Hypertens, 2016, (30): 351-321.
33. Sievert H, Schofer J, Ormiston J. Renal denervation with a percutaneous bipolar radio-frequency balloon catheter in patients with resistant hypertension: 6-month results from the REDUCE-HTN clinical study. Cardiovasc Intervent Radiol, 2016, 39(2): 251-260.
34. Whitbourn RJ, Walton T, Harding S. TCT-408: Renal artery denervation with a new simultaneous multi-electrode catheter for treatment of resistant hypertension: 12-month update from the SYMPLICITY Spyral first-in-man study. J Am Coll Cardiol, 2014.
35. Fengler K, Höllriegel R, Okon T. Ultrasound-based renal sympathetic denervation for the treatment of therapy-resistant hypertension: a single-center experience. J Hypertens, 2017, 35(6): 1310-1317.
36. Chernin G, Szwarcfiter I, Scheinert D, et al. First-in-Man Experience with a Novel Catheter-Based Renal Denervation System of Ultrasonic Ablation in Patients with Resistant Hypertension. J Vasc Interv Radiol, 2018.
37. Wang Q, Guo R, Rong S, et al. Noninvasive Renal Sympathetic Denervation by Extracorporeal High-Intensity Focused Ultrasound in a Pre-Clinical Canine Model. J Am Coll Cardiol, 2013, 61(21): 2185-2192.
38. Rong S, Zhu H, Liu D, et al. Noninvasive Renal Denervation for Resistant Hypertension Using High-Intensity Focused Ultrasound. Hypertension, 2015, 66(4): e22-25.
39. Xiao Y, Zhou S, Liu Q. Ablation points of renal sympathetic denervation: the more, the better? Hypertension, 2012, 60(6): e47.
40. Sakakura K, Ladich E, Cheng Q, et al. Anatomic assessment of sympathetic peri-arterial renal nerves in man. J Am Coll Cardiol, 2014, 64: 635-643.
41. Imanadze G, Balzer S, Meyer B, et al. Anatomic Patterns of Renal Arterial Sympathetic Innervation: New Aspects for Renal Denervation. J Interv Cardiol, 2016, 29(6): 594-600.
42. Monpeo B, Maranillo E, Garcia-Touchard A, et al. The Gross Anatomy of the Renal Sympathetic Nerves Revisited. Clin Anat, 2016, 29(5): 660-664.
43. Mahfoud F, Tunev S, Ewen S, et al. Impact of Lesion Placement on Efficacy and Safety of Catheter-Based Radiofrequency Renal Denervation. J Am Coll Cardiol, 2015, 66(16): 1766-1775.
44. Fengler K, Ewen S, Höllriegel R, et al. Blood Pressure Response to Main Renal Artery and Combined Main Renal Artery Plus Branch Renal Denervation in Patients With Resistant Hypertension. J Am Heart Assoc, 2017.
45. Pekarskiy SE, Baev AE, Mordovin VF, et al. Denervation of the distal renal arterial branches vs. conventional main renal artery treatment: a randomized controlled trial for treatment of resistant hypertension. J Hypertens, 2017, 35(2): 369-375.
46. Chen W, Ling Z, Du H, et al. The effect of two different renal denervation strategies on blood pressure in resistant hypertension: Comparison of full-length versus proximal renal artery ablation. Catheter Cardiovasc Interv, 2016, 88(5): 786-795.
47. Mahfoud F, Pipenhagen CA, Boyce Moon L, et al. Comparison of branch and distally focused main renal artery denervation using two different radio-frequency systems in a porcine model. Int J Cardiol, 2017, 241: 373-378.
48. Sakakura K, Tuney S, Yahagi K. Comparison of histopathologic analysis following renal sympathetic denervation over multiple time points. Circ Cardiovasc Interv, 2015, 8(2): e001813.
49. Chinushi M, Izumi D, Iijima K, et al. Blood pressure and autonomic responses to electrical stimulation of the renal arterial nerves before and after ablation of the renal artery. Hypertension, 2013, 61(2): 450-456.
50. De Jong MR, Adiyaman A, Gal P, et al. Renal nerve stimulation-induced blood pressure changes predict ambulatory blood pressure response after renal denervation. Hypertension, 2016, 68(3): 707-714.
51. Gal P, de Jong MR, Smit JJ, et al. Blood pressure response to renal nerve stimulation in patients undergoing renal denervation: a feasibility study. J Hum Hypertens, 2015, 29(5): 292-295.
52. De Jong MR, Hoogerwaard AF, Adiyaman A, et al. Renal nerve stimulation identifies aorticorenal innervation and prevents inadvertent ablation of vagal nerves during renal denervation. Blood Press, 2018, 13: 1-9.
53. Tsioufis C, Dimitriadis K, Tsioufis P, et al. ConfidenHTTM System for Diagnostic Mapping of Renal Nerves. Curr Hypertens Rep, 2018, 20(6): 49.
54. Townsend RR, Mahfoud F, Kandzari DE, et al. Catheter-based renal denervation in patients with uncontrolled hypertension in the absence of antihypertensive medications (SPYRAL HTN-OFF MED): a randomised, sham-controlled, proof-of-concept trial. Lancet, 2017.
55. Kandzari DE, Böhm M, Mahfoud F, et al. Effect of renal denervation on blood pressure in the presence of antihypertensive drugs: 6-month efficacy and safety results from the SPYRAL HTN-ON MED proof-of-concept randomised trial. Lancet, 2018.
56. Azizi M, Schmieder RE, Mahfoud F, et al. Endovascular ultrasound renal denervation to treat hypertension (RADIANCE-HTN SOLO): amulticentre, international, single-blind, randomised, sham-controlled trial. Lancet, 2018.
57. Mauri L, Kario K, Basile J, et al. A multinational clinical approach to assessing the effectiveness of catheter-based ultrasound renal denervation: The RADIANCE-HTN and REQUIRE clinical study designs. Am Heart J, 2018, 195: 115-129.

58. Schmid A, Schmieder R, Lell M, et al. Mid-term vascular safety of renal denervation assessed by follow-up MR imaging. Cardiovasc Intervent Radiol, 2016, 39(3): 426-432.

59. Sanders MF, van Doormaal PJ, Beeftink MMA, et al. Renal artery and parenchymal changes after renal denervation: assessment by magnetic resonance angiography. Eur Radiol, 2017, 27(9): 3934-3941.

60. Templin C, Jaguszewski M, Ghadri JR, et al. Vascular lesions induced by renal nerve ablation as assessed by optical coherence tomography: pre- and post-procedural comparison with the Simplicity catheter system and the EnligHTN multi-electrode renal denervation catheter. Eur Hear J, 2013, 34(28): 2141-8, 2148b.

61. Diego-Nieto A, Cruz-Gonzalez I, Martin-Moreiras J, et al. Severe renal artery stenosis after renal sympathetic denervation. JACC Cardiovasc Interv, 2015, 11(8): e193-194.

高血压肾病的诊疗进展

高血压是严重影响我国人民生命健康的重要疾病，影响呈逐年上升的趋势：发病率统计显示，1991—1997年队列为2.9/100人·年，2004—2009年上升为5.3/100人·年；患病率亦呈现增长，1959年18岁以上成人患病率为5.1%，2002年已达17.6%，而根据《中国居民营养与慢性病状况报告（2015年）》显示，2012年我国18岁以上（含）居民高血压患病率达25.2%，高血压患病人数为2.7亿人[1]。高血压的这一现状造成我国居民的大量生命财产损失，根据2010年的研究，我国每年因高血压死亡近300万人，占全部死亡原因的1/4，直接医疗费用达366亿元人民币。靶器官损伤是高血压致死致残的主要原因，靶器官损伤好发于心、脑、肾、血管和视网膜等组织器官。其中，肾脏是高血压受累的主要靶器官，严重影响高血压患者的预后。高血压肾病的发病机制、诊断和治疗尚需更深入的研究。

一、高血压肾病的流行病学资料

肾衰竭是高血压患者死亡的第三大死因，占高血压患者死亡人数的11.88%，仅次于心脏疾病（45.16%）和脑血管病（34.31%）[2]。另一方面，高血压也是终末期肾脏病发生的重要原因。基于美国肾脏数据等级系统（The United States Renal Data System，USRDS）2011年的数据显示，美国24%的终末期肾病（ESRD）患者是由于高血压造成，是除了糖尿病肾病以外的最大病因。而欧洲肾脏协会和欧洲透析与移植协会（ERA-EDTA）于2003年的资料显示，17%的欧洲ESRD患者归因于高血压肾病。亚洲人群高血压肾病致ESRD的比例相对低于欧美，国人中比例为9.9%（全国血液净化病例信息登记系统，CNRDS，2011年），日本高血压人群导致ESRD的比例约为6%，其原因可能与欧美国家中非裔移民高血压及肾脏病易感性较高以及生活方式等因素有关。

尽管现有的多个队列研究普遍调查和报道了高血压患者在ESRD以及血液净化人群中的比例，但对于高血压肾病患病率的报道较少，而且这一数据在不同的研究中偏差较大。早期的研究推测，高血压患者中发生肾脏病的比率为10%~15%。解放军总医院肾脏病科全军肾脏病研究所汇总了近10年的肾脏病患者病理活检样本，结果显示符合高血压肾脏损害病理学特征的患者不足1%；而南京军区南京总医院肾脏病研究所分析了13 519例肾脏活检病例后发现，包含良性和恶性在内的高血压肾硬化占全部活检病例的0.46%[3]。国内有学者认为，高血压肾病的诊断标准和流程不统一，不同临床医生和研究者对高血压肾病的认识不一致，是不同报道中高血压肾病患病率差异较大的重要原因，同时也造成了高血压肾病在肾脏组织活检中检出率和各种临床登记系统比例存在较大差异[3]，这与高血压肾病的发病机制尚未完全阐明有关。

二、高血压肾病的发病机制与诊断

肾脏血流量的自我调节机制受损是高血压肾病发生的初始原因。依赖于血管平滑肌舒缩反应性和球管反馈等机制，肾脏血管通过调节自身阻力的降低或升高从而保持血流量在一定血压范围内恒定。这一作用在短时间内可以保持GFR维持在正常范围内。血压增高时，增大的血流剪切力和压力损伤血管内皮，并造成平滑肌细胞增生和表型转化，导致入球小动脉和小叶间动脉玻璃样变性、内膜增厚，早期表现为良性肾小球硬化，肾脏血流量持续下降，GFR下降。如果血压持续增高或维持在较高水平，将导致入球小动脉纤维素样坏死，小叶间动脉内膜高度增厚，进而发生肾小球缺血性坏死，毛细血管腔内血栓形成，出现恶性肾小球硬化（图1）。

因此，通过肾脏活检，观察高血压肾损害的典型病理表现可以作为高血压肾病的诊断依据，其病理特征包括肾小动脉内膜肥厚、细小动脉玻璃样变、肾小球肥大和继发性局灶节段性肾小球硬化，以及更为严重的肾小球废弃性或固化性硬化、肾小管萎缩和间质纤维化。然而，虽然普遍认为病理诊断是高血压肾病诊断的"金标准"，但病理改变缺乏特异性；而且作为有创检查，肾脏活检亦不适合大规模开展；明确诊断的时机晚，不利于疾病一级预防和二级预防的开展。

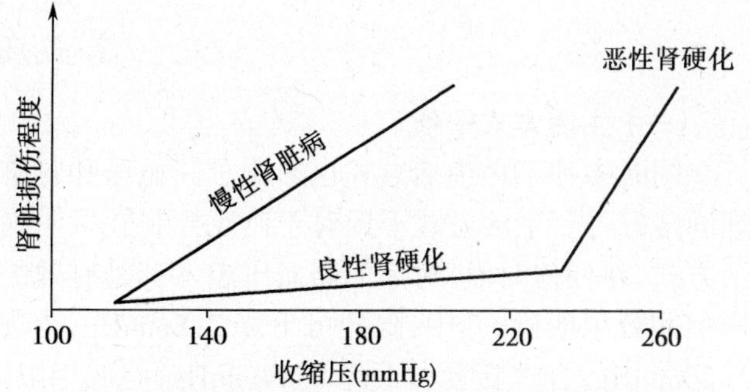

图 1 肾脏自我调节的血压范围与肾脏损伤之间的关系[4]

随着对高血压肾病机制研究的不断深入，肾损伤发生的动态过程日渐明确，对不同阶段产生的相应代谢产物或蛋白分子进行检测，实现了对高血压肾病的分期诊断。如血清肌酐、胱抑素 C(cystatin C, CysC) 及同型半胱氨酸（Hcy）等反映了肾功能的减退；更早期的指标，如 N- 乙酰 -β-D- 氨基葡萄糖苷酶（NAG）及尿 β2 微球蛋白等，反映了肾小管的缺血损伤；而微量蛋白尿提示了高血压造成肾小球高灌注、高滤过和高跨膜压，引起基底膜通透性增加，是内皮及足细胞等早期损伤的重要标志物。这一系列检测指标反映了高血压造成的机械性损伤首先引起肾小动脉和细小动脉的病理改变，然后导致肾小球和肾小管出现缺血改变并最终造成肾功能障碍的动态过程。但指标的改变提示肾脏组织中不同的细胞已经出现了不同程度的损伤，而且大部分损伤已不可逆转，丧失了开展一级预防的时机，不利于早期纠正。

高血压肾病的发病与遗传、环境和肾脏自身调节有关。一项基于美国非裔高血压人群的研究（the African-American Study of Kidney Disease and Hypertension, AASK study）发现[5]，非裔队列人群中约 40% 的患者肾小球滤过率（eGFR）<45ml/（min·1.73m^2），约 1/3 的患者出现了大量蛋白尿，其高血压肾损伤发生率远高于其他人种。因此，后续研究针对非裔人群的基因特点进行研究，相继发现了多个与高血压肾病相关的基因和突变位点。载脂蛋白 1（apolipoprotein L1, APOL1）基因的两个 SNP 位点（rs73885319：S342G, rs60910145：I384M）与非裔美国人的高血压肾病密切相关，这两个位点的存在增加了高血压肾病的发生风险[6]。*ApoL1* 突变导致的高血压肾损伤与足细胞损伤有关，突变降低了血中 APOL1 的表达，降低了 APOL1 与整合蛋白 $\alpha_V\beta_{3/5}$ 的亲和力，造成足细胞的足突结构损伤，进而出现肾功能下降[7]。非肌性肌球蛋白重链 9 基因（myosin, heavy chain 9, non-muscle, *MYH9*）同样与高血压肾病的发病密切相关。现已查明，*MYH9* 存在数十个 SNP 位点，其中有多个位点与高血压肾病的发生密切相关。*MYH9* 变异显著升高了高血压肾病发生的危险度（图 2），并呈现量效关系：单个位点的危险度为 1.9%，而同时存在两个位点使危险度上升为 3.1%[8]。国内陆军军医大学曾春雨教授团队研究发现，G 蛋白偶联激酶 4（GRK4）基因的突变位点 A142V、A486V 及 R65L 与包括汉民族在内的多个人种的高血压发生密切相关，并增加了高血压肾病的易感性。随着高通量测序技术的不断发展，基因检测成本的不断下降，上述的多个基因及多个位点均有望成为高血压肾病超早期诊断的重要靶点，从而实现高血压患者肾损伤易感性筛查、个体化治疗以及预后判断。

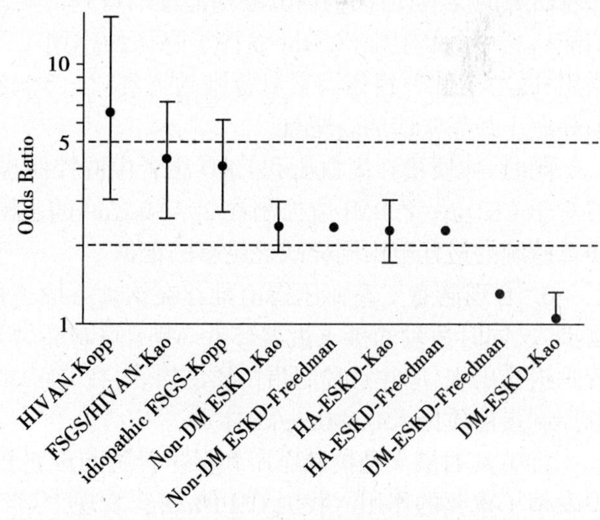

图 2 *MYH9* 变异位点对肾脏疾病发生的危险度

四项不同研究对 *MYH9* 变异位点和不同肾脏疾病发生危险度关系的比较，包括 HIV 相关肾病（HIVAN）、特发性肾小管节段性硬化（FSGS）、非糖尿病性 ESKD、高血压相关 ESKD 以及糖尿病相关 ESKD[9]

三、高血压肾病的治疗

（一）生活方式干预

同时多种不良生活方式也影响了高血压和肾脏病的发生，包括高盐饮食、超重和肥胖、缺乏运动以及烟酒嗜好等。生活方式干预对于血压控制效果明确。2010 年《中国高血压防治指南》[10]指出：健康的生活方式，在任何时候，对任何高血压患者都是有效的治疗方法，可降低血压、控制危险因素和临床情况；血压控制效果明确：其中，限盐可下降 2~8mmHg，合理体育运动降低 4~9mmHg，每减重 10kg 可降低收缩压 5~20mmHg，合理膳食可下降 8~14mmHg，而戒烟限酒降压效果为 2~4mmHg。除了血压控制以外，生活方式干预具有直接的肾脏保护作用。国内外的高血压指南和肾脏病指南，均把生活方式干预作为治疗的首要策略。尽管高血压肾病相关临床指南缺乏生活方式干预改善预后的证据分析，但研究者和临床医生都还是认为，健康的生活方式不仅可降低血压，提高降压药物疗效，还可以降低肾损伤的发生风险，预防或延迟高血压肾病的发生。具体内容简述如下：

1. **限盐** 限盐一直是国内外高血压指南的首要建议。世界卫生组织建议每日钠盐（指氯化钠）摄入应 <5g；2010 年《中国高血压防治指南》建议我国居民每人每天钠盐摄入应逐步降至 6g 以下。2012 年，国际肾脏组织“改善全球肾脏病预后组织”（KDIGO）取代美国国家肾脏基金会（NKF）所属“肾脏病预后质量倡议”（K/DOQI）工作组，制定了新的慢性肾脏病临床管理实践指南，首次增加了钠盐摄入量的建议：慢性肾脏病（CKD）成人钠摄入量宜 <90mol/d；SBP 和（或）DBP>95th（指儿童年龄、性别及身高所对应参考值范围的第 95 百分位数）和高血压前期[90th<SBP 和（或）DBP<95th]的 CKD 患儿也需限制钠盐摄入（证据等级 1C）[11]。而最近的一项包含 3106 名高血压患者的研究[12]表明，对于肾功能正常的高血压患者，每日盐摄入少于 2.08g/d 或高于 4.03g/d 均增加了高血压肾病的发生风险。因此，就高血压肾病的预防和治疗而言，什么是合理的限盐水平，预防和治疗之间是否标准存在差异，仍需要更多的证据支撑。

2. **合理运动和减重** 高血压患者和 CKD 患者均应保持长期的、规律的运动。运动剂量在不同高血压和 CKD 指南中均较为类似，即保持每周 3~5 次，每次 30 分钟的中等强度运动，如步行、快走、慢跑或游泳等。运动保护作用的机制众多，改善氧化应激、降低炎症反应等均发挥了肾脏保护和血压控制的作用。随着研究的深入，肌肉的内分泌功能逐渐得到证实[13]，肌肉因子（myokines）的释放发挥了各种重要的生理功能。其中，肌肉因子 irisin 发挥了降压的作用[14]。而肌肉因子 MG53 通过对肾小管上皮细胞膜的修复作用，改善了多种损伤因素对肾脏的损伤[15]。然而运动的降压和肾脏保护机制尚需更深入的研究，以找到高血压肾病防治的新靶点。

同时，体质量在高血压和 CKD 患者中的控制也同样重要，我国高血压指南建议控制在 $24kg/m^2$ 以下；但对于 CKD 患者，BMI 应控制在 $20\text{~}24kg/m^2$ 的范围内，特别是透析患者，应同时避免肥胖和低体重，但其体重控制的最佳范围同样缺乏足够的证据。

3. **合理膳食** 高血压指南推荐在饮食方面遵循平衡膳食原则，控制高热量食物摄入，控制碳水化合物摄入，同时适量的摄入蛋类（5 个 / 周）、豆制品、奶类或鱼类（250g/d）等蛋白食物。但随着高血压造成的肾脏损伤出现，应注意控制蛋白质的摄入：在 CKD 1~2 期每天摄入蛋白质应低于 1.4g/kg 体重，而 CKD 3~4 期控制蛋白质摄入 0.6~0.8g/kg 体重。

维生素的摄入是控制血压和保护肾脏的重要膳食因素。其中，叶酸（维生素 B_9）被证实在高血压治疗中发挥了重要的作用。我国 CSPPT 研究发现，尽管叶酸联用依那普利与单用依那普利对平均动脉压的降低作用无差异，但其显著降低了高血压合并糖尿病患者的蛋白尿发生，具有肾脏保护作用[16-17]。

4. **戒烟限酒** 无论是无靶器官损伤的高血压患者，或是已经发生高血压肾损伤的患者，均应戒烟。如前所述，高血压肾病的重要发病机制在于血管内皮的损伤。吸烟具有明确的血管内皮损伤作用，加速并加重了包括高血压肾病、动脉粥样硬化在内的多种血管内皮损伤相关疾病的进展。戒烟的益处肯定，在任何年龄戒烟患者均能明确获益。

高血压和 CKD 的各种指南均认为患者可少量饮酒。高血压患者应控制每日酒精摄入量在 25g（男性）和 15g（女性）[18]。CKD 患者女性每天不应摄入超过 10ml（8g）纯酒精（即 1 个饮酒单位），男性不超过 2 个

饮酒单位 / 天。

(二) 药物治疗

1. 降压治疗

(1) 降压目标：尽管美国 2017 AHA/ACC 高血压指南将高血压患者血压控制目标改变为低于 130/80mmHg，但包含我国在内的绝大部分国家和地区的高血压指南均仍维持降压目标为 <140/90mmHg。对于肾性高血压或 CKD 伴高血压患者，中国肾性高血压管理指南(2016) 建议血压控制目标为 <140/90mmHg，但合并显性蛋白尿(尿蛋白排泄率 >300mg/24 小时) 时应控制在 ≤130/80mmHg[19]。KDIGO 指南推荐尿蛋白排泄率 30~300mg/24 小时及尿蛋白排泄率 >300mg/24 小时的 CKD 患者均应将血压控制在 130/80mmHg 以下[11]。推荐证据级别分别为 2D 和 2C，提示血压控制水平仍存在诸多疑惑。

现有部分研究对强化降压的肾脏保护作用存在质疑。尽管我国的高血压指南仍认为高血压患者出现肾功能损伤，可将血压降至 <130/80mmHg，但许多研究发现，强化降压并不能较好改善患者的预后；患者进入慢性肾脏病终末期和死亡的危险度在标准降压和强化降压策略上并无差异[20]。SPRINT 研究同样发现：虽然强化降压略微有利于非慢性肾病高血压患者蛋白尿的控制，但对肾脏终点结局的发生(包括：GFR 下降大于 50%、持续透析或肾移植) 并无益处[21]。AASK 研究也显示了强化降压并未给蛋白排泄率低于 300mg/24 小时的患者带来肾脏保护的益处[22]。因此，国内外临床指南均未就高血压肾病的降压目标值进行推荐，仍需要更多证据评估不同降压目标值的获益和风险。

(2) 降压药物：

1) 肾素 - 血管紧张素 - 醛固酮系统(RAAS) 阻断剂：普遍认为，高血压患者出现早期肾脏损伤表现，如微量蛋白尿和轻度肌酐升高时，应首选 RAAS 阻断剂作为降压药，特别是出现蛋白尿后更加推荐使用 ACEI 或 ARB。早期的认识普遍认为，在肾脏病进入后期不适合使用 RAAS 阻断剂。但随着研究的深入，如国内侯凡凡院士团队发现，ACEI 同样可以用于肌酐浓度 3~5mg/dl 的 CKD 患者[23]。更近的研究更是认为，肌酐 >6mg/dl 的 CKD 患者同样可以使用 RAAS 阻断剂进行治疗，ACEI 或 ARB 可以用于任何阶段的 CKD，包括 CKD 4~5 期及透析期[24]。上述研究的结果已被多个指南广泛采用，但大部分指南同时也认为 CKD 3~4 期的患者仍需谨慎使用 ACEI，初始剂量宜低，逐渐加量，并严密观察血钾、肌酐及肾小球滤过率的变化。

2) 钙通道阻滞剂(CCB)：主要为二氢吡啶类的 CCB。CCB 是我国最常用的降压药，特别是对于 CKD 患者：据统计，78% 的 CKD 患者单独或者联合使用 CCB 治疗高血压[19]。CCB 的肾脏保护作用得到了广泛的证实。氨氯地平对高血压合并 2 型糖尿病患者肌酐水平的控制效果显著好于阿替洛尔(图 3)[25]；而 ACEI 与氨氯地平的组合，较之 ACEI 联合氢氯噻嗪，使慢性肾病风险下降了 48%[26]。AASK 研究的结论认为，雷米普利与氨氯地平联合使用可能是改善高血压肾动脉硬化患者预后的最佳方案[22]。

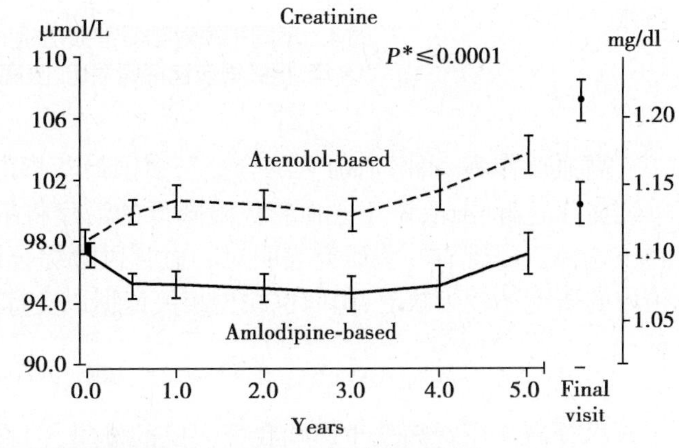

图 3 氨氯地平与阿替洛尔对肌酐水平控制作用的比较[25]

3) α/β 受体阻滞剂：尽管 RAAS 阻断剂及 CCB 是我国高血压、高血压肾病以及 CKD 合并高血压患者的最主要降压药物，但 β 受体阻滞剂仍是目前应用最为广泛的心血管药物之一。其中，同时作用于 α1 受体和 β 受体靶点的第三代非选择性 β 受体阻滞剂具有保护心、脑、肾等靶器官的作用，被认为对于 CKD 合并高血压具有独特的应用价值[27]。对于高血压长期控制不佳，肾脏功能持续减退，足量、联合应用 3 种以上降压药治疗超过 2 周仍难以控制的难治性高血压，除了考虑 RAAS 系统的异常激活以外，同时应考虑交感神经系统(SNS) 的因素，需要添加 α/β 受体阻滞剂进行降压治疗。后者通过下调下丘脑的中枢儿茶酚胺水平，控制肾脏 RAAS 系统的过度激活以及保护交感异常兴奋损伤的血管内皮等作用，打断肾脏组织损伤和SNS过度兴奋之间的恶性循环，从而实现降低血压、保护肾脏、改善心脏重塑和血管功能等作用。

2. 危险因素综合干预 如前所述，单纯血压控制并不能完全地改善高血压的肾脏损伤情况，其原因在于高血压往往合并了多种危险因素。流行病学调查发现，超过80%的高血压患者合并危险因素，合并单个危险因素的占36.54%，2个危险因素占31.5%，≥3个危险因素的人群比例为17.3%[28]。因此，高血压肾病不单纯是血压控制问题，多种危险因素的综合防治显得尤为重要。

据2009年的数据统计，我国约24%的高血压患者合并了糖尿病[29]，这一比例在高血压肾病或是CKD合并高血压人群中可能更高。高血压合并糖尿病使患者GFR下降更加迅速[30]，发生CKD的危险度显著增加；而肥胖、高脂血症/糖尿病多种危险因素同时存在时，危险度最高[31]。越来越多的研究对高血压综合干预的改善作用进行了探讨。有研究显示，强化的综合干预显著地降低了糖尿病合并高血压患者肾损伤的相对危险度（HR，0.39；95 CI：0.17~0.87，图4）[32]。综合干预的项目包括：①能量摄入控制：脂肪摄入占每日能量摄入的30%以下，不饱和脂肪摄入低于每日能量摄入的10%；②轻至中度的运动，每周3~5次，每次30分钟以上；③戒烟；④卡托普利，50mg，每日2次，或氯沙坦，50mg，每日2次；⑤每日维生素摄入剂量：维生素C 250mg，维生素E 100mg，叶酸400μg，吡啶羧酸铬100μg；⑥如有脑梗病史，口服阿司匹林150mg/天；⑦如糖化血红蛋白（HbA1c）大于6.5，需增加运动量或口服降糖药；⑧BMI大于25者，口服二甲双胍（1g/次，2次/日）；⑨他汀类和贝特类降脂药物的使用。

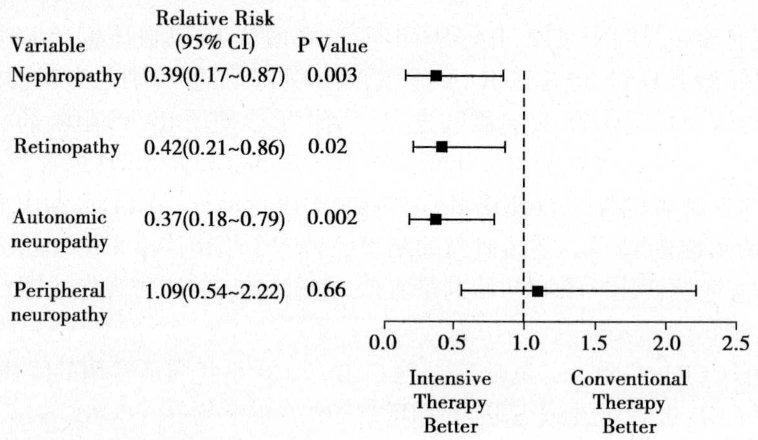

图4 不同干预对靶器官损伤相对危险度的比较。平均随访时间为7.8年，相关损伤包括肾损伤、眼底病变、自主或外周神经病变[32]

高血压作为一种"心血管综合征"，多国最新指南均将高血压患者总体心血管风险评估纳入推荐。与单纯血压达标相比，基于心血管风险降低的治疗将带来更多获益。综合心血管风险评估及管理更有利于降压达标。尽管有一些研究表明对心血管风险综合评估管理对高血压肾病具有较好的防治作用，但这一领域的研究还较为缺乏，国内也缺少相关证据以支撑指南的建立。

四、小　结

尽管高血压肾病严重影响我国人民的健康，但临床上尚缺乏针对这一疾病的早期诊断策略和适合我国生活方式特点及疾病流行病学特点的适宜治疗和综合管理方案。国内已有一些团队针对高血压肾病，开展深入而富有成效的研究，通过流行病学大数据的整合和基于先进基础研究的个体化疾病诊疗，必将提高高血压肾病的治疗率，进而减轻高血压的致残率和死亡率。

（陈垦　曾春雨）

参 考 文 献

1. 陈伟伟,高润霖,刘力生,等.《中国心血管病报告 2017》概要.中国循环杂志,2018,33(1):1-8.
2. Cui H,Hu Y,Hong C,et al. A 15 years study of the causes of death among elderly hypertensive patients in a hospital-based sample of China. Arch Gerontol Geriatr,2012,55(3):709-712.
3. 蔡广研,寇佳,陈香美.高血压肾损害诊治新认识.中国实用内科杂志,2013,33(3):173-175.
4. Bidani AK,Griffin KA. Pathophysiology of hypertensive renal damage:implications for therapy. Hypertension,2004,44(5):595-601.
5. Chen TK,Estrella MM,Astor BC,et al. Longitudinal changes in hematocrit in hypertensive chronic kidney disease:Results from the African-American study of kidney disease and hypertension(AASK). Nephrol Dial Transplant,2015,30(8):1329-1335.
6. Genovese G,Friedman DJ,Ross MD,et al. Association of trypanolytic ApoL1 variants with kidney disease in African Americans. Science,2010,329(5993):841-845.
7. Hayek SS,Koh KH,Grams ME,et al. A tripartite complex of suPAR,APOL1 risk variants and $\alpha_v\beta_3$ integrin on podocytes mediates chronic kidney disease. Nat Med,2017,23(8):945-953.
8. Kopp JB,Winkler CA,Nelson GW. Myh9 genetic variants associated with glomerular disease:What is the role for genetic testing? Semin Nephrol,2010,30(4):409-417.
9. Winkler CA,Nelson G,Oleksyk TK,et al. Genetics of focal segmental glomerulosclerosis and human immunodeficiency virus-associated collapsing glomerulopathy:The role of myh9 genetic variation. Semin Nephrol,2010,30:111-125.
10. 中国高血压防治指南修订委员会.中国高血压防治指南 2010. 中华高血压杂志,2011,19:701-743.
11. Levin A,Stevens PE. Summary of KDIGO 2012 CKD Guideline:Behind the scenes,need for guidance,and a framework for moving forward. Kidney Int,2014,85(1):49-61.
12. Yoon CY,Noh J,Lee J,et al. High and low sodium intakes are associated with incident chronic kidney disease in patients with normal renal function and hypertension. Kidney Int,2018,93(4):921-931.
13. Hoffmann C,Weigert C. Skeletal muscle as an endocrine organ:The role of myokines in exercise adaptations. Cold Spring Harb Perspect Med,2017,7(11). pii:a029793.
14. Fu J,Han Y,Wang J,et al. Irisin lowers blood pressure by improvement of endothelial dysfunction via ampk-akt-enos-no pathway in the spontaneously hypertensive rat. J Am Heart Assoc,2016,5(11). pii:e003433.
15. Duann P,Li H,Lin P,et al. Mg53-mediated cell membrane repair protects against acute kidney injury. Sci Transl Med,2015,7(279):279ra236.
16. Huo Y,Li J,Qin X,et al. Efficacy of folic acid therapy in primary prevention of stroke among adults with hypertension in China:the CSPPT randomized clinical trial. JAMA,2015,313(13):1325-1335.
17. Xu X,Qin X,Li Y,et al. Efficacy of folic acid therapy on the progression of chronic kidney disease:The renal substudy of the china stroke primary prevention trial. JAMA Intern Med,2016,176(10):1443-1450.
18. Mancia G,De Backer G,Dominiczak A,et al. 2007 guidelines for the management of arterial hypertension:The task force for the management of arterial hypertension of the European Society of Hypertension(ESH) and of the European Society of Cardiology(ESC). Eur Heart J,2007,28(12):1462-1536.
19. 中国医师协会肾脏内科医师分会,中国中西医结合学会肾脏疾病专业委员会.中国肾性高血压管理指南 2016(简版). 中华医学杂志,2017,97:1547-1555.
20. Appel LJ,Wright JT Jr,Greene T,et al.Group ACR. Intensive blood-pressure control in hypertensive chronic kidney disease. N Engl J Med,2010,363(10):918-929.
21. Foy CG,Lovato LC,Vitolins MZ,et al. Gender,blood pressure,and cardiovascular and renal outcomes in adults with hypertension from the systolic blood pressure intervention trial. J Hypertens,2018,36:904-915.
22. Wright JT Jr,Bakris G,Greene T,et al.African American Study of Kidney D,Hypertension Study G. Effect of blood pressure lowering and antihypertensive drug class on progression of hypertensive kidney disease:Results from the aask trial. JAMA,2002,288:2421-2431.
23. Hou FF,Zhang X,Zhang GH,et al. Efficacy and safety of benazepril for advanced chronic renal insufficiency. N Engl J Med,2006,354:131-140.
24. Hsu TW,Liu JS,Hung SC,et al. Renoprotective effect of renin-angiotensin-aldosterone system blockade in patients with predialysis advanced chronic kidney disease,hypertension,and anemia. JAMA Intern Med,2014,174:347-354.
25. Ostergren J,Poulter NR,Sever PS,et al. investigators A. The anglo-scandinavian cardiac outcomes trial:Blood pressure-lowering limb:Effects in patients with type ii diabetes. J Hypertens,2008,26:2103-2111.
26. Bakris GL,Sarafidis PA,Weir MR,et al,investigators AT. Renal outcomes with different fixed-dose combination therapies in patients with hypertension at high risk for cardiovascular events(accomplish):A prespecified secondary analysis of a randomised controlled trial. Lancet,2010,375:1173-1181.
27. 第八届中华肾脏病学会慢性肾脏病高血压治疗专家协作组.A/β 受体阻滞剂在慢性肾脏病高血压治疗中的实践指南.中华医学杂志,2013,93:3812-3856.

28. Li G, Guo G, Wang W, et al. Association of prehypertension and cardiovascular risk factor clustering in inner mongolia: A cross-sectional study. BMJ Open, 2017, 7: e015340

29. Liu J, Zhao D, Liu J, et al. Prevalence of diabetes mellitus in outpatients with essential hypertension in china: A cross-sectional study. BMJ Open, 2013, 3: e003798

30. Polonia J, Azevedo A, Monte M, et al. Annual deterioration of renal function in hypertensive patients with and without diabetes. Vasc Health Risk Manag, 2017, 13: 231-237.

31. Weycker D, Nichols GA, O'Keeffe-Rosetti M, et al. Risk of chronic kidney disease in hypertensive patients with other metabolic conditions. J Hum Hypertens, 2008, 22: 132-134.

32. Gaede P, Vedel P, Larsen N, et al. Multifactorial intervention and cardiovascular disease in patients with type 2 diabetes. N Engl J Med, 2003, 348: 383-393.

高血压患者盐摄入量评估和血压管理临床流程专家建议书

高血压的发生受到遗传因素及环境因素的共同作用。在环境因素中,高盐摄入被认为是最重要最关键饮食因素之一。全球心血管疾病死亡中,每年165万归因于过多钠盐摄入[1]。INTERSALT[2]试验证实,个体盐摄入与血压显著相关,24小时钠排泄量(反映钠摄入量)每减少100mmol,收缩压和舒张压分别减少6.0mmHg和2.5mmHg。2013年BMJ发表了新的减盐降低血压荟萃分析,纳入欧美国家的36个随机对照试验(RCT)明确了限盐的降压效果。结果显示:限钠盐对高血压患者、血压正常者的血压管理都有效,平均使血压降低3.4/1.5mmHg,血压越高降压作用越显著[3]。高盐摄入与心脑血管事件的发生率和病死率以及心室肥厚、肾脏损害等靶器官损害密切相关。对此,世界卫生组织2013—2020年慢病防控全球行动计划之一是食盐量相对减少30%。2011年加拿大卫生部制定了加拿大限制钠盐摄入策略,预期在2016年将钠盐平均摄入量降低到5g/d,这样将预期每年减少100万高血压患者的治疗成本[4]。WHO 2006年将盐(氯化钠)的每日摄入量少于5g作为人群营养摄入的目标[5]。中国2010年高血压防治指南也指出每人钠盐摄入量逐步降至少于6g/d,并预期能降低收缩压2~9mmHg。现有的数据显示中国人群日常钠盐摄入量显著高于欧美国家家人群,并普遍盐摄入超标。我国大部分地区人均盐摄入量>12g/d,北方人可达12~18g/d,明显高于世界卫生组织应<5g/d的推荐。我国膳食钠盐摄入过多和(或)钾摄入偏低已成我国人群高血压发病重要的危险因素。对此我们应当积极主动对高血压患者进行盐和钾摄入量的评估,从而针对性的治疗,这在血压管理中是一种重要的策略。然而,近年来的一些研究对于限盐目标提出了挑战:即过低的盐摄入(低于3g/d)也会增加心血管风险。这就提出一个重要的问题,我们必须有效地进行盐摄入的评估,针对性的限盐才能使高血压患者获得最大的利益。对此中国医师协会高血压专业委员会认为有必要依据目前我国高血压患者盐摄入状态,推动限盐措施制定、盐摄入量评估和血压管理临床流程。

限盐首先涉及摄盐量的评估。长期以来医院采用24小时尿钠的测定评估盐的摄入量,由于留取24小时尿麻烦、操作烦琐、收集时间长,较难收集完整,不适用于非住院患者,从而限制了广泛的应用。目前除了24小时尿钠的测定技术外,又研发出通过点尿钠/肌酐的监测评估钠盐摄入的方法,从而使钠盐摄入的评估变得更加简便。日本已有应用点尿法预测24小时尿钠的公式并写入高血压指南,在我国高血压人群中应用点尿法公式预测24小时尿钠排泄,可利于盐摄入的快速评估,指导临床降压策略。在本建议书的流程中将2种方法结合起来评估盐的摄入,对明确中高钠摄入的患者提供较适宜的治疗方案。

一、高血压患者限盐的标准

世界卫生组织及欧洲高血压指南均推荐<5g/d。

中国、日本及美国高血压指南均推荐<6g/d。

二、不同盐量摄入的概念

由于钠98%经过肾脏排泄,因此常规以24小时尿钠计算饮食中钠的摄入量。根据氯化钠在食盐中的比例(99%)以及钠在氯化钠中的比重计算每日摄入盐量(g)。即每日盐摄入量(g)≈尿钠浓度(mmol/L)×24小时尿量(L)÷1000×58.5(g/mol)。100mmol钠相当于5.85g氯化钠(≈6g)。

本建议书盐摄入量的定义:

正常盐摄入量:<6g/d(24小时尿钠排泄<100mmol)。

中等盐摄入量:6~12g/d(24小时尿钠排泄100~200mmol)。

高等盐摄入量：>12g/d（24 小时尿钠排泄 >200mmol）。

三、血压控制目标

一般高血压人群：<140/90mmHg。

高龄老年高血压人群：<150/90mmHg。

四、进行盐评估的建议高血压人群

鉴于盐敏感性高血压诊断操作的困难性，经过多年的临床实践，目前常把具有某些临床特征的人群考虑为盐敏感人群，预估其高盐摄入对血压产生的影响，并进行相应针对性治疗。

本建议书推荐进行盐摄入量评估的主要高血压人群为：

老年高血压患者、肥胖的高血压患者、出生体重 <3.05kg、早产儿（胎龄 <37 周）、巨大儿（出生体重 >4.0kg）、难治性高血压患者，有过妊娠期高血压的女性患者，有心脑血管病家族史的高血压患者，北方单药控制未达标的高血压患者以及高盐摄入地域的高血压患者。

五、盐评估与生活方式干预建议流程（图 1）

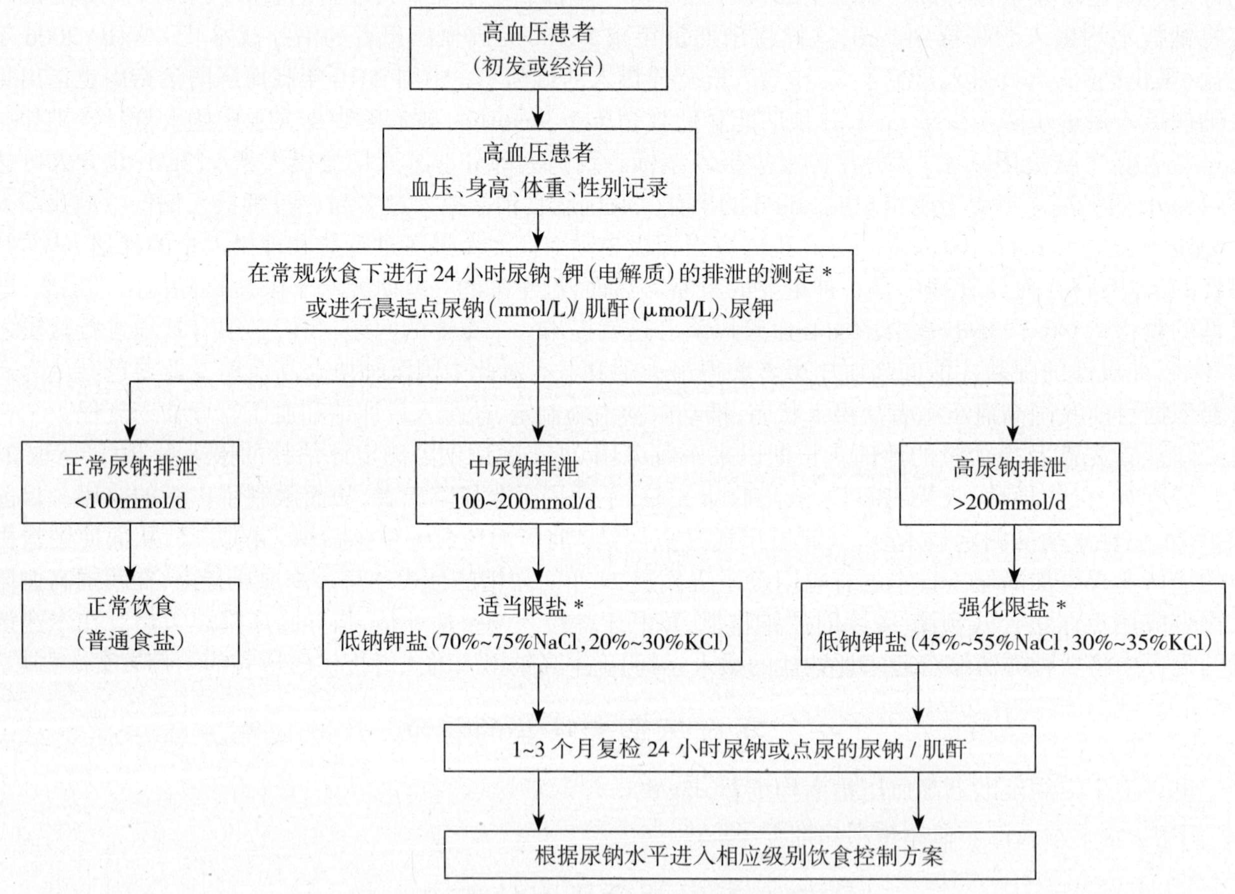

图 1 盐评估与生活方式干预建议流程

* 准备服用低钠盐时需评估肾功能及血钾水平，如果血钾≥5.0mmol/L 或肌酐≥177μmol/L，则仍服用“普通食盐”，改用其他生活方式限盐

六、盐评估与药物治疗建议流程

中钠摄入及高钠摄入的高血压患者在建议的盐摄入饮食下进行适当的药物治疗，药物治疗前或中间过程中需评估心功能和肾功能，依据血压水平来进行血压管理（图 2）。

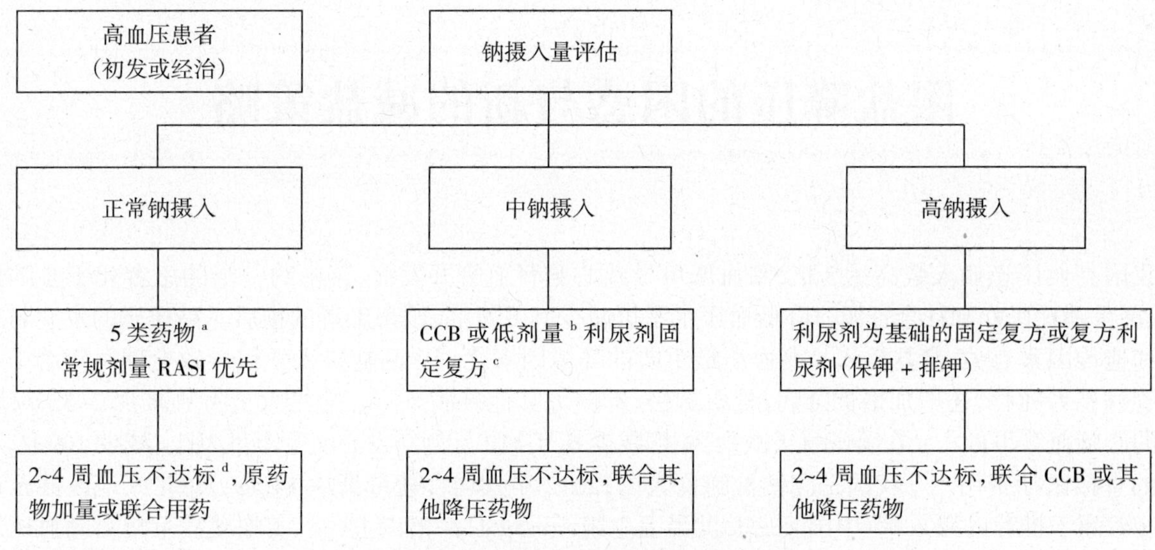

图 2 盐评估与药物治疗建议流程

[a]5 类降压药物均可应用,包括利尿剂、CCB、ACEI、ARB、β- 阻滞剂;[b]低剂量利尿剂:氢氯噻嗪 12.5mg/d,吲达帕胺 1.25~1.5mg/d;[c]常规剂量利尿剂:氢氯噻嗪 25mg/d,吲达帕胺 2.5mg/d

上述高血压患者在常规血压和尿钠测定的基础上建议:

1. 对难治性高血压应该排除肾上腺性的继发性高血压疾病。

2. 对于 CKD eGFR<30ml/(min·1.73m^2)的高血压患者食用低钠 / 钾盐要慎重,同时慎用口服噻嗪类利尿剂及醛固酮拮抗剂,如需要使用,建议在肾内科的指导下应用。

3. 对盐摄入 >6g/d 的高血压患者更应进行其他心血管危险因素及靶器官损害的检查和评估,便于对高血压患者进行综合的血压管理。

执行本流程基于有效的盐摄入量的评估,建议在血压管理中对有条件的医疗机构都要开展盐摄入量的评估工作。盐的摄入检查更适用于初发高血压患者和难治性高血压患者以及上述建议书中推荐的人群,以便针对性选择降压药物。

编写委员会(按姓氏汉语拼音排序):
陈小平 初少莉 戴秋燕 丁文惠 郭丽君 韩 凌 姜一农
李广平 李玉明 刘惠亮 刘 蔚 牟建军 钱卫冲 孙 刚
孙宁玲 孙跃民 陶剑虹 王鸿懿 魏 盟 吴海英 项美香
谢良地 徐 瑞 徐新娟 严晓伟 尹新华 祝之明
执笔人:孙宁玲

参 考 文 献

1. Mozaffarian D, Fahimi S, Singh GM, et al. Global sodium consumption and death from cardiovascular causes.N Engl J Med, 2014, 371(7):624-632.
2. He FJ, Li J, Macgregor GA. Effect of longer term modest salt reduction on blood pressure: Cochrane systematic review and metaanalysis of randomized trials. BMJ, 2013, 346:f1325.
3. Minister of Health Canada, Recommendations of the Sodium Working Group, SODIUM REDUCTION STRATEGYFORCANADA.ISBN:9781100-162324, 2010.
4. World Health Organization. Reducing salt intake in populations: report of a WHO forum and technical meeting. WHO, 2007:160.
5. 限盐管理控制高血压中国专家指导意见 . 中华医学会心血管病学分会高血压学组 . 中华高血压杂志, 2015, 23(11):1028-1034.

限盐降压的困惑与新的减盐策略

我国高血压患病人数高达3亿,高血压可导致心脑肾血管并发症,其中约一半的患者死于心脑血管疾病,严重消耗医疗和社会资源。降低血压水平可减少其并发症、改善患者的预后。高血压的发病与环境因素和遗传因素有关,高盐摄入是高血压最重要的环境因素之一。高盐摄入不仅导致全球每年约165万心血管病患者死亡,还增加慢性肾病、骨质疏松、胃癌等其他疾病风险。盐摄入量每日减少2~3g,可降低20%的心脑血管事件[1]。在美国每天减盐3g可减少6万~12万例新发心血管事件发生,减少100亿~240亿元的直接医疗费用[2]。我国是高钠盐膳食大国,2012年人均食盐量高达14.5g/天,北方地区甚至达到了15g/d,高于推荐的摄入量(中国<6g/d,世界卫生组织<5g/d)一倍以上[3]。实施减盐策略对高血压及其他重大慢病的预防有重要意义。目前减盐策略制订和执行方面存在许多有争议的地方,本文重点探讨减盐降压存在的几个困惑和挑战。

一、限盐的困惑

(一)摄盐量的评估

要减少钠盐的摄入首先需了解人群盐的摄入量,目前摄盐量的评估方法有以下几种,每种方法各有优缺点。①膳食调查法,包括记账法、24小时膳食回顾法、膳食史法、食物频率问卷法等方法。此方法简便、应答率高,便于抽样,但依赖于被调查者的主观记忆,变异性较大,许多食品难以评估其准确的含盐量,往往结果低于实际摄入。②食物准确称量法,准确称量特定人群的摄盐量。此方法可定量人群盐摄入量,粗略判断人均盐摄入量。适用于群体间比较分析,调查耗费大量人力物力,不适于大规模调查。③尿钠测定,包括点尿钠法、夜尿钠法、24小时尿钠法。指标相对客观,易于质控,较好反映盐摄入情况。尤其AHA推荐的24小时尿钠测定,收集完整的24小时尿样,测定尿钠浓度乘以总尿量即为24小时尿钠排泄量。此方法被公认为测定膳食钠的"金标准",广泛应用于人群研究,但该法样本留取较复杂,多次留取困难大,依从性差。目前,有应用点尿结合尿肌酐、夜尿及晨尿测定代替24小时尿钠测定,虽然几项与24小时尿钠有一定相关性,但其准确性与可靠性仍受质疑。④盐销售调查法:记录研究群体盐的购买量间接评判该群体盐的摄入量。一项在中国农村健康主动减盐研究中,研究者将120个村随机分为价格补贴+健康教育组、健康教育组、对照组,每组抽取10个村中的商店进行每月盐销售调查,实验结束时随机选取村民行24小时尿钠、钾分析。结果表明通过盐销售调查与24小时尿得出的钠、钾摄入量一致,而盐销售调查成本仅为24小时尿钠的14%,盐销售调查可为一种简单、低成本的评估社区盐减少量的方法[4]。但该方法的准确性尚存在争议。⑤盐阈法:将不同浓度的盐水从低浓度到高浓度依次滴于被调查者舌上,其感觉出咸味的最低浓度即为该被调查者的盐阈,此方法用于人群嗜盐程度高低的粗浅筛选。此方法结果依赖于测试者的主观判断,不能够准确了解钠的摄入量。我国大多数人群摄盐量资料主要来源于膳食调查法,少量为24小时尿钠资料,目前缺乏一种简便、有效、准确测量盐摄入量的方法。

(二)盐敏感性的评估

人群个体之间对盐负荷或减少盐的摄入呈现不同的血压反应,存在盐敏感性问题。依据高血压患者和血压正常个体对高盐饮食摄入的血压反应考虑存在"盐敏感性或盐抵抗性高血压"[5]。我国盐敏感者在正常血压人群中的检出率为15%~42%,高血压人群则高达28%~74%。因此,盐敏感性是我国人群的一个重要特征。目前有几种方法评价盐敏感性[5,6]:①急性盐负荷试验,静脉输注生理盐水后续予呋塞米,观察血压的变化,而慢性试验主要涉及数周的低盐和高盐干预,然后观察血压变化。②检测盐敏感的基因,目前发现的盐敏感的基因有70多个,如:11β-羟化类固醇脱氢酶、赖氨酸特异去甲基化酶、上皮钠通道α1(ENCα1)、蛋白激酶赖氨酸1(WNK1)、血清和糖皮质激素诱导的蛋白激酶1(SGK1)、G蛋白耦联受体激酶 4 4(GRK4)、α 内收蛋白(α-adducin)等,我们最近发现瞬时受体电位通道家族 TRPV1 也与盐敏感性有关[7]。但哪些盐敏感基因与摄盐或盐排泄存在量效关系,或只是盐与血压之间的一种中间遗传表型还有待深入研究。③盐敏感的表型,研究表明老年、肥胖、糖尿病、胰岛素抵抗、盐负荷后血压升高明显、血压呈非杓型趋势、靶器官损害出现早、血压的应激反应增强等作为临床评估盐敏感性人群的特征[8],但这些表型的特异性与敏感性如何尚缺乏深入研究。因此,受摄盐量和盐敏感性评价方法局限性的影响,目前很难精准界定个体的每日摄盐量及其对摄盐的反应。

(三)摄盐量与心脑肾血管损害的关系的质疑

减盐可以降低血压,理论上减盐可以降低心脑血管事件的发生。但限盐会减少心脑血管硬终点事件尚存在争议。争议主要有三点。第一、限制摄盐量是否会带来心血管的获益?由于大规模研究的可行性、经济成本等原因,目前尚缺乏大型的前瞻性、随机对照临床研究证明限盐摄入带来硬终点指标的降低。但小规模、小样本的临床研究表明,限盐可以带来心脑血管的获益。荷兰的临床研究表明,限盐不但可以降低血压,若将每日盐的摄入量减少到 6g 以下可以预防 4.8% 的急性心肌梗死、1.7% 的慢性心功能衰竭、5.8% 的脑血管意外[9]。台湾的一项针对养老院使用低钠盐的临床研究表明,低钠盐可降低 41% 的心血管疾病死亡风险,可人年均减少 426 美元医疗花费,增加预期寿命 0.2~0.9 年。但也有不同的报道。一篇纳入了 7 项随机对照研究,含 6250 名研究对象的荟萃分析显示没有证据证明减盐可以带来减少全因死亡、心血管事件、脑血管意外的获益,甚至在心功能衰竭患者中限盐可以带来更高的全因死亡风险。但该研究存在较大的争议,主要是纳入研究的人群中包括了心功能衰竭的患者,而心功能衰竭患者本身存在的死亡风险远高于其他人群,其他研究者将含心功能衰竭患者的研究排除后得到了相反的结论。第二、限盐是否会对所有人群获益?除了前述心功能衰竭患者的研究显示限盐没有获益,涉及肾功能衰竭患者的研究也表明慢性肾功能衰竭患者低于平均钠摄入量,总体和心血管死亡的风险会增加[10],但该研究显示摄钠量高的研究对象更年轻,白蛋白更高,可能与其肾脏疾病病情更轻、并发症更少有关。同时慢性肾衰的患者肾小球滤过率减少导致尿排钠量排泄减少,所以限盐摄入带来的降压、心血管获益相对小,所以并不能从此研究推广至更大的人群,得到限制盐摄入会增加心血管风险的结论。第三、盐是否摄入过低增加心血管事件的发生率?有研究认为每天高于 7g 与低于 3g 的 24 小时尿钠排泄量都会增加全因死亡、心血管终点事件的发生[11]。对于每天小于 3g 的钠盐摄入,无论有无高血压病史都会增加心血管事件的发生[12]。认为摄盐量与心血管的关系呈 U 形曲线,对于高血压患者需要给予限盐饮食,对于非高血压患者不应过多的限制盐的摄入。这两个研究结果都是来源于 PURE 研究,该研究为大样本量、多中心、多地区的大型临床研究,但这是一个横断面研究不能确定因果关系,再者不同地区盐的摄入量本身就存在较大的差异,相同地区不同年龄段不同疾病状况的人对盐的摄入也是不同的,地区广、样本量大反而影响研究结果的准确性,而研究并未在统计时对混杂因素进行控制,所以试验本身存在缺陷。准确性更高的 TOHP(trials of hypertension prevention)系列研究显示,限制盐摄入的实验组较未干预的对照组减低心脑血管事件 25%~30%。总之,目前的研究更支持限盐带来心血管的获益,对于不同的结果应进一步研究证实。

二、限盐的策略

限盐的益处已经得到了公认,但在执行过程中尚存在众多的问题和挑战。

(一)限盐的措施

目前限盐的措施主要有以下几种:①健康宣教。对受众用广告、小册子、讲座等多种形式的宣传,告知高盐摄入带来的危害。此方法的优点是简单易行,辐射范围广,但患者依从性差,长期效果难以确定,缺乏简易可靠的评估方法。②应用低钠代盐,调整高钠盐为 KCl、$CaCl_2$、$MgCl_2$ 等代钠盐。因钾的摄入与血压存在负相关,用氯化钾代替氯化钠来达到减少钠的摄入的作用。对于每日摄入钙量较低(<800mg/d)的人群,补钙可以降低血压[13]。镁离子虽然不存在降压作用,但在食盐中添加镁也可以达到减少钠的摄入的作用,同时可改善钾盐的涩味,提高人群使用代钠盐的依从性。但因存在高钾、高钙的禁用人群,低钠盐存在有苦味、金属异味等原因限制了人们对这些替代物的选择性;同时还缺乏大规模严格的试验证实其长期效果;更重要的是,盐味觉主要通过位于味蕾的 ENaC 通道介导,应用无钠替代物会造成相应通道功能的

紊乱。因此,低钠代盐推广难度大、在减盐上效果也欠佳。③逐步减盐计划,逐渐减少主要食品中的钠含量。对于以外出就餐和食用加工食物为主要食物来源的人来说很难控制盐的摄入。减少加工类食物,如罐头食品、方便面、榨菜等加工类食物钠的添加量,通过宣传减少餐厅钠盐的添加量也是一种减盐策略。但人的膳食喜好首先受味觉及感观控制,往往健康的食品不好吃,好吃的食品不健康。试图减少食品的盐含量,技术上易行,但改变食品味道的同时削弱其防腐抗菌功能,影响销售,减少经济收益,加工企业、餐饮业能否接受是关键。针对在家进餐的有固定膳食来源的人群,可采用限盐勺、盐称量等方法限制盐的摄入。目前对高血压患者主要靠宣教及干预手段减少高盐造成的后果,而对普通人群则主要靠宣教。

(二)限盐方法的依从性

尽管限盐对于控制血压意义重大,但在限盐的执行过程中存在着各种困难,依从性差是其中之一。一项涉及多个国家的荟萃显示,20 年间居民食盐摄入量无明显改变,部分地区甚至有增加(图 1,见文末彩图 2)[14]。一项研究中对 300 多个高血压前期和 1 级高血压患者进行为期 30 天严格限盐的对照实验,发现即使在十分严格的宣传、教育和督促之下,也只有 20%~40% 的患者能达到 6g 的标准。原因可能是以下几点:一是具体到每天每一餐每一种食物中添加盐量并没有一种具有操作性的方法,特别是餐厅、家庭在食物中添加盐量有一定的随意性。二是低钠代盐食品在价格上相对高、较普通盐获取难度大、咸度不足,民众接受度较差,低钠盐推广有一定的难度。三是人的饮食口味受周围环境、饮食传统影响大,较难在短期内快速改变人的高钠饮食习惯。四是限盐的意识不强,没有认识到高盐摄入带来的危害,或者自身有意识但没有得到家庭成员的支持,难以坚持。决定低盐饮食依从性的四个因素:家庭支持、以前的饮食习惯、对低盐饮食控制高血压重要性的认识、血压水平,其中最重要的是家庭的支持[15]。对高盐摄入危害认识

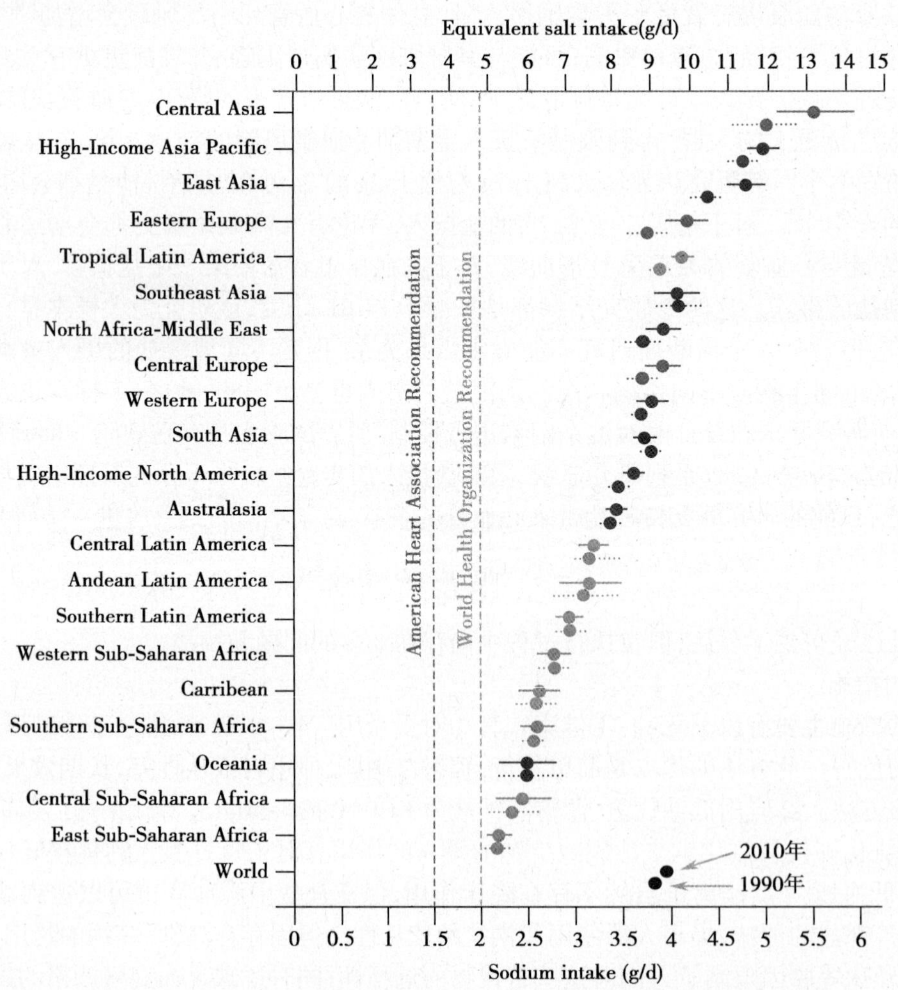

图 1 1990 年和 2010 年 21 个全球区域的平均年龄标准钠摄入量(g/d)[14]

薄弱的家庭患高血压的人更多，高血压发病年龄也更早，在家庭中对生活方式进行干预可减少盐的摄入[16]。年轻男性、肥胖人群更难坚持限盐的生活方式，对于这部分人群应进行更为积极的干预。

（三）新的减盐措施的探索

在传统的减盐策略效果欠佳的同时，我们应该探寻更为有效的减盐策略。针对不同的人群制订不同的减盐措施，探讨更优、更具执行力的减盐方法。

1. **减盐不变味** 高盐饮食习惯是后天环境因素造成的，有报道长期高盐可促进脑啡肽增加，造成盐成瘾，予吗啡受体拮抗剂可消除盐成瘾[17,18]。因此，对高盐喜好性是一个食物成瘾的生物学问题，单纯靠减盐宣教是难以纠正饮食习惯的，除提倡限制高盐摄入外，必须对高盐摄入的中枢行为学进行干预。目前认为感知盐的味觉中枢较明确的是岛叶以及顶岛盖，其他还有丘脑背内侧、前扣带回等。最理想的是利用行为学的干预，就是“减盐不变味”，通过干预盐味觉及其中枢信息的整合，达到有效降低食盐的摄入量，同时又不改变盐的味觉。为此，有研究利用某些芳香类物质有增加盐味觉的原理，以达到不改变盐味，但减少实际盐摄入量的目的[19]。

2. **非高血压人群减盐措施** 针对非高血压人群可给予膳食减钠，我们研究发现饮用咖啡因可有明显的利钠效应（图2，见文末彩图3），发现慢性咖啡因干预可激活盐敏感大鼠肾皮质集合小管AMPK以及抑制上皮钠通道减少尿钠的重吸收，拮抗高血压[20]。健康受试者每日饮4~5杯咖啡（约300mg咖啡因）相当于1.25mg阿米洛利的利钠效果。许多绿茶中也含有不同含量的咖啡因，而茶则是国人日常饮品，茶的利尿钠作用值得深入研究。我们研究还发现辣椒素对盐味觉中枢岛叶、眶额叶有兴奋作用，增加盐味觉。进一步横断面人群调查表明喜食辣者较少吃或不吃辣者的日摄盐量减少2~3g及血压低4~6mmHg，其可能的机制涉及瞬时受体电位通道（transient receptor potential vanilloidsubtype 1，TRPV1），也称之为辣椒素受体，它普遍存在于大脑，感觉神经，背根中神经节，膀胱，肠道和血管等组织中。辣椒素激活TRPV1导致细胞内钙信号传递增加，促进血管内皮释放NO，抑制肾小管的上皮钠通道（ENaCα），减少尿钠重吸收，从而降低血压。此外，长期膳食辣椒素干预可改善肥胖及高血压（图3，见文末彩图4）。人的盐味觉受体位于味蕾的上皮钠通道，其感受盐味的范围在9g以内，超出此生理范围，就属高盐感知，但其细胞分子生物学基础尚不甚清楚，有研究显示有苦及酸味觉受体参与，这也与我们的实际体验相符[21]。

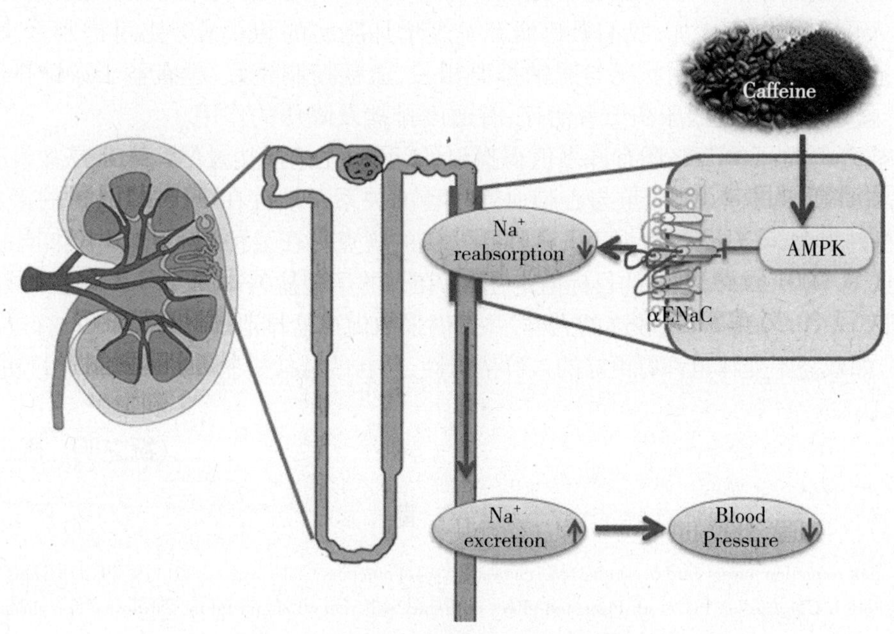

图2 咖啡因增加尿钠排泄的机制[20]

3. **高血压人群减盐措施** 针对高血压人群，除了限盐，消除体内过量的盐是关键。钠盐主要通过肾脏排泄，还有部分通过皮肤汗腺排出。此外，胃肠道是钠盐吸收的第一道关口，肠道上皮的钠氢交换、钠糖

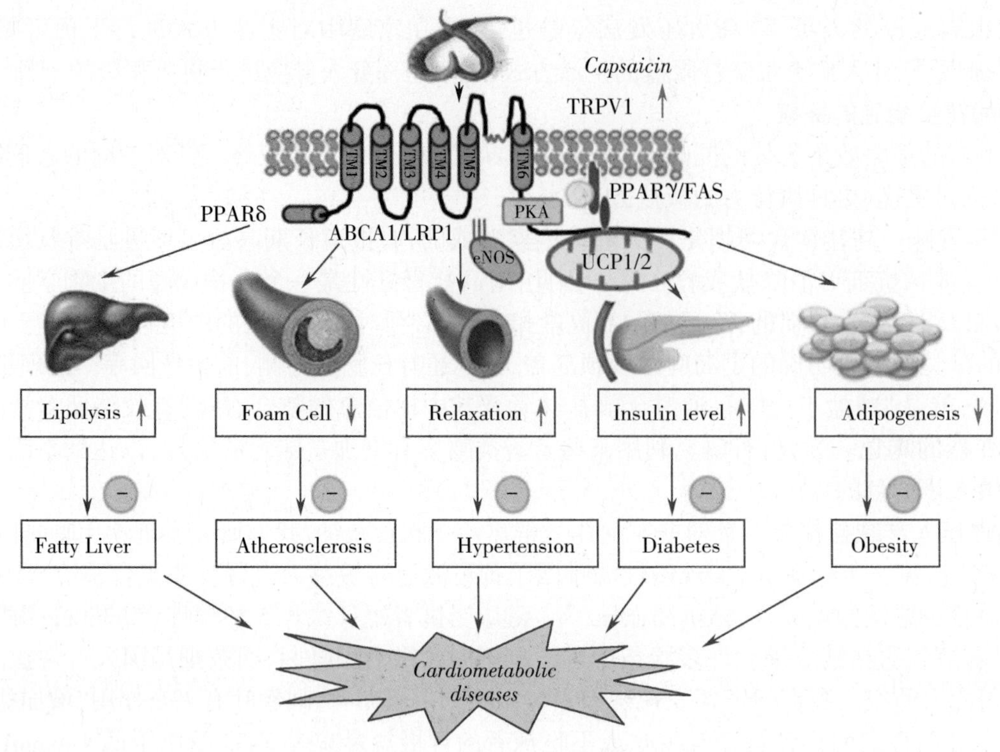

图3 膳食辣椒素对心血管及代谢的作用及其机制[24]

转运以及氯通道负责钠的吸收，干预这些离子转运体也可减少盐从胃肠道的吸收，并促进排泄。

促进高血压患者的盐排泄主要应用各种利尿剂，尤其噻嗪类利尿剂和氯噻酮最为常用。欧美高血压治疗指南将利尿剂作为一线降压药，并与其他降压药联合使用[22]。我国高血压指南也推荐小剂量利尿剂与其他降压药联用。盐敏感性高血压患者存在细胞内钠钙镁的代谢异常，钙拮抗剂可对抗钠盐介导的细胞内离子改变，增加肾血流量和肾小球滤过率降低肾血管阻力产生排钠利尿作用。肥胖和糖尿病患者多为盐敏感，高盐摄入可导致血压增加，我们最近研究发现增加脂肪的脂联素分泌可抑制肾小管 SGLT2，促进尿钠分泌，糖尿病患者的血糖控制状况与尿钠排泄相关，血糖控制越好，越有益于尿钠排泄[23]。SGLT2 抑制剂尤其适合于盐敏感的 2 型糖尿病患者治疗，有适度排盐及降压的作用。

总之，目前限盐降低血压的策略还有许多值得探讨的问题，无论摄盐量的测定还是盐敏感的评估均需解决准确性和可靠性不足的缺陷，摄盐量与心脑血管损害的关系虽然存在质疑，但高钠的摄入会加重高血压、增加心脑血管事件发生、导致靶器官损害发生还是主流的观点。在某种程度上，限盐如同戒烟，不显著改变中枢行为效果难以达到。目前将减盐的目标值定在 6g，在人的生理盐感知范围干预去达到减盐目标是有相当难度的，是否将限盐重点放在摄盐量较高的人群，并提倡采取促进盐排泄的措施。此外，探寻更多的适合不同人群的限盐方法，如减盐不变味也许有更好的人群依从性，对新的减盐机制和方法尚需进行更深入的研究。

（祝之明 周训美）

参考文献

1. He FJ, MacGregor GA. Salt reduction lowers cardiovascular risk: meta-analysis of outcome trials. Lancet, 2011, 9789 (378): 380-382.
2. Bibbins-Domingo K, Chertow GM, Coxson PG, et al. Projected effect of dietary salt reductions on future cardiovascular disease. N Engl J Med, 2010, 362 (7): 590-599.
3. 刘立生，陈伟伟，高润霖，等.《中国心血管病报告 2017》概要. 中国循环杂志，2018，1：1-8.
4. Ma Y, He FJ, Li N, et al. Salt sales survey: a simplified, cost-effective method to evaluate population salt reduction programs—a cluster-randomized trial. Hypertens Res, 2016, 39 (4): 254-259.
5. Elijovich F, Weinberger MH, Anderson CA, et al. Salt Sensitivity of Blood Pressure: A Scientific Statement From the American Heart Association.

Hypertension, 2016, 68(3): e7-e46.

6. Felder RA, White MJ, Williams SM, et al. Diagnostic tools for hypertension and salt sensitivity testing. Curr Opin Nephrol Hypertens, 2013, 22(1): 65-76.
7. Li L, Wang F, Wei X, et al. Transient receptor potential vanilloid 1 activation by dietary capsaicin promotes urinary sodium excretion by inhibiting epithelial sodium channel alpha subunit-mediated sodium reabsorption. Hypertension, 2014, 64(2): 397-404.
8. 牟建军,霍勇,雷寒,等. 限盐管理控制高血压中国专家指导意见. 中华高血压杂志, 2015, 11: 1028-1034, 1000.
9. Hendriksen MA, Hoogenveen RT, Hoekstra J, et al. Potential effect of salt reduction in processed foods on health. Am J Clin Nutr, 2014, 99(3): 446-453.
10. Dong J, Li Y, Yang Z, et al. Low dietary sodium intake increases the death risk in peritoneal dialysis. Clin J Am Soc Nephrol, 2010, 5(2): 240-247.
11. O'Donnell M, Mente A, Rangarajan S, et al. Urinary sodium and potassium excretion, mortality, and cardiovascular events. N Engl J Med, 2014, 371(7): 612-623.
12. Mente A, O'Donnell M, Rangarajan S, et al. Associations of urinary sodium excretion with cardiovascular events in individuals with and without hypertension: a pooled analysis of data from four studies. Lancet, 2016, 10043(388): 465-475.
13. van Mierlo LA, Arends LR, Streppel MT, et al. Blood pressure response to calcium supplementation: a meta-analysis of randomized controlled trials. J Hum Hypertens, 2006, 20(8): 571-580.
14. Powles J, Fahimi S, Micha R, et al. Global, regional and national sodium intakes in 1990 and 2010: a systematic analysis of 24 h urinary sodium excretion and dietary surveys worldwide. BMJ Open, 2013, 3(12): e003733.
15. Lee SJ, Song M. Compliance with low-salt diet and related factors in essential hypertension patients. J Korean Acad Adult Nurs, 1999, 11(3): 605-620.
16. Yokokawa H, Yuasa M, Nedsuwan S, et al. Daily salt intake estimated by overnight urine collections indicates a high cardiovascular disease risk in Thailand. Asia Pac J Clin Nutr, 2016, 25(1): 39-45.
17. Roitman MF, Patterson TA, Sakai RR, et al. Sodium depletion and aldosterone decrease dopamine transporter activity in nucleus accumbens but not striatum. Am J Physiol, 1999, 276(5 Pt 2): R1339-R1345.
18. John CE, McCracken CB, Haber SN. Motivation on the Mediterranean: reward, compulsions and habit formation. Neurosci Biobehav Rev, 2010, 34(1): 2-6.
19. Liem DG, Miremadi F, Keast RS. Reducing sodium in foods: the effect on flavor. Nutrients, 2011, 6(3): 694-711.
20. Yu H, Yang T, Gao P, et al. Caffeine intake antagonizes salt sensitive hypertension through improvement of renal sodium handling. Sci Rep, 2016, 6: 25746.
21. Oka Y, Butnaru M, von Buchholtz L, et al. High salt recruits aversive taste pathways. Nature, 2013, 7438(494): 472-475.
22. Mancia G, Fagared R, Narkiewicz K, et al. 2013 ESH/ESC Guidelines for the Management of Arterial Hypertension. Blood Press, 2013, 22(4): 193-278.
23. Zhao Y, Gao P, Sun F, et al. Sodium Intake Regulates Glucose Homeostasis through the PPARdelta/Adiponectin-Mediated SGLT2 Pathway. Cell Metab, 2016, 23(4): 699-711.
24. Sun F, Xiong S, Zhu Z. Dietary Capsaicin Protects Cardiometabolic Organs from Dysfunction. Nutrients, 2016, 8(5). pii: E174.

妊娠相关高血压的处理

妊娠期高血压疾病（hypertensive disorders in pregnancy，HDP）是指妊娠妇女出现的血压异常增高，是孕产妇和胎儿死亡的重要原因。妊娠期高血压疾病涵盖了各种因素导致的孕产妇表现出的高血压病理状况，包括已经存在的高血压以及各种母体基础病理状况受妊娠及环境因素影响所诱发和促发的高血压，此外子痫前期 - 子痫也具有多因素发病及多机制致病的特点。由于病理生理学机制与临床特点不同，其防治原则与非妊娠期慢性高血压显著不同。本文将总结国内外妊娠高血压的最新指南，对妊娠相关高血压的处理作一综述。

一、分类与诊断标准

1. 目前国内的妊娠期高血压疾病诊治指南（2015）与国际指南均采用四分类方法，包括妊娠期高血压疾病包括妊娠期高血压、子痫前期 / 子痫、妊娠合并慢性高血压及慢性高血压基础上并发子痫前期，其中慢性高血压又包括原发性、继发性和白大衣高血压[1-3]。

（1）妊娠期高血压：妊娠 20 周后首次出现的高血压，并产后 12 周内血压逐渐恢复正常。尿蛋白检测阴性。收缩压≥160mmHg 和（或）舒张压≥110mmHg 为重度妊娠期高血压。

（2）妊娠合并慢性高血压：既往存在的高血压或在妊娠 20 周前发现收缩压≥140mmHg 和（或）舒张压≥90mmHg，妊娠期无明显加重；或妊娠 20 周后首次诊断高血压并持续到产后 12 周以后。

（3）子痫前期 / 子痫

1）子痫前期（preeclampsia）：妊娠 20 周后出现收缩压≥140mmHg 和（或）舒张压≥90mmHg，且伴有下列任一项：尿蛋白≥0.3g/24 小时，或尿蛋白 / 肌酐比值≥0.3，或随机尿蛋白≥（+）（无法进行尿蛋白定量时的检查方法）；无蛋白尿但伴有以下任何一种器官或系统受累：心、肺、肝、肾等重要器官，或血液系统、消化系统、神经系统的异常改变，胎盘 - 胎儿受到累及等。

2）子痫（eclamgsia）：子痫前期基础上发生不能用其他原因解释的抽搐。

（4）慢性高血压并发子痫前期 / 子痫：慢性高血压妊娠妇女，孕 20 周前无蛋白尿，孕 20 周后出现尿蛋白≥0.3g/24 小时或随机尿蛋白≥（+）；或孕 20 周前有蛋白尿，孕 20 周后尿蛋白定量明显增加；或出现血压进一步升高等上述重度子痫前期的任何一项表现。

2. 2018 年 5 月 23 日国际妊娠期高血压研究学会（International Society for the Study of Hypertension in Pregnancy，ISSHP）发表了《妊娠期高血压疾病：ISSHP 分类、诊断和管理指南》[4]，该指南的关键创新点是彻底颠覆了现行的 HDP 分类，将 HDP 分为两大类，6 种亚型。

（1）妊娠前诊断或妊娠 20 周前（<20 周）新发现的高血压：①慢性高血压（包括原发性和继发性）；②白大衣高血压；③隐匿性高血压。

（2）妊娠 20 周后（≥20 周）发生的高血压：①一过性妊娠高血压；②妊娠高血压；③子痫前期：包括新发或慢性高血压合并子痫前期（“重度子痫前期”不应被用于临床）。

ISSHP 推荐白大衣高血压、隐匿性高血压和一过性高血压为 HDP 的特殊类型。

3. 诊室血压升高的妊娠妇女中，约有 1/4 为白大衣高血压。因此，ISSHP 推荐采用 24 小时动态血压监测（ambulatory BP monitoring，ABPM）或家庭血压监测（home blood pressure monitoring，HBPM）以排除白大衣高血压。ISSHP 建议使用电子血压计进行血压测量，测量时需选择适中的袖口大小。水银柱血压计不再适用于临床[4]。

二、流行病学

HDP 在欧美国家人群发病率占妊娠妇女的 6%~14%，我国人群发病率与之相似，占妊娠妇女的

5.6%~9.4%，其中 70% 是与妊娠有关的高血压，其余 30% 是在妊娠前即存在高血压。10%~25% 的慢性高血压妊娠妇女可发展为子痫前期。子痫前期严重威胁母胎安全，全球范围内每年因子痫前期导致的胎儿和新生儿死亡超过 50 万例，孕产妇死亡超过 7 万例。我国二胎政策以后，高龄妊娠妇女增加，HDP 发病率明显增加。

三、妊娠相关高血压的非药物治疗

轻度妊娠高血压的患者，应进行非药物治疗，并积极监测血压、定期复查尿常规等相关检查。非药物治疗包括休息、调节情绪、适当体重控制、适当限盐。

轻度患者根据条件可以减轻工作保证 2 小时午休或在家休息，休息采取左侧卧位；饮食上保证摄入足量的蛋白质和热量，适度限制食盐摄入；适当体重控制；保证充足睡眠，必要时可睡前口服地西泮 2.5~5.0mg。

四、何时启动降压治疗及目标值

(一) 启动降压治疗时机

没有证据表明轻度高血压患者接受药物治疗可以给胎儿带来益处，也不能预防子痫前期；对于重度高血压降压的目的是降低母亲的病死率。多数指南和专家共识认为 150/100mmHg 可以作为降压治疗的起始值和目标值，如无蛋白尿及其他靶器官损伤等危险因素，可在 160/110mmHg 以上时启动降压治疗。ISSHP 最新推荐，所有 HDP 降压启动阈值为诊室血压≥140/90mmHg(或家庭血压≥135/85mmHg)；无论何种类型的 HDP，当血压≥160/110mmHg 时，需紧急处理并密切监护[4]。

(二) 目标值

对于妊娠相关高血压的降压目标目前仍有争议，2015 年 1 月 Magee 等在新英格兰医学杂志发表了一项国际多中心随机临床研究(control of hypertension in pregnancy study，CHIPS)，探讨了在妊娠期高血压患者的血压控制目标，将 1030 名患者随机分组，519 名患者舒张压控制在 100mmHg 以内，511 名患者目标舒张压为 85mmHg，随访至分娩后的 28 周，研究结果显示，严格血压管理组降低了发展为重度高血压、血小板计数减少以及转氨酶增高的风险[5]。在最新指南中，国内的《妊娠期高血压疾病诊治指南(2015)》指出目标血压：妊娠妇女未并发器官功能损伤，收缩压应控制在 130~155mmHg、舒张压应控制在 80~105mmHg 为宜；妊娠妇女并发器官功能损伤，则收缩压应控制在 130~139mmHg，舒张压应控制在 80~89mmHg[1]。在 2018 年指南中 ISSHP 推荐，血压管理目标值为收缩压 110~140mmHg，舒张压 85mmHg，以降低发生严重高血压和其他并发症的风险，该证据也源于 CHIPS 研究[5-6]。

降压过程力求血压下降平稳，不可波动过大，且血压尽量不低于 130/80mmHg，以保证子宫 - 胎盘血流灌注。在出现严重高血压，或发生器官损害如急性左心室功能衰竭时，需要紧急降压到目标血压范围，注意降压幅度不能太大，以平均动脉压的 10%~25% 为宜，24~48 小时达到稳定。

五、选用何种降压药物

甲基多巴、拉贝洛尔和硝苯地平是国内外指南推荐的降压药物。目前没有任何一种药物是绝对安全的。选择药物时，应权衡利弊，并在给药前对患者进行充分的说明。

对于妊娠期口服用药，国内指南《妊娠期高血压疾病诊治指南(2015)》指出常用药物有肾上腺素能受体阻滞剂、钙离子通道阻滞剂及中枢性肾上腺素能神经阻滞剂等药物。常用口服降压药物有拉贝洛尔(Ⅰ，A)或硝苯地平(Ⅰ，A)，硝苯地平缓释片(Ⅱ，B)；如口服药血压控制不理想，常用静脉用药有拉贝洛尔(Ⅰ，A)、酚妥拉明(Ⅱ，3B)；妊娠期一般不用利尿剂降压，以防止血液浓缩，有效循环血量减少和高凝倾向，不推荐使用阿替洛尔和哌唑嗪[1]。妊娠中晚期禁止使用血管紧张素转换酶抑制剂(angiotensin-converting enzyme inhibitors，ACEI)和血管紧张素Ⅱ受体拮抗剂(angiotensin receptor blocker，ARB)。硫酸镁不作为降压药使用。

六、子痫前期的预防与处置

子痫前期严重威胁母胎安全,可以在没有任何预兆的情况下病情迅速恶化。因此,ISSHP 不建议将子痫前期区分为"轻度"或"重度"。胎儿生长受限(fetal growth restriction,FGR)应作为子痫前期的诊断依据,其原因是子痫前期为胎盘源性疾病,胎盘源性疾病可以导致 FGR。HELLP 综合征(溶血、肝酶升高、血小板减少)是子痫前期的一种严重表现,ISSHP 不建议将 HELLP 综合征作为一种独立的疾病,以提醒临床医生重视子痫前期的多器官功能损害[4]。

(一)子痫前期的预防

1. **危险因素** 包括子痫前期高危因素包括:年龄≥40 岁、体质指数(BMI)≥28 kg/m^2、子痫前期家族史(母亲或姐妹)、既往子痫前期病史,以及存在的内科病史或隐匿存在(潜在)的疾病(包括高血压病、肾脏疾病、糖尿病和自身免疫性疾病如系统性红斑狼疮、抗磷脂综合征等);初次妊娠、妊娠间隔时间≥10 年、此次妊娠收缩压≥130mmHg 或舒张压≥80mmHg(妊娠早期或首次产前检查时)、妊娠早期 24 小时尿蛋白定量≥0.3g 或尿蛋白持续存在(随机尿蛋白≥++1 次及以上)、多胎妊娠等也是子痫前期发生的风险因素。

复杂多样的风险因素再次提醒大家子痫前期发病因素多,发病机制和通路也是多因素,无单一理论可以解释所有子痫前期的发病,单一预测指标也存在明显的局限性(2015 年美国妇产科医师学会也有相同意见[7]),整齐划一的预防手段更不会获得高效的防范结果。

筛选手段包括妊娠联合高危因素,多普勒超声监测及母体血清指标的检查[可溶性血管内皮因子受体-1(sFlt-1),胎盘生长因子(PIGF),血管内皮生长因子(VEGF),胎盘蛋白-13(PP-13),妊娠相关血浆蛋白A(PAPP-A)]。但目前 ISSHP 反对将 PlGF 或 sFlt-1/PlGF 比值作为子痫前期常规筛查手段。

2. **小剂量阿司匹林** 子痫前期的发生与血管舒张和血管收缩因子失衡有关,阿司匹林作为一种前列腺素、血栓素合成抑制剂,其抑制血栓素的产生多于前列环素的产生,因此防止血管收缩和胎盘病理凝血,达到预防子痫前期的作用。近年,多个国际指南推荐对于有子痫前期高危因素的妊娠妇女服用低剂量阿司匹林(81mg,每日 1 次)。ISSHP 最新推荐,对子痫前期高风险人群(子痫前期病史、慢性高血压、孕前糖尿病、妊娠妇女 BMI>30、抗磷脂综合征和采用辅助生殖技术妊娠妇女)16 周前给予小剂量阿司匹林(75~162mg/d)以预防子痫前期[8]。该证据源于 2017 年欧洲最大规模、双盲、随机、安慰剂对照的多中心研究,该研究选择多个国家 13 家医院 1776 名研究对象,随机分为阿司匹林组及安慰剂组。研究结果显示,阿司匹林组早发型子痫前期发生率为 1.6%,安慰剂组早发型子痫前期发生率为 4.3%,两组差异有统计学意义,同时两组间新生儿结局或其他不良事件无显著差异。该研究明确提示了对于早发型子痫前期高危妊娠妇女实施低剂量阿司匹林预防治疗,可以降低子痫前期发生率[8]。

(二)子痫前期的处置

2018 年 ISSHP 发布的实践建议指出:

1. 子痫前期伴有蛋白尿和严重高血压或者高血压伴有神经系统症状及体征建议使用硫酸镁预防痉挛发展(子痫)。

2. 子痫前期-胎儿监测,超声评估胎儿是否健康,是否存在胎儿生长受限。

3. 子痫前期-母体监测,血压监测,反复评估蛋白尿(直至不存在),至少每 2 周查血检测血红蛋白、血小板计数、肝功能、肾功能(包括尿酸)。

4. 对于已经孕 37 周的子痫前期患者,当伴有以下临床状况时建议终止妊娠:①尽管使用三种降压药物,仍然反复发作重度高血压;②进行性血小板减少;③进行性肾功能、肝酶增高;④肺水肿;⑤神经系统症状:严重的难治性头痛、抽搐等;⑥不稳定的胎儿状态[4]。

七、妊娠期高血压疾病产后管理

1. **产后血压管理** 子痫前期患者产后 3 天内仍有可能发生子痫。因此,产后每 4 小时测量血压并观察临床表现。产后 6 天内继续降压治疗,之后逐渐减量直至撤药。

2. **终生随访** ISSHP 推荐,所有 HDP 患者产后 3 个月应进行血压、尿常规及其他实验室检查,产后

12 个月内应恢复到孕前体重，并通过健康的生活方式进行体重管理。所有 HDP 产妇均应终生随访，每年 1 次健康体检。

3. **哺乳期降压治疗** 如产后血压升高≥150/100mmHg 应继续给予降压治疗。哺乳期可继续应用产前使用的降压药物，禁用 ACEI 和 ARB 类（卡托普利、依那普利除外）降压药[9]。产后血压持续升高要注意评估和排查妊娠妇女其他系统疾病的存在。哺乳期母亲降压药物应选择有新生儿和胎儿用药经验、半衰期短、口服生物利用度低的降压药物，并根据药物峰浓度时间计算调整给药时间，如哺乳后立即给药，以进一步减少乳汁中药物浓度。

总之，HDP 的研究与管理不仅仅是产科的问题，而需要多学科理念交叉与共融。近年有多个国家和学术组织陆续更新了 HDP 的相关指南，虽然历经几十年的研究探讨，在妊娠期高血压疾病分类和诊断标准及处理方面有了某些共识和一致性，但仍存不同之处。2018 年 5 月 ISSHP 推出的指南具有很多创新观点，并且这些观点是基于近年来成人高血压研究领域和产科妊娠期高血压疾病研究领域的进步与发展，具有较好的临床指导价值和现实意义。

（郑杨 赵巍）

参 考 文 献

1. 中华医学会妇产科学分会妊娠期高血压疾病学组．妊娠高血压期疾病诊治指南(2015). 中华妇产科杂志，2015，10(5)：721-728.
2. American College of Obstetricians and Gynecologists；Task Force on Hypertension in Pregnancy.Hypertension in pregnancy. Report of the American College of Obstetricians and Gynecologists Task Force on Hypertension in Pregnancy. Obstet Gynecol，2013，122(5)：1122-1131.
3. Magee LA，Pels A，Helewa M，et al.Canadian Hypertensive Disorders of Pregnancy Working Group. Diagnosis，evaluation，and management of the hypertensive disorders of pregnancy：executive summary. J Obstet Gynaecol Can，2014，36(5)：416-441.
4. Brown MA，Magee LA，Kenny LC，et al. Hypertensive Disorders of Pregnancy：ISSHP Classification，Diagnosis，and Management Recommendations for International Practice. Hypertension，，2018，72(1)：24-43.
5. Magee LA，von Dadelszen P，Rey E，et al. Less- tight versus tight control of hypertension in pregnancy.N Engl J Med，2015，372(5)：407-417.
6. Magee LA，von Dadelszen P，Singer J，et al. The CHIPS Ran.domized Controlled Trial(Control of Hypertension in Pregnancy Study)：is severe hypertension just an elevated blood pressure?.Hypertension，2016，68(5)：1153-1159.
7. ACOG Committee Opinion No. 638：First-trimester risk assessment for early- onset preeclampsia. Obstet Gynecol，2015，126(3)：e25-27.
8. Rolnik DL，Wright D，Poon LC，et al. Aspirin versus Placebo in pregnancies at high risk for preterm preeclampsia. N Engl J Med，2017，377(7)：613-622.
9. Berlin CM，Briggs GG. Drugs and chemicals in human milk. Semin Fetal Neonatal Med，2005，10(2)：149-159.

妊娠期血压管理要点

妊娠期高血压疾病(hypertensive disorders in pregnancy,HDP)是妊娠与血压升高并存的一组疾病。其中,子痫前期/子痫在妊娠女性中的发病率为2%~8%,是引起早产最主要的原因之一(占15%),也是导致孕产妇死亡的主要原因之一(占9%~26%)。无论从病因学出发,还是从临床意义上来讲,子痫前期均是HDP关注的重点。妊娠期血压的控制,是预防子痫前期的关键。

一、HDP的临床疾病谱

(一) HDP分类

2013年美国妇产科医师学会(American Congress of Obstetricians and Gynecologists,ACOG)妊娠高血压疾病指南[1]将HDP分为4类,即妊娠期高血压、子痫前期/子痫、慢性高血压、慢性高血压并发子痫前期/子痫。2017年美国心脏协会(American Heart Association,AHA)/美国心脏病学会(American College of Cardiology,ACC)高血压指南[2]也是采用的这一分类。

2014年国际妊娠高血压研究学会(International Society for the Study of Hypertension in Pregnancy,ISSHP)指南[3]在以上四种临床情况的基础之上,增加了一种特殊类型HDP,即白大衣性高血压(White-coat hypertension)。白大衣高血压是指未服用降压药物的患者诊室内测量血压≥140/90mmHg而动态血压监测(ambulatory BP monitoring,ABPM)和(或)家庭血压测量正常的现象。白大衣高血压患者中,50%将发展为妊娠高血压,8%将发展为子痫前期[4]。

2018年ISSHP指南[5]中又增加了2种特殊类型HDP,即隐匿性高血压(masked hypertension)和一过性高血压。隐匿性高血压是指是指诊室内血压正常,而诊室外血压增高的现象。成人隐匿性高血压的诊断标准为:诊室血压<140/90mmHg,ABPM的日间平均收缩压≥135/85mmHg,和(或)家庭自测血压≥135/85mmHg。一过性妊娠高血压是妊娠中晚期新发的高血压,通常在诊室检查时发现,但随后重复测量血压正常,无需任何治疗即可缓解。约有20%的一过性高血压会发展为妊娠高血压,另有20%会发展为子痫前期[6]。

2018年ISSHP指南颠覆性的对HDP疾病谱重新进行了分类。第一类为妊娠前诊断或妊娠20周前新发现的高血压,包括3个亚型:慢性高血压(原发性和继发性)、白大衣高血压和隐匿性高血压;第二类为妊娠20周后发生的高血压,包括3个亚型:一过性妊娠高血压、妊娠高血压和子痫前期(新发或由慢性高血压基础上演进而来)。

(二) 子痫前期

子痫前期是指在妊娠20周后发生的高血压的基础上,并发蛋白尿,或者其他终末靶器官功能障碍[1]。这些靶器官包括脑、肺、肝、肾、胎盘,潜在的母体并发症有肺水肿、脑出血、肝衰竭、肾衰竭,甚至死亡。潜在的胎儿并发症有早产、选择性胎儿生长受限、胎儿窘迫等。近年来,全球子痫前期发生风险呈增加趋势。这与女性生育年龄的推迟、女性肥胖率的流行、辅助生殖技术的普及等有关。

子痫前期的病生理机制尚不明确,涉及遗传、环境及母胎免疫平衡失调等多重因素。子宫螺旋动脉血管重铸障碍和绒毛外滋养细胞侵袭能力减退是子痫前期妊娠早期胎盘发生的两个重要病理生理过程。这两个过程相对独立,又相互关联,共同导致妊娠早期的胎盘化过程障碍和妊娠晚期的胎盘缺血梗死。子痫前期患者的多器官临床表现主要是白细胞激活、血管内炎症、内皮细胞功能不良、氧化应激和凝血异常等病理过程在不同靶器官的发生发展所致。

二、妊娠期血压管理策略

（一）妊娠期高血压的诊断标准

妊娠期间的高血压定义为收缩压≥140mmHg 和（或）舒张压≥90mmHg[5]。若血压低于 140/90mmHg，但较基础血压升高 30/15mmHg 时，虽不作为诊断依据却需要密切随访。重度高血压定义为收缩压≥160mmHg 和（或）舒张压≥110mmHg。如果收缩压大于 180mmHg 为妊娠期高血压急症，需紧急处理。

（二）妊娠期血压管理目标

为兼顾母胎安全，应尽可能将血压控制在合理范围内，同时还要权衡降压药物对胎儿的潜在风险。国内外指南均强调，对于严重高血压要进行降压治疗。2013 ACOG 妊娠高血压指南和 2013 欧洲高血压学会（European Society of Hypertension，ESH）/ 欧洲心脏病学会（European Society of Cardiology，ESC）高血压管理指南均指出，血压≥160/110mmHg，应启动降压治疗。2015 中国妊娠期高血压疾病诊治指南[7]指出，收缩压≥160mmHg 和（或）舒张压≥110mmHg 的高血压妊娠妇女应进行降压治疗；收缩压≥140 和（或）舒张压≥90mmHg 的高血压患者也可应用降压药。妊娠妇女未并发器官功能损伤，目标血压应控制在 130~155mmHg /80~105mmHg；妊娠妇女并发器官功能损伤，则收缩压应控制在 130~139mmHg/80~89mmHg。且血压不可低于 130/80mmHg。

针对妊娠期轻中度高血压（140~160/90~109mmHg）的降压治疗问题，学术界尚有争议。很多学者担忧血压过低会引起子宫 - 胎盘血流灌注不足。鉴于妊娠妇女这一群体的特殊性，一直以来这一问题缺乏临床研究。然而，2015 年发表的妊娠期高血压控制研究（control of hypertension in pregnancy study，CHIPS）[8]在这一问题上有了突破。这一在妊娠期高血压研究领域堪称里程碑式的研究，是由加拿大英属哥伦比亚大学主持开展的一项国际多中心随机对照临床试验（RCT）。该研究在 19 个国家 95 个中心招募了 1030 例妊娠 14 周 +0~33 周 +6 之间并合并慢性高血压（75%）和妊娠高血压（25%）的女性，随机分为两组，519 例为非严格控制组，511 例为严格控制组，非严格控制组的靶舒张压为 100mmHg，严格控制组靶舒张压为 85mmHg，目的在于评价妊娠高血压患者严格控制血压与不良妊娠结局的关系。研究最终纳入分析病例数为 981 例。结果显示，两组主要终点事件（包括围产儿不良结局）和次要终点事件无显著差异。严格控制血压对胎儿未产生不良影响，且妊娠妇女进展为严重高血压的风险减少。该研究结果为舒张压降低至 85mmHg 时胎儿安全性问题提供了证据支持。也对后续指南的制定带来了根本性的影响。

2017 AHA/ACC 高血压指南中指出针对轻中度高血压（收缩压 140~169 或舒张压 90~109mmHg）的妊娠女性，降压治疗使患者进展为严重高血压的风险减少 50%，但未显现出能够预防子痫前期、早产、低于胎龄儿和婴儿死亡的风险。美国高血压指南这一说法的循证依据源于两个小规模综述和 CHIPS 研究。

2018 ISSHP 指南接受了 CHIPS 研究结果，指出对于非严重高血压妊娠妇女应实施严格血压管理，以减少严重高血压的发生风险。该指南制定了新的降压阈值和目标值。推荐所有 HDP 降压阈值为诊室血压≥140/90mmHg（或家庭血压≥135/85mmHg）；血压管理目标值为舒张压 85mmHg，收缩压 110~140mmHg，以降低发生严重高血压和其他并发症的风险。

（三）妊娠期降压药物选择

鉴于药物对于妊娠存在潜在风险，妊娠期选择降压药物需谨慎。从 20 世纪 70 年代至今一直缺乏有针对性的大型 RCT 研究。2013 ACOG 妊娠期高血压指南、2013 ESH/ESC 高血压指南和 2017 ACC/AHA 高血压指南均推荐妊娠期使用甲基多巴、拉贝洛尔或硝苯地平。2017 ACC/AHA 高血压指南强调，应从计划妊娠阶段开始，即将降压药物替代为上述三种药物。2015 中国妊娠高血压指南推荐可用于妊娠期的口服降压药物有拉贝洛尔、硝苯地平，静脉用药包括拉贝洛尔、酚妥拉明。

1. 甲基多巴 甲基多巴是首选的一线药物。在长期、广泛的临床实践中，未有甲基多巴引起母婴不良结局的报道。各国指南中均推荐甲基多巴作为妊娠期伴有高血压首选治疗药物。甲基多巴在肝内产生代谢产物 α- 甲基去甲肾上腺素，可阻断中枢 α 受体，从而抑制对心、肾和周围血管的交感冲动输出，与此同时，研究发现用药后周围血管阻力及血浆肾素活性也有所降低。甲基多巴最常见的不良反应是体位性低血压、水钠潴留所致的下肢水肿。甲基多巴能通过胎盘，动物实验未见对妊娠有不良作用。

2. 拉贝洛尔 拉贝洛尔是治疗妊娠期高血压的一线药物。拉贝洛尔为α及β肾上腺素能受体阻滞剂，可选择性阻滞α1受体，对β受体的作用无选择性。其降压效果主要是通过阻断α1受体引起外周血管扩张阻力下降所致，还可能与兴奋外周血管平滑肌β2受体从而舒张血管有关。拉贝洛尔阻断α受体和β受体的相对强度，口服时为1∶3，静脉注射时为1∶7。妊娠期总体终端消除半衰期为(1.7±0.27)小时，短于报道的非妊娠期半衰期(6~8小时)。因此，按照常规12小时给药不能维持有效的血药浓度，给药间隔应为6~8小时。拉贝洛尔降压强度与剂量相关，用量应强调个体化。拉贝洛尔在降压同时不降低子宫胎盘及胎儿血流。与单纯β受体阻滞剂不同，拉贝洛尔能降低卧位血压和周围血管阻力，一般不降低心排出量或每搏心排出量。但需注意体位性低血压。拉贝洛尔约95%经肝脏代谢，合并肝病妊娠妇女应慎用。另外，它具有轻度的支气管平滑肌收缩作用，禁用于支气管哮喘患者。

3. 硝苯地平 硝苯地平(未特别指明剂型)在一些指南中被推荐为治疗轻、中度妊娠期高血压的一线药物(甲基多巴)替代药和二线药物。也被作为急性严重的妊娠期高血压的二线和三线药物。短效硝苯地平有引起妊娠妇女低血压发作和胎儿宫内窘迫的报道。即便是在紧急情况下，也要避免妊娠妇女使用舌下含服硝苯地平来降低血压。长效的硝苯地平(缓释)被一些指南作为二线药物推荐用于轻、中度妊娠期高血压。

4. 利尿剂 氢氯噻嗪、阿米洛利、氯噻酮等利尿剂，因减少血容量，有增加高凝状态的潜在风险，不建议常规用于妊娠女性。健康妊娠的状态下，机体的血容量是增加的。然而，伴有高血压的妊娠妇女血容量却无增加，甚至较孕前减少。使用利尿剂会使得这一部分妊娠妇女的血容量进一步减少。在众多指南，尤其是2013年ESH/ESC高血压管理指南中，利尿剂被视为妊娠期相对禁忌或可能对母婴结局有害的药物。英国国家卫生与临床优化研究所(NICE)妊娠期高血压指南建议利尿剂，尤其是氯噻嗪，不能用于妊娠期高血压患者，因其会增加先天性畸形和新生儿并发症如血小板减少、血糖过低、电解质紊乱等。与上述不同，美国国家心肺血液研究所(NHLBI)推荐利尿剂与β受体阻滞剂、钙拮抗剂一起作为替代甲基多巴和拉贝洛尔的二线药物。总体而言，国际上总的趋势还是不建议妊娠期使用利尿剂。

5. 血管紧张素转换酶抑制剂/血管紧张素受体阻滞剂 血管紧张素转换酶抑制剂(angiotensin-converting enzyme inhibitors，ACEI)和血管紧张素受体阻滞剂(angiotensin receptor antagonist，ARB)因明确的致畸风险禁用于妊娠期，尤其禁用于妊娠中期和妊娠晚期。ACEI和ARB会导致流产、死胎、胎儿肾衰竭、先天性畸形等不良事件。这与其引起胎儿低血压、降低胎儿肾脏血流量有关；也与其抑制胎儿肾素-血管紧张素系统，进而损害胎儿泌尿系发育有关。2017年ACC/AHA高血压管理指南指出，直接的肾素抑制剂对妊娠女性具有和ACEI、ARB同样的危害。

6. 急性、重度妊娠高血压药物选择 大多数指南均推荐静脉用拉贝洛尔作为急性、重度妊娠高血压的一线用药。研究表明，在急性、重度妊娠高血压患者中应用静脉拉贝洛尔和肼屈嗪后，未发现子宫动脉血流的变化。加拿大妇产科学会推荐口服硝苯地平、静脉用肼屈嗪、静脉用拉贝洛尔作为治疗严重妊娠高血压的药物。考虑到肼屈嗪会引起妊娠妇女突然的低血压，进而造成胎儿宫内窘迫，一些指南将静脉用肼屈嗪作为妊娠高血压的禁忌药物。ESC妊娠期心血管疾病管理指南推荐静脉用拉贝洛尔或口服甲基多巴及口服长效硝苯地平作为严重妊娠高血压的一线用药，静脉用肼屈嗪不再作为用药选择。2013年ESH/ESC指南推荐在急诊情况下静脉给予拉贝洛尔或硝普钠。总体看来，目前的趋势是以拉贝洛尔取代肼屈嗪作为重度妊娠高血压的推荐药物。即便没有临床症状提示即将发生子痫，重度高血压(160~170/100~110mmHg)妊娠妇女也应接受口服降压药物治疗。2018年ISSHP指南对于严重妊娠高血压，推荐口服硝苯地平和静脉使用肼屈嗪。同时推荐当子痫前期患者出现严重高血压、蛋白尿、血压升高伴神经症状或体征时，给予硫酸镁预防抽搐发生。

(四) 妊娠期血压监测

1. 基线血压 记录孕前或妊娠早期的血压值非常重要，以此作为妊娠妇女的血压基线，特别是血压在妊娠早期末会出现下降。因此，在不了解血压基线的情况下，妊娠12周后首次测得的血压值即使正常仍有潜在的慢性高血压可能。

2. 动态血压监测和家庭血压监测 诊室血压升高的妊娠妇女中，约有1/4为白大衣高血压。因此，

ISSHP 推荐采用 24 小时 ABPM 或家庭血压监测(home blood pressure monitoring,HBPM)以排除白大衣高血压。24 小时 ABPM 的重要性已在 2001 年澳大利亚新南威尔士大学圣乔治医院的研究中得到证实[9]。2017 年,该团队的研究又证实 HBPM 可以准确评估慢性高血压[10]。需要注意的是,所有的家庭血压测量仪器应该定时校正,同时应采用数天的平均血压作为妊娠妇女的家庭血压值。

三、妊娠期蛋白尿的检测和意义

随着对子痫前期认识的逐步深入,子痫前期的诊断标准修改了若干次。最新一次的修订,提出蛋白尿(300mg/24h)是诊断子痫前期充分条件但不是必要条件。

蛋白尿的诊断可以采用 24 小时尿蛋白定量或尿蛋白 / 肌酐比值(PCR)。蛋白尿的最佳测量手段是 24 小时尿蛋白检测。妊娠期蛋白尿的诊断标准是≥300mg/24h。然而,24 小时尿的收集在临床操作上不便利,有时候不能够完整的收集到 24 小时尿液。因此推荐同时进行 24 小时肌酐排泄检测,来评估尿液留取是否完整,合理解释 24 小时尿蛋白结果的可靠性。对于需要尽快明确子痫前期诊断和决定是否终止妊娠的妊娠妇女而言,这种方法不够快捷。这在一定程度上限制了 24 小时尿蛋白定量的临床应用。PCR 可以利用一次点尿,相对快速的提供临床结果。临床上 24 小时尿蛋白定量常被尿蛋白 / 肌酐比所替代,临床诊断界值是≥30mg/mmol(0.3mg/mg)。 PCR 具有较高的阴性检测价值。如果条件理想,PCR 阳性结果需进行 24 小时尿蛋白检测来佐证,尤其是 PCR>230mg/mmol 这个肾病诊断区间的人群。近年研究显示,大量蛋白尿(>5 g/24h 或尿肌酐 >900mg/mmol)与母胎不良结局相关。

在临床实践中,针对不能检测 24 小时尿蛋白定量和 PCR 的妊娠妇女,常需借助尿蛋白试纸做定性检测。尿蛋白试纸定性检测的优点是即刻可获得结果,仅需单次尿,操作方便。缺点是敏感性较低(阴性预测率为 0.6)。如果临床高度疑诊子痫前期,且 24 小时尿蛋白定量和 PCR 都不能够实施时,可以进行蛋白定性检测,如果结果为明显的蛋白尿(2+),即可启动子痫前期的临床治疗。对于高度疑诊子痫前期的妊娠妇女,如果蛋白定性检测为阴性,也需要高度警惕。如果仅依赖定性的蛋白试纸,会漏掉很多患者。

对于有蛋白尿,但没有发现血压升高的妊娠妇女,暂时不按照子痫前期来处置。但需要定期监测随访,追踪是否进展为子痫前期,或者存在其他肾病。研究表明,蛋白尿不合并高血压的妊娠妇女中,有 51% 会在分娩前进展为子痫前期。

四、妊娠期阻塞性睡眠呼吸暂停综合征的筛查和治疗

妊娠期阻塞性睡眠呼吸暂停综合征(obstructive sleep apnea hypopnea syndrome,OSA)的发生与体重密切相关。妊娠期体重增长、颈部脂肪的堆积易导致上呼吸道的狭窄,诱发或加重 OSA,因此其发病率在妊娠晚期迅速上升。研究发现 OSA 可增加妊娠高血压、子痫前期(2.5 倍)、子痫(5.4 倍)、胎儿宫内发育迟缓等发生风险[11]。超重妊娠妇女(25~29.9kg/m^2)发生 OSA 的风险是体重正常妊娠妇女(<25kg/m^2)的 3.69 倍,肥胖妊娠妇女(≥30kg/m^2)发生 OSA 的风险是正常体重妊娠妇女的 13.23 倍[12]。

妊娠期 OSA 管理最重要的环节是诊断。肥胖、糖尿病、多囊卵巢综合征(polycystic ovarian syndrome,PCOS)、颈围较大、胎次较多、高龄和慢性高血压等均为 OSA 高危因素。高危女性最好在妊娠之前即开始进行 OSA 的筛查,并应在妊娠前 3 个月常规筛查睡眠障碍性呼吸 /OSA。肥胖、严重慢性高血压、PCOS 的女性,应在妊娠中期(孕 4~6 个月)进行睡眠呼吸监测检查或夜间家庭睡眠监测。常用的睡眠筛查工具包括 ESS 和 BQ 量表,但其对于妊娠期 OSA 的预测价值很有限。肥胖和有 PCOS 病史的患者出现头痛或者双侧视盘水肿时,应考虑 OSA。另外,需要注意的是,所有 OSA 妊娠妇女均应做 OGTT 检查来筛查早期妊娠期糖尿病,这些患者往往具有较高水平的胰岛素抵抗,或是之前已患有糖尿病。所有的患有 OSA 的妊娠妇女,即便是轻度的 OSA,也应在妊娠期接受持续正压通气(continuous positive airway pressure,CPAP)治疗。CPAP 对妊娠期睡眠呼吸紊乱的治疗作用的证据充足,且可以逆转一些不良事件。OSA 患者产后 3~6 个月应复查多导睡眠监测,重新评估 OSA 的严重程度,并进行减重等积极的生活方式干预。

五、重视生活方式干预

无论是否加用降压药物控制血压，HDP 患者和子痫前期高危妊娠妇女均需进行生活方式的干预。控制体重、限盐、富钾膳食、定期的有氧运动、情绪放松等非药物治疗措施是安全和有效的治疗方法。这种生活方式干预应该从备孕阶段即开始进行。

(一) 控制体重

肥胖是子痫前期和远期心血管疾病的共同危险因素。肥胖对妊娠期会产生多种不良影响：包括不孕、自发性流产、胎儿畸形、血栓栓塞、妊娠期糖尿病、死产、早产、剖宫产、巨大儿、子痫前期等。世界卫生组织评估的中国女性超重 / 肥胖(BMI ≥25kg/m^2)比率约为 32%。子痫前期的发生风险随着 BMI 的增加而增加，即便是尚处于 BMI 正常范围的女性。肥胖使子痫前期发生的整体风险增加 2~3 倍。尽管在妊娠期并不提倡减重，但是肥胖是一个可以修正的子痫前期危险因素。超重 / 肥胖女性在计划妊娠之前提倡减重，以减少妊娠期不良结局风险。

(二) 减盐

高盐会激活母体氧化应激、激活交感神经系统、增加肾素 - 血管紧张素 - 醛固酮系统活性，造成钠水潴留，增加发生妊娠期高血压的风险[13]。盐在妊娠期中的作用尚存争议，部分观点认为适量的盐摄入有利于维持妊娠妇女血压在正常水平。但大多数观点仍倾向于认为妊娠期减盐有利于心血管健康，尤其是在我国摄盐量普遍超标的大环境之下。对于患有妊娠期高血压疾病或子痫前期高危的女性而言，控制盐的摄入尤为重要。在待孕阶段和整个妊娠期，均需控制盐的摄入。2010 年中国高血压防治指南建议盐摄入量 <6g/d。2013 年 ESH/ESC 高血压指南建议每天盐摄入量约为 5~6g。这与 WHO 的建议是一致的。

六、子痫前期早期筛查和干预

子痫前期的病理变化从妊娠早期即开始形成。研究表明，妊娠中期进行预防性干预无效，但在孕 16 周内对子痫前期高危患者进行早期监测和临床干预可改善母婴预后。

(一) 子痫前期早期筛查

子痫前期的早期筛查和干预是女性妊娠期心血管风险防范的关键之一。早期筛查包括多方面：传统危险评估(母体因素和病史、子宫动脉多普勒、血压和平均动脉压)、生物标记物检测和预测模型的构建。目前方法多采用传统危险因素为基础建立模型，但实用价值非常有限。生物标记物被认为是传统危险评估的重要补充手段。目前，筛查子痫前期的生物标记物包括胎盘生长因子(placental growth factor，PlGF)、妊娠相关血浆蛋白 A、可溶性 FMS 样酪氨酸激酶(soluble FMS-like tyrosine kinase 1，sFlt-1)、胎儿血红蛋白、子痫前期基因标记物、无细胞胎儿 DNA、可溶性内皮因子等。这些标记物涉及内皮功能不良、炎症反应、凝血障碍等与子痫前期相关的病理生理过程[14]。生物标记物被认为是传统危险评估的重要补充手段，很可能也是最有希望的手段。目前国外所进行的子痫前期早期筛查生物标记物相关研究均是在小样本的人群中开展，不适用于临床应用。亟待在大样本妊娠期前瞻性队列中开展此项工作。可以预见的是，针对子痫前期的新的检测、预防和治疗的手段或可为临床实践带来革命性的变化。

(二) 子痫前期的高危人群

子痫前期高危因素包括：高龄产妇(≥40 岁)和低龄产妇(<20 岁)；妊娠间隔≥10 年；既往妊娠并发子痫前期；有子痫前期家族史；多胎妊娠；抗磷脂抗体阳性；合并有高血压、慢性肾脏疾病、糖尿病等慢性疾病；肥胖(BMI ≥35kg/m^2)；妊娠早期 / 首次产检：SBP ≥ 130mmHg；妊娠早期 / 首次产检：DBP ≥80mmHg；采用辅助生殖技术；自身免疫性疾病如系统性红斑狼疮等。针对这些高危人群，应该在备孕阶段开始，直至整个妊娠期，都进行严密的观察，对子痫前期进行积极的预防、筛查和治疗，改善母婴结局。子痫前期病史女性再次妊娠发生子痫前期风险为 15%，发生妊娠高血压风险为 15%。慢性高血压是既定的子痫前期高危人群。会导致一系列不良妊娠结局，包括早产，胎儿生长受限，胎儿死亡，胎盘早剥等。这些不良妊娠结局的发生率与慢性高血压持续的时间、高血压的严重程度、合不合并子痫前期密切相关。

（三）子痫前期高危女性的药物干预

针对高危女性，推荐使用小剂量阿司匹林预防子痫前期。阿司匹林的预防作用可能与其抑制炎症反应、抑制环氧合酶 COX-1 和 COX-2、抑制血小板聚集、调节免疫和血管生成、刺激 NO 生成等机制有关。

2013 ACOG 妊娠高血压指南推荐对于子痫前期高危女性在妊娠 <16 周时给予小剂量阿司匹林(60~80mg/d)。2013 ESH/ESC 高血压指南推荐高危子痫前期女性在排除消化道出血高风险后，应从 12 周起服用 75mg/d 阿司匹林，直至分娩。2015 中国妊娠期高血压疾病诊治指南推荐，子痫前期高危因素者可以在妊娠 12~16 周起服用小剂量阿司匹林(50~100mg/d)，可维持到孕 28 周。2018 ISSHP 指南推荐，对子痫前期高危人群 16 周前给予小剂量阿司匹林(75~162mg/d)预防子痫前期。该证据源于 2017 年欧洲最大规模的多中心双盲 RCT 研究[15]，该研究选择 13 家医院 1776 名研究对象，随机分为阿司匹林组及安慰剂组，以确定妊娠 11~13 周妊娠妇女服用低剂量阿司匹林是否降低子痫前期发生率和严重程度。研究结果显示，阿司匹林组早发型子痫前期发生率为 1.6%，安慰组早发型子痫前期发生率为 4.3%，两组差异有统计学意义，同时两组间新生儿结局或其他不良事件无显著差异。该研究明确提示对于早发型子痫前期高危孕妇实施低剂量阿司匹林预防治疗，可以降低子痫前期发生率。

2015 中国妊娠期高血压指南推荐钙摄入低的人群(<600mg/d)口服至少为 1g /d 钙剂以预防子痫前期。2018 年 ISSHP 指南推荐钙摄入量不足的人群(<600mg/d)应该给予 1.2~2.5g/d 钙剂预防子痫前期。该证据源于 1997 年一项研究，该研究证实了钙摄入不足人群每天补充钙剂可以预防子痫前期。目前，也有关于低分子肝素预防子痫前期的研究，但目前研究结果尚不一致。2018 年 ISSHP 指南不推荐使用低分子肝素预防子痫前期。

七、重视计划妊娠阶段的评估和综合管理

慢性高血压患者是发生子痫前期的既定高危人群，从计划妊娠阶段即需要进行全面的、综合的评估。包括年龄、血压水平、靶器官损害、合并其他疾病等情况。排除因内分泌、肾脏等问题引起的继发性高血压。如血压水平过高或药物难以控制，或者是出现了严重的心、脑、肾脏等靶器官的损伤，应综合评估其妊娠的风险。对于妊娠风险过高的患者，建议暂缓妊娠。

建议计划妊娠前 6 个月将降压药物换成对胎儿影响小的类型。应使用与妊娠期一致的药物将血压降到达标值。这一方面便于高血压患者在发生妊娠之后可以序贯性给药，便于妊娠期血压的控制；另一方面，也避免在未能检测出妊娠的早孕阶段，应用具有致畸及其他不利作用的降压药物。如经积极的生活方式干预和药物治疗后，仍不能使血压降至 150/100mmHg 以下，或轻度高血压伴有蛋白尿者，应暂缓妊娠。

八、产后血压管理

在正常妊娠中，血压在产后会立即下降，并在产后 3~6 天血压回升至高峰。在高血压女性中也是如此，产后几天女性的血压通常会再次升高。事实上，有 32%~44% 的子痫是发生在产后。子痫前期可以在产后首次出现。因此，无论在妊娠期间血压是否升高，产后持续测量血压是十分必要的，这应作为所有女性常规产后检查的一部分。产后尿液不可避免地会被恶露污染，因此对蛋白尿的常规检测无临床意义。如果先前没有明显的子痫前期表现，如血压升高和相关临床特征，则试纸或 PCR 检测尿蛋白的诊断价值很有限。其他因素包括疼痛、焦虑、使用某些药物(非甾体类抗炎药和麦角新碱)，以及分娩时的液体超负荷，均可导致或加剧产后高血压。在改变抗高血压治疗策略之前，应评估这些因素并根据需要调整镇痛和液体管理。对于已知患有高血压的女性，应避免使用非甾体类抗炎药，因其可能会加剧高血压和肾脏损伤。产后血压控制的目标与妊娠期相同：在接受药物治疗时，血压应低于 150/100mmHg。如果出现严重疾病的任何征象，均应将提高母亲的护理等级，并考虑给予至少 24 小时的硫酸镁预防子痫。如果出现新发严重头痛，不论是否伴有神经症状，都应进行评估，以判断产后卒中或静脉血栓形成的可能性。

对于在妊娠期已经有子痫前期的妊娠妇女，产后需要更严密的监测。产后的前 3 天，在清醒状态时，至少每 4 小时要进行 1 次血压测量和临床观察。要继续服用产前的降压药物。在数天之后，可以根据情况逐渐减量，不能够突然停药。除非在其他镇痛药均不能使用的情况下，子痫前期患者产后避免使用非甾

体抗炎药，且需特别明确患者是否存在肾脏疾病、胎盘早剥、急性肾脏损伤（acute kidney injury，AKI）或其他已知的 AKI 的高危因素。

所有产妇均需在产后 3 个月时进行复查，以明确血压、尿常规和其他妊娠期异常的实验室检查项目是否恢复正常。如果仍有蛋白尿和高血压，应启动下一步的检查以排除与妊娠不直接相关的病理机制，如原发性高血压或潜在的内分泌、神经或肾脏疾病。

HDP 是重要的妊娠期不良心血管风险暴露，增加母子两代高血压、卒中、2 型糖尿病、肾病等慢性疾病的发生风险[13]。妊娠期血压管理需多学科综合管理，需要心内科和产科医生共同努力。除了降压之外，生活方式干预、危险因素控制、合并疾病的治疗等都很关键。

（杨宁　陈少伯　李玉明）

参考文献

1. American College of Obstetricians and Gynecologists, Task Force on Hypertension in Pregnancy. Hypertension in pregnancy. Report of the American College of Obstetricians and Gynecologists' Task Force on Hypertension in Pregnancy. Obstet Gynecol, 2013, 122 (5): 1122-1131.
2. Whelton PK, Carey RM, Aronow WS, et al. 2017 ACC/AHA/AAPA/ABC/ACPM/AGS/APhA/ASH/ASPC/NMA/PCNA Guideline for the Prevention, Detection, Evaluation, and Management of High Blood Pressure in Adults: A Report of the American College of Cardiology/American Heart Association Task Force on Clinical Practice Guidelines. Hypertension, 2018, 71 (6): e13-e115.
3. Tranquilli AL, Dekker G, Magee L, et al. The classification, diagnosis and management of the hypertensive disorders of pregnancy: A revised statement from the ISSHP. Pregnancy Hypertens, 2014, 4 (2): 97-104.
4. Brown MA. Is there a role for ambulatory blood pressure monitoring in pregnancy?. Clin Exp Pharmacol Physiol, 2014, 41 (1): 16-21.
5. Brown MA, Magee LA, Kenny LC, et al. The hypertensive disorders of pregnancy: ISSHP classification, diagnosis & management recommendations for international practice. Hypertension, 2018, 72 (1): 24-43.
6. Lee-Ann HT, Brown MA, Mangos GJ, et al. Transient gestational hypertension: Not always a benign event. Pregnancy Hypertens, 2012, 2 (1): 22-27.
7. 中华医学会妇产科学分会妊娠期高血压疾病学组．妊娠期高血压疾病诊治指南(2015). 中华妇产科杂志, 2015, 50 (10): 721-728.
8. Magee LA, von Dadelszen P, Rey E, et al. Less-tight versus tight control of hypertension in pregnancy. NEJM, 2015, 372 (24): 407-417.
9. Brown MA, Buddle ML, Martin A. Is resistant hypertension really resistant?. Am J Hypertens, 2001, 14 (12): 1263-1269.
10. Tremonti C, Beddoe J, Brown MA. Reliability of home blood pressure monitoring devices in pregnancy. Pregnancy Hypertens, 2017, 8: 9-14.
11. Louis JM, Mogos MF, Salemi JL, et al. Obstructive sleep apnea and severe maternal-infant morbidity/mortality in the United States, 1998-2009. Sleep, 2014, 37 (5): 843-849.
12. Rice JR, Larrabure-Torrealva GT, Luque Fernandez MA, et al. High risk for obstructive sleep apnea and other sleep disorders among overweight and obese pregnant women. BMC Pregnancy Childbirth, 2015, 15: 198.
13. 李玉明，杨宁．关注生命早期心血管风险暴露及初始预防．中华心血管病杂志, 2017, 45 (4): 274-276.
14. 李玉明，杨宁．重视妊娠高血压子痫前期的早期筛查．中华心血管病杂志, 2016, 44 (3): 193-196.
15. Rolnik DL, Wright D, Poon LC, et al. Aspirin versus Placebo in pregnancies at high risk for preterm preeclampsia. N Engl J Med, 2017, 377 (7): 613-622.

第二篇 降脂治疗

降脂治疗目标演变与展望

人们对胆固醇和动脉粥样硬化关系的认识已经有一百多年,早期的动物实验证实高胆固醇饮食可诱导兔主动脉粥样硬化。随后人群流行病学观察也发现血浆胆固醇水平与冠状动脉粥样硬化性心脏病危险正相关,同期的人群饮食及药物干预研究发现降低胆固醇可减少动脉粥样硬化心血管疾病(ASCVD)发生,确立了胆固醇与ASCVD的因果关系,也催生了人类首次对预防冠心病制定胆固醇治疗目标的指南(NCEP ATPI)。他汀的发现和临床应用将冠心病患者的胆固醇目标进一步推低,而近年来的他汀与非他汀药物如依折麦布及PCSK9单克隆抗体的联合应用则可将人类的胆固醇水平降到自然界的极限(10mg/dl),但相应的ASCVD危险仍然随胆固醇水平下降而下降。目前的研究尚未探及降低胆固醇不获益的最低阈值,因此,今后降低胆固醇的目标将如何确定令人期待。

一、他汀前时代:降低胆固醇减少冠心病事件但增加全因死亡

早期的7国研究及Framingham人群研究发现胆固醇水平与冠心病死亡正相关,为胆固醇干预研究提供了重要依据。20世纪60~90年代,针对胆固醇这一危险因素进行了一系列的干预研究。最早始于1973年的奥斯陆一级预防试验表明,减少饮食中饱和脂肪酸与胆固醇摄入可以显著降低冠心病发病率和心血管事件发生率,有力论证了降低胆固醇水平对预防冠心病具有重要意义。同期的药物研究Upjohn研究、LRC-CPPT研究、CPIT研究以及HHS研究通过观察贝特及胆酸螯合剂对高脂血症人群心血管事件影响发现,不论什么方式均可降低冠心病风险。在这些研究的支持下,美国发表第一个胆固醇教育计划成人治疗小组指南(NCEP ATPI),指南规定对冠心病患者及2个以上CAD危险因素的人群LDL-C水平应低于130mg/dl。

随后的一系列冠心病二级预防研究如CDP研究、SIHDT研究、VA-HIT研究以及POSCH研究,分别通过胆酸螯合剂、烟酸、贝特及部分回肠旁路术等方式降低胆固醇,结果发现均不同程度降低了缺血性心脏病风险。基于这些结果,美国于1993年公布NCEP ATP Ⅱ指南,其中对冠心病患者的LDL-C目标降低为100mg/dl以下。

尽管指南推荐的胆固醇目标在下降,但学术界对降胆固醇的分歧也越来越大,1992年的一篇荟萃分析报道降胆固醇治疗虽然降低冠心病危险28%,但却增加全因死亡16%,这使大众对降胆固醇治疗产生了巨大的恐惧。

二、他汀时代:证实降胆固醇有益且安全

20世纪70年代他汀药物的发现为降脂治疗提供了新的选择。但基于对早期降脂治疗的安全性担忧,对于他汀药物首先要确定其安全性。因此第一个他汀的临床研究(4S研究)的重要使命是证实降低胆固醇是安全的。所以4S研究是第一个也是唯一一项以全因死亡作为一级终点的降脂研究。该研究最后发现辛伐他汀20~40mg治疗平均5.4年较安慰剂降低全因死亡30%,降低冠心病死亡42%。这一结果打消了人们对降胆固醇治疗的担忧。随后的CARE、HPS、LIPID及LIPS等冠心病二级预防研究也一致性证实中等剂量他汀(包括普伐他汀、辛伐他汀及氟伐他汀)可显著降低冠心病事件,不增加非心血管病风险,进一步验证了降胆固醇治疗效果与安全性。同期的他汀一级预防研究如AFCAPS/TexCAPS和WOSCOP研

究也证实洛伐他汀和普伐他汀他汀用于冠心病高危人群具有很好的效果与安全性。在这些研究证据的支持下，2001 年 NCEP 进行了第三次升级（ATP Ⅲ），其中冠心病患者的 LDL-C 目标仍维持在 100mg/dl 以下，但这一目标推广到了冠心病的等危症患者中（如糖尿病）。

由于以上研究发现他汀降低心血管事件与其降低 LDL-C 幅度密切相关，因此随后的研究试图通过增加他汀剂量来比较其与常规剂量他汀在降低心血管事件上的获益差异。根据降低 LDL-C 的效价比，可将大剂量与常规剂量的他汀研究分为 8∶1 和 4∶1 他汀剂量比。其中 8∶1 剂量比较的研究包括 PROVE-IT 研究（阿托伐他汀 80mg∶普伐他汀 40mg）、TNT 研究（阿托伐他汀 80mg∶阿托伐他汀 10mg）和 IDEAL 研究（阿托伐他汀 80mg∶辛伐他汀 20mg）。4∶1 剂量的研究包括 A-to-Z 研究（辛伐他汀 80mg∶辛伐他汀 20mg）、SEARCH 研究（辛伐他汀 80mg∶辛伐他汀 20mg）。这些研究均证实大剂量他汀较常规剂量他汀降低更多的心血管病事件。基于 PROVE-IT 研究的结果，于 2004 年对 NCEP ATP Ⅲ进行了第一次更新（ATP Ⅲ update），将冠心病极高危（急性冠脉综合征）患者的 LDL-C 目标降低到 70mg/dl 以下。当 TNT 和 IDEAL 研究结果公布后，于 2006 年再次对 CETP ATP Ⅲ进行更新，其主要改变是将所有冠心病（包括稳定冠心病）患者的 LDL-C 目标定为 70mg/dl 以下。

三、大剂量负荷他汀研究：使降脂治疗理念偏离轨道

由于他汀治疗的巨大成功，学者们开始设想他汀可能具有降脂外的效应，因而设计了一系列冠心病患者 PCI 术前短期给予负荷剂量他汀的研究，AMYDA 研究为其中的典型代表，尽管病例数很少，但结果发现 PCI 术前 24 小时给 120mg 阿托伐他汀可显著减少 PCI 术后 30 天内的心肌梗死危险。基于这些结果，2011 年 ESC 指南推荐冠心病 PCI 术前给予负荷量他汀预处理。2013 年美国 ACC/AHA 推出了超出业界预期的颠覆性血脂指南（预期为 NCEP ATP Ⅳ），指南放弃了 LDL-C 值标，对于所有 ASCVD 患者均推荐高强度他汀（阿托伐他汀 80mg 或瑞苏伐他汀 20mg）。这一指南引发了广泛争议。

实际上，在中韩人群中开展的 ALPACS 研究发现，PCI 术前他汀强化治疗未能较常规治疗显著降低 30 天主要不良心血管事件（MACE）发生率；我国人群的 ISCAP 研究也证实，PCI 围术期负荷剂量他汀无长期保护作用。在稳定型心绞痛择期 PCI 患者中开展的研究同样显示，术前 2 天给予负荷剂量他汀并未减少远期 MACE。最新发表的 SECURE-PCI 研究提示，与常规治疗组相比，PCI 围术期负荷剂量他汀应用在整个研究人群中并未带来主要心血管终点 30 天全因死亡、非致死性心肌梗死（MI）、卒中、非计划 PCI 风险的降低。我国学者完成的心脏外科围术期他汀应用研究（STICS）也显示，择期心脏手术患者术前负荷剂量他汀应用并未减少心脏术后并发症。这些研究一致表明，短期他汀大剂量应用无远期作用，不能减少远期心血管事件。

四、他汀“+”时代：IMPROVE-IT 研究验证胆固醇理论

2015 年 IMPROVE-IT 研究结果发表，IMPROVE-IT 研究首次证实非他汀类药物在他汀基础上能够带来进一步的心血管获益：与单用他汀相比，依折麦布联合他汀使 LDL-C 水平进一步降低（53.7mg/dl 对 69.5mg/dl），使主要终点（心血管死亡、MI、因不稳定心绞痛住院、随机后 >30 天的血运重建或卒中）事件风险显著降低 6.4%（P=0.016）。

2016 年 ESC/EAS 指南基于上述研究结果，对心血管风险极高危患者，除推荐 LDL-C 目标 <70mg/dl 外，首次推荐对基线 LDL-C 介于 70~135mg/dl 者至少降低 50%。而以往是无论基线水平如何，极高危患者 LDL-C 降至 <70mg/dl 可视为达标，降幅≥50% 主要针对基线胆固醇水平极高不能达到 70mg/dl 目标值的患者。2016ESC 指南推荐则意味着，70mg/dl 是对基线 LDL-C 水平极高的患者，如基线 LDL-C 150mg/dl，即使降低 50% 也不能达标，需要进一步增加降脂强度；而对较易实现 70mg/dl 目标的极高危患者，如基线 LDL-C 90mg/dl，指南推荐必须降低≥50%，制定指南的依据是所有临床研究荟萃分析得出的 LDL-C 与 ASCVD 风险降低的量效关系，即 LDL-C 每降低 1mmol/L（39mg/dl），心血管事件风险降低 22%。

2016 年美国 ACC 通过发布非他汀指南对其 2013 指南进行了补充和更新。其中对 ASCVD 患者，应使用最大剂量他汀，使 LDL-C 下降 >50%，或 LDL-C<70mg/dl，不能达标者可考虑加用非他汀如依折麦

布。回顾2013ACC/AHA美国指南，其推荐的强化他汀治疗实际上也间接提示50%的降幅，因其推荐所有ASCVD患者都要强化他汀治疗，而强化他汀的定义就是LDL-C降低50%以上的他汀治疗。

更低的LDL-C目标值推荐来自2017 AACE/ACE 2型糖尿病综合管理方案共识声明，该共识将糖尿病合并ASCVD的患者定义为超高危，推荐LDL-C<55mg/dl。台湾血脂管理指南对ACS合并糖尿病的患者亦推荐LDL-C<55mg/dl。

五、PCSK9单克隆抗体研究：证实LDL-C降低获益无最低阈值

2017年ACC会议上首次公布了第一个完成的PCSK9抗体的大规模临床研究。该研究入选27,564例高危的稳定心血管疾病患者，经最大耐受他汀剂量治疗后LDL-C仍>70mg/dl或非-HDL-C仍>100mg/dl的患者，随机给予Evolocumab或安慰剂治疗，经过平均26个月的随访，结果Evolocumab治疗组LDL-C水平降低59%，达到平均30mg/dl，与对照组92mg/dl相比，LDL-C绝对下降62mg/dl，一级联合终点降低15%，主要二级终点降低20%，而且治疗组的所有不良事件未见增加。这一研究首次证明非他汀PCSK9抗体能通过降低LDL-C降低ASCVD风险，再次证明了动脉粥样硬化的胆固醇学说。2017年ESC会议上再次对FOURIER研究的亚组分析结果进行了报告，根据随机治疗4周后的LDL-C水平，从低至高分为5亚组：LDL-C<0.5 mmol/L、0.5~1.3mmol/L、1.3~1.8mmol/L、1.8~2.6mmol/L和≥2.6mmol/L，其中2669例LDL-C达到0.5mmol/L(20mg/dl)以下。以LDL-C ≥2.6mmol/L作为对照组，调整其他危险因素后，一级心血管终点随LDL-C水平的下降呈线性降低，其中LDL-C<0.5mmol/L组事件下降34%。即使LDL-C低于0.26mmol/L(10mg/dl)时，仍有一级终点的下降。在5组不同LDL-C水平的患者中，未见肌肉、肝脏、新发糖尿病、认知功能障碍或肿瘤等不良事件发生。在LDL-C<0.26mmol/L(10mg/dl)组也未见副作用增加。因此，FOURIER研究亚组分析提示LDL-C降低的获益没有失效阈值，且患者对极低LDL-C具有很好的耐受性。FOURIER研究的价值主要是进一步证实动脉粥样硬化的胆固醇学说，检验胆固醇极低时的安全性。

2018年ACC会上公布第二个PCSK9抗体研究ODYSSEY OUTCOMES研究，共纳入18 924例经强化他汀治疗LDL-C仍高于70mg/dl的ACS患者，在维持现有最佳治疗的基础上随机分为两组：PCSK9全人单克隆抗体Alirocumab干预组或安慰剂组。经过中位随访时间为2.8年的治疗，Alirocumab组不仅心血管主要终点事件显著降低15%，且全因死亡风险降低15%。同时，没有出现包括新发糖尿病、认知障碍、出血性卒中、白内障等任何安全性问题。

此研究最大特色是预先设定LDL-C目标在25~50mg/dl，根据治疗后的LDL-C水平对治疗组剂量进行调整，(75mg Q2W或150mg Q2W或过低停用，且每次剂量调整均采用双模拟模式以确保双盲)，而不是所有人使用固定剂量。这是20余年来降脂干预与心血管硬终点临床试验中的第一项也是目前唯一一项根据LDL-C水平滴定降脂药物剂量的研究。所以此研究的结果对设定LDL-C目标值有重要参考价值。

六、LDL-C目标值展望

经过100多年的探索和临床研究，ASCVD预防的胆固醇理论已无争议，今后关注的焦点应该是LDL-C降低到多少是合适目标，如何降低，ASCVD患者是否采用同样目标。

关于LDL-C目标，实际上以往的降脂研究均未预先设定目标，治疗组所有对象均采用固定剂量药物，结果治疗组患者之间的LDL-C水平差异很大，无法根据单个研究确定目标值，指南制定者根据所有研究荟萃分析的结果人为划分治疗目标。由于ODYSSEY OUTCOME研究的预先设定了LDL-C目标，且对治疗组人群根据治疗后LDL-C水平进行了剂量调整，其设定的25~50mg/dl可作为LDL-C目标参考。

有效降低LDL-C的方式：单纯他汀治疗会诱发系列代偿反应。他汀的作用机制是抑制HMG-CoA还原酶活性，减少肝细胞内胆固醇合成，从而激活核因子固醇调节元件蛋白2(SREBP2)，后者一方面上调肝细胞表面LDL受体表达，促进LDL摄取二而降低循环中的LDL-C；另一方面，SREBP2又可上调HMG-CoA还原酶表达，来对抗细胞内胆固醇合成不足；与此同时，SREBP2通过上调PCSK9表达和分泌防止LDL受体数量过度增加，显著限制他汀的作用。在肝脏外，SREBP2可上调小肠上皮细胞NPC1L1表达，促进肠道胆固醇吸收以对抗他汀的降胆固醇作用。这些代偿机制使得增加他汀剂量所产生的疗效增加有限，从而

形成了他汀的"6%"原则:即他汀剂量翻倍LDL-C降幅增加6%。因此要更有效降低LDL-C,他汀联合非他汀治疗是今后降脂治疗的总趋势。早期的临床研究也证实了联合治疗具有更好的效果和安全性。

ASCVD患者是否均需要更低的目标:目前多数指南推荐所有的ASCVD都需要强化他汀治疗以达到70mg/dl(1.8mmol/L)的目标。但近年来的IMPROVE-IT研究、FOURIER研究及ODYSSEY OUTCOME研究提示LDL-C降低到55mg/dl甚至30mg/dl,仍可进一步降低ASCVD风险。但当LDL-C基线较低时(70mg/dl),相对幅度下降相同的降脂治疗产生的LDL-C绝对下降会显著减少,此时产生的绝对ASCVD下降主要取决于个体的绝对基线风险,因此对于LDL-C基线较低的患者进一步降低LDL-C时应选择基线ASCVD风险较高的患者以提高降脂治疗的效益(较小的NNT)。实际上ASCVD的预后存在极大的差异。IMPROVE-IT研究后续分析显示,在对照组中,虽同为ACS患者,但7年后心血管事件发生率最低为8.6%,最高达到68.4%,存在相当大的差异,差异主要取决于患者合并其他危险因素(糖尿病、高血压、卒中史、外周血管疾病、CKD、心衰、CABAG病史、75岁以上、吸烟等)的数量,合并危险因素越多ASCVD风险越大,同时从联合降脂治疗中的获益也越大。因此今后的指南对基线LDL-C<70mg/dl的ASCVD患者,应可根据其基线风险大小决定是否加用非他汀进一步降低LDL-C,而判断关键指标是NNT在50以下。

(彭道泉 王帅)

参考文献

1. Davey Smith G1, Pekkanen J. Should there be a moratorium on the use of cholesterol lowering drugs? BMJ, 1992, 6824(304): 431-434.
2. DeWitt SG, Stephen BH, Luther TC, et al. Report of the National Cholesterol Education Program Expert Panel on Detection, Evaluation, and Treatment of High Blood Cholesterol in Adults: the Expert Panel. Arch Intern, 1988, 148: 36-69.
3. National Cholesterol Education Program. Second report of the expert panel on detection, evaluation, and treatment of high blood cholesterol in adults (Adult Treatment Panel Ⅱ). Circulation, 1994, 89: 1333-1445.
4. Scandinavian Simvastatin Survival Study group. Randomised trial of cholesterol lowering in 4444 patients with coronary heart disease: the Scandinavian Simvastatin Survival Study (4S). Lancet, 1994, 8934(344): 1383-1389.
5. Expert Panel on Detection, Evaluation, and Treatment of High Blood Cholesterol in Adults. Executive Summary of the Third Report of the National Cholesterol Education Program (NCEP) Expert Panel on Detection, Evaluation, and Treatment of High Blood Cholesterol in Adults (Adult Treatment Panel Ⅲ). JAMA, 2001, 285: 2486-2497.
6. Grundy SM, Cleeman JI, Merz CN, et al. National Heart, Lung, and Blood Institute; American College of Cardiology Foundation; American Heart Association. Implications of recent clinical trials for the National Cholesterol Education Program Adult Treatment Panel Ⅲ guidelines. Circulation, 2004, 110(2): 227-239.
7. Stone NJ, Robinson JG, Lichtenstein AH, et al. 2013 ACC/AHA guideline on the treatment of blood cholesterol to reduce atherosclerotic cardiovascular risk in adults: a report of the American College of Cardiology/American Heart Association Task Force on Practice Guidelines. Circulation, 2014, 129(25 Suppl 2): S1-S45.
8. Reiner Z, Catapano AL, De Backer G, et al. European Association for Cardiovascular Prevention & Rehabilitation, ESC Committee for Practice Guidelines (CPG) 2008-2010 and 2010-2012 Committees. ESC/EAS Guidelines for the management of dyslipidaemias: the Task Force for the management of dyslipidaemias of the European Society of Cardiology (ESC) and the European Atherosclerosis Society (EAS). Eur Heart J, 2011, 32(14): 1769-1818.
9. Catapano AL, Graham I, De Backer G, et al. 2016 ESC/EAS Guidelines for the Management of Dyslipidaemias. Eur Heart J, 2016, 39(37): 2999-3058.
10. Cannon CP, Braunwald E, McCabe CH, et al. Pravastatin or Atorvastatin Evaluation and Infection Therapy-Thrombolysis in Myocardial Infarction 22 Investigators. Intensive versus moderate lipid lowering with statins after acute coronary syndromes. N Engl J Med, 2004, 350(15): 1495-1504.
11. LaRosa JC, Grundy SM, Waters DD, et al. Treating to New Targets (TNT) Investigators. Intensive lipid lowering with atorvastatin in patients with stable coronary disease. N Engl J Med, 2005, 352(14): 1425-1435.
12. Cannon CP, Blazing MA, Giugliano RP, et al. IMPROVE-IT Investigators. Ezetimibe Added to Statin Therapy after Acute Coronary Syndromes. N Engl J Med, 2015, 372(25): 2387-2397.
13. Sabatine MS, Giugliano RP, Keech AC, et al. FOURIER Steering Committee and Investigators. Evolocumab and Clinical Outcomes in Patients with Cardiovascular Disease. N Engl J Med, 2017, 376(18): 1713-1722.

高密度脂蛋白在胆固醇逆转运中作用的研究进展：从基础向临床的转化

胆固醇逆转运(reverse cholesterol transport,RCT)是指胆固醇由外周组织的细胞,特别是由血管壁内膜下巨噬细胞,转运至肝脏代谢、经胆汁排泄的过程,该过程涉及细胞内胆固醇外流至血浆高密度脂蛋白(high density lipoprotein,HDL)或其颗粒中载脂蛋白 A-I(apolipoprotein A-I,apoA-I)、胆固醇在 HDL 颗粒中磷脂酰胆碱胆固醇酰基转移酶(lecithin cholesterol acyltransferase,LCAT)催化下形成胆固醇酯、肝脏选择性摄取胆固醇酯等一系列复杂的生理过程,是机体抗动脉粥样硬化的重要机制。HDL 作为 RCT 起始步骤的胆固醇胞外接受体,长久以来被认为是有效评估机体 RCT 的生化指标和抗动脉粥样硬化治疗的重要靶点。流行病学研究显示,血浆高密度脂蛋白胆固醇(HDL-C)水平与动脉粥样硬化心脑血管事件发生率呈显著的负相关,即具有高水平 HDL-C 的人群,其心血管疾病的发生率显著降低。因此,研究者们逐渐淡忘了 HDL-C 作为胆固醇的本质,将其视为“好胆固醇”,并试图通过药物(如烟酸、胆固醇酯转运蛋白抑制剂)升高 HDL-C 的血浆水平以降低心血管病的发病率。然而,随着多个升高 HDL-C 的临床研究以失败告终,研究者们开始重新审视 HDL 和 HDL-C 的关系,以及他们在 RCT 及抗动脉粥样硬化形成中的作用,明确了 HDL-C 仅仅是一个评估心血管风险的参数,而把研究的重点转向对 HDL 功能和胆固醇逆转运效率的研究,包括 HDL 颗粒的异质性对其功能以及对机体 RCT 各个步骤影响的研究。

一、从 HDL-C 学说到 HDL 功能学说

HDL-C 作为“好胆固醇”促进机体 RCT 过程的假说于 20 世纪 60 年代由 Glomset JA 等人在研究血浆胆固醇酯化机制时提出[1]。Miller GJ 等人的进一步研究发现,血浆 HDL-C 浓度独立于总胆固醇及其他血浆脂蛋白水平且与心血管病的发生相关[2]。Framingham 等多项大规模队列研究表明,血浆 HDL-C 水平与冠心病呈强负相关关系,HDL-C 水平降低是西方人群心血管风险事件的独立预测因子[3-4]。在升高 HDL-C 的药物治疗均未能显示对心血管疾病的发生具有有益作用的同时,HDL 相关基因学研究显示,CETP 缺陷人群虽然具有高 HDL-C、低 LDL-C 的血脂特征,但该人群心血管风险事件并未显著下降,且纯合子突变患者中冠心病的发生率反而相对升高[6]。因此,高 HDL-C 是否具有对动脉粥样硬化的保护作用越来越被人们所质疑。

在上述研究结果的背景下,研究人员逐渐认识到在疾病状态下或外源性药物干预的情况下,血浆 HDL-C 水平可能并不能完全反映胆固醇逆转运的功能状态。事实上,HDL-C 作为临床评估机体 RCT 效率的生物学指标存在以下局限性:①外周组织细胞内外流至 HDL 的胆固醇占血浆 HDL-C 的比例较低,HDL-C 水平并不能反映胆固醇从组织中被清除的速度;②大多临床试验室采用的 HDL-C 直接测定法可能并不准确,而更为精准的 HDL 亚类和理化特性分析方法较为复杂,难以应用于临床;③为了精确测定 HDL-C,是否需要对血浆低密度脂蛋白(low-density lipoprotein,LDL)颗粒浓度进行校正[7]。事实上,HDL 是一类具有高度异质性的蛋白与脂质复合体,基础医学与临床观察性研究显示[8],与 HDL 颗粒结合的 apoA-I、对氧磷酶 1(paraoxonase 1,PON1)等相关功能蛋白及脂质成分,不仅可以通过抗氧化、抗炎等作用直接发挥心血管保护作用,还可协同 HDL 介导的胆固醇外流功能,通过促进 RCT 发挥抗动脉粥样硬化作用。而在炎症、糖尿病、急性冠脉综合征等疾病状态下,HDL 功能相关蛋白被分泌型磷脂酶 A2、血清淀粉样蛋白 A 等替换,脂质成分比例改变导致其结构稳定性下降,介导巨噬细胞胆固醇外流能力下降,处于“失功能”状态[9-10]。因此,现阶段对 HDL 和 RCT 的研究方向,已经从简单的升高 HDL-C 水平,过渡到如何有效评估 HDL 的功能、采用哪些生物学指标更能准确反映 HDL 在 RCT 过程中的作用和效率。最新的研

究发现不仅对深入了解 HDL 颗粒具有重要的理论意义，对于抗动脉粥样硬化治疗更具有重要的临床指导意义。

二、HDL 胆固醇外流能力检测与临床心血管病事件

细胞内胆固醇外流是最先被用于评估临床心血管风险事件的 HDL 功能学指标，即通过计算细胞胆固醇外流率评估待测的 HDL 样本介导巨噬细胞胆固醇外流的能力，也是长期以来基础研究探索 RCT 状态的侧重点。2011 年发表的横断面研究[11]分析了 203 名健康受试者 HDL 样本介导细胞内胆固醇外流能力以及其他 HDL 相关生物学指标，并与亚临床动脉粥样硬化进行相关性分析，结果显示在 HDL-C 校正前后，细胞内胆固醇外流均与颈动脉内膜中层厚度呈强负相关关系；该研究对 793 名接受心脏导管检查患者队列的分析显示，细胞内胆固醇外流减少是冠心病发病危险增高的强预测因子（校准 OR 0.70，$P<0.001$），且在校正 HDL-C、apoA-I 水平后，仍呈显著负相关关系。此后发表的多个大型队列研究及病例对照研究均提示 HDL 介导的细胞内胆固醇外流在健康人群，以及在疾病人群均可以预测心血管疾病发病的风险[12-13]。Rohatgi A 等人对 Dallas Heart Study 中 2924 名健康志愿者进行了中位时间为 9.4 年的长期随访，结果显示人群基线的细胞内胆固醇外流与冠心病的发生风险成负相关关系，且校正了多种传统危险因素后的多元相关性分析仍显示存在上述相关性（四分位高值组比低值组，校准前 HR 0.44，95%CI 0.27~0.73；校准后 HR 0.30，95%CI 0.20~0.50）；相比之下，HDL-C 水平与冠心病风险的负相关性在校正其他危险因素后则不复存在（四分位高值组比低值组，校准前 HR 0.64，95%CI 0.40~1.03；校准后 HR 0.80，95%CI 0.47~1.37）[12]。

尽管如此，有关细胞内胆固醇外流与心血管事件的关系依然不能确立，因为另一些观察性研究以及药物干预的临床研究的得出了不一致的结论。Khera AV 等人对 JUPITER 研究中所纳入的高 hs-CRP、并接受强化他汀治疗患者的研究显示，基线状态下细胞内胆固醇外流与随访期间心血管事件的发病风险并无显著相关性；但经他汀治疗，细胞内胆固醇外流与心血管病事件呈显著的负相关关系[14]。一项针对慢性肾病人群的前瞻性研究亦显示基线细胞内胆固醇外流与患者的心血管病结局无显著相关性[15]。此外，Asztalos BF 等的研究发现，在高甘油三酯、高血清淀粉样蛋白 A、纤溶系统异常等状态下，患者 HDL 颗粒的大小、浓度及经不同胆固醇转运体（ABCA1、ABCG1）介导胆固醇外流率，与正常对照组相比发生了显著变化[16]。在这些状态下，代谢异常本身与动脉粥样硬化心血管病的发生可能互为因果，弱化了细胞内胆固醇外流对心血管疾病的预测价值[17]。有研究者认为，HDL 颗粒大小也是影响胆固醇外流的因素之一[18-19]。Chicago Healthy Aging Study 结果显示，小颗粒 HDL 的浓度与细胞内胆固醇外流成负相关关系，而中等及大颗粒 HDL 浓度与细胞内胆固醇外流成正相关[18]。MESA 研究显示[19]，小颗粒及中等颗粒 HDL 与颈动脉粥样硬化的发生具有更强的负相关。因此，有关 HDL 颗粒大小对细胞内胆固醇外流预测血管事件风险的影响，其研究结果尚有分歧，结论尚不明确。进一步的研究需要更全面地纳入 HDL 结构及功能指标（例如同时校正 HDL 颗粒的大小和浓度），更客观地评估细胞内胆固醇外流对心血管事件的预测价值。

尽管胆固醇外流在评估 HDL 清除巨噬细胞内胆固醇的能力和机体 RCT 效率方面具有重要的价值，甚至被一些专家推荐作为冠心病风险的预测因子[20]，但胆固醇外流离广泛应用于临床还有一定距离，还需对其检测方法进行"标准化"：①既往发表的研究大多采用小鼠巨噬细胞系 J774 孵育胆固醇，仅少部分研究采用了经典的人单核细胞系 THP-1 来源的泡沫细胞模型。一些研究以 J774 为平行对照，观察 THP-1 来源巨噬细胞的胆固醇外流，提示两种细胞系来源的巨噬细胞 HDL 介导的胆固醇外流率趋向于一致[21]。②既往胆固醇示踪剂多采用放射性标记物，近年来放射性物质的民用越来越受到限制，而荧光蛋白标记的胆固醇作为示踪剂使用得越来越多。不同的检测手段会在一定程度上导致检测结果的差异。③作为胆固醇外流接受体的 HDL 样本常采用去 apoB 血清提纯后的 HDL 样本、全血清或血浆样本，后两者混合了多种脂蛋白成分，而基础实验中常用的 HDL 提纯样本由于其准备过程复杂，可能会造成 HDL 中部分功能蛋白丢失，故大规模临床中多采用去 apoB 血清作为待检测的 HDL 样本，这种检测模式需对血清中其他混杂的潜在胆固醇接受体，如白蛋白，进行严格质控。④对巨噬细胞的预处理可能影响细胞内胆固醇外流的检测结果。由于细胞内胆固醇外流依赖于细胞膜上的特异性转运体，且经不同转运体介导的胆固醇外流至

HDL 的机制有所不同,既往报道的大部分研究采用 cAMP 对巨噬细胞进行预处理[9,11-12],使胆固醇外向转运体 ABCA1 上调。因此,迄今为止细胞内胆固醇外流与心血管风险的相关性研究主要是围绕 ABCA1 介导的细胞内胆固醇外流在 RCT 和抗动脉粥样硬化中的作用,由 ABCG1、SR-B1 介导的胆固醇外流或胆固醇依赖浓度梯度的扩散亦是细胞内胆固醇外流的重要部分,而这些途径介导的胆固醇外流与心血管疾病风险的相关性以及 ABCA1 介导的胆固醇外流对血管事件的预测价值在多大程度上受这些外流因素的干扰和影响,也是目前尚未明确的问题。

三、对胆固醇逆转运新途径的探究

近年来,研究者们对于 HDL 代谢研究的发现拓展了我们对于机体 RCT 途径的认识。在传统的经肝-胆汁途径的胆固醇逆转运中,肝脏新生小颗粒的前 β-HDL(盘状 HDL)在接受 ABCA1 途径介导的胆固醇外流后,游离胆固醇经磷脂酰胆碱胆固醇酰基转移酶(LCAT)酯化转变成胆固醇酯,HDL 重塑形成球状大颗粒,于体内代谢 2~4 天进而重新被肝脏再摄取[17]。但基础研究显示,HDL 在 RCT 过程中并不严格遵循这一系列变化,肝脏同时分泌 4 种形态的 HDL 颗粒进入循环脂质代谢过程[22]。此外,球状 HDL 可通过“三叶草”结构的空间构象调控 HDL 颗粒中胆固醇的酯化状态,进而与其他含 apoB 的脂蛋白进行脂蛋白之间的胆固醇转移,或被肝脏摄取经胆汁排出体外[23]。合成的前 β-HDL(CER-001)旨在促进泡沫细胞 ABCA1 介导的胆固醇外流从而发挥抑制斑块增长、抗动脉粥样硬化的作用。但注射单一 CER-001 的多中心临床试验并未能显示能有效逆转动脉粥样硬化,说明机体 RCT 过程远比我们想象的复杂[24]。对人体 HDL 中游离胆固醇的代谢动力学研究表明,血浆 HDL 中游离胆固醇的半衰期约 8 分钟,根据 LCAT 的催化能力,在该时间内仅可能使不到 5% 的游离胆固醇被酯化为胆固醇酯。基础研究发现,血浆 HDL-[^{3}H]-游离胆固醇于胆汁中达到其最大排泄量的时间约为 40 分钟,因此学者们认为机体非肝细胞 SR-B1 介导的胆固醇酯摄取途径和血浆胆固醇酯快速代谢池(如 apoB 脂蛋白,红细胞)很可能在 RCT 过程中亦发挥重要作用[10,25]。

胆固醇经小肠直接排泄(transintestinal cholesterol excretion,TICE)也是机体 RCT 过程中的另一重要环节,相关转运过程及分子机制已被探明[26]。胆固醇 TICE 主要发生于近端小肠上皮细胞刷状缘,经 ABCG5/8 二聚体介导向肠腔排泄。ABCG5/8 为双向转运体,同时也介导肝脏胆汁分泌[27]。最初在小鼠研究中,研究者们通过静脉注射[4-^{14}C]-胆固醇,经胆管插管收集胆汁,并检测了近端、中段、远端小肠黏膜放射性物质灌注,结果证明粪便中中性固醇类物质总量大于食物摄取胆固醇及胆汁分泌的胆固醇之和,且小肠放射性物质灌注和胆固醇分泌以小肠近端为主,证明了小鼠 TICE 的存在[28]。随后的研究发现,小鼠 TICE 受饮食[29]、ABCG5/ABCG8 上游受体 LXR 的调控[30],他汀及 PSCK9 可通过顶端多药转运体 ABCB1 对 TICE 进行调控[31]。而近端小肠 SR-B1 对小肠胆固醇的吸收和经小肠胆固醇排泄并无显著作用[32]。Le May C 等对人空肠标本进行放射性物质灌流实验,为人类 TICE 途径的存在提供了证据,该研究首次报道 HDL 和 LDL 颗粒中的胆固醇均可通过 TICE 途径向肠腔排泄[31]。另有研究证明,对于小鼠及人体,胆固醇经小肠排泄是依折麦布诱导的粪便中中性固醇类物质增高的重要机制,且该药物主要促进了胆固醇通过小肠绒毛刷状缘向肠腔排泄过程[33-34]。小鼠和人体经 TICE 途径排泄中性固醇类物质的量,约占粪便内中性固醇总量的 30%[35],因此通过 TICE 途径促进胆固醇直接向肠腔排泄是提高机体 RCT 效率的重要途径。但迄今为止 HDL 在该途径中的作用尚未明确。对 ABCA1 敲除、缺乏成熟 HDL 的小鼠研究发现,与野生型小鼠相比,在注射含[^{3}H]标记胆固醇的乳糜微粒样乳剂后,两种小鼠经 TICE 途径向肠腔分泌[^{3}H]胆固醇的量并没有显著差异;而对 SR-B1 和 ABCA1 双敲除的小鼠(缺乏成熟 HDL 颗粒且 HDL 胆固醇不能经肝细胞排泄)及野生型小鼠静脉注射含[^{3}H]胆固醇的 HDL,两组小鼠均无法经 TICE 向肠道有效排泄放射性物质,导致放射性物质在血浆中显著蓄积(因为也无法通过肝细胞途径排泄[^{3}H]胆固醇)。因此研究者认为 HDL 在 TICE 途径中不发挥重要作用[36],这与上文 Le May C 等的研究报道并不一致。有学者认为 TICE 主要是由血浆胆固醇向小肠上皮细胞自发转移而实现的[10],进入小肠上皮细胞的胆固醇可通过 ABCG5/8 向肠腔分泌。因此,ABCG5/8 二聚体很有可能成为药物干预的靶点,以促进胆固醇经 TICE 途径排出体外,从而降低血胆固醇水平,带来抗动脉粥样硬化的有益作用。

四、其他评估机体胆固醇逆转运效率的方法及未来的研究方向

影响胆固醇逆转运过程的环节包括：细胞内胆固醇外流、胆固醇酯化、HDL与其他脂蛋白颗粒之间的脂质交换、HDL与肝细胞SR-B2受体结合并将胆固醇酯排泄进入肝细胞，以及新近发现的胆固醇经肠壁ABCG5/8二聚体的直接排泄。所有这些环节都可能对RCT造成促进或抑制作用，也是近年来研究者关注的热点研究领域。

细胞内胆固醇外流作为评估HDL功能状态的指标之一，可动态地反映机体RCT起始步骤的效率。目前主要的评估指标是ABCA1途径的胆固醇外流率，但在明确其他胆固醇外流的通路与ABCA1介导的外流之间的关系、相互影响及其影响程度之前，该指标尚难以广泛应用于临床。胆固醇酯化是RCT过程中的重要环节，LCAT基因或功能缺陷患者是冠心病的高危人群[38-39]。近年来有学者提出用HDL"胆固醇酯化比"（fractional cholesterol esterification，FCE）评估机体RCT中胆固醇酯化环节的效率[37]。FER_{HDL}是基于HDL重要功能蛋白LCAT催化HDL中游离胆固醇酯化的代谢动力学指标，游离胆固醇酯化后形成的胆固醇酯构成了成熟HDL颗粒的脂质核心。研究者分别对冠心病及对照组的HDL颗粒和non-HDL颗粒的酯化、非酯化成分进行分析，结果显示冠心病患者non-HDL的酯化和非酯化成分均显著升高，而FER_{HDL}显著降低。ROC分析显示non-HDL胆固醇非酯化与HDL胆固醇酯化比值是冠心病的强预测因子[37]。该研究提示以FCE评估机体RCT效率时同样需要纳入CETP介导的由HDL向apoB脂蛋白的胆固醇酯转移对RCT的影响。另一个基于LCAT作用的生物学指标是血浆TG/HDL-C比值，研究表明甘油三酯与临床心血管疾病风险的相关性虽不明确，但甘油三酯浓度与致动脉粥样硬化作用较强的血浆小而密LDL颗粒增多相关，且在胆固醇酯化、转移和HDL重塑过程中发挥重要作用[40]，因此有学者提出将对数转化后的TG/HDL-C作为血浆动脉粥样硬化指数（atherogenic index of plasma，AIP）评估临床心血管疾病风险[41]。AIP与FER_{HDL}呈线性关系，且在预测疾病人群的心血管疾病风险方面具有优势，弥补了细胞内胆固醇外流在此类人群中应用的缺陷。

然而，无论以细胞内胆固醇外流、FER_{HDL}或AIP这些单一指标作为评估机体RCT效率的指标都只能反映机体胆固醇清除过程中部分环节的效率，难以把握整个胆固醇逆转运过程的状态。因此有学者提出更为宏观的"游离胆固醇生物利用度"的概念，旨在综合评估包括胆固醇自发转移、TICE、血浆胆固醇快速代谢池在内的机体RCT效率[10]。HDL和血浆中游离胆固醇生物利用度越高，机体RCT效率越低。Turner等于2012年提出了人体RCT检测方法[42]，通过静脉注射[2，3-$^{13}C_2$]-胆固醇并采用SAAM Ⅱ软件分析系统，计算人体组织游离胆固醇外流、血浆游离胆固醇酯化以及粪便中血浆游离胆固醇源性的中性固醇的排泄，该研究不仅为在体RCT的研究提供了严谨的方法学，也证明了血浆中酯化的游离胆固醇中，约28%来源于组织源性游离胆固醇的外流，更新了长久以来人们对细胞胆固醇外流作用的认识。该方法对评估机体各种血浆脂蛋白的功能作用、游离胆固醇生物利用度，探究生活方式和药物干预对于RCT的影响及机制等方面具有重要价值。

（武燕翔　严晓伟）

参考文献

1. Glomset JA.The plasma lecithins：cholesterol acyltransferase reaction. J Lipid Res，1968，9：155-167.
2. Miller GJ，Miller NE. Plasma-high-density-lipoprotein concentration and development of ischaemic heart-disease. Lancet，1975，1：16-19.
3. Gordon T，Castelli WP，Hjortland MC，et al. High density lipoprotein as a protective factor against coronary heart disease. The Framingham Study. Am J Med，1977，62：707-714.
4. Gordon DJ，Rifkind BM. High-density lipoprotein—the clinical implications of recent studies. N Engl J Med，1989，321：1311-1316.
5. Bowman L，Hopewell JC，Chen F，et al. Effects of Anacetrapib in Patients with Atherosclerotic Vascular Disease. N Engl J Med，2017，377：1217-1227.
6. Nagano M，Yamashita S，Hirano K，et al. Molecular mechanisms of cholesteryl ester transfer protein deficiency in Japanese. J Atheroscler Thromb，2004，11：110-121.
7. Rosenson RS，Brewer HB Jr，Davidson WS，et al. Cholesterol efflux and atheroprotection：advancing the concept of reverse cholesterol transport.

Circulation,2012,125:1905-1919.

8. Guerin M. Chapter 5 - Reverse Cholesterol Transport in HDL Metabolism: Relevance to Atherosclerosis Progression and Cardiovascular Diseases// Komoda T. The HDL Handbook. 3rd ed. London: Academic Press,2017:97-119.

9. Rosenson RS, Brewer HB Jr, Ansell BJ, et al. Dysfunctional HDL and atherosclerotic cardiovascular disease. Nat Rev Cardiol,2016,13:48-60.

10. Gillard BK, Rosales C, Xu B, et al. Rethinking reverse cholesterol transport and dysfunctional high-density lipoproteins. J Clin Lipidol,2018.

11. Khera AV, Cuchel M, de la Llera-Moya M, et al. Cholesterol efflux capacity, high-density lipoprotein function, and atherosclerosis. N Engl J Med, 2011,364:127-135.

12. Rohatgi A, Khera A, Berry JD, et al. HDL cholesterol efflux capacity and incident cardiovascular events. N Engl J Med,2014,371:2383-2393.

13. Saleheen D, Scott R, Javad S, et al. Association of HDL cholesterol efflux capacity with incident coronary heart disease events: a prospective case-control study. Lancet Diabetes Endocrinol,2015,3:507-513.

14. Khera AV, Demler OV, Adelman SJ, et al. Cholesterol Efflux Capacity, High-Density Lipoprotein Particle Number, and Incident Cardiovascular Events: An Analysis From the JUPITER Trial (Justification for the Use of Statins in Prevention: An Intervention Trial Evaluating Rosuvastatin). Circulation,2017,135:2494-2504.

15. Bauer L, Kern S, Rogacev KS, et al. HDL Cholesterol Efflux Capacity and Cardiovascular Events in Patients With Chronic Kidney Disease. J Am Coll Cardiol,2017,69:246-247.

16. Asztalos BF, Horvath KV, Mehan M, et al. Influence of HDL particles on cell-cholesterol efflux under various pathological conditions. J Lipid Res, 2017,58:1238-1246.

17. Sacks FM, Jensen MK. From High-Density Lipoprotein Cholesterol to Measurements of Function: Prospects for the Development of Tests for High-Density Lipoprotein Functionality in Cardiovascular Disease. Arterioscler Thromb Vasc Biol,2018,38:487-499.

18. Mutharasan RK, Thaxton CS, Berry J, et al. HDL efflux capacity, HDL particle size, and high-risk carotid atherosclerosis in a cohort of asymptomatic older adults: the Chicago Healthy Aging Study. J Lipid Res,2017,58:600-606.

19. Kim DS, Li YK, Bell GA, et al. Concentration of Smaller High-Density Lipoprotein Particle (HDL-P) Is Inversely Correlated With Carotid Intima Media Thickening After Confounder Adjustment: The Multi Ethnic Study of Atherosclerosis (MESA). J Am Heart Assoc,2016:5.

20. Mody P, Joshi PH, Khera A, et al. Beyond Coronary Calcification, Family History, and C-Reactive Protein: Cholesterol Efflux Capacity and Cardiovascular Risk Prediction. J Am Coll Cardiol,2016,67:2480-2487.

21. Li XM, Tang WHW, Mosior MK, et al. Paradoxical Association of Enhanced Cholesterol Efflux With Increased Incident Cardiovascular Risks. Arterioscler Thromb Vasc Biol,2013,33:1696-1705.

22. Mendivil CO, Furtado J, Morton AM, et al. Novel pathways of apolipoprotein A-I metabolism in HDL of different sizes in humans. Arterioscler Thromb Vasc Biol,2016,36:156-165.

23. Huang R, Silva RA, Jerome WG, et al. Apolipoprotein A-I structural organization in high-density lipoproteins isolated from human plasma. Nat Struct Mol Biol,2011,18:416-422.

24. Tardif JC, Ballantyne CM, Barter P, et al. Effects of the high-density lipoprotein mimetic agent CER-001 on coronary atherosclerosis in patients with acute coronary syndromes: a randomized trial. Eur Heart J,2014,35:3277-3286.

25. Hung KT, Berisha SZ, Ritchey BM, et al. Red blood cells play a role in reverse cholesterol transport. Arterioscler Thromb Vasc Biol,2012,32: 1460-1465.

26. Temel RE, Brown JM. A New Model of Reverse Cholesterol Transport: EnTICEing Strategies to Stimulate Intestinal Cholesterol Excretion. Trends in pharmacological sciences,2015,36:440-451.

27. Yu L, Li-Hawkins J, Hammer RE, et al. Overexpression of ABCG5 and ABCG8 promotes biliary cholesterol secretion and reduces fractional absorption of dietary cholesterol. J Clin Invest,2002,110:671-680.

28. van der Velde AE, Vrins CL, van den Oever K, et al. Direct intestinal cholesterol secretion contributes significantly to total fecal neutral sterol excretion in mice. Gastroenterology,2007,133:967-975.

29. van der Velde AE, Vrins CL, van den Oever K, et al. Regulation of direct transintestinal cholesterol excretion in mice. Am J Physiol Gastrointest Liver Physiol,2008,295:G203-g208.

30. van der Veen JN, van Dijk TH, Vrins CL, et al. Activation of the liver X receptor stimulates trans-intestinal excretion of plasma cholesterol. J Biol Chem,2009,284:19211-19219.

31. Le May C, Berger JM, Lespine A, et al. Transintestinal cholesterol excretion is an active metabolic process modulated by PCSK9 and statin involving ABCB1. Arterioscler Thromb Vasc Biol,2013,33:1484-1493.

32. Bura KS, Lord C, Marshall S, et al. Intestinal SR-BI does not impact cholesterol absorption or transintestinal cholesterol efflux in mice. J Lipid Res,2013,54:1567-1577.

33. Jakulj L, van Dijk TH, de Boer JF, et al. Transintestinal Cholesterol Transport Is Active in Mice and Humans and Controls Ezetimibe-Induced Fecal Neutral Sterol Excretion. Cell Metab,2016,24:783-794.

34. Nakano T, Inoue I, Takenaka Y, et al. Ezetimibe Promotes Brush Border Membrane-to-Lumen Cholesterol Efflux in the Small Intestine. PLoS One, 2016,11:e0152207.

35. de Boer JF, Schonewille M, Dikkers A, et al. Transintestinal and Biliary Cholesterol Secretion Both Contribute to Macrophage Reverse Cholesterol Transport in Rats-Brief Report. Arterioscler Thromb Vasc Biol, 2017, 37: 643-646.

36. Vrins CL, Ottenhoff R, van den Oever K, et al. Trans-intestinal cholesterol efflux is not mediated through high density lipoprotein. J Lipid Res, 2012, 53: 2017-2023.

37. Bagheri B, Alikhani A, Mokhtari H, et al. The Ratio of Unesterified/esterified Cholesterol is the Major Determinant of Atherogenicity of Lipoprotein Fractions. Med Arch, 2018, 72: 103-107.

38. Kuivenhoven JA, Pritchard H, Hill J, et al. The molecular pathology of lecithin: cholesterol acyltransferase (LCAT) deficiency syndromes. J Lipid Res, 1997, 38: 191-205.

39. Solajic-Bozicevic N, Stavljenic A, Sesto M. Lecithin: cholesterol acyltransferase activity in patients with acute myocardial infarction and coronary heart disease. Artery, 1991, 18: 326-340.

40. Guerin M, Le Goff W, Lassel TS, et al. Atherogenic role of elevated CE transfer from HDL to VLDL(1) and dense LDL in type 2 diabetes: impact of the degree of triglyceridemia. Arterioscler Thromb Vasc Biol, 2001, 21: 282-288.

41. Dobiasova M. Atherogenic impact of lecithin-cholesterol acyltransferase and its relation to cholesterol esterification rate in HDL (FER(HDL)) and AIP[log(TG/HDL-C)] biomarkers: the butterfly effect? Physiol Res, 2017, 66: 193-203.

42. Turner S, Voogt J, Davidson M, et al. Measurement of reverse cholesterol transport pathways in humans: in vivo rates of free cholesterol efflux, esterification, and excretion. J Am Heart Assoc, 2012, 1: e001826.

经皮冠状动脉介入治疗围术期大剂量他汀治疗对改善冠心病患者临床转归无益

任何药物均存在其主要治疗作用和疗效之外的各种作用或反应,即药物的多效性。他汀类药物除了抑制 HMG CoA 还原酶和升高肝细胞膜表面 LDL 受体,从而能够大幅度降低血浆 LDL-C 水平外,基础及临床研究均提示,高剂量他汀类药物治疗具有一定程度的抗炎症、抗氧化、改善血管内皮功能、抗血小板聚集以及降低动脉粥样硬化斑块的易损性等可能有利于抗动脉粥样硬化的效应,同时,也可能会导致骨骼肌和肝脏损伤,胰岛素抵抗和新发糖尿病,以及与同时服用的其他药物产生相互作用等。

然而,这些有利于抗动脉粥样硬化的病理生理学或药理学效应,是否可能在他汀类药物治疗心血管疾病过程中,尤其是对 ACS 患者或 PCI 围术期等极高危患者,转化为实质性的临床转归改善?早先发表的 NAPLES Ⅱ[1],ARMYDA-ACS[2]和 ROME Ⅱ[3]研究观察到,对 ACS 或稳定性冠心病患者 PCI 围术期服用大剂量阿托伐他汀 40~80mg 2~7 天,继以常规剂量他汀治疗(他汀序贯治疗),可降低 PCI 术后 30 天内心肌梗死的风险。这些临床研究的设计存在明显的缺陷,虽然随机分组,但均为单中心,受试患者样本量较小(100~400),以日常治疗为对照、开放标签治疗以及用心肌标志物(CKMB 或 cTn)升高(超过 3 倍正常上限)来诊断心肌梗死。因此,这些研究的结果尚不能明确他汀类药物多效性作用具有临床意义。

我国学者葛均波、诸骏仁教授联合韩国专家发起了 ALPACS 研究[4],采用随机双盲研究设计,在中韩二国 3 个医学中心,考察了 499 位 ACS 患者行 PCI 术前当天 80+40mg 阿托伐他汀或安慰剂治疗随后维持阿托伐他汀 40mg 治疗对 PCI 术后 30 天 MACE(死亡,心肌梗死和靶血管血运重建)发生率的影响,结果显示,安慰剂组和阿托伐他汀负荷剂量组 30 天 MACE 发生率分别为 15.7% 对 14.7%(P=NS)。ALPACS 研究结果否定了负荷高剂量阿托伐他汀多效性(降脂外作用)对 ACS 患者 PCI 后临床转归有益的推测。另一个更大规模的研究,来自我国霍勇教授领导的多中心随机对照临床转归终点试验 ISCAP 研究[5]。该研究在 24 个医学中心共纳入 1202 例 ACS 或稳定性冠心病拟行 PCI 治疗的患者,以日常治疗为对照,在 PCI 术前连续服用阿托伐他汀 80mg 共 2 天,继之每天 40mg 服用 30 天,以 MACE 发生率为主要终点。结果显示,阿托伐他汀序贯治疗并不能降低 MACE 风险(19.4% 对 18.3%,P= 0.63)。扩大受试患者的 ISCAP 研究得出与 ALPACS 研究相同的结论,再次印证了 PCI 围术期负荷高剂量阿托伐他汀序贯治疗(高剂量他汀的多效性)无益于冠心病患者(ACS 或稳定性冠心病)近期临床转归的改善。

新近在 ACC2018 大会上发表了来自巴西的多中心、随机、安慰剂对照临床试验 SECURE-PCI 研究[6]。该研究是迄今为止检验他汀序贯治疗是否有助于减少 PCI 围术期心血管事件的最大规模研究,共纳入 4191 例拟择期行 PCI 治疗(伴或不伴支架置入)的 ACS 患者,随机分配在 PCI 前接受阿托伐他汀负荷剂量(80mg)和术后 24 小时后再次负荷剂量或安慰剂治疗,随后两组受试患者均接受 40mg 阿托伐他汀治疗至研究结束。结果发现,在整个研究人群中,两组主要终点(30 天全因死亡率、非致死性急性心肌梗死、卒中或缺血复发导致紧急血运重建)的累积发生率并无显著差异(HR 0.88,95%CI 0.69~1.11;P=0.27)。因此,SECURE-PCI 研究结果再次证实,阿托伐他汀序贯治疗(高剂量他汀多效性)对拟行 PCI 治疗的 ACS 患者的近期心血管预后改善无效。

虽然在事后进行的 SECURE-PCI 亚组分析结果提示,在最终接受 PCI 治疗的人群中,阿托伐他汀组较安慰剂组主要终点发生风险有所降低(HR=0.72,P=0.02)。临床医师对这个亚组分析的结果应采取相当谨慎的态度。

第一,亚组分析的结果不能替代或修正总体研究的结论,通常仅仅是提示性的或线索性的,可以为今后启动新的研究方向提高参考。尤其是亚组分析结果与总体研究结论相悖情形下,对亚组分析结果的解读更须小心慎重。

第二，就 SECURE-PCI 研究的亚组分析结果而言，如果认为 PCI 亚组围术期大剂量阿托伐他汀治疗有益的话，那么，也就不得不接受未行 PCI 亚组患者大剂量阿托伐他汀增加 MACE 事件风险（高达 32%）的结论——这就意味着未行 PCI 的 ACS 患者禁忌使用大剂量他汀治疗——与所有既往以及最新的在 ACS 以及稳定性冠心病患者中完成的强化降脂随机对照研究的结论及临床降脂治疗指南的推荐相悖。

第三，SECURE-PCI 研究中，PCI 亚组大剂量阿托伐他汀治疗对 MACE 事件的影响在 PCI 手术后的 3 天内已经达到最大。众所公认，PCI 术后早期的 MACE 事件主要与支架内急性血栓形成相关，而此时临床上常常已经给予负荷剂量双联抗血小板药物以及低分子肝素抗凝治疗。因此，如果认为 SECURE-PCI 研究中行 PCI 患者亚组术后 3 天内心肌梗死及心血管死亡降低来源于大剂量阿托伐他汀带来的降脂外效应（抗栓和抗凝的作用），那就意味着大剂量阿托伐他汀也可以作为强效抗栓药物，然而，根据现在所有阿托伐他汀的药理学和药效学研究数据，则完全不存在这样的可能性。

第四，SECURE-PCI 研究实施过程中严谨性存在明显且严重缺陷。该研究的主要负责人坦言该研究实施过程中，有大比例的受试患者未按研究方案执行。在随机分组后仍有高达 35% 的 ACS 受试者未能按照研究方案接受 PCI 手术，其中继续维持药物治疗者超过四分之一（27%），还有少部分（8%）患者接受了冠脉旁路移植手术。如此严重偏离研究方案的多中心随机对照临床试验是非常少见的。说明该研究的质量存在明显的瑕疵。

第五，除了研究实施执行过程中严重缺陷外，这个亚组分析结果与研究的总体结论出现的明显冲突。还有可能是由于无法平衡的混杂因素（如随机化被打破；研究方案未得到严格执行；医生建议受试者最终接受 PCI 手术与否的主观性，以及临床终点判断的盲法异质性等）造成的偏倚影响所致。

因此，企图证实高剂量他汀类药物多效性（降脂外作用）对冠心病患者预后改善的努力，迄今为止，均以失败而告终。与此相反的是，30 余年来，大量基础及临床试验以确凿的循证医学证据证实，他汀类药物通过显著降低血浆 LDL-C 水平，不仅可以有效改善动脉粥样硬化斑块稳定性，缩小斑块体积，同时大幅度改善了高危和极高危 ASCVD 患者的预后，他汀类药物已经成为预防和治疗 ASCVD 不可或缺的基础药物。

自从 1994 年 4S 研究[7]显示，辛伐他汀 20~40mg 治疗显著降低冠心病患者的胆固醇水平，可带来再发冠心病事件，心血管原因死亡和全因死亡的显著降低。随后一系列的大规模多中心随机对照研究[8-14]均证实，他汀类药物能够显著降低 LDL-C 水平，且能长期维持较低的 LDL-C 水平，并因此有效预防和治疗动脉粥样硬化性心血管疾病（ASCVD）。CTT 分析[15-17]表明，他汀类药物对防治 ASCVD 的作用，直接依赖于他汀治疗后 LDL-C 下降所达到的水平以及维持此较低水平的时间，LDL-C 水平越低，维持时间越长，他汀类药物治疗的临床心血管转归获益越大。

近年来完成的一系列国际多中心大规模（受试冠心病患者达 18 000~26 000 例）随机双盲安慰剂对照临床试验，如 IMPROVE-IT 研究[18]，HPS3-REVEAL 研究[19]，FOURIER 研究[20]以及刚刚发表的 ODYSSEY Outcomes 研究[21]，均证实，在高强度他汀或最大耐受剂量他汀为基础的治疗下，加用特异性肠道胆固醇吸收抑制剂，或 CETP 抑制剂，或 PCSK9 抑制剂，进一步显著降低血浆胆固醇水平，对 ASCVD 高危或极高危患者（稳定性冠心病或 ACS 患者）均能显著降低再发 ASCVD 事件。所有他汀及他汀联合其他降胆固醇药物治疗临床试验反复印证了动脉粥样硬化及防治 ASCVD 的胆固醇原则。降胆固醇药物（包括他汀类药物）治疗的临床获益，不依赖于降脂药物的种类，而直接取决于降低 LDL-C 或非高密度脂蛋白胆固醇所达到的水平，以及坚持降胆固醇治疗以维持较低 LDL-C 水平足够长的时间[22]。对 ACS 患者，无论是否接受 PCI 手术，均应将 LDL-C 降低至 <1.8mmol/L，最好是 <1.4mmol/L，并长期坚持降脂药物治疗以严格达标控制并维持。

来自最新降脂治疗的高质量临床试验的循证医学证据并未弱化了他汀类药物的临床意义，相反，更进一步强化了在 ASCVD 极高危人群中坚持他汀类药物治疗的基石地位。然而，在真实世界的临床实践中，盲目追求高剂量负荷他汀治疗不能为接受 PCI 手术的 ACS 及稳定性冠心病患者提供更大保护，反而可能让患者处于他汀类药物更大毒性作用的危险之中。一旦发生药物相关的严重不良反应，即为医源性损害，这种状况作为预防性使用他汀类药物，理应极力避免发生。

他汀类药物剂量是影响其临床安全性的关键因素，而PCI围术期的他汀序贯治疗会涉及大剂量他汀的应用，更应关注他汀应用的安全性。中国成人血脂异常防治指南2016版[23]明确指出，中国人群的LDL-C水平普遍较低，而对大剂量他汀的耐受性与欧美人群不同，使用较大剂量的他汀药物时，肝脏和骨骼肌的临床不良反应显著较高。因此，中国成人血脂异常防治指南明确建议，以常规剂量（中等强度）治疗或联合依折麦布即能够满足中国绝大多数冠心病及其他极高危患者的降脂达标需求，并强调以安全有效的降脂治疗方案长期维持血脂达标控制。

在临床实践中，即使是对PCI围术期的冠心病患者，不应追求大剂量或负荷剂量他汀的短期使用，而应该优先选择循证证据一致性高且安全性更好的他汀长期治疗，为患者带来更为安全更有保证的获益。中国经皮冠脉介入治疗指南2016版[24]明确指出："对ACS患者，无论是否接受PCI治疗，无论基线胆固醇水平高低，均应及早服用他汀，必要时联合服用依折麦布，使LDL-C低于1.8mmol/L，目前缺少高质量硬终点随机对照试验证据支持在这些患者PCI术前早期使用负荷高剂量他汀。亚洲与我国的研究结果显示，PCI术前使用负荷剂量他汀并不优于常规剂量。不建议对ACS患者PCI术前使用负荷剂量他汀。

结 语

来自中国介入心脏病学权威专家葛均波教授和霍勇教授领导ALPACS研究和ISCAP研究，分别在行PCI术的中国及韩国ACS以及冠心病（ACS及稳定性冠心病）中证实，PCI围术期大剂量阿托伐他汀无益于PCI术后MACE事件风险的降低。已经用中国自己的大样本随机对照研究的数据反复验证了PCI围术期无需使用大剂量他汀治疗。

与ALPACS研究和ISCAP研究结果相似，SECURE-PCI研究结果再一次否定了PCI围术期他汀序贯疗法（高剂量他汀的降脂外作用）治疗ACS患者的临床价值。以SECURE-PCI研究的亚组分析中的一个特征亚组的结果来推论成为总体结论，实际上是犯了以偏概全的常识性错误。

鉴于他汀的心血管获益直接来源于LDL-C的降低及长期维持更低LDL-C水平，因此，在为PCI患者选择围术期他汀类药物时，应优先考虑他汀类药物降低LDL-C的效能，并兼顾长期应用的安全性。必要时采取常规剂量（中等强度）他汀联合其他降胆固醇药物治疗，以获得强效降脂并且维持长期的LDL-C达标管理。常规剂量的强效他汀药物或联合依折麦布可作为冠心病患者PCI围术期优选的降胆固醇治疗策略。

（李勇）

参考文献

1. Briguori C, Visconti G, Focaccio A, et al. Novel approaches for preventing or limiting events (Naples) Ⅱ trial: impact of a single high loading dose of atorvastatin on periprocedural myocardial infarction. J Am Coil Cardiol, 2009, 54: 2157-2163.

2. Patti G, Pasceri V, Colonna G, et al. Atorvastatin pretreatment improves outcomes in patients with acute coronary syndromes undergoing early percutaneous coronary intervention: results of the ARMYDA-ACS randomized trial. J Am Coll Cardiol, 2007, 49: 1272-1278.

3. Sardella G, Lucisano L, Mancone M, et al. Comparison of high reloading ROsuvastatin and Atorvastatin pretreatment in patients undergoing elective PCI to reduce the incidence of MyocArdial periprocedural necrosis. The ROMA Ⅱ trial. Int J Cardiology, 2013, 168 (4): 3715-3720.

4. Jang Y, Zhu J, Ge J, et al. Preloading with atorvastatin before percutaneous coronary intervention in statin-naïve Asian patients with non-ST elevation acute coronary syndromes: A randomized study. JCardiol, 2014, 63 335-343.

5. Zheng B, Jiang J, Liu H, et al. Efficacy and safety of serial atorvastatin load in Chinese patients undergoing elective percutaneous coronary intervention: results of the ISCAP (Intensive Statin Therapy for Chinese Patients with Coronary Artery Disease Undergoing Percutaneous Coronary. Intervention) randomized controlled trial. Eur Heart J Suppl, 2015, 17 (Supplement B): B47-B56.

6. Berwanger O, Santucci EV, de Barros E Silva PGM, et al. Effect of Loading Dose of Atorvastatin Prior to Planned Percutaneous Coronary Intervention on Major Adverse Cardiovascular Events in Acute Coronary Syndrome: The SECURE-PCI Randomized Clinical Trial. JAMA, 2018, 319 (13): 1331-1340.

7. Scandinavian Simvastatin Survival Study Group. Randomised trial of cholesterol lowering in 4444 patients with coronary heart disease: the Scandinavian Simvastatin Survival Study (4S). Lancet, 1994, 344: 1383-1389.

8. Goldberg RB, Mellies MJ, Sacks FM, et al. Cardiovascular events and their reduction with pravastatin in diabetic and glucose-intolerant myocardial

infarction survivors with average cholesterol levels: subgroup analyses in the Cholesterol and Recurrent Events (CARE) trial. Circulation, 1998, 98 (23): 2513-2519.

9. Long-Term Intervention with Pravastatin in Ischaemic Disease (LIPID) Study Group. Prevention of cardiovascular events and death with pravastatin in patients with coronary heart disease and a broad range of initial cholesterol levels. N Engl J Med, 1998, 339: 1349-1357.
10. Shepherd J, Cobbe SM, Ford I, et al. Prevention of coronary heart disease with pravastatin in men with hypercholesterolemia. N Engl J Med, 1995, 333 (20): 1301-1307.
11. Downs JR, Clearfield M, Weis S, et al. Primary prevention of acute coronary events with lovastatin in men and women with average cholesterol levels: results of AFCAPS/TexCAPS. Air Force/Texas Coronary Atherosclerosis Prevention Study. JAMA, 1998, 279 (20): 1615-1622.
12. Cannon CP, Braunwald E, McCabe CH, et al. Pravastatin or Atorvastatin Evaluation and Infection Therapy-Thrombolysis in Myocardial Infarction 22 Investigators. Intensive versus moderate lipid lowering with statins after acute coronary syndromes. N Engl J Med, 2004, 350: 1495-1504.
13. LaRosa JC, Grundy SM, Waters DD, et al. Treating to New Targets (TNT) Investigators. Intensive lipid lowering with atorvastatin in patients with stable coronary disease. N Engl J Med, 2005, 352: 1425-1435.
14. Pedersen TR, Faergeman O, Kastelein JJ, et al. High-dose atorvastatin vs usual-dose simvastatin for secondary prevention after myocardial infarction: the IDEAL study: a randomized controlled trial. JAMA, 2005, 294: 2437-2445.
15. Baigent C, Blackwell L, Emberson J, et al. Cholesterol Treatment Trialists' (CTT) Collaboration. Efficacy and safety of more intensive lowering of LDL cholesterol: a meta-analysis of data from 170 000 participants in 26 randomised trials. Lancet, 2010, 376: 1670-1681.
16. Fulcher J, O'Connell R, Voysey M, et al. Cholesterol Treatment Trialists' (CTT) Collaboration. Efficacy and safety of LDL-lowering therapy among men and women: meta-analysis of individual data from 174 000 participants in 27 randomised trials. Lancet, 2015, 385: 1397-1405.
17. Mihaylova B, Emberson J, Blackwell L, et al. Cholesterol Treatment Trialists' (CTT) Collaborators. The effects of lowering LDL cholesterol with statin therapy in people at low risk of vascular disease: meta-analysis of individual data from 27 randomised trials. Lancet, 2012, 380: 581-590.
18. Cannon CP, Blazing MA, Giugliano RP, et al. Ezetimibe added to statin therapy after acute coronary syndromes. N Engl J Med, 2015, 372: 2387-2397.
19. The HPS3/TIMI55-REVEAL Collaborative Group. Effects of Anacetrapib in Patients with Atherosclerotic Vascular Disease. N Engl J Med, 2017, 377: 1217-1227.
20. Sabatine MS, Giugliano RP, Anthony C, et al. Evolocumab and Clinical Outcomes in Patients with Cardiovascular Disease. N Engl J Med, 2017, 376 (18): 1713-1722.
21. Schwartz GG, Szarek M, Bhatt DL, et al. On behalf of the ODYSSEY OUTCOMES Investigators and Committees. The ODYSSEY Outcomes Trial: Topline Results—Alirocumab in Patients after Acute Coronary Syndrome. at American College of Cardiology -67th Scientific Sessions Mar 10, 2018. JACC Meeting Abstract Supplement 2018.
22. Catapano AL, Graham I, De Backer G. 2016 ESC/EAS Guidelines for the Management of Dyslipidaemias. Eur Heart J, 2016, 37 (39): 2999-2305.
23. 诸骏仁，高润霖，赵水平，等．中国成人血脂异常防治指南修订联合委员会．中国成人血脂异常防治指南 2016 年修订版．中华心血管病杂志，2016，44 (10): 833-853.
24. 中华医学会心血管病学分会介入心脏病学组，中国医师协会心血管内科医师分会血栓防治专业委员会，中华心血管病杂志编辑委员会．中国经皮冠状动脉介入治疗指南．中华心血管病杂志，2016，44 (5): 382-400.

干预 PCSK9 靶点的新进展

前 PCSK9 时代，学者们认为胆固醇稳态完全依赖于严格的细胞内调节系统。他汀类药物通过拮抗胆固醇合成过程中的关键限速酶，降低肝脏胆固醇合成，成为目前降脂治疗的基石。但在临床实践中，有部分患者对他汀不耐受，此外，任一种他汀剂量倍增后，低密度脂蛋白胆固醇（LDL-C）进一步降低幅度仅为6%，即使联合使用胆固醇吸收抑制剂依折麦布，许多患者 LDL-C 水平仍然不能达标。

前蛋白转换酶枯草溶菌素 9（proprotein convertase subtilisin/kexin type 9，PCSK9）是前蛋白转换酶家族的第九个成员，是一组丝氨酸蛋白酶，可以使低密度脂蛋白受体（LDLR）无法逃脱溶酶体消化，从而降低细胞表面 LDLR 密度，导致血浆 LDL-C 升高。

PCSK9 对细胞内和细胞外的脂蛋白代谢都有影响。研究发现 PCSK9 的缺失突变与终生低胆固醇水平有关。纯合子 PCSK9 功能丧失患者 LDL（≈ 15mg/dl）极低，动脉粥样硬化性心血管疾病（ASCVD）的风险显著降低。应用 PCSK9 抑制剂 2 年内可降低 LDL-C 幅度达 60%，降低心肌梗死和卒中风险约20%。仅在十年研究时间内，PCSK9 抑制剂就被全球许多药物监管机构批准上市。2015 年美国 FDA 批准 evolocumab 和 alirocumab(2 种 PCSK9 单克隆抗体)用于临床。尽管如此，PCSK9 抑制剂的临床使用尚未普及，其安全性、长期有效性以及成本效益尚需要更多临床研究的证实。

一、PCSK9 是否可以预测 ASCVD 风险？

（一）PCSK9 与动脉粥样硬化进展

PCSK9 是一种存在于循环中的蛋白质，它对斑块的直接作用超出调节肝脏 LDLR 水平的能力。Chan 等[1]对 295 例无症状受试者进行了颈动脉内膜中层厚度测量，发现 PCSK9 水平与颈动脉内膜厚度之间显著相关。然而，FATE 研究[2]分析了纳入的 1527 名既往无血管疾病的中年男性，发现 PCSK9 水平与亚临床动脉粥样硬化程度（颈动脉内膜中膜壁厚度和血流介导的扩张）无明显相关性。这可能与连续颈动脉内膜中膜厚度作为评价颈动脉斑块进展的工具作用有限有关。Alonso 等[3]评估了 161 例接受冠状动脉钙化（CAC）评分的家族性高胆固醇血症（FH）基因确诊患者，发现血清 PCSK9 浓度是 CAC 的独立预测因子。Cheng 等[4]检测了冠脉造影确诊（同时接受血管内超声）的冠状动脉疾病患者的血清 PCSK9 水平，结果发现校正心血管危险因素、LDL-C 水平和应用他汀类药物等因素后，PCSK9 水平与冠脉斑块坏死比例呈直接线性相关。但这些观察性研究目前不能提供方向性的深刻洞见。

（二）流行病学研究

除了评价 PCSK9 与亚临床动脉粥样硬化之间的关系外，几项临床研究探讨了 PCSK9 作为评估动脉粥样硬化风险的生物标志物在 ASCVD 一级预防和二级预防中的作用。

一级预防中，目前已有研究结果未能支持 PCSK9 作为评估动脉粥样硬化风险的生物标志物。FATE 研究[2]对 1527 名基线无血管疾病的中年消防员进行随访[（7.2 ± 1.7）年]，发现血浆 PCSK9 浓度与 LDL-C、胰岛素和甘油三酯水平相关，但与心血管事件无关。Ridker 等[5]设计了一项病例对照研究，从28 000 名 45 岁以上未使用他汀类药物、既往健康的美国妇女中，匹配了 358 例患者（心肌梗死、缺血性卒中、心血管死亡）和 358 例对照组（根据年龄、吸烟和是否激素替代疗法匹配，随访 17 年未患心血管疾病），测量基线血浆 PCSK9 水平。结果发现，尽管 PCSK9 水平与 apoB 和甘油三酯之间存在一定的正相关关系，但病例组中 PCSK9 浓度中位数与对照组（304.4ng/ml 与 299.7ng/ml）之间并无差异。此外，基线 apoB 水平可以预测心血管事件，而基线 PCSK9 水平则不能预测。Leander 等[6]前瞻性评估了斯德哥尔摩郡 4232 名60 岁健康人，研究 PCSK9 与未来心血管事件（致命或非致命的 MI、心绞痛、慢性缺血性心脏病、心源性猝死、致命或非致命的缺血性卒中）之间的相关性。在 15 年的随访中，主要事件发生率为 13%。与其他研究一致，血浆 PCSK9 与 LDL-C（r=0.18；P<0.0001）和甘油三酯水平（r=0.12；P<0.0001）存在一定的关联。与 Ridker 等[5]的研究不同，他们发现 PCSK9 浓度的四分位数与心血管事件有显著的相关性。最近，Laugsand 等人[7]的一项病例对照研究评估了 PCSK9 作为循环标志物预测心肌梗死发生的作用，从挪威的前瞻性队列中筛选出病例组 1488 人、对照组 31 819 人，随访 11.1 年，研究发现 PCSK9 在最高四分位数人群的心肌梗死风险比最低四分位数人群高 47%，然而，校正 LDL-C 水平后，这种差异不再显著。

二级预防中，目前已有的研究同样未得出明确的结论。Werner 等[8]研究发现血清 PCSK9 水平能预测动脉粥样硬化事件，但校正空腹甘油三酯水平后，PCSK9 水平与动脉粥样硬化事件无相关性。Li 等[9]对 616 名稳定性冠心病患者进行了 17 个月的随访，发现 PCSK9 水平与患者的 SYNTAX 评分相关。Gencer 等[10]随访了 2030 例急性冠状动脉综合征并接受冠状动脉造影的患者，发现血浆 PCSK9 水平与炎症水平、降脂治疗与否、急性冠状动脉综合征的临床发作相关，但不能预测人群 1 年后的死亡率。基于以上观察试验，对于血浆 PCSK9 能否作为未来心血管事件的预测指标仍不能得出确切的结论。

有三个系统回顾和 meta 分析[11-12]发现，将 PCSK9 水平依据血浆浓度设置为等级资料时，PCSK9 浓度与心血管疾病的预后有相关性。但视其为一个连续变量时，则两者没有相关性。因此，根据现有研究数据，不建议用血浆 PCSK9 水平对心血管疾病（CVD）风险进行预测或预后评估。

证据表明，血浆中 40% 的 PCSK9 与低密度脂蛋白（LDL）和 Lp（a）颗粒结合。从生物学上推测，与 LDL 结合的 PCSK9 更活跃。未来是否应该分别分析评估与 LDL 结合的 PCSK9 和游离 PCSK9 与动脉粥样硬化事件之间的相关性？目前测定与 LDL 结合的 PCSK9 和游离 PCSK9 的方法正在研究中，这可能会使得血浆 PCSK9 成为可行的临床生物标志物。

（三）PCSK9 是否可以独立于低密度脂蛋白预测 CVD？

基础实验已经证明 PCSK9 在动脉粥样硬化发生发展中发挥重要作用，但血浆 PCSK9 水平作为生物标志物用来评估 ASCVD 风险的价值尚不清楚。PCSK9 和 LDL-C 之间存在着千丝万缕的联系，除非 PCSK9 具有多重心血管效应，否则，在预测心血管事件风险的作用上，血浆 PCSK9 难以超越 LDL-C。孟德尔随机化分析证明基因介导的 LDL-C 降低幅度与 ASCVD 风险减少的程度呈线性相关。LDL-C 相关的遗传变异（包括与 PCSK9 相关的变异）与 ASCVD 风险相关[13]。这些结果与他汀类药物、依折麦布，以及 PCSK9 抑制剂在临床试验中观察到的结果一致。与药物相比，基因变异介导的 LDL-C 降低更大程度地降低 ASCVD 风险，这与基因所致低 LDL-C 终生延续有关。如果 PCSK9 抑制剂在临床中表现出除了降低 LDL-C 之外的其他能够影响动脉粥样硬化的作用，那么在分析 PCSK9 基因变异、PCSK9 抑制剂与单纯降低 LDL-C 的基因变异和药物的随机对照试验中，心血管疾病风险降低的幅度应该有差异。然而，不论 PCSK9 基因变异或 PCSK9 抑制剂所致的 LDL-C 降低幅度与 ASCVD 风险减少之间呈现完全一致的线性相关[14]，提示 PCSK9 的理论上的多效性在临床上可能并不显著。

二、干预 PCSK9 的方法

降低 LDL-C 防治 ASCVD

脂蛋白有致动脉粥样硬化作用，在 ASCVD 发展中的发挥重要作用，这一观点已被广泛接受。他汀类药物能显著减少动脉粥样硬化事件的作用为胆固醇假说提供了关键的证据。一项包含了 26 个随机对照试验的荟萃分析[14]（纳入人群 >170 000）得出结论：LDL-C 降低 39mg/dl 可使主要血管事件的风险降低 22%，5 年内降低全因死亡率 10%，且与基线 LDL-C 水平不相关。虽然他汀类药物疗效显著，但仍有三分之二可预期的 ASCVD 事件是无法预防的。此外，对于不能耐受他汀或他汀治疗后 LDL-C 水平不能达标的患者，还需要其他降低 LDL-C 的干预措施。IMPROVE-IT 研究显示依折麦布 + 辛伐他汀与辛伐他汀单药相比，LDL-C 平均水平降低 23%（53.7mg/dl 对 69.5mg/dl），7 年后主要终点事件发生率降低 6.4%。LDL-C 降低的幅度与事件减少的幅度呈直接线性相关，这再次证实了胆固醇理论：不管是何种药物或何种机制，只要降低胆固醇就可心血管获益。这为进一步探索降低 LDL-C 方法提供了理论支持，并开创了抑制 PCSK9 的时代。

目前研发的干预 PCSK9 的方式包括：单克隆抗体、小干扰 RNA（siRNA）、反义寡核苷酸、模拟抗体蛋白药(adnectins)、模拟肽和疫苗接种。

1. 单克隆抗体 单克隆抗体单一治疗(可降低 LDL-C 50%)、结合他汀类药物(可降低 LDL-C 70%)一致表现出显著的疗效,具有良好的短期安全性和耐受性。2015 年美国 FDA 批准 PCSK9 完全人类抗体 alirocumab 和 evolocumab 用于 FH 患者以及经过控制饮食、最大耐受剂量他汀治疗后仍需要额外的降低 LDL-C 治疗的 ASCVD 患者。另一个 PCSK9 单克隆抗体 Bococizumab 因仍保留 3% 的鼠类序列,在近一半患者中产生高滴度的抗药抗体,直接减弱了其降脂效应,临床试验被提前终止。如前所述,总血浆 PCSK9 浓度不太可能用于心血管风险预测。最近提出,测量 PCSK9 抑制剂治疗患者的总血浆 PCSK9 水平可能会成为一种有用的诊断工具。接受 PCSK9 抗体治疗的患者,其血浆 PCSK9 总量比干预前增加了 7 倍[15],这可能是由于抗体 -PCSK9 复合物清除延迟或肝 PCSK9 产生增加,但目前还不清楚确切机制。

2. 沉默 RNA 靶向单克隆抗体只能拮抗血浆中 PCSK9,小干扰 RNA(siRNA)可以干扰肝细胞内 PCSK9 的生成。通过注射由脂质体包裹的小单片段 RNA(siRNA)去结合 PCSK9 的 mRNA,使 PCSK9 mRNA 沉默。Inclisiran(一种长效 siRNA,每年给药 2 次)Ⅰ期临床试验显示其可以降低 LDL-C。相比单克隆抗体每两周或每月给药的频次,inclisiran 在 180 天能更持久的降低 LDL-C(降幅平均 53%,最大 81%),单次注射 270 天后可下降 >50%。在Ⅱ期临床试验中,ORION-1[16]纳入 501 名有高胆固醇血症的 ASCVD 高风险受试者,均接受最大耐受剂量他汀类药物治疗,随机分配到给予 inclisiran 组,PCSK9 和 LDL-C 水平出现持续的且与药物剂量依赖性的降低。人群 LDL-C 水平最多减少 53%。其他血浆脂质和脂蛋白[包括 Lp(a)]的变化与应用 PCSK9 抑制剂后的变化类似。Inclisiran 和 PCSK9 单克隆抗体主要区别:首先,Inclisiran 具有长效、患者依从性更好的优点;其次,单克隆抗体只阻断血浆中 PCSK9,而 siRNA 可以降低肝细胞内 PCSK9 水平;第三,siRNA 直接降低血浆 PCSK9,而单克隆抗体则导致 PCSK9 与抗体复合物的积累;第四,siRNA 方法并不影响 PCSK9 的肝外生成[17],因此动脉粥样斑块中 PCSK9 的浓度可能更高。Ⅲ期临床试验正在计划当中。

3. 模拟抗体蛋白药(adnectins) 是一种最新的生物治疗方法,由连接不同类型的纤维结合蛋白分子组成,它模拟 PCSK9 与 LDLR 相结合部位(EGF-A 结构域)的结构。通过阻断 PCSK9 与 LDLR 的 EGF-A 结构域的结合从而发挥抑制 PCSK9 的作用。目前在该类抑制剂中处于领先地位的是 Adnexus 公司与 Bristol Myers Squibb 公司研发的 adnectins 类 PCSK9 抑制剂 BMS-962476,目前处于Ⅰ期临床试验阶段(http://clinicaltrials.gov/ct2/show/NCT01587365)。与单克隆抗体相比,该类抑制剂的分子量几乎只有单抗的 1/10,这使得 adnectins 价格更低,也更易通过细菌生产,它的局限性是因为其分子量较小很快就被肾脏清除,故半衰期较短。

4. 免疫接种 接种疫苗是用正交方法对 PCSK9 抑制。目前正在研发一种诱导 PCSK9 抗体应答的 AT04A 疫苗。APOE*3Leiden/CETP(胆固醇酯转移蛋白)小鼠接种 AT04A 后,出现了高且持久的 PCSK9 抗体水平,血浆总胆固醇下降 53%(P<0.001),LDL-C 水平显著降低[18]。此外,被接种动物的炎症指标显著降低、总动脉粥样硬化病变面积减少 64%(P=0.004)。持续到研究结束时,抗体浓度仍然很高,这可能会使致动脉粥样硬化性脂蛋白的浓度在一段时间内持续下降。第一阶段的 AT04A 研究正在进行中(NCT02508896)。最近,一项关于 PCSK9 病毒样颗粒(pcsk9Qβ-003)疫苗的研究发现[19],pcsk9Qβ-003 可以显著降低 Balb/c 鼠和 LDLR+/− 鼠总胆固醇和血浆 PCSK9 的表达。肝 LDLR、SREBP-2、肝细胞的核因子 1α、HMG CoA-R 明显上调。免疫接种是拮抗 PCSK9、治疗高胆固醇血症和阻碍动脉粥样硬化发展的可行办法。如果研发成功,它将成为比单克隆抗体更经济方便的干预 PCSK9 方法。此外,对年轻的患者具有优势,有可能真正预防动脉粥样硬化的形成,而不只是稳定已存在的斑块。

除上述 4 种干预 PCSK9 的方法,其他的新方法也在研究中。最近,在 PCSK9 催化亚基中发现了一种新的靶向口袋[20],这种结构性识别可能有助于开发口服小分子 PCSK9 抑制剂。亦有团队在研究使用 CRISPR/Cas9 方法在体内编辑 PCSK9[21]。

三、PCSK9 抑制剂对其他脂质成分的作用研究

(一) 脂蛋白(a)

Lp(a)是一种致动脉粥样硬化的类 LDL 颗粒,血浆水平在很大程度上是由基因直接决定。目前对其

产生和清除机制知之甚少，更没有有效的靶向治疗方法。研究发现 PCSK9 抑制剂可使 Lp(a)明显减少(25%~30%)，对 Lp(a)降低作用约为对 LDL-C 降低作用的一半[22]。但机制尚不清楚，有学者认为可能是 Lp(a)与 LDLR 结合并被清除。有研究表明，PCSK9 不影响 Lp(a)分解代谢，是通过未知的机制增强 apo(a)分泌和 Lp(a)组装[23]。

(二) 富含甘油三酯的脂蛋白

许多研究显示 PCSK9 抑制剂仅轻度降低血浆甘油三酯水平，且治疗前后的甘油三酯差异并不总是具有统计学意义。虽然与他汀类药物降低甘油三酯的程度相似(平均降低 15%)，PCSK9 抑制剂对甘油三酯水平的影响远小于其对 LDL-C 降低的影响。目前，未观察到 PCSK9 抑制剂对 VLDL-apoB 和 VLDL-TG 生成率有影响，但显示它能够增加 VLDL-apoB 和 VLDL-TG 的分解代谢率[24]，这表明 PCSK9 可能并不影响甘油三酯脂蛋白的生成，而只影响其清除。PCSK9 抑制剂也不影响餐后甘油三酯或 apoB48 水平，这与既往 PCSK9 与人类小肠中富含甘油三酯的脂蛋白不直接相关的观点一致。

(三) 高密度脂蛋白胆固醇

动物研究中，高密度脂蛋白胆固醇(HDL-C)水平与 PCSK9 基因缺失直接相关，注射 PCSK9 抗体或口服拮抗 PCSK9 的反义寡核苷酸均导致 HDL-C 水平下降 30%~50%。与此相反，临床试验显示 PCSK9 抑制剂与他汀类药物相似，可以轻度升高 HDL-C 和 apoA-I 水平(<10%)[25]。目前为止，没有明确证据表明 PCSK9 直接影响人体 HDL 的生成或清除。以上变化的可能解释是 PCSK9 导致的 LDL 快速清除损害了 CETP 介导的 HDL 与 LDL 之间的胆固醇交换，从而导致 HDL-C 水平的适度增加。

四、PCSK9 抑制剂临床研究结果

(一) 对临床心血管事件的防治作用

对 alirocumab 和 evolocumab 临床试验的回顾性分析表明，PCSK9 抑制剂可能对降低心血管事件有显著益处。OSLER 试验是一项关于 evolocumab 的开放标签随机对照试验，OSLER-1 和 OSLER-2 共纳入 4465 名患者，大部分患者(80%)有心血管危险因素(高血压、糖尿病、代谢综合征、吸烟、早发冠状动脉疾病或遗传性高胆固醇血症家族史)，治疗 12 周后，evolocumab 组基线 LDL-C 120ml/dl 减少 61%，降至平均 48ml/dl。干预组有 1% 的患者发生心血管事件(死亡、心肌梗死、需要住院治疗的不稳定心绞痛、冠状动脉再血管治疗、卒中、短暂性缺血发作和需要住院治疗的心力衰竭)，而标准治疗组中有 2% 患者发生心血管事件(HR 0.47；P=0.0003)。

ODYSSEY LONG TERM 研究纳入 2341 例高心血管病风险患者，alirocumab 组 LDL-C 水平降低 61%，平均降至 48mg/dl，而安慰剂组反而增加 0.8%。alirocumab 组心血管事件(包括冠心病死亡、非致命心肌梗死、致命或非致命缺血性卒中)发生率比安慰剂组显著降低(1.7% 对 3.3%，HR 0.52；P=0.02)。同时，Ference 等[26]使用由编码 PCSK9 和 3- 羟 3- 甲基戊二酰辅酶 A 还原酶(HMGCR；他汀类的靶点)的基因中独立的遗传变异体组成的基因评分作为工具，根据其已遗传的降低 LDL 胆固醇的等位基因数目，对来自 14 项研究的 112 772 名参与者进行随机分组，这些参与者中有 14 120 例心血管事件和 10 635 例糖尿病。比较了由 PCSK9、HMGCR 中变异体或两者合用介导的较低 LDL 胆固醇水平对心血管事件风险和糖尿病风险产生的效应。结果显示 PCSK9 突变或 HMGCR 变异都明显降低心血管事件风险，并且程度相似，每降低 LDL-C 10mg/dl，心血管事件风险减少 19%。此外，GLAGOV 试验[27]通过血管内超声研究了 evolocumab 对冠状动脉斑块的影响。之前的血管内超声试验证明，高强度他汀治疗并达到低密度脂蛋白胆固醇 <70ml/dl 的个体，其动脉粥样斑块体积百分比显著降低。GLAGOV 试验进一步使用一系列血管内超声指标评估受试者的动脉粥样硬化体积，接受基线他汀治疗的冠状动脉疾病患者(血管造影确诊)随机分为每月给予 evolocumab 组(n=484)和安慰剂组(n=484)。76 周时 evolocumab 组动脉粥样硬化体积百分比(1% 差异)显著降低。此外，与他汀类药物相比，evolocumab 患者的斑块减小率更高(64.3% 对 47.3%；P<0.001)。GLAGOV 试验结果存在的问题：①加用 PCSK9 抑制剂后斑块减小，是否与前期已证明的他汀单药治疗所致的心血管事件减少相关？②如果降低 LDL-C 到前所未有的低水平只能减少斑块体积 1%，我们是否已经达到了通过降低 LDL-C 所能获益的极限？③如果极低胆固醇水平不能显著改变斑块，还能

考虑其他哪些方法来降低 ASCVD 风险?

FOURIER 试验将 27 564 例已确定 ASCVD 并给予充分他汀治疗的患者随机分为 evolocumab 组和安慰剂组,观察心血管事件(心血管死亡、心肌梗死、卒中、不稳定心绞痛住院、冠状动脉再次血运重建)的发生率。48 周时,evolocumab 组 LDL-C 从 92mg/dl 降至 30mg/dl,下降 59%。在平均 26 个月随访中,evolocumab 组非致命心肌梗死、卒中和血运重建的主要终点事件发生率下降 1.5%。且不论基线 LDL-C 水平或他汀使用强度如何,evolocumab 的效果都是一致的。虽然 evolocumab 没有体现与全因死亡率或心血管死亡率的获益有关,但两组人群心血管疾病的死亡率都非常低(<2%)。

FOURIER 试验的后续分析令人鼓舞。一项研究结果[28]显示,随着 LDL-C 水平的下降 ASCVD 事件发生率稳步下降,且 LDL-C 水平与安全性终点之间没有关联。在关键的次要终点也观察到类似的关系,4 周时,2669 名处于最低 LDL-C 水平组(<20mg /dl)的受试者与最高 LDL-C 组(>100mg/dl)比较,心血管死亡率或心肌梗死率降低(校正后 HR 0.69,95%CI 0.56~0.85,P=0.0001)。504 例 LDL-C<10mg/dl 的亚组分析显示,在没有增加不良事件的情况下,心血管事件进一步减少。虽然长期影响仍有待观察,但至少目前这种治疗方法和医源性极端低胆固醇血症一样似乎都是安全的。另一个研究[29]评价了既往有心肌梗死病史(近期心肌梗死、既往多发心肌梗死或者多支血管病变)的 22 531 名患者,该人群的心血管事件的风险比其他人群高 34%~90%,是 PCSK9 最大的获益者,3 年心血管事件风险绝对值减少约 2.6%~3.4%。FOURIER 研究还评估了 evolocumab 对周围动脉疾病(PAD)患者的影响[30]。对 3642 例 PAD 患者的分析表明 evolocumab 明显降低了主要复合终点事件的发生率。在有 PAD 和无 PAD 的患者中,Evolocumab 均持续降低了主要终点事件的发生率,PAD 患者的下降幅度更大。在 PAD 患者中,evolocumab 组与安慰剂组相比,绝对风险降低(absolute risk reduction,ARR)更多(3.5% 对 1.5%),在 2.5 年的时间内需要要进一步治疗人数(number needed to treat,NNT)仅为 29。在无 PAD 组中,绝对风险降低(ARR)仅为 1.4%,需要治疗人数(NNT)为 72。Evolocumab 组比安慰剂组发生肢体重大不良事件的风险也降低了(HR 0.58,95%CI,0.38~0.88),有无 PAD 结果一致。

2018 年 3 月 10 日在美国心脏病学院年会上 ODYSSEY Outcomes 试验公布结果,试验纳入了急性冠状动脉综合征后 1 到 12 个月的 18 924 名受试者,均给予了 2~16 周的高强度他汀类药物治疗。其中经高强度的治疗后 LDL-C ≥70mg/dl(或非 HDL-C ≥100mg/dl 或 ApoB ≥80mg/dl)的个体,随机分配到 alirocumab 或安慰剂组。Alirocumab 剂量被设定在 75~50mg 之间,目标 LDL-C 25~50mg/dl 之间并 >15mg/dl。主要终点为包括冠心病死亡、心肌梗死、缺血性卒中或不稳定心绞痛的复合终点。使用 alirocumab 治疗可使 LDL-C 降低 54.7%,主要终点绝对风险减少(ARR)1.6%,总的死亡率也显著降低。由于预定阈值设定为连续 2 次的 LDL-C 测量值低于 15mg/dl,有近 8% 的治疗组受试者停止应用 alirocumab。

即使从最积极的角度考虑 PCSK9 单克隆抗体,对这种治疗方法的成本效益仍然存在疑问。临床试验结果的外推揭示,FOURIER 试验 2 年需要治疗人数(NNT)为 74,在 ODYSSEY 试验期间需要治疗人数(NNT)为 64。对于一种售价 1.4 万美元的药物,或者为预防某一次事件而年花费近 1000 万美元的治疗,付出是否值得? 这个问题是所有利益相关者之间的争论的核心,目前仍然没有解决。

(二) PCSK9 单抗的药物安全

1. 认知障碍 2014 年初美国 FDA 指示 PCSK9 抑制剂的开发人员监测神经认知的不良影响,因为担心严重 LDL-C 降低可能导致认知障碍。EBBINGHAUS 研究[31]是 FOURIER 研究的子研究,对 evolocumab+ 他汀类药物联用和单独他汀类药物治疗的患者进行纵向神经认知变化的评估。1204 名受试者接受了基线和随访认知评估,测试使用的是一个标准化的、前期充分验证的计算机系统(cambridge neuropsychological test automated battery),在平均 19.8 个月的随访中,evolocumab 组和安慰剂组的患者在主要终点或次要终点方面无差异。也没有证据表明在 VLDL-C<25mg/dl 的患者中,认知测试存在差异。之前,孟德尔随机研究,通过使用 HMGCR 和 PCSK9 遗传变异作为工具变量,评估了低 LDL-C 与痴呆风险之间的关系,也没有发现低 LDL-C 者痴呆、帕金森病或癫痫的风险增加[32]。

最近,REGARDS 研究[33]使用一组综合的神经认知测试,评估了 PCSK9 功能缺失变异与受试者认知损害和下降的关系,比较了 PCSK9 功能缺失(C697X 或 Y142X)的 241 例受试者和没有功能缺失的 10 454

例受试者，两组之间神经认知功能没有差别，这再次支持了终生低 LDL-C 与认知功能障碍没有关系的观点。有人研究评估了 14 个 alirocumab 的Ⅱ期和Ⅲ期试验中不良神经认知事件的发生率[34]，alirocumab 治疗组中有 22 例(0.9%)发生不良神经认知事件，安慰剂作为对照组中有 7 例(0.7%)，(HR 1.24；95%CI，0.57~2.68)；alirocumab 治疗组发生不良神经认知事件的有 10 例(1.2%)，依折麦布作为对照组中 8 例(1.3%)，(HR 0.81；95%CI，0.32~2.08)。在 LDL-C 水平 <25mg/dl(n=5/839；0.6%；0.5/100 patient-years)的患者中，不良神经认知事件发生率与 LDL-C 水平≥25mg/dl(n=26/2501；1.0%；0.8/100 patient-years)相似。

除了目前临床观察和遗传分析的证据外，我们知道中枢神经系统的脂质稳态是相对隔离的，PCSK9 单克隆抗体不会跨越血 - 脑屏障，因此不太可能与对中枢神经系统产生直接不良影响。但长期降低 LDL-C 治疗是否对中枢神经系统产生直接不良影响还没有最终结论。

2. **新发糖尿病** PCSK9 抑制剂致低胆固醇血症的另一个理论上的并发症是糖尿病。对药物诱导糖尿病的关注源于多种他汀类药物与新发高血糖症有一定的相关性的证据。在目前相对短期的临床研究中，PCSK9 抑制剂没有显示出与新发糖尿病相关。ODYSSEY Ⅲ期临床试验[35]，糖尿病和非糖尿病患者，在 78~104 周随访期间，alirocumab 组与对照组均没有显示出血糖(空腹血糖和糖化血红蛋白)随着时间推移的变化[36]。在糖尿病前期或血糖正常人群中也没有发现变化[37]。

研究 alirocumab 对糖尿病患者作用的有 ODYSSEY DM-INSULIN 试验和 DM-DYSLIPIDEMIA 试验。ODYSSEY DM-INSULIN 试验[38]评估了胰岛素治疗的高胆固醇血症患者和高心血管风险的 1 型或 2 型糖尿病患者同时注射 alirocumab 和胰岛素的有效性和安全性，所有患者均接受最大可耐受剂量他汀药物治疗。DM-DYSLIPIDEMIA 试验[39]评估 alirocumab 与降脂常规治疗(依折麦布、非诺贝特、omega-3 脂肪酸或烟酸)的有效性和安全性，所有患者均接受最大可耐受性剂量的他汀治疗。在具有高心血管风险的 2 型糖尿病和混合性血脂异常的个体中，目前没有发现 alirocumab 对空腹血糖和糖化血红蛋白的影响。

PROFICIO 试验在 48~52 周的随访期间以及 FOURIER 试验糖尿病亚组分析的 168 周的随访期间，在糖尿病或非糖尿病患者中，evolocumab 治疗后空腹血糖和糖化血红蛋白水平没有显著变化[40]。另外还有 2 项 evolocumab 的Ⅲ期试验正在进行中，研究对象是 2 型糖尿病伴高胆固醇血症或混合性血脂异常个体(NCT02739984，NCT02662569)。

截止目前时间最长的一项评估 PCSK9 抑制剂的试验(OSLER-1 扩展试验[41])的 4 年评估结果显示，PCSK9 抑制剂没有增加新发糖尿病的风险。

孟德尔随机化分析也提供了一些证据。其中，PCSK9 和 HMGCR 的基因功能缺失变异与糖尿病风险增加相关(分别为 11% 和 13%)。在一项超过 550 000 人和 51 623 例 2 型糖尿病患者研究中，长期暴露于 PCSK9 功能缺失与低 LDL-C、高空腹血糖浓度和高腰臀比以及 2 型糖尿病风险增加相关(OR 1.29；95%CI 1.11~1.50)。这些研究表明，与他汀类药物一样，长期使用 PCSK9 抑制剂可能会使易感患者更容易罹患 2 型糖尿病。但是支持这些观察的机制尚不清楚，它可能与 LDLR 上调常伴有胰腺 β- 细胞脂质摄取的增加有关。PCSK9 抑制剂临床应用仅 2 年多，与新发糖尿病之间的关系还有待观察。

五、成本效益和准入条件

目前 PCSK9 抑制剂争论的核心问题是该药物的成本和效益。年人均治疗费用 1.4 万美元，且治疗后非致命动脉粥样硬化事件的减少幅度不大。药物监管部门一直在斟酌其定位和法规，以限制不必要的治疗和确定治疗最适目标人群。最近的一项授权要求 PCSK9 抑制剂应用需要满足 5 个条件，包括：①提交连同授权在内的医疗记录；②具体治疗数据；③专业医生(心脏病学家、内分泌学家)建议；④自付而非保险公司承担的基因检测费用；⑤前期需尝试多种降脂方法。2017 年欧洲心脏病学会(ESC)/ 欧洲动脉粥样硬化学会(EAS)共同编写的 PCSK9 抑制剂专家共识[42]推荐以下患者使用 PCSK9 抑制剂：①经大剂量强效他汀药物治疗后、LDL-C 仍不能达标的极高危心血管患者和家族性高胆固醇血症患者；②不能耐受他汀类药物的极高危心血管患者和家族性高胆固醇血症患者。同年，日本 FH 的诊断和治疗指南[43]建议纯合子型 FH(HoFH)以及耐药的重型杂合子 FH(HeFH)应当考虑 PCSK9 抑制剂治疗(推荐水平 A)。

限制 PCSK9 抑制剂的使用是一个复杂的问题。虽然几个对这类药物的成本效益分析结果不一致，但均认为在当前价格基础上使用这些药物是不太值得的。对于FH尤其HoFH的患者,PCSK9抑制剂仍是目前比较有效安全的方法。2018年7月31日安进公司的evolocumab,商品名瑞百安®(英文名Repatha®),被中国药监局批准上市。其他抑制PCSK9的方法,如siRNA和疫苗接种,是否具有更佳的成本效益还有待观察。

(丁小涵 叶平)

参考文献

1. Chan DC, Pang J, McQuillan BM, et al. Plasma proprotein convertase subtilisin kexin type 9 as a predictor of carotid atherosclerosis in asymptomatic adults. Heart Lung Circ, 2016, 25: 520-525.
2. Zhu YM, Anderson TJ, Sikdar K, et al. Association of proprotein convertase subtilisin/kexin type 9 (PCSK9) with cardiovascular risk in primary prevention. Arterioscler Thromb Vasc Biol, 2015, 35: 2254-2259.
3. Alonso R, Mata P, Fuentes-Jimenez F, et al. PCSK9 and lipoprotein (a) levels are two predictors of coronary artery calcification in asymptomatic patients with familial hypercholesterolemia. Atherosclerosis, 2016, 254: 249-253.
4. Cheng JM, Oemrawsingh RM, Garcia-Garcia HM, et al. PCSK9 in relation to coronary plaque inflammation: results of the ATHEROREMO-IVUS study. Atherosclerosis, 2016, 248: 117-122.
5. Ridker PM, Rifai N, Bradwin G, et al. Plasma proprotein convertase subtilisin/kexin type 9 levels and the risk of first cardiovascular events. Eur Heart J, 2016, 37: 554-560.
6. Leander K, Malarstig A, Van't Hooft FM, et al. Circulating proprotein convertase subtilisin/kexin type 9 (PCSK9) predicts future risk of cardiovascular events independently of established risk factors. Circulation, 2016, 133: 1230-1239.
7. Laugsand LE, Asvold BO, Vatten LJ, et al. Circulating PCSK9 and risk of myocardial infarction. JACC Basic Transl Sci, 2016, 1: 568-575.
8. Werner C, Hoffmann MM, Winkler K, et al. Risk prediction with proprotein convertase subtilisin/kexin type 9 (PCSK9) in patients with stable coronary disease on statin treatment. Vascul Pharmacol, 2014, 62: 94-102.
9. Li JJ, Li S, Zhang Y, et al. Proprotein convertase subtilisin/kexin type 9, C reactive protein, coronary severity, and outcomes in patients with stable coronary artery disease: a prospective observational cohort study. Medicine (Baltimore), 2015, 94: e2426.
10. Gencer B, Montecucco F, Nanchen D, et al. Prognostic value of PCSK9 levels in patients with acute coronary syndromes. Eur Heart J, 2016, 37: 546-553.
11. Vlachopoulos C, Terentes-Printzios D, Georgiopoulos G, et al. Prediction of cardiovascular events with levels of proprotein convertase subtilisin/kexin type 9: a systematic review and meta-analysis. Atherosclerosis, 2016, 252: 50-60.
12. Xiao Y, Peng C, Huang W, et al. Circulating proprotein convertase subtilisin/kexin type 9 (PCSK9) concentration and risk of cardiovascular events-systematic review and meta-analysis of prospective studies. Circ J, 2017, 81: 1150-1157.
13. Ference BA, Yoo W, Alesh I, et al. Effect of long-term exposure to lower low-density lipoprotein cholesterol beginning early in life on the risk of coronary heart disease: a Mendelian randomization analysis. J Am Coll Cardiol, 2012, 60: 2631-2639.
14. Baigent C, Blackwell L, Emberson J, et al. Efficacy and safety of more intensive lowering of LDL cholesterol: a meta-analysis of data from 170,000 participants in 26 randomised trials. Lancet, 2010, 376: 1670-1681.
15. Stein EA, Mellis S, Yancopoulos GD, et al. Effect of a monoclonal antibody to PCSK9 on LDL cholesterol. N Engl J Med, 2012, 366: 1108-1118.
16. Ray KK, Landmesser U, Leiter LA, et al. Inclisiran in patients at high cardiovascular risk with elevated LDL cholesterol. N Engl J Med, 2017, 376: 1430-1440.
17. Nair JK, Willoughby JL, Chan A, et al. Multivalent N-acetylgalactosamineconjugated siRNA localizes in hepatocytes and elicits robust RNAimediated gene silencing. J Am Chem Soc, 2014, 136: 16958-16961.
18. Landlinger C, Pouwer MG, Juno C, et al. The AT04A vaccine against proprotein convertase subtilisin/kexin type 9 reduces total cholesterol, vascular inflammation, and atherosclerosis in APOE*3Leiden.CETP mice. Eur Heart J, 2017, 38: 2499-2507.
19. Pan Y, Zhou Y, Wu H, et al. A therapeutic peptide vaccine against PCSK9. Sci Rep, 2017, 7: 12534.
20. Seidah NG. Insights into a PCSK9 structural groove: a harbinger of new drugs to reduce LDL-cholesterol. Nat Struct Mol Biol, 2017, 24: 785-786.
21. Chadwick AC, Wang X, Musunuru K. In vivo base editing of PCSK9 (Proprotein Convertase Subtilisin/Kexin Type 9) as a therapeutic alternative to genome editing. Arterioscler Thromb Vasc Biol, 2017, 37: 1741-1747.
22. Edmiston JB, Brooks N, Tavori H, et al. Discordant response of low-density lipoprotein cholesterol and lipoprotein (a) levels to monoclonal targeting proprotein convertase subtilisin/kexin type 9. J Clin Lipidol, 2017, 11: 667-673.
23. Villard EF, Thedrez A, Blankenstein J, et al. PCSK9 modulates the secretion but not the cellular uptake of lipoprotein (a) ex vivo: an effect blunted by alirocumab. JACC Basic Transl Sci, 2016, 1: 419-427.
24. Reyes-Soffer G, Pavlyha M, Ngai C, et al. Effects of PCSK9 inhibition with alirocumab on lipoprotein metabolism in healthy humans. Circulation,

2017,135:352-362.

25. Robinson JG, Nedergaard BS, Rogers WJ, et al. Effect of evolocumab or ezetimibe added to moderate- or high-intensity statin therapy on LDL-C lowering in patients with hypercholesterolemia: the LAPLACE-2 randomized clinical trial. JAMA, 2014, 311: 1870-1882.
26. Ference BA, Robinson JG, Brook RD, et al. Variation in PCSK9 and HMGCR and risk of cardiovascular disease and diabetes. N Engl J Med, 2016, 375: 2144-2153.
27. Nicholls SJ, Puri R, Anderson T, et al. Effect of evolocumab on progression of coronary disease in statin-treated patients: the GLAGOV Randomized Clinical Trial. JAMA, 2016, 316: 2373-2384.
28. Giugliano RP, Pedersen TR, Park JG, et al. FOURIER Investigators. Clinical efficacy and safety of achieving very low LDL-cholesterol concentrations with the PCSK9 inhibitor evolocumab: a prespecified secondary analysis of the FOURIER trial. Lancet, 2017, 390: 1962-1971.
29. Sabatine MS. Clinical benefit of evolocumab in patients with a history of MI: an analysis from FOURIER. Presented at: American Heart Association 2017 Scientific Sessions; November 13, 2017; Anaheim, CA.
30. Bonaca MP, Nault P, Giugliano RP, et al. Low-density lipoprotein cholesterol lowering with evolocumab and outcomes in patients with peripheral artery disease: insights from the FOURIER trial (Further Cardiovascular Outcomes Research With PCSK9 Inhibition in Subjects With Elevated Risk). Circulation, 2018, 137: 338-350.
31. Giugliano RP, Mach F, Zavitz K, et al. EBBINGHAUS Investigators. Cognitive function in a randomized trial of evolocumab. N Engl J Med, 2017, 377: 633-643.
32. Benn M, Nordestgaard BG, Frikke-Schmidt R, et al. PCSK9 and HMGCR genetic variation, and risk of Alzheimer's disease and Parkinson's disease: Mendelian randomization study. BMJ, 2017, 357: j1648.
33. Mefford MT, Rosenson RS, Cushman M, et al. PCSK9 variants, low-density lipoprotein cholesterol, and neurocognitive impairment: Reasons for Geographic and Racial Differences in Stroke Study (REGARDS). Circulation, 2018, 137: 1260-1269.
34. Harvey PD, Sabbagh MN, Harrison JE, et al. No evidence of neurocognitive adverse events associated with alirocumab treatment in 3340 patients from 14 randomized Phase 2 and 3 controlled trials: a metaanalysis of individual patient data. Eur Heart J, 2018, 39: 374-381.
35. Colhoun HM, Ginsberg HN, Robinson JG, et al. No effect of PCSK9 inhibitor alirocumab on the incidence of diabetes in a pooled analysis from 10 ODYSSEY Phase 3 studies. Eur Heart J, 2016, 37: 2981-2989.
36. Ganda OP, Plutzky J, Sanganalmath SK, et al. Efficacy and safety of alirocumab among individuals with diabetes mellitus and atherosclerotic cardiovascular disease in the ODYSSEY phase 3 trials. Diabetes Obes Metab, 2018.
37. Leiter LA, Muller-Wieland D, Baccara-Dinet MT, et al. Efficacy and safety of alirocumab in people with prediabetes vs those with normoglycaemia at baseline: a pooled analysis of 10 phase Ⅲ ODYSSEY clinical trials. Diabet Med, 2018, 35: 121-130.
38. Cariou B, Leiter LA, Muller-Wieland D, et al. Efficacy and safety of alirocumab in insulin-treated patients with type 1 or type 2 diabetes and high cardiovascular risk: rationale and design of the ODYSSEY DM-INSULIN trial. Diabetes Metab, 2017, 43: 453-459.
39. Ray KK, Leiter LA, M € uller-Wieland D, et al. Alirocumab vs usual lipid-lowering care as add-on to statin therapy in individuals with type 2 diabetes and mixed dyslipidaemia: the ODYSSEY DMDYSLIPIDEMIA randomized trial. Diabetes Obes Metab, 2018, 20: 1479-1489.
40. Sabatine MS, Leiter LA, Wiviott SD, et al. Cardiovascular safety and efficacy of the PCSK9 inhibitor evolocumab in patients with and without diabetes and the effect of evolocumab on glycaemia and risk of new-onset diabetes: a prespecified analysis of the FOURIER randomised controlled trial. Lancet Diabetes Endocrinol, 2017, 5: 941-950.
41. Koren MJ, Sabatine MS, Giugliano RP, et al. Long-term low-density lipoprotein cholesterol-lowering efficacy, persistence, and safety of evolocumab in treatment of hypercholesterolemia: results up to 4 years from the open-label OSLER-1 extension study. JAMA Cardiol, 2017, 2: 598-607.
42. Ulf Landmesser1, M. John Chapman, Jane K. Stock, et al. Update of ESC/EAS Task Force on practical clinical guidance for proprotein convertase subtilisin/kexin type 9 inhibition in patients with atherosclerotic cardiovascular disease or in familial hypercholesterolaemia. European Heart Journal, 2017: 1-13.
43. Harada-Shiba M, Arai H, Ishigaki Y, et al. Guidelines for Diagnosis and Treatment of Familial Hypercholesterolemia 2017. J Atheroscler Thromb, 2018, 25 (8): 751-770.

血脂代谢的遗传因素研究

从1904年德国莱比锡病理学家Felix Marchand第一次提出“动脉粥样硬化”起至今，人类开始了胆固醇与ASCVD的百年循证之路，百年胆固醇理论已经深入人心。遗传学变异导致血脂紊乱的研究方兴未艾，1973年，Brown和Goldstein首次确定家族性高胆固醇血症（familial hypercholesterolemia，FH）是由低密度脂蛋白受体（low-density lipoprotein receptor，LDLR）基因突变导致[1]。后续研究相继证明，FH是一种高遗传异质性疾病，但并非全部患者都是由LDLR基因缺陷所致，其他基因的突变也可导致严重的FH样表型。目前研究已发现了十几个与家族性胆固醇代谢紊乱有关的致病基因，主要包括三种：LDLR、PCSK9、apoB-100[2-4]。基于家系的连锁分析曾是筛查血脂代谢紊乱易感基因的主要方法，随着GWAS技术的发明及广泛应用，针对散发高脂血症患者的遗传研究得到了飞速发展，大量的遗传相关基因被发现，但是缺乏更深入的功能验证及分子机制研究，因此很难再往前走。人们又回首精确研究胆固醇经典代谢通路的每一个参与因子，成果丰硕。总之，遗传学研究对新型降血脂药物诞生的贡献越来越显著，使得更多的患者受益，需要我们更加深入了解血脂代谢与遗传。

一、血脂代谢异常与基因组学研究

2007年，Kathiresan S等人首次对Framingham心脏研究参与者进行了血脂表型相关的GWAS研究，虽然该研究得到了阴性的结果，但这开启了各国研究者针对血脂异常GWAS研究的序幕，全球学者在2007—2012年间轰轰烈烈地开展了20多项血脂表型相关的大型GWAS研究，极大地扩展了人们对血脂异常遗传因素的认识，共鉴定出上百个血脂异常易感基因[5]。

1. **LDL-C相关的基因组学研究** LDL-C增高是动脉粥样硬化发生、发展的主要危险因素，目前经GWAS研究发现的与LDL-C水平相关的基因中，约有一半是之前研究已被鉴定的，例如APOE、LDLR、LDLRAP1、APOB、PCSK9和HMGCR[6-8]。但同时也新发现了一些与LDL-C水平相关的基因，且在欧美人群中发现的较多，主要有SORT1、CELSR2、PSRC1、GALNT2等60多个基因[9-15]。在中国汉族人群中进行的GWAS研究结果显示，与LDL-C有显著关联性的遗传变异较少，仅有TOMM40基因与LDL-C水平有显著关联性，而在欧美人群中进行的血脂水平相关的GWAS中发现并报道的多个新的基因或者遗传变异位点在我们中国汉族人群中并没有发现，这可能是由人种之间的差异与遗传异质性所造成的[16]。此外，Logan Dumitrescu等对411名儿童进行了血脂表型相关的GWAS研究，并在青少年和成人人群中进行了验证，结果显示，仅有SGSM2基因rs2429917位点与儿童及青少年人群的LDL-C水平密切相关，且这种相关性具有年龄依赖性，表明在研究血脂等复杂表型时应考虑年龄依赖的遗传效应[17]。

2. **TC相关的基因组学研究** TC是血液中各种脂蛋白所含胆固醇之总和，遗传因素是影响TC水平的重要原因。通过GWAS研究筛查的结果中，有部分基因是既往已经确定的与TC相关的基因，主要有：ABCG5/8CYP、CYP27A1、DHCR24及LCAT[7,15,18-20]。还有大部分基因是通过GWAS研究新发现的，例如TMEM57、FADS3-FADS2、SLC2A2、HP等60多个基因[7,15,18-20]。我国学者进行的一项针对血脂表型的GWAS研究显示，中国汉族人群中仅有DOCK7基因与TC水平显著相关，但既往研究在欧美白种人中未发现DOCK7与TC水平明显相关，但与TG水平具有显著相关[16]。

3. **HDL-C相关的基因组学研究** HDL能将外周组织如血管壁内胆固醇转运至肝脏进行分解代谢，从而减少胆固醇在血管壁的沉积，起到抗动脉粥样硬化作用。大量的流行病学资料表明，血清HDL-C水平与心血管疾病发病危险成负相关。HDL-C高低也明显受遗传因素影响。传统的与HDL-C水平相关的基因包括ABCA1、APOA1、APOC3、CETP、LIPC、LPL、LIPG及LCAT[6-7,10,12-15]。目前通过GWAS研究新发现的与HDL-C水平显著相关的基因主要有：NGPTL4、CTCF-PRMT8、MADD-FOLH1、FADS1-

FADS2- FADS3、HNF4A 等 70 多个基因[6-7,10,12-15]。但在中国汉族人群中 GWAS 研究尚未发现与 HDL-C 显著相关的基因。

4. TG 相关的基因组学研究 TG 轻至中度升高常反映 VLDL 及其残粒(颗粒更小的 VLDL)增多,这些残粒脂蛋白由于颗粒变小,可能具有直接致动脉粥样硬化作用。既往已知的与 TG 水平相关的基因主要有:APOA5,LPL,LIPC,APOB 和 ANGPTL3[6-7,9-10,12-15,17,19-20]。目前通过 GWAS 鉴定的与 TG 相关的新基因主要有:TRIB1、MLXIPL、ANGPTL3、TBL2、PBX4 等 20 多个基因[6-7,9-10,12-15,17,19-20]。中国汉族人群中针对 TG 进行的 GWAS 研究发现,APOA5- ZNF259-BUD13 基因簇与 TG 有关,该结果与 Kathiresan 等人的研究相一致,这个基因簇区域还包含了 APOA1-C3-A4-A5 等编码脂蛋白的多个基因[16]。

5. 其他血脂相关的基因组学研究 Daniel I Chasman 等人在 6382 名高加索人种女性人群中进行了针对不同血脂表型的 GWAS 研究,并在两个队列研究的人群中进行验证,该研究除了发现 PCSK9、APOB、LPL、LDLR、APOE 等基因与 LDL-C、HDL-C、TG 水平相关外,还发现 CELSR2、PSRC1、SORT1、PCSK9、APOB、APOA5-APOA1 基因与血清 APOB 水平显著相关,LPL、APOA5-APOA1 及 LIPC 与血清 APOA1 水平显著相关[14]。此外多项研究还显示,LPA 基因与血清脂蛋白水平显著相关,可解释 21%~36% 的血清脂蛋白变异[21-22]。

目前,全球已经开展了大量以 GWAS 为代表的基因组学研究,学者似乎找到了高脂血症等性状及疾病的遗传因素,分子诊断、个性化精准治疗的时代似乎指日可待,但目前基因组研究的成果还远不能在疾病诊疗中大显身手,究其原因,GWAS 研究结果多为基因 SNP 与疾病具有强相关性,绝大多数还未经功能研究证实,SNP 在疾病发生发展中参与的具体分子机制也不清楚。只有相关没有因果,是 GWSA 研究的短板,所以人们把目光重新投向血脂代谢具体通路的遗传变异研究,获得了丰硕的成果。

二、血脂代谢通路的遗传学研究

与临床密切相关的血脂主要是胆固醇和甘油三酯。机体需要通过一系列复杂的机制对胆固醇的动态平衡进行调控。胆固醇的代谢稳态主要由胆固醇的生成和消耗的平衡来维持的,目前研究得比较清楚的有以下几种途径,第一,胆固醇的吸收;第二,胆固醇的合成;第三,胆固醇的转运;第四,胆固醇的调控。

1. 胆固醇吸收的遗传变异研究 胆固醇吸收主要发生在小肠上中端,来自食物和胆汁。食物中胆固醇的吸收主要受小肠黏膜上皮细胞 NPC1L1 信号通路调控[23]。2004 年 Altmann 等人通过生物信息学分析和基因敲除技术揭示了 NPC1L1 基因突变显著影响小肠上皮细胞对胆固醇的吸收。进一步研究发现 NPC1L1 主要通过囊泡内吞机制介导胆固醇吸收[24]。在该过程中,NPC1L1 蛋白为转运体,同源蛋白 Flotillin-1 和 Flotillin-2 结合细胞外的大量游离胆固醇,受 Numb 蛋白调控,该结构域在一个 Clathrin/AP2 的蛋白复合体共同作用下,通过细胞的微丝,将大量胆固醇运送到细胞内。其中马依彤、宋保亮团队合作对新疆地区不同民族血脂代谢进行研究,首次报告了蛋白因子 Numb 在小肠胆固醇吸收过程中发挥重要作用[24]。该团队还发现了维、哈族极低 LDL-C 人群胆固醇吸收关键基因 NPC1L1 的三个非同义突变(R174H,V177I,V1284L)导致 NPC1L1 蛋白的糖基化功能受到影响,进一步证实了胆固醇吸收的内吞机制[25]。2018 年 6 月国际顶尖杂志 Science 还报道了该团队最新研究成果,他们发现 LIMA1 基因突变可导致人小肠胆固醇吸收效率下降,血浆 LDL-C 水平降低,突变携带者除胆固醇水平降低以外,各项指标健康,功能学研究显示 LIMA1 蛋白主要介导 NPC1L1 蛋白和 myosin Vb 蛋白相互作用,参与 NPC1L1 蛋白的细胞内转运,从而影响其对胆固醇的内吞作用[26],提示 LIMA1 可以作为新的降胆固醇药物研发靶点。总之,在 NPC1L1 信号通路中,一般人群基因功能学研究均已表明:表达上述蛋白的基因发生突变会显著影响胆固醇的吸收。并且 NPC1L1 蛋白已被证实是降胆固醇药物 Ezetimibe 的作用靶点,这为其他同类型的降脂药物研发提供了理论依据。胆汁中的胆固醇主要由肝脏细胞膜上的甾醇转运蛋白(ATP-binding cassette subfamily G5/G8,ABCG5/8)外排到胆汁。研究人员通过对谷固醇血症的研究发现表达在小肠细胞刷状缘细胞的 ABCG5/G8 基因发生突变会引起小肠细胞吸收 LDL-C 增加,导致血清胆固醇水平升高[27]。

胆固醇经小肠吸收进入血液循环运输至肝脏,由肝细胞表面 LDL-R 内吞进入肝细胞。内吞过程的早期,ARH 和 Dab2 蛋白特异性结合在细胞膜 LDLR 的内吞信号基序上,并招募 clathrin/AP2 启动内吞。通过对家族性高胆固醇血症的研究发现LDL-R基因突变会显著影响血清胆固醇水平[28]。并且一般人群的基因功能性研究发现ARH、Dab2基因发生突变也会引起血清胆固醇水平改变[29]。2003年,Seidah首次发现了PCSK9。同年,Abifadel等对2例患有常染色体显性家族性高胆固醇血症且LDLR或apoB-100基因无突变的法国患者进行遗传学调查时发现,这两名患者PCSK9的功能获得性突变与血浆LDL-C水平升高有关。这一重要发现确定PCSK9成为常染色体显性FH继LDLR和apoB-100后的第3种基因缺陷(FH3)。此后的机制研究证实PCSK-9与LDL-C竞争性地结合肝细胞表面的LDLR,PCSK9/LDL-R复合物进入肝细胞到达溶酶体降解LDL-R,防止LDLR再循环到肝细胞膜表面。降低了肝细胞表面的LDLR,LDL-C不能被肝脏清除,血液中的LDL-C水平升高[30]。基于此,目前已有许多治疗方案正在研发和测试阻断PSCK9。PCSK9抑制剂的研发、脂代谢异常的研究对新的降脂药物研发具有至关重要的指导作用。

2. **胆固醇合成的遗传变异研究** 胆固醇主要在人体肝脏细胞合成,肝细胞利用2个碳的乙酰辅酶A,经过30多步酶促反应合成胆固醇。该过程受SREBP通路与HMGCR通路严格调控[30-31]。肝细胞缺乏胆固醇时,SCAP促进SREBP从内质网转移至高尔基复合体,SREBP经过剪切反应成功释放SREBP的成熟N-端,进入细胞核后两种蛋白酶S1P和S2P参与释放转录活性,SREBP的膜的N端绑定在胆固醇反应原件(SRE)促使目标基因表达,激活固醇的转录;细胞内内质网内聚集的固醇可触发绑定保守蛋白叫insulin-induced gene(Insig),其有两个同源蛋白Insig-1、Insig-2,可锁定SCAP-SREBP复合体进入内质网囊泡运输,阻止SREBPs移位至高尔基复合体,导致目标基因的转录水平下降。在该过程中,一般人群基因功能性研究已发现上述基因发生突变会影响血清胆固醇水平。另外,HMGCR催化HMG-CoA转化为甲羟戊酸,是胆固醇合成的限速酶。HMGCR的膜结构域主要通过泛素蛋白酶体途径降解。当细胞内胆固醇水平升高时,Insig结合HMGCR和gp78,gp78催化HMGCR的泛素化。泛素化的HMGCR被迅速递送到蛋白酶体降解,从而降低细胞内合成胆固醇的速率。研究还发现Ufd1蛋白通过结合gp78调节gp78的酶活性,加速HMGCR的降解,减少细胞内胆固醇的合成,同时增加细胞对低密度脂蛋白的吸收,可降低血液胆固醇水平[32]。在该调控通路中,一般人群基因功能性研究已证实表达上述蛋白的基因发生突变会影响血清胆固醇水平。正是基于对胆固醇合成途径的研究,1975年,日本科学家Akira Endo发现某些霉菌会合成具有胆固醇合成抑制作用的HMG-CoA还原酶的产物,于1976年首次报告从桔青霉菌(penicillium citrinum)提取液中获得一种可与HMG-CoA还原酶特异性结合的物质Compactin(又名美伐他汀),从而拉开了他汀时代的序幕。

3. **胆固醇转运的遗传变异研究** 由于胆固醇分子的高度疏水特性,细胞中胆固醇浓度过高会形成结晶,并对细胞产生毒性作用。小肠绒毛上皮细胞吸收进来的胆固醇绝大部分都会被重新酯化形成胆固醇酯。这一过程是由ACAT蛋白调控完成。但由于ACAT1在肝脏和小肠中都不是主要的胆固醇酯化酶,因此ACAT1基因发生功能性突变后对血清胆固醇水平影响很小[33]。胆固醇由小肠上皮细胞进入血液循环后,由于其不溶于水,必须与特殊的蛋白质即载脂蛋白结合形成脂蛋白才能溶于血液,被运输至肝脏进行代谢。这些载脂蛋白主要包括:APOA、APOB、APOC、APOE、Lp(a)、LCAT等。通过对家族高胆固醇血症载脂蛋白基因变异的研究,发现表达APOB、APOE、LCAT蛋白的基因发生突变会导致血清胆固醇水平异常[34-36]。其机制主要是这些载脂蛋白主要携带胆固醇,基因突变导致其分子结构改变无法正常携带胆固醇到肝脏组织,或者导致有益胆固醇无法被正常转运至肝细胞产生保护作用,导致胆固醇在血液中蓄积引起高胆固醇血症。其中,APOB研究的最清楚,Vega研究高胆固醇血症患者发现其对LDL清除缓慢,但无杂合FH特征。进一步研究证实这些患者有遗传性LDL与LDLR结合缺陷。此后研究证实该缺陷是由APOB基因突变导致的APOB结构改变无法使与其结合的LDL与LDL-R结合,将胆固醇运输至肝细胞内进行代谢清除,使血清胆固醇水平升高。其中欧洲人群较亚洲人群APOB突变较LDLR突变更普遍,占FH总基因变异的2%~5%[37]。目前基于APOB遗传变异产生的特点,临床主要考虑将其作为一个衡量血清胆固醇水平的检测指标。

除结合胆固醇随着载脂蛋白运输进入肝脏细胞外,胆固醇还可以通过固醇酯转移蛋白(cholesteryl ester transfer protein,CETP)将肝脏周围组织胆固醇转运至肝细胞。研究发现CETP基因发生突变会影响血清胆固醇水平[38]。与之相反ABCA1介导肝脏细胞内胆固醇流出至周围组织,引起胆固醇的逆转运。

基因功能性研究表面表达该蛋白的基因发生突变与血清胆固醇水平变异有相关性[39]。进入肝脏细胞后胆固醇由细胞膜运输至内质网主要受 NPC1、NPC2、ORP5、Rab、Cav1、STARD4 等基因表达的蛋白调控。目前已有研究证实 NPC1、NPC2 基因发生功能突变会影响肝细胞内胆固醇转运，进而影响血清胆固醇水平[40]。

4. **胆固醇调控的遗传变异研究** 在胆固醇的代谢过程中，基因的多态性研究显示还有一些基因的突变与血清胆固醇异常有显著相关性，比如：FBXW7、Grina、Tab2、TRC8、LIPA、CYP7A1 等。上述基因表达蛋白调控胆固醇代谢的详细分子机制目前还不清楚。此外，胆固醇的代谢除了受转录因子 SREBP2 的调控外，近几年研究显示，过氧化物酶增殖体激活受体（peroxisome proliferator activated receptor，PPAR），肝脏 X 受体（liver X receptor，LXR），肝核因子 1α、4α（hepatocyte nuclear factor 1α/4α，HNF1α/4α）也是细胞内调节胆固醇代谢的重要转录调节因子，但其详细调控机制尚不清楚。因此，血脂代谢是一个复杂的调控系统，有很多遗传变异对血脂代谢的影响仍然不清楚，仅仅依靠 2~3 种降脂药物无法完全将血脂控制在目标范围内，需要更多的研究去发现和探索新的可能作为降脂药物作用的靶点。

5. **TG 的遗传变异研究** TG 是心血管疾病的重要危险因素。因此，全面认识调控 TG 的遗传变体，将为心血管疾病的预防和诊断提供重要理论依据，并为积极干预治疗指明新的方向。最近的 GWAS 研究已经识别出了很多与 TG 浓度相关的基因位点。然而，这些位点的遗传变异只能解释人群中总 TG 变异的 10%[41]。考虑到 GWAS 方法可能在发现 TG 的遗传变异方面有局限性，还可以结合一些罕见的基因变异个体测序研究和动物模型研究，进一步认识遗传变异对 TG 影响，为临床发现新的治疗 TG 异常方案提供理论依据。

TG 的变异是一个多基因调控的结果，它与血浆中循环的多种脂蛋白结合形成甘油三酯富集脂蛋白（TG-rich lipoprotein，TRL），在餐后状态下行成 CMs，在禁食状态下行成 VLDL[42]。因此，遗传变异学研究主要涉及 TRL 的合成和代谢途径。机体 TG 主要来自饮食，TG 在胃和近端小肠水解形成脂肪酸和 2- 单酰基甘油。小肠细胞通过被动扩散或特定转运体吸收这些脂质。在内质网膜上，CoA 转移酶将单酰基甘油和脂肪酸转化为二酰基甘油酸，随后 CoA 转移酶又将二酰基甘油酸转化为 TGs[43]。受伴侣蛋白（microsomal transfer protein，MTP）的介导，脂滴与内质网腔内富含磷脂的 apoB48 颗粒融合形成原始乳糜微粒。该过程中，PCSK9 通过在转录水平参与调控 SREBP1 途径的靶基因，增加 apoB48 和 TG 合成，进而促进肠道 TRL 生成[44]。由小肠细胞进入血液循环后，CMs 通过 APOE 配体、低密度脂蛋白受体相关蛋白 1 和硫酸肝素蛋白多糖等途径与低密度脂蛋白受体结合转运进入肝脏细胞[45]。基因功能学研究均已证实参与 CM 形成蛋白的基因发生功能性突变均会影响血 TG 的水平的波动，进而间接影响血 LDL 和 HDL 水平。VLDL 在肝细胞中通过两步合成，第一步通过 MTP 途径介导脂质化 apoB100 行成原始 VLDL 颗粒，第二步原始 VLDL 颗粒在 ER 腔中添加 TG 形成 VLDL 颗粒，但 APOC3 可以抑制 VLDL 的形成[46]。ER 腔内产生的 VLDL 颗粒经囊泡转运至高尔基复合体。CideB 介导 VLDL 的脂化和成熟，当 CideB 基因沉默时会导致肝脏分泌未成熟 VLDL 颗粒[47]。基因功能学研究已明确参与调控 VLDL 形成蛋白的基因发生功能性突变会影响血 TG 的水平。LPL 是水解 TRLs 的酶，利用脂肪酸提供的能量主要在实质组织中合成。LPL 附着在蛋白多糖的肝素硫化物侧链上，通过内皮蛋白 GPIHBP1 运输到毛细血管腔进入血液循环。LPL 的作用受各种蛋白质调节包括：APOC1、APOC2、APOC3、APOA5、ANGPTL3、ANGPTL4、ANGPTL8[48]。上述调节蛋白发生基因突变均会影响 LPL 的作用，进而对 TG 产生影响。TRL 主要由肠内衍生和肝内分泌的颗粒组成，已经明确与心血管疾病有相关性。因此，研究 TRL 相关的遗传变异可以为我们进一步降低心血管事件发生提供可能。尤其是为新的降 TG 药物提供理论靶点。

三、遗传学研究在降脂治疗中的应用及前景

在他汀药物基础上提高对重度高胆固醇血症患者的降脂疗效，寻找新的降脂靶点及新型降脂药物是全球的研发热点。目前市场上抑制胆固醇吸收的药物主要是胆固醇吸收抑制剂 Ezetimibe（益适纯，Zetia）。基因组生物信息学联合基础功能实验已经证明，NPC1L1 蛋白是 Ezetimibe 的直接作用靶点，Ezetimibe 通过抑制小肠和肝脏中 NPC1L1 蛋白的活性，减少胆固醇向肝脏、小肠转运，从而降低血浆胆固醇水平[23-24]。

近期我国学者在对新疆地区汉族、维吾尔族及哈萨克族人群进行的基因组学研究还新发现了两种胆固醇吸收相关基因 Numb 和 LIMA1，这两个基因都可与 NPC1L1 相互作用从而参与小肠胆固醇的吸收，当这两种基因突变减弱了 Numb、LIMA1 与 NPC1L1 的结合时，NPC1L1 介导的胆固醇吸收效率将显著降低，这些发现均为发展新型降胆固醇药物提供了新的策略[25-26]。

2003 年，研究人员在研究一个法国家族性高胆固醇血症家族时发现，家族中很多成员的 1 号染色体上存在一个基因的突变，它就是前蛋白转化酶枯草溶菌素 9（PCSK9）。PCSK9 是由肝脏合成的蛋白酶。该酶经分子内自身催化切开后分泌入血，与肝细胞表面 LDLR 结合，促进 LDLR 降解，致使 LDL-C 水平升高。当 PCSK9 发生无义突变时，LDLR 降解减少、LDL-C 水平可降低 28%，罹患 CHD 风险可下降 88%，因此，阻断 PCSK9 与 LDLR 结合已成为高胆固醇血症新的治疗靶点[49]。大量的基础研究和临床试验结果表明，外源性干预措施抑制 PCSK9 活性后，可加速血浆 LDL 清除，从而产生良好的降脂效果。目前 PCSK9 抑制剂主要包括基因沉默技术、小分子抑制剂、肽模拟物以及单克隆抗体，其中尤以 PCSK9 单克隆抗体放入研发最为迅速，2015 年，第一款 PCSK9 单克隆抗体获得 FDA 批准上市，从靶点的发现到药物上市，仅仅花费了 12 年。

遗传学研究中降低 LDL-C 新靶点的发现也为家族性高胆固醇血症带来了新的希望。微粒体甘油三酯转移蛋白（MTP）存在于肝细胞和小肠细胞微粒体内，在富含 TG 的脂蛋白的正常包装、分泌中起重要作用。基因组学研究发现，编码 MTP 的基因缺陷可导致无 β- 脂蛋白血症，其特点为血浆中含 apoB 脂蛋白、VLDL 及 CM 的缺失，因此 MTP 抑制剂可能是有效的降脂药物靶点。2012 年美国 FDA 批准上市的 MTP 抑制剂洛美他派（Lomitapide），主要用于治疗纯合子 HoFH，可使血浆 LDL-C 水平降低 70%~80%，TG 降低 30%~40%，达到了较好的临床治疗效果[50]。

APOB 合成抑制剂米泊美生（Mipomerson）是另一个美国 FDA 批准用于纯合子型 HoFH 患者的降脂药物。APOB 是所有致动脉粥样硬化样脂蛋白（如 VLDL、IDL、LDL）的主要组成成分，是血浆中致动脉粥样硬化样危险因素的良好估测指标，既往遗传学研究已证明 APOB 基因突变与家族性胆固醇代谢紊乱密切相关。米泊美生是 APOB 的反义寡核苷酸序列，能够抑制肝脏 apoB100 的产生，从而减少血中 APOB 的含量，达到降低 LDL-C 的目的。对纯合子 HoFH 患者的大规模Ⅲ期临床研究显示，米泊美生可使血浆 LDL-C 水平降低 24.7%。但其显著的注射部位不良反应，如局部红疹、肿胀、瘙痒、疼痛等，使其很难用于降脂的一线治疗，目前只能作为应用他汀等药物无法使 LDL-C 水平达标的补充治疗选择之一[51]。如何克服和尽量减少此类药物的不良反应，提高耐受性，是未来研究迫切需要解决的问题。

关于 HDL-C 和 TG 为靶点的药物研发一直备受争议。Roger Newton 等开发了一种 Apo-A1 Milano 和磷酸酯的复合物 MDC0-216，用于升高 HDL-C。但Ⅱ期临床试验结果显示，与安慰剂相比，MDC0-216 并不能为患者带来临床获益，这使人们对干预 HDL 的心血管保护作用产生了一定的怀疑[52]。目前，TG 治疗的新靶点集中在血管生成素样蛋白 3（ANGPTL3）上，ANGPTL3 基因编码的蛋白影响脂质代谢的机制包括 VLDL 和乳糜微粒的分泌，脂肪分解及脂蛋白酯酶的激活。目前Ⅰ期临床试验结果显示，ANGPTL3 反义抑制剂 IONIS-ANGPTL3RX 在降 LDL-C 和 TG 方面具有一定的效果[53]。

目前他汀治疗仍然是降脂的基石药物，而非他汀类药物也已取得突破性进展，NPC1L1 抑制剂与他汀联合，已经得到遗传学和循证医学验证；PCSK9 抑制剂用于他汀不耐受或者服用最大剂量的他汀后 LDL-C 仍未达标的患者，亦开始得到循证医学的认可，将遗传学发现快速转化为新的药物一直在路上。

（马依彤　王永涛　李洋）

参考文献

1. Goldstein JL, Brown MS. Familial hypercholesterolemia: identification of a defect in the regulation of 3-hydroxy-3-methylglutaryl coenzyme A reductase activity associated with overproduction of cholesterol. Proc Natl Acad Sci USA, 1973, 70(10): 2804-2808.
2. Carcia CK, Wilund K, Arca M, et al. Autosomal recessive hypercholesterolemia caused by mutations in a putative LDL receptor adaptor protein. Science, 2001, 5520(292): 1394-1398.

3. Abifadel M, Varret M, Rabes JP, et al. Mutations in PCSK9 cause autosomal dominant hypercholesterolemia. Nat Fenet, 2003, 34(2): 154-156.
4. Brautbar A, Leary E, Rasmussen K, et al. Genetics of familial hypercholesterolemia. Curr Atheroscler Rep, 2015, 17(4): 491.
5. Kathiresan S, Manning AK, Demissie S, et al. A genome-wide association study for blood lipid phenotypes in the Framingham Heart Study. BMC Med Genet, 2007, 8 Suppl 1: S17.
6. Willer CJ, Sanna S, Jackson AU, et al. Newly identified loci that influence lipid concentrations and risk of coronary artery disease. Nat Genet, 2008, 40(2): 161-169.
7. Aulchenko YS, Ripatti S, Lindqvist I, et al. Loci influencing lipid levels and coronary heart disease risk in 16 European population cohorts. Nat Genet, 2009, 41(1): 47-55.
8. Shen H, Damcott CM, Rampersaud E, et al. Familial defective apolipoprotein B-100 and increased low-density lipoprotein cholesterol and coronary artery calcification in the old order amish. Arch Intern Med, 2010, 170(20): 1850-1855.
9. Wallace C, Newhouse SJ, Braund P, et al. Genome-wide association study identifies genes for biomarkers of cardiovascular disease: serum urate and dyslipidemia. Am J Hum Genet, 2008, 82(1): 139-149.
10. Kathiresan S, Melander O, Guiducci C, et al. Six new loci associated with blood low-density lipoprotein cholesterol, high-density lipoprotein cholesterol or triglycerides in humans. Nat Genet, 2008, 40(2): 189-197.
11. Sandhu MS, Waterworth DM, Debenham SL, et al. LDL-cholesterol concentrations: a genome-wide association study. Lancet, 2008, 9611(371): 483-491.
12. Kathiresan S, Willer CJ, Peloso GM, et al. Common variants at 30 loci contribute to polygenic dyslipidemia. Nat Genet, 2009, 41(1): 56-65.
13. Sabatti C, Service SK, Hartikainen AL, et al. Genome-wide association analysis of metabolic traits in a birth cohort from a founder population. Nat Genet, 2009, 41(1): 35-46.
14. Chasman DI, Paré G, Zee RY, et al. Genetic loci associated with plasma concentration of low-density lipoprotein cholesterol, high-density lipoprotein cholesterol, triglycerides, apolipoprotein A1, and Apolipoprotein B among 6382 white women in genome-wide analysis with replication. Circ Cardiovasc Genet, 2008, 1(1): 21-30.
15. Teslovich TM, Musunuru K, Smith AV, et al. Biological, clinical and population relevance of 95 loci for blood lipids.Nature, 2010, 7307(466): 707-713.
16. Zhou L, He M, Mo Z, et al. A genome wide association study identifies common variants associated with lipid levels in the Chinese population. PLoS One, 2013, 12(8): e82420.
17. Dumitrescu L, Brown-Gentry K, Goodloe R, et al. Evidence for age as a modifier of genetic associations for lipid levels. Ann Hum Genet, 2011, 75(5): 589-597.
18. Igl W, Johansson A, Wilson JF, et al. Modeling of environmental effects in genome-wide association studies identifies SLC2A2 and HP as novel loci influencing serum cholesterol levels. PLoS Genet, 2010, 6(1): e1000798.
19. Ma L, Yang J, Runesha HB, et al. Genome-wide association analysis of total cholesterol and high-density lipoprotein cholesterol levels using the Framingham heart study data. BMC Med Genet, 2010, 6; 11: 55.
20. Teupser D, Baber R, Ceglarek U, et al. Genetic regulation of serum phytosterol levels and risk of coronary artery disease. Circ Cardiovasc Genet, 2010, 4(3): 331-339.
21. Fall T, Gustafsson S, Orho-Melander M, et al. Genome-wide association study of coronary artery disease among individuals with diabetes: the UK Biobank. Diabetologia, 2018.
22. Kettunen J, Demirkan A, W ü rtz P, et al. Genome-wide study for circulating metabolites identifies 62 loci and reveals novel systemic effects of LPA. Nat Commun, 2016, 23; 7: 11122.
23. Pirillo A, Catapano A L, Norata G D. Niemann-Pick C1-Like 1 (NPC1L1) Inhibition and Cardiovascular Diseases.Curr. Med. Chem, 2016, 23(10): 983-999.
24. Li PS, Fu ZY, Zhang YY, et al. The clathrin adaptor Numb regulates intestinal cholesterol absorption through dynamic interaction with NPC1L1. Nat Med, 2014, 20(1): 80-86.
25. Yuan Q, Fu Z, Wei J, et al. Identification and characterization of NPC1L1 variants in Uygur and Kazakh with extreme low-density lipoprotein cholesterol. Biochem Biophys Res Commun, 2016, 479(4): 628-635.
26. Zhang YY, Fu ZY, Wei J, et al. A variant promotes low plasma LDL cholesterol and decreases intestinal cholesterol absorption. Science, 2018, 6393(360): 1087-1092.
27. Lamiquiz-Moneo I, Baila-Rueda L, Bea AM, et al. ABCG5/G8 gene is associated with hypercholesterolemias without mutation in candidate genes and noncholesterol sterols. J Clin Lipidol, 2017, 11(6): 1432-1440.
28. Jiang L, Sun LY, Dai YF, et al. The distribution and characteristics of LDL receptor mutations in China: A systematic review. Sci Rep, 2015, 5: 17272.
29. Tao W, Moore R, Meng Y, et al. Endocytic adaptors Arh and Dab2 control homeostasis of circulatory cholesterol. J Lipid Res, 2016, 57(5): 809-817.
30. Wierzbicki AS, Hardman TC, Viljoen A. Inhibition of pro-protein convertase subtilisin kexin 9 [corrected] (PCSK-9) as a treatment for

hyperlipidaemia. Expert Opin Investig Drugs, 2012, 21(5): 667-676.

31. Sharpe LJ, Brown AJ. Controlling cholesterol synthesis beyond 3-hydroxy-3-methylglutaryl-CoA reductase (HMGCR). J Biol Chem, 2013, 288(26): 18707-18715.
32. Cao J, Wang J, Qi W, et al. Ufd1 is a cofactor of gp78 and plays a key role in cholesterol metabolism by regulating the stability of HMG-CoA reductase. Cell Metab, 2007, 6(2): 115-128.
33. Rogers MA, Liu J, Song BL, et al. Acyl-CoA: cholesterol acyltransferases (ACATs/SOATs): Enzymes with multiple sterols as substrates and as activators. J Steroid Biochem Mol Biol, 2015, 151: 102-107.
34. Innerarity TL, Weisgraber KH, Arnold KS, et al. Familial defective apolipoprotein B-100: low density lipoproteins with abnormal receptor binding. Proc Natl Acad Sci USA, 1987, 84(19): 6919-6923.
35. Marduel M, Ouguerram K, Serre V, et al. Description of a large family with autosomal dominant hypercholesterolemia associated with the APOE p.Leu167del mutation. Hum Mutat, 2013, 34(1): 83-87.
36. Pisciotta L, Calabresi L, Lupattelli G, et al. Combined monogenic hypercholesterolemia and hypoalphalipoproteinemia caused by mutations in LDL-R and LCAT genes. Atherosclerosis, 2005, 182(1): 153-159.
37. Hovingh GK, Davidson MH, Kastelein JJ, et al. Diagnosis and treatment of familial hypercholesterolaemia. Eur Heart J, 2013, 34(13): 962-971.
38. Ayyobi AF, Hill JS, Molhuizen HO, et al. Cholesterol ester transfer protein (CETP) Taq1B polymorphism influences the effect of a standardized cardiac rehabilitation program on lipid risk markers. Atherosclerosis, 2005, 181(2): 363-369.
39. Yvan-Charvet L, Wang N, Tall AR. Role of HDL, ABCA1, and ABCG1 transporters in cholesterol efflux and immune responses. Arterioscler Thromb Vasc Biol, 2010, 30(2): 139-143.
40. Vance JE, Karten B. Niemann-Pick C disease and mobilization of lysosomal cholesterol by cyclodextrin. J Lipid Res, 2014, 55(8): 1609-1621.
41. Johansen CT, Kathiresan S, Hegele RA. Genetic determinants of plasma triglycerides. J Lipid Res, 2011, 52(2): 189-206.
42. Demignot S, Beilstein F, Morel E. Triglyceride-rich lipoproteins and cytosolic lipid droplets in enterocytes: key players in intestinal physiology and metabolic disorders. Biochimie, 2014, 96: 48-55.
43. Cases S, Stone SJ, Zhou P, et al. Cloning of DGAT2, a second mammalian diacylglycerol acyltransferase, and related family members. J Biol Chem, 2001, 276(42): 38870-38876.
44. Rashid S, Tavori H, Brown PE, et al. Proprotein convertase subtilisin kexin type 9 promotes intestinal overproduction of triglyceride-rich apolipoprotein B lipoproteins through both low-density lipoprotein receptor-dependent and -independent mechanisms. Circulation, 2014, 130(5): 431-441.
45. Adiels M, Matikainen N, Westerbacka J, et al. Postprandial accumulation of chylomicrons and chylomicron remnants is determined by the clearance capacity. Atherosclerosis, 2012, 222(1): 222-228.
46. Sundaram M, Zhong S, Bou Khalil M, et al. Expression of apolipoprotein C-Ⅲ in McA-RH7777 cells enhances VLDL assembly and secretion under lipid-rich conditions. J Lipid Res, 2010, 51(1): 150-161.
47. Ye J, Li JZ, Liu Y, et al. Cideb, an ER- and lipid droplet-associated protein, mediates VLDL lipidation and maturation by interacting with apolipoprotein B. Cell Metab, 2009, 9(2): 177-190.
48. Rosenson RS, Davidson MH, Hirsh BJ, et al. Genetics and causality of triglyceride-rich lipoproteins in atherosclerotic cardiovascular disease. J Am Coll Cardiol, 2014, 64(23): 2525-2540.
49. Cohen JC, Boerwinkle E, Mosley TH, et al. Sequence variations in PCSK9, low LDL and protection against coronary heart disease. N Engl J Med, 2006, 354(12): 1264-1272.
50. Perry CM. Lomitapide: a review of its use in adults with homozygous familial hypercholesterolemia. Am J Cardiovasc Drugs, 2013, 13(4): 285-296.
51. Robinson JG. Management of familial hypercholesterolemia: a review of the recommendations from the National Lipid Association Expert Panel on Familial Hypercholesterolemia. J Manag Care Pharm, 2013, 19(2): 139-149.
52. Newton RS, Krause BR. HDL therapy for the acute treatment of atherosclerosis. Atheroscler Suppl, 2002, 4(3): 31-38.
53. Tikka A, Jauhiainen M. The role of ANGPTL3 in controlling lipoprotein metabolism. Endocrine, 2016, 52(2): 187-193.

血脂治疗起始就应该联合用药吗?

"血脂治疗起始就应该联合用药吗？"——在笔者看来,简单的回答"Yes"还是"No",都不是一个严谨的回答。对于这个问题,笔者希望借用本文有限的篇幅,循序渐进展开讨论:

一、血脂治疗的主要靶点及目标

临床中我们关注的血脂异常主要指低密度脂蛋白胆固醇水平(LDL-C)升高,甘油三酯水平(TG)升高,高密度脂蛋白胆固醇水平(HDL-C)降低。当然,近年来非高密度脂蛋白胆固醇水平(non HDL-C)也逐渐引起人们的重视,认为这一指标包括了乳糜微粒(CM),极低密度脂蛋白(VLDL),中间密度脂蛋白(IDL)及 LDL 这四类致动脉粥样硬化脂蛋白颗粒,其水平的高低与动脉粥样硬化事件相关性更强[1]。但由于大量的随机对照研究以 LDL-C 为观察指标,同时,由于 CM,VLDL,IDL 这三种脂蛋白在血液中含量较低,存留时间较短,且其中胆固醇含量较少,因此,目前的权威指南仍然倾向于将 non HDL-C 视为 ASCVD 及其他高危人群防治时调脂治疗的次要目标,适用于 TG 水平在 2.3~5.6mmol/L(200~500mg/dl)时,LDL-C 不高或已达治疗目标的个体[2]。因此,临床中我们血脂治疗的关注重点仍为 LDL-C,HDL-C 及 TG。

虽然流行病学研究及基因相关研究,均显示低 HDL-C 及高 TG 水平与心血管事件增加相关,但是,目前已上市旨在针对提高 HDL-C 水平,降低 TG 的药物,如烟酸、贝特相关研究均未显示出这些干预手段在相同 LDL-C 水平情况下,可有进一步心血管事件的获益[3-5]。而最新的 CETP 抑制剂中,仅有 Anacetrapib 宣告其三期临床研究(HPS3-REVEAL)取得了阳性结果[6],但经分析,仍然认为该研究的心血管获益主要来自于 LDL-C 水平的下降。因此,目前血脂异常主要的干预靶点仍然为 LDL-C。这里需要说明的是,对于 TG 水平重度升高的患者(TG>5.6mmol/L),需要使用贝特类药物进行干预以降低胰腺炎的风险[7]。同时,由于在 FIELD 研究中,针对高 TG 伴低 HDL-C 患者的亚组分析提示,非诺贝特组较安慰剂组心血管事件风险下降 27%[8]。而在 ACCORD 研究预设的高 TG 伴低 HDL-C 患者的亚组分析中[3],非诺贝特与安慰剂组相比,其心血管死亡、心肌梗死或卒中的发生风险降低 31%($P<0.05$)。因此,对于这类患者也可以考虑将 TG 作为一个较为重要的干预靶标[7]。

流行病学研究、观察性研究以及基因研究均发现 LDL-C 水平与 ASCVD 事件正相关[9],而大量的干预性研究又进一步证实,对 LDL-C 水平进行干预,可以带来心血管事件的获益。随着他汀类药物的上市及普及,其众多的大型 RCT 研究奠定了 LDL-C 作为首要干预靶点的地位。2010 年发表的 CTT 荟萃分析[10],甚至为我们提供了其量效关系,显示 LDL-C 每降低 1mmol/L,主要心血管事件风险可减少 22%。在探索 LDL-C 获益的最低界值方面,早期针对降低 LDL-C 的手段主要为他汀类药物,在 2004 年发表的 PROVE-IT 研究中[11],强化治疗组即阿托伐他汀 80mg/d 组,将 LDL-C 降至 62mg/dl 显示有进一步获益。近年来,由于新的治疗方式的出现,将这一界值进一步推低。2015 年发表的 IMPROVE-IT 研究[12]显示 ACS 患者在辛伐他汀基础上加用依折麦布(一种胆固醇吸收抑制剂)将 LDL-C 降至 53.7mg/dl 能够进一步降低心血管事件。2017 年及 2018 年发表的两项 PCSK9 抑制剂的终点事件研究[13-14](FOURIER 研究及 Odyssey Outcomes 研究)分别将 LDL-C 降至 30mg/dl 及 37.6mg/dl(on treatment 分析,4 个月时),仍然看到了心血管事件的获益。因此,近期的指南均倾向于将 LDL-C 治疗目标值下移,特别是针对极高危患者,其界定更广泛,降脂目标值也更严格[2,15],见表 1。

表 1 2007 年及 2016 年中国成人血脂异常治疗指南比较

危险分层	2007 年版		2016 年版	
	患者类型	LDL-C 目标值 mg/dl	患者类型	LDL-C 目标值 mg/dl
极高危	急性冠脉综合征 缺血性心血管病合并糖尿病	<80	临床确诊的 ASCVD： ACS 稳定性冠心病 血管重建术 缺血性心肌病 缺血性卒中 TIA 外周动脉粥样硬化性疾病	<70 极高危患者 LDL-C 基线值已在基本目标值以内，LDL-C 仍应降低 30%
高危	CHD	<100	LDL-C ≥4.9mmol/L（190mg/dl）或 TC ≥7.2mmol/L	<100
	CHD 等危症		1.8mmol/L（70mg/dl）≤LDL-C<4.9mmol/L（190mg/dl） 3.1mmol/L≤TC-C<7.2mmol/L 且年龄在 40 岁及以上的糖尿病患者	
	10 年危险性 10%~15%		ASCVD 10 年发病平均危险≥10% 余生风险评为高危	
中危	10 年 ASCVD 发病平均危险 5%~9%	<130	10 年 ASCVD 发病平均危险 5%~9%	<130
低危	10 年 ASCVD 发病平均危险 <5%	<160	10 年 ASCVD 发病平均危险 <5%	

二、降低 LDL-C 的有效手段

前一部分，我们已经明确了目前血脂治疗主要靶点为 LDL-C。那么，目前经过大型 RCT 研究证实，旨在降低 LDL-C 的药物有哪些呢？

首先，我们要肯定他汀在降脂治疗中的基石地位。他汀类（statins）亦称 3- 羟基 3- 甲基戊二酰辅酶 A（3-hydroxy-3-methylglutaryl-coenzyme A，HMG-CoA）还原酶抑制剂，能够抑制胆固醇合成中的限速酶 HMG-CoA 还原酶，减少胆固醇合成，继而上调细胞表面 LDL 受体，加速血清 LDL 分解代谢。目前国内临床上有洛伐他汀、辛伐他汀、普伐他汀、氟伐他汀、阿托伐他汀、瑞舒伐他汀和匹伐他汀（表 2）。不同种类与剂量的他汀降胆固醇幅度有较大差别，但任何一种他汀剂量倍增时，LDL-C 进一步降低幅度仅约 6%，即所谓“他汀疗效 6% 效应”。

表 2 他汀类药物降胆固醇强度[2]

高强度 （每日剂量可降低 LDL-C ≥50%）	中等强度 （每日剂量可降低 LDL-C 25%~50%）
阿托伐他汀 40~80mg*	阿托伐他汀 10~20mg
瑞舒伐他汀 20mg	瑞舒伐他汀 5~10mg
	氟伐他汀 80mg
	洛伐他汀 40mg
	匹伐他汀 2~4mg
	普伐他汀 40mg
	辛伐他汀 20~40mg
	血脂康 1.2g

* 阿托伐他汀 80mg 国人经验不足，需谨慎使用

第二类为胆固醇吸收抑制剂。目前国内国外上市的仅有一种药物，其通用名为依折麦布[16]。这种药物可作用于人体小肠绒毛膜上皮细胞上的NPC1L1（尼曼-匹克C1类似蛋白1），选择性抑制肠道内胆固醇的吸收，且不影响其他脂溶性营养物质的吸收[17]。2011年发表的SHARP研究[18]显示依折麦布和辛伐他汀联合治疗对改善慢性肾脏疾病患者的心血管疾病预后具有良好作用。2015年发表的IMPROVEIT研究表明ACS患者在辛伐他汀基础上加用依折麦布较单用他汀能够进一步降低心血管事件。依折麦布单药LDL-C降幅为18%~20%，主要用于他汀单药不耐受或者他汀单药治疗不达标的患者，能较好地弥补他汀"6%效应"的问题。

第三类，也是目前研发较为热门的一类药物，为PCSK9抑制剂[19-21]，其全称为前蛋白转化酶枯草溶菌素9抑制剂。血浆LDL被肝细胞表面表达的LDL受体（LDLR）摄取，内吞进入细胞，在溶酶体中降解。而PCSK9可与LDL竞争性结合LDLR，介导LDLR的降解，引起血浆LDL-C水平升高。PCSK9抑制剂可分为以下4种：①单抗类药物，以PCSK9为靶标的单克隆抗体可以阻断其与LDLR的相互作用；②干扰小RNA（siRNA），可通过转染技术导入到细胞内，起到对PCSK9基因特定敲除的效果；③模拟抗体蛋白药，分子量较小的蛋白或多肽片段，模拟抗体与靶点相结合的部分，阻断PCSK9与LDLR结合；④小分子抑制剂类药物。这类药物开发较为困难，因为PCSK9这类蛋白不适合开发小分子，它的结构没有像酪氨酸激酶的天然口袋，结合界面比较开放、平坦，小分子接触面积有限，且易解离，很难产生有效抑制。目前PCSK9抑制剂中最为成熟的是单抗类药物，其中Alirocumab以及Evolocumab已经被美国食品与药品管理局(FDA)和欧洲药品管理局（EMA）批准上市。这两种PCSK9抑制剂单独使用或在他汀基础上联合，均可较基线增加50%左右的降幅，由于其目前临床数据有限，长期的安全性和有效性还待进一步验证，同时，单抗类药物价格较高，临床中使用尚不普遍，但这一新的降脂手段无疑为血脂严重升高的患者，如家族性高胆固醇患者等带来了希望。

因此，目前虽然已有的针对LDL-C降脂手段包括他汀类药物，胆固醇吸收抑制剂及PCSK9抑制剂，但临床中较为普及的为前两种药物，那么，我们接下来探讨，这两种药物的联合应该应用在哪些情况下。

三、降脂药物联合应用的情况

1. 他汀与依折麦布联合应用的情况 我们已知他汀类药物是降脂治疗的基石，不同类型的他汀以及不同的剂量，LDL-C降幅不同，大概的降幅水平可见表2。总体来说，要达到降幅超过50%，需要使用到大剂量他汀，如阿托伐他汀40~80mg，瑞舒伐他汀20mg及以上。但已有研究发现，中国人群中使用大剂量他汀不良事件发生率较欧美人高[22]，国际国内多项指南也均不推荐在亚洲人种中使用大剂量他汀[2,23,24]。那么我们可以看到，这就出现了矛盾。一方面，目前的指南对LDL-C靶目标值要求渐趋严格，特别是极高危患者，这部分患者进行强化降脂治疗更具有必要性和紧迫性，另一方面，可以达到降脂要求的治疗手段——大剂量他汀无论是从有效性还是安全性方面均不适合中国人群[22,25]。这就要求我们去探索另外的治疗方案。那么笔者认为，常规剂量他汀联合依折麦布可以较好地解决这一问题。首先，这两种药物均为上市时间较长，已经较为成熟的药物。其次，依折麦布联合常规剂量他汀在LDL-C降幅方面，也积累了丰富的临床数据[26,27]。最后，也是最重要的原因，大型随机对照试验IMPROVE-IT研究证实了这一联合治疗策略可以带来进一步心血管事件获益。

2. 他汀与PCSK9抑制剂联合应用的情况 PCSK9抑制剂通过直接与低密度脂蛋白受体（LDL-R）结合，降低LDL-R循环数量并阻滞LDL-R功能，降低LDL-C摄取，最终降低LDL-C水平，其与他汀联合强化降脂治疗的数项研究也获得了令人振奋的成果。

FOURIER研究纳入全球27 564例既往有心肌梗死、缺血性卒中或症状性外周动脉疾病史的高危心血管病患者，在他汀或"他汀+依折麦布"的基础上联合PCSK9抑制剂evolocumab组，联合治疗组LDL-C由2.4mmol/L降至0.78mmol/L，降幅59%，并降低15%的主要终点事件，降低20%的心血管死亡、心肌梗死和卒中。

GLAGOV研究纳入968例冠心病患者评估了他汀联合evolocumab对冠心病患者颈动脉斑块的影响，结果证实，他汀联合PCSK9抑制剂在将LDL-C降到更低水平同时稳定和逆转患者动脉粥样硬化斑块，心血管长期获益可能更大。

ODYSSEY OUTCOMES 研究纳入了 57 个国家 18 924 名 ACS 患者，结果显示，在接受最大耐受剂量他汀治疗的基础上联用 alirocumab 可以降低 15% 的主要终点事件，以及 15% 的全因死亡风险。

从 FOURIER 研究到 ODYSSEY 研究，可以视为 PCSK9 抑制剂的成功，但更是胆固醇理论的全面胜利，以他汀为基础、必要时联合应用依折麦布或 PCSK9 抑制剂的治疗策略应成为降胆固醇治疗的主要手段。

3. **起始联合治疗情况** 那么，在什么样的临床情况下，我们应该考虑这样的联合治疗策略？简言之，即为常规剂量（也为 2016 年中国成人血脂异常指南中界定的中等强度）他汀治疗不达标的患者都可使用这样的联合治疗。如果我们进一步分析，哪一部分患者最有可能，或者说最有需要用到这一联合治疗策略呢？笔者认为应该主要集中在极高危患者中，因为这部分患者达标目标值更严格，其进行降脂治疗的绝对获益也更大，这样的治疗效益比应该是更合算的。

四、血脂治疗起始就应该联合用药吗

经过上面三部分的分析，我们现在来试图回答开题的问题——血脂治疗起始就应该联合用药么？

起始联合治疗这一理念，笔者认为最早应该来自于降压领域。降压药物与他汀类药物一致，倍增剂量只能增加单倍剂量的 1/5 降压疗效[28]，而如果两种不同机制降压药物合理联合，药物之间机制互补，其降压疗效为单种药物疗效之和，同时也具有良好的安全性，甚至有些联合还可以部分抵消各自的不良反应。而在高血压患者的研究中也显示，尽早降压达标可以带来远期心血管事件降低[29]，从临床实践方面看，尽快降压达标还可增加患者的满意度及依从性[30]。降压药物的单片复方制剂（SPC）更是进一步增加了患者用药的便利性。因此，针对上述情况，血压领域的权威指南在约 10 年前就对起始联合治疗进行了积极的推荐，如中国 2010 年血压指南，推荐对于Ⅱ级（SBP>160mmHg）的高血压，可以进行起始联合治疗[31]。

他山之石可以攻玉，借鉴到血脂领域，我们看到的情况是类似的，笔者认为，从临床实践出发，为了患者尽快达标并提高患者的依从性，我们不妨对于极高危患者进行起始联合治疗。因为对于这部分患者，中国指南要求 LDL-C 降至 70mg/dl 以下，对于基线已经低于 70mg/dl 的患者，应该再较基线降低 30%。而欧洲指南也更严格，要求对于极高危患者，即使 LDL-C 水平在 70~135mg/dl，也要再较基线降低 50%。因此，对于如此严格的 LDL-C 目标，给予起始联合治疗无疑是一个较好的选择。一些临床医生可能会担心血脂水平降得太低是否会有不良事件，至少从目前的流行病学研究、观察性研究及 RCT 研究看到，健康新生儿的 LDL-C 水平仅为 30mg/dl 左右[32]，PCSK9 抑制剂相关研究将 LDL-C 降至 30mg/dl 也未发现较安慰剂组有更多的不良事件发生，同时对于这些研究进行事后分析，看到即使在 LDL-C 小于 10mg/dl 组，也未看到不良事件发生率升高[33]。

因此，针对开篇的问题，笔者的回答是：对于极高危患者，我们推荐进行常规剂量他汀联合依折麦布的起始联合治疗，这一降脂策略可以更好地满足降脂达标的要求并有利于临床实践工作。

（董吁钢　黄慧玲）

参考文献

1. Jacobson TA, Ito MK, Maki KC, et al. National lipid association recommendations for patient-centered management of dyslipidemia: part 1—full report. J Clin Lipidol, 2015, 9: 129-169.
2. 中国成人血脂异常防治指南修订联合委员会 . 中国成人血脂异常防治指南 . 中国循环杂志，2016.
3. The ACCORD Study Group. Effects of combination lipid therapy in type 2 diabetes mellitus. N Engl J Med, 2010, 362(17): 1563-1574.
4. The AIM-HIGH Investigators. Niacin in Patients with Low HDL Cholesterol Levels Receiving Intensive Statin Therapy. N Engl J Med, 2011, 365: 2255-2267.
5. The HPS2-THRIVE Collaborative Group.Effects of Extended-Release Niacin with Laropiprant in High-Risk Patients. N Engl J Med, 2014, 371: 203-212.
6. HPS3/TIMI55-REVEAL Collaborative Group. Effects of Anacetrapib in Patients with Atherosclerotic Vascular Disease. N Engl J Med, 2017, 377: 1217-1227.
7. 中国胆固醇教育计划委员会 . 高甘油三酯血症及其心血管风险管理专家共识 . 中华心血管杂志，2017，45(2): 108-115.

8. Scott R. Effects of fenofibrate treatment on cardiovascular disease risk in 9,795 individuals with type 2 diabetes and various components of the metabolic syndrome: the Fenofibrate Intervention and Event Lowering in Diabetes (FIELD) study. Diabetes Care, 2009, 32 (3): 493-498.
9. Ference BA. Effect of naturally random allocation to lower low-density lipoprotein cholesterol on the risk of coronary heart disease mediated by polymorphisms in NPC1L1, HMGCR, or both: a 2 × 2 factorial Mendelian randomization study. J Am Coll Cardiol, 2015, 65 (15): 1552-1561.
10. Cholesterol Treatment Trialists' (CTT) Collaboration. Efficacy and safety of more intensive lowering of LDL cholesterol: a meta-analysis of data from 170 000 participants in 26 randomised trials. Lancet, 2010, 376: 1670-1681.
11. Cannon CP1, Braunwald E. Intensive versus moderate lipid lowering with statins after acute coronary syndromes. N Engl J Med, 2004, 350 (15): 1495-1504.
12. Cannon CP. Ezetimibe Added to Statin Therapy after Acute Coronary Syndromes. N Engl J Med, 2015, 372 (25): 2387-2397.
13. Sabatine MS, Giugliano RP. Evolocumab and Clinical Outcomes in Patients with Cardiovascular Disease. N Engl J Med, 2017, 376: 1713-1722.
14. Philippe S. Evaluation of Cardiovasculon Outcoms After an Acute Coronary Syndrome During Treatment with Alirocumab. ACC 2018, Orlando, FL, March10, 2018.
15. 中国成人血脂异常防治指南制订联合委员会 . 中国成人血脂防治指南 . 中华心血管病杂志, 2007, 35 (5).
16. Kosoglou T, Statkevich P.Ezetimibe: a review of its metabolism, pharmacokinetics and drug interactions. Clin Pharmacokinet, 44 (5): 467-494.
17. van Heek M, Farley C, Compton DS, et al. Ezetimibe selectively inhibits intestinal cholesterol absorption in rodents in the presence and absence of exocrine pancreatic function.Br J Pharmacol, 2001, 134 (2): 409-417.
18. Baigent C, Landray MJ. The effects of lowering LDL cholesterol with simvastatin plus ezetimibe in patients with chronic kidney disease (Study of Heart and Renal Protection): a randomised placebo-controlled trial. Lancet, 2011, 9784 (377): 2181-2192.
19. Chaudhary R, Garg J. PCSK9 inhibitors: A new era of lipid lowering therapy. World J Cardiol, 2017, 9 (2): 76-91.
20. Mullard A. Nine paths to PCSK9 inhibition. Nat Rev Drug Discov, 2017, 16 (5): 299-301.
21. Schulz R, Schlüter KD, Laufs U. Molecular and cellular function of the proprotein convertase subtilisin/kexin type 9 (PCSK9).Basic Res Cardiol, 2015.
22. HPS2-THRIVE Collaborative Group. HPS2-THRIVE randomized placebo-controlled trial in 25 673 high-risk patients of ER niacin/laropiprant: trial design, pre-specified muscle and liver outcomes, and reasons for stopping study treatment. Eur Heart J, 2013, 34 (17): 1279-1291.
23. Stone NJ. 2013 ACC/AHA guideline on the treatment of blood cholesterol to reduce atherosclerotic cardiovascular risk in adults: a report of the American College of Cardiology/American Heart Association Task Force on Practice Guidelines. Circulation, 2014, 129 (25 Suppl 2): S1-45.
24. Lloyd-Jones DM. 2016 ACC Expert Consensus Decision Pathway on the Role of Non-Statin Therapies for LDL-Cholesterol Lowering in the Management of Atherosclerotic Cardiovascular Disease Risk: A Report of the American College of Cardiology Task Force on Clinical Expert Consensus Documents. J Am Coll Cardiol, 2016, 68 (1): 92-125.
25. Zhao S, Wang Y. Prevalence of dyslipidaemia in patients treated with lipid-lowering agents in China: results of the DYSlipidemia International Study (DYSIS).Atherosclerosis, 2014, 235: 463-469.
26. 宗斌,韩冰,宗雪峰 . 阿托伐他汀联合依折麦布治疗急性冠状动脉综合征临床观察 . 中国动脉硬化杂志, 2015, 23 (12): 1273-1276.
27. 李岚,姜述斌 . 联合降脂对急性冠状动脉综合征患者糖脂代谢的影响 . 临床心血管病杂志, 2014 (4): 311-314.
28. Wald DS, Low M, Morris JK, et al. Combination Therapy Versus Monotherapy in Reducing Blood Pressure: Meta-analysis on 11000 Participants from 42 Trials. Am J Med, 2009, 122 (3): 290-300.
29. Weber MA. Blood pressure dependent and independent effects of antihypertensive treatment on clinical events in the VALUE Trial. Lancet, 2004, 9426 (363): 2049-2051.
30. Joel M. Weber Low-Dose Combination Therapy: An Important First-Line Treatment in the Management of Hypertension. AJH, 2001, 14: 286-292.
31. 中国高血压防治指南修订委员会 . 中国高血压防治指南 2010. 中华心血管病杂志, 2011, 39 (7): 579-616.
32. Forrester JS. Redefining Normal Low-Density Lipoprotein Cholesterol.J Am Coll Cardiol, 2010, 56: 630-636.
33. Giugliano RP. Long-term Safety and Efficacy of Achieving Very Low Levels of Low-Density Lipoprotein Cholesterol A Prespecified Analysis of the IMPROVE-IT Trial.JAMA Cardiol, 2017, 5 (2): 547-555.

第三篇 冠 心 病

心肌梗死后心室附壁血栓的成因及防治策略

随着经皮冠状动脉介入治疗（PCI）的广泛开展和急性心肌梗死围手术期药物治疗的规范应用，急性心肌梗死患者的存活率大幅提高，但心肌梗死后相关并发症仍然是患者致死或致残的重要原因。心室附壁血栓是急性心肌梗死后的常见并发症，与脑血管和四肢血管血栓栓塞有关。心室附壁血栓在ST段抬高型心肌梗死（STEMI）患者中的发生率高达15%，在前壁心肌梗死患者中高达25%[1]。心室附壁血栓的早期检出、及时预防与治疗意义重大。2013年美国心脏病学会STEMI管理指南推荐口服抗凝剂（OAC）联合两种抗血小板治疗（DAPT）预防左心室血栓形成[2]。近年来研究显示一种抗血小板药物联合口服抗凝剂方案预防血栓的效果与三联抗栓（DAPT+OAC）相似，但出血的风险明显降低。因此，心肌梗死后心室附壁血栓的优化抗栓策略需要再认识。

一、流 行 病 学

急性心肌梗死血运重建治疗降低心室血栓形成的发生率。在溶栓时代，二维心脏彩超检测到急性心肌梗死后左室附壁血栓发生率约为17%，左室前壁血栓发生率高达34%~57%。随着PCI的广泛开展，左室血栓的发生率逐渐下降。2016年的一篇纳入10 076例STEMI患者的荟萃分析显示心室附壁血栓（经超声心动图确诊）发生率3%，其中左室前壁心肌梗死的心室附壁血栓发生率9%。然而，经胸心脏超声心动图可能会漏诊部分左室血栓的患者，使用心脏磁共振（CMR）联合经胸心脏超声心动图（TTE）心室附壁血栓检出率明显高于仅使用经胸心脏超声心动图[3]。溶栓时代，鉴于TTE敏感性有限和CMR使用率较低，早期研究中报道的左室附壁血栓的发生率可能低于真实世界的心室血栓发生率。

急性心肌梗死及时血运重建可以缩小梗死面积，减少左室功能障碍、缺血性心肌病的发生，规范应用神经内分泌拮抗剂可以减轻左室重构，合理应用抗栓药物可降低心室附壁血栓的发生率。然而，在规范治疗急性心肌梗死的基础上，左室附壁血栓及继发的系统性栓塞发生率仍然很高。1993年发表在美国心脏病学杂志的一项荟萃分析显示系统性栓塞的发生率约9%，使用抗凝药物可使栓塞风险降低33%[4]。Maniwa等随访92例诊断心肌梗死后附壁血栓的患者5年，发现系统性栓塞的发生率是16%，其中84例患者接受华法林治疗，在治疗范围内时间（time in therapeutic range，TTR）大于50%的患者发生系统栓塞的风险约3%，TTR小于50%的患者发生系统栓塞的风险高达19%，这表明抗凝达标显著降低系统性栓塞的发生率[5]。

二、心室附壁血栓的发病机制

血液高凝、内皮细胞损伤、血流淤滞在心肌梗死后附壁血栓的形成中扮演着重要角色。心肌组织坏死导致心室运动功能障碍，心室局部血流淤滞。有趣的是，在应激性心肌病中同样存在心室收缩功能障碍，几乎没有患者接受抗凝药物治疗，然而心室附壁血栓的发生率仅为1%。因此我们推测，除了心室运动功能障碍，疾病的原发病因及心肌基质与附壁血栓的发生紧密相关。内膜下组织损伤激活炎症，组织胶原暴露诱发血小板的黏附、聚集，启动凝血瀑布反应，进而血栓形成。心室附壁血栓是由纤维蛋白、血小板和红细胞组成的混合物。有研究报道心肌梗死后高凝状态最长可以持续6个月[6]。

三、诊断方法

经胸超声心动图(TTE)应用广泛、价格低,是检测左心室血栓首选方式,特异性高(98%),但敏感性低(仅35%)。与TTE相比,对比剂增强TTE的特异性不变,敏感性提高至64%。因心尖部显示不清,经食管超声心动图应用受限。心脏磁共振(CMR)检测左心室血栓的敏感性为88%,特异性为99%[7]。以上检查方式必要时可联合使用。对于左室心尖部血栓高危人群(如梗死面积较大或前壁心肌梗死或接受延迟再灌注的患者)应在入院后24小时内接受TTE检查。如果出现以下情况:①左心室心尖部显示不清;②前壁或心尖部室壁运动异常;③心尖部室壁运动评分高,应该考虑行对比增强TTE或CMR检查(视当地医疗条件而定)。

四、预　防

2013年美国心脏病协会STEMI管理指南推荐STEMI伴随前壁心尖运动异常的患者使用口服抗凝药物(推荐级别为Ⅱb)[2]。2014年美国卒中协会推荐伴随短暂性脑缺血(TIA)、缺血性卒中的前壁心尖运动异常的急性前壁心肌梗死患者口服抗凝药物3个月(Ⅱb)[8]。2017年欧洲心脏病学会STEMI指南关于心肌梗死后附壁血栓的预防策略没有给出明确推荐。截止目前,没有随机对照试验(RCT)评价口服抗凝药物(OAC)预防心肌梗死后心室血栓的安全性和有效性。支持上述指南推荐的研究证据都来自于观察性研究[9]。1993年一项荟萃分析报道,急性心肌梗死后合并附壁血栓的患者发生系统栓塞的概率是不伴附壁血栓患者的5.5倍,使用抗凝药物治疗后栓塞事件概率下降68%。然而此荟萃分析存在明显不足,纳入的研究开展时间较早,当时没有序贯使用DAPT及有效的血运重建治疗,且未报告抗凝治疗相关的出血并发症[4]。

近年来评价心肌梗死后使用口服抗凝剂有效性和安全性的RCT带来了更多的证据。APPRAISE-2试验中,在急性冠脉综合征患者中,阿哌沙班(5mg BID)联合DAPT抗栓并没有减少主要的心血管不良事件,同时增加出血风险[10]。ATLAS ACS-TIMI 51试验,急性心肌梗死患者使用利伐沙班联合DAPT治疗,心血管复合死亡率降低,但出血风险增加。有趣的是,利伐沙班(2.5mg BID)联合阿司匹林、氯吡格雷的三联抗栓方案与安慰剂组比较显著降低全因死亡率[11]。

五、治　疗

2013美国心脏病协会STEMI管理指南推荐STEMI合并无症状左室血栓的患者在DAPT标准治疗的基础上使用华法林3个月,使INR维持在2.0~2.5[2]。2014年美国卒中协会卒中预防指南推荐华法林3个月,使INR维持在2.0~3.0[8]。2017年欧洲心脏病学会STEMI管理指南推荐,如果明确有左室附壁血栓,应在标准DAPT治疗基础上加用口服抗凝6个月,同时定期复查心脏超声和检测出血相关指标[9](本推荐缺少相关前瞻性RCT资料)。截止目前,对于ACS合并左室血栓的患者,还没有对比单一抗血小板药物联合OAC的两联方案与三联抗栓方案(DAPT+OAC)在这一患者人群中有效性和安全性的RCT资料。RE-DUAL PCI研究纳入2752例合并房颤且接受PCI治疗的冠心病患者,比较达比加群(110mg,BID)联合$P2Y_{12}$抑制剂的两联方案与三联抗栓(阿司匹林+$P2Y_{12}$抑制剂+达比加群)方案,结果显示两联方案显著降低出血风险且不增加血栓事件[12]。截止目前,比较三联抗栓方案与两联抗栓方案优劣的研究证据尚不够充分,仍需样本量更大、随访时间更长的临床研究进一步探讨。

确诊心肌梗死后左室附壁血栓的患者,考虑到脑栓塞和外周动脉栓塞的风险,应尽早开始使用口服抗凝药物。我们建议在使用华法林的同时接受胃肠外抗凝,直到华法林INR值达标(2.0~3.0)24小时。如果使用达比加群或依度沙班口服抗凝,需肝素抗凝重叠5天。然而利伐沙班和阿哌沙班不需要桥接抗凝[15]。目前的证据表明:对于确诊心肌梗死后附壁血栓的患者,$P2Y_{12}$抑制剂联合华法林(INR 2.0~3.0)治疗出血的风险低于三联抗栓。鉴于华法林存在与饮食及其他药物的相互作用及需要频繁监测INR值的缺点,新型口服抗凝剂是更好的选择。在联合抗栓治疗中,氯吡格雷优于阿司匹林和其他$P2Y_{12}$拮抗剂。在RE-DUAL PCI研究中,达比加群联合替格瑞洛方案与达比加群联合氯吡格雷方案相比,前者出血风险更高,复合终点事件更多[12]。对于再发心肌梗死或支架血栓倾向高的患者，可以考虑短时间三联抗栓方案(1个月)。对于接受三联抗栓治疗的患者，常规使用质子泵抑制剂降低消化道出血的风险是合理的[13]。

六、新型口服抗凝剂

维生素K拮抗剂华法林存在起效缓慢，需要定期检测，治疗有效窗口窄且与多种食物药物相互作用的缺点。新型口服抗凝剂因抗凝效果确定、出血风险低，受到了已确诊或者可疑心室附壁血栓患者的青睐。左室血栓的形成和左心耳血栓的形成机制相似，均发生在慢血流、低剪切力的环境中，而机械瓣膜引起的血栓主要由接触途径介导。考虑到新型抗凝剂对房颤和静脉血栓有很好的治疗效果，我们推测其对心室附壁血栓有治疗效果。目前已有几个心室附壁血栓使用阿哌沙班、利伐沙班和达比加群治疗的病例报道[14]。2014美国卒中学会卒中预防指南推荐低分子量肝素、达比加群、利伐沙班、阿哌沙班可以替代华法林，用于心肌梗死后附壁血栓患者或左室射血分值小于40%合并室壁运动异常患者的治疗(推荐证据级别ⅡC)[8]。

七、总结与展望

左室附壁血栓形成是急性心肌梗死的严重并发症之一，早期检出心室附壁血栓是及时应用预防系统性栓塞措施的前提。左室附壁血栓最佳筛查方法、随访筛查频率、栓塞预防方案选择以及心肌梗死后左室血栓治疗策略仍存在不确定性。由于RCT数据缺乏以及现有研究结果的差异较大，临床实践中仍主张根据患者具体情况，采取个体化治疗方案[15]。目前正在开展的相关临床研究将为探索最佳治疗方法提供新的证据。

(侯建军 贾绍斌)

参考文献

1. Delewi R, Nijveldt R, Hirsch A, et al. Left ventricular thrombus formation after acute myocardial infarction as assessed by cardiovascular magnetic resonance imaging. Eur J Radiol, 2012, 81(12): 3900-3904.
2. O'Gara PT, Kushner FG, Ascheim DD, et al. 2013 ACCF/AHA Guideline for the Management of ST-Elevation Myocardial Infarction: a report of the American College of Cardiology Foundation/American Heart Association task force on practice guidelines. Circulation, 2013, 127(4): 362-425.
3. Robinson AA, Jain A, Gentry M, et al. Left ventricular thrombi after STEMI in the primary PCI era: a systematic review and meta-analysis. Int J Cardiol, 2016, 221: 554-559.
4. Vaitkus PT, Barnathan ES. Embolic potential, prevention and management of mural thrombus complicating anterior myocardial infarction: a meta-analysis. J Am Coll Cardiol, 1993, 22(4): 1004-1009.
5. Maniwa N, Fujino M, Nakai M, et al. Anticoagulation combined with antiplatelet therapy in patients with left ventricular thrombus after first acute myocardial infarction. Eur Heart J, 2018, 39(3): 201-208.
6. Jiang YX, Jing LD, Jia YH. Clinical characteristics and risk factors of left ventricular thrombus after acute myocardial infarction: a matched case-control study. Chin Med J (Engl), 2015, 128(18): 2415.
7. White DC, Grines CL, Grines LL, et al. Comparison of the usefulness of enoxaparin versus warfarin for prevention of left ventricular mural thrombus after anterior wall acute myocardial infarction. Am J Cardiol, 2015, 115(9): 1200-1203.
8. Kernan WN, Ovbiagele B, Black HR, et al. American Heart Association Stroke Council, Council on Cardiovascular and Stroke Nursing, Council on Clinical Cardiology, and Council on Peripheral Vascular Disease. Guidelines for the prevention of stroke in patients with stroke and transient ischemic attack: a guideline for healthcare professionals from the American Heart Association/American Stroke Association. Stroke, 2014, 45(7): 2160-2236.
9. Ibanez B, James S, Agewall S, et al. ESC Scientific Document Group. 2017 ESC Guidelines for the management of acute myocardial infarction in patients presenting with ST-segment elevation: the task force for the management of acute myocardial infarction in patients presenting with ST-segment elevation of the European Society of Cardiology (ESC). Eur Heart J, 2018, 39(2): 119-177.
10. Alexander JH, Lopes RD, James S, et al. APPRAISE-2 Investigators. Apixaban with antiplatelet therapy after acute coronary syndrome. N Engl J Med, 2011, 365(8): 699-708.
11. Mega JL, Braunwald E, Murphy SA, et al. Rivaroxaban in patients stabilized after a ST-segment elevation myocardial infarction: results from the ATLAS ACS-2-TIMI-51 trial (Anti-Xa Therapy to Lower Cardiovascular Events in Addition to Standard Therapy in Subjects with Acute Coronary

Syndrome-Thrombolysis In Myocardial Infarction-51). J Am Coll Cardiol, 2013, 61(18): 1853-1859.

12. Cannon CP, Bhatt DL, Oldgren J, et al. RE-DUAL PCI Steering Committee and Investigators. Dual antithrombotic therapy with dabigatran after PCI in atrial fibrillation. N Engl J Med, 2017, 377(16): 1513-1524.
13. Choi U L, Park J H, Sun B J, et al. Impaired left ventricular diastolic function is related to the formation of left ventricular apical thrombus in patients with acute anterior myocardial infarction. Heart and vessels, 2018, 33(5): 447-452.
14. Ohashi N, Okada T, Uchida M, et al. Effects of dabigatran on the resolution of left ventricular thrombus after acute myocardial infarction. Intern Med, 2015, 54(14): 1761-1763.
15. McCarthy CP, Vaduganathan M, McCarthy KJ, et al. Left Ventricular Thrombus After Acute Myocardial Infarction: Screening, Prevention, and Treatment. JAMA Cardiol, 2018, 7(3): 642-649.

合并糖尿病的 ASCVD 患者病理生理、临床特点及治疗对策

【摘要】 心血管疾病是糖尿病患者致死和致残的主要原因，而糖尿病又加速了动脉粥样硬化发生发展的过程。然而，与之相关的一些机制并未受到重视，现有的治疗策略中更多的是强调如何用药物控制好血糖。研究表明，未合并糖尿病的 ASCVD（动脉粥样硬化性心血管疾病，atherosclerotic cardiovascular disease）患者经过调脂、降压、控制多重危险因素等处理后，其心血管复杂并发症以及心血管不良事件的发生率已经明显降低，而合并有糖尿病的患者其治疗效果却不尽如人意。本文就合并糖尿病的心血管病患者的病理生理、临床特点以及治疗对策进行探讨，以加深临床工作者对合并糖尿病的 ASCVD 的认识。

【关键词】 动脉粥样硬化性心血管疾病糖尿病临床对策

减轻糖尿病患者 ASCVD 负担是当前非常重要的临床课题，尤为重要的是应该减少因 ASCVD 所致的过早死亡，从而改善患者生活质量、减轻疾病带来的经济负担。动脉粥样硬化性心脏病是糖尿病患者致死和致残的主要原因，在 2 型糖尿病患者中的发病时间约为 14.6 年，此外，约三分之二的糖尿病患者死于心血管疾病，大约 40% 死于缺血性心脏病，15% 死于其他类型的心脏病，尤其是充血性心力衰竭，另有 10% 死于卒中[1]。与未伴有 ASCVD 的糖尿病患者相比，合并糖尿病的 ASCVD 患者，其发病年龄相对年轻且更容易出现高血糖负荷，肾脏的并发症也更多。目前全球大约有 3.82 亿糖尿病患者，至 2035 年，这一数字可能增加至 5.92 亿，据此，ASCVD 对全球糖尿病患者的影响可以预估[2-5]。

一、ASCVD 在糖尿病患者中的流行病学现状

糖尿病患者发生冠心病及外周血管疾病的比率高，关于这一点，在一个世纪以前就有了初步的认识和了解，但是是否积极控制血糖就能降低心血管事件发生率无明确结论。1979 年发表的 Framinghan 心脏研究表明，任何年龄组的糖尿病患者，其心血管疾病的发生率均高于未患糖尿病的患者，且女性的致死率和致残率高于男性对照组[6]。糖尿病患者 ASCVD 风险增加不能完全归因于传统的危险因素，糖尿病与其他危险因素表现出协同的效应，而并不仅仅是附加的危险因素。随后的一些研究更加有力地证实了在糖尿病的不同人群中 ASCVD 的高危程度，因此糖尿病也被称为冠心病等危症。研究表明，无心肌梗死的糖尿病患者发生心肌梗死的风险很高，其风险类似于无糖尿病但有心肌梗死病史的患者[7-8]。

二、2 型糖尿病 ASCVD 风险的病理生理机制

多种细胞和分子病理生理因素参与了 ASCVD 的形成，被称为促进动脉粥样硬化发生发展的“完美风暴”。研究表明，2 型糖尿病患者的动脉粥样硬化斑块负荷更重、粥样斑块体积更大，病变的冠状动脉管腔直径更小[9-10]。糖尿病或糖尿病前期即存在胰岛素抵抗，胰岛素抵抗使得胰岛素信号通路受阻，高胰岛素血症和高血糖导致一系列病理生理改变如游离脂肪酸（free fatty acids，FFA）升高、糖基化产物（advances glycation end product，AGE）的生成增加、蛋白激酶 C（protein kinase C，PKC）激活、氧化应激及线粒体功能紊乱、表观遗传修饰异常等，这些异常改变使得内皮功能受损并激活血管平滑肌细胞、内皮细胞以及单核细胞的炎症反应。糖尿病患者的 ox-LDL 在血液中的浓度高，并沉积在内皮下，循环中的白细胞附壁并通过内皮壁迁徙到血管平滑肌的内中膜下，单核巨噬细胞吞噬脂质变成泡沫细胞，产生大量的蛋白酶和炎症介质如肿瘤坏死因子 -α（tumor necrosis factor，TNF-α）以及各种白介素[11]。应激反应则包括炎症复合物的形成、内质网的应激致巨噬细胞增殖炎症反应激活、巨噬细胞和平滑肌细胞的迁徙、增生、分化等。针对这些损伤，平滑肌细胞分

泌胶原物质形成纤维帽，使得动脉粥样硬化斑块变得相对稳定，但是这种斑块的内向生长会使得血管的管腔狭窄变得更为严重。动脉粥样硬化进展到一定时期时，纤维帽会逐渐变薄，巨噬细胞逐渐凋亡，粥样斑块会变得脆弱、易受损。当富含脂质的巨噬细胞的进一步受损时，血管炎症反应加剧、血小板聚集，不稳定的粥样斑块纤维帽因为血小板聚集形成血栓，导致粥样斑块体积增大、破裂、斑块内出血等，最终发生心血管事件[12-13]。

三、合并糖尿病的 ASCVD 患者的临床特点

无症状的高血糖患者，如空腹血糖≥126mg/dl（7.0mmol/L）、口服 75g 葡萄糖后两小时血糖≥200mg/dl（11.1mmol/L），糖化血红蛋白（hemoglobin A1c，HbA1c）≥6.5%（48mmol/mol），或随机血糖≥200mg/dl（11.1mmol/L）即可确诊糖尿病。糖尿病的发病与遗传相关，尽管 1 型和 2 型糖尿病有不同的遗传和病理机制，但是这两种不同类型的糖尿病都能加剧 ASCVD 的发生与发展。大量的流行病学证据证实，高血糖与心血管危险密切相关，HbA1c 增加 1% 则心血管事件增加 11%~16%[14,15]。

糖尿病患者血糖每增加 18mg/dl（1mmol/L），则 ASCVD 风险增加 12%[16]。高血糖能直接损伤内皮功能，即使无血脂异常，高血糖也能促进粥样斑块的形成，并使得斑块负荷加重，高脂和高糖饮食能促进主动脉以及冠脉血管粥样斑块的形成、加剧并易致斑块破裂出血。血糖急剧升高时，会增加内皮细胞白介素的黏附，部分促进氧化应激和炎症反应[17]。

此外，胰岛素与高血压、高脂血症及葡萄糖耐量异常密切相关，能促进 ASCVD 的发生与发展，多点阻断内皮细胞、血管平滑肌细胞以及巨噬细胞中的胰岛素信号通路，加速动脉粥样硬化的过程[18]。临床上，糖尿病和血脂异常几乎是伴随出现的，血脂异常能影响 60%~70% 的 2 型糖尿病，高血糖又促进了糖尿病患者动脉粥样硬化的发生和发展。糖尿病患者的 LDL-C 比非糖尿病患者的 LDL-C 更能促进动脉粥样硬化的发生，即使患者的 LDL-C 水平并未增高。糖尿病患者也常常伴有高甘油三酯和低 HDL-C，在胰岛素抵抗状态下，高甘油三酯血症可能是游离脂肪酸水平升高和载脂蛋白 -B 降解减少所致[19-21]，而游离脂肪酸升高也可能参与到晚期心律失常和诱导血栓形成[22]。

临床上也观察到，糖尿病患者更容易形成血栓，而且糖尿病患者体内的纤溶酶原激活物抑制剂 -1（plasminogen activator inhibitor-1，PAI-1）抗原、VWF- 抗原和纤维蛋白原浓度升高，而血糖控制不良则加剧了这一现象。高凝血因子Ⅱ、Ⅴ、Ⅶ、Ⅷ、Ⅹ浓度和低抗凝剂（如蛋白 C）浓度也与血糖水平有关。这些可能与糖尿病的动脉粥样硬化血栓形成密切相关[23]。

四、合并糖尿病的 ASCVD 患者的治疗对策

现有的临床试验表明，调脂、降压、使用阿司匹林、改善生活方式、降低血糖能减少糖尿病患者心血管事件的发生。 HMG-Co-A 还原酶抑制剂（statins）能降低糖尿病患者 ASCVD 事件发生率，其中某些益处可能归因于他汀类药物的降脂、抗炎作用。ACC/AHA 指南建议根据降低 ASCVD 风险的益处与潜在的副作用以及与其他药物的相互作用和患者偏好，对他汀类药物进行个性化治疗[23]（表 1）。

表 1　减少 2 型糖尿病 ASCVD 风险的治疗建议

	一级预防（适度 ASCVD 风险）	一级预防（高度 ASCVD 风险）	二级预防
	生活方式干预		持续生活方式干预
大血管和微血管	1. 中等强度的他汀类 2. 指南推荐 BP<140/90mmHg，但如果耐受，特别是在肾脏疾病或卒中风险增加时，应考虑目标<120/80mmHg 3. 谨慎使用多种药物，避免低血压 4. 低剂量阿司匹林或不使用阿司匹林 5. 早期血糖控制可降低后续的 ASCVD 风险	1. 高强度的他汀类药物考虑额外的降脂治疗 2. 指南推荐 BP<140/90mmHg，但如果耐受，特别是在肾脏疾病或卒中风险增加时，应考虑目标<120/80mmHg 3. 谨慎使用多种药物，避免低血压 4. 低剂量阿司匹林或不使用阿司匹林	1. 高强度的他汀类药物，考虑额外的降脂治疗 2. 指南推荐 BP<140/90mmHg，但如果耐受，特别是在肾脏疾病或卒中风险增加时，应考虑目标<120/80mmHg 3. 谨慎使用多种药物，避免低血压 4. 低剂量阿司匹林

续表

	一级预防(适度 ASCVD 风险)	一级预防(高度 ASCVD 风险)	二级预防
微血管	HbA1c≤6.5%,如果能够最大程度减少低血糖的发生	HbA1c≤7.0%,如果能够最大程度减少低血糖的发生	如果能耐受多重降糖药物且联合用药不能降低心血管风险,则HbA1c≤7.0%

许多降低血糖的新方法正在研发中,这些药物可能为糖尿病以及糖尿病心血管病变患者提供双重获益。此外,研发用于降低心血管风险的药物也能降低血糖。近期一系列的心血管临床试验将提供那些已确诊心脏病患者或心血管高危人群中使用糖尿病药物的心血管事件发生率等安全性相关的信息,这些试验有助于更好地了解降糖药物对糖尿病心脏病变的影响。

糖尿病合并 ASCVD 的长期治疗非常具有挑战性,积极管理心血管危险因素,特别是降低 LDL-C、积极控制血压以及血糖,可以显著改善心血管终点事件。新型降糖药物与新型降脂药物如 PCSK9 抑制剂等的心血管获益程度还需要更多循证医学的证据来证实。未来在这一领域的探讨仍然值得更多地关注。

(钟巧青 朱凌燕 杨天伦)

参考文献

1. Beckman JA, Paneni F, Cosentino F, et al. Diabetes and vascular disease: pathophysiology, clinical consequences, and medical therapy: part II. Eur Heart J, 2013, 34(31): 2444-2452.
2. World Health Organization. Cardiovascular diseases (CVDs). 2011: fact sheet no. 317.
3. Tancredi M, Rosengren A, Svensson AM, et al. Excess Mortality among Persons with Type 2 Diabetes. N Engl J Med, 2015, 373(18): 1720-1732.
4. Gregg EW, Li Y, Wang J, et al. Changes in diabetes-related complications in the United States, 1990-2010. N Engl J Med, 2014, 370(16): 1514-1523.
5. Guariguata L, Whiting DR, Hambleton I, et al. Global estimates of diabetes prevalence for 2013 and projections for 2035. Diabetes Res Clin Pract, 2014, 103(2): 137-149.
6. Kannel WB, McGee DL. Diabetes and glucose tolerance as risk factors for cardiovascular disease: the Framingham study. Diabetes Care, 1979, 2(2): 120-126.
7. Nicholls SJ, Tuzcu EM, Kalidindi S, et al. Effect of diabetes on progression of coronary atherosclerosis and arterial remodeling: a pooled analysis of 5 intravascular ultrasound trials. J Am Coll Cardiol, 2008, 52(4): 255-262.
8. Bornfeldt KE. 2013 Russell Ross memorial lecture in vascular biology: cellular and molecular mechanisms of diabetes mellitus-accelerated atherosclerosis. Arterioscler Thromb Vasc Biol, 2014, 34(4): 705-714.
9. Reusch JE, Wang CC. Cardiovascular disease in diabetes: where does glucose fit in? J Clin Endocrinol Metab, 2011, 96(8): 2367-2376.
10. Tabas I, Garcia-Cardena G, Owens GK. Recent insights into the cellular biology of atherosclerosis. J Cell Biol, 2015, 209(1): 13-22.
11. Hopkins PN. Molecular biology of atherosclerosis. Physiol Rev, 2013, 93(3): 1317-1542.
12. Bornfeldt KE. 2013 Russell Ross memorial lecture in vascular biology: cellular and molecular mechanisms of diabetes mellitus-accelerated atherosclerosis. Arterioscler Thromb Vasc Biol, 2014, 34(4): 705-714.
13. Paneni F, Beckman JA, Creager MA, et al. Diabetes and vascular disease: pathophysiology, clinical consequences, and medical therapy: part I. Eur Heart J, 2013, 34(31): 2436-2443.
14. Stratton IM, Adler AI, Neil HA, et al. Association of glycaemia with macrovascular and microvascular complications of type 2 diabetes (UKPDS 35): prospective observational study. BMJ, 2000, 321(7258): 405-412.
15. Holman RR, Paul SK, Bethel MA, et al. 10-year follow-up of intensive glucose control in type 2 diabetes. N Engl J Med, 2008, 359(15): 1577-1589.
16. Seshasai SR, Kaptoge S, Thompson A, et al. Diabetes mellitus, fasting glucose, and risk of cause-specific death. N Engl J Med, 2011, 364(9): 829-841.
17. El-Osta A, Brasacchio D, Yao D, et al. Transient high glucose causes persistent epigenetic changes and altered gene expression during subsequent normoglycemia. J Exp Med, 2008, 205(10): 2409-2417.
18. Bornfeldt KE, Tabas I. Insulin resistance, hyperglycemia, and atherosclerosis. Cell Metab, 2011, 14(5): 575-585.
19. Bornfeldt KE. 2013 Russell Ross memorial lecture in vascular biology: cellular and molecular mechanisms of diabetes mellitus-accelerated atherosclerosis. Arterioscler Thromb Vasc Biol, 2014, 34(4): 705-714.
20. Wu L, Parhofer KG. Diabetic dyslipidemia. Metabolism, 2014, 63(12): 1469-1479.

21. Lorenzo C, Hartnett S, Hanley AJ, et al. Impaired fasting glucose and impaired glucose tolerance have distinct lipoprotein and apolipoprotein changes: the insulin resistance atherosclerosis study. J Clin Endocrinol Metab, 2013, 98(4): 1622-1630.

22. Xie W, Zhai Z, Yang Y, et al. Free fatty acids inhibit TM-EPCR expression through JNK pathway: an implication for the development of the prothrombotic state in metabolic syndrome. J Thromb Thrombolysis, 2012, 34(4): 468-474.

23. Stone NJ, Robinson JG, Lichtenstein AH, et al. 2013 ACC/AHA guideline on the treatment of blood cholesterol to reduce atherosclerotic cardiovascular risk in adults: a report of the American College of Cardiology/American Heart Association Task Force on Practice Guidelines. Circulation, 2014, 129(25 Suppl 2): S1-S45.

冠状动脉粥样硬化血管影像学进展

【摘要】 大多数威胁生命的冠状动脉粥样硬化的不良后果是由冠状动脉斑块破裂和急性血栓形成引起的。随着影像学技术的进展，现在的成像方式能够提供高风险斑块的特征，预测不良心血管事件的发生，改善药物治疗策略和结果。在本篇综述中，我们讨论了可识别高风险斑块的影像学技术，包括计算机断层扫描(CT)、磁共振成像(MRA)、虚拟组织学血管内超声(VH-IVUS)、近红外光谱学(NIRS)和冠状动脉血管镜，及其对未来不良心血管事件的预测作用，并总结了这些成像技术的优势与局限性。

【关键词】 冠状动脉粥样硬化；影像学技术；高风险斑块

【Abstract】 Most of ischemic and life-threatening coronary events result from coronary atherosclerotic plaque rupture and acute coronary thrombosis. Along with the developing of imaging technology, recent advances in imaging modalities have contributed to visualizing atherosclerotic plaques and defining lesion characteristics *in vivo*. This innovation has been applied to refining revascularization procedure, assessment of anti-atherosclerotic drug efficacy and the detection of high-risk plaques. As such, intravascular imaging plays an important role in further improvement of cardiovascular outcomes in patients with CAD (coronary artery disease, CAD). The current article reviews available intravascular imaging modalities with regard to its method, advantage and disadvantage, including MDCT (multi-detector-row computed tomography), MRA (magnetic resonance angiography), VH-IVUS (Virtual histology intravascular ultrasound), OCT (Optical coherence tomography), NIRS (Near-infrared spectroscopy) and Intracoronary coronary angioscopy.

【Keywords】 Coronary atherosclerosis; Imaging; Plaque

冠状动脉造影广泛用于诊断冠状动脉狭窄严重程度，帮助分析罪犯血管，观察药物治疗反应，已经成为判断冠状动脉狭窄程度的“金标准”。但冠状动脉造影显示的冠状动脉轮廓存在诸多缺陷，比如不能分析管壁病变情况，这种情况迫使发展能观察冠状动脉管壁的器械或系统。现有影像技术可以直接看到管壁上的斑块结构，评价再血管化术后质量，随访药物治疗效果并帮助甄别易于破裂并引起事件的高危斑块-易损斑块(vulnerable plaques)[1-2]，因此血管内成像技术越来越重要。

一、计算机断层扫描(CT)

有两种不同类型的CT：电子束计算机断层摄影(electron beam computed tomography, EBCT)和多排螺旋CT(multi-detector-row computed tomography, MDCT)。越来越多的证据表明EBCT/MDCT具有评估冠状动脉钙化(coronary artery calcification, CAC)、冠状动脉粥样硬化和血流储备分数(FFR)的能力(图1)。

冠状动脉钙化通常出现在动脉粥样硬化性的晚期和高风险斑块中，呈斑点或斑点状。多项研究表明，通过CT检测的冠状动脉钙化量与组织学上的冠状动脉粥样硬化负荷相关，CAC是心血管事件的独立预测因子[2]。没有CAC的冠状动脉事件风险只有0.5%；与低水平CAC(CAC积分=0)相比，中间水平(CAC积分100~400)CAC和高水平(CAC积分>400)CAC的相对危险度分别是4.3(95%CI, 3.1~6.1)，和7.2(95%CI, 5.2~9.9, P<0.0001)[3]。此外，CAC积分与传统Framingham风险评分相比风险预测能力显著增加，特别是在被认为处于中间风险的人群中(Ⅱb推荐)[4]。MDCT能同时评估冠状动脉钙化和狭窄，因此日渐成为主要的CT成像方式。MDCT还具有提供有关病变斑块组成信息的潜力(图2)。MDCT显示的密度与血管内超声的回声和斑块组成有着良好的对应性。MDCT的这种能力能够区分非钙化斑块，混合斑块和钙化斑块。与急性冠脉综合征相关的斑块特征包括较低的密度值、正性重塑和斑点钙化[5]。MDCT中正性重塑和低衰减斑块的存在可预测未来的急性冠状动脉事件[6]。

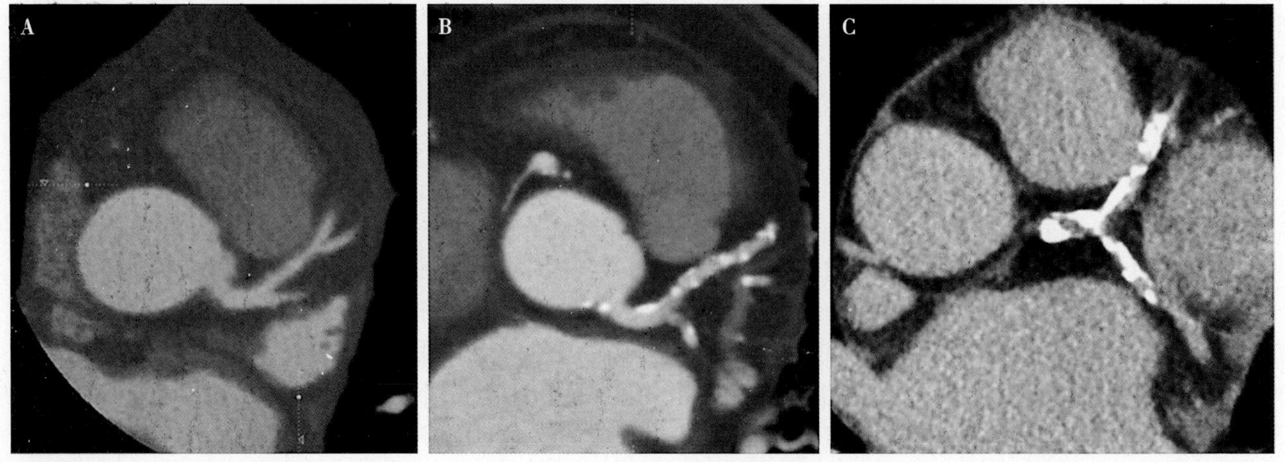

图 1 MDCT 冠状动脉钙化评估

A. 无任何钙化的正常冠状动脉；B. 左主干和左前降支动脉轻度钙化；C. 涉及左主干，左前降支和左回旋支的严重钙化

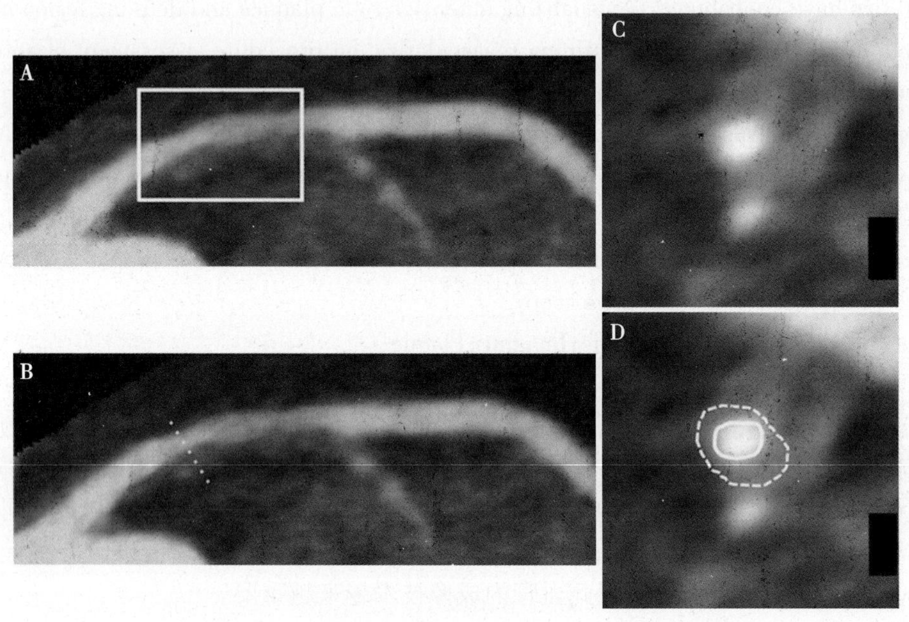

图 2 通过多排螺旋 CT（MDCT）评估冠状动脉斑块特征

A. 左前降支近段观察到轻度狭窄（白框）；B. 该节段显示正性重塑（白色点线）；C. 具有正性重塑的节段中的横截面图像；D. 观察到显著的斑块负荷（白线：管腔面积，白色虚线：血管壁面积）

这些观察结果表明在临床环境中 MDCT 的广泛适用性。例如，MDCT 可用于筛选冠状动脉狭窄，以避免不必要的侵入性冠状动脉造影。MDCT 上动脉粥样硬化斑块的高风险特征使得能够应用更强化的药物治疗以防止未来不良事件。因此，MDCT 似乎适用于管理疑似或已定冠心病的患者。

当然，MDCT 也存在一定的局限性。首先，严重钙化导致的晕状伪影限制了管腔评估。在严重钙化病变的情况下，MDCT 可产生假阳性结果。其次，MDCT 技术有辐射暴露。此外，MDCT 监测斑块组成的分辨率比侵袭性血管内成像技术差。

二、磁共振成像（MRI）和磁共振血管造影（MRA）

高分辨率 MRI 和 MRA 是冠状动脉狭窄和斑块表征的多功能非侵入性体内成像模式。最近的一项 meta 分析显示，MDCT 在评估冠状动脉狭窄方面比 MRA 更准确[7]，但 MRI 的特点在于能够基于生物物理和生物化学参数(如化学成分,含水量,物理状态,分子运动或扩散)区分斑块成分。MR 技术的改进,如 T_1 和 T_2 加权、质子密度加权和飞行时间成像产生的多层增强 MR(multicontrast MR)有助于分辨冠状动脉粥样硬化斑块中纤维细胞、富含脂质斑块和钙化的区域。

对比剂增强的心脏 MRI 对血管壁成像的可行性已经在晚期颈动脉狭窄的纤维斑块组织和新生血管中得到证明。与 MDCT 相比,增强心脏 MRI 可显示稳定的 CAD 患者体内主要冠状动脉中斑块组成的不同类型[8]。在 10 例急性心肌梗死患者中,连续的对比增强心脏 MRI 成像确定了冠状动脉对比增强的空间范围及强度的变化(图 3,见文末彩图 5)[9]。通过使用非对比剂 T_1WI MRI 成像可显示斑块不稳定性(图 3,图 4),斑块 - 心肌信号强度比 >1.4 与未来冠状动脉事件的风险增加显著相关[10]。这些发现表明 MRI 在临床环境对冠状动脉粥样硬化成像的前景。但目前 MRI 用于冠心病诊断仍具有限制,包括成本高、检查时间长和患者耐受程度差。预期进一步的技术进步将使 MRI 更加适用于临床需要。

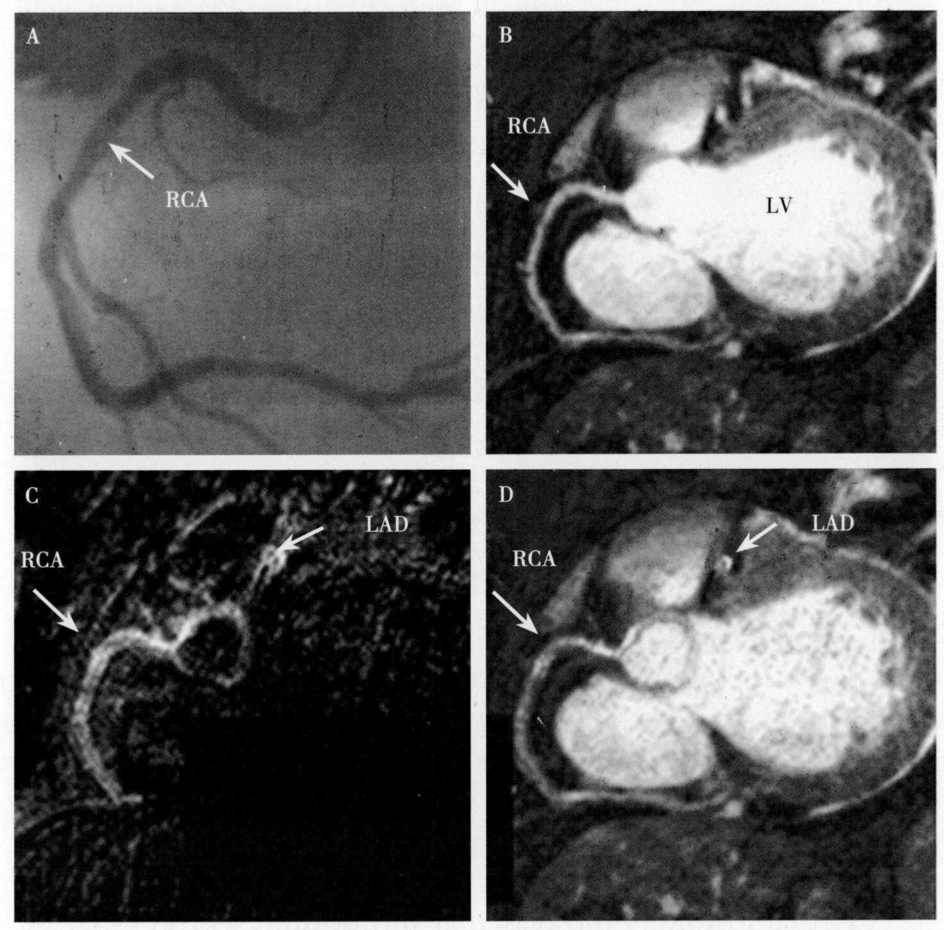

图 3 冠状动脉对比剂增强的心脏 MRI

A. 侵入性冠状动脉造影显示右冠状动脉存在轻度狭窄;B.MRA 显现右冠状动脉;C、D. 对比增强心脏 MRI 显示右冠状动脉中的弥漫性对比增强(白色箭头)。MRI:磁共振成像;MRA:磁共振血管造影

三、灰阶血管内超声(grayscale IVUS)

IVUS(intravascular ultrasound,IVUS)应用微晶体元件,可产生高分辨率的横切血管壁和管腔图像。纵向分辨率(axial resolution)约 150μm,横向分辨率(lateral resolution)约 300μm。可以定量分析管腔、管壁和斑块面积。IVUS 指导下的 PCI(percutaneous coronary intervention,PCI)能减少再狭窄率、支架血栓和血栓事件[11]。还可以用于观察药物治疗后冠状动脉斑块的自然发展。

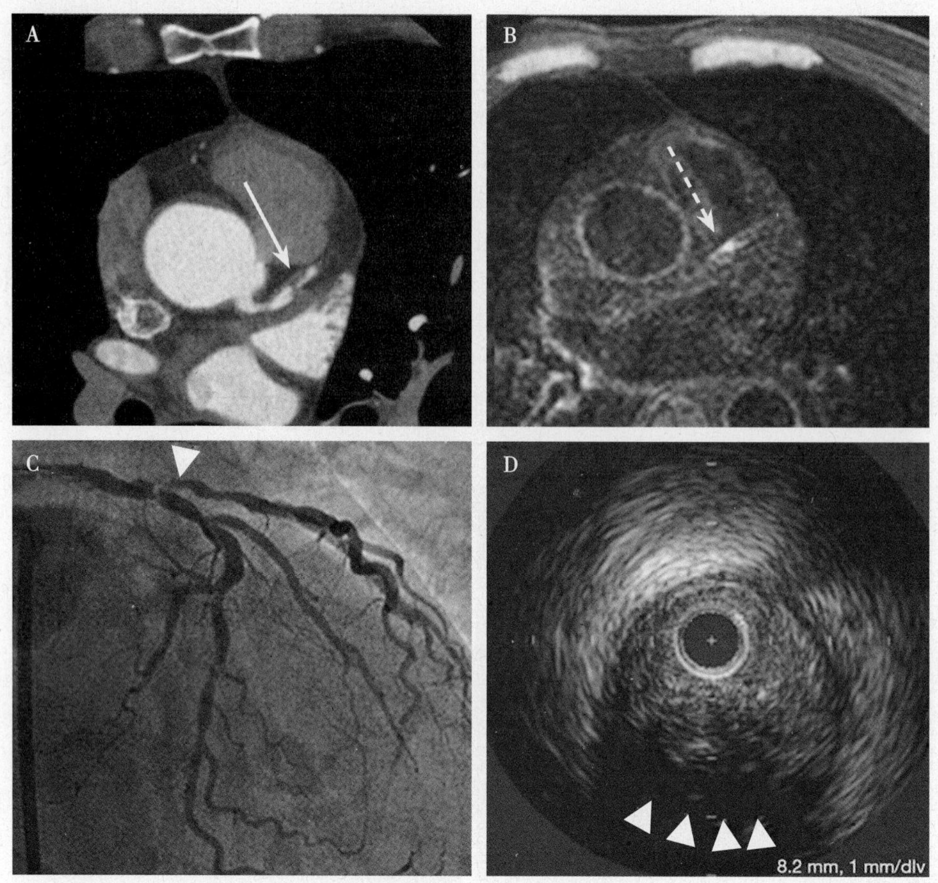

图4 MRI 上的 HIP 测量

A. MDCT 确定在左前支近端具有正性重塑的狭窄(箭头);B. 在 CMR 的相应区段观察到"高信号点"(虚线箭头);C. 侵入性冠状动脉造影显示在左前降支近端(箭头)处的严重冠状动脉狭窄;D.IVUS 成像中观察到的正性重塑和超声衰减(箭头)。IVUS:血管内超声;HIP:高信号斑块;MDCT:多检测器行计算机断层扫描;CMR:冠状动脉 MR

灰度 IVUS 将斑块分为 4 型。软斑块:病变的超声反射性低于周边的外膜;纤维斑块:超声反射性位于软斑块和钙化斑块之间;钙化斑块:具有比外膜更强的超声反射性并伴有声影;混合斑块:具有多种超声反射特征。IVUS 还能分辨更多的超声特点斑块(图 5)[12]。灰阶 IVUS 是一种侵入性方法,需要在冠状动脉造影时才能完成,对动脉粥样硬化斑块成分的构成特征显示不够理想。

四、虚拟组织学血管内超声(virtual histology intravascular ultrasound, VH-IVUS)

灰阶 IVUS 对动脉粥样斑块内组织成分的分析能力是有限的。VH-IVUS 则能进一步分析斑块内组织成分,把超声的射频反射能量变成颜色编码的肉眼可视的彩色组织地图,它把斑块分为:纤维斑块(fibrous)、纤维脂肪斑块(fibrofatty)、坏死核心斑块(necrotic core)和致密钙化斑块(dense calcium);尸检准确率分别为 79.7%、81.2%、85.5%、92.8%。近来,VH-IVUS 把斑块进一步细分为:病理性内膜增厚(pathological intimal thickening, PIT)、薄纤维帽动脉粥样硬化(thin-cap fibroatheroma, TCFA)、厚纤维帽动脉粥样硬化(thick-cap fibroatheroma, ThCFA)、纤维化斑块(fibrotic plaque)和纤维钙化斑块(fibrocalcific plaque)(图 6,见文末彩图 6)[13]。VH-IVUS 的局限性在于用超声射频能量很难分析腔内机化的血栓。用心电图 R 波门控获得的 VH-IVUS 影像不能评估连续的 VH-IVUS 图像。

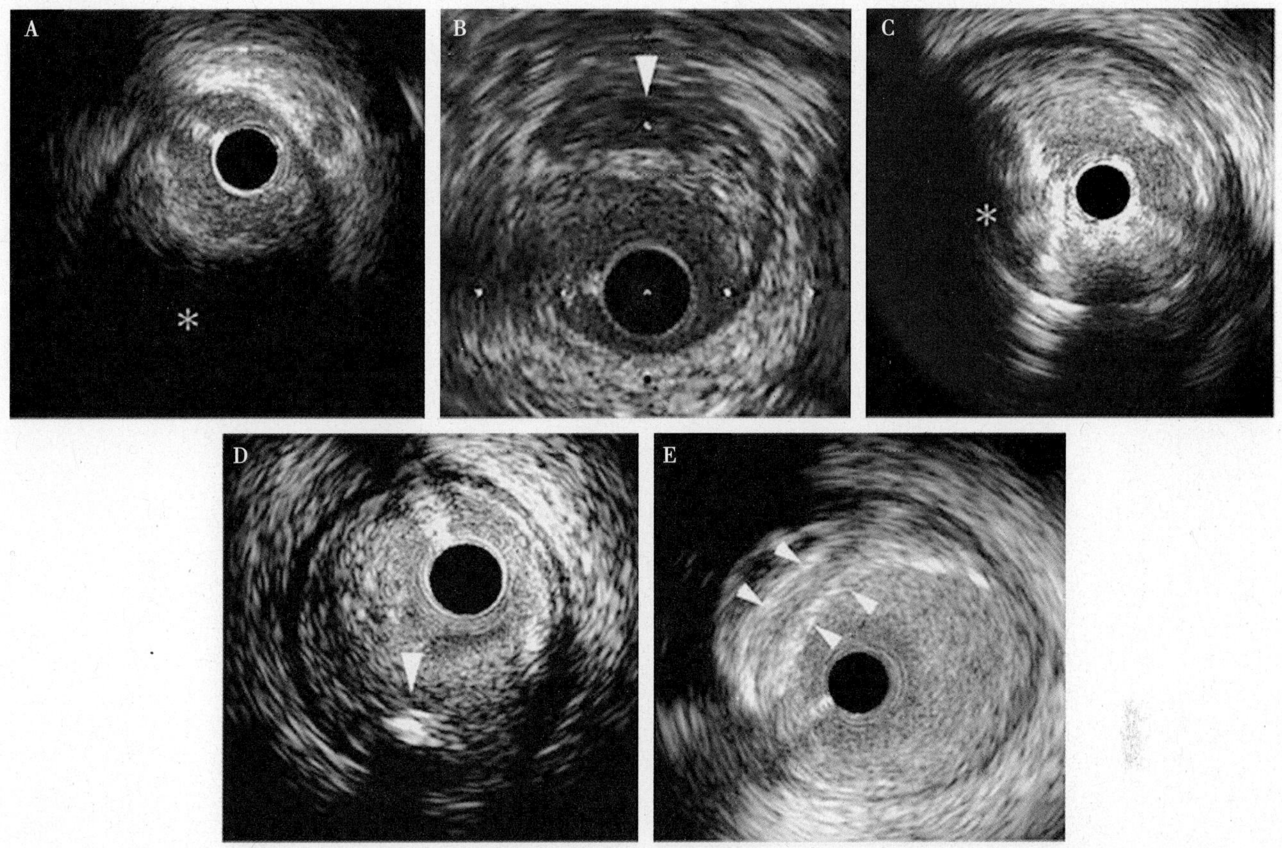

图 5 灰阶 IVUS 斑块形态（IVUS，intravascular ultrasound）

A. 低回声斑块（attenuated plaque）：3~9 点钟（星号标识）；伴有深超声衰减（deep ultrasound attenuation）的低回声斑块（attenuated plaque），没有钙化，或者是非常致密的纤维斑块；组织学上低回声斑块含有坏死核心或者病理学上内膜增厚（pathological intimal thickening，PIT）和大脂质核心；ACS 的罪犯血管常常可见低回声斑块，PCI 围术期容易发生心肌梗死和慢血流；B. 无回声斑块（echolucent plaque）：箭头示斑块内无回声区；无回声斑块指斑块内缺乏超声反射或低超声反射，斑块内含有较高的脂质，坏死核心相对小，与衰减斑块比较脂质池也比较小，是急性心肌梗死患者罪犯病变的特征性标志；C. 钙化结节（calcified nodule）：不规则内腔表面并突出腔内；钙化结节也是冠状动脉急性事件的斑块类型，主要为纤维钙化斑块，很少或没有坏死核心，致密钙化的结节使管腔表面不光滑或突出血管腔，表面可见血栓覆盖，PROSCPET 研究发现钙化结节很少发展为 ACS 事件；D. 点状钙化（spotty calcification）：斑块内小钙化点；严重钙化临床上比较稳定，星罗棋布或点状钙化斑块多不稳定；病理学研究显示高危病变内的小量钙化常常会引起 ACS 或猝死；点状钙化的特征是斑块内仅含有少量钙化，钙化弧度小于 90°，常常会加快斑块进展，斑块易变，疾病发展迅速；E. 多层斑块（multiple layer appearance）：多个箭头标识处；在灰阶 IVUS 超声显示的多层斑块是冠心病患者的高危特征。提示反复发生附壁血栓，与斑块进展有关

五、整合反向血管内超声（integrated backscatter intravascular ultrasound，IB-IVUS）

IB-IVUS 是反映斑块组织学特征的另外一种超声技术利用反向信号的频率成分，计算信号的分贝强度（dB），快速形成傅里叶（Fourier）转换。不同的组织有不同的射频信号，从而区分不同的斑块成分。IB-IVUS 把斑块成分分为四类：纤维斑块（绿色），致密纤维斑块（黄色），脂质池（蓝紫色）和钙化斑块（红色）（图 7，见文末彩图 7）。由于脂质池和内膜增生有类似的 IB 值，IB-IVUS 没有足够的敏感性来区分脂质池和内膜增生。因此，与灰阶 IVUS 和 VH-IVUS 相比，IB-IVUS 没有优势。

六、OCT（optical coherence tomography，OCT）

OCT 是一种神奇的光学模型，光谱接近红外光（1300nm）。体外研究发现，与 IVUS 相比，OCT 图像分辨率增强 10 倍，纵向分辨率达到 10μm，横向分辨率达到 20μm。OCT 图像的插入深度比较低，因此只能

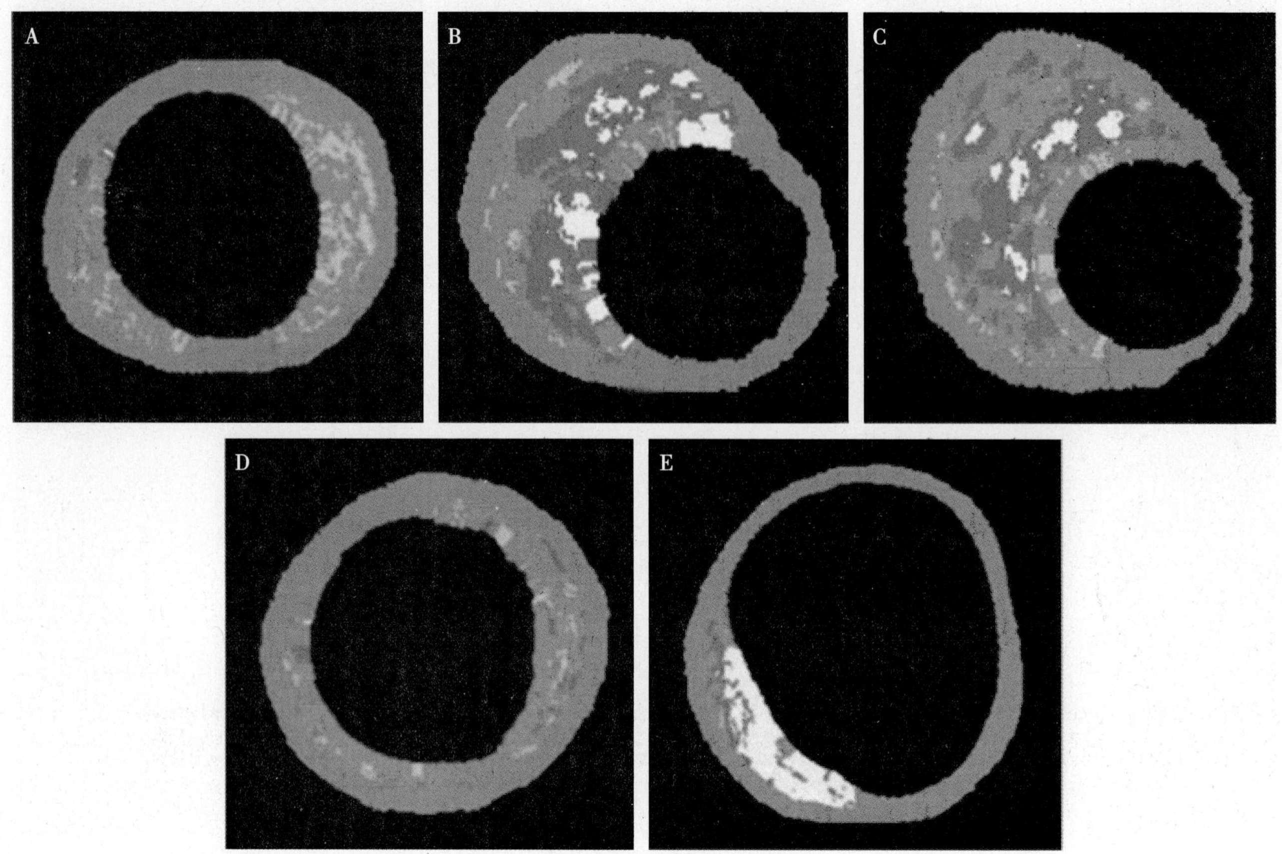

图 6 VH-IVUS 显示的冠状动脉斑块

A. 病理性内膜增厚(pathological intimal thickening,PIT):PIT 见于动脉粥样硬化的早期阶段,是纤维粥样硬化的前兆;主要纤维斑块和纤维脂肪斑块混合构成,坏死核心和致密钙化小于 10%;B. 薄纤维帽动脉粥样硬化(thin-cap fibroatheroma,TCFA):TCFA 是 ACS 的高危病变,薄层纤维帽覆盖大坏死核心,核心内含有大量胆固醇裂缝;在比邻管腔面至少连续三帧图像,坏死核心的分步角度大于 30° 以上,所占比例至少大于 10% 以上;C. 厚纤维帽动脉粥样硬化(thick-cap fibroatheroma,ThCFA):ThCFA 指厚纤维帽下包含大量坏死核心,胆固醇晶体和坏死碎片;斑块内坏死面积大于 10%,纤维帽清晰可见;D. 纤维化斑块(fibrotic plaque):纤维钙化斑块富含胶原组织,几乎均为纤维组织和致密钙化,坏死核心小于 10%;E. 纤维钙化斑块(fibrocalcific plaque):富含胶原组织,几乎均为纤维组织和致密钙化,坏死核心小于 10%

用于观察内膜表面下的斑块微细结构。

OCT 图像的斑块构成包括纤维斑块:显示均匀一致的反向散射 OCT 信号(图 8A,见文末彩图 8A);脂质斑块:OCT 信号比较弱,很难画出分界线,信号迅速消失,很少或没有 OCT 反向散射信号(图 8B,见文末彩图 8B);钙化斑块:钙化病变的 OCT 信号也不强或异质性区域,伴有清晰的分界线(图 8C,见文末彩图 8C)。支架内新生动脉粥样硬化(In-stent neoatherosclerosis)是指支架血管段新生组织内发生动脉粥样硬化,主要病理生理机制是支架血管段内皮化不全或慢性炎症(图 9,见文末彩图 9)。金属裸支架(bare metal stent,BMS)和药物包被支架(drug-eluting stent,DES)植入后晚期和早期均可发生支架内新生动脉粥样硬化[17-18],OCT 显示为伴有丰富脂质负荷的弥漫性新生内膜形成,伴有明显纤维帽。DES 后再狭窄患者,52% 的患者 OCT 可见 TCFA,58% 的患者可见新生内膜破溃[17-18]。

OCT 局限性在于 OCT 组织穿透性差,只有 2~3mm,内弹力膜以外的组织很难成像,并容易受血液的干扰。由于穿透力差,很难评价完整的斑块,也不适合于观察大直径动脉的动脉粥样硬化斑块。红外线不能穿透红细胞,OCT 成像过程中,需要对比剂注射。

七、近红外线光谱镜(near-infrared spectroscopy,NIRS)

光谱镜是利用光与分子的相互作用,测量电磁谱。在冠状动脉腔内,由于生物组织的不同化学特征,

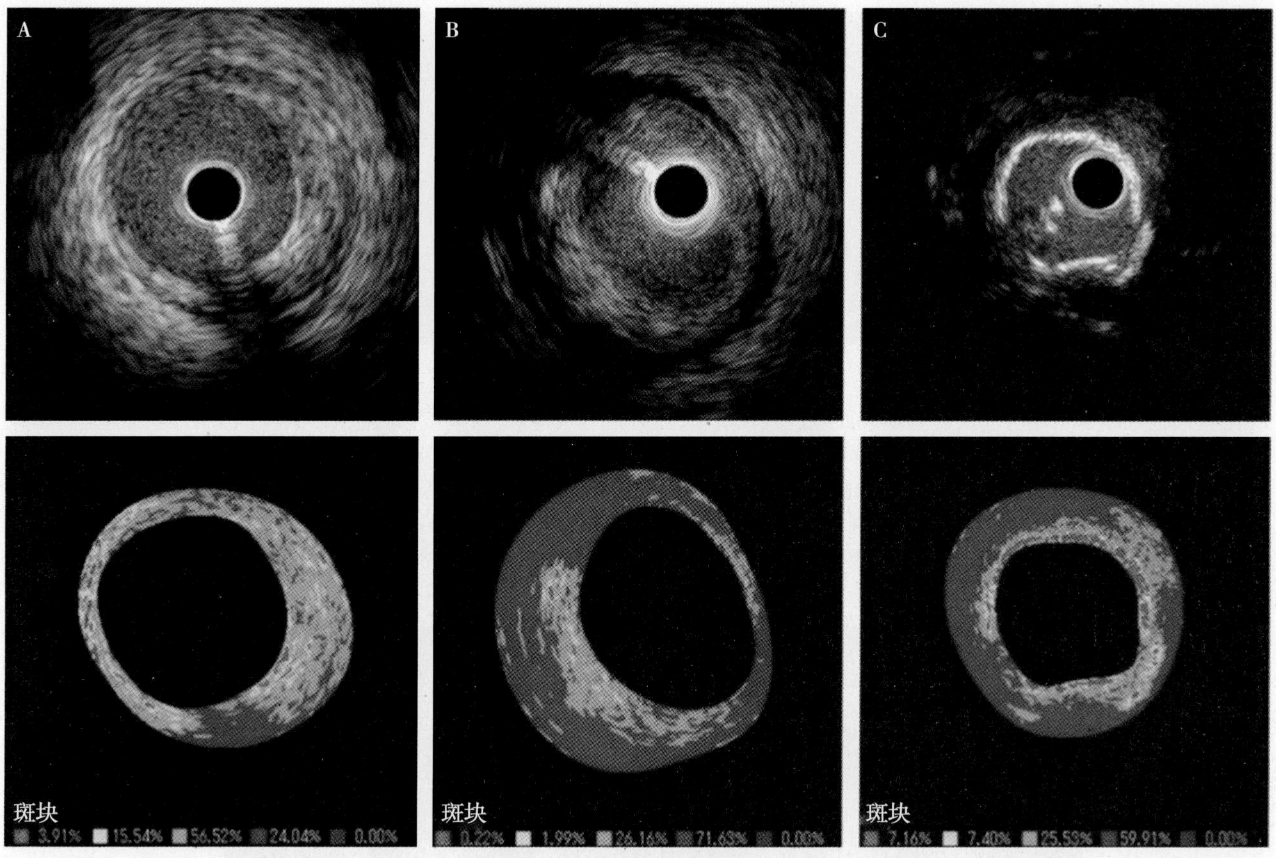

图 7 IB-IVUS 斑块分型

上排显示灰阶 IVUS，下排显示相应的 IB-IVUS 图像。A. 纤维斑块：灰阶 IVUS 显示 12~20 点高超声密度斑块，IB-IVUS 显示斑块大多为纤维组织（绿色和黄色）；B. 富脂质斑块：灰阶 IVUS 显示衰减的斑块（6~12 点），IB-IVUS 显示大多斑块富含脂质（蓝色）；C. 钙化斑块：灰阶 IVUS 显示完整的表面钙化轮廓，相应的 IB-IVUS 图像显示钙化表面（红色）。IB-IVUS：integrated backscatter intravascular ultrasound，整合反向血管内超声；IVUS：intravascular ultrasound，血管内超声；fibrous：纤维化；lipid-rich：富脂质斑块；calcification：钙化

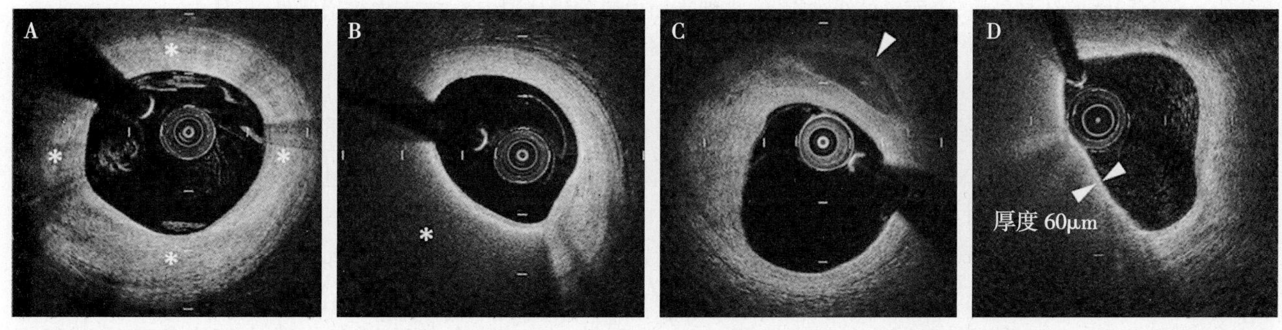

图 8 OCT（optical coherence tomography，光学相干成像）显示的斑块图像

A. 纤维化斑块：星号区显示均质高反向散射图像（high backscattering and homogeneous region）；B. 富脂质斑块：星号区显示信号弱，边界不清；C. 纤维钙化斑块：12~15 点箭头区显示弱信号区，但边界清晰；D. 纤维帽（fibrous cap）：双箭头区显示边界清晰的纤维帽覆盖脂质核心。薄纤维帽厚度 <65μm，OCT 纤维帽厚度和组织学纤维帽厚度密切相关（r=0.9，P<0.001）[14]，薄纤维帽动脉粥样硬化（thin-cap fibroatheroma，TCFA）是不稳定板块的特征；受空间分辨率的限制，IVUS 不能看到 TCFA，只有 OCT 可以看到 TCFA，纤维帽下面为边界不清的弥漫性区域，脂质斑块弧度 >90°（图 8D）

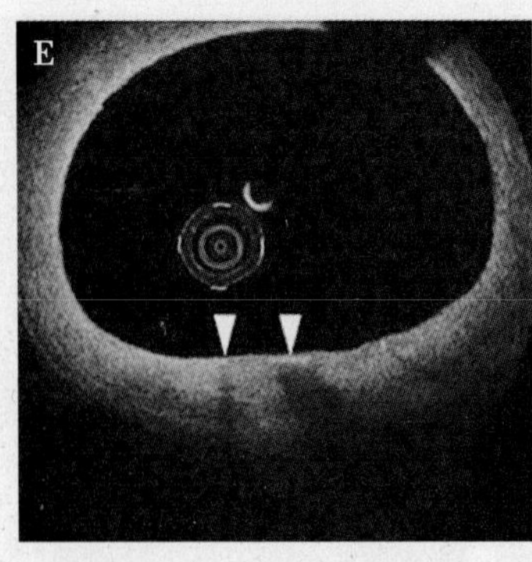

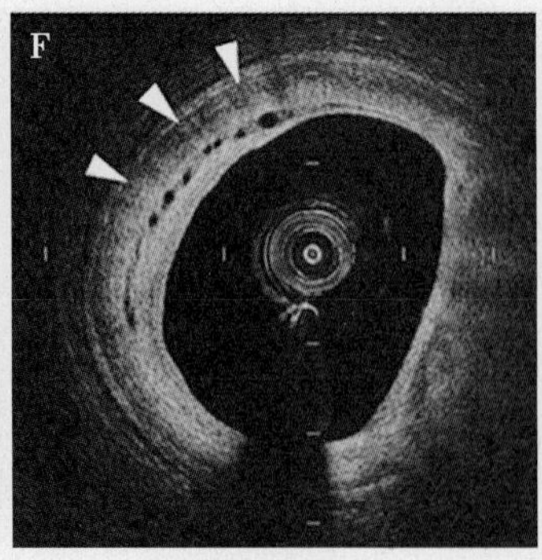

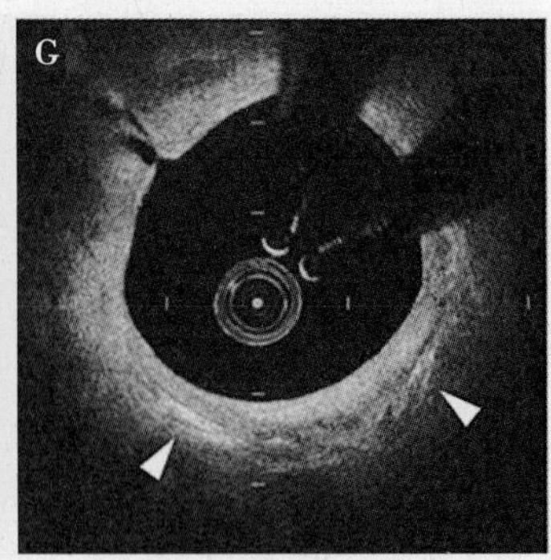

图 8(续)

E. 巨噬细胞(macrophage):箭头处显示表面线性区域清晰,然后信号迅速减弱;高度渗透进入纤维帽中的巨噬细胞是易损斑块的特征标志,OCT 显示斑块表面高强度线性信号,然后线性信号迅速衰减(图 8E);F. 微通道(microchannel):箭头处显示在多个邻近的信号峌峒图像;FOCT 显示的微通道是无信号的管状腔结构,与血管腔不相连接,多个连续层面可见多个邻近的信号峌峒图像(图 8F),微通道存在提示 TCFA 和斑块进展[15]。G. 胆固醇晶体(cholesterol crystal):箭头处显示斑块内的线性高反向散射结构;胆固醇晶体 OCT 图像上显示为斑块内的薄层、线性、高强度信号(图 8G),胆固醇晶体存在提示斑块不稳定[16]

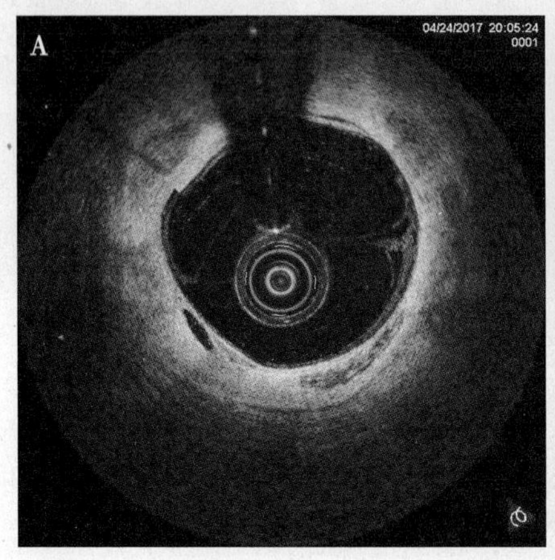

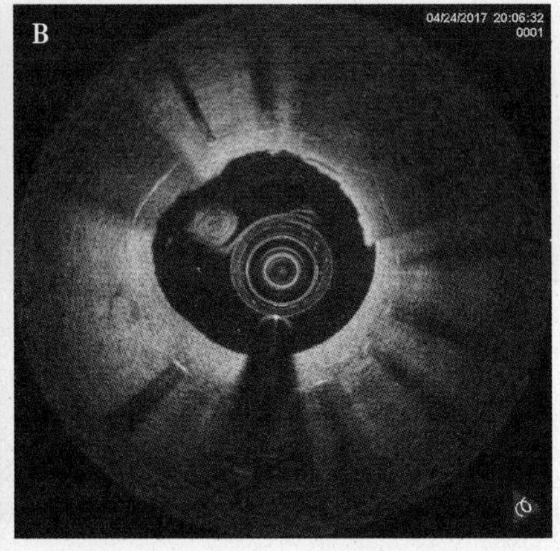

图 9 支架内新生动脉粥样硬化(In-stent neoatherosclerosis)

患者男 67 岁,10 年(2006 年)前植入金属裸支架,2017 年 OCT 显示:A. 内膜弥漫增厚,4~6 点胆固醇结晶斑块,表面可见纤维帽;B. 支架表面内膜弥漫增厚,13~15 点内膜增厚处,可见内膜不规则,内膜下可见脂质池(新生动脉粥样硬化斑块)

NIRS 图像可以分析动脉粥样硬化斑块内的脂质和蛋白含量[19]。NIRS 探测脂质成分的敏感性和特异性分别为 90% 和 93%。导管 NIRS 成像系统已经用于临床(InfraReDx,Burlington,Massachusetts,USA),也称为化学成像(chemogram)(图 10,见文末彩图 10)。

NIRS 值可确定高危斑块。研究发现罪犯血管常常伴有大的脂质负荷指数(LCBI:lipid core burden index);LCBI 大于 400,提示 STEMI 患者罪犯斑块含有大量脂质负荷斑块,是一个理想的 LCBI 分界值。结合 NIRS 和灰阶 IVUS 能更好地评价斑块特征。NIRS 测的 LCBI 结合灰阶超声获得的斑块负荷能明显提高纤维动脉粥样硬化斑块的探测准确性。LCBI>500 容易发生 PCI 术后心肌梗死。这些结果提示 LCBI 未来可用于冠状动脉事件的分层和 PCI 预后评价。NIRS 成像系统缺陷在于 NIRS 不能评估脂质核心的深度和脂质定量。现有的 NIRS 成像系统也不能评估纤维帽和巨噬细胞。

八、冠状动脉血管镜

冠状动脉血管镜(intracoronary coronary angioscopy)通过纤维光学系统可以斑块的表面,体内分标率<150μm。冠状动脉血管镜的优点是分析斑块颜色和斑块表面特征。斑块的颜色分级为:白、浅黄、黄和深黄(图 11,见文末彩图 11)。白色:纤维斑块;黄色:富脂质或坏死核心斑块;深黄色:不稳定斑块,伴有薄纤

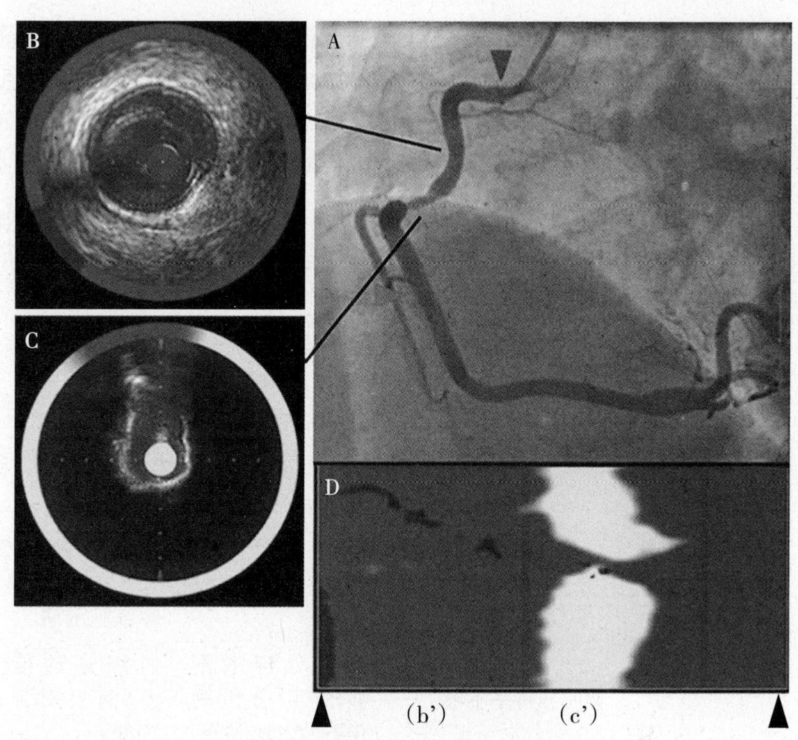

图 10 NIRS-IVUS 探测的右冠状动脉脂质斑块

A. 导管从右冠状动脉的中段(红箭头)自动回抽到右冠状动脉近端(蓝箭头);B.IVUS 显示 9~16 点钟可见斑块,IVUS 图像周围的环代表 NIRS 值,脂质斑块呈黄色,非脂质斑块呈红色,在这个病变中,NIRS 值提示斑块为非脂质斑块;C. 右冠状动脉中段 IVUS 横切面图像显示表面钙化和钙化后无回声阴影,NIRS 值显示近环形脂质斑块;D. 该图显示红箭头和蓝箭头之间的右冠状动脉化学成像,b' 对应图 10B 病变,c' 对应图 10C。NIRS:near infrared spectroscopy;IVUS:intravascular ultrasound

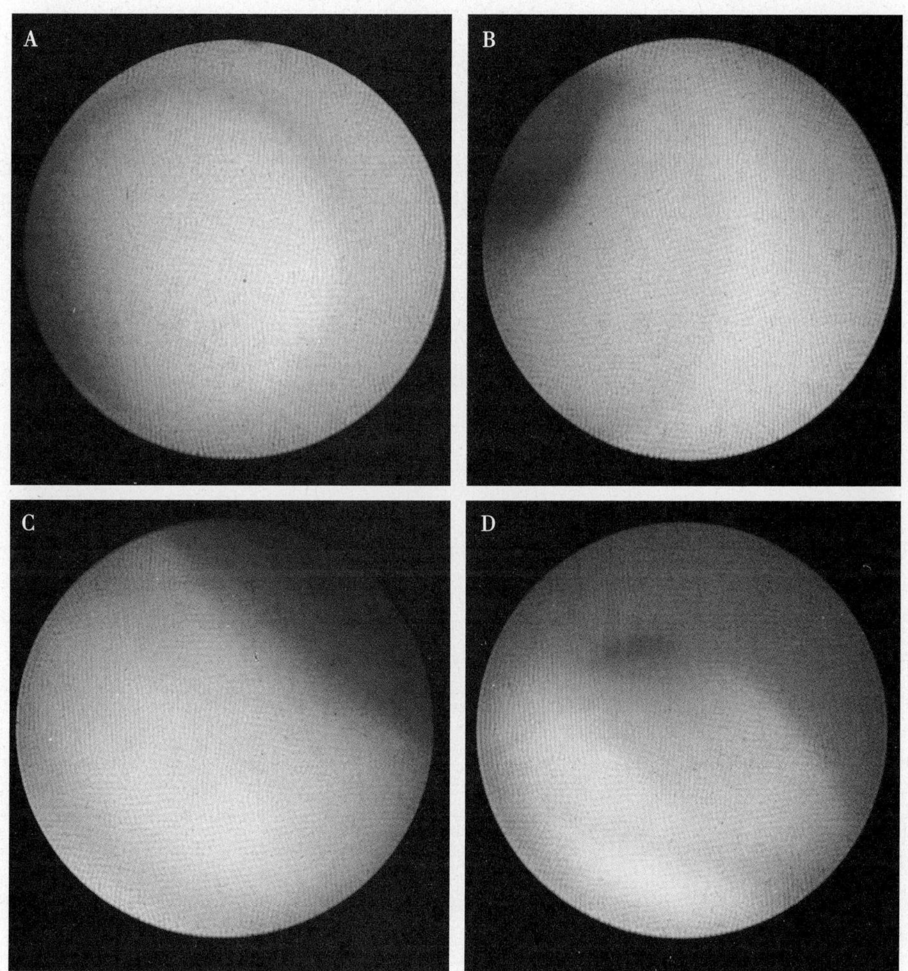

图 11 血管镜斑块分类

A. grade 0 = 白色(white);B. grade 1 = 浅黄(light yellow);C. grade 2 = 黄色(yellow);D. grade 3 = 深黄(intensive yellow)

维帽和大脂质核心。稳定的斑块,表面光滑;复杂的斑块表面不规则;血管镜还可以看到破溃斑块、虫蚀斑块、纤维帽、裂缝斑块和溃疡斑块。血栓的镜下特征为:红色、白色或混合团块,团块与内膜相连或突出于管腔。灰阶 IVUS 探测血栓的敏感度 57%,血管镜探测血栓的敏感度为 100%。血管镜局限性包括:不能定量分析斑块;只能看到管腔内斑块的表面;需要持续注射盐水置换冠状动脉内的血液影响。

表 1 不同血管内成像系统的功能特点

功能特点	灰阶 IVUS	VH-IVUS	OCT	NIRS	血管镜
轴向分辨率	150μm	200μm	10~20μm	N/A	<150μm
预测心血管事件的研究	低回声斑块提示 ACS 风险,高负荷斑块涉及 MACE	最小管腔面积 <4mm^3,斑块负荷 >70%,TCFA 预测 MACE	N/A	LCBI>43.0 可预测 MACE	黄色斑块预测 ACS,支架内黄色斑块预测 MACE 风险
优点	准确测定管腔面积,斑块面积和斑块分步	可分析斑块成分	优秀轴向分辨率,可用于分析纤维帽厚度和巨噬细胞浸润	探测富脂质斑块高度敏感和特异	直接看到斑块颜色和冠状动脉形态
缺点	在分析斑块成分时,轴向分辨率不够	轴向分辨率不够,难以分析钙化下的斑块成分	组织穿透能力差,需要对比剂冲洗	缺乏前瞻性资料	在获取图像时,需要持续注射盐水,很难穿透冠状动脉表面以远

注:IVUS:intravascular ultrasound;VH-IVUS:virtual histology intravascular ultrasound;OCT:optical coherence tomography;NIRS:near infrared spectroscopy;ACS:acute coronary syndrome;MACE:major cardiovascular events

九、总结和展望

现有侵入性体内成像系统可以评估斑块负荷和斑块成分、确定易损斑块、帮助探讨与冠状动脉事件相关的动脉粥样硬化机制和追踪抗动脉硬化药物对冠状动脉硬化的影响。这些器械大大推动了我们对冠状动脉粥样硬化的了解[20],但是这些器械的轴向分辨率、穿透性和区分斑块成分的能力依然有限(表 1)。如果能提高空间分辨率,就能进一步准确分析冠状动脉粥样斑的构成。新一代 OCT 分辨率约为 10μm,可以清晰分析细胞和亚细胞结构。影像融合技术有可能克服每种成像系统的内在限制。例如:NIRS 和 IVUS 融合可以同时评估血管结构和斑块成分。正在研制的新的融合成像系统有希望实现神奇的斑块成像,帮助临床医生理解和观察斑块并更有效地用于处理冠心病患者。

(高传玉 冯宇)

参考文献

1. Suh WM,Seto AH,Margey RJ,et al. Intravascular detection of the vulnerable plaque. Circ Cardiovasc Imaging,2011,4(2):169-178.
2. Vancraeynest D,Pasquet A,Roelants V,et al. Imaging the vulnerable plaque. J Am Coll Cardiol,2011,57(20):1961-1979.
3. O'Rourke RA,Brundage BH,Froelicher VF,et al. American College of Cardiology/American Heart Association Expert Consensus Document on electron-beam computed tomography for the diagnosis and prognosis of coronary artery disease. J Am Coll Cardiol,2000,36(1):326-340.
4. Nissen SE,Yock P. Intravascular ultrasound:novel pathophysiological insights and current clinical applications. Circulation,2001,103(4):604-616.
5. Motoyama S,Kondo T,Sarai M,et al. Multislice computed tomographic characteristics of coronary lesions in acute coronary syndromes. J Am Coll Cardiol,2007,50(4):319-326.
6. Motoyama S,Sarai M,Harigaya H,et al. Computed tomographic angiography characteristics of atherosclerotic plaques subsequently resulting in acute coronary syndrome. J Am Coll Cardiol,2009,54(1):49-57.
7. Schuetz GM,Zacharopoulou NM,Schlattmann P,et al. Meta-analysis:noninvasive coronary angiography using computed tomography versus magnetic resonance imaging. Ann Intern Med,2010,152(3):167-177.
8. Yeon SB,Sabir A,Clouse M,et al. Delayed-enhancement cardiovascular magnetic resonance coronary artery wall imaging:comparison with

multislice computed tomography and quantitative coronary angiography. J Am Coll Cardiol, 2007, 50(5): 441-447.

9. Kawasaki T, Koga S, Koga N, et al. Characterization of hyperintense plaque with noncontrast T1-weighted cardiac magnetic resonance coronary plaque imaging: comparison with multislice computed tomography and intravascular ultrasound. JACC Cardiovasc Imaging, 2009, 6(2): 720-728.
10. Noguchi T, Kawasaki T, Tanaka A, et al. High-intensity signals in coronary plaques on noncontrast T1-weighted magnetic resonance imaging as a novel determinant of coronary events. J Am Coll Cardiol, 2014, 63(10): 989-999.
11. Witzenbichler B, Maehara A, Weisz G, et al. Relationship between intravascular ultrasound guidance and clinical outcomes after drug-eluting stents: the assessment of dual antiplatelet therapy with drug-eluting stents (ADAPT-DES) study. Circulation, 2014, 129(4): 463-470.
12. Pu J, Mintz GS, Biro S, et al. Insights into echo-attenuated plaques, echolucent plaques, and plaques with spotty calcification: novel findings from comparisons among intravascular ultrasound, near-infrared spectroscopy, and pathological histology in 2294human coronary artery segments. J Am Coll Cardiol, 2014, 63(21): 2220-2233.
13. Garcia-Garcia HM, Costa MA, Serruys PW. Imaging of coronary atherosclerosis: intravascular ultrasound. Eur Heart J, 2010, 31(20): 2456-2469.
14. Kume T, Akasaka T, Kawamoto T, et al. Measurement of the thickness of the fibrous cap by optical coherence tomography. Am Heart J, 2006, 152(4): 755. e1-4.
15. Uemura S, Ishigami K, Soeda T, et al. Thin-cap fibroatheroma and microchannel findings in optical coherence tomography correlate with subsequent progression of coronary atheromatous plaques. Eur Heart J, 2012, 33(1): 78-85.
16. Kataoka Y, Puri R, Hammadah M, et al. Cholesterol crystals associate with coronary plaque vulnerability in vivo. J Am Coll Cardiol, 2015, 65(6): 630-632.
17. Nakazawa G, Otsuka F, Nakano M, et al. The pathology of neoatherosclerosis in human coronary implants bare-metal and drug-eluting stents. J Am Coll Cardiol, 2011, 57(11): 1314-1322.
18. Otsuka F, Byrne RA, Yahagi K, et al. Neoatherosclerosis: overview of histopathologic findings and implications for intravascular imaging assessment. Eur Heart J, 2015, 36(32): 2147-2159.
19. Kang SJ, Mintz GS, Pu J, et al. Combined IVUS and NIRS detection of fibroatheromas: histopathological validation in human coronary arteries. JACC Cardiovasc Imaging, 2015, 8(2): 184-194.
20. Honda S, Kataoka Y, Kanaya T, et al. Characterization of coronary atherosclerosis by intravascular imaging modalities. Cardiovasc Diagn Ther, 2016, 6(4): 368-381.

冠心病患者抗血小板治疗研究进展

血小板在冠状动脉粥样硬化性心脏病(冠心病)特别是急性冠脉综合征(ACS)的发生、发展中起到了关键作用,抗血小板治疗是目前冠心病治疗的基石。在当前临床心脏病领域中,双联抗血小板治疗(dual antiplatelet therapy,DAPT)已被广泛应用于稳定型缺血性心脏病、急性冠脉综合征、冠脉旁路移植术(CABG)后或接受经皮冠脉介入治疗(PCI)患者的管理[1]。DAPT 通常是指阿司匹林联合应用一种 P2Y12 抑制剂(例如氯吡格雷或替格瑞洛)。

目前对双联抗血小板在冠心病治疗中的具体应用时程及联合用药策略尚存在分歧。近年来,有关此方面的多项大规模随机临床对照试验结果相继公布。基于这些循证证据,2016 年 3 月,美国心脏病学会与美国心脏协会(ACC/AHA)制定了关于冠心病患者的 DAPT 指南;(2017 年 8 月)欧洲心脏病协会(ESC)和欧洲心胸外科协会(EACTS)联合就冠心病 DAPT 指南进行了更新[2]。本文将结合 DAPT 在冠心病治疗实践中常见的问题,参照最新相关指南及循证证据,对冠心病患者 DAPT 主要进展进行阐述。在冠心病抗血小板治疗中,除上述 DAPT,还有针对血小板糖蛋白(GP)Ⅱb/Ⅲa 受体的拮抗剂,主要静脉应用于血栓高危患者,临床应用相对少,本文主要对冠心病 DAPT 研究进展进行介绍。

一、双联抗血小板药物的选择

(一)抗血小板药物单药治疗

阿司匹林为首选抗血小板药物,对于阿司匹林不能耐受者,可使用氯吡格雷。单药抗血小板治疗仅适用于未行血运重建的稳定性冠心病患者。

抗栓试验协作组(ATT)荟萃分析[3]显示,在高危血管病患者中,阿司匹林治疗可使非致命性心肌梗死降低 34%,非致命性卒中降低 25% 及死亡事件发生率降低 18%。不同剂量的亚组分析提示 75~150mg/d 的疗效和安全性更佳,低于 75mg/d 疗效较差[4]。

CAPRIE 研究[5]提示,在有心肌梗死、卒中或外周血管疾病史的稳定型心绞痛患者,氯吡格雷预防心血管事件优于阿司匹林(325mg/d)(一级终点事件发生率降低 8.7%),其获益主要来自周围血管疾病亚组。因此,对于阿司匹林不耐受的患者,氯吡格雷可作为替代治疗。

目前,尚无随机对照试验在无上述并发症的稳定性冠心病患者中比较阿司匹林和氯比格雷的效果。

(二)双联抗血小板治疗(DAPT)

DAPT 是指阿司匹林加一种血小板 P2Y12 受体拮抗剂,血小板 P2Y12 受体拮抗剂主要有:噻吩吡啶类化合物(噻氯匹定、氯吡格雷、普拉格雷)和直接与 P2Y12 受体可逆性结合的替格瑞洛。噻氯匹定因副作用较多,目前临床较少使用。氯吡格雷是目前国内临床除阿司匹林外使用最多的抗血小板药物,3 种噻吩吡啶类药物均需经肝脏酶(细胞色素 P450 酶)代谢生成活性产物,才能与 P2Y12 受体结合发挥抗血小板作用;替格瑞洛可以与血小板 P2Y12 受体直接(可逆性)结合,因此较其他抗血小板药物起效更快,作用更强。

2017 欧洲冠心病抗血小板指南[2]推荐:对所有 ACS 患者,不论采取保守治疗,还是血运重建,均应予 DAPT:阿司匹林加替格瑞洛(首剂 180mg,后 90mg 2 次 / 天)(ⅠB);对于不能耐受替格瑞洛或普拉格雷的 ACS 患者,包括既往颅内出血史或需要同时口服抗凝药物者,可予阿司匹林加氯吡格雷 DAPT(ⅠA);对于稳定性冠心病支架植入者,应予阿司匹林加氯吡格雷 DAPT(ⅠA)。

有消化道出血史使用 DAPT 的患者,应予质子泵抑制剂(PPI)3~6 个月,其后可考虑继续或间断服用 PPI(Ⅰa)[6-7];有高危消化道出血风险(如高龄、合并使用激素、抗凝药物或非甾体抗炎药物)并应用 DAPT 的患者,也可考虑给予 PPI 1~3 个月(Ⅱa)[6-7]。

CLARITY 试验[8]和 CURE 试验[9]奠定了阿司匹林 + 氯吡格雷 DAPT 在 ACS 中应用的地位。

在CLARITY试验[8]中，入选了3491例年龄小于75岁ST抬高急性心肌梗死（STEMI）患者，接受阿司匹林+氯吡格雷常规剂量治疗（负荷剂量300mg+75mg/日）其主要终点事件（死亡、心肌梗死和造影时梗死相关动脉闭塞的联合终点）的发生率显著降低（36%，P<0.001）。

CURE试验[9]入选12 562例发病24小时内的非ST抬高急性心肌梗死（NSTEMI）患者，随机分为阿司匹林+氯吡格雷组（300mg负荷剂量，75mg/d维持）和阿司匹林+安慰剂组，观察3~12个月，一级终点事件（心血管性死亡、非致命性心肌梗死、卒中）两组发生率分别为9.3%和11.4%（RR 0.80，P<0.001）。其缺血事件、心力衰竭（心衰）以及再次血运重建的发生率氯吡格雷组明显低于安慰剂组。

作为推荐替格瑞洛（替代氯吡格雷）使用核心证据的PLATO研究[10]，入选了18 624例STEMI或者NSTEMI的ACS住院患者，12个月的随访研究发现，与氯吡格雷组相比较，替格瑞洛组主要终点事件（心血管性死亡、心肌梗死、卒中）的发生率降低11%（9.8%对1.7%；P<0.001）；在全因死亡率方面，替格瑞洛组也显著低于氯吡格雷组（4.5%对5.9%；P<0.001）；而在安全性方面，替格瑞洛组与氯吡格雷相比在严重出血率比较差异无统计学意义（11.6%对1.2%；P=0.43），但是非CABG相关的出血风险，替格瑞洛组高于氯吡格雷组（4.5%对3.8%，P=0.03）。

二、双联抗血小板治疗（DAPT）的时程

对于冠心病DAPT适宜的时程是近年来冠心病研究领域主要探讨的课题之一，且尚存在不同的意见。

2017年欧洲冠心病抗血小板治疗指南建议[11]：对于ACS，无论采取何种治疗措施（保守或血运重建），除非是出血高危患者，均应予12个月的DAPT（IA）；对于出血高危的患者（如：PRECISE-DAPT≥25）DAPT时程可缩短至6个月，6个月后单用阿司匹林治疗；对于稳定性冠心病植入支架患者，不论支架类型如何，建议予阿司匹林+氯吡格雷DAPT 6个月（Ⅰ A）；稳定性冠心病行药物球囊治疗者，也建议DAPT 6个月（Ⅱa B）；对于此部分患者中出血高危者（如：PRECISE-DAPT≥25），DAPT可考虑缩短至3个月（Ⅱa B），而出血低危、缺血高危且已耐受DAPT、无出血并发症者，可继续DAPT（阿司匹林+氯吡格雷）6~30个月（Ⅱb A）。

DAPT研究[12]，共纳入9961例ACS患者，冠脉支架植入后双联抗血小板（阿司匹林+氯吡格雷/普拉格雷）治疗30个月与12个月相比，降低了支架内血栓(0.4%对1.4%，P<0.001)及MACE事件(4.3%对5.9%，P<0.001)，但是同时显著增加出血风险（2.5%对1.6%，P=0.001）。

ITALIC试验[13]入选2031例植入第二代药物洗脱支架非阿司匹林抵抗的患者，随机分为24个月双抗和6个月双抗两组，随访12个月，结果显示，6个月的短程双抗与24个月长时程双抗相比，在缺血事件及出血风险方面均未见统计学差异。

TOPIC研究[14]，入选646例应用替格瑞洛（+阿司匹林）治疗1个月无不良事件的ACS患者，随机分为转为氯吡格雷治疗组，和继续替格瑞洛治疗组，治疗随访1年，结果显示，继续替格瑞洛组出血风险增加，净获益减少。

目前的观点倾向认为[2,11]，DAPT的时程应根据每个患者缺血和出血风险的大小，个体化决定DAPT时程的长短，而且由于缺血和出血风险的大小在治疗过程中会发生动态变化，因此有必要动态评价每个患者在治疗随访中缺血与出血风险的变化情况（表1）。

表1　DAPT欧美最新指南比较

冠心病类型	ESC 2017 DAPT[2]	ACC/AHA 2016 DAPT[6]
ACS（药物、药物或裸支架）	• 12个月（Ⅰ-A） • 出血高危者6个月（Ⅱa-B） • 既往心肌梗死史且出血低危者，可考虑使用>12个月（Ⅱb-B）	• 至少12个月（Ⅰ-B） • 出血高危者6个月（Ⅱb-C） • 出血低危者，可考虑使用>12个月（Ⅱb-A）
稳定性冠心病（裸支架）	• 6个月（Ⅰ-A） • 出血高危者1个月（Ⅱb-C）或3个月（Ⅱa-B）	• 至少1个月（Ⅰ-A）
稳定性冠心病（药物支架）	• 6个月（Ⅰ-A） • 出血高危者1个月（Ⅱb-C）或3个月（Ⅱa-B）	• 至少6个月（Ⅰ-B）

PRECISE-DAPT 评分[15]可以用来评价冠心病患者出血风险，该评分系统包括以下 5 个较容易获得的变量：出血史、年龄、肌酐清除率、血红蛋白水平和白细胞计数，总分 100 分，如果一个 ACS 患者得分大于 25 分，最长的 DAPT 时程应缩短至 6 个月[11]。

除 PRECISE-DAPT 评分外，尚有 DAPT 评分[16]帮助医生和患者评价缺血和出血风险，但仅适用于已完成 12 个月 DAPT 的患者。但这些评分工具尚未被随机对照试验（RCT）验证。

2017 年欧洲冠心病抗血小板治疗指南推荐[2]：可以考虑应用评分方法指导 DAPT 时程（Ⅱb A）。

三、抗血小板低反应及实验室检测

已有的多项观察性研究显示，对抗血小板药物（阿司匹林和氯吡格雷）低反应的患者有较高的心血管缺血事件发生风险[2,17-19]。目前在实验室可以通过检测血小板功能或相关基因多态性（如细胞色素 P450（CYP）基因多态性）判断抗血小板药物的对血小板抑制作用大小。然而，目前的随机对照试验均未发现血小板功能检测指导的抗血小板治疗方案具有的有益价值[2,20]。因此，目前指南并不推荐对抗血小板治疗行常规血小板功能或基因检测。

四、冠心病合并房颤的抗血小板治疗

目前的指南[2]建议：对于合并房颤有抗凝适应证的 ACS 患者，如果出血风险不高，应予阿司匹林、氯吡格雷及口服抗凝药三联抗血栓治疗 6 个月，然后用其中一种抗血小板药加口服抗凝药至 12 个月，12 个月后予口服抗凝药单药抗栓治疗，口服抗凝药可以用维生素 K 抑制剂（VKA：华法林）或低剂量的新型口服抗凝药（如：达比加群 110mg bid 或利伐沙班 20md qd）；对于出血风险高的患者，三联抗栓可用 1 个月，然后一种抗血小板药加口服抗凝药至 12 个月，12 个月后予口服抗凝药单药抗栓治疗；对于稳定性冠心病植入支架并房颤有抗凝适应证者，仅予三联抗血栓治疗 1 个月。

两项针对 ACS 合并房颤患者抗血栓治疗的研究（PIONEER 试验[21]和 RE-DUAL PCI 试验[22]）结果均显示，双联抗血栓治疗（氯吡格雷 + 一种新型口服抗凝药）较传统三联抗血栓治疗（阿司匹林 + 氯吡格雷 +VKA）出血风险显著降低，而缺血事件发生率无差异。此两项研究结果对今后 ACS 合并房颤患者抗血栓治疗策略的选择可能具有一定的指导作用。

五、其他冠心病特殊人群抗血小板治疗策略

其他冠心病特殊人群（如高龄、合并上消化道出血、脑卒中、肾功能不全等）抗血小板治疗策略，可参见国内已发表的急性冠脉综合征 / 稳定性冠心病特殊人群抗血小板中国专家建议 / 共识[7,23]。

在当前的医学研究中，人们在注重循证医学证据的同时，对精准医学越来越多地给予了关注。同样，在冠心病抗血小板治疗中，我们一方面要遵循目前已有的循证证据 / 指南，同时我们也要注重个体化“精准”治疗原则。种族可能是冠心病抗血小板治疗策略的选择中一个重要的影响因素。已有的研究显示，亚洲人群在缺血和出血风险方面不同于西方人群，与西方人群相比，亚洲人群在 PCI 术后尽管存在较高的血小板反应性，但缺血事件发生率较低，而出血风险相对高，此现象被称为“东亚谬论”[20]。然而，在目前已有的多数研究及指南中，并未考虑种族对冠心病抗血小板治疗作用的影响。因此，在临床实践中，一方面我们要参照国外已有的循证证据和相关指南，同时也要结合我们国人自身的特点，选择适合国人的治疗策略；将国外相关研究在国内人群进一步验证或探讨适合国人的循证证据，是当今及将来医学研究，包括冠心病抗血小板治疗领域，一重要的研究方向。

（杨新春　李奎宝）

参考文献

1. 沈迎，张瑞岩，沈卫峰 . 冠心病患者双联抗血小板治疗策略进展——ACC/AHA 冠心病患者双联抗血小板治疗指南更新解读 . 心脑血管病防治，2016，16（3）：169-173.

2. Valgimigli M, Bueno H, Byrne RA, et al. 2017 ESC focused update on dual antiplatelet therapy in coronary artery disease developed in collaboration with EACTS: The task Force for dual antiplatelet therapy in coronary artery disease of the European Society of Cardiology (ESC) and of the European Association for Cardio-Thoracic Surgery (EACTS). Eur Heart J, 2018, 39 (3): 213-260.

3. Antithrombotic Trialists' Collaboration. Collaborative meta-analysis of randomised trials of antiplatelet therapy for prevention of death, myocardial infarction, and stroke in high risk patients. BMJ, 2002, 324 (7329): 71-86.

4. Campbell C, Smyth S, Montalescot G, et al. Aspirin dose for the prevention of cardiovascular disease: A systematic review. JAMA, 2007, 297 (18): 2018-2024.

5. CAPRIE Steering Committee. A randomised, blinded, trial of clopidogrel versus aspirin in patients at risk of ischaemic events (CAPRIE). CAPRIE Steering Committee. Lancet, 1996, 348 (9038): 1329-1339.

6. Levine GN, Bates ER, Bittl JA, et al. 2016 ACC/AHA Guideline Focused Update on Duration of Dual Antiplatelet Therapy in Patients With Coronary Artery Disease: A Report of the American College of Cardiology/American Heart Association Task Force on Clinical Practice Guidelines: An Update of the 2011 ACCF/AHA/SCAI Guideline for Percutaneous Coronary Intervention, 2011 ACCF/AHA Guideline for Coronary Artery Bypass Graft Surgery, 2012 ACC/AHA/ACP/AATS/PCNA/SCAI/STS Guideline for the Diagnosis and Management of Patients With Stable Ischemic Heart Disease, 2013 ACCF/AHA Guideline for the Management of ST-Elevation Myocardial Infarction, 2014 AHA/ACC Guideline for the Management of Patients With Non-ST-Elevation Acute Coronary Syndromes, and 2014 ACC/AHA Guideline on Perioperative Cardiovascular Evaluation and Management of Patients Undergoing Noncardiac Surgery. Circulation, 2016, 134 (10): e123-e155.

7. 中国医师协会心血管内科医师分会血栓防治专业委员会，中华医学会心血管病学分会介入心脏病学组，中华心血管病杂志编辑委员会．急性冠状动脉综合征特殊人群抗血小板治疗中国专家建议．中华心血管病杂志，2018，46（4）：255-266.

8. Sherwood MW, Morrow DA, Scirica BM, et al. Early dynamic risk stratification with baseline troponin levels and 90-minute ST-segment resolution to predict 30-day cardiovascular mortality in ST-segment elevation myocardial infarction: analysis from CLopidogrel as Adjunctive ReperfusIon TherapY (CLARITY)-Thrombolysis in Myocardial Infarction (TIMI) 28. Am Heart J, 2010, 159 (6): 964-971.e1.

9. Mehta SR, Yusuf S, Peters RJ, et al. Effects of pretreatment with clopidogrel and aspirin followed by long-term therapy in patients undergoing percutaneous coronary intervention: The PCI-CURE study. Lancet, 2001, 358 (9281): 527-533.

10. Cannon CP, Harrington RA, James S, et al. Comparison of ticagrelor with clopidogrel in patients with a planned invasive strategy for acute coronary syndromes (PLATO): a randomised double-blind study. Lancet, 2010, 375 (9711): 283-293.

11. Alber HF, Huber K. Changes and innovations of the 2017 ESC guidelines on dual antiplatelet therapy in coronary artery disease-a review. Wien Klin Wochenschr, 2018.

12. Mauri L, Kereiakes DJ, Yeh RW, et al. Twelve or 30 months of dual antiplatelet therapy after drug-eluting stents. N Engl J Med, 2014, 371 (23): 2155-2166.

13. Gilard M, Barragan P, Noryani AAL, et al. 6- versus 24-month dual antiplatelet therapy after implantation of drug-eluting stents in patients nonresistant to aspirin: The randomized, multicenter italic trial. J Am Coll Cardiol, 2015, 65 (8): 777-786.

14. Cuisset T, Deharo P, Quilici J, et al. Benefit of switching dual antiplatelet therapy after acute coronary syndrome: the TOPIC (timing of platelet inhibition after acute coronary syndrome) randomized study. Eur Heart J, 2017, 38 (41): 3070-3078.

15. Costa F, van Klaveren D, James S, et al. Derivation and validation of the predicting bleeding complications in patients undergoing stent implantation and subsequent dual antiplatelet therapy (PRECISE-DAPT) score: a pooled analysis of individual-patient datasets from clinical trials. Lancet, 2017, 389 (10073): 1025-1034.

16. Chaturvedula S, Diver D, Vashist A. Antiplatelet therapy in coronary artery disease: a daunting dilemma. J Clin Med, 2018, 7 (4). pii: E74.

17. Bonello L, Tantry US, Marcucci R, et al. Consensus and future directions on the definition of high on-treatment platelet reactivity to adenosine diphosphate. J Am Coll Cardiol, 2010, 56 (12): 919-933.

18. Guirgis M, Thompson P, Jansen S. Review of aspirin and clopidogrel resistance in peripheral arterial disease. J Vasc Surg, 2017, 66 (5): 1576-1586.

19. Price MJ. Bedside evaluation of thienopyridine antiplatelet therapy. Circulation, 2009, 119 (19): 2625-2632.

20. Kang J, Kim HS. The evolving concept of dual antiplatelet therapy after percutaneous coronary intervention: Focus on unique feature of east asian and "asian paradox". Korean Circ J, 2018, 48 (7): 537-551.

21. Gibson CM, Mehran R, Bode C, et al. Prevention of bleeding in patients with atrial fibrillation undergoing PCI. N Engl J Med, 2016, 375 (25): 2423-2434.

22. Cannon CP, Bhatt DL, Oldgren J, et al. Dual antithrombotic therapy with dabigatran after PCI in atrial fibrillation. N Engl J Med, 2017, 377 (16): 1513-1524.

23. 中国老年学学会心脑血管病专业委员会，中国康复医学会心脑血管病专业委员会．稳定性冠心病口服抗血小板药物治疗中国专家共识．中华心血管病杂志，2016，44（2）：104-111.

急性冠脉综合征患者抗血小板的“降阶治疗”策略

心血管疾病，特别是发生急性冠脉综合征（ACS）是全球致死及致病的重要原因之一[1]。导致 ACS 事件的病理生理学机制被公认为冠脉内粥样斑块侵蚀或破裂以及随后形成血栓[2-3]。随后发生由血小板和血浆凝血因子驱动的细胞内信号转导，并导致血栓形成。冠脉内血栓形成的最终后果是完全或部分血管闭塞，并导致ACS患者常见的特征性症状和体征[2-4]。阿司匹林联合血小板 $P2Y_{12}$ 受体抑制剂（$P2Y_{12}$ 抑制剂）的双联抗血小板治疗（DAPT）是近 10 余年来 ACS 患者以及行经皮冠脉介入术（PCI）患者预防冠脉血栓事件的推荐治疗策略[5,6]。氯吡格雷、普拉格雷和替格瑞洛是目前最常用的口服 $P2Y_{12}$ 抑制剂[7]。尽管氯吡格雷是治疗 ACS 的经典 $P2Y_{12}$ 抑制剂并得到长期、广泛应用[8,9]，但目前指南均推荐优选新型 $P2Y_{12}$ 抑制剂普拉格雷和替格瑞洛而非氯吡格雷，因为新型 $P2Y_{12}$ 抑制剂可进一步降低血栓形成的风险、净临床获益更佳[5,6,8,10,15]。由于不同口服 $P2Y_{12}$ 抑制剂在 ACS 的不同阶段被证实具有不同的获益和风险，目前临床医生可以基于患者的具体临床情况在不同的 $P2Y_{12}$ 抑制剂之间进行转换[16]。但是，由于出血风险增加、呼吸困难、治疗依从性和（或）费用问题，存在部分患者使用新型 $P2Y_{12}$ 抑制剂（替格瑞洛）出现提前停药，因此而带来了血栓事件的风险增高[10,11]。因此，通过减少剂量、缩短用药时间和从新型 $P2Y_{12}$ 抑制剂转换为经典 $P2Y_{12}$ 抑制剂（从替格瑞洛或普拉格雷到氯吡格雷）即“降阶治疗”，可能更利于减少缺血和出血的不良事件。

本文综合回顾了相关文献，希望能够为临床优化 ACS 患者抗血小板治疗提供一些参考意义。

一、“降阶治疗”的背景和定义

探索“降阶治疗”策略有多种原因。首先，严重出血事件与死亡率增加相关，因此要控制抗血小板治疗的强度以减少出血的发生，而随着 ACS 病情的演变，出血事件的风险逐渐增加而缺血风险下降是需要“降阶治疗”最重要的原因。其次，对于使用普拉格雷的低体重和老年患者剂量要求的不明确，替格瑞洛要求的每天 2 次给药，以及后者较频繁发生的呼吸困难等副作用限制了这些新型抑制剂的广泛和长期使用[17]。第三，与氯吡格雷相比，使用替格瑞洛和普拉格雷引起的药物花费较多，这也会影响患者的依从性。简而言之，如果发生较多的药物相关不良反应、出血风险或需要同时口服抗凝药或者必须减少药物开支的问题时，就需要考虑“降阶治疗”。

“降阶治疗”包括任何对 ACS 患者抗血小板治疗强度减少的治疗方法，旨在与 ACS 早期不稳定斑块破裂导致的高血栓风险、而随后血栓风险逐渐下降、不稳定斑块趋于愈合的病理生理演变状态相一致，进行适当、合理及个体化的抗栓治疗，比如换用相对弱效的 $P2Y_{12}$ 受体抑制剂、减少其剂量或缩短 DAPT 用药时间或早期（ACS 后 3 个月）改用 $P2Y_{12}$ 受体抑制剂单药治疗等。

二、“降阶治疗”相关研究和初步结果简介

（一）早期 $P2Y_{12}$ 受体抑制剂单药治疗

当前国内外相关指南推荐植入药物洗脱冠脉支架（DES）的 ACS 患者应当接受阿司匹林联合强效 $P2Y_{12}$ 抑制剂（特别是替格瑞洛）的 DAPT 至少 12 个月。为了减少这类患者在强效抗栓前提下的出血风险，应用更强效的 $P2Y_{12}$ 抑制剂替格瑞洛单药治疗是否可替代阿司匹林联合替格瑞洛的 DAPT 是正在探索的热点问题[18]。其中之一的研究是正在进行的多国、随机、双盲、安慰剂对照的 TWILIGHT 研究（高危缺血患者冠脉介入术后替格瑞洛联合阿司匹林或替格瑞洛单药治疗；ClinicalTrials.gov 识别号 NCT02270242）。该研究旨在检验一种研究假设：那些 DES 植入术后接受 DAPT（阿司匹林 81~100mg/d+ 替格瑞洛 90mg × 2 次 / 日）3 个月的高危 ACS 患者，在减少临床相关出血事件上替格瑞洛单药治疗 12 个月是否优于 DAPT（替

格瑞洛+阿司匹林)12个月。该研究的第二重要假设是替格瑞洛单药治疗在减少严重缺血事件上不劣于替格瑞洛+阿司匹林。本研究纳入≥65岁的ACS患者,且存在至少一个高危缺血因素(比如糖尿病或慢性肾病)以及至少一个血管造影缺血危险因素。研究筛查后,患者会被随机分组至替格瑞洛+阿司匹林治疗组或替格瑞洛+安慰剂治疗组,于3个月、9个月以及15个月进行随访。

此研究特别设计为高危缺血PCI人群中撤除阿司匹林的安全性和有效性,在主要出血终点事件上是否统计学上有效力。预期TWILIGHT研究结果可能会对改变PCI术后长期抗血小板药物治疗的临床实践提供重要的相关信息。

(二)减少 $P2Y_{12}$ 受体抑制剂剂量

替格瑞洛是一种强效、直接作用的 $P2Y_{12}$ 抑制剂,目前欧洲和美国ACS指南中其推荐等级均高于氯吡格雷[13,15,19]。PLATO研究显示替格瑞洛抑制血小板会减少ACS患者动脉粥样血栓事件[10],这显著促进了该药物在现今临床实践中的广泛使用[20]。

但是使用替格瑞洛抑制血小板的强度和时程在心肌梗死(MI)后的急性期和接下来的稳定期应当有所不同[21]。在PEGASUS-TIMI54研究中,将合并至少一种动脉粥样血栓危险因素的MI 1~3年患者随机分为3组(均服用低剂量阿司匹林)给予DAPT 12个月:替格瑞洛90mg(2次/日),替格瑞洛60mg(2次/日),或氯吡格雷75mg(1次/日)[22]。与替格瑞洛90mg(2次/日)相比,替格瑞洛60mg(2次/日)血小板抑制程度稍低,但仍比氯吡格雷75mg(1次/日)强效[22]。与氯吡格雷75mg(1次/日)相比,两种剂量的替格瑞洛均显著减少12个月随访期内的心血管死亡、MI或卒中的主要终点,90mg组减少15%的相对风险,60mg组减少16%[90mg组:HR 0.85,95% CI 0.75~0.96,P=0.008;60mg组:HR 0.84,95% CI 0.74~0.95,P=0.004]。替格瑞洛组TIMI严重出血发生率(90mg组2.60%,60mg组2.30%)高于氯吡格雷组(1.06%)(不同剂量组与氯吡格雷组相比 P<0.001);3组中的颅内出血或致命出血发生率未见统计学差异(为90mg替格瑞洛组0.63%,60mg替格瑞洛组0.71%和氯吡格雷组0.60%,P>0.05)[23]。替格瑞洛60mg组相似的效力和更低的不良事件发生率,使其在ACS患者长期抗血小板治疗中似乎更有优势。

PEGASUS-TIMI 54亚组研究显示,低剂量组替格瑞洛及其活性代谢物(ARC124910XX)的血浆浓度分别降低了62%~65%和54%,但患者出现血小板高反应性(HPR)的发生率仍然较低(3.5%)[24]。在糖尿病患者中,替格瑞洛60mg与90mg剂量相比,在抑制血小板反应性方面同样有效[41]。然而,与PLATO研究相比,PEGASUS-TIMI 54研究中替格瑞洛停药更为常见[25]。服用替格瑞洛90mg的患者第一年停药率比服用替格瑞洛60mg的患者明显增高[26]。既往罹患急性心肌梗死(AMI)的患者接受DAPT时更容易出现替格瑞洛的停用,常见原因是在开始治疗后不久即出现了轻中度出血临床事件[23]。另一方面,PEGASUS-TIMI 54研究显示出替格瑞洛60mg组患者更佳的耐受性、更低的停药率,且抗缺血的有效性相似,因此倾向于支持相对稳定的冠心病患者使用低剂量替格瑞洛。在AMI的急性期严重不良心血管事件的发生率较高,包括心血管死亡、MI和卒中,随着MI的病理生理学演变,在1个月后上述事件的发生率会逐渐下降至一个相对稳定的水平,病情趋于稳定[10,11,27,28]。

正在进行的ELECTRA研究(ClinicalTrials.gov识别号:NCT03251859)[29]是一项随机、开放标签,药物代谢动力学及药物效应动力学研究。研究目的是评估近期患AMI并接受直接PCI的稳定期冠心病患者减少替格瑞洛的维持剂量对血小板抑制率的影响。入选发生AMI并接受直接PCI的患者被随机分为2组:替格瑞洛90mg(2次/日)治疗45天组和替格瑞洛90mg(2次/日)治疗30天后,减少维持剂量至60mg(2次/日),继续治疗15天组。研究将会比较两组的血小板功能情况。如果提示替格瑞洛减量组仍能够达到较理想的血小板抑制结果,则可能为更早减少替格瑞洛剂量的治疗方式提供证据支持。

(三)减少双联抗血小板治疗的用药时间

当前欧洲ESC-STEMI指南(2017)[14]和美国DAPT指南(2016)[30]以及中国经皮冠状动脉介入治疗指南(2016)、非ST段抬高型急性冠状动脉综合征诊断和治疗指南(2016)均建议ACS患者接受DAPT至少12个月,这种策略对于血栓风险持续增加的患者是合适的(包括6个月后支架血栓以及自发心血管事件)。但研究发现长期使用DAPT会导致更多的出血事件并增加全因死亡率,因此可能抵消心性死亡和非致死性缺血性事件的减少所带来的益处[33,34]。

近期研究结果提示，对于植入新一代 DES 的中低危 ACS 患者，相比给予 12 个月或更长[31-35]或 24 个月[36]DAPT，给予 3~6 个月 DAPT 在心血管事件或严重出血事件发生风险方面未见明显差异。

韩雅玲院士牵头的 I-LOVE-IT 2 研究[36]纳入接受 PCI 的稳定冠心病或 ACS 患者，随机进入接受新型生物可降解聚合物药物洗脱支架（BP-DES）组的亚组患者再次被随机化（1∶1）分组至接受 6 个月 DAPT（100mg 阿司匹林 +75mg 氯吡格雷）或 12 个月 DAPT 治疗，主要终点为 12 个月靶病变失败（TLF）。结果：接受 BP-DES 的患者接受 6 个月 DAPT 组和 12 个月 DAPT 组在 12 个月随访期内 TLF 未见明显差异[6.8% vs. 5.9%，P>0.05，95% CI 0.87%（-1.37%~3.11）]，提示接受 BP-DES 植入的中低危 ACS 或稳定冠心病患者给予 6 个月的 DAPT 是安全的，为临床提供了有意义的参考价值。最近发表的 SMART-DATE 研究[37]入选 ACS 植入 DES 后的患者（2712 例），结果提示 6 个月 DAPT（n=1357）与 ≥12 个月 DAPT（n=1355）在 MACCE（18 个月全因死亡、MI 或卒中的复合终点）方面结果相似（4.7% vs. 4.2%，绝对风险差异 0.5%，95% CI 单侧上限 1.8%，非劣性 P=0.03，预设非劣性边界 2.0%）。然而，6 个月 DAPT 组比 ≥12 个月 DAPT 组再次心肌梗死发生率明显增加[1.8% vs. 0.8%，95% CI 2.41（1.15~5.05），P=0.02]。值得注意的是，在该项研究中，6 个月 DAPT 组患者中应用氯吡格雷的比例为 79.7%，12 个月或更长时间 DAPT 的应用中氯吡格雷的比例为 81.8%。

总之，上述研究表明 6 个月甚至 3 个月的最少用药时间对于低危 ACS 及稳定冠心病患者植入二代 DES 后是有效的，而对于 ACS 患者，延长 DAPT 用药时间超过 12 个月似乎对于高危患者有益，最显著的是对既往 MI 患者有益。

（四）将强效 $P2Y_{12}$ 抑制剂换为氯吡格雷

虽然多个国际指南推荐在发生 ACS 后第一年 DAPT 方案首选普拉格雷或替格瑞洛与阿司匹林进行联合[14,30]，但是在临床实际中时常出现由于患者具体临床因素和（或）经济负担等原因改换为氯吡格雷的“降阶治疗”情况[38]。研究显示，临床上从替格瑞洛换为氯吡格雷的潜在原因被总结为既往颅内出血、呼吸困难、心动过缓、活动性出血或出血风险增加、痛风史、药品较难获得以及费用上的考虑等[38-39]，院内“降阶治疗”的发生率为 5%~14%[37,39-46]。而出院后换用 $P2Y_{12}$ 抑制剂发生于 5%~8% 的患者，其中大多数情况为“降阶治疗”[44]。

近期一项对观察性研究和注册研究进行的 meta 分析报告表明[47-48]，从替格瑞洛到氯吡格雷的“降阶”换药发生率为 19%，较上述研究结果更高。住院治疗的换药发生率最高（22%），其次是出院时（20%），随访至出院 1 年，发现 17% 的出院患“降阶”换药至氯吡格雷，评估与“降阶”至氯吡格雷相关的临床结局发现，严重不良心脑血管事件（MACCE）的发生率为 2.1%（95% CI 0.9~3.3），其中，心血管死亡率为 1.4%（95% CI 0~2.9），MI 发生率为 2.0%（95% CI 0.3~3.8），全因死亡率为 3.1%（95% CI 0.4~5.9）。对于出血事件，全部出血（严重和轻微）发生率为 3.3%（95% CI 1.7~4.9），严重出血发生率为 1.1%（95% CI 0.3~2.5）。因此，部分患者可能是由于出现了临床出血事件继而驱动患者选择了“降阶治疗”。

TOPIC 研究表明，发生 ACS 后应用阿司匹林 + 新型 $P2Y_{12}$ 抑制剂 1 个月后，降阶至阿司匹林 + 氯吡格雷（降阶组），结果显示可以减少出血并发症，其中大多数是轻微出血[46]。虽然该项研究并未显示缺血事件在降阶组与非降阶组间存在差异，但应该考虑到研究样本量有限等因素，其结果并不能排除随机性误差。TROPICAL-ACS 研究结果提示，服用普拉格雷 1 周后采用血小板功能检测（PFT）指导抗血小板降阶治疗（至氯吡格雷）在 1 年净临床获益方面不劣于普拉格雷标准治疗[38]。TROPICAL-ACS 研究并未显示“降阶治疗”增加任何缺血事件，尽管有出血事件减少的趋势，但没有统计学差异。迄今为止，TROPICAL-ACS 是唯一使用 PFT 结果来调整（降阶）抗血小板治疗的随机对照临床试验。

因此，基于上述临床研究证据，可能对于中低危的冠心病患者进行 DAPT 时，可以根据其具体病情，综合判断，制订个体化的 DAPT 策略，“降阶治疗”是值得考虑和推荐的。

1. 从替格瑞洛换为氯吡格雷 从新型 $P2Y_{12}$ 受体抑制剂替格瑞洛如何更好地转换为氯吡格雷，相关研究数据非常有限。由于替格瑞洛失效迅速（3~5 天）[49]，若停用替格瑞洛并继而每日 75mg 氯吡格雷代替，则在氯吡格雷尚未完全起效（5~7 天）时，替格瑞洛即已失效，则可能出现抗血小板治疗的空窗期，增加患者血栓事件发生风险。而且即使给予 600mg 氯吡格雷负荷量，其药效学也存在较高的个体化差异[50]。

基于这些考虑，当从替格瑞洛降阶为氯吡格雷时，应当更适宜给予600mg氯吡格雷负荷量一次，因大部分患者服600mg氯吡格雷负荷量后2~6小时发挥作用。一项药效学研究显示末次替格瑞洛维持量12小时后换用普拉格雷存在药物间相互作用，表明普拉格雷的$P2Y_{12}$受体受到替格瑞洛的残留影响，可能增加出血风险[51]。因此，建议替格瑞洛转换为氯吡格雷，而不是转换为普拉格雷，并且应在替格瑞洛停用至少12小时后，再给予600mg氯吡格雷负荷量一次，这有利于有足够的时间清除替格瑞洛及其代谢物（半衰期8~12小时）。

近期一项前瞻性、随机、开放标签的临床研究（SWAP-4研究，NCT02287909）[52]基于药效学评估从替格瑞洛降阶至氯吡格雷的最佳策略。入选对象为接受维持量阿司匹林（81mg/d）和替格瑞洛（180mg负荷量，随后90mg×2次/日维持量）的患者。在给予7天的替格瑞洛维持量治疗后，患者（n=80）被随机分为4组：A组，替格瑞洛末次维持量24小时后给予氯吡格雷600mg负荷量（氯吡格雷600mg/d）；B组，替格瑞洛末次维持量12小时后给予氯吡格雷600mg负荷量（氯吡格雷600mg/12h）；C组，替格瑞洛末次维持量24小时后给予氯吡格雷75mg维持量（氯吡格雷75mg/d）；以及D组，替格瑞洛90mg×2次/日维持量（替格瑞洛90mg×2次/日）。与氯吡格雷治疗作为维持药物相比，替格瑞洛90mg×2次/日作为维持量的D组的血小板反应性最低。随着时间延长，A组和B组的最大血小板聚集（MPA）比C组更低（P=0.041，P=0.028）。A组和B组之间并无药效学差异。这些发现表明，从替格瑞洛降阶为氯吡格雷治疗与血小板反应性升高相关，启动氯吡格雷维持量治疗之前使用负荷量被认为可以缓解血小板反应性升高。

2. **关于转换为氯吡格雷的现有共识和推荐** 2017年ESC-DAPT指南[53]推荐紧急情况下，替格瑞洛转换为氯吡格雷：于替格瑞洛末次给药24小时后给予氯吡格雷负荷量(600mg)；普拉格雷转换为氯吡格雷：于普拉格雷末次给药24小时后给予氯吡格雷负荷量（600mg）。而在非紧急情况下，替格瑞洛转换为氯吡格雷：末次给药24小时后给予氯吡格雷600mg负荷剂量；普拉格雷转换为氯吡格雷：于普拉格雷末次给药24小时后给予氯吡格雷维持量（75mg）。根据指南的声明，这些转换方法全都基于药效学结果。并且近期发表的《$P2Y_{12}$受体抑制剂转换治疗国际专家共识》也包括同样的推荐[54]。

三、当前需解决的临床现实问题

1. **降阶治疗的时期** 目前临床指南很大程度上依赖的证据通常晚于那些潜在重要的技术进展，包括新一代DES的应用等，而在近期临床研究所入选的患者中ACS所占比例较低，并且许多研究由于事件率过低而不足以检测出统计学方面的差异[30]。然而，现有的这些证据被扩展至包含血栓事件高风险及出血高风险的人群，这可能会造成真实世界中ACS患者在病情演变的不同阶段，却接受了“不合时宜且一成不变”的抗血小板治疗方案，进而使相对获益和风险产生不确定性[17]。

由于ACS或PCI后血栓形成风险相对增高的阶段将持续数周至数月不等，因此从临床事件开始计算的换药的时机可以被定义为急性期（<24小时），早期（1~30天），晚期（>30天至1年）或极晚期（>1年）[55]。来自于单个中心的临床研究[56]和药效学研究[57]证实急性期或早期换药可能是安全的，并且可以减少出血事件。TROPICAL-ACS结果[38]提示ACS患者PCI后采用个体化的、“降阶抗血小板治疗策略”（早期采用强效抗血小板药普拉格雷，1周后应用氯吡格雷）与传统12个月普拉格雷治疗相比，是安全可行的，该研究进一步在不同$P2Y_{12}$拮抗剂之间降阶治疗的策略上补充了新的证据。

TOPIC研究[46]发表后，提出了一个可能理想的降阶治疗策略，即在ACS接受PCI应用新型$P2Y_{12}$拮抗剂之后的第一个月内降阶为氯吡格雷，提示在保证抗缺血疗效相当的情况下，可明显减少临床出血并发症。ACS患者高缺血风险阶段应用新型$P2Y_{12}$抑制剂可有效降低血栓风险，但是，随着病理生理学演变为出血风险相对升高而缺血风险逐渐降低时，这个阶段将可能需要进行抗血小板药物的降阶治疗。

2. **个体化治疗策略** 在临床中识别那些可能会从降阶治疗方案中获益的患者非常重要，而患者病情演变所处的阶段和患者的病情种类是决定实施这种换药策略的关键因素[58]。从临床实际操作方面来说，血小板功能指导的“降阶治疗”可能对于不适合进行强效$P2Y_{12}$抑制剂长期治疗的患者更为适用[38]。然而，多个大型临床试验均未能证实基于血小板功能的个体化抗血小板治疗策略的获益[59,60]。此外，尽管便于使用的PFT在医院广为使用，但是如患者不能方便地来医院进行PFT，其在临床的实际应用也会大打折扣。

PLATO研究的事后分析表明在细胞色素P450(CYP)2C19[CYP2C19]功能缺失(LoF)等位基因非携带者中使用氯吡格雷治疗,其血栓形成风险与使用替格瑞洛治疗者相似[61]。随着快速简便的基因型分析设备被广泛应用,在日常临床实践中进行基因型分析检测已经实现[62],但迄今为止尚未在STEMI人群中以随机方式对基于CYP2C19基因型的个体化抗栓策略进行研究与评估。

总之,未来的研究需要在真实世界环境下继续探索具有高特异性及准确率、并且便捷实用的预测方法或设备。

四、讨　　论

冠心病抗血小板治疗的"降阶策略"是临床实际中是真实存在的,需要心血管医生进一步探索完善。对出血风险的顾虑以及社会经济因素是真实世界中"降阶治疗"的关键决定因素[11]。例如,减少剂量,或缩短DAPT用药疗程,转换$P2Y_{12}$受体抑制剂种类(从强效$P2Y_{12}$受体抑制剂转换为弱效$P2Y_{12}$受体抑制剂)或用其作为单一抗血小板治疗,已被临床用于在预防缺血事件的同时控制出血风险。但是,除PEGASUS-TIMI 54研究外,其他现有的对"降阶治疗"效果的数据来源仅为少数的注册研究或药效学研究。未来需要更多大规模临床研究以进一步证实降阶治疗策略的远期获益。既往研究结果显示低缺血风险患者采取降阶治疗,不仅能够获得较好的抗血小板效应,同时也降低了出血事件的风险。临床医生应充分考虑患者各种因素,动态评估病情演变,权衡抗血小板与预防出血的获益和风险,给出适合患者ACS不同病程的、个体化的抗血小板治疗方案。

(韩雅玲　李毅　赵韧　梁振洋)

参考文献

1. Benjamin EJ,Blaha MJ,Chiuve SE,et al. Heart Disease and Stroke Statistics-2017 Update:A Report From the American Heart Association. Circulation,2017,135(10):e146-e603.
2. Libby P. Mechanisms of acute coronary syndromes and their implications for therapy. N Engl J Med,2013,368(21):2004-2013.
3. Davi G,Patrono C. Platelet activation and atherothrombosis. N Engl J Med,2007,357(24):2482-2494.
4. Angiolillo DJ,Ueno M,Goto S. Basic principles of platelet biology and clinical implications. Circ J,2010,74(4):597-607.
5. Levine GN,Bates ER,Blankenship JC,et al. 2011 ACCF/AHA/SCAI Guideline for Percutaneous Coronary Intervention:executive summary:a report of the American College of Cardiology Foundation/American Heart Association Task Force on Practice Guidelines and the Society for Cardiovascular Angiography and Interventions. Circulation,2011,124(23):2574-2609.
6. Valgimigli M,Bueno H,Byrne RA,et al. 2017 ESC focused update on dual antiplatelet therapy in coronary artery disease developed in collaboration with EACTS:The Task Force for dual antiplatelet therapy in coronary artery disease of the European Society of Cardiology(ESC) and of the European Association for Cardio-Thoracic Surgery(EACTS). Eur Heart J,2018,39(3):213-260.
7. Dalal JJ,Digrajkar A,Gandhi A. Oral antiplatelet therapy and platelet inhibition:An experience from a tertiary care center. Indian Heart J,2016,68(5):624-631.
8. Amsterdam EA,Wenger NK,Brindis RG,et al. 2014 AHA/ACC guideline for the management of patients with non-ST-elevation acute coronary syndromes:executive summary:a report of the American College of Cardiology/American Heart Association Task Force on Practice Guidelines. Circulation,2014,130(25):2354-2394.
9. Bueno H,Sinnaeve P,Annemans L,et al. Opportunities for improvement in anti-thrombotic therapy and other strategies for the management of acute coronary syndromes:Insights from EPICOR,an international study of current practice patterns. Eur Heart J Acute Cardiovasc Care,2016,5(1):3-12.
10. Wallentin L,Becker RC,Budaj A,et al. Ticagrelor versus clopidogrel in patients with acute coronary syndromes. N Engl J Med,2009,361(11):1045-1057.
11. Wiviott SD,Braunwald E,McCabe CH,et al. Prasugrel versus clopidogrel in patients with acute coronary syndromes. N Engl J Med,2007,357(20):2001-2015.
12. Franchi F,Angiolillo DJ. Novel antiplatelet agents in acute coronary syndrome. Nat Rev Cardiol,2015,12(1):30-47.
13. O'Gara PT,Kushner FG,Ascheim DD,et al. 2013 ACCF/AHA guideline for the management of ST-elevation myocardial infarction:executive summary:a report of the American College of Cardiology Foundation/American Heart Association Task Force on Practice Guidelines. Circulation,2013,127(4):529-555.

14. Ibanez B, James S, Agewall S, et al. 2017 ESC Guidelines for the management of acute myocardial infarction in patients presenting with ST-segment elevation: The Task Force for the management of acute myocardial infarction in patients presenting with ST-segment elevation of the European Society of Cardiology (ESC). Eur Heart J, 2018, 39 (2): 119-177.
15. Task Force on the management of ST- segment elevation acute myocardial infarction of the European Society of Cardiology (ESC), Steg PG, James SK, et al. ESC Guidelines for the management of acute myocardial infarction in patients presenting with ST-segment elevation. Eur Heart J, 2012, 33 (20): 2569-2619.
16. Rollini F, Franchi F, Angiolillo DJ. Switching $P2Y_{12}$-receptor inhibitors in patients with coronary artery disease. Nat Rev Cardiol, 2016, 13 (1): 11-27.
17. Storey RF, Becker RC, Harrington RA, et al. Characterization of dyspnoea in PLATO study patients treated with ticagrelor or clopidogrel and its association with clinical outcomes. Eur Heart J, 2011, 32 (23): 2945-2953.
18. Fox KA, Carruthers KF, Dunbar DR, et al. Underestimated and under-recognized: the late consequences of acute coronary syndrome (GRACE UK-Belgian Study). Eur Heart J, 2010, 31 (22): 2755-2764.
19. Hamm CW, Bassand JP, Agewall S, et al. ESC Guidelines for the management of acute coronary syndromes in patients presenting without persistent ST-segment elevation: The Task Force for the management of acute coronary syndromes (ACS) in patients presenting without persistent ST-segment elevation of the European Society of Cardiology (ESC). Eur Heart J, 2011, 32 (23): 2999-3054.
20. Husted S, van Giezen JJJ. Ticagrelor: the first reversibly binding oral $P2Y_{12}$ receptor antagonist. Cardiovasc Ther, 2009, 27 (4): 259-274.
21. Cannon CP, Husted S, Harrington RA, et al. Safety, tolerability, and initial efficacy of AZD6140, the first reversible oral adenosine diphosphate receptor antagonist, compared with clopidogrel, in patients with non-ST-segment elevation acute coronary syndrome: primary results of the DISPERSE-2 trial. J Am Coll Cardiol, 2007, 50 (19): 1844-1851.
22. Bonaca MP, Bhatt DL, Braunwald E, et al. Design and rationale for the Prevention of Cardiovascular Events in Patients With Prior Heart Attack Using Ticagrelor Compared to Placebo on a Background of Aspirin-Thrombolysis in Myocardial Infarction 54 (PEGASUS-TIMI 54) trial. Am Heart J, 2014, 167 (4): 437-444. e5.
23. Bonaca MP, Braunwald E, Sabatine MS. Long-Term Use of Ticagrelor in Patients with Prior Myocardial Infarction. N Engl J Med, 2015, 373 (13): 1274-1275.
24. Storey RF, Angiolillo DJ, Bonaca MP, et al. Platelet Inhibition With Ticagrelor 60mg Versus 90mg Twice Daily in the PEGASUS-TIMI 54 Trial. J Am Coll Cardiol, 2016, 67 (10): 1145-1154.
25. Serebruany VL. Ticagrelor shift from PLATO to PEGASUS: Vanished mortality benefit, excess cancer deaths, massive discontinuations, and overshooting target events. Int J Cardiol, 2015, 201: 508-512.
26. Bonaca MP, Bhatt DL, Oude Ophuis T, et al. Long-term Tolerability of Ticagrelor for the Secondary Prevention of Major Adverse Cardiovascular Events: A Secondary Analysis of the PEGASUS-TIMI 54 Trial. JAMA Cardiol, 2016, 4 (1): 425-432.
27. Fox KA, Dabbous OH, Goldberg RJ, et al. Prediction of risk of death and myocardial infarction in the six months after presentation with acute coronary syndrome: prospective multinational observational study (GRACE). BMJ, 2006, 7578 (333): 1091.
28. Donahoe SM, Stewart GC, McCabe CH, et al. Diabetes and mortality following acute coronary syndromes. JAMA, 2007, 298 (7): 765-775.
29. Kubica J, Adamski P, Buszko K, et al. Rationale and Design of the Effectiveness of LowEr maintenanCe dose of TicagRelor early After myocardial infarction (ELECTRA) pilot study. Eur Heart J Cardiovasc Pharmacother, 2018, 4 (3): 152-157.
30. Levine GN, Bates ER, Bittl JA, et al. 2016 ACC/AHA Guideline Focused Update on Duration of Dual Antiplatelet Therapy in Patients With Coronary Artery Disease: A Report of the American College of Cardiology/American Heart Association Task Force on Clinical Practice Guidelines: An Update of the 2011 ACCF/AHA/SCAI Guideline for Percutaneous Coronary Intervention, 2011 ACCF/AHA Guideline for Coronary Artery Bypass Graft Surgery, 2012 ACC/AHA/ACP/AATS/PCNA/SCAI/STS Guideline for the Diagnosis and Management of Patients With Stable Ischemic Heart Disease, 2013 ACCF/AHA Guideline for the Management of ST-Elevation Myocardial Infarction, 2014 AHA/ACC Guideline for the Management of Patients With Non-ST-Elevation Acute Coronary Syndromes, and 2014 ACC/AHA Guideline on Perioperative Cardiovascular Evaluation and Management of Patients Undergoing Noncardiac Surgery. Circulation, 2016, 134 (10): e123-e155.
31. 中华医学会心血管病学分会介入心脏病学组，中国医师协会心血管内科医师分会血栓防治专业委员会，中华心血管病杂志编辑委员会．中国经皮冠状动脉介入治疗指南(2016)．中华心血管病杂志，2016，44(5):382-400.
32. 中华医学会心血管病学分会，中华心血管病杂志编辑委员会．非 ST 段抬高型急性冠状动脉综合征诊断和治疗指南(2016). 中华心血管病杂志，2017，45(5):359-376.
33. Spencer FA, Prasad M, Vandvik PO, et al. Longer- Versus Shorter-Duration Dual-Antiplatelet Therapy After Drug-Eluting Stent Placement: A Systematic Review and Meta-analysis. Ann Intern Med, 2015, 163 (2): 118-126.
34. Palmerini T, Bacchi Reggiani L, Della Riva D, et al. Bleeding-Related Deaths in Relation to the Duration of Dual-Antiplatelet Therapy After Coronary Stenting. J Am Coll Cardiol, 2017, 69 (16): 2011-2022.
35. Kim BK, Hong MK, Shin DH, et al. A new strategy for discontinuation of dual antiplatelet therapy: the RESET Trial (REal Safety and Efficacy of 3-month dual antiplatelet Therapy following Endeavor zotarolimus-eluting stent implantation). J Am Coll Cardiol, 2012, 60 (15): 1340-1348.
36. Gilard M, Barragan P, Noryani AAL, et al. 6- versus 24-month dual antiplatelet therapy after implantation of drug-eluting stents in patients

nonresistant to aspirin: the randomized, multicenter ITALIC trial. J Am College Cardiol, 2015, 65(8): 777-786.

37. Byrne RA, Schulz S, Mehilli J, et al. Rationale and design of a randomized, double-blind, placebo-controlled trial of 6 versus 12 months clopidogrel therapy after implantation of a drug-eluting stent: The Intracoronary Stenting and Antithrombotic Regimen: Safety And EFficacy of 6 Months Dual Antiplatelet Therapy After Drug-Eluting Stenting (ISAR-SAFE) study. Am Heart J, 2009, 157(4): 620-624. e2.
38. Colombo A, Chieffo A, Frasheri A, et al. Second-generation drug-eluting stent implantation followed by 6- versus 12-month dual antiplatelet therapy: the SECURITY randomized clinical trial. J Am Coll Cardiol, 2014, 64(20): 2086-2097.
39. Gwon HC, Hahn JY, Park KW, et al. Six-month versus 12-month dual antiplatelet therapy after implantation of drug-eluting stents: the Efficacy of Xience/Promus Versus Cypher to Reduce Late Loss After Stenting (EXCELLENT) randomized, multicenter study. Circulation, 2012, 125(3): 505-513.
40. Han Y, Xu B, Xu K, et al. Six Versus 12 Months of Dual Antiplatelet Therapy After Implantation of Biodegradable Polymer Sirolimus- Eluting Stent: Randomized Substudy of the I-LOVE-IT 2 Trial. Circ Cardiovasc Interv, 2016, 9: e003145.
41. Hahn JY, Song YB, Oh JH, et al. 6-month versus 12-month or longer dual antiplatelet therapy after percutaneous coronary intervention in patients with acute coronary syndrome (SMART-DATE): a randomised, open-label, non-inferiority trial. Lancet, 2018, 10127(391): 1274-1284.
42. Sibbing D, Aradi D, Jacobshagen C, et al. Guided de-escalation of antiplatelet treatment in patients with acute coronary syndrome undergoing percutaneous coronary intervention (TROPICAL-ACS): a randomised, open-label, multicentre trial. Lancet, 2017, 10104(390): 1747-1757.
43. Bagai A, Wang Y, Wang TY, et al. In-hospital switching between clopidogrel and prasugrel among patients with acute myocardial infarction treated with percutaneous coronary intervention: insights into contemporary practice from the national cardiovascular data registry. Circ Cardiovasc Interv, 2014, 7(4): 585-593.
44. Alexopoulos D, Xanthopoulou I, Deftereos S, et al. In-hospital switching of oral $P2Y_{12}$ inhibitor treatment in patients with acute coronary syndrome undergoing percutaneous coronary intervention: prevalence, predictors and short-term outcome. Am Heart J, 2014, 167(1): 68-76. e2.
45. Clemmensen P, Grieco N, Ince H, et al. MULTInational non-interventional study of patients with ST-segment elevation myocardial infarction treated with PRimary Angioplasty and Concomitant use of upstream antiplatelet therapy with prasugrel or clopidogrel--the European MULTIPRAC Registry. Eur Heart J Acute Cardiovasc Care, 2015, 4(3): 220-229.
46. Schiele F, Puymirat E, Bonello L, et al. Switching between thienopyridines in patients with acute myocardial infarction and quality of care. Open Heart, 2016, 3(1): e000384.
47. De Luca L, Leonardi S, Cavallini C, et al. Contemporary antithrombotic strategies in patients with acute coronary syndrome admitted to cardiac care units in Italy: The EYESHOT Study. Eur Heart J Acute Cardiovasc Care, 2015, 5(4): 441-452.
48. Zettler ME, Peterson ED, McCoy LA, et al. Switching of adenosine diphosphate receptor inhibitor after hospital discharge among myocardial infarction patients: Insights from the Treatment with Adenosine Diphosphate Receptor Inhibitors: Longitudinal Assessment of Treatment Patterns and Events after Acute Coronary Syndrome (TRANSLATE-ACS) observational study. Am Heart J, 2017, 183: 62-68.
49. De Luca L, D' Ascenzo F, Musumeci G, et al. Incidence and outcome of switching of oral platelet $P2Y_{12}$ receptor inhibitors in patients with acute coronary syndromes undergoing percutaneous coronary intervention: the SCOPE registry. EuroIntervention, 2017, 13(4): 459-466.
50. Cuisset T, Deharo P, Quilici J, et al. Benefit of switching dual antiplatelet therapy after acute coronary syndrome: the TOPIC (timing of platelet inhibition after acute coronary syndrome) randomized study. Eur Heart J, 2017, 41(38): 3070-3078.
51. Angiolillo D, Paek D, Shah R, et al. Prevalence and timing of de-escalation therapy from ticagrelor to clopidogrel in acute coronary syndrome patients: results of a meta-analysis. J Am Coll Cardiol, 2018, 71: A1200.
52. Angiolillo D, Shah R, Paek D, et al. CLINICAL OUTCOMES ASSOCIATED WITH DE-ESCALATION FROM TICAGRELOR TO CLOPIDOGREL IN PATIENTS WITH ACUTE CORONARY SYNDROME. J Am Coll Cardiol, 2018, 71: A1199.
53. Gurbel PA, Bliden KP, Butler K, et al. Randomized double-blind assessment of the ONSET and OFFSET of the antiplatelet effects of ticagrelor versus clopidogrel in patients with stable coronary artery disease: the ONSET/OFFSET study. Circulation, 2009, 120(25): 2577-2585.
54. Capodanno D, Angiolillo DJ. Pretreatment with antiplatelet drugs in invasively managed patients with coronary artery disease in the contemporary era: review of the evidence and practice guidelines. Circ Cardiovasc Interv, 2015, 8(3): e002301.
55. Angiolillo DJ, Curzen N, Gurbel P, et al. Pharmacodynamic evaluation of switching from ticagrelor to prasugrel in patients with stable coronary artery disease: Results of the SWAP-2 Study (Switching Anti Platelet-2). J Am Coll Cardiol, 2014, 63(15): 1500-1509.
56. Franchi F, Rollini F, Rivas Rios J, et al. Pharmacodynamic Effects of Switching From Ticagrelor to Clopidogrel in Patients With Coronary Artery Disease: Results of the SWAP-4 Study. Circulation, 2018, 137(23): 2450-2462.
57. Valgimigli M. The ESC DAPT Guidelines 2017. Eur Heart J, 2018, 39(3): 187-188.
58. Angiolillo DJ, Rollini F, Storey RF, et al. International Expert Consensus on Switching Platelet $P2Y_{12}$ Receptor-Inhibiting Therapies. Circulation, 2017, 136(20): 1955-1975.
59. Cutlip DE, Windecker S, Mehran R, et al. Clinical end points in coronary stent trials: a case for standardized definitions. Circulation, 2007, 115(17): 2344-2351.
60. Hamid T, Zaman M. Switching of Ticagrelor to Clopidogrel at 3 Months in Patients Treated for Acute Care Syndrome; Single Centre Experience. Cardiovasc Pharmacol Open Access [Internet], 2016.

61. Kerneis M, Silvain J, Abtan J, et al. Switching acute coronary syndrome patients from prasugrel to clopidogrel. JACC Cardiovasc Interv, 2013, 6(2): 158-165.

62. Wilson SJ, Newby DE, Dawson D, et al. Duration of dual antiplatelet therapy in acute coronary syndrome. Heart, 2017, 103(8): 573-580.

63. Price MJ, Berger PB, Teirstein PS, et al. Standard- vs high-dose clopidogrel based on platelet function testing after percutaneous coronary intervention: the GRAVITAS randomized trial. JAMA, 2011, 305(11): 1097-1105.

64. Trenk D, Stone GW, Gawaz M, et al. A randomized trial of prasugrel versus clopidogrel in patients with high platelet reactivity on clopidogrel after elective percutaneous coronary intervention with implantation of drug-eluting stents: results of the TRIGGER-PCI (Testing Platelet Reactivity In Patients Undergoing Elective Stent Placement on Clopidogrel to Guide Alternative Therapy With Prasugrel) study. J Am Coll Cardiol, 2012, 59(24): 2159-2164.

65. Steg PG, James S, Harrington RA, et al. Ticagrelor versus clopidogrel in patients with ST-elevation acute coronary syndromes intended for reperfusion with primary percutaneous coronary intervention: A Platelet Inhibition and Patient Outcomes (PLATO) trial subgroup analysis. Circulation, 2010, 122(21): 2131-2141.

66. Roberts JD, Wells GA, Le May MR, et al. Point-of-care genetic testing for personalisation of antiplatelet treatment (RAPID GENE): a prospective, randomised, proof-of-concept trial. Lancet, 2012, 9827(379): 1705-1711.

急性冠脉综合征特殊人群抗血小板治疗

急性冠脉综合征(acute coronary syndromes,ACS)是以冠状动脉粥样硬化斑块破溃、继发完全或不完全闭塞性血栓形成为病理基础的一组临床综合征,包括不稳定型心绞痛(UAP)、非ST段抬高型心肌梗死(NSTEMI)、ST段抬高型心肌梗死(STEMI)。抗血小板治疗已成为ACS药物治疗的基石,对于ACS及其接受经皮冠状动脉介入治疗(PCI)的患者,双联抗血小板治疗(DAPT,阿司匹林联合 $P2Y_{12}$ 受体抑制剂)能够显著降低早期和长期不良心血管事件的发生率[1],但接受抗血小板治疗的同时也不同程度地增加了出血风险。尤其对于一些高龄、肾功能不全、糖尿病(DM)、接受口服抗凝药物治疗或有卒中史等患者,这些疾病本身既是缺血风险因素,同样也是出血的危险因素[2],这类存在出血和缺血双重高危因素的特殊患者更容易出现不良反应和抗血小板药物相关的出血并发症等情况。因此,在这类人群中,通过适当的抗血小板治疗以平衡血栓形成/栓塞和出血的风险至关重要。现针对合并高出血和(或)高缺血风险的ACS特殊人群抗血小板治疗进展进行综述,旨在了解这一人群抗血小板治疗相关进展,并总结其最佳抗血小板治疗策略或发现有待进一步明确的问题。

1 高出血及缺血风险的预测因素和风险评估

1.1 与高出血及缺血风险增加相关的因素

高出血风险是指在抗血小板治疗期间自发性出血风险升高[3]。ACS抗栓治疗合并出血的高危因素众多,包括:①患者因素,如高龄、女性、低体重、慢性肾功能不全、贫血、心力衰竭、高血压、DM、原有血管疾病、血小板减少症、既往出血病史、抗血小板药物高反应性等;②药物因素,如抗栓药物的种类、剂量、时程、联合用药的数量以及交叉重叠使用等;③介入操作与器械因素,如血管径路、血管鞘外径、血管鞘置入时间以及是否应用血管缝合器等。出血往往是多种因素共同作用的结果[4]。

2017年ESC DAPT指南将高缺血风险定义为年龄≥50岁且合并下列任何一项或者多项高危因素:年龄≥65岁,需治疗的DM,既往心肌梗死病史,多支血管病变,肾功能不全,肌酐<60ml/min[3]。与缺血事件相关的因素也较多,包括:①临床特征,如ACS的类型、高龄、DM、恶性肿瘤等;②血管病变特征,如左主干病变、主动脉-冠状动脉开口病变、分叉病变、小血管病变、严重钙化病变、冠状动脉瘤样扩张等;③PCI复杂程度,如分叉病变双支架术、弥漫长支架、重叠支架等;④支架类型,如BMS、DES、BVS等;⑤术中并发症,如高血栓负荷、无复流、冠脉夹层、急性闭塞、支架贴壁不全、支架脱载等;⑥距PCI时间,如1周以内、1个月内、3~6个月、≥12个月等[4]。

1.2 高出血及缺血风险的预测

目前已经有多种出血和缺血风险评分可预测患者PCI后院内或院外事件,如ACC/AHA和ESC最新指南推荐使用DAPT和PRECISE-DAPT评分系统帮助更好的决策DAPT的时间,且这两种评分可以用在不同时期作为相互补充。

Robert.W提出的DAPT风险评分系统,源于DAPT研究队列分析。研究者发现,DAPT评分可用于预测PCI术后12~30个月之间的缺血/出血风险,识别PCI术后长期双抗治疗可能获益的人群,以决定患者是否继续(延长)DAPT。该评分系统对出血和缺血风险同时进行评估。与出血相关的独立预测因子为:年龄增加10岁;与缺血相关的独立预测因子包括:既往心肌梗死(MI)、PCI史、充血性心衰、左室射血分数<30%,静脉移植PCI、支架直径<3mm、紫杉醇涂层支架、吸烟、DM(评分指标和分值见下表)。将对应指标的正值相加后再减去对应年龄的分值即为总得分。分值<2者,长期双抗治疗的出血风险可能超过抗缺血获益;分值≥2者,长期双抗治疗的抗缺血获益可能超过出血风险[3,5]。

此外,PRECISE-DAPT评分也是一种新型风险评分系统,可预测PCI后12个月时患者院外出血风险,并指导医生确定 DAPT 的疗程。研究者确定了出血的 5 个预测因子，可预测支架术后至少 7 天院外 TIMI 大出血或小出血，对每个因子进行了赋值，将每个因子对应的分值相加后得到总分数（评分指标和分值见表 1）。分值≥25 为高出血风险，建议短期 DAPT（即 3~6 个月），分值 <25 建议标准或长期 DAPT（即 12~24 个月）[3,5]。

表 1 DAPT 评分和 PRECISE-DAPT 评分指标和分值

	PRECISE-DAPT 评分	DAPT 评分	
应用时间	植入冠状动脉支架时	无事件 DAPT 12 个月后	
评价何种 DAPT 时程策略	短期 DAPT（3~6 个月） vs. 标准 / 长期 DAPT（12~24 个月）	标准 DAPT（12 个月） vs. 长期 DAPT（30 个月）	
分值计算[a]	HB ≥12 11.5 11 10.5 ≤10 WBC ≤5 8 10 12 14 16 18 ≥20 Age ≤50 60 70 80 ≥90 CrCl ≥100 80 60 40 20 0 既往出血 No Yes 分值 0 2 4 6 8 10 12 14 16 18 20 22 24 26 28 30	年龄 ≥75 65~75 <65 吸烟 糖尿病 心肌梗死发病 既往PCI 或MI 紫杉醇洗脱支架 支架直径<3mm CHF 或LVEF<30% 静脉桥血管	 −2pt −1pt 0pt +1pt +1pt +1pt +1pt +1pt +1pt +2pt +2pt
分值范围	0~100 分	−2~10 分	
决策临界值	≥25 →短期 DAPT <25 →标准 / 长期 DAPT	Score≥2 →长期 DAPT Score<2 →标准 DAPT	
计算器	www.precisedaptscore.com	www.daptstudy.org	

注：CHF：充血性心力衰竭；CrCl：肌酐清除率；DAPT：双联抗血小板治疗；Hb：血红蛋白；LVEF：左室射血分数；MI：心肌梗死；PCI：经皮冠状动脉介入；PRECISE-DAPT：在接受支架植入及后续双联抗血小板治疗的患者中预测出血并发症；WBC：白细胞计数。[a]PRECISE-DAPT 评分采用列线图：对评分表中 5 个患者临床变量进行赋值，并画一条垂直线到分值轴，由此确定每个临床变量的得分。然后将每个变量的得分相加得到总分值；评分计算的实例见网络附录中的图 1（www.escardio.org/guidelines）；DAPT 评分计算：将所有正的分值相加，再从总分中减去年龄的分值

2 合并高出血及缺血风险 ACS 患者特征及治疗现状

从出血和缺血风险的预测因素可见，出血和缺血事件的部分危险因素是相似的，高危人群可能同时暴露于出血和缺血风险之中。有报道，高出血风险的患者中约有 40% 的患者观察到具有高缺血状态[3]。临床应及早鉴别出血和缺血双重高危 ACS 患者，以利制订合理的治疗方案，预防缺血及出血不良事件。现将常见的各类型合并出血及缺血风险 ACS 患者的特征及治疗现状概括如下：

2.1 老年

ACS 发生率和程度均随年龄增加而上升，西方国家年龄≥75 岁患者约占所有住院 ACS 患者的 40%[6]，并具有更高的心血管事件发生率和死亡率。研究证实，年龄与高危 ACS 患者发生缺血与出血事件的严重性成正相关[7]。一项汇入 4 个研究的 meta 分析[8]纳入 37 241 例 ACS 患者，结果显示，颅内出血死亡率 33%，年龄每增加 10 岁，颅内出血风险增加 61%。另一项纳入 2002 例行 PCI 的 STEMI 患者的研究显示，年龄每增加 10 岁，胃肠出血风险增加 29%（$P<0.001$）[9]。高龄不仅是出血增加的风险因素，在各个评分中年龄也是评价缺血风险的一个因素。因此，老年（≥75 岁）患者出血及缺血事件的风险均较大[10]。老年人常合并多种疾病如心力衰竭、心绞痛、高血压、卒中及肾功能不全等[11-12]，多种药物联合使用较为常见，

更易发生药物间相互作用及不良反应。药物间相互作用也可能影响接受 DAPT 的老年患者的治疗效果。此外,高龄患者常被排除在随机对照研究之外,因此高龄 ACS 患者的抗血小板治疗更缺乏循证医学证据。

2.2 女性

美国心脏病学会 2016 年就男性和女性 ACS 患者的主要差异发表了一项科学声明[13],该声明强调,无论年龄如何,首发急性心肌梗死(AMI)第一年内女性患者死亡率高于男性患者;在首发 AMI 的 5 年内,女性患者的死亡率、心力衰竭或卒中发生率都高于男性患者;女性死亡率较高可能与风险因素、临床表现和治疗差异等因素有关。相比于男性,女性人群中 DM、心力衰竭、高血压、抑郁症和肾功能障碍的患病率更高。此外,与男性比较,女性更常表现为 NSTEMI 和非阻塞性冠状动脉疾病。ACS 特殊的病理生理学机制也多见于女性患者,例如自发性冠状动脉夹层或冠状动脉痉挛。Gabet 等[14]分析了从 2004 年至 2014 年法国住院 ACS 的年发病率趋势。虽然因 ACS 住院的男性和女性年龄标准化总人数下降,但年龄小于 65 岁的女性年龄标准化的因 ACS 住院率增加了 6.3%。STEMI 年度百分比变化值增幅最大的是年龄在 45~54 岁的女性(+3.6%/ 年)。总之,STEMI 女性患者的年发病率呈大幅上升趋势,且预后较男性差,尤其是年轻女性。PROMETHEUS 研究[15]证实在因 ACS 需要 PCI 治疗的 55 岁以下患者中,女性的缺血风险高于男性。同时,女性患者围绝经期雌激素水平的明显变化常伴有凝血纤溶功能的显著改变,且血管内皮细胞完整性下降,此时抗栓治疗对消化道黏膜、血管的损伤更易造成出血尤其是大出血发生[16]。

2.3 糖尿病

DM(diabetes mellitus,DM)患者是心血管疾病的高危人群。据统计,约 32% 的 ACS 人群合并有 DM[17]。与非 DM 患者相比,DM 患者多为高龄、并发症(如高血压、动脉粥样硬化性疾病、慢性肾功能不全、左室功能不全等)发病率高[17]。ACS 合并 DM 的患者不仅血栓风险增高[18],而且出血风险也明显增高[19]。Kosiborod 等[20]发表的一项迄今为止最大规模的回顾性研究,对 141 680 例老年 AMI 患者进行观察,结果发现,DM 患者 30 天死亡率较非 DM 患者显著升高 13%~77%,1 年死亡率显著升高 7%~46%,且死亡率增加与血糖升高水平成正相关。美国 OPUS-TIMI 16 试验(Orbofiban in Patients with Unstable Coronary Syndromes-TIMI 16 trial)结果也证实,ACS 伴高血糖是长期死亡率的独立预测因子,与预后显著相关[21]。因此目前临床研究中普遍将合并 DM 作为 ACS 患者出血与缺血的双重预测因素。

2.4 慢性肾功能不全

慢性肾功能不全(CKD)是严重危害人类健康的慢性疾病之一。一项注册登记研究 NCDR-ACTION 收集了全美 280 家医院就诊的 19 029 例 STEMI 和 30 462 例 NSTEMI 患者资料。该研究显示,在 STEMI 和 NSTEMI 患者中,CKD [$eGFR<60ml/(min\cdot1.73m^2)$]的发病率分别为 30.5% 和 42.9%[22]。合并 CKD 的 ACS 患者因肾功能不全,可能存在血小板功能障碍及异常的凝血功能,同时具有出血及血栓形成倾向[23-24],其预后较肾功能正常的 ACS 患者更差,且随着肾功能不全的程度加重,各类心肌梗死患者的院内死亡风险均显著增高[22]。PROMETHEUS 研究证实,合并 CKD 的 ACS 患者在 PCI 后具有较高的血栓与出血事件风险[25]。TRILOGY ACS 研究也表明,合并 CKD 的 ACS 患者其出血、缺血发生率会随着肾脏疾病的恶化而升高,且受损肾脏还可能导致血小板治疗药物低反应[26]。因此合并 CKD 的 ACS 患者的抗血小板治疗决策更为复杂。

2.5 卒中 / 短暂性脑缺血发作

卒中目前已经成为全球第二大致死病因,12.3%~16.6% 的 ACS 患者有卒中 / 短暂性脑缺血发作(TIA)病史[27],GRACE 研究中 ACS 患者住院期间卒中发生率 0.88%[28]。有报道既往卒中或 TIA 病史显著增加卒中风险(OR,2.74;95% CI,2.19~3.42)[29]。一项纳入 4460 例合并卒中 /TIA 的冠心病患者的注册研究结果显示,合并卒中 /TIA 史的冠心病患者 4 年再发非致命性缺血性卒中风险增加近 3 倍,再发出血性卒中风险增加 1 倍。一项关于合并卒中的 ACS 患者的大型临床研究发现,这类患者半年病死率增加 4 倍[30]。ACS 患者发生卒中事件与危险因素之间的机制尚未明确。Ault 等研究[31]表明,在 ACS 发生时血小板活性增加,之后 1 个月内逐渐下降,这与卒中发生的时间窗平行,提示血小板聚集可能是发生卒中的原因。现有的抗血小板药物可通过多种途径抑制血栓形成从而达到预防卒中的作用,但合并既往卒中 ACS 患者的出血倾向不容忽视。

2.6 心房颤动

冠心病是心房颤动(房颤,AF)发病重要的危险因素之一,目前 AF 仍然是冠心病、尤其是 ACS 的常见并发症[32],6.5%~11.3% 的 AMI 患者在住院期间出现新发 AF,AMI 患者合并 AF 或心房扑动的比例可达 20% 左右[33]。多项随机对照试验证实了口服抗凝药(OAC)可有效降低中高危 AF 患者缺血性卒中风险,使 OAC 治疗成为有栓塞风险 AF 患者的标准治疗[34]。然而,OAC 与抗血小板药物的联用使出血风险也增加。大型注册研究显示,三联抗栓治疗导致大出血的风险是 OAC 或 DAPT 单独用药的 3~4 倍[35]。因此,当 ACS 患者合并 AF 时,抗栓治疗要求更高且出血风险增加,临床医生常处于两难境地。

2.7 贫血

ACS 患者贫血的发生率为 15%~40%(与研究人群及诊断标准不同有关)[36]。老年人、女性、中重度肾小球滤过率降低、低体重指数和伴 DM、心力衰竭、高血压、外周动脉疾病及既往胃肠道出血史的 ACS 患者更易发生贫血[37]。多个研究显示,贫血与冠心病的发生及其严重程度相关,合并贫血的冠心病患者其不稳定心绞痛、AMI 发生率均显著升高(P<0.05),且双支病变、三支病变患者比例以及合并中重度狭窄和完全闭塞的三支病变患者比例均较高[38-39]。Meta 分析表明,贫血与 ACS 及 PCI 术后不良预后相关,相较于非贫血 ACS 患者,贫血 ACS 患者长期死亡风险、心力衰竭、心源性休克及大出血风险均显著升高[40]。总之,贫血是 ACS 患者出血性及缺血性事件风险的独立因素[41]。

2.8 消化道出血高危人群

常规抗凝及抗血小板药物可能是导致上消化道出血发生率增加的主要原因之一,尤其对于消化道出血风险较高者,如具有胃肠道溃疡或出血病史者,或长期使用非甾体类消炎药或糖皮质激素,或具有下列两项或更多危险因素:年龄≥65 岁、消化不良、胃食管反流病、幽门螺杆菌感染或长期饮酒[4]。研究发现 40%~50% 接受 DAPT 的患者伴有较高的消化道出血风险[42]。真实事件中,行 PCI 出院后自发性出血人群中,消化道出血约占 77.2%[43]。既往有消化道疾病史的患者出现消化道损伤的危险性明显增加,发生过消化性溃疡出血的患者其危险增加 13 倍[44],如继续服用阿司匹林,1 年内复发率约为 15%[45]。出血 / 输血可能持续影响 ACS 患者总体预后,且甚于缺血。ACUITY 研究[46]发现消化道出血是 1 年死亡、缺血事件的强独立预测因子。消化道出血不仅直接影响患者预后[47],而且可降低其治疗依从性,例如停用抗栓药物进而导致相关严重缺血事件发生。

2.9 复杂冠状动脉病变

复杂冠脉病变目前尚无统一的定义,已被普遍接受的标准包括:多支冠状动脉病变(≥2 支)、长度 >30mm 的弥漫病变、同一病变需重叠置入 2 个支架、病变血管直径 <2.5mm、分叉病变且分支血管直径 >2.0mm、慢性完全性闭塞、冠脉开口病变、重度扭曲或严重成角病变(多角度造影最大成角 >45°)、左主干病变、支架术后再狭窄、严重钙化病变、桥血管病变[48-49]。在真实世界中复杂冠脉病变患者约占 PCI 患者的一半以上,老年患者更为显著[50-51]。另外,复杂病变介入中存在相对高比例的支架贴壁不良、未完全覆盖病变和药物载体残留等因素而增加支架内血栓的风险[52-53]。因此冠脉病变越复杂,支架血栓风险越高,且术后心血管事件和死亡风险越高。据报道,标准抗血小板药物治疗复杂分叉病变双 DES 患者支架内血栓的发生率达 2.6%~5.0%[54],非致命性心肌梗死(MI)的发生率则高达 60%~70%[55]。当冠脉复杂病变 ACS 患者合并以上所述任一因素时,其缺血及出血风险便同时增高。

3 ACS 特殊人群抗血小板治疗进展

3.1 老年

由于因增龄而改变的器官结构和功能可能会影响药物的代谢和作用,既往一系列临床研究对老年患者亚组进行了单独分析。COMMIT 研究[1]提示氯吡格雷较安慰剂在联用阿司匹林时显著降低心血管事件(死亡、再梗及卒中)(P=0.002),这一获益在 <60 岁、60~69 岁、>70 岁各年龄段中均存在,且总出血率无明显差异。TRITON-TIMI 38 研究发现,与氯吡格雷相比,普拉格雷增加≥75 岁患者出血的风险[56]。2014 AHA/ACC NSTE-ACS 指南支持氯吡格雷在老年患者中的使用,不建议在≥75 岁患者中使用普拉格雷[57]。

近年来,PLATO 研究的老年亚组(>75 岁)分析显示,氯吡格雷与替格瑞洛治疗组的主要终点(心血管死亡、MI 及卒中的复合)和大出血均无显著性差异,但替格瑞洛组呼吸困难发生率显著升高[58]。KAMIR-

NIH 研究显示，替格瑞洛与氯吡格雷疗效相似，但在≥75 岁的患者人群中存在更高的 TIMI 大出血风险[59]。在前瞻性瑞士急性心肌梗死队列（AMIS）研究中，Schoenenberger 等[60]对 13 662 例≥70 岁 ACS 患者的指南推荐治疗和住院预后进行了分析，研究发现指南推荐的治疗对老年人是合适的。但这一结论是否适用于 80~89 岁的老年人尚待验证。

3.2 女性

PRODIGY 研究[61]发现，PCI 后接受 6 个月或 24 个月 DAPT 的女性与男性患者 2 年时的缺血及出血预后是相似的。研究者认为，性别并不是影响双抗治疗的重要因素，女性患者的双抗治疗持续时间仍需要权衡缺血与出血风险。PROMETHEUS 研究[15]虽发现因 ACS 需要 PCI 治疗的 55 岁以下患者中女性的缺血风险高于男性，但校正后男女受试者 90 天或 1 年时预后无差异，尽管女性患者 90 天时死亡率有降低趋势（HR = 0.41；95% CI，0.14~1.15）。一项 Meta 分析[62]发现，强效 $P2Y_{12}$ 抑制剂（包括普拉格雷、替格瑞洛和静脉注射坎格雷洛）对男性和女性的有效性和安全性是一致的。

2017 ESC DAPT 指南[3]强调，在目前的 DAPT 类型或持续时间的有效性和安全性研究方面，尚无令人信服的证据以证明存在性别差异，故在男性和女性患者中，推荐应用相似的 DAPT 药物类型和治疗持续时间。

3.3 糖尿病

ELEVATE-TIMI 56 研究[63]表明，DM 患者往往需要倍增氯吡格雷维持剂量，才能达到有效的血小板聚集抑制。TRILOGY ACS 研究[64]对 DM 患者和无 DM 患者采用 DAPT 治疗的相关结局进行了比较，主要终点是心血管死亡、心肌梗死或卒中的复合终点。结果显示，两种 DAPT 方案（阿司匹林 + 普拉格雷对阿司匹林 + 氯吡格雷）的疗效没有差异。PLATO 研究 DM 亚组分析显示，替格瑞洛降低主要终点事件发生率不受 DM 状态及血糖水平的影响。在 HbA1c ≥6% 的患者中，替格瑞洛可使主要终点事件绝对风险显著减少 2.8%，全因死亡绝对风险显著减少 1.8%，与总体人群结果一致，且不增加主要出血风险[65]。

Thukkani AK 等[66]分析了 28 849 例来自退伍军人医院患者的数据，以比较在 PCI 后延长氯吡格雷治疗至 12 个月以上与标准治疗时程的疗效。结果显示，延长双抗治疗可改善 DM 患者置入 DES 后的晚期存活率。一项 Meta 分析表明，DM 患者 PCI 后接受较长期（≥12 个月）DAPT，与 3~6 个月短期 DAPT 相比，显著降低支架血栓风险（P=0.04），但未降低心肌梗死（P=0.37）、卒中（P=0.90）和全因死亡风险（P=0.12），且会增加主要出血事件发生风险（P=0.02）[67]。

DECLARE-DIABETES 研究[68]比较了三联抗血小板治疗(阿司匹林 + 氯吡格雷 + 西洛他唑)与 DAPT(阿司匹林 + 氯吡格雷）对接受 DES 的 DM 患者的疗效，结果显示，三联抗血小板治疗组 6 个月内支架内再狭窄率、9 个月内靶血管重建率及主要心血管不良事发生率均显著低于 DAPT 组（8.0% 对 15.6%，P=0.033）、（2.5% 对 7.0%，P=0.034）、（3.0% 对 7.0%，P=0.066）。

3.4 慢性肾功能不全

CURE 研究[69]纳入 12 562 例非 ST 段抬高 ACS(NSTE-ACS)患者，超过 1/4 患者入选时 eGFR 受损(<60ml/min)。根据入院时 eGFR 将患者分层（<64ml/min，64~81.2ml/min，>81.3ml/min），研究证实，氯吡格雷治疗使肾功能不全患者有不同程度的获益；与阿司匹林单药相比，加用氯吡格雷的 DAPT 可显著降低心血管死亡风险，且不增加大出血及非致命性大出血发生率。

TRITON-TIMI 38 研究亚组分析显示，对于基线中重度肾功能不全患者（<60ml/min），普拉格雷相比氯吡格雷无显著获益[70]。PROMETHEUS 注册研究[25]显示，普拉格雷治疗的 1 年主要不良心血管事件(major adverse cardiovascular events，MACE)风险低于氯吡格雷(CKD 患者，18.3% 对 26.5%，P<0.001；非 CKD 患者，10.9% 对 17.9%，P<0.001)，但根据倾向指数分层调整（propensity score adjustment）后，普拉格雷的这种优势减弱。

药效学和药动学研究 OPT-CKD[71]发现，替格瑞洛较氯吡格雷起效更快，对血小板的抑制作用更强，但是否可转化为临床获益还有待进一步验证。PLATO 研究 CKD 亚组纳入 3237 例伴有 CKD（CrCl<60ml/min）的 ACS 患者，结果显示，替格瑞洛较氯吡格雷显著降低主要终点事件（17.3% 对 22.0%，P<0.05）和全因死亡风险（10.0% 对 14.0%，P<0.05），同时不增加主要出血风险（15.1% 对 14.3%，P=NS）。提示 ACS 患

者在合并 CKD 的情况下，使用替格瑞洛并未影响其获益和增加出血风险，但血肌酐水平显著升高的比例（0 对 6.4%，P=0.0225）高于接受氯吡格雷治疗者[72]。此外，根据美国 FDA 披露的数据[73-74]，替格瑞洛与血管紧张素Ⅱ受体拮抗剂（ARB）合用后，肾性不良事件发生率明显增高，在重度肾功能不全（eGFR<30ml/min）患者中，替格瑞洛与氯吡格雷相比增加大出血（11.3% 对 19%）和肾衰（5.4% 对 13.6%）风险。对 PLATO 研究中联用 ARB 的患者进一步分析发现，相比氯吡格雷治疗组，替格瑞洛组的肌酐升高 >50% 的比例（11.2% 对 7.1%）、肾相关性不良事件（renal-related AEs，6.5% 对 4.3%）、肾功能不良事件（renal function AEs，4.5% 对 2.8%）均明显升高[76]。

2017 ESC STEMI 指南[75]和 2015 AHA《慢性肾脏病（CKD）合并急性冠脉综合征（ACS）患者药物治疗科学声明》[76]中，根据肾功能不全分期，推荐对于 eGFR ≥15ml/min 的 CKD 合并 ACS 患者使用阿司匹林和 P2P12 受体拮抗剂无需调整剂量；而对于 eGFR<15ml/min 的患者，阿司匹林无需调整剂量，氯吡格雷尚无研究数据，普拉格雷和替格瑞洛则不推荐使用。

3.5 卒中 / 短暂性脑缺血发作

CHARISMA 研究亚组分析结果表明，与阿司匹林单药相比，DAPT（氯吡格雷 + 阿司匹林）显著降低既往有卒中病史的 ACS 患者的心血管死亡、MI 或卒中发生率以及因缺血而住院治疗的比例，但 DAPT 组的中度出血发生率显著增高，严重出血发生率无显著性差异[77]。

对 PLATO 研究中合并卒中或 TIA 病史的 ACS 患者亚组分析显示，经替格瑞洛或氯吡格雷治疗后患者的主要复合终点（心血管死亡、心肌梗死及卒中）及总死亡率分别为 19.0% 对 20.8%（HR，0.87；95% CI，0.66~1.13；interaction P=0.84）和 7.9% 对 13.0%（HR，0.62；95% CI，0.42~0.91），该结果与 PLATO 的整体研究结果一致。PLATO 研究定义的总体出血率两者也相似：14.6% 对 14.9%（HR，0.99；95% CI，0.71~1.37）[78]。但 PLATO 主研究[79]显示，对有脑血管病史的 ACS 患者，替格瑞洛较氯吡格雷颅内出血风险显著增高：替格瑞洛主要或危及生命颅内出血的风险是氯吡格雷的 2 倍（0.3% 对 0.15%，P=0.05），院外发生的颅内出血风险增高 73%（0.19% 对 0.11%，P=0.19），致死性颅内出血风险是氯吡格雷的 10 倍（0.12% 对 0，P=0.02）。

ACS 合并脑卒中是临床棘手的问题，治疗目标是不仅要预防再发缺血，还要降低脑缺血 - 出血转化风险。对有脑血管病史的 ACS 患者，普拉格雷所致颅内出血风险显著高于氯吡格雷[80]，故 2016 ACC/AHA DAPT 指南[5]强调，既往有卒中或 TIA 病史的患者不应使用普拉格雷治疗。2013 抗血小板治疗中国专家共识[81]推荐，考虑出血风险，不推荐非心源性卒中患者常规使用阿司匹林联合氯吡格雷；但对于 ACS 或 1 年内冠状动脉内支架置入患者，应联合氯吡格雷（75mg/d）和阿司匹林（100~300mg/d）。尽管 2016 AHA 和 2017 ESC DAPT 指南提出采用 PRECISE-DAPT 评分指导 DAPT 疗程，但对于 PCI 合并卒中患者尚无具体建议。

3.6 房颤

首个探讨接受 OAC 治疗的 PCI 术后患者最佳抗栓策略的 WOEST 研究[82]的 1 年结果显示，OAC 和氯吡格雷双联组可显著减少患者出血风险达 64%，预防缺血的疗效优于 OAC 加氯吡格雷和阿司匹林三联组（17.6% 对 11.1%，P=0.025），其中双联治疗组死亡风险显著下降。

新型 OAC 相关 PIONEER AF-PCI 研究结果显示，ACS 伴高危非瓣膜性 AF（NVAF）患者接受利伐沙班联合氯吡格雷与利伐沙班联合 DAPT 临床出血率均显著低于华法林联合 DAPT[83]，且全因死亡率和再住院率也显著低于华法林联合 DAPT 组[84]。RE-DUAL PCI 研究[85]中，PCI 后 NVAF 患者随机接受华法林加 DAPT（三联治疗）或达比加群加 $P2Y_{12}$ 抑制剂（双联治疗），其中约 50% 为 ACS 患者，14.6% 合用替格瑞洛。结果表明，双联治疗在降低缺血风险方面不劣于三联治疗，出血风险显著低于三联组。在 ACS 和合用替格瑞洛的亚组中，双联治疗的出血风险均低于三联治疗。

新型抗血小板药物联合抗凝治疗的出血风险同样引发关注。Sarafoff N 等进行的一项研究[86]纳入了需服用 OAC 的 PCI 患者（置入 DES），结果显示，当与 OAC 和阿司匹林联用时，普拉格雷组 6 个月 TIMI 出血风险较氯吡格雷组高 3.6 倍，而主要心脏事件风险无显著差异。

ISAR-TRIPLE 研究[87]比较了置入 DES 的稳定型心绞痛或 ACS 患者在 OAC 加阿司匹林基础上随机接受氯吡格雷 6 周或 6 个月的结局。结果显示，两个治疗组主要研究终点(9 个月后患者死亡、MI、支架血栓、卒中等事件)、次要缺血终点(心源性死亡、MI、支架血栓、缺血性卒中)及次要出血终点(TIMI 大出血)均无显著性差异。

关于正在接受 OAC 治疗的患者发生 NSTE-ACS 后,如何安全合理的应用抗血小板药物一直存在争议。2015 ESC NSTE-ACS 指南[88]根据已有证据,提出了比较详尽的推荐建议:低出血风险(HAS-BLED[89]≤2)的 ACS 合并 AF 患者,不论支架的类型,起始(N)OAC 和阿司匹林及氯吡格雷三联抗栓治疗持续 6 个月,再(N)OAC 和阿司匹林或氯吡格雷两联治疗至 12 个月。高出血风险(HAS-BLED ≥3)的 ACS 合并 AF 患者,不论临床状况[稳定性冠心病(SCAD)或 ACS]和支架类型[裸金属支架(BMS)或新一代 DES],起始(N)OAC 和氯吡格雷或阿司匹林及氯吡格雷三联抗栓治疗持续 1 个月,再(N)OAC 和阿司匹林或氯吡格雷双联抗栓至 12 个月。不建议替格瑞洛或普拉格雷用于三联抗栓治疗。2017 ESC DAPT 指南[3]建议应重新评估患者口服抗凝的适应证,且在明确适应证(如 AF、机械瓣或近期复发深静脉血栓或肺栓塞)后继续抗凝。三联抗栓疗程应限制在 6 个月以内,或根据患者出血和缺血风险评估结果在出院时停止三联治疗。

3.7 贫血

对于合并贫血的 ACS 患者的抗血小板治疗目前尚无相关临床研究证据,更多是来自医生的临床经验。例如,贫血患者选择抗栓治疗时需充分权衡缺血和出血风险,如果贫血原因不明或难以纠正,应限制使用 DES,因为后者需延长 DAPT 的时间[41]。

3.8 消化道出血高危人群

前瞻性研究对急性下消化道出血(ALGIB)与治疗药物的相关性进行了分析,结果显示非甾体抗炎药、低剂量阿司匹林、华法林均与 ALGIB 风险相关[90]。CAPRIE 研究[91]显示,单用氯吡格雷引起消化道出血的风险比单用阿司匹林明显降低(2.0% 对 2.7%,P<0.05)。但 CURE 研究[92]发现氯吡格雷加阿司匹林较单用阿司匹林引起消化道出血的危险性高(1.3% 对 0.7%,P<0.05)。一项回顾性研究证实,非甾体类抗炎药与非阿司匹林抗血小板药物联合用药较抗血小板药物单药治疗出血风险更高(HR,1.8;P<0.05)[93]。

内镜和流行病学研究均发现,质子泵抑制剂(PPI)可明显降低服用阿司匹林和(或)氯吡格雷患者所致消化道损伤的发生率。在随机对照临床试验中,PPI 可使 DAPT 治疗患者消化道出血减少 87%[94-95]。虽然近年有研究表明,PPI 是 MI 的一项独立危险因素[96-97]。一项病例对照研究纳入伴胃肠道出血史的 ACS 患者 3580 例,分别给予阿司匹林加 PPI 或氯吡格雷单药或氯吡格雷加 PPI 治疗,结果显示:相较于阿司匹林加 PPI,氯吡格雷单药治疗组与氯吡格雷加 PPI 组胃肠道出血风险更低;相较于阿司匹林加 PPI 组,氯吡格雷单药治疗组的心血管事件风险更低,但氯吡格雷加 PPI 组心血管事件风险增高[98]。

但关于 PPI 联合氯吡格雷是否影响其抗血小板作用从而导致心血管事件的增加的研究结果并不一致。临床随机对照试验 COGENT 中[98,99],PPI 联合氯吡格雷组与单用氯吡格雷组相比,两组心血管不良事件的发生率并无统计学差异。另一项关于服用氯吡格雷的患者联合或不联合 PPI 其消化道出血和心血管事件发生率的 Meta 分析[100]中,总体分析显示与单用氯吡格雷组相比,PPI 加氯吡格雷组显著增加了心血管不良事件的发生率(总死亡率、支架内血栓形成、MI、ACS 等);而如仅选择 RCT 和倾向评分匹配研究,除 MI 事件外,两组心血管不良事件的发生率差异并无统计学意义;但在预防消化道出血方面,联合 PPI 均使患者获益。Juurlink DN 等研究[101]显示,氯吡格雷加用 PPI(除泮托拉唑)明显增加再发 MI 等事件的风险(由于泮托拉唑不抑制 P450 2C19 活性,因此不增加再发 MI 的风险)。

此外,新型抗血小板药物的出现引发了探讨药物选择对胃肠道出血风险影响的新研究。对 PLATO 研究的出血事件分析发现,与氯吡格雷相比,替格瑞洛显著增加 ACS 患者 DAPT 期间的自发性胃肠道出血发生率(P=0.048)[102]。TRITION-TIMI 38[58]研究也显示,在出血风险方面,氯吡格雷优于普拉格雷。

中国《抗栓治疗消化道损伤防治中国专家建议(2016·北京)》[103]指出,消化道出血是冠心病患者抗栓治疗最常见的不良反应,无论是新型 P2Y12 受体拮抗剂还是延长 DAPT 疗效均优于传统治疗,但总体出血发生率较高,胃肠道出血发生率也较高,应基于出血风险合理选择,并重视防范。同时鉴于 PPI 是 MI 的一项独立危险因素,对有心血管高危因素的人群,选择 PPI 时要慎重。药理学研究证实不同 PPI 对氯吡格雷抗血小板作用的影响存在差异,但尚无临床预后终点研究证据,对于服用氯吡格雷的患者,临床医生应遵循药物说明书,选择没有争议的 PPI;建议根据患者具体情况,决定 PPI 联合应用的时间,高危患者可在抗血小板治疗的前6个月联合使用PPI,6个月后改为H_2受体拮抗剂(H_2RA)或间断服用PPI。ESC关于PPI在冠心病抗栓治疗中的使用专家共识[104]中指出,尚无确凿证据提示应避免联用PPI和氯吡格雷;而考虑PPI可降低出血风险,因此对有适应证者应谨慎评估PPI的使用。相比有强CYP2C19抑制力的PPI(如奥美拉唑),对CYP2C19抑制较弱或无抑制作用的PPI(如泮托拉唑)可能是更好的治疗选择。

3.9 复杂冠状动脉病变

在PLATO研究[105]中,共15 388例患者明确了冠状动脉病变程度,其中30%患者为复杂病变(定义为三支病变、左主干病变和冠脉搭桥术后病变)。研究显示,与氯吡格雷相比,替格瑞洛用于复杂冠脉病变患者的绝对心血管获益和降低死亡风险更显著。

复杂PCI后的DAPT长期治疗较短期治疗似乎能够明显减少缺血事件。Gennaro Giustino等[106]对6项随机临床试验(n=9577)进行了事后分析。这些行复杂或非复杂PCI手术的患者在术后接受了短期(3~6个月)或长期(≥1年)DAPT(阿司匹林+氯吡格雷)。与进行短期DAPT的患者相比,复杂PCI患者接受长期DAPT后MACE事件发生率显著降低,且获益程度随着手术复杂程度的增加而逐渐扩大,但长期DAPT治疗组的大出血风险增加。

一项法国单中心研究[107]回顾性分析了460例冠脉长病变(>30mm)且置入至少一枚BMS或DES的ACS患者。研究表明,在长病变的高危ACS患者中,几乎超过2/3的患者是延长氯吡格雷加阿司匹林疗程>1年的,甚至达2~3年。>1年的DAPT治疗显著降低了长病变ACS患者PCI术后的全因死亡和心血管死亡风险。

为复杂PCI患者制订个体化DAPT策略时,应结合患者风险特征与手术风险因素,评估患者长期DAPT的出血风险。

4 结语

在ACS患者中,出血和缺血事件的危险因素常同时存在,且部分临床特征本身即存在出血与缺血的双重风险,因此,给临床抗栓治疗决策带来极大的挑战。迄今为止,对于ACS合并缺血和出血双高危的人群,尚无充分的证据证实何种抗血小板方案更佳。本文所述多数证据均未通过大样本随机对照研究得到证实,因此,可供临床决策参考,但未必拘泥。抗血小板治疗的核心还是要权衡缺血和出血风险,这就要求我们充分了解患者的出血和缺血相关危险因素,掌握各种抗血小板治疗方案的疗效和安全性,综合判断患者可能的获益和风险,在此基础上制订个体化的抗血小板治疗方案[108],从而更有效地改善这类特殊类型ACS患者的预后,使临床获益最大化。

近期,由沈阳军区总医院韩雅玲院士牵头进行的多中心东亚人群抗血小板治疗结局(EA outcome)研究(NIH临床研究注册号:NCT 03431142)主要针对临床缺血和出血风险双高危的ACS患者,在进行9~12个月的DAPT后,随机接受氯吡格雷+阿司匹林或氯吡格雷+安慰剂治疗9个月,随后两组均予阿司匹林单药治疗3个月,观察两组患者的净不良临床事件发生率。该研究预计在国内100家中心入选7700例患者,其结果将为缺血和出血双高危患者的优化抗血小板治疗提供有力的证据。此外,近年以中国医师协会心血管病分会血栓防治专业委员会为主导,国内专家结合国内外最新临床证据,针对冠心病抗血栓治疗领域制定和更新了多部指南/专家共识,可供临床治疗决策参考[109-110]。

(李毅 韩雅玲)

参考文献

1. Chen ZM, Jiang LX, Chen YP, et al. Addition of clopidogrel to aspirin in 45 852 patients with acute myocardial infarction: randomised placebo-controlled trial. Lancet, 2005, 9497(366): 1607-1621.
2. Mehran R, Pocock SJ, Nikolsky E, C, et al. A risk score to predict bleeding in patients with acute coronary syndromes. J Am Coll Cardiol, 2010, 55(23): 2556-2566.
3. The Task Force for dual antiplatelet therapy in coronary artery disease of the European Society of Cardiology (ESC) and of the European Association for Cardio-Thoracic Surgery (EACTS). 2017 ESC focused update on dual antiplatelet therapy in coronary artery disease developed in collaboration

with EACTS. European Heart Journal, 2017: 1-48.

4. 中国医师协会心血管内科医师分会．急性冠张动脉综合征抗栓治疗合并出血防治多科学专家共识．中华内科杂志，2016，55(10):813-824.
5. Levine GN, Bates ER, Bittl JA, et al. 2016 ACC/AHA Guideline Focused Update on Duration of Dual Antiplatelet Therapy in Patients With Coronary Artery Disease: A Report of the American College of Cardiology/American Heart Association Task Force on Clinical Practice Guidelines. J Am Coll Cardiol, 2016, 68(10): 1082-1115.
6. Dauerman HL, Bhatt DL, Gretler DD, et al. Bridging the gap between clinical trials of antiplatelet therapies and applications among elderly patients. Am Heart J, 2010, 159(4): 508-517.e1.
7. Lopes RD, White JA, Tricoci P, et al. Age, treatment, and outcomes in high-risk non-ST-segment elevation acute coronary syndrome patients: insights from the EARLY ACS trial. Int J Cardiol, 2013, 167(6): 2580-2587.
8. Mahaffey KW, Hager R, Wojdyla D, et al. Meta-analysis of intracranial hemorrhage in acute coronary syndromes: incidence, predictors, and clinical outcomes. J Am Heart Assoc, 2015, 6(4): e001512.
9. Kikkert WJ, Hassell ME, Delewi R, et al. Predictors and prognostic consequence of gastrointestinal bleeding in patients with ST-segment elevation myocardial infarction. Int J Cardiol, 2015, 184: 128-134.
10. Armaganijan LV, Alexander KP, Huang Z, et al. Effect of age on efficacy and safety of vorapaxar in patients with non-ST-segment elevation acute coronary syndrome: Insights from the Thrombin Receptor Antagonist for Clinical Event Reduction in Acute Coronary Syndrome (TRACER) trial. Am Heart J, 2016, 178: 176-184.
11. Alexander KP, Newby LK, Cannon CP, et al. Acute coronary care in the elderly, part Ⅰ: Non-ST-segment-elevation acute coronary syndromes: a scientific statement for healthcare professionals from the American Heart Association Council on Clinical Cardiology: in collaboration with the Society of Geriatric Cardiology. Circulation, 2007, 115(19): 2549-2569.
12. Avezum A, Makdisse M, Spencer F, et al. Impact of age on management and outcome of acute coronary syndrome: observations from the Global Registry of Acute Coronary Events (GRACE). Am Heart J, 2005, 149(1): 67-73.
13. Mehta LS, Beckie TM, DeVon HA, et al. Acute Myocardial Infarction in Women: A Scientific Statement From the American Heart Association. Circulation, 2016, 133(9): 916-947.
14. Gabet A, Danchin N, Juillière Y, et al. Acute coronary syndrome in women: rising hospitalizations in middle-aged French women, 2004-14. Eur Heart J, 2017, 38(14): 1060-1065.
15. Chandrasekhar J, Baber U, Sartori S, et al. Sex-related differences in outcomes among men and women under 55 years of age with acute coronary syndrome undergoing percutaneous coronary intervention: Results from the PROMETHEUS study. Catheter Cardiovasc Interv, 2017, 89(4): 629-637.
16. Varenhorst C, Jensevik K, Jernberg T, et al. Duration of dual antiplatelet treatment with clopidogrel and aspirin in patients with acute coronary syndrome. Eur Heart J, 2014, 35(15): 969-978.
17. Deedwania P, Acharya T, Kotak K, et al. Compliance with guideline-directed therapy in diabetic patients admitted with acute coronary syndrome: Findings from the American Heart Association's Get With The Guidelines-Coronary Artery Disease (GWTG-CAD) program. Am Heart J, 2017, 187: 78-87.
18. Rossington JA, Brown OI, Hoye A. Systematic review and meta-analysis of optimal P2Y12 blockade in dual antiplatelet therapy for patients with diabetes with acute coronary syndrome. Open Heart, 2016, 3(1): e000296.
19. Zhang H, Hu X, Wu Q, Shi B. Impact of diabetes on bleeding events in ST-elevation myocardial infarction patients after urgent percutaneous coronary intervention: A retrospective cohort study. Medicine (Baltimore), 2016, 95(33): e4470.
20. Kosiborod M, Rathore SS, Inzucchi SE, et al. Admission glucose and mortality in elderly patients hospitalized with acute myocardial infarction: implications for patients with and without recognized diabetes. Circulation, 2005, 111(23): 3078-3086.
21. Bhadriraju S, Ray KK, DeFranco AC, et al. Association between blood glucose and long-term mortality in patients with acute coronary syndromes in the OPUS-TIMI 16 trial. Am J Cardiol, 2006, 97(11): 1573-1577.
22. Fox CS, Muntner P, Chen AY, et al. Use of evidence-based therapies in short-term outcomes of ST-segment elevation myocardial infarction and non-ST-segment elevation myocardial infarction in patients with chronic kidney disease: a report from the National Cardiovascular Data Acute Coronary Treatment and Intervention Outcomes Network registry. Circulation, 2010, 121(3): 357-365.
23. Burlacu A, Genovesi S, Ortiz A, et al. The quest for equilibrium: exploring the thin red line between bleeding and ischaemic risks in the management of acute coronary syndromes in chronic kidney disease patients. Nephrol Dial Transplant, 2017, 32(12): 1967-1976.
24. Capodanno D, Angiolillo DJ. Antithrombotic therapy in patients with chronic kidney disease. Circulation, 2012, 125(21): 2649-2661.
25. Baber U, Chandrasekhar J, Sartori S, et al. Associations Between Chronic Kidney Disease and Outcomes With Use of Prasugrel Versus Clopidogrel in Patients With Acute Coronary Syndrome Undergoing Percutaneous Coronary Intervention: A Report From the PROMETHEUS Study. JACC Cardiovasc Interv, 2017, 20(10): 2017-2025.
26. Melloni C, Cornel JH, Hafley G, et al. Impact of chronic kidney disease on long-term ischemic and bleeding outcomes in medically managed patients with acute coronary syndromes: Insights from the TRILOGY ACS Trial. Eur Heart J Acute Cardiovasc Care, 2016, 6(5): 443-454.

27. Ducrocq G, Amarenco P, Labreuche J, et al. A history of stroke/transient ischemic attack indicates high risks of cardiovascular event and hemorrhagic stroke in patients with coronary artery disease. Circulation, 2013, 127 (6): 730-738.
28. Budaj A, Flasinska K, Gore JM, et al. Magnitude of and risk factors for in-hospital and postdischarge stroke in patients with acute coronary syndromes: findings from a Global Registry of Acute Coronary Events.Circulation, 2005, 111 (24): 3242-3247.
29. Guerra F, Scappini L, Maolo A. CHA2DS2-VASc risk factors as predictors of stroke after acute coronary syndrome: A systematic review and meta-analysis. Eur Heart J Acute Cardiovasc Care, 2016.
30. Cronin L, Mehta SR, Zhao F, et al. Stroke in relation to cardiac procedures in patients with non-ST-elevation acute coronary syndrome: a study involving >18 000 patients. Circulation, 2001, 104 (3): 269-274.
31. Ault KA, Cannon CP, Mitchell J, et al. Platelet activation in patients after an acute coronary syndrome: results from the TIMI-12 trial. Thrombolysis in Myocardial Infarction. J Am Coll Cardiol, 1999, 33 (3): 634-639.
32. Goldberg RJ, Yarzebski J, Lessard D, et al. Recent trends in the incidence rates of and death rates from atrial fibrillation complicating initial acute myocardial infarction: a community-wide perspective. Am Heart J, 2002, 143 (3): 519-527.
33. Pedersen OD, Abildstrøm SZ, Ottesen MM, et al. Increased risk of sudden and non-sudden cardiovascular death in patients with atrial fibrillation/flutter following acute myocardial infarction.Eur Heart J, 2006, 27 (3): 290-295.
34. Gao XF, Chen Y, Fan ZG, et al. Antithrombotic Regimens for Patients Taking Oral Anticoagulation After Coronary Intervention: A Meta-analysis of 16 Clinical Trials and 9, 185 Patients.Clin Cardiol, 2015, 38 (8): 499-509.
35. Cannon CP, Gropper S, Bhatt DL, et al. Design and Rationale of the RE-DUAL PCI Trial: A Prospective, Randomized, Phase 3b Study Comparing the Safety and Efficacy of Dual Antithrombotic Therapy With Dabigatran Etexilate Versus Warfarin Triple Therapy in Patients With Nonvalvular Atrial Fibrillation Who Have Undergone Percutaneous Coronary Intervention With Stenting.Clin Cardiol, 2016, 39 (10): 555-564.
36. Ariza-Solé A, Formiga F, Salazar-Mendiguchía J, et al. Impact of anaemia on mortality and its causes in elderly patients with acute coronary syndromes.Heart Lung Circ, 2015, 24 (6): 557-565.
37. Manoukian SV. Predictors and impact of bleeding complications in percutaneous coronary intervention, acute coronary syndromes, and ST-segment elevation myocardial infarction. Am J Cardiol, 2009, 104 (5 Suppl): 9C-15C.
38. 冀晓红，李健成，杨娜．缺铁性贫血与老年冠心病发生及严重程度的关系．中国老年学杂志，2016，36（16）：3955-3957.
39. 赵建全，唐萍，向睿．缺铁性贫血与老年冠心病患者冠状动脉影像学特点的分析．重庆医学，2014，43（15）：1922-1924.
40. Liu Y, Yang YM, Zhu J, et al. Anaemia and prognosis in acute coronary syndromes: a systematic review and meta-analysis.J Int Med Res, 2012, 40 (1): 43-55.
41. 中华医学会心血管病学分会．非 ST 段抬高型急性冠状动脉综合征诊断和治疗指南（2016）. 中国心血管病杂志，2017，45（5）：359-376.
42. Jensen BE, Hansen JM, Junker AB, et al. High prevalence of ulcer bleeding risk factors in dual antiplatelet-treated patients after percutaneous coronary intervention.Dan Med J, 2015, 62 (6).pii: A5092.
43. Kazi DS, Leong TK, Chang TI, et al. Association of spontaneous bleeding and myocardial infarction with long-term mortality after percutaneous coronary intervention.J Am Coll Cardiol, 2015, 65 (14): 1411-1420.
44. 张大真，权正良，李增烈．长期服用小剂量肠溶型阿司匹林对胃十二指肠黏膜损害的病例对照研究．胃肠病学，2006，11：427-430.
45. Leung FW. Risk factors for gastrointestinal complications in aspirin users: review of clinical and experimental data. Dig Dis Sci, 2008, 53 (10): 2604-2615.
46. Mehran R, Pocock SJ, Stone GW, et al. Associations of major bleeding and myocardial infarction with the incidence and timing of mortality in patients presenting with non-ST-elevation acute coronary syndromes: a risk model from the ACUITY trial. Eur Heart J, 2009, 30 (12): 1457-1466.
47. Eikelboom JW, Mehta SR, Anand SS, et al. Adverse impact of bleeding on prognosis in patients with acute coronary syndromes.Circulation, 2006, 114 (8): 774-782.
48. Thomas J. Guidelines for percutaneous transluminal coronary angioplasty. A report of the American College of Cardiology/American Heart Association Task Force on Assessment of Diagnostic and Therapeutic Cardiovascular Procedures (Subcommittee on Percutaneous Transluminal Coronary Angioplasty).J Am Coll Cardiol, 1988, 12 (2): 529-545.
49. Reifart N, Vandormael M, Krajcar M, et al. Randomized comparison of angioplasty of complex coronary lesions at a single center. Excimer Laser, Rotational Atherectomy, and Balloon Angioplasty Comparison (ERBAC) Study.Circulation, 1997, 96 (1): 91-98.
50. Dill T, Dietz U, Hamm CW, et al. A randomized comparison of balloon angioplasty versus rotational atherectomy in complex coronary lesions (COBRA study).Eur Heart J, 2000, 21 (21): 1759-1766.
51. Bates ER, Tamis-Holland JE, Bittl JA, et al. PCI Strategies in Patients With ST-Segment Elevation Myocardial Infarction and Multivessel Coronary Artery Disease.J Am Coll Cardiol, 2016, 68 (10): 1066-1081.
52. Safian RD, Freed M.The manual of interventional cardiology.3rd ed.Birmingham, Michigan: Physician' s, 2001: 141-156.
53. Finn AV, Joner M, Nakazawa G, et al. Pathological correlates of late drug-eluting stent thrombosis: strut coverage as a marker of endothelialization. Circulation, 2007, 115 (18): 2435-2441.
54. Iakovou I, Schmidt T, Bonizzoni E, et al. Incidence, predictors, and outcome of thrombosis after successful implantation of drug-eluting stents. JAMA, 2005, 293 (17): 2126-2130.

55. Joner M, Finn AV, Farb A, et al. Pathology of drug-eluting stents in humans: delayed healing and late thrombotic risk.J Am Coll Cardiol, 2006, 48 (1): 193-202.

56. Hoye A, Iakovou I, Ge L, et al. Long-term outcomes after stenting of bifurcation lesions with the "crush" technique: predictors of an adverse outcome.J Am Coll Cardiol, 2006, 47 (10): 1949-1958.

57. Rodriguez AE, Mieres J, Fernandez-Pereira C, et al. Coronary stent thrombosis in the current drug-eluting stent era: insights from the ERACI Ⅲ trial.J Am Coll Cardiol, 2006, 47 (1): 205-207.

58. Montalescot G, Wiviott SD, Braunwald E, et al. Prasugrel compared with clopidogrel in patients undergoing percutaneous coronary intervention for ST-elevation myocardial infarction (TRITON-TIMI 38): double-blind, randomised controlled trial.Lancet, 2009, 9665 (373): 723-731.

59. Amsterdam EA, Wenger NK, Brindis RG, et al. 2014 AHA/ACC Guideline for the Management of Patients with Non-ST-Elevation Acute Coronary Syndromes: a report of the American College of Cardiology/American Heart Association Task Force on Practice Guidelines. J Am Coll Cardiol, 2014, 64 (24): e139-e228.

60. Husted S, James S, Becker RC, et al. Ticagrelor versus clopidogrel in elderly patients with acute coronary syndromes: a substudy from the prospective randomized PLATelet inhibition and patient Outcomes (PLATO) trial.Circ Cardiovasc Qual Outcomes, 2012, 5 (5): 680-688.

61. Park KH, Jeong MH, Ahn Y, et al. Comparison of short-term clinical outcomes between ticagrelor versus clopidogrel in patients with acute myocardial infarction undergoing successful revascularization; from Korea Acute Myocardial Infarction Registry-National Institute of Health. Int J Cardiol, 2016, 215: 193-200.

62. Schoenenberger AW, Radovanovic D, Windecker S, et al. Temporal trends in the treatment and outcomes of elderly patients with acute coronary syndrome.Eur Heart J, 2016, 37 (16): 1304-1311.

63. Gargiulo G, Ariotti S, Santucci A, et al. Impact of Sex on 2-Year Clinical Outcomes in Patients Treated With 6-Month or 24-Month Dual-Antiplatelet Therapy Duration: A Pre-Specified Analysis From the PRODIGY Trial.JACC Cardiovasc Interv, 2016, 17 (9): 1780-1789.

64. Lau ES, Braunwald E, Murphy SA, et al. Potent P2Y12 Inhibitors in Men Versus Women: A Collaborative Meta-Analysis of Randomized Trials.J Am Coll Cardiol, 2017, 69 (12): 1549-1559.

65. Carreras ET, Hochholzer W, Frelinger AL 3rd, et al. Diabetes mellitus, CYP2C19 genotype, and response to escalating doses of clopidogrel. Insights from the ELEVATE-TIMI 56 Trial.Thromb Haemost, 2016, 116 (1): 69-77.

66. Dalby AJ, Gottlieb S, Cyr DD, et al. Dual antiplatelet therapy in patients with diabetes and acute coronary syndromes managed without revascularization.Am Heart J, 2017, 188: 156-166.

67. James S, Angiolillo DJ, Cornel JH, et al. Ticagrelor vs. clopidogrel in patients with acute coronary syndromes and diabetes: a substudy from the PLATelet inhibition and patient Outcomes (PLATO) trial.Eur Heart J, 2010, 31 (24): 3006-3016.

68. Thukkani AK, Agrawal K, Prince L, et al. Long-Term Outcomes in Patients With Diabetes Mellitus Related to Prolonging Clopidogrel More Than 12 Months After Coronary Stenting.J Am Coll Cardiol, 2015, 66 (10): 1091-1101.

69. Huang H, Li Y, Chen Y, et al. Shorter- versus Longer-duration Dual Antiplatelet Therapy in Patients with Diabetes Mellitus Undergoing Drug-eluting Stents Implantation: A Meta-analysis of Randomized Controlled Trials. Chin Med J (Engl), 2016, 129 (23): 2861-2867.

70. Lee SW, Park SW, Kim YH, et al. Drug-eluting stenting followed by cilostazol treatment reduces late restenosis in patients with diabetes mellitus the DECLARE-DIABETES Trial (A Randomized Comparison of Triple Antiplatelet Therapy with Dual Antiplatelet Therapy After Drug-Eluting Stent Implantation in Diabetic Patients).J Am Coll Cardiol, 2008, 51 (12): 1181-1187.

71. Keltai M, Tonelli M, Mann JF, et al. Renal function and outcomes in acute coronary syndrome: impact of clopidogrel.Eur J Cardiovasc Prev Rehabil, 2007, 14 (2): 312-318.

72. Wiviott SD, Braunwald E, McCabe CH, et al. Prasugrel versus clopidogrel in patients with acute coronary syndromes.N Engl J Med, 2007, 357(20): 2001-2015.

73. Wang H, Qi J, Li Y, et al. Pharmacodynamics and pharmacokinetics of ticagrelor vs. clopidogrel in patients with acute coronary syndromes and chronic kidney disease.Br J Clin Pharmacol, 2018, 84 (1): 88-96.

74. James S, Budaj A, Aylward P, et al. Ticagrelor versus clopidogrel in acute coronary syndromes in relation to renal function: results from the Platelet Inhibition and Patient Outcomes (PLATO) trial. Circulation, 2010, 122 (11): 1056-1067.

75. The FDA ticagrelor review of complete response. http://www.accessdata.fda.gov/drugsatfda_docs/nda/2011/022433Orig1s000TOC.cfm. Accessed May 10, 2012.

76. DiNicolantonio JJ, Serebruany VL. Angiotensin receptor blockers worsen renal function and dyspnea on ticagrelor: a potential ticagrelor-angiotensin receptor blocker interaction?Clin Cardiol, 2012, 35 (11): 647-648.

77. Ibanez B, James S, Agewall S, et al. 2017 ESC Guidelines for the management of acute myocardial infarction in patients presenting with ST-segment elevation: The Task Force for the management of acute myocardial infarction in patientspresenting with ST-segment elevation of the European Society of Cardiology (ESC). Eur Heart J, 2018, 39 (2): 119-177.

78. Washam JB, Herzog CA, Beitelshees AL, et al. Pharmacotherapy in chronic kidney disease patients presenting with acute coronary syndrome: a scientific statement from the American Heart Association.Circulation, 2015, 131 (12): 1123-1149.

79. Bhatt DL, Flather MD, Hacke W, et al. Patients with prior myocardial infarction, stroke, or symptomatic peripheral arterial disease in the

CHARISMA trial.J Am Coll Cardiol,2007,49(19):1982-1988.

80. James SK, Storey RF, Khurmi NS, et al. Ticagrelor versus clopidogrel in patients with acute coronary syndromes and a history of stroke or transient ischemic attack.Circulation,2012,125(23):2914-2921.
81. Wallentin L, Becker RC, Budaj A, et al. Ticagrelor versus clopidogrel in patients with acute coronary syndromes. N Engl J Med,2009,361(11):1045-1057.
82. Wiviott SD, Braunwald E, McCabe CH, et al. Prasugrel versus clopidogrel in patients with acute coronary syndromes. N Engl J Med,2007,357(20):2001-2015.
83. 中华医学会心血管病学分会．抗血小板治疗中国专家共识．中华心血管病杂志,2013,4(3):183-194.
84. Dewilde WJ, Oirbans T, Verheugt FW, et al. Use of clopidogrel with or without aspirin in patients taking oral anticoagulant therapy and undergoing percutaneous coronary intervention: an open-label, randomised, controlled trial. Lancet,2013,9872(381):1107-1115.
85. Gibson CM, Mehran R, Bode C, et al. Prevention of Bleeding in Patients with Atrial Fibrillation Undergoing PCI.N Engl J Med,2016,375(25):2423-2434.
86. Gibson CM, Pinto DS, Chi G, et al. Recurrent Hospitalization Among Patients With Atrial Fibrillation Undergoing Intracoronary Stenting Treated With 2 Treatment Strategies of Rivaroxaban or a Dose-Adjusted Oral Vitamin K Antagonist Treatment Strategy.Circulation,2017,135(4):323-333.
87. Cannon CP, Bhatt DL, Oldgren J, et al. Dual Antithrombotic Therapy with Dabigatran after PCI in Atrial Fibrillation.N Engl J Med,2017,377(16):1513-1524.
88. Sarafoff N, Martischnig A, Wealer J, et al. Triple therapy with aspirin, prasugrel, and vitamin K antagonists in patients with drug-eluting stent implantation and an indication for oral anticoagulation.J Am Coll Cardiol,2013,61(20):2060-2066.
89. Fiedler KA, Maeng M, Mehilli J, et al. Duration of Triple Therapy in Patients Requiring Oral Anticoagulation After Drug-Eluting Stent Implantation: The ISAR-TRIPLE Trial.J Am Coll Cardiol,2015,65(16):1619-1629.
90. Roffi M, Patrono C, Collet JP, et al. 2015 ESC Guidelines for the management of acute coronary syndromes in patients presenting without persistent ST-segment elevation: Task Force for the Management of Acute Coronary Syndromes in Patients Presenting without Persistent ST-Segment Elevation of the European Society of Cardiology (ESC). Eur Heart J,2016,37(3):267-315.
91. Pisters R, Lane DA, Nieuwlaat R, et al. The HAS-BLED score and renal failure. Chest,2011,139(5):1248-1249.
92. Hreinsson JP, Palsd ó ttir S, Bjornsson ES. The Association of Drugs With Severity and Specific Causes of Acute Lower Gastrointestinal Bleeding: A Prospective Study.J Clin Gastroenterol,2016,50(5):408-413.
93. CAPRIE Steering Committee. A randomised, blinded, trial of clopidogrel versus aspirin in patients at risk of ischaemic events (CAPRIE). CAPRIE Steering Committee.Lancet,1996,9038(348):1329-1339.
94. Yusuf S, Zhao F, Mehta SR, et al. Effects of clopidogrel in addition to aspirin in patients with acute coronary syndromes without ST-segment elevation.N Engl J Med,2001,345(7):494-502.
95. Aoki T, Nagata N, Niikura R, et al. Recurrence and mortality among patients hospitalized for acute lower gastrointestinal bleeding.Clin Gastroenterol Hepatol,2015,13(3):488-494.e1.
96. Chen J, Yuan YC, Leontiadis GI, et al. Recent safety concerns with proton pump inhibitors.J Clin Gastroenterol,2012,46(2):93-114.
97. Bhatt DL, Cryer BL, Contant CF, et al. Clopidogrel with or without omeprazole in coronary artery disease.N Engl J Med,2010,363(20):1909-1917.
98. Shah NH, LePendu P, Bauer-Mehren A, et al. Proton Pump Inhibitor Usage and the Risk of Myocardial Infarction in the General Population.PLoS One,2015,10(6):e0124653.
99. Shih CJ, Chen YT, Ou SM, et al. Proton pump inhibitor use represents an independent risk factor for myocardial infarction.Int J Cardiol,2014,177(1):292-297.
100. Tsai YW, Wen YW, Huang WF, et al. Cardiovascular and gastrointestinal events of three antiplatelet therapies: clopidogrel, clopidogrel plus proton-pump inhibitors, and aspirin plus proton-pump inhibitors in patients with previous gastrointestinal bleeding.J Gastroenterol,2011,46(1):39-45.
101. Hsu PI, Lai KH, Liu CP. Esomeprazole with clopidogrel reduces peptic ulcer recurrence, compared with clopidogrel alone, in patients with atherosclerosis.Gastroenterology,2011,140(3):791-798.
102. Cardoso RN, Benjo AM, DiNicolantonio JJ, et al. Incidence of cardiovascular events and gastrointestinal bleeding in patients receiving clopidogrel with and without proton pump inhibitors: an updated meta-analysis.Open Heart,2015,2(1):e000248.
103. Juurlink DN, Gomes T, Ko DT, et al. A population-based study of the drug interaction between proton pump inhibitors and clopidogrel.CMAJ,2009,180(7):713-718.
104. DiNicolantonio JJ, D' Ascenzo F, Tomek A, et al. Clopidogrel is safer than ticagrelor in regard to bleeds: a closer look at the PLATO trial. Int J Cardiol,2013,168(3):1739-1744.
105. 抗栓治疗消化道损伤防治专家组．抗栓治疗消化道损伤防治中国专家建议(2016·北京). 中华内科杂志,2016,55(7):564-567.
106. Agewall S, Cattaneo M, Collet JP, et al. Expert position paper on the use of proton pump inhibitors in patients with cardiovascular disease and

antithrombotic therapy. Eur Heart J, 2013, 34(23): 1708-1713, 1713a-1713b.

107. Kotsia A, Brilakis ES, Held C, et al. Extent of coronary artery disease and outcomes after ticagrelor administration in patients with an acute coronary syndrome: Insights from the PLATelet inhibition and patient Outcomes (PLATO) trial. Am Heart J, 2014, 168(1): 68-75.e2.

108. Giustino G, Chieffo A, Palmerini T, et al. Efficacy and Safety of Dual Antiplatelet Therapy After Complex PCI. J Am Coll Cardiol, 2016, 68(17): 1851-1864.

109. Manchuelle A, Delhaye C, Schurtz G, et al. Dual antiplatelet therapy in patients with a long coronary artery lesion over 30 mm: Determinants and impact on prognosis. Arch Cardiovasc Dis, 2015, 108(4): 235-243.

110. 中国医师协会心血管内科医师分会血栓防治专业委员会．抗血小板药物治疗反应多样性临床检测和处理的中国专家建议．中华心血管病杂志, 2014, 42(12): 986-991.

111. 中国医师协会心血管内科医师分会血栓防治专业委员会．替格瑞洛临床应用中国专家共识．中华心血管病杂志, 2016, 44(2): 112-120.

112. 中国医师协会心血管内科医师分会血栓防治专业委员会．急性冠状动脉综合征特殊人群抗血小板治疗中国专家建议．中华心血管病杂志, 2018, 46(4): 255-266.

113. 中华医学会心血管病分会介入学组, 中国医师协会心血管内科医师分会血栓防治专业委员会: 中国经皮冠状动脉介入治疗指南(2016). 中华心血管病杂志, 2016, 44(5): 382-400.

冠心病支架植入合并房颤患者的抗血栓治疗

一、冠心病合并房颤的流行病学

冠心病和房颤均为常见的心血管疾病，两者有很多共同的危险因素，如糖尿病和高血压。与此同时，冠心病中的某些临床情况，如心力衰竭，亦是房颤的危险因素。因此冠心病是房颤最常见的合并症之一。2014 年美国房颤管理指南中的一项调查显示，超过 60% 的房颤患者伴发缺血性心脏病[1]。Garfield 全球房颤注册登记研究显示，19.2% 的房颤患者合并有冠心病，而在我国房颤伴冠心病的患者比例高达 32.4%[2]。RECENT 研究显示，19% 的稳定型冠状动脉疾病患者伴发房颤，其中，老年、冠心病病史长以及伴有心衰的患者，房颤的发病率更高。而且稳定型冠状动脉疾病合并房颤的患者中，卒中高危患者比例高，73% 的患者 CHADS2 评分≥2，94% 的患者 CHA_2DS_2-VASc 评分≥2[3]。一项中国的队列研究显示老年冠心病患者并发房颤的比例达到 20.9%[4]。冠心病会显著增加房颤患者 1 年后 ACS 事件风险，而房颤则显著增加冠心病患者心血管事件及死亡风险[5]。

二、冠心病和房颤抗栓治疗的机制

房颤患者左心耳血栓形成的机制：心房血流速度减慢甚至淤滞，致使凝血因子的局部浓度增高，激活的凝血因子不能及时清除，红细胞及血小板的聚集性也随之增高，导致血液黏稠度增加；随着心房扩大和血液淤滞，心房血液形成涡流，从而损伤心房壁的内皮细胞，导致内皮裸露、细胞外基质水肿及纤维浸润，血小板性血栓易于形成；内皮下结缔组织中的胶原激活因子Ⅻ，启动内源性凝血系统。心房壁受损所释放的组织凝血活酶，又可启动外源性凝血系统，最后通过共同途径使纤维蛋白原转化为纤维蛋白。

冠状动脉内血栓形成的机制：由于动脉血压高、流速快，快速流动的凝血因子难以相互作用，因而凝血酶也不易在局部蓄积达到有效浓度，因此动脉内的凝血过程依赖于斑块破裂部位牢固黏附的血小板所提供的磷脂表面作为反应平台，因此血小板在动脉血栓形成的过程中发挥着重要作用。

由于房颤血栓（静脉样血栓）和冠状动脉内血栓形成机制不同，需采用不同的抗栓治疗方法。房颤常需要口服抗凝剂（OAC，包括华法林和新型口服抗凝药 NOAC）以减少缺血性卒中，而冠心病患者需要长期抗血小板治疗以减少冠状动脉事件，特别是经皮冠状动脉介入治疗（PCI）术后，需要双联抗血小板治疗以减少支架内再狭窄和支架内血栓的风险。因此，同时处理这两种疾病时，临床医生常处于两难境地。对于这类患者，如何平衡出血和血栓栓塞风险，在取得最大抗栓获益的同时将出血风险降至最低，已成为抗栓治疗的研究热点。

三、冠心病支架植入合并房颤患者抗栓治疗的循证医学证据

1. VKA 的相关研究 一项纳入 9 个研究的 Meta 分析（其中 1428 例接受三联抗栓治疗，3753 例接受双联治疗）指出：三联抗栓治疗预防动脉粥样硬化血栓形成事件无显著优势。相比双联抗栓策略（"阿司匹林 + 氯吡格雷"或"华法林 + 单个抗血小板治疗"），长期 OAC 适应证且行冠脉支架置入的患者，三联抗栓治疗（华法林 + 阿司匹林 + 氯吡格雷）能有效降低卒中风险（OR = 0.29，P = 0.0004），但死亡（OR = 1.20，P =0.56）及再发心肌梗死（OR =0.84，P =0.38）的风险无显著差异，而出血风险显著增高（OR = 2.00，P<0.0001）[6]。

2012 年丹麦发布的全国登记研究，共纳入房颤因心肌梗死或 PCI 住院患者 11 480 例，统计结果发现与双联抗血小板相比，三联抗栓增加出血风险，降低血栓风险；华法林联合氯吡格雷治疗与三联抗栓治疗相比，未显著增加冠状动脉事件的发生率，而华法林与氯吡格雷合用，出血事件发生率较低。三联抗栓组

的高出血风险从治疗初始即存在,30 天出血事件率高达 22.6%。比较不同组的早期及晚期出血风险,三联抗栓组呈持续增高,提示无安全治疗窗。从而得出结论:三联抗栓治疗早期及晚期出血风险均显著增高,而临床效果无显著差异[7]。

2013 年发表的一项丹麦注册研究,自 2001 年至 2009 年共纳入 12 165 例房颤因心肌梗死和(或)PCI住院的患者,其中阿司匹林单药治疗者 3277 例,氯吡格雷单药 689 例,OAC 单药 711 例,阿司匹林 + 氯吡格雷 3590 例,OAC+ 阿司匹林 1504 例,OAC+ 氯吡格雷 548 例,OAC+ 阿司匹林 + 氯吡格雷 1896 例,评估不同抗栓治疗策略的心肌梗死 / 冠脉死亡、缺血性卒中和出血风险。结果显示,OAC+ 氯吡格雷这一组在心肌梗死 / 冠脉死亡、缺血性卒中、出血、全因死亡均优于三联的抗栓[8](图 1,见文末彩图 12)。

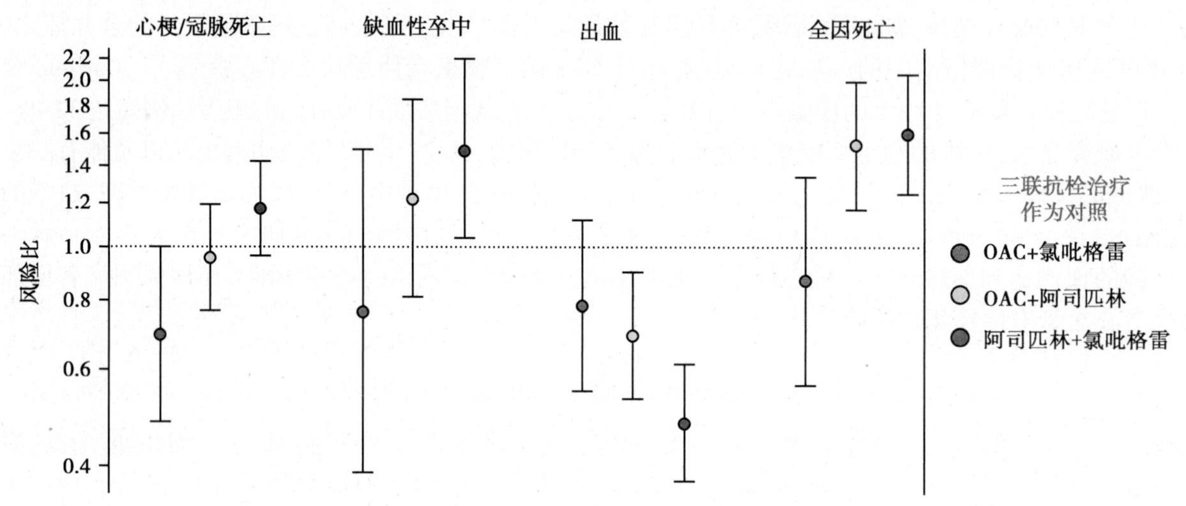

图 1　不同药物组合抗栓治疗的患病风险比

2013 年 2 月 13 日 *Lancet* 杂志正式发布了 WOEST 研究结果,其研究设计为开放、多中心、随机对照研究,目的是评价长期口服抗凝药物的患者接受 PCI 后,双联抗栓治疗(口服抗凝药物 + 氯吡格雷)和三联抗栓治疗(口服抗凝药物 + 氯吡格雷 + 阿司匹林)相比的有效性和安全性。该研究共入选了 573 例患者,主要终点是 PCI 术后 1 年内的任何出血事件,结果显示双联抗栓治疗组的出血率为 19.4%,三联抗栓治疗组为 44.4%(HR:0.36;95% CI:0.26~0.50;P<0.0001)。次要终点为死亡、心肌梗死、卒中、靶血管重建和支架内血栓形成的复合终点,结果显示双联抗栓治疗组为 11.1%,三联抗栓治疗组为 17.6%(HR:0.60;95% CI:0.38~0.94;P=0.025)(图 2,见文末彩图 13)。这项研究提示,在 PCI 后使用氯吡格雷和一种维生素 K 拮抗剂不仅更安全,而且可能比三联抗栓治疗更有效。然而,该研究也存在很多局限性。首先,该研究的样本量相对小。其次,仅有 69% 的患者因房颤接受了口服抗凝药物治疗。第三,74% 的患者使用股动脉入路,增加了入路出血的风险性。第四,虽然双联抗栓治疗组总体出血事件发生率是降低的,但两组间严重出血的发生率并无差异。第五,该研究采用的抗血小板策略较指南推荐更激进,三联抗栓治疗持续 12 个月,且没有常规使用质子泵抑制剂。最后,其研究结果并不能被推广至更多的抗血小板制剂和新型抗凝药物。因此,该研究还不能改变当前的临床实践和指南,但 WOEST 研究将会促进开展更大规模的研究,以明确在需要接受抗凝和抗血小板治疗的患者中如何达到最佳平衡[9]。

2014 年的 ISAR-TRIPLE 研究,入选了 614 例植入药物洗脱支架的患者,并被随机分为氯吡格雷 6 周和 6 个月组(所有患者均服用阿司匹林和维生素 K 拮抗剂)。研究表明两组 9 个月主要复合终点(死亡、心肌梗死、支架内血栓形成、卒中或 TIMI 出血)无差异。另外,两组间缺血性结局或 TIMI 严重出血也无明显差异。根据出血学术研究会(BARC)的标准,氯吡格雷 6 个月组患者 9 个月任意出血发生率为 40%,氯吡格雷 6 周组任意出血发生率为 38%,两组间差异无统计学意义。事后分析显示 6 周氯吡格雷组患者 6 周至 9 个月 BARC 出血风险较少。ISAR-TRIPLE 研究是第一个评价三联抗栓治疗时程的试验。该研究的主

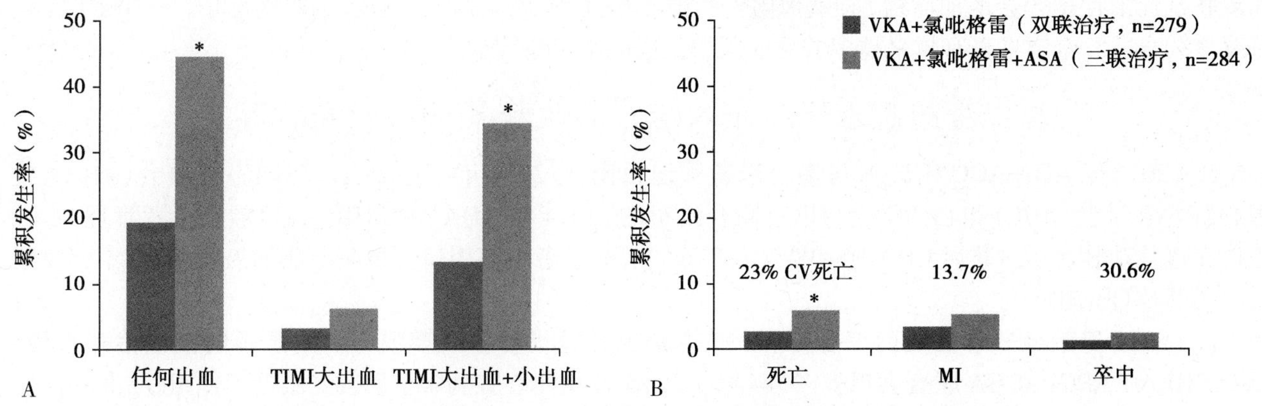

图 2　双联治疗组中的出血及死亡风险显著降低，而血栓事件发生率与三联治疗组相似

A. 安全性终点；B. 有效性终点。*P<0.05。全因死亡（CV& 非 CV 死亡，P=0.207&0.069）

要结果为中性，提示如果做了药物洗脱支架植入术的患者出血风险很高，根据 ISAR-TRIPLE 研究结果，可以将三联抗栓治疗时间减少为 6 周。同时，如果患者血栓形成风险较高（如冠状动脉分叉病变、左前降支近段或左主干病变）时，则可用 6 个月的三联抗栓治疗，因为尽管 BARC 出血可能增加，但是 TIMI 严重出血事件并不会增加[10]。

新型抗血小板药物普拉格雷在三联抗栓治疗中的临床试验表明，大出血风险显著高于氯吡格雷。虽然替格瑞洛在临床研究中与氯吡格雷相比并未增加大出血风险，但这并未在三联抗栓治疗的背景下得到临床试验的证实[11-13]。

2. **NOACs 在房颤 PCI 领域的研究**　非维生素 K 拮抗剂口服抗凝药物（NOACs，也叫新型口服抗凝药物）目前全球上市的包括利伐沙班、阿哌沙班、艾多沙班和达比加群。临床研究显示在非瓣膜病心房颤动患者预防卒中及全身性栓塞领域，NOACs 在疗效上至少不劣于华法林，同时显著减少颅内出血、重要器官出血和致死性出血的发生[14-17]。

在动脉抗栓领域，既往有研究表明低剂量利伐沙班（2.5mg BID）联合阿司匹林及氯吡格雷抗栓治疗可显著减少 ACS 患者 CV、非 CV 死亡率及心肌梗死或卒中发生率，显著降低 ACS 患者支架内血栓发生率，非 CABG 相关 TIMI 大出血显著增加，但致死性出血不增加[18]。

近年来，NOACs 在房颤患者 PCI 术后抗栓治疗领域纷纷开展了相关研究。PIONEER AF-PCI 研究是 NOACs 中第一个开展的前瞻性随机对照研究，旨在比较利伐沙班 15mg QD+P2Y$_{12}$ 抑制剂（主要是氯吡格雷）、利伐沙班 2.5mg BID+DAPT 与传统三联抗栓治疗（华法林 +DAPT）用于房颤患者 PCI 术后抗栓治疗的安全性。研究的主要终点是 TIMI 大出血、小出血和需要治疗的出血，次要终点包括心血管死亡、MI、卒中和支架内血栓。结果显示，与传统三联抗栓治疗相比，两种利伐沙班治疗策略均可显著改善安全性，减少出血，且疗效相当[19]。

RE-DUAL PCI 检验了达比加群 150mg 及 110mg BID+P2Y$_{12}$ 抑制剂的双联治疗与华法林 +P2Y12 抑制剂 + 阿司匹林的传统三联抗栓治疗的疗效和安全性。结果显示，达比加群两个剂量组均较传统治疗显著降低 ISTH 大出血和临床相关非大出血事件的发生率；两个剂量组合并分析后疗效非劣于华法林三联治疗[20]。

利伐沙班和达比加群的这两项研究给房颤合并 PCI 患者抗栓方案的选择带来了新的证据，更多 NOACs 在该领域的研究还在进行中。AUGUSTUS 试验是一项开放性，2×2 双因素比较的临床试验，在房颤伴 ACS 和（或）PCI 且需要服用至少 6 个月 P2Y$_{12}$ 拮抗剂的患者中，比较阿派沙班和 VKA 合用 ASA 或安慰剂的安全性[21]。ENTRUST-AF PCI 试验比较房颤 PCI 术后的患者，艾多沙班 60mg qd+P2Y$_{12}$ 受体拮抗剂双联抗栓组与 VKA+P2Y$_{12}$ 受体拮抗剂 +ASA 三联抗栓 1~12 个月组的安全性及疗效[22]。虽然现有的研究已明确双联抗栓治疗在减少出血方面要优于三联抗栓治疗，然而，仍有许多问题需要进一步明确，例如双联抗栓治疗是否会增加血栓/栓塞风险？抗血小板药物如何选择？抗凝药物如何选择？ DAPT疗程持续多久合适？希望将来有越来越多的循证医学证据能给出指导。

四、房颤患者冠脉介入治疗后抗栓策略的指南推荐

1.**《2014年AHA/ACC/HRS心房颤动患者管理指南》** 2014年3月28日，美国心脏协会(AHA)、美国心脏病学学会(ACC)和心律学会(HRS)联合发布的《2014年AHA/ACC/HRS心房颤动患者管理指南》建议在冠状动脉血运重建后CHA_2DS_2-VASC≥2分的房颤患者中使用口服抗凝药物加氯吡格雷，不建议联用阿司匹林(Ⅱb,B)[1]。

2.**《2014房颤合并急性冠脉综合征和/或接受经皮冠状动脉或瓣膜介入术患者的抗栓治疗管理：ESC/EHRA/EAPCI/ACCA联合共识》** 2014年8月25日欧洲心脏病学会(ESC)血栓工作组、欧洲心律协会(EHRA)、欧洲经皮心血管介入协会(EAPCI)和急性心血管保健协会(ACCA)联合制定并发布了《2014房颤合并急性冠脉综合征和/或接受经皮冠状动脉或瓣膜介入术患者的抗栓治疗管理:ESC/EHRA/EAPCI/ACCA联合共识》。该共识还得到了美国心律学会(HRS)和亚太心律学会(APHRS)的支持。共识涉及的介入手术包括PCI和经导管主动脉瓣置入术(TAVI)。该共识提出，房颤合并ACS/PCI患者，应给予尽可能短期的三联治疗，之后接受OAC+单一抗血小板治疗(更推荐氯吡格雷75mg/d，阿司匹林75~100mg/d可作为备选)。其中，中-高危血栓栓塞风险的房颤患者(有口服抗凝药物指征)PCI术后抗栓治疗策略的建议见表1[23]。

表1 中-高危血栓栓塞风险的房颤患者(有口服抗凝药物指征)PCI术后的抗栓治疗策略

卒中风险	出血风险	临床情况	建议
中危 (CHA_2DS_2-VASc=1)	低中危 (HAS-BLED 0~2)	稳定型冠心病	至少4周(不超过6个月):三联抗栓治疗(OAC+阿司匹林75~100mg/d+氯吡格雷75mg/d)[a] 治疗至12个月:OAC+氯吡格雷75mg/d(或阿司匹林75~100mg/d)[b] 终生:OAC[c]
		急性冠脉综合征	6个月:三联抗栓治疗(OAC+阿司匹林75~100mg/d+氯吡格雷75mg/d) 治疗至12个月:OAC+氯吡格雷75mg/d(或阿司匹林75~100mg/d) 终生:OAC[c]
	高危 (HAS-BLED ≥3)	稳定型冠心病	12个月:OAC+氯吡格雷75mg/d[b] 终生:OAC[c]
		急性冠脉综合征	4周:三联抗栓治疗(OAC+阿司匹林75~100mg/d+氯吡格雷75mg/d)[d] 治疗至12个月:OAC+氯吡格雷75mg/d(或阿司匹林75~100mg/d) 终生:OAC[c]
高危 (CHA_2DS_2-VASc ≥1)	低中危 (HAS-BLED 0~2)	稳定型冠心病	至少4周(不超过6个月):三联抗栓治疗(OAC+阿司匹林75~100mg/d+氯吡格雷75mg/d)[d] 治疗至12个月:OAC+氯吡格雷75mg/d(或阿司匹林75~100mg/d) 终生:OAC[c]
		急性冠脉综合征	6个月:三联抗栓治疗(OAC+阿司匹林75~100mg/d+氯吡格雷75mg/d) 治疗至12个月:OAC+氯吡格雷75mg/d(或阿司匹林75~100mg/d) 终生:OAC[c]

续表

卒中风险	出血风险	临床情况	建议
	高危 (HAS-BLED ≥3)	稳定型冠心病	4周:三联抗栓治疗(OAC+阿司匹林75~100mg/d+氯吡格雷75mg/d)[a] 治疗至12个月:OAC+氯吡格雷75mg/d(或阿司匹林75~100mg/d) 终生:OAC[c]
		急性冠脉综合征	4周:三联抗栓治疗(OAC+阿司匹林75~100mg/d+氯吡格雷75mg/d)[d] 治疗至12个月:OAC+氯吡格雷75mg/d(或阿司匹林75~100mg/d) 终生:OAC[c]

注:所有患者都应该考虑使用质子泵抑制剂(PPI),特别是服用阿司匹林的患者。出血风险较低者优先考虑药物洗脱支架,而不是金属裸支架;新一代药物洗脱支架与金属裸支架相比更优,特别在出血风险较低的患者(HAS-BLED 0~2)。OAC:口服抗凝药,包括华法林(INR:2.0~2.5)或非VKA类口服抗凝药(试验中的低剂量),后者包括达比加群110mg bid、利伐沙班15mg qd或阿哌沙班2.5mg bid

[a] 也可选:OAC+氯吡格雷75mg/d,或阿司匹林75mg/d+氯吡格雷75mg/d

[b] 也可选:阿司匹林75mg/d+氯吡格雷75mg/d

[c] 在特殊病例(如左主干、近端分叉支架、再发心肌梗死)单独或联合使用单联抗血小板治疗

[d] 也可选:OAC+氯吡格雷75mg/d

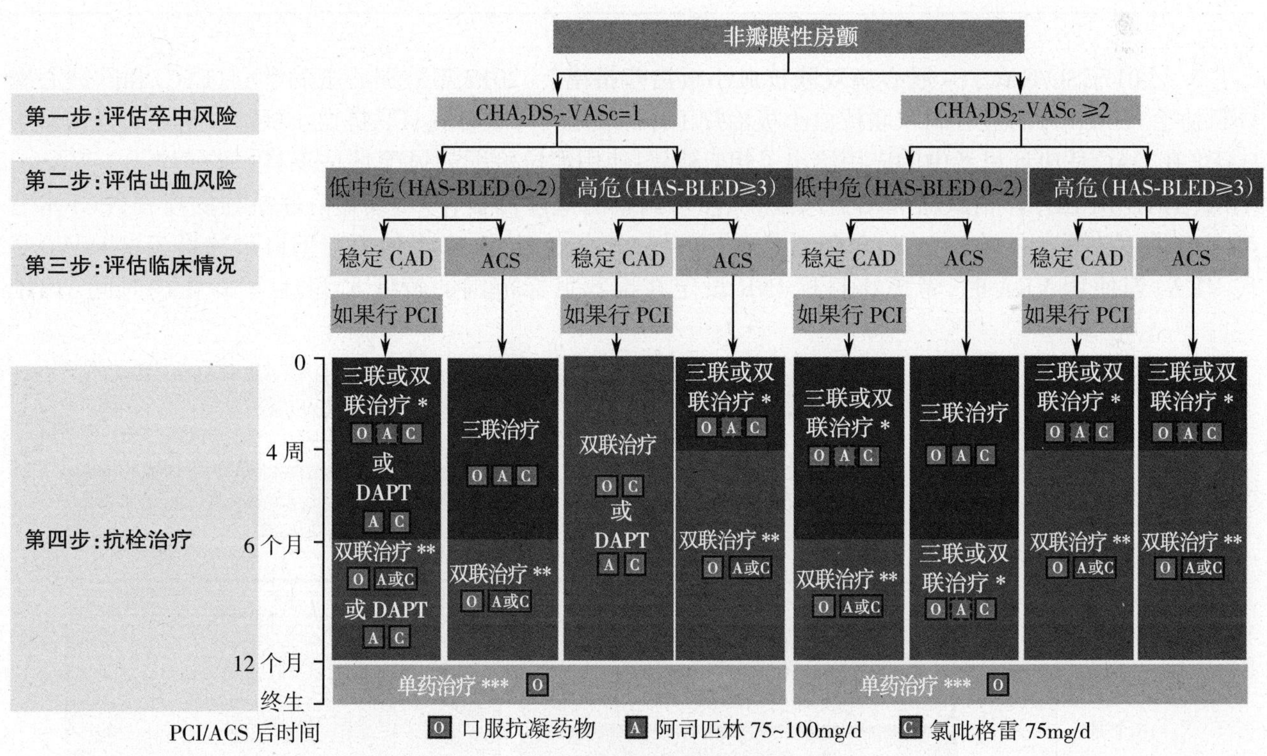

图3 非瓣膜性房颤诊疗流程

3.《**心房颤动:目前的认识和治疗建议-2015**》 2015年10月,CSPE、中华医学会心血管病学分会、中国医师协会心律学专业委员会修订并发表的《心房颤动:目前的认识和治疗建议-2015》建议,对于冠心病行PCI术后的房颤患者,应根据患者血栓危险分层、出血危险分层和冠心病的临床类型(稳定型或急性冠脉综合征)决定抗栓治疗的策略和时间。对于CHA_2DS_2-VASc评分≥1分、HAS-BLED评分≤2分的ACS患者应选择三联抗栓治疗6个月,然后单用华法林或应用华法林联合氯吡格雷的两联抗栓治疗至12个月;ACS伴HAS-BLED评分≥3分的高出血风险患者,可以应用华法林联合氯吡格雷的两联或三联抗栓治疗

4 周，然后单用华法林或应用华法林联合氯吡格雷的两联抗栓治疗至 12 个月。对于房颤伴冠心病需接受PCI 治疗的患者，应尽量避免应用药物洗脱支架，减少三联抗栓治疗的疗程；可优先选用桡动脉途径行 PCI 治疗，减少围术期的出血并发症[24]（图 3，见文末彩图 14）。

4.《**2016 年 ESC 房颤管理指南**》 2016 年 8 月 27 日，欧洲心脏病学会（ESC）选择欧洲心胸外科协会（EACTS）、欧洲心脏节律协会（EHRA）和欧洲卒中组织（ESO）成员共同制定的《2016ESC 房颤管理指南》建议，联合抗凝和抗血小板的治疗，尤其是三联抗栓治疗方案，应权衡冠脉缺血事件和出血风险，尽量缩短治疗时间（Ⅱa，B）。具体抗栓策略见表 2[25]（图 4，见文末彩图 15；图 5，见文末彩图 16）。

表 2 2016 ESC 房颤管理指南房颤合并冠心病抗栓治疗推荐

推荐	类别	等级
稳定型冠心病合并有卒中风险的 AF 患者，择期支架植入术后推荐使用阿司匹林、氯吡格雷和口服抗凝药物三联治疗 1 个月，以预防复发冠脉和脑缺血事件	Ⅱa	B
植入支架的 ACS 合并有卒中风险的 AF 患者，推荐使用阿司匹林、氯吡格雷和口服抗凝药物三联治疗 1~6 个月，以预防复发冠脉和脑缺血事件	Ⅱa	C
未植入支架的 ACS 合并有卒中风险的 AF 患者，推荐使用阿司匹林或氯吡格雷和口服抗凝药物双联治疗 12 个月，以预防复发冠脉和脑缺血事件	Ⅱa	C
双联治疗，尤其是三联治疗，应权衡冠脉缺血事件和出血风险，尽量缩短治疗时间	Ⅱa	B
部分患者使用氯吡格雷（75mg/ 天）加口服抗凝药物的双联治疗可代替三联治疗	Ⅱb	C

5.《**2017ESC/EACTS- 冠心病双联抗血小板治疗指南**》 2017 年欧洲心脏病学会（ESC）和欧洲心胸外科协会（EACTS）的冠心病双联抗血小板治疗工作组更新了《冠心病双联抗血小板治疗指南》，指南对于DAPT 在 OAC 适应证患者中的应用给出了相应建议：使用经过验证的风险评估工具（如 CHA_2DS_2-VASc、ABC、HAS-BLED）评估缺血和出血风险，关注可调整的危险因素；尽量缩短三联抗栓的疗程，PCI 术后可考虑使用双联抗栓治疗（OAC+ 氯吡格雷）替代三联抗栓治疗；考虑使用新型口服抗凝药（NOAC）替代 VKA；当使用 VKA 时，考虑将目标 INR 设定在推荐目标范围的较低水平，且治疗窗内时间（TTR）

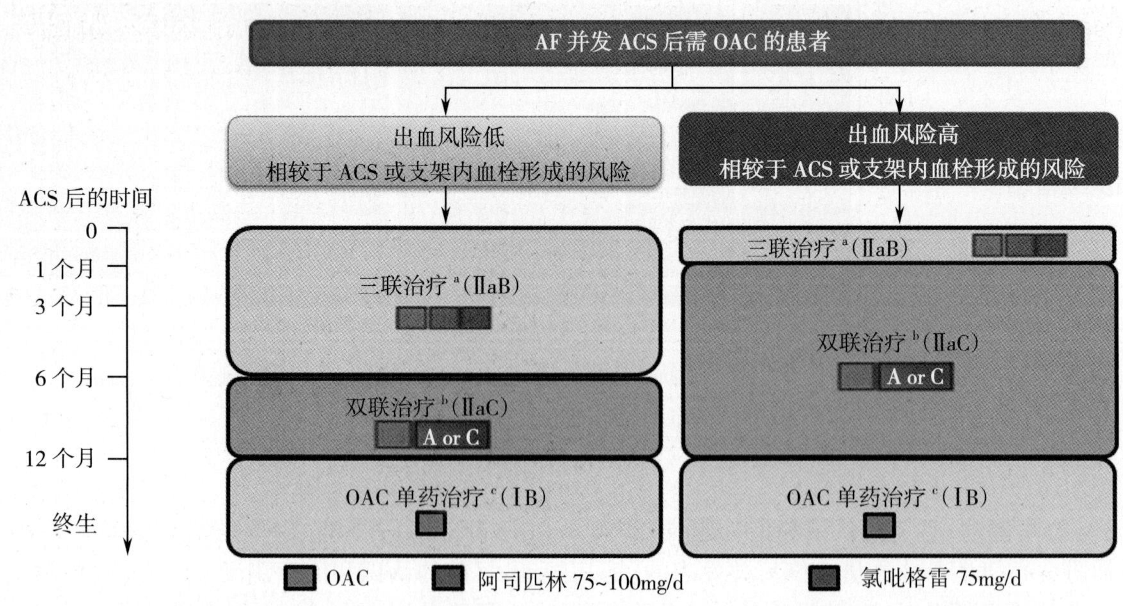

图 4 新指南推荐：植入支架的 ACS 患者，考虑短期三联治疗（OAC+ 氯吡格雷 + 阿司匹林）

a 选定的患者，尤其是未植入支架或距指标事件时间较长，可考虑使用 OAC 与阿司匹林或氯吡格雷双联治疗；b OAC 加单一抗血小板药物；c 冠脉事件风险高的患者，可考虑 OAC 和抗血小板药物（阿司匹林或氯吡格雷）双联治疗。ACS：急性冠脉综合征

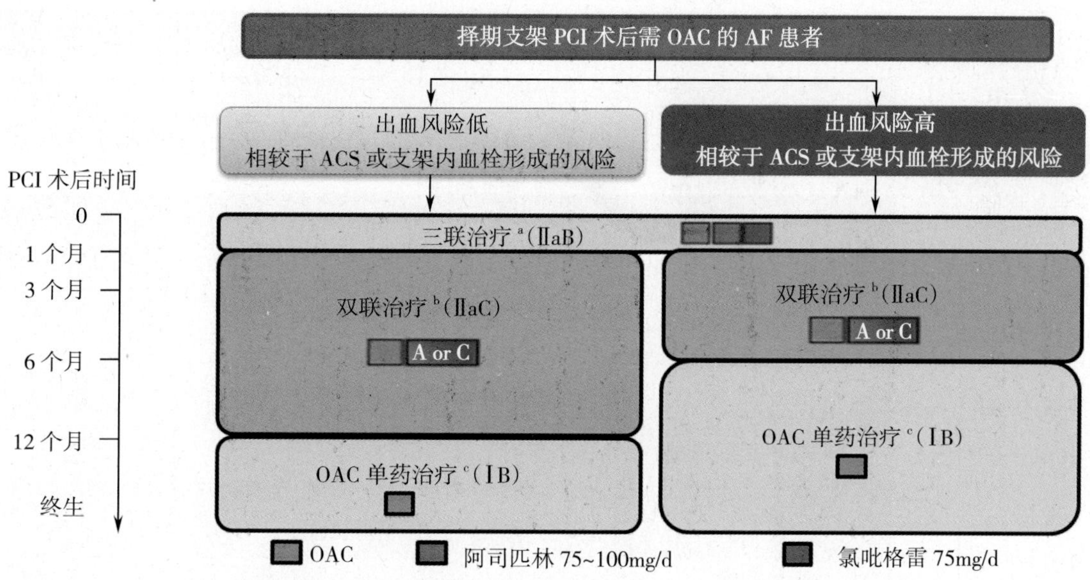

图 5 新指南推荐：PCI 术后需 OAC 的 AF 患者，短期三联治疗后应接受一段时间的双联治疗（OAC+ 一种抗血小板药物）

[a] 选定的患者，尤其是未植入支架或距指标事件时间较长，可考虑使用 OAC 与阿司匹林或氯吡格雷双联治疗；[b]OAC 加单一抗血小板药物；[c] 冠脉事件风险高的患者，可考虑 OAC 和抗血小板药物（阿司匹林或氯吡格雷）双联治疗。PCI：经皮冠状动脉介入治疗

最大化（即 65%~70%）；考虑使用在较低剂量的 NOAC 方案，根据药物蓄积浓度使用其他 NOAC 剂量方案；$P2Y_{12}$ 抑制剂应选择氯吡格雷；使用小剂量（≤100mg/d）阿司匹林；常规使用 PPI 见表 3，图 6（见文末彩图 17）。

表 3 有口服抗凝药适应证的患者的双联抗血小板治疗的持续时间

推荐	推荐等级	证据水平
对于植入冠脉支架的患者，推荐在围术期间应用阿司匹林和氯吡格雷	Ⅰ	C
对于植入冠脉支架的患者，不论用的是何种支架，应考虑进行 1 个月的由阿司匹林、氯吡格雷和口服抗凝药组成的三联治疗	Ⅱa	B
对于因 ACS 或其他解剖、手术特点而存在高缺血风险的患者，在权衡过出血风险后，应考虑进行超过 1 个月、长达 6 个月的由阿司匹林、氯吡格雷和口服抗凝药组成的三联治疗	Ⅱa	B
对于出血风险大于缺血风险的患者，应考虑应用有 75mg/d 的氯吡格雷和口服抗凝药组成的双联抗栓治疗代替为期 1 个月的三联抗栓治疗	Ⅱa	A
接受口服抗凝药治疗的患者应考虑在 12 个月内停止抗血小板治疗	Ⅱa	B
对于有维生素 K 适应证同时接受阿司匹林和（或）氯吡格雷治疗的患者，维生素 K 抑制剂的剂量应根据一个低于推荐目标值范围的目标值仔细地进行调整，每次调整治疗范围的 65%~70%	Ⅱa	B
新型口服抗凝药与阿司匹林或氯吡格雷联用时，应考虑运用经证明能预防心房颤动、卒中的最低有效剂量	Ⅱa	C
当利伐沙班与阿司匹林或氯吡格雷联用时，利伐沙班的剂量应为 15mg 每日 1 次，而非 20mg 每日 1 次	Ⅱb	B
不推荐将替格瑞洛或普拉格雷与阿司匹林和口服抗凝药组合作为三联抗栓药	Ⅲ	C

6.《2018 EHRA 房颤患者非维生素 K 拮抗剂口服抗凝药物临床实用指导》

2018 年欧洲心律协会更新了房颤患者非维生素 K 拮抗剂口服抗凝药物临床实用指导，该指导指出，

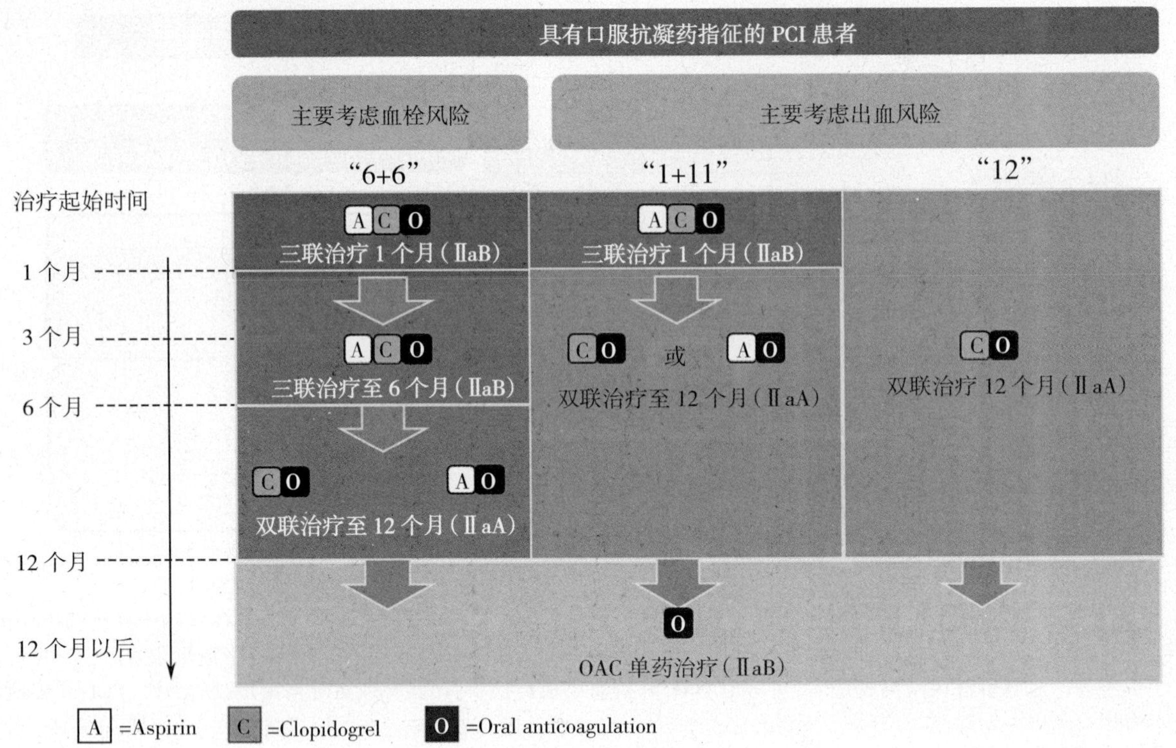

图 6 具有口服抗凝药指征的 PCI 患者治疗流程

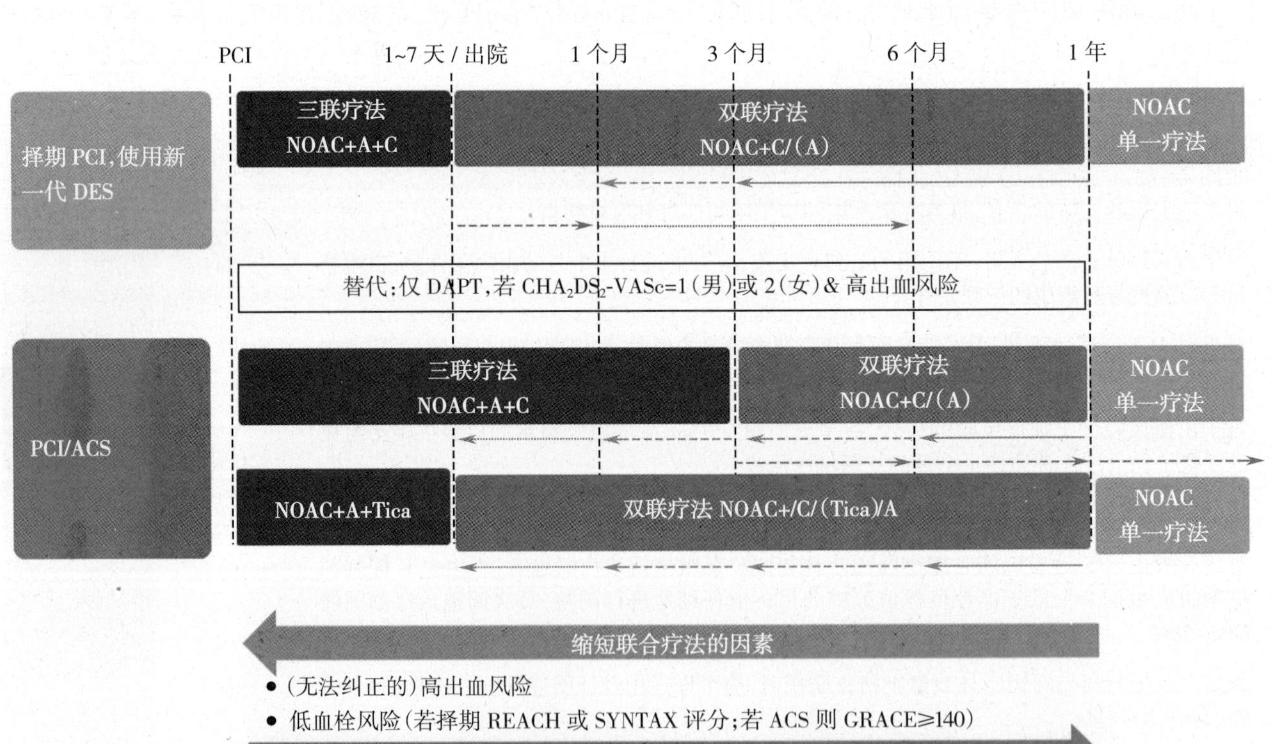

图 7 房颤患者非维生素 K 拮抗剂口服抗凝药物治疗流程

A：阿司匹林 75~100mg 每日 1 次；C：氯吡格雷 75mg 每日 1 次

依据血栓及出血风险个体化考虑起始 NOAC 与抗血小板药物联合方案以及随后联合单一抗血小板的持续时间；基于 PIONEER AF-PCI 研究以及 REDUAL AF-PCI 研究，应给予尽可能短期的三联治疗，急性期（1~7 天）后采取 NOAC+P2Y_{12} 抑制剂抗血小板治疗；缩短三联治疗时间的因素：不能纠正的出血风险，低动脉粥样硬化血栓风险（REACH or SYNTEX score，或者 ACS 患者 GRACE>140）；延长三联治疗时间的因素：第一代 DES，高动脉粥样硬化血栓风险（上述评分；左主干或左前降支近端或近端分叉部位，再发心肌梗死；支架内血栓等），低出血风险（HAS-BLED 评分）（图 7，见文末彩图 18）。

（朱建华）

参 考 文 献

1. January CT, Wann LS, Alpert JS, et al. 2014 AHA/ACC/HRS guideline for the management of patients with atrial fibrillation: a report of the American College of Cardiology/American Heart Association Task Force on Practice Guidelines and the Heart Rhythm Society. J Am Coll Cardiol, 2014, 64 (21): e1-e76.
2. 孙艺红，胡大一．非瓣膜病心房颤动患者全球抗凝注册研究中国亚组基线数据分析．中华心血管病杂志，2014，42 (10): 846-850.
3. Zielonka A, Tkaczyszyn M, Mende M, et al. Atrial fibrillation in outpatients with stable coronary artery disease: results from the multicenter RECENT study. Pol Arch Med Wewn, 2015, 125 (3): 162-171.
4. Fu S, Liu T, Luo L, et al. Different types of atrial fibrillation, renal function, and mortality in elderly Chinese patients with coronary artery disease. Clin Interv Aging, 2014, 9: 301-308.
5. McManus DD, Huang W, Domakonda KV, et al. Trends in atrial fibrillation in patients hospitalized with an acute coronary syndrome. Am J Med, 2012, 125 (11): 1076-1084.
6. Gao F, Zhou YJ, Wang ZJ, et al. Meta-analysis of the combination of warfarin and dual antiplatelet therapy after coronary stenting in patients with indications for chronic oral anticoagulation. Int J Cardiol, 2011, 148 (1): 96-101.
7. Lamberts M, Olesen JB, Ruwald MH, et al. Bleeding after initiation of multiple antithrombotic drugs, including triple therapy, in atrial fibrillation patients following myocardial infarction and coronary intervention: a nationwide cohort study. Circulation, 2012, 126 (10): 1185-1193.
8. Lamberts M, Gislason GH, Olesen JB, et al. Oral anticoagulation and antiplatelets in atrial fibrillation patients after myocardial infarction and coronary intervention. J Am Coll Cardiol, 2013, 62 (11): 981-989.
9. Dewilde WJ, Oirbans T, Verheugt FW, et al. Use of clopidogrel with or without aspirin in patients taking oral anticoagulant therapy and undergoing percutaneous coronary intervention: an open-label, randomised, controlled trial. Lancet, 2013, 381 (9872): 1107-1115.
10. Fiedler KA, Maeng M, Mehilli J, et al. Duration of Triple Therapy in Patients Requiring Oral Anticoagulation After Drug-Eluting Stent Implantation: The ISAR-TRIPLE Trial. J Am Coll Cardiol, 2015, 65 (16): 1619-1629.
11. Sarafoff N, Martischnig A, Wealer J, et al. Triple therapy with aspirin, prasugrel, and vitamin K antagonists in patients with drug-eluting stent implantation and an indication for oral anticoagulation. J Am Coll Cardiol, 2013, 61 (20): 2060-2066.
12. Jackson LR 2nd, Ju C, Zettler M, et al. Outcomes of Patients With Acute Myocardial Infarction Undergoing Percutaneous Coronary Intervention Receiving an Oral Anticoagulant and Dual Antiplatelet Therapy: A Comparison of Clopidogrel Versus Prasugrel From the TRANSLATE-ACS Study. JACC Cardiovasc Interv, 2015, 8 (14): 1880-1889.
13. Braun OÖ, Bico B, Chaudhry U, et al. Concomitant use of warfarin and ticagrelor as an alternative to triple antithrombotic therapy after an acute coronary syndrome. Thromb Res, 2015, 135 (1): 26-30.
14. Patel MR, Mahaffey KW, Garg J, et al. Rivaroxaban versus warfarin in nonvalvular atrial fibrillation. N Engl J Med, 2011, 365 (10): 883-891.
15. Granger CB, Alexander JH, McMurray JJ, et al. Apixaban versus warfarin in patients with atrial fibrillation. N Engl J Med, 2011, 365 (11): 981-992.
16. Giugliano RP, Ruff CT, Braunwald E, et al. Edoxaban versus warfarin in patients with atrial fibrillation. N Engl J Med, 2013, 369 (22): 2093-2104.
17. Connolly SJ, Ezekowitz MD, Yusuf S, et al. Dabigatran versus warfarin in patients with atrial fibrillation. N Engl J Med, 2009, 361 (12): 1139-1151.
18. Mega JL, Braunwald E, Wiviott SD, et al. Rivaroxaban in patients with a recent acute coronary syndrome. N Engl J Med, 2012, 366 (1): 9-19.
19. Gibson CM, Mehran R, Bode C, et al. Prevention of Bleeding in Patients with Atrial Fibrillation Undergoing PCI. N Engl J Med, 2016, 375 (25): 2423-2434.
20. Cannon CP, Bhatt DL, Oldgren J, et al. Dual Antithrombotic Therapy with Dabigatran after PCI in Atrial Fibrillation. N Engl J Med, 2017, 377(16): 1513-1524.
21. Lopes RD, Vora AN, Liaw D, et al. An open-Label, 2 × 2 factorial, randomized controlled trial to evaluate the safety of apixaban vs. vitamin K antagonist and aspirin vs. placebo in patients with atrial fibrillation and acute coronary syndrome and/or percutaneous coronary intervention: Rationale and design of the AUGUSTUS trial. Am Heart J, 2018, 200: 17-23.

22. Vranckx P, Lewalter T, Valgimigli M, et al. Evaluation of the safety and efficacy of an edoxaban-based antithrombotic regimen in patients with atrial fibrillation following successful percutaneous coronary intervention (PCI) with stent placement: Rationale and design of the ENTRUST-AF PCI trial. Am Heart J, 2018, 196: 105-112.

23. Lip GY, Windecker S, Huber K, et al. Management of antithrombotic therapy in atrial fibrillation patients presenting with acute coronary syndrome and/or undergoing percutaneous coronary or valve interventions: a joint consensus document of the European Society of Cardiology Working Group on Thrombosis, European Heart Rhythm Association (EHRA), European Association of Percutaneous Cardiovascular Interventions (EAPCI) and European Association of Acute Cardiac Care (ACCA) endorsed by the Heart Rhythm Society (HRS) and Asia-Pacific Heart Rhythm Society (APHRS). Eur Heart J, 2014, 35 (45): 3155-3179.

24. 中华医学会心电生理和起搏分会, 中国医师协会心律学专业委员会心房颤动防治专家工作委员会. 心房颤动: 目前的认识和治疗建议—2015. 中华心律失常学杂志, 2015, 19 (5): 321-384.

25. Kirchhof P, Benussi S, Kotecha D, et al. 2016 ESC Guidelines for the management of atrial fibrillation developed in collaboration with EACTS. Eur Heart J, 2016, 37 (38): 2893-2962.

26. Valgimigli M, Bueno H, Byrne RA, et al. 2017 ESC focused update on dual antiplatelet therapy in coronary artery disease developed in collaboration with EACTS: The Task Force for dual antiplatelet therapy in coronary artery disease of the European Society of Cardiology (ESC) and of the European Association for Cardio-Thoracic Surgery (EACTS). Eur Heart J, 2018, 39 (3): 213-260.

27. Steffel J, Verhamme P, Potpara TS, et al. The 2018 European Heart Rhythm Association Practical Guide on the use of non-vitamin K antagonist oral anticoagulants in patients with atrial fibrillation. Eur Heart J, 2018, 39 (16): 1330-1393.

急性冠状动脉综合征：病理生物学新机制与临床实践

一直认为，急性冠状动脉综合征（acute coronary syndrome，ACS）是由冠状动脉粥样硬化斑块破裂导致血栓形成所致，而炎症引起胶原结构减弱导致的薄帽状纤维粥样瘤破裂是导致斑块不稳定的机制。基于这种认识，目前临床上仍然根据心电图上有否 ST 段抬高对 ACS 患者进行分类治疗。然而，大量的研究显示，大约半数 ACS 患者炎症标志物 C- 反应蛋白在正常水平。在斑块破裂的 ACS 患者中，三分之二的患者在纤维帽破裂区域有炎性细胞浸润，但是三分之一的患者则没有，并且 C- 反应蛋白水平较低；斑块侵蚀与平均 31% 的 ACS 发生有关；20% 的 ACS 没有明显的冠状动脉血栓形成。显然，目前有关 ACS 的临床实践远远落后于对 ACS 病理生物学研究的认识，因此认识这些新的病理生物学机制，具有重要的临床意义。

一、对传统认识的挑战

1994 年，van der Wal 等报告 20 例死于急性心肌梗死（acute myocardial infarction，AMI）患者的病理学结果。12 例患者有斑块破裂的特征，另外 8 例患者有浅表侵蚀而无破裂。随后的一个 50 例冠心病猝死患者的系列同样显示斑块侵蚀率为 44% 和斑块破裂率为 56%。单中心连续检查近 300 例 AMI 患者的病理学标本的研究发现，几乎所有患者（98%）发生了急性血栓，25% 的患者为斑块侵蚀（女性占 37.4%，男性为 18.5%），梗死和血栓位置或分布没有显著差异。

目前认为，ACS 的发生主要有斑块侵蚀、斑块破裂和血栓斑块 3 种机制，这些机制在一些患者可能重叠和共存。斑块破裂传统上被认为是 ACS 的主要机制，通常与局部炎症和全身炎症有关，某些情况下粥样斑块破裂没有大量内膜下巨噬细胞，并且不展现全身高炎症水平。斑块破裂通常引起富含纤维蛋白的红血栓形成。斑块侵蚀往往引发非 ST 段抬高心肌梗死，血栓内膜覆盖的内膜侵蚀通常表现出富含白色血小板结构的特征。血管痉挛也可导致 ACS，长期以来认为只是发生在心外膜冠状动脉，但实际上也影响冠状动脉微循环。

二、斑 块 破 裂

斑块破裂可以分为伴全身炎症性斑块破裂和不伴全身炎症性的斑块破裂，两者机制不同，临床治疗的靶点也不同。

（一）伴全身炎症性的斑块破裂

1. 病理生物学机制 炎症机制是纤维帽易碎性和脂质核致血栓性的关键调节因子。巨噬细胞可能为斑块纤维帽破裂铺平了道路：这些细胞被激活时，会产生降解动脉外基质的酶。这些酶包括基质金属蛋白酶和某些组织蛋白酶。多个机制调控这些基质降解蛋白酶：酶原前体的转录、翻译和激活，以及与内源性抑制剂如基质金属蛋白酶组织抑制物或半胱氨酸蛋白酶抑制剂的平衡。因此，活化的蛋白酶或其相应的抑制剂水平的降低，可以增强斑块细胞外基质的分解。

适应性免疫也可以改变冠状动脉斑块的不稳定性。ACS 患者的炎性 $CD4^{+}T$ 细胞数量增加，其特征是 CD28 的细胞表面低表达，这是一种关键性的共刺激分子，用于确定 T 细胞识别抗原的预后。ACS 也严重干扰了 2 个其他循环 T 细胞亚群的数量：17 型辅助性 T 细胞和 $CD4^{+}CD25^{+}$ 调节性 T 细胞（T_{reg}）。白介素（IL）-17 在动脉粥样硬化中的净作用仍然存在争议。然而，在小鼠中的一些实验研究支持 IL-17 的主要促动脉粥样硬化功能，而在斑块中激活的 17 型辅助性 T 细胞促进厚胶原纤维的形成，这可能增加斑块的稳定性。T_{reg} 通常有助于维持适应性免疫细胞的稳态，包括抗原呈递细胞和效应 T 细胞。T_{reg} 通过接触依赖性抑制或通过释放炎性细胞因子 IL-10 或转化生长因子 -β1 介导这些调节作用。与稳定型心绞痛患者和健康对照人群相比，ACS 患者的循环 T_{reg} 数量减少和功能抑制。ACS 中 T 细胞失调的分子机制基本不清楚。T 细胞受体对抗原刺激在辅助 T 细胞亚群分化中有重要作用。参与调节上游抗原受体（例如 CD31 和蛋白酪氨酸磷酸酶 N22）的蛋白的 ACS 中所观察到的活性改变可能调节 T 细胞功能。

2. 临床意义 对于伴全身炎症性的斑块破裂的患者，抗炎治疗可能提供益处。秋水仙碱是一种长期使用的抗炎药，在稳定的缺血性心脏病患者的一项中型、非盲随机研究中减少了主要心血管事件。正在进行的两项试验评估非急性期冠心病患者应用秋水仙碱的治疗结果。Ⅲ期试验正在检测小剂量甲氨蝶呤对心肌梗死或冠状动脉病变和糖尿病或代谢综合征患者的潜在有益作用。

靶向促炎细胞因子提供了另一种方法。由于对心血管风险的潜在有害影响，或缺乏有益于实验性动脉粥样硬化的强有力证据，对抗肿瘤坏死因子 -α、干扰素 - γ 或 IL-17 的单克隆抗体可能不适合用于治疗动脉粥样硬化。小规模（182 例）Ⅱ期研究显示，IL-1 受体拮抗剂——阿那白滞素（白介素受体阻滞药）降低 ACS 患者 7 天内高敏 CRP 曲线下的面积。一项大规模（>1 万例）Ⅲ期采用临床终点的试验，在既往心肌梗死和 CRP 水平 >2mg/L 的患者评估了完全人源化抗 -IL-1β 单克隆抗体卡纳单抗，结果显示心肌梗死、卒中或死亡的主要终点显著降低 15%，而次要终点（包括紧急血运重建）下降 17%。事实上，每 3 个月皮下注射白细胞介素 -1β 中和抗体卡纳单抗 150mg 组的血运重建减少了 30%。这种干预试验证实了炎症对动脉粥样硬化事件的因果关系。

T 细胞激活信号通道提供了可能的靶点。一种合成的 CD31 衍生肽可以通过恢复 CD31 阴性 T 细胞亚群的抑制途径而抑制体内免疫。此外，开发一系列新的磷酸酶蛋白酪氨酸磷酸酶 N22 抑制剂，可能有助于深入研究 ACS 患者免疫失调的作用。靶向 T_{reg} 的治疗策略包括给予低剂量 IL-2 和输注已经在体外进行分化和倍增的自体 T_{reg}。各种疫苗接种策略也可以限制实验性动脉粥样硬化，可以通过增强 T_{reg} 的活性来发挥作用。

（二）不伴全身炎症的斑块破裂

1. 病理生物学机制 当缺乏全身炎症反应时发生斑块破裂，其他机制可能有助于发病机制，包括极度情绪障碍，例如地震和长期情绪障碍。剧烈的体力活动和局部动脉壁上的局部机械应力，即增加周向应力或减少剪应力，也可能导致斑块破裂。此外，罪犯狭窄的微环境中的亚临床炎症，可能会导致是冠状动脉不稳定一个原因，但是这种局部炎症的触发和效应，可能不同于那些全身炎症患者。虽然许多研究已经阐明了导致全身炎症（例如 C 反应蛋白水平升高）人群冠状动脉不稳定的分子机制，但对没有全身炎症的患者的研究较少，不稳定的确切原因仍不清楚。

心理应激与斑块破裂的关系可能与交感神经系统激活和儿茶酚胺释放有关，导致心率、血压和冠状动脉收缩的增加，有利于斑块破裂、血小板活化、高凝状态和冠状动脉微血管强烈收缩。此外，$β_3$ 肾上腺素能刺激可以刺激骨髓释放促炎性单核细胞，促使发生实验性动脉粥样硬化和放大局部炎症。虽然身体或情绪压力本身可能不足以导致冠状动脉血栓形成，但是可能触发斑块的不稳定性，易于引发事件。

酯化和游离胆固醇平衡的局部变化可能促进斑块破裂。脂质核中胆固醇结晶形成可以增加斑块破裂和血栓形成的风险，并能激活炎症细胞，这是一种产生活性 IL-1β 和 IL-18 的细胞内多聚物复合物。

2. 临床意义 因为很难限制环境、物理或情感触发，通过强化降脂治疗产生的斑块特征可能会防止这种斑块的失稳。特别是他汀类药物和依折麦布可能干扰胆固醇结晶形成。环糊精（cyclodextrin）能溶解胆固醇，限制实验性动脉粥样硬化的发生，从而为抗动脉粥样硬化斑块中的胆固醇结晶聚集提供一种药理学的方法。

增强胆固醇外流，可能促进斑块稳定，但通过提高高密度脂蛋白浓度或通过施用载脂蛋白 A-1 来增强这一过程的策略，通常未能临床获益。应用安塞曲匹（anacetrapib）的大规模转归试验显示轻度降低时间，但是由于该药不仅升高高密度脂蛋白，而且降低低密度脂蛋白，因此难以将事件减少归因于升高高密度脂蛋白。此外，抑制胆固醇酯水解酶（一种将胆固醇酯转化为游离胆固醇的酶），可以防止胆固醇结晶化。抑制乙酰辅酶 A 乙酰转移酶 -1，反而促进胆固醇结晶化，增加动脉粥样硬化体积和主要心血管事件。

三、斑块侵蚀

1. **病理生物学机制** 与斑块破裂不同，斑块侵蚀缺乏特征性改变。一般，斑块侵蚀发生在富含蛋白多糖和平滑肌细胞的病变，局部缺乏内皮细胞。血管内皮完整性的破坏，可能与局部血流异常有关，涉及基底层胶原暴露，成为血栓形成的策源地。病理学研究进一步支持血栓形成的这种机制，表明在通过血管内星形孢菌素导致细胞凋亡诱导实验性内皮细胞丧失的部位有血栓形成。组织相容性抗原 HLA-DR 的细胞表达表明，免疫激活通常由 T 细胞因子干扰素 γ 刺激。早期观察显示，大量的 T 细胞和巨噬细胞在侵蚀部位有 HLA-DR 抗原表达，在毗邻组织的平滑肌细胞有和强 HLA-DR 表达。斑块侵蚀区内皮细胞脱落的机械性机制是细胞凋亡或胀亡所致的内皮细胞死亡和脱落——由于接触次氯酸（一种由髓过氧化物酶阐述的氧化剂）所致。内皮下动脉粥样硬化斑块内的巨噬细胞可以表达这种酶。后续研究还表明覆盖斑块侵蚀的血栓髓过氧化物酶阳性细胞浓度高于破裂斑块上的血栓。多形核白细胞含有丰富的髓过氧化物酶。内皮细胞与多形核白细胞共培养可诱导内皮细胞损伤和死亡。侵蚀斑块具有较高的细胞外基质分子浓度，例如透明质酸和维 A 酸，同时具有明显较少的核心蛋白聚糖和二聚糖，通常表现在与稳定性相关的形态特征的斑块中。此外，与破裂或稳定斑块比较，侵蚀斑块中透明质酸细胞表面受体（CD44）明显增加，再次提示侵蚀的不同机械性途径。这些发现与斑块破裂的病理生物学截然不同，斑块破裂与局部和全身炎症反应、先天免疫和适应性免疫的激活以及组织因子触发的血栓形成有关。与粒细胞比较，更多的巨噬细胞参与斑块破裂。因此，破裂斑块的炎症细胞类型与侵蚀斑块不同。

Toll 样受体 -2（TLR-2）激活可促进内皮细胞损伤，并可能导致浅表斑块蚀斑区的细胞脱落。正在研究中性粒细胞在侵蚀中的关键作用。侵蚀斑块通常含有中性粒细胞胞外捕捉网（NET）。此外，NET 可以增强内皮细胞应激和刺激细胞凋亡，并剥蚀内皮单层。与传统的“易损”或破裂斑块相比，侵蚀斑块区的中性粒细胞和 NET 聚集，TLR-2 水平与凋亡内皮细胞相关。NET 可能因此导致斑块侵蚀的发病机制。这些网状结构包括中性粒细胞蛋白质（核、细胞质和颗粒）和解聚的染色质，它们夹带血小板、纤维蛋白链，并促进血栓形成。

总之，侵蚀斑块具有不规则的表面，内皮细胞单层不连续，没有纤维帽破裂，通常缺乏坏死的核心。这些特征与破裂斑块的形态特征有明显区别。

斑块侵蚀似乎主要与富含血小板的“白色”血栓形成有关。相反，斑块破裂接触了各种血栓形成底物，包括刺激凝血级联反应的组织因子和激活血小板的纤维状胶原，产生混合纤维蛋白 / 富含红细胞（红色）和富含血小板（白色）血栓。事实上，在体溶栓后的研究表明，残余血栓的主要成分在侵蚀斑块是血小板，在破裂斑块是红细胞。

推测表面侵蚀引起的血栓形成分为 2 个阶段。首先，通过 Toll 样受体 2 介导危及内皮的活力或黏附，导致覆盖在动脉粥样硬化斑块上的内皮单层的完整性受损。内膜表面上的裸露斑块会吸引血小板，这些血小板可以通过与动脉内膜细胞外基质的胶原和其他成分的接触而被激活，这些细胞外基质通常由衬有内皮内膜的血管腔保护。其次，由活化血小板颗粒释放介导和局部多形核白细胞产生的趋化因子，将促使这些粒细胞在内皮剥蚀的局部部位与血小板接触。反过来，多形核白细胞的活化可以产生被称为中性粒细胞胞外捕获网的结构，是由死亡粒细胞释放的未缠绕 DNA 组成。这种未卷曲的 DNA 被蛋白酶、组织因子和促氧化酶修饰，局部扩增先天性免疫应答、凝血酶激活和纤维蛋白生成，并在进化的血栓中捕获更多的血小板和纤维蛋白链。相反，这种模式涉及血栓起始、增殖和稳定中先天免疫不同径路。

2. **临床意义** 因为他汀类药物主要通过降低低密度脂蛋白而不是甘油三酯来改变血脂，因此治疗富含甘油三酯脂蛋白的方法可以解释他汀类时代侵蚀引起的残余事件风险，比强化降低低密度脂蛋白治疗更有效。此外，导致中性粒细胞外诱捕网（例如给予脱氧核糖核酸酶）可能会限制由表面侵蚀引起的血栓进展。由中性粒细胞表达的 CD44 等受体，可结合侵蚀斑块中的透明质酸和糖胺聚糖，提供潜在的治疗靶点。

目前 ACS 治疗指南一般建议早期冠状动脉介入治疗和置入支架以实现再灌注和血运重建。高质量的斑块成像可以区分血栓形成的病理生理机制，从而提供了优化治疗的机会。与斑块破裂相关的 ACS，梗死面积更大、无再流现象更高和随后左心室功能受损的风险更高。斑块侵蚀的 ACS 患者在平均随访 576 天时具有比斑块破裂更好的远期预后。连续 3 年随访显示，与斑块破裂(39%)相比，完整的纤维帽患者(14%)的主要不良心脏事件较少。然而，斑块破裂的不良后果的机制仍然是推测性的。

不同类型的斑块对支架置入的血管反应可能不同。斑块侵蚀患者支架术后微血管损伤较少，心肌损害的趋势也较少。与斑块破裂患者比较，斑块侵蚀患者的支架贴壁不良、血栓形成、斑块脱垂、无复流和远端栓塞均较低。但是斑块侵蚀患者 6 个月新生内膜覆盖度较低，未覆盖架丝 / 覆盖架丝比率更高。虽然仍然不确定这些发现的机制，但是斑块破裂后大量血栓释放出来的大量血小板衍生生长因子可能有助于破裂斑块愈合更好。

四、无血栓斑块

1. **病理生物学机制** 在无斑块血栓的 ACS 患者中，冠状循环的功能改变可能导致急性心外膜冠状动脉或冠状微循环缺血。心外膜冠状动脉痉挛可能见于冠状动脉造影没有显示阻塞性动脉粥样硬化斑块的患者。有研究显示，大约 30% 拟诊 ACS 的患者没有显示罪犯病变。冠状动脉内乙酰胆碱给药引起近 50% 的患者发生冠状动脉痉挛。类似的发现与日本人群有关。冠状动脉痉挛也可能导致阻塞性动脉粥样硬化患者冠状动脉不稳定。事实上，研究发现，麦角新碱在 20% 的近期心肌梗死患者和 40% 的不稳定型心绞痛患者中诱发痉挛。在心肌梗死 14 天内，乙酰胆碱诱发 20% 的白人患者和 60% 的患者发生痉挛。日本人冠状动脉痉挛的患病率比白人高，原因不明。

微血管痉挛也可导致心肌缺血。这种机制可能在 Takotsubo 心肌病患者中发生，这类患者通常没有阻塞性动脉粥样硬化，但是其中 15% 的患者表现出伴随的阻塞性动脉粥样硬化。在冠状动脉造影正常的心外膜冠状动脉，肌痉挛也可以导致缺血。微血管缺血不仅常表现为心绞痛，也可以导致由心电图改变和心肌细胞损伤生物标志物所定义的非 ST 段抬高 ACS。冠状动脉痉挛也可通过引起内皮损伤而导致斑块不稳定性。

大血管或微血管痉挛可能是由于血管舒张受损或血管收缩刺激作用于高反应性血管平滑肌细胞所致。猪冠状动脉段外膜暴露于炎性刺激（IL-1β）后，对平滑肌细胞的反应性增高。Rho 激酶活性的增加是平滑肌细胞高反应性的主要机制。冠状动脉微血管周围血管纤维化可导致心肌缺血，显示冠状动脉内的结构变化程度超出受损血管内皮舒张功能，是在心外膜冠状动脉没有梗阻性疾病情况下导致心肌缺血的一个原因。

2. **临床意义** 一些心外膜冠状动脉痉挛的血管收缩物质可能引起同一患者在不同条件下发生缺血。因此，血管活性物质本身可能对治疗靶向没有反应。目前心外膜痉挛的治疗使用非特异性血管扩张剂，如长效硝酸盐和钙通道阻滞剂。硝酸盐和钙通道拮抗剂可以减轻血管痉挛引起的缺血。然而，要识别负责平滑肌细胞高反应性的分子改变机制，因为许多患者对标准剂量的血管舒张剂的反应不满意。研究与平滑肌细胞高反应性和心外膜冠状动脉痉挛相关的受体后机制，可以开发对于非特异性血管扩张剂治疗临床反应不佳患者的新的治疗方案。法舒地尔（Fasudil）是 Rho 激酶抑制剂，可以降低血管痉挛性心绞痛患者发生冠状动脉痉挛。同样，要进一步阐明导致 Takotsubo 心肌病患者和冠状动脉正常而发生缺血患者的冠状动脉微血管功能障碍的分子机制。Takotsubo 心肌病的预后可能比原来认为的更坏，因此处理由微血管功能障碍引起的发作性缺血仍然面临着严峻的挑战。预防或逆转冠状动脉微血管周围纤维化，是另一个超越传统抗动脉粥样硬化治疗的新靶点。

五、展　　望

过去 23 年，从临床、病理、细胞、分子水平等方面对 ACS 的病理生理机制进行了大量的研究。当代影像学研究对 ACS 的发病机制有了新的认识。斑块破裂占主导地位的 ACS 病理生理学几十年来一直影响着我们的思维。然而，单一关注斑块破裂过度简化了这一组复杂的疾病的认识，掩盖了本组疾患的其他机制，因而可能忽视了不同的治疗策略。将斑块破裂引起的冠状动脉血栓形成分为有或没有伴随炎症两类情况可能具有重要的治疗意义，因为已经出现动脉粥样硬化的直接抗炎治疗。在强化降脂时代，粥样斑块侵蚀引起的冠状动脉血栓形成可能上升。识别斑块侵蚀导致的ACS患者，有可能采用较目前标准治疗温和一些的治疗方法。ACS也可以发生在没有严重冠状动脉血栓或狭窄的情况下。这些事件可能是由于痉挛、微血管疾病或其他途径引起的。新兴的治疗策略同样可以选择性地应用于这类ACS患者。将来的临床实践一定会根据病理生物学机制来对ACS分类，为将来优化、分层和治疗提供个性化和精确策略的依据。例如，考虑到斑块破裂和侵蚀对冠状动脉介入治疗后血管反应的差异，以及斑块侵蚀可能总体临床预后更好，值得考虑将侵蚀病例治疗重点转为抗血栓治疗，而不是冠状动脉介入治疗。抗血栓治疗的潜在益处包括避免支架血栓形成和再狭窄的风险，以及需要延长的双联抗血小板治疗。

（颜红兵　刘臣　周鹏）

参考文献

1. Crea F, Libby P. Acute coronary syndromes: the way forward from mechanisms to precision treatment. Circulation, 2017, 136: 1155-1166.
2. Partida RA, Libby P, Crea F, et al. Plaque erosion: a new in vivo diagnosis and a potential major shift in the management of patients with acute coronary syndromes. Eur Heart J, 2018: 1-7.
3. Libby P. Mechanisms of acute coronary syndromes and their implications for therapy. N Engl J Med, 2013, 368: 2004-2013.
4. Libby P, Pasterkamp G. Requiem for the "vulnerable plaque." Eur Heart J, 2015, 36: 2984-2987.
5. Braunwald E. Coronary plaque erosion: recognition and management. JACC Cardiovasc Imaging, 2013, 6: 288-289.
6. Crea F, Liuzzo G. Pathogenesis of acute coronary syndromes. J Am Coll Cardiol, 2013, 61: 1-11.
7. Libby P, Nahrendorf M, Swirski FK. Leukocytes link local and systemic inflammation in ischemic cardiovascular disease: an expanded "cardiovascular continuum". J Am Coll Cardiol, 2016, 67: 1091-1103.
8. Libby P, Ridker PM, Maseri A. Inflammation and atherosclerosis. Circulation, 2002, 105: 1135-1143.
9. Libby P. Superficial erosion and the precision management of acute coronary syndromes: not one-size-fits-all. Eur Heart J, 2017, 38: 801-803.
10. Virmani R, Burke AP, Farb A, et al. Pathology of the vulnerable plaque. J Am Coll Cardiol, 2006, 47: C13-18.
11. Virmani R, Kolodgie FD, Burke AP, et al. Lessons from sudden coronary death: a comprehensive morphological classification scheme for atherosclerotic lesions. Arterioscler Thromb Vasc Biol, 2000, 20: 1262-1275.

中国急性冠脉综合征医疗质量评价与改善——中国心血管疾病医疗质量改善项目介绍

一、引　　言

冠心病是导致我国人群死亡的第二位死因，2016 年因其造成的死亡人数高达 170 万，占总死亡的 17.8%[1]。急性冠状动脉综合征（ACS）是冠心病中较为严重的类型，具有很高的病死率。根据临床实践指南对 ACS 的进行急性期治疗和二级预防，包括使用再灌注治疗、抗血小板治疗、降血压和降脂药物治疗等措施可降低死亡率[2-4]。然而，国内最近发表的研究显示在我国按照指南推荐治疗的 ACS 住院患者比例并不理想[5]。我国 ACS 的临床治疗和指南建议之间存在很大差距[6]。这些差距存在于 ACS 的急性期救治和急性期后的二级预防等诸多环节。中国迫切需要缩小这些临床治疗和指南建议之间的差距，确保 ACS 患者得到及时有效的救治，从而改善患者的预后。

在过去 30 余年间，中国一直在加强医疗体系建设，通过医疗体制改革不断提高医疗服务的可及性[7]。这种医疗服务可及性增加的同时，医疗服务质量也应当逐步得到提高。然而，国内系统性的医疗质量评价和改善体系仍然尚未完善。既往研究显示，基于临床路径的 ACS 管理的研究对医疗质量的改善作用较为有限。为探索并建立有效的医疗质量改善体系，美国心脏协会（AHA）和中华医学会心血管病学分会（CSC）启动了中国心血管疾病医疗质量改善项目（Improving Care for Cardiovascular Disease in China：A collaborative project of AHA and CSC，简称 CCC 项目）。该项目包括急性冠脉综合征和房颤两个子项目。

CCC-ACS 项目的总体目标是通过开发和实施质量改进方案来改善 ACS 患者的医疗质量。项目旨在利用数据收集、分析、反馈和改善来推进循证医学指南在医疗实践中的应用，从而改善急性冠脉综合征患者的预后。CCC-ACS 项目的目的包括：①描述中国 ACS 住院患者的临床特征、住院治疗情况和院内结局；②评估本项目对改善医疗质量的有效性；③探索和优化 ACS 医疗质量改进策略。

二、研 究 概 况

CCC-ACS 项目由美国心脏协会和中华医学会心血管病学分会共同发起，由北京心肺血管病研究所具体实施。本项目高级管理组由 6 名美国心脏协会与中华医学会心血管病学分会知名专家组成，负责管理和监督项目的实施。项目下属的 4 个工作小组，负责项目常规事务管理、数据收集与审核、答疑咨询与培训教育等工作。

参与医院的入选标准（针对Ⅰ期和Ⅱ期）为：年收治 ACS 住院患者不少于 240 例，并且心内科负责人同意参加本项目的三级医院。为了代表全国三级医院整体的 ACS 诊疗现状，本项目根据地理、经济区域的划分，均衡招募可能入选的医院。在我国华北、东北、华东、华中、华南、西南以及西北七个地区，按每个地区经济发展水平分为低、中低、中高以及高四层，每层按照该层所有三级医院总数 10% 的比例进行医院入选[8]。最终，项目Ⅰ期和Ⅱ期在全国 30 个省、直辖市和自治区入选了 150 家三级医院。自 2017 年 7 月开始，项目扩展到二级医院（Ⅲ期）。目前已招募了 42 家二级医院，并将继续招募（Ⅳ期）。

病例入选方式为，每月 1 号开始，按出院日期连续入选出院主要诊断为急性冠脉综合征的患者，选取前 20~30 例（三级医院）或 10~20 例（二级医院）出院患者。本研究采用 Oracle OC/RDC 网络数据采集平台收集数据，各医院配有各自的账号和密码，每家医院有 1~2 名数据录入员负责本院数据的上报。各医院的数据录入员均经过统一培训，培训合格后才可获得录入权限进行数据录入。录入员根据患者住院病历记录，按照标准操作流程进行数据提取和网络填报，当月的数据要求在下月中旬前完成录入。所有医院均采用统一的病例报告表收集资料，信息主要包括：患者人口学信息、入院前信息、病史和危险因素、住院期间治疗及临床事件、出院带药和出院诊断等信息。

CCC-ACS项目采用以下四种措施保障数据准确性和完整性：①数据录入的专项培训：在病例入选开始前，各医院的研究人员参加项目组组织的专项培训会。同时，项目组提供了免费的24小时咨询热线，可帮助解决数据录入中的问题。②采用标准化的网络数据采集平台：该平台可对上报数据的准确性、及时性、完整性进行实时核查，若发现问题，系统将给出提醒以便进行数据修改。③委托第三方机构进行监查：项目组定期从上报数据中随机抽取5%进行复核，由第三方机构现场核查上报数据是否和原始病历内容一致。④数据质量反馈报告：项目组每个月会给各医院提供反馈报告，报告中除医疗质量评价指标外，还包括对各数据项填写的完整性和准确性的分析，并对数据上报质量优秀的医院进行表彰。

CCC-ACS项目制定了一系列医疗质量评价指标，用来评价参与医院的医疗质量。这些评价指标依据国内和国际急性冠脉综合征诊疗指南中的一类推荐治疗措施制定而成，分为主要医疗质量评价指标和次要医疗质量评价指标[2,4,9-10]。主要医疗质量评价指标共有11个，包括5个急性期治疗相关指标（到院后阿司匹林的早期应用、再灌注治疗、到达医院90分钟内接受直接PCI治疗、到达医院30分钟内接受溶栓治疗和左心室收缩功能的评估）和6个二级预防相关评价指标（具有适应证患者出院处方中的阿司匹林、β受体阻滞剂、ACEI/ARB、他汀和P2Y12抑制剂的使用及出院前给予戒烟指导）。

项目为参与医院提供的医疗质量改善措施主要包括月度医疗质量反馈报告、年度表彰及颁奖大会、网络教育平台、地区性研讨会和项目认证等。项目组会每月为参与医院生成医疗质量反馈报告，报告中包含该医院主要和次要医疗质量评价指标的完成情况，以及本中心与全国平均水平的匿名比较。项目采用网络在线课堂模式开展网络培训班，邀请专家进行针对项目前期发现的医疗质量问题开办专题讲座。其次，项目网站还提供国内外临床指南、专家共识等教育材料，供各参与医院下载学习。项目组每年9月份将在中华医学会心血管年会期间，召开项目年度总结颁奖大会，对医疗质量良好的参与医院进行表彰并颁奖，并邀请在其进行经验分享。项目组还组织过多次地区性研讨会，以专题形式召开并设置了经验分享与交流的环节。

三、研究进展

项目自2014年启动，Ⅰ期和Ⅱ期共在全国30个省、直辖市和自治区入选150家公立三级医院。其中，有96家(64%)来自省会和直辖市，另外54家(36%)来自地级市。这些医院的地区分布为华北25家、东北20家、华东45家、华中19家、华南15家、西南13家和西北13家。自2017年开始，项目逐步扩展到92家二级医院，其中42家医院（Ⅲ期）的入选工作已于2017年完成，其余50家（Ⅳ期）预计2018年10月份完成入选。

项目Ⅰ期、Ⅱ期和Ⅲ期医院分别从2014年11月、2015年5月和2017年7月开始入选符合研究入组标准的ACS病例。截止到2018年5月，CCC-ACS项目共入选80 839例ACS患者，其中ST段抬高型心肌梗死患者占61%，非ST段抬高型心肌梗死患者占25%，和不稳定型心绞痛患者占14%。男性患者占入选的ACS患者人数的74%。目前，项目已入选所有患者的综合医疗质量达标率为77%，ACS医疗质量在过去四年中得到明显的改善。然而，各医院间医疗质量仍存在较大的差异，医院综合医疗质量达标率最高的达到92%，最低的仅为22%。质量报告数据每月16日导出用于分析，质量报告在每月22日上传至CCC网站(www.ccc-heart.com)。2014年11月至2018年5月，共2886份ACS月度医疗质量报告已经上传到网站。

项目方法学文章已在American heart journal上刊发[11]，其他相关的研究文章也已陆续发表[12-13]。目前，项目组已对参与项目的医院开放数据使用权限。参加项目的医院，经申请可以使用所有中心收集的数据进行数据分析及论文发表。

本项目通过了首都医科大学附属北京安贞医院伦理委员会的中心伦理批准。Ⅰ期和Ⅱ期的150家医院中，39家分别获得了各自单位的伦理委员会批准，其余111家医院接受了项目中心单位首都医科大学附属北京安贞医院伦理委员会的伦理授权。项目Ⅲ期的42家二级医院也已通过伦理审批。本研究不需要患者签署知情同意书。本研究已在国际临床研究注册网站(www. clinicaltrials. gov)进行了注册，注册号为：

NCT02306616。

四、总结与展望

CCC-ACS 项目是一个全国性的医疗质量改善项目，旨在提升急性冠脉综合征诊疗过程对循证指南的依从性。该项目将为急性冠脉综合征患者住院期间诊疗情况提供重要全国性数据。通过持续评价指南推荐的诊疗措施的应用情况，CCC-ACS 项目为医院医疗质量的提高提供了有力的工具。项目月度医疗质量反馈报告将帮助医院在一系列重要的医疗质量评价指标中，发现需要进一步改善的治疗措施。同时，项目组还提供了包括在线研讨会和区域研讨班在内的一系列资源，来帮助医院解决前期发现的医疗质量问题。此外，作为一个持续性医疗质量改善项目，CCC-ACS 项目还可以追踪新治疗方法的传播速度以及最新指南推荐的措施的应用情况。

CCC-ACS 项目为急性冠脉综合征急性期救治和二级预防医疗质量的提高提供了有效的帮助。通过医疗质量改善项目，加强在住院期间对急性冠脉综合征患者的治疗干预十分重要。首先，住院期间患者对自身的疾病状况更为重视，能够更多地从医护人员了解到相应的疾病治疗信息，认识到长期药物治疗对预防心血管疾病复发的重要性，从而更愿意开始接受药物治疗。另外，出院时患者能够更积极主动地开始采纳并保持这种降低心血管事件风险的治疗措施。

CCC-ACS 项目可以帮助缩小不同医院间急性冠脉综合征患者诊疗质量的差异。项目提供的月度医疗质量评价报告，提供了关键医疗质量评价指标本医院与全国平均水平的匿名比较，医疗机构可以发现自身临床实践中与其他医院存在的差距，并相应地作出改进。既往的研究结果显示，急性冠脉综合征患者医疗质量往往存在性别、年龄和地区间差异[14-19]。项目通过对住院患者数据进行深入的分析，能够发现影响急性冠脉综合征患者医疗质量的相关因素，并且将反馈给医院以作出改进。因此，该项目可以提高诊疗的质量，缩小不同性别、年龄及不同地区患者之间治疗的差异。患者、医生和医院都能够从 CCC-ACS 项目中获益。患者的受益包括在住院期间接受更合理的治疗、减少再住院并改善长期预后。医生可以通过利用项目提供的多种资源，提高对急性冠脉综合征患者急性期和二级预防阶段的治疗水平。医院则可以通过参与本医疗质量改善项目，建立常规医疗质量体系。与此同时，伴随着医疗质量的改善，医患矛盾也可以得到进一步缓和。

CCC-ACS 项目拥有庞大的医院网络和国际性的研究团队，这为研究成果的转化和推广提供了有利条件。由于不同地区医院的规模及临床诊疗能力不同，项目在全国不同经济发展地区分层入选医院，来体现不同地区医疗质量上的差异性。三级医院通常具有相对高的医疗水平，其参与项目过程中，不仅可以使自身的医疗水平得以提升，也会对周边二级医院和基层医疗机构起到示范作用。项目已由三级医院扩展到二级医院，从而使更多的医疗机构和患者获益。

（郝永臣 刘静 赵冬）

参考文献

1. Global Burden of Disease Collaborative Network. Global Burden of Disease Study 2016 (GBD 2016) Results. Seattle, United States: Institute for Health Metrics and Evaluation (IHME). [2018-04-04]. http://ghdx.healthdata.org/gbd-results-tool

2. Amsterdam EA, Wenger NK, Brindis RG, et al. 2014 AHA/ACC guideline for the management of patients with non-ST-elevation acute coronary syndromes: executive summary: a report of the American College of Cardiology/American Heart Association Task Force on Practice Guidelines. Circulation, 2014, 130: 2354-2394.

3. Levine GN, Jeong YH, Goto S, et al. Expert consensus document: World Heart Federation expert consensus statement on antiplatelet therapy in East Asian patients with ACS or undergoing PCI. Nat Rev Cardiol, 2014, 11: 597-606.

4. O'Gara PT, Kushner FG, Ascheim DD, et al. 2013 ACCF/AHA guideline for the management of ST-elevation myocardial infarction: a report of the American College of Cardiology Foundation/American Heart Association Task Force on Practice Guidelines. J Am Coll Cardiol, 2013, 61: e78-140.

5. Li J, Li X, Wang Q, et al. ST-segment elevation myocardial infarction in China from 2001 to 2011 (the China PEACE-Retrospective Acute Myocardial Infarction Study): a retrospective analysis of hospital data. Lancet, 2015, 385: 441-451.

6. Liu J, Zhao D, Liu J, et al. Status of drugs usage for secondary prevention of acute coronary syndrome in women: results from the bridging the gap on

coronary heart disease secondary prevention in China(BRIG) Project Phase Ⅲ. J Cardiov Pulm Dis, 2014:760-764.

7. Jiang L, Krumholz HM, Li X, et al. Achieving best outcomes for patients with cardiovascular disease in China by enhancing the quality of medical care and establishing a learning health-care system. Lancet, 2015, 386: 1493-1505.
8. National Bureau of Statistics of China. China Statistical Yearbook 2013. China Statistics Press Beijing, China, 2013.
9. Spertus JA, Eagle KA, Krumholz HM, et al. American College of Cardiology and American Heart Association methodology for the selection and creation of performance measures for quantifying the quality of cardiovascular care. Circulation, 2005, 111: 1703-1712.
10. Krumholz HM, Anderson JL, Bachelder BL, et al. ACC/AHA 2008 performance measures for adults with ST-elevation and non-ST-elevation myocardial infarction: a report of the American College of Cardiology/American Heart Association Task Force on Performance Measures. J Am Coll Cardiol, 2008, 52: 2046-2099.
11. Hao Y, Liu J, Liu J, et al. Rationale and design of the Improving Care for Cardiovascular Disease in China (CCC) project: A national effort to prompt quality enhancement for acute coronary syndrome. American Heart Journal, 2016, 179: 107-115.
12. Yang Q, Wang Y, Liu J, et al. Invasive Management Strategies and Antithrombotic Treatments in Patients With Non-ST-Segment-Elevation Acute Coronary Syndrome in China: Findings From the Improving CCC Project (Care for Cardiovascular Disease in China). Circ Cardiovasc Interv, 2017, 10: e004750.
13. Zhao G, Zhou M, Ma C, et al. In-hospital Outcomes of Dual Loading Antiplatelet Therapy in Acute Coronary Syndromes Patients Greater than or Equal to 75 Years Old Undergoing Percutaneous Coronary Intervention: Fingdings from the CCC-ACS project. J Am Heart Assoc, 2018.
14. Blomkalns AL, Chen AY, Hochman JS, et al. Gender disparities in the diagnosis and treatment of non-ST-segment elevation acute coronary syndromes: large-scale observations from the CRUSADE (Can Rapid Risk Stratification of Unstable Angina Patients Suppress Adverse Outcomes With Early Implementation of the American College of Cardiology/American Heart Association Guidelines) National Quality Improvement Initiative. J Am Coll Cardiol, 2005, 45: 832-837.
15. Jneid H, Fonarow GC, Cannon CP, et al. Sex differences in medical care and early death after acute myocardial infarction. Circulation, 2008, 118: 2803-2810.
16. Forman DE, Chen AY, Wiviott SD, et al. Comparison of outcomes in patients aged <75, 75 to 84, and >/= 85 years with ST-elevation myocardial infarction (from the ACTION Registry-GWTG). Am J Cardiol, 2010, 106: 1382-1388.
17. Bangalore S, Fonarow GC, Peterson ED, et al. Age and gender differences in quality of care and outcomes for patients with ST-segment elevation myocardial infarction. Am J Med, 2012, 125: 1000-1009.
18. Krim SR, Vivo RP, Krim NR, et al. Regional differences in clinical profile, quality of care, and outcomes among Hispanic patients hospitalized with acute myocardial infarction in the Get with Guidelines-Coronary Artery Disease (GWTG-CAD) registry. Am Heart J, 2011, 162: 988-995 e4.
19. Laskey W, Spence N, Zhao X, et al. Regional differences in quality of care and outcomes for the treatment of acute coronary syndromes: an analysis from the get with the guidelines coronary artery disease program. Crit Pathw Cardiol, 2010, 9: 1-7.

2 型心肌梗死的研究进展

欧洲心脏病学会（ESC）、美国心脏病学会（ACC）、世界心脏联盟（WHF）于 2007 年 10 月联合颁布了第 2 次全球心肌梗死的统一定义，并将急性心肌梗死的临床分型分为 5 型，其中 1 型（T1MI）是指由原发冠状动脉事件（如斑块侵蚀 / 破裂、裂隙或夹层）引起的与血栓性缺血相关的自发性心肌细胞缺血坏死，与既往定义的急性冠状动脉综合征相同。2 型心肌梗死（T2MI），是指由继发于耗氧增加或氧供减少（如冠状动脉痉挛、冠状动脉栓塞、贫血、心律失常、高血压或低血压）导致缺血的心肌缺血坏死，3 型为心脏性猝死，4 型为经皮冠状动脉介入术相关性心肌梗死，5 型为冠状动脉旁路移植术相关心肌梗死。2012 年第 3 次全球急性心肌梗死统一定义指出，由于心肌缺血导致的心肌细胞死亡即为急性心肌梗死，即检测到心肌标志物［肌钙蛋白（cTn）］升高和（或）下降，至少有 1 次超出正常参考值上限的第 99% 百分位值，并至少伴有下列 1 项证据：①心肌缺血症状；②新发或推测新发明显 ST-T 改变或新出现的左束支传导阻滞；③心电图出现病理性 Q 波；④影像学检查发现新的心肌丢失或新发节段性室壁运动异常；⑤冠状动脉造影或尸体检查发现冠状动脉内存在新鲜血栓。急性心肌梗死全球统一定义的改变对临床医生的诊疗有重要意义，一项新的研究显示，首次发生 2 型心肌梗死（T2MI）患者的预后与 1 型心肌梗死（T1MI）患者相似或者更差[1]。

1. T2MI 的定义 2 型心肌梗死（T2MI），是指由继发于耗氧增加或氧供减少（如冠状动脉痉挛、冠状动脉栓塞、贫血、心律失常、高血压或低血压）导致缺血的心肌缺血坏死[2]。

2. T2MI 相关的流行病学 随高敏 cTn 检测技术时代的到来，T2MI 的诊断率可达到 99% 以上，越来越多的 T2MI 患者在临床实践中被发现[3]。CASABLANCA 研究前瞻性纳入了 1251 名接受冠脉或外周动脉造影的患者，中位随访时间为 3.4 年。研究发现，T2MI 患者发生后续主要不良心血管事件（MACE）的风险显著高于无 T2MI 的患者（P<0.001），但与 T1MI 患者相似（78.9 事件 /100 人 - 年；P=0.41）。校正其他危险因素后，T2MI 患者与无 T2MI 患者相比发生 MACE 的风险升高 2 倍（HR 1.90；P<0.001），心血管死亡风险升高 2 倍（HR 2.16；P=0.001），全因死亡风险升高 3 倍（HR 2.96；P<0.001）。与 T1MI 相比，T2MI 更常复发[4]。随着高敏肌钙蛋白检测的增加，T2MI 的检出率升高[5]。在急诊科患者中，T2MI 的患病率可达 50% 以上[3]。T2MI 患者与无 T2MI 患者相比，年龄更大（71.3 岁 对 66.2 岁），合并房颤（31.6% 对 17%）、心力衰竭（36.8% 对 18.2%）和心肌梗死病史（34.2% 对 22%）等心血管疾病的比例更高，存在高血压（86.2% 对 74%）、糖尿病（46.7% 对 25.2%）和慢性肾脏病（34.2% 对 10.5%）的比例也更高[6]。心电图表现上 T2MI 包括部分 ST 段抬高型心肌梗死和非 ST 段抬高型心肌梗死。Saaby 等[7]观察 144 例 T2MI 患者心电图，结果显示，3.4% 患者 ST 段出现抬高，96.6% 患者 ST 段未发生改变。6Morrow 等[8]通过对 1218 例心肌梗死患者的调查发现，T2MI 发生率较低（仅为 3.5%），但该研究是一项基于急性冠状动脉综合征诊断标准的研究，并不能反映真实临床实践中 T2MI 的流行病学情况。诊断标准不同、判断过程多样、检测方法和边界值不同及研究人群（到达急诊科有胸痛患者和未筛选的住院患者）不同，T2MI 发生率也不同。因此，有关 T2MI 统一且严格的诊断标准对 T2MI 的流行病学研究有重要意义。

3. T2MI 的病理生理机制 急性心肌梗死是由于长期缺血所致的心肌细胞死亡。当疾病的病理生理改变引起心肌耗氧增加（或氧供减少）时会进一步引起心肌细胞缺血或坏死。心肌耗氧量主要受收缩期室壁张力、心肌收缩力和心率三个因素影响，心肌供氧量主要受冠状动脉血流和血容量影响，复杂的血流动力学可引起心肌耗氧增加（或氧供减少）而导致心肌缺血、坏死，如缺氧和贫血可使有效血氧容量降低，进而引起心肌耗氧和供氧不平衡而导致心肌缺血，甚至导致心肌细胞死亡并出现相应临床症状、心电图改变及 cTn 释放。在明确心肌耗氧增加（或氧供减少）而出现的供需不平衡相关因素情况下，若患者有 cTn 显著改变（至少一次超过 99% 参考值上限）且出现临床心肌缺血表现时，临床医生可考虑 T2MI 诊断。

4. T2MI 相关继发疾病

(1) 冠状动脉痉挛:冠状动脉痉挛是指心外膜下传导动脉发生一过性收缩,引起血管部分或完全闭塞,导致心肌缺血的一组临床综合征。较长时间的冠脉持续痉挛可使冠脉管腔由部分阻塞变为完全阻塞,随之发生梗死;或因冠脉痉挛挤压原有的粥样斑块使其破裂出血,并继发血栓形成而致急性心肌梗死。急性心肌梗死常发生在经血管造影证实原先有痉挛的部位。在急性心肌梗死发生数小时内的血管造影中,向完全闭塞或几乎完全闭塞的冠脉内注射硝酸甘油,一部分患者(约 18%)的血管闭塞可以缓解或改善,并且在溶栓治疗后,常需要大剂量的硝酸甘油以保持血流和扩张再通的血管。据统计,10% 左右的急性心肌梗死是由冠状动脉痉挛造成的。持久的冠脉痉挛可以阻断血流并损伤冠状动脉内膜,引起血栓素 A2 在体内分泌增多,局部血小板聚集,血栓形成而发生心肌梗死[9]。冠脉痉挛引起的急性心肌梗死多见于青年人,且梗死范围比较广泛,冠脉造影呈粥样硬化性狭窄或正常管腔出现一过性狭窄或完全闭塞,硝酸甘油或消心痛可使狭窄迅速消失或自动消失。

(2) 心律失常:心动过速可导致心肌细胞受累,引起 cTn 升高,研究结果发现,室上性心动过速患者 37.2% 存在 cTn 升高,cTn 升高与室上性心动过速发作时心率、左室射血分数值有关[4]。有报道,心房颤动患者的 cTn 均值明显高于正常值,心动过速导致 cTn 升高的机制可能与舒张期缩短导致心内膜下心肌缺血有关。快速型心律失常导致心肌损伤标志物水平升高在临床上并不少见,可以伴或不伴有原发冠状动脉病变。当心律失常患者伴有明显心肌损伤标志物升高,而冠脉造影未见明显严重冠状动脉病变,符合 T2MI 诊断。

(3) 贫血:重度贫血时血液携氧量减少,血液循环呈高排出量型,心脏负荷加重,心肌变性;重度贫血高氧消耗,血管内皮损伤,同时由于骨髓病态造血,血细胞异常,易在血管内瘀滞,形成微小血栓,附着于血管内皮,从而造成心肌梗死发生。

(4) 高血压:高血压与心肌梗死的联系有以下几方面:①危险因素:收缩压(SBP)及舒张压(DBP)升高均增加心肌梗死的危险,并为独立的危险因素。40% 的缺血性心脏病猝死者有高血压史。但高血压作为危险因素的强度,在世界各地并非完全一致,如南非黑人心肌梗死发生极少[7]。急性心肌梗死后血压常发生变化,血压越高者下降越明显。②促动脉粥样硬化因素:不同来源的多种证据充分说明,高血压若不是动脉硬的化始发因素也是加速因素,高血压者冠状动脉与脑动脉、主动脉内膜面损害较正常人百分率更高,冠脉闭塞也更常见。血管机械应力、缩血管物质、胆固醇对高血压促粥样硬化作用也有重要影响。③血流动力学因素:高血压早期心排出量增加,随着病情进展外周阻力进行性增加,左室肥厚,心排出量下降。SBP 增加时需氧增加,左室肥厚时还伴有毛细血管密度降低,血管扩张物质效力下降,侧支循环阻力增加等,均可影响心室功能及心肌灌注[10]。

5. **T2MI 治疗** 尽管 T2MI 发病率较高,临床预后较差,但目前对 T2MI 患者的临床治疗及管理尚无有效指南可循,导致不同区域、不同医生在 T2MI 治疗策略上有较大差异。有学者提出阿司匹林、β 受体阻滞剂可用于 T2MI 患者的治疗,但仍缺乏基于循证医学的诊断和治疗策略,缺少大型临床对照试验进一步证实和指导 T2MI 的治疗。临床实践中 T1MI 和 T2MI 并不易鉴别诊断,易导致临床医生错误性依照 T1MI 治疗指南对 T2MI 患者进行治疗,甚至开展经皮冠状动脉介入术治疗。现阶段,多数临床医生均认同需对 T2MI 进行潜在的病因学治疗,积极改善心肌耗氧量增加或供氧减少的不平衡关系。此外,在 ICU 住院的合并冠状动脉血流严重狭窄的稳定性冠心病患者或结构性心脏病患者,若出现心肌缺血症状且合并 cTn 升高,可考虑诊断为 T2MI,对心力衰竭、肾衰竭患者应注意是否因儿茶酚胺或循环毒素的直接毒性作用引起心肌损伤伴坏死,对 cTn 升高的急性心肌梗死患者作出 T2MI 的临床诊断需谨慎。

在某些特殊情况下,对 T1MI 和 T2MI 进行鉴别诊断并不易,两者的区别主要体现在冠状动脉造影结果上。研究结果显示,多达 15% 的疑诊冠心病患者行冠状动脉造影检查后提示冠状动脉正常,采用血管内超声可发现隐蔽病变,因此,通过冠状动脉造影检查来判断是否为 T2MI 仍存在一定的误诊可能[8]。

6. **结语** 虽然 T2MI 仍是临床常见难题,但随着高敏 cTn 检测试验技术的应用,越来越多的 T2MI 患者将被诊断出来。了解心肌耗氧增加(或氧供减少)的病理生理机制,有助于临床医生对 T2MI 患者作出正确诊断和治疗,制定统一且严格的诊断标准及详尽的治疗指南对 T2MI 患者的诊疗具有重要意义。

(王明建 刘俊明)

参 考 文 献

1. Chapman AR, Shah AS, Lee KK, et al. Long Term Outcomes in Patients With Type 2 Myocardial Infarction and Myocardial Injury. Circulation, 2017.
2. Collinson PO. Type 2 myocardial infarction. Heart, 2015, 101(2): 89-90.
3. Nelson SE, Sandoval Y, Smith SW, et al. Role of delta cardiac troponin I to distinguish between type Ⅰ NSTEMI and type Ⅱ myocardial infarction (Abstr). J Am Coll Cardiol, 2013, 61(8): 234.
4. 高传玉. 肌钙蛋白增高的可能原因与机理. www. 365 heart. com/show/108363.shtml.
5. De Lemos JA. Increasingly sensitive assays for cardiac troponins: a review. JAMA, 2013, 309(21): 2262-2269.
6. Abbas NA, John RI, Webb MC, et al. Cardiac troponins and renal function in nondialysis patients with chronic kidney disease. Clin Chem, 2005, 51(8): 2059-2066.
7. Saaby L, Poulsen TS, Hosbond S, et al. Classification of myocardial infarction: frequency and features of type 2 myocardial infarction. Am J Med, 2013, 126(9): 789-797.
8. Morrow DA, Wiviott SD, White HD, et al. Effect of the novel thienopyridine prasugrel compared with clopidogrel on spontaneous and procedural myocardial infarction in the Trial to Assess Improvement in Therapeutic Outcomes by Optimizing Platelet Inhibition with Prasugrel-Thrombolysis in Myocardial Infarction 38: an application of the classification system from the universal definiton of myocardial infarction. Circulation, 2009, 119(7): 2758-2764.
9. 江一清, 刘朝中. 冠状动脉痉挛所致的急性心肌梗塞. 中华心血管病杂志, 1999.
10. 杨起斌. 高血压与心肌梗死. 北京医科大学、中国协和医科大学联合出版社, 1992.

急性心肌梗死患者血压与容量管理策略与进展

急性心肌梗死是临床最常见心血管急危重症之一，致死率和致残率高。临床诊治过程中，急性心肌梗死合并低血压和心源性休克的发生率高。尽管尚无明确的统计数据，但有研究显示以入院时首次测量血压为准，约超过 50% 的急性心肌梗死患者合并低血压；急性心肌梗死并发心源性休克者占 5%~10%。急性心肌梗死影响左心室和右心室功能是导致低血压和心源性休克的重要原因，进而影响循环血容量，产生相对性容量负荷增加或血容量不足，表现为左心衰或右心衰。因此，急性心肌梗死患者，无论是否行再灌注治疗，如何维持有效血压和血容量至关重要。目前，国内外指南和专家共识建议中，均一致强烈推荐合并心源性休克的急性心肌梗死患者，无论胸痛症状发生多久均应行急诊冠脉造影检查并进行血运重建术，后者包括直接冠状动脉介入治疗（PCI）和冠状动脉旁路移植术（CABG）。

一、急性心肌梗死合并低血压的主要机制

根据心电图心肌梗死定位的不同，急性 ST 段抬高型心肌梗死（STEMI）主要包括急性前壁、广泛前壁、高侧壁和下壁、后壁与右心室心肌梗死等，其罪犯血管主要是左前降支、右冠状动脉和回旋支。前降支及分支主要供应左心室，其闭塞后影响左心室功能；右冠状动脉和回旋支主要供应右心室和心室下壁，其闭塞后主要影响右心室功能。因此，所有 STEMI 根据影响左右心室不同又可以分为两大类，即影响左心室功能的急性前壁心肌梗死和影响右心室功能的急性下壁和（或）右心室心肌梗死。这两大类 STEMI 患者常常合并低血压，但低血压的机制却截然不同。

在心脏的生理学中，血压的维持主要与三个因素相关：心肌收缩力、循环血容量和外周血管阻力，这三个方面维持动态平衡，保持血压稳定。在影响左心室功能的急性前壁心肌梗死中，心肌梗死影响左心室功能，导致左心室收缩功能下降，心脏每搏输出量和心排出量降低，血压下降，早期可通过交感神经兴奋、心率增快和外周血管收缩而增加外周阻力等代偿机制维持血压；随着病情发展进入失代偿阶段后即出现低血压，严重者表现为心源性休克。因此，所有累及左心室功能的急性前壁心肌梗死出现低血压，最根本原因是左心室收缩功能下降。相对的，在急性下壁心肌梗死和（或）右心室梗死患者中，主要受损的是右心室功能，如果左前降支正常或无严重狭窄病变，则左心室功能通常亦正常。右心室功能受损后，导致右心室每搏输出量降低，肺循环血量减少，进而回流至左心系统血液量亦减少，导致左心室舒张期充盈不足，左心室处于类似于“空转状态”，影响每搏输出量和心排出量，导致低血压。因此，累及右心室功能的急性下壁和（或）右心室心肌梗死合并低血压，与左心室相对性容量不足有关，类似于低血容量性休克，但与低血容量性休克不同的是，患者往往表现为中心静脉压升高。

急性右心室心肌梗死的低血压的病理改变较复杂，除了上述机制外，事实上右心室梗死具有自身特征，这包括一系列病理状态，从无症状轻度右心室功能不全到严重低血压休克。大部分右室梗死患者可在数周至数月内恢复右心室功能，这提示发生了右心室心肌顿抑，而不是不可逆性心肌坏死。此时，半数以上下壁 STEMI 患者合并右心室缺血，但只有 10%~15% 有典型血流动力学异常，表现为临床右心室梗死。大部分右室心肌的供血来自右冠状动脉，因此右冠脉右室分支近端闭塞均可导致右室缺血。由于右心室心肌较左室不发达，故心肌需氧量也明显低于左室，且收缩期和舒张期都有右冠脉血液灌注，加之丰富的左至右的侧支循环，因此右室血氧供比率显著高于左室，这也可以解释临床中观察到的情况：大部分右冠状动脉近端闭塞患者出现没有明显血流动力学异常的右室缺血，且右室缺血梗死后大部分患者右室功能也得到改善和恢复。右心室缺血梗死导致的血流动力学障碍严重程度也与缺血导致的右心室功能异常程度、周围心包的限制效应以及室间隔作用有关。右室缺血梗死后心腔迅速扩张，但周围心包的限制导致心包腔内压力增加，右室收缩压和心排出量下降，左心室前负荷降低，左室舒张末容积减少，室间隔向左室摆

动；但由于右室丧失收缩功能，导致左心室收缩时室间隔向右心室摆动，合并室间隔缺血时更显著，室间隔的这种左右摆动严重影响心脏功能。所有下壁 STEMI 者均应寻找右室缺血 / 梗死证据。下壁 STEMI 时出现低血压、肺部听诊呼吸音清晰、颈静脉压增高三联症是右室缺血 / 梗死的特征。但此三联症敏感性较低，尤其是相对性容量不足可掩盖这些征象，充分扩容治疗后才表现明显。右心导管检查有助于诊断右室缺血 / 梗死，右房压 >10mmHg 是相对敏感和特异性指标。

此外，无论是急性前壁心肌梗死还是急性下壁右心室心肌梗死，其完全闭塞冠状动脉（左前降支或右冠状动脉与回旋支）在直接 PCI 术中开通血管恢复冠脉血流后即刻，往往出现血压下降，其主要原因与闭塞血管开通后血流恢复，梗死心肌的代谢产物（如 H^+、CO_2、乳酸、缓激肽、前列腺素 E 等）随静脉回流至全身，导致外周血管阻力迅速下降而发生低血压；此外，缺血再灌注损伤等因素亦可能影响心室功能导致血压下降。尽管大部分首发急性心肌梗死患者在血运重建治疗中表现为单支血管病变，但相当部分急性冠脉综合征患者表现为多支血管病变，因此低血压可能是包括左右心室功能受损等多种因素综合作用结果，临床中亦容易发展为急性心力衰竭。此外，急性心肌梗死并发心源性休克，约 80% 是由于左心室泵衰竭所致，其他因素包括乳头肌功能失调或断裂导致的急性严重二尖瓣反流、室间隔穿孔和心脏破裂等，同时心源性休克强调早期诊断。研究显示，大约 50% 患者心源性休克发生在心肌梗死后 6 小时内，约 75% 患者发生在 24 小时内。临床诊断的线索包括持续低血压（无血容量丢失情况下，SBP<90mmHg，至少 30 分钟）和器官灌注不足的表现（如皮肤湿冷、少尿、精神状态改变等）。一旦明确诊断应尽早干预治疗。

二、急性心肌梗死患者血流动力学评估

肺动脉导管（PAC）广泛应用于循环监测，以 PAC 获得的参数评价血流动力学变化比一般临床评价更为精确，其临床应用显著改善了心脏重症患者治疗效果。急性心肌梗死伴血流动力学不稳定，表现低心搏、低血压、持续性心动过速、肺水肿和心源性休克，PAC 检测对治疗可能具有重要指导意义。急性心肌梗死出现下列情况时，应进行 PAC 检测：①进行性低血压，对补充容量负荷没有反应或者禁忌增加容量负荷时；②心源性休克；③严重进行性充血性心力衰竭或肺水肿，治疗效果差；④持续低灌注表现，但没有低血压或者肺充血；⑤接受缩血管药物或正性肌力药物时；⑥疑有心肌梗死机械并发症，如室间隔穿孔、乳头肌功能不全或者断裂、心脏破裂等，除超声心动图可以明确诊断外，PAC 检测亦有帮助。

PAC 监测可以获得三个方面参数，即血管内压力，心排出量和混合静脉血氧饱和度，并根据所测得的参数，可计算出全部血流动力学参数。这些参数主要包括：中心静脉压（CVP）、肺动脉压（PAP）、肺毛细血管楔压（PCWP）、心排出量（CO）和心脏指数（CI）、每搏量（SV）和每搏指数（SI）、混合静脉血氧饱和度（SVO_2）、体循环阻力（SVR）和肺循环阻力（PVR）等。急性心肌梗死后持续性低血压、进行性充血性心力衰竭患者行 PAC 监测血流动力学参数，可以早期诊断休克前状态，并给予恰当支持治疗，避免发生心源性休克。PCI 应用于心源性休克前插入 PAC，以最大程度稳定血流动力学状态，并有助于诊断可能的机械并发症；再灌注治疗后如果休克未能迅速纠正，PAC 可用来指导顿抑心肌恢复过程中血流动力学不稳定患者的治疗，包括补液、利尿、血管活性药物以及强心剂等药物应用。

有经验的术者使用 PAC 相当安全，但仍需要注意一些可能并发症，包括室性心动过速（导管操作过程中）、肺出血和肺梗死，甚至心搏骤停等。由于 PAC 应用需要患者相对制动且具有一定感染的风险，因此 PAC 一般在相同位置放置不超过 4~5 天。此外，根据错误数据进行治疗干预或者根据准确数据的不恰当措施也可能导致与 PAC 相关的死亡率增加。同时，正常参数值因资料来源不同也不尽相同，以动态观念来分析血流动力学变化的趋势，并将 PAC 所获得的血流动力学资料与临床表现特征进行综合分析以增加评估的准确性，这对于 PAC 指导心源性休克患者的诊治至关重要。

三、急性心肌梗死合并低血压的处理原则

由于急性前壁心肌梗死和急性下壁 / 右心室心肌梗死合并低血压的机制不同，因此处理原则亦迥异。轻度累及左心室功能的低血压，常为低血压状态，严重者表现为心源性休克和（或）左心衰。大部分轻度低血压患者，平卧或少量活动时无症状，少数患者表现为轻微头晕心悸等，可不予用药或静脉应用增加外周

血管阻力的药物，如多巴胺、阿拉明或去甲肾上腺素，一般收缩压维持在85~100mmHg即可，过高则增加左心室的后负荷，影响心脏功能。一般不需要补液，或根据血流动力学监测指标适当补液，慎用或禁用增强心肌收缩力的药物。

急性下壁心肌梗死合并低血压者，无论是否合并右心室梗死，均应以积极补液，补充血容量为主，适当使用增加外周阻力药物。补液可直接使用生理盐水或者合用部分胶体液，如羟乙基淀粉和低分子右旋糖酐等，24小时液体总量为2000~4000ml，目标是未应用升压药情况下血压回升至收缩压90~100mmHg。如存在心源性休克，可在检测PCWP的基础上予以补液，直至PCWP升至15~18mmHg，血压回升和低灌注症状改善。对充分扩容而血压仍低者，应给予正性肌力药物如多巴酚丁胺。大量补液时需注意补充钾镁离子，避免低钾血症；如在补液过程中出现劳累、气促、双肺底湿性啰音等，应考虑左心功能不全，应减慢速度或暂停补液，并给予小剂量利尿剂（如呋塞米10mg静脉注射）。此外，急性下壁心肌梗死合并高度房室传导阻滞时，应予以临时起搏治疗，这也有助于维持血压和外周组织灌注。

所有合并低血压的急性心肌梗死患者，除了应用缩血管药物增加外周血管阻力维持血压外，主动脉内球囊反搏术（IABP）亦是重要的治疗手段，其主要作用机制是在心脏舒张期时，通过球囊充盈而增加舒张期外周阻力，进而增加重要脏器尤其心脏血压灌注。两者应用的最大不同是，缩血管药物是持续增加外周阻力，包括心脏收缩期和舒张期，而IABP仅增加舒张期外周血管阻力，不影响收缩期的外周阻力，因此不会增加心脏后负荷（左心室射血阻力）。如右心室梗死同时合并大面积左心室梗死，则不宜盲目扩容，以免诱发急性肺水肿；这类患者多存在严重左心室功能障碍和PCWP升高，不宜使用硝普钠，应尽早使用IABP治疗。

对于STEMI合并心源性休克患者，指南强烈推荐无论胸痛发生后间隔时间多久，均应急诊冠脉造影检查并进行血运重建术（主要是PCI和特殊情况下的CABG，如合并机械并发症）；如无法进行血运重建术且无溶栓禁忌证者，亦可考虑溶栓治疗；指南推荐IABP提供心源性休克患者的循环支持，必要时同时应用体外膜肺氧合技术（ECMO）。针对心源性休克的监护管理，指南推荐：①持续有创血压监测；②通过反复测定血浆乳酸盐含量（未用肾上腺素治疗情况下）评估治疗过程中休克是否存在或者进展；③通过反复测定器官功能标志物（如肝肾功能）评估是否合并多器官功能损伤和进展情况；④如可能应行PAC持续监测心搏出量、混合静脉血氧饱和度（SvO_2）和中心静脉氧饱和度（$ScvO_2$）等以指导治疗；⑤尽早行常规超声心动图以评估心脏功能和并发症（如机械并发症和心脏压塞等）。针对心源性休克的血压与心搏出量管理，指南推荐：应用正性肌力药物（可首选多巴酚丁胺，磷酸二酯酶抑制剂和左西孟旦不作一线用药）和（或）血管活性药物（可选择去甲肾上腺素、阿拉明等，由于肾上腺素具有增加心律失常、心动过速和高乳酸血症的风险，不做一线用药，仅作为多巴酚丁胺和去甲肾上腺素联合治疗的替代用药）使平均动脉压达到65mmHg，既往高血压病史者允许更高。STEMI合并心源性休克时其他干预策略包括：①合并快速心律失常尤其是新发心房颤动患者，应综合使用抗心律失常药物（如胺碘酮、短效β受体阻滞剂艾司洛尔等）和直流电复律等转复窦律或控制心室率；②根据血流动力学和容量负荷情况，合理使用利尿剂和血管扩张剂；③应用常规剂量抗栓药物时亦应警惕出血风险，尤其是消化道出血，可使用质子泵抑制剂预防；④合并出血时，急性期血红蛋白水平应维持在100g/L为宜，如无重要器官缺血证据，亦可维持在80g/L左右；⑤加强营养支持治疗，尽可能选择胃肠内营养；⑥心源性休克急性期病情稳定后，应综合评估使用β受体阻滞剂、血管紧张素转换酶抑制剂（ACEI）或血管紧张素受体拮抗剂（ARB）和醛固酮拮抗剂以减少心律失常和心衰复发风险，改善预后。总之，STEMI合并心源性休克患者需要介入医生、ICU或CCU医生以及心脏外科医生等多个团队的密切配合和协作获得综合管理。

临床上一些非ST段抬高型急性心肌梗死或者高危不稳定型心绞痛患者也常合并低血压。但这类患者冠脉造影结果往往提示多支血管病变，因此其低血压多是以左心室功能下降为主的多种因素结果，临床处理原则亦应以尽早血运重建改善左心室功能、适当补液和增加外周血管阻力为主的综合治疗手段。最近研究显示，STEMI合并心源性休克的患者，如合并多支血管病变，其PCI策略应仅处理罪犯血管为宜，择期处理非罪犯血管病变，这有助于降低30天心血管事件发生率。此外，对于严重左心衰和心源性休克的急性冠脉综合种患者，ECMO治疗也是可选择的治疗手段之一。

四、结 语

临床急性冠脉综合征尤其是STEMI患者合并低血压和心源性休克是极为常见的临床表现。深入理解不同类型心肌梗死合并低血压和休克时的发生机制差异，并根据血压调节机制给予相应正确处理，有利于心肌梗死患者的尽早康复，并缩短患者住院时间。此外，有关STEMI合并低血压和心源性休克的药物干预和围术期管理策略的循证医学证据相对少，相关指南推荐更多是基于专家共识建议。因此，应该在符合医学伦理条件下开展更多的大规模循证医学研究为临床诊疗提供支持。

（赵然尊 石蓓）

参 考 文 献

1. Thiele H, Akin I, Sandri M, et al. PCI Strategies in Patients with Acute Myocardial Infarction and Cardiogenic Shock. N Engl J Med, 2017, 377(25): 2419-2432.
2. Plurad DS, Chiu W, Raja AS, et al. Monitoring modalities and assessment of fluid status: A practice management guideline from the Eastern Association for the Surgery of Trauma. J Trauma Acute Care Surg, 2018, 84(1): 37-49.
3. Levy B, Bastien O, Karim B, et al. Erratum to: Experts' recommendations for the management of adult patients with cardiogenic shock. Annals of Intensive Care, 2015, 5: 17.
4. Konstam MA, Kiernan MS, Bernstein D, et al. Evaluation and management of right-sided heart failure: a scientific statement from the American Heart Association. Circulation, 137(20): e578-e622.
5. Werdan K, Russ M, Buerke M, et al. Evidence-based management of cardiogenic shock after acute myocardial infarction. Interv Cardiol, 2013, 8(2): 73-80.
6. 中国医师协会心脏重症专家委员会. 低心排血量综合征中国专家共识. 解放军医学杂志, 2017, 42(11): 933-944.

急性心肌梗死并发室间隔穿孔的临床救治

急性心肌梗死后发生室间隔缺损，导致心室水平出现左向右分流，又称梗死后室间隔破裂或梗死后室间隔缺损，简称室间隔穿孔（ventricular septal rupture）。冠状动脉造影发现，心肌梗死后室间隔穿孔患者，与心肌梗死相关的动脉完全闭塞，侧支循环少，当室间隔全层的梗死后才能形成穿孔。1845 年 Latham 首先描述了在急性心肌梗死后的尸检中室间隔穿孔的解剖学特征；1983 年 Brunn 在临床病例中作出诊断；1957 年 Cooley 等[1]对 1 例急性心肌梗死后 1 周室间隔穿孔患者首次成功地进行了手术修复术；1962 年美国 Mayo Clinic 开展外科手术矫治此类病变[2]。心肌梗死后室间隔穿孔是急性心肌梗死患者较少见而严重的并发症，死亡率极高，在急性心肌梗死的患者中，其发生率为 1%~2%。一旦出现室间隔穿孔，患者病情危重，自然预后极差，早期仅用内科保守治疗 24 小时内、1 周内和 2 个月内死亡率分别为 24%，46% 和 67%。2004 年 Holzer 等[3]报道急性心肌梗死的患者有 0.2% 发生室间隔穿孔。心肌梗死溶栓后的患者，室间隔穿孔的平均发病时间为 1 天，没有行血液重建的患者，室间隔穿孔的平均发病时间为 3~5 天，亦有患者也可能在心肌梗死后 2 周时发生室间隔穿孔。有作者发现心肌梗死相关血管的早期再开放与心肌梗死后 24 小时内发生室间隔穿孔密切相关。患者有多支血管病变，尤其是左前降支的血管病变（前室间隔）占心肌梗死后室间隔穿孔的 60%~75%。与之相反的 Mark 等报道一组 18 例患者中，后室间隔穿孔占 56%，仅有 21.4% 的患者有三支血管病变。

检索国内 1995—2004 年九所医院报道 14 例急性心肌梗死后室间隔穿孔患者，29% 充血性心衰，21% 心源性休克，43% 充血性心衰并心源性休克。实施内科并介入治疗 6 例，死亡 3 例，单纯内科药物治疗 8 例，死亡 7 例。14 例急性心肌梗死并室间隔穿孔者 24 小时内、1 周内、2 个月内和 3 个月内死亡率分别为 21%，36%，64% 和 77%。GUSTO-1 研究中[4]41 021 例接受溶栓治疗的急性心肌梗死患者中 84 例出现室间隔穿孔，发生率为 0.2%，发生室间隔穿孔的患者 30 天死亡率明显高于无室间隔穿孔的患者（73.8% 与 6.8%），手术修复组（n=34）的室间隔穿孔患者远期预后明显好于药物治疗组（n=35），存活率分别为 94% 与 47%。GRACE 研究中[5]60 198 例患者，273 例（0.45%）心脏破裂，其中游离壁破裂 118 例；室间隔破裂 155 例（0.26%），心脏破裂者住院死亡率为 58%，无心脏破裂者为 4.5%。

一、发生室间隔穿孔的危险因素

（一）老年女性患者高发

≥65 岁的老年女性，首发急性广泛前壁心肌梗死后一周内易发生室间隔穿孔。检索的资料显示：①年龄 60~84 岁，平均 71 岁；②女性占绝对优势；③无心绞痛病史者多见；④急性心肌梗死部位为广泛前壁；⑤发生时间多在急性心肌梗死后 1 周内（2~7 天）；6.50% 心肌梗死前有高血压，29% 有糖尿病。男性急性心肌梗死后发生室间隔穿孔的年龄相对比女性年轻，多脏器功能优于老年女性，因此存活率高。作者认为 65 岁以上急性心肌梗死伴室间隔穿孔患者女性明显高于男性，而 <65 岁急性心肌梗死伴室间隔穿孔者，男性高于女性。

（二）高血压和糖尿病

血压 >130/75mmHg 与急性心肌梗死发生室间隔穿孔亦有相关性。有报道两种疾病小血管阻力增加，不利于侧支循环形成。室间隔穿孔合并糖尿病患者死亡率明显高于非糖尿病组，可能与糖尿病致多脏器功能低下相关。

（三）侧支循环差[8-10]

冠状动脉并非终末动脉，其间有许多直径为 20~350um 的吻合支，在正常情况下处于关闭状态，没有重要的功能意义。当冠状动脉发生完全闭塞或次全闭塞（狭窄达 99% 时），这些吻合支开放，逐渐发展成为有功能意义的侧支循环。冠状动脉造影发现，在心绞痛患者中至少需1个月才能形成明显的侧支循环。1998年Ilia等[11]报道心肌缺血病程长的患者组（12个月以上）侧支循环发展良好率明显高于病程短的患者组（1个月）。联系国内检索的14例报道中，有13例为首发广泛前壁急性心肌梗死患者，室间隔穿孔均位于前间隔下段近心尖处，这可能与室间隔供血主要来自左前降支的室间隔支，左前降支近、中段的急性闭塞，室间隔供血突然中断，侧支循环又未能形成，致室间隔梗死，在左心室压力负荷下发生破裂。因此，丰富的侧支循环可降低室间隔穿孔的发生率。

综上所述，根据国内和国外文献检索，急性心肌梗死后室间隔穿孔主要危险因素包括：≥65岁老年女性；无心绞痛病史；广泛前壁透壁性急性心肌梗死1周内；梗死前有高血压和糖尿病；单支冠状动脉完全闭塞，尤其左前降支闭塞和缺乏丰富的侧支循环。

二、病理解剖和病理生理

（一）病理解剖

心肌梗死的室间隔穿孔Becker和van Mantgem病理分型：Ⅰ型：无心室壁变薄，穿孔呈裂隙状，常发生于急性心肌梗死24小时之内。Ⅱ型：梗死的心肌坏死，缓慢腐蚀撕裂，常发生于急性心肌梗死24小时之后。Ⅲ型：室间隔破裂，同时合并心肌明显变薄的室壁瘤。室间隔穿孔的类型也可分为简单型和复杂型，简单型多为穿透型穿孔，多位于室间隔前部；复杂型见于原发穿孔有较长的匍形隧道，心肌撕裂范围广泛且形成夹层，多位于室间隔后部。

1. **室间隔穿孔好发部位** 室间隔穿孔发生部位同冠状动脉分布有关系。左前降支完全闭塞致前壁急性心肌梗死伴发室间隔穿孔多位于前间隔远端2/3处，即室间隔前尖部；右优势型的右冠状动脉或左优势型的回旋支完全闭塞，导致急性心肌梗死伴发的室间隔穿孔则位于后间隔近端的1/3处。前间隔室间隔穿孔常见占66%~78%，后间隔少见占17%~22%。

2. **室间隔穿孔形态、数目及大小** 前间隔室间隔穿孔多为单纯型，即室间隔两侧直接贯通，且处同一水平，不论手术或介入治疗相对容易，后间隔室间隔穿孔的形状差异很大，边缘不规则通常为复杂型，即通道出口可能远离心肌梗死部位，在室间隔上有不规则的迂曲通道，有时甚至是斜穿过室间隔，常伴心肌内出血和撕裂，给手术或介入治疗增加困难。单个裂口室间隔穿孔占67%~89%，也可有多发小的穿孔。室间隔穿孔直径多为1~2cm，最大可达5cm。

3. **室间隔穿孔与其他并发症的关系** 急性心肌梗死并发室间隔穿孔几乎均为透壁性心肌梗死，因此，室壁瘤发生率很高，国外报道为35%~40%，国内报道为81.3%，而急性心肌梗死后仅合并室壁瘤无室间隔穿孔者约12.4%；复杂型室间隔穿孔常伴乳头肌断裂致二尖瓣关闭不全，其中重度二尖瓣关闭不全占10%；下壁或前壁急性心肌梗死，若伴发室间隔穿孔时常伴有右心室梗死。

（二）病理生理

与先天性室间隔缺损的左心室容量负荷不同，心肌梗死后室间隔穿孔均以右心室压力负荷急剧增加为特点。室间隔穿孔后，由于突发心室水平左向右分流，使心排量急剧下降，其下降程度与室间隔穿孔大小、左右心室功能、肺循环阻力和体循环阻力的大小及两者之间的比值有关。一般室间隔穿孔发生后，50%以上的患者迅速发生心力衰竭及心源性休克。早期心脏大小正常，两心室压力阶差大，右心室无法适应由于室间隔穿孔突然引起的左向右分流而出现右心衰竭；右心容量负荷增加，使肺循环血流量增多，同时引起左心房、左心室容量负荷过重，使左向右分流进一步增多，继而左心室前向血流下降，射血量减少致使左心衰竭。当发生左心衰竭时，由于收缩压的下降，可使左向右分流速度下降，分流量也相应减少。联系室间隔穿孔冠状动脉分布的关系发现左前降支完全闭塞致左心室广泛性坏死造成的左心功能不全，是前间隔穿孔患者产生充血性心衰和心源性休克的决定因素；继发于右优势型冠状动脉完全闭塞导致包括右心室梗死的下壁广泛坏死病例，其右心衰竭是后间隔破裂患者发生充血性心衰和心源性休克的主要原因。后室间隔穿孔的患者大多是右冠状动脉的闭塞，主要表现为右心室功能不全，常伴乳头肌坏死或功能紊乱而引起二尖瓣关闭不全，使血流动力学进一步恶化。后室间隔穿孔相对于前室间隔穿孔的手术死亡率更高。左心室持续处于高输出状态，血流经室间隔穿孔处进入低阻力的右心室，致使肺循环血流量急剧增加，此时，由于左至右的分流，超声心动图估测射血分数容易产生误差，虽然提示左心室功能尚好，但患者实际的心功能已经明显降低。

三、临床表现与诊断

急性心肌梗死后室间隔穿孔的患者，首先听诊体征是胸骨左缘下段或心尖内侧新出现粗糙的全收缩期杂音，有些病例心尖区最响亮，1/2 病例可触到收缩期震颤，收缩期杂音可向左腋下传导。部分病例能听到心包摩擦音，大约 20% 的患者出现急性二尖瓣关闭不全的体征。早期左心功能保持相对好，肺水肿表现不突出，依其左向右分流量的大小，可在几小时内发生心源性休克。即便积极抢救，也有部分患者在短期内由于进行性血流动力学恶化而死于充血性心衰或心源性休克。Cooley[12]报道 126 例急性心肌梗死后室间隔穿孔手术前的临床表现，58% 有心源性休克，65% 右心衰竭，44% 肾衰竭和 16% 多脏器衰竭。因此，急性心肌梗死后室间隔穿孔的患者自然预后极差。

急性心肌梗死后数小时至几天内，心前区出现新的粗糙的全收缩期杂音伴震颤，同时有急剧的血流动力学变化及右心衰竭的症状和体征，是急性心肌梗死后室间隔穿孔诊断的主要线索。胸部 X 线片显示肺充血或左心系统增大，但诊断室间隔穿孔无特异性。心电图可显示 ST 段抬高，对判定室间隔穿孔部位有一定参考价值，但不能作为诊断指标。超声心动图和彩色多普勒显像可以明确诊断室间隔穿孔，清楚显示室间隔穿孔部位、大小、室水平左向右分流和心功能，并可估测肺动脉压。右心导管能准确测量血流动力学，如左向右分流量，心排量、肺动脉压和肺嵌压。由于室间隔穿孔的形状和解剖病变较为复杂，二维和三维超声心动图检查作用有限，作者推荐使用 CTA 或者 MRI 以更好地了解室间隔穿孔的解剖结构。

文献报道室间隔穿孔部位与冠状受累范围相关[13-14]，前间隔穿孔多为单支病变（63%~88%），后间隔穿孔多支病变占多数（54%~61%）。外科手术修补室间隔穿孔常同时作冠状动脉搭桥，介入治疗可与择期 PCI 相结合，因此冠状动脉造影成为手术或介入治疗患者必须进行的有创检查，但要注意病情危重时冠状动脉造影可加重病情发展，引起心律失常和肾功能低下。室间隔穿孔需同乳头肌断裂致二尖瓣关闭不全相鉴别，单纯乳头肌断裂首先表现左心衰竭的症状和体征，其收缩期杂音一般不伴有震颤，而当室间隔穿孔与乳头肌断裂并存时，常需行超声心动图并彩色多普勒显像确诊。

四、治　　疗

（一）内科治疗

内科治疗的目的是减少室间隔穿孔左向右分流，增加左心室排血量以满足主要脏器灌注需要。但不论用减少前负荷的硝酸甘油，还是用降低体循环阻力的硝普钠均无法达到减少左向右分流，增加心排量而阻止血流动力学进行性恶化的目的。有条件的医院，可以采用主动脉内囊反搏（IABP）支持下，同时适当配用多巴胺和多巴酚丁胺，使部分患者血流动力学有一定改善，具有为这些患者创造手术或实施介入治疗的益处。近年亦有文献提出，主动脉内囊反搏的机械循环是增加心肌梗死后室间隔穿孔患者死亡的危险因素，因此，还需大样本的病例证实是否选用机械循环支持的辅助治疗。亦有文献报道，室间隔穿孔早期给予患者植入 Impella 或 ECMO 心脏功能辅助器，维持患者心肺循环稳定，2~3 周后进行穿孔堵闭或修复术，可以使患者度过危险期，最大程度降低手术风险，提高存活率。

（二）外科手术治疗

美国 ACC 和 AHA 推荐原则是，心肌梗死后室间隔穿孔的患者，无论处于何种状态均应立即手术治疗。多数专家认为急性心肌梗死后室间隔穿孔诊断明确，当 Qp/Qs>2：1，有心源性休克，严重心力衰竭，血尿素氮升高和多脏器功能不全早期征象者是急症手术（室间隔穿孔后 48 小时以内）的指征。急症手术的依据是这类患者多于 1 周内死亡，经内科各种措施治疗后病情趋于稳定者不到 5%。尽管病情不稳定者急诊手术死亡率可高达 69%~71%，但仍可挽救一部分重症患者的生命，免于患者在等待中死于心源性休克，充血性心衰和肾衰竭[15-16]。

择期手术（室间隔穿孔后 >2 周，一般为 3~6 周）的依据是早期病变区组织脆弱，不易缝合，手术补片破裂发生率高（28%）和术后死亡率高。因此，破裂口较小和室间隔穿孔血流动力学比较稳定的患者，在内科精心治疗2周以上再实施手术，可使手术死亡率降低至10%。外科手术修补室间隔穿孔的原则是，切除梗死区坏死的心肌组织，防止缝合口延迟性穿孔，仔细检查乳头肌有无断裂，进行修复或瓣膜替换，尽量采用补片关闭室间隔穿孔，使其无张力。缝线必须穿过正常健康组织，并用垫片加固，防止心肌撕裂和瓣膜牵拉变形。根据室间隔穿孔的部位可以选择以下方法[17]：①心尖间隔穿孔修补（Doggett法）；②前间隔穿孔修补法；③后间隔穿孔修补法；④双片修补法；⑤室间隔穿孔旷置修补法；⑥经右心房切口慢性心肌梗死后室间隔穿孔修补法。

是否在修补室间隔穿孔同时作冠状动脉旁路移植术的问题？2003年Barker等[18]在1997—2002年间，连续为65例急性心肌梗死后室间隔穿孔实施心内修补术，有42例（64.6%）接受了冠状动脉旁路移植术。冠状动脉旁路移植术患者中有92.9%为多支血管病变。与单纯修补室间隔穿孔患者相比，术后30天、1年、2年和4年的存活率，室间隔穿孔修补并冠状动脉旁路移植术者为96.2%，91.6%，88.8%和82.8%，而单纯修补室间隔穿孔者为79.1%，58.8%，49.1%和32.2%。因此，接受冠状动脉旁路移植术明显有益于降低中期死亡率。推荐急性心肌梗死后室间隔穿孔伴有多支血管病变者应常规作血管重建术。

（三）介入治疗

急性心肌梗死后室间隔穿孔外科手术可明显改善患者的生存率，但术后仍有很高威胁生命的并发症，住院死亡率在10%~71%之间。2003年Szkutnik等[19]认为应用Amplatzer封堵器行介入治疗，是急性心肌梗死并室间隔穿孔患者亚急性期有吸引力的选择。

1. 实施介入治疗的综合条件和应注意的问题 ①实施介入治疗的医院应具备PCI、室间隔缺损封堵的技术和设备条件。②除非病情危急，而医院或患者本人不具备手术条件，否则患者最好在急性心肌梗死2周后作介入治疗。③急性心肌梗死后室间隔穿孔，在选用心肌梗死后室间隔穿孔封堵器，或肌部室间隔缺损封堵器的试堵中，有使破裂口扩大的风险，因此最好在急性心肌梗死后3~6周，患者血流动力学相对平稳，且能耐受平卧2小时以上者可作介入治疗。④破裂口大小要诊断精确，一般破裂口伸展直径>20mm不适合介入治疗。⑤封堵前应详细做超声心动图检查，明确室间隔穿孔位置及其与周围组织关系：前壁急性心肌梗死并室间隔穿孔时破裂口多在前间隔心尖附近，而下壁急性心肌梗死合并室间隔穿孔时破裂口常位于左、右心室基底部的游离壁上。封堵器到位后往往影响封堵器盘片展开，尤其应用Amplatzer房间隔缺损封堵器。下壁急性心肌梗死伴室间隔穿孔的破裂口多在心室底部，相对靠近二尖瓣和三尖瓣，封堵器展开后可能影响瓣膜启闭而引发瓣膜的关闭不全。

2. 常用器材、封堵器和输送鞘管 ①常用器材包括股动静脉穿刺针，动、静脉鞘管，猪尾型导管，右冠状动脉造影导管，直径0.89mm，长260cm泥鳅导引导丝，普通右心导管和圈套器。②封堵器，国外采用Amplatzer心肌梗死后肌部室间隔缺损封堵器或Amplatzer房间隔缺损封堵器，后者容易造成溶血，目前很少使用。国内多选用自行研发的心肌梗死后室间隔穿孔封堵器，由上海形状记忆合金材料有限公司生产。此种封堵器与普通肌部室间隔缺损封堵器不同，腰部直径为14~28mm，每一型号相差2mm，左侧盘片直径比腰部直径大14mm，右侧盘片直径比腰部直径大4mm，腰部长度为10mm。这种封堵器封堵成功率高，传导阻滞发生率较低。③输送鞘管为10~14F，最好用抗折鞘，以防操作时打折再重建轨道而增加手术时间和患者风险。

3. 操作方法 操作方法与封堵先天性心脏病膜部或肌部室间隔缺损的步骤基本一致。①局部麻醉行股动脉静脉穿刺（也可用颈内静脉），肝素抗凝（100u/kg）。②猪尾导管左心室造影，确定破裂口大小、位置和数目，造影的角度多采用左前斜位40°~45°，头侧20°~25°，能充分显示肌部室间隔缺损。③经股静脉或颈静脉行右心导管测肺动脉压和采血样分析血氧含量计算左向右分流量。④选用右冠状动脉导管进入左心室后，经导管送入直径0.032″，长为260cm泥鳅导丝并通过破裂口进入右心室至肺动脉或右上腔静脉。⑤从股静脉或右颈内静脉送入端孔导管，将导管尖端送达泥鳅导丝到达的部位后，经导管送入圈套器，圈套住泥鳅导丝并拉出体外，从而建立起动脉-室间隔穿孔-静脉的轨道。⑥经静脉沿轨道导丝送入适当直径输送鞘管到左心室，再经输送鞘管送入合适直径的封堵器，应该选择带导丝输送封堵器以防鞘管折曲。⑦封堵器的选择：急性心肌梗死后，早期室间隔穿孔周边组织正处于溶解和坏死过程中，破裂口直径有逐渐扩大趋势，为防止早期封堵后的封堵器脱落和封堵后大量的残余分流，选择封堵器的腰径应大于破裂口直径的 50%。在急性心肌梗死后 4~6 周封堵，因室间隔穿孔周围组织瘢痕形成，其封堵器直径可按造影测量的缺损直径大 4~6mm 进行选择。⑧在左心室内打开封堵器左侧伞盘，轻轻回拉紧贴破裂口的左心室侧后随即退出输送鞘管释放右心室侧伞盘，经超声和左心室造影证实封堵器位置稳定可靠，无明显分流，则可释放封堵器。⑨撤除鞘管后缝合或压迫动静脉穿刺口，加压包扎，结束操作。

4. 并发症 主要见于出血、休克、心室穿孔、血流动力学恶化、心室颤动、瓣膜损伤、封堵器栓塞、残余漏、溶血。封堵器释放后急性溶血可导致血红蛋白尿，急性肾衰而死亡。封堵器脱落的主要原因是由于穿孔估测较小，或者是穿孔周围组织进一步的坏死而导致破裂口变大致使封堵器移位。封堵器脱落可考虑行外科手术。如有Ⅲ度房室传导阻滞发生可考虑植入临时或永久心脏起搏器。

五、治疗效果评估

尽管目前的医疗水平明显提高，但是，急性心肌梗死后室间隔穿孔的死亡仍极高，可达 90%[20-21]，预后极差的病因包括心源性休克、右心衰竭。自 1957 年 Cooley 等[1]外科手术修补室间隔穿孔以来，实践证明外科手术治疗是改善室间隔穿孔患者预后的有效手段。美国心脏病学院，美国心脏协会推荐急性心肌梗死后室间隔穿孔的患者均应急诊外科手术[22]。外科手术治疗后 30 天的死亡率为 20%~47%。

关闭室间隔穿孔的手术时机

2003 年 Cerin 等[23]报道 58 例急性心肌梗死并发室间隔穿孔患者，在急性心肌梗死后平均（14 ± 12）天手术，14 例行左心室重构术，47 例同时行冠状动脉搭桥术，在 1 周内手术的患者死亡率为 75%，而大于 3 周的患者手术死亡率为 16%，3 周后手术的患者死亡率不到 30%，小于 3 周手术的患者死亡率为 50%。表明死亡率与急性心肌梗死后的时间密切相关，充分提示急性心肌梗死并室间隔穿孔患者能度过急性期达 3 周以后的择期手术具有良好的预后。Papalexopopulou 等[24]荟萃分析发现，急性心肌梗死后 3~7 天手术的患者死亡率为 52.4%，1 周至 1 个月手术的患者死亡率为 7.5%。有报道急性心肌梗死并室间隔穿孔患者，75% 患者可存活 24 小时，50% 患者活到 1 周，30% 患者活到 2 周，20% 患者可活到 4 周，仅 15% 患者可存活到 2 个月以上。也有报道 54% 穿孔后患者 1 周内死亡，92.5% 患者在 1 年内死亡。少数病例报道，室间隔穿孔较小的患者，经药物和主动脉内囊反搏治疗可存活数年[25]。

1. 外科手术方法的选择 已经证实急性心肌梗死后室间隔穿孔的血运重建和介入或外科修补术可以改善患者的预后，但如何选择心肌梗死后室间隔穿孔手术修补的最好时机一直存在争议。1977 年 Daggett 等[14]将 43 例急性心肌梗死后室间隔穿孔的患者按照行外科手术时间分为 3 组，室间隔穿孔后 21 例血流动力学不稳定患者，在 21 天内行手术修补术死亡率为 52%（11/21）；3~6 周手术者死亡率降至 14%（1/7），6 周后手术者无 1 例死亡，但仅有 19%（8/43）患者能坚持到 6 周手术。来自美国胸外科医师学会（The Society of Thoracic Surgeons National Database）注册登记资料显示[26]，1999—2010 年经外科手术修补心肌梗死后室间隔穿孔 2876 例患者，男性 1624（56.5%）例，平均年龄（68 ± 11）岁。急诊手术 1430（49.7%）例，1869 例（65.0%）术前使用主动脉内囊反搏，手术死亡率 42.9%（n=1235）。心肌梗死后小于 7 天的手术死亡率为 54.1%（1077/1990），大于 7 天手术死亡率为 18.4%（158/856）。心肌梗死发生时间和室间隔穿孔修补时间的长短（>21 天）与死亡率有明显相关性（$P<0.01$），手术间隔时间越短死亡率越高，6 小时以内手术死亡率最高，择期手术死亡率 13.2%（56 例），急诊手术死亡率 56.0%（680 例），补救手术死亡率 80.5%（173 例）。死亡最常见原因为心源性 76.7%（n=947），肺部疾病 3.5%（n=43），神经系统疾病 3.2%（n=40），感染 2.9%（n=36），肾脏疾病 1.9%（n=23），其他 6.5%（n=80）。急性心肌梗死后大于 3 天至 4 周的住院死亡率为 52.4%，急性心肌梗死 1~4 周住院死亡率为 7.56%。手术时间取决于患者血流动力学状态，室间隔穿孔大于 15mm 伴有血流动力学明显恶化者应早行手术修补。已发表的文献证实，患者在药物、主动脉内囊反搏或心脏辅助装置下维持血流动力学稳定，能度过危险期 2~3 周后手术成功率高，死亡率低[27]。外科医生更倾向于室间隔穿孔后 3~4 周手术，此时穿孔周围坏死组织稳定，形成瘢痕，补片易于固定。

2. 经导管介入封堵室间隔穿孔 外科手术修补室间隔穿孔的患者存在两个主要问题：①28% 患者发生补片裂开和（或）新生的室间隔穿孔。室间隔穿孔复发会使患者突然恶化而死于心源性休克或充血性心衰。②复发者再次外科手术的死亡率仍然比较高，为 13%~31%。外科医生一般都不愿意为患者进行第二次手术,因此风险较外科手术低的介入治疗可能成为大部分室间隔穿孔患者的主要抢救治疗手段。

1998年Lee等[28]报道应用Amplatzer室间隔缺损封堵器为急性心肌梗死后室间隔穿孔修补术后残余漏的患者实施介入治疗,取得良好效果。2004年Holzer等[2]用新型Amplatzer肌部室间隔缺损封堵器为18例室间隔穿孔患者进行介入治疗,5例在急性心肌梗死后6天完成,余在14~98天完成介入治疗。成功16例,未发生与操作有关的死亡。30天内死亡率为28%,存活11例随访中位数为332天,作者认为应用Amplatzer心肌梗死后室间隔封堵器治疗急性心肌梗死后室间隔穿孔安全有效,但远期效果仍需通过更长时间随访作出结论[29]。文献荟萃亦提示介入封堵的时间与成功率和死亡率呈密切相关,见表1[30]。

表1 文献报道经皮介入封堵室间隔穿孔的基础数据

作者	发表年限	病例数	年龄	封堵时间≤2周 n/N(%)(d)	封堵时间≥2周 n/N(%)(d)	选用封堵器类型
Holzer等	2004	18	75 (52~86)	5/18(28) ≤6天	13/18(72) (14~95)	Amplatzer心肌梗死后室缺封堵器
Demkow等	2005	11	68 (52~81)	1/11(9) (2天)	10/11(91) (131±154)	Amplatzer间隔缺损封堵器
Bialkowski等	2007	19	66±9 (51~81)	1/19(5) (–)	18/19(95) (24~84)	Amplatzer间隔缺损封堵器17例,心肌梗死后室缺封堵器2例
Marinakis等	2007	8	76±6 (67~83)	6/8(75) (–)	2/8(25) (–)	Amplatzer肌部室缺封堵器
Martinez等	2007	5	66±16 (51~88)	3/5(60) (–)	2/5(40) (–)	Amplatzer间隔缺损封堵器2例,肌部室缺封堵器1例,心肌梗死后室缺封堵器2例
Ahmed等	2008	5	72 (66~76)	2/5(40) (6±6)	3/5(60) (48±6)	Amplatzer心肌梗死后室缺封堵器
Maltais等	2009	12	68±9 (52~85)	12/12(100) (4±4.4)	0	Amplatzer肌部室缺封堵器
Thielet等	2009	29	71±8 (58~84)	29/29(100) [1(1~3)]	0	Amplatzer间隔缺损封堵器/肌部室缺封堵器
Zhu等	2013	35	65(57~72) (–)	13/35(37) [5(2~7)]	22/35(63) [23(18~36)]	Amplatzer心肌梗死后室缺封堵器,改良国产心肌梗死后室缺封堵器(上海形状记忆材料有限公司)
Assenza等	2013	30	67±8	– (–)	– (–)	Clamshell,CardioSEAL,STARFLex封堵器
Calvert等	2014	53	72±11 (–)	29/53(55) [7(5~12)]	24/53(45) [7(5~12)]	Amplatzer肌部室缺封堵器17例,Amplatzer心肌梗死后室缺封堵器34例,其他2例
Xu等	2014	42	65±4 (–)	9/42(21) [7(5~12)]	33/42(79) [30(18~86)]	Amplatzer心肌梗死后室缺封堵器,改良国产心肌梗死后室缺封堵器(上海形状记忆材料有限公司)
Trivedi等	2015	6	75(76~85) (–)	– (–)	– (–)	Amplatzer肌部室缺封堵器,Amplatzer心肌梗死后室缺封堵器

介入封堵室间隔穿孔的最好时机尚有争议。国内应用封堵器对急性心肌梗死后室间隔穿孔进行介入治疗报道的例数尚少[31-33]。国外报道一组18例患者,其中10例有心源性休克。5例患者在急性期(急性心肌梗死后6天)进行封堵,另13例择期封堵(急性心肌梗死后14~95天),其中8例在主动脉内囊反搏支

持下完成介入治疗。2 例封堵术中死亡，另外 16 例封堵成功者有 5 例在封堵后 30 天内死亡，手术和住院死亡 7 例(39%)。Turner 等[34]报道介入治疗 24 例急性心肌梗死后室间隔穿孔的患者，其中包括休克者，15 例即时介入治疗的患者存活超过 30 天(62.5%)。经过随访，22 例患者中有 12 例存活超过 1 年，最长的存活时间超过 7 年，提示即时行心肌梗死后室间隔穿孔封堵术也可获得长期疗效。Thiele 等[35]报道 29 例室间隔穿孔后患者平均 1 天时间进行封堵，成功率 86%，残余分流、左心室破裂、栓塞事件发生率为 41%，30 天生存率 35%，平均随访 730 天，生存率 31%。2013 年朱鲜阳等[36]报道我国一组多中心资料，自 2001 年 4 月至 2011 年 9 月，采用介入治疗 35 例室间隔穿孔的患者，男 18 例，女 17 例，平均年龄(65 ± 6)岁。合并糖尿病 12 例，高血压 15 例，脑卒中史 6 例，心源性休克 13 例，心力衰竭 18 例。前壁心肌梗死 18 例，下或后壁心肌梗死 17 例。介入封堵的时间为室间隔穿孔后 3 小时至 36 天，平均 18 天。单一穿孔 31 例，多孔 4 例。采用股静脉封堵径路 18 例，采用颈静脉径路 17 例，选用封堵器直径为 10~28mm。9 例封堵术在 PCI 之后，24 例封堵术在 PCI 之前，2 例同时进行封堵和 PCI 术。单支血管病变 25 例，2 支血管病变 8 例，3 支血管病变 2 例。治疗结果为 30 例存活，存活率为 85.7%，死亡 5 例，其中 3 例为室间隔穿孔后 2 周内封堵，2 例为室间隔穿孔 3 周后封堵。死亡原因为脑梗死并发脑出血，肺内感染，术中恶性心律失常，缺损巨大而放弃介入治疗行外科修补术后心力衰竭，封堵术失败后心力衰竭各 1 例。术后随访 9~96 个月，有 2 例死亡，6 例有少量残余分流，其他患者心功能明显改善。此后，经导管法封堵室间隔穿孔的文章报道陆续增加[37-39]。

六、室间隔穿孔的临床救治小结

目前的文献报道认为，介入治疗是挽救心肌梗死后室间隔穿孔的一种有效的救治方法，与外科手术相比较安全有效。这种介入治疗技术具有挑战性，也是一种可行性的选择，可获得较为理想的结果，但需要把握时机，严格掌握适应证。急性期的患者由血流动力学状态决定治疗方案，患者病情不稳定，室间隔穿孔大于 20mm，有多支冠脉病变，伴有巨大室壁瘤(瘤直径≥5.0cm)或由室壁瘤所致严重的心律失常，瘤体处存在较大的血栓，左心室射血分数≤40% 者应尽积极行外科手术治疗，切除室壁瘤，同时行冠状动脉旁路和室间隔穿孔修补手术[40-41]。在药物和机械辅助治疗下患者病情相对稳定时[42]，可观察 2~3 周后行经皮导管介入治疗，尽量选择专用室间隔穿孔封堵器封堵，PCI 应在介入封堵 1 周后进行，可避免溶血等并发症。

(朱鲜阳)

参 考 文 献

1. Cooley DA, Belmonte BA, Zeis LB, et al. Surgical repair of ruptured interventricular septum following acute myocardial infarction. Surgery, 1957, 41(6): 930-937.
2. Radford MJ, Johnson RA, Daggett WM, et al. Ventricular septal rupture: a review of clinical and physiologic feature and an analysis of survival. Circulation, 1981, 64(3): 545-553.
3. Holzer R, Balzer D, Amin Z, et al. Transcatheter closure of postinfarction ventricular septal defects using the new Amplatzer muscular VSD occlude: Results of a U.S. Registry. Catheter Cardiovasc Interv, 2004, 61(2): 196-201.
4. Crenshaw BS, Granger CB, Birnbaum Y, et al. Risk factors, angiographic patterns, and outcomes in patients with ventricular septal defect complicating acute myocardial infarction. GUSTO-I (Global Utilization of Streptokinase and TPA for Occluded Coronary Arteries) trial investigators. Circulation, 2000, 101(1): 27-32.
5. López-Sendón J, Gurfinkel EP, Lopez de Sa E, et al. Factors related to heart rupture in acute coronary syndromes in the Global Registry of Acute Coronary Events. Euro Heart J, 2010, 31(12): 1449-1456.
6. 沈向东，朱晓东，萧明弟，等．九例心肌梗塞后室间隔穿孔外科治疗．中国循环杂志，1995，10(1)：23-26.
7. 胡盛寿，吴洪斌，朱晓东，等．心肌梗死后室间隔穿孔的手术治疗．中华胸心血管外科杂志，1998，14(5)：269-271.
8. Shapira L, Isakov A, Burke M, et al. Cardiac rupture in patients with acute myocardial infarction. Chest, 1987, 92(2): 219-223.
9. 郭静萱，李易，郭丽君，等．冠脉侧支循环及其临床意义．中国介入心脏病学杂志，1999，7(1)：1-3.
10. Prêtre R, Rickli H, ye Q, et al. Frequncy of collateral blood flow in the infarct related coronary artery in rupture of the ventricular septum after acute myocardial infarction. Am J Cardiol, 2000, 85(4): 497-499.

11. Ilia R, Carmel S, Gueron M. Patients with coronary collaterals and normal left ventricular systolic function: clinical hemodynamic, and angiographic characteristics. Angiology, 1998, 49 (8): 631-635.
12. Cooley DA. Postinfarction ventricular septal rupture. Semin Thorac Cardiovasc Surg, 1998, 10 (2): 100-104.
13. Deja MA, Szostek J, Widemka K, et al. Post infarction ventricular septal defect-can we do better? Eur J Cardiothorac Surg, 2000, 18 (2): 194-201.
14. Blanche C, khan SS, Matloff MD, et al. Result of early repair of ventricular septal defect after an acute myocardial infarction. J Thorac Cardiovasc Surg, 1992, 104 (4): 961-965.
15. Skillington PD, Davis RH, Luff AD, et al. Surgical treatment for infarct-related ventricular septal defect. Improved early results combined with analysis of late functional status. J Thorac Cardiovasc Surg, 1990, 99 (5): 798-808.
16. Parry G, Goudevenos J, Adams PC, et al. Septal rupture after myocardial infarction: is very early surgery really worthwhile? Eur Heart J, 1992, 13 (3): 373-382.
17. 汪曾炜，刘维永，张宝仁 . 心脏外科学 . 北京：人民军医出版社，2016，2：675-683.
18. Barker TA, Ramnarinne IR, Woo EB, et al. Repair of post-Infarct ventricular septal defect with or without coronary artery bypass grafting in northwest of England: a 5 year multi-institutional experience. Eur J Cardiothorac Surg, 2003, 24 (6): 940-946.
19. Szkutnik M, Bialkowski J, Kusa J, et al. Postinfarction ventricular septal defect closure with Amplatzer occluders. Eur J Cardiothorac Surg, 2003, 23 (3): 323-327.
20. Gay RJ, Sethna D, Matloff JM. The role of cardiac surgery in acute myocardial infarction. Ⅰ. With mechanical complications. Am Heart J, 1983, 106(4 Pt 1): 723-725.
21. Deja MA, Szostek J, Widemka K, et al. Post infarction ventricular septal defect - can we do better ? Eur J Cardiothorac Surg, 2000, 18(2): 194-201.
22. RyanTJ, Antman EM, Brooks NH, et al. 1999 update: ACC/AHA guidelines for the management of patients with acute myocardial infarction: executive summary and recommendations: a report of the American College of Cardiology/American Heart Association Task Force on Practice Guidelines (Committee on Management of Acute Myocardial Infarction). Circulation, 1999, 100 (9): 1016-1030.
23. Cerin G, Di Denato M, Dimulescu D, et al. Surgical treatment of ventricular septal defect complicating acute myocardial infarction. Experience of a north Italian referral hospital. Cardiovasc Surg, 2003, 11 (2): 149-154.
24. Papalexopoulou N, Young CP, Attia RQ. What is the best timing of surgery in patients with post-infarct ventricular septal rupture? Interact Cardiovasc Thorac Surg, 2013, 16 (2): 193-196.
25. Arnaoutakis GJ, Zhao Y, George TJ, et al. Surgical repair of ventricular septal defect after myocardial infarction: outcomes from the Society of Thoracic Surgeons National Database. Ann Thorac Surg, 2012, 94 (2): 436-444.
26. Deggett WM, Guyton RA, Mundth ED, et al. Surgery for post-infarct ventricular septal defect. Ann Surg, 1977, 186 (3): 260-271.
27. Lee EM, Roberts DH, Walsh KP. Transcatheter closure of a residual postmyocardial infarction ventricular septal defect with the Amplatzer septal occluder. Heart, 1998, 80 (5): 522-524
28. Risseeuw F, Diebels I, Vandendriessche T, et al. Percutaneous occlusion of post-myocardial infarction ventricular septum rupture. Neth Heart J, 2014, 22 (2): 47-51.
29. Schlotter F, de Waha S, Eitel I, et al. Interventional post-myocardial infarction ventricular septal defect closure: a systematic review of current evidence. EuroIntervention, 2016, 17 (1): 94-102.
30. 秦永文，赵仙先，李卫萍，等 . 经导管闭合急性心肌梗死并发室间隔穿孔一例 . 中华心血管病杂志，2003，31 (11): 867-868.
31. 荆全民，韩雅玲，臧红云，等 . 介入性方法治疗冠心病急性心肌梗死合并室间隔穿孔（附 3 例报告）. 中国实用内科杂志，2003，23 (11): 670-672.
32. 朱鲜阳，韩秀敏，侯传举，等 . 心肌梗死后室间隔穿孔介入治疗成功一例 . 中国介入心脏病学杂志，2004，12 (2): 125.
33. Turner MS, Hamilton M, Morgan GJ, et al. Percutaneous Closure of post-myocardial infarction ventricular septal defect patient selection and management. Intervent Cardiol Clin, 2013, 2 (1): 173-180.
34. Thiele H, Kaulfersch C, Daehnert I, et al. Immediate primary transcatheter closure of postinfarction ventricular septal defects. Eur Heart J, 2009, 30 (1): 81-88.
35. Szkutnik M, Bialkowski J, Kusa J, et al. Postinfarction ventricular septal defect closure with Amplatzer occluders. Eur J Cardiothorac Surg, 2003, 23 (3): 323-327.
36. Zhu XY, Qin YW, HanYL, et al. Long-term efficacy of transcatheter closure of ventricular septal defect in combination with percutaneous coronary intervention in patients ventricular defect complicating acute myocardial infarction: a multicentre study. EuroIntervention, 2013, 11 (8): 1270-1276.
37. Xu XD, Liu SX, Liu X, et al. Percutaneous closure of postinfarct muscular ventricular septal defects: a multicenter study in China. J Cardiol, 2014, 64 (4): 285-289.
38. 张端珍，朱鲜阳，韩雅玲，等 . 经导管室间隔穿孔封堵术的临床效果 . 中国介入心脏病学杂志，2015，23 (10): 541-544.
39. Zhang R, Sun Y, Sun M, et al. In-hospital outcomes and long-term follow-up after percutaneous transcatheter closure of postinfarction ventricular septal defects. Biomed Res Int, 2017, 2017: 7971027.
40. Ruzza A, Czer LSC, Arabia F, et at. Left ventricular reconstruction for postinfarction left ventricular aneurysm: review of surgical techniques. Tex

Heart Inst J, 2017, 44(5): 326-335.

41. Haranal MY, Kamalapurkar G, Kalyani R, et al. Post infarction left ventricular aneurysm—our experience. Indian J Thorac Cardiovasc Surg, 2018, 34(1): 11-18.

42. Anconal MB, Regazzoli D, Mangieri A, et al. Post-infarct ventricular septal rupture: early Impella implantation to delay surgery and reduce surgical risk. Cardiovasc Interv Ther, 2017, 32(4): 381-385.

急性心肌梗死冠状动脉微循环保护——意义与进展

经皮冠状动脉介入治疗(percutaneous coronary intervention,PCI)是目前冠心病的主要有效治疗手段之一。PCI对心外膜大血管狭窄病变的机械扩张挤压作用,往往不可避免地伴随着不同程度的冠脉前向血流灰色物质阻塞和微血管结构及功能的即时损伤。因此,PCI有创性损伤实际上也存在于冠脉血运重建过程中,并可表现在术中、术后的冠脉微循环灌注障碍上,诚然此种病理生理学变化必然使PCI的早期获益在一定程度上受到影响甚或受损。故仍有相当一部分(10%~30%)患者PCI术后表现为冠脉造影上的无复流/缓再流,这可能与心肌微循环障碍有关,并可在相当程度上导致心肌缺血损伤及心功能进一步恶化[1-2]。因此,PCI的临床获益不仅决定于固定狭窄的解除,还在于PCI本身对冠脉微血管的损伤及微循环的影响。而PCI前、中、后期各阶段对冠脉微血管及微循环的保护和冠脉微循环障碍的防治在PCI中具有重要的临床意义。

PCI相关的心肌微循环障碍涉及多种机制包括:斑块和血栓碎片造成的远端栓塞、炎症反应、氧化应激损伤、血小板和凝血系统激活、内皮细胞和心肌细胞肿胀、微血管痉挛及微循环功能上的改变等[3-4]。PCI术中及术后均可引起心肌微循环障碍,特别是对于急性心肌梗死行急诊PCI、高血栓负荷及接受冠脉旋磨治疗的患者,术中血栓、粥样斑块、脱落的内皮细胞及炎症介质等均可导致远端微血管栓塞和CMVD,其症状主要与冠脉支配的心肌范围、其他冠脉病变及侧支循环建立情况、基础的心功能等因素相关,临床上可表现为心肌缺血损伤进一步恶化的各种症状体征,包括缺血性胸痛、心律失常、心力衰竭、血流动力学不稳定,严重时甚至可引起心源性休克乃至死亡。PCI相关的心肌微循环障碍也与MACE和临床预后密切相关。已有大量研究证实,STEMI心肌再灌注时间、糖尿病史、无侧支循环形成、高血栓负荷、术前TIMI ≤1级等因素是无复流现象的相关危险因素。其中,STEMI再灌注时间与无复流相关性最强,因此在临床实践中,缩短心肌总缺血时间,在有效的抗凝(肝素化)、抗栓治疗的基础上,尽早溶栓或PCI开通梗死相关血管,恢复心肌组织灌注,有助于减少无复流的发生,防治冠脉微循环障碍,改善患者远期预后。因此,PCI治疗要以恢复心肌灌注为目的,在开通大血管的同时,尤其需重视保护远端心肌微循环,不适当的心外膜大血管成形开通后会导致冠脉小/微血管的损伤与灌注障碍。

一、评价冠状动脉微循环的无创技术进展

(一)单光子发射计算机断层成像术(single-photon emission computed tomography,SPECT)

这一技术利用^{201}铊或^{99m}锝标记的示踪剂,记录静息和负荷状态下心肌中的放射活性,进而可发现两种状态下的节段性心肌灌注减低、灌注缺损或灌注再分布征象,在心外膜下冠状动脉无明显狭窄的情况下,有助于诊断CMVD所致的心肌缺血。这一技术的优点是有较高的诊断敏感性和阴性预测价值,其缺点是无法定量测定CFR、空间分辨率低和存在放射性损伤。

(二)PET

这一技术采用静脉注射放射性核素标记的示踪剂,可连续监测血液循环及心肌中的放射活性,通过记录心肌摄取核素动态变化的左心室腔和心肌的时间-放射活性曲线,可准确计算出每克心肌每分钟单位体积的血流量[MBF,ml/(min·g)]。在冠状动脉微循环功能异常时,MBF不能随需求而增加,出现供求失衡,从而导致心肌缺血。如冠状动脉造影未见明显狭窄,CFR减少则反映了冠状动脉微循环功能异常。PET的优点是可测量静息和充血状态下的MBF,能对整个心脏及局部心肌的微血管功能状态进行评价。其限制性是:耗时、花费高、技术要求高、不能反复测量、空间分辨率低以及存在放射性损伤。

（三）心脏磁共振成像（cardiovascular magnetic resonance，CMR）

对于心肌梗死患者，CMR 可以有效鉴别再灌注后冠状动脉微血管阻塞（coronary micro vascular obstruction，CMVO），表现为两种形式：在 T_1 加权像中，钆造影剂注入后滞留在梗死区域，形成与正常洗脱造影剂的存活心肌之间的信号对比以及高信号梗死心肌中的低信号区域；在部分患者，微血管完整性遭到破坏，血红蛋白进入心肌内引起 T_2 弛豫时间的缩短，形成 T_2 加权像明亮区域中的低信号区域。CMR 的优点是空间分辨率较高、无离子辐射危险、无信号衰减，已逐渐成为无创评价心肌病变的“金标准”。这一技术的主要限制性是钆造影剂在肾功能不全患者中会引起不良反应。

二、评价冠状动脉微循环的有创技术进展

（一）微循环阻力指数（IMR）

IMR 的定义为冠脉远端的压力 Pd 除以 1/Tmn（研究证实了其与冠脉绝对血流量具有极好的相关性）。Pd 及 Tmn 均可以通过带有温度感受器的压力导丝获得。IMR 与真实的微循环阻力具有良好的相关性。

Fearon 等人[8]首次将 IMR 应用于急性心肌梗死直接 PCI 术后微循环阻力的评价。研究发现，相比较于 CTFC、MBG、TMPG、冠脉血流储备率及 ST 段回落相比，IMR 与峰值肌酸激酶、3 个月后室壁运动积分具有更好的相关性。IMR 是急性微循环损伤及 3 个月时心室功能恢复独立预测因子。近年来，IMR 已广泛应用于评价急性心肌梗死再灌注治疗后心肌组织灌注水平、心室重塑及心功能的恢复、药物对心肌灌注改善的评价的方面[9-10]。

近年来研究表明，相对于冠状动脉血流储备（CFR）而言，IMR 评估微循环功能有其优越性，主要表现在：①IMR 简单、可定量且特异性高；② IMR 表现出比 CFR 更稳定的血流动力学状态[11]。

IMR 局限性主要有：①测量 IMR 为有创操作；②测量 IMR 要求达到稳定的最大充血状态；③放入血管内压力导丝的位置将影响所测量的 hTmn 和 IMR 值；④在严重心外膜冠脉狭窄情况下，需结合冠状动脉楔压（Pw）评价，计算较复杂。

关于 IMR 的临床研究多为小样本且随访时间较短，尽管存在这些不足，由于 IMR 测量简单、快捷、安全性好、不受血流动力学影响等优点，使其成为一种简单、定量且特异的评估冠脉微循环功能的有创检查技术，值得临床推广。

（二）冠脉血流储备（CFR）

在除外大动脉狭窄及微循环阻力保持不变时，CFR 可反映微循环组织灌注状态，可以作为反映冠脉微循环灌注的重要指标之一，为评价冠脉微循环障碍治疗方法的有效性提供了临床依据。

CFR 的有创评价方法如下：

1. **冠脉内多普勒导丝检测技术** 冠脉内多普勒导丝检测技术被认为是测定冠脉血流储备的较为可靠的方法。早在 1985 年，冠脉内多普勒导丝技术开始用来测定 CBF 速度和 CFR。应用多普勒血流速度描记仪及其配套多普勒导丝，经动脉插管至冠状动脉远端，根据血流信号和音频信号，调整多普勒血流导丝尖端的位置，以获最大血流速度，并保持其在冠状动脉腔内位置固定，待稳定后冠脉内注入腺苷，应用多普勒直接测量冠脉血流速度[12]。

2. **连续热稀释法** 用带有温度感受器的压力导丝通过热稀释法（即在横截面积恒定的血管，血流与注射指示剂的平均转运时间呈反比）可测得 CFR thermo（温度稀释法测定的 CFR）[13-14]。在距离导丝头端 3cm 处装有温度传感器，导丝的推送杆作为第二个温度计。检测时在冠脉内均匀快速注射 3ml 常温生理盐水。导丝可以感知血液和生理盐水之间的温差，获得温度稀释曲线，并且可以计算生理盐水离开指引导管至传感器的时间，即平均传导时间（transit mean time，Tmn）。基线和充血时各自的 T 值之比即为 CFR thermo（Tmn 基础 /Tmn 充血）。研究证实了 CFR thermo 与血流多普勒测得的 CFR 具有良好的相关性，以及冠脉绝对血流量与 1/Tmn 具有极好的相关性。与 CFR Dopper 相比，CFR thermo 同样具有极高的检测成功率。

这种方法虽可在短时间内反复测定，但其时间恒定性和精确性较差，导丝本身即可影响冠脉血流速度，故临床应用较为复杂且困难。

除操作复杂，费用昂贵，难以广泛普及之外，CFR 还有一定局限性：首先，CFR 并不能区分出心外膜大血管和微阻力血管分别对血流量的影响；其次，CFR 易受到血流动力学（心率、血压、心肌收缩力）和心脏负荷（老年、左室肥厚和纤维化）的影响。

三、冠脉微循环病变的治疗进展

PCI 相关心肌微循环障碍的发生机制极其复杂，涉及缺血性损伤、再灌注损伤、微栓塞等多重病理生理学机制，虽然有多种药物和器械干预手段，但治疗效果仍不十分明确。因此，"防胜于治"是 PCI 相关心肌微循环障碍管理的核心理念。

在 STEMI 接受直接 PCI 的患者中，高血栓负荷病变、退行性大隐静脉移植血管病变、钙化病变、大的富含脂质的斑块、糖尿病、重度吸烟等是发生无复流的高危因素[15]，也预示着 MVD（微血管病变）/MCD（微循环障碍）的高危风险。

（一）机械性防治

1. 直接支架植入术 多项研究已经证实 STEMI 行直接 PCI 时不行球囊预扩而直接植入支架可以减少无复流的发生，推测其可以减少前向血流中的微血栓，避免心肌微循环损伤，并改善心肌灌注[16]。

2. 血栓抽吸装置 目前已有研究表明，在 STEMI 高血栓负荷的患者中使用血栓抽吸装置能有效改善心肌微循环，提高心肌血流的再灌注，降低术后死亡率及不良心血管事件，改善长期预后[17]。最近有研究显示[18]，常规应用手动血栓抽吸装置并未改善预后。

3. 远端和近端保护装置 现已证实，远端保护装置对隐静脉桥血管的 PCI 有益。在 SAFER 研究中[19]，隐静脉桥血管介入中应用远端保护装置可以显著降低围术期心肌梗死的发生率，在 30 天随访中，还可降低约 42%MACE 的发生率。当远端保护装置无法应用时，可使用近端保护装置。在 PROXIMAL 研究中[20]，近端保护装置在降低隐静脉桥血管 PCI 围术期相关急性心肌梗死和 MACE 发生率等方面不劣于远端保护装置。现阶段没有证据证实类似的保护装置在自身冠脉 PCI 中应用有效。

（二）药物防治

1. 抗凝药物 普通肝素可与抗凝血酶Ⅲ结合，抑制凝血酶活性，迅速、有效的阻断凝血级联反应，阻止血栓的发生发展。特别是对于 STEMI 患者，早期应用肝素可有效改善冠脉血流，预防无复流的发生，增加患者获益[21]。患者确诊 STEMI 后应立即普通肝素 5000U（60~80U/kg），维持 12U/（kg·h）滴注，监测 APTT 或 ACT 至对照值的 1.5~2.0 倍（APTT 为 50~70 秒），抗凝通常需维持 48 小时左右。

2. 抗血小板药物 血小板激活在 PCI 相关心肌梗死的病理生理学方面发挥重要作用，阿司匹林、氯吡格雷、替格瑞洛等抗血小板药物在发挥抗血小板聚集作用时，还可减少心肌损伤。替格瑞洛可抑制腺苷在体内的再摄取从而增加局部腺苷累积量，发挥类似于腺苷的微循环改善作用。

冠脉内应用血小板糖蛋白Ⅱb/Ⅲa 受体拮抗剂（如替罗非班）有利于病变部位及远端微循环血栓、微血栓的溶解，从而改善心肌的前向灌注。在双联抗血小板基础上，建议高危的、冠脉内血栓负荷较重的患者加用血小板糖蛋白Ⅱb/Ⅲa 受体拮抗剂以改善患者的心肌微循环状态。

3. 溶栓药物 对于 STEMI 患者，如不能尽早行急诊 PCI 开通血管，应尽早静脉溶栓治疗。早期静脉溶栓的患者，后续行急诊 CAG 时往往血管已再通，血流已恢复，甚至可达 TIMI 3 级血流和 TMPG 3 级心肌灌注。即使无前向血流，当导丝通过后血流可立即恢复，往往也是 TIMI 3 级血流，TMPG 亦可达 3 级，这表明溶栓治疗虽没有使得前向血流恢复，但已通过逆向灌注及侧支循环对心肌微循环进行了调节和保护。当术中发现血栓负荷重、缓血流甚至无复流时，也可冠脉内给予溶栓药物，亦可见血栓负荷减轻、血流及心肌灌注恢复。上述均表明溶栓药物对心肌微循环具有保护作用。

4. 腺苷 腺苷主要来源于三磷腺苷的降解，有舒张血管、抑制血小板聚集、减少氧自由基产生和抑制心肌局部炎症反应的作用。目前冠脉内注射腺苷的常规剂量为 20~30μg/（kg·min），有研究表明[22]，冠脉内应用腺苷可减少无复流的发生。然而，近期的荟萃分析结果显示，与安慰剂相比，腺苷未能降低患者的远期死亡风险，故仍需大规模研究进一步证实其临床获益。

5. 尼可地尔 尼可地尔是一种新型的抗心肌缺血药物，属于 ATP 敏感的 K 通道开放剂，同时具有类硝酸酯作用，可预防缺血再灌注损伤，缩小梗死面积[23]。由于 K_{ATP} 通道在冠脉微血管调节中起重要作用，尼可地尔可明显扩张小于 100μm 的微动脉及微静脉，改善微循环功能。同时，研究显示，尼可地尔可改善急性心肌梗死后患者的血流动力学状态，使 PCWP 降低、CO 增加，同时还可改善微循环灌注，减少无复流现象的发生[24]。研究证实，因稳定性 / 不稳定型心绞痛行 PCI 治疗的患者，术前静脉推注尼可地尔，之后持续静点尼可地尔 24 小时，可显著降低 PCI 术后冠脉微循环阻力及 24 小时后血浆肌钙蛋白Ⅰ的水平。在 AMI 行 PCI 治疗的患者中，在患者血管开通后冠脉推注尼可地尔（30~60 秒缓慢给予 2mg），也可以显著降低 IMR。还有一些研究证实因 ACS 行直接 PCI 的患者术前静脉 / 冠脉内注射尼可地尔可显著减少慢血流的发生。尼可地尔静脉制剂以 2mg/h 开始泵入，最大不超过 6mg/h。

6. **非二氢吡啶类钙拮抗剂** 非二氢吡啶类钙拮抗剂（如地尔硫䓬、维拉帕米）可减轻内皮细胞钙超载，解除冠脉大小血管痉挛，提高冠脉血流量，并可抑制炎症反应，减轻氧自由基的损伤，从而改善心肌微循环。地尔硫䓬通过负性变力变时效应降低心肌耗氧量，也有利于心功能的恢复。目前冠脉内给予的钙离子拮抗剂主要有地尔硫䓬（0.5~2.5mg/ 次，总剂量至 5~10mg）和维拉帕米（100~200ug/ 次，总剂量 1~1.5mg）。但应用过程中需密切血压及心律。有研究表明冠脉内联合应用地尔硫䓬和山莨菪碱能够进一步改善心肌灌注，减少低血压及缓慢性心律失常的发生[25]。

7. **硝普钠** 硝普钠作为 NO 的前体，能增加血管平滑肌内 cGMP 的水平，释放血管内皮舒张因子 NO，从而发挥强烈的扩血管作用。同时，硝普钠还可抑制血小板的黏附、聚集，现已证实[26]，硝普钠可以改善全身脏器的灌注，对冠脉微循环也有良好的扩张作用，可用来改善心肌微循环。冠脉内注射硝普钠的常用剂量是 50~200μg，总量不超过 1000μg。

8. **山莨菪碱** 山莨菪碱是我国从茄科植物唐古特莨菪中分离出的具有多重药理学效应的生物碱，已有研究显示山莨菪碱具有扩张微小血管，调节毛细血管前、后括约肌的舒缩功能，改善微循环灌注的作用。目前冠脉内注射山莨菪碱的常用剂量是 200~400μg，超大剂量应用时也未见严重的毒副作用。曾被用于感染中毒性休克微循环崩溃的抢救，且对实验上氯化钡、乌头碱诱发的恶性室性心律失常也有阻抑作用。傅向华等的动物实验和临床研究表明[25,27-28]：冠脉内应用山莨菪碱可提高冠脉平均灌注压，在改善冠脉前向血流的同时改善心肌组织灌注，可有效逆转 AMI 患者直接 PCI 治疗术后无复流现象，用药过程中不仅未诱发任何严重的心律失常，且可避免发生再灌注性低血压及再灌注性室速、心动过缓等心律失常，提示该药临床安全可行，且无任何严重毒副作用。

9. **前列地尔** 前列腺素是人体自身产生的生理性物质，是获得过医学诺贝尔奖的物质，具有扩张血管、减轻血管痉挛、改善微循环的药理作用，已广泛应用于临床各种微循环病变的治疗。特别是经脂微球包裹的前列地尔，具有了靶向作用于病变血管的生物学特性，避免了传统剂型经过肺循环灭活及因血管扩张而造成的全身血压下降等不良反应，临床应用更安全。循证医学表明[29]：STEMI 患者 PCI 术前应用前列地尔，可显著降低 CTFC，增加 MBG，减少慢血流现象的发生，增加心肌灌注储备，改善心功能。常用剂量为 5~10μg+10ml 生理盐水静注，1 次 / 日。

10. **法舒地尔** 法舒地尔为 RHO 激酶抑制物，是一种新型血管扩张剂，可通过增加肌球蛋白轻链磷酸酶的活性，抑制钙敏化效应，降低内皮细胞张力，扩张血管，防治缺血再灌注损伤，改善心肌微循环，减少心肌细胞凋亡[30]。法舒地尔同时也具有一定降低胆固醇、甘油三酯的作用，减少脂质在血管内膜下的沉积，缓解动脉粥样硬化。成人每日 2 次，每次 30mg，缓慢静滴。

11. **曲美他嗪** 曲美他嗪是哌嗪类衍生物，由于其心肌保护作用可能预防 PCI 围术期心肌损伤。通常用量为每日 3 次，每次 20mg。有研究显示[31]，血管再通前 30 分钟应用负荷量 60mg 曲美他嗪可以显著降低术后 TnI 水平。然而其作用还需进一步临床研究证实。

12. **他汀** 在 ARMYDA 研究中[32]，相对于对照组，服用阿托伐他汀可以降低择期 PCI 围术期心肌梗死的发生。众所周知长期随访中他汀获益主要依赖血脂水平降低，虽然其改善内皮功能、减少氧化应激、抗炎、抗血小板聚集等多效性作用仍需质疑，但早期他汀类应用的获益可能是其多效性的有力证据。

（傅向华 谷新顺 李伟）

参考文献

1. Niccoli G, Burzotta F, Galiuto L, et al. Myocardial no-reflow in humans. J Am Coll Cardiol, 2009, 54(4): 281-292.
2. Brosh D, Assali AR, Mager A, et al. Effect of no-reflow during primary percutaneous coronary intervention for acute myocardial infarction on six-month mortality. Am J Cardiol, 2007, 99(4): 442-445.
3. Babu GG, Walker JM, Yellon DM, et al. Peri-procedural myocardial injury during percutaneous coronary intervention: an important target for cardioprotection. Eur Heart J, 2011, 32(1): 23-31.
4. Bekkers SC, Yazdani SK, Virmani R, et al. Microvascular obstruction: underlying pathophysiology and clinical diagnosis. J Am Coll Cardiol, 2010, 55(16): 1649-1660.
5. Ambrosio G, Weisman HF, Mannisi JA, et al. Progressive impairment of regional myocardial perfusion after initial restoration of postischemic blood flow. Circulation, 1989, 80(6): 1846-1861.
6. Gibson CM, Murphy S, Menown IB, et al. Determinants of coronary blood flow after thrombolytic administration. TIMI Study Group. Thrombolysis in Myocardial Infarction. J Am Coll Cardiol, 1999, 34(5): 1403-1412.
7. Molloi S, Ersahin A, Tang J, et al. Quantification of volumetric coronary blood flow with dual-energy digital subtraction angiography. Circulation, 1996, 93(10): 1919-1927.
8. Fearon WF, Shah M, Ng M, et al. Predictive value of the index of microcirculatory resistance in patients with ST-segment elevation myocardial infarction. J Am Coll Cardiol, 2008, 51(5): 560-565.
9. Kitabata H, Imanishi T, Kubo T, et al. Coronary microvascular resistance index immediately after primary percutaneous coronary intervention as a predictor of the transmural extent of infarction in patients with ST-segment elevation anterior acute myocardial infarction. JACC Cardiovasc Imaging, 2009, 3(2): 263-272.
10. Ito N, Nanto S, Doi Y, et al. High index of microcirculatory resistance level after successful primary percutaneous coronary intervention can be improved by intracoronary administration of nicorandil. Circ J, 2010, 74(5): 909-915.
11. Ng MK, Yeung AC, Fearon WF. Invasive assessment of the coronary microcirculation: superior reproducibility and less hemodynamic dependence of index of microcirculatory resistance compared with coronary flow reserve. Circulation, 2006, 113(17): 2054-2061.
12. 张梅, 张运. 冠脉内注射罂粟碱测量冠状动脉血流储备的研究. 中国超声医学杂志, 1998.
13. De Bruyne B, Pijls NH, Smith L, et al. Coronary thermodilution to assess flow reserve: experimental validation. Circulation, 2001, 104(17): 2003-2006.
14. Pijls NH, De Bruyne B, Smith L, et al. Coronary thermodilution to assess flow reserve: validation in humans. Circulation, 2002, 105(21): 2482-2486.
15. Abdi S, Rafizadeh O, Peighambari M, et al. Evaluation of the Clinical and Procedural Predictive Factors of no-Reflow Phenomenon Following Primary Percutaneous Coronary Intervention. Res Cardiovasc Med, 2015, 4(2): e25414.
16. Li C, Zhang B, Li M, et al. Comparing Direct Stenting With Conventional Stenting in Patients With Acute Coronary Syndromes: A Meta-Analysis of 12 Clinical Trials. Angiology, 2015.
17. Lagerqvist B, Frobert O, Olivecrona GK, et al. Outcomes 1 year after thrombus aspiration for myocardial infarction. N Engl J Med, 2014, 371(12): 1111-1120.
18. Jolly SS, Cairns JA, Yusuf S, et al. Randomized trial of primary PCI with or without routine manual thrombectomy. N Engl J Med, 2015, 372(15): 1389-1398.
19. Baim DS, Wahr D, George B, et al. Randomized trial of a distal embolic protection device during percutaneous intervention of saphenous vein aorto-coronary bypass grafts. Circulation, 2002, 105(11): 1285-1290.
20. Mauri L, Cox D, Hermiller J, et al. The PROXIMAL trial: proximal protection during saphenous vein graft intervention using the Proxis Embolic Protection System: a randomized, prospective, multicenter clinical trial. J Am Coll Cardiol, 2007, 50(15): 1442-1449.
21. Verheugt FW, Liem A, Zijlstra F, et al. High dose bolus heparin as initial therapy before primary angioplasty for acute myocardial infarction: results of the Heparin in Early Patency (HEAP) pilot study. J Am Coll Cardiol, 1998, 31(2): 289-293.
22. Bulluck H, Sirker A, Loke YK, et al. Clinical benefit of adenosine as an adjunct to reperfusion in ST-elevation myocardial infarction patients: An updated meta-analysis of randomized controlled trials. Int J Cardiol, 2015, 202: 228-237.
23. Kobayashi Y, Miyata A, Tanno K, et al. Effects of nicorandil, a potassium channel opener, on idiopathic ventricular tachycardia. J Am Coll Cardiol, 1998, 32(5): 1377-1383.
24. Sakata Y, Kodama K, Komamura K, et al. Salutary effect of adjunctive intracoronary nicorandil administration on restoration of myocardial blood flow and functional improvement in patients with acute myocardial infarction. Am Heart J, 1997, 133(6): 616-621.
25. Peng Y, Fu X, Li W, et al. Effect of intracoronary anisodamine and diltiazem administration during primary percutaneous coronary intervention in acute myocardial infarction. Coron Artery Dis, 2014, 25(8): 645-652.
26. Zhao S, Qi G, Tian W, et al. Effect of intracoronary nitroprusside in preventing no reflow phenomenon during primary percutaneous coronary

intervention:a meta-analysis. J Interv Cardiol,2014,27(4):356-364.

27. Wei YY,Fu XH,Liu J. Effect of intra-coronary injection of anisodamine on the slow-reflow phenomenon in patients with acute myocardial infarction after percutaneous coronary intervention. Zhongguo Zhong Xi Yi Jie He Za Zhi,2008,28(4):295-299.
28. Fu XH,Fan WZ,Gu XS,et al. Effect of intracoronary administration of anisodamine on slow reflow phenomenon following primary percutaneous coronary intervention in patients with acute myocardial infarction. Chin Med J(Engl),2007,120(14):1226-1231.
29. Wei LY,Fu XH,Li W,et al. Effect of Intravenous Administration of Liposomal Prostaglandin E1 on Microcirculation in Patients with ST Elevation Myocardial Infarction Undergoing Primary Percutaneous Intervention. Chin Med J(Engl),2015,128(9):1147-1150.
30. Otsuka T,Ibuki C,Suzuki T,et al. Administration of the Rho-kinase inhibitor,fasudil,following nitroglycerin additionally dilates the site of coronary spasm in patients with vasospastic angina. Coron Artery Dis,2008,19(2):105-110.
31. Minners J,van den Bos EJ,Yellon DM,et al. Dinitrophenol,cyclosporin A,and trimetazidine modulate preconditioning in the isolated rat heart: support for a mitochondrial role in cardioprotection. Cardiovasc Res,2000,47(1):68-73.
32. Pasceri V,Patti G,Nusca A,et al. Randomized trial of atorvastatin for reduction of myocardial damage during coronary intervention:results from the ARMYDA(Atorvastatin for Reduction of MYocardial Damage during Angioplasty)study. Circulation,2004,110(6):674-678.

无复流机制及其防治新进展

ST 段抬高型心肌梗死（STEMI）患者急诊 PCI 后在确保没有残余狭窄的情况下，评估冠脉血流情况成为介入医生面临的首要问题。无复流现象的出现往往提示预后不良。无复流可以导致梗死心肌愈合不佳及不良左室重构，增加主要不良心血管事件（MACE）风险，包括充血性心力衰竭及死亡。为了获得正常冠脉血流灌注，无复流高风险相关的因素必须被临床医生及早识别，以便早期采取积极措施防止无复流的发生。本文将对无复流相关机制及其防治策略研究新进展做一综述，包括药物性及非药物性措施改善冠脉血流。

一、无复流机制

冠脉无复流现象发生于闭塞血管再通后心肌组织仍无法获得正常组织灌注时[1]。在犬心肌梗死模型中短时（40 分钟）结扎冠脉近端后恢复血供，心肌组织可以获得正常灌注，但当延长结扎时间（90 分钟）后，部分心肌组织没有获得正常灌注，说明延长缺血时间可导致冠脉微血管系统受损，妨碍正常组织灌注[1]。电镜观察受损的心肌组织发现有内皮水疱形成，同时伴有小血管内皮细胞肿胀，两者共同导致管腔闭塞。这些病理组织学改变被认为至少可以部分解释微循环慢血流现象的发生。

无复流现象稍后在人类同样被发现，但 STEMI 患者中的无复流具有与动物模型中不同的病理组织学表现。人类冠脉内血栓及粥样斑块成分的存在可引起远端微栓塞，造成冠脉内血流在 PCI 围术期进一步下降。从 20 世纪 80 年代以来，无复流现象的病理生理机制及其意义逐渐被认识。目前已知的具体病理机制包括缺血相关性损伤，再灌注损伤，内皮功能障碍，远端微血管栓塞[2]。微血管痉挛在人类也是一种无复流现象的病理机制[3]。此外，最新研究发现心脏周细胞收缩毛细血管是无复流发生的重要原因之一[4]。

对临床医生来说无复流的重要性在于其对患者远期预后的影响。如果坏死心肌无法获得充分的血流灌注，包括巨噬细胞在内的清除坏死组织所必需的细胞，以及组织愈合所需的体液因子则不能到达病灶组织发挥功能。因此，无复流可以导致梗死心肌愈合不佳，不良心室重构，伴随左心衰竭及死亡率增加。

再灌注的目标是恢复心肌组织正常血流，并不是单单开通闭塞血管。无论采用何种血运重建方法，无复流均有可能发生，STEMI 患者急诊 PCI 中无复流的诊断较容易。开通闭塞冠脉血管后，理想结果应该是冠脉达到 TIMI 血流Ⅲ级，低 TIMI 血流计帧数以及正常的心肌呈色分级。如果微循环受损，无复流则会出现，主要表现为冠脉血流减慢，TIMI 血流计帧数增加，心肌呈色异常或消失。

由于评估方法的差异，文献报道无复流的发生率从 5% 至 60% 不等[5]。退化的静脉移植血管及冠脉旋磨术后无复流尤为明显。Rezkalla 等[6]回顾性分析 347 例接受 PCI 支架植入术的 STEMI 患者，结果发现其中 32% 的患者存在无复流现象。其无复流判定标准为 TIMI 血流 < Ⅲ级，同时心肌呈色分级 < Ⅲ级。与既往研究结果一致，发生无复流的患者临床结局更差，主要表现为充血性心力衰竭、心源性休克的发生率及死亡率明显增加。接受药物治疗的无复流患者，包括冠脉内应用硝普钠、尼卡地平或维拉帕米，冠脉血流均有所改善，预后好转，说明及早识别并积极干预无复流至关重要。虽然近年来对于无复流风险的识别及处理措施进行了大量的研究，但目前依然没有明确的治疗方法，许多病例中相关药物的应用结果仍充满争议。接下来我们将会总结目前临床血运重建中可行的无复流预防及处理措施。

二、无复流的预测及预防策略

许多已被广泛接受的无复流相关危险因素与心血管危险因素类似，包括高血压、吸烟、血脂异常、糖尿病以及其他炎症性疾病。基于此，一些降低 STEMI 患者 PCI 围术期无复流发生率的相关措施也被广泛接受，比如对于糖尿病患者来说，血运重建前控制血糖水平就可以降低无复流的发生率[7]。其作用主要是通过间接改善冠脉微循环的同时[8]，直接降低高血糖对再灌注损伤的影响[9]。与此类似，对于高脂血症人群，PCI 术前强化他汀治疗同样可以降低无复流发生率。在一项纳入 7 项研究包括 3086 例 PCI 术前接受他汀治疗患者的 Meta 分析中，结果发现术前应用他汀可以降低 PCI 人群 4.2% 的无复流发生率，在非 STEMI 患者人群中甚至降低了 5%[10]。PCI 术前任何时间应用他汀均观察到类似作用，无论是术前 2 小时还是术前 30 天。虽然这些措施很简单甚至早已被写进冠心病患者治疗指南，但是对于 STEMI 患者人群来说这些获益目前仍有限。

从预防角度预测 PCI 术前无复流的风险可能会有所收获。针对存在的危险因素采取确切的措施就会减少无复流的发生。类似的预防策略包括尽早支架植入，避免高压支架释放，以及术前的血栓抽吸术。STEMI 患者个体相关的无复流高风险因素包括延迟到达导管室、高血糖、高胆固醇。近期相关研究证据支持女性、高血压、轻中度肾功能不全、炎性标志物升高等因素与无复流的发生同样相关[11-14]。病变特点同样影响无复流的风险，比如经血管内超声（IVUS）检查评估的斑块成分及血栓负荷[15-16]。但是行 IVUS 检查有可能延迟门 - 球时间，因此不推荐 STEMI 患者行该检查评估无复流风险。

在最初的犬心肌梗死模型中的研究发现延长缺血时间与微循环损伤及无复流现象的发生发展相关，与此结果一致，缩短患者门 - 球时间可以减轻心肌损伤，降低无复流发生率，同时使临床结局好转[17]。各级医院各个部门包括社区卫生服务中心、急诊室及导管室应分工明确，团结协作，尽可能缩短患者短门 - 球时间，降低血运重建后无复流的发生率。

三、无复流的治疗

（一）药物治疗策略

一旦 PCI 过程中出现无复流，首要问题就是紧急处理病变血管，可以尝试冠脉内注射各种血管扩张药物。目前临床常用剂量包括腺苷 100~200μg，尼卡地平 400μg，或者硝普钠 50~300μg。研究表明不同血管扩张药物效果没有显著差异，无复流一旦解除均有显著的临床获益[6]。为了确保治疗效果，建议使用微导管经冠脉远端注射药物。通过指引导管注射药物可能会带来显著的全身效应，由于仅有少量药物能到达远端冠脉血管床，因此效果可能不理想。只要患者血压能耐受，可以反复多次使用。目前常用的血管扩张药物包括腺苷、尼卡地平、钙离子通道阻滞剂、尼可地尔等。

1. 腺苷 腺苷是一种嘌呤核苷，与腺苷受体结合后在心肌细胞和血管中发挥作用。在冠脉循环中其主要功能是舒张平滑肌，有研究发现腺苷同时还具有抗血小板的作用[18]。同时腺苷还可以产生负性变时变传导的作用，基于其在心脏微循环方面的潜在获益，腺苷在急性心肌梗死中的作用研究得以开展。虽然 PCI 和溶栓治疗可以使心外膜冠脉血管再通，但是冠脉微循环获益仍不明显，而腺苷有可能做到这一点。最新研究发现，腺苷可以逆转心肌缺血后心脏周细胞诱导的微血管收缩，从而使冠脉微循环得到充分灌注[4]。

在早期研究腺苷改善 STEMI 患者介入治疗后临床结局的研究中，AMISTAD 和 AMISTAD-Ⅱ 研究结果发现大剂量腺苷[70μg/(kg·min) 持续 3 小时]可以显著减少梗死面积，但是腺苷组在临床结局方面并未发现获益，包括心衰、心衰再住院率及死亡率[19-20]。一项 AMISTAD-Ⅱ 研究的亚组分析结果发现，腺苷可以改善早期再灌注患者人群的临床结局[21]，这些研究发现为进一步研究腺苷在无复流中的治疗作用奠定基础。

目前临床 PCI 中并不常规应用腺苷，但是可以将其用于处理无复流。REOPEN-AMI 研究[22]观察 240 例 STEMI 患者应用腺苷或硝普钠的效果，冠脉内血栓抽吸后，患者随机分为腺苷组、硝普钠组、安慰剂组。结果发现腺苷组 90 分钟 ST 段回落率明显增加，而硝普钠组却未见明显好转。各组 30 天临床获益未见显著差异，而腺苷组 1 年随访结果显示左室重构明显改善，心肌梗死、心衰及死亡复合终点事件明显减少[23]。目前看来，冠脉内或静脉内注射腺苷均存在潜在临床获益，但是确切结论还需要进行更大样本量的研究去证实。

腺苷的不足之处是其半衰期非常短，近期动物模型研究结果发现连续冠脉内注射腺苷 2 小时治疗无复流效果优于团注方式[24]。关于腺苷的使用首要关注的问题是药物进入供应心脏传导系统血管床可能导致房室传导阻滞。

2. 钙离子通道阻滞剂 一些钙离子通道阻滞剂已被尝试应用于治疗无复流，包括维拉帕米、地尔硫䓬、尼卡地平。早在1982年Kloner等在冠脉缺血-再灌注动物模型中就发现维拉帕米可以减轻心肌损伤[25]。在冠脉血运重建的早些年代，有观点认为延长球囊膨胀时间可能会进一步改善临床结局。自动灌注式球囊应运而生，但是随后就发现冠脉内应用地尔硫䓬可进一步延长球囊膨胀时间且心电图提示冠脉缺血减少，但那个年代尚未开始评估无复流，且患者例数较少。目前，一些介入治疗医生冠脉内应用维拉帕米、尼卡地平或地尔硫䓬治疗无复流结果并不一致[26-28]。有Meta分析研究结果提示应用维拉帕米或地尔硫䓬治疗无复流效果优于常规治疗[29]。尼卡地平可用于预防旋磨术中及静脉桥血管介入治疗中的无复流，且对心肌抑制作用最小[30]。但是目前已发表的数据仍不足以得出确切的结论，尚需要更大样本量的随机对照研究结果去证实。

3. 硝普钠 硝普钠可激活血管平滑肌中鸟苷酸环化酶，引起血管强烈舒张。冠脉内应用硝普钠50~300μg治疗无复流效果相当显著。当药物注射到冠脉远端，其对包括血压在内的全身效应影响不明显，却可以显著改善冠脉血流。Zhao等[31]人连续入选162例STEMI患者，并随机分为替罗非班联合硝普钠组和单用替罗非班组。结果显示硝普钠组ST段回落速度、MACE事件及LVEF均优于替罗非班组，但两组间TIMI血流分级未见明显差异，说明TIMI血流分级可能并不是判断冠脉血流的最敏感方法，心肌呈色分级可能更敏感。

另一项对比硝普钠与尼可地尔治疗AMI患者无复流的研究结果显示，两种药物均可以改善冠脉血流，硝普钠在TIMI计帧数结果方面更胜一筹[32]。虽然该研究例数仅有49例，结果差异却很显著。在用于治疗无复流的各种药物中，硝普钠效果似乎更持久。Parham等在正常冠脉内应用腺苷或硝普钠后，采用冠脉多普勒评估冠脉充血程度，结果发现两者效果相当，但是硝普钠效果更持久[33]。此外，冠脉内注射腺苷后再使用硝普钠，大多数患者的冠脉血流将进一步改善[34]。由于大部分关于硝普钠的报道均是小样本研究结果，因此研究者进行了两项Meta分析研究，结果均表明硝普钠治疗PCI中无复流获益明显[35-36]。

4. 其他药物 尼可地尔是一种ATP敏感的钾离子通道开放剂，可用于急性冠脉综合征缓解心绞痛症状。在一项纳入心肌梗死患者人群的Meta分析研究中，接受静脉内尼可地尔组冠脉灌注优于对照组，且无复流发生率低于对照组[37]。同样，实验及临床皮肤移植中均发现环孢素在预防无复流方面存在获益，但近期发表的一项临床研究中研究者们PCI术前对STEMI患者应用环孢素预处理，结果发现静脉内应用环孢素并不能降低无复流的发生率[38]。

也有研究发现血小板糖蛋白Ⅱb/Ⅲa受体拮抗剂亦有希望应用于治疗无复流[39]。回顾性分析71例STEMI患者PCI术中采用血小板糖蛋白Ⅱb/Ⅲa受体拮抗剂、血栓抽吸、延长球囊膨胀时间联合疗法的效果，结果表明该联合疗法可有效预防无复流[40]，但仍需进一步随机对照研究去证实。抗凝剂达比加群酯同样被尝试应用于无复流的防治，但近期一项兔冠脉缺血-再灌注模型中的研究发现静脉应用达比加群酯治疗无复流并没有获益[41]。

Chen等在2016年发表的一项小型随机对照研究结果发现，胰高血糖素样肽类似物利拉鲁肽可减少STEMI患者的无复流发生率，其可能的机制包括调整血糖水平，抑制炎症反应，改善内皮细胞功能，期待未来能有更进一步的研究[42]。在一项评价冠脉内应用肾上腺素治疗顽固性无复流效果的小型回顾性研究中，结果发现冠脉远端应用100~400μg肾上腺素后，12例患者中有9例冠脉血流改善[43]。这是一项小型回顾性非对照研究，尚需进一步研究结果确认其结论。

（二）非药物治疗策略

1. 血栓抽吸 最初在动脉模型中研究无复流现象时，采用的是机械性结扎冠脉阻断血流，这与临床STEMI患者真实情况的一个重要区别在于后者闭塞血管部位通常存在血栓。球囊及支架在病变部位操作过程中经常会导致血栓引起的远端栓塞，这也是无复流发生的一个重要原因。预防冠脉远端微栓塞将有可能降低无复流发生率。

冠脉多普勒成像的应用使得介入操作包括血栓抽吸过程中可以实时监测无复流。Svilaas等[44]应用此技术发现 PCI 术前进行血栓抽吸可以改善临床结局，这一结果后来被 ATTEMPT 研究证实[45]，血栓抽吸自此成为 STEMI 患者介入操作前的常规操作之一。抽吸操作必须从冠脉近端开始到病变部位，确保冠脉内多通道，直到冠脉造影证实病变血管前向血流改善。虽然 Mongeon 等[46]人的 Meta 分析并未发现血栓抽吸的长期获益，但其仍被许多心内科医生广泛应用于 STEMI 患者的介入操作过程中，特别是当看到血栓存在时。值得注意的是，上述提到的 Meta 分析中纳入的研究采用了不同的方法，包括流变溶栓，在某些患者该方法可能会增加无复流风险[47]。更近的一项 Meta 分析结果发现，血栓抽吸可以降低无复流发生率，但是没有证据表明其存在长期临床获益[48]。因此应避免进行常规血栓抽吸，仅限用于造影发现血栓负荷较重的情况。其他可用于预防远端栓塞的方法包括避免高压释放支架，以及支架完全覆盖冠脉病变部位。

2. **其他** 诱导性低体温已被证实可以减少心肌梗死面积，Herring 等在心肌梗死动物模型中发现诱导动物低体温可以显著降低无复流的发生率[49]，目前还没有人体应用诱导性低体温治疗无复流的相关研究。此外，有一些小型研究报道缺血后适应同样可以降低无复流的发生，但是类似的研究却没有发现这一效果[50-51]。

四、总 结

冠脉无复流是 STEMI 患者 PCI 术中常见的并发症，其预防和治疗至关重要，因为只有当冠脉血流恢复正常的情况下，再灌注治疗的获益才会充分体现。无复流可导致心肌梗死面积扩大，射血分数降低，死亡率增加。为了预防无复流，应该尽量缩短门 - 球时间，避免长支架植入，同时避免高压释放支架。当造影证实血栓负荷过重时，可以考虑尝试血栓抽吸。远端血栓保护装置长期获益不明显。一旦发现冠脉无复流，应立即启动药物干预措施，可根据实际情况多次冠脉内使用腺苷或硝普钠。建议使用微导管经冠脉远端注射药物，可避免全身血流动力学效应，其效果优于经指引导管用药。希望广大临床医生能充分认识冠脉无复流的影响及意义，提前预测及预防，及时积极处理，真正提高患者的再灌注获益，改善临床 PCI 结局。

（李浪 王现涛）

参 考 文 献

1. Kloner RA, Ganote CE, Jennings RB. The "no-reflow" phenomenon after temporary coronary occlusion in the dog. J Chin Invest, 1974, 54(6): 1496-1508.

2. Bouleti C, Mewton N, Germain S. The no-reflow phenomenon: State of the art. Arch Cardiovasc Dis, 2015, 108(12): 661-674.

3. Fugit MD, Rubal BJ, Donovan DJ. Effects of intracoronary nicardipine, diltiazem and verapamil on coronary blood flow. J Invasive Cardiol, 2000, 12(2): 80-85.

4. O'Farrell FM, Mastitskaya S, Hammond-Haley M, et al. Capillary pericytes mediate coronary no-reflow after myocardial ischaemia. Elife, 2017: 6.

5. Durante A, Camici PG. Novel insights into an "old" phenomenon: the no reflow. Int J Cardiol, 2015, 187: 273-280.

6. Rezkalla SH, Dharmashankar KC, Abdalrahman IB, et al. No-reflow phenomenon following percutaneous coronary intervention for acute myocardial infarction: incidence, outcome, and effect of pharmacologic therapy. J Invasive Cardiol, 2010, 23(5): 429-436.

7. Malmberg K, Ryden L, Efendic S, et al. Randomized trial of insulin-glucose infusion followed by subcutaneous insulin treatment in diabetic patients with acute myocardial infarction (DIGAMI study): effects on mortality at 1 year. J Am Coll Cardiol, 1995, 26(1): 57-65.

8. Di Carli MF, Janisse J, Grunberger G, et al. Role of chronic hyperglycemia in the pathogenesis of coronary microvascular dysfunction in diabetes. J Am Coll Cardiol, 2003, 41(8): 1387-1393.

9. Iwakura K, Ito H, Ikushima M, et al. Association between hyperglycemia and the no-reflow phenomenon in patients with acute myocardial infarction. J Am Coll Cardiol, 2003, 41(1): 1-7.

10. Li XD, Yang YJ, Hao YC, et al. Effect of pre-procedural statin therapy on myocardial no-reflow following percutaneous coronary intervention: a meta analysis. Chin Med J (Engl), 2013, 126(9): 1755-1760.

11. Pantsios C, Kapelios C, Vakrou S, et al. Effect of Elevated Reperfusion Pressure on "No Reflow" Area and Infarct Size in a Porcine Model of Ischemia-Reperfusion. J Cardiovasc Pharmacol Ther, 2016, 21(4): 405-411.

12. Ipek G, Onuk T, Karatas MB, et al. CHA2DS2-VASc Score is a Predictor of No-Reflow in Patients With ST-Segment Elevation Myocardial Infarction Who Underwent Primary Percutaneous Intervention. Angiology, 2016, 67(9): 840-845.

13. Kurtul A, Murat SN, Yarlioglues M, et al. Mild to Moderate Renal Impairment Is Associated With No-Reflow Phenomenon After Primary Percutaneous Coronary Intervention in Acute Myocardial Infarction. Angiology, 2015, 66(7): 644-651.

14. Kurtul A, Yarlioglues M, Celik IE, et al. Association of lymphocyte-to-monocyte ratio with the no-reflow phenomenon in patients who underwent a primary percutaneous coronary intervention for ST-elevation myocardial infarction. Coron Artery Dis, 2015, 26(8): 706-712.

15. Amano H, Ikeda T, Toda M, et al. Plaque Composition and No-Reflow Phenomenon During Percutaneous Coronary Intervention of Low-Echoic Structures in Grayscale Intravascular Ultrasound. Int Heart J, 2016, 57(3): 285-291.

16. Suda A, Namiuchi S, Kawaguchi T, et al. A simple and rapid method for identification of lesions at high risk for the no-reflow phenomenon immediately before elective coronary stent implantation. Heart Vessels, 2016, 31(12): 1904-1914.

17. Magro M, Springeling T, van Geuns RJ, et al. Myocardial 'no-reflow' prevention. Current vascular pharmacology, 2013, 11(2): 263-277.

18. Johnston-Cox HA, Yang D, Ravid K. Physiological implications of adenosine receptor-mediated platelet aggregation. J Cell Physiol, 2011, 226(1): 46-51.

19. Mahaffey KW, Puma JA, Barbagelata NA, et al. Adenosine as an adjunct to thrombolytic therapy for acute myocardial infarction: results of a multicenter, randomized, placebo-controlled trial: the Acute Myocardial Infarction STudy of ADenosine (AMISTAD) trial. J Am Coll Cardiol, 1999, 34(6): 1711-1720.

20. Ross AM, Gibbons RJ, Stone GW, et al. A randomized, double-blinded, placebo-controlled multicenter trial of adenosine as an adjunct to reperfusion in the treatment of acute myocardial infarction (AMISTAD-Ⅱ). J Am Coll Cardiol, 2005, 45(11): 1775-1780.

21. Kloner RA, Forman MB, Gibbons RJ, et al. Impact of time to therapy and reperfusion modality on the efficacy of adenosine in acute myocardial infarction: the AMISTAD-2 trial. Eur Heart J, 2006, 27(20): 2400-2405.

22. Niccoli G, Rigattieri S, De Vita MR, et al. Open-Label, Randomized, Placebo-Controlled Evaluation of Intracoronary Adenosine or Nitroprusside After Thrombus Aspiration During Primary Percutaneous Coronary Intervention for the Prevention of Microvascular Obstruction in Acute Myocardial Infarction: The REOPEN-AMI Study (Intracoronary Nitroprusside Versus Adenosine in Acute Myocardial Infarction). JACC Cardiovasc Interv, 2013, 6(6): 580-589.

23. Niccoli G, Spaziani C, Crea F. Left Ventricular Remodeling and 1-Year Clinical Follow-Up of the REOPEN-AMI Trial. J Am Coll Cardiol, 2014, 63(14): 1454-1455.

24. Yetgin T, Uitterdijk A, te Lintel Hekkert M, et al. Limitation of Infarct Size and No-Reflow by Intracoronary Adenosine Depends Critically on Dose and Duration. JACC Cardiovasc Interv, 2015, 15(8): 1990-1999.

25. Kloner RA, DeBoer LWV, Carlson N, et al. The effect of verapamil on myocardial ultrastructure during and following release of coronary artery occlusion. Exp Mol Pathol, 1982, 36(3): 277-286.

26. Chouairi S, Carrie D, Puel J. Myocardial protection with calcium-channel blockers during ischaemia and reperfusion by PTCA. Eur Heart J, 1995, 16 Suppl H: 3-8.

27. Reinstadler SJ, Stiermaier T, Fuernau G, et al. The challenges and impact of microvascular injury in ST-elevation myocardial infarction. Expert Rev Cardiovasc Ther, 2016, 14(4): 431-443.

28. Huang D, Qian J, Ge L, et al. REstoration of COronary flow in patients with no-reflow after primary coronary interVEntion of acute myocaRdial infarction (RECOVER). Am Heart J, 2012, 164(3): 394-401.

29. Su Q, Nyi TS, Li L. Adenosine and verapamil for no-reflow during primary percutaneous coronary intervention in people with acute myocardial infarction. Cochrane Database Syst Rev, 2015(5): Cd009503.

30. Fischell TA, Haller S, Pulukurthy S, et al. Nicardipine and adenosine "flush cocktail" to prevent no-reflow during rotational atherectomy. Cardiovasc Revasc Med, 2008, 9(4): 224-228.

31. Zhao YJ, Fu XH, Ma XX, et al. Intracoronary fixed dose of nitroprusside via thrombus aspiration catheter for the prevention of the no-reflow phenomenon following primary percutaneous coronary intervention in acute myocardial infarction. Exp Ther Med, 2013, 6(2): 479-484.

32. Kobatake R, Sato T, Fujiwara Y, et al. Comparison of the effects of nitroprusside versus nicorandil on the slow/no-reflow phenomenon during coronary interventions for acute myocardial infarction. Heart Vessels, 2011, 26(4): 379-384.

33. Parham WA, Bouhasin A, Ciaramita JP, et al. Coronary hyperemic dose responses of intracoronary sodium nitroprusside. Circulation, 2004, 109(10): 1236-1243.

34. Parikh KH, Chag MC, Shah KJ, et al. Intracoronary boluses of adenosine and sodium nitroprusside in combination reverses slow/no-reflow during angioplasty: a clinical scenario of ischemic preconditioning. Can J Physiol Pharmacol, 2007, 85(3-4): 476-482.

35. Su Q, Li L, Naing KA, et al. Safety and effectiveness of nitroprusside in preventing no-reflow during percutaneous coronary intervention: a systematic review. Cell Biochem Biophys, 2014, 68(1): 201-206.

36. Zhao S, Qi G, Tian W, et al. Effect of intracoronary nitroprusside in preventing no reflow phenomenon during primary percutaneous coronary intervention: a meta-analysis. J Interv Cardiol, 2014, 27(4): 356-364.

37. Iwakura K, Ito H, Okamura A, et al. Nicorandil treatment in patients with acute myocardial infarction: a meta-analysis. Circulation journal : official journal of the Japanese Circulation Society, 2009, 73(5): 925-931.

38. Cung TT, Morel O, Cayla G, et al. Cyclosporine before PCI in Patients with Acute Myocardial Infarction. N Engl J Med, 2015, 373(11): 1021-1031.

39. Zhou SS, Tian F, Chen YD, et al. Combination therapy reduces the incidence of no-reflow after primary per-cutaneous coronary intervention in patients with ST-segment elevation acute myocardial infarction. J Geriatr Cardiol, 2015, 12(2): 135-142.

40. Potdar A, Sharma S. The 'MAP strategy' (Maximum aspiration of atherothrombus and adjunctive glycoprotein Ⅱb/Ⅲa inhibitor utilization combined with prolonged inflation of balloon/stent) for preventing no-reflow in patients with ST-segment elevation myocardial infarction undergoing percutaneous coronary intervention: A retrospective analysis of seventy-one cases. Indian Heart J, 2015, 67 Suppl 3: S43-46.

41. Hale SL, Kloner RA. Dabigatran treatment: effects on infarct size and the no-reflow phenomenon in a model of acute myocardial ischemia/reperfusion. J Thromb Thrombolysis, 2015, 39(1): 50-54.

42. Chen WR, Tian F, Chen YD, et al. Effects of liraglutide on no-reflow in patients with acute ST-segment elevation myocardial infarction. Int J Cardiol, 2016, 208: 109-114.

43. Aksu T, Guler TE, Colak A, et al. Intracoronary epinephrine in the treatment of refractory no-reflow after primary percutaneous coronary intervention: a retrospective study. BMC Cardiovasc Disord, 2015, 15: 10.

44. Svilaas T, Vlaar PJ, van der Horst IC, et al. Thrombus aspiration during primary percutaneous coronary intervention. N Engl J Med, 2008, 358(6): 557-567.

45. De Vita M, Burzotta F, Biondi-Zoccai GG, et al. Individual patient-data meta-analysis comparing clinical outcome in patients with ST-elevation myocardial infarction treated with percutaneous coronary intervention with or without prior thrombectomy. ATTEMPT study: a pooled Analysis of Trials on ThrombEctomy in acute Myocardial infarction based on individual PatienT data. Vasc Health Risk Manag, 2009, 5(1): 243-247.

46. Mongeon FP, Belisle P, Joseph L, et al. Adjunctive thrombectomy for acute myocardial infarction: A bayesian meta-analysis. Circ Cardiovasc Interv, 2010, 3(1): 6-16.

47. Awadalla H, Salloum J, Moustapha A, et al. Rheolytic Thrombectomy Does Not Prevent Slow-, No-Reflow During Percutaneous Coronary Intervention in Acute Myocardial Infarction. Int J Angiol, 2003, 12(3): 183-187.

48. Mancini JG, Filion KB, Windle SB, et al. Meta-Analysis of the Long-Term Effect of Routine Aspiration Thrombectomy in Patients Undergoing Primary Percutaneous Coronary Intervention. Am J Cardiol, 2016, 118(1): 23-31.

49. Herring MJ, Dai W, Hale SL, et al. Rapid Induction of Hypothermia by the ThermoSuit System Profoundly Reduces Infarct Size and Anatomic Zone of No Reflow Following Ischemia-Reperfusion in Rabbit and Rat Hearts. J Cardiovasc Pharmcol Ther, 2015, 20(2): 193-202.

50. Mewton N, Thibault H, Roubille F, et al. Postconditioning attenuates no-reflow in STEMI patients. Basic Res Cardiol, 2013, 108(6): 383.

51. Ovize M, Baxter GF, Di Lisa F, et al. Postconditioning and protection from reperfusion injury: where do we stand? Position paper from the Working Group of Cellular Biology of the Heart of the European Society of Cardiology. Cardiovasc Res, 2010, 87(3): 406-423.

急性心肌梗死合并多支血管病变的血运重建策略再评估

急性心肌梗死多见于冠状动脉病变基础上斑块发生急性破裂，进而血栓形成导致罪犯血管血供急剧减少或中断，供应心肌出现严重的缺血坏死。目前经皮冠状动脉介入治疗（PCI）是急性心肌梗死患者最有效的再灌注治疗措施，开通血管越及时，挽救的心肌细胞越多。

随着冠脉介入技术的普及，急诊 PCI 合并多支血管病变介入治疗已得到广泛开展。2014 年 JAMA 发表的纳入 8 个临床研究共 68 765 名 STEMI 患者的一项荟萃分析结果显示，52.8% 患者合并多支病变，其中存在一支和两支阻塞性非罪犯血管的比例分别为 29.6% 和 18.8%；研究同时发现，单支病变比多支病变患者 30 天死亡率要降低 58%[1]。而 NSTEMI 患者中，多支病变患者的比例明显增高。急性心肌梗死合并多支血管病变血运重建策略尚无统一意见，如何在血运重建策略选择上使患者更多的获益，需要结合指南及相关临床研究证据进一步评估。

一、ST 段抬高型 ACS（STEMI-ACS）伴多支病变患者

目前临床 STEMI 合并多支血管病变血运重建策略有三种，即：①急诊针对梗死相关血管直接 PCI 的同时处理非梗死相关血管（完全血运重建）；②急诊处理靶病变，分期处理非梗死相关血管；③首先针对罪犯血管行 PCI，对非罪犯血管必要时可进行缺血程度评估，暂不处理非罪犯血管。

2012 版 ESC 指南不建议急诊 PCI 时常规处理非梗死相关血管[2]，2013 年 ACC/AHA 指南更新，同样也认为对于血流动力学稳定的 STEMI 患者，不应在急诊处理靶病变的同时干预非梗死病变（ⅢB）[3]。随后共有 4 个随机对照研究（PRAMI[4]、CvLPRIT[5]、DANAMI 3 PRIMULTI[6]和 PRAGUE-13[7]）针对血运重建策略提供了进一步证据。据此，2015 年 ACC/AHA/SCAI 指南更新指出，在部分血流动力学稳定的 STEMI 多支病变中，可以考虑对非梗死病变进行 PCI（急诊或分期 PCI，ⅡB）[8]。2017 年 ESC 指南结合公布的 COMPARE-ACUTE 研究进行更新，对于 STEMI 患者行急诊 PCI 时，推荐完全血运重建的级别从Ⅲ级上升为Ⅱa 级[9]。可以看出，随着循证证据的更新，STEMI 患者完全血运重建的策略正在一步步被国际所认可。

（一）完全血运重建是否获益

理论上讲，一站式开通梗死与非梗死相关血管是最直接、有效、经济的方式。完全的血运重建有利于更好地改善心肌供血，稳定非梗死相关血管的易损斑块，处理潜在的不稳定病变，在改善心功能及减少心绞痛复发方面有明显优势，同时也最大程度的缩短了患者住院时间。

2013—2015 年发布的 PRAMI 研究[4]、CvLPRIT 研究[5]、DANAMI 3 PRIMULTI[6]研究显示合并多支血管病变 STEMI 患者，急诊开通罪犯血管的同时处理非梗死相关血管均可降低复合终点事件的发生率。由此 2015 年 ACC/AHA/SCAI 指南更新，可以考虑对血流动力学稳定的 STEMI 合并多支血管病变的患者进行非罪犯血管 PCI（急诊或分期 PCI）（ⅡB）[8]。

2017 年 COMPARE-ACUTE 研究，包括 12 个欧洲、亚洲国家的 24 家中心，共计 885 名接受罪犯血管直接 PCI 的患者。在行罪犯血管 PCI 治疗后，根据血流储备分数（FFR）分为部分血运重建组（n=590）和完全血运重建组（FFR ≤0.8，n= 295）。主要终点为 12 个月时全因死亡、非致死性心肌梗死、血运重建和脑血管事件的复合终点。完全血运重建组和部分血运重建组主要终点发生率分别为 7.8% 和 20.5%（HR=0.35；95%CI，0.22~0.55）。两组间死亡（1.3% 对 1.7%；HR=0.8；95%CI，0.25~2.56）和心肌梗死（2.4% 对 4.7%；HR=0.5；95% CI，0.22~1.13）发生率相似，但前者的再次血运重建率较低（6.1% 对 17.5%；HR=0.32；95% CI，

0.2~0.54)。两组的脑血管事件发生率分别为 0 和 0.7%。研究显示,在直接 PCI 时 FFR 指导的非梗死病变血运重建显著降低复合终点风险[10]。COMPARE-ACUTE 研究同样推动了 ESC 指南更新,将 STEMI 急诊 PCI 时行完全血运重建的建议级别从Ⅲ级提高至Ⅱa 级。

2017 年 TCT 大会最新公布的 CULPRIT-SHOCK 研究,是第一项针对急性心肌梗死合并心源性休克患者的前瞻性、随机、对照、非盲法国际多中心研究,该研究共入选 706 例患者,分为择期 PCI 组(在罪犯血管直接 PCI 后,先评估患者的剩余心肌缺血风险,再根据评估结果决定是否对非罪犯血管治疗)和同期 PCI 组(完全血运重建)。主要研究终点为 30 天内的全因死亡,或需行肾脏替代治疗的比例。安全性指标包括卒中和出血事件。结果显示,与同期 PCI 组相比,择期 PCI 组的 30 天主要终点发生率更低(45.9% 对 55.4%,P=0.01)。进一步分析显示,择期 PCI 组的死亡率显著降低(43.3% 对 51.6%,P=0.03);肾脏替代治疗的发生率也是低于同期 PCI 组(11.6% 对 16.4%,RR=0.71,P=0.07),但无统计学意义。而两组间的再发心肌梗死、因心力衰竭而再次住院治疗、卒中及出血事件的发生率均无明显差异[11]。

大部分循证证据及指南更新的观点为:完全血运重建策略获益大于急诊处理罪犯血管而其余病变择期处理,尤其是合并心源性休克或血流动力学不稳定。但 CULPRIT-SHOCK 研究结果表明,急性心肌梗死合并心源性休克的多支血管病变患者只对罪犯血管行 PCI(包括可能的择期非罪犯血管 PCI)可降低 30 天死亡率及肾脏替代治疗的发生率。其结果挑战了目前的指南推荐。

(二) 同期多支 PCI 或分期 PCI 优劣势?

既往指南不推荐直接 PCI 的同时处理非梗死血管,主要原因是完全血运重建的手术时间延长,造影剂剂量增多,急性心肌梗死时患者往往处于高凝状态而术前抗栓相对不充分;以及应激状态下非梗死相关血管痉挛会高估血管的固定狭窄程度等。这些往往都会影响对患者病情的评估。

目前来看,同期多支 PCI 或分期 PCI 效果优劣势仍有待研究,PRAMI 研究[4]、CvLPRIT 研究[5]、DANAMI 3 PRIMULTI 研究[6]等研究结果提示,处理非靶病变血管优于仅仅处理靶病变,COMPARE-ACUTE 研究也进一步强化了完全血运重建的必要性。但对于处理时机的选择问题需要进一步的研究去解答。CULPRIT-SHOCK 研究目前的争议在于是对目前指南推荐的挑战,还是从另一个层面反映出择期 PCI 可能会优于同期 PCI,这些有待将来的研究解答。

(三) 血管功能性评估方法

血流储备分数(FFR)是反映冠状动脉功能性的一个生理指标;可以用来客观判定血管功能性引起的心肌缺血程度。完全无缺血的血管 FFR 值为 1,当 FFR ≤ 0.80 时则认为冠状动脉狭窄与心肌缺血相关,主要用于临界病变缺血程度的评估。2017 年发布的 COMPARE-ACUTE 研究中,针对非梗死相关血管 FFR 值,FFR ≤ 0.80 进行完全血运重建。结果表明在直接 PCI 时 FFR 指导的非梗死病变血运重建显著降低复合终点风险。试验组有 23 例患者发生主要终点,而对照组为 121 例(HR=0.35,95%CI,0.22~0.55,P<0.001)。复合终点事件差异主要是由血运重建差异导致(6.1% 对 17.5%,HR=0.32,95%CI,0.20~0.54)[10]。研究表明用 FFR 指导 STEMI 患者非梗死病变的治疗是可行的,可以减少晚期血运重建率,但是在急性期会受到患者血流动力学变化的影响。优化血运重建策略可能是未来研究的最佳方向。

二、非 ST 段抬高型急性心肌梗死(NSTEMI)伴多支病变患者

既往 Shishehbor 等前瞻性研究以及美国心血管注册登记系统纳入 105 866 例 NSTEMI-ACS 患者的荟萃研究显示,完全血运重建的终点事件及并发症与只处理梗死相关血管无明显差异,但降低了远期再次血运重建比例。2015 年 ESC NSTEMI-ACS 指南建议,对于多支病变患者,推荐根据临床情况、并发症以及疾病严重程度(包括病变分布、病变特征和 SYNTAX 评分)选择血运重建策略(犯罪血管 PCI,多血管 PCI 或冠脉搭桥手术);在造影的基础上由 FFR、IVUS 指导下进行治疗[12]。

三、血运重建策略标准化?

既往所有研究单纯的分析急性心肌梗死合并多支血管病变的血运重建策略优劣,而指南也是更多的

根据临床研究去更新完全血运重建的优先级。其实单纯的比较只对罪犯血管 PCI 和多支血管 PCI 可能存在一定局限性。是否可以通过临床研究，制定一个标准化的参考（例如房颤的 CHA2DS2-VASc 评分抗凝策略），从而针对急性心肌梗死合并多支血管病变的患者个体化选择血运重建策略，使患者取得更好的获益。

为什么要这样做？因为急性心肌梗死患者的特征（包括年龄、性别、危险因素以及 STEMI 或 NSTEMI 患者各自的疾病状态）都是不同的[2,12]。这些个体化的因素会影响临床研究结果，所以 PCI 策略的选择应考虑患者个体化的特点。因此，需要一种个体化的方法。

近来韩国的一项研究旨在建立一个评分系统（CONVERSE 评分）指导制订个体化的 PCI 方案，进一步优化血运重建策略。该研究选择 9 个中心的 5025 例急性心肌梗死患者，其中 2630 例急性心肌梗死合并多支血管病变患者，分别接受了罪犯血管和多支血管 PCI，在 1 年临床随访期间观察主要不良心血管事件（MACE）。通过分析多血管 PCI 优于罪犯血管 PCI 的相关变量建立（CONVERSE）评分，该评分主要包括：①年龄 >65 岁；②高血压；③糖尿病；④ Killip 分级（Ⅲ或Ⅳ）；⑤低左心室射血分数（≤50%）；⑥低肌酐清除率（≤60ml/min）；⑦高敏 C- 反应蛋白（≥2.0mg/L）；⑧左前降支或左主干作为非罪犯血管。结论显示：CONVERSE 评分≥3 分的患者更倾向于接受多支血管 PCI[13]。

该研究为急性心肌梗死合并多支血管病变的患者制订最佳个体化血运重建策略提供了帮助，指明了未来临床研究可能的一个方向，但要得到指南认可的血运重建策略标准化参考，仍需要更大规模的随机对照研究来进一步明确。

四、讨　论

（一）造影剂对于血运重建策略的影响

在一项荟萃分析中，由于高剂量的造影剂，多支血管 PCI 增加了肾功能不全的风险[14]，但多支血管 PCI 有不同的时机，对于急性心肌梗死合并多支血管病变的肾功能不全患者，如何根据具体肾功能的情况去选择血运重建策略需要更多的临床研究来进一步优化。

（二）hs-CRP 能否用来指导优化血运重建策略

hs-CRP 是一种炎症标志物，已被证实是由慢性炎症引发心血管疾病的独立危险因素，可独立预测急性心肌梗死患者未来的血管事件和不良预后[15]，检测其浓度对心血管疾病的干预及预后起重要作用。hs-CRP 结果对于血运重建策略的选择能否有更加明确的指导意义？

（三）非梗死相关血管重要性对于血运重建策略的影响

心脏的供血主要是冠状动脉，主要分为左右冠状动脉，左冠状动脉主要分为左主干，左前降支，回旋支。右房和右室主要由右冠状动脉供血，左室的血液供应 50% 来自于左前降支，30% 来自回旋支，20% 来自右冠状动脉（右优势型），左主干和左前降支是维持左心室收缩功能最重要的血管，涉及左主干或左前降支的冠状动脉疾病与较差的临床结果相关。这样来看，即使是非罪犯血管，左主干及左前降支病变也应该倾向于血运重建。不同类型的非梗死相关血管血运重建策略也是未来关注的重点。

五、总　结

总的来说，目前对于急性心肌梗死合并多支血管病变的血运重建策略仍倾向于完全血运重建，但部分研究结果存在不一致，需要更多临床研究去验证。FFR 对于此类患者血运重建策略的选择可以提供帮助。

临床医生在参照指南和临床研究的同时，更应该结合临床实际，因为研究的局限性（样本量及临床事件发生率低等），以及国内的医疗现状与欧美有一定差异（患者就诊时间，医疗中心的 PCI 水平及经验等）。遵循个体化原则，评估自身条件及能力（是否有能力进行完全血运重建），综合考虑患者临床状况（是否血流动力学稳定）、并发症（有无心功能及肾功能不全等）以及病变程度，在最大获益、最小风险的原则上，选择最适合本国患者的血运重建策略。

（邵帅　刘津　谭宁）

参 考 文 献

1. Park DW. Extent, location, and clinical significance of non-infarct-related coronary artery disease among patients with ST-elevation myocardial infarction. JAMA, 2014, 312 (19): 2019-2027.
2. Steg PG. ESC Guidelines for the management of acute myocardial infarction in patients presenting with ST-segment elevation. Eur Heart J, 2012, 33 (20): 2569-2619.
3. O'Gara PT. 2013 ACCF/AHA guideline for the management of ST-elevation myocardial infarction: a report of the American College of Cardiology Foundation/American Heart Association Task Force on Practice Guidelines. J Am Coll Cardiol, 2013, 61 (4): e78-e140.
4. Wald DS. Randomized trial of preventive angioplasty in myocardial infarction. N Engl J Med, 2013, 369 (12): 1115-1123.
5. Gershlick AH. Randomized trial of complete versus lesion-only revascularization in patients undergoing primary percutaneous coronary intervention for STEMI and multivessel disease: the CvLPRIT trial. J Am Coll Cardiol, 2015, 65 (10): 963-972.
6. Engstrom T. Complete revascularisation versus treatment of the culprit lesion only in patients with ST-segment elevation myocardial infarction and multivessel disease (DANAMI-3-PRIMULTI): an open-label, randomised controlled trial. Lancet, 2015, 9994 (386): 665-671.
7. Levine GN. 2015 ACC/AHA/SCAI Focused Update on Primary Percutaneous Coronary Intervention for Patients With ST-Elevation Myocardial Infarction: An Update of the 2011 ACCF/AHA/SCAI Guideline for Percutaneous Coronary Intervention and the 2013 ACCF/AHA Guideline for the Management of ST-Elevation Myocardial Infarction. J Am Coll Cardiol, 2016, 67 (10): 1235-1250.
8. Ibanez B. 2017 ESC Guidelines for the management of acute myocardial infarction in patients presenting with ST-segment elevation: The Task Force for the management of acute myocardial infarction in patients presenting with ST-segment elevation of the European Society of Cardiology (ESC). Eur Heart J, 2018, 39 (2): 119-177.
9. Smits PC. Fractional Flow Reserve-Guided Multivessel Angioplasty in Myocardial Infarction. N Engl J Med, 2017, 376 (13): 1234-1244.
10. Thiele H. PCI Strategies in Patients with Acute Myocardial Infarction and Cardiogenic Shock. N Engl J Med, 2017, 377 (25): 2419-2432.
11. Roffi M. 2015 ESC Guidelines for the management of acute coronary syndromes in patients presenting without persistent ST-segment elevation: Task Force for the Management of Acute Coronary Syndromes in Patients Presenting without Persistent ST-Segment Elevation of the European Society of Cardiology (ESC). Eur Heart J, 2016, 37 (3): 267-315.
12. Jeong HC. A score for decision making during percutaneous coronary intervention in acute myocardial infarction patients with multivessel disease. Korean J Intern Med, 2018.
13. Marenzi G. Contrast-induced nephropathy in patients undergoing primary angioplasty for acute myocardial infarction. J Am Coll Cardiol, 2004, 44 (9): 1780-1785.
14. Schillinger M. Statin therapy improves cardiovascular outcome of patients with peripheral artery disease. Eur Heart J, 2004, 25 (9): 742-748.
15. Cappelletti A. Severity and prognostic localization of critical coronary artery stenoses: correlation with clinical control of major traditional risk factors. Coron Artery Dis, 2012, 23 (7): 455-459.

非梗死相关血管的处理时机

急性 ST 段抬高型心肌梗死(STEMI)患者治疗的关键是及时开通梗死相关血管(IRA),但在 STEMI 患者非梗死相关血管(non-IRA)中合并至少一处严重狭窄的多支血管病变(MVD)的比例约占 50%。该部分患者较单支血管病变患者的并发症及并发症更多,死亡率和再次非致死性心肌梗死(MI)发生率更高,预后更差,因此寻找对此类患者 non-IRA 血运重建的最佳策略成为近年的研究热点。对于血流动力学稳定的合并 MVD 的 STEMI 患者,目前血运重建策略[1]包括:①本次住院仅对 IRA 进行血运重建(culprit-only revascularization,COR);②急诊 PCI 处理 IRA,择期处理 non-IRA 病变(staged revascularization,SR);③急诊 PCI 同期处理 IRA 和 non-IRA,即完全血运重建(complete revascularization,CR)。

由于 STEMI 合并 MVD 患者更容易出现心肌灌注及心室收缩功能受损或心律失常,non-IRA 病变可能存在斑块不稳定[2],从理论上讲,对此类患者采取 CR 较仅干预 IRA 能更进一步改善预后。但 2013 年 ACCF/AHA[3]、2014 年 ESC/EACTS[4]和 2015 年中国[5]的 STEMI 相关指南及中国经皮冠状动脉介入治疗指南(2016)[6]均明确指出:除合并心源性休克或 IRA 行 PCI 后仍有持续性缺血外,应仅对 IRA 行直接 PCI(Ⅱa,证据水平 B);无血流动力学障碍患者,不应同时对 non-IRA 进行急诊 PCI(Ⅲ,证据水平 C)。考虑到急诊 PCI 中可能存在的诸多风险,旨在同时处理 non-IRA 的 CR 策略目前尚存争议。随着多项多中心随机对照研究(PRAMI、CvLPRIT 等)结果的公布,2015 年 ACC/AHA/SCAI 更新的指南[7]指出:“部分经过选择的、血流动力学稳定的 STEMI 合并 MVD 的患者可能从完全血运重建中获益”,推荐对 STEMI 合并 MVD 的患者的血运重建既可选择 SR,亦可选择 CR 策略(Ⅱb)。但是该指南对 SR 抑或 CR 策略间的安全性和有效性比较并无评价。

一、血运重建策略的临床证据

(一) COR 策略的理论及证据基础

在 STEMI 急性期,患者凝血系统、血小板系统和炎症反应系统激活,处于一种高凝状态,此时进行 PCI,发生无复流、血栓形成的几率相对高;急诊 PCI 围术期抗栓、稳定斑块的治疗亦可能不甚充分。IRA 开通初始,non-IRA 的支持是患者血流动力学稳定的基础,在受损心肌恢复初期同时处理 non-IRA,如果发生无复流、急性或亚急性血栓形成等情况将产生更大面积的心肌缺血坏死;同时,急诊 PCI 患者肾脏功能情况不明,术前水化治疗不充分,同时处理 non-IRA 增加单次 PCI 的对比剂用量,可能导致对比剂肾病发生率增加。以上均可导致患者围术期并发症及死亡率升高,尤其是 non-IRA 合并复杂病变进一步增加操作时间及并发症风险时。早期的文献也显示,CR 较 COR 或 SR 策略的患者主要不良心脏事件(MACEs)发生率更高[8-9],这也是既往指南对急诊 PCI 同时处理 non-IRA 不予积极推荐的原因。

(二) CR 或 SR 策略的有效性得到证实

随着近期多项多中心随机对照研究(PRAMI、CvLPRIT、DANAMI3-PRIMULTI、Compare-Acute 等)结果的公布,CR 或 SR 策略的有效性与安全性逐渐得到证实。

Politi 等[10]将 214 例合并 MVD 的 STEMI 患者随机分为 COR、CR 和 SR 组,平均随访 25 个月,以 MACEs 为主要观察终点,其发生率分别为 50%、23.1% 和 20%(P<0.001),住院期间死亡率、靶血管重建率及再次住院率在 COR 组均高于其他两组(P<0.05),而在 CR 组和 SR 组无差异。该研究中 CR 与 SR 策略有效性与安全性相似,这引起了大家对 CR 策略的信心和研究热情。

AMIS Plus 注册研究是瑞士的一项全国性的真实世界的队列研究[11],发现 CR 组虽然和 COR 组的全因死亡率相似,但 CR 组各种主要心脑血管事件(包括死亡、再梗、心源性再入院、再次介入治疗、脑卒中等)要低于 COR 组(15.6% 对 20.0%,P=0.038),且在使用药物涂层支架时更为明显。

PRAMI 研究[12]入选 465 例合并 MVD 的 STEMI 患者，随机分为 CR 组及 COR 组，后者根据直接 PCI 术后是否有心绞痛再决定后续的血运重建。在平均随访 23 个月时的主要终点事件（心源性死亡、非致死性 MI 及顽固性心绞痛）的复合发生率为 9% 对 23% [HR（95% CI）：0.35（0.21~0.58），P<0.001]，CR 组中患者非致死性 MI、顽固性心绞痛及再次血运重建（次要终点事件）发生率更低，而两组手术并发症发生率相似，只是 CR 组手术时间、透视剂量和对比剂用量较高。PRAMI 研究结果对现有指南推荐和实际临床实践产生了巨大的分歧，有学者质疑其长达 5 年的病例纳入期对研究结果产生了类似"队列研究"的偏倚。由于 PRAMI 研究中期结果就显示了 CR 策略的"明显"优势，因此该研究早在 2013 年 1 月即提前终止。但 2015 年在会议上发表的心脏磁共振亚组数据分析发现，在直接 PCI 术后 1 年，二组患者的梗死面积和分布、左心室容积和功能（EF）均无差异[13-14]。PRAMI 研究最大的发现在于验证了 CR 的优势和安全性。但是 PRAMI 研究没有解答这种获益在直接 PCI 同时干预或择期干预的区别。

CvLPRIT 研究[15]显示，随访 12 个月时，CR 或 SR 策略较 COR 策略的患者复合 MACEs（全因死亡、再发 MI、心力衰竭和再次血运重建）发生率明显下降[10.0% 对 21.2%，HR（95% CI）：0.45（0.24~0.84），P=0.009]，而并发症如卒中、严重出血以及对比剂肾病发生率等无差异，证实了 CR 和 SR 策略的有效性和安全性。

（三）血流储备分数（FFR）在 STEMI 合并 MVD 治疗策略的应用

在 STEMI 急性期，冠状动脉造影检查发现的有意义的狭窄并不一定需要干预。如果没有功能学的评价，可能导致一部分不需要干预的 non-IRA 病变在急诊 PCI 时就被干预了，因此有可能夸大 CR 策略的效果。研究显示对于 STEMI 患者 non-IRA 病变在直接 PCI 后即刻进行 FFR 评估具有可行性：相对于仅通过冠状动脉造影指导下的 PCI，FFR 有助于减少对 non-IRA 的非必要性干预[16]。

DANAMI3-PRIMULTI 研究[17]将共 627 例 STEMI 合并 MVD 的患者随机分为 COR 组和 FFR 指导下 CR 组，平均随访 27 个月的结果显示，CR 组主要终点事件（全因死亡、再发 MI 及 non-IRA 缺血导致的再次血运重建）发生率明显降低[HR（95% CI）：0.56（0.38~0.83），P=0.004]，但两组的非致死性 MI、全因死亡及并发症发生率无显著差别，主要终点事件发生率的降低主要源于再次血运重建率在 CR 组下降了 69%。提示 FFR 指导的多支病变 STEMI 行 CR 策略较 COR 有更低的再次靶血管重建率，且并不增加相关风险。进一步的亚组分析发现[18]，其获益主要是源于三只血管病变和（或）non-IRA 狭窄≥90% 的病例。由于 FFR 检测及其指导下的 non-IRA PCI 是在直接 PCI 两天后进行，故 FFR 指导下的功能性完全血运重建时机是在急诊 PCI 同时还是择期，亦或对于复杂病变（如 CTO 或三支血管病变）分期进行更能减少临床硬终点如全因死亡、再发 MI 仍需进一步研究证实。

刚公布的 Compare-Acute 研究[19]共纳入 885 例按 COR 策略行直接 PCI 的 STEMI 合并 MVD 的患者，即刻按 2∶1 随机分组，对于 non-IRA 一组进行 FFR 评估但不进行进一步血运重建（COR 组），另一组 FFR ≤0.8 则大多在直接 PCI 同期接受 CR 治疗（CR 组），随访 12 个月时，CR 组与 COR 组相比，MACEs（全因死亡、非致死性 MI、血运重建和脑血管事件）发生率和再次血运重建率均降低；CR 组净不良临床事件（心源性死亡、MI、任何血运重建、卒中和大出血）、因心力衰竭住院、任何血运重建风险均降低。提示在直接 PCI 时，FFR 指导下的 CR 策略显著降低了 MACEs 复合终点事件的风险，若该结论能通过更大样本量的研究来证实，则将进一步增加其可靠性。值得注意的是该研究处理 non-IRA 病变均采用了新型的依维莫司药物涂层支架，且 CR 策略处理部分复杂病变或因后勤保障问题时可能推迟到不超过 72 小时进行，提示 CR 策略并不针对所有 MVD 患者，且新型药物涂层支架是更好的选择。

虽然目前越来越多的证据支持对血流动力学稳定的 STEMI 患者实施 CR 策略，但临床医生仍需要理性的思考，通过必要的检测工具如 FFR 优化 CR 策略，从而达到患者更多获益的目的。2014 年 ESC 更新的心肌血运重建指南增加了以 FFR 指导多支冠状动脉病变的 PCI（Ⅱa，B）[4]，中国《冠状动脉血流储备分数临床应用专家共识》也推荐对于多支或真分叉冠状动脉病变应采用 FFR 评估进行完全功能性血运重建[20]。虽然该专家共识考虑到在 STEMI 急性期（发病 <6 天）对 IRA 临界病变的 FFR 测定结果可能存在很大变异或高估，但是对于 STEMI 的 non-IRA 临界病变，可在直接 PCI 的同时进行 FFR 测量评估病变功能。STEMI 合并 MVD 的患者功能性完全血运重建可能是未来 PCI 发展趋势[4,19]。

二、non-IRA 处理时机

相对于 non-IRA 处理策略争鸣的焦点在“做”与“不做”之间已逐渐清晰之外，关于治疗时机选择的问题，即 CR 与 SR 策略的优劣，SR 的最佳时间窗目前尚无定论。

CvLPRIT 研究的亚组分析通过心脏磁共振(基线分别为直接 PCI 术后 2 天或 4 天)比较 CR 或 SR 策略对 non-IRA 完全血运重建的优劣，在调整相关重要协变量后发现 SR 组梗死面积更大、左室射血分数更低[21]，提示即刻的 CR 策略可能更多地减少梗死面积及改善心功能。

在 HORIZONS-AMI 研究中，668 例 STEMI 合并 MVD 患者进行了完全血运重建，其中 275 例采取 CR 策略，另外 393 例在出院前分次对 non-IRA 进行 PCI。结果显示[22]一次性完成 non-IRA PCI 有更高的 1 年总死亡率[9.2% 对 2.3%，HR(95% CI)：4.1(1.93~8.86)，P<0.01]、心源性死亡率[6.2% 对 2.0%，HR(95% CI)：3.14(1.35~7.27)，P=0.005]、明确和可能的支架血栓发生率[5.7% 对 2.3%，HR(95% CI)：2.49(1.09~5.70)，P=0.02]。目前一些大样本的荟萃分析比较 non-IRA 病变的处理时机基本得到了一致的结果(图 1)[23-24]，

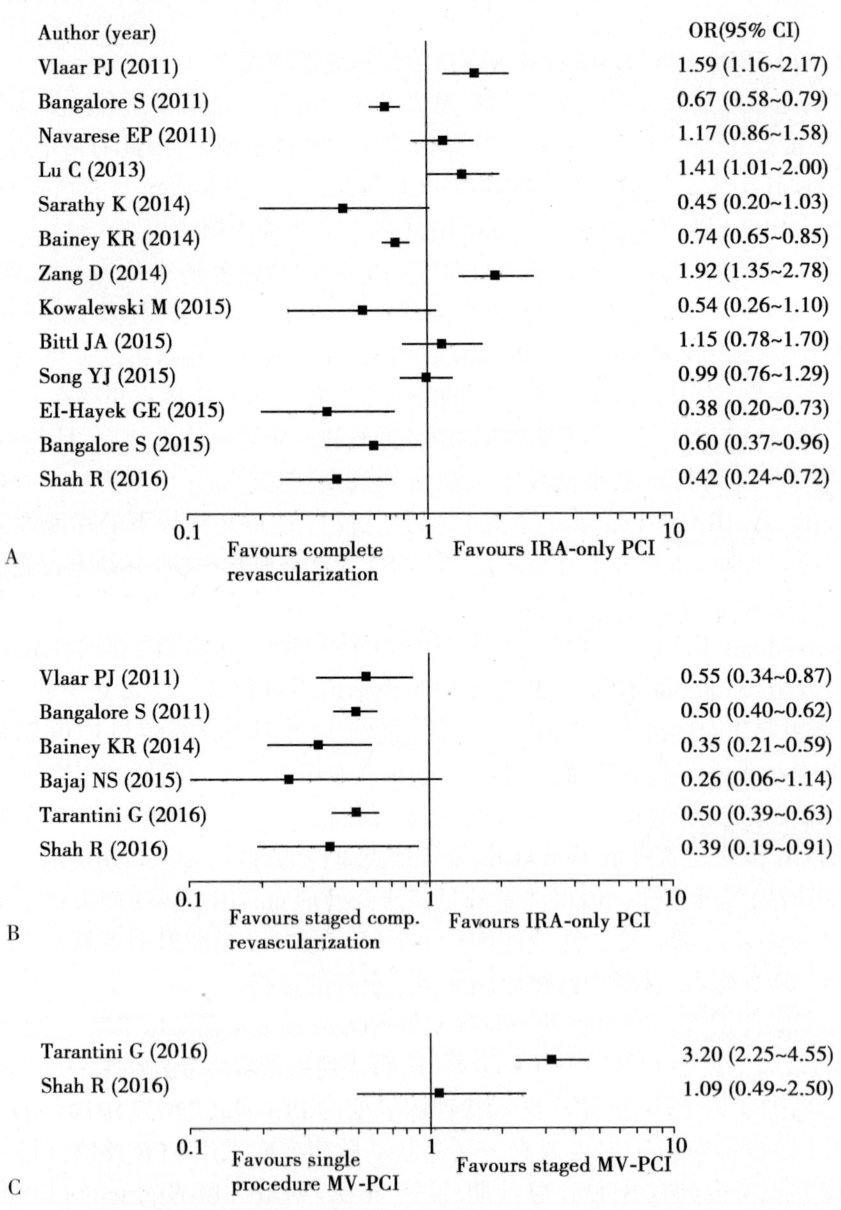

图 1 相关荟萃分析关于三种 non-IRA 策略远期死亡率的比较[OR(95% CI)][24]

A. 各种完全血运重建策略和 COR 策略比较；B.SR 和 COR 策略比较；C. CR 和 SR 策略比较

提示住院同期分次 PCI 较 COR 或 CR 有更低的短期和长期死亡率，复合 MACEs 发生率（全因死亡、再发 MI、再次血运重建）也均有显著降低。

最近的一项荟萃分析纳入 10 项随机试验共 2285 例患者，采用混合治疗模型进行配对荟萃分析发现，只要是完全血运重建（CR、同次住院 SR、再次住院 SR）均能减少 MACEs，而与 non-IRA 的处理时间可能无关[25]。

正在进行的 PRIME-TIME 研究设计对 STEMI 合并有 non-IRA 造影直径中 / 重度狭窄的患者，在 IRA 直接 PCI 后即刻对 non-IRA 病变行 FFR 评价，然后随机分成三组，一组为仅处理 IRA，即使存在 non-IRA 病变 FFR ≤0.80 也不予处理；一组为即刻完成 FFR 指导的完全性血运重建；另一组无论 FFR 异常与否，均在 MI 后 1~3 个月根据再次 FFR 评估结果行分期完全性血运重建，比较分析三组 12 个月的死亡和再发 MI 事件。该研究结果将会为 STEMI 合并 MVD 患者 non-IRA 的处理策略提供进一步信息。正在进行的 COMPLETE 研究在世界范围内预计纳入 3900 例 STEMI 患者，以临床硬终点即死亡和再发 MI 为主要终点事件，将会为 STEMI 患者的完全血运重建策略和时机提供更多的证据[26]。或许基于综合评估下的根据病情分阶段开通 non-IRA 策略（staged complete revascularization according to the condition，SCR）可能会是更适合临床实际情况的选择。

三、基于综合评估下的 SCR 策略

（一）完全血运重建策略风险获益

可能的获益：早期完全血运重建可改善心功能，降低心源性休克发生率，进而改善远期预后；减少住院时间，降低再次介入治疗可能带来的并发症和减少治疗费用。同时处理 non-IRA 有助于侧支循环的建立及改善，从而缩小梗死面积，增加非梗死区的心肌功能，预防其再次出现心肌缺血，维持电生理稳定性，进而有效减少持续性心律失常的发生率及持续时间。STEMI 时由于内环境的改变，non-IRA 的斑块可能处于不稳定的高危状态，完全血运重建预防了其发生斑块破裂与血管完全闭塞的可能，从而改善近期及长期预后。

承担的风险：延长手术时间；增加对比剂用量；增加放射线照射量；对比剂肾病；增加处于危险状态的缺血心肌；出现严重并发症、预后更差（如急性 / 亚急性支架血栓、严重出血停用抗栓药物）。

（二）更全面的评估 non-IRA 病变

随着介入器械和技术的进步、抗栓等治疗药物的改进，靶血管再狭窄及急性血栓事件的发生率明显下降，越来越多的研究证据亦证实了 CR 的安全性。在目前国内胸痛中心及其协同救治体系广泛开展的背景下，通过胸痛中心绿色通道缩短首次医疗接触至球囊扩张时间、首次医疗接触至抗血小板治疗时间，通过第一时间服用含有“替格瑞洛、阿司匹林、强效他汀负荷剂量”的“急性心肌梗死急救一包药”能够进一步降低住院期间心血管疾病死亡及各种原因死亡率，减少心力衰竭、再次因心源性疾病入院、全因死亡及心源性死亡率[27]。如果我们对 non-IRA 狭窄程度、斑块易损状态和血流动力学功能进行更全面评估，筛查出高危患者，采取 SCR 的策略有可能进一步降低围术期风险及改善预后。

Non-IRA 病变的综合评估方法：

(1) 再发缺血症状、心电图改变或无创性负荷检查提示为高危的患者，non-IRA 进行 PCI 是合适的；事实上很多 MVD 的患者在住院期间，在强化抗栓、稳定斑块和扩血管治疗之下并无再发心肌缺血症状或 ECG 改变等 non-IRA 病变导致缺血的证据，因此我们可能需要更敏感和有说服力的指标帮助决策。

(2) 传统的冠脉造影可对病变进行定量测定，评估狭窄节段血管直径、血管横截面积，局限性在于不能分辨斑块病变的组织学组成，也就不能够有效的评估斑块的易损性。

(3) 应用 FFR 评估 non-IRA 病变。中国《冠状动脉血流储备分数临床应用专家共识》推荐对于多支或真分叉冠状动脉病变应采用 FFR 评估进行完全功能性血运重建[20]。STEMI 合并 MVD 的患者功能性完全血运重建可能是未来 PCI 发展趋势。MI 早期可能会出现严重的微血管损伤（炎症、顿抑和无复流），这种情况在 IRA 最为严重，顿抑的微血管很大程度上减少了最大充血血流，因而减少狭窄所造成的压力阶差而升高了 FFR 测得值。在 non-IRA 也有类似的变化，并且可能存在给予腺苷所引起的冠脉窃血作

用，而导致血流向非梗死区再分布，FFR 测得值偏低。随着时间的推移，冠脉微循环功能逐渐恢复，故建议 STEMI 至少 5 天后对 IRA 临界病变进行 FFR 测量，而对于 STEMI 的 non-IRA 临界病变，可在直接 PCI 的同时进行 FFR 测量评估病变功能。

四、总　　结

STEMI 合并 MVD 的患者及时进行功能性完全血运重建是未来 PCI 发展趋势，但到底采取 SR 还是 CR 策略处理 non-IRA 更具优势亦或更优先考虑，现有临床证据仍难分高下。2017 年 ESC 更新的 STEMI 管理指南提出，应考虑在出院前常规对 non-IRA 进行血运重建（采取 CR 或出院前 SR 策略）（Ⅱa，证据水平 A）[28]。随着介入器械和技术的不断进步、新型抗血小板药物的应用以及 FFR、血管内超声（IVUS）等功能和影像学评估技术的推广，在越来越多的研究证据支持下，对于术者经验丰富、在使用新一代药物涂层支架的情况下，根据患者的临床状态以及冠状动脉功能学评价结果，STEMI 合并 MVD 的处理时机可考虑以下几种情况的 SCR 综合处理策略：①在患者血流动力学不稳定时，直接 PCI 同时处理主要 non-IRA；②患者血流动力学稳定，但造影（必要时包括 FFR、IVUS）提示有主要血管严重狭窄、病变不稳定或综合评估短期内有再发心肌缺血、斑块不稳定的证据，尤其是对于 STEMI 首选溶栓治疗成功后的早期（3~24 小时内）PCI 患者，在直接 PCI 快速、顺利处理 IRA 后，推荐同时处理简单 - 中等难度的 non-IRA 病变，可减少住院时间及降低相关费用；③患者血流动力学稳定，但造影(必要时包括 FFR、IVUS）提示无主要血管严重狭窄、病变不稳定或综合评估短期内无再发心肌缺血、斑块不稳定的证据，则仅对 IRA 行直接 PCI 治疗，之后给予充分的药物治疗，如仍有心绞痛发作或缺血证据，则近期对 non-IRA 行 PCI 治疗；④患者血流动力学稳定，建议择期在 FFR、IVUS 辅助下开通存在 CTO、左主干或真分叉的 non-IRA 病变；⑤患者血流动力学稳定，建议分期进行三支血管病变的 non-IRA PCI（第二次 PCI 选择在同次住院时间内即直接 PCI 后 7~14 天或再次住院时即 1~2 个月后）；⑥患者血流动力学稳定，但肾功能或一般情况较差，则仅对 IRA 行直接 PCI 治疗，1~3 个月后复查造影（必要时包括 FFR、IVUS），如有再发心肌缺血、斑块不稳定证据则施行择期 PCI，否则进行药物治疗；⑦直接 PCI 时出现血管并发症，或者 IRA 发生慢 / 无复流、急性支架内血栓形成或急性闭塞、冠状动脉穿孔、支架脱载、皮肤黏膜及牙龈出血等并发症，或评估围术期发生对比剂肾损伤、消化道或颅内出血风险大的患者择期(必要时分次)处理 non-IRA。熟练联合应用 FFR、IVUS 等影像学技术综合、全面评估 non-IRA 病变是我们选择介入干预时机的基础。

（宋方　吴强）

参 考 文 献

1. 高立建，陈纪林 . 急性 ST 段抬高型心肌梗死合并多支血管病变行完全血运重建的最新进展 . 中国循环杂志，2017，32（7）：625-626.
2. Sorajja P，Gersh BJ，Cox DA，et al. Impact of multivessel disease on reperfusion success and clinical outcomes in patients undergoing primary percutaneous coronary intervention for acute myocardial infarction. Eur Heart J，2007，28：1709-1716.
3. O'Gara PT，Kushner FG，Ascheim DD，et al.2013 ACCF/AHA guideline for the management of ST-elevation myocardial infarction：a report of the American College of Cardiology Foundation/American Heart Association Task Force on Practice Guidelines. Circulation，2013，127（4）：e362-e425.
4. Windecker S，Kolh P，Alfonso F，et al.2014 ESC/EACTS Guidelines on myocardial revascularization：the Task Force on Myocardial Revascularization of the European Society of Cardiology（ESC）and the European Association for Cardio-Thoracic Surgery（EACTS）developed with the special contribution of the European Association of Percutaneous Cardiovascular Interventions（EAPCI）. Eur Heart J，2014，37（35）：2541-2619.
5. 中华医学会心血管病学分会，中华心血管病杂志编辑委员会 . 急性 ST 段抬高型心肌梗死诊断和治疗指南 . 中华心血管病杂志，2015，43（5）：380-393.
6. 中华医学会心血管病学分会介入心脏病学组，中国医师协会心血管内科医师分会血栓防治专业委员会，中华心血管病杂志编辑委员会 . 中国经皮冠状动脉介入治疗指南（2016）. 中华心血管病杂志，2016，44（5）：382-400.
7. Levine GN，O'Gara PT，Bates ER，et al. 2015 ACC/AHA/SCAI focused update on primary percutaneous coronary intervention for patients with ST-elevation myocardial infarction：an update of the 2011 ACCF/AHA/SCAI guideline for percutaneous coronary intervention and the 2013 ACCF/AHA guideline for the management of ST-elevation myocardial infarction. J Am Coll Cardiol，2016，67：1235-1250.
8. Toma M，Buller CE，Westerhout CM，et al. Non-culprit coronary artery percutaneous coronary intervention during acute ST-segment elevation

myocardial infarction: insights from the APEX-AMI trial. Eur Heart J, 2010, 31: 1701-1707.

9. Vlaar PJ, Mahmoud KD, Holmes DR, et al. Culprit vessel only versus multivessel and staged percutaneous coronary intervention for multivessel disease in patients presenting with ST-segment elevation myocardial infarction: a pairwise and network meta-analysis. J Am Coll Cardiol, 2011, 58: 692-703.
10. Politi L, Sgura F, Rossi R, et al. A randomized trial of target-vessel versus multi-vessel revascularization in ST-elevation myocardial infarction: major adverse cardiac events during long-term follow-up. Heart, 2010, 96: 662-667.
11. Jeger R, Jaguszewski M, Nallamothu BN, et al. Acute multivessel revascularization improves 1-year outcome in ST-elevation myocardial infarction: a nationwide study cohort from the AMIS Plus registry. Int J Cardiol, 2014, 172: 76-81.
12. Wald DS, Morris JK, Wald NJ, et al. Randomized trial of preventive angioplasty in myocardial infarction. N Engl J Med, 2013, 369: 1115-1123.
13. Kenneth M, David C, Alexander RP, et al. Infarct burden following multivessel PCI vs. infarct-only PCI in patients with acute STEMI: the Glasgow PRAMI CMR sub-study. J Cardiovasc Magn Reson, 2015, 17(Suppl 1): O9.
14. Kenneth M, David C, Alexander RP, et al. Left ventricular outcomes following multivessel PCI vs. infarct artery-only PCI in patients with acute STEMI: the Glasgow PRAMI CMR sub-study. J Cardiovasc Magn Reson, 2015, 17(Suppl 1): P104.
15. Gershlick AH, Khan JN, Kelly DJ, et al. Randomized trial of complete versus lesion-only revascularization in patients undergoing primary percutaneous coronary intervention for STEMI and multivessel disease: the CvLPRIT trial. J Am Coll Cardiol, 2015, 65(10): 963-972.
16. Ntalianis A, Sels JW, Davidavicius G, et al. Fractional flow reserve for the assessment of nonculprit coronary artery stenoses in patients with acute myocardial infarction. JACC Cardiovasc Interv, 2010, 3: 1274-1281.
17. Engstrom T, Kelbaek H, Helqvist S, et al. Complete revascularisation versus treatment of the culprit lesion only in patients with ST-segment elevation myocardial infarction and multivessel disease (DANAMI-3-PRIMULTI): an open-label, randomised controlled trial. Lancet, 2015, 9994(386): 665-671.
18. Lonborg J, Engstrom T, Kelbaek H, et al. Fractional Flow Reserve-Guided Complete Revascularization Improves the Prognosis in Patients With ST-Segment-Elevation Myocardial Infarction and Severe Nonculprit Disease: A DANAMI 3-PRIMULTI Substudy (Primary PCI in Patients With ST-Elevation Myocardial Infarction and Multivessel Disease: Treatment of Culprit Lesion Only or Complete Revascularization). Circ Cardiovasc Interv, 2017, 10(4): e004460.
19. Smits PC, Abdel-Wahab M, Neumann FJ, et al. Fractional flow reserve-guided multivessel angioplasty in myocardial infarction. N Engl J Med, 2017, 376(13): 1234-1244.
20. 冠状动脉血流储备分数临床应用专家共识专家组. 冠状动脉血流储备分数临床应用专家共识. 中华心血管病杂志, 2016, 44(4): 292-297.
21. Khan JN, Nazir SA, Greenwood JP, et al. Infarct size following complete revascularization in patients presenting with STEMI: a comparison of immediate and staged in-hospital non-infarct related artery PCI subgroups in the CvLPRIT study. J Cardiovasc Magn Reson, 2016, 18(1): 85.
22. Kornowski R, Mehran R, Dangas G, et al. Prognostic impact of staged versus "one-time" multivessel percutaneous intervention in acute myocardial infarction: analysis from the HORIZONS-AMI (harmonizing outcomes with revascularization and stents in acute myocardial infarction) trial. J Am Coll Cardiol, 2011, 58: 704-711.
23. Andries G, Khera S, Timmermans RJ, et al. Complete versus culprit only revascularization in ST-elevation myocardial infarction-a perspective on recent trials and recommendations. J Thorac Dis, 2017, 9(7): 2159-2167.
24. Cubero-Gallego H, Romaguera R, Ariza-Sole A, et al. Revascularization strategies in patients with ST-segment elevation myocardial infarction and multivessel coronary artery disease: urgent or staged? Cardiovasc Diagn Ther, 2017, (Suppl 2): S82-S85.
25. Elgendy IY, Mahmoud AN, Kumbhani DJ, et al. Complete or Culprit-Only Revascularization for Patients With Multivessel Coronary Artery Disease Undergoing Percutaneous Coronary Intervention: A Pairwise and Network Meta-Analysis of Randomized Trials. JACC Cardiovasc Interv, 2017, 10(4): 315-324.
26. Di Pasquale G, Filippini E, Pavesi PC, et al. Complete versus culprit-only revascularization in ST-elevation myocardial infarction and multivessel disease. Intern Emerg Med, 2016, 11: 499-506.
27. 黄宇. 急性 ST 段抬高型心肌梗死院前流程优化和非梗死相关血管治疗策略对预后的影响. 苏州大学博士学位论文, 2015.
28. Ibanez B, James S, Agewall S, et al. 2017 ESC Guidelines for the management of acute myocardial infarction in patients presenting with ST-segment elevation: The Task Force for the management of acute myocardial infarction in patients presenting with ST-segment elevation of the European Society of Cardiology (ESC). Eur Heart J, 2018, 39(2): 119-177.

NSTE-ACS 的介入治疗策略

众所周知，ACS 发病与不稳定斑块破裂后继发的血栓形成有关。当血栓完全堵塞管腔时，即为 ST 段抬高型心肌梗死（STEMI），临床表现为胸痛、心电图 ST 段抬高及心肌损伤标志物水平升高；当血栓不完全堵塞管腔时，即为非 ST 段抬高型 ACS（NSTE-ACS），表现为心电图 ST 段压低，若伴有心肌损伤标志物水平升高，则为 NSTEMI，标志物不升高时为不稳定心绞痛（UA）。

NSTEACS 的病理机制与 STEMI 不同，因此不主张溶栓治疗，而以介入治疗为主。治疗可分为两个方面，一是解决血管腔问题，恢复正常管腔，避免再狭窄，改善心肌供血，提高患者生活质量；二是解决血管壁问题，延缓斑块形成，稳定易损斑块，减少血栓形成，以减少急性心脏事件。治疗方法包括血运重建和抗缺血治疗。长期以来，大量的临床研究（FRISC-2、TACTICS-TIMI 18）均提示介入治疗的效果优于保守治疗，能够降低心肌梗死和死亡联合终点，特别是对高危患者而言[1-2]，但少数研究（ICTUS）提示早期介入可增加患者终点事件[3]。那么到底何时进行介入治疗才是对患者有益的呢？在此就这一问题进行综述。

一、NSTEACS 的危险分层

与 STEMI 相比，NSTEACS 患者的临床风险更高，因为该病更常见、诊断难、基线风险高、冠脉病变更严重且存在长期风险。患者年入院率约为 3 例 /1000 人，且临床表现变异大，容易漏诊、误诊。这类患者的年龄更高，并发症更多，而且诱发因素持续存在，其病变累及冠脉和血管的范围更广，1 年 /4 年死亡风险也高于 STEMI 患者[4]。那么如何对这类患者进行治疗呢？一般对高危患者进行早期介入治疗，低危患者行择期性考虑，因此对 NSTEACS 患者的危险分层就变得尤为重要。对患者进行危险分层有助识别高危患者，指导治疗策略，以改善预后，而且能够初步评估早期预后，指导患者分类、监护、疗程和出院方案，并促进医患沟通、提高患者依从性。

NSTEACS 危险分层主要基于长期的临床研究，首先要考虑的是患者临床特征，例如年龄、原有基础的左室功能、冠脉解剖、糖尿病及肾肺功能异常等其他并发症；然后是患者的心绞痛特点，其次是心电图或动态心电图(有无心肌缺血表现及 ST 段和 T 波改变)，最后是生物标志物(TnT 和 I）与生化指标（C 反应蛋白、BNP 或 NT-proBNP）[5]。

目前指南推荐的评分工具有 TIMI、PURSUIT、GRACE 等。TIMI 评分预测终点事件的危险因子包括：①年龄≥65 岁；②至少三个冠心病危险因素（糖尿病、高血压、家族史、脂质异常、吸烟）；③冠状动脉血管造影狭窄 >50%；以前有 PCI 或者 CABG 史；④ ST 段改变（偏离≥0.5mm）；⑤严重心绞痛症状（24 小时心绞痛≥2 次）；⑥ 7 天内应用过阿司匹林；⑦心肌酶升高[CK-MB 和（或）cTn]。TIMI 评分系统总分 0~7 分，低危：0~2 分；中危：3~4 分；高危：5~7 分[6]。PURSUIT 评分预测终点事件的危险因子包括：①年龄；②性别；③心绞痛的症状；④ ST 段压低；⑤心力衰竭征象[7]。GRACE 评分预测终点事件的危险因子：①年龄；② Killip 分级；③动脉血压；④心率；⑤ ST 段压低；⑥心搏骤停；⑦血肌酐水平；⑧心肌特异性肌钙蛋白。GRACE 评分总分为 0~258 分，GRACE 评分 >140 分为高危[8]。同时推荐使用 CRUSADE 评分评估患者的出血风险[9]。

AHA/ACCF 指南对 UA/NSTEMI 的危险分层作出了明确规定，内容见表 1。

表 1　AHA/ACCF 指南 UA/NSTEMI 危险分层

特征	高危（至少存在以下特征之一）	中危（无高危特征，至少存在以下特征之一）	低危（无高、中危特征，至少存在以下特征之一）
病史	缺血症状在 48 小时内加重	既往心肌梗死、外周血管、脑血管、CABG 病史，用过 ASA	

续表

疼痛特点	持续静息性疼痛超过 20 分钟	静息性疼痛超过 20 分钟目前已缓解，或可能的静息性疼痛超过 20 分钟，休息或含硝酸甘油可缓解，夜间心绞痛，近两周新发恶化心绞痛大于 CCS3 级	2 周至 2 个月内发生的心绞痛
临床表现	肺水肿、高度怀疑和缺血相关的心肌梗死、S3，啰音、低血压、心动过缓 / 速，>75 岁	>70 岁	
心电图	静息心绞痛伴 ST 压低 >0.5mm，新发或疑似新发束支阻滞，持续室速	多导联 T 波改变，病理性 Q 波，ST 段改变 <0.5mm	正常或无变化
心肌标志	TNT，TNI 或 CK-MB 升高	TNT、TNI 或 CK-MB 轻微升高	正常

二、NSTEACS 介入治疗的相关临床研究

对于 NSTEMI 患者是否常规行早期 PCI 术一直是医学界争论的焦点，而且一直没有定论，从近年的相关研究可以看出，对于非 ST 段抬高型 ACS 特别是高危 ACS 患者，选择早期 PCI 辅以充分的抗缺血及抗血小板药物和强化降脂治疗，观察近期及远期的终点事件（死亡、再梗死以及因 ACS 再次住院），较之选择保守治疗有更良好的临床疗效。ISAR-COOL 试验对 410 例 NSTEACS 患者进行了早期 PCI（药物治疗后 6 小时内）和延迟 PCI（药物治疗稳定 3 天后）治疗。早期治疗组平均 2.4 小时后接受 PCI，保守治疗组平均 86 小时后接受 PCI。结果显示，早期介入组的 30 天死亡和心肌梗死发生率明显低于延迟介入组（P=0.04）[10]。随机对照试验 TIMACS 评价了非 ST 段抬高的 ACS 患者发病 24 小时内与 36 小时以后进行冠脉造影和干预治疗的效果、安全性。早期介入（14 小时）组纳入 1593 例患者，随访率 99.7%，延迟介入（50 小时）组纳入 1438 例患者，随访率 99.9%。结果发现，两组患者的主要终点（6 个月死亡、心肌梗死及卒中）事件无差异，但早期介入组的次要终点（6 个月死亡、心肌梗死及再发心绞痛）事件优于延迟组（P=0.002）。经过分析后，研究者认为早期介入的获益主要体现在高危患者中，而在低危患者中并不明显[11]。

近期国人对 NSTE-ACS 介入治疗策略进行也进行了探讨。Li 等检索 Medline，PubMed Central，Embase，the Cochrane Library 和 CNKI 数据库相关文献，筛选出所有接受介入治疗的 NSTE-ACS 患者，分析介入治疗时机对 NSTE-ACS 患者预后的影响。结果表明与延迟介入治疗相比，NSTE-ACS 患者 2 小时内接受紧急介入治疗可以显著降低死亡率和远期缺血性心肌病的发生，但在再发心肌梗死和出血发生方面没有显著差异。而 24 小时内接受早期介入治疗的患者较延迟治疗显著降低了大出血的发生率。表明早期有创策略可能导致较低的死亡率并降低难治性缺血的风险，而即刻侵入性治疗在降低严重出血风险方面表现出益处[12]。Ma 等分析了介入时机对 832 007 例大于 75 岁的老年 NSTE-ACS 患者预后的影响，指出老年 NSTE-ACS 患者可从早期介入治疗中获益，但出血的风险也显著增加[13]。

三、NSTEACS 介入治疗的指南推荐

NSTE-ACS 治疗策略分成三类：保守治疗策略、紧急侵入策略及早期侵入策略。符合下列标准者可被视为低危患者，除非出现新的临床情况，一般不应接受早期侵入性评估：①无再发胸痛；②无心衰体征；③初始心电图及其后 6~12 小时心电图正常；④就诊及其后 6~12 小时 肌钙蛋白水平正常，通过危险计分判定为低危的患者也支持采取保守治疗策略。

符合下列特征者应采取紧急侵入性策略：①难治性心绞痛（如无 ST 段异常的进行性心肌梗死）；②强化抗心绞痛治疗后仍有胸痛再发，并伴 ST 段下移 >2mm 或 T 波深倒；③有心力衰竭或血流动力学不稳定（休克）的临床症状；④存在威胁生命的心律失常（心室颤动或室性心动过速）。对于此类患者，在接受导管检查前还应使用糖蛋白Ⅱb/Ⅲa 受体抑制剂（如替罗非班）。

符合下列特征的患者应采取早期侵入性策略：①肌钙蛋白水平升高；②存在动态 ST 段变化（>0.5mm）或 T 波改变（症状性或无症状性）；③糖尿病；④肾功能减退[GFR<60ml/(min·1.73m^2)]；⑤左室射血分数减

低(<40%);⑥早期梗死后心绞痛;⑦经皮冠脉介入治疗术后6个月内;⑧既往曾行冠脉搭桥术;⑨据危险计分评估为中到高危的患者。心脏导管检查具体时间可根据当地医院条件,但应在72小时内完成。如无明显的出血危险,对于肌钙蛋白升高、有动态ST/T变化或糖尿病患者,在接受导管检查前也应给予糖蛋白Ⅱb/Ⅲa受体抑制剂。

美国、欧洲及中国指南均作出了相应推荐,内容如下:ACC/AHA指南血运重建建议:Ⅰ类建议 UA/NSTEMI患者有顽固心绞痛或血流动力学或电活动不稳定时(没有严重并发症或早期有创禁忌证),有指征采用紧急有创策略(2小时)(证据:A);对初始状态稳定,但发生临床事件风险增加的UA/NSTEMI患者,有指征采用早期有创策略(证据:B)。Ⅱa类建议 对初始稳定的高危患者,可以优先选择早期有创策略(就诊后12~24小时)而不是延迟有创策略。对于非高危患者可以选择延迟有创策略(证据:B)[14]。

ESC指南对有创评估和血运重建建议:该指南推荐顽固性心绞痛、合并心衰及致命性心律失常或血流动力学不稳定患者进行紧急冠脉造影(<2小时)(I,C);GRACE评分>140分或符合至少一条高危标准的患者进行24小时内早期有创策略(I,A);反复发作的症状,且符合至少一条高危标准的患者在72小时内进行介入治疗(I,A)。高危标准包括TnT或I升高、动态ST或T波改变、糖尿病、肾功能异常、左室功能降低、梗死后心绞痛、心肌梗死病史、6个月内PCI或CABG病史及GRACE评分109~139。此外,指南不建议对非显著病变患者进行PCI,不建议对低危患者进行有创检查[15]。

中国NSTEACS指南和专家共识:高危患者主张症状发作72小时内造影和血运重建,心肌缺血极高危患者推荐紧急介入治疗(2小时内),GRACE评分>140分合并多项其他高危因素者推荐早期介入治疗(24小时内)。早期稳定但发生临床事件高风险患者,建议进行早期介入治疗,推荐低危患者延迟介入治疗[16]。

总之,在NSTEACS的治疗中应该遵循指南,Yang等研究了中国NSTE-ACS患者中应用国际指南的疗效,来自142家医院的9953例中国NSTE-ACS患者入选,按照最新的国际NSTE-ACS指南进行介入治疗和抗血小板治疗,63.1%的患者进行了血管造影,58.2%的患者接受了经皮冠状动脉介入治疗(PCI)。然而,40.6%的患者未接受早期风险评估,而极高危患者的PCI比例最低(41.7%)。11.1%的极高风险患者和26.3%的高风险患者能在推荐时间内进行PCI。在2小时内接受PCI的患者无论在高风险还是极高风险患者中死亡率均较高。88.3%的患者接受了早期双重抗血小板治疗。表明中国NSTE-ACS患者的临床管理与指南推荐之间仍存在显著差异[17],需要进一步改进,以降低NSTEACS的死亡率。

(杨丽霞 郭瑞威)

参考文献

1. Wallentin L, Lindhagen L, Ärnström E, et al. Early invasive versus non-invasive treatment in patients with non-ST-elevation acute coronary syndrome (FRISC-Ⅱ): 15 year follow-up of a prospective, randomised, multicentre study. Lancet, 2016, 10054 (388): 1903-1911.
2. Morrow DA, Sabatine MS, Brennan ML, et al. Concurrent evaluation of novel cardiac biomarkers in acute coronary syndrome: myeloperoxidase and soluble CD40 ligand and the risk of recurrent ischaemic events in TACTICS-TIMI 18. Eur Heart J, 2008, 29 (9): 1096-1102.
3. Hoedemaker NPG, Damman P, Woudstra P, et al. ICTUS Investigators. Early Invasive Versus Selective Strategy for Non-ST-Segment Elevation Acute Coronary Syndrome: The ICTUS Trial. J Am Coll Cardiol, 2017, 69 (15): 1883-1893.
4. Rymer JA, Tempelhof MW, Clare RM, et al. Discharge timing and outcomes after uncomplicated non-ST-segment elevation acute myocardial infarction. Am Heart J, 2018, 201: 103-110.
5. Shehata M, Samir A, Dardiri M. Prognostic impact of intensive statin therapy on N-terminal pro-BNP level in non-ST-segment elevation acute myocardial infarction patients. J Interv Cardiol, 2017, 30 (6): 514-521.
6. Lee H, Rodriguez C. Calculated decisions: TIMI risk score for UA/NSTEMI. Emerg Med Pract, 2017, 19 (Suppl 7): 5-7.
7. Jamil G, Jamil M, Alkhazraji H, et al. Risk factor assessment of young patients with acute myocardial infarction. Am J Cardiovasc Dis, 2013, 3 (3): 170-174.
8. Chen YH, Huang SS, Lin SJ. TIMI and GRACE Risk Scores Predict Both Short-Term and Long-Term Outcomes in Chinese Patients with Acute Myocardial Infarction. Acta Cardiol Sin, 2018, 34 (1): 4-12.
9. Li S, Liu H, Liu J. Predictive performance of adding platelet reactivity on top of CRUSADE score for 1-year bleeding risk in patients with acute coronary syndrome. J Thromb Thrombolysis, 2016, 42 (3): 360-368.
10. Silva MA, Donovan JL, Gandhi PJ, et al. Platelet inhibitors in non-ST-segment elevation acute coronary syndromes and percutaneous coronary

intervention: glycoprotein Ⅱb/Ⅲa inhibitors, clopidogrel, or both? Vasc Health Risk Manag, 2006, 2(1): 39-48.

11. Mehta SR, Granger CB, Boden WE, et al. TIMACS Investigators. Early versus delayed invasive intervention in acute coronary syndromes. N Engl J Med, 2009, 360(21): 2165-2175.
12. Li Y, Zhang Z, Xiong X, et al. Immediate/Early vs. Delayed Invasive Strategy for Patients with Non-ST-Segment Elevation Acute Coronary Syndromes: A Systematic Review and Meta-Analysis. Front Physiol, 2017, 8: 952.
13. Ma W, Liang Y, Zhu J. Early Invasive Versus Initially Conservative Strategy in Elderly Patients Older Than 75 Years with Non-ST-Elevation Acute Coronary Syndrome: A Meta-Analysis. Heart Lung Circ, 2018, 27(5): 611-620.
14. Rodriguez F, Mahaffey KW. Management of Patients With NSTE-ACS: A Comparison of the Recent AHA/ACC and ESC Guidelines. J Am Coll Cardiol, 2016, 68(3): 313-321.
15. Jobs A, Thiele H. European Society of Cardiology. ESC guidelines 2015. Non-ST-elevation acute coronary syndrome. Herz, 2015, 40(8): 1027-1033.
16. 中华医学会心血管病学分会. 非 ST 段抬高型急性冠状动脉综合征诊断和治疗指南(2016). 中华心血管病杂志, 2017.
17. Yang Q, Wang Y, Liu J, et al. CCC-ACS Investigators. Invasive Management Strategies and Antithrombotic Treatments in Patients With Non-ST-Segment-Elevation Acute Coronary Syndrome in China: Findings From the Improving CCC Project (Care for Cardiovascular Disease in China). Circ Cardiovasc Interv, 2017, 10(6). pii: e004750.

斑块侵蚀:OCT 指示下 ACS 治疗策略的转变

急性冠脉综合征(acute coronary syndrome,ACS)仍然是世界范围内心血管疾病的主要表现形式,具有高发病率和高死亡率的特点,并已成为低收入和中等收入国家的负担。既往的病理生理机制研究结果显示冠状动脉粥样硬化是长期复杂的炎症反应和免疫作用所致。一部分冠状动脉病变保持稳定状态,而另一部分能够迅速进展为威胁生命的 ACS。当患者存在大量吸烟、酗酒、过度劳动或突然情绪激动等危险因素时,其冠状动脉管壁结构遭到破坏,继发血栓形成、冠状动脉血流受阻,导致急性心肌缺血。形成 ACS 的三种最常见的基础机制被认为是:①斑块破裂(plaque rupture,PR)最常见,通常指富含脂质、薄纤维帽的斑块破裂,坏死核心暴露,形成血栓(图 1,见文末彩图 19);②斑块侵蚀(plaque erosion,PE),通常指在斑块部位及附近的内皮剥蚀,导致血小板聚集;③钙化结节(calcified nodule,CN),在病理上被定义为钙化板的断裂、散布的纤维蛋白和被破坏的纤维帽,其上伴有血栓形成[1-2]。

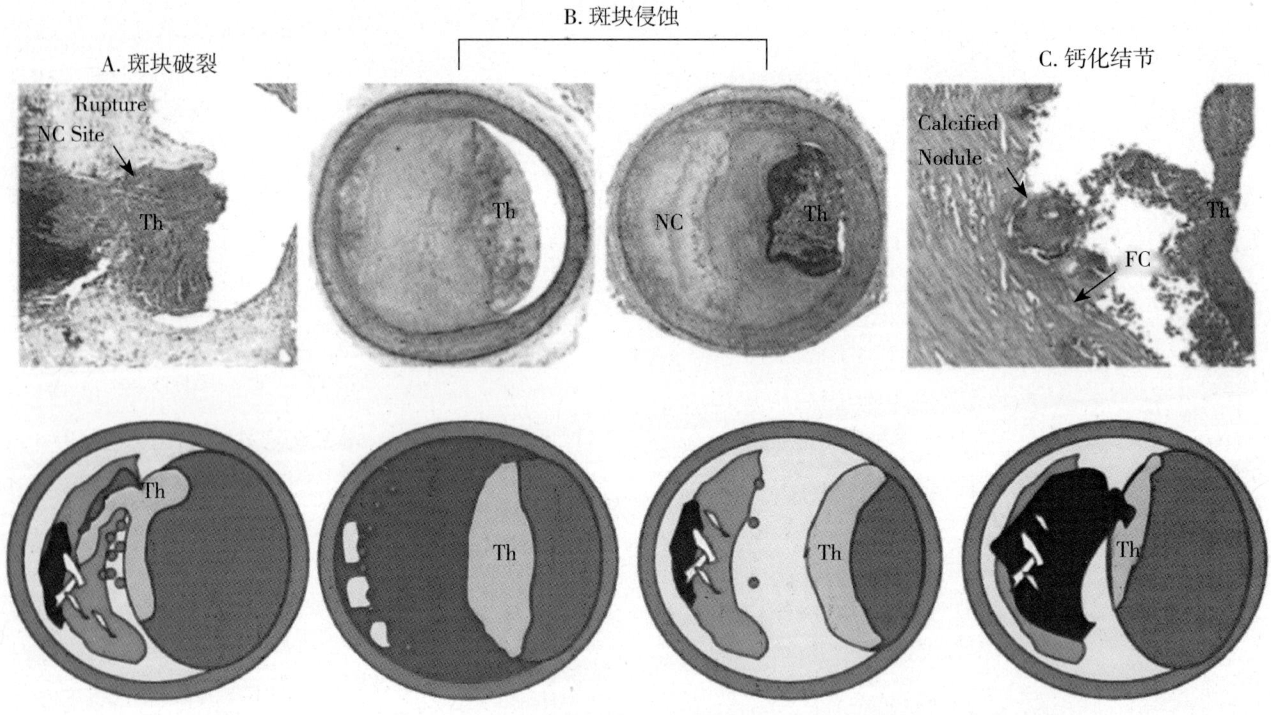

图 1 斑块破裂、斑块侵蚀和钙化结节的病理过程

A. 薄纤维帽破裂及管腔血栓,可见一个大的坏死的核心与管腔连通;B. 侵蚀发生在富含蛋白多糖和平滑肌细胞的病变上,血栓附着在缺乏内皮的区域,这些病变很少有炎性细胞,特别是单核细胞;C. 钙化结节通过破裂的薄纤维帽突入管腔

一、斑块侵蚀特殊形态及发生机制

斑块侵蚀是一种新的在体诊断类型,1994 年 van 首次提出斑块侵蚀一词,对 ACS 患者的管理极具潜在价值。从最初的病理学研究[3-5]到最近的在体血管内成像研究——光学相干断层扫描(optical coherence tomography,OCT)都证实了斑块侵蚀这一概念。

(一)斑块侵蚀的病理学认知

病理研究表明,侵蚀的发生率约为 33%~44%,被定义为斑块的纤维帽完整,但斑块表面的内皮细胞功能缺失和(或)功能不全,继而导致血栓形成[6]。斑块侵蚀一般发生在内膜增生或伴随厚纤维帽的纤维粥样硬化处，斑块侵蚀处没有明显的巨噬细胞和淋巴细胞浸润，中膜完整。而斑块破裂时中膜一般是被破坏的，尤其是内弹力膜。因此，推断冠状动脉痉挛可能是斑块侵蚀发生的病理生理机制之一[7]。在一个纳入20例心脏猝死患者的研究中发现PR仅占病变的60%，其余40%只显示斑块侵蚀而非破裂[4]。病理研究表明，斑块侵蚀常发生在富含蛋白多糖和平滑肌细胞的病变部位，局部缺乏内皮细胞的覆盖[6,8]。侵蚀部位内皮完整性的破坏，可能与局部血流震动有关；胶原的暴露，与血栓的形成相关。一项研究将内皮细胞与多形核白细胞共同培养，发现两者共同培养可以诱导内皮细胞的损伤和凋亡[9-11]并且检测出多形核白细胞内含有丰富的髓过氧化物酶。研究发现，侵蚀斑块具有更高浓度的细胞外基质，如透明质酸、蛋白聚糖、胶原蛋白和二聚糖。且其大多为偏心性，很少合并有钙化，这可能是斑块侵蚀处透明质酸选择性积累，引起内皮化延迟和血小板聚集所造成的。此外，透明质酸可以直接引起纤维蛋白的聚合，从而促进平滑肌细胞的迁移以及斑块的进展。相比较破裂或稳定斑块，透明质酸的表面受体CD44主要定位在侵蚀的斑块中，再次证明侵蚀形成的独特发生机制[4,6,12-13]。这些发现与斑块破裂的病理学形成明显对比，这与局部和全身炎症反应、先天免疫和适应性免疫的激活以及组织因子触发的血栓形成有关。总之，上述病理特征和发生机制上的差异导致斑块破裂与斑块侵蚀的具有明显差异。

（二）腔内影像学实现在体诊断斑块侵蚀

血管内成像技术的出现能够帮助临床医生更细致的评估和理解斑块的形态，以及进行在体诊断，并将此与临床表现紧密相连。冠状动脉造影是评估ACS患者血管狭窄程度的“金标准”。然而，冠状动脉造影仅仅能够显示管腔的轮廓，不能显示出管腔内部结构。随着腔内影像学的发展，血管内超声（intravascular ultrasound，IVUS）被广泛应用于临床研究，尽管IVUS可以用于评估斑块形态，包括斑块负荷和血管重构，但其分辨率还不足以分辨出血管壁内细微的变化。OCT是一种很有前途的成像技术，分辨率为10~20μm，在所有腔内影像学技术中最高。它可以显示动脉粥样硬化斑块的微观结构(如纤维帽、血栓、钙化)，并通过组织学[14-15]对OCT的特征进行验证。有望可以在体检测斑块的具体形态学特征，尤其是斑块表面的特征。由于冠状动脉造影与血管内超声的缺陷，不能够明确诊断斑块侵蚀，结合病理特征及OCT对微观结构的在体诊断优势可以在体诊断斑块侵蚀、斑块破裂与钙化结节（图2，见文末彩图20）。然而，需要强调的是，斑块侵蚀的病理定义不能简单地应用于OCT定义的斑块侵蚀，比如病理发现的斑块侵蚀表面内皮细胞剥脱OCT是难以发现的。

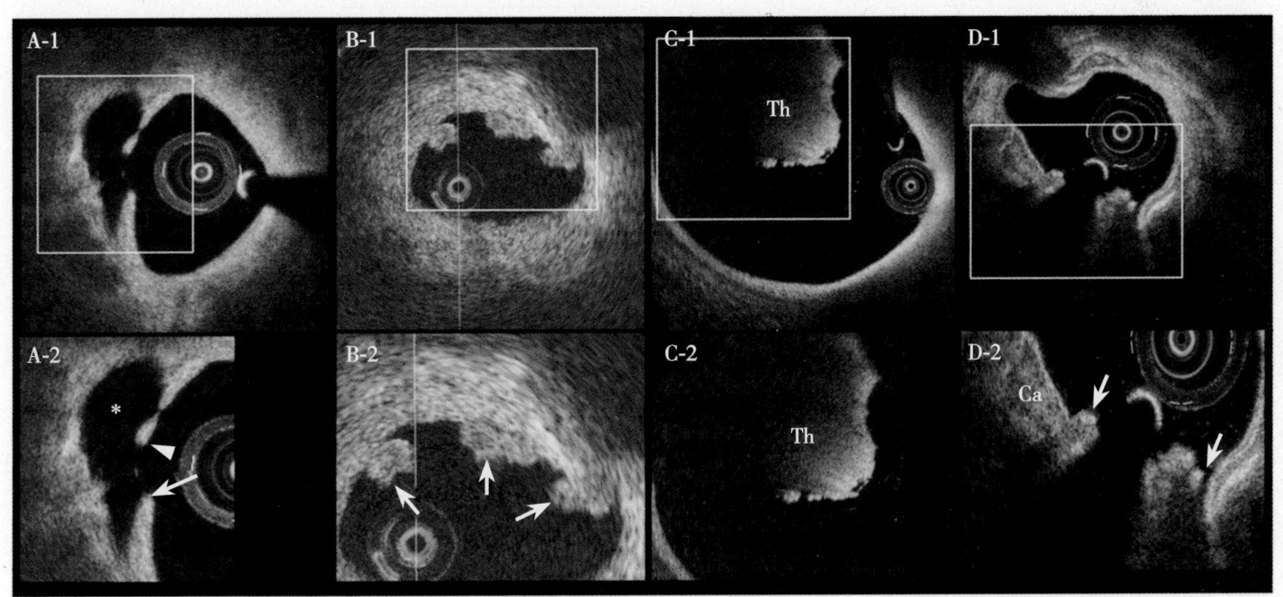

图2 OCT对ACS罪犯病变的识别

A. 斑块破裂，脂质斑块的纤维帽连续性中断（箭头）伴空腔形成（星号）；B. 明确的斑块侵蚀：纤维帽完整未见斑块破裂，伴血栓形成（箭头）；C. 可能的斑块侵蚀：OCT可见红色血栓（Th）突入管腔，邻近血栓处管壁无明显斑块形成，且管腔无明显狭窄；D. 钙化结节：可见结节样钙化突出到管腔内，呈火山喷发样改变，纤维帽破裂（箭头），伴有血栓形成（星号）

OCT对于罪犯病变的定义主要是通过是否存在完整的纤维帽来实现。2013年Jia[16]等首次利用OCT在体观察ACS患者罪犯病变的特点,并确定OCT-斑块侵蚀的定义及分类,主要是基于纤维帽的完整性以及是否存在血栓。ACS患者如果不伴有纤维帽破裂和空洞,提示斑块侵蚀,尤其是伴有血栓形成或内膜表面不规则。但由于内皮细胞丢失及功能障碍是病理学诊断斑块侵蚀的必要标准,目前OCT不能识别单个内皮细胞,可见斑块侵蚀是排除的诊断。所以,OCT对斑块侵蚀的诊断主要是通过排除纤维帽破裂。

罪犯病变处覆盖的血栓可能会影响OCT对罪犯斑块特征的判定,鉴于此,根据斑块的表面是否覆盖血栓以及血栓下斑块的能见度将斑块侵蚀分为明确的OCT-斑块侵蚀和可能的OCT-斑块侵蚀(图3,见文末彩图21):①明确的OCT-斑块侵蚀的定义 纤维帽完整未见斑块破裂,伴血栓形成,血栓下斑块结构可识别。②可能的OCT-斑块侵蚀:纤维帽完整,罪犯病变无血栓形成,管腔表面不规则;病变处伴血栓形成,血栓处斑块结构不可识别,血栓近端或远端无浅表脂质、钙化。与病理学研究不同,急性冠状动脉事件中存活的患者,并用抗血栓治疗,其结果是,在OCT成像之前,覆盖在病灶上的血栓可能已经溶解。

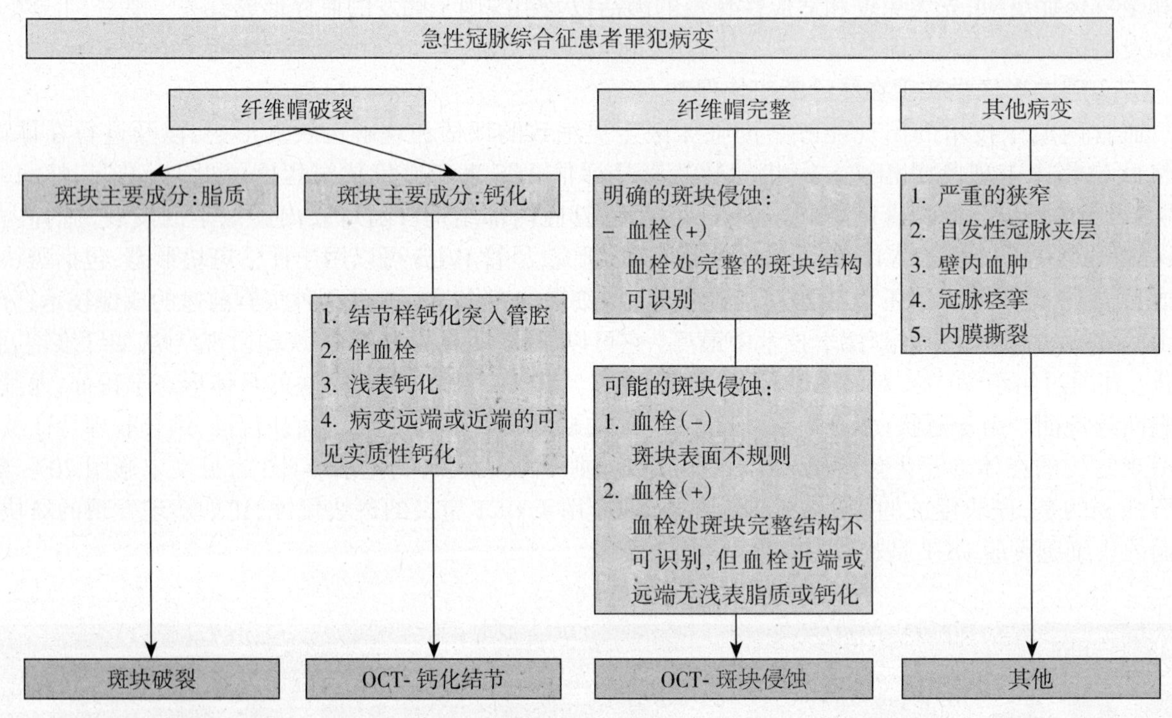

图3 OCT下罪犯病变的斑块分类方法

相比斑块破裂,OCT-斑块侵蚀的纤维帽更厚,脂质弧较小,脂质长度较短,最小管腔直径最大,直径狭窄最轻,病灶长度无显著性差异,常发现白色血栓。44%的侵蚀表现为脂质斑块,56%为纤维斑块[16],这一发现与病理结果一致[8]。

二、斑块侵蚀的患者特征差异及高危因素

除上述病变特征以外,如何理解易损斑块到易损人群?建立斑块侵蚀类型的临床患者风险因素,从而个体化的制订治疗策略。Farb等人研究了96例冠状动脉猝死的患者,发现了在年轻女患者中,斑块侵蚀比斑块破裂更为常见,这类患者的管腔面积狭窄较轻,钙化、巨噬细胞也更少见[6];同样,在Jia等人研究中发现61.5%例患者的斑块侵蚀与非ST段抬高ACS(non-ST-segment elevation acute coronary syndrome,NSTE-ACS)临床表现相关;与此相反,斑块破裂更常见于ST段抬高型心肌梗死(ST-segment elevation myocardial infarction,STEMI),与病理研究一致[16]。据报道,斑块侵蚀患者入院时STEMI较少,Q波MI较破裂者少[17]。与此相反,侵蚀似乎导致较少的血栓负荷,保存血管结构和较大的管腔[6]。

近期通过一项大样本的STEMI患者人群亚组斑块侵蚀患者临床及影像学联合分析,Dai等[18]发现,

在 STEMI 患者中，约四分之一为斑块侵蚀。侵蚀性斑块多出现于 <50 岁的急性 ST 段抬高心肌梗死患者，尤其是在女性患者中。相对于斑块破裂，吸烟者发生侵蚀性斑块的比例较高。但是侵蚀性斑块患者的其他心血管病危险因素，如血脂异常、高血压、慢性肾脏疾病和糖尿病反而少见。研究者还发现，斑块破裂在左前降支（47%）和右冠状动脉（43.3%）中分布相当。而侵蚀性斑块多出现在左前降支（占 61.2%）。侵蚀斑块和破裂斑块的病变长度相当，但侵蚀性斑块更多发生在冠脉分支处。在多变量分析发现，年龄小于 50 岁、吸烟、无其他冠心病危险因素、单支血管病变、病变程度较轻，管腔大，分叉病变与斑块侵蚀显著相关。对于男性患者，分叉病变和吸烟是侵蚀性斑块的最重要的相关因素，而女性患者中，年龄小于 50 岁预测侵蚀性斑块的价值最高（图 4，见文末彩图 22）。

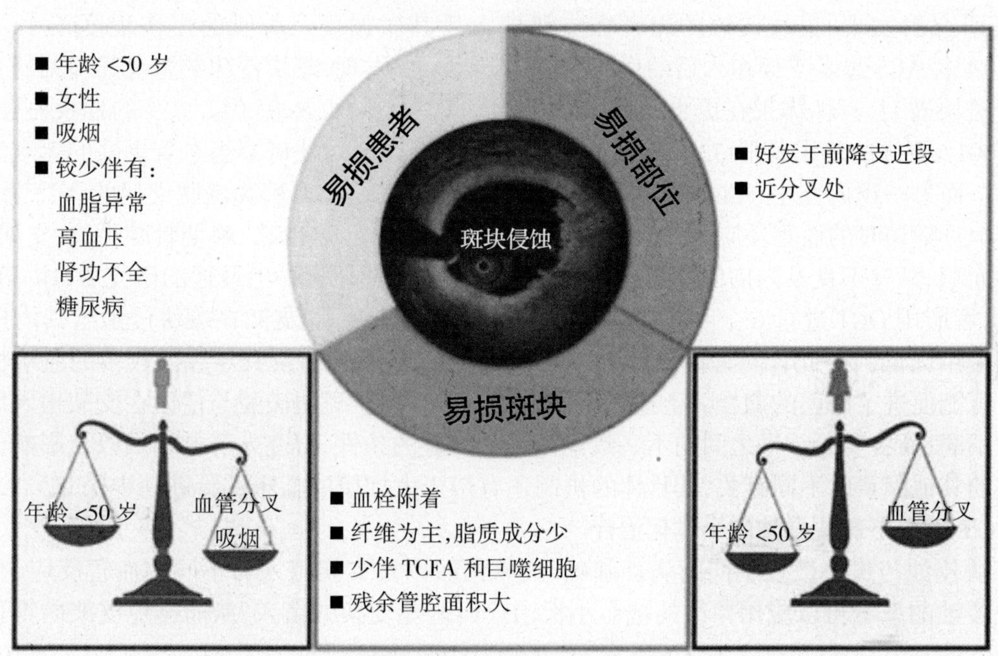

图 4 斑块侵蚀的在体预测因素

斑块侵蚀常发生于年轻的患者，尤其是绝经前妇女。年龄 <50 岁是斑块侵蚀的预测指标。吸烟是斑块侵蚀的主要危险因素，而血脂异常、高血压、CKD 或糖尿病比例较小。斑块侵蚀常见于 LAD 近端以及接近分叉。斑块侵蚀表面常有血栓，薄纤维帽粥样斑块（TCFA）和巨噬细胞较少，具有较大管腔面积的纤维性或脂质较少的斑块

三、精准介入时代，ACS 治疗策略转变

随着经皮冠状动脉介入治疗（percutaneous coronary intervention，PCI）技术的广泛应用，ACS 患者成为此项技术的最大受益人群。既往的指南[19,20]制定了 ACS 的血运重建策略，其中还包括我国专家学者针对我们介入现状编写的《中国经皮冠状动脉介入治疗指南（2016）》[20]。这些对于介入策略的规范首先基于一系列划时代意义的重要临床研究结果，是优化 PCI，改善预后为目的出发。然而，在这一过程中，我们看到 PCI 给 ACS 患者治疗带来巨大获益的同时，PCI 相关操作与支架相关并发症的发生率也随之升高。其中包括支架内再狭窄及晚期和极晚期支架内血栓形成仍是介入的后续难题。基于斑块侵蚀血栓形成的不同机制，是否能为 ACS 患者提供更为个体化和精准化的治疗？部分患者能否避免或延迟支架植入来规避 PCI 并发症呢？

现行的指南都将早期的支架植入作为 ACS 首选的治疗方式，已获得早期的再灌注和血运重建。但伴随着以 OCT 为代表的一系列腔内影像学的出现，临床医生能够在体识别引发 ACS 的具体病理机制，从而提供更为个体化和精准化的治疗。

（一）斑块侵蚀的临床预后优于斑块破裂

伴随着腔内影像学的发展，临床医生对斑块侵蚀与破裂间不同的临床预后有了更为深入的认识。Higuma 等[21]通过回顾性研究发现由斑块破裂所引起的 ACS 相较于斑块侵蚀其梗死的面积较大，无复流现象的发生率较高且梗死后心脏的射血分数更低。Yonetsu 等[22]则通过中位时间长达 576 天的随访证明了斑块侵蚀相较于斑块破裂其远期预后更佳。而另一项针对 139 名 ACS 患者的临床研究[23]也证明了斑块侵蚀的患者其 MACE 的发生率显著低于斑块破裂的患者（14% vs. 39%，P=0.001）。斑块侵蚀所致的 ACS 其预后显著优于斑块破裂，但其具体的机制还有待于进一步的研究。

（二）斑块破裂与侵蚀支架植入后的血管反应不同

对支架植入后斑块破裂与侵蚀之间不同的血管反应尚未达成一致的认识。Higuma 等[21]通过对 112 名患者进行研究后发现，斑块侵蚀的患者在支架植入后其微循环及心肌的损伤程度较小。另一项研究[24]则对 114 名 ACS 患者支架植入后的血管反应进行观察后发现，斑块侵蚀的患者其即刻的支架植入效果显著优于斑块破裂，具体体现在更少的贴壁不良（7.3% vs. 37.5%，P<0.001），更少的残余血栓（14.6% vs. 59.4%，P<0.001），更少的组织脱垂（73.2% vs. 93.8%，P=0.008），同时斑块破裂组有着更高的无复流和远端栓塞的发生率。而另一项研究中，Saia 等[25]应用 OCT 评价了 140 名植入药物洗脱支架的 ACS 患者术前、术后即刻及 9 个月随访时的血管反应，研究显示两组之间无论是在斑块形态、晚期管腔丢失、支架内再狭窄、新生内膜的面积、贴壁不良及内皮的覆盖程度上均没有差异。但在另一项最近的研究中，Hu 等[26]通过对 65 名 ACS 患者应用 OCT 进行 6 个月随访后则发现，植入的药物洗脱支架在斑块侵蚀组其内皮覆盖的程度较斑块破裂组为低。研究者同时指出，斑块破裂组较大的血栓负荷及其导致的较多的血小板源性生长因子的释放可能促进了内膜的愈合。上述实验从不同角度证实了斑块破裂与侵蚀在支架植入后血管反应具有显著的不同，而各实验结果之间的不一致性可能与实验的条件、研究人群的构成以及影响支架植入术后血管反应的其他因素的不同有关，其具体的机制还有待于大规模的临床试验进一步探究。

（三）OCT 指导下斑块侵蚀的个体化治疗

基于斑块侵蚀与斑块破裂不同的病理基础、临床预后以及支架植入后不同的血管反应，有研究者指出对于斑块侵蚀的患者可以应用单纯的抗血小板治疗而避免支架的植入，从而避免支架内再狭窄及血栓形成等灾难性的并发症从而改善 ACS 患者的长期预后。Prati 等[27]对 31 名罹患 STEMI 且经 OCT 证实罪犯病变为斑块侵蚀的患者，对于其中 40% 没有被血栓严重阻塞血管的患者行单纯的抗血小板治疗，而其余的 60% 则植入了支架，在超过 2 年的随访中，两种不同的治疗方式并没有造成患者预后的显著差异。EROSION 研究[28]是一项单中心、非对照、前瞻性的研究，研究纳入 405 名 ACS 受试者，其中 103 名患者经 OCT 检测明确冠脉存在斑块侵蚀现象。排除罪犯血管狭窄 >70% 的患者 32 例以及判断为 OCT 时已接受其他治疗的 11 例患者后，最终入组 60 人。患者行冠脉造影前应用阿司匹林 300mg、替格瑞洛 180mg 和普通肝素 100 IU/kg，然后根据病情选择静脉应用糖蛋白Ⅱb/Ⅲa 抑制剂或血栓抽吸。经以上治疗处理后，若：①残余狭窄 <70%；② TIMI 血流达到 3 级；③患者不再发作心绞痛症状，则不再植入支架，而仅应用阿司匹林 100mg 联合替格瑞洛 90mg bid 的抗栓治疗。随访 1 个月时观察的主要终点为血栓体积减小 >50%，次要终点为主要心血管不良事件（MACE，包括心源性死亡、再发心肌梗死、因心绞痛再次住院、靶病变血运重建、卒中和大出血）。随访 1 年时观察的临床终点为 MACE（心源性死亡、再发心肌梗死、靶病变血运重建、卒中和大出血）。所有患者随访时均行冠脉造影和 OCT 检查。55 名患者完成了 1 个月随访，结果显示，47 人达到主要终点（即血栓体积减小 >50%），其中 22 人（40%）无残余血栓。平均血栓体积从 3.7mm^3 减小至 0.2mm^3（P<0.001）。最小血流面积从 1.7 mm^2 增加至 2.1mm^2（P=0.002）（图 5，见文末彩图 23）。1 人死于上消化道出血，1 人再次接受 PCI 治疗，其他患者均无症状。

而最近发表的 EROSION 研究的一年随访结果[29]则显示，49 人坚持上述双联抗血小板治疗并完成了 1 年随访。与随访 1 个月时的结果相比，1 年时的平均残余血栓体积进一步下降（0.3mm^3 vs. 0.1mm^3，P=0.001），近半数（46.9%）的患者在 1 年随访时残余血栓消失；其他各项血栓参数（包括血栓负荷、血栓长度、血栓评分）也显著减少，但最小有效血流面积无明显差异（2.1mm^2 vs. 2.1mm^2，P=0.152）。血栓的主要类型为白血栓。23 人（46.9%）1 年后无残余血栓。3 人（5.7%）因心绞痛症状接受了血运重建治疗，1 人（1.9%）

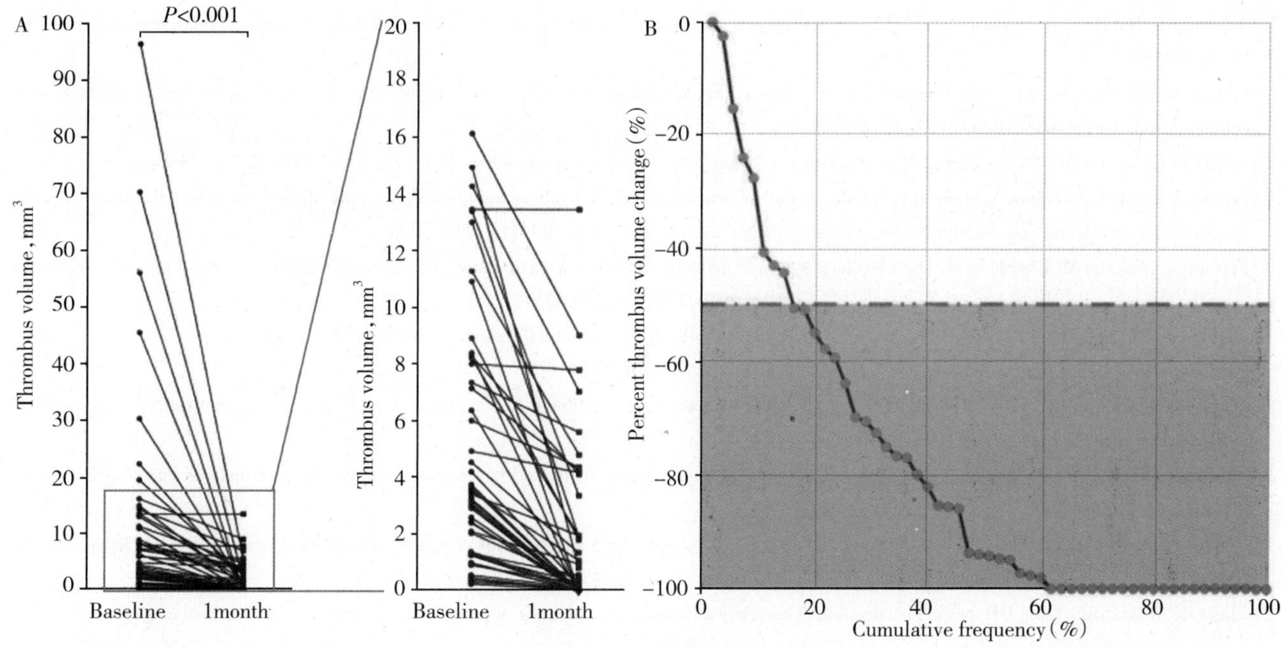

图 5 血栓体积的变化

A. 从基线到随访血栓体积的绝对变化；B. 完成 1 个月随访的 55 例患者血栓减小的百分比。其中，47 例达到主要终点（蓝色部分），22 例在 1 个月时残余血栓完全消失

发生了上消化道出血。49 人均无心血管死亡、再发心肌梗死或卒中的发生。上述实验证实了在 OCT 的指导下，对于斑块侵蚀的患者进行单纯强化抗栓治疗的安全性和有效性，预示着近三分之一的 ACS 患者能够避免支架植入和相关的并发症。在正在进行的 EROSION Ⅱ研究中，研究者还将应用 OCT，探索部分斑块破裂的患者是否也能够避免支架的植入，从而使更多 ACS 患者获益。但我们同时也应注意到，EROSION 研究是一项非对照性的研究，且抗凝 / 抗栓治疗方案也并非随机分配，同时，EROSION 研究中的许多患者还接受了血小板Ⅱb/Ⅲa 受体拮抗剂的治疗，这类药物在其他医疗中心可能应用的较少。此外，EROSION 研究的研究人群绝大多数为 STEMI 患者，这与其他国家 NSTACS 患者的数量呈上升态势的趋势不一致，提示 EROSION 研究的结果可能不能适用于所有的国家和人群。总之，对于上述研究中所提出的创新的治疗手段的普适性还需要更大规模设计更为严谨的临床试验加以证实。

正如哈佛大学著名的心血管病专家 Peter Libby 所指出的“我们必须着力于将 ACS 的临床表现，更紧密的与其病理生理学机制相联系起来”，而 OCT 凭借其极高的分辨率为临床医生在体识别 ACS 发病的具体病理生理学机制提供了有力地帮助。在对 ACS 患者行介入治疗时常规的行 OCT 检查有助于提高世界范围内的心血管病的医学实践，未来更大规模的临床试验将进一步证实 OCT 在指导个体化以及精准化 PCI 治疗方面不可替代的重要作用。而基于病理生理学的 ACS 患者非干预性治疗策略无疑将开启这类患者二级预防治疗策略的新时代。

（于波 胡思宁）

参 考 文 献

1. Virmani R, Kolodgie FD, Burke AP, et al. Lessons from sudden coronary death: a comprehensive morphological classification scheme for atherosclerotic lesions. Arterioscler Thromb Vasc Biol, 2000, 20(5): 1262-1275.

2. Virmani R, Burke AP, Farb A, et al. Pathology of the vulnerable plaque. J Am Coll Cardiol, 2006, 47(8 Suppl): C13-C18.

3. Falk E. Plaque rupture with severe pre-existing stenosis precipitating coronary thrombosis. Characteristics of coronary atherosclerotic plaques underlying fatal occlusive thrombi. Br Heart J, 1983, 50(2): 127-134.

4. van der Wal AC, Becker AE, Das PK, et al. Site of intimal rupture or erosion of thrombosed coronary atherosclerotic plaques is characterized by an inflammatory process irrespective of the dominant plaque morphology. Circulation, 1994, 89(1): 36-44.

5. Arbustini E, Dal Bello B, Morbini P, et al. Plaque erosion is a major substrate for coronary thrombosis in acute myocardial infarction. Heart, 1999, 82(3): 269-272.

6. Farb A, Burke AP, Tang AL, et al. Coronary plaque erosion without rupture into a lipid core. A frequent cause of coronary thrombosis in sudden coronary death. Circulation, 1996, 93(7): 1354-1363.

7. Sakakura K, Nakano M, Otsuka F, et al. Pathophysiology of atherosclerosis plaque progression. Heart Lung Circ, 2013, 22(6): 399-411.

8. Durand E, Scoazec A, Lafont A, et al. In vivo induction of endothelial apoptosis leads to vessel thrombosis and endothelial denudation: a clue to the understanding of the mechanisms of thrombotic plaque erosion. Circulation, 2004, 109(21): 2503-2506.

9. Ferrante G, Nakano M, Prati F, et al. High levels of systemic myeloperoxidase . are associated with coronary plaque erosion in patients with acute coronary syndromes: a clinicopathological study. Circulation, 2010, 122(24): 2505-2513.

10. Villanueva E, Yalavarthi S, Berthier CC, et al. Netting neutrophils induce endothelial damage, infiltrate tissues, and expose immunostimulatory molecules in systemic lupus erythematosus. J Immunol, 2011, 187(1): 538-552.

11. Quillard T, Ara ú jo HA, Libby P, et al. TLR2 and neutrophils potentiate endothelial stress, apoptosis and detachment: implications for superficial erosion. Eur Heart J, 2015, 36(22): 1394-1404.

12. Kolodgie FD, Burke AP, Farb A, et al. Differential accumulation of proteoglycans and hyaluronan in culprit lesions: insights into plaque erosion. Arterioscler Thromb Vasc Biol, 2002, 22(10): 1642-1648.

13. White SJ, Newby AC, Johnson TW, et al. Endothelial erosion of plaques as a substrate for coronary thrombosis. Thromb Haemost, 2016, 115(3): 509-519.

14. Jang IK, Bouma BE, Kang DH, et al. Visualization of coronary atherosclerotic plaques in patients using optical coherence tomography: comparison with intravascular ultrasound. J Am Coll Cardiol, 2002, 39(4): 604-609.

15. Yabushita H, Bouma BE, Houser SL, et al. Characterization of human atherosclerosis by optical coherence tomography. Circulation, 2002, 106(13): 1640-1645.

16. Jia H, Abtahian F, Jang IK, et al. In vivo diagnosis of plaque erosion and calcified nodule in patients with acute coronary syndrome by intravascular optical coherence tomography. J Am Coll Cardiol, 2013, 62(19): 1748-1758.

17. Hayashi T, Kiyoshima T, Matsuura M, et al. Plaque erosion in the culprit lesion is prone to develop a smaller myocardial infarction size compared with plaque rupture. Am Heart J, 2005, 149(2): 284-290.

18. Dai J, Xing L, Jia H, et al. In vivo predictors of plaque erosion in patients with ST-segment elevation myocardial infarction: a clinical, angiographical, and intravascular optical coherence tomography study. Eur Heart J, 2018, 39(22): 2077-2085.

19. Levine GN, Bates ER, Blankenship JC, et al. 2015 ACC/AHA/SCAI Focused Update on Primary Percutaneous Coronary Intervention for Patients With ST-Elevation Myocardial Infarction. Circulation, 2016, 133(11): 1135-1147.

20. 中华医学会心血管病学分会介入心脏病学组，中国医师协会心血管内科医师分会血栓防治专业委员会，中华心血管病杂志编辑委员会．中国经皮冠状动脉介入治疗指南(2016)．中华心血管病杂志，2016，44(5)：382-400.

21. Higuma T, Soeda T, Abe N, et al. A Combined Optical Coherence Tomography and Intravascular Ultrasound Study on Plaque Rupture, Plaque Erosion, and Calcified Nodule in Patients With ST-Segment Elevation Myocardial Infarction: Incidence, Morphologic Characteristics, and Outcomes After Percutaneous Coronary Intervention. JACC Cardiovasc Interv, 2015, 8(9): 1166-1176.

22. Yonetsu T, Lee T, Murai T, et al. Plaque morphologies and the clinical prognosis of acute coronary syndrome caused by lesions with intact fibrous cap diagnosed by optical coherence tomography. Int J Cardiol, 2016, 203: 766-774.

23. Niccoli G, Montone RA, Di Vito L, et al. Plaque rupture and intact fibrous cap assessed by optical coherence tomography portend different outcomes in patients with acute coronary syndrome. Eur Heart J, 2015, 36(22): 1377-1384.

24. Hu S, Zhu Y, Zhang Y, et al. Management and Outcome of Patients With Acute Coronary Syndrome Caused by Plaque Rupture Versus Plaque Erosion: An Intravascular Optical Coherence Tomography Study. J Am Heart Assoc, 2017, 6(3). pii: e004730.

25. Saia F, Komukai K, Capodanno D, et al. Eroded Versus Ruptured Plaques at the Culprit Site of STEMI: In Vivo Pathophysiological Features and Response to Primary PCI. JACC Cardiovasc Imaging, 2015, 8(5): 566-575.

26. Hu S, Wang C, Zhe C, et al. Plaque erosion delays vascular healing after drug eluting stent implantation in patients with acute coronary syndrome: An In Vivo Optical Coherence Tomography Study. Catheter Cardiovasc Interv, 2017, 89(S1): 592-600.

27. Prati F, Uemura S, Souteyrand G, et al. OCT-based diagnosis and management of STEMI associated with intact fibrous cap. JACC Cardiovasc Imaging, 2013, 6(3): 283-287.

28. Jia H, Dai J, Hou J, et al. Effective anti-thrombotic therapy without stenting: intravascular optical coherence tomography-based management in plaque erosion (the EROSION study). Eur Heart J, 2017, 38(11): 792-800.

29. Xing L, Yamamoto E, Sugiyama T, et al. EROSION Study (Effective Anti-Thrombotic Therapy Without Stenting: Intravascular Optical Coherence Tomography-Based Management in Plaque Erosion): A 1-Year Follow-Up Report. Circ Cardiovasc Interv, 2017, 10(12). pii: e005860.

不同腔内影像技术在冠心病介入治疗中的合理应用

尽管冠状动脉造影术是冠心病诊断的“金标准”，但是由于二维血管投照显影技术的限制，使其在评价管壁及斑块的特征方面存在很大的局限性。而冠状动脉腔内影像技术可以对冠状动脉管腔及管壁细微结构进行精确评价，不仅可评价管腔狭窄程度，而且可对斑块负荷程度和易损性等其他精细化结构进行评价，对探究冠心病发病机制、优化指导冠心病介入治疗策略选择具有重要的临床意义。血管内超声（intravascular ultrasound，IVUS）和光学相干断层成像（optical coherence tomography，OCT）是经典的腔内影像技术，两者探查管腔和血管壁，形成横截面二维影像，弥补了X线冠状动脉造影的不足。IVUS和OCT成像原理不同，两者在腔内结构成像上具有不同的特点，OCT的优势在于成像清晰，对腔内测量更为准确，IVUS的优势在于可评估管壁全层及血管重塑情况，两者在冠状动脉介入中的应用各有所长。近年来，基于不同分子吸收分散近红外线能力不同这一原理而形成的近红外光谱成像技术（near-infrared spectroscopy，NIRS），因其能够评价粥样硬化斑块的脂质和蛋白含量，成为腔内影像技术的重要补充。

一、IVUS在冠状动脉介入治疗中的应用

IVUS利用超声原理探测血管内、血管壁及其周围组织的结构，提供管腔和管壁的横截面图像，不受投照体位影响，因此，IVUS不仅可观察管腔的形态，还可观察管壁的结构或病变。用于成像的超声随工作频率的增加，分辨力增加，穿透力下降，由于IVUS技术将换能器直接置于血管腔内探测，显像距离缩短，声能衰减小，因此其换能器的频率可明显高于用于体表显像的超声频率，达到9~40MHz，分辨力明显提高。自20世纪80年代末该技术问世以来，随着设备及处理软件的不断发展，IVUS目前已广泛应用于临床，尤其在冠状动脉疾病的介入诊断和治疗中成为重要的辅助手段。IVUS在优化和指导介入治疗中的应用包括如下方面。

（一）IVUS对冠状动脉病变预判并指导介入治疗策略选择

与冠脉造影相比，IVUS指导可提供更多有关病变性质和范围的解剖学信息，改善介入术的效果。虽然目前对于IVUS指导的支架植入结果还有一定的争议，但近年来大型的荟萃分析均显示IVUS指导的支架植入能够通过降低主要不良心血管事件（major adverse cardiovascular events，MACE）的发生率，达到改善预后的目的[1-2]。

1. **确定斑块性质和范围** IVUS对病变性质的判断对于指导治疗方案的选择非常重要，如识别严重的表浅钙化病变，采用高频旋磨避免严重夹层分离，避免球囊及支架通过困难、支架释放后膨胀不全等。IVUS对早期病变的检出具有单纯造影无可比拟的优势。动脉粥样硬化病变形成早期的主要病理变化为代偿管腔的丢失，可出现代偿性扩张（即正性重构），直到管腔面积狭窄达到40%左右时出现失代偿，开始出现管腔的狭窄，因此在病变早期管腔可无明显狭窄。冠脉造影检出早期病变的能力有限，而IVUS能在看似正常的部位检出早期的内膜增厚和斑块形成。IVUS可对管腔直径、狭窄程度、“正常”参考血管的直径作出正确的判断，尤其是在弥漫性长病变时，IVUS可以准确地测定冠状动脉病变近、远端参考血管的管腔面积，了解病变范围，“正常”节段位置，有助于指导术者选择尺寸、长度合适的支架疗，充分覆盖病变[3]。

2. **开口或分叉病变的判断** 由于造影剂充盈或投照角度的影响，冠状动脉造影对开口或分叉部位病变严重程度的判断存在缺陷，而IVUS不受投照角度的影响，能准确评估开口及分叉部位病变的性质、分布、形态及血管直径，有利于优化开口及分叉部位病变的介入治疗策略选择。IVUS可了解分叉处主支、分支斑块负荷程度及分布，对预判分支闭塞有指导意义；IVUS还有助于观察导丝的走行；指导导丝重新进入的位置及明确其与嵴部的关系；支架置入后，IVUS可评估支架扩张及支架边缘状况，还可观察分叉部位支架的覆盖、支架梁重叠及支架变形等情况，并有助于指导对吻扩张技术及支架近段优化扩张（POT）技术[4]。

3. **临界病变的判断** 对于冠状动脉临界病变的患者,单纯以冠脉造影来判断临界病变的程度差异较大,常低估冠状动脉病变的严重程度,应用IVUS或OCT联合血流储备分数(fractional flow reserve,FFR)检测可较准确地判断狭窄对缺血及其功能的影响程度,为是否需要干预提供决策。应用IVUS可测量病变最小管腔面积(MLA)、最小管腔直径、外弹力膜和斑块负荷程度等基本指标,MLA与FFR具有良好的相关性,对临界病变的干预评估具有重要意义。既往研究以FFR<0.75为标准,将IVUS测得MLA<4mm^{2}及MLA<6mm^{2}分别作为非左主干病变及左主干病变的血运重建标准。近期将FFR ≤0.80作为新标准后,非左主干及左主干病变血运重建标准分别更改为MLA<2.9mm^2(血管直径>3mm,MLA<2.8mm^2;直径<3mm,MLA<2.4 mm^2)及<5.4mm^2[5]。

4. **左主干病变判断及指导介入治疗** IVUS指导对成功进行左主干病变的介入治疗尤为重要,与无IVUS指导的左主干介入治疗相比,使用IVUS指导的长期预后更优[6]。对于左主干弥漫性病变或过短无法准确判断正常血管段参考直径,以及左主干迂曲、成角或血管重叠引起的"假性狭窄"现象等,冠脉造影无法准确地反映左主干病变严重程度。相比于冠脉造影,IVUS能够精确地反映左主干病变的程度、范围、性质以及参考血管的直径,指导支架选择[7]。相比开口及体部,左主干远段病变更为常见,分别从左前降支及左回旋支进行IVUS图像采集,可精确评价前降支和回旋支开口部位的病变程度、斑块分布情况及累及范围,对指导左主干远端分叉病变介入治疗策略的选择尤为重要。当回旋支病变距开口>5mm、MLA>4mm^{2}以及斑块负荷<50%或回旋支发育细小的情况下,宜选择单支架技术,反之则需考虑双支架植入。在AHA/ACC[8]、ESC[9]介入指南中,均将使用IVUS优化左主干病变的介入治疗作为Ⅱa类推荐。在2016中国经皮冠状动脉介入治疗指南[10]中,对于包括左主干病变的选择性患者也推荐使用IVUS指导以优化支架植入。相比于OCT成像需去除视野中的红细胞,因而对于左主干开口病变,IVUS成像具有天然的优势。

5. **易损斑块的检出** 不稳定斑块破裂引发血栓形成是急性冠状动脉综合征(acute coronary syndrome,ACS)的主要发病机制。IVUS上判断易损性斑块的参考特征包括[11]:斑块内脂核的面积>1mm^2,或脂核占斑块的面积比>20%,且斑块的纤维帽厚度<0.7mm。IVUS对薄纤维帽厚度的识别受限于其分辨率,与OCT相比具有天然的劣势。

6. **冠状动脉自发夹层(SCAD)及壁内血肿的检出** SCAD主要特指冠状动脉无明显粥样硬化的夹层、壁内血肿,病因是内膜撕裂,或滋养血管自发破裂,妊娠妇女和产后的年轻女性是冠状动脉自发夹层的高危人群。冠状动脉壁内血肿的病理基础与夹层、冠状动脉痉挛和血栓形成等有关,表现为血液在血管中层的积聚,多数为夹层的一种特殊类型,但真假腔间无直接交通。壁内血肿的血管造影表现为逐渐变细的管腔,无夹层内膜片。约1/3壁内血肿造影无异常,需要依赖腔内影像明确诊断。壁内血肿的IVUS特征为密度均一、新月形的高回声区域,其超声密度取决于血流速度、红细胞聚集程度和纤维素含量。应用IVUS可大大提高对于SCAD、壁内血肿的检出率[12]。

(二) IVUS在慢性完全闭塞病变(chronic total occlusion,CTO)中的应用

IVUS的实时观察可以精确地了解CTO病变介入过程中的血管腔和血管壁的形态学特点[13]。在CTO病变的介入治疗中,IVUS可以识别闭塞病变的起始部位,指导无残端CTO病变介入治疗;采用正向技术时,判断导引钢丝的位置,鉴别真腔和假腔,避免假腔撕裂扩大,指导并证实导引钢丝从假腔重新穿刺找回到真腔;逆向导引钢丝对吻技术和反向CART技术中使用IVUS来确认导引钢丝的位置;支架植入前,利用IVUS测量血管直径以指导支架大小的选择,判断正常节段的部位以指导支架植入的位置和支架长度的选择[14]。

(三) IVUS指导生物可降解支架(BRS)植入

近年来,生物可降解支架(BRS)逐渐成为冠心病介入治疗中的最大亮点,被称为冠状动脉介入的"第四次革命"。由于BRS缓慢降解,并完全被组织吸收,血管结构以及舒缩功能完全恢复至自然状态,减少长期存留对血管的刺激和炎症反应。但近年来ABSORB系列研究的失利,使BRS发展前景蒙上一层阴影;然而我们对BRS的追求和持续探索并未因此停止,对于BVS的认识也更加全面。BRS未能获得预期的优势,除了BRS的几何结构和制作工艺有待改进外,未能实施规范优化植入技术(PSP原则)也可能是重要

原因。PSP 原则包括充分病变准备(prepare the lesion)、确定合适的尺寸(size appropriately)以及正确后扩张(post dilation),PSP 对 BRS 临床结局(包括靶病变失败和支架内血栓)产生巨大影响,而 IVUS 可以保证 PSP 原则的精确实施[15]。早期研究未遵循 PSP 原则,容易导致支架贴壁不良、膨胀不全,可能是导致 BRS 血栓发生率较高的主要原因。而 ABSORB China 研究得到比其他 ABSORB 系列研究更好结果的原因可能与我国医生在术中 IVUS 指导下按照 PSP 原则规范化植入 BRS 密不可分。

(四) IVUS 评价支架植入术后即刻结果

支架植入后膨胀、贴壁情况,是否完全覆盖病变,支架边缘是否存在夹层和血肿等支架植入后即刻结果与患者远期预后密切相关。

支架植入后较为理想的 IVUS 标准包括[16]:①支架完全贴壁;②支架扩张充分:支架最小横截面积(MSA)≥90% 平均参考血管管腔面积或≥较小参考管腔面积,其中平均参考血管管腔面积是指近端参考血管 CSA 与远端参考血管管腔 CSA 的平均值,若 MSA>9mm^2,则 MSA ≥80% 平均参考管腔面积或≥90% 较小参考管腔面积;③支架展开对称,支架梁的分布比较均匀,支架对称指数(即支架最小直径与最大直径之比)>0.7;④支架完全覆盖病变。

对于左主干远段分叉病变选择双支架策略后,支架合适的膨胀和贴壁是决定远期预后的重要预测因素,边缘夹层、血肿的及时发现和处理能够改善介入治疗的预后。有研究[17]将主干支架内 MSA<8.2mm^2、分叉部 MSA<7.2mm^2、左前降支开口 MSA<6.3mm^2、左回旋支开口 MLA<5.0mm^2 定义为支架扩张不良,发现左回旋支开口支架扩张不良最为常见,存在支架扩张不良的患者其再狭窄率较高。

MSA 是预测支架植入后发生再狭窄的最重要因素,支架植入术后 IVUS 检查可以评价即刻治疗效果,发现血管造影不能发现的膨胀不全、贴壁不良、边缘夹层,以及指导选择正确的球囊后扩张,从而改善远期预后[18-19]。

(五) IVUS 评价支架晚期结果

支架内再狭窄(ISR)和晚期支架内血栓是晚期支架失败的主要原因。与金属裸支架(BMS)时代相比,药物洗脱支架(DES)时代的 ISR 明显减少,但 ISR 仍然是介入治疗领域尚未完全解决的难题之一[20]。根据狭窄病变的累及范围可将再狭窄病变分为局限型再狭窄、弥漫型再狭窄、增生型再狭窄和完全闭塞型再狭窄等四种类型。IVUS 能够精确的判断支架内再狭窄病变的分布特点,从而有助于术者对再狭窄病变进行准确的分型。

ISR 的病理学研究证实,BMS 再狭窄主要是内膜增生,大量平滑肌细胞增殖及细胞外基质分泌增加引起的均质性增生,而 DES 再狭窄中,支架内新生动脉粥样硬化(in-stent neoatherosclerosis,ISNA)更为常见[21]。ISNA 定义为支架置入部位的血管内膜中有大量富含脂质的巨噬细胞聚集,伴或不伴坏死核心形成和(或)内膜钙化[22]。与金属裸支架相比,DES 中 ISNA 的发生率更高,且进展更快。DES 置入后内皮功能不全、内皮延迟愈合以及 DES 的聚合物涂层引起的长期炎症可能是发生 ISNA 的主要原因。由于分辨率的问题,IVUS 在识别 ISNA 上比 OCT 具有天然的劣势;同样在判断由于 DES 内皮化的延迟或贴壁不良而导致的晚期支架内血栓方面,IVUS 明显劣于 OCT。

(六) 新型 IVUS 技术

传统的 IVUS 显像技术提供黑白的灰阶图像,在传统 IVUS 基础上发展出来的虚拟组织学 IVUS(VH-IVUS)是近年来兴起的一种新型的粥样硬化斑块成像技术,通过后处理,对回声中的频谱信号进行分析,通过识别不同冠状动脉粥样硬化组织的不同回声频率,进而对粥样硬化斑块的组织成分进行模拟显像,不同的颜色各自代表不同性质的病变,改变了传统的黑白影像,对斑块结构及性质进行更准确分辨,通过颜色来区分钙化斑块、纤维斑块和脂质斑块等,并可以对病变的组织成分进行定量分析,从而识别不稳定斑块[23]。

VH-IVUS 有助于体内动脉粥样硬化组织病理学的诊断,有助于对该疾病的发生发展过程有更深入的认识;通过对不稳定斑块的识别和测量,有助于判断高危病变,指导 ACS 患者的治疗;由 VH-IVUS 提供的斑块成分的信息可以让术者在 IVUS 基础上进一步优化治疗策略,进一步改善患者的临床预后[24]。这一研究结论仍需要大量的临床资料来验证。

二、OCT在冠状动脉介入治疗中的应用

OCT采用低相干的近红外光线从组织反射回来的不同光学特征进行组织分析成像，获得血管横断面的图像，成像速度快，且分辨率高（大约为10μm），比血管内超声成像分辨率高10倍，可以清晰观察动脉壁中的超微结构，接近于组织病理学，被称为“体内的组织学显微镜”，此外，OCT在腔内测量方面的准确度高于IVUS，相较于IVUS测量值往往高估正常管腔测量值，OCT测量值和真实值的一致性更好，且重复性强。但OCT比IVUS的组织穿透力弱，尤其在评估红血栓、脂质斑块、坏死核心时，OCT的光信号会发生衰减，仅部分病变可以看到外弹力膜，因此OCT不适合于显示血管壁深层结构，比如深部的钙化，血管外膜，甚至支架周围组织的形态[25]。OCT在冠心病介入治疗中的应用主要包括如下几个方面。

（一）OCT对冠状动脉粥样硬化斑块的评价

OCT对组织结构的高对比性，高分辨率，以及对严重钙化组织的穿透能力，可以提供接近组织学分辨率水平的图像资料，能够识别血管壁和管腔的形态学改变，包括血管内膜、管腔大小、易损斑块识别、血管夹层、血栓形成、组织裂片等，较IVUS提供更多、更细的形态学信息，提高对斑块特征认识水平。

1. 识别易损斑块 斑块的脂质核心越大（脂质核心角度>90°），纤维帽厚度越薄（薄纤维帽粥样硬化斑块的纤维帽厚度<65μm），以及巨噬细胞等炎症细胞的浸润和新生血管的形成，斑块越容易破裂，越易诱发血栓形成及急性冠脉综合征，这是易损斑块的最常见的病理类型[26]。OCT可以测量大脂质核心的角度范围，在测量纤维帽厚度方面具有较IVUS更好的可行性和可靠性，并且OCT较高的组织分辨率可以显示巨噬细胞和斑块中的新生血管，从而为识别易损斑块提供依据[27]。

2. 识别斑块破裂 斑块破裂的病理学定义为脂质斑块的纤维帽连续性中断导致斑块内的血栓核心暴露于血流中，OCT图像上斑块破裂的特征为脂质斑块的纤维帽连续性中断，伴有空腔形成[28]。OCT分辨率高，可以观察到斑块表面较小的纤维帽破裂。

3. 识别斑块侵蚀 斑块侵蚀的病理学定义为斑块的纤维帽完整，但斑块表面的内皮细胞功能缺失和（或）功能不全继而导致血栓形成，OCT分辨率高，可以观察到斑块表面的侵蚀性改变[29]。根据斑块的表面是否覆盖血栓以及血栓下斑块的能见度将斑块侵蚀分为明确的OCT-斑块侵蚀（纤维帽完整未见斑块破裂，伴血栓形成，血栓下斑块结构可识别）和可能的OCT-斑块侵蚀（纤维帽完整，罪犯病变无血栓形成，管腔表面不规则；或病变处伴血栓形成，血栓处斑块结构不可识别，血栓近端或远端无浅表脂质、钙化）。EROSION研究表明由斑块侵蚀所致的部分ACS患者可选择非介入干预的强化抗血小板策略[30]。

4. 识别钙化结节和判断钙化斑块 钙化结节的病理学定义是单个或多个钙化的区域，突出到了管腔内部伴有纤维帽的破裂，往往形成尖锐突出的角，并伴随血栓形成。OCT图像上钙化结节的定义为结节样突出管腔内的浅表钙化斑块伴纤维帽破裂及血栓形成[29]。相较于IVUS由于钙化衰减，仅能测定钙化弧度，OCT对钙化斑块判断的优势在于能够穿透钙化病变，测量钙化的深度和面积。钙化的深度、面积和角度与支架膨胀不良有关，薄钙化斑块（<0.5mm）更容易发生断裂、从而获得更好的支架膨胀。因此，OCT下钙化斑块深度>0.5mm的病变应选择合适的预处理，如旋磨、切割或双导丝球囊，以避免支架膨胀不良[31]。

5. 识别并区分不同性质的血栓 OCT能够准确识别斑块破裂继发的血栓。红色血栓表现为突入血管腔内的组织表面为高反光信号，OCT信号迅速衰减；白色血栓表现为突入管腔的强度均匀的中强度信号，OCT信号衰减较弱；混合血栓则介于红白血栓之间的反射信号[32]。

6. 识别自发性冠状动脉夹层（SCAD）和壁内血肿 依靠冠脉造影诊断2b/3型SCAD有相当的难度，借助OCT可明确显示内-中膜撕裂、壁内血肿及假腔。OCT能够很好地显示SCAD的特征，指导治疗策略的制订[12]。

（二）OCT对支架植入后即刻效果评价

支架置入后，球囊的膨胀会对血管内皮形成挤压损伤，有可能在支架近端或远端形成夹层，支架内出现组织脱垂；钙化较重的病变会影响支架的膨胀，或支架贴壁不良。术后即刻冠脉造影和IVUS均受限于分辨率，并不能有效识别上述病变，而这些也为术后发生急性或亚急性支架内血栓埋下了隐患。而OCT凭借其高分辨率可以对支架置入术后即刻进行准确的评价，发现IVUS和CAG所不能发现的夹层病变，早

期或即刻贴壁不良，支架内组织脱垂等情况，指导介入过程，评价即刻效果，保证手术质量，减少术后并发症尤其支架内血栓的发生[33-34]。

(三) OCT对晚期支架失败的评价

前文提到，ISR和晚期支架内血栓是晚期支架失败的主要原因，而越来越多的影像学证据及尸检报告显示ISNA是DES置入后ISR及晚期支架内血栓的重要原因。相对于IVUS，OCT更易识别ISNA，主要特征为支架内存在动脉粥样硬化改变，支架内膜高信号后有明显的信号衰减并且边界模糊，提示有脂质沉积[22]。但我们需要看到OCT上ISNA的表现与原位冠状动脉粥样硬化的表现类似，OCT无法明确区分支架内新生斑块和原有斑块，无法明确区分坏死核心、脂质斑块和局部过敏反应，因而存在一定的假阳性，导致ISNA的OCT检出率高于病理检出率。ISR病变中使用OCT可以有助于我们了解ISR的机制，并制订相应的治疗策略(普通球囊扩张、药物球囊扩张或DES再次植入)。

DES降低再狭窄率的同时，由于支架内皮化的延迟或贴壁不良而增加晚期支架内血栓的发生是无法回避的难题，并直接决定了双联抗血小板药物使用时程。

OCT凭借较高的分辨率，可以对DES术后内膜覆盖情况提供准确信息，可以通过光学信号的强弱与均匀度差别来分辨新生内膜异质性，是目前唯一能准确测量新生内膜增厚的影像学方法，支架部位新生内膜的厚度为0μm定义为支架裸露。目前虽然没有大规模临床研究证实OCT在对支架置入后远期血管修复的评价的应用价值，但就现有的相关临床研究资料来看，与冠脉造影和IVUS相比，OCT评价DES晚期治疗效果及其内膜修复情况具有明显优势，完全覆盖并且平整光滑的内膜往往提示预后良好[35-36]。

前文提到的BRS晚期支架内血栓，同样与BRS支架梁降解情况、内膜覆盖、血管愈合有关，而OCT的高分辨率，可以有助于了解BRS支架梁降解及内膜覆盖情况，决定是否延长DAPT的疗程直至支架完全吸收和血管功能恢复，对于改善BRS的远期预后具有非常重要的意义。

晚期支架贴壁不良可能是术后即刻贴壁不良并延续至随访时，也可能是晚期获得性支架贴壁不良。支架贴壁不良定义为，支架小梁表面的高信号点至内膜的距离大于支架丝的厚度(包括多聚物涂层的厚度)，由于支架类型不同，支架丝和聚合物涂层厚度不同，支架贴壁不良标准亦不同。获得性贴壁不良的机制主要为支架与管壁间斑块负荷的减少(斑块消退或血栓溶解等)及血管正性重构。支架贴壁不良导致支架内血栓机制可能包括贴壁不良的支架小梁慢性炎症、内膜延迟愈合，成为血小板聚集、纤维蛋白沉积，继而形成血栓的载体。因而，OCT证实的DES贴壁不良和管腔正性重构均与晚期支架内血栓形成有相关性。由于OCT的高分辨率，在判断支架贴壁不良方面具有比IVUS更高的检出率。

近期研究发现在导致晚期支架内血栓形成机制除了抗血小板治疗的中断、支架表面内皮化的延迟及晚期支架贴壁不良外，ISNA斑块破裂可能是又一重要机制。ISNA内微血管形成是促进稳定型斑块向不稳定性斑块发展的重要机制。通过OCT对ISNA进行评估，可在早期对斑块的成分和稳定性进行预判，一定程度上可以预防DES晚期MACE事件的发生。

三、NIRS在冠状动脉介入治疗中的应用

NIRS利用不同物质在电磁光谱作用下反射不同波长、频率的近红外线光波(波长800~2500nm)的性质确定冠状动脉斑块的组成成分，评价粥样硬化斑块的脂质和蛋白含量。将检查处脂质含量的概率以彩色刻度形式表示出来，红色表示低概率脂核斑块，黄色表示高概率脂核斑块，也是易损斑块的典型特征[37]。NIRS组织成分图在预测斑块坏死中心、脂质池方面比IVUS具有更高的准确性，两者的联合应用使准确性进一步增大[38]。NIRS确定易损斑块的优点在于能够分析斑块的成分，尤其是近年来NIRS与其他技术的联合应用对于易损斑块的诊断和发展有着极大的促进作用，但仍需更多的临床试验证据的支持。

综上，不同腔内影像技术在冠状动脉介入中各有所长，相互补充。IVUS在评价斑块负荷，左主干分叉病变的指导，血管壁正性或负性重构，血管周围损伤(血肿、穿孔)等方面优于OCT，而VH的加入使得IVUS在评估斑块性质方面具有了独特的能力，由于其操作较OCT简单，且不需要阻断近端冠状动脉血流，因此相对安全和方便。而OCT在对斑块类型的识别及评价，血管内膜损伤及血栓形成，支架的贴靠、内膜覆盖的评价等方面优于IVUS，但在穿透性方面不及IVUS，不利于对于血管外膜的观察。NIRS可评价粥

样硬化斑块的脂质和蛋白含量,但无法了解血管腔内的情况和血流动力学情况。为了能够实现对病变更为准确的评估,克服不同腔内影像手段的局限,可以通过在同一导管中整合多项技术(包括 NIRS-IVUS、OCT-IVUS,OCT-NIRS 等),实现优势叠加,此外将腔内影像(IVUS、OCT)和 FFR(冠状动脉血流储备测定)融合的新一代血管内检查手段,也将为我们提供更多的临床信息。

(戴宇翔 葛均波)

参 考 文 献

1. Jang JS, Song YJ, Kang W, et al. Intravascular ultrasound-guided implantation of drug-eluting stents to improve outcome: a meta-analysis. JACC Cardiovasc Interv, 2014, 7(3): 233-243.
2. Ahn JM, Kang SJ, Yoon SH, et al. Meta-analysis of outcomes after intravascular ultrasound-guided versus angiography-guided drug-eluting stent implantation in 26,503 patients enrolled in three randomized trials and 14 observational studies. Am J Cardiol, 2014, 113(8): 1338-1347.
3. Park SJ, Ahn JM. Intravascular Ultrasound for the Assessment of Coronary Lesion Severity and Optimization of Percutaneous Coronary Interventions. Interv Cardiol Clin, 2015, 4(3): 383-395.
4. Mahtta D, Elgendy AY, Elgendy IY, et al. Intravascular Ultrasound for Guidance and Optimization of Percutaneous Coronary Intervention. Interv Cardiol Clin, 2018, 7(3): 315-328.
5. D'Ascenzo F, Barbero U, Cerrato E, et al. Accuracy of intravascular ultrasound and optical coherence tomography in identifying functionally significant coronary stenosis according to vessel diameter: A meta-analysis of 2,581 patients and 2,807 lesions. Am Heart J, 2015, 169(5): 663-673.
6. De la Torre Hernandez JM, Garcia Camarero T. Intravascular Ultrasound for the Diagnosis and Treatment of Left Main Coronary Artery Disease. Interv Cardiol Clin, 2015, 4(3): 361-381.
7. Bing R, Yong AS, Lowe HC. Percutaneous Transcatheter Assessment of the Left Main Coronary Artery: Current Status and Future Directions. JACC Cardiovasc Interv, 2015, 12(8): 1529-1539.
8. Levine GN, Bates ER, Blankenship JC, et al. 2011 ACCF/AHA/SCAI Guideline for Percutaneous Coronary Intervention: a report of the American College of Cardiology Foundation/American Heart Association Task Force on Practice Guidelines and the Society for Cardiovascular Angiography and Interventions. Circulation, 2011, 124(23): e574-e651.
9. Authors/Task Force members, Windecker S, Kolh P, Alfonso F, et al. 2014 ESC/EACTS Guidelines on myocardial revascularization: The Task Force on Myocardial Revascularization of the European Society of Cardiology (ESC) and the European Association for Cardio-Thoracic Surgery (EACTS) Developed with the special contribution of the European Association of Percutaneous Cardiovascular Interventions (EAPCI). Eur Heart J, 2014, 37(35): 2541-2619.
10. 中华医学会心血管病学分会介入心脏病学组,中国医师协会心血管内科医师分会血栓防治专业委员会,中华心血管病杂志编辑委员会. 中国经皮冠状动脉介入治疗指南(2016). 中华心血管病杂志, 2016, 44(5): 382-400.
11. Kaul S, Diamond GA. Improved prospects for IVUS in identifying vulnerable plaques? JACC Cardiovasc Imaging, 2012, 5(3 Suppl): S106-S110.
12. Paulo M, Sandoval J, Lennie V, et al. Combined use of OCT and IVUS in spontaneous coronary artery dissection. JACC Cardiovasc Imaging, 2013, 7(6): 830-832.
13. Galassi AR, Sumitsuji S, Boukhris M, et al. Utility of Intravascular Ultrasound in Percutaneous Revascularization of Chronic Total Occlusions: An Overview. JACC Cardiovasc Interv, 2016, 19(9): 1979-1991.
14. Harding SA, Wu EB, Lo S, et al. A New Algorithm for Crossing Chronic Total Occlusions From the Asia Pacific Chronic Total Occlusion Club. JACC Cardiovasc Interv, 2017, 21(10): 2135-2143.
15. Ali ZA, Karimi Galougahi K, Shlofmitz R, et al. Imaging-guided pre-dilatation, stenting, post-dilatation: a protocolized approach highlighting the importance of intravascular imaging for implantation of bioresorbable scaffolds. Expert Rev Cardiovasc Ther, 2018, 16(6): 431-440.
16. de Jaegere P, Mudra H, Figulla H, et al. Intravascular ultrasound-guided optimized stent deployment. Immediate and 6 months clinical and angiographic results from the Multicenter Ultrasound Stenting in Coronaries Study (MUSIC Study). Eur Heart J, 1998, 19(8): 1214-1223.
17. Kang SJ, Ahn JM, Song H, et al. Comprehensive intravascular ultrasound assessment of stent area and its impact on restenosis and adverse cardiac events in 403 patients with unprotected left main disease. Circ Cardiovasc Interv, 2011; 4: 562-569.
18. Yoon HJ, Hur SH. Optimization of stent deployment by intravascular ultrasound. Korean J Intern Med, 2012, 27(1): 30-38.
19. Rogacka R, Latib A, Colombo A. IVUS-Guided Stent Implantation to Improve Outcome: A Promise Waiting to be Fulfilled. Curr Cardiol Rev, 2009, 5(2): 78-86.
20. Alfonso F, Byrne RA, Rivero F, et al. Current treatment of in-stent restenosis. J Am Coll Cardiol, 2014, 63(24): 2659-2673.
21. Buccheri D, Piraino D, Andolina G, et al. Understanding and managing in-stent restenosis: a review of clinical data, from pathogenesis to treatment. J Thorac Dis, 2016, 10(8): E1150-E1162.

22. Otsuka F, Byrne RA, Yahagi K, et al. Neoatherosclerosis: overview of histopathologic findings and implications for intravascular imaging assessment. Eur Heart J, 2015, 36(32): 2147-2159.

23. Nissen SE. IVUS Virtual Histology: Unvalidated Gimmick or Useful Technique? J Am Coll Cardiol, 2016, 67(15): 1784-1785.

24. Sinclair H, Veerasamy M, Bourantas C, et al. The Role of Virtual Histology Intravascular Ultrasound in the Identification of Coronary Artery Plaque Vulnerability in Acute Coronary Syndromes. Cardiol Rev, 2016, 24(6): 303-309.

25. Maehara A, Matsumura M, Ali ZA, et al. IVUS-Guided Versus OCT-Guided Coronary Stent Implantation: A Critical Appraisal. JACC Cardiovasc Imaging, 2017, 12(10): 1487-1503.

26. Tian J, Dauerman H, Toma C, et al. Prevalence and characteristics of TCFA and degree of coronary artery stenosis: an OCT, IVUS, and angiographic study. J Am Coll Cardiol, 2014, 64(7): 672-680.

27. Sinclair H, Bourantas C, Bagnall A, et al. OCT for the identification of vulnerable plaque in acute coronary syndrome. JACC Cardiovasc Imaging, 2015, 8(2): 198-209.

28. Guo J, Chen YD, Tian F, et al. Thrombosis and morphology of plaque rupture using optical coherence tomography. Chin Med J (Engl), 2013, 126(6): 1092-1095.

29. Jia H, Abtahian F, Aguirre AD, et al. In vivo diagnosis of plaque erosion and calcified nodule in patients with acute coronary syndrome by intravascular optical coherence tomography. J Am Coll Cardiol, 2013, 62(19): 1748-1758.

30. Jia H, Dai J, Hou J, et al. Effective anti-thrombotic therapy without stenting: intravascular optical coherence tomography-based management in plaque erosion (the EROSION study). Eur Heart J, 2017, 38(11): 792-800.

31. Kini AS, Vengrenyuk Y, Pena J, et al. Optical coherence tomography assessment of the mechanistic effects of rotational and orbital atherectomy in severely calcified coronary lesions. Catheter Cardiovasc Interv, 2015, 86(6): 1024-1032.

32. Porto I, Mattesini A, Valente S, et al. Optical coherence tomography assessment and quantification of intracoronary thrombus: Status and perspectives. Cardiovasc Revasc Med, 2015, 16(3): 172-178.

33. Matthews SD, Frishman WH. A Review of the Clinical Utility of Intravascular Ultrasound and Optical Coherence Tomography in the Assessment and Treatment of Coronary Artery Disease. Cardiol Rev, 2017, 25(2): 68-76.

34. Magnus PC, Jayne JE, Garcia-Garcia HM, et al. Optical coherence tomography versus intravascular ultrasound in the evaluation of observer variability and reliability in the assessment of stent deployment: the OCTIVUS study. Catheter Cardiovasc Interv, 2015, 86(2): 229-235.

35. Terashima M, Kaneda H, Suzuki T. The role of optical coherence tomography in coronary intervention. Korean J Intern Med, 2012, 27(1): 1-12.

36. Wijns W, Shite J, Jones MR, et al. Optical coherence tomography imaging during percutaneous coronary intervention impacts physician decision-making: ILUMIEN I study. Eur Heart J, 2015, 47(36): 3346-3355.

37. Roleder T, Kovacic JC, Ali Z, et al. Combined NIRS and IVUS imaging detects vulnerable plaque using a single catheter system: a head-to-head comparison with OCT. EuroIntervention, 2014, 10(3): 303-311.

38. Kang SJ, Mintz GS, Pu J, et al. Combined IVUS and NIRS detection of fibroatheromas: histopathological validation in human coronary arteries. JACC Cardiovasc Imaging, 2015, 8(2): 184-194.

左主干病变:PCI 或 CABG?

冠状动脉左主干提供左心室 70% 的血供,而左主干病变约占所有接受冠状动脉造影明确诊断的患者总数的 5%~7%。由于冠状动脉左主干严重狭窄可累及大面积心肌,因此这一部分患者不仅症状发作时间长,程度重,其较一般冠心病人亦面临更高的风险、更差的预后。

除传统的药物治疗外,左主干病变的手术治疗策略一般包括冠状动脉旁路移植术(coronary artery bypass grafting,CABG)和经皮冠状动脉介入治疗(percutaneous coronary intervention,PCI)为主。其中,CABG 自 1966 年开展,已经被各种临床研究证明能够明显改善左主干病变患者的症状及远期预后,也一直被认为是左主干病变的首选治疗方法。但是,由于其创伤大,恢复慢,手术病死率约为 3.5%,部分患者不能接受。与此同时,介入治疗虽然过去存有不少争议,但随着药物洗脱支架(DES)及新药物、新技术的出现,其在左主干病变的治疗中发挥越来越重要的作用:2010 年 ESC 指南将低危左主干病变列为 PCI Ⅱa 类适应证,随后在 2012 年 AHA 指南中也将低中危左主干病变列为介入治疗Ⅱa 类适应证。随后,里程碑式的 SYNTAX 研究改变了无保护左主干病变 PCI 和 CABG 治疗策略的格局,提升了 PCI 治疗的地位,也直接推进了指南的更新。2014 年 ESC 指南对 PCI 的建议取决于患者的 SYNTAX 评分,评分较低为Ⅰ类推荐,评分中等为Ⅱa 类推荐,若评分较高,则为Ⅲ类推荐。随后,2014 年 AHA 指南对于 PCI 治疗左主干病变的推荐级别也作出调整:SYNTAX 评分较低时为Ⅱa 类,SYNTAX 评分中等和较高时,分别为Ⅱb 类、Ⅲ类。而对于中国患者,2016 年我国 PCI 指南对 SYNTAX 评分≤22 分的低危左主干和三支病变,PCI 治疗的推荐等级由原来的(Ⅱa,B)提升至(Ⅰ,B),与 CABG 相当;对评分在 22~32 分之间的中危左主干病变,PCI 治疗的推荐等级由原来的倾向于无效(Ⅱb,B)提升至倾向于有效(Ⅱa,B);但对于 SYNTAX 评分 >22 分的高危三支病变以及评分 >32 分的高危左主干病变,仍推荐行 CABG。

既往已经开展了大量左主干病变的相关研究,其中 MAIN COMPARE 注册研究显示,与 CABG 相比,药物洗脱支架(DES)治疗左主干病变的死亡 / 心肌梗死 / 卒中的复合终点及死亡风险无差异,但靶血管血运重建风险更低;SYNTAX 研究左主干亚组分析 5 年随访结果显示,与 CABG 相比,TAXUS 支架 PCI 的死亡、心肌梗死、卒中及再次血运重建的复合终点风险无差异;PRECOMBAT 研究(CABG 组 300 人与 PCI 组 300 人)发现,与 CABG 相比,采用 Cypher 支架行 PCI 的死亡、心肌梗死、卒中及靶血管血运重建风险无差异。TCT2016 上公布的 NOBLE 研究针对 SYNTAX 评分≤32 分的患者(CABG 组 957 人与 PCI 组 948 人),结果显示与 CABG 相比,PCI 组并未显示出非劣效性。PCI 术后 5 年主要不良心脑血管事件、非手术相关心肌梗死、再次血运重建及卒中的复合终点发生风险(HR=1.48,95%CI:1.11~1.96;P=0.007)显著增加。这与 EXCEL 研究结果有相悖之处,EXCEL 研究提示,与 CABG 相比,采用 Xience V 支架行 PCI 的主要终点(术后 3 年死亡、卒中及心肌梗死的复合终点)风险无差异(HR=1.00,95%CI:0.79~1.26;P=0.98),且 30 天不良事件发生风险更低,提示 PCI 是治疗中危择期左主干病变患者的一种可接受的血运重建策略。与此同时,我国专家对 DES 和 CABG 治疗左主干病变的安全性和有效性也进行了积极探索,但结果不完全一致。吕树铮教授团队入选 922 例左主干病变患者(DES:465 例;CABG:457 例),经过长达 7.1 年的随访后发现,DES 组患者死亡、卒中和复合安全终点事件(心源性死亡、MI 或卒中)的发生率更低,CABG 组患者则具有更低的再次血运重建风险。然而,该研究中 CABG 组患者远端分叉病变、合并完全闭塞病变和多支血管病变的比例更高,经倾向性评分校正后发现,两组患者的复合安全终点事件(心源性死亡、MI 或卒中)无统计学差异,DES 组患者具有更低的卒中发生率,而再次血运重建风险则较高。郑哲教授团队共纳入 4046 例左主干病变患者(DES:1442 例;CABG:2604 例),3 年随访后发现,两组患者的复合安全终点事件(死亡、MI 或卒中)发生率无统计学差异,DES 组全因死亡、心源性死亡、MI 和再次血运重建发生率更高,卒中风险较低。此外,对于 SYNTAX 评分≤32 的患者,经校正后 DES 组复合安全终点事件发生率较低,全因死亡率相似，而 SYNTAX 评分 >32 的患者，DES 组的复合安全终点事件和全因死亡率则明显升高，提示对于解剖结构复杂的左主干病变，CABG 可能是更为合理的治疗方式。

而在 2017 年 TCT 发布的 EXCEL-QOL 亚组研究，比较了行 PCI 或 CABG 对左主干病变患者生活质量的影响，并进一步探讨其是否受时间推移和患者特征的影响，为左主干病变患者血运重建策略的选择提供了最新证据。EXCEL-QOL 亚组研究(包含 PCI-EES 组 892 例与 CABG 组 896 例)对患者基线、1 个月、12 个月以及 36 个月生活质量进行分析。1 个月数据显示，经 PCI 置入 XIENCE 治疗的患者与 CABG 患者对比，心绞痛的情况缓解(72% 对 70%；$P<0.01$)；呼吸困难的症状缓解(60% 对 44%；$P<0.01$)；临床抑郁症状明显减少(8% 对 19%；$P<0.01$)。通过 PCI 与 CABG 的患者相比，第一年临床抑郁症状的比例明显减少(8% 对 12%；$P=0.03$)，第三年结果相似(9% 对 8%；$P=0.77$)。心绞痛及呼吸困难症状缓解的患者在 1~3 年内比例相当。PCI 治疗的患者中有 81% 的患者在 3 年内胸部不适的症状好转，而 CABG 组数据为 82%($P=0.10$)。PCI 治疗的患者有 40% 在第三年没有出现呼吸困难，CABG 组数据为 42%($P= 0.77$)。回顾 SYNTAX 研究以及 FREEDOM 研究，并比较 1 个月时生活质量结果均提示 PCI 组更优；而就长期心绞痛缓解程度而言，EXCEL 结果显示 PCI 可与 CABG 相媲美。总之，EXCEL-QOL 研究为左主干 PCI 提供了更有“实践转向”价值的视角，再次证实 PCI 可能更有利于左主干患者生活质量的改善。

2018 年 4 月，Jean Fajadet 教授、Davide Capodanno 教授、Gregg Stone 教授共同在《欧洲心脏杂志》发表关于左主干病变管理最新进展，明确比较 CABG 手术时常较长的特点，PCI 手术具有血流迅速恢复，且早期不良事件发生率较低的优势，通过对最新 6 项临床研究进行分析后，提出针对病变中、低程度复杂的患者，PCI 术后 3 年死亡、卒中或心肌梗死的复合终点事件不劣于 CABG，但 CABG 术后卒中风险更高，而 PCI 后再次血运重建风险更高，与既往 Meta 分析的结论相比并无特殊变化。除此之外，文章也额外强调，PCI 及 CABG 对左主干病变的相对疗效取决于患者的并发症、冠脉解剖复杂性及心室功能、其他因素(包括术者经验、药物依从性)，而这些因素之间是相互联系，相互作用的。

总之，左主干病变是目前心脏科医生面临的最富有挑战性的疾病之一，随着临床研究的不断深入，手术技术的成熟和器械的不断改进，PCI 在左主干病变治疗领域的有效性和安全性已经达到甚至可能会超过 CABG。但是，我们身处循证医学时代，任何临床实践的诊治决策，都应该要建立在客观的、经得起评价的当前最佳临床证据(best clinical evidence)，临床专业技能为基础的临床判断以及患者的价值观与期望，这三者缺一不可，相辅相成。对于左主干病变的患者个体，治疗方案的选择不仅应该以临床证据为导向，还应该考虑当地多学科心脏团队(包含普通心脏内科医生、介入心脏病医生和心脏外科医生)的共同决策与实践能力，最重要的是在患者充分知情后考虑患者的个人意愿后制订最终的临床诊治策略与方案。

(陶凌 尹志勇)

参考文献

1. Gershlick AH, Kandzari DE, Banning A, et al. Outcomes After Left Main Percutaneous Coronary Intervention Versus Coronary Artery Bypass Grafting According to Lesion Site: Results From the EXCEL Trial. JACC Cardiovasc Interv, 2018, 13(111): 1224-1233.
2. Fajadet J, Capodanno D, Stone GW. Management of Left Main Disease: An Update. Eur Heart J, 2018.
3. Giacoppo D, Colleran R, Cassese S, et al. Percutaneous Coronary Intervention vs Coronary Artery Bypass Grafting in Patients With Left Main Coronary Artery Stenosis: A Systematic Review and Meta-analysis. JAMA Cardiol, 2017, 10(2): 1079-1088.
4. Ramadan R, Boden WE, Kinlay S. Management of Left Main Coronary Artery Disease. J Am Heart Assoc, 2018.
5. Yu X P, Wu C Y, Ren X J, et al. Very Long-term Outcomes and Predictors of Percutaneous Coronary Intervention with Drug-eluting Stents Versus Coronary Artery Bypass Grafting for Patients with Unprotected Left Main Coronary Artery Disease. Chin Med J (Engl), 2016, 129(7): 763-770.
6. Zheng Z, Xu B, Zhang H, et al. Coronary Artery Bypass Graft Surgery and Percutaneous Coronary Interventions in Patients With Unprotected Left Main Coronary Artery Disease. JACC Cardiovasc Interv, 2016, 11(9): 1102-1111.

胸腔镜辅助下经左胸小切口微创冠状动脉搭桥

传统的冠状动脉搭桥手术是在体外循环心脏停跳下进行的，但由于体外循环过程中血液同体外循环管道和氧合器等异物表面接触而激发的全身炎症反应可对患者多脏器功能造成损伤，诱发的肺脏、肾脏等多脏器损害，脑血管并发症及术后输血均可增加患者的手术风险。为了避免体外循环并发症，随着外科技术和经验的不断积累及手术器械的不断改进，非体外循环心脏跳动下搭桥手术诞生。常规的心脏搭桥通常选择左侧乳内动脉和前降支吻合，而其他病变血管多选择大隐静脉作为搭桥血管，也有部分医生选择右侧乳内动脉和桡动脉进行搭桥手术。大量临床数据显示，左侧乳内动脉和前降支吻合的远期通畅率最高，术后十年通畅率可达到90%~95%，同时可显著改善患者的临床症状和增加远期生存率，奠定了乳内动脉 - 前降支搭桥在冠脉血运重建中"金标准"的地位，而使用最多的大隐静脉血管搭桥的远期通畅率则不足70%。近年来，内科介入技术发展迅速，大量新型的涂层支架和药物洗脱支架应用于临床，随访数据表明新型支架的远期通畅率高于大隐静脉。因此，从冠脉血运重建的远期效果看，左乳内动脉 - 前降支搭桥的远期效果最好，是前降支近端病变和左主干病变的首选方法；对于其他血管如右冠或旋支病变，如果病变局限且范围小，支架植入的远期效果则好于大隐静脉搭桥。

微创直视冠状动脉搭桥术（MIDCAB）是微创冠脉外科的重要组成部分，不仅大大加快了患者的恢复速度，降低了患者的住院费用，而且还使外科切口更符合美学的要求。临床上，MIDCAB 入路主要包括左前外侧切口及正中胸骨下段小切口。电视胸腔镜应用于心脏外科始于 20 世纪 90 年代初，已广泛应用于房间隔缺损、室间隔缺损、二尖瓣成形、二尖瓣置换、冠状动脉搭桥等领域。胸腔镜提供的良好的视野，与传统心脏手术相比，电视胸腔镜心脏手术切口小、位置隐蔽、损伤小、创伤小，术中失血少，术后疼痛轻，恢复快，费用低，符合美容要求。由于不损伤胸骨，维持胸廓稳定性，对患者呼吸功能影响少，避免胸骨感染。随着胸腔镜技术的普及和发展，经左胸前外侧切口胸腔镜辅助下 MIDCAB 在临床上得到快速发展，主要用于处理孤立性前降支病变或合并前降支慢性阻塞性病变的三支血管病变，部分经验丰富医生也可用此方法处理多根血管病变。就处理孤立性前降支病变来说，其主要内容包括在胸腔镜辅助下游离左侧乳内动脉以及在胸腔镜辅助下进行左乳内动脉同前降支血管吻合。

电视胸腔镜辅助下获取乳内动脉具有独到的优势。由于胸腔镜提供高清摄像设备及照明光源，在术野暴露和局部细节显露上远超肉眼所见，使获取乳内动脉的操作做到更加清晰、准确，避免副损伤。乳内动脉获取范围上端可到第 1 肋间，下端可达第 6 肋间，一方面避免了因为分支处理不彻底可能引起的窃血现象，另一方面可更充分游离乳内动脉，使得选择吻合部位更有余地。同时，采用胸腔镜获取乳内动脉后，胸部切口可以做得更小。Benetti 于 1996 年分别发表了采用小切口在胸腔镜辅助下游离胸廓内动脉开展了电视胸腔镜下非体外循环冠状动脉旁路移植的研究，取得了较为满意的效果[1]。胸腔镜辅助下 MIDCAB 手术已经成为微创心脏手术的典型代表术式之一，具有较好的可靠性和可行性。其微创效果主要体现在：①避免了体外循环损伤；②无心脏停跳带来的心肌缺血再灌注损伤；③避免胸骨剖开，减少传统手术切口带来的痛苦和相关并发症；④更加美观。

一、胸腔镜辅助下微创冠状动脉搭桥术

1. 手术基本过程 通常情况下麻醉方法同常规非体外循环下冠状动脉搭桥术，气管插管采用双腔气管插管，备血液回收机，体表贴体外除颤电极，体外循环机湿备置于手术室。患者仰卧，左胸及肩部抬高 30°。消毒铺巾，充分显露前胸及左侧胸壁术野，做好术中改正中切口的准备。于左前胸第 5 肋间(乳头下)做前外侧切口，长 5~6cm。在第 3 肋间腋中线插入腔镜，小心切开肌层，避免损伤乳内动脉。在胸腔镜辅助下游离左乳内动脉，向上至第 1 肋间平面，向下至第 6 肋间。游离完毕，全身肝素化（1mg/kg)，剪断血管

桥远端，选用罂粟碱扩张动脉血管桥。纵行剪开心包并且悬吊，探查病变情况及确定待搭桥位点。用固定器固定搭桥区域，切开病变血管，放置相应大小的分流栓，用8-0滑线完成远端吻合。吻合完毕后充分排气打结，测量桥血管流量，确认血管桥吻合通畅，吻合口无出血，中和肝素，再次用腔镜检查乳内动脉床没有活动出血，在腔镜孔放置引流管，缝合切口，完成手术。

2. **手术适应证及禁忌证** MIDCAB主要用于前降支病变，尤其适用于孤立性前降支病变。采用具有良好血流的带蒂乳内动脉为搭桥材料的长期效果远好于其他血管材料，这就为MIDCAB奠定了理论基础。最佳手术适应证是前降支孤立性病变、合并前降支慢性阻塞性病变的三支血管病变、单纯前降支病变PCI术后再发狭窄、多支血管病变但右冠状动脉和回旋支病变程度小于50%不需要血运重建、多支血管病变但右冠和回旋支均为孤立性局限病变，可以进行支架植入且预期有较好通畅率等。

相对禁忌证是过度肥胖、慢性阻塞性肺病及乳内动脉存在狭窄等。前降支存在深部肌桥和桶状胸会增加手术难度。

二、微创冠状动脉搭桥术的临床应用

1. **微创冠状动脉搭桥治疗左前降支孤立性病变** Tekin Aİ 等对比研究针对孤立性左前降支冠状动脉病变，采用微创冠状动脉旁路移植术与正中开胸非体外循环冠状动脉旁路移植术（OPCAB）的围术期早期结果。研究纳入23患者接受MIDCAB手术，24例患者接受OPCAB术。两组患者在机械通气持续时间[（5.1 ± 0.7）小时对（6.6 ± 0.9）小时]，ICU住院时间[（19.4 ± 2.5）小时对（45.8 ± 5.4）小时]和住院时间[（4.3 ± 0.4）天对（5.6 ± 0.8）天]方面比较，MIDCAB组显著短于OPCAB组。OPCAB组患者输血量[（1.83 ± 0.38）单位对（0.17 ± 0.38）单位]和新鲜冷冻血浆使用量[（2.33 ± 0.96）单位与（0.69 ± 0.76）单位）]显著高于MIDCAB组。研究结果显示MIDCAB对于前降支孤立性病变具有更好的早期安全性，由于不需要正中胸骨劈开，在前降支孤立性病变处理上更具有优势[2]。

Reser D等发表了单中心152例患者MIDCAB手术治疗前降支病变的经验。其中151例为非体外循环下手术，91.3%患者在手术室或手术当天拔管。ICU和住院的中位数分别为1天和7天。30天内死亡率为1.9%，没有卒中病例。5例(3.2%)需再次手术探查止血，95%例患者未输血。中位随访时间为24个月，随访率为93.3%，总生存率为(92.4 ± 0.2)%，无MACCE生存率为(96.1 ± 1.7)%。结果显示了MIDCAB对前降支孤立性病变治疗上具有良好近、中期效果[3]。

2. **微创冠状动脉搭桥与正中开胸非体外循环下搭桥的对比** Rabindranauth P等对比研究经左胸小切口MIDCAB和正中开胸OPCAB的早期预后情况，共纳入130例接受MIDCAB患者与260例OPCAB患者。结果显示：二组患者手术室拔管率分别为70%和12.7%，MIDCAB组患者的平均术后住院天数为4天，OPCAB患者为5天，MIDCAB组患者中手术室拔管患者术后平均住院3.8天而监护室拔管患者的术后平均住院日为4.6天。MIDCAB组无30天内死亡，OPCAB组为1人。术后30天再入院率分别为5.4%和7.4%。研究显示MIDCAB术具有很好的安全性，手术室拔管是可行的，患者耐受性良好，可以达到术后早出院和减少医疗资源使用的目标[4]。

Florisson DS等完成的一项meta分析中，共检索到187篇文献，其中对12篇文献数据进行分析。结果发现，与OPCAB相比，MIDCAB手术可使ICU住院时间缩短(4.5~57.4小时，5.2~52.7小时)，总住院时间缩短(4.5~8.5天，5.2~12天)，1年内死亡率下降(3%：14%)。但有一些文献显示，无论是单一或多支病变患者的MIDCAB手术存在显著风险，包括不完全血运重建的风险增加(29%：0%)，显著的早期并发症(22.5%：0)，紧急再干预(16%：0)，再次血运重建事件(12.2%：3.7%)，原发疾病的进展(4.8%：0.9%)，3个月内再住院率(20%：2%)和术后脑梗死(2.9%：1.45%)。但这些风险在随访过程中，包括中期随访，并没有转化为早期死亡率(0~1%对0~1.6%)或晚期死亡率(0~3%对0~14%)。研究发现MIDCAB与正中开胸OPCAB相比具有更大的早期并发症发病率和再干预率，但这两种技术在术后早期和中期死亡率上比较没有显著性差异[5]。

Piątek J等进行了一项回顾性队列研究，分析了2013—2016年间接受冠状动脉旁路移植术（左内乳动脉到左前降支动脉）的73例患者包括38例MIDCAB（52.1%）和35例OPCAB（47.9%）患者。结果显示，术后早期 30 天内死亡率无显著性差异(MIDCAB 2.6% 对 OPCAB 2.9%)。中位随访期为 21 个月,总生存率或心因死亡率无统计学差异(94.7% 对 88.6%),心因住院率相似(7.9% 对 5.1%),两组心绞痛和心力衰竭的发生率无差异。研究结果显示 MIDCAB 和 OPCAB 具有相同的早中期结果[6]。

3. 胸腔镜辅助微创冠状动脉搭桥与完全内镜下冠状动脉搭桥的对比 Leonard JR 等对现有文献进行 meta 分析,配对荟萃分析中纳入 376 例患者(263 例 TECAB 和 113 例 MIDCAB)。研究发现二组间手术死亡率、围术期心肌梗死以及围术期脑卒中无显著性差异。同时对纳入的单纯 TECAB 患者(3721 例,平均随访 3.3 年)进行分析,手术死亡率为 0.80%,围术期心肌梗死发生率 2.28%,围术期脑卒中发生率 1.50%,再次血运重建率 2.99%,早期移植血管通畅率为 94.8%。研究结果提示 MIDCAB 与全内镜下搭桥具有同样的手术效果[7]。

Kofler M 等纳入 204 例接受完全内镜下冠状动脉搭桥(TECAB)和 60 例接受 MIDCAB 手术患者,均采用内乳动脉直接或序贯吻合到前降支,术后平均随访 36 个月。无围术期死亡。心肌梗死的发生率(TECAB:1.5% 对 MIDCAB:0,P=0.463)和卒中(TECAB:1.5% 对 MIDCAB:0,P=0.454)在各组之间没有显著差异。TECAB 组总手术时间较 MIDCAB 组延长,TECAB 组 292(250~345)分钟,MIDCAB 组为 201(173~899)分钟。两组患者的 ICU 住院时间和住院天数均相似。中期生存率(TECAB:1.5% 对 MIDCAB:1.7%,P=0.298)和主要不良心脑血管事件(TECAB:12.4% 对 MIDCAB:5.1%,P=0.358)没有差异[8]。

4. 微创冠状动脉搭桥应用于高危和高龄患者 Gorki H 等首次研究了左室射血分数小于 30% 的患者接受 MIDCAB 术后的长期效果。研究纳入 73 例首次接受 MIDCAB 和 89 例接受再次 MIDCAB 手术的患者,均为左室射血分数小于 30% 的患者。术后 5 年生存率在首次手术组为 62.5%,而在再次手术组为 43.2%,两组术后 10 年生存率分别为 36.9% 和 29.5%。结果显示,对合并低左室射血分数小于 30% 的高危患者进行血运重建,MIDCAB 是一个有价值的选择[9]。

Hoffmann G 等纳入了接受 MIDCAB 治疗 1060 例患者,其中 72 例(6.8%)年龄大于 80 岁。研究对比了年龄超过 80 岁老年患者(中位年龄 82 岁)和年轻患者(中位年龄 64 岁)术后 30 天和随访期间的主要不良心脑血管事件(MACACE)的发生率。结果显示老年组术后 1、3、5 年生存率分别为 89%,78% 和 63%,而青年组分别为 97%,94% 和 90%。老年人的中位生存时间估计为 6.7 年。Logistic 回归显示术前肾损害、外周动脉闭塞性疾病和肺动脉高压对老年患者死亡率影响更大[10]。

5. 微创冠状动脉旁路移植术应用于低危患者的早、中期结果 Pande S 等对 33 名患者采用经左前胸小切口非体外循环下 MIDCAB 术。所有患者术前左心室大小和功能均正常。对单支病变行左乳内动脉移植,多支病变则联合应用桡动脉作为移植物,中位随访 2.5 年(6 个月至 4 年)。结果显示:全组患者中无手术死亡和 30 天内死亡。2 例(6.6%)中转为胸骨正中切口手术。随访期间有 1 例急性心肌梗死。研究表明 MICAB 对左室功能正常的低危患者是一种安全有效的冠状动脉血运重建方法[11]。

三、微创冠状动脉搭桥术后远期血管桥通畅率

Kofidis T 等对 390 例接受 MIDCAB 手术的患者进行长期随访,平均随访时间(30 ± 11.2)个月。术后早期死亡率为 0.8%,心肌梗死发生率为 1.3%。术后早期对 238 例患者进行血管造影检查,97.5%(232/238)患者可见移植血管桥,其中无狭窄者 211 例(88.6%),13 例狭窄 <50%(5.5%),8 例狭窄 >50%(3.4%),仅 6 例完全闭塞(2.5%)。长期随访中总死亡率为 5.8%,其中 1.7% 为心脏原因死亡,心肌梗死发生率 3%。远期随访中对 78 例患者进行血管造影,73 例患者(93.6%)血管桥通畅:其中 58 例患者无狭窄(74.4%),4 例患者(5.1%)<50% 狭窄,11 例患者(14.1%)>50% 狭窄,仅 5 例(6.4%)吻合口闭塞。由此得出结论:MIDCAB 是一种安全的手术方式,有很好的近期和远期吻合口通畅率,可获得良好的远期预后[12]。

Ruel M 等对接受 MIDCAB 术患者移植血管桥的远期通畅性进行前瞻性研究,评价 MIDCAB 术后 6 个月血管桥的通畅性。研究纳入 91 例患者,均进行左侧开胸小切口 MIDCAB 术,在术后 6 个月使用 64 排 CT 进行血管造影检查,评估血管桥通畅率。随访 6 个月过程中无死亡或心血管不良事件。术后 6 个月 CT 血管造影检查显示血管移植物通畅率为 92%,其中应用左乳内动脉桥的患者 100% 通畅[13]。

Seo DH 等总结单中心临床经验,研究共纳入 66 例患者,均完成 MIDCAB 手术,没有患者转为体外循

环下手术或中转正中切口。术后早期结果显示：30 天内死亡率为 1.5%，无卒中病例，但有 2 例患者二次手术止血，81.8% 例在手术室或手术当天拔管。ICU 和住院的中位数分别为 1.5 天和 9.6 天。中位随访期为 11 个月，5 年总生存率为 85.3% ± 0.09%，5 年无主要不良心脑血管事件生存率为 72.8% ± 0.1%。在术后平均（9.7 ± 10.8）个月。32 例患者共 36 条移植血管接受了 CT 血管成像或冠状动脉造影检查，结果显示 88.9% 移植血管通畅。研究结果显示，MIDCAB 是一种安全的手术，具有较低的术后并发症发病率和死亡率，具有良好的中期生存率[14]。

四、微创冠状动脉搭桥术同介入手术的对比研究

Omer Az 等完成的一项 meta 分析对比研究应用乳内动脉进行微创冠状动脉搭桥术和经皮冠状动脉血运重建治疗左前降支孤立性病变，共纳入 8 个研究小组的 12 项研究（1952 例患者）：其中 1 项回顾性研究，1 项非随机前瞻性研究，6 项随机前瞻性研究。随机临床试验的荟萃分析显示经皮冠状动脉支架植入术组有相对高的心绞痛复发率，主要冠状动脉和脑血管事件发生率较高，需要再次血运重建率亦较高。在最大随访终点时，两种治疗方法在心肌梗死、脑卒中或死亡率上无显著性差异。结果显示：与经皮冠状动脉支架术相比，微创冠状动脉搭桥术治疗左前降支孤立性病变具有优势和较低的中期并发症发生率[15]。

Blazek S 等完成一项随机试验的 7 年随访，评估经皮冠状动脉介入治疗（PCI）和西罗莫司洗脱支架（SES）与 MIDCAB 手术治疗孤立性前降支病变的长期安全性和有效性。患者随机分为经皮冠状动脉介入治疗（SES）（n=65）或 MIDCAB（n=65）组，死亡、心肌梗死和靶血管血运重建为主要复合终点。129 例患者中位随访时间为 7.3 年，组间主要复合终点的发生率无显著差异（22% PCI 对 12% MIDCAB），PCI 组靶血管血运重建率明显高于对照组（20% 对 1.5%）。两组干预后临床症状和生活质量均明显改善，组间差异无显著性[16]。

Benedetto U 等完成的一项 10 年随访、单中心、倾向性分析研究评价微创冠状动脉旁路移植术与药物洗脱支架治疗孤立性近端左前降支病变的远期生存率的影响。研究中纳入 303 对倾向评分匹配患者（MIDCAB 组和 PCI 组）。同 MIDCAB 比较，在 10 年随访期间，PCI 组晚期死亡风险增加了 2.19 倍，再次血运重建的风险增加了 2.0 倍，死亡和重复血运重建的复合风险增加了 2.14 倍。研究结果强烈表明 MIDCAB 较 PCI 治疗孤立性左前降支疾病可获得更好的远期生存获益[17]。

Etienne PY 等完成一项前瞻性研究，对比了药物洗脱支架植入术与微创冠状动脉搭桥术治疗前降支动脉疾病的五年随访结果。研究纳入 260 例患者采用 MIDCAB 治疗，196 例患者植入第一代 DES。结果显示，在 5 年随访期内，MIDCAB 组和 DES 植入组具有相似的生存率，DESI 组具有更高的在血管化干预比例，因此 MIDCAB 有更好的远期效果和免于 MACCE 比率[18]。

五、基于微创冠状动脉搭桥基础上的冠脉杂交手术

Zhang LF 等对比研究 40 例患者接受分期杂交冠状动脉血运重建术（分期 HCR）和 30 例患者采用双侧胸廓内动脉（BITA）进行微创全动脉血运重建术。所有患者均顺利完成择期微创冠状动脉旁路移植术。术后结果显示，分期 HCR 组术后机械通气时间更短[（11.2 ± 8.7）小时对（18.3 ± 9.1）小时]，ICU 组住院时间更短[（26.29 ± 4.05）小时对（44.74 ± 28.75）小时]，总引流量更少[（695.57 ± 250.46）ml 对（1103.26 ± 547.44）ml]。两组患者术后冠状动脉造影结果均显示满意的移植物通畅率（分别为 97.5% 和 97.8%）。研究结果提示建立在 MIDCAB 基础上的分期杂交冠脉血运重建同一期全动脉化搭桥比较具有更好的早期安全性[19]。

Repossini A 等对 166 例 MIDCAB 合并 PCI 患者进行分析，实施 PCI 在 MIDCAB 前的占 64.2%，在术后的占 35.8% 例[距离 MIDCAB 间隔（2.2 ± 1.3）个月]。术后平均随访（4.5 ± 2.3）年，93% 患者免于心源性死亡，83% 患者免于血管再干预治疗[20]。

六、微创冠脉搭桥相关的基础研究

1. 中性粒细胞/淋巴细胞比率是微创冠脉搭桥手术后远期主要不良心血管结果的预测因子 Azab B等在2005—2008年间，共对1126名接受微创冠脉搭桥的患者进行了至少3年随访。作者将所有患者按照中性粒细胞/淋巴细胞比率（NLR）分为三组：NLR<2.3组，NLR2.3~3.4组和NLR≥3.5组。结果显示，NLR<2.3组患者5年死亡率显著降低（8% 30/371），而NLR（2.3~3.4）和NLR≥3.5的5年死亡率分别为13%（49/375）和20%（75/380）。该文研究提示NLR是微创冠脉搭桥手术后远期预后的主要不良心血管结果的预测因子[21]。

2. 利用血浆S100-B蛋白水平评价冠脉搭桥术对脑的损伤程度 洪丰等对比研究常规与微创冠脉搭桥术对围术期血浆S100-B蛋白水平的影响，结果显示常规体外循环下搭桥患者的血浆S100-B蛋白浓度峰值是微创搭桥组的3倍多（2.32±0.26μg/L对0.71±0.14μg/L），S100-B蛋白升高水平与体外循环转机时间或心表手术操作时间成正相关。研究结果提示，血浆S100-B蛋白水平可以用来评价冠脉搭桥术对脑的损伤程度，非体外循环微创冠脉搭桥术较常规体外循环下手术更能够有效降低对脑损伤的程度和术后出现神经功能障碍的风险[22]。

七、微创冠状动脉旁路移植术的学习曲线

Andrawes PA等对比分析作者主刀的MIDCAB手术前200例患者和后500例患者资料，发现后500例患者具有更高的三支血管病变发生率（50%对57%），更多的移植血管条数[（2.3±0.8）对（2.7±1）]，而中转正中开胸比例更低（6%：0.6%），延长插管比例更少（10%对5%），住院时间更短[（5.9±6.7）对（5.5±6）]。数据分析得出结论，随着手术者经验的增加，在学习过程中逐渐达到移植旁路血管数目增加，手术时间缩短，中转开胸比例减少的目的[23]。

（郭惠明 张振）

参考文献

1. Benetti F, MarianiMA, Sani G, et al.Video—assisted minimally invasive coronary operations without cardiopulmonary bypass: a multi center study.J Thorac Cardiovasc Surg, 1996, 112(6): 1478-1488.
2. Tekin Aİ, Arslan Ü.Perioperative outcomes in minimally invasive direct coronary artery bypass versus off-pump coronary artery bypass with sternotomy. Wideochir Inne Tech Maloinwazyjne, 2017, 12(3): 285-290.
3. Reser D, Hemelrijck Mv, Pavicevic J, et al. Mid-Term Outcomes of Minimally Invasive Direct Coronary Artery Bypass Grafting. Thorac Cardiovasc Surg, 2015, 63(4): 313-318.
4. Rabindranauth P, Burns JG, Vessey TT, et al.Minimally invasive coronary artery bypass grafting is associated with improved clinical outcomes. Innovations (Phila), 2014, 9(6): 421-426.
5. Florisson DS, DeBono JA, Davies RA, et al. Does minimally invasive coronary artery bypass improve outcomes compared to off-pump coronary bypass via sternotomy in patients undergoing coronary artery bypass grafting? Interact Cardiovasc Thorac Surg, 2018.
6. Piątek J, Kędziora A1, 2, Konstanty-Kalandyk J, et al. Minimally invasive coronary artery bypass as a safe method of surgical revascularization. The step towards hybrid procedures. Postepy Kardiol Interwencyjnej, 2017, 13(4): 320-325.
7. Leonard JR, Rahouma M, Abouarab AA, et al.Totally endoscopic coronary artery bypass surgery: A meta-analysis of the current evidence. Int J Cardiol, 2018, 261(15): 42-46.
8. Kofler M, Schachner T, Reinstadler SJ, et al. Comparative Analysis of Perioperative and Mid-Term Results of TECAB and MIDCAB for Revascularization of Anterior Wall. Innovations (Phila), 2017, 12(3): 207-213.
9. Gorki H, Patel NC, Balacumaraswami L, et al.Long-Term Survival After Minimal Invasive Direct Coronary Artery Bypass (MIDCAB) Surgery in Patients With Low Ejection Fraction.Innovations, 2010, 5(6): 400-406.
10. Hoffmann G, Friedrich C, Barrabas M, et al.Short- and long-term follow-up after minimally invasive direct coronary artery bypass in octogenarians. Interact Cardiovasc Thorac Surg, 2016, 23(3): 377-382.
11. Pande S, Agarwal SK, Gupta D, et al.Early and mid-term results of minimally invasive coronary artery bypass grafting.Indian Heart J, 2014, 66(2): 193-196.
12. Kofidis T, Emmert MY, Paeschke HG, et al.Long-term follow-up after minimal invasive direct coronary artery bypass grafting procedure: a multi-

factorial retrospective analysis at 1000 patient-years.Interact Cardiovasc Thorac Surg, 2009, 9(6): 990-994.

13. Ruel M, Shariff MA, Lapierre H, et al.Results of the Minimally Invasive Coronary Artery Bypass Grafting Angiographic Patency Study.J Thorac Cardiovasc Surg, 2014, 147(1): 203-208.
14. Seo DH, Kim JS, Park KH, et al. Mid-Term Results of Minimally Invasive Direct Coronary Artery Bypass Grafting. Korean J Thorac Cardiovasc Surg, 2018, 51(1): 8-14.
15. Omer Aziz, Christopher Rao, Sukhmeet Singh Panesa, et al. Meta—analysis of minimally invasive internal thoracic artery bypass versus percutaneous revascularization for isolated lesions of the left anterior descending artery. 英国医学杂志中文版, 2007, 10(6): 336-343.
16. Blazek S1, Rossbach C1, Borger MA, et al. Comparison of sirolimus-eluting stenting with minimally invasive bypass surgery for stenosis of the left anterior descending coronary artery: 7-year follow-up of a randomized trial. JACC Cardiovasc Interv, 2015, 8(1 Pt A): 30-38.
17. Benedetto U, Raja SG, Soliman RF, et al.Minimally invasive direct coronary artery bypass improves late survival compared with drug-eluting stents in isolated proximal left anterior descending artery disease: a 10-year follow-up, single-center, propensity score analysis. J Thorac Cardiovasc Surg, 2014, 148(4): 1316-1322.
18. Etienne PY, D'hoore W, Papadatos S, et al. Five-year follow-up of drug-eluting stents implantation vs minimally invasive direct coronary artery bypass for left anterior descending artery disease: a propensity score analysis. Eur J Cardiothorac Surg, 2013, 44(5): 884-890.
19. Zhang LF, Ling YP, Yang H, et al. Comparison of outcomes of two minimally invasive approaches for multi-vessel coronary revascularization. Beijing Da Xue Xue Bao Yi Xue Ban, 2017, 49(6): 1066-1070.
20. Repossini A, Tespili M, Saino A, et al.Hybrid revascularization in multivessel coronary artery disease. Eur J Cardiothorac Surg, 2013, 44(2): 288-293.
21. Azab B, Shariff MA, Bachir R, et al.Elevated preoperative neutrophil/lymphocyte ratio as a predictor of increased long-term survival in minimal invasive coronary artery bypass surgery compared to sternotomy.J Cardiothorac Surg, 2013, 27(8): 193-203.
22. 洪丰, 彭建明, 张瑞祥, 等. 常规与微创冠脉搭桥术围手术期血浆 S100—B 蛋白水平的相关研究. 中国病理生理杂志, 2007, 23(7): 1293-1295.
23. Andrawes PA, Shariff MA, Nabagiez JP.Evolution of Minimally Invasive Coronary Artery Bypass Grafting: Learning Curve.Innovations(Phila), 2018, 13(2): 81-90.

杂交冠状动脉血运重建治疗进展

【摘要】 杂交冠状动脉血运重建治疗(hybrid coronary revascularization,HCR)将冠状动脉旁路移植术(coronary artery bypass grafting,CABG)及经皮冠状动脉介入治疗(percutaneous coronary intervention,PCI)相结合治疗特殊类型的冠状动脉多支病变。最初于20世纪90年代中叶出现,将冠状动脉旁路移植术及经皮冠状动脉介入治疗这两种传统的治疗方式做了最佳的组合,将前降支搭建左乳内动脉桥(left internal mammary artery,LIMA)高通畅率及生存率,与非前降支血管上应用药物洗脱支架较隐静脉桥优越的通畅率相结合。虽然在理论上HCR是非常诱人的血运重建策略,但是近20年来仅有一项小型的随机对照研究比较HCR及CABG,HCR的推广十分有限。在这篇综述中,我们主要讨论HCR的理论基础、目前证据、局限性和存在的挑战。

1996年,Angelini等首次开展了杂交技术,初步结果证实杂交技术安全有效[1]。随后HCR以治疗冠状动脉多支病变的开创性治疗方式出现。它结合CABG和PCI两种手术方式的优点,按计划同期或分期采用心脏不停跳下小切口(minimally invasive direct coronary artery bypass,MIDCAB)搭建左乳内动脉至前降支动脉桥,非LAD病变血管PCI置入药物洗脱支架的方式相结合。希望能降低外科创伤,同时保证远期生存率与最小化心血管不良事件。

HCR的理论基础

HCR的理论基础是LIMA-LAD旁路有明确的长期生存获益,而新型支架再狭窄血栓及闭塞风险均低于静脉桥血管。

LIMA-LAD旁路生存获益

LIMA-LAD旁路远期生存获益明确,10年通畅率可达98%[2]。LIMA不仅有着独特的抗血栓及粥样硬化的分子机制而且能够保护远端自身冠状动脉血管树[3]。

PCI相对于静脉旁路的优势

与动脉血管不同,静脉血管并不是天生用于承受动脉系统压力的,所以静脉旁路更容易粥样硬化和进行性狭窄,近期及远期失败率均较高。文献中,静脉旁路1年的闭塞率为6.2%~32%(平均20%)[4-7],10年的闭塞率29%,15年的闭塞率68%[2]。新型药物洗脱支架,1年靶血管再次血运重建率仅为3%~3.25%。而依维莫司支架8个月再狭窄(≥50%)率仅2.3%[8]。即使在高风险患者及复杂病变中,佐他莫司和依维莫司药物洗脱支架1年靶血管再血运重建率也非常低,分别为4.4%和4%[9]。因此在再次血运重建方面,PCI及支架置入是静脉旁路强有力的竞争对手。也有研究显示在多支冠状动脉病变患者中支架的再血运重建率更高[10]。

HCR的患者选择

完备的心脏团队在HCR患者选择中至关重要,患者入选需要心内科、心外科医生共同阅读患者病历及影像资料,选择最佳适应证,确保乳内动脉及药物洗脱支架治疗各自病变能达到最佳疗效,这种心脏团队的紧密合作是一站式复合技术能够取得较好中远期疗效的关键因素。经典的备行HCR患者适应证为[11]:①冠状动脉多支病变前降支不宜行PCI治疗(如慢性闭塞病变,极度扭曲,严重弥漫病变),无保护的左主干病变,并且非前降支病变技术上适合应用DES进行PCI治疗。②患者为行传统冠状动脉旁路移植术的高危患者,患有不宜行传统状动脉旁路移植术的器官功能障碍,或有不宜行传统冠状动脉旁路移植术的其他情况如主动脉近段严重钙化,缺乏合适的桥血管移植物来源。除了解剖上的适应证,不宜行传统冠状动脉旁路移植术的器官障碍包括[12]:有高风险胸骨感染(如糖尿病、肥胖),严重左室功能不全,慢性肾脏疾病,明显的颈动脉及神经系统疾病。而且还要考虑到行 HCR 的患者有很大几率会接受"合理的不完全血运重建"[12-13]。

在 2011 年的 ACC/AHA CABG 指南中指出,HCR 手术主要应用于传统外科手术高风险患者[14]。在目前的欧洲指南中[15],HCR 也是Ⅱb 类的推荐,仅由有经验的中心在特定选择的患者中开展。目前尚缺乏大规模的随机对照临床研究评估不同风险分层的患者,以明确 HCR 的靶目标人群。所以在大部分中心难以有明确的指导使得外科医生和内科介入医生在常规的临床实践中进行合作。最近的一项美国胸科学会的统计中,HCR 仅占 2011 年 7 月至 2013 年 3 月,全美 CABG 总量(n=198 622 例)的 0.48%(n=950 例)[16]。

技 术 问 题

"一战"或"分站"式手术

HCR 可以同时进行("一站式")也可以分两步进行("分站式")。"一站式"HCR 手术,CABG 和 PCI 在同一次手术进行,在 CABG 完成后几分钟内完成 PCI,而"分站式"HCR 手术中,先进行 CABG 还是先进行 PCI 仍存在争议,因为每种方法都有其优缺点。目前倾向于依据患者的特点,操作者技术水平,及客观条件决定手术方式。

"一站式"手术仅适用于在杂交手术室由最顶尖的外科医生及介入医生共同完成。首先进行 LIMA-LAD 旁路搭建,完成后心脏介入医生通过造影明确 LIMA 桥通畅,再进行非 LAD 血管的支架置入。"一站式"技术的优点在于[17-18]:①完成 LIMA-LAD 旁路吻合后可以即刻造影评估桥血管质量,如果有吻合口狭窄或旁路血管迂曲可以即刻外科矫治;②同时也提高了介入的安全性,一方面"一站式"HCR 手术已经提供了一条通畅的 LIMA-LAD 旁路血管为非 LAD 血管的介入处理进行保驾,另一方面外科医生可以随时待命保驾处理介入失败的血管;③"一站式"HCR 手术可以减少在"分站"等待过程中,不稳定病变依然存在的风险;④"一站式"HCR 手术可以缩短总住院时间,一次入院就解决患者冠脉病变血运重建问题[14],提高患者的满意度。"一站式"HCR 的局限在于:①平衡适合的抗血小板策略问题,既要避免支架内血栓,又要兼顾外科出血风险。不停抗血小板药物就进行 LIMA-LAD 桥血管吻合是高风险的,尤其在小切口或胸腔镜下操作。而且药物洗脱支架对完成 CABG 后给予的中和量鱼精蛋白的反应也未知[19]。未给予双联抗血小板药物即进行 HCR 虽然避免了外科出血风险增加,但是增加了 PCI 治疗的风险。②另一个弊端是,对于慢性肾功能不全患者,"一站式"手术,对肾脏同时带来了外科手术和造影剂的双重打击。但也有小规模回顾性研究认为"一站式"手术术中出血和急性肾功能损害较 CABG 相比并无明显增加[20]。

"分站式"HCR 手术,存在两种选择,一种先进行小切口直视下冠状动脉旁路移植术(minimally invasive direct coronary artery bypass grafting,MIDCAB),后进行 PCI;一种是先进行 PCI 后进行小切口搭桥。具体的选择要根据患者临床特点和冠状动脉解剖特点来决定。2011 年的 ACC/AHA 指南倾向于先进行 CABG[14],先进行 MIDCAB 的优点是:①可以在之后进行的介入治疗中造影明确 LIMA-LAD 旁路的情况;②在 MIDCAB 术后择期行 PCI 可以充分给予抗血小板药物,而又避免了增加手术出血风险;③已有 LIMA-LAD 旁路保证前壁供血,为非 LAD 血管的介入开通保驾,而且等待 PCI 过程中也更为安全。先进行 MIDCAB 的缺点是:①在 LAD 旁路建立的过程中可能会出现非 LAD 病变缺血;②如果 PCI 治疗不成功可能需要再次手术治疗介入。虽然先行 PCI 策略可以克服这两个缺点,但是因为双联抗血小板治疗不连续,先行 PCI 将增加支架内血栓风险,而坚持抗血小板治疗将增加 CABG 术中出血风险,而且也增加了在等待 LAD 旁路过程中 LAD 引起缺血事件的风险。而且 PCI 先行的选择无法确认 LIMA-LAD 旁路情况。只有在患者出现 ACS 而且罪犯血管为非 LAD 血管时,先行 PCI 处理罪犯血管是可行的。

抗血小板治疗问题

HCR 面临的一个关键问题是如何权衡外科手术出血风险与支架血栓风险。大多数先行 CABG 的治疗中,采用的抗血小板策略是不停阿司匹林,在 CABG 术后大于 4 小时以上明确无出血并发症再给予第二种抗血小板药物[21-23]。而在 PCI 先行的策略中,双联抗血小板在 PCI 术前给予,在 CABG 术中不停药[22]。在大多数"一站式"HCR 手术中,患者术前不给予氯吡格雷,仅给予阿司匹林在 LIMA-LAD 旁路完成关胸后[11]或在 LIMA-LAD 即将完成时[24],给予氯吡格雷负荷剂量 300mg,或在刚刚完成 PCI 后给予[17,25-26]。也有在麻醉时[27]或者外科手术开始时[23]给药,因为氯吡格雷 300mg 负荷剂量最大血小板抑制时间为给药后 4~24 小时[28-29]。新型的抗血小板药物普拉格雷、替格瑞洛和坎格瑞洛尚需要证据证实是否适合在 HCR 手术中应用。

我们的工作

抗血小板治疗问题是"一站式"HCR 手术中的关键问题。新型抗血小板药物在目前在 HCR 手术中尚无应用经验。我们假设首剂替格瑞洛 90mg 抗血小板作用较 300mg 负荷剂量氯吡格雷更快速有效。在 HCR 患者中通过 Verify NowTM P2Y12 分析测量 HCR 术后患者 30 分钟、1 小时、2 小时、6 小时、24 小时的 PRU 值,验证研究假设。于我中心入组 60 例拟行"一站式"HCR 手术患者,随机 1∶1 分至替格瑞洛治疗组及氯吡格雷治疗组,首剂研究药物(替格瑞洛 90mg 或氯吡格雷 300mg)在 HCR 手术中造影证实 LIMA-LAD 桥通畅后研磨经胃管给予。给予首剂研究药物 2 小时后,替格瑞洛组即表现了比氯吡格雷组更强的血小板抑制效果[替格瑞洛组 PRU(271 ± 51.575)对氯吡格雷组 PRU(313.17 ± 61.161),P=0.008]。给予首剂研究药物 6 小时后,替格瑞洛组达到适宜的 PRU 水平(PRU<235),氯吡格雷组在术后 24 小时 PRU 值未达到适宜的 PRU 水平。而同时术后胸引量、主要及次要出血事件,随访中的 MACCE 事件较氯吡格雷组均无明显差异。我们认为,在"一站式"HCR 手术的患者中,替格瑞洛确实表现出了比氯吡格雷更强的抗血小板效果,替格瑞洛有可能作为在"一站式"HCR 手术中有效安全应用的抗血小板药物。

前降支的吻合

在大多数病例中应用小切口吻合前降支旁路,可以避免体外循环和胸骨切开术,也有在体外循环停跳下完成吻合。微创切口有两种,一种是胸骨下段小切口完成乳内动脉游离和吻合[30],优点是一旦有外科手术或介入问题可迅速转变为常规的经胸骨切口完成手术;二是通过左侧胸廓第 4 或 5 肋间隙行胸廓切开术直视下完成,优点是伤口愈合更好,无经胸骨伤口愈合的并发症,但显露稍差,训练时间更长,因肋骨牵开过度可能增加术后疼痛。为了减少胸壁的操作,胸腔镜及机器人辅助也被引入 MIDCAB[31-32]。

支架的选择

毋庸置疑的是现在的 PCI 治疗应首选第二代或第三代药物洗脱支架[8,33]。不管药物洗脱支架如何选择,一定要保证双联抗血小板治疗至少 6 个月[34-35]。可降解药物洗脱支架是目前新兴的热点[36],但它是否能代替目前的金属药物洗脱支架还有待长期的随访资料特别是在复杂病变中的资料完善。

HCR 的证据

从 1996 年 HCR 技术首次开展以来,众多单中心报道纷纷出现,累计已有 >3000 例患者的报道[37]。多数报道 EuroSCORE 从 3.1[11]~6[38],STS 积分普遍较低 0.018%[22]~4.69%[39]。SYNTAX 积分,在一些研究中有计算,范围为 22.340~33.5[18],大多数 HCR 手术患者处于中 SYNTAX 积分组(表 1)。

围术期 HCR 死亡率从 0[24-26]~2.6%[27],Leacche[38]等人报道了一组高 SYNTAX 积分 HCR 患者(平均 EuroSCORE 为 6)围术期死亡率高达 23%(3/13)。HCR 较 CABG 明显的优势体现在侵入性小、恢复快,出血和血制品需要量更少,重症监护时间及住院时间更短[11,18,22]。在 HCR 队列报道中 LIMA 通畅率都非常高,手术当天或出院时的通畅率可达 93%~100%[18,21,27,39-40];6 个月的 LIMA 通畅率可达 90%[26]~94%[24];1 年通畅率有报道达到 100%[25];2 年通畅率 91%[25]。在 Kiaii 等的研究[25]中观察到支架内再狭窄率约为 13%,而支架内血栓在 3.7% 的患者中出现。在另一项 94 例 HCR 患者参与的研究中[24],术后 6 个月造影提示 9% 的患者出现了支架内再狭窄,而 2.2% 的患者出现了支架内血栓。这些数据与应用同样第一代药物洗脱支架的研究数据一致[8]。

HCR 术后随访研究显示,术后 1 年的生存率为 92.5%[41]~100%[24],5 年的生存率为 84.8%[41]~93%[39]。而 MACE-free 生存率术后 1 年为 83.9%~93.1%,5 年下降至 75.2%[23]~83%[39]。有两项回顾性的队列研究[11,22],用倾向性匹配的方式对 HCR 患者及 CABG 患者进行配对,比较两者长期生存及 MACE 事件,观察到 3 年及 5 年死亡率相似。但是在前面这项研究中发现 HCR 患者再血运重建的几率高于 CABG 患者。Shen 和他的同事们发现在高 EuroSCORE(≥6)组,"一站式"HCR 的 MACE 事件与 CABG 相比明显较低(P=0.030)。

表 1　2008 年后发表的 HCR 情况

第一作者 年份	注册入组时间	例数	年龄 （岁）	男性 （%）	糖尿病 （%）	左室射血分数 （%）	ACS （%）	分期	SYNTAX 评分	转为开胸
Adams 等[24] 2013 年	2004—2012 年	94~96	64 ± 12	72.9	—	—	38（UA）	一站	—	2
Halkos 等[21] 2013 年	2003—2012 年	269~300	64.12 ± 12.1	68.3	36.7	54.7	34（MI）	21 例一站 192 例先 CABG 56 例先 PCI	—	6
Repossini 等[39] 2013 年	2004—2011 年	166	65.8 ± 10.3	90.4	24.1	9.6（EF<30%）	58.4	60 例先 CABG 160 例先 PCI	29.3 ± 7.37	4
Bonatti 等[23] 2012 年	—	140~162	61（31~85）	79.3	28.6	60（20~79）	43.6（MI）	28 例一站 74 例先 CABG 38 例先 PCI	—	22
Rab 等[40] 2012 年	—	22	61.0 ± 13.7	59.1	27.3	54.8 ± 8.8	—	22 例先 CABG	22.3 ± 10.0	—
Bonaros 等[44] 2011 年	2001—2009 年	130	58（41~75）	77	—	—	—	21 例一站 97 例先 CABG 12 例先 PCI	—	13
Holzhey 等[41] 2008 年	1996—2007 年	117	64.6 ± 12.3	83.8	24.8	59.2 ± 13.1	4.3（UA）	5 例一站 59 例先 CABG 53 例先 PCI	—	—
Kiaii 等[25] 2008 年	2004—2007 年	58~60	59.9 ± 11.7	78	23	—	17（MI）	58 例一站	—	2

表 2　2008 年以来发表的比较 HCR 与停循环及非停循环 CABG 研究

第一作者 年份	HCR	年龄 （岁）	男性 （%）	糖尿病 （%）	左室射血分数 （%）	ACS （%）	分期	SYNTAX 评分	转为开胸
Shen 等[11] 2013 年 倾向性匹配	141HCR	62 ± 9.9	88.7	26.2	62.7 ± 7.1	—	一站	27.6 ± 7.9	—
	141CABG	62.4 ± 7.8	90.1	18.4	62.6 ± 8.0	—		28.2 ± 9.4	—
	141PCI	61.7 ± 10.3	87.2	19.9	61.2 ± 9.3	—		26.0 ± 8.2	

续表

第一作者 年份	HCR	年龄 （岁）	男性 （%）	糖尿病 （%）	左室射血分数 （%）	ACS （%）	分期	SYNTAX 评分	转为开胸
leacche 等[38] 2013 年 回顾性研究	80HCR SYNTAX ≤32（67）	62（32~85）	79	42	50（20~70）	58	一站	—	—
	SYNTAX>32（13）	74（32~84）	62	31	50（20~65）	61	—	—	—
	301CABG SYNTAX ≤32（226）	63（32~89）	75	38	55（10~80）	71	—	—	—
	SYNTAX>32（75）	62（32~83）	83	32	50（10~70）	57	—	—	—
Bachinsky 等[18] 2012 年 前瞻性队列	25HCR	63.2 ± 10.5	80	36	55.3 ± 10.4	32	1-stop	33.52 ± 8	—
	27OPCAB	66.78 ± 10.7	59	48	51.48 ± 12.0	37	1-stop	33.52 ± 8	—
Halkos 等[22] 2011 年 回顾性配对队列研究（倾向性匹配）	147HCR	64.3 ± 12.8	38.1	39.5	54.7 ± 8.7	13.6MI	—	—	—
	588CABG	64.3 ± 12.5	28.6	35.5	54.6 ± 8.7	12.4MI	—	—	—
Vassiliades 等[31] 2009 年 回顾性队列研究	91HCR	64.7 ± 13.7	76.3	40.7	51.5 ± 9.4	18.7	85CABG 先， 6PCI 先	—	2
	4175OPCAB	62.8 ± 11.7	69.1	37.3	50.9 ± 12.7	36.2	—	—	—
Kon 等[45] 2008 年 前瞻性匹配队列研究（匹配方法不清）	15HCR	61 ± 10	73	27	47 ± 14	—	1-stop	—	—
	30OPCAB	65 ± 10	63	40	45 ± 14	—	—	—	—
Zhao 等[27] 2009 年 回顾性队列研究	112HCR	63（32~85）	71	39	50（15~70）	74	1-stop	—	—
	254CABG	63（32~89）	76	39	54（10~72）	68	—	—	—
Reicher 等[26] 2008 年 前瞻性倾向性匹配队列研究	13HCR	62 ± 10	80	29	31（EF<40%）	0	CABG 先	—	0
	26CABG	64 ± 10	83	41	27（EF<40%）	—	—	—	—

这些结果支持了理论上高风险的患者更适合于小创伤及恢复迅速的 HCR 治疗,也说明了 HCR 的适宜患者选择至关重要。

唯一的一项比较 HCR(“分站”先行 CABG)及传统 CABG 治疗的 RCT 研究 POL-MIDES[42](Prospective Randomized PilOt Study EvaLuating the Safety and Efficacy of Hybrid Revascularization in MultIvessel Coronary Artery DisEaSe),连续入选了 200 例经过造影明确前降支近段病变,且非前将至血管至少一处 70% 重要狭窄患者。随机 1∶1 分入 HCR 组(n=98)或 CABG 组(n=102),两组基线资料相似,HCR 患者组有 6.1% 改为标准外科手术。1 年随访两组全因死亡(CABG2.9% 对 HCR2%;P=NS)和 MACR-free 生存率(CABG92.2% 对 HCR89.8% P log-rank=0.54)相似。

目前仅有一项单中心回顾性的研究比较 HCR、CABG 及 PCI 三者的长期生存及 MACE 事件[11]。该研究发现,在低(<24)及中(24~30)Syntax 评分组三组无明显差异。但在高(>30)Syntax 评分组,HCR 及 CABG 组 MACE 事件明显低于 PCI(P log-rank=0.002);在低(<3)及中(3~5)EuroSCORE 组两组无明显差异。但在高(>5)EuroSCORE 组,HCR 组 MACE 事件明显低于 PCI 及 CABG(P log-rank=0.030)。唯一一项关于 HCR 与 PCI 比较的多中心研究发表于 2016 年[43],在 11 个中心入选了 200 例 HCR 患者及 98 例多支病变行 PCI 手术患者,两组 12 个月 MACE 事件无明显差异[43]。

虽然已有经过精心选择的患者组,报道短期疗效 HCR 与 CABG 相似(表 2),但目前尚需要大规模的随机对照研究来证实 HCR 手术治疗的可行性及安全性。

结 论

目前的证据提示 HCR 对于特殊的临床及解剖特点的患者是可行和安全的,并有证据提示在高风险手术组 HCR 可能获益更为明显。HCR 手术倾向于一站式复合技术及更小的创伤为临床上具有常规再血管化治疗方式高危因素的患者提供了更多个体化治疗选择。但是尚缺乏前瞻性的大规模的随机对照研究来证实 HCR 的安全性及获益,而且本身杂交手术室的配置和术者的培养机制及需要训练有素“心脏团队”对于患者进行精确的筛选也制约了杂交手术的推广。但随着证据的积累,医师培训机制的改革,药物支架远期疗效的改善 HCR 适应证有可能有扩大的趋势,但还需要进一步的循证证据证实。

(张倩 吴永健)

参考文献

1. Angelini GD, Wilde P, Salerno TA, et al. Integrated left small thoracotomy and angioplasty for multivessel coronary artery revascularisation. Lancet, 1996, 347(9003): 757-758.
2. Tatoulis J, Buxton BF, Fuller JA. Patencies of 2127 arterial to coronary conduits over 15 years. Ann Thorac Surg, 2004, 77(1): 93-101.
3. Otsuka F, Yahagi K, Sakakura K, et al. Why is the mammary artery so special and what protects it from atherosclerosis? Ann Cardiothorac Surg, 2013, 2(4): 519-526.
4. Puskas JD, Williams WH, Mahoney EM, et al. Off-pump vs conventional coronary artery bypass grafting: Early and 1-year graft patency, cost, and quality-of-life outcomes: A randomized trial. JAMA, 2004, 291(15): 1841-1849.
5. Cho KR, Jeong DS, Kim KB. Influence of vein graft use on postoperative 1-year results after off-pump coronary artery bypass surgery. Eur J Cardiothorac Surg, 2007, 32(5): 718-723.
6. Kim KB, Cho KR, Jeong DS. Midterm angiographic follow-up after off-pump coronary artery bypass: Serial comparison using early, 1-year, and 5-year postoperative angiograms. J Thorac Cardiovasc Surg, 2008, 135(2): 300-307.
7. Sabik JF 3rd, Lytle BW, Blackstone EH, et al. Comparison of saphenous vein and internal thoracic artery graft patency by coronary system. Ann Thorac Surg, 2005, 79(2): 544-551.
8. Navarese EP, Tandjung K, Claessen B, et al. Safety and efficacy outcomes of first and second generation durable polymer drug eluting stents and biodegradable polymer biolimus eluting stents in clinical practice: Comprehensive network meta-analysis. BMJ, 2013, 347: f 6530.
9. Stefanini GG, Serruys PW, Silber S, et al. The impact of patient and lesion complexity on clinical and angiographic outcomes after revascularization with zotarolimus - and everolimus-eluting stents: A substudy of the resolute all comers trial (a randomized comparison of a zotarolimus -eluting stent with an everolimus-eluting stent for percutaneous coronary intervention). J Am Coll Cardiol, 2011, 57(22): 2221-2232.
10. Mohr FW, Morice MC, Kappetein A, et al. Coronary artery bypass graft surgery versus percutaneous coronary intervention in patients with three-

vessel disease and left main coronary disease: 5-year follow-up of the randomised, clinical syntax trial. Lancet, 2013, 381 (9867): 629-638.

11. Shen L, Hu S, Wang H, et al. One-stop hybrid coronary revascularization versus coronary artery bypass grafting and percutaneous coronary intervention for the treatment of multivessel coronary artery disease: 3-year follow-up results from a single institution. J Am Coll Cardiol, 2013, 61 (25): 2525-2533.
12. Bonatti J, Lehr E, Vesely MR, et al. Hybrid coronary revascularization: Which patients? When? How? Curr Opin Cardiol, 2010, 25 (6): 568-574.
13. Rastan AJ, Walther T, Falk V, et al. Does reasonable incomplete surgical revascularization affect early or long-term survival in patients with multivessel coronary artery disease receiving left internal mammary artery bypass to left anterior descending artery? Circulation, 2009, 120 (11 Suppl): S 70-S77.
14. Hillis LD, Smith PK, Anderson JL, et al. 2011 ACCF/AHA guideline for coronary artery bypass graft surgery: Executive summary: A report of the American College of Cardiology Foundation/American Heart Association Task Force on Practice Guidelines. J Thorac Cardiovasc Surg, 2012, 143 (1): 4-34.
15. Windecker S, Kolh P, Alfonso F, et al. 2014 ESC/EACTS guidelines on myocardial revascularization: The task force on myocardial revascularization of the European Society Of Cardiology (ESC) and the European Association For Cardio-Thoracic Surgery (EACTS) developed with the special contribution of the European Association of Percutaneous Cardiovascular Interventions (EAPCI). Eur Heart J, 2014, 35 (37): 2541-2619.
16. Harskamp RE, Brennan JM, Xian Y, et al. Practice patterns and clinical outcomes after hybrid coronary revascularization in the United States: An analysis from the society of thoracic surgeons adult cardiac database. Circulation, 2014, 130: 872-879.
17. Gulbins H. Simultaneous hybrid coronary revascularization reduces postoperative morbidity compared with results from conventional off-pump coronary artery bypass. J Thorac Cardiovasc Surg, 2008, 136: 238.
18. Bachinsky WB, Abdelsalam M, Boga G, et al. Comparative study of same sitting hybrid coronary artery revascularization versus off-pump coronary artery bypass in multivessel coronary artery disease. J Interv Cardiol, 2012, 25 (5): 460-468.
19. Byrne JG, Leacche M, Vaughan DE, et al. Hybrid cardiovascular procedures. JACC Cardiovasc Interv, 2008, 1: 459-468.
20. Zhou S, Fang Z, Xiong H, et al. Effect of one-stop hybrid coronary revascularization on postoperative renal function and bleeding: A comparison study with off-pump coronary artery bypass grafting surgery. J Thorac Cardiovasc Surg, 2014, 147: 1511-1516. e1
21. Halkos ME, Walker PF, Vassiliades TA, et al. Clinical and angiographic results after hybrid coronary revascularization. Ann Thorac Surg, 2014, 97: 484-490.
22. Halkos ME, Vassiliades TA, Douglas JS, et al. Hybrid coronary revascularization versus off-pump coronary artery bypass grafting for the treatment of multivessel coronary artery disease. Ann Thorac Surg, 2011, 92: 1695-1701.
23. Bonatti JO, Zimrin D, Lehr EJ, et al. Hybrid coronary revascularization using robotic totally endoscopic surgery: Perioperative outcomes and 5-year results. Ann Thorac Surg, 2012, 94: 1920-1926.
24. Adams C, Burns DJ, Chu MW, et al. Single-stage hybrid coronary revascularization with long-term follow-up. Eur J Cardiothorac Surg, 2014, 45(3): 438-442.
25. Kiaii B, McClure RS, Stewart P, et al. Simultaneous integrated coronary artery revascularization with long-term angiographic follow-up. J Thorac Cardiovasc Surg, 2008, 136: 702-708.
26. Reicher B, Poston RS, Mehra MR, et al. Simultaneous "hybrid" percutaneous coronary intervention and minimally invasive surgical bypass grafting: Feasibility, safety, and clinical outcomes. Am Heart J, 2008, 155: 661-667.
27. Zhao DX, Leacche M, Balaguer JM, et al. Routine intraoperative completion angiography after coronary artery bypass grafting and 1-stop hybrid revascularization results from a fully integrated hybrid catheterization laboratory/operating room. J Am Coll Cardiol, 2009, 53: 232-241.
28. Patrono C, Bachmann F, Baigent C, et al. Expert consensus document on the use of antiplatelet agents. The task force on the use of antiplatelet agents in patients with atherosclerotic cardiovascular disease of the European Society of Cardiology. Eur Heart J, 2004, 25: 166-181.
29. Gurbel PA, Bliden KP, Hiatt BL, et al. Clopidogrel for coronary stenting: Response variability, drug resistance, and the effect of pretreatment platelet reactivity. Circulation, 2003, 107: 2908-2913.
30. Hu SS, Xiong H, Zheng Z, et al. Midterm outcomes of simultaneous hybrid coronary artery revascularization for left main coronary artery disease. Heart Surg Forum, 2012, 15 (1): E 18-E22.
31. Vassiliades TA, Kilgo PD, Douglas JS, et al. Clinical outcomes after hybrid coronary revascularization versus off-pump coronary artery bypass: A prospective evaluation. Innovations (Phila), 2009, 4 (6): 299-306.
32. Srivastava S, Gadasalli S, Agusala M, et al. Beating heart totally endoscopic coronary artery bypass. Ann Thorac Surg, 2010, 89: 1873-1879.
33. Bangalore S, Kumar S, Fusaro M, et al. Short- and long-term outcomes with drug-eluting and bare-metal coronary stents: A mixed-treatment comparison analysis of 117 762 patient-years of follow-up from randomized trials. Circulation, 2012, 125: 2873-2891.
34. Valgimigli M, Campo G, Monti M, et al. Short- versus long-term duration of dual-antiplatelet therapy after coronary stenting: A randomized multicenter trial. Circulation, 2012, 125: 2015-2026.
35. Colombo A, Chieffo A, Frasheri A, et al. Second-generation drug-eluting stent implantation followed by 6- versus 12-month dual antiplatelet therapy: The security randomized clinical trial. J Am Coll Cardiol, 2014, 64: 2086-2097.

36. Serruys PW, Chevalier B, Dudek D, et al. A bioresorbable everolimus-eluting scaffold versus a metallic everolimus-eluting stent for ischaemic heart disease caused by de-novo native coronary artery lesions (absorb ii): An interim 1-year analysis of clinical and procedural secondary outcomes from a randomised controlled trial. Lancet, 2015, 385: 43-54.
37. Leacche M, Zhao DX, Umakanthan R, et al. Do hybrid procedures have proven clinical utility and are they the wave of the future? : Hybrid procedures have no proven clinical utility and are not the wave of the future. Circulation, 2012, 125: 2504-2510.
38. Leacche M, Byrne JG, Solenkova NS, et al. Comparison of 30-day outcomes of coronary artery bypass grafting surgery verus hybrid coronary revascularization stratified by SYNTAX and euroSCORE. J Thorac Cardiovasc Surg, 2013, 145 (4): 1004-1012.
39. Repossini A, Tespili M, Saino A, et al. Hybrid revascularization in multivessel coronary artery disease. Eur J Cardiothorac Surg, 2013, 44 (2): 288-293.
40. Rab ST, Douglas JS Jr, Lyons E, et al. Hybrid coronary revascularization for the treatment of left main coronary stenosis: A feasibility study. Catheter Cardiovascular I Interv, 2012, 80 (2): 238-244.
41. Holzhey DM, Jacobs S, Mochalski M, et al. Minimally invasive hybrid coronary artery revascularization. Ann Thorac Surg, 2008, 86: 1856-1860.
42. Gasior M, Zembala MO, Tajstra M, et al. Hybrid revascularization for multivessel coronary artery disease. JACC. Cardiovasc Interv, 2014, 7: 1277-1283.
43. Puskas JD, Halkos ME, DeRose JJ, et al. Hybrid coronary revascularization for the treatment of multivessel coronary artery disease: A multicenter observational study. J Am Coll Cardiol, 2016, 68: 356-365.
44. Bonaros N, Schachner T, Wiedemann D, et al. Closed chest hybrid coronary revascularization for multivessel disease - current concepts and techniques from a two-center experience. Eur J Cardiothorac Surg, 2011, 40: 783-787.
45. Kon ZN, Brown EN, Tran R, et al. Simultaneous hybrid coronary revascularization reduces postoperative morbidity compared with results from conventional off-pump coronary artery bypass. J Thorac Cardiovasc Surg, 2008, 135: 367-375.

非阻塞性缺血性冠状动脉疾病

临床上，我们会遇到这样的患者，他们有心肌缺血或心肌梗死的症状、体征以及心电图变化和（或）心肌酶学升高，但冠脉造影检查并没有发现阻塞性冠状动脉疾病（冠脉狭窄≥50%），这种临床情况被称为非阻塞性缺血性冠状动脉疾病（ischemia with no obstructive coronary artery disease，INOCA）或冠状动脉非阻塞性心肌梗死（myocardial infarction with no obstructive coronary artery disease，MINOCA）[1-5]。研究发现，缺血伴非阻塞性冠状动脉疾病患者的心血管事件（包括急性冠脉综合征、心衰住院、卒中和重复心血管手术）风险明显升高，而且发展为射血分数保留型心衰的风险较高。尤其对于女性患者，越来越多的证据显示弥漫性 INOCA、高血压及糖尿病是预测主要心血管事件（major cardiovascular events，MACE）的高危因素[6-9]。

一、非阻塞性缺血性冠状动脉疾病（INOCA）

由于评价方法不同，不同的中心对非阻塞性冠心病定义不同。WISE 研究中心认为 1 支或多支血管直径狭窄 20%~49% 为非阻塞性冠心病，而 1 支或多支血管直径狭窄≥50% 为阻塞性冠心病，0~19% 狭窄为正常血管[10]。CART 研究中定义所有心外膜血管直径狭窄≥20% 但 <70% 或者左主干直径狭窄≥20% 但 <50% 为非阻塞性冠心病，<20% 为正常血管[11-12]。

研究者收集了美国退伍军人 CART 项目中的冠心病数据，该项目包含了冠脉造影和长期随访结果。共包括 2007—2012 年间 37 674 例接受选择性血管造影的患者，发现 55.4% 的患者为阻塞性冠心病，22.3% 为非阻塞性冠心病[12]。Lin FY 等人对 163 例心绞痛患者进行了多排冠脉 CT 造影和 SPECT 负荷试验，发现 105 例患者有轻度冠脉狭窄，39 例有明显冠脉狭窄但仅 15 例有血流限制性狭窄且负荷试验结果正常，这说明狭窄病变和缺血性心脏病之间并非一致。WISE 研究结果提示，60% 因胸痛或无创检查发现有缺血证据的患者不存在影响血流的冠脉阻塞（至少有 1 条主支存在≥50% 狭窄）[13]。

INOCA 的诊断标准：①有典型的心肌缺血的症状及体征；②有心肌缺血的客观证据：有静息或运动状态下心电图或影像学（心脏超声心动图、核素显像、磁共振或波普学）证据；③冠脉 CTA 或冠脉造影检查并没有发现阻塞性冠状动脉疾病（冠脉狭窄≥50%），这种临床情况被称为非阻塞性缺血性冠状动脉疾病（ischemia with no obstructive coronary artery disease，INOCA）[1]。

（一）INOCA 流行病学及临床预后

美国心脏病学会 - 国家心血管数据注册中心以及国家心脏、肺脏和血液研究所资助的女性缺血综合征评估系统（women's ischemic syndrome evaluation，WISE）数据库显示，有 3 百万 ~4 百万 INOCA 患者，这些患者由于心绞痛和心衰反复住院，需要重复检查及冠脉造影，负担了和阻塞性冠心病差不多的医疗保健成本和劳动力缺失[14-17]。据统计在美国目前心血管疾病仍然是头号杀手，女性死于心血管疾病或缺血性冠心病多于男性，但由于较多的女性虽有心肌缺血症状但无冠脉明显狭窄，她们没有受到严格的治疗[8-9,18]。

长期以来，人们认为在心绞痛患者中，如果冠脉造影显示正常或狭窄程度 <50% 则属低危人群，预后良好。然而，近年来大样本人群的长期随访研究否定了这一传统观点。Jespersen L 等人对接受冠脉造影的 11 223 例稳定型心绞痛患者和无症状的 5705 例对照人群平均随访 4.6 年，发现冠脉造影显示正常或狭窄程度 <50% 的患者的心血管事件率显著高于对照人群[3]。Lin FY 等人对 2583 例因心绞痛症状或心血管高危因素而行 64 排冠脉 CT 的患者随访 3.1 年，发现 CT 测量的冠脉狭窄 <50% 的患者的全因死亡率显著高于 CT 检查无冠脉狭窄的患者[13]。美国退伍军人 CART 研究发现，无冠心病患者的 1 年时心肌梗死发生率为 0.11%，1 支血管病变的非阻塞性冠心病患者为 0.24%，2 支血管病变者为 0.56%，3 支血管病变

者为 0.59%。在阻塞性冠心病患者中，随着病变血管支数增加(或 LMCA)，心肌梗死风险亦增加。无冠心病者的 1 年时死亡率为 1.38%，1 支、2 支和 3 支血管病变的非阻塞性冠心病患者分别为 2.02%、1.50% 和 2.72%。在多因素调整模型中，仅 3 支病变的非阻塞性冠心病与 1 年时死亡风险增加相关。这些研究显示，冠脉狭窄程度 <50% 不能作为判断患者预后是否良好的指标[6]。

研究发现老年、高血压、糖尿病以及吸烟是心血管病死亡的预测因素，而性别、高脂血症、早发家族史及确诊前冠心病不是冠心病死亡的预测因素，危险因素调整分析显示非阻塞性冠心病死亡率明显高于冠脉造影正常患者[19]。WISE 研究结果提示，胸痛超过 1 年的 INOCA 患者 MACE 事件明显增加[20]。1 项大型的研究发现，冠脉 CT 显示非阻塞性冠脉病变的患者死亡及心肌梗死的发生率明显高于冠脉正常者。尤其对于女性患者，越来越多的证据显示弥漫性非阻塞性冠心病、高血压及糖尿病是预测 MACE 的危险因素[21]。

(二) INOCA 的病理生理机制

多种因素单独或共同参与了 INOCA 的发病。这些危险因素包括：高血压、严重的主动脉瓣狭窄、严重贫血、2 型糖尿病、药物、心衰或心源性休克、冠脉痉挛、心肌病、先天性心脏病、冠脉解剖异常或心肌桥等。其中，冠脉微血管功能障碍(coronary microvascular dysfunction，CMVD)被认为可能是 INOCA 发生的重要机制。

1. 冠脉血流行病学调查节功能异常 冠脉血流量与心肌代谢活性产物关系密切，而后者调节血管平滑肌细胞的舒缩功能。电压门控性钾通道在调节血管舒缩及冠脉血流方面发挥重要作用(表 1)[1]。

表 1 血管活性物质的作用

代谢产物	心外膜动脉 (内皮功能异常)	小动脉 (内皮功能异常)
5- 羟色胺	收缩	舒张(收缩)
血管加压素	舒张(± 收缩)	收缩
内皮素	收缩	收缩
血栓素	收缩	收缩
乙酰胆碱	舒张(收缩)	舒张(± 收缩)
腺苷	舒张	强舒张剂
NO	舒张	舒张
H_2O_2	舒张	强舒张剂
去甲肾上腺素	收缩	无直接作用

2. 微血管功能障碍(CMVD) Murthy VL 等研究发现，在大多数 INOCA 患者中可以观察到隐匿性冠状动脉异常。在 139 例患者(平均年龄 54 岁，女性占 3/4)中，77% 的心绞痛患者有冠状动脉病变，44% 有血管内皮功能障碍，21% 有微血管病变，5% 血流储备分数≤0.8[22]。WISE 研究发现，将近 50% 无冠脉阻塞性胸痛的女性主要表现为冠脉微血管功能障碍(CMVD)[23]。Lee 等研究发现，虽然冠脉造影显示冠脉狭窄程度 <50%，但仍有 44% 的患者存在内皮功能异常，有 5% 的患者 FFR ≤0.8 则提示存在心肌缺血，21% 患者冠脉微血管阻力指数≥25，即存在微血管功能障碍[24]。目前尚无大样本人群的 CMVD 的流行病学资料。以往小样本的临床研究显示，在具有心肌缺血症状但冠状动脉造影显示非阻塞性病变的患者中，CMVD 的发生率为 45%~60%[25-26]。中国专家共识按照微血管病变的不同病因，将 CMVD 分为以下 3 种类型：不合并阻塞性冠状动脉疾病的 CMVD、合并阻塞性冠状动脉疾病的 CMVD 以及其他类型的 CMVD。

WISE 研究结果显示：与 CFR>2.32 患者比较，CFR<2.32 患者的 MACE 明显增加(5 年 MACE 发生率 27% 对 9.3%)[27]。随后的一系列研究进一步证实了 CMVD 与 MACE 的相关性，研究发现 CFR<2.0 患者的 3 年 MACE(心源性死亡、心肌梗死、靶血管重建及心衰再住院)明显高于 CFR ≥2.0 者。当 CFR<2.0 时，

非阻塞性冠心病的男性及女性患者的年 MACE 事件分别为 7.8%、5.6%，明显高于 CFR ≥2.0 时的 3.3% 和 1.7%。研究发现在这些 INOCA 患者中，70% 为女性患者[22,28-30]。

3. **年龄、性别、高血压及雌激素** 高龄、高血压、糖尿病及高脂血症是导致阻塞性及非阻塞性冠心病的重要因素。随着年龄增长，血管硬度增加、中膜增厚、管腔增大，出现脉压增大及管壁增厚，导致血管内皮功能异常、心室 - 主动脉偶联失衡及心内膜下低灌注，最终导致 CMVD[31-32]。高血压导致小血管包括冠状动脉血管重构，最终导致动脉狭窄及微血管密度减低[33-34]。虽然 WISE 研究显示女性的 INOCA 患者多于男性，但雌激素的作用尚未证实[35]。

4. **炎症反应** 炎症是冠心病斑块不稳定的核心因素，在 CMVD 的发病中的作用逐渐得到证实。研究发现 hs-CRP 在 CMVD 患者中的水平明显高于冠脉正常者；Cosin-Sales J 等研究发现 hs-CRP 水平与动态心电图检测的心肌缺血事件高度相关。同时研究并且发现 hs-CRP 水平越高的患者，冠脉血流量对乙酰胆碱的反应越弱，进一步提示炎症因素在 CMVD 中发挥重要作用[36-40]。

5. **导管动脉硬度增加** WISE 研究结果显示，主动脉脉搏速率（aPWV）和其他的动脉硬度指数与 CFR 变量高度相关。与传统的危险因素比较，动脉硬度指标能较好地预测心血管事件。MRI、超声及血管张力测定可以常规筛查正常人的动脉硬度，随着年龄的增长，动脉硬度指数明显增加，最终导致 CMVD[41-42]。

6. **动脉粥样硬化** 冠心病的危险因素如高血压、高脂血症、糖尿病、吸烟等，均能够促进氧化应激反应，导致血管的内皮功能异常及血管平滑细胞的增殖迁移，其中炎性因子如黏附分子、单核细胞趋化因子及白细胞活化因子等参与 AS 的形成和发展过程。慢性炎症过程时常被斑块的微小破裂、糜烂及远端栓塞打断[43-44]。

血管内超声（IVUS）研究揭示几乎所有的 INOCA 患者均存在 AS 斑块的形成。由于存在血管的正性重构，所以在 INOCA 患者中没有出现明显的管腔狭窄，而出现弥漫性的非阻塞性冠脉病变[45]。在慢性心绞痛的系列研究中，IVUS 均未发现斑块的破裂现象[8]。随后在 2 个单中心的 INOCA 合并 ACS 研究中，发现仅少数患者存在斑块破裂：38% 的女性患者及 37% 的男性及女性患者中存在斑块破裂。第一个单中心研究中发现较多的斑块糜烂现象，而第二个单中心研究中，发现斑块破裂存在于斑块负荷较大及正性重构的患者中[46]。

7. **血脂代谢异常** 高脂血症能够导致内皮功能异常，而他汀类降脂药物能够改善内皮功能，进一步说明了血脂对于 CMVD 的危害性[47]。磁共振光谱学研究发现 INOCA 女性患者存在心肌缺血相关的心肌脂肪变性，导致心脏舒张功能减退，表现为心肌细胞甘油三酯含量增加及心脏舒张环应变率下降，两者呈显著的负相关，进一步说明了 CMVD 触发了游离脂肪酸到心肌细胞的异位脂质沉积[48]。线粒体相关基因检测发现 ROS 信号通路、凋亡、甾体类及激素类合成等基因可能参与了 CMVD 的过程[49]。

8. **肥胖、代谢综合征及糖尿病** 肥胖能够引起肥胖相关的高血压、心肌细胞肥大及心脏血管的协调性下降等。研究发现，冠脉造影相对正常的女性患者，血清脂联素水平下降与 CFR 异常[50]相关。肥胖患者通常存在胰岛素抵抗现象，而胰岛素抵抗与冠脉大血管病变及 CMVD 关系密切，与 CVD 的发病率和死亡率高度相关[51]。无论有无阻塞性冠心病，糖耐量异常患者均存在较高的 CMVD 发病率。由于糖尿病患者存在糖脂代谢紊乱，导致冠脉内皮依赖及非依赖的舒缩功能异常，所以常常合并非阻塞性 CAD[52-53]。

9. **心脏自主神经系统调节异常** 研究显示，INOCA 患者的心脏肾上腺素能神经功能调节异常，表现为紧张、寒冷诱发的心绞痛、静息心绞痛及晨起心绞痛。肾上腺素通过与血管平滑肌细胞上的 β 受体结合导致血管的舒张，与 α 受体结合导致血管的收缩，通过与毒菌碱样受体结合导致血管的收缩[54]。乙酰胆碱能够导致 INOCA 患者冠脉收缩，其机制可能与内皮细胞释放 NO、前列腺环素减少或内皮细胞源性的极化因子过多有关。同时也说明了血管平滑肌细对毒菌碱刺激的敏感性增加或者是内皮细胞释放了较多的缩血管物质[55-56]。INOCA 患者中，交感神经介导的中枢神经反应更加明显。PCI 术后患者出现的 CMVD，可能与交感神经介导的血管收缩反应有关，术前应用 α1- 受体拮抗剂能够预防或减少 CMVD 的发生[57-58]。

10. **血小板及凝血功能异常** Lanza GA 等研究发现，INOCA 患者在胶原 /ADP 刺激下，其血小板反应性随着运动而下降[59]。流式细胞仪检测结果亦发现，与静息状态下比较，活动后 ADP 诱发的血小板受体表达及聚集性均显著下降，而在 CAD 患者中随着运动量增加，血小板反应性是明显增加的[60]。在 INOCA 患者中，腺苷能够抑制 ADP 或凝血酶诱导的血小板的聚集[61]。

（三）INOCA 的诊断

1. 侵入性冠脉反应性试验 冠脉内多普勒血流导丝技术是评价冠脉微血管功能的可靠方法。冠脉微血管功能常通过检测冠脉微血管对血管扩张剂的反应来评估，常用的测量指标 CFR 是冠脉微血管呈最大限度扩张时的冠脉血流量（CBF）与基础状态下冠脉血流量的比值。血管扩张剂包括内皮非依赖型血管扩张剂（主要作用于血管平滑肌细胞）及内皮依赖型血管扩张剂（主要作用于血管内皮细胞）。临床上常用的冠脉舒张剂如下：

（1）腺苷：腺苷是最常用的检测冠脉微血管功能的非内皮依赖性舒张血管的药物，静脉注射剂量 140μg/（kg·min），冠脉内注射剂量 2~16μg/（kg·min），注射时间 1.5~6 分钟。常见的副作用有房室传导阻滞或窦房阻滞导致的心动过缓及支气管痉挛。腺苷的半衰期很短，仅为 10 秒钟，副作用可很快消失[62]。

（2）双嘧达莫：此药通过抑制腺苷降解而发挥作用，故药理作用类似于腺苷。静脉注射剂量 0.56~0.84mg/kg。应用腺苷或双嘧达莫后 CFR<2.5 提示冠脉微血管舒张功能异常[63]，临床上推荐 CFR<2.0 作为判断微血管功能障碍的临界值[64]。

（3）乙酰胆碱：是最常用的检测内皮依赖性冠脉微血管功能的舒张血管的药物，但需要冠脉内注射。乙酰胆碱可通过刺激内皮细胞释放 NO 扩张血管，但亦可通过直接刺激平滑肌细胞收缩血管，在内皮功能正常的情况下，乙酰胆碱的血管扩张作用占主导地位，但如出现内皮功能异常，乙酰胆碱的血管收缩作用占有优势，从而可导致血管痉挛。通常间隔 2 分钟给予 2μg、10μg、50μg 三次冠脉内弹丸式注射[65]。冠脉内注入乙酰胆碱后，利用定量冠脉造影法检测冠脉直径以排除心外膜下冠脉痉挛，同时观察心绞痛症状和心电图 ST-T 改变。一旦出现心肌缺血，应立即冠脉内注射尼可地尔对抗冠脉微血管痉挛。

此外，还有温度稀释法检测冠脉血流量。这一技术基于 Fick 法原理，即将已知温度和注射速率的冷盐水由导管注入冠状静脉窦，在导管下游测量血液的温度，血液温度下降的幅度表明示踪剂稀释的程度，与 CBF 呈正比，由此可推算 CBF。研究证实了温度稀释法与冠脉内多普勒测量的 CFR 具有良好的相关性。利用温度稀释法还可测量微循环阻力指数（index of microvascular resistance，IMR），IMR 定义为冠脉远端的压力 Pd 除以 1/T，即压力与流量的比值，Pd 和 T 均可用带有温度感受器的压力导丝获得。研究表明，IMR 可准确评价急性心肌梗死再灌注治疗后的心肌组织灌注水平、心室重塑及心功能的恢复[66-67]。

2. 非侵入性试验 心电图运动试验、超声心动图负荷试验、放射核素成像负荷试验观察心肌缺血的程度和范围。随着冠状动脉造影和多排 CT 血管造影技术的迅速普及，很多医院的上述三种负荷试验几乎陷于停顿，这种状态必须改变。必须使广大心脏病医生认识到，血管造影技术所显示的斑块病变和心肌缺血并非同一概念，以前者推测后者将导致误诊和误治。

经胸多普勒超声（TTDE）：可测量心外膜冠脉血流速度，后者与 CBF 正相关。应用现代的彩色多普勒技术，可在 >90% 患者中清晰显示左前降支（LAD）远端的血流，如静脉注射声学造影剂，LAD 血流显像成功率接近 100%。心血管磁共振成像（CMRI）：可同时获得心脏解剖、心肌灌注与代谢、心室功能及冠脉成像的信息，是一种较可靠评价心肌灌注缺损的方法。其他无创性检查还包括正电子发射计算机断层扫描（PET）、门电路闪烁照相法等。

（四）INOCA 的治疗进展

多项研究指出，对 INOCA 应制订积极的防治策略，从而减少冠心病患者的冠脉事件，降低死亡率至关重要。除了积极地改善生活方式外，应严格控制危险因素。对心绞痛症状明显者，应积极给予药物干预以减少心绞痛发作。同时针对冠心病的二级预防进行积极的药物干预，以改善 INOCA 的临床预后[68-70]。

1. 危险因素的控制

（1）高血压：研究发现，在非阻塞性 CAD 合并高血压患者中，应用抗高血压药物能够有效改善微血管功能障碍。研究发现，ACEI 及 ARB 药物能够改善内皮依赖性的微血管功能异常，而二氢吡啶类 CCB 没有发现有此功能。一项研究显示非二氢吡啶类 CCB 如维拉帕米能够改善微血管功能异常。

β 受体阻滞剂：奈必洛尔通过激活 β3 受体而发挥内皮保护作用，在非阻塞性冠心病治疗中发挥作用。

卡维地洛因其具有α受体阻滞作用,对微血管病变具有有益作用。在美托洛尔及阿替洛尔未见上述微血管保护作用。

抗高血压治疗对内皮依赖性的微血管的保护作用的研究较少。有PET研究显示奥美沙坦能够增加CFR,改善微循环功能障碍,而氨氯地平没有此作用。另一项研究显示,尽管维拉帕米和依那普利在降压效果上相近,但前者能够明显改善内皮功能,进而改善微血管功能。这些研究说明,微血管功能改善是降压药物的降压效果之外的作用。可能的机制包括:对血管平滑肌细胞的直接作用、抗氧化作用、改善血管的内皮功能及舒张功能,同时还具有改善自主神经系统功能作用。值得注意的是,近年来的研究揭示,高血压患者出现CFR下降与是否存在左室肥厚及左室肥厚的程度高度相关,提示微血管功能障碍是左室重构及内皮细胞、平滑肌细胞功能改变的必然结果。

(2) 高脂血症:近年的研究显示应用阿托伐他汀能够显著改善高脂血症患者的CFR,提示他汀类药物能够改善患者内皮依赖的微血管功能。尽管一些研究发现他汀类药物能够显著改善内皮依赖的大的冠脉及外周血管的舒缩功能,但他汀类药物能否改善微血管功能的研究尚缺乏系统的较大规模的研究证实。对于他汀类药物改善微血管功能障碍的作用机制,除了其调脂作用外,抗炎、抗氧化的作用可能发挥作用。

(3) 糖尿病:与高血压及高脂血症的研究相比,糖尿病患者血糖控制与改善微血管障碍的研究相对少。研究发现,2型糖尿病患者中应用优降糖或格列美脲联合二甲双胍,能够显著改善其内皮功能及增加冠脉的CFR。在1型糖尿病患者中应用胰岛素能够增加CFR,其长期疗效有待观察。

(4) 其他危险因素控制:最近的研究发现,肥胖患者进行减肥可以使双嘧达莫诱导的冠脉血流量增加,而这种改善与脂肪细胞因子的增加相关。吸烟者的冠脉血流储备明显下降,而维生素C可以使吸烟者的CFR明显改善。

2. **控制心绞痛症状** 对于INOCA患者如果频繁出现心绞痛症状,应考虑给予药物治疗,以减轻心绞痛症状,改善患者的生活质量。

(1) β-受体阻滞剂:由于β-受体阻滞剂能够抑制交感神经兴奋、减慢心率、减少心肌耗氧量及增加冠脉的灌注,在抗心绞痛中发挥重要作用,尤其是针对交感活性增高或心率较快的患者。有研究发现,与安慰剂或其他药物比较,β-受体阻滞剂在非阻塞性冠心病患者合并微血管病变中能够减轻心绞痛症状,减少24小时动态心电图中ST压低的时间和次数。亦有研究发现,β-受体阻滞剂阿替洛尔对减少心脏X综合征患者心绞痛的发作频率有效。

(2) 钙通道阻滞剂:在大血管痉挛性心绞痛中,推荐服用钙通道阻滞剂。一项始于1988年的针对血管痉挛性心绞痛患者的研究显示,钙通道阻滞剂可改善患者生存质量,且患者不会出现梗死。Ohba K等研究发现,在微血管痉挛性心绞痛患者中应用钙通道阻滞剂明显减轻心绞痛症状,在随访的(47.8 ± 27.5)个月中没有发生不良心血管事件。在非阻塞性冠心病患者合并微血管病变中,目前推荐应用非二氢吡啶药物如地尔硫卓进行抗心绞痛治疗。复合型L、T型钙通道阻滞剂咪拉地尔,可减少冠状动脉血流缓慢综合征患者的心绞痛频率。

(3) 硝酸酯类药物:硝酸酯类药物由于能够扩张静脉减轻心脏前负荷及扩张冠脉,在冠心病的心绞痛治疗中应用广泛。然而,在非阻塞性冠心病合并微血管病变以及冠脉痉挛患者中,舌下含服短效硝酸酯类药物作用有限。在日本的一项针对1429例血管痉挛性心绞痛患者的观察性研究中发现,服用硝酸盐与否对主要不良心血管事件的影响没有差异(HR=1.28;95% CI,0.72~2.28)。在合并微血管病变应用硝酸酯类药物有时效果欠佳,主要是硝酸酯类药物对微血管扩张作用有限,有时还起到反作用,主要原因在于硝酸酯类药物有时导致低血压的发生,同时激活了交感神经系统,增快了心率。有报道显示静脉内或冠脉内注射硝酸酯类药物能够减少CFR。

(4) 尼可地尔:具有ATP敏感钾离子通道开放剂的作用,同时兼有拟硝酸酯类作用,能够有效地扩张冠脉阻力血管,对非阻塞性冠心病合并微血管病变患者的心绞痛治疗效果较好。IONA研究结果显示尼可地尔能够显著降低稳定型心绞痛不良心血管事件的发生率。JCAD研究发现尼可地尔能够显著降低稳定型心绞痛全因死亡率35%,降低心血管死亡率56%。研究发现冠脉内注射尼可地尔减少ACS及非ACS患者无复流发生率,尼可地尔能够改善稳定性冠心病患者的微血管功能。Yamabe等研究发现口服或静脉内注射尼可地尔 2 周，能够显著减少 24 小时动态心电图中 ST 压低的时间和次数，减少心绞痛症状持续时间。

(5) 伊伐布雷定：伊伐布雷定（ivabradine）为首个选择性特异性心脏起搏电流（If）抑制剂，具有特殊的降低心率作用。临床研究表明，其在治疗稳定型心绞痛方面具有良好的疗效和安全性。伊伐布雷定能够改善阻塞性冠心病患者的心绞痛症状和心电图缺血的变化，而在非阻塞性冠心病患者中，仅一项研究显示，与安慰剂比较，伊伐布雷定能够改善非阻塞性冠心病合并微血管病变患者的心绞痛症状。

(6) 曲美他嗪：曲美他嗪可抑制游离脂肪酸的 β 氧化，使游离脂肪酸代谢减少，从而使心肌以葡萄糖代谢为主产生能量，从而在产生更多的 ATP，抑制酸中毒和钙超载，进而改善心绞痛症状。在一项双盲对照研究中，曲美他嗪能够显著增加非阻塞性冠心病合并微血管病变患者的运动耐量，减少 ST 压低的持续时间。

(7) 雷诺嗪：脂肪酸部分氧化酶抑制剂，通过改变心脏代谢方式减少心脏需氧量，从而降低心绞痛发作的可能性。同时还具有抑制 Na^+ 内流，促进 Ca^{2+} 外流，从而减少细胞内钙超载，扩张冠脉，改善心脏的舒张功能的作用。口服 Ranolazine 后不引起心率减慢和血压下降。一项稳定型心绞痛的负荷运动试验表明，与安慰剂组相比，雷诺嗪显著延长了运动试验的持续时间，减少了每周发作心绞痛的次数和频率，延长了出现 ST 段压低的时间。在一项小样本随机对照研究中，20 例非阻塞性冠心病合并微血管病变的女性患者应用雷诺嗪后，能够显著缓解心绞痛症状、增加患者的 CFR。在另一项对照研究中，与安慰剂或伊伐布雷定相比，45 例微血管病变患者经过 4 周治疗后，雷诺嗪能够显著减轻心绞痛症状，增加患者的运动耐量。

(8) 茶碱类药物：茶碱类药物是腺苷受体拮抗剂，通过拮抗微血管病变部位的腺苷的分泌而增加冠脉 CFR。Picano 等研究发现，氨茶碱能够改善微血管病变患者心绞痛症状，改善患者的运动耐量，尤其适合合并 COPD 患者。在一项研究中观察到，静脉注射氨茶碱能够明显减轻微血管心绞痛症状及心电图 ST 压低程度。Radice 等观察到口服 400mg 的氨茶碱能够减轻运动诱发的微血管心绞痛症状及心电图 ST 压低程度。

(9) α 受体阻滞剂：冠脉阻力血管的收缩，加重了微血管功能障碍，而 α 受体阻滞剂由于能够扩张冠脉，理论上讲在微血管心绞痛中能够发挥有益作用。Rosen 等研究发现，α 受体阻滞剂多沙唑嗪能够增加冠脉血流储备，而另一项研究 Botker 等发现多沙唑嗪未能减轻心绞痛的症状及改善 ST 压低情况。α 受体阻滞剂在微血管病变中的作用仍需研究证实。

3. 改善 INOCA 预后 Dasari TW 等研究发现，在冠心病的二级预防中，与阻塞性冠心病患者比较，非阻塞性冠心病患者阿司匹林的应用相似，而他汀类药物的应用较少。随访 1 年后发现，非阻塞性冠心病患者阿司匹林、他汀类药物、ACEI、β- 受体阻滞剂药物应用比率明显低于阻塞性冠心病患者[1,71-73]。

(1) 阿司匹林：在 CONFIRM 研究中，共有 27 125 例患者 CT 证实存在非阻塞性冠心病（直径狭窄 1%~49%），观察阿司匹林对非阻塞性冠心病的临床预后的影响，随访了 27.2 个月观察阿司匹林与全因死亡的关系，结果发现阿司匹林与降低死亡率无必然联系。虽然如此，专家仍然认为，根据冠心病的二级预防共识，如果没有禁忌证，几乎所有患者都应当长期服用阿司匹林，但应当告知患者服用的剂量和注意事项，提高效果，减少出血风险，阿司匹林推荐剂量为 75~150mg/ 天，对于老年患者和胃病患者必要时使用 PPI 等预防措施。服药期间避免酗酒。ACS 患者和 PCI 术后患者应当联合使用氯吡格雷[74]。

(2) 他汀类药物：他汀类药物除了调脂作用外，具有保护内皮功能、抗炎、抗氧化作用，在冠心病二级预防中占有重要地位。大量的询证医学已经证明使用他汀类药物可以降低心血管再发事件和降低死亡率。同样在 CONFIRM 研究中，观察他汀类药物对 27 125 例非阻塞性冠心病患者（直径狭窄 1%~49%）的临床预后的影响，随访 27.2 个月后结果发现，与正常对照组比较，非阻塞性冠心病死亡风险增加了 6%，应用他汀类药物后显著降低了 56% 死亡率（HR 0.44，95% 可信区间 0.28~0.68，P=0.0003），但对于无冠心病没有斑块者来说没有益处。因此，应当常规使用他汀类药物，尽量做到血脂达标，一般将 LDL-C 降至 2.6mmol/L（100mg/dl），ACS 患者降至 70mg/dl[74]。

(3) β- 受体阻滞剂：β- 受体阻滞剂在心血管病的二级预防治疗中有肯定的作用。冠心病心绞痛和心肌梗死患者使用 β- 受体阻滞剂有 I 类证据支持，若无禁忌证的心肌梗死后患者使用 β- 阻滞剂，可明显降低心肌梗死复发率、改善心功能和减少猝死的发生。伴或不伴糖尿病的冠心病患者应用β-受体阻滞剂可降低死亡率、提高生存率。β-受体阻滞剂不仅可以减少心绞痛发作,改善生活质量,更重要的是可以减少心肌梗死后患者的再梗死率和猝死率,因此,β-受体阻滞剂是治疗冠心病的基本用药,在使用β-受体阻滞剂药物时,除了避免禁忌证外,应当注意心率和血压,选择合适的剂量。

(4) 血管紧张素转换酶抑制剂(ACEI):对于冠心病患者应当使用血管紧张素转换酶抑制剂(ACEI),ACEI有助于改善内皮、保护心脏功能、预防心室重构等作用,对于伴有冠心病合并心脏功能不全的患者应当长期使用ACEI,同样应当根据血压等选择合适的药物和剂量。Manfrini O等研究发现在非阻塞性冠心病患者中ACEI药物治疗能够明显降低6个月的死亡率(OR 0.31)[75]。

二、冠状动脉非阻塞性心肌梗死(myocardial infarction with no obstructive coronary artery disease,MINOCA)

研究显示,约90%的急性心肌梗死(AMI)患者的冠脉造影显示存在阻塞性冠状脉疾病(CAD),但仍有10%的病例的冠脉造影结果未见明显阻塞(冠脉狭窄<50%),称之为冠状动脉非阻塞性心肌梗死(MINOCA)[76]。

(一) MINOCA的病理生理机制

研究证实,急性冠脉综合征(ACS)的发病并非由于斑块过大阻塞管腔,而是由于易损斑块的破裂或糜烂继发管腔内血栓形成导致。一项病理学研究发现,90%急性或慢性缺血性心脏病患者是由临界冠脉狭窄导致的。研究发现,在212名ACS患者中,30.6%的患者冠脉造影正常或接近正常。1999年发表的GUSTO Ⅱb试验对12 142例ACS患者进行了冠脉造影,发现6.8%的男性和10.2%的女性ST段上抬型心肌梗死患者、4.2%的男性和9.1%的女性非ST段上抬型心肌梗死患者以及13.9%的男性和30.5%的女性不稳定型心绞痛患者,冠脉造影显示为非阻塞性狭窄。识别MINOCA特点的相关研究也正在进行[77]。研究者采用荟萃分析法对28份相关论文中的MINOCA患病率、临床特征和预后进行评估。结果显示,MINOCA患病率为6%,患者年龄(中位数)为55岁,女性占40%。然而,与阻塞性冠状动脉性心肌梗死(MI-CAD)患者相比,尽管其他心血管危险因素相似,但MINOCA患者较年轻以及是女性的可能性更大,并且患有高脂血症的可能性更小。MINOCA患者12个月的全因死亡率低于MI-CAD患者(4.7%对6.7%)。此外,对46份有关MINOCA基础病理生理机制研究的论文进行定量评估,结果表明,心脏磁共振成像对典型心肌梗死、心肌炎以及没有显著异常的心肌梗死检出率分别为24%、33%和26%。在27%的MINOCA患者中可诱导出冠状动脉痉挛,以及在14%的患者中可检出具有血栓形成倾向[78]。

(二) MINOCA诊断

1. MINOCA诊断标准

(1) 符合急性心肌梗死标准

1) 心肌损伤标志物阳性(首选肌钙蛋白)。

2) 确切的心肌梗死临床证据,至少满足以下一条:①缺血症状;② ST-T明显动态变化或新出现左束支传导阻滞;③病理性Q波形成;④新出现的存活心肌减少或室壁运动异常影像学证据;⑤冠脉造影或尸检发现冠脉内血栓。

(2) 冠脉造影显示非阻塞性冠脉疾病:任一可能的梗死相关血管造影未见阻塞性冠脉疾病(无冠脉狭窄≥50%),包括冠脉正常(无>30%的狭窄)和轻度冠脉粥样硬化(狭窄>30%但<50%)。

(3) 无引起急性心肌梗死临床表现的特殊临床疾病(如心肌炎和肺栓塞等)[76]。

2. 临床特征 MINOCA患者往往较阻塞性冠状动脉性心肌梗死患者年轻,男性发病率稍高于女性。心电图可表现为ST段抬高或压低,女性患者ST段抬高与未见抬高的数量比例相似,男性患者ST段抬高较多。

3. 病因、诊断及治疗

(1) AS斑块破裂:AS斑块破裂是导致MINOCA的常见病因。通过IVUS发现约40%MINOCA患者存在斑块破裂或斑块侵蚀,采用光学相干断层扫描(OCT)检出率更高。斑块破裂、血栓形成是MINOCA的主要发病机制,因此,对于可疑或确诊斑块破裂引起 MINOCA 患者,推荐双联抗血小板治疗 1 年,之后终身服用单一抗血小板药物,另外还推荐他汀治疗。

(2) 冠脉痉挛:冠脉痉挛反映血管平滑肌对内源性缩血管物质或外源性缩血管物质存在高反应性,冠状动脉痉挛激发试验表明,27% 冠脉非阻塞性心肌梗死患者存在可诱导性痉挛,提示冠脉痉挛是 MINOCA 常见且重要的发病机制。反复发作的静息心绞痛,服用短效硝酸酯药物后缓解,尤其是发作时出现暂时性缺血性心电图表现,并呈一定节律性(典型表现为夜间心绞痛),若满足以上临床特征,则可考虑诊断为冠脉痉挛。若静息心绞痛发作不频繁,而临床上又怀疑是冠脉痉挛导致的 MINOCA,需行痉挛激发试验辅助诊断,但应避免在心肌梗死急性期实施。治疗上主要包括硝酸酯类药物和钙离子拮抗剂,其中钙离子拮抗剂可预防冠脉痉挛性心绞痛患者心脏事件发生。

(3) 冠脉血栓栓塞:冠脉血栓形成除了继发于斑块破坏或冠脉痉挛,也可能由遗传性或获得性血栓形成疾病引起,血栓形成倾向筛查研究显示,14% MINOCA 患者存在遗传倾向。冠脉栓塞则可能由于冠脉或系统性动脉血栓(房颤或瓣膜疾病引起)脱落导致,也可能因瓣膜赘生物、心脏肿瘤、瓣膜钙化及医源性空气栓塞等引起。尽管目前认为冠脉血栓栓塞在 NMINOCA 中所占比例较小,这可能与筛查不充分有关,例如冠脉造影未发现小血管血栓形成或栓塞,常规检查未发现主动脉瓣膜疾病或未评估有无血栓形成疾病倾向等,明确这类病因对目标性治疗意义重大。

(4) 自发性冠脉夹层:自发性冠脉夹层往往通过管腔阻塞导致急性心肌梗死,冠脉内影像是诊断冠脉夹层的关键。目前冠脉内夹层原因尚未明确,可能与肌纤维发育不良相关。绝大多数冠脉夹层发生与动脉粥样硬化无关,因此对于这部分患者不推荐常规他汀类药物治疗,目前提倡药物保守治疗或介入治疗。

(5) Takotsubo 心肌病(应激性心肌病):Takotsubo 心肌病往往表现为 ST 段改变的急性冠脉综合征,其为急性、可逆性病变,无阻塞性冠脉疾病依据,好发于绝经后女性,预后通常较好。与阻塞性冠状动脉性心肌梗死相比,Takotsubo 心肌病肌钙蛋白轻度升高,左室功能也可能会自行恢复。心脏磁共振检查有助于明确诊断。目前尚无 Takotsubo 心肌病最佳治疗循证依据,经验治疗包括避免使用拟交感药物,可以选用 β 受体阻滞剂、ACEI 等药物,心源性休克患者选择心脏辅助装置等。

(6) 心肌炎:心肌炎可出现急性冠脉综合征样表现,且无阻塞性冠脉疾病。对于存在典型心肌炎表现的患者,应在冠脉造影前或冠脉造影时作出诊断,但大多数情况下无法确诊,而诊断为 MINOCA。心肌炎确诊只能通过心内膜心肌活检,明确诊断对治疗和预后意义重大。心肌炎患者可能需要静脉强心药物和(或)循环辅助支持装置作为恢复或移植前的桥接治疗,而不需要抗缺血治疗。

(7) 2 型急性心肌梗死:2 型急性心肌梗死定义为因心肌氧供需失衡导致的心肌细胞坏死,无冠脉斑块破裂及冠脉阻塞等病变。治疗上除了治疗原发病外,阿司匹林和 β 受体阻滞剂可能有益。

(8) 其他:不确定病因的 MINOCA,可以通过 MRI 确诊。钆对比剂延迟强化(LGE)有助于区分血管性和非血管性病因。因此,对于无明确病因的 MINOCA 患者,推荐行心脏 MRI 检测[79-86]。

三、结 语

目前 INOCA 及 MINOCA 发病率越来越高,其导致的不良心血管事件明显增加,因此,对非阻塞性缺血性冠状动脉疾病应给予足够的重视。正确诊断、积极防治至关重要。

(张运 陈文强)

参考文献

1. Bairey Merz CN, Pepine CJ, Walsh MN, et al. Ischemia and no obstructive coronary artery disease (INOCA): developing evidence-based therapies and research agenda for the next decade. Circulation, 2017, 135 (11): 1075-1092.

2. Bugiardini R, Bairey Merz CN. Angina with "normal" coronary arteries: a changing philosophy. JAMA, 2005, 293 (4): 477-484.

3. Jespersen L, Hvelplund A, Abildstrøm SZ, et al. Stable angina pectoris with no obstructive coronary artery disease is associated with increased risks of major adverse cardiovascular events. Eur Heart J, 2012, 33 (6): 734-744.

4. Marzilli M, Merz CN, Boden WE, et al. Obstructive coronary atherosclerosis and ischemic heart disease: an elusive link! J Am Coll Cardiol, 2012,

60(11):951-956.

5. Bigi R, Cortigiani L, Colombo P, et al. Prognostic and clinical correlates of angiographically diffuse non-obstructive coronary lesions. Heart, 2003, 89(9): 1009-1013.
6. Maddox TM, Stanislawski MA, Grunwald GK, et al. Nonobstructive coronary artery disease and risk of myocardial infarction. JAMA, 2014, 312(17): 1754-1763.
7. Pepine CJ, Ferdinand KC, Shaw LJ, et al. Emergence of nonobstructive coronary artery disease: a woman's problem and need for change in definition on angiography. J Am Coll Cardiol, 2015, 66(17): 1918-1933.
8. Reynolds HR, Srichai MB, Iqbal SN, et al. Mechanisms of myocardial infarction in women without angiographically obstructive coronary artery disease. Circulation, 2011, 124(13): 1414-1425.
9. Roe MT, Harrington RA, Prosper DM, et al. Clinical and therapeutic profile of patients presenting with acute coronary syndromes who do not have significant coronary artery disease: the Platelet Glycoprotein IIb/IIIa in Unstable Angina: Receptor Suppression Using Integrilin Therapy (PURSUIT) Trial Investigators. Circulation, 2000, 102(10): 1101-1106.
10. Sharaf B, Wood T, Shaw L, et al. Adverse outcomes among women presenting with signs and symptoms of ischemia and no obstructive coronary artery disease: findings from the National Heart, Lung, and Blood Institute sponsored Women's Ischemia Syndrome Evaluation (WISE) angiographic core laboratory. Am Heart J, 2013, 166(1): 134-141.
11. Davis MB, Maddox TM, Langner P, et al. Characteristics and outcomes of women veterans undergoing cardiac catheterization in the Veterans Affairs Healthcare System: insights from the VA CART Program. Circ Cardiovasc Qual Outcomes, 2015, 8(2 Suppl 1): S39-S47.
12. Bradley SM, Maddox TM, Stanislawski MA, et al. Normal coronary rates for elective angiography in the Veterans Affairs Healthcare System: insights from the VA CART program (Veterans Affairs Clinical Assessment Reporting and Tracking). J Am Coll Cardiol, 2014, 63(5): 417-426.
13. Lin FY, Shaw LJ, Dunning AM, et al. Mortality risk in symptomatic patients with nonobstructive coronary artery disease: a prospective 2-center study of 2,583 patients undergoing 64-detector row coronary computed tomographic angiography. J Am Coll Cardiol, 2011, 58(5): 510-519.
14. Bairey Merz CN, Shaw LJ, Reis SE, et al. Insights from the NHLBI-Sponsored Women's Ischemia Syndrome Evaluation (WISE) Study: Part II: gender differences in presentation, diagnosis, and outcome with regard to gender-based pathophysiology of atherosclerosis and macrovascular and microvascular coronary disease. J Am Coll Cardiol, 2006, 4793suppl): S21-S29.
15. Shaw LJ, Shaw RE, Merz CN, et al. Impact of ethnicity and gender differences on angiographic coronary artery disease prevalence and in-hospital mortality in the American College of Cardiology-National Cardiovascular Data Registry. Circulation, 2008, 117(14): 1787-1801.
16. Gulati M, Cooper-DeHoff RM, McClure C, et al. Adverse cardiovascular outcomes in women with nonobstructive coronary artery disease: a report from the Women's Ischemia Syndrome Evaluation Study and the St James Women Take Heart Project. Arch Intern Med, 2009, 169(9): 843-850.
17. Jespersen L, Abildstrom SZ, Hvelplund A, et al. Burden of hospital admission and repeat angiography in angina pectoris patients with and without coronary artery disease: a registry-based cohort study. PLoS One, 2014, 9(4): e93170.
18. Schenck-Gustafsson K, Johnston N. Women with nonobstructive coronary artery disease are not necessarily healthy. J Womens Health (Larchmt), 2015, 24(5): 329-330.
19. Min JK, Dunning A, Lin FY, et al. Age- and sex-related differences in all-cause mortality risk based on coronary computed tomography angiography findings results from the International Multicenter CONFIRM (Coronary CT Angiography Evaluation for Clinical Outcomes: An International Multicenter Registry) of 23,854 patients without known coronary artery disease. J Am Coll Cardiol, 2011, 58(8): 849-860.
20. Johnson BD, Shaw LJ, Pepine CJ, et al. Persistent chest pain predicts cardiovascular events in women without obstructive coronary artery disease: results from the NIH-NHLBI-sponsored Women's Ischaemia Syndrome Evaluation (WISE) study. Eur Heart J, 2006, 27(12): 1408-1415.
21. Leipsic J, Taylor CM, Gransar H, et al. Sex-based prognostic implications of nonobstructive coronary artery disease: results from the international multicenter CONFIRM study. Radiology, 2014, 273(2): 393-400.
22. Murthy VL, Naya M, Taqueti VR, et al. Effects of sex on coronary microvascular dysfunction and cardiac outcomes. Circulation, 2014, 129(24): 2518-2527.
23. von Mering GO, Arant CB, Wessel TR, et al. National Heart, Lung, and Blood Institute. Abnormal coronary vasomotion as a prognostic indicator of cardiovascular events in women: results from the National Heart, Lung, and Blood Institute Sponsored Women's Ischemia Syndrome Evaluation (WISE). Circulation, 2004, 109(6): 722-725.
24. Lee BK, Lim HS, Fearon WF, et al. Invasive evaluation of patients with angina in the absence of obstructive coronary artery disease. Circulation, 2015, 131(12): 1054-1060.
25. Crea F, Lanza GA, Camici PG. Coronary microvascular dysfunction. Milan: Springer-Verlag Italia, 2014: 100.
26. Camici PG, d'Amati G, Rimoldi O. Coronary microvascular dysfunction: mechanisms and functional assessment. Nat Rev Cardiol, 2015, 12(1): 48-62.
27. Pepine CJ, Anderson RD, Sharaf BL, et al. Coronary microvascular reactivity to adenosine predicts adverse outcome in women evaluated for suspected ischemia results from the National Heart, Lung and Blood Institute WISE (Women's Ischemia Syndrome Evaluation) study. J Am Coll Cardiol, 2010, 55(25): 2825-2832.
28. Britten MB, Zeiher AM, Schachinger V. Microvascular dysfunction in angiographically normal or mildly diseased coronary arteries predicts adverse

cardiovascular long-term outcome. Coron Artery Dis, 2004, 15(5): 259-264.

29. Jones E, Eteiba W, Merz NB. Cardiac syndrome X and microvascular coronary dysfunction. Trends Cardiovasc Med, 2012, 22(6): 161-168.
30. Taqueti VR, Shaw LJ, Cook NR, et al. Excess cardiovascular risk in women relative to men referred for coronary angiography is associated with severely impaired coronary flow reserve, not obstructive disease. Circulation, 2017, 135(6): 566-577.
31. Crea F, Camici PG, Bairey Merz CN. Coronary microvascular dysfunction: an update. Eur Heart J, 2014, 35(17): 1101-1111.
32. Moreau P, d' Uscio LV, Luscher TF. Structure and reactivity of small arteries in aging. Cardiovasc Res, 1998, 37(1): 247-253.
33. Rizzoni D, Palombo C, Porteri E, et al. Relationships between coronary flow vasodilator capacity and small artery remodelling in hypertensive patients. J Hypertens, 2003, 21(3): 625-631.
34. Smith SM, Huo T, Delia Johnson B, et al. Cardiovascular and mortality risk of apparent resistant hypertension in women with suspected myocardial ischemia: a report from the NHLBI-sponsored WISE Study. J Am Heart Assoc, 2014, 3(1): e000660.
35. Wessel TR, Arant CB, McGorray SP, et al. Coronary microvascular reactivity is only partially predicted by atherosclerosis risk factors or coronary artery disease in women evaluated for suspected ischemia: results from the NHLBI Women' s Ischemia Syndrome Evaluation (WISE). Clin Cardiol, 2007, 30(2): 69-74.
36. Recio-Mayoral A, Rimoldi OE, Camici PG, et al. Inflammation and microvascular dysfunction in cardiac syndrome X patients without conventional risk factors for coronary artery disease. JACC Cardiovasc Imaging, 2013, 6(6): 660-667.
37. Cosin-Sales J, Pizzi C, Brown S, et al. C-reactive protein, clinical presentation, and ischemic activity in patients with chest pain and normal coronary angiograms. J Am Coll Cardiol, 2003, 41(9): 1468-1474.
38. Sakr SA, Abbas TM, Amer MZ, et al. Microvascular angina. The possible role of inflammation, uric acid, and endothelial dysfunction. Int Heart J, 2009, 50(4): 407-419.
39. Ong P, Sivanathan R, Borgulya G, et al. Obesity, inflammation and brachial artery flow-mediated dilatation: therapeutic targets in patients with microvascular angina (cardiac syndrome X). Cardiovasc Drugs Ther, 2012, 26(3): 239-244.
40. Teragawa H, Fukuda Y, Matsuda K, et al. Relation between C reactive protein concentrations and coronary microvascular endothelial function. Heart, 2004, 90(7): 750-754.
41. Nichols WW, Denardo SJ, Davidson JB, et al. Association of aortic stiffness and wave reflections with coronary flow reserve in women without obstructive coronary artery disease: An ancillary study from the National Heart, Lung, and Blood Institute-sponsored Women' s Ischemia Syndrome Evaluation (WISE). Am Heart J, 2015, 170(6): 1243-1254.
42. Redheuil A, Yu WC, Wu CO, et al. Reduced ascending aortic strain and distensibility: earliest manifestations of vascular aging in humans. Hypertension, 2010, 55(2): 319-326.
43. Libby P, Pasterkamp G. Requiem for the 'vulnerable plaque'. Eur Heart J, 2015, 36(43): 2984-2987.
44. Tona F, Serra R, Di Ascenzo L, et al. Systemic inflammation is related to coronary microvascular dysfunction in obese patients without obstructive coronary disease. Nutr Metab Cardiovasc Dis, 2014, 24(4): 447-453.
45. Khuddus MA, Pepine CJ, Handberg EM, et al. An intravascular ultrasound analysis in women experiencing chest pain in the absence of obstructive coronary artery disease: a substudy from the National Heart, Lung and Blood Institute-Sponsored Women's Ischemia Syndrome Evaluation (WISE). J Interv Cardiol, 2010, 23(6): 511-519.
46. Ouldzein H, Elbaz M, Roncalli J, et al. Plaque rupture and morphological characteristics of the culprit lesion in acute coronary syndromes without significant angiographic lesion: analysis by intravascular ultrasound. Ann Cardiol Angeiol (Paris), 2012, 61(1): 20-26.
47. Baller D, Notohamiprodjo G, Gleichmann U, et al. Improvement in coronary flow reserve determined by positron emission tomography after 6 months of cholesterollowering therapy in patients with early stages of coronary atherosclerosis. Circulation, 1999, 99(22): 2871-2875.
48. Wei J, Nelson MD, Szczepaniak EW, et al. Myocardial steatosis as a possible mechanistic link between diastolic dysfunction and coronary microvascular dysfunction in women. Am J Physiol Heart Circ Physiol, 2016, 310(1): H14-H19.
49. Colom B, Oliver J, Garcia-Palmer FJ. Sexual dimorphism in the alterations of cardiac muscle mitochondrial bioenergetics associated to the ageing Process. J Gerontol A Biol Sci Med Sci, 2015, 70(11): 1360-1369.
50. Eroglu S, Sade LE, Bozbas H, et al. Association of serum adiponectin levels and coronary flow reserve in women with normal coronary angiography. Eur J Cardiovasc Prev Rehabil, 2009, 16(3): 290-296.
51. Regensteiner JG, Golden S, Huebschmann AG, et al. Sex differences in the cardiovascular consequences of diabetes mellitus: A scientific statement from the American Heart Association. Circulation, 2015, 132(25): 2424-2447.
52. Di Carli MF, Charytan D, McMahon GT, et al. Coronary circulatory function in patients with the metabolic syndrome. J Nucl Med, 2011, 52(9): 1369-1377.
53. Nahser PJ Jr, Brown RE, Oskarsson H, et al. Maximal coronary flow reserve and metabolic coronary vasodilation in patients with diabetes mellitus. Circulation, 1995, 91(3): 635-640.
54. Muller MD, Gao Z, McQuillan PM, et al. Coronary responses to cold air inhalation following afferent and efferent blockade. Am J Physiol Heart Circ Physiol, 2014, 307(2): H228-H235.

55. Di Carli MF,Tobes MC,Mangner T,et al. Effects of cardiac sympathetic innervation on coronary blood flow. N Engl J Med,1997,336(17):1208-1215.

56. Harris KF,Matthews KA. Interactions between autonomic nervous system activity and endothelial function:a model for the development of cardiovascular disease. Psychosom Med,2004,66(2):153-164.

57. Dakak N,Quyyumi AA,Eisenhofer G,et al. Sympathetically mediated effects of mental stress on the cardiac microcirculation of patients with coronary artery disease. Am J Cardiol,1995,76(3):125-130.

58. Rimoldi O,Spyrou N,Foale R,et al. Limitation of coronary reserve after successful angioplasty is prevented by oral pretreatment with an alpha1-adrenergic antagonist. J Cardiovasc Pharmacol,2000,36(3):310-315.

59. Lanza GA,Andreotti F,Sestito A,et al. Platelet aggregability in cardiac syndrome X. Eur Heart J,2001,22(20):1924-1930.

60. Lanza GA,Aurigemma C,Fattorossi A,et al. Changes in platelet receptor expression and leukocyte-platelet aggregate formation following exercise in Cardiac Syndrome X. J Thromb Haemost,2006,7(4):1623-1625.

61. Aurigemma C,Scalone G,Fattorossi A,et al. Adenosine inhibition of adenosine diphosphate and thrombin-induced monocyte-platelet aggregates in cardiac syndrome X. Thromb Res,2009,124(1):116-120.

62. Webb CM,Collins P,Di Mario C. Normal coronary physiology assessed by intracoronary Doppler ultrasound. Herz,2005,30(1):8-16.

63. McGuinness ME,Talbert RL. Pharmacologic stress testing:experience with dipyridamole,adenosine,and dobutamine. Am J Hosp Pharm,1994,51(3):328-346.

64. Chareonthaitawee P,Kaufmann PA,Rimoldi O,et al. Heterogeneity of resting and hyperemic myocardial blood flow in healthy humans. Cardiovasc Res,2001,50(1):151-161.

65. Münzel T,Sinning C,Post F,et al. Pathophysiology,diagnosis and prognostic implications of endothelial dysfunction. Ann Med,2008,40(3):180-196.

66. Fearon WF,Shah M,Ng M,et al. Predictive value of the index of microcirculatory resistance in patients with ST-segment elevation myocardial infarction. J Am Coll Cardiol,2008,51(5):560-565.

67. Ito N,Nanto S,Doi Y,et al. High index of microcirculatory resistance level after successful primary percutaneous coronary intervention can be improved by intracoronary administration of nicorandil. Circ J,2010,74(5):909-915.

68. Titterington JS,Hung OY,Wenger NK. Microvascular angina:an update on diagnosis and treatment. Future Cardiol,2015,11(2):229-242.

69. Marinescu MA,Löffler AI,Ouellette M,et al. Coronary microvascular dysfunction, microvascular angina,and treatment strategies. JACC Cardiovasc Imaging, 2015,8(2):210-220.

70. Ohba K,Sugiyama S,Sumida H,et al. Microvascular coronary artery spasm presents distinctive clinical features with endothelial dysfunction asnonobstructive coronary artery disease. J Am Heart Assoc,2012,5(1):e002485.

71. Maddox TM,Ho PM,Roe M,et al. Utilization of secondary prevention therapies in patients with nonobstructive coronary artery disease identified during cardiac catheterization:insights from the National Cardiovascular Data Registry Cath-PCI Registry. Circ Cardiovasc Qual Outcomes,2010,6(3):632-641.

72. Dasari TW,Golwala H,Koehler M,et al. Is risk factor control and guideline-based medical therapy optimal in patients with nonobstructive coronary artery disease? A Veterans Affairs study. Am J Med Sci,2013,345(5):339-342.

73. Cheezum MK,Hulten EA,Smith RM,et al. Changes in preventive medical therapies and CV risk factors after CT angiography. JACC Cardiovasc Imaging,2013,6(5):574-581.

74. Chow BJ,Small G,Yam Y,et al. CONFIRM investigators. prognostic and therapeutic implications of statin and aspirin therapy in individuals with nonobstructive coronary artery disease;results from the CONFIRM(COronary CT Angiography EvaluatioN For Clinical Outcomes:An InteRnational Multicenter registry) registry. Arterioscler Thromb Vasc Biol,2015,35(4):981-989.

75. Manfrini O,Morrell C,Das R,et al. Evaluation of methods and Mmanagement of acute coronary events Sstudy group. Effects of angiotensin-converting enzyme inhibitors and beta blockers on clinical outcomes in patients with and without coronary artery obstructions at angiography (from a Register-Based Cohort Study on Acute Coronary Syndromes). Am J Cardiol,2014,113(10):1628-1633.

76. Agewall S,Beltrame JF,Reynolds HR,et al. WG on Cardiovascular Pharmacotherapy. ESC working group position paper on myocardial infarction with non-obstructive coronary arteries. Eur Heart J,2017,38(3):143-153.

77. Pasupathy S,Tavella R,Beltrame JF. Myocardial infarction with nonobstructive coronary arteries (MINOCA):The past,present,and future management. Circulation,2017,135(16):1490-1493.

78. Pasupathy S,Air T,Dreyer RP,et al. Systematic review of patients presenting with suspected myocardial infarction and nonobstructive coronary arteries. Circulation, 2015,131(10):861-870.

79. Pacheco Claudio C,Quesada O,Pepine CJ,et al. Why names matter for women:MINOCA/INOCA (myocardial infarction/ischemia and no obstructivecoronary artery disease). Clin Cardiol,2018,41(2):185-193.

80. Ohba K,Sugiyama S,Sumida H,et al. Microvascular coronary artery spasm presents distinctive clinical features with endothelial dysfunction asnonobstructive coronary artery disease. J Am Heart Assoc,2012,5(1):e002485.

81. Lüscher TF. Revisiting angina pectoris with and without obstructive coronary artery disease. Eur Heart J,2018,39(23):2119-2122.

82. Turgeon RD, Pearson GJ, Graham MM. Pharmacologic treatment of patients with myocardial ischemia with no obstructive coronary artery disease. Am J Cardiol, 2018, 121(7): 888-895.

83. Ciliberti G, Coiro S, Tritto I, et al. Predictors of poor clinical outcomes in patients with acute myocardial infarction and non-obstructed coronary arteries (MINOCA). Int J Cardiol, 2018, 267: 41-45.

84. Scalone G, Niccoli G, Crea F. Pathophysiology, diagnosis and management of MINOCA: an update. Eur Heart J Acute Cardiovasc Care, 2018: 2048872618782414.

85. Hayes SN, Kim ESH, Saw J, et al. American Heart Association Council on Peripheral Vascular Disease; Council on Clinical Cardiology; Council on Cardiovascular and Stroke Nursing; Council on Genomic and Precision Medicine; and Stroke Council. Spontaneous Coronary Artery Dissection: Current State of the Science: A Scientific Statement From the American Heart Association. Circulation, 2018, 137(19): e523-e557.

86. Raphael CE, Heit JA, Reeder GS, et al. Coronary embolus: an underappreciated cause of acute coronary syndromes. JACC Cardiovasc Interv, 2018, 11(2): 172-180.

冠状动脉分叉病变介入治疗:简单与复杂策略谁执牛耳?

【摘要】 冠状动脉分叉病变(coronary bifurcation lesions,CBLs)在经皮冠状动脉介入治疗(percutaneous coronary intervention,PCI)病例中约占20%。CBLs介入治疗策略选择仍极具争议。本文围绕CBLs介入治疗简单与复杂策略选择的热点问题,首先扼要介绍CBLs分型及术式分类,仔细阐述主要的PCI术式规范及优化要领,力求客观全面地呈现不同治疗策略疗效的循证医学证据,旨在为CBLs介入治疗策略的抉择提供较清晰的路线。

一、甄别真假分叉病变、熟悉介入治疗术式

1. 分叉病变分类 欧洲分叉病变俱乐部(European Bifurcation Club,EBC)将CBLs定义为:冠状动脉病变邻近和(或)累及重要边支开口[1]。通常,直径≥2.5mm者被视为重要边支,其他特殊边支包括提供侧支循环或向重要结构供血的边支。

(1) 真性分叉病变:现有CBLs分型纷繁复杂,Medina分型简单易行而广为接受。一般认为Medina 1,1,1;0,1,1;1,0,1型属于真性分叉病变,但有认为1,0,1型不是真性分叉病变。

(2) 复杂分叉病变:CBLs的复杂性对PCI预后有显著的影响,病变越复杂术后主要不良心脏事件的发生率越高。DEFINITION分类法将真性分叉病变分为简单与复杂两类,该分类法含2项主要和6项次要标准[2]。主要标准包括边支开口狭窄程度(若左主干病变,边支开口狭窄≥70%;若非左主干病变,边支开口狭窄≥90%)及开口病变延伸长度(≥10mm),次要标准包括中重度钙化、带血栓病变、多个病变、分叉远角<45°、主要血管参考直径<2.5mm、主要血管病变长度≥25mm。只要达到1个主要标准及任何2个次要标准,就能判定为复杂分叉病变。

2. 介入术式分类 根据不同的病变特征及所采用的处理策略,分叉病变的PCI技术与方法非常复杂。EBC基于Medina分型及首个支架置入位置制定了MADS术式分类:Main(主支近段)、Across(跨越分支)、Distal(主支远段)、Side(边支)[3]。MADS分类便于术式的规范化描述及比较,但此分类相当复杂且许多术式临床上很少用。临床上,CBLs的PCI术式可扼要概括为双支架术(2-stent technique)、单支架术(1-stent technique)及介于两者间的必要时边支支架术(provisional side-branch stenting,PSS)。前者为复杂策略,后两者为简单PCI策略。

(1) 单支架与必要时边支支架术:首先,在主支植入支架并跨越边支开口;若主支支架后,边支开口受到严重挤压并出现或可能出现边支供血受损,则应对边支进行补救性处理,包括球囊扩张或植入支架;若在边支补救性植入支架,则单支架术将转化为双支架术(计划外双支架术)。此时,补救性边支支架的植入方式主要有T-支架术和微突入T-支架术(TAP),亦可采用裤裙式支架术(culotte)、内挤压式支架术(inner-crush)等[3]。因此,PSS实质上已包含了单支架术。

(2) 双支架术:常用的术式包括裤裙式(culotte-stenting)、挤压式(crush-stenting)、T-式(T-stenting)和V-式(V-stenting)支架术及其各种变体,而最常用的则是DK crush(DK mini-crush)、DK culotte(DK mini-culotte)和T-支架术。

二、掌握介入术式规范、优化关键操作步骤

分叉病变PCI术式繁多、操作复杂,术者的介入技术与经验可显著影响即刻与长期疗效[3-4]。故一旦确定了治疗策略,就应力争使关键的技术操作最优化和术式标准化。

1. 单支架术的技术优化 现多主张后扩张与支架近端优化(proximal optimization technique,POT),而是否行最终球囊对吻扩张(final kissing balloon dilation,fKBD)则有争议[3-4]。

POT:选择非顺应性短球囊对分叉前近端支架进行后扩张可改善支架贴壁及对称性。非顺应性球囊的大小等于或略大于近端参考血管直径、长度短于分叉前支架长度、远端标记定位略高于分叉嵴水平、扩张压力≥16ATM。

fKBD:既往主张常规使用,但新近研究显示其疗效不确定甚至有害[5-7]。故若用之,则应采取优化技术确保边支重过钢丝时尽量接近血管嵴原位、主支与边支均用非顺应性球囊、边支球囊应≤0.75 参考血管直径、且采用序贯球囊对吻或依偎扩张(见后述)。

2. 双支架术的技术优化 双支架术式选择:尽管各种双支架术的疗效是否存在差异仍未被证实[1,3-4],但双支架术式的选择应视为PCI技术优化的重要环节。不同双支架术式的选择主要取决于分叉血管解剖形态(分叉远角和分支血管直径差异)[1,3-4],兼顾病变特征及术者的技术经验。随着DK-mini-culotte的出现,分支血管直径差异已不再是术式选择的限制因素[8-9]。换言之,DK-mini-culotte 可用于处理两分支血管直径差异较大的 CBLs。因此,不同双支架术式的选择流程可进一步简化:T 型病变优选改良 T 支架术,Y 型病变则可按术者的经验任选 DK-mini-culotte 或 DK-mini-crush。

双支架技术优化:基于优化与简化双考量,T- 支架、DK-mini-crush、DK-mini-culotte 和优化型必要时 T-支架(optimized provisional T-stenting,OPT)四种术式即可满足临床需求,其他术式则可不用或少用[10]。

DK-mini-crush 的技术优化要点可归纳为:①边支支架微突入术:首先植入边支支架,其突入主支的长度≤2mm。②边支预埋保护球囊技术:必需使用,以挤压支架突入段。③U 弯钢丝术:边支支架突入段被挤压后,将一钢丝(推荐 Run-through)头端塑成 U 弯送入主支深部,随后回撤至边支支架开口中上部水平并操作钢丝进入边支;如此可避免钢丝误入歧途。④中间球囊对吻扩张术(intermediate kissing balloon dilation,iKBD):选择两尺寸合适的球囊,以合适压力同步对吻扩张、充分挤压边支支架突入段并移开边支开口的冗余支托,是本术式优化的最关键步骤。⑤fKBD 与 POT:选择两尺寸合适的非顺应性球囊完成 fKBD 是所有双支架术必需的,最后以尺寸合适的非顺应性短球囊完成 POT 结束手术。

DK-mini-culotte 的操作步骤示意图见图 1(见文末彩图 24),技术优化要点可归纳为:①边支支架微突入术:首先植入边支支架,其突入主支的长度≤2mm。②主支预埋保护球囊技术:必要时使用,以策手术安全。③U 弯钢丝术:边支支架植入后,将一钢丝(推荐 Run-through)头端塑成 U 弯、旋转送入边支支架深部,随后回撤至分叉嵴水平并操作钢丝进入主支;如此可避免钢丝误入歧途。④序贯中间球囊对吻扩张术(sequential intermediate kissing balloon dilation,siKBD):选择两尺寸合适的球囊(边支可用原支架球囊),先以较高压力扩张边支(≥16AMT)、维持其扩张压力并以较低压力扩张主支(≤12AMT),如此既可充分扩张边支支架突入段及其侧孔、消除后续主支支架的限制性膨胀不全,又可避免边支开口及近端支架因对吻扩张而牵扯变形、消除边支开口支架覆盖不全,故 siKBD 是本术式优化的最关键步骤。⑤fKBD 与 POT:选择两尺寸合适的非顺应性球囊完成 fKBD 是所有双支架术必需的,最后以尺寸合适的非顺应性短球囊完成 POT 结束手术。

3. 必要时边支支架术的技术优化 PSS 是一种介于单 / 双支架间的中庸主流治疗策略,但有两大困局:①术中边支血管闭塞风险,②当需补救植入边支支架时,最常采用 T 支架术;此时支架开口定位常很困难。OPT 凭借边支开口优化术(ostial optimization technique,OOT)可有效地破解此困局。

OPT 的操作步骤示意图见图 2(见文末彩图 25),技术优化要点可归纳为:①预埋球囊边支保护术:球囊略小于参考血管直径,近端标记与血管嵴平齐。②支架 - 球囊对吻扩张术(stent-balloon kissing technique,SBK):先扩张边支球囊、再扩张主支支架,先减压主支、再减压边支球囊,此种有序的 SBK 可防止血管嵴及斑块移位。③ POT:必要时可用 POT 优化近端支架管腔。④近嵴再过边支钢丝:经 SBK 和(或)POT 处理后,钢丝可更易接近血管嵴穿越主支支架侧孔重新进入边支。⑤ siKBD:选择与两分支血管大小匹配的非顺应球囊、近端标记对齐于嵴水平略上;首先扩张边支、接着扩张主支,最后同步减压。siKBD 可使覆盖边支开口的冗余支托有效外翻并覆盖边支开口上缘、实现边支开口优化,即 OOT。⑥OOT 的后续

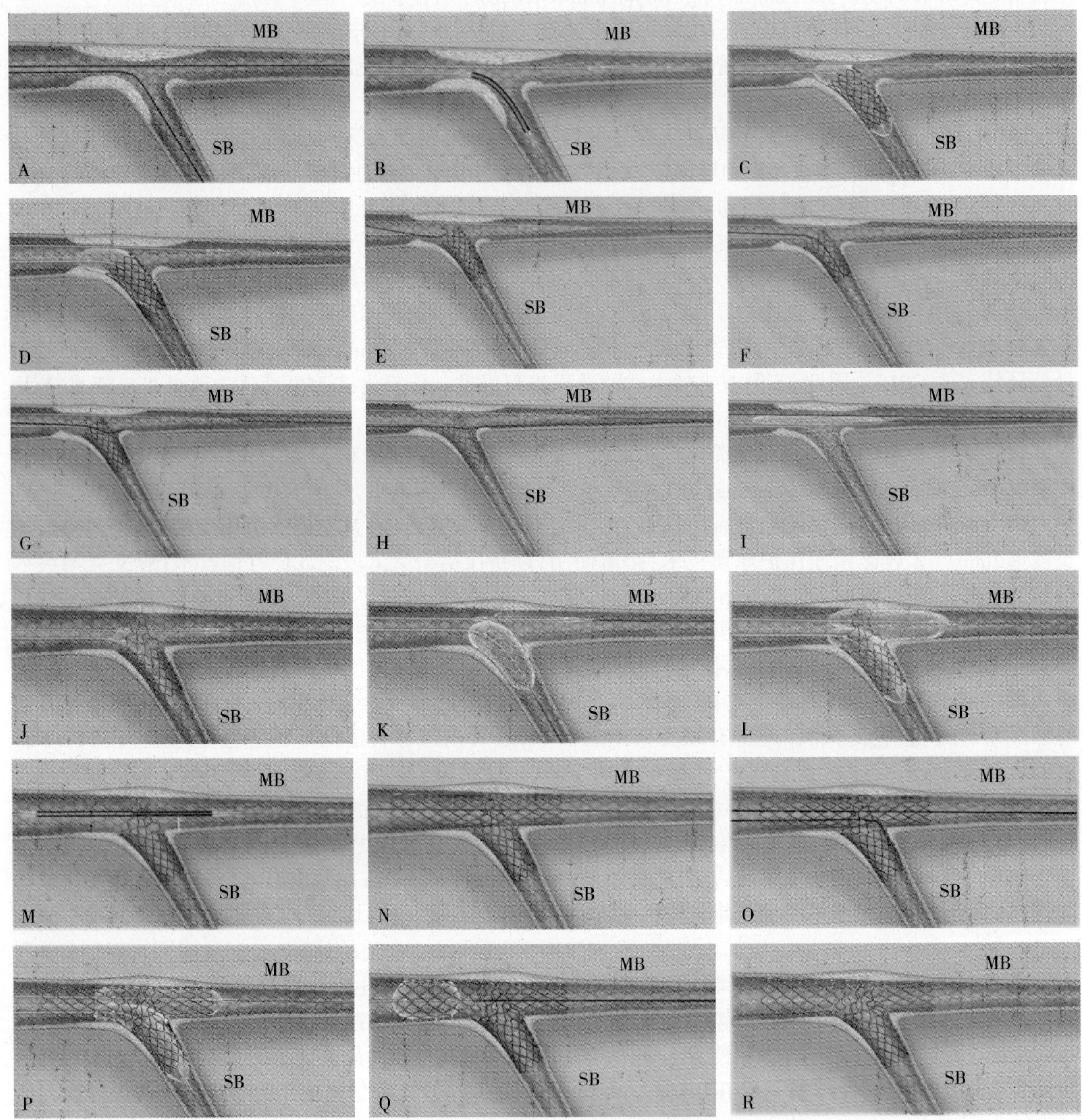

图 1　DK-mini-culotte 操作步骤示意图

A. 主支、边支分别下钢丝，酌情球囊扩张主支、边支；B. 边支支架突入主支 2mm、主支深埋保护球囊；C. 边支支架突入主支 2mm、主支深埋保护球囊；D. 略后撤边支支架球囊并高压扩张；E.U 弯与精准钢丝术（E~H）：将另一钢丝头端塑成 U 弯；F. 旋转推送 U 弯钢丝至边支支架深部；G. 回撤钢丝至分叉嵴水平并转向主支；H. 钢丝在接近分叉嵴水平进入主支；I. 撤出保护球囊及钢丝，必要时用小球囊扩张支架侧孔；J. siKBD（H~J）：选择两尺寸合适的球囊；K. 首先以较高压力扩张边支（16AMT）并维持扩张压；L. 接着以较低压力扩张主支(12AMT)；M. 主支支架定位；N. 释放主支支架；O. 接近分叉嵴再过边支钢丝；P. 用两尺寸合适的非顺应球囊作分叉处 fKBD；Q. 用略大于主支近端参考血管的非顺应短球囊作 POT；R. 结果：各部支架膨胀、覆盖良好、边支开口支架无变形

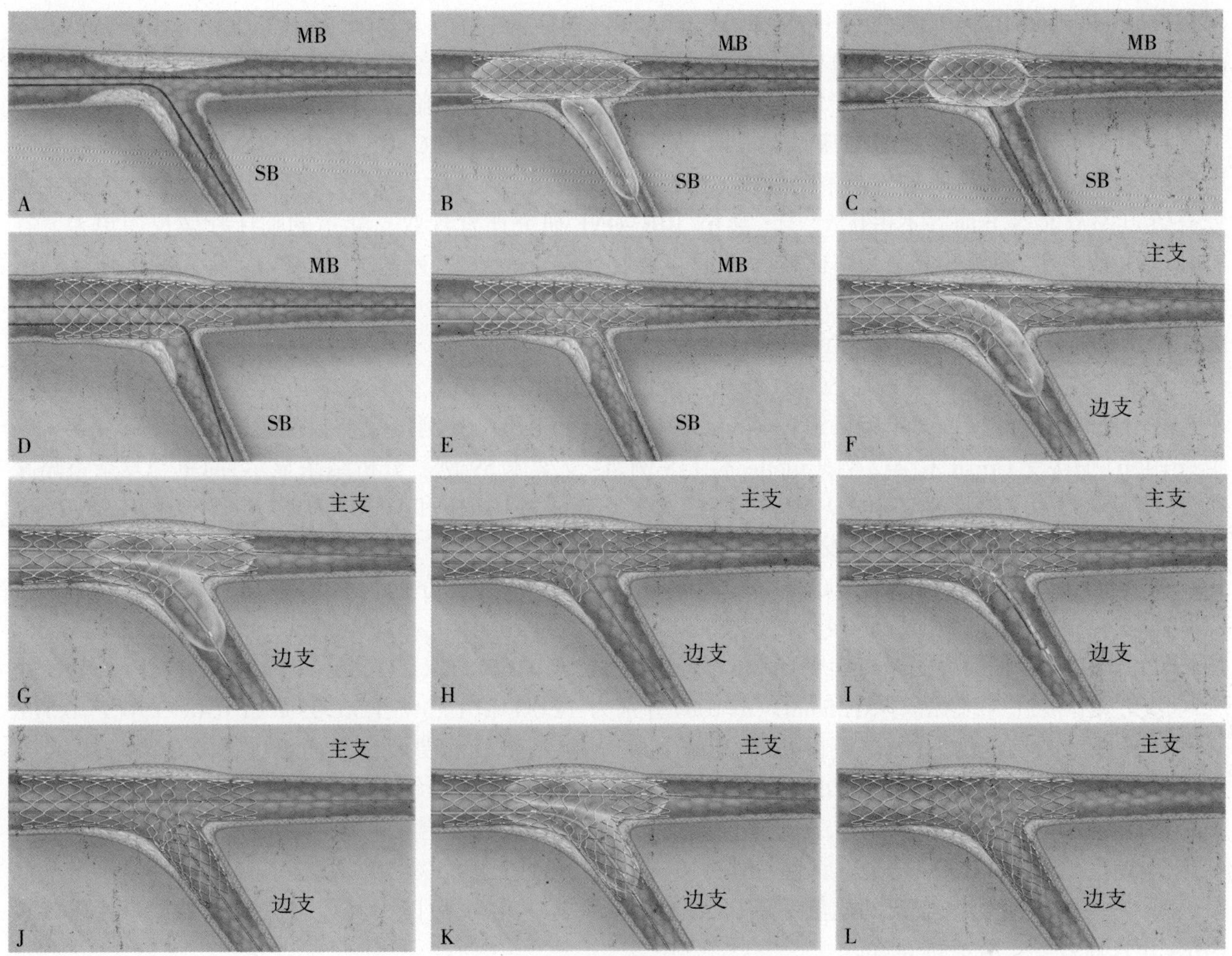

图 2 OPT 操作步骤示意图

A. 主支、边支分别下钢丝，酌情球囊扩张主支、边支；B.SBK：先扩预埋的边支球囊、再扩主支支架，先减压主支、再减压边支球囊；C.POT：必要时，以非顺应性短球囊优化近端支架管腔并易化边支再进钢丝；D. 经 SBK 和(或)POT 处理后，钢丝可更易接近分叉嵴重新进入边支；E.SIKBD 与 OOT(E~G)：选择两大小合适的非顺应球囊、近端标记位于嵴水平略上；F. 首先扩张边支；G. 接着扩张主支，形成序贯球囊对吻扩张使覆盖边支开口的冗余支托外翻并覆盖边支开口上缘、获得 OOT 效果；H. 若 OOT 结果理想，则可避免植入边支支架，实现“单支架植入 - 双支架效果”；I. 若 OOT 结果欠佳，则可补救性植入边支支架；此时支架开口定位很容易，只要将支架近端标记对准分叉嵴即可；J. 边支支架释放后即可实现主支与边支支架的无缝对接；K.fKBD：以两非顺应球囊完成最终球囊对吻扩张；L. 最终结果：支架完全覆盖分叉各部、无支托突入主血管

处理：若 OOT 效果理想则可避免植入边支支架，获得“单支架植入 - 双支架效果”；若 OOT 效果欠佳(严重残余狭窄、夹层、TIMI 血流异常)则可补救性植入边支支架。此时只需将边支支架的近端标记对准分叉嵴，支架释放后便可获得“主支 - 边支支架无缝对接效果”。⑦ fKBD：用两非顺应球囊完成 fKBD 以结束手术。⑧最终结果：支架完全覆盖分叉各部、无支托突入主血管。也即，OPT 既可避免 TAP 术边支支架过多突入主支、又可克服 T 支架术边支开口上缘支架覆盖不全。

实际上，在有边支球囊保护的前提下，所有的 CBLs(无论简单的或复杂的)均可选择 OPT 作为初始治疗策略，从而真正实现 CBLs 介入治疗化繁为简的主流策略[10]。

三、剖析随机临床试验、萃取循证医学证据

近 10 余年来，针对 CBLs 介入治疗简单与复杂策略有许多随机临床试验结果先后发布。多数临床试验设计了“较硬”主要复合终点如主要不良心血管事件(major adverse cardiac events，MACE)或靶血管 / 靶病变失败(target lesion/vessel failure，TLF/TVF)，其中独立终点包括全因死亡(all-cause death，AD)、心源性

死亡(cardiac death,CD)、心肌梗死(myocardial infarction,MI)、靶血管/靶病变血运重建(target lesion/vessel revascularization,TLR/TVR)、支架血栓(stent thrombosis,ST)等。透过这些终点指标及临床试验结果、深度分析数据背后隐含的信息将有助于厘清不同的病变程度、治疗策略及临床结局之间的关系。

1. 针对CBLs的重要随机临床试验 来自NORDIC、BBK、CACTUS及BBC-ONE四大经典随机多中心临床研究比较了简单与复杂策略处理CBLs的临床疗效,结果显示:较之简单策略,复杂策略在主要复合终点MACE等方面并不占优[11-14]。甚至,BBC-ONE研究还发现双支架术的临床疗效反而更差。在BBC-ONE研究中,简单和复杂策略比较,9个月主要复合终点MACE(死亡、MI、TVF)发生率分别为8.0%和15.2%(HR 2.02,95% CI 1.17~3.47,*P*=0.009)、MI的发生率分别为3.6%和11.2%(*P*=0.001)、住院期间MACE的发生率分别为2.0%和8.0%(*P*=0.002)[14]。

为了更详细地比较两种策略的有效性与安全性,NORDIC和BBC研究组对所入组的病例进行患者水平合并分析[15]。合并后,简单策略组(n=457)中129例行FKBD,16例接受补救性边支T-支架;复杂策略组(n=456)中接受Crush术272例,Culotte术118例,T-支架术59例。分析结果显示:简单与复杂策略相比,主要复合终点9个月MACE(AD、MI、TVR)的发生率分别为10.1%和17.3%(HR 1.84,95% CI 1.28~2.66,*P*=0.001)。两种策略主要复合终点发生率的亚组分析显示:真性分叉病变(n=657)分别为9.2%和17.3%(HR 1.90,95% CI 1.22~2.94,*P*=0.004)、60~70°较大的分叉远角(n=217)分别为9.6%和15.7%(HR 1.67,95% CI 0.78~3.62,*P*=0.186)、≥2.75mm较大的边支(n=281)分别为10.4%和20.7%(HR 2.42,95% CI 1.22~4.80,*P*=0.011)、>5mm较长的边支开口病变(n=464)分别为12.1%和19.1%(1.71,95% CI 1.05~2.77,*P*=0.029)、主支与边支大小接近(直径相差<0.25mm)(n=108)分别为12.0%和15.5%(1.35,95% CI 0.48~3.70,*P*=0.57)。合并分析得出的结论仍为:简单策略处理CBLs在安全性、有效性和费效比方面仍优于复杂策略,即使对解剖形态复杂的分叉病变采用复杂的治疗策略似乎也未更多获益。

借此,在处理多数分叉病变时,现行共识及指南均推荐首选简单治疗策略[4,16-18]。然而,上述四大经典临床研究所入选的CBLs并非全部真性CBLs(Nordic、BBK-I仅有65%~70%真性CBLs)、更非复杂分叉病变,术中单支架转化为双支架的比例不低(CACTUS研究高达1/3),故四大经典临床研究结果可否可代表CBLs介入疗效的全貌值得商榷。

2. 针对真性CBLs的重要随机临床试验 DK CRUSH-Ⅱ研究[19-20]入组的病例全部为真性CBLs(Medina 1,1,1; 0,1,1),比较DK CRUSH和PSS处理真性CBLs的临床疗效,无论是1年还是5年研究结果均显示,DK CRUSH处理CBLs具有较低的靶病变血运重建率。经5年随访后,尽管主要终点MACE在DK CRUSH和PSS组分别为15.7%和23.8%(*P*=0.051),但两组TLR分别为8.6%和16.2%(*P*=0.027);进一步按DEFINITION标准将CBLs分成复杂与简单病变,若复杂病变分别以DK CRUSH与PSS处理,则两者MACE分别为15.6%和42.1%(*P*=0.036)、TLR分别为12.5%和36.8%(*P*=0.005);但若简单病变也分别以DK CRUSH与PSS处理,则两者MACE和TLR差异无统计学意义。以上结果表明,相比PSS,DK CRUSH处理CBLs尤其是复杂CBLs具有较低的TLR发生率、可能具有较低的MACE发生率。

2015年,PCR在大会上公布了Nordic-Baltic Bifurcation Study Ⅳ[21]随机临床研究结果。该研究比较了PSS(n=218)和双支架(n=228)治疗具有较大边支的真性CBLs的临床疗效。经2年随访后,主要复合终点MACE发生率分别为12.9和8.3%(*P*=0.12),单终点AD(2.3%对2.2%,*P*=0.95)、CD(0.9%对0.9%,*P*=0.96)、非手术相关MI(5.1%对3.1%,*P*=0.29)、确定的ST(1.4%对1.3%,*P*=0.96)、TLR(9.2%对6.1%,*P*=0.23)、CCS≥Ⅱ的心绞痛(3.9%对4.1%,*P*=0.89)。8个月两组分别有153和154例患者接受造影复查,QCA分析界定再狭窄(≥50%)发生率:边支(20.3%对5.2%,*P*<0.001)、主支近段(1.3%对0.7%,*P*=0.56)、主支远段(1.3%对1.3%,*P*=0.99)。结论:应用简单或复杂策略治疗具有较大边支的真性分叉病变2年主要不良心血管事件发生率无显著性差异,简单策略显著增加8个月边支(再)狭窄率但未增加心绞痛的发生率。

新近发表的DK CRUSH-V研究[22]入组的病例全部为左主干端真性CBLs(Medina 1,1,1;0,1,1),比较了PSS和DK CRUSH处理真性CBLs的临床疗效,主要终点为1年TLF包括CD、靶血管MI、临床驱动性TLR。1年研究结果显示,PSS和DK CRUSH相比,TLF分别为10.7%和5.0%(HR 0.42,95% CI 0.21~0.85;

P=0.02)、MI分别为2.9%和0.4%(P=0.03)、TLR分别为7.9%和3.8%(P=0.06)、确定和可能的ST分别为3.3%和0.4%(P=0.02)。以上结果表明,相比PSS,DK CRUSH处理左主干端真性CBLs具有较低的TLF发生率。

3. 随机临床试验荟萃分析 近年来,多篇关于简单与复杂策略处理CBLs的荟萃分析相继发表。2009年,Katritsis DG等[23]首先发表了单/双支架治疗CBLs荟萃分析,共入选6项随机临床研究1642合格患者。分析结果发现,双/单支架组MI危险比用固定模型分析为1.78(P=0.001)、用随机模型分析为1.49(P=0.001),支架血栓危险比为1.85(P=0.19)、有增加趋势但无统计学意义,死亡危险比为0.81(P=0.66),TLR危险比为1.09(P=0.67)。荟萃分析结论认为:与单支架相比,双支架术可能增加MI和支架血栓风险。

2009年,Zhang F等[24]发表了药物洗脱支架年代简单/复杂策略治疗CBLs荟萃分析,共入选5项随机临床研究1553患者,这些研究至少有6个月有效性和安全性的临床及造影资料。结果显示,较双支架组,单支架组MI(RR 0.54,95% CI 0.37~0.78,P=0.001)、住院或30天内早期MI(RR 0.52,95% CI 0.35~0.78,P=0.002)的风险明显降低;两组死亡(RR 0.68,95% CI 0.21~2.25,P=0.53)、TLR(RR 0.93,95% CI 0.62~1.41,P=0.74)、确定的ST(RR 0.50,95% CI 0.19~1.32,P=0.16)的风险相似。两组主支再狭窄率(RR 1.15,95% CI 0.66~2.00,P=0.63)和边支再狭窄率(RR 1.12,95% CI 0.80~1.57,P=0.50)的风险也相似。结论:较之复杂策略,简单策略处理CBLs具有更低的早晚期心肌梗死风险、相似的再狭窄率。在药物洗脱支架年代,简单策略应作为优先的CBLs治疗选项。

2009年,Hakeem A等[25]发表了简单/复杂策略治疗CBLs随机临床试验荟萃分析,共入选基线特征及研究设计相似的6项随机临床研究1641患者。其中,简单/复杂策略两组主支直径[(2.7±0.44)mm,(2.73±0.41)mm;P=0.77]、边支直径[(2.27±0.34)mm,(2.31±0.33)mm;P=0.30]大小相似。分析结果发现,在平均10个月临床随访、7个月造影复查中,两组MACE(12.6%对9.6%;RR 1.23,95% CI 0.91~1.68;P=0.18)、死亡(1%对1.1%;RR 0.93,95% CI 0.37~2.33;P=0.87)、TLR(6%对5.3%;RR 1.10,95% CI 0.73~1.64;P=0.66)、ST(1.8%对0.8%;RR 1.60,95% CI 0.65~3.91;P=0.30)、主支再狭窄(4.9%对5%;RR 0.74,95% CI 0.40~1.38;P=0.34)及边支再狭窄(13.8%对13.8%;RR 1.00,95% CI 0.65~1.54;P=0.99]发生率相似。但是,复杂策略组MI(6.8%对3.6%,RR 1.71,95% CI 1.02~2.88;P=0.04)发生率更高。结论:复杂策略处理CBLs显著增加心肌梗死风险。

2009年,Brar SS等[26]发表了药物洗脱支架年代简单/复杂策略治疗CBLs随机临床试验荟萃分析,共入选基线特征及研究设计相似的6项随机临床研究1641例患者。分析结果发现,经1年随访后,简单/复杂策略比较,死亡(RR 1.12,95% CI 0.42~3.02)、TLR(RR 0.91,95% CI 0.61~1.35)、ST(RR 0.56,95% CI 0.23~1.35)风险相似,但复杂策略组MI(RR 0.57,95% CI 0.37~0.87)风险增加。结论:简单治疗策略的有效性、安全性及费效比更佳。

2010年,Athappan G等[27]发表了的单/双支架治疗真性CBLs的荟萃分析,共入选3项随机、2项观察性临床研究1145患者(单支架组n=616例、双支架组n=529)。分析结果发现:术后单支架组边支MLD较小(平均差异SMD −0.71,95% CI −0.88~−0.54,P<0.000,I^2=0)。两组边支再狭窄(OR 1.11,95% CI 0.47~2.67,P=0.81,I^2=76%)、主支再狭窄(OR 0.88,95% CI 0.56~1.39,P=0.58,I^2=0)、全因死亡(OR 0.52,95% CI 0.11~2.45,P=0.41,I^2=0),MI(OR 0.92,95% CI 0.34~2.54,P=0.87,I^2=49%)及TLR(OR 0.87,95% CI 0.46~1.65,P=0.68,I^2=0)的比数比相似。术后单/双两组主支MLD[SMD−0.08,95% CI−0.42~−0.26,P<0.65,I^2=67%],随访两组边支MLD(SMD −0.19,95% CI −0.40~0.01,P<0.31,I^2=15%)、主支MLD(SMD 0.17,95% CI −0.18~0.542,P<0.35,I^2=65%)的平均差异相似。结论:较之单支架术,真性CBLs介入治疗时采用双支架术并无额外获益。但因纳入的研究设计及质量较差,故对本荟萃分析结果的解释应谨慎。

2014年,Karrowni W等[28]发表了的单/双支架治疗无保护左主干CBLs的荟萃分析,共纳入7项观察性临床研究2328例患者。随机模型分析结果显示:单/双支架组MCAE的发生率分别为20.4%和32.8%(OR 0.51,95% CI 0.35~0.73),TLR/TVR分别为10.1%和24.3%(OR 0.35,95% CI 0.25~0.49)。结论:简单策略处理无保护左主干CBLs具有更好的临床疗效。

2014年,Gao XF等[29]发表了药物洗脱支架年代简单/复杂策略治疗CBLs荟萃分析,共入选9项随机临床研究 2569 有效患者，这些研究至少 6 个月有效性和安全性的临床及造影结果。分析结果发现，两组 CD（OR 0.99，95% CI 0.40~2.41，P=0.98），ST（OR 0.64，95% CI 0.31~1.34，P=0.24）比数比相似；简单策略组早期 MI（OR 0.53，95% CI 0.36~0.79，P=0.002）或随访 MI（OR 0.60，95% CI 0.43~0.86，P=0.01）风险降低；两组边支再狭窄（OR 1.44，95% CI 0.73~2.87，P=0.30），TLR（OR 1.72，95% CI 0.95~3.12，P=0.07），TVR（OR 1.59，95% CI 0.94~2.69，P=0.09）的风险相当。在边支较大的真性 CBLs，简单策略比复杂策略具有更高的再次干预率。结论：有严重 PCI 安全性之虞时，复杂治疗策略仍然是处理 CBLs 的一种选择、可能是具有较大边支的真性 CBLs 的一种较好治疗。

2017 年，Nairooz R 等[30]发表了的单 / 双支架治疗 CBLs 长期疗效的荟萃分析，共入选 8 项随机临床研究 2778 患者。采用随机模型分析，结果显示：在（3.0 ± 1.6）随访中，单支架组 AD 更低（RR 0.66；95% CI 0.45~0.98；P=0.04），两组 MCAE、MI、TLR 和 ST 的发生率相似。限定分析≥3 年［（4.6 ± 0.7）年］随访资料显示：单支架治疗组具有更低 AD（RR 0.57，95% CI0.36~0.88；P=0.01），更低的 MACE（RR 0.71，95% CI 0.52~0.97；P=0.03）和更低的 MI（RR 0.45，95% CI 0.21~0.96；P=0.04）发生率；TLR（RR 0.81，95% CI 0.57~1.15；P=0.2）和 ST（RR 0.75，95% CI 0.19~2.84；P=0.67）发生率则相似。该荟萃分析结论认为：简单治疗策略处理 CBLs 可降低长期死亡率。

2018 年，Ford JT 等[31]发表了的单 / 双支架治疗 CBLs 的荟萃分析，共入选随访时间超过 1 年［平均（3.1 ± 1.8）年］的 9 项随机临床研究 3265 患者。分析结果发现：较双支架治疗组，单支架治疗组具有更低的 AD 发生率（2.94% 对 4.23%；RR 0.69，95% CI 0.48~1.00；P=0.049；I^2=0）；两组 MACE（15.8% 对 15.4%；P=0.79），MI（4.8% 对 5.5%；P=0.51），TLR（9.3% 对 7.6%；P=0.19），ST（1.8% 对 1.6%；P=0.28）的发生率相似；在平均 4.7 年的随访中，预设的长期死亡率分析显示单支架治疗组可减低 37% 的全因死亡率（3.9% 对 6.2%；RR 0.63，95% CI 0.42~0.97；P=0.036；I^2=0）。该荟萃分析结论认为：简单治疗策略可降低长期全因死亡率、应作为 CBLs 的既定介入治疗策略。

4. 针对复杂 CBLs 进行中的随机临床研究 目前，针对左主干真性 CBLs 的 EBC-MAIN[32]、针对复杂 CBLs 的 DEFINITION - Ⅱ研究[33]仍在入组过程中，期待着这两项大型国际随机多中心研究能对 CBLs 的介入治疗策略的选择提供更可信的循证医学证据。

四、基于循证医学证据、制订恰当治疗策略

鉴于 CBLs 解剖与病变特征的多样性及复杂性，没有一种技术策略可满足所有 CBLs 的介入治疗之需。况且，现有的循证医学证据不足以证实复杂比简单策略具有更高的有效性、也不足以证实简单与复杂策略具有相似的安全性[23-31]。因此，干预之前仔细评估病变特征、甄别真性与假性、复杂与简单 CBLs 是十分必要的。如前所述，Medina 分型法对真性与假性 CBLs 已有明确的定义、并被广泛接受；DEFINITION 标准则进一步对 CBLs 的复杂性作出了明确界定，且据此选择治疗策略也被初步证实与临床疗效及预后相关[2]。在评估病变的复杂性之后，多数专家共识均规划出 CBLs 介入治疗的路线图[4,16-18]。通常认为，对绝大多数 CBLs 的介入治疗，应遵循简单快捷的原则，即 KISS（keep it simple and swift）；对少数复杂 CBLs 的介入治疗，宜遵照安全可靠的原则，即 KISE（keep it safe and effective）。

1. EBC 和其他专家共识推荐 结合多版 EBC 及其他专家共识[4,16-18]、推荐如下：

对绝大多数真性 CBLs 的介入治疗（约占所有真性 CBLs 的 85%），PSS 应作为首选或标准的治疗方法。同时，共识也为 PSS 制定了明确的执行路径：一旦确定了主支，应根据主支远端血管的参考直径选择大小合适的支架，并在两分支钢丝到位后首先在主支植入支架，随后应用 POT 技术对支架近段进行优化处理以使支架充分扩张贴壁。主支 POT 后边支是否进一步处理则取决于其（开口）开放状态，可采取 KIO（keep it open）的原则酌情处理：POT 后若边支的开放状态可接受（TIMI 血流 =3 级、夹层分型≤C 型、FFR ≥0.8），则可结束手术；否则，则需进一步处理。若需进一步处理边支，则交换主支与边支的钢丝且边支钢丝应尽量接近分叉血管嵴重新进入边支；最后，以 fKBD、fKBD 加再次近段优化（fKBD+rePOT）或边支单球囊扩张加再次近段优化（Side+rePOT）结束手术。

对于少数真性复杂 CBLs（约占所有真性 CBLs 的 15%），应采用安全可靠的双支架策略。如前所述，

常用的双支架术式包括裤裙式、挤压式及 T- 式支架术及其各种变体，而最常用的则是 DK mini-crush、DK mini-culotte 和 T-stenting。至于何种双支架术疗效更优，则无十分明确的循证医学证据。鉴于双支架术的疗效在很大程度上取决于术者的技术经验，故选择术者熟悉的术式显然是合理的。然而，DK crush 系列研究及几项观察性研究提示，应用 DK crush 处理 CBLs 的疗效优于其他传统的 crush、culotte、T- 支架及 V- 支架术[19-20,36-37]。此外，DK mini-culotte 也可能优于其他传统的双支架术[8-9]。因此，建议使用双支架术时优选 DK mini-crush 或 DK mini-culotte。

2. ESC 和 ACC/AHA 指南推荐 主要来自 ACC/AHA 2011 版 PCI 指南关于 CBLs 的推荐[34,35]，原文如下：

CLASS Ⅰ：Provisional side-branch stenting should be the initial approach in patients with bifurcation lesions when the side branch is not large and has only mild or moderate focal disease at the ostium（Level of Evidence：A）.

CLASS Ⅱa：It is reasonable to use elective double stenting in patients with complex bifurcation morphology involving a large side branch where the risk of side-branch occlusion is high and the likelihood of successful side-branch re-access is low（Level of Evidence：B）.

3. 作者推荐意见（仅供参考） 基于现有 CBLs 的随机临床研究、观察性临床研究以及荟萃分析，按照标准指南的编写方法、尝试对 CBLs 介入治疗的适应证进行如下推荐：

（1）对于简单的真性 CBLs，推荐采用简单治疗策略（Ⅰ类适应证，证据水平：A）；简单策略包括单支架及必要时边支支架术，但优选必要时边支支架术；使用复杂治疗策略是有害的（Ⅲ类适应证，证据水平：B）。

（2）对于复杂的真性 CBLs，推荐采用复杂治疗策略（Ⅰ类适应证，证据水平：B）；在各种双支架术中，优选 DK mini-crush、DK mini-culotte 或 T-stenting（Ⅱa 类适应证，证据水平：B-C）；也可使用具有可靠分支保护技术的简单治疗策略如 OPT（Ⅱb 类适应证，证据水平：C）。

（3）对于简单的真性左主干 CBLs，推荐采用简单治疗策略（Ⅱa 类适应证，证据水平：B），采用复杂治疗策略可能是合理的（Ⅱb 类适应证，证据水平：C）

（4）对于复杂的真性左主干 CBLs，推荐采用复杂治疗策略（Ⅰ类适应证，证据水平：B）；使用简单治疗策略是有害的（Ⅲ类适应证，证据水平：B）。

五、总　结

CBLs 的介入治疗不仅仅是一项治疗技术（战术），更是一门艺术或哲学（策略）。甄别真性与假性、简单与复杂分叉病变，确定主支与边支、分清主次，选择合适的策略是确保 CBLs 介入治疗有效、安全和经济的前提。“简单病变 - 简单策略、复杂病变 - 复杂策略”是合理的，而“简单病变 - 复杂策略、复杂病变 - 简单策略”则可能是有害的。总之，对于绝大多数的 CBLs，简单策略可执牛耳；而对于少数复杂的 CBL，复杂策略不可或缺！

（陈良龙）

参 考 文 献

1. Stankovic G，Lefèvre T，Chieffo A，et al. European Bifurcation Club. Consensus from the 7th European Bifurcation Club meeting. Euro Intervention，2013，9：36-45.
2. Chen SL，Sheiban I，Xu B，et al. Impact of the complexity of bifurcation lesions treated with drug-eluting stents：the DEFINITION study（Definitions and impact of complex bifurcation lesions on clinical outcomes after percutaneous coronary intervention using drug-eluting stents）. JACC Cardiovasc Interv，2014，11（7）：1266-1276.
3. Lassen JF，Holm NR，Banning A，et al. Percutaneous coronary intervention for coronary bifurcation disease：11th consensus document from the European Bifurcation Club. EuroIntervention，2016，12（1）：38-46.
4. Lassen JF，Burzotta F，Banning AP，et al. Percutaneous coronary intervention for the left main stem and other bifurcation lesions：12th consensus document from the European Bifurcation Club. EuroIntervention，2018，13（13）：1540-1553.
5. Niemela M，Kervinen K，Erglis A，et al. Randomized comparison of final kissing balloon dilatation versus no final kissing balloon dilatation in patients with coronary bifurcation lesions treated with main vessel stenting：the Nordic-Baltic Bifurcation Study III. Circulation，2011，123：79-86.

6. Yamawaki M, Muramatsu T, Kozuma K, et al. Long-term clinical outcome of a single stent approach with and without a final kissing balloon technique for coronary bifurcation: Sub-analysis of the TAXUS Japan post-market surveillance study. Circ J, 2014, 78: 110-121.

7. Lassen JF, Holm NR, Stankovic G, et al. Percutaneous coronary intervention for coronary bifurcation disease: consensus from the first 10 years of the European Bifurcation Club meetings. EuroIntervention, 2014, 10(5): 545-560.

8. Fan L, Chen L, Luo Y, et al. DK mini-culotte stenting in the treatment of true coronary bifurcation lesions: a propensity score matching comparison with T-provisional stenting. Heart Vessels, 2016, 31(3): 308-321.

9. Chen L, Fan L1, Luo Y, et al. Ex vivo mono-ring technique simplifies culotte stenting for treatment of true bifurcation lesions: Insights from bench testing and clinical application. Cardiol J, 2016, 23(6): 673-684.

10. 陈良龙,陈绍良. 冠状动脉分叉病变介入治疗简明教程:优化型必要时T支架术. 北京:人民军医出版社,2016:40-49.

11. Maeng M, Holm NR, Erglis A, et al. Long-term results after simple versus complex stenting of coronary artery bifurcation lesions: Nordic Bifurcation Study 5-year follow-up results. J Am Coll Cardiol, 2013, 62: 30-34.

12. Ferenc M, Ayoub M, Büttner HJ, et al. Long-term outcomes of routine versus provisional T-stenting for de novo coronary bifurcation lesions: five-year results of the Bifurcations Bad Krozingen I study. EuroIntervention, 2015, 11(8): 856-859.

13. Colombo A, Bramucci E, Sacca S, et al. Randomized study of the crush technique versus provisional side-branch stenting in true coronary bifurcations: the CACTUS (Coronary Bifurcations: Application of the Crushing Technique Using Sirolimus-Eluting Stents) Study. Circulation, 2009, 119: 71-78.

14. Hildick-Smith D, de Belder AJ, Cooter N, et al. Randomized trial of simple versus complex drug-eluting stenting for bifurcation lesions: the British Bifurcation Coronary Study: old, new, and evolving strategies. Circulation, 2010, 121(10): 1235-1243.

15. Behan MW, Holm NR, Curzen NP, et al. Simple or complex stenting for bifurcation coronary lesions: a patient-level pooled-analysis of the Nordic Bifurcation Study and the British Bifurcation Coronary Study. Circ Cardiovasc Interv, 2011, 4: 57-64.

16. Sawaya FJ, Lefèvre T, Chevalier B, et al. Contemporary Approach to Coronary Bifurcation Lesion Treatment. JACC Cardiovasc Interv, 2016, 18(9): 1861-1878.

17. Rab T, Sheiban I, Louvard Y, et al. Current Interventions for the Left Main Bifurcation. JACC Cardiovasc Interv, 2017, 10(9): 849-865.

18. Burzotta F, Lassen JF, Banning AP, et al. Percutaneous coronary intervention in left main coronary artery disease: the 13th consensus document from the European Bifurcation Club. EuroIntervention, 2018, 14(1): 112-120.

19. Chen SL, Santoso T, Zhang JJ, et al. A randomized clinical study comparing double kissi ng crush with provisional stenting for treatment of coronary bifurcation lesions: results from the DKCRUSH-II (Double Kissing Crush versus Provisional Stenting Technique for Treatment of Coronary Bifurcation Lesions) trial. J Am Coll Cardiol, 2011, 57(8): 914-920.

20. Chen SL, Santoso T, Zhang JJ, et al. Clinical Outcome of Double Kissing Crush Versus Provisional Stenting of Coronary Artery Bifurcation Lesions: The 5-Year Follow-Up Results From a Randomized and Multicenter DKCRUSH-Ⅱ Study (Randomized Study on Double Kissing Crush Technique Versus Provisional Stenting Technique for Coronary Artery Bifurcation Lesions). Circ Cardiovasc Interv, 2017, 10(2). pii: e004497.

21. Kumsars I, Holm NR, Matti Niemelä M, et al (For the Nordic-Baltic PCI Study Group). Randomized comparison of provisional side branch stenting versus a two-stent strategy for treatment of true coronary bifurcation lesions involving a large side branch. Two-year results in the Nordic-Baltic bifurcation study IV. EURO PCR, 2015.

22. Chen SL, Zhang JJ, Han Y, et al. Double Kissing Crush Versus Provisional Stenting for Left Main Distal Bifurcation Lesions: DKCRUSH-V Randomized Trial. J Am Coll Cardiol, 2017, 70(21): 2605-2617.

23. Katritsis DG1, Siontis GC, Ioannidis JP. Double versus single stenting for coronary bifurcation lesions: a meta-analysis. Circ Cardiovasc Interv, 2009, 2(5): 409-415.

24. Zhang F, Dong L, Ge J. Simple versus complex stenting strategy for coronary artery bifurcation lesions in the drug-eluting stent era: a meta-analysis of randomised trials. Heart, 2009, 95(20): 1676-1681.

25. Hakeem A, Khan FM, Bhatti S, et al. Provisional vs. complex stenting strategy for coronary bifurcation lesions: meta-analysis of randomized trials. J Invasive Cardiol, 2009, 21(11): 589-595.

26. Brar SS, Gray WA, Dangas G, et al. Bifurcation stenting with drug-eluting stents: a systematic review and meta-analysis of randomised trials. EuroIntervention, 2009, 5(4): 475-484.

27. Athappan G1, Ponniah T, Jeyaseelan L. True coronary bifurcation lesions: meta-analysis and review of literature. J Cardiovasc Med (Hagerstown), 2010, 11(2): 103-110.

28. Karrowni W, Makki N, Dhaliwal AS, et al. Single versus double stenting for unprotected left main coronary artery bifurcation lesions: a systematic review and meta-analysis. J Invasive Cardiol, 2014, 26(6): 229-233.

29. Gao XF, Zhang YJ, Tian NL, et al. Stenting strategy for coronary artery bifurcation with drug-eluting stents: a meta-analysis of nine randomised trials and systematic review. EuroIntervention, 2014, 10(5): 561-569.

30. Nairooz R, Saad M, Elgendy IY, et al. Long-term outcomes of provisional stenting compared with a two-stent strategy for bifurcation lesions: a meta-analysis of randomised trials. Heart, 2017, 103(18): 1427-1434.

31. Ford TJ, McCartney P, Corcoran D, et al. Single- Versus 2-Stent Strategies for Coronary Bifurcation Lesions: A Systematic Review and Meta-

Analysis of Randomized Trials With Long-Term Follow-up. J Am Heart Assoc, 2018, 11 (7). pii: e008730.

32. Chieffo A, Hildick-Smith D. The European Bifurcation Club Left Main Study (EBC MAIN): rationale and design of an international, multicentre, randomised comparison of two stent strategies for the treatment of left main coronary bifurcation disease. EuroIntervention, 2016, 12 (1): 47-52.
33. Zhang JJ, Gao XF, Han YL, et al (for DEFINITION Ⅱ trial group). Treatment effects of systematic two-stent and provisional stenting techniques in patients with complex coronary bifurcation lesions: rationale and design of a prospective, randomised and multicentre DEFINITION II trial. BMJ Open, 2018, 8 (3): e020019.
34. Windecker S, Kolh P, Alfonso F, et al. 2014 ESC/EACTS Guidelines on myocardial revascularization. The Task Force on Myocardial Revascularization of the European Society of Cardiology (ESC) and the European Association for Cardio-Thoracic Surgery (EACTS). Eur Heart J, 2014, 37 (35): 2541-2619.
35. Levine GN, Bates ER, Blankenship JC, et al. 2011 ACCF/AHA/SCAI Guideline for Percutaneous Coronary Intervention. A report of the American College of Cardiology Foundation/American Heart Association Task Force on Practice Guidelines and the Society for Cardiovascular Angiography and Interventions. J Am Coll Cardiol, 2011, 58 (24): e44-122.
36. Chen SL, Zhang JJ, Ye F, et al. Study comparing the double kissing (DK) crush with classical crush for the treatment of coronary bifurcation lesions: the DKCRUSH-1 Bifurcation Study with drug-eluting stents. Eur J Clin Invest, 2008, 38 (6): 361-371.
37. Chen SL, Xu B, Han YL, et al. Clinical Outcome After DK Crush Versus Culotte Stenting of Distal Left Main Bifurcation Lesions: The 3-Year Follow-Up Results of the DKCRUSH-III Study. JACC Cardiovasc Interv, 2015, 10 (8): 1335-1342.

CTO 开通的价值与意义再评价——新证据与临床实践

冠状动脉慢性完全闭塞(chronic total occlusion,CTO)病变是指正向 TIMI 血流 0 级且闭塞时间≥3 个月的冠状动脉阻塞性病变。近年来,随着经皮冠脉介入治疗技术的提高,冠脉介入医生在面对 CTO 这个介入治疗中“最后的堡垒”时,手中有了更多专用于攻克 CTO 的“利器”,同时对 CTO 病变有了更为深刻的认识,也积累了更多的临床经验和循证证据。本文将针对 CTO 开通的价值和意义进行再评价,并针对目前 CTO 的临床实践进行简要述评。

一、CTO 所支配区域存活心肌的影响因素

近年来,尽管 CTO 病变的开通率得到了显著的提高,但针对 CTO 开通是否能带来临床获益的争议也从未停止。研究表明,CTO 血管支配的心肌区域是否有存活心肌以及存活心肌的比例与患者能否从 CTO-PCI 中获益有密切的关系。

存活心肌是指冠状动脉血管闭塞以后,血管支配区域的细胞由于缺血缺氧而出现收缩功能障碍,但心肌细胞结构完整且具有代谢活动和收缩潜力。存活心肌一类是由于慢性低灌注导致的冬眠心肌,另一类是急性缺血导致的顿抑心肌,这些心肌在成功再灌注后能全部或部分恢复收缩功能。存活心肌的存在和侧支循环相关,侧支循环可以为其提供充足的血流来维持细胞活性,这是 CTO 病变具有开通价值的病理生理基础。侧支循环的等级在人群中变化很大,1/4 的人具有丰富的侧支循环,可减少因心肌供血区正向血流的中断而导致的心肌缺血。Choi 等发表于 *Circulation* 上的一项研究表明,侧支循环与心肌透壁损伤程度成负相关。如果以心脏磁共振延迟增强透壁程度≥50% 为透壁心肌梗死,这部分患者仅有 19% 的人有良好的侧支循环。另有研究表明,侧支循环的等级与心肌活性的程度相关:具有良好侧支循环的心肌区域中 88% 具有存活心肌,具有较差或者无侧支循环的心肌区域中仅有 17% 具有存活心肌,具有中度侧支循环的心肌区域中,69% 具有存活心肌。但也有少部分研究表明,冠脉造影所显示的 CTO 血管支配区域的侧支循环等级与 PET-CT 所检测到的存活心肌比例无明显的联系。侧支循环较差的患者,其存活心肌的比例并不低。可能因为目前造影只能分辨出管腔 >100μm 的血管,而大多数的冠状动脉侧支很难被检测到。

二、CTO-PCI 临床获益之争

关于 CTO-PCI 预后获益方面,EXPLORE、DECISION-CTO 是近年来两个重要的随机对照试验。

EXPLORE 研究纳入了多中心 304 名 ST 段抬高型心肌梗死(STEMI)且伴有 CTO 的患者(非罪犯血管相关 CTO)其中 148 名接受 CTO-PCI 治疗,154 名接受标准的药物治疗。2018 年 Heart 杂志公布了 EXPLORE 研究长期随访(中位随访时间 3.9 年)的各项终点数据。随访期间,CTO-PCI 组与药物治疗组的主要不良心血管事件(MACE)发生率无显著差异(13.5% 对 12.3%,HR 1.03,95%CI 0.54~1.98;P=0.93),但 CTO-PCI 组的心源性死亡率却增高了 6 倍(6.0% 对 1.0%,P=0.02)。两组的再次冠脉介入治疗(PCI)率无显著差异(25.7% 对 29.3%,HR 0.74,95%CI 0.46~1.16;P=0.19)。在接受 CTO-PCI 的患者中,成功与失败对随访期间 MACE 发生率也没有影响(P=0.66)。在 1 年的随访中,CTO-PCI 组无心绞痛比例更高(94% 对 87%,P=0.03),但 1 年后两组便没有了差异。不过,这项研究并不能完全推翻 CTO 开通的获益,毕竟 EXPLORE 研究从 2007 年开始,十年前的 CTO-PCI 技术与如今无法同日而语,而到 2015 年才因为入组过少而提前终止,研究中纳入的 CTO 血管以回旋支(LCX)和右冠状动脉(RCA)居多,而对预后影响最大的

前降支(LAD)偏少,可能对心功能的改善和 MACE 的降低贡献较小。

在 2017 年 3 月 ACC 上,韩国 Seung-Jung Park 教授公布了 DECISION-CTO 研究三年结果。DECISION-CTO 试验是一项来自亚洲国家的多中心、开放标签、随机对照试验,为非劣性设计,旨在对比优化药物治疗(OMT)与 OMT 联合 PCI 开通 CTO 病变对患者临床结局的影响。DECISION-CTO 计划入组 1284 名患者,但最终仅纳入了 834 名 CTO 患者,随机分为 OMT 联合 CTO-PCI 组(n=417)与 OMT 组(n=398)。在这个研究中 73.9% 手术采用单导丝技术,17.2% 采用平行导丝,24.6% 患者应用了逆向技术,13.2% 采用控制性前向 - 逆向内膜下寻径(CART)技术,仅 6% 患者应用血管内超声,J-CTO 评分 2 分左右,可能因为病变复杂程度不算高,CTO-PCI 的开通率达 91.1%。然而,两组中的非 CTO 病变都有很大比例进行了 PCI 处理(最佳药物治疗组 77% 对 CTO-PCI 组 79%)。接近 20% 的最佳药物治疗组患者跨组到了 CTO-PCI 组。在随访 3 年后,临床主要终点(死亡、心肌梗死、卒中、靶血管再血管治疗)在最佳药物治疗组中为 19%,而在 CTO-PCI 组中为 21.4%,提示最佳药物治疗不劣于 CTO-PCI。两组的西雅图心绞痛生活质量评分(QoL)没有显著差异。然而 DECISION-CTO 研究终点的设定存在争议。心肌梗死终点中,PCI 组围术期心肌梗死较多,自发心肌梗死率则相同,这种结果毫无意外。不做手术自然不会有围术期心肌梗死。CTO-PCI 是复杂手术,操作中常见边支闭塞、导引导丝内膜下走行、长支架置入、一过性侧支循环闭塞、侧支循环血流方向的反转等,这些都可能导致心肌标志物增高,这种情况对预后影响有多大尚需研究。另外 DECISION-CTO 研究的病例入选中,多支病变、两支近端 CTO 以及射血分数 <30% 的患者被排除,而这些往往是开通 CTO 获益最大的患者。且数据中 20% 的 CTO 患者是由 OMT 转为 PCI 治疗,这可能掩盖 PCI 组开通 CTO 的益处。

Chico 和 Louvard 教授评论该研究,基于统计学分析,DECISION-CTO 是项效能不足的临床试验。有文章分析,如果入选病例全部完成随访,也能显示 PCI 的优势。

三、当代 CTO 开通技术进展:改善临床获益

近几年新器械、新理念的应用,使得 CTO-PCI 的成功率 >90%,并发症减少,操作时间、射线量减少,给患者带来更好的临床益处。

以往的临床及研究中,前向技术开通率仅有 80%,逆向技术的开展提高了 15% 的成功率。正向内膜下重回真腔(ADR)的出现大大提高了开通率,在欧美国家特别提倡。而亚洲专家,更多采用平行导丝技术、knuckle wire 技术和及早采用现代 Reverse CART 技术。

应用前向开通技术,CTO 病变近端有可见微通道使用 Fielder XT-R → GAIA^{2nd},GAIA Next1/Next2,有鼠尾状使用 Fielder XT-A → GAIA^{2nd},GAIA Next1/Next2,钝头样使用 GAIA Next2/Next3,GAIA^{2nd} 或 GAIA^{3rd} → Conquest pro 12 或 Miracle 12。闭塞段长度小于 20mm,继续使用原导丝或换用 Fielder XT-A 或 GAIA^{2nd} 或 GAIA Next1/Next2,闭塞段长度大于 20mm,继续使用 Fielder XT-A 或换用 Miracle 3、Ultimate Bros 3、Pilot 200、Miracle Neo 3。突破远端纤维帽,需要操控性更好的导丝,从软到硬,逐渐升级。多体位或旋转投照,对侧造影。冠状动脉 CT 成像(CCTA)、双腔微导管 Crusade、KANEKA Dual Lumen Catheter(KDL),和血管内超声(IVUS)指导的应用,大大提高成功率和缩短操作时间,减少放射剂量。

逆向技术 Sion,Sion black 及心外膜侧支 South 03 导丝的应用,通过侧支成功率更高。当然随着操作者经验的积累,熟悉侧支路径和方向、分支分布情况,造影选择更合适的侧支作为通路,常常给术者带来更便捷的操作。通过使用 Gaia^{2nd}、Pilot 150/200 以及少数情况需要 Conquest pro,术者更易逆向通过 CTO 病变。在逆向导丝通过技术、对吻技术、Knuckle wire 技术不成功时,应及早应用当代 Reverse CART 技术。延长导管 Guidezilla 的应用减少逆向导丝入前向指引导管路径。微导管如 Corsair Pro、Caravel、Sasuke、Twin-Pass、新一代 Finecross 等,等应用更容易通过侧支通道。ADR 在合适的病变,尤其右冠状动脉、支架内闭塞开通的应用,有力地缩短了手术时间、提高了成功率、减少了并发症发生。

从 CTOCC 介入治疗注册研究给出的数据中我们不难发现,相对于提升手术技巧,充分的术前评估往往被忽略。该研究从 2016 年 1 月到 2017 年 2 月,总共入选 2592 例患者涉及 2673 处 CTO 病变。术前有 50.5% 的患者采用了双侧造影,单行桡动脉造影者比例为 33.8%,但仅有 11.2% 的患者在术前接受了多排

CT 检查。此外，就逆向技术而言，65% 的病变采用了反向 CART 技术，但应用 IVUS 指导手术的比例仅有 20.4%。入选患者住院期间 MACE 发生率达 8.9%（198 例）。该研究结果提示我们，在 CTO 介入治疗前，应该有意识地提高对侧冠脉造影比例，并在术前积极应用多排 CT 和术中 IVUS 检查对病变进行评估，只有在充分阅读影像学资料的基础上，才能更加有效地优化介入策略，进一步提高开通成功率，缩短手术时间及最大程度减少并发症。

我国逆向开通技术的现状：① CTO 逆向技术不断进步：逆向 CTO 治疗成功率逐年上升，但仍低于日本的同期水平；②逆向技术仍有很大空间：目前在注册研究中，选择逆向技术的比例大多在 25% 左右（EuroCTO 最高，达 35.8%）；③同 J-CTO 相比，中国的注册资料显示应用 Reverse CART 技术比例较低；④同 J-CTO 相比，中国逆向策略多为补救性策略；⑤桡动脉逆向技术是中国的特色：在中国超过 95% 应用桡动脉，而日本很多在用 8Fr 股动脉，双侧桡动脉策略在中国也较常见；⑥ MACCE 事件在 J-CTO 及中国注册均较低，心脏压塞发生率仅有 0.6% 左右，中国的死亡率为 0。我们不难发现，逆向技术在我国的发展仍有很大的空间；对于既往失败、侧支循环丰富的病例，我们可在一开始直接尝试逆向途径；技术选择上，应当提高对 Reverse CART 技术的尝试。

在介入策略的选择上，若干年前发表的杂交策略（the hybrid algorithm）可以视为欧美国家思路的一种代表，简单易记，其目的在于创建一套系统的 CTO 介入治疗方案，以最少的放射线剂量、造影剂用量和器械成本，最大限度地提高手术的成功率和效率，同时便于技术教学和传播。后来亚太 CTO 俱乐部制订的 APCTO Club 策略则显示出更细化的思路，并再次强调了平行导引钢丝技术在 CTO-PCI 中的应用。而近期《中国冠状动脉慢性完全闭塞病变介入治疗推荐路径》更是被推荐作为年轻医生学习的参考路径。事实上，各个版本的 CTO-PCI 策略均有重叠之处，更富有时代色彩，随着 CTO-PCI 领域的继续发展，上述策略都不会是该领域的最终版本，临床实践也并不总是不越雷池一步地跟随这些路径进行。但是，这些都是先行者们经过无数次探索、体会、再实践从而总结出的宝贵“公式”，充分地理解它们对介入医生的训练而言，是不可替代的必修课程，是行业规范和整体提高的必经之路。

及时转换策略，对于合适的患者，首先选择逆向技术，尽早应用 Reverse CART 及平行导丝技术，手术时效性更好。有学者提出目标：逆向操作小于 2 小时，CTO-PCI 成功率大于 95%，常见并发症如血管夹层 / 破裂、血栓形成发生率进一步减少。

四、CTO-PCI 治疗获益的新证据

目前认为，对于冠状动脉慢性完全闭塞病变患者，成功的 PCI 手术可以带来以下几个方面的临床获益：

1. 改善心绞痛症状，降低对抗心绞痛药物的需求，提高生活质量 尽管 CTO 病变往往得到其他冠脉血管提供的侧支循环血流，但这些侧支血流并不足以满足闭塞血管供血范围的心肌血氧需要。有研究对 107 例 CTO 病变行 PCI 的患者进行了侧支循环的多普勒和压力导丝测试，注入腺苷后研究者发现：仅有 7% 的 CTO 病变患者的侧支循环冠状动脉血流速度储备（CFVR）>0.2；仅有 1 例患者 FFR 测值 >0.75。这项研究说明了大部分 CTO 患者 FFR 测值 <0.75，良好的侧支循环并不足以减轻 CTO 患者缺血的状态。

2017 年 EURO-PCR 会议发布的 EURO-CTO 研究显示 CTO-PCI 显著改善患者 1 年生活质量。该研究拟入选 600 例患者，2∶1 随机接受 CTO-PCI 或保守的 OMT，比较两种策略对生活质量的影响，以标准化西雅图心绞痛问卷评估。因入选缓慢，只有 396 位患者完成研究，CTO-PCI 组 259 名，保守治疗 137 名，其中 PCI 组手术特征：J-CTO 评分（1.82 ± 1.07）分，手术成功率 86.6%，平均手术时间（118 ± 67）分钟，逆向导丝开通技术使用率 35.8%，IVUS 使用率 17.3%，X 线曝光时间 / 量为 49.6min/3685mGy，MACE 发生率 13%，支架内血栓发生率 0.4%，死亡率 0.8%。即使如此，结果已经显示 PCI 组患者心绞痛较少，体力活动受限改善，优于保守治疗组。而且保守组 7.3% 患者交叉接受 PCI。该研究血管重建成功率只有 86.6%，已显示 CTO-PCI 作为一种策略的优势。

2017 年 8 月，OPEN CTO 注册研究的早期结果发表。OPEN CTO 研究是一项前瞻性、单组、多中心的注册研究，设立了中心实验室，方法客观，数据可靠，准确地评价当代 CTO-PCI 治疗的成功率、风险和患者

报告的获益。研究结果中，J-CTO 评分平均为(2.3 ± 1.3)分，J-CTO>2 分占 46.8%，操作成功率为 86%，手术成功率为 81%，其中使用正向导丝开通(AWE)占 40.8%，正向内膜下回真腔(ADR)占 24.3%，逆向导丝开通(RWE)占 10.3%，逆向内膜下回真腔(RDR)占 24.6%，平均手术时间 120.7 ± 64.4 分钟，X 线曝光时间 / 量 50.4 分钟 /2534mGy，MACE 发生率 7%，住院期间和 1 个月死亡率分别为 0.9% 和 1.3%，有 48 例(4.8%)出现有临床意义的穿孔；术后 1 个月时，西雅图心绞痛问卷的生活质量评分从术前的(49.4 ± 0.9)分提高至(75.0 ± 0.7)分($P<0.01$)，平均 Rose 呼吸困难量表评分从术前(2.0 ± 0.1)分改善至(1.1 ± 0.1)分($P<0.01$)，身体健康问卷评分从术前(6.2 ± 0.2)分改善至(3.5 ± 0.1)分($P<0.01$)；校正基线差异后，CTO-PCI 成功患者与不成功患者间西雅图心绞痛调查问卷生活质量评分有显著差异(10.8；95% 可信区间：6.3~15.3；$P<0.001$)。CTO-PCI 的早期益处再次得到证实，但 CTO-PCI 的风险似乎因高于预期重新成为关注的焦点。

2. 减少对 CABG 的需求 随着 PCI 技术的进展，越来越多的 CTO 患者更偏向于自体冠状动脉的经皮冠状动脉介入治疗。对于 SYNTAX 积分≤22 分的患者，CABG 和 PCI 治疗效果没有显著差异。对于冠脉多支病变合并 CTO 的患者，PCI 后残余 SYNTAX 评分(rSS)≤12 的患者治疗效果与 CABG 相似。2017 年 5 月发表的一项研究中，1043 例冠脉多支病变合并 CTO 患者接受 PCI 或 CABG 治疗，比较 PCI 后 rSS ≤12、PCI 后 rSS>12、CABG 三组患者 42 个月心源性死亡率，其中 rSS ≤12 组基础 SYNTAX 评分 20.6，rSS>12 组 26.1，CABG 组 30.3，结果发现 rSS ≤12 组心源性死亡率与 CABG 组相似(3.1% 对 6.5% HR 0.63，95%IC：0.32~1.23)，远远低于 rSS>12 组(3.1% 对 9.3% HR 0.35 95%IC：0.16~0.75)。因此，成功的 CTO–PCI 手术可以减少对 CABG 的需求。

3. 改善左心室(左室)功能 对于左室功能的改善取决于 CTO 靶血管供血区域是否发生过心肌梗死、透壁性心肌坏死的程度以及微循环功能是否存在。2018 年 7 月发表了一篇 meta 分析，纳入 1980 年 1 月至 2017 年 11 月发表的关于成功 CTO-PCI 对左心室功能影响的观察性研究共 34 项，包含 2735 例患者，平均随访时间 7.9 个月，结果表明成功的 CTO-PCI 增加左室收缩功能 3.8%(95%CI 3.0~4.7，$P<0.0001$，$I^2=45\%$)，减少左室收缩末容积 4ml(95%CI –6.0~–2.1，$P<0.0001$，$I^2=0$)。

4. 降低心律失常风险，保持心电活动稳定 成功的 CTO-PCI 恢复冠脉前向血流，改善缺血，可能提高心肌的电活动稳定性，从而降低了发生心律失常的风险。2018 年 7 月 *J Am Heart Assoc* 杂志报道了一项来自荷兰的 the eCTOpy-in-ICD 研究结果，该研究旨在评估缺血性心脏病患者中 CTO 与室性心律失常的关系。在 722 名患者中，240 名在植入 ICD 时存在 CTO，其中 35 例患者进行了血运重建。在成功进行了血运重建后，虽然患者生存率没有改善，但却显著减少了 ICD 触发，与无 CTO 组基本无差别。

五、制订 CTO 个体化治疗策略：临床获益更佳

首先，评估对 CTO-PCI 患者的获益与风险。患者有临床缺血症状且与 CTO 有关、药物治疗不能缓解，检查发现 CTO 相关血管支配区域有缺血证据或有存活心肌，术前评估操作成功率高(>80%)且并发症风险低(<2%)，多支病变的 CTO 血运重建结合 SYNTAX 评分和 EuroScore 评分，以上情况下患者可能从 CTO-PCI 中有更多获益。同时还要充分考虑 PCI 操作团队、CABG 手术团队情况，再与患者充分沟通后，最终共同制订 CTO-PCI 或 CABG 或药物对症处理策略。

其次，要对 CTO 病变解剖情况全面掌握，包括侧支血管、J-CTO 评分。J-CTO 评分可较好的预测 CTO 病变 PCI 成功的概率，该评分由五个独立血管造影性参数(每 1 个计作 1 分)组成，包括既往尝试开通失败、造影可见严重钙化、闭塞节段成角≥45°、钝头样闭塞残端以及闭塞段长度 >20mm。根据评分结果将 CTO 病变分为容易(0 分)、中等难度(1 分)、困难(2 分)和非常困难(≥3 分)。Christopoulos 等的研究发现 J-CTO 评分越高，正向内膜下重回真腔技术和逆向技术使用率越高。这一发现提示，对于 J-CTO 评分为困难和非常困难的 CTO 病变，推荐及早转换闭塞病变的开通策略以避免不必要的时间耽搁，以减少手术失败和并发症发生。最近，Galassi 等研究证实在尝试逆向开通 CTO 的患者中，J-CTO 评分≥3 分不仅与 PCI 失败相关，而且还是心血管长期预后更差的独立预测因素之一(风险比：2.08；95% 置信区间：1.32~3.27；$P=0.002$)。J-CTO 未涉及 CTO 远端存在分支情况，CTO 远端有分支血管时，PCI 时导丝存在易进入远端假腔可能，可致远端分支闭塞或形成血肿。制订计划时还要考虑血管路径是否可行。尤其选择合适侧支作为逆向路径

时特别重要。能大大提高成功率，减少主要并发症，及血管夹层破裂和血栓形成风险。左心功能状况及术者经验。有可用的器械和 CABG 可能风险也需考虑。

第三，近年来，从欧美国家提出的 Hybrid 杂交策略，到亚太 CTO 俱乐部制订的 APCTO Club 策略，再到《中国冠状动脉慢性完全闭塞病变介入治疗推荐路径》，CTO-PCI 越来越趋于“标准化”和“规范化”，但这并不代表舍弃了个体化治疗原则。相反，更能体现个体化方案，特别在手术策略选择和策略转化上充分体现个体化原则。

第四，美国心脏病协会关于 CTO 患者血运重建策略提出了具体建议：①当患者的缺血与 CTO 有关、CTO 所供血的区域有存活心肌、死亡风险 <1%、心肌梗死风险 <5% 时，推荐 PCI；②PCI 失败后，可根据患者情况选择再次 PCI、CABG 或药物治疗；③如果多支血管病变伴有 1 支或 1 支以上的 CTO，应权衡相对风险和获益比，选择血运重建方式；④当预测到 CTO-PCI 失败可能会导致 CABG 时，也应首先进行 CTO-PCI 的尝试；因此，CTO 个体化治疗的前提，就是对患者的临床特征和病变特点进行仔细评估，并基于上述情况预测其手术成功率及不良事件发生率，最后制订出能够使患者确切获益的治疗策略。

六、展　望

关于 CTO 的介入治疗，未来我们还有很多事可以做：①设计更大样本、多中心、随机对照、更长期的新一代支架的研究来确定哪些患者会从 CTO 开通中获益；②器械、技术及策略的进一步创新；③加强 CTO 介入医生间的学习、交流和合作；④尽量缩短成功开通 CTO 时间到 2 小时内，努力将开通成功率上升到 95% 以上，降低并发症的发生，减少射线和造影剂用量。希望通过上述各方面的改进，达到我们的最终目标——改善患者的生活质量和心功能，提高其生存率。

（程标）

参考文献

1. Sianos G, Wemer GS, Galassi AR, et al. Recanalisation of chronic total coronary occlusions. 2012 consensus document from the EuroCTO club. EuroIntervention, 2012, 8(1): 139-145.
2. Choi JH, Chang SA, Choi JO, et al. Frequency of myocardial infarction and its relationship to angiographic collateral now in territories supplied by chronically occluded coronary arteries. Circulation, 2013, 127(6): 703-709.
3. 栗佳男，张丽君，贺毅，等 . 冠状动脉慢性完全闭塞病变患者侧支循环与存活心肌之间的关系 . 中华心血管病杂志，2017，45(7)：579-584.
4. Elias J, Dongen IMV, Råmunddal T, et al. Long-term impact of chronic total occlusion recanalisation in patients with ST-elevation myocardial infarction. Heart, 2018, 104(17): 1432-1438.
5. Seung Jung Park. DECISION-CTO trial. 2017 ACC, late breaking clinical trial.
6. Werner GS. A Randomised multicentre trial to evaluate the utilisation of revascularization or optimal medical therapy for the treatment of coronary CTO. 2017 EuroPCR, late breaking clinical trial.
7. Yap SC, Sakhi R, Theuns DA, et al. Increased risk of ventricular arrhythmias in survivors of out-of-hospital cardiac arrest with chronic total coronary occlusion. Heart Rhythm, 2018, 15(1): 124-129.
8. Werner GS, Yuste VM, Smith DH, et al. A randomized multicenter trial to compare revascularization with optimal medical therapy for the treatment of chronic total coronary occlusions. Eur Heart J, 2018, 39(26): 2484-2493.
9. Sapontis J, Salisbury AC, Yeh RW, et al. Early Procedural and Health Status Outcomes After Chronic Total Occlusion Angioplasty: A Report From the OPEN-CTO Registry (Outcomes, Patient Health Status, and Efficiency in Chronic Total Occlusion Hybrid Procedures). JACC Cardiovasc Interv, 2017, 10(15): 1523-1534.
10. Michael TT, Mogabgab O, Fuh E, et al. Application of the " hybrid approach" to chronic total occlusion interventions: a detailed procedural analysis. J Interv Cardiol, 2014, 27: 36-43.
11. Christopoulos G, Menon RV, Karmpaliotis D, et al. The efficacy and safety of the " hybrid" approach to coronary chronic total occlusions: insights from acontemporary multicenter US registry and comparison with prior studies. J Invasive Cardiol, 2014, 26: 427-432.
12. 葛均波 . 中国冠状动脉慢性完全闭塞病变介入治疗推荐路径 . 中国介入心脏病学杂志，2018，26(3)：121-128.

冠状动脉 CTO 病变介入治疗:介入医生应如何评估风险与获益

冠状动脉慢性完全闭塞病变(chronic total occlusion,CTO)是临床介入医生面临的一项重大挑战,是目前经皮冠状动脉介入治疗(percutaneous coronary intervention,PCI)尚未完全攻克的堡垒,冠心病患者中冠脉造影检出率为 18.4%~52.0%,随着器械的改进和介入水平的提高,CTO 病变介入治疗的成功率为 51%~88.9%,其中正向介入平均成功率仅 60% 左右。随着逆向介入技术的出现,把开通 CTO 的成功率提升到新的台阶,部分中心成功率能达到 90% 以上[1-2]。但针对冠状动脉慢性完全闭塞病变是否必要治疗,在保证患者安全和获益的前提下,到底采用怎样的介入治疗策略,目前的指南和文献仍未能达成统一,因此,临床医生应如何评估开通 CTO 病变的介入风险和患者获益,如何提高 CTO 开通的质量与安全性,避免其并发症的发生,本章就 CTO 介入治疗中术者如何评估风险和获益进行阐述。

一、冠脉完全闭塞病变血运重建治疗的临床指征

慢性完全闭塞病变在病理和影像学研究相继证实了大多数 CTO 病变都存在前向的同侧侧支连接或逆向侧支通道连接,使闭塞血管段远端保持一定的血液供应。但是即使侧支循环建立充分,功能上也仅相当于 90% 狭窄血管的血供,仅能勉强维持静息状况下的心肌存活及冬眠心肌的血供,而当心肌耗氧量增加时患者便产生心肌缺血症状,如心绞痛、运动耐量降低等表现。成功开通 CTO 病变可缓解患者心绞痛症状,改善左室功能,稳定心肌电活动,进而增强患者对未来冠脉事件的耐受力。虽然目前欧美指南把 CTO 血运重建作为Ⅱa 类推荐(B 级证据),但是 Gerber、Galasia[3-4]等人研究证实了成功的 CTO 血运重建与心血管预后改善及生活质量(QOL)提高有关,因此有效开通 CTO 血管,对于部分患者获益是显而易见的。但是由于病变复杂,开通 CTO 病变存在很多难题,手术过程存在很多风险和不确定因素,那么,评估哪些 CTO 病变需要进行干预,需要综合考虑患者本身基础条件、临床症状、冠脉造影特征、缺血负荷的评估以及存活心肌评估等,同时需要权衡风险 / 获益比,结合患者总体的临床情况来做决定。

1. 临床症状的评估 冠心病患者合并 CTO 病变临床症状往往并不典型,部分患者既往并无急性心肌梗死的病史,而是通过冠脉造影后才发现,而超过 50% 的 CTO 患者左心室功能得到很好的保留,80% 患者心电图中并没有显示病理性 Q 波,临床症状多以活动后气促、活动耐力下降为主要表现,只有很少部分患者出现典型的心绞痛症状。因此,根据临床症状评估具有一定的局限性。美国心脏协会制定的适用性标准(appropriate use criteria,AUC)是目前辅助临床医生选择血运重建策略的重要参考标准,当然也包括 CTO 病变,AUC 是根据现有的循证医学文献和专家共识,在充分考虑患者相对获益和血运重建风险基础上决定策略的适用性。AUC 中推荐对于同时服用两种抗心绞痛药物治疗下仍有症状的 CTO 病变进行干预是合适的,这已经被多个近期的研究验证。Grantham[5]等人研究发现,术前有症状的患者在成功开通 CTO 病变后症状明显缓解,生活质量得到改善。TOAST-GISE 研究显示 CTO 患者 PCI 成功组无心绞痛发生率显著高于 PCI 失败组(88.7%∶70.0%,P=0.008)[6]。因此,对于具有临床症状的 CTO 病变,权衡获益风险后行血运重建是合理的,但同时也需要兼顾患者年龄、基础条件和预期寿命等因素。

2. 缺血负荷的评估 心肌缺血是冠心病患者劳力性心绞痛主要病因,对于合并左心室功能异常的 CTO 病变患者,接受血运重建治疗较优化药物治疗具有更高生存率,但前提是闭塞血管供血区域必须有存活心肌的存在。Berger 等对 354 例 CTO 患者进行了 5 年期随访,CTO 成功能失调性子宫出血运重建患者的生存率显著提高,再次 PCI 的比例下降,不得不再次行冠状动脉旁路搭桥术(coronary bypass grafting,CABG)的患者下降 40%(P<0.05)。CTO 病变 PCI 成功的患者运动负荷试验显著高于 PCI 失败的患者

(84.7%：75. 0%，P=0.010)，同时还得出不完全血运重建和不良临床事件密切相关[7]。因此冠状动脉慢性完全闭塞存在明确的缺血证据，再次血运重建是必要的，这也已经越来越被临床介入治疗医生重视。

3. 存活心肌的检测 临床存活心肌即指心肌细胞结构完整，功能正常的心肌细胞，存活心肌的多少是临床决定是否对 CTO 病变进行血运重建的关键，存活心肌的识别及评价，对其介入治疗策略具有重要的指导意义[8]。目前评价存活心肌主要方法包括：①超声心动图：优点是简单、易行、可多次连续监测，缺点是过分依赖于操作者的经验及主观认识。②单光子发射计算机断层摄影(SPECT)，缺点是空间分辨率低，难以定量，对心外膜下存活心肌和心内膜下心肌梗死的诊断特异性差，对心肌缺血范围及存活心肌判断精确性差。③正电子发射断层摄影(PET-CT)：优点是准确性高，被临床认为是判断存活心肌的"金标准"，缺点是费用昂贵、设备紧缺、技术冗杂、普及率低。④磁共振成像(MRI)：优点是空间和时间分辨率高，辐射低，主观影响小。尽管方法多样，但至今，对于存活心肌的准确评估仍无定论，临床开展起来仍然比较困难。总之，存活心肌的评估将有助于更好的识别哪些 CTO 病变能从 PCI 治疗中更多的获益，根据存活心肌的量来确定 CTO 病变的策略非常必要。

4. 冠脉造影的评价 CTO 病变患者冠脉造影常常为多支血管病变，CTO 病变介入治疗因并发症多，操作时间和曝光时间长，病变复杂，造影剂用量大，术中需要使用持续的抗凝和更多的器械，不确定因素多。严格意义来讲，所有的 CTO 病变都应该开通，恢复冠状动脉的"本来面目"，但客观来讲，除了一些有临床症状、缺血负荷明显和有存活心肌的患者外，部分 CTO 病变开通价值有限，因此 CTO 病变介入治疗需要权衡利弊。

单纯从冠脉造影来看，以下情况需要积极治疗：①非闭塞血管向 CTO 血管提供侧支循环，且自身已经发现病变，存在潜在闭塞的可能。②CTO 病变闭塞远端血管粗大，支配大范围的心肌且存在冬眠心肌，目前部分研究认为 LAD-CTO 开通后可以显著改善患者左心功能和运动耐力。③多支血管病变，非 CTO 血管行介入风险大，难度高，权衡风险，可考虑先开通 CTO 血管，但同时需要反复评价 CTO 病变失败的情况下再次行其他血管介入的风险，如为高风险，应建议行外科手术。如存在上述情况，即使介入治疗操作困难，亦应该积极开通。

但以下情形可不进行 CTO 病变的血运重建：①CTO 病变位于血管纤细的末端或分支血管；②CTO 病变区域内无存活心肌或者心脏功能明显受损，如 LAD-CTO 病变，心室造影可见明显的巨大室壁瘤，前壁运动几乎不能，这种情况下，开通 LAD 闭塞病变，对心功能的改善作用微弱；患者接受 CTO 介入风险和收益不匹配；③CTO 远端血管床细小或者弥漫病变，开通后供血范围改善有限，例如 RCA-CTO 病变远端 PL 或 PD 弥漫病变或细小，开通闭塞病变，对心脏供血范围没有明显改善(图 1)；④对于右优势型的冠脉，回旋支闭塞病变一般不建议开通，一方面 LCX-CTO 自身解剖因素开通难度大，并发症发生率高，另一方面，LCX 供血范围有限，一般对心脏功能影响较小(图 2)；⑤非闭塞血管向 CTO 血管提供粗大的、动脉化的侧支循环血管，远端血管可达到 TIMI 2 级以上的血流，且自身血管无明显的狭窄，最常见的是心外膜侧支循环，LAD 向 RCA 远端发出侧支(图 3)[9-10]。

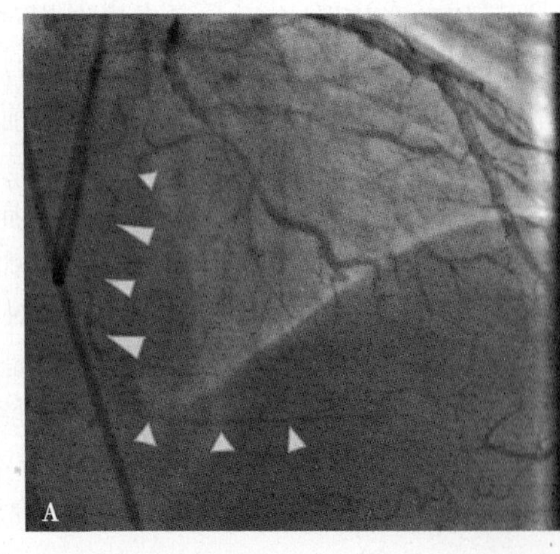

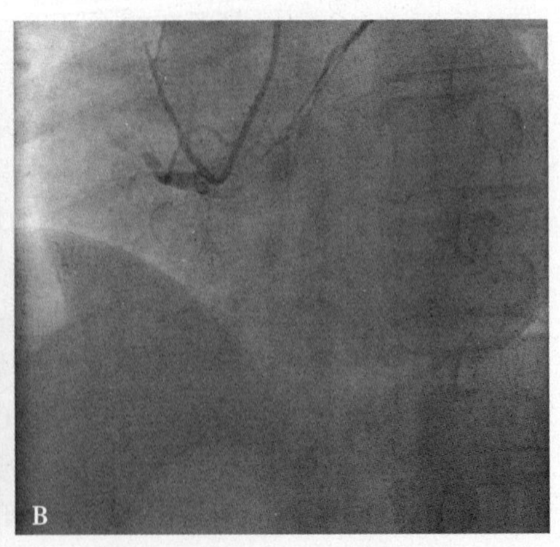

图 1 54 岁男性，诊断不稳定型心绞痛，冠脉造影：均衡性，LAD 近中段 80% 狭窄，右冠开口部完全闭塞至远端后三叉，自身形成桥侧支，可见闭塞时间较长，LAD 向 RCA 发出侧支循环，1 个月前行 LAD 支架植入术，本次造影可见右冠远端血管弥漫病变，比较细小，血管床条件差，开通后供血范围有限，而且闭塞段又非常长，支架需要 3 枚以上

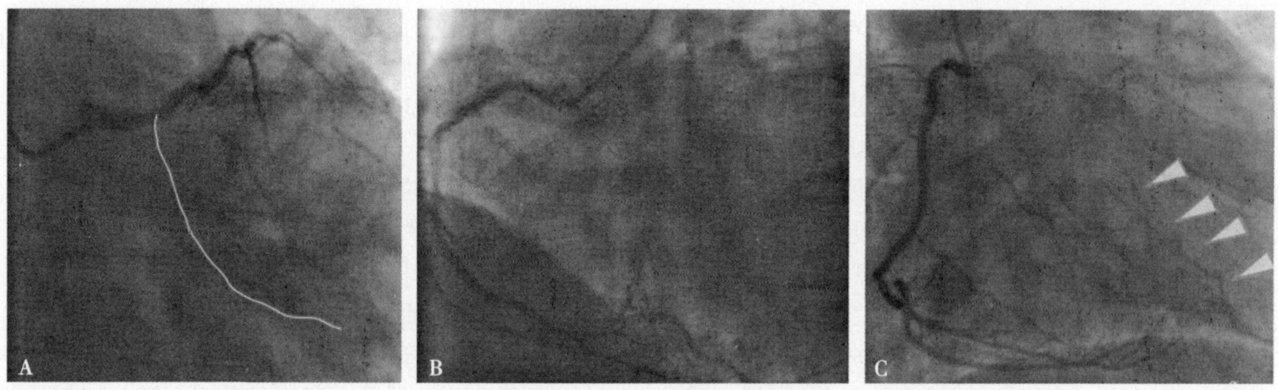

图 2　42 岁，男性，2 年前于 LM-LAD 植入支架 1 枚，本次冠脉造影：右优势型，LAD 原支架内 95% 再狭窄，LAD 心尖部完全闭塞，LCX 近段闭塞，RCA 向 LCX 远端发出侧支循环，LCX 近段支架覆盖且入口不清晰，开通难度大，远端血管也比较细小

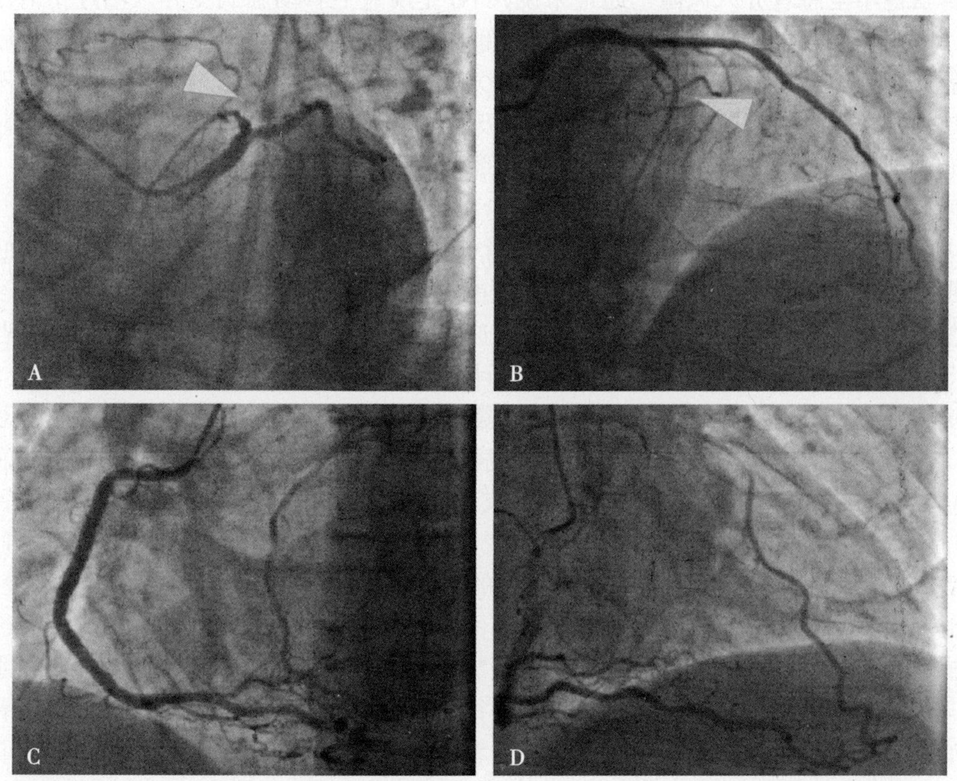

图 3　78 岁女性，冠脉造影 LAD 开口部完全闭塞，LCX 细小，中间支粗大部分代替 LCX 功能，RCA 近段 30% 狭窄，中远段大致正常，RCA 向 LAD 发出心外膜Ⅲ级侧支循环，LAD 远端血流达到 TIMI 2 级，患者无明显的心绞痛症状，没有对 LAD-CTO 行介入治疗

当然，除了考虑患者临床症状、缺血负荷的评估、存活心肌的评估和冠脉造影的评价以外，还应该考虑其他方面的因素，比如患者的年龄、肾功能情况、其他并发症、是否 CABG 术后、体质，病变钙化严重程度等，同时术者的经验也是影响成功率重要因素，综合评估后决定对于 CTO 病变介入治疗策略，从而使患者获益更大。

二、冠脉完全闭塞病变血运重建的风险识别

（一）一般临床情况的评估

目前 CTO 病变的成功率在不断提高，但由于手术复杂，时间相对长，可能导致并发症发生率高，因此

在CTO病变介入前需要进行详尽充分的术前准备和一般临床情况的评估。术前准备应包括对患者总体情况的评估，包括临床症状、并发症、心肾功能状态等。临床情况的准确评估有助于准确判断患者实施PCI的获益、PCI过程中的耐受程度及PCI可能面临的相关并发症，继而可以进行有针对性的术前准备，识别手术风险，提高CTO病变PCI的成功率并保证患者的安全。

1. 合并心力衰竭患者的介入风险 对于CTO病变伴有心力衰竭的患者，PCI可以改善心功能，提高患者的生存质量，使患者获益。但应注意对这类高危患者实施PCI的手术风险高、难度大，要求术者恰当掌握手术时机和手术策略。如果患者的心功能不能耐受手术，但未进行积极的抗心衰治疗，则在术中很可能因为患者发生急性加重的心力衰竭甚至肺水肿、恶性心律失常，无法耐受继续手术而导致失败，甚至术中不小心造成非CTO血管或者大分支损伤，都会急剧恶化心功能。对于这些患者，应该在术前进行积极的抗心衰治疗，主要通过减轻心脏负荷，加强心肌收缩力，使患者身心得到最大程度的休息，经过上述治疗以后，如果患者可以平卧2~3小时以上，平静时心率75次/分钟以下并能耐受手术，就可以考虑接受PCI治疗。同时，术前充分纠正心衰后，术中也需要控制造影剂的剂量，对于EF值低于30%患者，可以考虑术中植入IABP辅助[9-11]，有条件时建议应用ECOM等。

2. 合并肾功能不全患者介入风险 通常来说，CTO是所有冠状动脉病变介入治疗中对比剂用量最多的病变，由于PCI术中需多次清晰造影明确病变的部位和性质，以及需要反复造影以便明确CTO血管段导丝的位置等，均可能应用较多的对比剂。由于对比剂可导致肾脏功能损害，对已有肾功能不全的患者对比剂的危害更加明显，因此这些患者在术前应该积极改善肾脏功能，术后持续的水化治疗，避免对比剂肾病的发生。同时术者在术前也需要认真评估患者获益和肾功能损害的平衡，术中需要制订一次手术的对比剂总量控制策略，尽量选用分次的手术策略以减少对比剂每次用量。

同时，肾功能不全尤其是慢性肾衰竭透析的患者，全身血管条件差，冠脉造影多为三支血管病变，常常合并重度的钙化，可能严重影响了PCI的效果，也可能需要旋磨等更复杂治疗，此外肾功能不全的患者心脏代偿功能明显降低，术中耐受能力显著下降，对于这类患者行CTO病变介入治疗容易出现并发症，死亡率高，需术前充分交代风险，制订围术期的透析治疗计划以及术中细致的手术计划。

3. CTO病变合并急性心肌梗死患者的介入风险 当对急性心肌梗死合并CTO病变患者进行介入治疗时，应首先考虑开通罪犯相关血管，对于CTO病变血管是同台完成还是择期开通，目前指南尚无明确的定论。ACC/AHA/SCAI指南将STEMI合并多支血管病变患者同台完成非梗死相关血管的PCI作为Ⅱa，B类推荐[12]。CTO患者合并急性心肌梗死接受急诊介入治疗时，是否立刻进行完全血运重建应根据患者病变特点、受累心肌范围和开通罪犯血管后的血管形态以及医生的对患者是否获益的判断；但完全血运重建也会造成手术时间的延长，材料及费用的增加，在急性心肌梗死不稳定的临床条件下，增加手术时间和操作复杂程度无疑会增加并发症的发生率。因此，对于急性心肌梗死发生时血流动力学稳定的患者，急诊PCI时应仅干预梗死相关血管，待患者心功能改善、临床情况稳定后择期进行CTO病变的PCI治疗。急性心肌梗死合并CTO病变患者通过择期PCI手术实现完全性血运重建具有重要意义。

（二）手术策略方面评估

1. 手术时机的选择 合理的手术时机选择是保障患者安全的重要因素，CTO病变常常合并其他血管病变，因此实施PCI血管的数目和顺序直接影响操作安全性和预后。如果PCI的顺序选择不当，一旦发生并发症，则后果严重，选择了正确的治疗顺序，也会增加患者对手术的耐受性，即使对于影像学比较复杂的病例，亦可避免严重并发症的发生。当然，时机的选择除了冠脉造影特征，还需要兼顾患者心功能、肾功能以及一般状况等。对于CTO病变，评估病变性质和正向成功率，一般可以首先正向导丝干预供血范围大，接受侧支循环的闭塞支，后干预供血范围小和提供侧支的自身血管。随着介入技术提高，这一原则也根据不同情况灵活变化，预计正向介入治疗难度较大，有良好的侧支循环的，且提供侧支循环的自身血管病变相对简单，也可以先处理非CTO病变，一方面患者耐受力增加，同时狭窄的解除后提供CTO血管的侧支循环更好，CTO远端血管床显影更清晰，为下一次CTO病变介入治疗提供更多的信息，另一方面，为CTO病变逆向介入治疗提供条件[10-11]。一般来说，闭塞的CTO血管很少有心绞痛症状，患者的心绞痛症状多来源于非 CTO 的其他狭窄血管，由于现在逆向技术的应用，CTO 介入成功率极高，术者在正向开通 CTO 病变失败时，先处理其他非 CTO 血管的策略也是可行的。

2. **手术策略的评估** 治疗策略对于 CTO 病变 PCI 治疗的成功率和安全性至关重要。选择正确的手术策略是从战略上攻克 CTO 的关键，术前对于手术风险的预判，不但可以减少并发症的发生，而且可以提高CTO的成功率。因此，CTO病变介入治疗风险的评估除了考虑患者的选择、器械和技术方法的选择之外，还要认真思考和制订治疗策略，以期达到良好的治疗效果。

(1) 对于 CTO 病变合并无保护的左主干病变或者双支 CTO 病变，这类患者行介入治疗风险高，预计手术难度大，CTO 开通率低，假如患者基础条件差，除非外科医生拒绝，应首选外科冠脉旁路移植术。如无保护左主干(ULM)病变合并 LAD 或 LCX 的 CTO 病变，主张分次完成，首先建议在 IABP 等保护下，需先处理左主干病变改善左冠血流，常采用 Crossover 术式由 LM-LAD 或 LCX 植入支架，或者快速的标准 Crush 术式，必须保证左冠的血流，再同台或择期完成CTO病变。对于RCA的CTO合并左主干病变的患者，术者策略也很重要，可以先正向开通 CTO，一旦失败，应建议外科手术，如果仍要继续介入，则应该在 IABP 等保护下，请经验丰富的医生快速处理左主干病变，择期再重新做 CTO 病变。对于极其高危的患者，尤其是多支血管 CTO 患者，不建议同台全处理，可以分多次处理，确保冬眠心肌有足够的时间恢复，以改善患者心功能，提高患者耐受手术的能力。

(2) 如果患者存在冠状动脉搭桥手术的禁忌证(如病变远端冠状动脉条件差，严重心、肺、脑、肾功能不全或恶性肿瘤晚期等寿命有限的慢性消耗性疾病等)，那么对 PCI 治疗的耐受性往往较差，PCI 治疗的策略应当为选择供血范围较大且预计手术成功率高的病变血管、手术时间尽量短、对比剂消耗尽量少和尽可能分次完成，采取适度姑息治疗原则。对于 CTO 病变预计开通难度大，操作时间超过 1 小时，对比剂超过 200ml，应姑息优化药物治疗或者择期分次完成。

3. **术中风险的识别**

(1) 闭塞病变特点的风险评估：仔细复习阅读冠脉造影是 CTO-PCI 术前准备不可或缺的一环，术前仔细观察，多体位投照，以明确病变特点。除了观察闭塞近端入口是否清晰，闭塞段长度、是否存在迂曲、钙化，是否存在分支血管、闭塞远端的解剖结构以及侧支循环情况，还需要关注 CTO 血管近端是否存在病变，冠脉开口如何？提供侧支的自身血管是否存在病变等，CTO 病变往往需要强支撑力、同轴性好的指引导管，明确这些特点，可以为选择合适的器械提供参考，提高成功率，减少导管相关并发症的发生。

(2) 正向介入治疗风险评估：尽管逆向介入技术在不断提高，但正向介入技术仍然是 CTO-PCI 的主要技术手段，CTO 病变内部结构复杂，解剖关系不清晰，往往存在迂曲、钙化、成角等，经验不足的术者往往对此判断不足，选择及操作导丝失误造成手术失败。器械操作不当，术者经验和耐心度不足，反复一个方向旋转导丝或者微导管可能会造成导丝或者微导管的脱扣甚至断裂。此外，在钙化病变、扭曲和成角的病变中，遇到阻力后反复推拉支架，支架与指引导丝不同轴的情况下，回撤支架时容易使支架脱载，同时血管内超声探头及旋磨头的嵌顿则有可能引起严重的并发症，有时需要外科手术处理。

在 CTO 病变中，导丝走形于闭塞病变内，需要在对侧造影的指导下操作，并需要不断通过对角体位来确定导丝走在血管的结构内。不确定导丝与血管的关系，不可盲目球囊扩张，可能会造成冠脉夹层甚至冠脉穿孔。

(3) 逆向介入治疗风险评估：与前向技术不同，逆向技术必须对逆向路径进行认真准确的判读，其中侧支通道(collateral channel，CC)是逆向介入治疗的基本条件，发现并准确评估侧支对提高 CTO-PCI 的成功率至关重要。清晰的多投照位造影是发现侧支的基础，适当降低图像放大比例及造影过程避免增强器或手术床移动有助于发现细小的侧支，同时还需要足够的曝光时间以使侧支完全充盈，而双侧造影则有助于发现单侧造影时由于充盈不良而难以显影的侧支通道。侧支通道大体分为心外膜侧支和间隔支侧支，相比于心外膜侧支，室间隔侧支安全性更高。心外膜侧支尺寸大小可明显影响器械的通过性而迂曲程度则对器械通过性影响较小，对于极度迂曲的心外膜侧支，宜选用 Finecross 微导管，避免对血管牵拉损伤造成急性或亚急性心脏压塞。导丝在侧支通道操作时，需要旋转小心前进，着急和加力推送都可能造成并发症。

在逆向介入治疗中，逆向微导管的进出又可能导致双侧指引导管对冠脉口的损伤，尤其逆向导丝体外化后回撤逆向器械容易导致逆向指引导管深插，逆向血管开口存在病变将显著增加开口夹层风险，需要预先进行处理。对于逆向路径主支血管非开口部位的病变，如果狭窄明显同样应该考虑进行预先处理，逆向器械反复通过后将阻断血流，造成供体血管和受体血管供血范围同时发生缺血，容易诱发血流动力学不稳定。

此外，逆向介入治疗过程中，需要密切观察双侧导管的压力，逆向介入治疗过程中，由于正向导管长时间不注射造影剂，导管内液体静止，极易出现导管内血栓，除了术中充分抗凝，监测 ACT 以外，还需要定期回抽导管内血液，避免血栓的形成。一旦出现导管压力下降，排除导管口嵌顿外，切忌注射造影剂，一旦将血栓注入冠脉内，将是灾难性的后果。

(4) 其他术中介入风险评估：慢性完全闭塞病变由于长期缺乏血液供应，血管会发生负性重塑，当开通闭塞病变时，血管管腔直径可能相比正常血管明显减少，需要反复注入硝酸甘油扩张血管，同时由于血管在长期的低灌注状态，可能闭塞病变内存在心肌桥，而造影难以发现，因此，在球囊扩张时，应该选择较小球囊低压力缓慢扩张，有条件的中心可完善血管内超声检查指导支架植入，笔者经验认为支架直径选择应与参考血管直径比为 1∶0.8，根据造影或 IVUS 明确是否需要高压球囊的后扩张。支架植入后需要造影明确侧支循环是否受损，CTO 血管近段是否存在夹层，提供侧支的自身血管是否存在损伤，透视心包情况，提前识别这些潜在的并发症风险，提高手术的安全性。

（三）特殊人群 CTO 介入风险评估

1. 合并糖尿病患者风险识别 大量的冠脉造影资料证实，冠心病合并糖尿病患者多支血管病变比例高，病变更复杂，弥漫，长期预后较非糖尿病患者差，因此，对合并糖尿病的患者实施慢性完全闭塞（CTO）病变介入治疗风险明显高于非糖尿病患者，尤其对于那些长期血糖控制不佳者。部分研究显示，糖尿病患者冠状动脉斑块负荷较重、往往呈弥漫性狭窄，富含脂质、极易破裂。糖尿病合并 ACS 的患者，溃疡性斑块（94%∶60%，P=0.01）及斑块血栓（94%∶55%，P=0.004）的比例显著高于非糖尿病患者，提示糖尿病患者的冠状动脉粥样硬化斑块多为不稳定斑块，介入过程中非常容易出现斑块脱垂，斑块破裂以及远端循环栓塞风险，尤其对于粗大的冠状动脉，供血范围大，介入治疗中一旦出现急性闭塞或者慢血流或无复流发生，可能会引起血流动力学的不稳定。

2. 老年女性、低体重患者风险识别 老年女性、低体重合并冠心病患者行介入治疗时，往往术前高度紧张、焦虑，术中长时间的操作也会出现交感神经兴奋，交感肾上腺髓质系统兴奋后释放大量的儿茶酚胺，在心血管系统主要表现为心率增快，心肌收缩力增强，心排出量增加，动脉血压升高，同时交感肾上腺髓质系统兴奋也可出现不利的影响，如引起冠脉痉挛，血小板聚集，血液黏滞度增加从而导致心肌缺血或心肌梗死的发生，亦可产生不同程度的房室传导阻滞，ST 段压低，室性心律失常、室性纤维颤动甚至猝死的风险。同时老年女性，低体重，一般外周血管相比正常人细小，加上手术的心理应激，容易出现痉挛，操作指引导管可能出现血管入路的损伤、出血和血肿。而且 70 岁以上的老年女性 CTO 病变患者进行介入治疗时，其冠状动脉穿孔的发生率常常高于男性患者。因此，对于这类患者行 CTO 病变介入治疗，需要充分评估患者的状态，围术期充分镇静安神，术前充分病情告知，术中要小心操作。

（四）介入治疗术后风险评估

1. 手术入路并发症风险 手术入路选择和建立是 CTO 病变行介入治疗术前首先需要考虑的问题，术者成功开通了 CTO 病变，往往容易忽视术后患者手术入路的风险，术中过多的关注病变和导丝，反复的器械输送可能造成血管入路的损伤，因此，对于股动脉入路患者术后需密切关注血压、血常规以及术区情况，以便早期发现腹膜后出血、血肿、假性动脉瘤等并发症，对于桡动脉入路，需要观察患者前臂的皮肤张力、指端感觉等，早期识别前臂血肿、骨筋膜室综合征等严重并发症。

2. 造影剂肾病的风险 由于操作繁杂，CTO-PCI 往往需要使用较大量的造影剂，造影剂肾病风险较高，术中尽量使用等渗性对比剂，避免肾损害的药物[14]。当完成 CTO-PCI 对比剂用量超过 300ml，术后需要补液促进造影剂排泄，尤其对于基础肾功能不全的患者，需要密切监测肾功能，术后持续水化治疗，同时术中也需要注意以下几点来减少 PCI 过程中造影剂的使用：一是术前仔细阅片，充分了解 PCI 各阶段的最佳投照体位，避免反复造影。在导丝行走于闭塞段时，造影不仅无助于判断导丝位置还可扩大导丝所引起的内膜下血肿，应该尽量避免；二是在寻找侧支循环和前向器械定位时适当使用选择性造影。三是充分利用标记物、骨性标志、血管内超声检查进行指导和器械定位。

3. **放射性皮炎的风险** 进行 CTO 病变介入治疗的 X 射线透视时间明显多于非 CTO 血管的介入治疗，由于在处理 CTO 病变过程中，由于操作困难，明显增加了 X 射线曝光时间，尤其术者只用一个体位长时间投照的情况下，容易造成患者背部皮肤的放射性损伤，在 CTO 病变 PCI 治疗过程中 X 射线投照部位的皮肤是射线损伤的常见部位，皮肤损伤在早期可以表现为一过性红斑（控制在 3Gy 以内，剂量一般在 2Gy），进而表现为持续性的毛发脱落（7Gy），随后出现皮肤坏死（12Gy）。国际放射防护委员会（ICRP）建议当皮肤最大射线蓄积量≥3Gy 时，应在术后 10~14 天对被照射部位皮肤进行详细检查以防止发生放射性皮肤损伤[15]。因此对于术中时间较长的 CTO 病变，预计放射剂量大于 3Gy 时，术者应该更换投照体位。另一方面，如果复杂的 CTO 病变一次手术需要长时间完成，应该考虑分期进行或者适时终止手术，以最大限度地减少放射性皮肤损伤的发生。

综上所述，CTO 病变的介入治疗对于心脏科医生来说是一个巨大的挑战，慢性完全闭塞病变往往处于一个更复杂的临床环境，因此临床医生必须做好充分的术前评估，制订合理的治疗策略，充分认识到开通 CTO 病变各个环节存在的风险，提前识别并预防，决不能单靠一种思维或依赖某种技术，把握好手术过程中的每个细节，出现并发症后需要冷静分析，始终把患者的安全放在第一位，相信随着术者临床经验的不断积累，介入术水平的不断提高，冠状动脉慢性完全闭塞介入术治疗必将不断进展。

（五）典型病例

病例资料：64 岁，男性，因不稳定型心绞痛入院，5 年因急性前壁心肌梗死行冠脉搭桥术，心脏彩超：LV：68mm，EF 值 38%。1 个月前外院行 RCA CTO 介入失败。冠脉造影见图 4A~F，LM-LAD 弥漫病变，LM-LCX 弥漫病变，90% 狭窄，RCA 近段完全闭塞，RCA-SVG 完全闭塞，LIMA 通畅，LAD 间隔支向 RCA 发出侧支。患者心功能不全，血管条件差，决定采用分次处理，本次症状主要考虑左冠病变引起，决定首先处理 LM 病变，LAD 中远段血管存在多个分支血管，是供应 RCA 侧支的主要血管，丢掉任何一个分支血管，可能引起右冠的缺血，因此，左冠介入治疗时导丝远端需要特别小心，以免损伤 LAD 远端分支血管引起侧支循环影响。

手术过程见图 4G~L。图 4G~H，LM-LAD 植入 2.75/33mm 支架，同时于 LM-LCX 植入 2.0mm×15mm 球囊拘谨。图 4I~J，交换导丝穿支架网眼至 LCX，于 LM-LCX 植入 3.5/28mm 支架。图 4K~L，分别采用等直径的高压球囊扩张后以 12ATM 对吻扩张，最终结果理想。图 4M（a~d）：1 个月后患者再次入院，复查原支架通畅，同时于 LCX 远端植入 2.5/38mm 支架 1 枚。

图 4N~R 是右冠 CTO 的介入过程，3 个月以后行 RCA-CTO 介入治疗，决定采用逆向介入治疗。选择 EBU 3.5 7F 指引导管，图 4N、图 4O：选择良好的间隔支侧支（箭头示侧支循环），在 Corsair 微导管的支撑下 SION 导丝顺利至 RCA 远端，但微导管无法通过，更换 Finecross 微导管顺利通过。图 4P：交换 Fielder XT-R 导丝耐心寻找至 RCA 闭塞病变中段后进入内膜下。启动正向，JR 3.5 6F 指引导管，Corsair+Fielder XT-R 导丝进入闭塞病变，以逆向导丝作为参照，尽可能靠近，选择合适时机行 Reverse-CART 技术，升级正向 Gaia First 导丝至 RCA 中段，旋转体位导丝重合不佳，逆向更换 Gaia Second 导丝顺利至 RCA 近段，采用“导丝对吻技术”调整正向导丝顺利至 RCA 远端，最终于 RCA 近中远段植入火鹰 2.75/33mm，3.0/28mm 支架两枚，相连，造影侧支无损伤，无相关并发症发生。

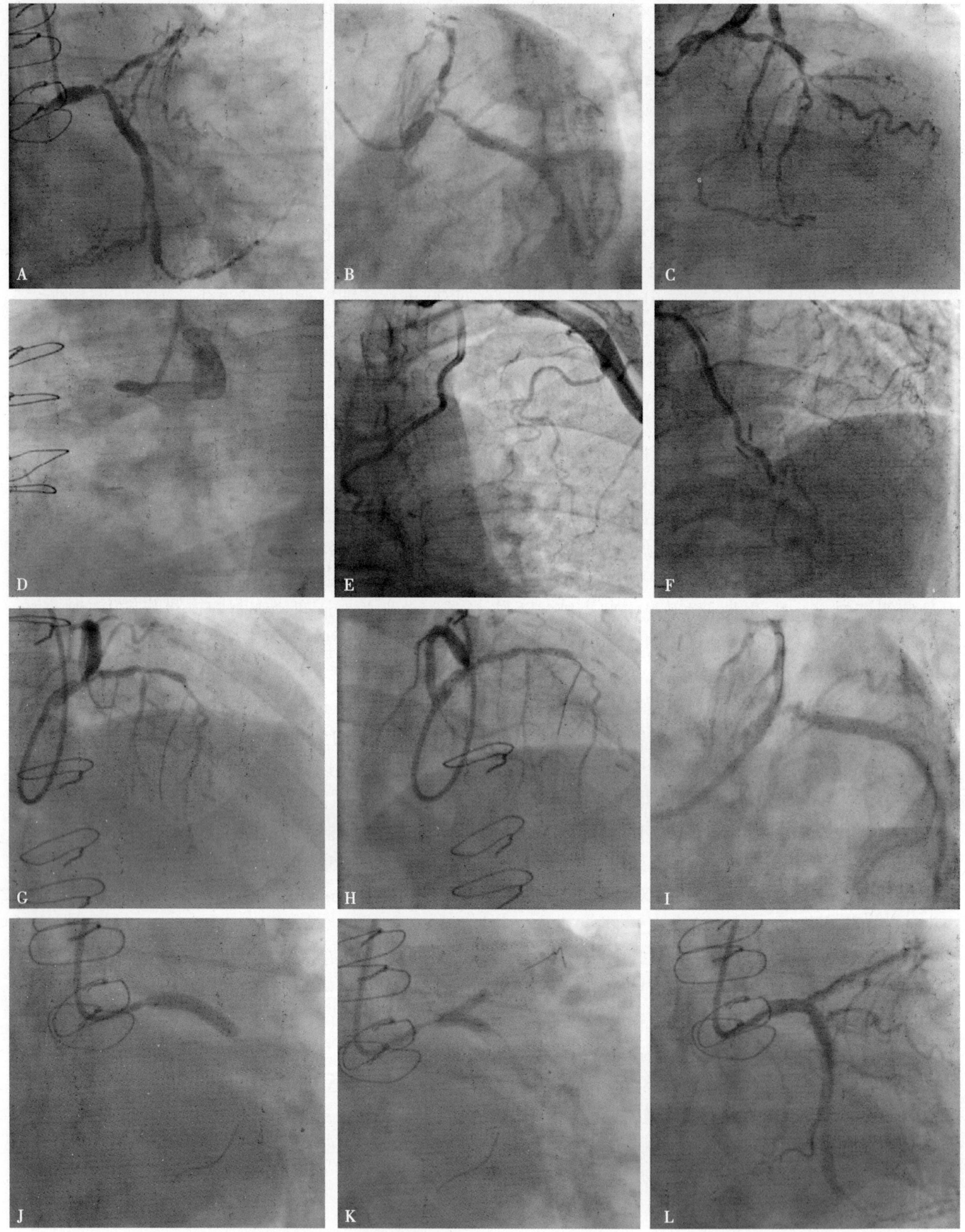

图4 冠脉造影及手术治疗过程

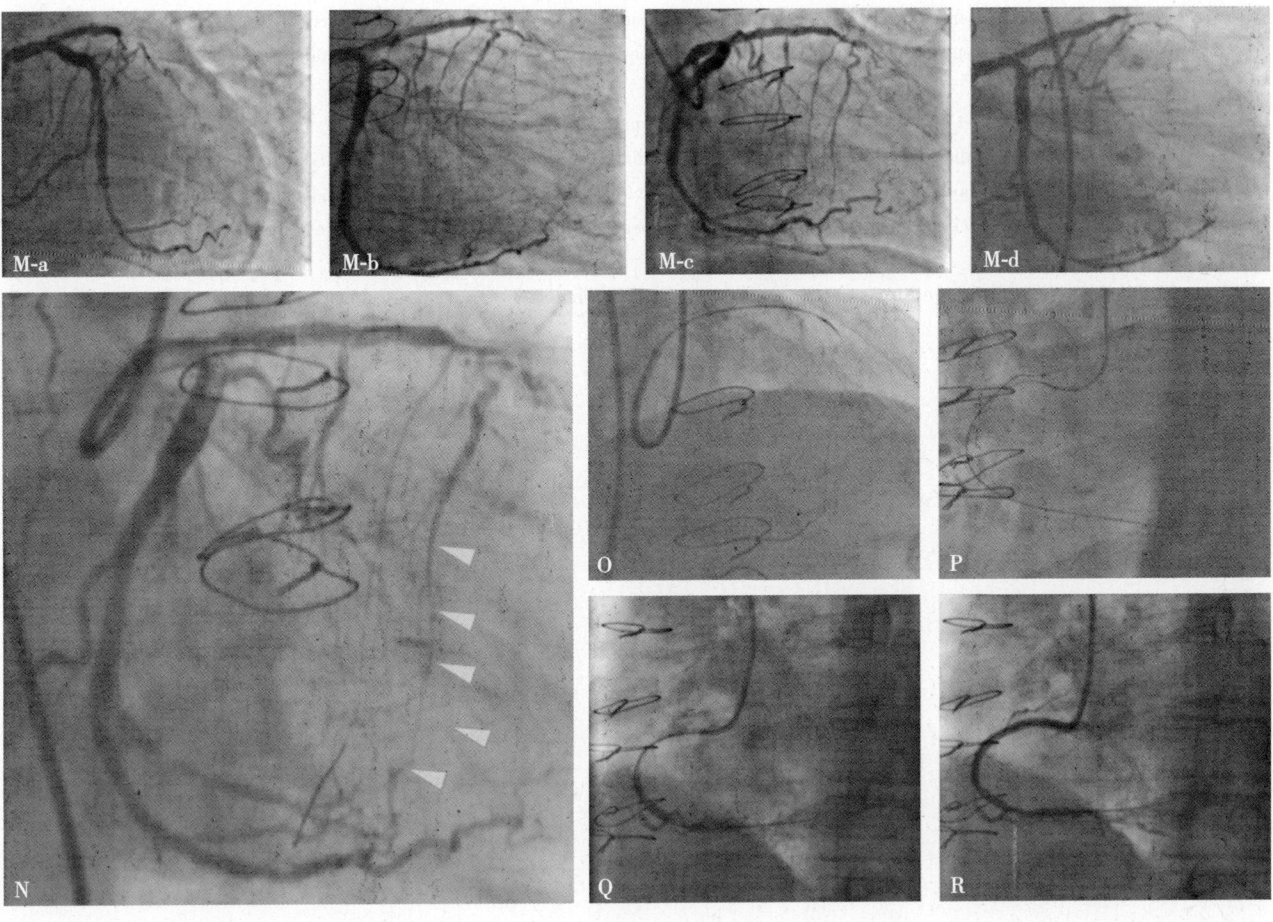

图4(续)

(韩渊 荆全民)

参 考 文 献

1. Ma Y, Li D, Li J, et al. Percutaneous coronary intervention versus optimal medical therapy for patients with chronic total occlusion: a meta-analysis and systematic review. J Thorac Dis, 2018, 10(5): 2960-2967.
2. Kearney K, Hira RS, Riley RF, et al. Update on the Management of Chronic Total Occlusions in Coronary Artery Disease. Curr Atheroscler Rep, 2017, 19(4): 19.
3. Galassi AR, Sianos G, Werner GS, et al. Retrograde Recanalization of Chronic Total Occlusions in Europe: Procedural, In-Hospital, and Long-Term Outcomes From the Multicenter ERCTO Registry. J Am Coll Cardiol, 2015, 65(22): 2388-2400.
4. Gerber BL. Prognostic value of myocardial viability by delayed-enhanced magnetic resonance in patients with coronary artery disease and low ejection fraction: impact of revascularization therapy. J Am Coll Cardiol, 2012, 59(9): 825-835.
5. Grantham JA. Quantifying the early health status benefits of successful chronic total occlusion recanalization: Results from the FlowCardia's Approach to Chronic Total Occlusion Recanalization (FACTOR) Trial. Circ Cardiovasc Qual Outcomes, 2010, 3(3): 284-290.
6. Olivari Z, Rubartelli P, Piscione F, et al. Immediate results and one-year clinical outcome after percutaneous coronary interventions in chronic total occlusions: data from a multicenter, prospective, observational study (TOAST-GISE). J Am Coll Cardiol, 2013, 41(10): 1672-1678.
7. Roth C, Berger R, Scherzer S, et al. Comparison of magnetic wire navigation with the conventional wire technique for percutaneous coronary intervention of chronic total occlusions: a randomised, controlled study. Heart Vessels, 2016, 31(8): 1266-1276.
8. Harding SA, Wu EB, Lo S, et al. A New Algorithm for Crossing Chronic Total Occlusions From the Asia Pacific Chronic Total Occlusion Club. JACC Cardiovasc Interv, 2017, 21(10): 2135-2143.
9. 张斌,葛雷,荆全民,等. 冠状动脉慢性完全闭塞病变逆向介入治疗技术. 江苏:凤凰科学技术出版社,2017:14-21.
10. 吕树铮,陈韵岱. 冠脉介入治疗器械选择与技巧. 3版. 北京:人民卫生出版社,2009.
11. 韩雅玲,吕树铮,土金悦夫(日本),等. 攻克CTO-慢性完全闭塞冠状动脉病变介入治疗. 北京:人民卫生出版社,2009:46-58.
12. Levine GN, Bates ER, Blankenship JC, et al. 2015 ACC/AHA/SCAI Focused Update on Primary Percutaneous Coronary Intervention for Patients With ST-Elevation Myocardial Infarction: An Update of the 2011 ACCF/AHA/SCAI Guideline for Percutaneous Coronary Intervention and the

2013 ACCF/AHA Guideline for the Management of ST-Elevation Myocardial Infarction: A Report of the American College of Cardiology/American Heart Association Task Force on Clinical Practice Guidelines and the Society for Cardiovascular Angiography and Interventions. Circulation, 2016, 133(11): 1135-1147.

13. Choi KH, Yang JH, Song YB, et al. Long-term clinical outcomes of patients with coronary chronic total occlusion treated with percutaneous coronary intervention versus medical therapy according to presence of diabetes mellitus. EuroIntervention, 2017, 13(8): 970-977.

14. Regazzoli D, Hachinohe D, Demir OM, et al. Minimizing the risk of contrast-induced nephropathy and hemodynamic collapse during chronic total occlusion percutaneous coronary intervention with a percutaneous left ventricular assist device. Cardiovasc Revasc Med, 2018. pii: S1553-8389(18)30015-0.

15. Wang SL, Han YL. Long-term clinical observation on one patient with skin radiation damage post coronary artery intervention for chronic total occlusion. Zhonghua Xin Xue Guan Bing Za Zhi, 2009, 37(12): 1138-1139.

血管内超声指导下的主动真腔寻径（IVUS-ATS）技术前向开通复杂冠状动脉慢性完全闭塞病变

一、背　　景

慢性完全闭塞病变（chronic total occlusion，CTO）是经皮冠状动脉介入治疗（percutaneous coronary intervention，PCI）中难以攻克的最后堡垒。过去10余年，经过全球顶尖介入专家团队的深入研究和不断探索，专用器械的研发、更新和不断完善，国际广泛学术和技术交流，已经形成了前向（antegrade）技术为主，逆向（retrograde）技术为辅的CTO处理策略与流程（图1），目前较大的CTO中心PCI的成功率达到90%左右。

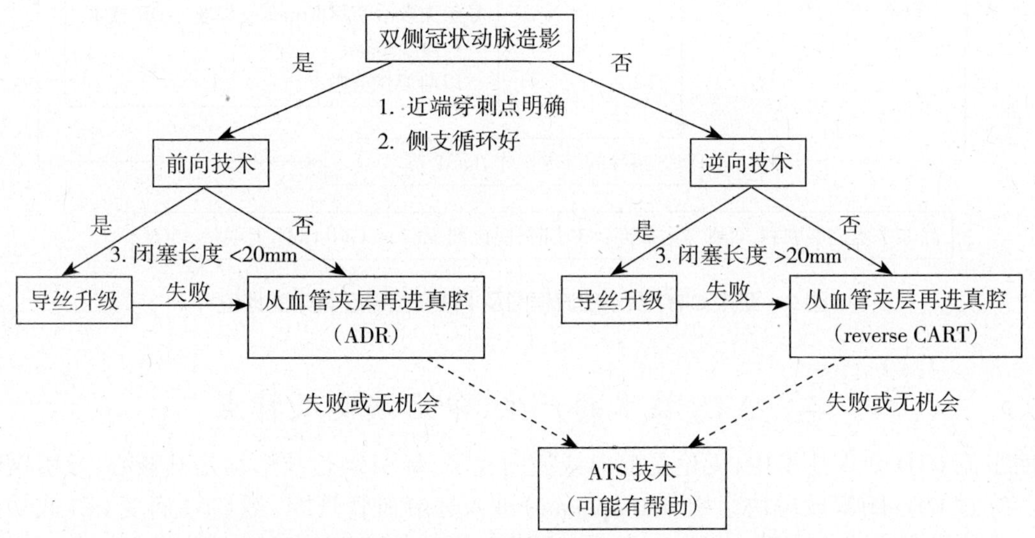

图1　欧美CTO介入技术Hybrid流程图和ATS技术的潜在补充作用

ADR：前向内膜下再进入技术；ATS：主动真腔寻径技术；CTO：完全闭塞病变；PCI：经皮冠状动脉介入治疗；IVUS：血管内超声；reverse CART：反向控制性正向-逆向内膜下寻径

前向技术包括前向导丝升级技术（含平行导丝技术）与前向内膜下再进入（antegrade dissection reentry，ADR）技术；逆向技术包括逆向导丝升级技术与反向控制性正向-逆向内膜下寻径（reverse controlled antegrade and retrograde subintimal tracking，reverse CART）技术为代表的逆向内膜下再进入技术（retrograde dissection reentry，RDR）。然而，这些PCI技术均依赖闭塞段远端良好的血管条件或丰富可见的侧支循环，只适合部分CTO患者，对无理想远端重入区或侧支循环较差的CTO病变应用明显受限。因此，急需寻找新的技术以解决这几项PCI技术难题，包括缺乏ADR和逆向机会的CTO病变、采用上述技术均未成功的复杂CTO病变（包括钝头、长段、成角、钙化病变和既往PCI失败）。

血管内超声（intravascular ultrasound，IVUS）能实时显示血管腔内断层影像、导丝在闭塞段组织内穿通位置及其与血管真假腔的空间关系，在CTO介入治疗中具有独特的优势。虽然在欧美主流的Hybrid流程图中，尚没有IVUS的地位（图1），但在近期亚太CTO俱乐部制订的介入流程图中，IVUS指导已经被视为没有合适的ADR或逆向条件或失败后的最终选择（图2）。

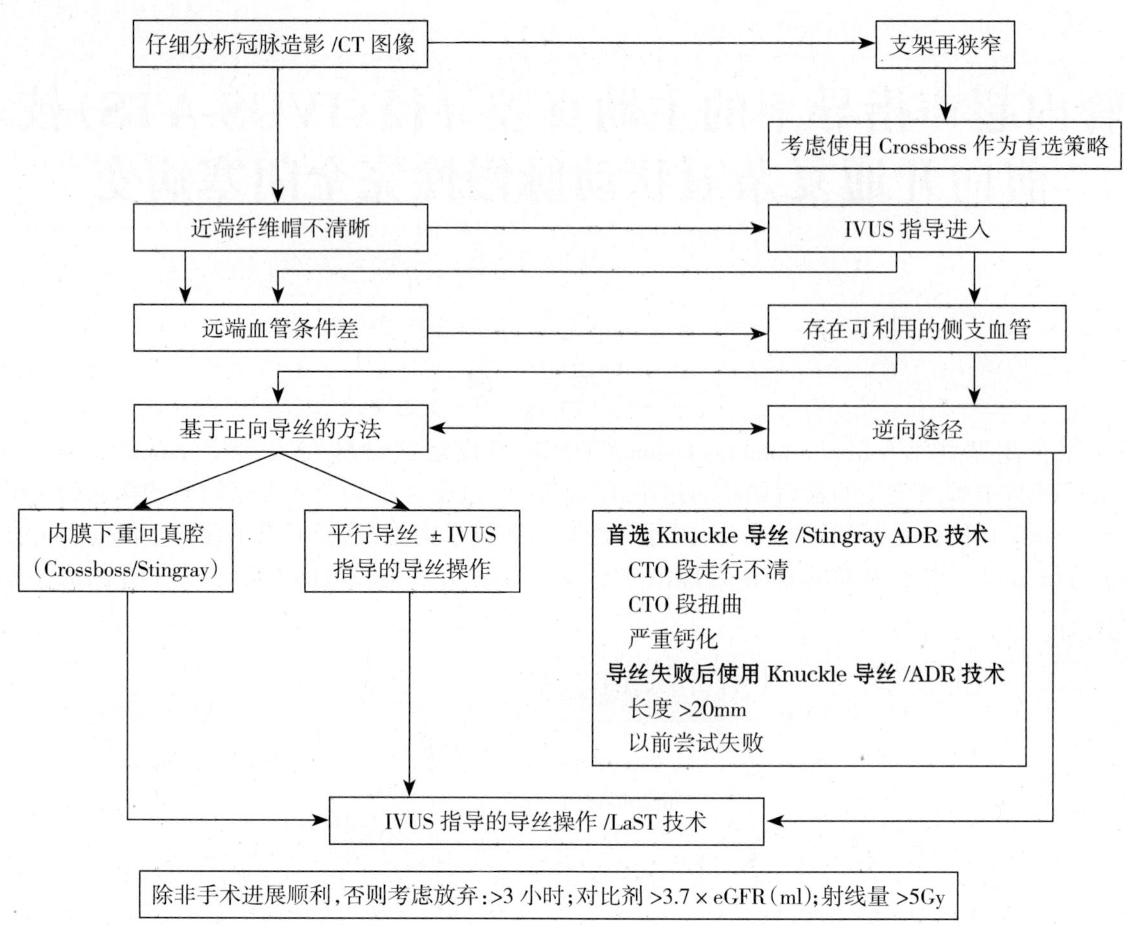

图2 亚太CTO俱乐部流程图及IVUS指导在其中的地位

二、ATS技术的产生、命名演变及特点

在当前主流CTO介入技术中，无论是前向或逆向途径，导引钢丝技术均是其核心，导引钢丝能从近端血管真腔穿过CTO闭塞段斑块组织(intra-plaque)进入远端血管真腔，是CTO病变PCI成功的关键和理想目标。虽然导丝进入内膜下(subintimal)或“假腔”，再从“假腔”进入血管真腔(包括ADR和reverse CART)可以开通闭塞血管，但导丝在“假腔”内穿行及后续的内膜下植入支架，也有大的分支闭塞和围术期心肌梗死增加的风险。倘若CTO导丝从内膜下穿刺到中膜或外膜下，则有并发冠状动脉穿孔甚至心脏压塞的可能和风险，尤其在复杂(J-CTO评分≥2分)CTO时更易发生。

血管内超声(intravascular ultrasound，IVUS)具有血管腔内实时显像的优势，临床PCI中已广泛使用，我们创新性地提出了IVUS指导下的真腔寻径(IVUS guided true-lumen seeking and tracking，IVUS-TST)新技术，希望能够攻克复杂CTO介入治疗的难题，为下一步的探索和实践开拓方向。

IVUS在PCI中的应用较广泛，主要用于评估血管大小、管腔面积与斑块负荷、病变性质等诊断功能，现有证据表明IVUS指导的支架植入能够显著改善PCI患者的远期预后。日本介入专家最早在CTO病变中应用IVUS，主要局限于钝头CTO病变穿入点(entrypoint)的寻找，导丝从entrypoint进入“真腔”后，并不一定能确保始终保持在真腔范围内前行，导丝一旦再次进入内膜下，更可能呈螺旋形前进，还可能穿出中膜甚至外膜造成穿孔，后者在使用硬导丝通过长段CTO病变时更易发生。而IVUS-TST技术目标为在IVUS指导下将已经进入内膜下的导丝重新穿刺回到血管真腔，尽量确保导丝始终在闭塞段“真腔”腔内走行，因此，TST真腔寻径技术理论上明显优于传统的entrypoint寻找技术。考虑到IVUS-TST属于前向操作技术，是传统平行导丝基础上的直接延伸，且具有主动性(active)的特征，为了与国际现有的ADR技术相对应，将IVUS-TST更名为active(antegrade)true-lumen seeking(ATS)，即IVUS指导的主动(前向)真腔寻径(IVUS-ATS)技术,简称 ATS 技术。

与传统 IVUS 检查相比,ATS 技术的优势就在于不仅能够完成明确导丝是否在真腔内的传统“诊断功能”,还能够进一步明确真腔所在的方向,以利于“靶向”调整导丝进入而完成 CTO 开通的“治疗功能”。不仅可望能够提高复杂 CTO 行 PCI 的成功率,同时也可避免大的分支闭塞、冠脉穿孔等严重并发症从而提高安全性,还可能有提高“真腔内”置入支架比例的潜在优势。

三、ATS 技术基本原理(图 3,见文末彩图 26)

ATS 技术是在前向平行导丝技术未成功穿过 CTO 病变到达远端真腔时才延伸启用的前向 PCI 技术。传统的前向平行导丝技术是前提,其中第一根中等硬度 CTO 导丝(如 Ultimate bros3)用于 IVUS 检查或“诊断”,第二根硬导丝(如 Conquest pro)用于 ATS 技术的“治疗”,必要时两根导丝可以角色互换。ATS 技术的基本原理包括:①真腔寻找(true-lumen seeking,TS),IVUS 指导下显示 CTO 近端纤维帽的位置及导丝穿刺穿入点,选择在血管管腔轮廓范围内、尽量靠近而非明显远离中心的位置,从而使导丝直接进入或接近进入“解剖真腔”。IVUS 不仅可以使导丝尽量避免偏离“真腔”,也有助于将已穿出中膜外甚至外膜外的导丝重新调整至“解剖真腔”,即真腔再寻找(true-lumen re-seeking,TRS)过程,也属于 TS 范畴。前向 IVUS 引导逆向导丝进入真腔也属此范畴。②真腔寻径或跟踪(true-lumen tracking,TT),是指 TS 成功后,导引钢丝继续沿着解剖真腔穿过闭塞段,包括将偏离真腔至内膜下的导丝重新调整进入真腔(TS)的过程。因此,TS(或 TRS)加上在此基础上的 TT 以始终保证导引钢丝位于斑块内,尽可能缩短内膜下支架的成分,就是主动真腔寻径(ATS)技术的内涵及精髓所在。

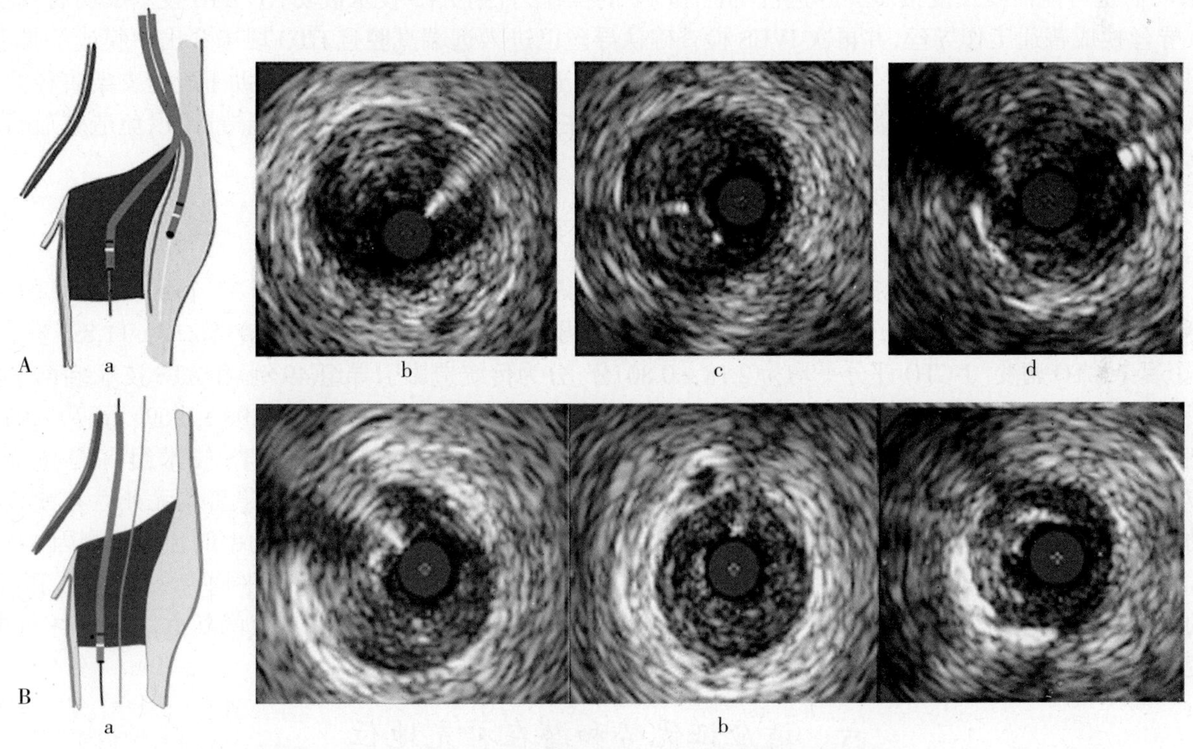

图 3 ATS 技术开通 CTO 病变的基本原理示意图

A. 真腔寻找:第一次 IVUS 沿诊断(白色)导丝检查(a)发现诊断和治疗(红色)导丝均偏离管腔(b),遂将治疗导丝(红色)后撤并寻找到真腔(红色虚线)并从诊断导丝检查证实(c)和从真腔导丝(红色虚线)IVUS 检查也可证实,并同时证明诊断导丝在假腔(d);B. 真腔寻径(包括寻径 TS 和寻径 TT 或跟踪)成功,IVUS 检查(a)和证实(b)

四、操作方法(图 4)

在双侧造影指导的基础上,当前向平行导丝技术未成功进入闭塞段远端真腔后,随即启动 ATS 技术操作，步骤如下：①先使用 1.25mm 球囊沿第一根导丝（即诊断导丝）预扩张闭塞近端穿入点以送入 IVUS 导管（通常为 Eagle eye 短头超声导管，Volcano 公司）至 CTO 起始段，明确两根平行导丝的实际位置，解决“Where are we？”的问题，以及明确 CTO 真腔所在的方位，解决“Where should we go？”的难题；②如果确认某根导丝位于斑块内，则 TS 成功；③在 TS 成功基础上，可继续送入 1.25mm 球囊向前预扩张，并再行 IVUS 确定两根导丝位置，反复球囊预扩张和 IVUS 检查直至导丝进入 CTO 远端真腔，则 TT 成功；④如果两根导丝均位于内膜下，需在 IVUS 指导下将第二根（治疗）导丝撤回并调整方向，建议在两根导引钢丝分离较大的体位上穿刺真腔，达到 TS 成功，再按步骤③完成 TT 直至 ATS 技术成功；⑤如果在 TT 过程中导丝再次进入内膜下，需在 IVUS 实时指导下后撤治疗导丝，在导丝进入内膜下的部位以近重新调整方向穿刺真腔（即 TRS 或 TS），并送入 1.25mm 球囊预扩和 IVUS 检查，以确认此治疗导丝已进入真腔（此时 IVUS 可确认前诊断导丝在内膜下）；⑥在弥漫或成角的 CTO 病变中，即使 TS 成功后也可能需要反复按步骤⑤进行 TRS 和 TT 的操作，直到 ATS 技术成功；⑦ ATS 技术成功后，应将 CTO 导丝换成普通工作导丝，并再次 IVUS 检查确认导丝已进入远端真腔且 CTO 段未穿出中膜或外膜下，使用 2.0~2.5mm 球囊预扩张并从远端正常段开始植入支架，在此过程中 IVUS 也有助于确定支架直径及落脚点、检查支架膨胀或贴壁情况。特别需要注意的是，在所有支架置入前切忌前向造影，以免造成冠状动脉夹层和大的血肿。

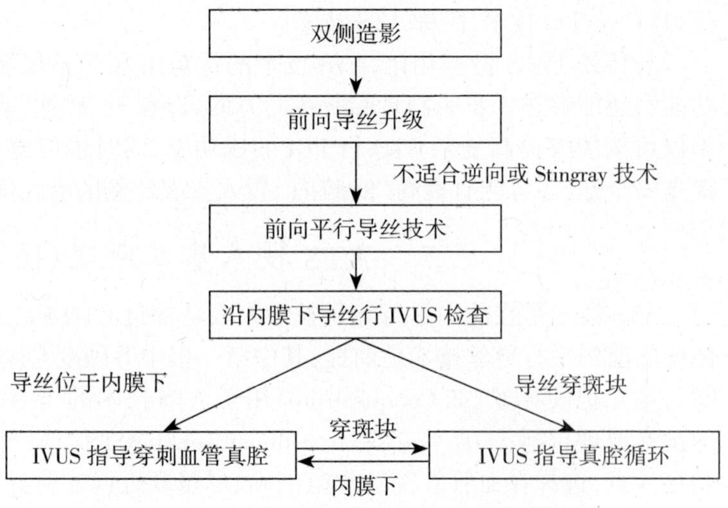

图 4　ATS 技术开通 CTO 病变的操作过程

五、初步研究结果

本文作者总结了阜外医院 2013 年 140 例患者的 148 个 CTO 病变，去除 32 例 32 个简单 CTO（J-CTO 评分 <1 分，PCI 成功率 100%）后，将 108 例患者［其中男 90 例，女 18 例，平均年龄（56.71 ± 11.89）岁］的 116 个复杂 CTO 病变［J-CTO 评分平均为(2.18 ± 0.80)分］分为传统造影引导组(49 例)和 ATS 技术组(67 例)。与传统造影引导组相比，ATS 技术组 J-CTO 评分显著更高［(2.33 ± 0.84) 分：(1.98 ± 0.69) 分，P=0.02］、病变显著更长［(37.99 ± 22.51) mm：(31.43 ± 20.20) mm，P=0.03］，PCI 成功率在 ATS 技术组有提高趋势(65.7%：49.0%，P=0.07)，冠脉穿孔发生率有降低趋势(9.0%：18.4%，P=0.14)；两组患者均无死亡和紧急冠状动脉旁路移植术发生。多因素回归分析显示，ATS 技术是提高复杂 CTO 介入成功率的独立预测因素(OR 2.76，95%CI 1.02~7.45，P=0.046)。后续研究显示采用 ATS 技术的病变 J-CTO 评分平均为 3 分，第 2 和第 3 年的成功率分别达到 75% 和 82.5%，证实 ATS 技术是治疗复杂 CTO 的安全和有效的新方法，对当代 CTO 病变的介入治疗策略和技术具有潜在的补充价值，详细资料总结过程中。

六、适应证优势和潜在补充地位

ATS 技术是前向 ADR 和逆向 CART 技术均无机会（如侧支循环或远端血管床条件差），或均未成功的复杂 CTO 病变 PCI 的重要补充，目前具体适应证主要为：① J-CTO 评分≥2 分的复杂 CTO 病变；②由于远端血管床条件差或逆向通道不理想而不适于应用 ADR 和逆向技术的 CTO 病变；③上述前向和逆向技术均失败的患者；④特殊 CTO 病变如闭塞段特长（≥30mm）、成角过大（≥70°）和支架内 CTO 等预计使用上述前向或逆向技术均难以成功患者。

七、局 限 性

ATS 技术的局限性包括：①钙化性病变，IVUS 导管到达 CTO 段困难，导丝不易通过或穿刺；②内膜下操作易产生血管夹层和大血肿，降低 TRS 成功率，故需尽量避免前向推注造影剂，通常球囊扩张的直径亦不宜超过 1.25mm；③硬导丝在内膜下操作有穿孔风险，一旦发生需立即停止操作，先给予球囊封堵（此时单纯静脉鱼精蛋白中和肝素往往无效），再使用挤牙膏栓堵方法（toothpaste-squeezing embolization）即应用黏稠糊状凝胶海绵（直径 350~550μm 和 150~350μm 各一瓶溶解在 5ml 纯对比剂内混匀），从微导管注入 0.5~1.0ml 封堵方能有效封堵；④学习曲线较长，因为 IVUS 三维影像与造影下的二维影像在方向和方位往往难以建立对应关系，需要长时间学习、实践，才可能深刻理解并使两者切换应用自如。

（杨跃进 宋雷）

参 考 文 献

1. 宋雷，杨跃进，许亮，等 . 血管内超声指导的真腔寻径与跟踪技术治疗复杂冠状动脉慢性完全闭塞病变的回顾性分析 . 中国循环杂志，2015，30(12)：1139-1142.
2. 杨跃进，宋雷 . 血管内超声指导真腔寻径跟踪新技术治疗复杂慢性完全闭塞病变 . 中国介入心脏病学杂志，2017，25(9)，534-537.
3. Harding SA，Wu EB，Lo S，et al. A New Algorithm for Crossing Chronic Total Occlusions From the Asia Pacific Chronic Total Occlusion Club. JACC Cardiovasc Interv，2017，21(10)：2135-2143.
4. Brilakis E. Manual of Coronary Chronic Total Occlusion Interventions：A Step-by-Step Approach. 2nd edition. New York：Elsevier，2017.
5. Galassi AR，Sumitsuji S，Boukhris M，et al. Utility of intravascular ultrasound in percutaneous revascularization of chronic total occlusions：an overview. JACC Cardiovasc Interv，2016，19(9)：1979-1991.

药物球囊在慢性闭塞性病变患者中的应用

冠状动脉慢性完全闭塞病变(chronic total occlusion,CTO)约占全部冠状动脉造影检出病变的 1/5,占全部 PCI 病例的 10%~20%。慢性完全闭塞病变通常由粥样斑块破裂开始,然后破裂斑块两端形成血栓,随着时间的延长,血栓机化、纤维化并伴有钙质沉积,最后在破裂斑块两端形成致密纤维帽,导致血管完全闭塞。与非闭塞病变相比,CTO 病变介入治疗的手术成功率低,并发症、再狭窄和再闭塞发生率高。因此,CTO 病变也被称为介入治疗领域最难攻克的堡垒。

目前,基于器械、技术及术者经验的积累,CTO 的介入治疗成功率已明显提升。与金属裸支架相比,药物涂层支架应用于 CTO 病变能显著降低支架内再狭窄及再闭塞的风险,并提高无事件生存率[1]。然而,药物涂层支架也存在不可避免的风险,如内皮愈合延迟带来的支架内晚期血栓问题,及聚合物带来的慢性炎症刺激问题[2-3]。应用药物涂层支架的患者需联合应用双抗至少 6 个月,以预防支架内血栓并发症[4]。与之带来的就是出血风险增加,特别是对一些老年人或者存在并发症的患者[5]。弥漫性再狭窄、晚期支架贴壁不良、支架内血栓也是 CTO 病变行介入治疗不可回避的问题[6-7]。Moreno 等人[8]对 207 例 CTO 病变患者进行了 12 个月的随访,3 例患者中发生了支架内血栓,支架内血栓发生率在 1.4% 左右。一项荟萃分析[9]显示,CTO 病变应用药物球囊后支架内血栓的发生率为 1.28%,而金属裸支架的发生率仅为 0.39%。ALSTER-OCT-CTO 研究[7]显示,CTO 病变与非 CTO 病变相比,内皮化覆盖延迟,从而更容易发生血栓事件[7]。Hyo-Soo Kim 等人[6]对 149 例成功开通的 CTO 病变患者进行随访,发现 36 例存在支架内再狭窄,其中 61% 为弥漫性支架内再狭窄。而支架内弥漫性再狭窄与临床缺血症状明显相关。

药物球囊借助于碘普罗胺将抗增殖药物涂于球囊表面(深度为 3μg/mm^2)。无需借助金属支架及聚合物,在药物球囊扩张时即可将 90% 以上的抗增殖药物转移至靶病变血管壁上[10],以起到抗内皮细胞增殖的作用。药物支架的抗增殖药物仅作用于支架小梁周围,对支架小梁未覆盖的部分作用极弱,因此,药物支架的抗增殖作用十分不均一,并且由于聚合物的炎性刺激及抗增殖药物持续释放,会导致内皮愈合延迟,诱发晚期支架贴壁不良和晚期支架内血栓的发生。而金属异物带来的“夹置效应”效应使血管丧失了正常的舒缩功能[11]。支架的抗增殖药物释放方式会导致延迟内皮化及内皮化不完全,使患者置于晚期血栓的风险之中[12-14]。而药物涂层球囊是将抗增殖药物均匀涂于球囊表面,因此,药物涂层球囊抗增殖药物分布十分均匀,由此带来更有效的抗增殖效果。且药物涂层球囊释放 1 周后,球囊释放局部基本检测不到抗增殖药物残留。而其抗内膜增生效果却可持续存在。应用药物球囊后,冠状动脉可迅速内皮化,因此,可大大降低双抗的服药时间。药物球囊理论上在降低支架内血栓、短期存在及短期双抗治疗上优于药物支架[15]。药物球囊无永久性异物留存,并且无支架带来的“夹置效应”效应存在,这有可能导致正性重构的发生[16],并且不必长期应用双抗治疗[17]。尽管药物支架有非常多的优点,但像支架内血栓、内皮功能不全及由于支架带来的。为避免支架内栓的发生,患者不得不延长双抗至 12 个月,这对小血管病变的患者可能是不必要的,特别是对出血风险高的患者。

考虑到 CTO 病变开通后再狭窄率高及血栓风险高,单用药物球囊似乎是一种安全有效的手段。目前,对于原位 CTO 病变应用药物球囊的报道较少,多数为个案报道[18-20]。Bernardo Cortese 等人在 1 例 82 岁高龄伴心搏骤停的 CTO 病变患者中成功应用药物球囊,为降低患者出血风险,1 个月后停用氯吡格雷,1 年后造影复查结果良好,行 OCT 检查示管腔面积大于术后即刻管腔面积,晚期管腔获得明显,这在 CTO 病变患者行支架植入术后的患者中是极少发生的。之后 Bernardo Cortese 相继报道两例原位 CTO 病变应用药物球囊的病例,造影复查靶病变处均未见明显再狭窄,术后心绞痛症状消失,未发生严重心脏不良事件。

Kleber 等人[21]对 34 例原位 CTO 病变患者仅应用药物球囊进行介入治疗,术中平均每个患者应用(1.94 ± 0.78)个药物球囊,球囊直径及平均总长度分别为(2.55 ± 0.42) mm、(50.42 ± 18.47) mm。其中 4 例患者因残余狭窄≥30%，3 例患者因发生 C 型夹层而失败，其余 27 例患者获得了满意的造影结果，CTO 病变应用药物球囊成功率高达 79.4%。术后大部分患者应用双抗治疗 1 个月。术后即刻最小管腔面积为(2.08 ± 0.33) mm，造影随访时最小管腔面积增至(2.19 ± 0.61) mm，平均晚期管腔获得直径为(0.11 ± 0.49) mm，67.6%(23 例)的患者发生了晚期管腔获得。术后患者临床症状明显缓解，心绞痛分级由术前 2.45 ± 1.02 降至 1.39 ± 0.92，没有患者发生手术相关性心肌梗死或死亡。在所有患者中，11.8%(n=4)的患者发生了再狭窄，5.9%(n=2)的患者发生了靶血管再次闭塞，但在手术成功的 27 例患者中，仅 3.7%(n=1)的患者发生了靶血管闭塞，3.7%(n=1)的患者发生了再狭窄。Yang 等人[1]曾报道 CTO 病变应用药物涂层支架再狭窄发生率为 14.21%，Valenti 等人[22]也进行了相似的研究，发现 CTO 病变应用药物球囊后再狭窄率为 12.5%。可见，CTO 病变应用药物球囊术后再狭窄发生率与应用药物涂层支架相当。

对于 CTO 病变，药物球囊较药物涂层支架有明显的优势。CTO 病变闭塞时间较长，即使成功开通血管后，由于长期失用，血管内径远远小于原始管腔内径，往往导致支架直径选择偏小，而药物球囊有效地避免了这一问题。近期多项研究显示，CTO 病变应用药物球囊远期管腔内径大于术后即刻管腔内径，远期管腔获得明显，具有良好的后效应。对于一些高出血风险 CTO 病变患者，如仅应用药物球囊，术后服用 1~3 个月双联抗血小板药即可，较药物涂层支架大大缩短了双联抗血小板药物时间，降低了出血风险。若靶病变出现再狭窄，可再次甚至多次应用药物球囊。德国药物球囊共识小组建议对分叉病变及小血管病变等原位血管，若预扩张未见 C 级及 C 级以上夹层，残余狭窄 <30%，远端血流 TIMI 3 级，可应用药物球囊[23]，CTO 病变也可借鉴此经验。

已有研究证实对于支架内再狭窄、小血管病变、分叉病变及一些特殊类型病变，药物球囊与单纯球囊扩张及再次植入药物涂层支架相比，能减少再狭窄发生率，并改善长期预后[24-25]。与支架相比，药物球囊有众多优势[26]，可能会带来临床获益。当然，药物球囊也存在自身的不足，如不能有效地抵抗血管壁的弹性回缩，部分患者单纯应用药物球囊存在急性闭塞的风险。但药物球囊的出现，为 CTO 病变这一特殊类型患者提供了一种新的选择。目前关于药物球囊在 CTO 病变中的应用研究均为小规模临床研究，但研究结果令人鼓舞，相信后续的大规模研究会为药物球囊应用于 CTO 病变患者添加新的证据。

(刘斌　李龙波)

参 考 文 献

1. YANG SS, TANG L, GE GG, et al. Efficacy of drug-eluting stent for chronic total coronary occlusions at different follow-up duration: a systematic review and meta-analysis. Eur Rev Med Pharmacol Sci, 2015, 19(6): 1101-1116.
2. JONER M, FINN AV, FARB A, et al. Pathology of drug-eluting stents in humans: delayed healing and late thrombotic risk. J Am Coll Cardiol, 2006, 48(1): 193-202.
3. NAKAZAWA G, VORPAHL M, FINN AV, et al. One step forward and two steps back with drug-eluting-stents: from preventing restenosis to causing late thrombosis and nouveau atherosclerosis. JACC Cardiovasc Imaging, 2009, 5(2): 625-628.
4. KOLH P, WINDECKER S, ALFONSO F, et al. 2014 ESC/EACTS Guidelines on myocardial revascularization: the Task Force on Myocardial Revascularization of the European Society of Cardiology (ESC) and the European Association for Cardio-Thoracic Surgery (EACTS). Developed with the special contribution of the European Association of Percutaneous Cardiovascular Interventions (EAPCI). Eur J Cardiothorac Surg, 2014, 46(4): 517-592.
5. VRIES MJ, VAN DER MEIJDEN PE, HENSKENS YM, et al. Assessment of bleeding risk in patients with coronary artery disease on dual antiplatelet therapy. A systematic review. Thromb Haemost, 2016, 115(1): 7-24.
6. LEE SP, SHIN DH, PARK KW, et al. Angiographic patterns of restenosis after percutaneous intervention of chronic total occlusive lesions with drug-eluting stents. Int J Cardiolog, 2012, 156(2): 180-185.
7. HEEGER CH, BUSJAHN A, HILDEBRAND L, et al. Delayed coverage of drug-eluting stents after interventional revascularisation of chronic total occlusions assessed by optical coherence tomography: the ALSTER-OCT-CTO registry. EuroIntervention, 2016, 11(9): 1004-1012.
8. ARROYO- ÚCAR E, MORENO R, GARCIA E, et al. Drug-eluting stent thrombosis in the treatment of chronic total coronary occlusions: incidence, presentation and related factors. Data from the CIBELES trial. Rev Port Cardiol, 2015, 34(3): 193-199.
9. COLMENAREZ HJ, ESCANED J, FERNANDEZ C, et al. Efficacy and safety of drug-eluting stents in chronic total coronary occlusion recanalization: a systematic review and meta-analysis. J Am Coll Cardiol, 2010, 55(17): 1854-1866.

10. DESILVEY DL. Treatment of coronary in-stent restenosis with a paclitaxel-coated balloon catheter. Am J Geriatr Cardiol, 2007, 16(2): 115-116.
11. SINAGA DA, HO HH, ZEYMER U, et al. Drug coated balloon angioplasty in elderly patients with small vessel coronary disease. Ther Adv Cardiovasc Dis, 2015, 9(6): 389-396.
12. CARLSSON J, VON WAGENHEIM B, LINDER R, et al. Is late stent thrombosis in drug-eluting stents a real clinical issue? A single-center experience and review of the literature. Clin Res Cardiol, 2007, 96(2): 86-93.
13. SCHOFER J, SCHLUTER M, GERSHLICK AH, et al. Sirolimus-eluting stents for treatment of patients with long atherosclerotic lesions in small coronary arteries: double-blind, randomised controlled trial (E-SIRIUS). Lancet, 2003, 9390(362): 1093-1099.
14. MOSES JW, LEON MB, POPMA JJ, et al. Sirolimus-eluting stents versus standard stents in patients with stenosis in a native coronary artery. N Engl J Med, 2003, 349(14): 1315-1323.
15. LATIB A, COLOMBO A, CASTRIOTA F, et al. A randomized multicenter study comparing a paclitaxel drug-eluting balloon with a paclitaxel-eluting stent in small coronary vessels: the BELLO (Balloon Elution and Late Loss Optimization) study. J Am Coll Cardiol, 2012, 60(24): 2473-2480.
16. KLEBER FX, SCHULZ A, WALISZEWSKI M, et al. Local paclitaxel induces late lumen enlargement in coronary arteries after balloon angioplasty. Clin Res Cardiol, 2015, 104(3): 217-225.
17. BONAVENTURA K, SONNTAG S, KLEBER FX. Antiplatelet therapy in the era of percutaneous coronary intervention with drug-eluting balloons. EuroIntervention, 2011, 7 Suppl K: K106-K111.
18. CORTESE B, BUCCHERI D, PIRAINO D, et al. Drug-coated balloon angioplasty for coronary chronic total occlusions. An OCT analysis for a "new" intriguing strategy. Int J Cardiol, 2015, 189: 257-258.
19. CORTESE B, BUCCHERI D, PIRAINO D, et al. Drug-coated balloon without stent implantation for chronic total occlusion of coronary arteries: Description of a new strategy with an optical coherence tomography assistance. Int J Cardiol, 2015, 191: 75-76.
20. CORTESE B, BUCCHERI D, PIRAINO D, et al. Drug-coated balloon angioplasty: An intriguing alternative for the treatment of coronary chronic total occlusions. Int J Cardiol, 2015, 187: 238-239.
21. KOLN P J, SCHELLER B, LIEW HB, et al. Treatment of chronic total occlusions in native coronary arteries by drug-coated balloons without stenting - A feasibility and safety study. Int J Cardiol, 2016, 225 : 262-267.
22. VALENTI R, VERGARA R, MIGLIORINI A, et al. Predictors of reocclusion after successful drug-eluting stent-supported percutaneous coronary intervention of chronic total occlusion. J Am Coll Cardiol, 2013, 61(5): 545-550.
23. KLEBER FX, MATHEY DG, RITTGER H, et al. How to use the drug-eluting balloon: recommendations by the German consensus group. EuroIntervention, 2011, 7 Suppl K: K125-K128.
24. UNVERDORBEN M, VALLBRACHT C, CREMERS B, et al. Paclitaxel-coated balloon catheter versus paclitaxel-coated stent for the treatment of coronary in-stent restenosis: the three-year results of the PEPCAD II ISR study. EuroIntervention, 2015, 11(8): 926-934.
25. SCHELLER B, HEHRLEIN C, BOCKSCH W, et al. Two year follow-up after treatment of coronary in-stent restenosis with a paclitaxel-coated balloon catheter. Clin Res Cardiol, 2008, 97(10): 773-781.
26. SCHELLER B. Opportunities and limitations of drug-coated balloons in interventional therapies. Herz, 2011, 36(3): 232-239.

药物涂层球囊临床应用的现状与评价：昨天、今天与明天

自1977年德国Andreas Grüntzig医生开创经皮冠状动脉腔内血管成形术（percutaneous transluminal coronary angioplasty，PTCA）以来，介入心脏病学领域已经历了三个里程碑式的飞跃。第一个里程碑PTCA的应用消除了冠状动脉（冠脉）狭窄，但由于血管壁的弹性回缩、内膜撕裂以及内膜过度增生等问题，PTCA术后3~6个月的再狭窄发生率高达30%~50%。1987年瑞士医生Ulrich Sigwart首次在冠脉内置入裸金属支架（bare metal stents，BMS）。BMS的出现解决了PTCA术后早期血管弹性回缩的问题，使再狭窄率降至10%~30%，因此成为介入心脏病学的第二个里程碑。第三个里程碑是2001年问世的药物洗脱支架（drug-eluting stents，DES）。DES使靶血管再狭窄率大幅下降至5%左右，但随着DES的大量使用和时间的不断延长，支架植入后的再狭窄、支架内血栓形成以及DES在特殊病变中疗效等问题逐渐凸显[1]。理想的血运重建策略是介入术后既无异物，同时又明显减少再狭窄的发生。药物涂层球囊（drug-coated balloons，DCB）于2003年应运而生，其设计理念是将抗增殖药物涂于球囊表面，当球囊扩张与血管壁内膜接触时，加压快速释放药物到局部血管壁内，从而实现既可减少再狭窄，又无置入物残留之目的[1]。在DCB出现的最初几年，不管是医生还是医疗器械商都难以相信短时间的球囊膨胀能与持久支架植入的作用相似，仍对DES寄予厚望。近年来，随着诸多临床试验的公布，如PEPCAD、RIBS系列研究等，DCB已从应用在支架内狭窄（in-stent restenosis，ISR）的治疗，逐步扩展到小血管病变、分叉病变等方面，并且许多DCB也获得了欧盟安全认证标识CE MARK（表1）。

表1　国内外部分已批准上市的冠状动脉药物涂层球囊

商品名	生产企业	紫杉醇剂量	涂层药物
PACCOCATH	Bayer，Leverkusen，Germany	3μg/mm^2	紫杉醇＋碘普罗胺
SeQuent Please/新普力	B. Braun Melsungen，Berlin，Germany	3μg/mm^2	紫杉醇＋碘普罗胺
Dior Ⅰ	Eurocor，Bonn，Germany	3μg/mm^2	紫杉醇
Dior Ⅱ	Eurocor，Bonn，Germany	3μg/mm^2	紫杉醇＋虫胶
IN.Pact Falcon	Medtronic，Santa Rosa，CA，USA	3μg/mm^2	紫杉醇＋尿素氮
Pantera Lux	Biotronik，Bulach，Switzerland	3μg/mm^2	紫杉醇＋丁酰柠檬酸三正己酯
Elutax	Aachen Resonance，Aachen，Germany	2μg/mm^2	紫杉醇
Danubio	Minvasys，Gennevilliers，France	2.5μg/mm^2	紫杉醇＋丁酰柠檬酸三正己酯
AngioSculpt	AngioScore，Fremont，CA，USA	3μg/mm^2	紫杉醇＋D10
轻舟（Bingo）	垠艺生物，辽宁省，中国	—	紫杉醇

一、DCB的作用机制及特点

与DES相似，DCB也是以导管为基础的局部药物输送装置。但两者携带药物的方式和药物作用时间的长短不同，DCB作用机制是基于以下两点：血管组织能迅速摄取脂溶性抗增殖药物，持续释放药物对抑制再狭窄并非必要；短时间高浓度的药物暴露即可阻断早期增生启动因子，发挥抗内膜增生作用。

DCB由药物、涂层和球囊组成。在DCB诞生之初，之所以选择紫杉醇作为抗内膜增生药物，是因为血

管壁对紫杉醇的摄取及生物利用度在单次接触时明显高于雷帕霉素。此外，紫杉醇对细胞骨架结构有不可逆的影响，即便是单剂量短暂使用，也可对细胞增殖产生长达 12 天的持续抑制效应[2]。Kelsch 等[3]研究 DCB 抑制内膜增生作用与药物浓度的关系，结果表明 $3\mu g/mm^2$ 是紫杉醇的最佳药物浓度，这也是 DCB 中紫杉醇浓度大多采用 $3\mu g/mm^2$ 的原因。涂层结构的设计方法主要有 2 种：无基质涂层技术和基质涂层技术。无基质涂层球囊是将紫杉醇微晶覆盖于球囊表面的纤微孔内，即纳米微孔技术。为提高药物涂层的生物利用度，目前临床常用的 DCB 产品大多为紫杉醇结合赋形剂的基质涂层球囊。全球最早上市的 DCB（SeQuent Please，新普立）采用了 Paccocath 技术，即在紫杉醇的基础上，添加亲水间隔物碘普罗胺。碘普罗胺作为一种隔离物使涂层变得疏松多孔，减弱药物分子间的引力，有利于增加药物与血管壁的接触面积。同时也使紫杉醇的生物利用度提高，单次药物释放治疗后 4 周内均可抑制血管内膜增生[4]。球囊是抗增殖药物释放的载体，DCB 多采用多孔球囊或双球囊进行药物释放，近来含有紫杉醇涂层的 AngioSculpt 球囊已进入临床前期试验[5]。总之，各企业的 DCB 采用了不同的载药配方以完成药物从球囊表面到血管壁的转送，DCB 的疗效不存在类效应[6]。在临床使用中，应注意各个厂家 DCB 的特点，根据患者病情个体化选择应用。

与 DES 相比，DCB 的优势在于：①能在很短的时间内实现局部药物的均匀释放，并在血管损伤期内保持最高水平的药物浓度，增强药物对新生内膜形成的抑制作用；②术后无植入物，可避免由支架残留金属网格、聚合物载体诱发的慢性炎症反应以及血栓形成；③ DCB 的药物在球囊膨胀即刻释放并弥散至血管壁组织中，避免了局部血管壁长时间暴露在药物作用下，故其血管内皮化过程较快，有助于缩短双联抗血小板治疗时间；④ DCB 没有支架结构，操作中能保持原有的冠脉解剖结构，为患者保留后续治疗机会。然而 DCB 也存在诸多不足：① DCB 不能克服血管的弹性回缩；②仍不明确 DCB 能否减少晚期负性血管重构；③对 DCB 引起的夹层并发症进行补救性置入支架的疗效缺乏充足证据。

二、DCB 的临床应用

（一）支架内再狭窄

已有多项技术用于 ISR 的治疗，如普通球囊、血管内放射治疗、旋切术、再次置入 BMS 或 DES 等。应用普通球囊治疗 ISR 的再狭窄率可高达 39%~67%；血管内放射治疗存在晚期血栓风险，且受器械限制；旋切术或 BMS 并未显著降低 ISR 复发率；即便是新一代 DES 仍存在过多植入物负荷、支架内血栓风险增高等不足。DCB 起初便是专门为治疗 ISR 而设计的器械，目前已积累了大量的临床试验证据。

1. DCB 治疗裸金属支架内再狭窄（BMS-ISR）

（1）DCB 与普通球囊比较：PACCOCATH ISR I 研究[7]是 2003 年启动的首个关于 DCB 治疗 ISR 的临床试验，结果表明：第一代 DCB（PACCOCATH）的 6 个月晚期管腔丢失（late lumen loss，LLL）明显低于普通球囊组。随后的 PACCOCATH ISR Ⅱ研究[8]进一步证实了 DCB 对比普通球囊治疗 BMS-ISR 的效果及持续性。2012 年发表的 PACCOCATH ISR 研究[9]5 年的随访结果显示：DCB 组的主要心血管不良事件（major adverse cardiovascular events，MACE）和靶病变血运重建（target lesion revascularization，TLR）发生率均显著低于普通球囊扩张组。因此，与普通球囊相比 DCB 治疗 BMS-ISR 更加安全和有效。

（2）DCB 与再次植入第一代 DES 比较：PEPCAD Ⅱ研究[10]比较了 DCB（SeQuent Please）和第一代紫杉醇洗脱支架（Taxus Liberté），证明 DCB 治疗 BMS-ISR 与第一代紫杉醇洗脱支架相比是安全有效的。

（3）DCB 与再次植入第二代 DES 比较：SEDUCE[11]、RIBS V 试验[12]比较了 DCB（SeQuent Please）与依维莫司洗脱支架（Xience V/Prime）对 BMS-ISR 的治疗效果。结果表明两者在造影随访指标及临床事件方面均显示出了良好的效果，但依维莫司洗脱支架的有效性更优。最近 Pleva 等[13]研究表明 DCB（SeQuent Please）治疗 BMS-ISR 的 12 个月 LLL 明显低于第二代 DES（Promus Element）。

2. DCB 治疗药物洗脱支架内狭窄（DES-ISR）

（1）DCB 与普通球囊比较：PEPCAD-DES 研究[14]及其 3 年随访结果[15]、ISAR-DESIRE 3 研究[16]也均证明了 DCB 治疗 DES-ISR 的效果明显由于普通球囊扩张。

（2）DCB 与再次植入第一代 DES 比较：ISAR-DESIRE 3 是一项比较单独使用 DCB（SeQuent Please）、普

通球囊以及再次植入紫杉醇洗脱支架(Taxus Liberté)三种策略治疗 DES-ISR 的随机对照试验[16]。结果显示:以 6~8 个月的靶病变狭窄程度为主要终点,DCB 组效果不劣于 PES 组,并且 DCB 组和 PES 组的治疗效果均优于普通球囊组,但是在死亡率、心肌梗死及靶血管血栓发生率方面,三组间无统计学差异。Xu 等[17]于 2013 年公布了中国人群应用 DCB(SeQuent Please)的临床试验(PEPCAD China ISR)。结果表明无论是造影结果还是临床终点事件,DCB 的效果至少与紫杉醇洗脱支架(Taxus Liberté)相当,但却避免了再次植入支架,且缩短了双联抗血小板治疗的疗程,为 DES-ISR 患者提供了新的选择。

(3) DCB 与再次植入第二代 DES 比较:RIBS Ⅳ试验[18-19]对 309 例 DES-ISR 患者的分析发现,依维莫司洗脱支架(Xience Prime)对造影结果及 3 年临床预后改善程度优于 DCB(SeQuent Please)。但因为研究设计的缺陷以及操作的不规范(DCB 预处理不充分、50% 残余狭窄便入组),该结果一直存在争议。2018 年发表的 RESTORE 试验[20]将 172 例患者随机分为 DCB(SeQuent Please)组或依维莫司洗脱支架(Xience)组,两组在 LLL、TLR 和 MACE 发生率方面的差异无统计学意义。DARE 试验[21]同时纳入了 BMS-ISR 和 DES-ISR(56.8%)共 278 例患者,随机分组后分别采用 DCB(SeQuent Please)和依维莫司洗脱支架(Xience Prime/Expedition)进行治疗,6 个月后随访造影发现,DCB 组最小管腔直径(minimal lumen diameter,MLD)与 DES 组相似,DCB 组 LLL 显著低于 DES 组($P<0.001$);两组的 12 个月靶血管血运重建率相当。因此,对于 DES-ISR 的治疗,DCB 的有效性与安全性至少不差于第二代 DES,DCB 可以作为治疗的方法。

3. DCB 与其他治疗 ISR 方法的比较 网状 meta 分析是近年来兴起的证据评价方法之一,其主要思想是借助间接比较方法对处于同一个证据体的所有干预措施进行同时评价并予以排序。2015 年发表于 *Lancet* 上的一篇关于 ISR 的网状 meta 分析[22],纳入 27 项随机对照试验(5923 例患者)评估了普通球囊、血管内放射治疗、旋切术、DCB、再次置入 BMS 或 DES 的有效性,结果提示再次置入依维莫司洗脱支架的再狭窄程度、再狭窄率、TLR 最低,DCB 的有效性在各项治疗措施中排序第二,亦可作为 ISR 患者的选择。随后发表于 *BMJ* 的网状 meta 分析[23]再次证明了 DCB 及再次置入 DES 比其他 ISR 治疗措施的有效性好,同时表明两者的 MACE、死亡、心肌梗死发生率均较低,有着良好的安全性。然而,由于间接比较依赖于研究间的同质性,仍需更多研究证实上述结果。

4. 国内外指南对 DCB 的推荐 欧洲心脏病学会(ESC)和心胸外科学会(EACTS)已在 2014 年的心肌血运重建指南[24]中将 DCB 治疗 BMS-ISR 或 DES-ISR 列为Ⅰ类推荐(A 级证据)。2016 年中华医学会心血管病学分会制定的经皮冠状动脉介入治疗指南[25]中也推荐了 DCB 治疗 ISR(Ⅰ,A)。2016 年发表的《药物涂层球囊临床应用中国专家共识》[26]再次肯定了 DCB 在 ISR 治疗中的作用,并给出了 DCB 的临床使用流程指导。

综上所述,有较充分的研究证据说明 DCB 对 ISR 的治疗有肯定的作用,且绝大多数来源于 SeQuent Please 球囊的研究(表 2)。鉴于 DCB 无植入物的优势,其在 ISR 的治疗中将会得到越来越广泛的应用。

(二) 原发冠脉狭窄性病变

1. 小血管病变 小血管病变(small vessel disease,SVD)是心血管介入治疗中常见的病变之一。目前对于 SVD 尚无统一的定义,大多数学者认为是病变参照血管直径 <2.75~3.0mm 的血管。SVD 与普通冠脉病变相比,常合并迂曲病变、弥漫病变、钙化病变,且多位于血管远端,对球囊支架的通过性、顺应性要求高,介入治疗后支架内血栓及 ISR 等的不良事件发生率也较高。另外在本就偏小的血管腔内植入支架势必会占据一定的管腔面积,影响血流又是再狭窄的高发因素之一。DCB 因其通过性好、治疗后无残留物、内皮化快速等优势,在治疗 SVD 方面受到了越来越多的关注。

PEPCAD Ⅰ是第一个旨在探索 DCB 治疗 SVD 的观察性注册研究[27]。82 例患者只接受 DCB(SeQuent Please)治疗,32 例患者接受 DCB+BMS 治疗。6 个月的冠脉造影随访显示 DCB 组 LLL 及再狭窄率均显著低于 DCB+BMS 组,同时 DCB 组 12 个月的 MACE 及 TLR 发生率均显著低于后者,心肌梗死发生率两者无显著差异。3 年随访结果显示 DCB 优势依然存在。PICCOLETTO 是第一个比较 DCB(Dior Ⅰ)和 DES(Taxus Libertè)对 SVD 的随机对照研究[28]。原本计划入组 80 例患者,但入选 57 例时发现 DES 组疗效明显优于 DCB 组而提前终止试验。6 个月造影结果显示:DCB 组的管腔狭窄程度及再狭窄率均显著高于 DES

表 2 药物涂层球囊治疗支架内再狭窄的随机对照试验汇总

研究名称	发表日期	再狭窄类型	干预措施		主要造影随访终点（DCB 组 vs. 对照组）	临床随访结果（DCB 组 vs. 对照组）	
			DCB 组（例数）	对照组（例数）			
PACCOCATH ISR Ⅰ[7]	2006 年	BMS-ISR	PACCOCATH（26）	普通球囊（26）	LLL（6 个月）:（0.03 ± 0.48）mm vs.（0.74 ± 0.86）mm，P=0.002	MACE（12 个月）: 4% vs. 31%，P=0.01	ST（12 个月）:0 vs. 0
PACCOCATH ISR Ⅱ[8-9]	2008 年	BMS-ISR	PACCOCATH（28）	普通球囊（28）	LLL（6 个月）:（0.18 ± 0.41）mm vs.（0.86 ± 0.73）mm，P=0.001	MACE（24 个月）: 18% vs. 57%，P=0.003 MACE（60 个月）*: 29% vs. 59%，P=0.009	ST（24 个月）:0 vs. 0 ST（60 个月）*:0 vs. 0
PEPCAD Ⅱ[10]	2009 年	BMS-ISR	SeQuent Please（66）	TAXUS 支架（65）	LLL（6 个月）:（0.17 ± 0.42）mm vs.（0.38 ± 0.61）mm，P=0.03	MACE（12 个月）: 9% vs. 22%，P=0.08	ST（12 个月）:0 vs. 0
RIBS V[12]	2014 年	BMS-ISR	SeQuent Please（95）	Xience 支架（94）	MLD（6~9 个月）:（2.01 ± 0.6）mm vs.（2.36 ± 0.6）mm，P<0.001	MACE（12 个月）: 8% vs. 6%，P=0.60 MACE（36 个月）: 12% vs. 10%，P=0.64	ST（12 个月）:1% vs. 0 ST（36 个月）:1% vs. 0
SEDUCE[11]	2014 年	BMS-ISR	SeQuent Please（25）	Xience 支架（25）	支架内膜未覆盖（9 个月）:1.4% vs. 3.1%，P=0.025	MACE（12 个月）: 8% vs. 16%，P=0.413	ST（12 个月）:0 vs. 4%
Pleva et al.[13]	2016 年	BMS-ISR	SeQuent Please（68）	Promus 支架（68）	LLL（12 个月）:（0.09 ± 0.44）mm vs.（0.44 ± 0.73）mm，P<0.001	MACE（12 个月）: 10% vs. 19%，P=0.213	ST（12 个月）:1% vs. 0
PATENT-C[5]	2016 年	BMS-ISR	Paclitaxel-coated AngioSculpt（33）	AngioSculpt 球囊（28）	LLL（6 个月）:（0.17 ± 0.40）mm vs.（0.48 ± 0.51）mm，P=0.01	MACE（6 个月）: 6% vs. 32%，P=0.016	ST（6 个月）:0 vs. 0
PEPCAD-DES[14-15]	2012 年	DES-ISR	SeQuent Please（72）	普通球囊（38）	LLL（6 个月）:（0.43 ± 0.61）mm vs.（1.03 ± 0.77）mm，P<0.001	MACE（6 个月）: 17% vs. 50%，P<0.001 MACE（36 个月）: 21% vs. 53%，P=0.001	ST（6 个月）:1% vs. 11% ST（36 个月）:1% vs. 11%
ISAR-DESIRE 3[16]	2013 年	DES-ISR	SeQuent Please（137）	TAXUS 支架（131）/ 普通球囊（134）	狭窄程度（6~8 个月）:38.0% ± 21.5% vs. 37.4% ± 21.8% vs. 54.1% ± 25.0%，$P_{非劣效性}$=0.007	MACE（12 个月）: 24% vs. 19% vs. 46%，P<0.001	ST（12 个月）: 1% vs. 1% vs. 0

续表

研究名称	发表日期	再狭窄类型	干预措施		主要造影随访终点（DCB 组 vs. 对照组）	临床随访结果（DCB 组 vs. 对照组）	
			DCB 组（例数）	对照组（例数）			
PEPCAD China ISR[17]	2014 年	DES-ISR	SeQuent Please (110)	TAXUS 支架 (110)	LLL（9 个月）：(0.46 ± 0.51) mm vs. (0.55 ± 0.61) mm，$P_{非劣效性}$<0.001	MACE（12 个月）：17% vs. 16%，*P*=0.92 MACE（24 个月）：17% vs. 19%，*P*=0.73	ST（12 个月）：1% vs. 1% ST（24 个月）：1% vs. 3%
RIBS Ⅳ[18-19]	2015 年	DES-ISR	SeQuent Please (154)	Xience 支架 (155)	MLD（6~9 个月）：(1.80 ± 0.6) mm vs. (2.03 ± 0.7) mm，*P*<0.01	MACE（12 个月）：18% vs. 10%，*P*=0.042 MACE（36 个月）：20% vs. 12%，*P*=0.04	ST（12 个月）：2% vs. 1% ST（36 个月）：3% vs. 1%
RESTORE[20]	2017 年	DES-ISR	SeQuent Please (86)	Xience 支架(86)	LLL（9 个月）：(0.15 ± 0.49) mm vs. (0.19 ± 0.41) mm，*P*=0.54	MACE（12 个月）：7% vs. 5%，*P*=0.51	ST（12 个月）：0 vs. 0
Habara et al.[62]	2013 年	BMS-ISR/DES-ISR	SeQuent Please (137)	普通球囊 (71)	LLL（6 个月）：(0.11 ± 0.33) mm vs. (0.49 ± 0.50) mm，*P*<0.001	MACE（6 个月）：7% vs. 31%，*P*<0.001	ST（6 个月）：0 vs. 0
DARE[21]	2018 年	BMS-ISR/DES-ISR	SeQuent Please (141)	Xience 支架 (137)	MLD（6 个月）：(1.71 ± 0.51) mm vs. (1.74 ± 0.61) mm，$P_{非劣效性}$<0.001	MACE（12 个月）：11% vs. 9%，*P*=0.66	ST（12 个月）：0 vs. 0
BIOLUX[63]	2018 年	BMS-ISR/DES-ISR	Pantera Lux (157)	Orsiro 支架(72)	LLL（6 个月）：(0.03 ± 0.40) mm vs. (0.20 ± 0.70) mm，*P*=0.40	MACE（12 个月）：17% vs. 14%，*P*=0.65	ST（12 个月）：1% vs. 3%

注：DCB，药物涂层球囊；BMS-ISR，裸金属支架内再狭窄；DES-ISR，药物洗脱支架内再狭窄；LLL，晚期管腔丢失；MLD，最小管腔直径；MACE，主要不良心血管事件；ST，支架内血栓；* 来自 PACCOCATH ISR Ⅰ和Ⅱ研究的汇总数据

组,9 个月的 MACE 发生率也倾向高于 DES 组(35.7% vs. 13.8%,P=0.054)。该研究结果未能证实 DCB 治疗 SVD 与 DES 具有相同的疗效,主要原因可能与 Dior I 球囊的组织内药物浓度低以及 DCB 应用前的预扩张不充分有关。2015 年 Vaquerizo 等[29]进行了一项前瞻性多中心注册研究评估第二代 DCB(Dior Ⅱ)对 SVD 的疗效。在常规预扩张的基础上,植入成功率为 93%,其余 7% 患者因冠脉夹层置入 BMS。术后 7 个月的晚期管腔丢失为(0.31 ± 0.2) mm,12 个月的 MACE 发生率为 4.8%。结果初步表明改良的 DCB(Dior Ⅱ)对 SVD 有一定的疗效。BELLO 是一项比较 DCB(IN.Pact Falcon)和 DES(Taxus Libertè)对 SVD 疗效的多中心随机对照试验[30],共入选 182 名患者。该研究中 DCB 组在治疗前行预扩张的比例高达 96.8%。术后 6 个月的冠脉造影结果显示,DCB 组 LLL 显著低于 DES 组(P=0.033),而次要终点(再狭窄、TLR 及 MACE)的发生率两组间无统计学差异。亚组分析提示对合并糖尿病及靶血管参照血管直径 <2.25mm 的患者,DCB 组的 LLL 同样显著低于 DES 组(P<0.05)。BELLO 研究 3 年的临床随访结果[31]显示:DCB 组的 MACE 发生率低于 DES 组(14.4% vs. 30.4%,P=0.015),两组的 TLR 无统计学差异(6.7% vs. 13.0,P=0.14),提示 DCB 的晚期追赶现象不明显。BELLO 研究结果表明 DCB 可应用于 SVD,但该试验的统计效能仍不足以确定 DCB 对临床事件的影响。Funatsu 等[32]比较了 DCB(SeQuent Please)与普通球囊,结果显示 DCB 治疗 SVD 的有效性更高。在新近的网状 meta 分析[33]中,DCB 治疗后的管腔狭窄程度显著高于 DES,提示 DES 仍是治疗 SVD 的主要选择。

总之,DCB 在 SVD 中介入治疗的初步结果有其优越性,但研究的样本量较小、随访时间短,仍需更多临床试验去证实。大规模多中心的 BASKET-SMALL 2 试验(NCT01574534)将进一步揭示 DCB(SeQuent Please)与 DES 治疗 SVD 的疗效差异。

2. **分叉病变** 分叉病变,特别是侧支血管的介入治疗和保护一直受到技术问题、围术期并发症和长期疗效等的限制。尽管目前专家共识和指南都倾向于采用单支架术(补救支架术)治疗分叉病变,但对于严重真分叉病变、主要血管分叉病变等,为了避免术中重要血管的闭塞丢失、提高手术的安全性,双支架术治疗策略依然是临床医生的重要策略。单支架术降低了主支支架的再狭窄率和血栓发生的风险,但分支血管远期预后不佳。而如果应用双支架置入术则增加支架内血栓形成的风险。DCB 的出现为分叉病变治疗带来了更多选择。DCB 的特点使其既可减少支架负荷,降低主支和侧支的再狭窄,又能简化手术术式和操作时间,使术者不再纠结于选择单支架术或双支架术。目前 DCB 用于分叉病变的治疗策略主要有以下三种:

(1)主支和侧支 DCB+ 主支 BMS:2008 年 Fanggiday 等[34]发表了首个 DCB 治疗分叉病变的注册研究,共纳入 20 例分叉病变患者,主支和侧支血管首先采用 DCB 处理,随后在主支血管内植入 BMS,随访 4 个月,侧支血管无急性或亚急性闭塞发生,无 MACE 发生。2012 年公布的 DEBIUT 试验[35]纳入 117 例分叉病变患者,随机分为主支 / 边支 DCB+ 主支 BMS 组、主支 BMS+ 侧支普通球囊扩张组以及主支 DES+ 侧支普通球囊扩张组。随访 18 个月,DCB(Dior I)组的造影和临床结果并不优于传统 BMS 组。置入 DES 与 DCB、BMS 组相比,具有更优的造影结果。BABILON 试验[36]纳入 108 名患者,比较了主支 / 侧支 DCB(SeQuent Please)+ 主支 BMS 与普通球囊扩张后置入 DES(Xience V)的差异,9 个月造影随访结果显示主支血管和侧支血管的 LLL 在组间并无显著差异(P>0.05),DCB 组的 24 个月 MACE 发生率比 DES 组有增高趋势(17.3% vs. 7.1%,P=0.105),TLR 显著高于 DES 组(15.4% vs. 3.6%,P=0.045),原因可能为 DCB 组的主支再狭窄率高于 DES 组(13.5% vs. 1.8%,P=0.027),侧支再狭窄率无明显差异。

(2)侧支 DCB+ 主支 DES:DEBSIDE 研究[37]纳入 50 例分叉病变患者,主支置入 DES、侧支采用 DCB(Danubio)处理。随访 12 个月,主支和边支 TLR 发生率分别为 10%、2%。BIOLUX-I 研究[38]是一项前瞻性多中心的非对照研究,对 35 例分叉病变患者应用 DCB(Pantera Lux)直接处理边支,随后于主支置入 DES(Xience V/Prime)。随访 9 个月的 MACE、TLR 发生率均较低(5.7%、2.9%)。BEYOND 研究是评估国产 DCB(轻舟 Bingo)治疗分叉病变安全性和有效性的多中心随机对照试验。共纳入 222 例分叉病变患者,按 1∶1 随机分入 DCB 组和普通球囊组,两组均先在主支植入 DES,随后完成双球囊对吻扩张,DCB 组在分支病变处使用 DCB 治疗。结果显示:DCB 组的 9 个月靶病变狭窄程度(22.3% vs. 34.6%,P<0.001)、LLL[(-0.06 ± 0.32) mm vs. (0.18 ± 0.34) mm,P<0.001]均显著低于普通球囊组,两组在 MACE 发生率方面差异

无统计学意义。该结果提示 DCB(轻舟 Bingo)对于减少侧支的 LLL 具有明显优势,可用于分叉病变的治疗。

(3) 单纯 DCB 策略:Schulz 等[39]进行了一项前瞻性观察研究,纳入 39 例分叉病变患者,采用非顺应性球囊预扩张后单纯使用 DCB(SeQuent Please 或 In. Pact Falcon)处理主支及分支血管,若 DCB 处理后出现 C 级(NHLBI 分型)以上冠脉夹层则置入 BMS。其中 5 例患者由于严重夹层或弹性回缩而置入支架。4 个月造影随访显示,3 例患者出现 ISR、TLR 及 MACE 发生率均为 7.7%。这些结果初步表明,单纯 DCB 策略在分叉病变中应用是可行的。PEPCAD-BIF 研究[40]将 64 例侧支直径 2.0~3.5 mm 且主支近端无病变的患者,随机分为单纯 DCB(SeQuent Please)与普通球囊组。随访 9 个月后发现 DCB 组的侧支 LLL 及 ISR 发生率明显低于普通球囊组,表明 DCB 较单纯球囊扩张的有效性更好。2016 年发表的德国注册研究[41]纳入 127 例分叉病变患者,采用单纯 DCB 策略,仅当出现限制血流的夹层或过度弹性回缩时进行补救性主支或侧支置入 BMS。结果显示仅应用 DCB 的病变占 53.8%,而需要在主支中置入 BMS 者占 34.6%,在主支 / 边支中都置入者占 3.1%。随访 9 个月,TLR 和 MACE 发生率分别为 4.6%、6.2%,单纯 DCB 组无任何血栓事件发生。这项研究进一步支持了单纯 DCB 策略治疗选择性分叉病变的安全性和有效性。

综上所述,DCB 在分叉病变中的策略倾向于使用 DES 处理主支,DCB 用于侧支。而如果在预处理充分且结果良好的情况下(满足残余狭窄≤30%,TIMI Ⅲ级血流,C 型以下夹层),主支血管也可应用 DCB 治疗,以真正实现单纯 DCB 的无植入物策略。然而目前关于 DCB 治疗分叉病变的研究仍较少,对 DCB 在侧支中的使用策略无定论(在主支置入支架前还是支架置入后使用 DCB、侧支应用 DCB 前的预处理方式、主支及侧支的处理孰先孰后、是否行对吻扩张及时机等),期待更多高质量临床研究的阐明这些问题。

3. 急性心肌梗死 随着介入无植入理念的推广,目前已有学者开始探索将 DCB 使用在 ST 段抬高型心肌梗死(ST-segment elevation myocardial infarction,STEMI)患者中。PAPPA 研究[42]纳入 100 例 STEMI 患者,评估了在血栓抽吸、充分预扩张的基础上应用 DCB(Pantera Lux)的可行性和安全性,结果发现 41 例患者因冠脉夹层或残余狭窄 >50% 需要额外置入支架,这显著高于其他类似研究,但 1 年的 MACE 发生率较低(5%),其中心源性死亡 2 例,TLR 3 例。DEB-AMI 是在 STEMI 患者中比较置入 BMS、DES、DCB+BMS 疗效的随机对照试验[43],6 个月随访发现 DES(Taxus Liberté)组的 LLL 低于 DEB(Dior I)+BMS 组或单独 BMS 组,DCB+BMS 的造影结果并不优于单纯置入 BMS [(0.21 ± 0.32) mm vs. (0.64 ± 0.56) mm vs. (0.74 ± 0.57) mm, $P<0.01$]。和 BMS 相比,支架植入前使用 DCB 预扩张会导致更多的支架贴壁不良和覆盖不良。随后该研究组又前瞻性地评估了单用 DCB(Dior Ⅱ)的效果,6 个月随访结果表明:STEMI 患者单用 DCB 与植入 BMS 或 DCB+BMS 的造影结果相似,但不优于 DES(Taxus Liberté)[44]。Gobić 等[45]将 75 例 STEMI 患者随机分为 DES(37 例)或单纯 DCB(38 例)行直接 PCI,主要终点为 6 个月的 MACE 和 LLL,结果表明与 DES(Biomime)相比,采用单纯 DCB(SeQuent Please)行直接 PCI 是安全可行的。然而现已发表研究的样本量也十分有限,对照组也未采用临床实践中广泛使用的第二代 DES。因此,在 STEMI 患者中是否能够应用或是否合适应用 DCB 尚在讨论之中。当前国内外指南也未推荐将 DCB 用于 STEMI 患者的直接 PCI 中。我们期待正在开展中的 REVELATION 试验(NCT02219802)为 DCB 在 STEMI 中的应用带来更多证据。

4. 其他病变 DCB 在原发的冠脉大血管、慢性完全闭塞(chronic total occlusions,CTO)等病变类型中的应用也在研究中。IN-PACT CORO 随机对照试验[46]纳入 30 例行择期 PCI 的患者,采用光学相干断层扫描技术评价 DCB(IN.Pact Falcon)联合 BMS 对冠脉新生内膜形成的影响,6 个月的随访结果发现,不论是在置入 BMS 前还是之后,应用 DCB 均能进一步抑制内膜增生。PEPCAD Ⅲ是 DCB(SeQuent Please)在冠脉疾病中应用的第三个系列研究[47]。将 637 例心绞痛患者随机分为 DCB+BMS 组或 DES(Cypher)组。9 个月的造影随访结果显示 DCB+BMS 组的 LLL 明显高于 DES 组[(0.41 ± 0.51) mm vs. (0.16 ± 0.39) mm, $P=0.001$],临床随访结果提示 DCB+BMS 组的心肌梗死、TLR 发生率较高(3.8% vs. 0.6%, $P<0.01$;8.1% vs. 3.1%, $P<0.01$),支架内血栓发生率也有增高趋势(1.3% vs. 0.3%, $P=0.16$)。Żurakowski 等的随机对照试验[48]也提示 BMS+DCB(Sequent Please)组的支架内血栓发生率较 DES(Coroflex Please)组有增高趋势。Chae 等[49]将 180 例患者随机分为 DCB(Sequent Please)+BMS 或 DES(Resolute Integrity)组,结果显示 DCB+BMS 组的 LLL 高于 DES 组[(0.50 ± 0.46) mm vs. (0.21 ± 0.44) mm, $P<0.001$],两组在 MACE 发生率方面无统计学差异。OCTOPUS 试验[50]将 90 例患者随机分为 BMS+DCB(SeQuent Please)或 DES(XIENCE V)组,在 6 个月使

用光学相干断层扫描技术进行随访,结果显示DES组的内膜增生抑制率高于BMS+DCB组,但两组的局部再狭窄程度、MACE发生率均较低且无统计学差异。因此,对原位冠状动脉病变,联合应用DCB和BMS的效果并不优于DES。在这类患者如果应用DCB,可能需要寻找合适的患者和合适的方法。

PEPCAD Ⅳ DM是在亚洲进行的多中心、随机、对照试验[51],将84例糖尿病患者随机分为两组:DCB(SeQuent Please)扩张后植入BMS,或植入DES(Taxus Liberté)。两组的9个月造影终点支架内或节段内LLL、临床结局均无显著差异。这提示DCB可作为糖尿病患者冠脉原发病变的潜在治疗手段之一。

针对CTO原发病变,目前仅有PEPCAD CTO研究[52]评价了DCB(SeQuent Please)联合BMS治疗CTO的有效性和安全性。共有48例患者入选,病变血管直径为2.5~4.0mm,结果显示DCB+BMS组与DES(Taxus Liberté)组的血管造影和临床结果无显著差异。对于需要较短双联抗血小板治疗、已接受抗凝治疗或者存在DES植入禁忌证的患者,DCB不失为一种有优势的替代方式。但是由于为单臂研究、病例数少,DCB的远期效果还需要进一步期待。

对于高出血风险或不能置入DES的冠脉原发病变患者,来自我国的两项研究结果[53-54]表明使用DCB(SeQuent Please)安全可行,且能缩短双联抗血小板治疗时间。

5. 血管腔内影像学指导DCB的应用 通过腔内影像学(血管内超声、光学相干断层扫描)准确地评估病变预扩张结果、残余狭窄程度、解剖学状况,有望优化DCB的操作结果。血流储备分数技术则可在采用DCB后,对其临床效果进行监测。OCTOPUS-2研究[55]表明DCB联合血流储备分数技术在稳定性冠脉疾病患者的介入术中具有良好的可行性。正在开展的FADDY研究(NCT03452904)也将带来更多DCB优化使用的证据。

6. 关于DCB治疗原发冠脉病变后出现夹层的转归 冠脉夹层是DCB处理原发冠脉病变的重要问题。Cortese等[56]前瞻性连续纳入156例DCB治疗的冠脉疾病患者,发现主要的夹层为A-C型,仅少数需要植入支架。经过201天的随访发现,在存在夹层且未植入支架的48例患者中,93.8%的夹层完全愈合,造影随访结果提示LLL为(0.14±0.28)mm,未增加患者MACE的发生风险。对于影响血流的夹层,可置入BMS或DES进行治疗[57]。Milan注册研究[58]对103例应用DCB后补救性置入DES的患者进行2年的随访,结果提示MACE发生率为15.4%,主要为TLR较高(14.5%),无靶血管相关的心肌梗死或支架内血栓发生,即补救性置入DES具有可行性和安全性。

三、新一代的雷帕霉素涂层球囊

由于雷帕霉素的亲脂性较低、组织吸收较慢,且难于黏附于球囊表面,以往DCB均采用紫杉醇为抗增殖药物。雷帕霉素比紫杉醇具有更高的安全性和更宽的治疗区间,且还有抗炎的优势。因此,开发基于雷帕霉素及其类似物的DCB一直是诸多学者们前进的方向。目前已有3种雷帕霉素涂层球囊开始进入心脏病介入领域,即Virtue(Caliber Therapeutics, New Hope, Pennsylvania, USA)、MagicTouch(Envision Scientific PVT, India)和ALEX(Advanced Lightweight Construction GmBH, Berlin, Germany)。这些球囊运用了微型贮存池、细胞黏附以及纳米粒子等技术,解决了雷帕霉素亲脂性差,容易被血液冲走的难题。新近发表的SABRE[59]、FASICO[60]、ARSENAL[61]研究结果已初步表明了Virtue、MagicTouch、ALEX球囊在冠脉病变中应用的可行性。然而这些研究均为单臂、小样本的试验,我们期待更多后续研究的发表,以确定雷帕霉素涂层球囊能否为患者治疗带来更多的获益。

四、总　　结

在ISR病变中,已证实DCB具有良好的有效性和安全性。在ISR以外病变中,DCB虽显示出一定的疗效,但与第二代DES比较的研究较少,且大多数证据不足以支持DCB能够完全替代DES。鉴于DCB有介入无植入物的独特优势,随着其制作工艺的进步和操作方法的改良,如携带雷帕霉素类药物的DCB问世,将极大丰富DCB的应用,从而开启冠心病介入治疗的又一新的篇章。

(牛小伟　张钲)

参考文献

1. Byrne RA, Joner M, Kastrati A. Stent thrombosis and restenosis: what have we learned and where are we going? The Andreas Gruntzig Lecture ESC 2014. Eur Heart J, 2015, 47(36): 3320-3331.
2. Scheller B, Speck U, Schmitt A, et al. Addition of paclitaxel to contrast media prevents restenosis after coronary stent implantation. J Am Coll Cardiol, 2003, 42(8): 1415-1420.
3. Kelsch B, Scheller B, Biedermann M, et al. Dose response to paclitaxel-coated balloon catheters in the porcine coronary overstretch and stent implantation model. Invest Radiol, 2011, 46(4): 255-263.
4. Cremers B, Biedermann M, Mahnkopf D, et al. Comparison of two different paclitaxel-coated balloon catheters in the porcine coronary restenosis model. Clin Res Cardiol, 2009, 98(5): 325-330.
5. Scheller B, Fontaine T, Mangner N, et al. A novel drug-coated scoring balloon for the treatment of coronary in-stent restenosis: Results from the multi-center randomized controlled PATENT-C first in human trial. Catheter Cardiovasc Interv, 2016, 88(1): 51-59.
6. Nijhoff F, Stella PR, Troost MS, et al. Comparative assessment of the antirestenotic efficacy of two paclitaxel drug-eluting balloons with different coatings in the treatment of in-stent restenosis. Clin Res Cardiol, 2016, 105(5): 401-411.
7. Scheller B, Hehrlein C, Bocksch W, et al. Treatment of coronary in-stent restenosis with a paclitaxel-coated balloon catheter. N Engl J Med, 2006, 355(20): 2113-2124.
8. Scheller B, Hehrlein C, Bocksch W, et al. Two year follow-up after treatment of coronary in-stent restenosis with a paclitaxel-coated balloon catheter. Clin Res Cardiol, 2008, 97(10): 773-781.
9. Scheller B, Clever YP, Kelsch B, et al. Long-term follow-up after treatment of coronary in-stent restenosis with a paclitaxel-coated balloon catheter. JACC Cardiovasc Interv, 2012, 5(3): 323-330.
10. Unverdorben M, Vallbracht C, Cremers B, et al. Paclitaxel-coated balloon catheter versus paclitaxel-coated stent for the treatment of coronary in-stent restenosis. Circulation, 2009, 119(23): 2986-2994.
11. Adriaenssens T, Dens J, Ughi G, et al. Optical coherence tomography study of healing characteristics of paclitaxel-eluting balloons vs. everolimus-eluting stents for in-stent restenosis: the SEDUCE (Safety and Efficacy of a Drug elUting balloon in Coronary artery rEstenosis) randomised clinical trial. EuroIntervention, 2014, 10(4): 439-448.
12. Alfonso F, Perez-Vizcayno MJ, Cardenas A, et al. A randomized comparison of drug-eluting balloon versus everolimus-eluting stent in patients with bare-metal stent-in-stent restenosis: the RIBS V Clinical Trial (Restenosis Intra-stent of Bare Metal Stents: paclitaxel-eluting balloon vs. everolimus-eluting stent). J Am Coll Cardiol, 2014, 63(14): 1378-1386.
13. Pleva L, Kukla P, Kusnierova P, et al. Comparison of the efficacy of paclitaxel-eluting balloon catheters and everolimus-eluting stents in the treatment of coronary in-stent restenosis: the treatment of in-stent restenosis study. Circ Cardiovasc Interv, 2016, 9(4): e003316.
14. Rittger H, Brachmann J, Sinha AM, et al. A randomized, multicenter, single-blinded trial comparing paclitaxel-coated balloon angioplasty with plain balloon angioplasty in drug-eluting stent restenosis: the PEPCAD-DES study. J Am Coll Cardiol, 2012, 59(15): 1377-1382.
15. Rittger H, Waliszewski M, Brachmann J, et al. Long-term outcomes after treatment with a paclitaxel-coated balloon versus balloon angioplasty: insights from the PEPCAD-DES study (Treatment of Drug-eluting Stent [DES] In-Stent Restenosis With SeQuent Please Paclitaxel-Coated Percutaneous Transluminal Coronary Angioplasty [PTCA] Catheter). JACC Cardiovasc Interv, 2015, 13(8): 1695-1700.
16. Byrne RA, Neumann FJ, Mehilli J, et al. Paclitaxel-eluting balloons, paclitaxel-eluting stents, and balloon angioplasty in patients with restenosis after implantation of a drug-eluting stent (ISAR-DESIRE 3): a randomised, open-label trial. Lancet, 2013, 9865(381): 461-467.
17. Xu B, Qian J, Ge J, et al. Two-year results and subgroup analyses of the PEPCAD China in-stent restenosis trial: A prospective, multicenter, randomized trial for the treatment of drug-eluting stent in-stent restenosis. Catheter Cardiovasc Interv, 2016, 87(Suppl 1): 624-629.
18. Alfonso F, Perez-Vizcayno MJ, Cardenas A, et al. A prospective randomized trial of drug-eluting balloons versus everolimus-eluting stents in patients with in-stent restenosis of drug-eluting stents: the RIBS IV randomized clinical trial. J Am Coll Cardiol, 2015, 66(1): 23-33.
19. Alfonso F, Perez-Vizcayno MJ, Cuesta J, et al. 3-year clinical follow-up of the RIBS Ⅳ clinical trial: a prospective randomized study of drug-eluting balloons versus everolimus-eluting stents in patients with in-stent restenosis in coronary arteries previously treated with drug-eluting stents. JACC Cardiovasc Interv, 2018, 11(10): 981-991.
20. Wong YTA, Kang DY, Lee JB, et al. Comparison of drug-eluting stents and drug-coated balloon for the treatment of drug-eluting coronary stent restenosis: A randomized RESTORE trial. Am Heart J, 2018, 197(3): 35-42.
21. Baan J, Jr., Claessen BE, Dijk KB, et al. A randomized comparison of paclitaxel-eluting balloon versus everolimus-eluting stent for the treatment of any in-stent restenosis: the DARE trial. JACC Cardiovasc Interv, 2018, 11(3): 275-283.
22. Siontis GC, Stefanini GG, Mavridis D, et al. Percutaneous coronary interventional strategies for treatment of in-stent restenosis: a network meta-analysis. Lancet, 2015, 9994(386): 655-664.
23. Giacoppo D, Gargiulo G, Aruta P, et al. Treatment strategies for coronary in-stent restenosis: systematic review and hierarchical Bayesian network meta-analysis of 24 randomised trials and 4880 patients. BMJ, 2015, 351: h5392.
24. Windecker S, Kolh P, Alfonso F, et al. 2014 ESC/EACTS Guidelines on myocardial revascularization: The Task Force on Myocardial

Revascularization of the European Society of Cardiology (ESC) and the European Association for Cardio-Thoracic Surgery (EACTS)Developed with the special contribution of the European Association of Percutaneous Cardiovascular Interventions (EAPCI). Eur Heart J, 2014, 37 (35): 2541-2619.

25. 中华医学会心血管病学分会介入心脏病学组．中国经皮冠状动脉介入治疗指南(2016). 中华心血管病杂志, 2016, 44 (5): 382-400.
26. 陈韵岱, 王建安, 刘斌, 等．药物涂层球囊临床应用中国专家共识．中国介入心脏病学杂志, 2016, 24 (2): 61-67.
27. Unverdorben M, Kleber FX, Heuer H, et al. Treatment of small coronary arteries with a paclitaxel-coated balloon catheter in the PEPCAD I study: are lesions clinically stable from 12 to 36 months? EuroIntervention, 2013, 9 (5): 620-628.
28. Cortese B, Micheli A, Picchi A, et al. Paclitaxel-coated balloon versus drug-eluting stent during PCI of small coronary vessels, a prospective randomised clinical trial. The PICCOLETO study. Heart, 2010, 96 (16): 1291-1296.
29. Vaquerizo B, Miranda-Guardiola F, Fernandez E, et al. Treatment of small vessel disease with the paclitaxel drug-eluting balloon: 6-month angiographic and 1-year clinical outcomes of the Spanish multicenter registry. J Interv Cardiol, 2015, 28 (5): 430-438.
30. Latib A, Colombo A, Castriota F, et al. A randomized multicenter study comparing a paclitaxel drug-eluting balloon with a paclitaxel-eluting stent in small coronary vessels: the BELLO (Balloon Elution and Late Loss Optimization) study. J Am Coll Cardiol, 2012, 60 (24): 2473-2480.
31. Latib A, Ruparelia N, Menozzi A, et al. 3-Year follow-up of the balloon elution and late loss optimization study (BELLO). JACC Cardiovasc Interv, 2015, 8 (8): 1132-1134.
32. Funatsu A, Nakamura S, Inoue N, et al. A multicenter randomized comparison of paclitaxel-coated balloon with plain balloon angioplasty in patients with small vessel disease. Clin Res Cardiol, 2017, 106 (10): 824-832.
33. Siontis GC, Piccolo R, Praz F, et al. Percutaneous coronary interventions for the treatment of stenoses in small coronary arteries: a network meta-analysis. JACC Cardiovasc Interv, 2016, 9 (13): 1324-1334.
34. Fanggiday JC, Stella PR, Guyomi SH, et al. Safety and efficacy of drug-eluting balloons in percutaneous treatment of bifurcation lesions: the DEBIUT (drug-eluting balloon in bifurcation Utrecht) registry. Catheter Cardiovasc Interv, 2008, 71 (5): 629-635.
35. Stella PR, Belkacemi A, Dubois C, et al. A multicenter randomized comparison of drug-eluting balloon plus bare-metal stent versus bare-metal stent versus drug-eluting stent in bifurcation lesions treated with a single-stenting technique: six-month angiographic and 12-month clinical results of the drug-eluting balloon in bifurcations trial. Catheter Cardiovasc Interv, 2012, 80 (7): 1138-1146.
36. Lopez Minguez JR, Nogales Asensio JM, Doncel Vecino LJ, et al. A prospective randomised study of the paclitaxel-coated balloon catheter in bifurcated coronary lesions (BABILON trial): 24-month clinical and angiographic results. EuroIntervention, 2014, 10 (1): 50-57.
37. Berland J, Lefevre T, Brenot P, et al. DANUBIO - a new drug-eluting balloon for the treatment of side branches in bifurcation lesions: six-month angiographic follow-up results of the DEBSIDE trial. EuroIntervention, 2015, 11 (8): 868-876.
38. Worthley S, Hendriks R, Worthley M, et al. Paclitaxel-eluting balloon and everolimus-eluting stent for provisional stenting of coronary bifurcations: 12-month results of the multicenter BIOLUX-I study. Cardiovasc Revasc Med, 2015, 16 (7): 413-417.
39. Schulz A, Hauschild T, Kleber FX. Treatment of coronary de novo bifurcation lesions with DCB only strategy. Clin Res Cardiol, 2014, 103 (6): 451-456.
40. Kleber FX, Rittger H, Ludwig J, et al. Drug eluting balloons as stand alone procedure for coronary bifurcational lesions: results of the randomized multicenter PEPCAD-BIF trial. Clin Res Cardiol, 2016, 105 (7): 613-621.
41. Bruch L, Zadura M, Waliszewski M, et al. Results from the international drug coated balloon registry for the treatment of bifurcations. can a bifurcation be treated without stents? J Interv Cardiol, 2016, 29 (4): 348-356.
42. Vos NS, Dirksen MT, Vink MA, et al. Safety and feasibility of a PAclitaxel-eluting balloon angioplasty in Primary Percutaneous coronary intervention in Amsterdam (PAPPA): one-year clinical outcome of a pilot study. EuroIntervention, 2014, 10 (5): 584-590.
43. Belkacemi A, Agostoni P, Nathoe HM, et al. First results of the DEB-AMI (drug eluting balloon in acute ST-segment elevation myocardial infarction) trial: a multicenter randomized comparison of drug-eluting balloon plus bare-metal stent versus bare-metal stent versus drug-eluting stent in primary percutaneous coronary intervention with 6-month angiographic, intravascular, functional, and clinical outcomes. J Am Coll Cardiol, 2012, 59 (25): 2327-2337.
44. Nijhoff F, Agostoni P, Belkacemi A, et al. Primary percutaneous coronary intervention by drug-eluting balloon angioplasty: the nonrandomized fourth arm of the DEB-AMI (drug-eluting balloon in ST-segment elevation myocardial infarction) trial. Catheter Cardiovasc Interv, 2015, 86 (Suppl 1): S34-44.
45. Gobic D, Tomulic V, Lulic D, et al. Drug-coated balloon versus drug-eluting stent in primary percutaneous coronary intervention: a feasibility study. Am J Med Sci, 2017, 354 (6): 553-560.
46. Burzotta F, Brancati MF, Trani C, et al. Impact of drug-eluting balloon (pre- or post-) dilation on neointima formation in de novo lesions treated by bare-metal stent: the IN-PACT CORO trial. Heart Vessels, 2016, 31 (5): 677-686.
47. Poss J, Jacobshagen C, Ukena C, et al. Hotlines and clinical trial updates presented at the German Cardiac Society Meeting 2010: FAIR-HF, CIPAMI, LIPSIA-NSTEMI, Handheld-BNP, PEPCAD III, remote ischaemic conditioning, CERTIFY, PreSCD-Ⅱ, German Myocardial Infarction Registry, DiaRegis. Clin Res Cardiol, 2010, 99 (7): 411-417.
48. Zurakowski A, Buszman PP, Milewski KP, et al. Stenting and adjunctive delivery of paclitaxel via balloon coating versus durable polymeric matrix

for de novo coronary lesions: clinical and angiographic results from the prospective randomized trial. J Interv Cardiol, 2015, 28(4): 348-357.

49. Chae IH, Yoon CH, Park JJ, et al. Comparison of drug-eluting balloon followed by bare metal stent with drug-eluting stent for treatment of de novo lesions: randomized, controlled, single-center clinical trial. J Korean Med Sci, 2017, 32(6): 933-941.

50. Poerner TC, Otto S, Gassdorf J, et al. Stent coverage and neointimal proliferation in bare metal stents postdilated with a Paclitaxel-eluting balloon versus everolimus-eluting stents: prospective randomized study using optical coherence tomography at 6-month follow-up. Circ Cardiovasc Interv, 2014, 7(6): 760-767.

51. Ali RM, Degenhardt R, Zambahari R, et al. Paclitaxel-eluting balloon angioplasty and cobalt-chromium stents versus conventional angioplasty and paclitaxel-eluting stents in the treatment of native coronary artery stenoses in patients with diabetes mellitus. EuroIntervention, 2011, 7(Suppl K): K83-92.

52. Wohrle J, Werner GS. Paclitaxel-coated balloon with bare-metal stenting in patients with chronic total occlusions in native coronary arteries. Catheter Cardiovasc Interv, 2013, 81(5): 793-799.

53. 倪忠涵,黄文晖,刘媛,等.紫杉醇洗脱球囊治疗冠状动脉原发病变的安全性和可行性.中华心血管病杂志,2018,46(1):39-43.

54. 于雪,季福绥,许锋,等.紫杉醇涂层球囊治疗直径 2.8mm 及以上冠状动脉原发病变的效果.中华心血管病杂志,2018,46(1):32-38.

55. Poerner TC, Duderstadt C, Goebel B, et al. Fractional flow reserve-guided coronary angioplasty using paclitaxel-coated balloons without stent implantation: feasibility, safety and 6-month results by angiography and optical coherence tomography. Clin Res Cardiol, 2017, 106(1): 18-27.

56. Cortese B, Silva Orrego P, Agostoni P, et al. Effect of drug-coated balloons in native coronary artery disease left with a dissection. JACC Cardiovasc Interv, 2015, 15(8): 2003-2009.

57. Basavarajaiah S, Latib A, Hasegawa T, et al. Assessment of efficacy and safety of combining "paclitaxel" eluting balloon and "limus" eluting stent in the same lesion. J Interv Cardiol, 2013, 26(3): 259-263.

58. Mitomo S, Jabbour RJ, Mangieri A, et al. Mid-term clinical outcomes after bailout drug-eluting stenting for suboptimal drug-coated balloon results: Insights from a Milan registry. Int J Cardiol, 2018, 263(14): 17-23.

59. Verheye S, Vrolix M, Kumsars I, et al. The SABRE Trial (Sirolimus Angioplasty Balloon for Coronary In-Stent Restenosis): angiographic results and 1-year clinical outcomes. JACC Cardiovasc Interv, 2017, 20(10): 2029-2037.

60. Cortese B, di Palma G, Latini RA, et al. Immediate and short-term performance of a novel sirolimus-coated balloon during complex percutaneous coronary interventions. The FAtebenefratelli SIrolimus COated-balloon (FASICO) registry. Cardiovasc Revasc Med, 2017, 18(7): 487-491.

61. Jim MH, Fung RC, Yiu KH. Angiographic result of sirolimus-eluting balloon in de novo small coronary artery lesion (ARSENAL). Int J Cardiol, 2016, 222(21): 992-994.

62. Habara S, Iwabuchi M, Inoue N, et al. A multicenter randomized comparison of paclitaxel-coated balloon catheter with conventional balloon angioplasty in patients with bare-metal stent restenosis and drug-eluting stent restenosis. Am Heart J, 2013, 166(3): 527-533.

63. Jensen CJ, Richardt G, Tolg R, et al. Angiographic and clinical performance of a paclitaxel coated balloon compared to a 2nd generation sirolimus eluting stent in patients with in-stent restenosis-the BIOLUX randomized controlled trial. EuroIntervention, 2018.

FFR 在稳定型冠心病介入治疗中的作用和地位

冠状动脉粥样硬化性心脏病（coronary atherosclerotic heart disease，CHD）是目前世界范围内威胁人类健康的主要死因之一，如何有效预防发病、延缓病情进展和救治冠脉病变成为临床医生需要解决的问题。自 1977 年 9 月 16 日首例冠状动脉血管成形术以来，作为冠心病主要的治疗手段，经皮冠状动脉介入治疗（percutaneous coeonary intervention，PCI）领域发展迅速。40 年过去，PCI 已成为全球最常见的医疗技术之一。其中冠状动脉造影及血管内超声均被认为是诊断冠心病的“金标准”，但它们对评估病变的生理功能存在很多的局限性[1]。能否正确地对病变部位进行功能学评价，制订理想的治疗策略，对提高患者长期预后至关重要。

1993 年 Pijls 等[2]提出的血流储备分数（fractional flow reserve，FFR）能够清晰的显现出冠状动脉的功能学状态，准确判断是否存在心肌缺血以及缺血程度。经过长期的基础与临床研究，FFR 已经成为冠脉狭窄功能性评价的“金标准”。目前 FFR 主要应用于稳定性缺血性心脏病患者冠状动脉造影血管临界病变（直径狭窄 30%~70%）或直径狭窄 90% 以下的无心肌缺血证据病变的功能学评价，同时对于分叉病变及多支病变的手术策略具有一定的指导意义。

随机临床试验已证实，与传统造影策略相比，FFR 指导的冠脉血运重建能改善临床结果，如减少心脏死亡或心肌梗死，降低医疗成本等，并且该获益随着随访时间的延长而更加明显。

一、FFR 作用原理

冠状动脉系统由传导血管和阻力血管两部分组成，前者冠状动脉造影时可被清晰显示，除间隔支动脉垂直进入室间隔被心肌组织环绕外，其余均在心外膜下心脏表面走行，故也称“心外膜冠脉”。冠状动脉循环由心外膜冠状动脉和心肌内微循环血管（直径 <400μm）组成。正常状态下，血流经心外膜冠状动脉传导时并不产生明显的阻力，即血管内压力由近至远保持恒定，心肌血流量的调整主要受微循环阻力变化的影响，即心肌血流量与灌注压呈正比，而与心肌内微循环阻力呈反比。临床上采用血管扩张剂诱发心肌微循环最大程度充血，可使心肌微循环阻力小到忽略不计且恒定，此时，心肌血流量仅受灌注压的影响，由此认为狭窄使最大充血状态下灌注压的降低程度可反映狭窄使心肌血流量减少的程度[3]。FFR 正是基于上述冠状动脉循环的解剖和功能调节原理，定义为心外膜狭窄冠状动脉提供给支配区域心肌的最大血流量与同一支冠状动脉正常时提供给心肌的最大血流量的比值，简化定义为心肌最大充血状态下的狭窄远端冠状动脉内平均压（Pd）与冠状动脉口部主动脉平均压（Pa）的比值[4]。

正常心外膜冠状动脉对血流的阻力很小，FFR 的正常值为 1.0；当心外膜冠脉有狭窄病变存在时，FFR<1.0。FFR=0.60 说明这支冠脉的血供只有正常时的 60%。FFR 有很清晰的阈值，FFR<0.75 的狭窄几乎都会导致心肌缺血，FFR ≥0.75 的狭窄则造成心肌缺血的可能性非常小[4]。

二、FFR 的临床应用

（一）FFR 在临界病变中的应用

因为冠脉造影本身的局限性，对临界病变的评估往往过重，因此临界病变治疗策略的选择，还需要结合无创检查以及其他有创影像学检查结果。FFR 检查与冠脉无创缺血的评估具有明显相关性；对于临界病变，FFR 检查优于包括负荷超声心动图检查、负荷心肌核素检查以及运动平板实验等在内的无创评价。

DEFER 研究[5]是评价 FFR 在冠脉临界病变中应用价值的一个国际多中心前瞻随机性临床研究。共在欧洲 12 家医院和亚洲的 2 家医院入选患者，研究历时 5 年。共纳入 325 例单支临界病变患者，分为三组，其中 FFR<0.75 的患者行介入治疗，为对照组（n=144）；再将 FFR ≥0.75 的患者随机分为 PCI 组（n=90）

和延迟 PCI 组(n=91)。

临床随访 5 年结果显示,PCI 组与延迟 PCI 组的无事件生存率差异无统计学意义(73% vs. 80%,*P*=0.52),但均明显高于对照组(63%,*P*=0.03);而心源性猝死和急性心肌梗死的发生率则显著低于对照组(3.3%;7.9%;15.7%;延迟组与 PCI 组比较,*P*=0.21;对照组与延迟组和 PCI 组比较,*P*=0.003),FFR>0.75 的患者每年死亡或心肌梗死的风险 <1%,支架置入并不能减少发生主要心脏不良事件(MACE)的风险。15 年[6]随访结果:FFR≥0.75 的患者中,延迟组与 PCI 组比较急性心肌梗死发生率更低(2 vs. 3,*P*=0.03)。因此,对于冠脉临界病变,FFR 检查可以替代其他无创性功能检查,指导选择治疗策略。

(二) FFR 在复杂冠脉病变中的应用

随着介入技术和器械的快速发展,越来越多的复杂冠脉病变采用介入方法进行治疗,而 FFR 的应用对于治疗策略的选择具有一定的参考价值。

FAME 研究[7]是一项前瞻性、多中心研究,旨在评估 FFR 指导的 PCI 治疗对多支冠脉狭窄的患者治疗效果是否优于常规 PCI。共纳入多支血管病变(至少 2 支主要血管病变狭窄 >50%)患者 1005 例,随机分为造影指导组和 FFR 指导组,前者在造影示血管直径狭窄 >50% 的病变处均置入支架,而后者仅对 FFR ≤0.8 的病变置入支架。统计分析结果发现两组的手术耗时相似[造影指导组(70±44)分钟 vs. FFR 指导组(71±43)分钟,*P*=0.51],造影指导组的对比剂用量显著增多[(302±127) ml vs. (272±133) ml;*P*<0.001],而且造影组支架置入数量也较 FFR 指导组多[(2.7±1.2)个 vs.(1.9±1.3)个,*P*<0.05]。

平均随访 1 年的结果显示 FFR 指导组不仅减少了支架的置入数量,同时也减少了 1 年 MACE 发生率(13.2% vs. 18.4%,*P*=0.02)、死亡和心肌梗死(7.3% vs. 11%,*P*=0.04)以及 MACE 总数(76 vs. 113,*P*=0.02)。1 年内总 MACE(包括全因死亡、心肌梗死、血运重建在内的复合事件)的发生率 FFR+PCI 组明显低于常规 PCI 组(13.2% vs. 18.3%,*P* =0.02)。1 年后两组间总死亡率、心肌梗死率及冠状动脉旁路移植术(CABG)或再次 PCI 术无明显差别,心绞痛发生率和生活质量评分亦无显著统计学差异。而 2 年[8]的随访结果与 1 年时类似,且 FFR 指导组心肌再梗死发生率降低(6.1% vs. 9.7%,*P*=0.03),无 MACE 生存率则提高 4.5%。5 年[9]的随访结果趋势与之前结果相似,在血管造影组有 31% 的患者发生严重的不良心脏事件(496 例患者中有 154 例),而在 FFR 指导组发生严重的不良心脏事件为 28%(509 例患者中有 143 例)(RR=0.91,95%CI:0.75~1.10;*P*=0.31),同时 FFR 指导组也减少了支架的置入数量[(1.9±1.3)个 vs.(2.7±1.2)个,*P*<0.001]。证明 FFR 检查对多支血管病变的治疗策略选择有重要意义。FAME 试验结果提示:FFR 指导下 PCI 和常规 PCI 相比,在不增加手术时间的基础上可以明显降低多支冠脉病变患者总 MACE 的发生,且有更好的费用获益比。

FAME2[10-11]研究目的是比较 FFR 指导的 PCI 加理想的药物治疗(OMT)与单用 OMT 治疗的临床预后、安全性和费用效益比。共纳入 1220 例血管造影显著狭窄的患者,其中对存在至少一处病变狭窄且该处 FFR ≤0.80 的患者被随机分配至 FFR 指导下的 PCI 治疗和药物治疗组或最佳药物治疗组,FFR>0.80 的患者则接受最佳药物治疗。主要终点事件包括:死亡、心肌梗死或血运重建。共有 888 名患者接受随机化治疗(PCI 组 447 名患者,药物治疗组 441 名患者)。随访 5 年发现 FFR 指导 PCI 组紧急血运重建发生率低于药物治疗组(分别为 6.3% 和 21.1%)而 FFR 指导 PCI 组和药物治疗组 5 年死亡率(分别为 5.1% 和 5.2%)、心肌梗死发生率(分别为 8.1% 和 12.0%)间无显著差异。该研究再次证实:在稳定型心绞痛患者治疗策略选择上,FFR 指导的介入治疗与仅使用药物治疗相比,能有效降低紧急血运重建发生率。

ORBITA 研究[12]是首个在稳定型心绞痛患者中开展的随机安慰剂对照试验,旨在比较 PCI 与安慰剂对患者运动时间增加的影响。通过对 196 例血管成形术治疗的稳定型心绞痛患者的侵入性血流动力学测量进行分层分析,评估 FFR 和 iFR 预测安慰剂对照的 PCI 在稳定型心绞痛患者中的疗效。该研究是首个探讨 FFR 和 iFR 值与 PCI 使心肌缺血患者获益程度的安慰剂对照研究。入选患者为单支病变的稳定型心绞痛患者。平均 FFR 和 iFR 分别为(0.69±0.16)和(0.76±0.22)。97% 的患者进行了一次或多次非侵入性或侵入性缺血检查。与安慰剂相比,PCI 术后心绞痛缓解的患者比例较高(49.5% vs. 31.5%;OR=2.47,95%CI:1.30~4.72;*P*=0.006)。ORBITA 试验的主要临床意义:PCI 使得更多患者的心绞痛症状得到缓解,高于安慰剂组,但对运动时间和改善症状等方面无明显效果。

ORBITA 研究结果的进一步分析结果显示，在严重单支病变的稳定性冠心病患者中，负荷超声积分与心绞痛的缓解较平板运动时间更能反映盲法评估的 PCI 效果。FFR 与 iFR 值越小，PCI 对负荷超声改善的幅度越大。FFR 和 iFR 可预测 PCI 对局部缺血的作用强度。

（三）FFR 在冠状动脉旁路移植术中的应用

已有研究[13]证明与传统冠脉造影指导的冠状动脉旁路移植术相比，血流储备分数（FFR）指导的冠状动脉旁路移植术能显著降低总死亡率或心肌梗死发生率。该研究回顾性分析了 2006—2010 年间接受 CABG 治疗的 627 例患者，其中，198 例患者根据 FFR 至少 1 处狭窄进行搭桥，而 429 例患者根据冠脉造影对所有狭窄进行了搭桥。随访 6 年，与冠脉造影引导组相比，FFR 指导组患者的全因死亡率 / 心肌梗死发生率较低（16% vs. 25%；HR=0.59；95% CI：0.38~0.93），且 FFR 指导组的 MACE 发生率较低（21% vs. 26%；HR=0.77；95% CI：0.51~1.16）。

（四）FFR 对不良事件的预测作用

大多数患者术后由于存在残余弥漫性病变、不良的支架置入、低估再狭窄等情况，术后 FFR 值往往小于 1.0。其中 2/3 的 PCI 术后 FFR 值在 0.80~0.92。有研究[14]发现 PCI 术前后 FFR 变化差值对预后有一定影响。该研究旨在探讨植入药物洗脱支架（DES）后即刻 FFR 对临床事件的临界值和长期预测的意义。该研究共入组 9 个中心的 1476 例 DES 植入的患者，所有患者最大和基线时的 FFR 均 <0.8，植入支架后重新测量 FFR。主要终点是手术后 1 年的靶血管失败（TVF）比率。使用受试者工作特征曲线计算 TVF 的 DES 后 FFR 值，然后根据该值对患者进行分类，并随访 3 年。

随访 1 年结果显示，两组在靶血管再次梗死、CABG 和支架内血栓方面无差异；低 FFR 组心源性死亡、TVF、TLR、TVR 率更高。左前降支病变（LAD）、支架长度和支架直径是 DES 后 FFR 受损的独立因素，而术后 FFR ≤0.88 是 TVF 的唯一预测因子，FFR>0.88 组 40 例（4.0%）TVFs，FFR ≤0.88 组 48 例（8.0%）TVFs（P=0.001）。3 年随访结果与 1 年结果呈现同样的趋势，两组之间的 TVF 差异维持不变（P=0.002）。对于 LAD 病变患者，DES 后 FFR ≤0.905 是 1 年 TVF 的预测因子。

对于未行 PCI 治疗的冠心病患者，FFR 值与单纯冠脉造影结果相比仍有较强的预测价值。一项 FAME2 的亚组研究[15]分析了 607 例在 FAME2 试验中测量 FFR 但未行介入治疗的患者。FFR 变化从 0.20 到 1.00（平均值 0.74 ± 0.16）和 DS（QCA）从 8% 变化到 98%（平均值 53% ± 15%）。主要终点事件为 2 年的 VOCE（血管导向的临床终点），包括：心脏死亡、血管相关的心肌梗死、血管相关的紧急和非紧急的血运重建。根据 FFR 和 DS 值将狭窄分为 4 组：正向一致组（PC 组：FFR ≤0.80；DS ≥50%），负向一致组（NC 组：FFR>0.80；DS<50%），正向不匹配组（PM 组：DS<50%），负向不匹配组（NM 组：FFR>0.80；DS ≥50%）。研究结果发现：VOCE 发生率在 PC 组最高（X^2=80.96；P=0.001），NC 组最低，PM 组高于 NM 组（HR=0.38，95% CI：0.21~0.67；P=0.001）。在 FFR ≤0.80 的 PC 组和 PM 组发生率无明显差异（HR=0.77，95% CI：0.57~1.09；P=0.149）。在 FFR>0.80 的 NC 组和 NM 组发生率也无明显差异（HR=1.89，95% CI：0.96~3.74；P=0.067）。研究结论认为，FFR 与单纯冠脉造影相比，对于临床事件的预测有更重要的作用。

（五）FFR 临界值的判定

冠心病治疗的根本目的是改善冠心病患者的心肌缺血程度，因此明确导致心肌缺血的病变血管，并进行介入治疗对患者长期预后改善至关重要。大量循证医学证明 FFR 在介入治疗中的应用可以指导冠心病患者治疗策略的选择，明显改善冠心病患者的预后。但是在临床应用中 FFR 值处于灰区（0.75~0.80）的病变治疗策略目前尚缺乏统一的认识。

GZ-FFR 研究[16]是一项单中心的前瞻性随机对照研究，旨在对比 FFR 处于灰色地带的稳定型冠心病患者中介入治疗和药物治疗的效果。研究中将冠状动脉血流储备（CFVR）以及充血性狭窄阻力指数（HRS）与 FFR 相结合，共同用于评估血管生理功能，其中 FFR<0.75、CFVR<2.0 以及 HRS>0.8 及为血管功能受限。研究共计纳入了 104 名 FFR 介于 0.75~0.82 的患者，在对所有患者进行心脏负荷灌注 MRI 检查后将其随机分为 PCI 组和药物治疗组（每组 n=52），而后进行了 1 年的随访。其中 PCI 组的患者在术后两个月以及部分药物治疗组的患者在随访期间都复查了心脏负荷灌注 MRI 检查。两组患者术前的 FFR 值、HSR 值和 CEVR 值均无明显差异，其中 8% 的患者 HSR>0.8，28% 的患者 CFVR<2.0。研究将负荷 MRI 结果中≥2

个节段的≥25% 的跨壁缺血或≥1 个节段的≥50% 的跨壁缺血定义为明显缺血。根据 MRI 的结果，在术前的全部患者中，明显缺血的比例为 17.4%，存在缺血的比例为 24.4%，而在术后的 PCI 组患者中明显缺血的比例为 7.3%，存在缺血的比例为 12.2%，比例明显下降。在术后 3 个月对两组患者进行西雅图心绞痛评分的结果提示，PCI 组和药物治疗组患者的体力受限程度和症状稳定程度无明显差异，但是 PCI 组的心绞痛发作频率明显低于药物治疗组（P=0.035），且生活质量也得到了显著改善（P=0.012）。

本研究结果发现：在 FFR 处于灰色地带的稳定型冠心病患者中，约 30% 的患者 CFVR 提示缺血，10% 的 HSR 提示缺血，25% 的患者心脏负荷核磁存在缺血；相较于单纯的药物治疗，PCI 联合药物治疗可以使得心脏负荷核磁提示的缺血减少近 50%，可以降低心绞痛发作频率并改善生活质量；并且心脏负荷 MRI 提示缺血的患者在 PCI 中获益最大、生活质量改善最为明显。

当然，该研究样本量有限，未来还需要大规模的 RCT 研究进行分析，从而给患者带来更精准的治疗和更好的预后。

三、FFR 的局限性

FFR 经过 20 余年的迅速发展，目前已经成为冠脉狭窄功能性评价的公认指标，具有重要的临床意义。首先，每一项检查都有各自的优缺点，FFR 是功能学的检查，并不是影像学的检查，无法对于血管腔内结果进行判定。因此，在进行复杂冠脉介入治疗的过程中，仍然可能需要与患者临床表现、无创生理学检查、IVUS、OCT 等腔内影像学指标相结合，进而综合决定是否需要介入治疗。其次，FFR 是一项技术性操作，在操作过程中缺乏标准和规范就会引起测量结果的误差，从而影响临床决策。因此对于 FFR 的操作要进行规范化的培训，操作中常见的问题都要做到标准化，确保数据的可重复性，才能真正指导临床决策。

总之，FFR 已成为评价冠状动脉狭窄病变功能意义和指导临床治疗方案的重要方法。美国（Ⅱa，A）、欧洲心脏病学会（Ⅰ，A）和我国（Ⅱa，A）的指南[17-19]都推荐应用 FFR 评价临界病变是否存在功能性缺血，指导血运重建。随着 OBITA，GZ-FFR，FAME Ⅱ 5 年随访，FAME 2、DANAMI-3-PRIMULTI、and COMPARE-ACUTE 荟萃分析，瑞典 PCI 注册研究 SCAAR，SYNTAX Ⅲ Revolution 几个大试验相继公布，FFR 降低硬终点事件得到了全面的印证。2018 年 Euro PCR 发表的“稳定型冠心病 PCI 决策的 PCR 声明”综合多个临床试验的结果对稳定型冠心病的介入治疗给出指导性意见，使 FFR 在稳定心绞痛中的指导意义再次全面提升。未来 FFR 将成为指导冠脉血运重建的常规手段，功能性血运重建将成为今后冠脉介入治疗的趋势，从而提高我国整体冠心病的介入治疗水平[20]。

（侯爱洁 段娜）

参 考 文 献

1. Park SJ，Kang SJ，Ahn JM，et al.Visual-functional mismatch between coronary angiography and fractional flow reserve.JACC Cardiovasc Interv，2012，10（5）：1029-1036.
2. Pijls NH，Van Son JA，Kirkeeide RL，et al.Experimental basis of determining maximum coronary，myocardial，and collateral blood flow by pressure measurements for assessing functional stenosis severity before and after percutaneous transluminal coronary angioplasty.Circulation，1993，87：1354-1367.
3. 冠状动脉血流储备分数临床应用专家共识专家组 . 冠状动脉血流储备分数临床应用专家共识 . 中华心血管病杂志，2016，44（4）：292-297.
4. Pijls NH，De Bruyne B，Peels K，et al.Measurement of fractional flow reserve to assess the functional severity of coronary-artery stenoses.N Engl J Med，1996，334（26）：1703-1708.
5. Pijls NH，van Schaardenburgh P，Manoharan G，et al.Percutaneous coronary intervention of functionally nonsignificant stenosis：5-year follow-up of the DEFER Study. J Am Coll Cardiol，2007，49（21）：2105-2111.
6. Zimmermann FM，Ferrara A，Johnson NP，et al.Deferral vs. performance of percutaneous coronary intervention of functionally non-significant coronary stenosis：15-year follow-up of the DEFER trial. Eur Heart J，2015，36（45）：3182-3188.
7. Tonino PA，De Bruyne B，Pijls NH，et al.Fractional flow reserve versus angiography for guiding percutaneous coronary intervention.N Engl J Med，2009，360（3）：213-224.

8. Pijls NH, Fearon WF, Tonino PA, et al.Fractional flow reserve versus angiography for guiding percutaneous coronary intervention in patients with multivessel coronary artery disease: 2-year follow-up of the FAME (Fractional Flow Reserve Versus Angiography for Multivessel Evaluation) study. J Am Coll Cardiol, 2010, 56 (3): 177-184.
9. van Nunen LX, Zimmermann FM, Tonino PA, et al.Fractional flow reserve versus angiography for guidance of PCI in patients with multivessel coronary artery disease (FAME): 5-year follow-up of a randomised controlled trial. Lancet, 2015, 10006 (386): 1853-1860.
10. De Bruyne B, Pijls NH, Kalesan B, et al.Fractional flow reserve versus angiography for guiding percutaneous coronary intervention.N Engl J Med, 2009, 360 (3): 213-224.
11. De Bruyne B, Fearon WF, Pijls NH, et al.Fractional flow reserve-guided PCI versus medical therapy in stable coronary disease.N Engl J Med, 2012, 367 (11): 991-1001.
12. Al-Lamee R, Thompson D, Dehbi HM, et al. Percutaneous coronary intervention in stable angina (ORBITA): a double-blind, randomised controlled trial. Lancet, 2018, 10115 (391): 31-40.
13. Fournier S, Toth GG, De Bruyne B, et al. Six-Year Follow-Up of Fractional Flow Reserve-Guided Versus Angiography-Guided Coronary Artery Bypass Graft Surgery. Circ Cardiovasc Interv, 2018, 11 (6): e006368.
14. Li SJ, Ge Z, Kan J, et al. Cutoff Value and Long-Term Prediction of Clinical Events by FFR Measured Immediately AfterImplantation of a Drug-Eluting Stent in Patients With Coronary Artery Disease: 1-to 3-YearResults From the DKCRUSH Ⅶ Registry Study. JACC Cardiovasc Interv, 2017, 10 (10): 986-995.
15. Ciccarelli G, Barbato E, Toth GG, et al. Angiography Versus Hemodynamics to Predict the Natural History of Coronary Stenoses: Fractional Flow Reserve Versus Angiography in Multivessel Evaluation 2 Substudy. Circulation, 2018, 137 (14): 1475-1485.
16. A randomised controlled trial of PCI vs. optimal medical therapy in patients with stable angina and Grey-Zone Fractional Flow Reserve values. [2018-05-22].https://www.pcronline.com/Cases-resources-images/Resources/Course-videos-slides/2018/Outcomes-of-PCI-for-stable-angina.
17. 中华医学会心血管病学分会介入心脏病学组，中华心血管杂志编辑委员会．中国经皮冠状动脉介入治疗指南 2012（简本）．中华心血管病杂志，2012，40（4）：271-277.
18. Levine GN, Bates ER, Blankenship JC, et al.2011 ACCF/AHA/SCAI Guideline for Percutaneous Coronary Intervention: a report of the American College of Cardiology Foundation/American Heart Association Task Force on Practice Guidelines and the Society for Cardiovascular Angiography and Interventions.Circulation, 2011, 124 (23): e574-651.
19. Wijns W, Kolh P, Danchin N, et al.Guidelines on myocardial revascularization.Eur Heart J, 2010, 31 (20): 2501-2555.
20. 王建安．血流储备分数与冠状动脉功能评价．北京：人民卫生出版社，2012.

冠状动脉功能学评价：QFR、CT-FFR、iFR 与经典 FFR 比较

多年以来，经皮冠状动脉介入治疗（percutaneous coronary intervention，PCI）是治疗冠心病的主要措施。目前，冠状动脉造影（coronary angiography，CAG）仍然是心脏介入医生和心外科医生行再血管化治疗所必需的影像检查，但 CAG 只能评估冠状动脉的解剖学狭窄情况，对确定冠状动脉狭窄的功能意义评估价值有限。一些其他的血管腔内影像学检查，包括血管内超声或光学相干断层成像等，也都只是更好的评估冠脉的解剖情况，而对确定冠状动脉狭窄对供血功能的影响价值有限。然而，只有影响供血功能的狭窄才会导致心绞痛症状，且与不良预后有关[1]。有功能意义的狭窄病变，应行再血管化治疗，而无明显功能影响的狭窄病变不导致心绞痛，可不进行再血管化治疗[2]。近 20 年来，冠状动脉的血流储备分数（fractional flow reserve，FFR）逐渐成为公认的病变功能学评价的"金标准"。目前，国内外指南均推荐，对于稳定性缺血性心脏病患者或者急性冠脉综合征患者的冠状动脉造影显示狭窄程度临界的病变建议行 FFR 指导是否行介入治疗[3]。但是，经典 FFR 虽然对病变功能学意义的评估作用重大，但其为有创操作，需要专用导丝，需要应用血管扩张药物，增加手术时间和风险，增加手术费用，并有较多患者会在检查过程中出现不适症状，应用受到一定限制。因此，人们基于 FFR 的理念，开始探讨开发一些其他的评估手段，较为成熟的主要包括定量血流分数(quantitative flow ratio，QFR）技术、基于冠状动脉 CT 血管造影的血流储备分数(FFR derived from coronary computed tomographic angiography，CT-FFR）和瞬时无波形比值（instantaneous wave-free ratio，iFR）。

一、血流储备分数（FFR）

FFR 定义为狭窄冠状动脉所支配区域心肌的最大血流量（Qs）与理论上同一支冠状动脉无狭窄时该处心肌所能获得的最大血流量（Qn）的比值，即

$$FFR = Qs/Qn = [(Pd-Pv)/Rs] \div [(Pa-Pv)/Rn]$$

（Pd：冠状动脉狭窄远端压力；Pa：主动脉根部压力；Pv：平均静脉压；Rs：存在狭窄时的血管内阻力；Rn：不存在狭窄时的血管内阻力）

当使用药物（如腺苷、三磷腺苷、罂粟碱）诱发最大充血状态时，微循环阻力降到最低，Rs 约等于 Rn，而平均静脉压（Pv）相对于主动脉根部压力（Pa）和冠状动脉狭窄远端压力（Pd）来说可忽略不计，因此上述公式被化简为 FFR = Pd/Pa。FFR 的正常值为 1.0。既往研究提示，当 FFR<0.75 时，提示病变诱发心肌缺血的特异度为 100%，FFR>0.80 则提示病变不引起明显心肌缺血。FFR 在 0.75~0.80 时被认为是"灰区"，需要结合其他信息考虑。目前在临床及研究中，均多采用 FFR ≤0.8 作为需要介入处理的界值。FFR 不受血压、心率及心肌收缩力等血流动力学因素影响，重复性好，被认为是冠状动脉病变功能学评价的"金标准"。

大量研究证实，FFR 在指导临床诊疗策略中有重要意义。DEFER 研究[4]显示，在无心肌缺血客观证据的单支血管病变的稳定性冠心病患者中，病变 FFR ≥0.75 的患者 PCI 治疗不能在药物治疗基础上进一步减少因这些狭窄导致的心源性死亡或心肌梗死的风险。FAME 研究[2]显示，相比于基于 CAG 指导的治疗策略，基于 FFR 指导的治疗策略可降低死亡、非致死性心肌梗死和再血管化的一级终点，还可显著减少置入支架数量和对比剂用量、缩短住院时间，并使治疗费用降低。FAME-2 研究[5]则显示在慢性稳定型心绞痛患者，对 FFR ≤0.80 的冠状动脉病变进行 PCI 加药物治疗较单纯药物治疗显著降低急诊血运重建率和再发心绞痛，且降低 8 天至 2 年的死亡或心肌梗死发生率。同时，针对左主干、分叉病变或弥散病变等

的研究也支持基于 FFR 优化治疗决策[6-7]。

但是，由于经典的 FFR 测量需要在术中进行，且需使用微循环扩张剂，操作相对烦琐，一定程度增加费用，且存在禁忌证，研究者们将 FFR 的理念进行拓展，延伸出了一些其他的冠状动脉病变功能学评价方法，比如无需使用药物的检测手段 iFR 技术，无需使用压力导丝、基于造影影像的 QFR 技术，以及基于冠状动脉 CT 血管造影的无创检测分析技术 CT-FFR。

二、定量血流分数（QFR）

QFR 是一项较新但很有应用前景的技术。它是利用流体力学的原理，通过冠脉造影的三维重建与血流动力学分析获得 FFR 数值的技术（图 1，见文末彩图 27）。

早在 2013 年，Morris 等利用旋转冠状动脉造影计算 QFR，并以传统 FFR 为"金标准"（以 0.8 为界），得出 QFR 诊断准确性、敏感性、特异性分别为 97%、86%、100%，阳性预测值和阴性预测值分别为 100% 和 97%，两者平均误差为 ±0.06[8]。后续有研究利用心肌梗死溶栓治疗临床试验（TIMI）计帧法[9]和三维定量冠状动脉造影（3D-QCA）[10]估算 QFR，同样证明 QFR 有良好的诊断准确性。QFR 分析技术经过了两个发展过程。第一代 QFR 技术是基于微循环扩张后的冠脉造影数据，分析时间数分钟至十分钟。但仍有一定局限性：一是获取造影图像时仍需使用腺苷诱导充血状态；二是需要对所有边支进行重建，使用还是相对复杂；三是分析只能离线分析，无法在导管室里实时快速完成。第二代 QFR 技术进一步改进，不需要注射腺苷等药物，利用常规冠脉造影序列，完成整个评估为 1~5 分钟，能够实现在线评估，更有利于临床使用和推广。

国内在 QFR 的开发和应用方面进展迅速，处于国际先进水平。2016 年，由涂圣贤等人实施的 FAVOR（Functional Diagnostic Accuracy of Quantitative Flow Ratio in Online Assessment of Coronary Stenosis）Pilot 研究[11]分别对比了固定血流模型 QFR（fQFR）、造影剂血流模型 QFR（cQFR）和诱导充血血流模型 QFR（aQFR）的诊断准确性，结果证实 cQFR 优于 fQFR（P=0.006），cQFR 与 aQFR 的差异无统计学意义（P=0.646），也以经典 FFR 为"金标准"证实了基于冠脉造影的 cQFR 具有极高的诊断准确性（86%）。FAVOR Ⅱ China 研究[12]是一项前瞻性、多中心、自身对照的临床研究，以 FFR 为"金标准"，证实 QFR 与 FFR 具有良好的相关性，r=0.857（在线 QFR）和 0.878（离线 QFR）；相比于传统的定量冠状动脉造影（quantitative coronary angiography，QCA），QFR 能显著提高病变判断的特异性和敏感性，其阳性预测值、阴性预测值、阳性相似比和阴性相似比分别为 85.5%，97.1%，11.4 和 0.06。FAVOR Ⅱ Europe-Japan 研究[13]则显示通过由中心实验室在线分析获得的 QFR 能比 QCA 显著提高判断准确性（86.8% 对 65.9%）。由江苏润迈德公司自主开发的 QFR 软件系统也已进入临床研究，由北京大学第一医院牵头在国内多家中心进行，进展顺利。

由此可见，相比于经典的 FFR，QFR 不需要使用腺苷等药物，不增加额外的有创操作和压力导丝的费用，尤其是其阴性预测价值高，能有效减少不必要的操作和费用，且其耗时少，具有极高的临床应用价值。

三、基于冠状动脉 CT 血管造影的 FFR（CT-FFR）

冠状动脉 CT 血管造影（coronary computed tomographic angiography，CCTA）是临床常用的无创冠脉评估手段，能提供冠状动脉狭窄情况的解剖学信息。结合 FFR 的理念，随着近年来计算机流体动力学技术的发展，衍生出了一种基于 CCTA 的无创性 FFR 测定技术——CT-FFR，即基于冠状动脉 CTA 图像，采用计算机流体动力学的方法模拟冠状动脉狭窄在静息及药物负荷状态下的血流动力学状态，通过该无创方法计算出 FFR 值。

随着计算机流体动力学技术的发展，计算机可以通过 CCTA 数据模拟出冠状动脉的解剖模型和血液流体动力学模型。通过基于图像的血流模型可以在真实患者分割建立搏动的冠状动脉血流和压力模型，模拟出冠状动脉树的入口、出口边界条件，并能模拟出注射腺苷后的最大充血状态，计算整个冠状动脉树的流体控制方程，最后创建一个可以显示冠状动脉血液流速及压力的三维冠状动脉树模型，计算出各个点的 FFR 值，即 CT-FFR 值。

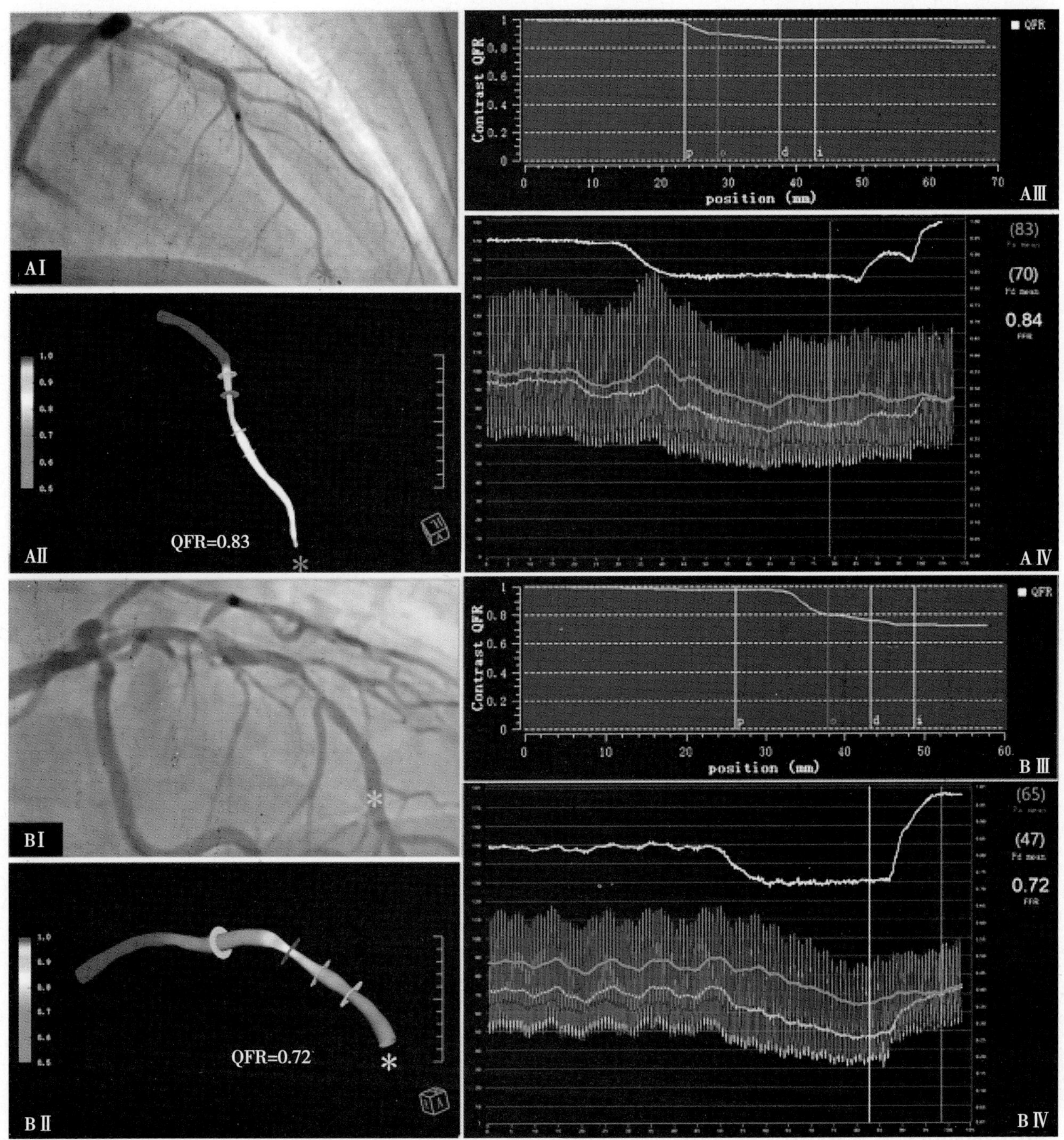

图 1 QFR 分析示意图

AⅠ、BⅠ:冠状动脉造影显示 LAD 临界狭窄;AⅡ、BⅡ:计算至星号的 QFR 值;AⅢ、BⅢ:QFR 模拟回撤时压力变化情况;AⅣ、BⅣ:实测 FFR 情况(图片摘自 Xu B,et al. J Am Coll Cardiol,2017,70:3077-3087)

多项临床研究显示,相比于单纯基于冠脉解剖形态判断,CT-FFR 能更好地识别心肌缺血,有良好的诊断性能和临床应用价值。目前国际上著名的多中心大型前瞻性临床研究包括 DISCOVER-FLOW 研究[14]、DeFACTO 研究[15-16]、HeartFlow NxT 研究[17-18]以及 PLATFORM 研究[19](表 1)。

DISCOVER FLOW 研究、DeFACTO 研究和 HeartFlow NxT 研究纳入的研究对象主要是临床确诊或疑诊的冠状动脉疾病患者,并先后进行了 CCTA、CAG 和经典 FFR 检查。研究结果显示,无论是以靶血管、还是以患者为研究对象进行分析,CT-FFR 检查结果与 FFR 结果均呈现出良好的正相关性,且在诊断敏感性、特异性、阳性预测值、阴性预测值和准确性方面,CT-FFR 较 CCTA 均有明显提升。从各个研究的

表1 主要的验证 **CT-FFR** 的多中心临床研究

	准确性（95% CI）	敏感性（95% CI）	特异性（95% CI）	PPV（95% CI）	NPV（95% CI）	AUC（95% CI）
DISCOVER-FLOW 研究						
血管（n=159）						
CT-FFR	84（78~90）	88（77~95）	82（73~89）	74（62~84）	92（85~97）	0.90
CCTA	59（50~66）	91（81~97）	40（30~50）	47（37~56）	89（76~96）	0.75
患者（n=103）						
CT-FFR	87（79~93）	93（82~95）	82（68~91）	85（73~93）	91（78~98）	0.92
CCTA	61（51~71）	94（85~99）	25（13~39）	58（47~68）	80（52~96）	0.70
DeFACTO 研究						
患者（n=252）						
CT-FFR	73（67~78）	90（84~95）	54（46~83）	67（60~74）	84（74~90）	0.81
CCTA	64（58~70）	84（77~90）	42（34~51）	61（53~67）	72（61~81）	0.68
HeartFlow NxT 研究						
血管（n=484）						
CT-FFR	86（83~89）	84（75~89）	86（82~89）	61（53~69）	95（93~97）	0.93（0.91~0.95）
CCTA	65（61~69）	83（74~89）	60（56~65）	33（27~39）	92（88~95）	0.79（0.74~0.84）
ICA	82（79~86）	55（45~65）	90（86~93）	58（48~68）	88（85~92）	
患者（n=254）						
CT-FFR	81（76~85）	86（77~92）	79（72~84）	65（56~74）	93（87~96）	0.90（0.87~0.94）
CCTA	53（47~57）	94（86~97）	34（27~41）	40（33~47）	92（83~97）	0.81（0.76~0.87）
ICA	77（71~82）	65（53~74）	83（77~88）	63（52~73）	83（77~89）	

CT-FFR：基于冠状动脉 CT 血管造影的血流储备分数；CCTA：冠状动脉 CT 血管造影；ICA：有创冠脉造影；PPV：阳性预测值；NPV：阴性预测值；AUC：曲线下面积；CI：置信区间

受试者工作特征（receiver operating characteristic，ROC）曲线分析来看，CT-FFR 的曲线下面积（area under the curve，AUC）均显示出其在识别患者缺血方面良好的诊断性能。DISCOVER FLOW 研究[14]中，纳入了来自 3 个国家、4 个中心的 103 例疑似或确诊冠心病的患者，共评估了 159 支冠状动脉病变血管，以有创 FFR ≤0.80 作为病变引起心肌缺血的诊断标准。从血管的层面上，CT-FFR 诊断有意义的导致缺血病变的准确度为 84.3%，敏感度为 87.9%，特异度为 82.2%，阳性预测值为 73.9%，阴性预测值为 92.2%；CCTA 狭窄≥50% 诊断心肌缺血的准确度为 58.5%，敏感度为 91.4%，特异度为 39.6%，阳性预测值为 46.5%，阴性预测值为 88.9%。FFR 与 CCTA 诊断缺血性狭窄病变的 ROC 和 AUC 分别为 0.90 和 0.75（P=0.001）。在患者层面上，FFR 诊断缺血病变的准确度为 87.4%，敏感度为 92.6%，特异度为 81.6%，阳性预测值为 84.7%，阴性预测值为 90.9%；而 CCTA 诊断的准确度为 61.2%，敏感度为 94.4%，特异度为 24.5%，阳性预测值为 58.0%，阴性预测值为 80.0%。FFR 与 CCTA 诊断缺血性狭窄病变的 AUC 分别为 0.92 和 0.70（P=0.0001）。同时，在 CCTA 显示狭窄程度为 50%~69% 的 47 支血管中，有 12 支（25.5%）经有创 FFR 测定为缺血相关血管。而对这些血管，CT-FFR 诊断的准确度、敏感度、特异度、阳性预测值、阴性预测值分别为 83.0%、66.7%、88.6%、66.7% 和 88.6%。假阴性结果的血管共 4 支，其有创 FFR 值均在 0.75~0.80 的灰区内。对 CT-FFR 及有创 FFR 检查的相关性研究显示，CT-FFR 值和有创 FFR 值具有较好的相关性，Spearman 秩相关 =0.717，P<0.0001；Pearson 相关系数 =0.678，P<0.0001。该研究结果显示，同 CCTA 比较，CT-FFR 对导

致心肌缺血的病变的诊断准确度有显著提高，且与有创 FFR 较好的相关性，表明 CT-FFR 可成为判断缺血病变的一种可靠的无创影像学方法。DeFACTO 研究[15-16]规模更大，纳入了来自 5 个国家、17 个中心的 252 例疑似或确诊冠心病的患者，共评估 407 支血管，同样以有创 FFR ≤0.80 作为引起心肌缺血的诊断标准。结果显示在患者水平上，CT-FFR 和 CCTA 诊断的准确度、敏感度、特异度、阳性预测值、阴性预测值分别为 73%、90%、54%、67%、84% 和 64%、84%、42%、61%、72%。CT-FFR 及 CCTA 诊断缺血病变的 AUC 值分别为 0.81 和 0.68（P<0.001），CT-FFR 判断病变缺血的准确度为 73%（95% CI：67%~78%），显著高于单纯应用 CCTA 检查的准确度（64%）。对于该研究中 CCTA 检查为中度狭窄（30%~69%）病变的 150 支血管进行亚组分析发现：CT-FFR 和 CCTA 诊断缺血病变的准确度、敏感度、特异度、阳性预测值、阴性预测值分别为 69%、74%、67%、41%、90% 和 63%、34%、72%、27%、78%。在患者层面上，CT-FFR 及 CCTA 诊断缺血病变的 AUC 值分别为 0.81 和 0.50（P=0.0001）。

HeartFlow NxT 研究[17-18]是一项关于 CT-FFR 在冠状动脉缺血病变诊断方面应用的国际多中心、前瞻性研究，其独特之处在于应用了更新的 CT-FFR 分析软件，更加自动化，提高图像质量和计算机三维模拟冠状动脉血管模型质控，统一了 CCTA 检查技术标准，并在各个中心分别进行 CT-FFR 分析而不是像之前由统一的核心试验室来分析 CT-FFR 数据，并且严格按照指南加强了 β- 受体阻滞剂以及硝酸盐类药物的使用，因此更能反映 CT-FFR 在实际临床应用下的诊断价值。其结果同样表明 CT-FFR 较单纯 CCTA 检查提高了特异度，降低了假阳性率，且 FFR 能正确诊断出 CCTA 示假阳性中 68% 的患者和 67% 的病变血管，降低了临床误诊率。

PLATFORM 研究[19]是首次以临床终点事件评估 CT-FFR 临床应用价值的多中心、前瞻性、连续性队列研究，共纳入 11 个中心、584 例患者，这些患者均为新发胸痛，既往无冠心病史，且被临床医生考虑为可能存在冠心病。研究中将上述患者分为计划行有创检查组及计划行无创检查组，每一组均再分为传统检查亚组和 CCTA/FFR 指导亚组。研究结果显示，计划行有创检查组的患者中，传统检查亚组 100%（187/187）的患者都进行了 CAG，其中，137 例（73.3%）经有创 FFR 或 QCA 证实无明显狭窄；而在 CCTA/CT-FFR 指导亚组，只有 39.4%（76/193）的患者接受了 CAG，其中仅有 31.6%（24/76）经有创 FFR 或 QCA 证实无明显狭窄。计划进行有创检查组患者在 CCTA/CT-FFR 指导下取消 CAG 的患者中，无一例在 90 天观察期内出现主要不良心血管事件。此外，使用 CCTA 联合 CT-FFR 的诊断策略使得通过 CAG 检查显示非梗阻性疾病的情况减少了 83%，提示结合 CT-FFR 作出的诊疗策略能在减少医疗保健成本的同时提高患者生活质量，而基于 CT-FFR 未行 CAG 的患者并未增加心血管事件风险。

因此，总的来说，CT-FFR 基于 CCTA 的影像数据，但能显著提高无创评估缺血病变的准确性，在无创的前提下为临床决策提供了更多的信息。相比经典的经导管的有创 FFR 测定，CT-FFR 测定具有无创、经济、低风险、低辐射等优点。但 CT-FFR 有两个局限性：①计算时间偏长，早期的分析技术处理每位患者需要 3 小时左右，目前时间有所缩短，但仍需数十分钟不等；②诊断精度虽然比冠脉 CT 造影有所提高，但其基于 CCTA 的影像数据，受钙化病变、既往支架置入、CABG 术后等影像较大，本身准确性存在局限，因此并不能取代 CAG 和经典 FFR。

四、瞬时无波形比值（iFR）

FFR 的测量需要应用腺苷等血管扩张剂诱发心肌微循环最大程度充血，使心肌微循环阻力小到忽略不计且恒定。有没有可能在不使用血管扩张药物的情况下接近这种状态呢？ADVISE 研究[20]发现，心脏舒张期内存在一段“无波形期”，此期内冠状动脉静息状态微循环阻力最低且相对稳定，类似用腺苷诱发的最大扩张状态。这一时期处于舒张期开始后（112 ± 26）ms，持续约（354 ± 79）ms（占 75% ± 6% 舒张期）。实际测定时，按照心脏舒张期的前 25% 时间点至舒张期结束前 5ms 时间点的时期，其中舒张期的开始由重搏切迹确定，舒张期结束为最低压力转为下一心跳周期的点。无波形期内压力与血流的比值固定，因此可用跨狭窄压力差反映病变对血流的限制。依据这一原理，可以计算得出 iFR，定义为无波形期狭窄远端平均冠状动脉压力与主动脉平均压的比值。其测量方法为：使用常规压力导丝，测量舒张期特定时间（无波形期）的冠状动脉压力，计算其与主动脉内压力的比值。

ADVISE 研究[20]显示，应用腺苷所达到的最大充血状态与无波形期比较，无论是阻力的数量级［(302 ± 315) mmHg s/m：(284 ± 147) mmHg s/m，P=0.70］，还是变异程度［0.08 ± 0.06：0.08 ± 0.06，P=0.96］，皆无显著差异。iFR 与 FFR 呈高度相关（r=0.900，Y=1.0X+0.03）。对 149 个狭窄病变连续两次测量 iFR 显示 iFR 可重复性高（r=0.996）。如果以 FFR=0.80 作为判断缺血病变的“金标准”，通过受试者工作特征（ROC）曲线可得出 iFR 界值为 0.83 时诊断效率最高，曲线下面积为 93%，阳性率为 91%，阴性率为 85%，敏感度为 85%，特异性为 91%。iFR 与心率（46~120 次 / 分；r^2=0.016）、收缩压（r^2=0.001）、舒张压（r^2=0.005），甚至异位心律失常、呼吸导致的血压改变均无关。CLARIFY 研究[21]以充血狭窄阻力指数（hyperemic stenosisresistance，HSR）作为参考标准，显示 iFR 与 FFR 有同等诊断效率，说明 iFR 能作为 FFR 的替代方案，在不使用腺苷的情况下准确的评估缺血情况。Park 等[22]在亚洲人群进行的独立双盲试验对 238 处冠状动脉病变进行 iFR 与 FFR 检测，结果示两者成正相关关系（r=0.77，95% CI：0.71~0.82）。以 FFR ≤0.80 为标准，当 iFR 以 0.9 为界时，其判断缺血的敏感性、特异性、阳性预测值、阴性预测值及诊断准确性分别为 76%，86%，82%，80% 和 82%。

关于 iFR 判断缺血的界值存在一定争议。ADVISE 研究[20]中以 0.83 为界得到了最佳的诊断准确性。VERIFY 研究[23]显示，iFR 以 0.8 为界值的话，诊断准确性仅 60%（95% CI：53%~67%），在 FFR 0.6~0.9 的患者中更是只有 51%（95% CI：43%~59%）。在 ADVISE Ⅱ研究[24]通过前瞻性、多中心研究，在核心实验室采用严格的标准化方法和独立分析表明 iFR 和 FFR 两个指标之间有很强的线性相关性，并指出以 0.89 为 iFR 的最佳临界值时，其灵敏度为 73.0%，特异度为 87.8%。此后多数临床研究均采用以 0.89 作为 iFR 的临界值。但在重度主动脉狭窄[25]、血液透析[26]患者中，仍有学者提出不同的界值。iFR 的最佳界值仍需要更多研究与数据进一步确定。

一系列的研究探讨了 iFR 的临床应用价值。2017 年 5 月新英格兰医学杂志同期公布了两项重要的 iFR 临床应用的研究结果。功能性病变评估指导临界狭窄的血运重建（Functional Lesion Assessment of Intermediate Stenosis to Guide Revascularisation，DEFINE-FLAIR）研究[27]是一项国际多中心、随机、盲法对照研究。共纳入 2492 例冠状动脉疾病患者，其中稳定型心绞痛患者占 35%、急性冠脉综合征患者占 65%，以 1：1 接受 iFR（界值 0.89）或 FFR（界值 0.8）指导血运重建。1 年后两组主要终点事件（全因死亡、非致死性心肌梗死以及非计划内血运重建）发生率相似（iFR 组 6.8%，FFR 组 7.0%，P=0.83），复合终点的任一单一事件发生率两组间均无显著性差异；手术症状和体征方面，iFR 组不良事件发生率显著低于 FFR 组（3.1%：30.8%）；iFR 组手术时间显著降低，平均手术时间为 40.5 分钟，而 FFR 组手术时间为 45 分钟，提示 iFR 指导血运重建效果不劣于 FFR，且手术安全性更佳、手术时间更短。同期发布的 iFR SWEDEHEART 研究[28]是一项多中心、随机、对照、开放标签临床研究，纳入了 2037 例稳定型心绞痛和急性冠脉综合征患者，入组患者的冠状动脉至少存在 1 个狭窄程度 40%~80% 的病变，其中急性冠脉综合征患者只对非罪犯血管进行评估。随机 1：1 分为 2 组，其中 1019 例进入 iFR 组（界值 0.89），有 1012 例患者完成血运重建；1018 例进入 FFR 组（界值 0.8），有 1007 例患者完成血运重建。随访 1 年结果示，iFR 组和 FFR 组主要终点事件发生率分别为 6.7% 和 6.1%（P=0.53），未见显著统计学差异；但 iFR 组平均病变检测数量更多，而确定有显著功能性病变的数量更少，iFR 组平均植入支架数量较 FFR 组更少；FFR 组出现胸部不适的患者显著多于 iFR 组，其他次要终点无统计学差异。这表明 iFR 指导血运重建在全因死亡、非致死性心肌梗死和计划外血运重建方面不劣于 FFR，而 iFR 在减少评估过程中的不适感方面优于 FFR，因此 iFR 指导血运重建是安全的，可以作为 FFR 的替代方案。还有一些研究采取了混合决策的策略，联合利用 iFR 和 FFR 评估病变缺血状态及制订治疗策略，即首先测量 iFR，仅当 iFR 处于设定的“灰区”，难以明确病变功能学意义时再进一步测量 FFR。混合决策可以在保证诊断准确性的基础上减少血管扩张剂的使用。ADVISE Ⅱ研究[24]中，对 iFR ≤0.86 或 iFR ≥0.94 的病变直接根据 iFR 结果进行决策，无需额外应用血管扩张剂，仅当 iFR 在 0.86~0.93 之间进一步测量 FFR。这种策略减少了 65.1% 的患者血管扩张药物的使用，且最终与 FFR 诊断一致性达 94.2%。Petraco 等[29]同样将 iFR 0.86~0.93 作为灰区，对 iFR 处于此区间的患者进一步进行 FFR 测定，与单独使用 FFR 指导血运重建组相比较，两种策略的一致性为 95%，且 57% 的患者避免了血管扩张药的使用。此外，iFR 可能在评价弥漫病变或串联病变的功能意义中发挥独特的重要作用。对于这些病变，应用 FFR 测量涉及需要回撤压力导丝观察压力阶差，且可能需要多次测量，因此需要反复多次较长时间应用血管扩张药物，操作也相对烦琐。Nijjer 等[30-32]通过缓慢回撤压力导丝的方式，测量串联或弥漫病变不同位置 iFR 值并利用计算机软件作出“iFR 生理图”。该方法可以识别真正导致 iFR 迅速降低的具备功能意义的病变段，并预测血运重建后血流动力学变化情况，指导 PCI 策略，有望优化支架植入策略，减少支架长度或支架数量。今年刚公布的一项国际多中心临床研究（iFR GRADIENT 研究）同样证实了 iFR 在弥漫和串联病变中优化治疗策略和预测术后结果的优势[33]。此项研究显示，相较于单纯依据冠脉造影进行决策，iFR 回撤技术提供的信息改变了 31% 的病变的处理策略，显著减少了支架数目和长度。同时，术前通过计算预测的术后 iFR 为 0.93 ± 0.05，术后实测值为 0.92 ± 0.06，预测结果较为准确。

因此，虽然还有一些值得进一步明确的地方（比如最优界值，尤其是对于一些特定患者的最优界值的确定），但 iFR 可不使用血管扩张药物，改善了患者的感受，同时可获得准确的病变功能学评估结果，且可预测术后改善情况，有其独特的优势。

总的来说，经典 FFR 目前仍是功能学角度判断病变是否引起缺血的“金标准”，但其存在一定局限性，临床应用受到一定限制。而 QFR、CT-FFR 和 iFR 等技术则基于血流动力学和功能学评估的理念，利用不同的信息，各有其独特的优势，为临床决策提供了新的手段，有广泛的应用前景。

（易铁慈　李建平）

参考文献

1. Metz LD, Beattie M, Hom R, et al. The prognostic value of normal exercise myocardial perfusion imaging and exercise echocardiography: a meta-analysis. J Am Coll Cardiol, 2007, 49(2): 227-237.
2. Pijls NH, Fearon WF, Tonino PA, et al. Fractional flow reserve versus angiography for guiding percutaneous coronary intervention in patients with multivessel coronary artery disease: 2-year follow-up of the FAME (Fractional Flow Reserve Versus Angiography for Multivessel Evaluation) study. J Am Coll Cardiol, 2010, 56(3): 177-184.
3. 冠状动脉血流储备分数临床应用专家共识专家组. 冠状动脉血流储备分数临床应用专家共识. 中华心血管病杂志, 2016, 44(4): 292-297.
4. Pijls NH, van Schaardenburgh P, Manoharan G, et al. Percutaneous coronary intervention of functionally nonsignificant stenosis: 5-year follow-up of the DEFER Study. J Am Coll Cardiol, 2007, 49(21): 2105-2111.
5. De Bruyne B, Fearon WF, Pijls NH, et al. Fractional flow reserve-guided PCI for stable coronary artery disease. N Engl J Med, 2014, 371(13): 1208-1217.
6. Hamilos M, Muller O, Cuisset T, et al. Long-term clinical outcome after fractional flow reserve-guided treatment in patients with angiographically equivocal left main coronary artery stenosis. Circulation, 2009, 120(15): 1505-1512.
7. Koo BK, Park KW, Kang HJ, et al. Physiological evaluation of the provisional side-branch intervention strategy for bifurcation lesions using fractional flow reserve. Eur Heart J, 2008, 29(6): 726-732.
8. Morris PD, Ryan D, Morton AC, et al. Virtual fractional flow reserve from coronary angiography: modeling the significance of coronary lesions: results from the VIRTU-1 (VIRTUal Fractional Flow Reserve From Coronary Angiography) study. JACC Cardiovasc Interv, 2013, 6(2): 149-157.
9. Tu S, Barbato E, Koszegi Z, et al. Fractional flow reserve calculation from 3-dimensional quantitative coronary angiography and TIMI frame count: a fast computer model to quantify the functional significance of moderately obstructed coronary arteries. JACC Cardiovasc Interv, 2014, 7(7): 768-777.
10. Papafaklis MI, Muramatsu T, Ishibashi Y, et al. Fast virtual functional assessment of intermediate coronary lesions using routine angiographic data and blood flow simulation in humans: comparison with pressure wire - fractional flow reserve. EuroIntervention, 2014, 10(5): 574-583.
11. Tu S, Westra J, Yang J, et al. Diagnostic Accuracy of Fast Computational Approaches to Derive Fractional Flow Reserve From Diagnostic Coronary Angiography: The International Multicenter FAVOR Pilot Study. JACC Cardiovasc Interv, 2016, 19(9): 2024-2035.
12. Xu B, Tu S, Qiao S, et al. Diagnostic Accuracy of Angiography-Based Quantitative Flow Ratio Measurements for Online Assessment of Coronary Stenosis. J Am Coll Cardiol, 2017, 70(25): 3077-3087.
13. Westra J, Andersen BK, Campo G, et al. Diagnostic Performance of In-Procedure Angiography-Derived Quantitative Flow Reserve Compared to Pressure-Derived Fractional Flow Reserve: The FAVOR Ⅱ Europe-Japan Study. J Am Heart Assoc, 2018.
14. Koo BK, Erglis A, Doh JH, et al. Diagnosis of ischemia-causing coronary stenoses by noninvasive fractional flow reserve computed from coronary computed tomographic angiograms. Results from the prospective multicenter DISCOVER-FLOW (Diagnosis of Ischemia-Causing Stenoses Obtained Via Noninvasive Fractional Flow Reserve) study. J Am Coll Cardiol, 2011, 58(19): 1989-1997.

15. Min JK, Leipsic J, Pencina MJ, et al. Diagnostic accuracy of fractional flow reserve from anatomic CT angiography. Jama, 2012, 308 (12): 1237-1245.
16. Nakazato R, Park HB, Berman DS, et al. Noninvasive fractional flow reserve derived from computed tomography angiography for coronary lesions of intermediate stenosis severity: results from the DeFACTO study. Circ Cardiovasc Imaging, 2013, 6 (6): 881-889.
17. Gaur S, Achenbach S, Leipsic J, et al. Rationale and design of the HeartFlowNXT (HeartFlow analysis of coronary blood flow using CT angiography: NeXt sTeps) study. J Cardiovasc Comput Tomogr, 2013, 7 (5): 279-288.
18. Norgaard BL, Leipsic J, Gaur S, et al. Diagnostic performance of noninvasive fractional flow reserve derived from coronary computed tomography angiography in suspected coronary artery disease: the NXT trial (Analysis of Coronary Blood Flow Using CT Angiography: Next Steps). J Am Coll Cardiol, 2014, 63 (12): 1145-1155.
19. Douglas PS, Pontone G, Hlatky MA, et al. Clinical outcomes of fractional flow reserve by computed tomographic angiography-guided diagnostic strategies vs. usual care in patients with suspected coronary artery disease: the prospective longitudinal trial of FFR (CT): outcome and resource impacts study. Eur Heart J, 2015, 36 (47): 3359-3367.
20. Sen S, Escaned J, Malik IS, et al. Development and validation of a new adenosine-independent index of stenosis severity from coronary wave-intensity analysis: results of the ADVISE (ADenosine Vasodilator Independent Stenosis Evaluation) study. J Am Coll Cardiol, 2012, 59 (15): 1392-1402.
21. Sen S, Asrress KN, Nijjer S, et al. Diagnostic classification of the instantaneous wave-free ratio is equivalent to fractional flow reserve and is not improved with adenosine administration. Results of CLARIFY (Classification Accuracy of Pressure-Only Ratios Against Indices Using Flow Study). J Am Coll Cardiol, 2013, 61 (13): 1409-1420.
22. Park JJ, Petraco R, Nam CW, et al. Clinical validation of the resting pressure parameters in the assessment of functionally significant coronary stenosis; results of an independent, blinded comparison with fractional flow reserve. Int J Cardiol, 2013, 168 (4): 4070-4075.
23. Berry C, van't Veer M, Witt N, et al. VERIFY (VERification of Instantaneous Wave-Free Ratio and Fractional Flow Reserve for the Assessment of Coronary Artery Stenosis Severity in EverydaY Practice): a multicenter study in consecutive patients. J Am Coll Cardiol, 2013, 61 (13): 1421-1427.
24. Escaned J, Echavarria-Pinto M, Garcia-Garcia HM, et al. Prospective Assessment of the Diagnostic Accuracy of Instantaneous Wave-Free Ratio to Assess Coronary Stenosis Relevance: Results of ADVISE II International, Multicenter Study (ADenosine Vasodilator Independent Stenosis Evaluation Ⅱ). JACC Cardiovasc Interv, 2015, 8 (6): 824-833.
25. Scarsini R, Pesarini G, Zivelonghi C, et al. Coronary physiology in patients with severe aortic stenosis: Comparison between fractional flow reserve and instantaneous wave-free ratio. Int J Cardiol, 2017, 243: 40-46.
26. Morioka Y, Arashi H, Otsuki H, et al. Relationship between instantaneous wave-free ratio and fractional flow reserve in patients receiving hemodialysis. Cardiovasc Interv Ther, 2018, 33 (3): 256-263.
27. Davies JE, Sen S, Dehbi HM, et al. Use of the Instantaneous Wave-free Ratio or Fractional Flow Reserve in PCI. N Engl J Med, 2017, 376 (19): 1824-1834.
28. Gotberg M, Christiansen EH, Gudmundsdottir IJ, et al. Instantaneous Wave-free Ratio versus Fractional Flow Reserve to Guide PCI. N Engl J Med, 2017, 376 (19): 1813-1823.
29. Petraco R, Park JJ, Sen S, et al. Hybrid iFR-FFR decision-making strategy: implications for enhancing universal adoption of physiology-guided coronary revascularisation. EuroIntervention, 2013, 10 (8): 1157-1165.
30. Nijjer SS, Sen S, Petraco R, et al. Improvement in coronary haemodynamics after percutaneous coronary intervention: assessment using instantaneous wave-free ratio. Heart, 2013, 99 (23): 1740-1748.
31. Nijjer SS, Sen S, Petraco R, et al. Pre-angioplasty instantaneous wave-free ratio pullback provides virtual intervention and predicts hemodynamic outcome for serial lesions and diffuse coronary artery disease. JACC Cardiovasc Interv, 2014, 12 (7): 1386-1396.
32. Nijjer SS, Sen S, Petraco R, et al. The Instantaneous wave-Free Ratio (iFR) pullback: a novel innovation using baseline physiology to optimise coronary angioplasty in tandem lesions. Cardiovasc Revasc Med, 2015, 16 (3): 167-171.
33. Kikuta Y, Cook CM, Sharp ASP, et al. Pre-Angioplasty Instantaneous Wave-Free Ratio Pullback Predicts Hemodynamic Outcome In Humans With Coronary Artery Disease: Primary Results of the International Multicenter iFR GRADIENT Registry. JACC Cardiovasc Interv, 2018, 11 (8): 757-767.

冠状动脉扩张症的新分型及介入治疗指导意义

冠状动脉扩张症是指因各种原因引起的冠状动脉扩张样改变，定义为其直径超过相邻正常冠状动脉的 1.5 倍及以上[1-2]，分为局限性扩张(冠状动脉瘤样扩张)及弥漫性扩张，其中弥漫性扩张是指扩张范围超过冠状动脉长度的 50%[3]。文献报道冠状动脉扩张症发病率大约为 0.2%~10%[4]。冠状动脉扩张症的并发症包括心绞痛、心肌梗死、猝死、破裂等[1,5-6]，其中发生冠状动脉扩张症破裂的患者极少。冠状动脉扩张症的病因复杂(表 1)，目前尚无较大规模的临床研究对其分型及治疗手段进行比较系统评估。大部分动脉粥样硬化性冠状动脉扩张症患者在单纯药物保守治疗下，可无症状长期生存，但也有部分合并心肌缺血的患者，往往对单纯药物治疗效果不好，需要非药物干预。对合并有明显机械压迫症状、冠状动脉瘘的冠状动脉扩张的患者，外科手术治疗为首选。近年，聚四氟乙烯覆膜支架植入术治疗冠状动脉扩张症有增多的趋势，它能即刻减少扩张体部，甚至消失[7-8]，但存在输送困难、分支闭塞、再狭窄率和血栓发生率较高[9]、增加延迟血栓及价格昂贵等不足。对冠状动脉扩张症患者扩张动脉邻近位置的狭窄病变行经皮球囊扩张术，不能改善患者的预后和减少并发症发生[10-11]。

表 1　冠状动脉瘤病因

病因	年龄群	动脉瘤 / 扩张	特点
动脉粥样硬化	成人	动脉瘤 / 扩张	与冠状动脉狭窄密切相关
川崎病	儿童或青少年	动脉瘤	好发于远东地区
炎性疾病	成人	扩张	动脉炎、系统性红斑狼疮、白塞综合征等
瘘	任何年龄	扩张	继发于高速血流的代偿性扩张
冠脉异常	任何年龄	扩张	继发于心肌缺血的代偿性扩张
结缔组织疾病	成人	扩张	马方综合征、埃勒斯 - 丹洛斯综合征，囊性内坏死
霉菌	任何年龄	动脉瘤	感染
医源性	成人	动脉瘤	介入操作相关
可卡因	成人	动脉瘤	血管收缩、粥样硬化或血压高直接内皮破坏

冠状动脉扩张症安全有效的治疗方案存在争议。冠状动脉扩张症的主要病因是动脉粥样硬化(50%以上)[4]，笔者从介入治疗的角度出发，基于冠脉造影下冠状动脉扩张症的解剖形态特点提出动脉粥样硬化性冠状动脉扩张症新分型，旨在指导动脉粥样硬化性冠状动脉扩张症的介入治疗。

一、目前冠状动脉扩张症的分型

1976 年 Markis[12]等根据病变范围，将冠状动脉扩张分为 4 种类型，2017 年 Mohamed[4]等进一步完善局限性冠状动脉扩张的分型(表 2)。这些分型可帮助正确描述冠状动脉扩张的形态及解剖，指导危险分层及预后判断[13]，如：心脏缺血事件更容易发生在弥漫性扩张患者[14]，并且与冠脉扩张程度正相关[15]。

随着介入技术的普及，介入相关动脉瘤的发生概率有所升高，支架术后的冠状动脉瘤的机制较为复杂，Aoli[16]等将支架术后动脉瘤分为 3 型：Ⅰ型假性冠状动脉瘤，好发于支架术后 4 周内，与介入操作致冠脉中膜破坏相关；Ⅱ型真性冠状动脉瘤，好发于支架术后 6 个月以后，其机制与支架平台药物涂层、多聚物对血管的刺激相关；Ⅲ型感染性冠状动脉瘤，常见于金黄色葡萄球菌，也包括真菌等，多数伴有感染的全身症状。其他少见的原因还包括支架断裂所致冠状动脉扩张症发生[17]。

表 2 传统冠状动脉扩张症分类

A. 弥漫性扩张(扩张)	B. 局限性扩张(动脉瘤)
Ⅰ型:双支或三支冠状动脉弥漫性扩张	1. 瘤壁成分
Ⅱ型:一支冠状动脉弥漫性扩张,另一支冠状动脉局限性扩张	• 真性动脉瘤:瘤壁由三层血管结构组成
	• 假性动脉瘤:瘤壁由外膜组成
Ⅲ型:单支冠状动脉弥漫性扩张	2. 形态
Ⅳ型:单支冠状动脉局限性或节段性扩张	• 囊状动脉瘤:直径 > 长轴
	• 纺锤形动脉瘤:长轴 > 直径
	• 巨大动脉瘤:直径 >8mm

上述分型方法对动脉粥样硬化性冠状动脉扩张症的介入治疗指导意义不大,限制了其临床应用价值。

二、用于指导介入治疗的动脉粥样硬化性冠状动脉扩张症新分型

冠状动脉扩张症作为一种形态解剖学诊断,80% 的动脉粥样硬化性冠状动脉扩张症患者合并近端有意义的冠脉狭窄,认为冠状动脉扩张症是梗阻性冠状动脉粥样硬化连续病理生理过程的一种表现形式。冠状动脉粥样硬化性冠状动脉扩张症通常累及多支冠脉血管[18],其中右冠状动脉是最常见的受累血管(40%~61%),前降支(15%~32%),回旋支(15%~23%),左主干(0.1%~3.5%)[1,19-20]。介入干预的主要目的是:冠脉解剖恢复及改善血流紊乱。

首先,冠状动脉扩张程度不仅是评判预后的重要指标,而且与心脏缺血事件密切相关[15]。介入治疗纠正异常扩张的动脉,恢复正常的工作结构。冠状动脉扩张体部毗连节段冠脉的狭窄与动脉扩张的形成密切相关[21],解除冠脉狭窄至关重要。另外,冠脉狭窄的长度是介入治疗后再狭窄发生的独立危险因素。故笔者根据冠状动脉体部直径和邻近节段冠脉狭窄,将冠状动脉扩张症分为 5 型。详见表 3 及图 1。

表 3 冠状动脉扩张症新分型及其指导介入治疗方案

分型	特点	推荐介入治疗方案
Ⅰ型	单个动脉扩张	
Ⅰa 型	动脉扩张直径≤5mm	药物 / 裸支架 / 药物涂层支架
Ⅰb 型	动脉扩张直径介于 5~8mm	双层裸支架覆盖扩张入口
Ⅰc 型 *	动脉扩张直径 >8mm	双层裸支架覆盖扩张入口 / 外科手术
Ⅱ型	一根血管多处局限性扩张	如合并狭窄,可考虑介入干预
Ⅲ型	一根血管弥漫性扩张(>1/2 血管长度)	
Ⅲa	不合并冠状动脉狭窄	建议单纯药物治疗
Ⅲb	合并狭窄长度≤20mm	建议单层裸支架覆盖冠脉狭窄
Ⅲc	合并弥漫性狭窄 >20mm	建议单纯药物涂层支架覆盖冠脉狭窄
Ⅳ型	合并狭窄长度≤10mm	
Ⅳa 型	近端合并狭窄长度≤10mm	建议双层裸支架覆盖扩张入口
Ⅳb 型	远端合并狭窄长度≤10mm	建议双层裸支架覆盖扩张入口
Ⅳc 型	近远端均合并狭窄长度≤10mm	建议裸支架联合药物涂层支架
Ⅴ型	合并弥漫性狭窄 >10mm	
Ⅴa 型	近端合并狭窄长度 > 10mm	建议裸支架联合药物涂层支架
Ⅴb 型	远端合并狭窄长度 > 10mm	建议裸支架联合药物涂层支架
Ⅴc 型	近远端均合并狭窄 > 10mm	建议裸支架联合药物涂层支架

* Ⅰc 型巨大动脉瘤并且有明显的机械压迫症状,建议外科手术治疗

三、新分型的介入治疗指导意义

指导器械选择：选择支撑力强的导引导管（EBU、XB、XB-LAD 或 AL），是球囊、支架顺利输送至靶位置的保证，甚至有些时候需要在微导管的辅助下将导丝通过扩张体部。冠状动脉扩张程度直接关系到导丝通过概率，冠状动脉扩张程度越严重，导丝通过扩张体部越困难，有时导丝在扩张体部内打圈前行（图 1）。鉴于此，选择柔软的工作导丝（如 runthrough、BMW、Sion 导丝）、操作动作轻柔顺畅可以最大限度地保证患者安全。切忌使用超滑导丝。

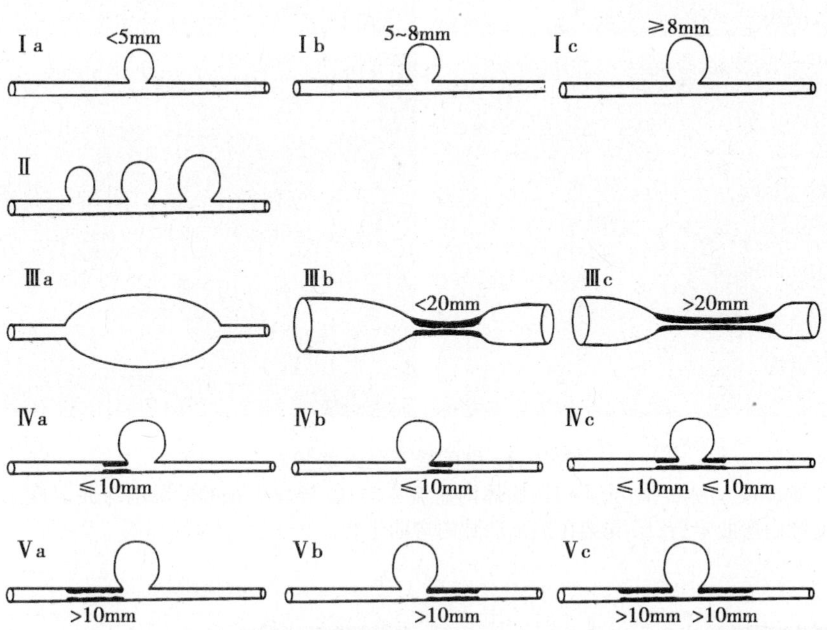

图 1 冠状动脉扩张症的新分型

分型主要依据扩张的直径和扩张部位毗连节段冠脉狭窄长度。Ⅰ型中单纯的冠状动脉扩张症根据扩张体部直径分为三亚型。Ⅱ型为一根冠脉血管上合并多个冠脉。Ⅲ型为冠状动脉弥漫性扩张，按照有无狭窄及狭窄的长度分为三亚型。如果局限性扩张部位毗连节段冠脉有狭窄，根据狭窄长度分为Ⅳ型及Ⅴ型，进一步按照狭窄的位置分为三亚型

指导介入手术方式：覆膜支架植入术具有较多临床局限性。文献报告介入操作后发生冠状动脉扩张的风险，药物洗脱支架（1.4%）高于裸金属支架（0.2%）[22-23]，认为药物洗脱支架相关的动脉扩张形成不仅与支架长度、支架贴壁不良、急性心肌梗死期间植入相关[24]，还与支架植入操作过程、支架平台及药物刺激相关[16]。并且裸金属支架较覆膜支架有更好的通过性及保护分支的作用，特别是在钙化扭曲病变及分叉病变中更为突出[25]；故建议使用金属裸支架覆盖扩张动脉入口，促进扩张动脉体部血栓形成，减少心肌缺血的发生。

动脉粥样硬化性冠状动脉瘤（局限性冠状动脉扩张症）的治疗取决于瘤体直径及其邻近冠脉狭窄的程度及长度。对动脉粥样硬化性冠状动脉瘤没有合并狭窄或合并局限性狭窄的患者（Ⅰb、Ⅰc、Ⅳ a 和Ⅳ b 型），推荐使用双层裸支架治疗，技术关键是双层支架丝重叠部分彻底覆盖扩张体部的入口，这样可以促进瘤体内血液涡流形成血栓，加快瘤体的愈合（图 2，图 3）。对动脉粥样硬化性冠状动脉瘤合并弥漫狭窄的患者（Ⅳc、Ⅴa、Ⅴb 和Ⅴc 型），鉴于弥漫型狭窄病变本身是支架术后再狭窄的重要因素，作者提倡首先使用金属裸支架覆盖瘤体入口，再混合植入药物涂层支架，并保证两层支架的重叠部分完全覆盖瘤体入口（图 4）。

对某些病例只需要干预冠脉狭窄部位，也可以选择单层药物涂层支架治疗。如果动脉粥样硬化性冠状动脉瘤的瘤体扩张程度不重，但合并有弥漫性狭窄，也可以选择药物涂层支架只覆盖狭窄病变，旷置动脉瘤的治疗方法。对冠状动脉呈弥漫型扩张并合并有严重狭窄的患者（Ⅲb 及Ⅲc 型），可以考虑选择金属裸支架（Ⅲb 型）或药物涂层支架（Ⅲc 型）覆盖狭窄病变处，不干预扩张的冠脉（图 5），技术关键是选择合适

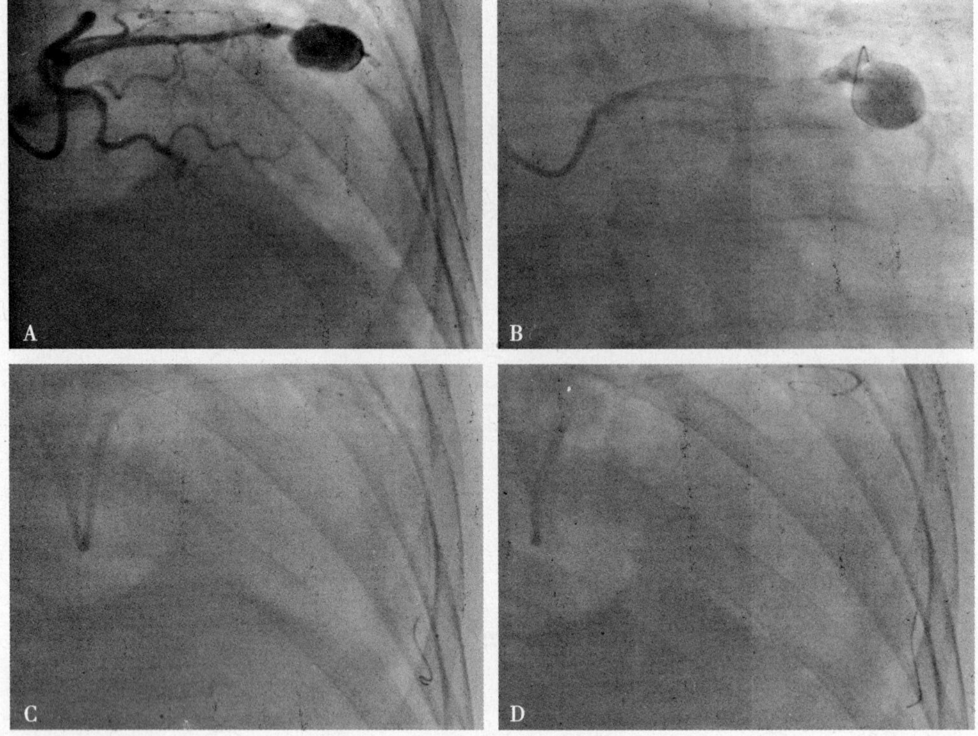

图 2 Ⅰc 型前降支巨大动脉瘤

A. 造影下前降支动脉扩张，无法辨认瘤体内血流方向；B. 导丝扩张的动脉内弯曲走行；C. 球囊在扩张动脉内弯曲走行；D. 支架在扩张动脉内弯曲走行

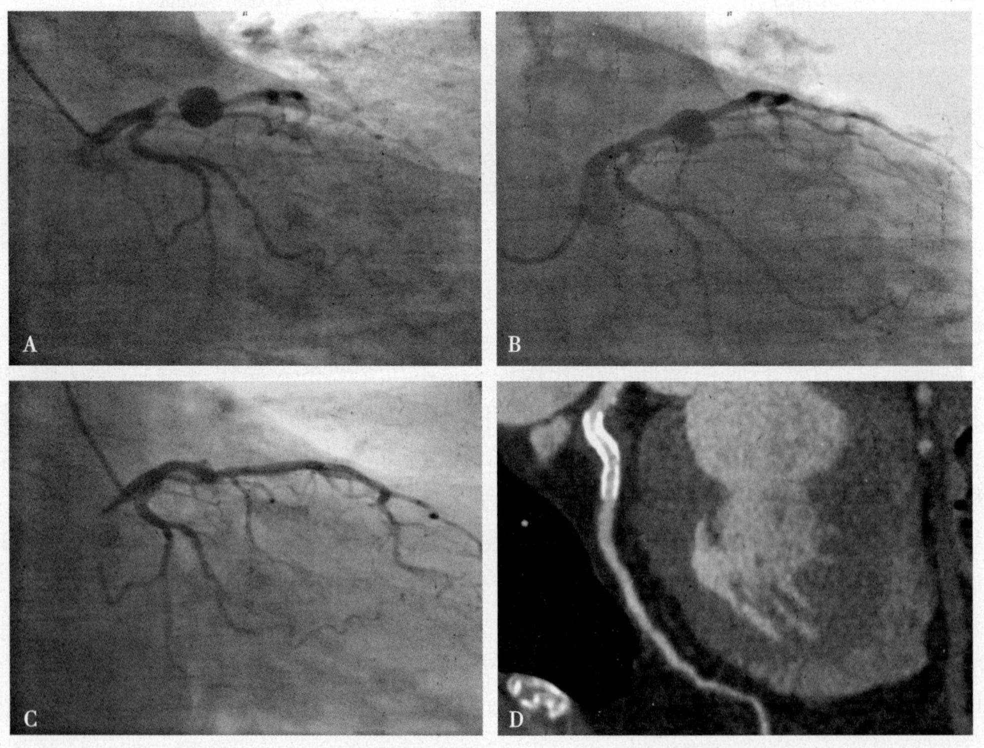

图 3 Ⅳa 型冠状动脉扩张症典型病例

A. 造影下前降支动脉局限性扩张，扩张体部直径约 8mm，体部前合并 90% 局限性狭窄；B. 植入 3.5mm × 13mm 及 3.5mm × 25mm 金属裸支架，造影示扩张体部缩小；C、D. 半年后复查冠脉造影及冠脉 CTA，冠状动脉扩张完全愈合，冠脉无狭窄

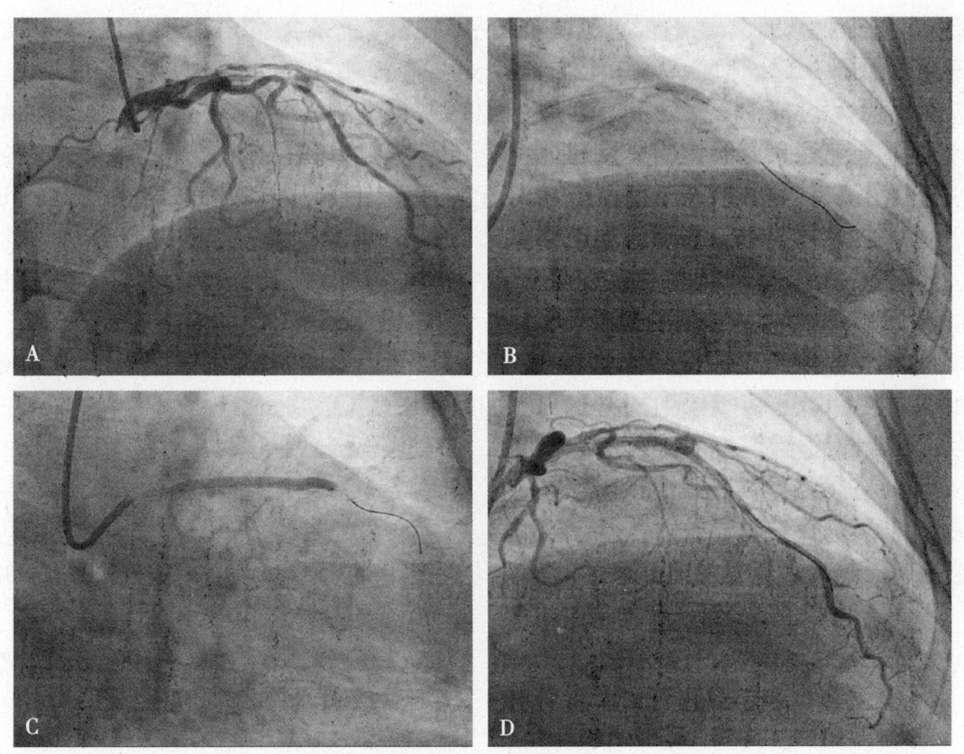

图4 Vc型冠状动脉扩张典型病例

A. 冠脉造影下前降支动脉扩张，扩张体部直径约6mm，体部前后均合并明显有意义狭窄；B. 于体部入口处植入3.0mm×10mm金属裸支架；C. 植入3.0mm×38mm药物涂层支架覆盖前后冠脉狭窄后；D. 最后造影示扩张体部明显缩小，可见血栓形成，冠脉狭窄解除

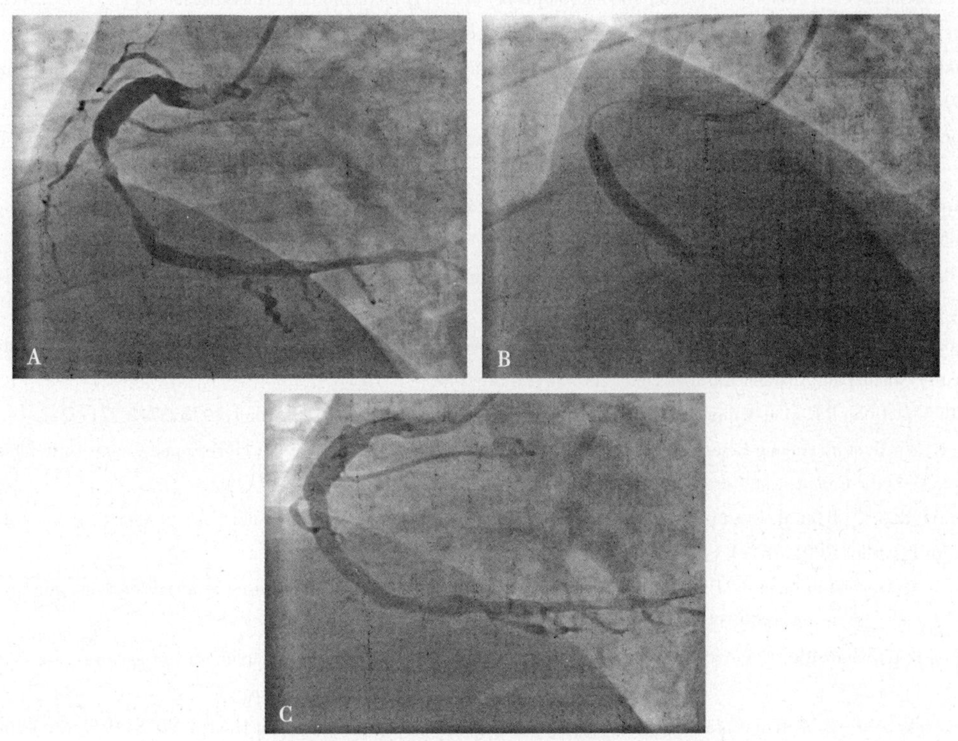

图5 Ⅲc型弥漫性冠状动脉扩张合并狭窄病例

A. 造影下右冠状动脉弥漫性扩张病变，扩张近端直径约8mm，扩张中部合并80%以上狭窄；B. 4.5mm×33mm药物涂层支架，20atm释放，并予以5mm×12mm后扩球囊16~22atm扩张；C. 术后最终造影影像结果

的支架长度及直径。对动脉粥样硬化性冠状动脉弥漫型扩张，且未合并狭窄的Ⅲa 型患者，如果患者反复发生心内膜下心肌梗死，可考虑适度华法林抗凝治疗，抗凝强度取决于患者出血风险的大小。

笔者临床实践[26]显示，冠状动脉扩张症植入双层裸支架的初步结果是满意的，截止 2018 年 6 月我们已对 10 例冠状动脉扩张症进行了双层裸支架，1 例冠状动脉扩张症患者进行单层裸支架，临床结果显示住院期间无心脏事件发生，随访 12 个月显示患者均无再发心肌缺血、再次心肌梗死、支架内再狭窄和支架内血栓形成等不良心血管事件发生，其中一例随访 12 个月瘤体明显缩小，一例 CT 显示 19 个月动脉扩张体部愈合，其余一年造影动脉扩张部全部愈合。另外需指出：在冠状动脉扩张症介入治疗的随访中 CTA 检查有重要价值。

冠状动脉扩张症患者血小板活性增高[27]，植入支架后形成血栓的风险可能会增高，为预防介入治疗后支架相关血栓形成，建议阿司匹林及氯吡格雷双联抗血小板治疗 12 个月。

四、结 束 语

由于冠状动脉扩张症发病率较低，新型分型及介入策略相关的大规模临床研究可行性不强，但是通过病例积累及良好的随访，相信此分型下的动脉粥样硬化性冠状动脉扩张症的介入治疗有一定的临床价值。

（乔树宾 崔锦钢 蒋晓威）

参 考 文 献

1. Syed M, Lesch M. Coronary artery aneurysm: a review. Prog Cardiovasc Dis, 1997, 40(1): 77-84.
2. Jurgensen J S, Schlegl M, Hug J. Severe aneurysmal coronary artery disease. Heart, 2001, 86(4): 404.
3. Nichols L, Lagana S, Parwani A. Coronary artery aneurysm: a review and hypothesis regarding etiology. Arch Pathol Lab Med, 2008, 132(5): 823-828.
4. Elguindy M S, Elguindy A M. Aneurysmal coronary artery disease: An overview. Glob Cardiol Sci Pract, 2017, 2017(3): e201726.
5. Demopoulos V P, Olympios C D, Fakiolas C N, et al. The natural history of aneurysmal coronary artery disease. Heart, 1997, 78(2): 136-141.
6. Swaye P S, Fisher L D, Litwin P, et al. Aneurysmal coronary artery disease. Circulation, 1983, 67(1): 134-138.
7. Burzotta F, Trani C, Romagnoli E, et al. Percutaneous treatment of a large coronary aneurysm using the self-expandable Symbiot PTFE-covered stent. Chest, 2004, 126(2): 644-645.
8. Bavry A A, Chiu J H, Jefferson B K, et al. Development of coronary aneurysm after drug-eluting stent implantation. Ann Intern Med, 2007, 146(3): 230-232.
9. Gercken U, Lansky A J, Buellesfeld L, et al. Results of the Jostent coronary stent graft implantation in various clinical settings: procedural and follow-up results. Catheter Cardiovasc Interv, 2002, 56(3): 353-360.
10. Orlic D, Vitrella G, Corvaja N, et al. New technique to seal a long giant coronary aneurysm with PTFE-covered stents: a case report. Catheter Cardiovasc Interv, 2006, 67(1): 41-45.
11. Cavusoglu Y, Beyaztas S, Latif A E. The use of a polytetrafluoroethylene-covered stent graft to treat an infarct-related severe atherosclerotic lesion with coronary artery aneurysm. Anadolu Kardiyol Derg, 2007, 7(2): 245-246.
12. Markis J E, Joffe C D, Cohn P F, et al. Clinical significance of coronary arterial ectasia. Am J Cardiol, 1976, 37(2): 217-222.
13. Tony H, Meng K, Wu B, et al. Among Ectasia Patients with Coexisting Coronary Artery Disease, TIMI Frame Count Correlates with Ectasia Size and Markis Type IV Is the Commonest. Cardiol Res Pract, 2015, 2015: 282170.
14. Sayin T, Doven O, Berkalp B, et al. Exercise-induced myocardial ischemia in patients with coronary artery ectasia without obstructive coronary artery disease. Int J Cardiol, 2001, 78(2): 143-149.
15. Kruger D, Stierle U, Herrmann G, et al. Exercise-induced myocardial ischemia in isolated coronary artery ectasias and aneurysms ("dilated coronopathy"). J Am Coll Cardiol, 1999, 34(5): 1461-1470.
16. Levisay J P, Roth R M, Schatz R A. Coronary artery aneurysm formation after drug-eluting stent implantation. Cardiovasc Revasc Med, 2008, 9(4): 284-287.
17. Oshima T, Minatsuki S, Myojo M, et al. Coronary Artery Aneurysm Caused by a Stent Fracture. Int Heart J, 2018, 59(1): 203-208.
18. Zimmet J M, Miller J M. Coronary artery CTA: imaging of atherosclerosis in the coronary arteries and reporting of coronary artery CTA findings. Tech Vasc Interv Radiol, 2006, 9(4): 218-226.
19. Aqel R A, Zoghbi G J, Iskandrian A. Spontaneous coronary artery dissection, aneurysms, and pseudoaneurysms: a review. Echocardiography, 2004, 21(2): 175-182.

20. Markis J E, Joffe C D, Cohn P F, et al. Clinical significance of coronary arterial ectasia. Am J Cardiol, 1976, 37(2): 217-222.

21. Schoenhagen P, Ziada K M, Vince D G, et al. Arterial remodeling and coronary artery disease: the concept of "dilated" versus "obstructive" coronary atherosclerosis. J Am Coll Cardiol, 2001, 38(2): 297-306.

22. Ohtsuka M, Uchida E, Yamaguchi H, et al. Coronary aneurysm reduced after coronary stenting. Int J Cardiol, 2007, 121(1): 76-77.

23. Gupta R K, Sapra R, Kaul U. Early aneurysm formation after drug-eluting stent implantation: an unusual life-threatening complication. J Invasive Cardiol, 2006, 18(4): E140-E142.

24. Alfonso F, Perez-Vizcayno M J, Ruiz M, et al. Coronary aneurysms after drug-eluting stent implantation: clinical, angiographic, and intravascular ultrasound findings. J Am Coll Cardiol, 2009, 53(22): 2053-2060.

25. Iakovou I, Dimopoulos A, Dangas G. Normal to normal: a method of treatment of coronary aneurysms with deployment of bare-metal stents. J Invasive Cardiol, 2011, 23(5): E121-E125.

26. Qiao S B, Li J, Cui J G, et al. Efficacy of bare metal stent for treating focal coronary artery aneurysm complicating with severe stenosis in single coronary artery. Zhonghua Xin Xue Guan Bing Za Zhi, 2018, 46(4): 279-283.

27. Yasar A S, Erbay A R, Ayaz S, et al. Increased platelet activity in patients with isolated coronary artery ectasia. Coron Artery Dis, 2007, 18(6): 451-454.

心肌缺血和心肌存活指导血管重建术的临床应用及新进展

一、心肌缺血血运重建术临床应用

MPI是可疑冠心病患者最常用的检查方式。一项多中心、3个平行组的随机对照临床试验（The CE-MARC 2 trial），随机入选1202例可疑冠心病患者，随机分为心脏磁共振显像指导组（CMR，481例）、MPS指导组（481例）以及英国国家卫生与临床优化研究所（NICE）指导组（240例）。主要研究终点为12个月内行不必要的CAG，次要终点包括12个月内发生不良心脏事件（MACE）、CAG阳性和治疗相关的并发症。研究结果显示：对于可疑冠心病患者，CMR指导组和MPS指导组12个月内行不必要的CAG率较NICE指导组低（分别为7.4%、7.5%、28.8%），而CMR组和MPS组之间差异无统计学意义。三组间MACE发生率类似[1]。

一组对11 372例患者的观察性研究[2]，直接比较一项有创性方法（直接行CAG）与一项保守方法（先行负荷MPI，有指征时再行CAG）在低、中、高危患者中接受冠状动脉血运重建的差异。结果发现，与有创方法比较，保守方法能够明显降低中危和高危患者接受冠状动脉血运重建术率，而两组患者的心脏性死亡和心肌梗死率没有增加（表1）。

表1　有创方法和保守方法在冠脉血运重建术的比较

	死亡/心肌梗死（%）		冠脉血运重建（%）	
	直接冠状动脉造影	心肌灌注显像+选择性造影	直接冠状动脉造影	心肌灌注显像+选择性造影
低危	2.5	2.1	16	14
中危	5	4.7	27	13
高危	9	8.3	30	16

（一）冠心病血管重建术前评价及术后疗效判断

冠状动脉搭桥术（CABG）和经皮冠状动脉介入术（PCI）是对冠心病非常有效的治疗措施。而MPI对能够明确冠心病患者有无心肌缺血，心肌缺血的程度和范围，对多支病变的冠心病患者筛选出罪犯血管，对冠心病患者进行危险度分层，指导个体化治疗方案的制订，让冠心病患者得到最大限度获益。冠状动脉血管重建术后，具体疗效如何，再发胸痛是否由于发生血管再狭窄抑或由新的病变血管所导致，MPI可以进行准确评价，对后续治疗提供重要参考。

1. 冠状动脉血管重建术前评价　冠心病患者在治疗前行MPI检查的主要目的是明确诊断、评估病情，尤其是评价心肌缺血的程度和范围，发现并确认导致心肌缺血的罪犯血管，为治疗决策提供详实的循证医学证据（病例1）。血管重建术前MPI提供的信息见表2，MPI评价危险度的标准及处理原则见表3。

表2　血管重建术前MPI提供的信息[3]

评价心肌缺血的部位、范围和程度	一定程度上评价心肌存活
危险分层	评价左心室整体功能
筛选罪犯血管	指导个体化治疗方案的制订（药物、PCI、CABG、心脏移植）

表 3 MPI 评价危险度的标准[4]

低危险度(发生心源性死亡率 <1%)
心肌缺血面积占左心室面积 <10%
心肌灌注显像正常或者基本正常
心肌灌注显像正常或者基本正常,LVEF 也正常或者基本正常,则为典型的低危险度
中等危险度(心源性死亡率 <1%,非致死性心肌梗死率接近 1%),随访,特殊症状随时处理
心肌缺血面积占左心室面积 10%~20%,LVEF 正常;没有运动状态下左心室失代偿
高危险度(发生心源性死亡率 >3%)最好是行血管重建术治疗
静息状态下左心室功能严重受损(LVEF ≤30%)
运动(药物)负荷 LVEF- 静息 LVEF>5%
心肌缺血面积占左心室面积 >20%
心肌缺血面积占左心室面积 10%~20%,伴有肺部放射性摄取增高
出现≥5 个心肌节段的心肌缺血区

病例 1 男性 65 岁,177cm,81kg,1 周前查体 ECG 发现 T 波改变。平日无胸闷胸痛及其他不适,一般活动不受限制。既往无高血压、糖尿病、高脂血症,银屑病 30 余年。无冠心病家族史。UCG:LA 增大 41mm,LVEDD:52mm,LVEF:68%,室壁厚度及运动均正常。门控静息 + 药物负荷 MPI 发现多个心肌节段血流灌注明显受损,左心室心尖、前壁运动减弱(图 1,见文末彩图 28;图 2,见文末彩图 29)。之后行冠状动脉造影:LM(-)LAD 近段 100% 闭塞,中间支近段 60%,LCX 管壁不规则,RCA 左室后支 60%~70% 狭窄,并于 LAD 串联式置入支架 2 枚。

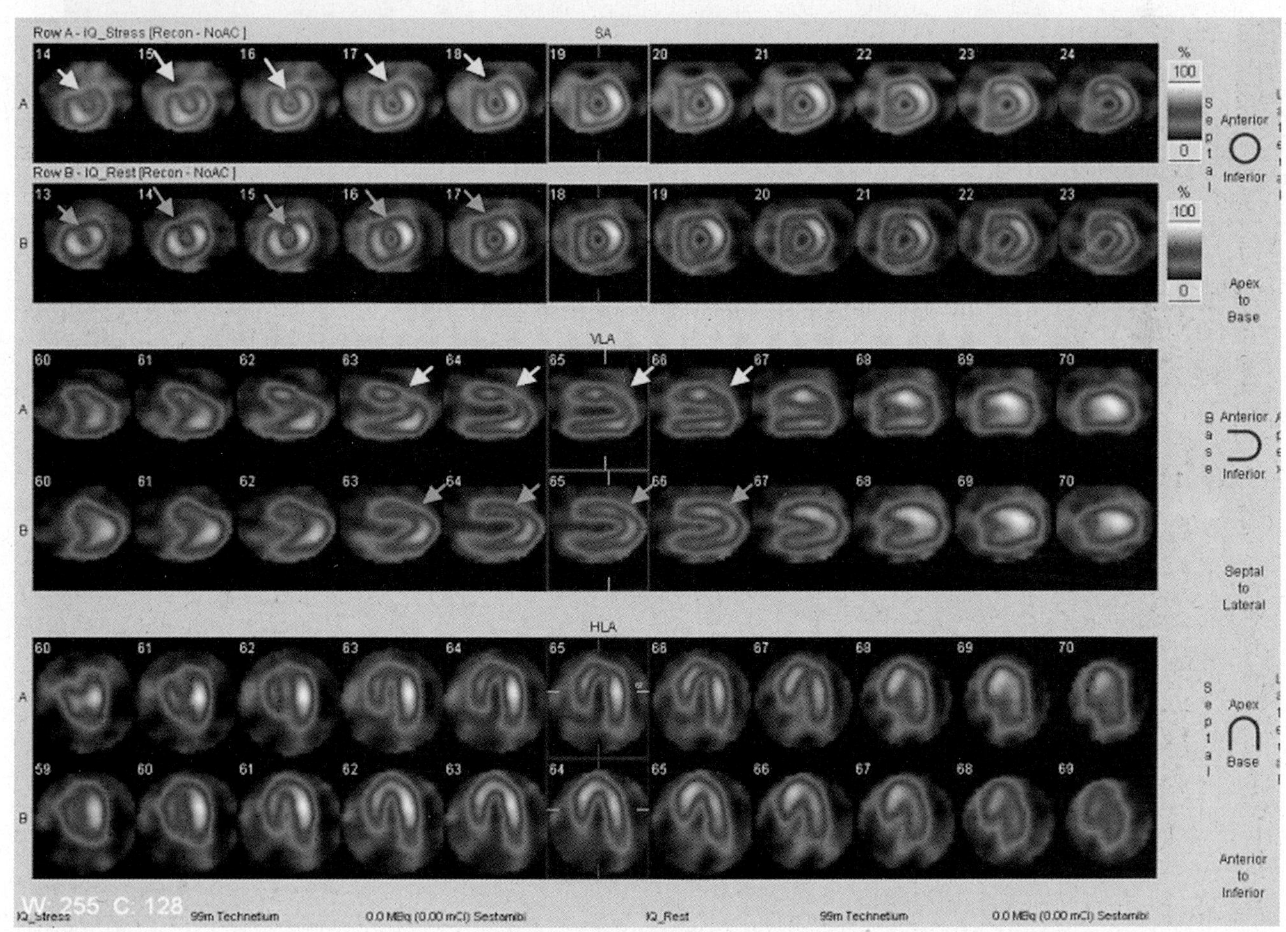

图 1 静息 + 药物负荷 MPI

药物负荷心肌灌注显像(A 排)示,左心室腔增大,心尖段、前壁心尖段、侧壁心尖段、部分前壁中段放射性分布明显稀疏 - 缺损区(黄色箭头),静息像(B 排)心尖、前壁心尖段、侧壁心尖段、部分前壁中段放射性分布有明显充填,(绿色箭头),提示心肌血流灌注受损,严重缺血(约占左心室心肌面积 20%)

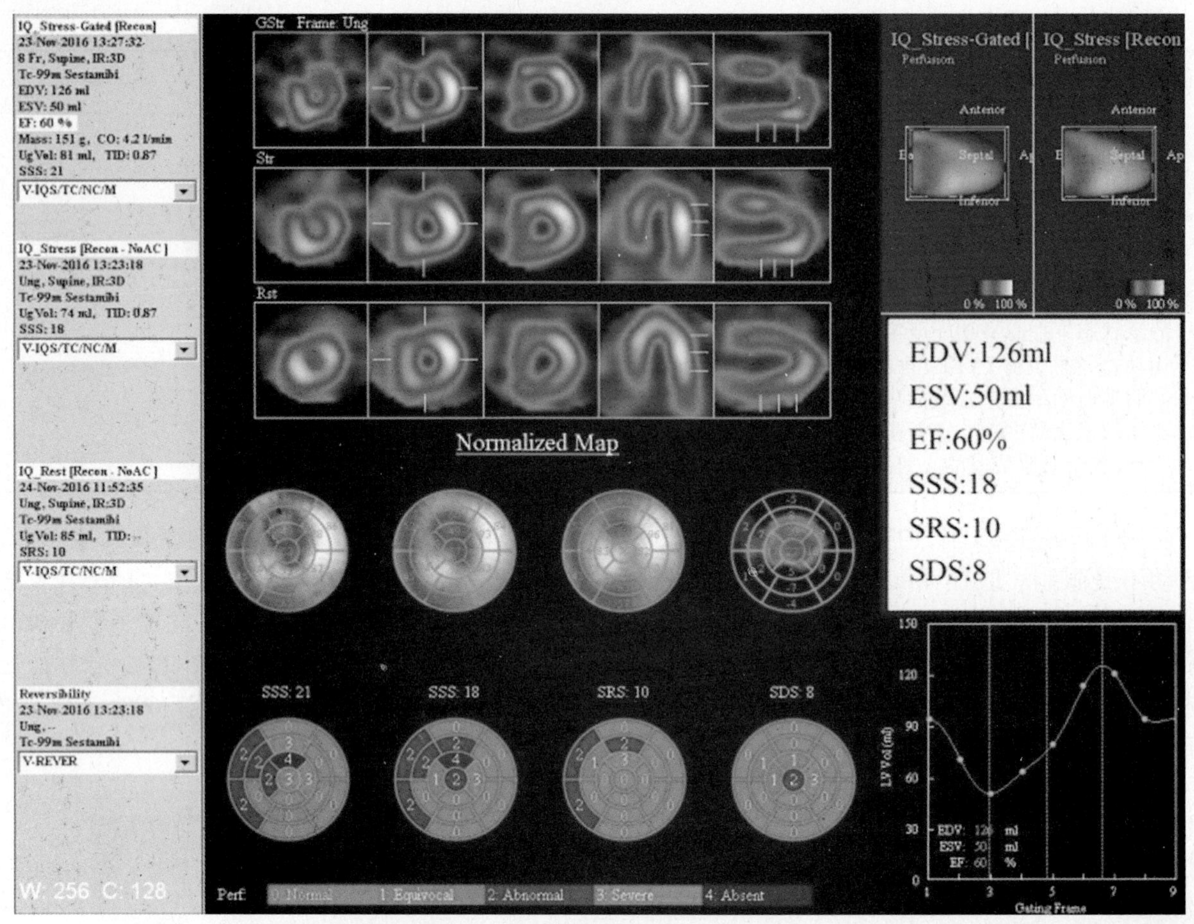

图 2 Corridor 4DM 软件分析结果

EDV:126ml,ESV:50ml,左心室整体收缩功能正常,LVEF:60%。左心室心尖、前壁运动减弱,余室壁运动未见明显变化

2. **PCI 术后** 越来越多的复杂病变和高风险患者成功得到 PCI 术治疗,但 PCI 术后再狭窄和冠状动脉病变的进展,仍然可以导致患者预后不良。PCI 术后 MPI 可以在早期评估是否有支架内再狭窄或者新的病变导致心肌缺血。PCI 术后 MPI 异常的因素包括:围术期的损伤、游离斑块造成新的血管管腔狭窄或者置入支架造成毗邻血管分支开口处部分阻塞,以及没有进行处理的血管病变等(病例 2)。

病例 2 73 岁男性患者,160cm,85kg,因反复心前区不适 7 年来诊。患者 7 年前无明显诱因间断出现胸痛胸闷,多于劳累后及情绪激动时发作,每次持续 10~30 分钟,休息可缓解。既往史:2009 年 LAD 置入支架 1 枚。无冠心病家族史。门控静息 + 药物负荷 MPI 示左心室前壁心尖段和中段轻 - 中度心肌缺血,左心室心尖段和前壁心尖段室壁运动和增厚率轻 - 中度减弱(图 3,见文末彩图 30;图 4,见文末彩图 31)。随后冠脉 CTA 示:LAD 支架内重度狭窄。UCG:LVEDD 47mm,LVEF:65%,各室壁厚度及运动正常,各心腔内径正常。

Zellweger 等[5]等对 356 名接受支架术的患者进行了一项前瞻性研究,每隔半年进行一次 MPI 检查并随访 4 年,结果显示 81 名患者发生靶血管供血区的心肌缺血,其中 62% 为无症状者。Milavetz 等[6]的研究结果显示,CAG 发现 PCI 术后冠状动脉再狭窄(>50%)33 例,其中 MPI 提示有心肌缺血者 22 例;而如果以冠状动脉血管狭窄 >70% 为标准,MPI 诊断再狭窄的敏感性、特异性、阳性预测值、阴性预测值和准确性分别为 95%、73%、88%、89%、88%。

张晓丽等[7]既往对 318 例行冠状动脉腔内成形术(PTCA 或者 PCI)后行运动负荷 + 静息 MPI,将患者分为正常组、固定性缺损的心肌梗死组及可逆性缺损的心肌缺血组,结果为心肌缺血组的良性心脏事件(10.7%)(行血管重建术)明显高于正常组(1.5%)和心肌梗死组(2.5%)(P<0.0001),心肌缺血组的恶性心脏事件(3.9%)(心源性死亡、和心肌梗死)明显高于正常组的患者(0.2%)(P<0.05);而运动 MPI 正常的患者,

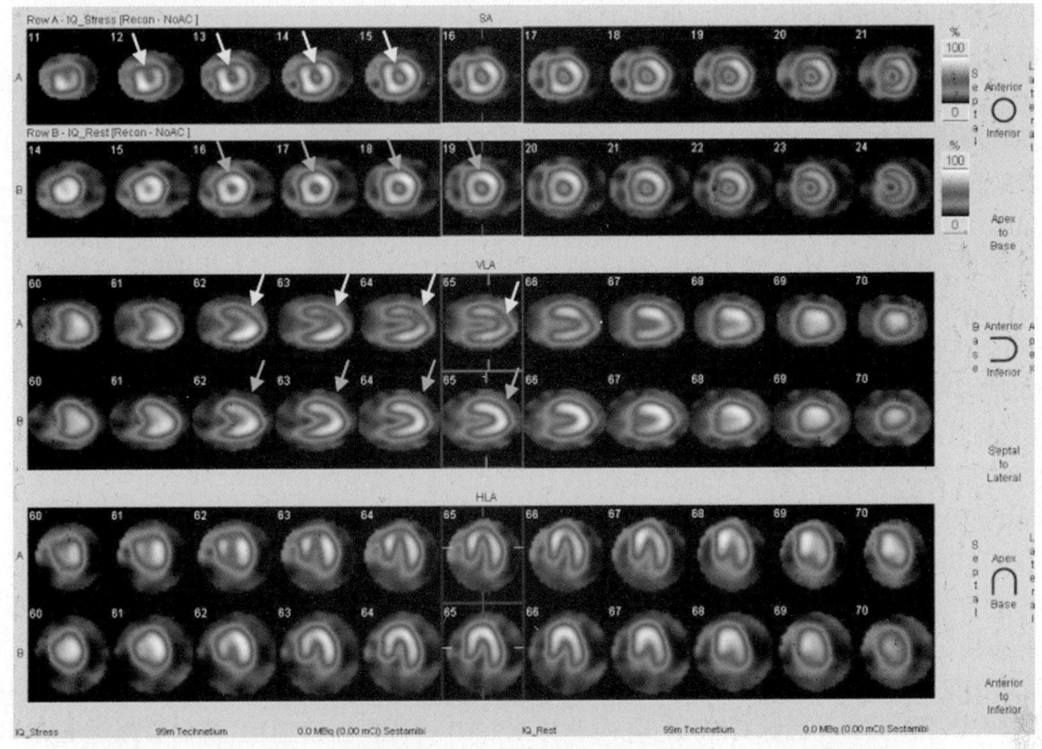

图 3 静息 + 药物负荷 MPI

负荷显像图像(A 排),左心室心腔不大,形态正常,前壁心尖段和前壁中段放射性分别轻 - 中度稀疏(黄色箭头);静息心肌灌注显像(B 排)左心室各室壁心肌节段放射性分布均正常,结合负荷心肌灌注显像,前壁心尖段和中段放射性"完全充填"(绿色箭头),提示左心室前壁心尖段和中段轻 - 中度心肌缺血,约占左心室面积的 12%

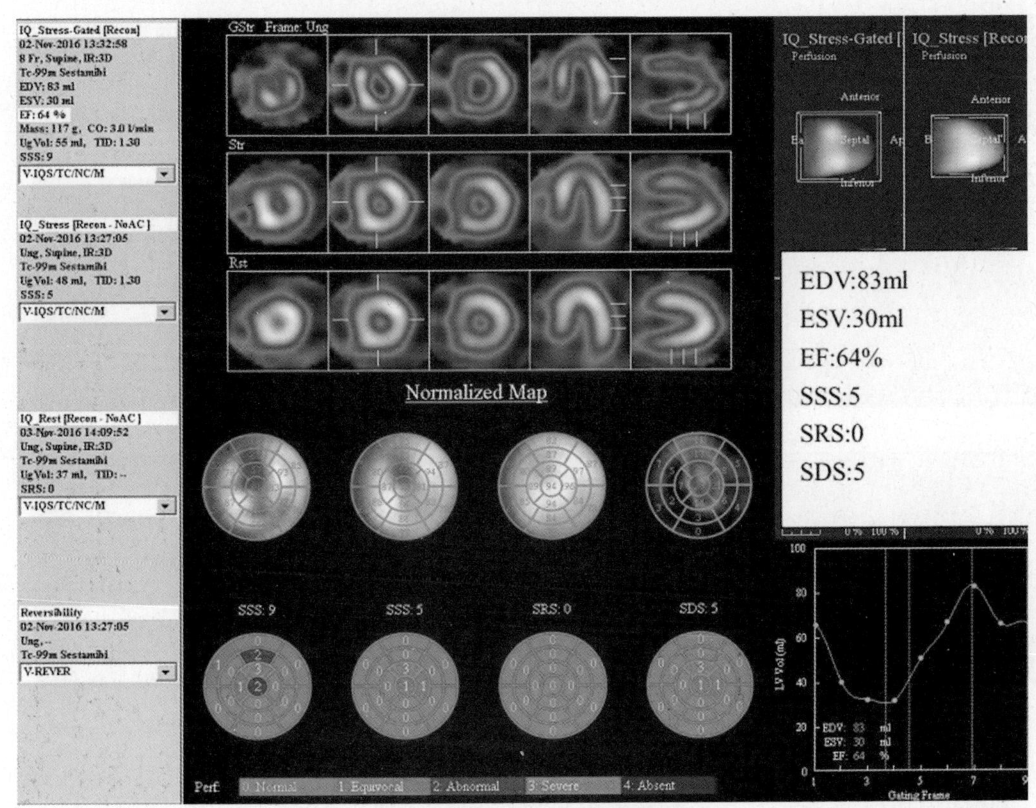

图 4 Corridor 4DM 软件分析

左心室整体收缩功能正常,EDV:83ml,ESV:30ml,LVEF:64%;左心室心尖段和前壁心尖段室壁运动和增厚率轻 - 中度减弱其年良性心脏事件率(1.5%)和年恶性心脏事件率(0.5%)均很低,研究结果表明,PCI术后运动MPI正常的患者长期预后良好,而有可逆性心肌缺血的患者为高危患者,需要进行积极治疗,从而改善这部分患者的预后(图5,见文末彩图32)。

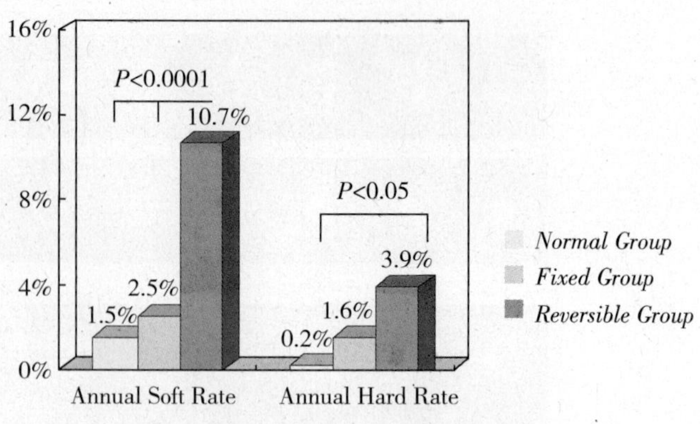

图5 年良性和恶性心脏事件发生率

3. CABG术后评价 CABG是治疗严重冠心病的有效手段,其疗效与桥血管的通畅性和非桥血管供血区域是否也有心肌缺血存在密切关系。CABG术后患者进行MPI检查的目的在于评价桥血管的供血功能、发现是否存在其他心肌缺血,以及推测是否发生桥血管的再狭窄甚至闭塞。见病例3。

病例3 患者,男性72岁,167cm,81kg,患者近10年反复出现气短,一般活动后出现,休息可缓解,无胸痛和胸闷。既往史:1998年急性心肌梗死,2006年接受CABG术治疗。高血压病10余年,药物控制尚可,糖尿病30年,诺和灵50R早餐前50U,晚餐前20U。无冠心病家族史。门控静息+药物负荷MPI提示多个节段心肌梗死改变,左心室整体收缩功能严重受损,左心室下壁各节段和后侧壁中段和基底段室壁运动消失,增厚率明显减弱(图6,见文末彩图33;图7,见文末彩图34)。UCG:节段性室壁运动异常,LA增大,主动脉瓣轻度反流,二尖瓣中度反流,LVEDD:51mm,LVEF:53%。冠脉CTA示:乳内动脉至LAD远段桥血管通畅,桥血管以远LAD不规则,管

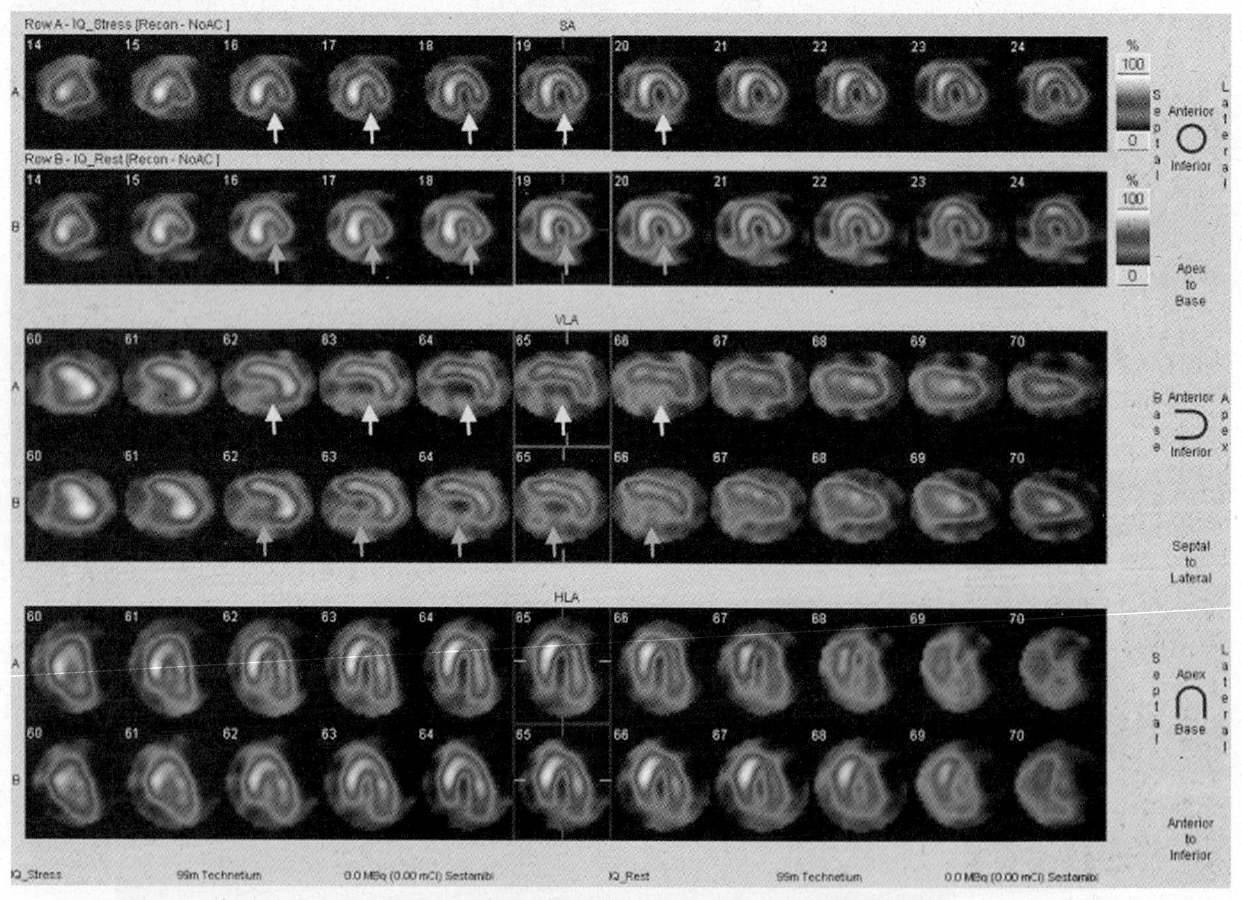

图6 静息+药物负荷MPI

药物负荷心肌灌注显像(A排)示,左心室心腔增大,形态失常,下壁各心肌节段(心尖段、中段、基底段)、部分后侧壁(中段和基底段)放射性分布缺损(黄色箭头);静息心肌灌注显像(B排)上述部位心肌节段的放射性分布与负荷心肌灌注显像无明显变化(绿色箭头),提示为心肌梗死性改变,约占左心室面积24%,建议行PET心肌代谢显像评价存活心肌

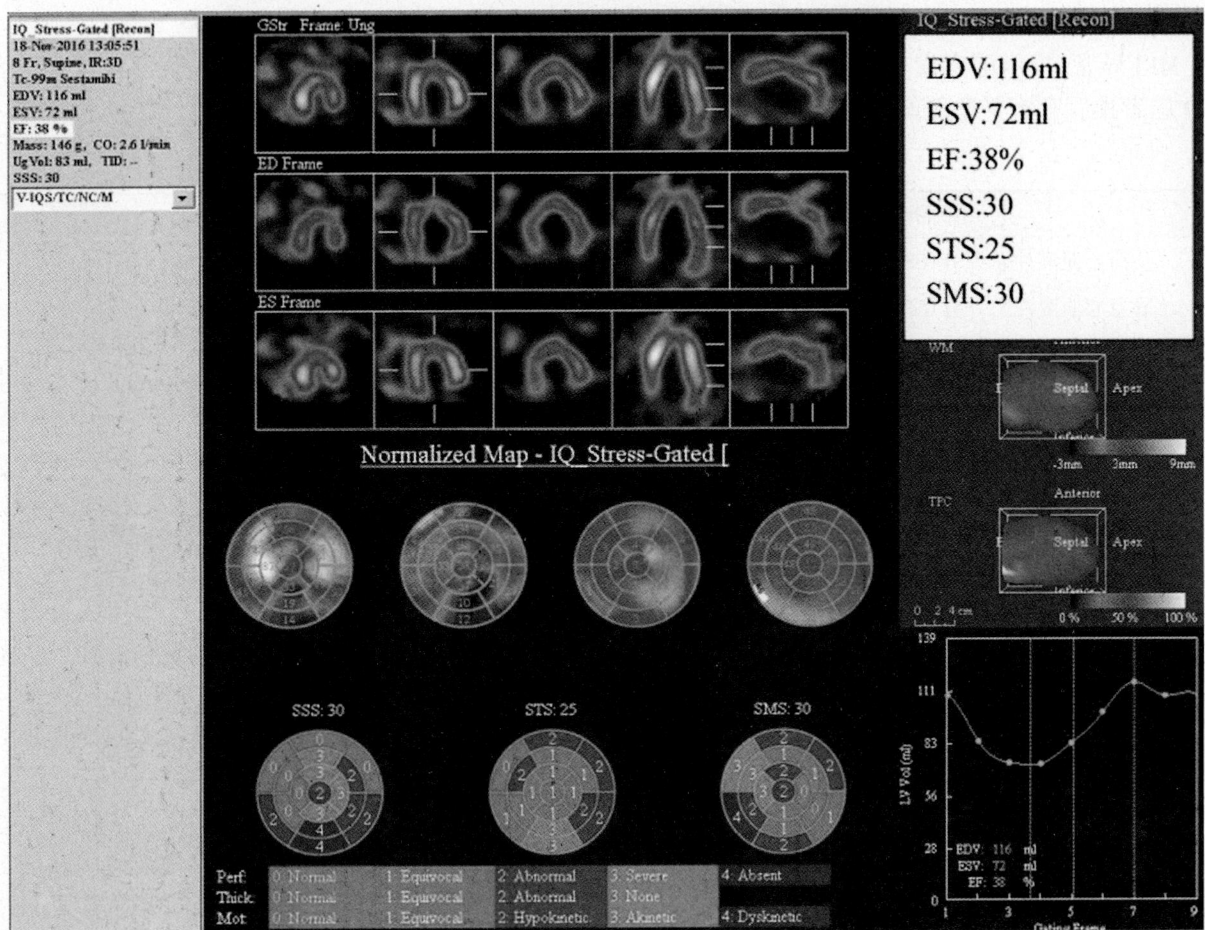

图7 Corridor 4DM 软件分析

左心室整体收缩功能严重受损，EDV：116ml，ESV：72ml，LVEF：38%。左心室下壁各节段和后侧壁中段和基底段室壁运动消失，增厚率明显减弱

腔通畅；升主动脉至OM桥血管通畅；RCA主干弥漫性管壁不规则增厚并钙化，钙化伪影重，弥漫性狭窄，中段局限性充盈不良，考虑次全闭塞，PLA/PDA管壁不规则弥漫性钙化，左主干管壁钙化，钙化伪影重，管腔狭窄约50%。

Zellweger等[8]等对CABG术后早期（≤5年）和晚期(>5年)患者进行MPI检查的获益程度进行了研究。共有1765名患者在CABG术后平均（7.1 ± 5）年的时间内进行了双核素静息/负荷一日法MPI检查。结果显示53名患者发生心脏死亡，年心脏死亡发生率随负荷心肌灌注总评分（SSS）的增加而增高。Cox多因素分析结果显示年龄、负荷-静息差值心肌灌注总评分（SDS）、非可逆性节段的数量（NRS）是预测心脏死亡的独立因素。CABG术后不足5年的有症状患者和术后5年以上的患者，都可以通过MPI受益。

一项对411名CABG术后的患者，中位随访时间为5.8年的研究结果表明[9]，随访期间共有53人死亡，22例患者MPI 3个月后接受血管重建术治疗。Cox多因素分析结果显示，运动MPI检测出的心肌缺血范围是预测死亡的唯一独立危险因子。在随访时间内没有发生心绞痛症状、MPI正常或者负荷MPI有很小的心肌灌注异常的患者，5年的存活率达93%，而对于有心绞痛症状、MPI表现为中度或重度心肌灌注异常的患者，5年的存活率为73%。说明MPI结果可以很好地预测CABG术后的预后。

（二）冠心病危险度分层

危险度分层是指基于核素MPI的结果，包括心肌缺血或心肌梗死的程度及范围、左心室功能信息、存活心肌等推断患者未来发生心脏事件（心脏性死亡及心肌梗死）的概率，意义在于指导临床医生采取及时、有效、恰当的治疗措施，减少不必要的医疗支出。对于MPI表现为正常的低危者，不需要特殊处理，可以避免不必要的医疗行为；对于MPI表现为异常者，可以根据其危险程度的等级，采取适度、有效的医疗措施，使患者最大程度的受益。

MPI 异常，提示随后发生心脏事件的危险性明显高于心肌显像正常的患者，MPI 的众多变量对估测 CAD 患者预后有重要意义（表 4）。

表 4 心肌灌注显像用于评价患者预后的各种参数

预后指标	预后指标
负荷心肌灌注总评分（SSS）	左心室暂时性缺血性扩张（TID，正常 <1.2）
静息心肌灌注总评分（SRS）	左心室扩张（EDV，ESV）
负荷 - 静息心肌灌注差值总评分（ SDS）	LVEF
多支血管分布的心肌灌注减低区	肺的放射性摄取增高
心肌缺血 + 心肌梗死性改变	

1. **慢性稳定性冠心病** 如果在高水平运动负荷（≥85% 的最大预测心率）和合适的药物负荷，MPI 正常提示患者预后良好，年死亡率 <1%。Iskander 和 Iskandrian[10]对 >100 000 例患者 MPI 显像的研究表明：MPI 正常者，年心脏事件率（心脏源性死亡或心肌梗死）为 0.6%，而 MPI 异常的患者年心脏事件率为 5.9%，增加了近 10 倍。Hachamovitch 等[11]对 5183 名患者行静息 / 运动或腺苷药物负荷 SPECT 心肌灌注显像的前瞻性研究，平均随访[（642 ± 226）天]，期间 119 名患者发生死亡，158 名患者发生心肌梗死。MPI 正常者，年心脏事件率≤0.5%；负荷试验轻度异常者，年心源性死亡率为 0.8%，而年心肌梗死率为 2.7%；负荷试验表现为中度异常者，年心源性死亡率为 2.3%，心肌梗死率为 2.9%；负荷试验表现为重度异常者，年心源性死亡率为 2.9%，心肌梗死率为 4.2%。因此，负荷 MPI 正常者，预后良好，患者在很长一段时间内其发生心脏事件的概率很低，根据 MPI 结果异常程度，可以预测患者未来发生心脏事件的概率，同时指导临床医生采取最佳的治疗方法，在保证患者最大限度减少发生心脏事件的同时，还可以有效降低医疗费用。

左心室暂时性缺血性扩张（TID）是指与静息 MPI 比较时，负荷图像上出现的左心室腔内径变大，可能是由于负荷诱导出现心内膜下心肌缺血所致。有研究表明[12]TID 不仅能够反映 CAD 的严重程度，而且是预测发生心脏事件的独立危险因子；“均衡性心肌缺血”可以发生在无心肌血流灌注减低而仅有 TID 的患者，这提示临床医生要综合考虑临床资料或行进一步的检查，除外患者有严重的均衡性三支病变。

2. **急性冠脉综合征** 不稳定型心绞痛患者，静息 MPI 优势在于快速筛查没有典型心电图和心肌酶异常改变的心肌缺血。Varetto[13]等对 64 例急性胸痛患者行静息 MPI 并随访 8 个月，心肌显像正常的患者随访期间没有发生心脏事件，其阴性预测值为 100%。

急性心肌梗死后临床病情稳定患者，估测预后的主要危险因素包括心肌梗死面积（占 LV%）、LVEF、左心室容积等，这些指标均可通过门控 MPI 获得。一项研究[14]对 307 名患者在 AMI 后（8.1 ± 6.4）周的时间内行 ^{201}Tl MPI，定量分析结果显示心肌梗死面积≥20% 者的死亡率明显高于较小者。Sharir[15]等的研究证实，门控心肌 MPI 获得心功能参数可提高 MPI 的预后价值，心肌灌注严重缺损患者，LVEF<45% 或舒张末期容积 >70ml 均为预测患者发生心脏事件的独立阴性预测因子。一项名为 MPRG（multicenter post infarction research group）的大样本多中心研究[16]，对 799 名患者进行了核素心室显像并随访 1 年，总体死亡率 9%，其中 60% 的患者发生在 LVEF<40% 的人群，而在 LVEF<20% 的人群中，死亡率高达 47%。

3. **非心脏外科手术术前危险度评估** 依据 2014 年 ESC/ESA 对接受非心脏手术患者的指南[17]，对准备做高危手术的患者中，如果有两种以上的临床冠心病高危因素和运动耐量减低的患者（<4METs），术前需要行负荷 MPI 评估患者是否有心肌缺血。对于准备接受中危 - 高危手术的患者，如果有一项冠心病高危因素，且运动耐量减低，可以考虑行负荷 MPI。但是对于接受低危手术患者，无论是否有高危因素，不建议常规行负荷 MPI。总之，只有认为显像结果会影响患者术前治疗方案的制订的患者，才有必要行负荷

MPI。各类外科手术心血管疾病风险率的评估见表5。

表5 各类外科手术心血管疾病风险率的评估

低度风险:<1%	中度风险:1%~5%	高度风险:>5%
浅表手术	胸膜内手术	主动脉及主要大血管手术
胸部	症状型颈动脉手术	开放式下肢血运重建术
牙科	外周动脉手术	开放式下肢截肢术
甲状腺	血管瘤修复术	开放式下肢血栓栓塞清除术
眼部	头颈部手术	十二指肠-胰腺手术
置换型手术	大型神经手术	肝部分切除术
无症状颈动脉手术	大型妇科手术	胆管手术
微小整形术	大型整形手术	食管切除术
微小妇科手术	大型泌尿外科手术	肠穿孔修复术
微小泌尿外科手术	肾移植	肾上腺切除术
	非大型胸腔内手术	胆囊全切术
		肺切除术
		肺或肝移植

（三）冠心病患者再血管化治疗策略的制订

冠心病患者无论是内科介入治疗还是外科搭桥手术治疗，都可能发生再血管化治疗不充分的现象（不完全再血管化治疗），这主要受到冠心病患者冠状动脉狭窄病变轻重、并发症多寡、基础条件好坏等诸多因素影响。目前已有不少研究评价完全/不完全再血管化治疗下冠心病患者的结局预后，MPI对冠心病患者危险度分层及预后评估的优势，逐渐用以协助CAD患者再血管化治疗。

在一项比较完全/不完全血管重建术的预后研究中[18]，JH Li等对170例患者行负荷-静息MPI提示有心肌缺血（SDS≥2），且冠状动脉狭窄病变≥1（狭窄≥70%），所有患者在3个月内接受PCI术治疗。研究发现CAG和MPI标准均实现完全再血管化治疗时，患者累积死亡率及心脏恶性事件发生率低，预后最好；CAG和MPI标准均未实现完全再血管化治疗时，患者累积死亡率及心脏恶性事件率最高，预后最差（P=0.038、0.049）。以MPI为标准，完全再血管化治疗患者的生存率和MACE生存率显著优于不完全再血管化治疗的患者，以CAG为标准，不能明确判断完全/不完全再血管化治疗冠心病患者的远期预后，仅能看出趋势性改变；在指导冠心病患者再血管化治疗和判断远期预后方面，MPI优于CAG（图8，见文末彩图35；图9，见文末彩图36）。

在一项心肌缺血程度对冠心病患者不同治疗方案预后的影响研究中，Zhang XL等对286名冠心病患者分为药物组和血管重建组，其中血管重建组分为完全和不完全血管重建组。在轻度缺血组中，三组间死亡率无明显统计学差异（P=0.294）；中重度心肌缺血，完全组死亡率明显低于其他两组（P=0.034），而不完全纠正心肌缺血组与药物组间无明显统计学差异（图10，见文末彩图37）。

（四）心肌病的辅助诊断

心肌病在MPI中具有一定的特点。肥厚型心肌病（病例4：图11，见文末彩图38）在MPI主要表现为局限性的心肌增厚，以室间隔与心尖部多见，也有各室壁心肌节段普遍增厚。心衰患者晚期，临床症状和各种血生化检测指标等无法鉴别病因，而门控核素MPI，通过"一站式"获取血流灌注情况，左心室整体收缩功能和局部室壁运动等信息，可以为心衰病因的鉴别提供很多有用的信息。扩张型心肌病（病例5：图12，见文末彩图39；图13，见文末彩图40）常常可见右心室显影，右心室扩大，左心室腔扩大，左心室心肌壁变薄，放射分布稀疏不均匀，不呈心肌节段分布，与冠状动脉供血区不一致，考虑由于心肌间质内有灶性纤维化所致，左心室整体收缩功能减低，各心肌节段室壁运动和增厚率均可以见室壁弥漫性减低。而缺血

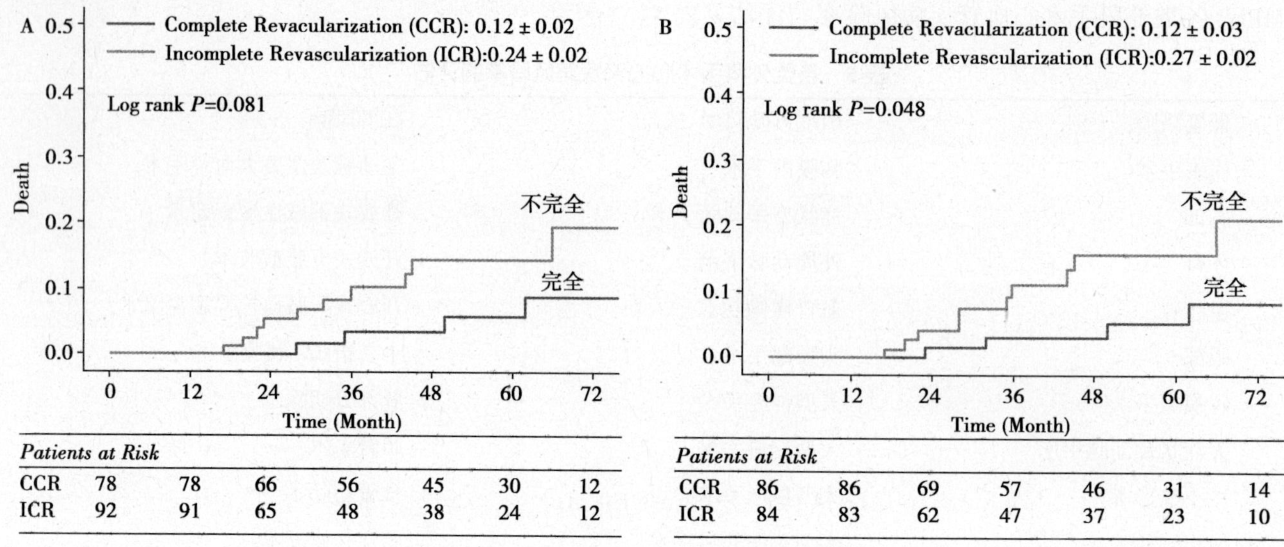

图 8 CAG 标准与 MPI 标准患者死亡率比较

A. CAG 标准患者死亡率；B. MPI 标准患者死亡率

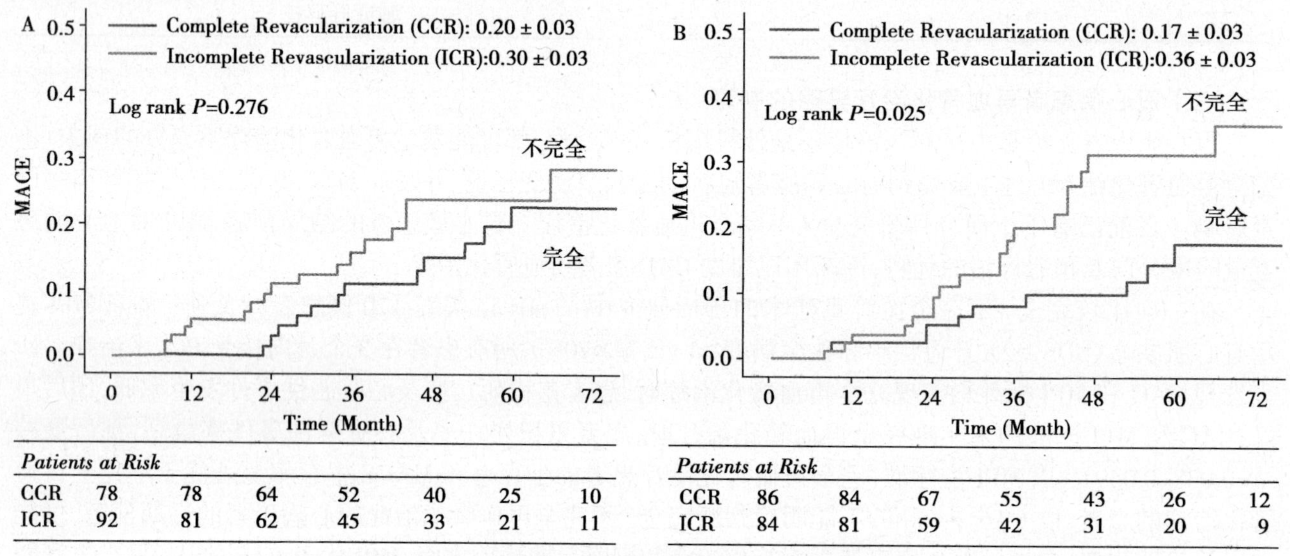

图 9 CAG 标准与 MPI 标准患者 MACE 生存率比较

A. CAG 标准患者 MACE 生存率；B. MPI 标准患者 MACE 生存率

性心肌病（病例 6：图 14，见文末彩图 41；图 15，见文末彩图 42）主要表现为左心室腔的扩大，形态异常，如果是 LAD 慢性闭塞心病变，常常见前壁膨出，心肌梗死心肌节段室壁变薄（常见于前壁），而其他心肌节段代偿性增厚（常见于侧壁），放射性分布稀疏区呈心肌节段分布，与冠状动脉供血区一致，室壁运动可以呈节段性减弱，心衰晚期可以表现为弥漫性减弱，但是，可见矛盾运动。近年来，由于 SPECT/CT 的出现，可以通过血管钙化情况，提高对两种疾病的鉴别诊断。当然，还有部分患者合并缺血性心肌病和扩张型心肌病，需要结合临床症状，病史，各种检查结果，并结合 PET 心肌代谢显像，判断心肌存活性，来帮助诊断和鉴别诊断。两者的主要鉴别点见表 6。

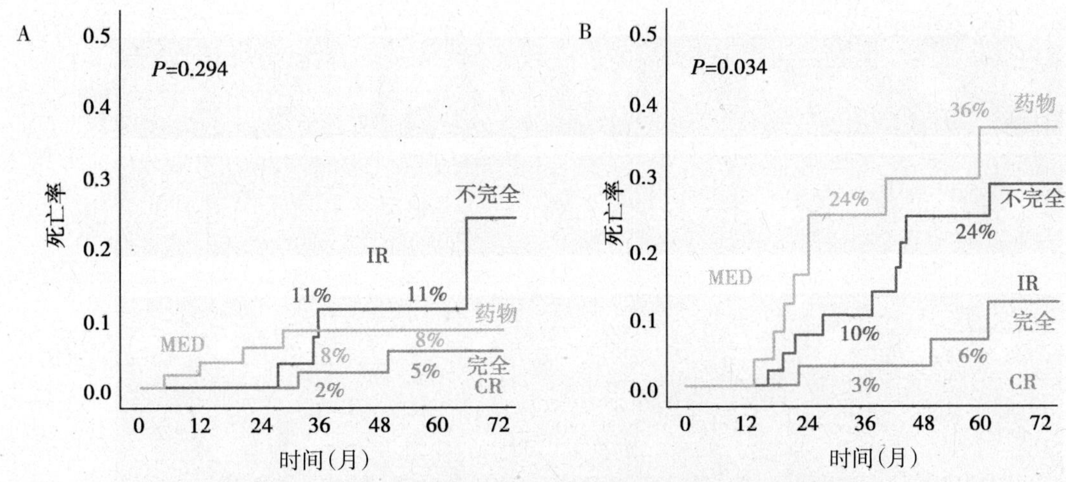

图 10 心肌缺血程度对冠心病患者不同治疗方案预后的影响

A. 轻度(<10%LV);B. 中重度(≥10%LV)

表 6 MPI 鉴别扩张型心肌病和缺血性心肌病的要点

重要指标	缺血性心肌病	扩张型心肌病
右心室显影且增大	可见	常见
左心室形态异常	可呈球形	显著扩大
放射性异常分布	多呈心肌节段	点状和片状,多不呈心肌节段
与冠状动脉供血区	一致	不一致
室壁运动和增厚率减低	节段性(多),弥漫性(少)	多呈弥漫性
SPECT/CT	常常见冠脉钙化	冠脉钙化少见
室壁瘤	常见	不见
灌注 - 代谢	不匹配 匹配	下后壁匹配(常见) 不匹配(少见)

病例 4 39 岁男性患者,主因心电图 ST-T 改变来诊。既往史:2006 年体检发现心电图异常,外院诊为肥厚型心肌病,未诊治,平时活动少。高血压 3 年,血压控制不稳,无糖尿病、高脂血症。无冠心病家族史。无吸烟及饮酒史。UCG:左心室壁非对称性肥厚,以心尖部为著,符合心尖型肥厚型心肌病超声表现。LVEDD:48mm,LVEF:53%。冠脉 CTA 未见异常。静息 MPI 示左心室心尖段及各室壁心尖段心肌非对称性明显增厚。

病例 5 61 岁女性患者,160cm,60kg,主因间断憋气、前胸后背疼 3 年余来诊。近 1 个月自觉症状加重,与活动、情绪有关,疼痛性质呈压榨样。既往史:3 年前 CAG 示无狭窄。高血压 5 年,无糖尿病、高脂血症。无冠心病家族史。UCG:左心增大,LVEDD:78mm,LVEF:30%,室壁运动普遍减低,肺动脉高压(轻-中度)。

病例 6 男性 65 岁,166cm,66kg,主因后背疼 20 年,憋气 2 个月余,加重伴恶心 1 个月来诊。既往史:20 年前因前壁心肌梗死 LAD 植入支架一枚,糖尿病 17 年控制不佳,无高血压、高脂血症。无冠心病家族史。UCG:全心增大,LVEDD:59mm,LVEF:23%,室壁运动普遍减低。CAG 示:左主干未见狭窄,LAD 近中段支架内 100% 闭塞,LCX 向 LAD 提供侧支,LCX 近中段弥漫性病变,最重狭窄约 90%,RCA 近段 100% 闭塞,LCX 远端向 RCA 提供侧支。门控静息 MPI 示左心室心腔明显增大,心多节段心肌血流灌注明显受损,左心室各室壁节段室壁运动和增厚率弥漫性明显减弱。

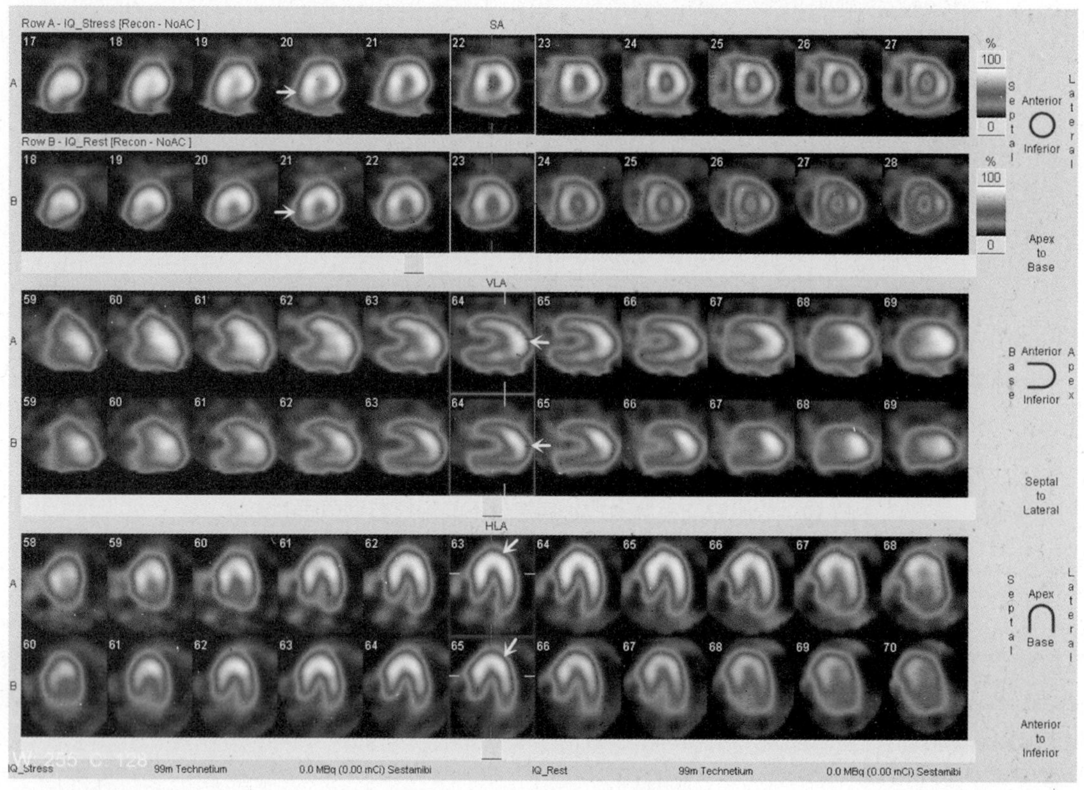

图 11 静息 + 药物负荷 MPI

左心室心腔饱满，形态正常，左心室各室壁心肌节段放射性分布不均匀；心尖段及各室壁心尖段(前壁、间隔、下壁、侧壁)心肌非对称性明显增厚，放射性摄取较其他心肌节段明显增高(黄色箭头)，提示为肥厚型心肌病

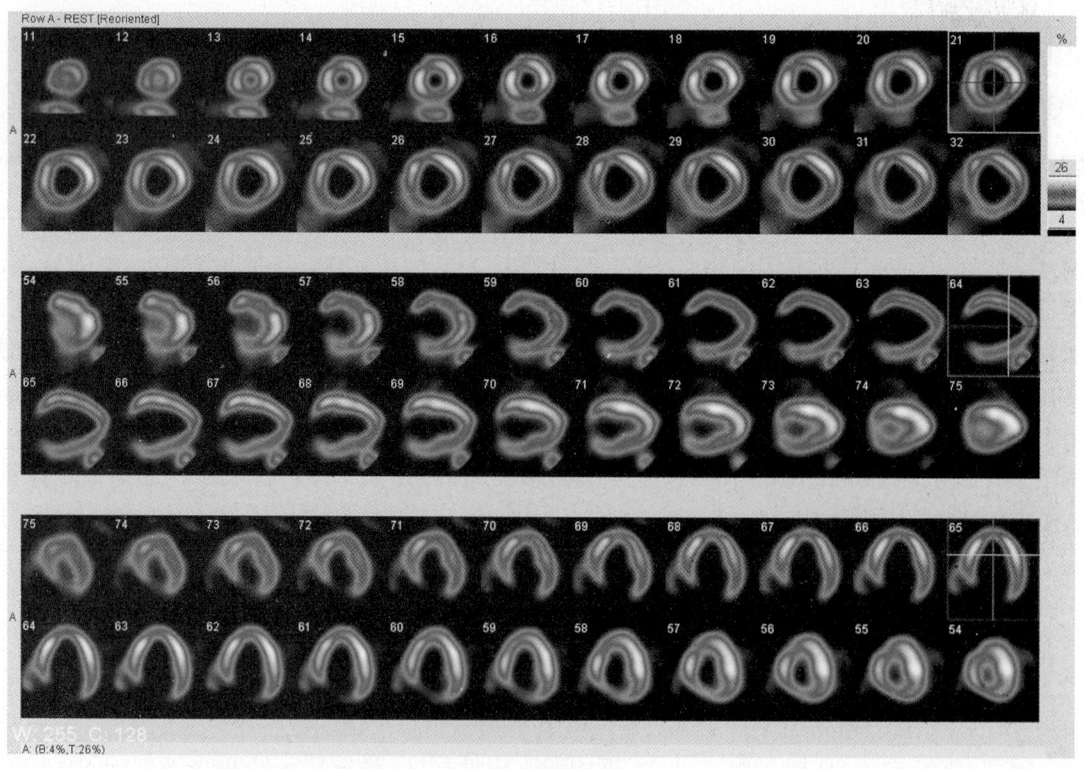

图 12 静息 MPI

左心室心腔明显扩大，左心室各室壁变薄，心肌内放射性分布不均匀，未见明显异常呈心肌节段性分布的稀疏缺损区，提示扩张型心肌病

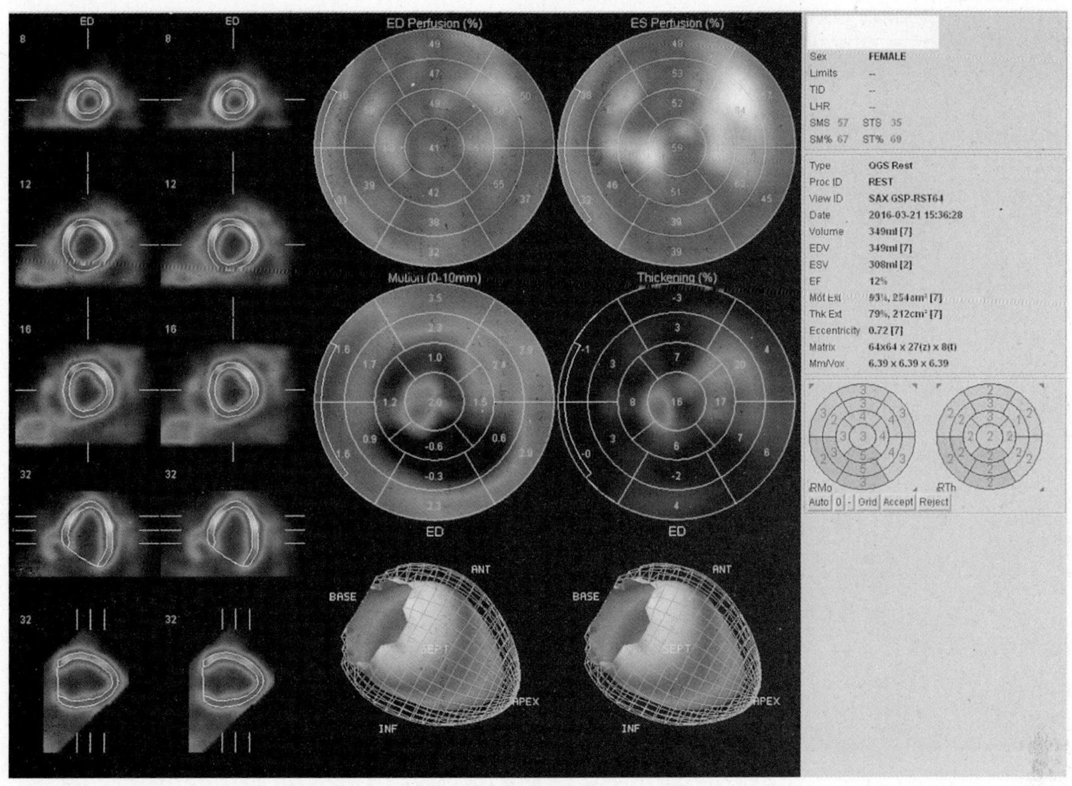

图 13 门控 QGS 软件分析

左心室 EDV:349ml,ESV:308ml,EF:12%,提示左心室心腔明显扩大,整体收缩功能重度受损。左心室各心肌节段室壁运动及增厚率减弱。综合考虑为扩张型心肌病

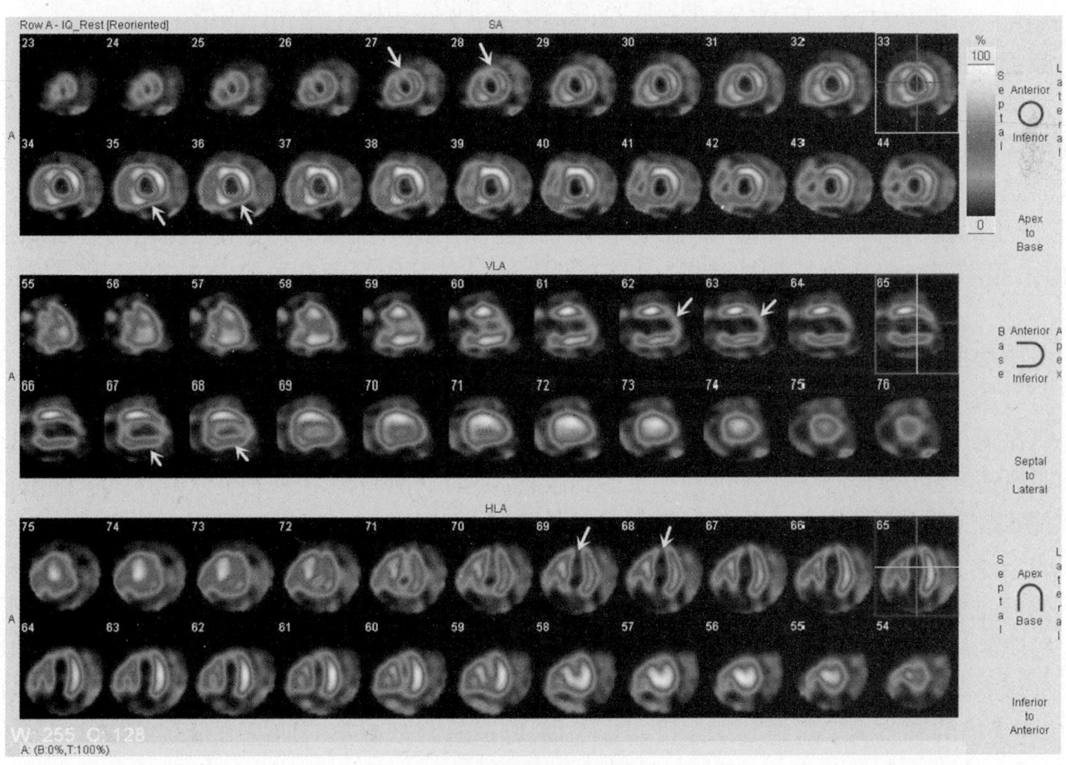

图 14 静息 MPI

左心室心腔明显扩大,前壁膨隆,提示心室重构;心尖段、前壁心尖段、间隔心尖段、下壁心尖段、部分下壁中段和基底段心肌血流灌注明显受损(黄色箭头),提示为缺血性心肌病

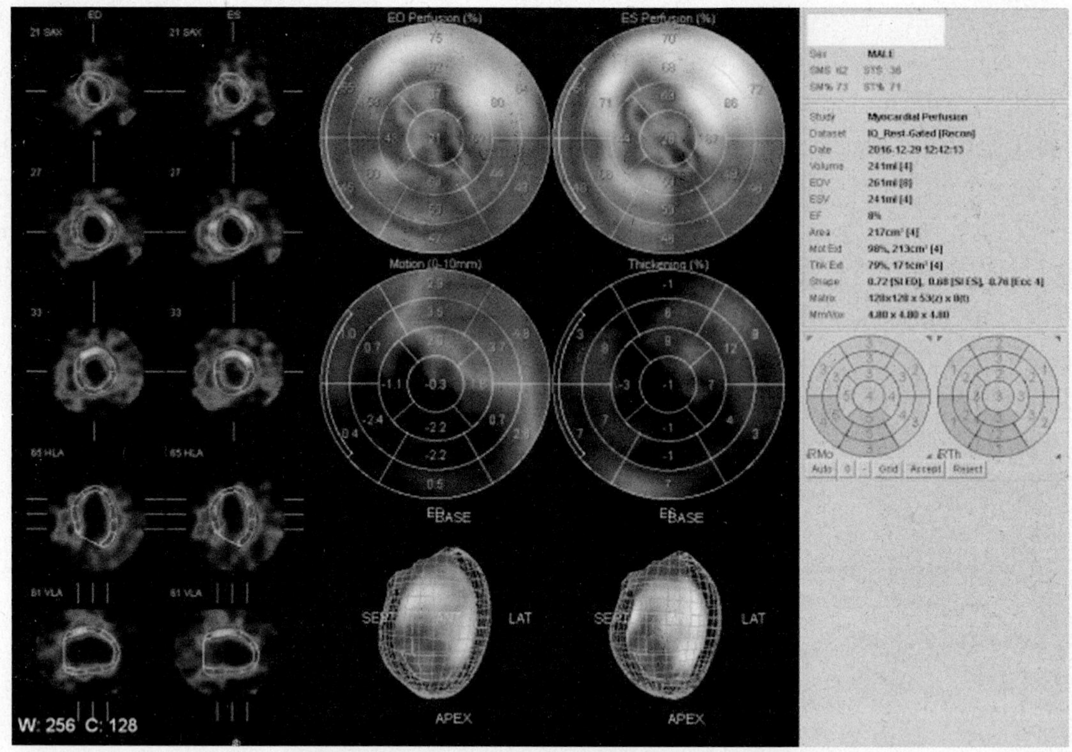

图 15 门控 QGS 软件分析

左心室 EDV:261ml,ESV:241ml,EF:9%,提示左心室心腔明显扩大,整体收缩功能重度受损。左心室各室壁节段室壁运动和增厚率弥漫性明显减弱,广泛心尖部和室间隔无运动。综合考虑为缺血性心肌病

二、存活心肌血运重建术临床用药和新进展

(一) 顿抑心肌

心肌顿抑是指短暂的心肌缺血后,心肌收缩功能的可逆性受损,再灌注后,经一定时间的恢复,心肌功能可恢复正常,恢复时间的长短主要取决于缺血的持续时间、缺血的严重程度和缺血的范围。在冠心病稳定型心绞痛患者中,有一种“反复顿抑”现象,即在冠脉 CFR 明显受限的心肌,或者当冠状动脉痉挛时,一过性、频繁发生的心肌需氧量增加时,血流量的增加不能满足这一需要,导致反复发作的心肌缺血与心肌顿抑,继而引起局部心肌功能持续性受损,但是心肌血流量在发作间隙期可完全正常,因此,被称为“假冬眠”[1]。

(二) 冬眠心肌

最早对心肌冬眠的定义为,当冠状动脉血流量减少时,心脏反应性地减少做功,使下调的心脏做功与降低的心肌血流量达到新的平衡状态,以维持心肌细胞的代谢活动,即“冬眠”状态。经血运重建术,改善或恢复心肌血流灌注,使得心肌的氧供需关系得到改善,心肌功能将部分或完全恢复正常。随着研究的深入,人们对冬眠心肌的血流储备功能下降还是普遍认可的,但对静息血流量是否降低有争议[2]。Camici[3]等为代表的学派,认为静息血流量在正常范围内或仅下降 20% 左右。而 Canty[4]等为代表的学派,则认为冬眠心肌的静息血流量明显减低,但是并不认可早期对冬眠心肌的定义。他认为减低的静息血流量不是导致冬眠心肌的原因,而是结果。他的研究小组通过对慢性冬眠心肌的动物实验研究发现,在远离冠状动脉严重狭窄所支配的心肌区域,首先表现为心肌局部功能受损,而后才出现心肌血流量的减低。机制可能为:局部功能受损的心肌为了避免其功能进一步受损,则通过降低静息心肌血流量从而使其保留有一定的血流储备功能,这样在负荷状态下,即心肌缺血或需氧增加时,心肌有能力通过增加局部血流量来维持心肌细胞的功能和活性。

总之,无论是顿抑心肌还是冬眠心肌均属于存活心肌,可同时并存。心肌细胞的损害是可逆性的,一

且供应这些心肌的血流量得到恢复或氧供得到增加，心肌的氧供需关系得到改善，心脏局部和整体功能可部分或完全恢复正常。如果冬眠心肌的血流储备功能明显受损，在负荷状态下，局部血流量仅有少量增加、不增加甚至降低，不能满足局部心肌耗氧的需求，如果这种状态得不到及时纠正，心肌的血流供应得不到及时改善，则可导致心肌细胞功能出现不可逆性的受损，心肌组织坏死，纤维组织形成，即使以后恢复血流供应，心肌的局部功能也不会得到明显改善。

（三）评估心肌存活的方法

评估心肌存活的指标有：局部心肌灌注、心肌细胞膜的完整性、心肌细胞的代谢、局部室壁运动的收缩储备功能（表 7）。常用检查心肌存活的方法有：①心肌灌注显像对心肌血流状况和心肌细胞膜完整性的估测[5]；②心肌代谢显像，包括葡萄糖代谢显像、氧代谢、脂肪酸代谢[6]；③多巴酚丁胺介入的超声心动图或磁共振成像对局部心肌收缩储备功能的检测[7-8]；④增强磁共振成像延迟显像识别存活心肌和梗死心肌[9]。其中 ^{18}F-FDG PET 心肌代谢显像被认为是探测心肌存活的“金标准”。不同的方法根据自己的特点检测心肌存活，有其各自的优缺点。因此，综合不同影像技术获取的信息，将更准确、有效地帮助临床治疗决策的制订。

表 7 存活心肌的特点

	心肌收缩储备功能	静息血流灌注	局部功能恢复
急性（一过性）			
急性冬眠心肌	有	减低	正常
缺血后心肌顿抑	有	正常	正常
慢性			
慢性冬眠心肌	不确定	减低	改善
心内膜下心肌梗死	不确定	减低	不确定
慢性心肌顿抑	有	正常	改善
发生重构 / 牵拉心肌	有	正常	改善

核医学 PET 及 SPECT 显像技术评价存活心肌具有灵敏度高的特点，评价收缩储备功能灵敏度低，而特异性较高。MRI 成像技术评估透壁性心肌梗死瘢痕组织的程度具有很高的诊断准确率，同时能够评估左心室整体收缩储备功能，但是检测存活心肌及预测室壁运动恢复的准确性与其他影像技术比较没有优势。总之，不同医院及不同临床医生习惯和经验，以及医院是否有相关的影像设备，决定了患者选择何种影像技术评估存活心肌。在拥有硬件设备（PET）的医院，建议应用核素心肌代谢显像评估存活心肌，因为核素心肌代谢功能显像评价存活心肌，具有无创性、操作简便、诊断准确性高的特点，目前已经成为冠心病合并心功能不全患者一项重要的检测手段。

2009 年美国心脏病学院基金会（American College of Cardiology Foundation，ACCF）/ 美国心脏协会（American Heart Association，AHA）在心力衰竭的诊断和治疗指南中[10]，对有冠心病但没有心绞痛的患者，明确指出无创性评估心肌存活和心肌缺血作为Ⅱa 类推荐（证据 B）。

（四）PET 心肌葡萄糖代谢显像

当冠状动脉供血减少或心肌对能量的需求增加却得不到满足时，即可发生心肌缺血。心肌缺血性的损伤是一个从可逆性到不可逆性的动态变化过程，心肌因缺血的程度、速度、缺血持续时间以及缺血后有无再灌注或是否有侧支循环供应，可出现三种情况：顿抑心肌、冬眠心肌和梗死心肌。顿抑心肌（stunning myocardium）和冬眠心肌（hibernating myocardium）均属于存活心肌（viable myocardium），尽早行血管重建术，恢复其血液供应，则可改善或者恢复其局部功能，左心室整体功能也可得到改善，心室重构可得到逆转，并改善患者的长期预后。因此，在临床实践中，如果能及时改善和恢复冠状动脉血流，阻止心肌从可逆性损伤向不可逆性损伤发展是治疗的关键和目的所在。准确地鉴别存活心肌和梗死心肌，对临床治疗方案的制订，再血管化适应证的选择，估测疗效和判断预后有极其重要的临床意义。

1. 心肌灌注显像和心肌代谢显像相结合评估存活心肌 在临床工作中，建议患者首先行静息心肌灌注显像，根据心肌灌注显像的情况，决定是否需要行心肌代谢显像，让患者选择合适的检查手段，避免患者和工作人员不必要的辐射，减少患者不必要的检查费用。

如果静息心肌灌注显像仅表现为轻微的放射性稀疏，即使临床诊断患者为心肌梗死，提示心肌梗死部位为存活心肌，不必要行 PET 心肌代谢显像(检查费用贵)，建议患者行运动或者药物负荷心肌灌注显像，探测患者有无心肌缺血，明确诊断并制订相应的治疗方案。如果静息心肌灌注显像有明显的放射性减低区或者缺损区，则需要行 PET 心肌代谢显像，根据患者有无存活心肌、存活心肌的量(表 8)来决定是接受药物治疗还是行血管重建术治疗，并估测患者预后。Zhang 等[11]应用 ^{13}N-NH3 结合 ^{18}F-FDG 心肌葡萄糖代谢显像评价了 36 例缺血性心肌病患者存活心肌葡萄糖摄取与静息心肌血流量(MBF)和心肌血流储备(MFR)的关系。结果发现存活心肌组和无存活心肌组的 MBF 均减低。在静息和负荷状态下，存活心肌组的 MBF 均高于无存活心肌组($P<0.05$)，MFR 在两组之间没有明显的差别。另外，血流灌注受损区周边正常心肌的 MFR 与存活心肌组 MFR 比较，没有明显的差别(1.70 ± 0.45 对 1.39 ± 0.56，$P>0.05$)，无存活心肌组 MFR 较正常心肌组 MFR 明显减低(1.23 ± 0.43，$P<0.001$)。心肌代谢显像存活心肌组的葡萄糖摄取明显高于正常心肌组(1.40 ± 0.14 对 0.90 ± 0.20，$P<0.001$)和无存活心肌组(1.13 ± 0.21，$P<0.001$)，也就是说存活心肌的葡萄糖摄取与 MBF 没有相关性，但是和 MFR 有负相关关系($r=-0.424$，$P<0.05$)。而无存活心肌组，心肌葡萄糖摄取与 MBF 和 MFR 均没有相关性。

根据显像结果，常见图像类型可分为三种情况：

(1) 心肌灌注显像及心肌代谢显像放射性分布均匀，未见异常的放射性分布稀疏和缺损区(图 16，见文末彩图 43)。

(2) 心肌灌注显像放射性分布稀疏或缺损区，^{18}F-FDG 心肌代谢显像放射性分布正常或者较灌注像明显增加，定义为“灌注 - 代谢不匹配(metabolism mismatch，MM)”，提示为冬眠心肌(图 17，见文末彩图 44)。

(3) 心肌灌注显像有放射性分布稀疏或缺损区，心肌代谢显像仍表现为放射性分布稀疏或缺损区，对 ^{18}F-FDG 摄取较心肌灌注像未见明显增加，定义为“灌注 - 代谢匹配(match，M)”，提示梗死心肌(图 18，见文末彩图 45)。

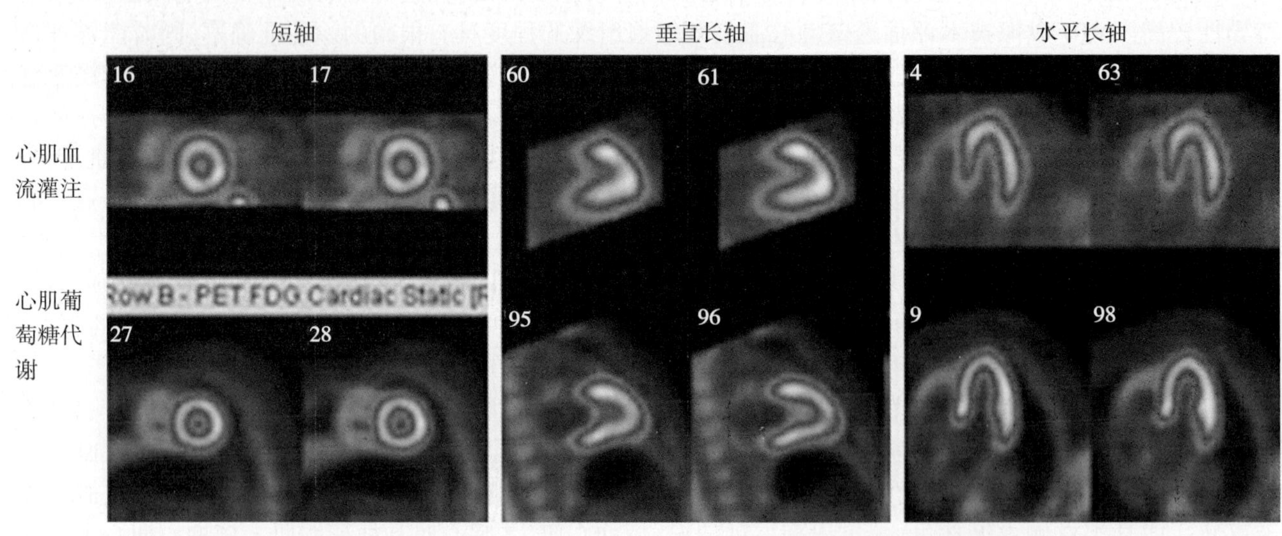

图 16 ^{99}Tc^{m}-MIBI SPECT 心肌灌注显像及 PET 心肌代谢显像正常

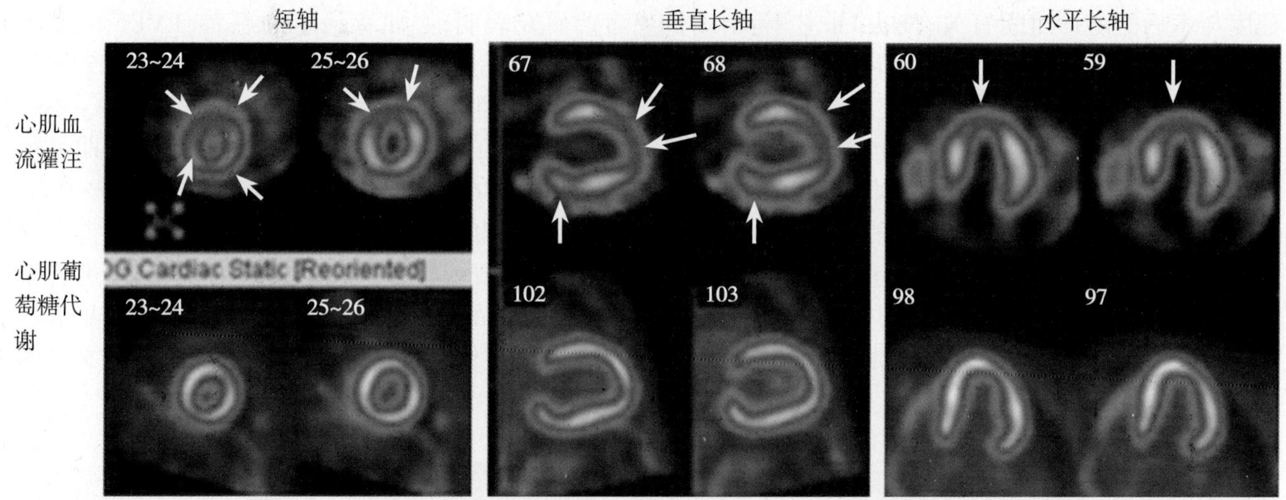

图 17 $^{99}Tc^{m}$-MIBI SPECT 心肌灌注显像结合 PET 心肌代谢显像探测存活心肌

心尖段、前壁心尖段、下壁基底段心肌灌注减低，代谢显像正常，表现为心肌灌注 - 代谢不匹配，提示该部位为存活心肌

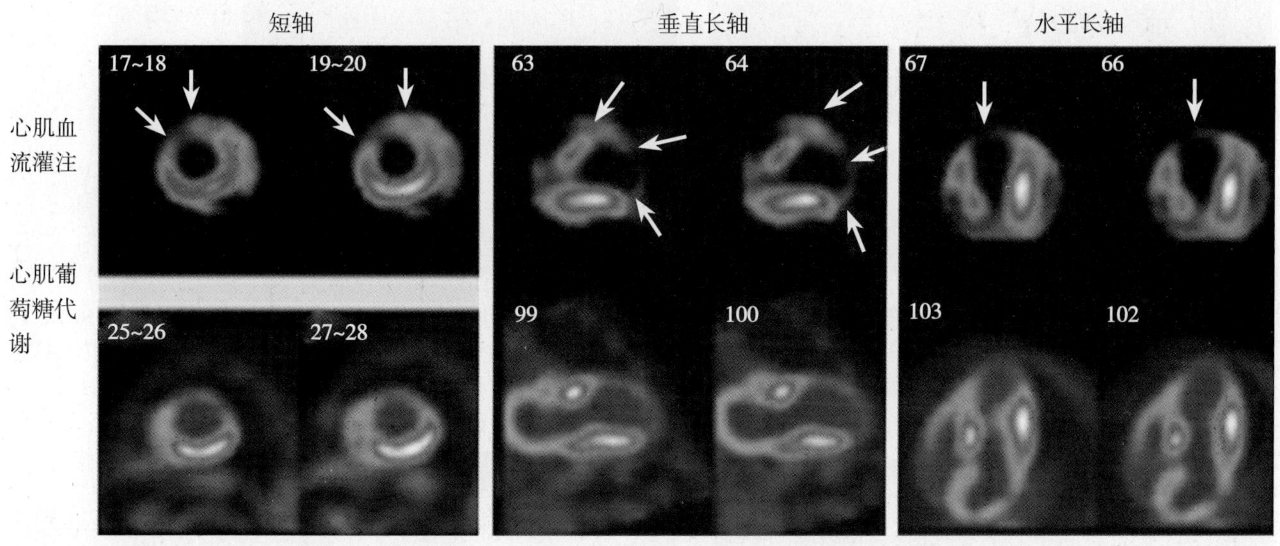

图 18 $^{99}Tc^{m}$-MIBI SPECT 心肌灌注显像结合 PET 心肌代谢显像探测存活心肌

心尖段、各室壁心尖段、前壁中段、前间隔及后间隔中段、前间隔基底段心肌灌注和代谢均严重受损，表现为心肌灌注 - 代谢匹配，提示为透壁性心肌梗死，无存活心肌

表 8 存活心肌量的判断

指标	少量	中量	大范围
占左心室面积(%)	<10	10~20	>20
累及心肌节段数	1~2	3~4	≥5

2. PET 存活心肌检测的临床应用新进展

(1) 预测左心室整体功能改善：冠心病患者在血运重建术前评估存活心肌，对预测局部功能和心肌灌注的改善有重要意义，但从患者的整体考虑，对左心室整体功能改善的预测价值更为重要。大量研究表明，LVEF 是评价冠心病患者整体功能和长期预后的重要指标，而心肌存活的评估对预测术后 LVEF 的改善有重要价值。通常以 LVEF 较术前增加≥5% 为心功能改善的标准。术后左心功能的改善情况与心肌存活的节段数和程度有关，心肌存活的节段数越多，程度越高，术后功能改善越明显[12]。根据心肌存活范围占左心室的大小可分为：少量存活心肌(<5%)，中度(10%~20%)和大量存活心肌(>20%)。另外，功能改善的

程度与术后的随诊时间有关。Tillisch[13]等对 17 例患者的研究表明，心肌存活组的患者，LVEF 由术前的 30% 增加到术后的 45%，心肌梗死组的患者，LVEF 在术后无明显变化（30% 和 31%，$P>0.05$）。张晓丽[14]等对 67 例接受血运重建术患者的研究结果，心肌存活组（n=42）的 LVEF 由术前的 36% ± 5%，在术后 3 个月与 6 个月分别增加到 44% ± 8%（$P<0.0001$）和 51% ± 9%（$P=0.001$）。左心室舒张末期长径由术前的 62mm ± 8mm，在术后 3 个月和 6 个月分别明显缩小到 56mm ± 5mm（$P=0.001$）和 55mm ± 7mm（$P=0.002$）。而心肌梗死组（n=25）的 LVEF 和 LVEDD 在术前后无明显变化（$P>0.05$）。另一点值得大家引起重视，如果检测到患者有一定量的存活心肌，患者应尽早接受血运重建术，这样不仅有利于患者整体功能的改善，而且可以明显减少心脏事件的发生从而提高患者的生存率。否则，当患者发生严重的心室重构，即使有一定量的存活心肌，血运重建术并不能使患者的整体功能得到明显改善（图 19，见文末彩图 46）。

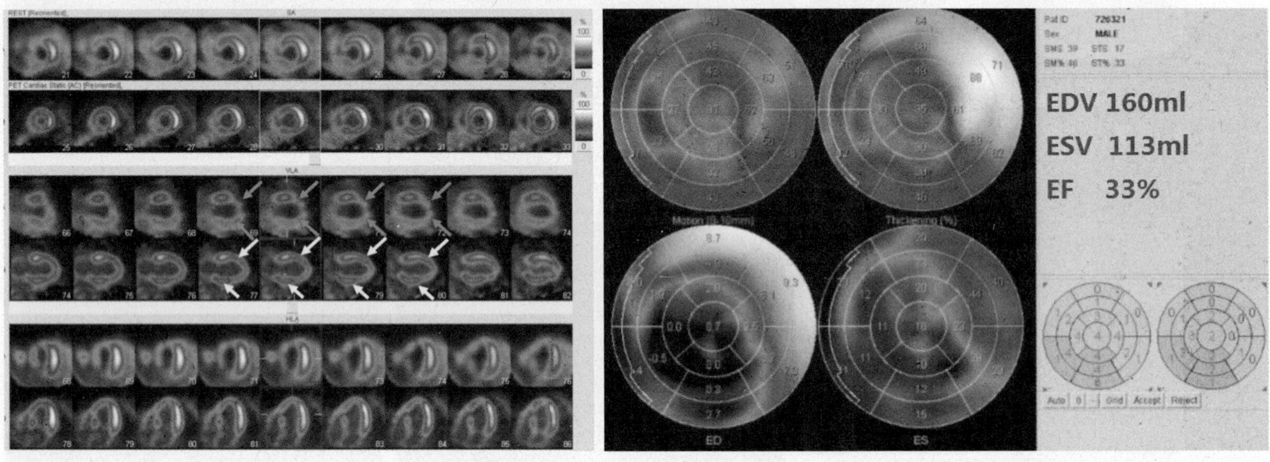

图 19A　典型病例：男性患者，46 岁，陈旧性心肌梗死，前降支及右冠状动脉闭塞性病变。CABG 术前心肌灌注显像（SPECT）示左心室腔扩大，心尖段、前壁心尖段和中段、间隔和下壁各室壁节段放射性分布明显稀疏到缺损（红色箭头），心肌代谢显像（PET）前壁心尖段和中段、部分下壁中段和基底段代谢正常（黄色箭头），灌注 - 代谢不匹配（MM），提示心肌存活

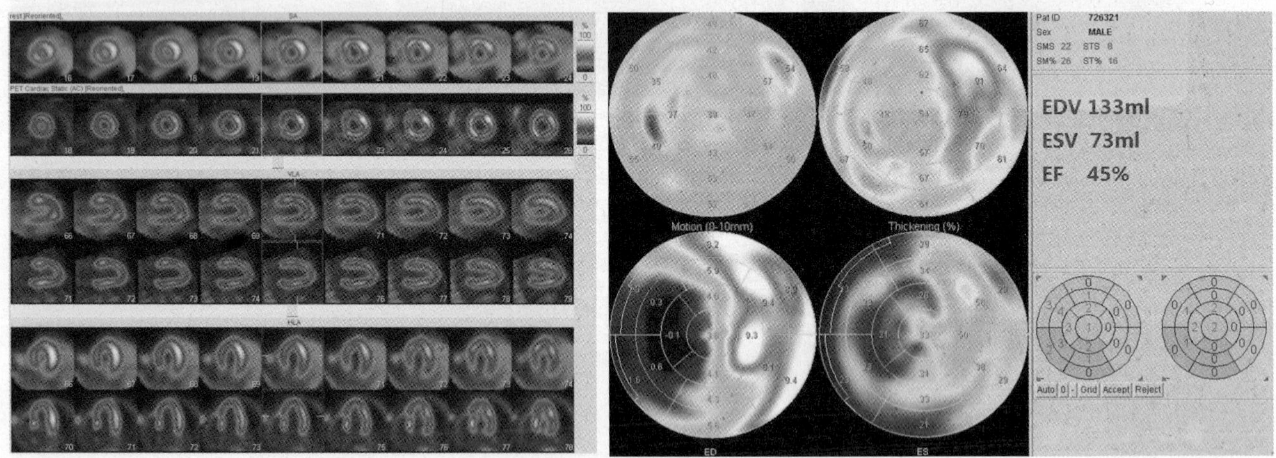

图 19B　CABG 术后心肌灌注显像（SPECT）和心肌代谢（PET）与术前比较，左心室腔明显缩小，心肌灌注及心肌代谢均明显改善。术前 LVEF 为 33%，术后增加为 45%

（2）协助制订治疗方案以及估测长期预后：随着不同溶栓剂的发展，新的溶栓技术，急诊经皮穿刺的冠状动脉腔内成形术的广泛应用，急性冠脉综合征患者的死亡率不断下降。然而，进行性的左心室重构和左心功能衰竭的患者在不断上升。而且，随着人口年龄结构的不断老化，冠心病合并糖尿病的发病率不断增加，发生左心功能衰竭的危险性不断增加。

对心衰患者的治疗方案包括药物治疗，血运重建术和心脏移植。心脏移植由于供体的来源非常困难以及术后排斥反应等因素的影响，临床应用受到很大的限制。血运重建术可以改善患者的症状、局部和整体功能，阻止或者逆转左心室重构，因此，可以改善长期预后。但是，手术的风险大，尤其是合并糖尿病等并发症以及年龄大的患者。为此，如果能够采用无创性方法准确评估存活心肌，对患者治疗方案的制订以及估测预后有重要的临床价值。

张晓丽[15]等对123例陈旧性心肌梗死患者随访（26±10）个月，心肌存活的患者，接受药物治疗组，其心脏事件发生率明显高于接受血运重建术组（50%和2.4%，$P<0.0001$），而无存活心肌的患者，血运重建术并没有明显降低心脏事件的发生率（12%和11.5%，$P>0.05$）（图20，见文末彩图47）。

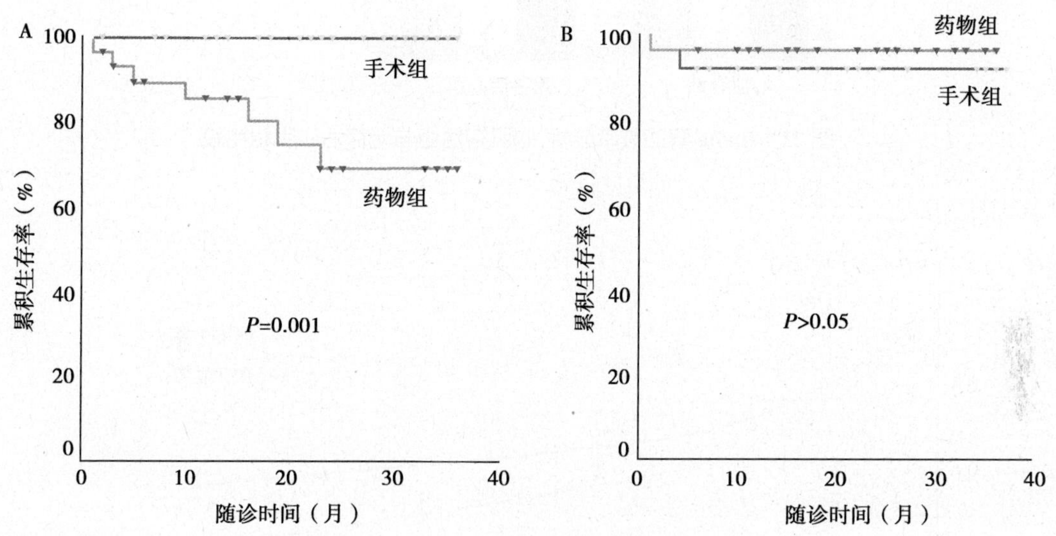

图20 心肌存活组与无存活心肌组比较

A. 存活组（n=72）；B. 非存活组（n=51）

Allman[16]等对24个研究小组（包括^{201}Tl心肌灌注显像，^{18}F-FDG PET心肌代谢显像，多巴酚丁胺介入的超声心动图）共3088例患者（EF 32%±8%）随访（25±10）个月的荟萃分析表明，心肌存活而接受血运重建术组的患者的死亡率明显低于药物治疗组（3.2%和16%，$P<0.0001$）。而心肌梗死患者，接受手术和药物治疗的死亡率无明显差别（7.7%和6.2%，$P>0.05$）。因此，心肌存活的患者如能及时接受血运重建术，将明显减低心脏事件的发生率，改善预后（图21，见文末彩图48）。最近的荟萃分析提示缺血性心肌病患者[17]，如果有一定量的存活心肌，接受血运重建术可以明显改善患者的生存率。因此，在临床实践中，尽可能在报告中详尽描述心肌存活的部位、范围（占左心室的百分比）和灌注代谢不匹配的程度，为临床医生提供更多的信息，帮助临床治疗方案的制订。

T.Shukla[18]等报道的PARR-2临床试验为随机前瞻性的研究，该研究入选231例怀疑冠心病且左心功能受损的患者（LVEF ≤35%），将患者是否根据PET心肌代谢显像而制订治疗方案进行分组，即有PET代谢显像组（n=112）和无PET代谢显像标准治疗组（n=119），随访5年，观测其心脏事件的发生情况。研究结果为，如果确实根据PET显像结果而制订治疗方案并真正执行的，可以明显减少心脏事件的发生，风险比（Hazard ratio）为0.725（95% CI 0.540~0.973，$P=0.003$）（图22，见文末彩图49）。

(3) 在心脏再同步治疗（CRT）中的应用：PET心肌代谢显像对于估测接受CRT治疗患者的预后具有重要价值。Birnie[19]等对49例CRT术前的患者行82Rb PET显像和18F-FDG PET显像，发现PET心肌灌注-代谢提示的间隔部位反向不匹配的程度可以预测CRT术后的疗效，反向不匹配程度与CRT术后患者LVEF值的增加成正相关（r=0.692，$P=0.0004$），且与左心室收缩末期容积减小成负相关（r=-0.579，$P=0.004$）。Lehner[20]等对19例CRT术前的患者行门控PET心肌代谢显像，6个月后随访，结合心肌存活

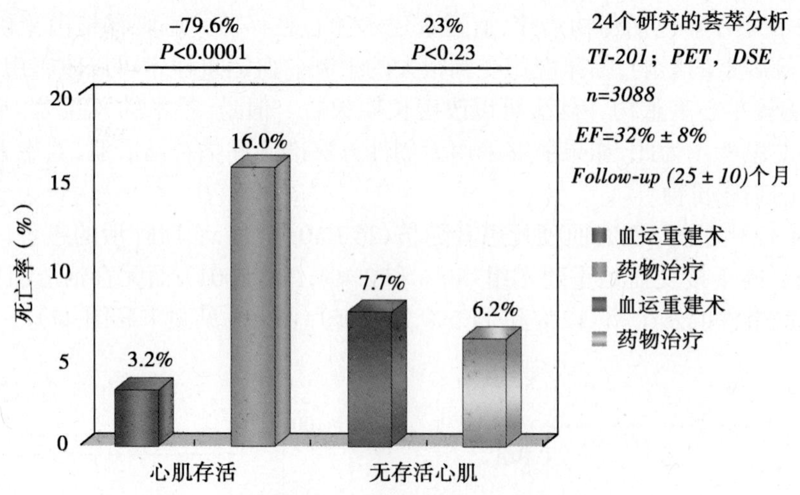

图 21 Inaba 等的荟萃分析，心肌存活组与无存活心肌组比较

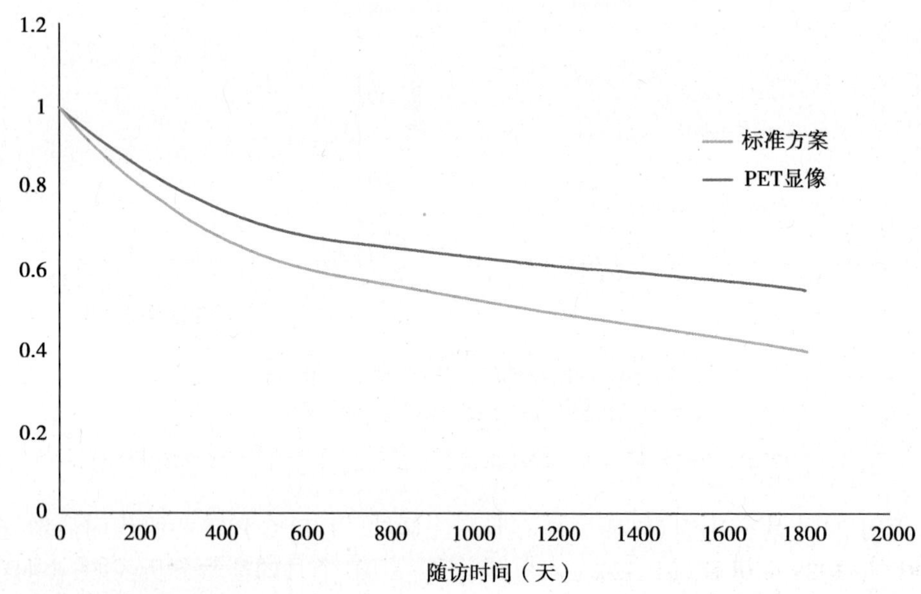

图 22 PET 代谢显像组和无 PET 代谢显像标准治疗组随访 5 年心脏事件发生情况

风险比：0.725（95%CI 0.5，0~0.973，*P*=0.003）

性和左心室收缩同步性，将患者分为 4 组，通过融合靶心图定量分析，发现有存活心肌合并左心室收缩不同步的患者 CRT 疗效最好，CRT 治疗有效组心肌存活合并左心室收缩不同步的心肌范围明显大于无效组［(21% ± 13%)：(6% ± 5%)，*P*<0.05］。以上研究均表明门控心肌代谢显像可以帮助估测 CRT 治疗的疗效。

(4) 对室壁瘤患者估测预后价值：PET 心肌代谢显像结合 ^{99m}Tc-MIBI SPECT 心肌灌注显像对于室壁瘤患者指导治疗和估测长期预后有重要意义。张晓丽带领的研究小组从 2004 在美国核医学年会上报道了采用国产 PET 设备进行心肌代谢显像结合心肌灌注显像评估室壁瘤患者心肌存活的临床价值。于 2008 年报道了对 70 例室壁瘤患者（LVEF 36% ± 8%），长期随访（72 ± 32）个月结果[21]。研究发现，室壁瘤部位的心肌存活性是预测心源性死亡的阴性独立危险因子，而血运重建术是预测心源性死亡的阳性独立危险因子。室壁瘤部位有存活心肌的患者，接受药物治疗的患者年死亡率高达 11.6%，明显高于接受手术治疗组的患者 1.5%（*P*<0.0001），其生存率在 1 年、3 年和 5 年分别为 80%、47% 和 40%，明显低于手术治疗的患者（图 23，见文末彩图 50）；而如果室壁瘤部位无心肌存活，则手术治疗和药物治疗患者的生存率无统计学差异。

近年来，张晓丽带领的研究小组继续进行相关研究，从 2008 年起采用进口设备西门子对 96 例室壁瘤患者行 PET/CT 心肌代谢显像，结合 SPECT 心肌灌注显像，进行长期随访的结果，与既往采用国产 PET

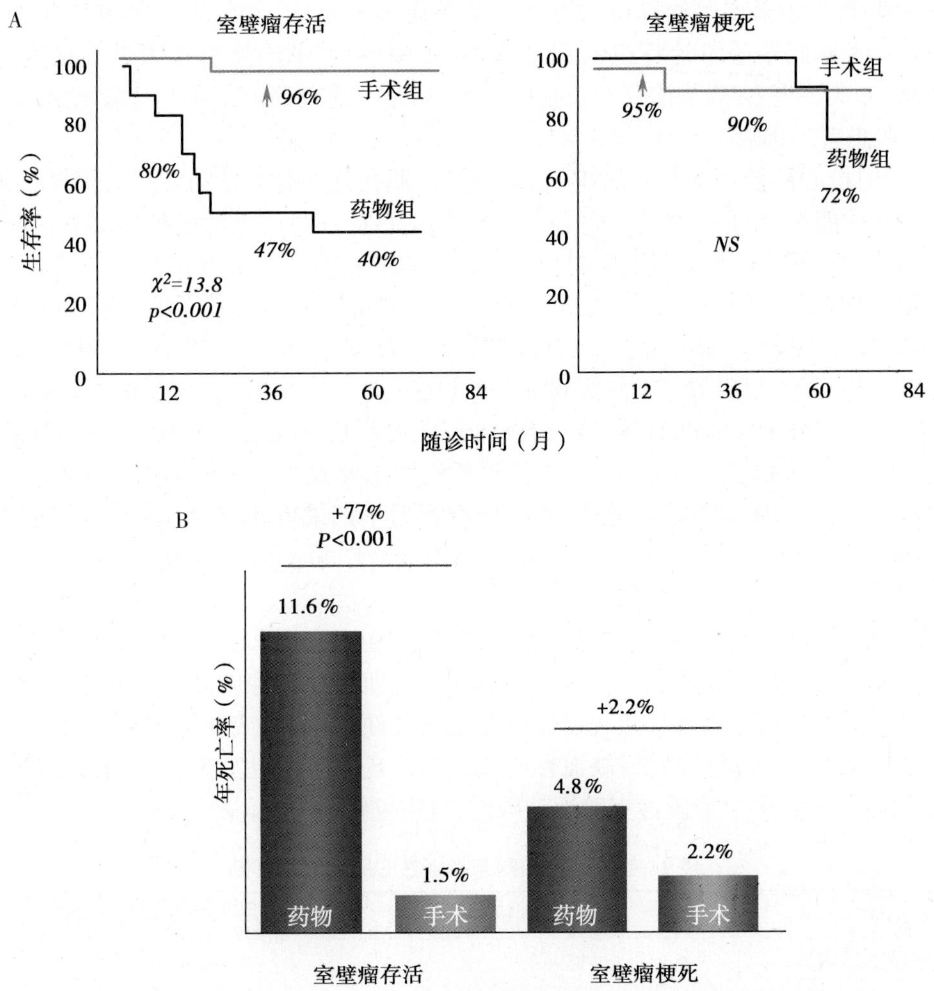

图 23 室壁瘤部位有存活心肌组与室壁瘤部位无心肌存活组不同干预措施预后对比

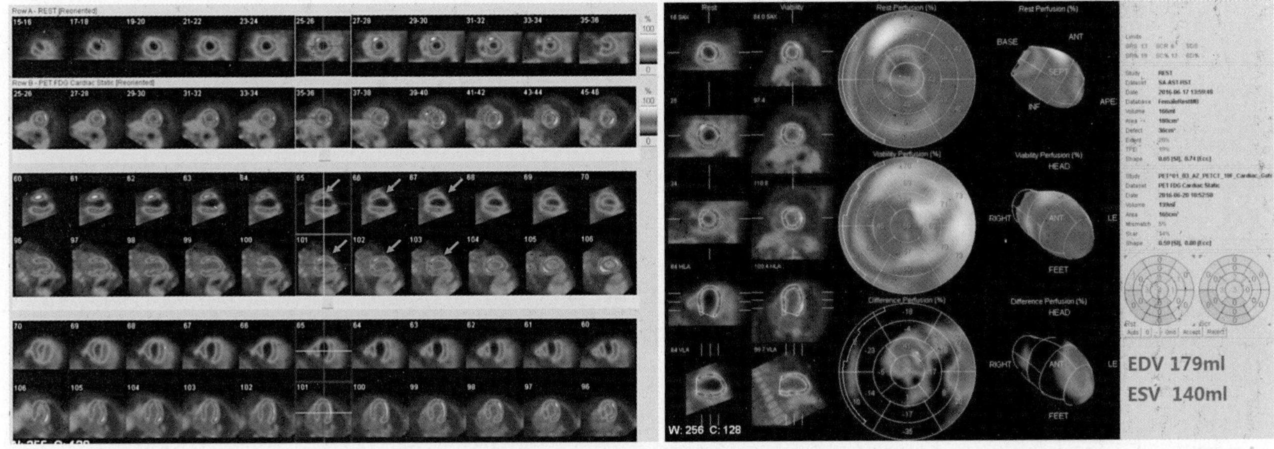

图 24 典型病例：女性患者，50 岁，间断胸痛半年，急性心肌梗死，心尖部室壁瘤形成，冠状动脉造影提示三支重度病变，前降支闭塞，超声 LVEF31%。静息心肌灌注显像示：心尖段、各室壁心尖段（前壁、间隔、下壁、侧壁）、前壁中段、前间隔中段和基底段、后间隔基底段、部分下壁基底段、后侧壁中段及基底段、前侧壁中段和基底段心肌血流灌注不同程度受损；PET 心肌代谢显像示：前壁心尖段、下壁心尖段、侧壁心尖段、部分前壁中段、部分前间隔基底段、后侧壁中段及基底段、前侧壁中段及基底段大范围存活心肌，患者行 CABG 术（前降支静脉桥），术后 6 个月复查超声 LVEF38%，心功能有所改善

显像的结果非常类似。如果室壁瘤部位有存活心肌接受药物治疗，其1年、3年和5年的生存率分别为74%、47%和47%，明显低于手术治疗组的95%、89%和81%，手术治疗组对患者心功能有明显改善（图24，见文末彩图51）。尽管心衰药物治疗有长足的进步，但是与之前研究结果相比较，并没有明显改善室壁瘤部位有存活心肌患者的预后。

另外，患者行门控心肌灌注显像（GSPECT）+门控心肌代谢显像（GPET），除了获得心肌存活的信息，还可以获得左心室功能参数（EDV，ESV，LVEF），增加对左心室室壁瘤患者危险分层和估测预后的临床价值。魏红星[22]等对93例左心室室壁瘤为同一研究对象，均行超声心动图，门控SPECT心肌灌注显像，门控PET心肌代谢显像和CMR检查，随访（827±294）天，发现除了超声心动图测定的LVEDD外，其他影像学技术包括GSPECT，GPET和CMR测定的EDV和ESV均为Cox单因素分析中预测死亡的独立危险因子。然而，Cox多因素分析显示，只有GPET显像测定ESV（HR1.013，95% CI 1.003~1.022，P=0.007）为预测死亡的唯一独立危险因子。分别以GPET测定的EDV180ml（或者ESV140ml）为界值，心室容积大的患者死亡率是心室容积小的患者死亡率的3倍（P<0.05）。而且死亡主要发生在随访的1~2年内。提示根据GPET测定的心室容积，可以将患者进行危险分层，在心肌梗死后早期采取积极治疗方法，预防和延缓心室重构发生，而对心室重构程度已经严重的高危患者，应采用积极治疗方法，改善或者逆转心室重构，从而改善患者预后。

(5) 心肌病的鉴别诊断：PET心肌代谢显像结合^{99m}Tc-MIBI SPECT心肌灌注显像对于扩张型心肌病和缺血性心肌病的鉴别诊断有重要意义。扩张型心肌病的心肌灌注显像表现为左心室心腔明显扩大，室壁变薄，放射性分布不均匀，呈点状或片状放射性分布稀疏或缺损，稀疏或缺损范围与冠状动脉供血区不一致，室壁运动和增厚率多呈弥漫性减低；缺血性心肌病多表现为节段性放射性稀疏或缺损，稀疏或缺损范围与冠状动脉供血区一致，多呈节段性室壁运动减低，且室壁瘤较常见（表9）。

表9 缺血性心肌病与扩张性心肌病鉴别诊断

重要指标	缺血性心肌病	扩张性心肌病
右心室显影且增大	可见	常见
左心室形态异常	可呈球形	显著扩大
放射性异常分布	多呈心肌节段	点状和片状 多不呈心肌节段
与冠状动脉供血区	一致	不一致
室壁运动和增厚率减低	节段性（多） 弥漫性（少）	多呈弥漫性
室壁瘤	常见	不见
灌注-代谢	不匹配 匹配	下后壁匹配（常见） 不匹配（少见）

(6) PET心肌显像的新进展：Bonow等[23]对1212例入选Stich trial随机临床对照试验的冠心病患者（符合冠状动脉搭桥手术指征，EF≤35%）中的601例进行了存活心肌的评价。随机的对其中298例患者予以药物治疗联合冠状动脉搭桥术治疗，303例患者仅仅接受药物治疗。通过平均约5.1年的随访，有236例患者死亡（39%，236/601），其中在114例无存活心肌组的患者中有58例死亡（51%，58/114），在487例存活心肌组的患者中有178例死亡（37%，178/487），通过Cox单因素分析，存活心肌组的总体死亡率低于无存活心肌组（HR0.64，95% CI 0.48~0.86，P=0.003）（图25）。目前该研究尚存在争论，心肌存活的状态很可能与冠心病及左心室功能不全患者的预后相关，但是这种关系在加入了其他基础变量（如年龄、性别、EF值等）后无统计学意义。对心肌存活的评价不能区分冠状动脉搭桥术和单一药物治疗所带来的不同生存获益。同时该研究所采用的SPECT心肌灌注显像及多巴酚丁胺负荷超声心动图评价存活心肌也存在一定的局限性。

由动脉粥样硬化斑块破裂引起的缺血性心脏病是人类主要致死原因之一。目前为止，还没有有效的无创性成像技术，可以用来识别心脏病患者体内高危的或已破裂的冠状动脉粥样硬化斑块。针对这种情况，Nikhil V Joshi[24]等在一项前瞻性的临床研究中，利用放射性示踪剂 ^{18}F-NaF 和 ^{18}F-FDG 通过 PET/CT 对破裂的及高危的冠状动脉粥样硬化斑块进行了识别。在这项临床试验中，心肌梗死患者(n=40)和稳定心绞痛患者(n=40)均行 ^{18}F-NaF 和 ^{18}F-FDG PET/CT 检查及有创性冠状动脉造影检查，并将 ^{18}F-NaF 的摄取与有症状颈动脉疾病患者的颈动脉内膜剥脱术标本的组织学检查，以及稳定型心绞痛患者的血管内超声检查进行了比较，结果表明，在 37(93%，37/40)名心肌梗死患者中，冠状动脉 ^{18}F-NaF 最高摄取见于罪犯斑块中[中位最大组织 - 本底比：罪犯斑块 1.66(IQR 1.40~2.25)对最高非罪犯斑块 1.24(1.06~1.38)，P<0.0001]。相比之下，冠状动脉 ^{18}F-FDG 摄取被心肌摄取所遮盖，而在可辨区域内，罪犯与非罪犯斑块之间无差异[1.71(1.40~2.13)对 1.58(1.28~2.01)，P=0.34]。在所有颈动脉斑块破裂部位均有明显的 ^{18}F-NaF 摄取，且其与活跃的钙化、巨噬细胞浸润、细胞凋亡和坏死的组织学证据相关。18(45%，18/40)名稳定型心绞痛患者的斑块存在局灶性 18F-NaF 摄取[最大组织 - 本底比为 1.90(IQR 1.61~2.17)]，且与无摄取相比，其与较多的血管内超声高危特点相关：正性重塑[重塑指数 1.12(1.09~1.19)和 1.01(0.94~1.06)，P=0.0004]，微钙化(73%和 21%，P=0.002)，坏死核心[25%(21~29)和 18%(14~22)，P=0.001]。该研究发现，^{18}F-NaF 可以准确辨认和定位心脏中冠状动脉斑块，并且可以在斑块即将破裂时进行检测，从而预测患者心脏病发作。

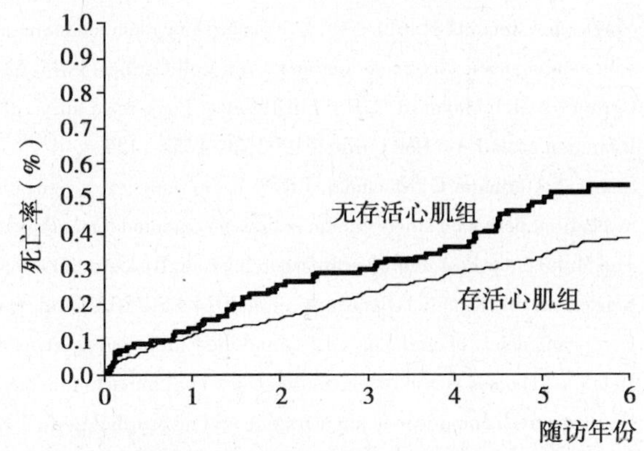

图 25 Cox 单因素分析存活心肌组与无存活心肌组的总体死亡率对比

风险比：0.64(95%CI 0.48~0.86)

(孟晶晶 张晓丽)

参考文献

1. JP Greenwood, DP Ripley, C Berry, et al.Effect of Care Guided by Cardiovascular Magnetic Resonance, Myocardial Perfusion Scintigraphy, or NICE Guidelines on Subsequent Unnecessary Angiography Rates: The CE-MARC 2 Randomized Clinical Trial. J Am Med Assoc, 2016, 316(10): 1051-1060.
2. Stuart RJ, Ellestad MH.National survey of exercise stress testing facilities.Chest, 1980, 77: 94-97.
3. 黄钢，石洪成 . 心脏核医学 . 上海，上海科学技术出版社，2011：186.
4. Bateman TM.Use of Nuclear Techniques in the Assesment of patients before and after Cardiac Revascularrization Procedures//Ami E.Iskandrian, Ernest V.Garcia.Nuclear cardiac imaging: principles & applications.4th ed.Oxford New York, 2008.
5. Zellweger MJ, Weinbacher M, Zutter AW, et al.Longterm outcome of patients with silent versus symptomatic ischemia six months after percutaneous coronary intervention and stending.J AMm Coll Cardiol, 2003, 42: 33-40.
6. Milavetz JJ, Miller TD, Hodge DO, et al.Accuracy of single-photon emission computed tomography myocardial perfusion imaging in patients with stens in native coronary arteries.Am J Cardiol, 1998, 82: 857-861.
7. Zhang XL, Liu XJ, He ZX, et al. Long-term prognostic value of exercise 99mTc-MIBI SPET myocardial perfusion imaging in patients after percutaneous coronary intervention. Eur J Nucl Med, 2004, 31: 655-662.
8. Zellweger MJ, Lewin HC, Lai S, et al.When to stress patients after coronary artery bypass surgery.J Am Coli Cardiol, 2001, 37: 144-152.
9. Miller TD, Christian TF, Hodge DO, et al.Prognostic value of exercise thallium-201 imaging performed within 2 years of coronary artery bypass graft surgery.J Am Coll Cardiol, 1998, 31: 848-854.
10. Iskander S, Iskandrian A.Risk assessment using single-photon emission computed tomographic technetium-99m sestamibi imaging.J Am Coll Cardiol, 1998, 32: 57.
11. Hachamovitch R, Berman DS, Shaw LJ, et al.Incremental prognostic value of myocardial perfusion single photon emission computed tomography for the prediction of cardiac death: differential stratification for risk of cardiac death and myocardial infarction.Circulation, 1998, 97: 535-543.
12. Aiden A, Guido G, Daniel S, et al.Transient ischemic dilation ratio: a universal high-risk diagnostic marker in myocardial perfusion imaging. J Nucl Cardiol, 2007, 14: 497-500.

13. Varetto T, Cantalupi D, Altieri A, et al.Emergency room technetium-99m sestamibi imaging to rule out acute myocardial ischemic events in patients with nondiagnostic electrocardiograms.J Am Coll Cardiol, 1993, 22(7): 1804-1808.
14. Cerqueira MD, Maynard C, Ritchie JL, et al.Long-term survival in 618 patients from the Western Washington Streptokinase in Myocardial Infarction trials.J Am Coll Cardiol, 1992, 20: 1452-1459.
15. Sharir T, Germano G, Kavanagh PB, et al.Incremental prognostic value of post-stress left ventricular ejection fraction and volume by gated myocardial perfusion single photon emission computed tomography.Circulation, 1999, 100: 1035.
16. The Multicenter Post infarction Reasearch Group.Risk stratification and survival after myocardial infarction.N Engl J Med, 1983, 309: 331-336.
17. Kristensen SD, Knuuti J, Saraste A, et al.2014 ESC/ESA Guidelines on non-cardiac suegery: cardiovasculaer assessment and management of the European Society of cardiology (ESC) and the European Society of Anaesthesiology (ESA).Eur Heart J, 2014, 35(35): 2383-2431.
18. Jiehui Li, Thomas H.Schindler, Shubin Qiao, et al.Impact of incomplete revascularization of coronary artery disease on long-term cardiac outcomes. Retrospective comparison of angiographic and myocardial perfusion imaging criteria for completeness.?J Nucl Cardiology, 2016, 23(3): 546-555.
19. Opie LH, Hesse B. Radionuclide tracers on the evaluation of resting myocardial ischaemia and viability. Eur J Nucl Med, 1997, 24: 1183.
20. Vanoverschelde J-L, Wijns W, Borgers M, et al. Chronic myocardial hibernation in humans from bedside to bench. Circulation, 1997, 95: 1961.
21. Camici PG, Rimoldi OE. Myocardial blood flow in patients with hibernating myocardium. Cardiovascular Research, 2003, 57: 302-311.
22. Canty J, John M, Fallavollita JA. Hibernating myocardium. J Nucl Cardiol, 2005, 12: 104-119.
23. Udelson J, Bonow RO, Dilsizian V, et al. The historical and conceptual evolution of radionuclide assessment of myocardial viability. J Nucl Cardiol, 2004, 11: 318.
24. Dilsizian V, Bacharach SL, Beanlands RS, et al. ASNC imaging guidelines for nuclear cardiology procedures. PET myocardial perfusion and metabolism clinical imaging. J Nucl Cardiology, 2009, 16: 651.
25. Mariani MA, Palagi C, Donatelli F, et al. Identification of hibernating myocardium: a comparison between dobutamine echocardiography and study of perfusion and metabolism in patients with severe left ventricular dysfunction. Am J Card Imaging, 1995, 9: 1.
26. 杨伟宪，杨跃进，史蓉芳，等．小剂量多巴酚丁胺、异舒吉单用及合用的超声心动图试验检测冠心病左心室收缩功能严重减低患者的存活心肌．中国循环杂志，2004，19(suppl)：S29-S33.
27. Klein C, Nekolla A, Bengel F, et al. Assessment of myocardial viability with contrast-enhanced magnetic resonance imaging: comparison with positron emission tomography. Circulation, 2002, 105: 162-167.
28. 2009 Focused Update: ACCF/AHA Guidelines for the Diagnosis and Management of Heart Failure in Adults: A Report of the American College of Cardiology Foundation /American Heart Association Task Force on Practice Guidelines: Developed in Collaboration With the International Society for Heart and Lung Transplantation. 2009 WRITING GROUP TO REVIEW NEW EVIDENCE AND UPDATE THE 2005 GUIDELINE FOR THE MANAGEMENT OF PATIENTS WITH CHRONIC HEART FAILURE WRITING ON BEHALF OF THE 2005 HEART FAILURE. Circulation, 2009, 119: 1977-2016.
29. Sharmila Dorbala, Marcelo F. Di Carli, Dominique Delbeke, et al. SNMMI/ASNC/SCCT Guideline for Cardiac SPECT/CT and PET/CT 1.0*. J Nucl Med, 2013, 54(8): 1485-1507.
30. 沈锐，刘秀杰，史蓉芳，等．氧甲吡嗪在糖尿病患者 18F-FDG 心肌代谢显像中的作用．中华核医学杂志，2005，25：224-227.
31. Xiaoli Zhang, Thomas H. Schindler, John O. Prior et al. Blood flow, flow reserve, and glucose utilization in viable and nonviable myocardium in patients with ischemic cardiomyopathy. Eur J Nucl Med Mol Imaging, 2013, 40: 532-541.
32. Di Carli MF, Davidson M, Little R, et al. Value of metabolic imaging with positron emission tomography for evaluating prognosis in patients with coronary artery disease and left ventricular dysfunction. Am J Cardiol, 1994, 73: 527
33. Tillisch JH. Reversibility of cardiac wall motion abnormalities predicted by positron emission tomography. N Eng J Med, 1986, 314: 884
34. Zhang XL, Liu XJ, Shi RF, et al. Evaluation of the clinical value of combination of 99mTc-MIBI myocardial SPECT and 18F-FDG PET in assessing myocardial viability. Radiation Med, 1999, 17: 205-210.
35. Zhang X, Liu XJ, Wu QY, et al. Clinical outcome of patients with pervious myocardial infarction and left ventricular dysfunction assessed with myocardial 99mTc-MIBI SPECT and 18F-FDG PET. J Nucl Med, 2001, 42: 1166-1173.
36. Allman KC, Shaw LJ, Hachamovitch R, et al. Myocardial viability testing and impact of revascularization on prognosis in patients with CAD and left ventricular dysfunction. A meta-analysis. J Am Coll Cardiol, 2002, 39: 1151-1158.
37. Inaba Y, Chen JY. Quantity of viable myocardium required to improve survival with revascularization in patients with ischemic cardiomyopathy: a meta-analysis. J Nucl, 2010, 17: 646-654.
38. T. Shukla, B.A. Mc Ardle, G. Nichol, et al. Long term follow up of outcomes with F-18-Fluorodeoxyglucose positron emission tomography imaging-assisted management of patients with severe left ventricular dysfunction secondary to coronary disease: 5-year-follow-up of the PARR-2 randomized controlled trial. Canadian Journal of Cardiology, 2014, 30(10): 266.
39. Birnie D, Kemp RA, Tang AS, et al. Reduced septal glucose metabolism predicts response to cardiac resynchronization therapy. J Nucl Cardiol, 2012, 19(1): 73-83.
40. Lehner S, Uebleis C, Haug A, et al. The amount of viable and dyssynchronous myocardium is associated with response to cardiac resynchronization therapy: initial clinical results using multiparametric ECG-gated [18F] FDG PET. Eur J Nucl Med Mol Imaging, 2013, 40(12): 1876-1883.

41. Zhang X. Long-term survival of patients with viable and nonviable aneusysms assessed by 99mTc-MIBI SPECT and 18F-FDG PET: a comparative study of medical and surgical treatment. J Nucl Med, 2008, 49: 1288-1298.

42. Nikhil V Joshi, Alex T Vesey, Michelle C Williams, et al. 18F-fluoride positron emission tomography for identification of ruptured and high-risk coronary atherosclerotic plaques: a prospective clinical trial. Lancet, 2014, 9918(383): 705-713.

可吸收支架路在何方?

冠状动脉支架的设计已经经历了裸金属支架(bare-metal stent,BMS)、药物涂层支架(drug-eluting stent,DES)两个时代。尽管当前普遍使用的第二代药物涂层支架已经具有了相当不错的性能和较低的再狭窄率,但支架或多聚物涂层成分与血管组织相容性不足的问题依然存在,从而可能引发支架晚期贴壁不良、内膜覆盖不全和支架内血栓,以及部分患者对支架材料过敏,支架植入后血管正常舒缩功能减退等。人们对于冠脉生理结构恢复的追求仍无止境,生物可吸收支架(bioresorbable scaffold,BRS)应运而生。理论上而言,BRS 应具有类似于 DES 低再狭窄率的效果,同时又避免了金属支架所带来的相关问题。自 2000 年日本的 Hideo Tamai 医生发明第一款可降解支架 Igaki-Tamai 支架至今,可降解支架的发展已经历了十多年的风风雨雨,一度展现了令人振奋的成果,但近期又受到了不断质疑。本文就当今可吸收支架的发展及展望做一梳理。

一、可吸收支架的现状

BRS 的根据其所使用的材料,大致可分为金属可吸收支架和多聚物可吸收支架两大类。目前已进入临床应用(包括已进行临床试验的)可吸收支架多达数十款,其中以雅培公司生产的多聚物可吸收支架 ABSORB BVS 为主要代表。这类支架多使用左旋多聚乳酸(L-polylactic acid,PLLA)作为支架基质,外层为消旋多聚乳酸(poly-DL-lactide acid,PDLLA)的载药涂层,所载药物多为雷帕霉素及其衍生物。由于材料上的共同性,这类支架典型设计为可在植入后 6 个月开始吸收,6 个月内其径向支撑力不出现显著衰减(维持在植入即刻的 90% 以上),至 2~3 年时吸收完全,无任何残余物残留。ABSORB 系列研究(包括 ABSORB Cohort、ABSORB Ⅱ、ABSORB Ⅲ、ABSORB China、ABSORB Japan 等)为验证 BRS 的有效性和安全性积累了丰富的研究数据。ABSORB Cohort B 研究初步证实了 BRS 的安全性,并显示支架植入 5 年冠脉血管具有良好的舒缩功能[1]。紧接着公布的 ABSORB Ⅱ研究采用了随机对照,2∶1 的设计,并使用 BRS 与依维莫司洗脱支架(everolimus-eluting stent,EES),即 XienceV 进行对比,主要终点是随访 3 年时支架节段的晚期管腔直径及血管舒缩功能。研究共入选了 501 例患者,1 年随访结果显示死亡、心肌梗死及血运重建复合终点在两组间无显著差异(7.3% 对 9.1%,P=0.47)。ABSORB Ⅲ研究纳入 193 个中心 2008 名患者,采用 1∶1 随机对照设计,用更大样本进一步验证了 BRS 相对于 EES 的有效性。与 XIENCE 支架相比,BRS 1 年靶病变失败率(target lesion failure,TLF)达到非劣效性,两组心源性死亡、靶血管心肌梗死、缺血驱动的靶病变血运重建均无显著差异[2]。该类支架目前国内亦已有同类产品,包括华安公司的 Xinsorb 支架、乐普公司的 NeoVas 支架和微创公司的火鹮支架等,均是采用了类似设计的多聚物 BRS,初步的临床研究数据显示其安全性良好[3]。

金属可吸收支架主要以镁基可吸收支架为代表。BIOSOLVE 系列研究评估了百多力公司的镁基可吸收支架。BIOVOLVE-I 研究评估了镁基可降解支架 DREAMS 的 1 年造影及光学相干断层扫描随访以及 3 年临床随访结果,结果显示 DREAMS 支架的安全性较好,3 年随访总 TLF 发生率为 6.6%。值得关注的是,部分患者在(28 ± 4)个月时的额外造影显示其晚期管腔丢失较 12 个月随访时有显著改善[(0.51 ± 0.46) mm 对(0.32 ± 0.32) mm][4-5]。进一步改进型镁金属支架 DREAMS 2G 其首次人体试验 BIOSOLVE- Ⅱ研究也已公布了 6 个月、12 个月的随访结果,其 TLF 在 1 年内维持在 3% 左右,显示了其具有良好的安全性[6-7],进一步的随机对照研究正在进行。

二、可吸收支架的问题

尽管可吸收支架拥有着较大的理论优势,上述初步临床试验结果亦向人们展现了 BRS 的有效性,但随着 BRS 应用的增加,新的临床试验结果的公布,有关 BRS 安全性方面的问题不断出现。仍以 ABSORB Ⅱ为例,尽管随访 1 年时复合终点在两组间无显著差异,但 3 年随访却显示器械相关的复合终点(device-oriented composite endpoint,DOCE)在 BRS 组要远高于 EES 组(10.5% 对 5.0%,P=0.04),其中靶血管心肌梗死为 6.5% 对 1.2%(P=0.01),支架内血栓(stent thrombosis,ST)的发生率为 2.8% 对 0(P=0.03)。研究预设的主要终点,3 年时晚期管径丢失(late lumen loss,LLL)在 BRS 组更为显著[BRS 0.37(0.45)对 EES 0.25(0.25)mm,$P_{非劣效}$=0.78],而血管舒缩功能在两组间无显著差异[BRS 0.047mm(SD 0.109)对 EES 0.056mm(SD 0.117),$P_{优效性}$=0.49][8]。这推翻了原有关于 BRS 优越性的假设。另一项纳入了 147 个 RCT 研究共计 126 526 名患者的荟萃分析显示,BRS 发生确定或可疑的支架内血栓的机会是金属 DES 的 2 倍[9]。ABSORB Ⅲ研究也对 ST 现象进行了分析。至 1 年随访结束时,虽未达统计学差异,但 BRS 组较 XIENCE 组支架内血栓(确定的或可能的)发生率已出现了升高(1.54% 对 0.74%,P=0.13),3 年随访结果显示,BRS 组支架内血栓发生率继续升高(2.3% 对 0.7%,P=0.01),而研究设计的主要复合终点在 BRS 组和 EES 组分别达到了 13.4% 和 10.4%(P=0.06),BRS 已出现了高于 EES 的趋势,其安全性和有效性进一步令人疑虑[10]。

BRS 不尽理想的临床结果主要与其制作材料相关。事实上 BRS 当前应用的材料仍非完美。多聚乳酸虽然生物相容性良好,但其降解产物乳酸却可刺激局部血管引起炎症反应,这被认为与再狭窄和支架内血栓的发生有关。此外,BRS 的支架机械性能、厚度、降解速度等方面仍存在不足,例如多聚物 BRS 其弹性模量较金属支架低 100 倍,因而径向支撑力更弱,不得不制作较厚的支架杆已获得支撑力,但更厚的支架杆则会导致外径加大,通过性下降,因而不利于通过钙化、扭曲病变。在吸收开始后,多聚物 BRS 具有更高的支架断裂发生几率。另一方面,由于 BRS 在 X 线下不显影,植入过程中难以观察其形态变化。BRS 虽已被广泛用于 ACS、CTO 乃至左主干病变,但在分叉病变中仍无法像金属支架那样进行诸如 CULLOTE、CRUSH 术式的应用。镁金属 BRS 的早期设计则降解速度过快,导致再狭窄率显著升高。

三、新的临床研究结果带来的提示

尽管 ABSORB Ⅱ、Ⅲ研究结论提示了 BRS 不利的一面,但值得注意的是,与 ABSORB Ⅲ类似设计,几乎同期进行的 ABSORB China 研究却显示了 BRS 与 EES 相似的效果。ABSORB China 研究纳入了 480 例 1~2 处原位冠脉病变的患者,1∶1 随机植入 BRS 或 EES,3 年随访结果显示,TLF 在 BRS 组和 EES 组分别为 5.5%、4.7%(P=0.68),支架内血栓在 BRS 组共发生 2 例,差异未达统计学意义(0.9% 对 0,P=0.50)。这一结果远远优于 ABSORB Ⅲ。对比分析显示,ABSORB China 研究的参考血管直径(RVD)判断最为准确,与 ABSORB Ⅱ、Ⅲ相比,入选的病变 RVD<2.25mm 的只占 9.6%,而 ABSORB Ⅱ、Ⅲ研究中则分别达到了 19.1% 与 18.3%。而 BVS 设计的最小尺寸直径为 2.5mm,在过小直径的血管中植入可能会导致支架膨胀不全,继发血栓。后续的分析证实了这一推论,并提出了 BRS 植入时的 PSP 原则,即充分预扩(pre-dilation)、选择合适大小的血管(sizing)及充分后扩张(post-dilation)。对 ABSORB Ⅲ研究的事后分析显示,采用 PSP 原则进行植入的 BRS,其 TLF 与血栓发生率均显著低于非 PSP 者。正在进行中的 ABSORB Ⅳ研究拟纳入 5000 例冠脉原位病变患者,1∶1 随机进行 BVS 或 EES 植入,该研究较之前 ABSORB 研究最大的改进在于对 BRS 植入进行了标准的 PSP 优化。研究目前已入组 2000 多例,已有的数据显示 BRS 组随访 1 个月和 1 年时,其支架内血栓发生率仅 0.3%、0.5%,远低于 ABSORB Ⅲ中的发生率。

除外 ABOSRB 系列研究,另一些新设计的 BRS,其临床研究带来了更为优秀的结果。韩雅玲院士主导,我中心作为共同主要研究者参与的 NeoVas 支架随机对照研究,共纳入了 567 例患者,按 1∶1 随机植入 NeoVas BRS 或 EES,1 年随访结果显示 LLL 在两组分别为(0.14 ± 0.36)mm 对(0.11 ± 0.34)mm(P<0.0001),TLF 在两组分别为 5.4% 对 4.3%(P=0.55)。亚组分析显示 BRS 组 1 年随访时血流储备分数数值与 EES 组类似(0.89 ± 0.08 对 0.91 ± 0.06,P=0.07),但光学相干断层扫描随访的最小管腔面积在 BRS 组则小于 EES 组[(4.71 ± 1.64)mm^2 对(6.00 ± 2.15)mm^2,P<0.001][11]。葛均波院士主导的 Xinsorb 支架与金属 DES(Tivoli)的随机对照研究在 2017 年 TCT 会议公布了 1 年随访结果,研究共入选 400 例患者,按 1∶1 随机分组,TLF 在 BRS 与 DES 分别为 1.6%、4.8%(P=0.06),BRS 显示出了较 DES 更佳的性能。

四、展 望

可吸收支架是一个新生产物，尽管仍存在一系列问题，但却拥有血管修复、绿色植入的理念，代表了未来冠脉介入治疗的一个方向。当前以雅培的ABSORB BVS为代表，虽然效果与主流EES相比仍有所不如，但作为可吸收支架的先行者，BVS仍充分展现了一定的安全性和有效性。随着支架材料、载药及设计的改善，BRS的性能有望逐步提升。理想的可吸收支架材料需具备良好的生物相容性，且其降解产物不易引起血管炎症反应，同时具备良好的机械性能，并有更为合适的吸收过程。已有一些材料，如聚碳酸酯、聚氨酯化合物等，已进入了开发者的视野。支架杆厚度也是改进的重点，正在开发中的第二代BRS，如ELIXIR公司的DESolve Cx支架，Boston Scientific的RENUVIA，普遍具有更薄的支架杆厚度(约120μm)。而镁金属可吸收支架，则可以通过材料中不同元素含量的调整，从而调节支架的支撑力、吸收曲线，有望获得更为理想的可吸收支架。随着材料学和支架设计的不断进步，相信不久就会有更为理想的可吸收支架进入人们的视野。

(傅国胜 金重赢)

参考文献

1. Gomez-Lara J, Garcia-Garcia HM, Onuma Y, et al. A comparison of the conformability of everolimus-eluting bioresorbable vascular scaffolds to metal platform coronary stents. JACC Cardiovasc Interv, 2010, 11(3): 1190-1198.
2. Ellis SG, Kereiakes DJ, Metzger DC, et al. Everolimus-Eluting Bioresorbable Scaffolds for Coronary Artery Disease. N Engl J Med, 2015, 373(20): 1905-1915.
3. Zhang YJ, Wang XZ, Fu G, et al. Clinical and multimodality imaging results at 6 months of a bioresorbable sirolimus-eluting scaffold for patients with single de novo coronary artery lesions: the NeoVas first-in-man trial. EuroIntervention, 2016, 12(10): 1279-1287.
4. Haude M, Erbel R, Erne P, et al. Safety and performance of the DRug-Eluting Absorbable Metal Scaffold (DREAMS) in patients with de novo coronary lesions: 3-year results of the prospective, multicentre, first-in-man BIOSOLVE-I trial. EuroIntervention, 2016, 12(2): e160-166.
5. Haude M, Erbel R, Erne P, et al. Safety and performance of the drug-eluting absorbable metal scaffold (DREAMS) in patients with de-novo coronary lesions: 12 month results of the prospective, multicentre, first-in-man BIOSOLVE-I trial. Lancet, 2013, 9869(381): 836-844.
6. Haude M, Ince H, Abizaid A, et al. Sustained safety and performance of the second-generation drug-eluting absorbable metal scaffold in patients with de novo coronary lesions: 12-month clinical results and angiographic findings of the BIOSOLVE-II first-in-man trial. Eur Heart J, 2016, 37(35): 2701-2709.
7. Haude M, Ince H, Abizaid A, et al. Safety and performance of the second-generation drug-eluting absorbable metal scaffold in patients with de-novo coronary artery lesions (BIOSOLVE-II): 6 month results of a prospective, multicentre, non-randomised, first-in-man trial. Lancet, 2016, 10013(387): 31-39.
8. Serruys PW, Chevalier B, Sotomi Y, et al. Comparison of an everolimus-eluting bioresorbable scaffold with an everolimus-eluting metallic stent for the treatment of coronary artery stenosis (ABSORB II): a 3 year, randomised, controlled, single-blind, multicentre clinical trial. Lancet, 2016, 10059 (388): 2479-2491.
9. Kang SH, Chae IH, Park JJ, et al. Stent Thrombosis With Drug-Eluting Stents and Bioresorbable Scaffolds: Evidence From a Network Meta-Analysis of 147 Trials. JACC Cardiovasc Interv, 2016, 12(9): 1203-1212.
10. Kereiakes DJ, Ellis SG, Metzger C, et al. 3-Year Clinical Outcomes With Everolimus-Eluting Bioresorbable Coronary Scaffolds: The ABSORB III Trial. J Am Coll Cardiol, 2017, 70(23): 2852-2862.
11. Han Y, Xu B, Fu G, et al. A Randomized Trial Comparing the NeoVas Sirolimus-Eluting Bioresorbable Scaffold and Metallic Everolimus-Eluting Stents. JACC Cardiovasc Interv, 2018, 11(3): 260-272.

中医药治疗稳定缺血性心脏病现状

近年稳定性缺血性心脏病(stable ischemic heart disease,SIHD)的治疗理念发生重大转变,即由以血管狭窄为中心转化为以心肌缺血为中心[1]。因此 SIHD 的治疗目标既包括针对冠状动脉大血管病变的干预如稳定与逆转斑块、防治血栓形成等,也包括针对冠状动脉微血管疾病进行治疗;SIHD 的治疗手段包括理想的药物治疗以及在恰当的时机进行血运重建,理想的药物治疗又包括延长患者生命的药物(即改善预后)和提高生活质量的药物(即改善症状)。近来随着人们对组方中药、组分中药和单体中药认识的逐步深化,尤其是单体中药涂层支架和单体中药涂层球囊成功应用于临床,越来越多的循证医学证据显示,中医药既可解决患者大血管狭窄病变,亦可显著改善患者微血管病变,中医药已成为稳定性缺血性心脏病的主要治疗手段之一。

一、组方中药、组分中药与单体中药

中医药的发展历经三个逐步凝练的层次,即组方中药、组分中药和单体中药。组方中药是在中医药君臣佐使理论指导下的传统中医药,组方中药是中医药的精髓与主体,强调组方中药必须在辨证论治理论指导下方可发挥有效作用。组分中药是由两个及以上结构清晰的单体成分组成的中药,组分中药是中医药现代化的产物与主体,其实这部分中药 80% 在综合医院被西医生使用,即便不进行严格意义上的辨证论治也发挥了临床功效,因此组分中药目前在临床上使用并非严格进行辨证论治。单体中药则是来源于中医药理论与实践而物质结构非常清晰的中药单体成分,如青蒿素、三氧化二砷、紫杉醇等,由于单体中药作用靶点清晰、作用机制明确,完全可以在西医理论指导下应用,中医药发展至单体中药阶段其临床应用已经不分中西医,因此单体中药应该是中西医融合的主体,随着中、西医学的发展,愈来愈多的单体中药将发挥临床功效,在单体中药层面,中西医两种医学体系才能真正实现融合。如果从组方中药、组分中药和中药单体这三层面考量,中西医结合是一个复杂的多维层面概念:在组方中药层面,中西医两种医学相互独立,并且这种状态还将长期维持;在组分中药层面,中西医两种医学相互磨合,西医开始认可这种具有组分中药属性的中成药如复方丹参滴丸、麝香保心丸等,中医试图使用西医理论阐释其作用机制;在单体中药层面,中西医进入真正意义上的相互融合,因此中西医结合概念涵盖了中医和西医两种医学体系“相互独立”、“相互磨合”和“相互融合”的三个逐步凝练深化的立体层面。无论是组方中药、组分中药还是单体中药在治疗 SIHD 方面都积累了大量循证医学证据,在治疗 SIHD 方面中医药将发挥越来越大的作用。

二、血运重建与中药单体涂层支架或球囊

(一) 血运重建措施及回归血管本源理念

血运重建方法包括冠状动脉旁路移植术(coronary artery bypass graft,CABG)和经皮冠状动脉介入治疗(percutaneous coronary intervention,PCI)。对于 SIHD 患者何时需要血运重建,一是优化的药物治疗不能控制,二是存在心肌缺血的客观依据。关于 SIHD 患者的血运重建措施,指南推荐对于直径狭窄 >90% 的病变可直接进行 PCI 干预,对于直径狭窄 50%~90% 病变且没有缺血证据的 SIHD 患者,推荐进行血流储备分数(FFR)评估,如果 FFR<0.8 则积极进行干预[2]。对多支血管病变患者,推荐 FFR 指导下进行 PCI,FAME 研究证实,对 FFR 在 0.75~0.80 之间的病变,介入治疗联合最佳药物治疗较单纯药物治疗预后更好[3-4]。

对于 SIHD 患者慢性闭塞病变(CTO)是否都需要开通,DECISION CTO 临床试验入选 789 例患者,分为药物治疗(OMT)组 387 例、PCI 治疗组 411 例,在意向性治疗(ITT)人群中,估计的 3 年时事件率在 OMT 组为 19.6%,在 PCI 组为 20.6%(P=0.008)。对于冠状动脉慢性闭塞病变患者 3 年时死亡、心肌梗死、

卒中及血运重建的复合终点两组之间没有显著性差异，优化药物治疗不劣于使用药物涂层支架（DES）行PCI治疗[5]。目前对于SIHD患者CTO病变究竟OMT还是PCI，取决于患者有无心绞痛症状、心肌缺血范围、存活心肌量及是否伴有其他疾病，如果患者症状不明显，但有下列证据如心电图病理性Q波、磁共振、心肌核素显像或运动试验检测出心肌缺血等也可进行PCI。目前治疗CTO的模式应该是选择有适应证的CTO行DES置入，同时进行优化药物治疗。

从经皮冠状动脉球囊扩张（POBA）、裸金属支架（BMS）、药物洗脱支架（DES）及新一代DES、再到可降解支架（bioabsorbable vessel Scarfolding，BVS），在PCI的四次革命进程中不仅新技术层出不穷，相应的循证医学证据也日新月异。然而长期界标分析中事件发生率的研究表明，与置入支架相比，POBA早期（1年之内）无论是支架血栓形成还是靶血管再梗死的发生率均较高，但1年之后POBA便开始表现出明显优势[6]。因此，血管内置入异物开始遭到质疑，无论何种PCI技术都必须回归血管本源这一"治病必求其本"的中医理念。更为重要的是，在PCI四次革命进程中诞生了中药单体涂层支架和中药单体涂层球囊等新理念，如三氧化二砷（As_2O_3）涂层支架（AVI® 支架）和紫杉醇涂层球囊（SeQuent®Please新普立球囊）等。这些临床实践极大地改变了目前支架与球囊的研发理念，早期支撑血管而晚期降低事件的生物可降解支架、早期不需支撑而晚期降低事件的药物涂层球囊（drug-coated balloon，DCB）便应运而生。

然而貌似回归血管本源的生物可降解支架是否完美，ABSORB Ⅲ临床试验结果显示，2008例稳定或者不稳定心绞痛患者，分为BVS支架组（1322例）和依维莫司支架（EES）组（686例），按2∶1随访2年，主要终点为3年时死亡、心肌梗死、卒中及血运重建，结果显示2年时BVS组靶血管失败率（TLF）显著高于EES组，原因是BVS组靶血管MI发生率显著升高，但以上结果排出小血管（2.25mm）未见显著性差异[7]。况且再狭窄问题在BVS的临床应用中开始显现，BVS再狭窄发生率约5.4%，大多在晚期或极晚期，多为局灶性且位于支架近端（67%），OCT发现BVS再狭窄局灶性特点为新生内膜异质性或分层增生，而弥漫性病灶则为新生动脉粥样硬化形成的组织特点，包括富含脂质斑块内膜增生、微血管钙化和微通道[8-9]。同时BVS的支架血栓形成始终令人担忧，最近包含ABSORB Ⅱ、ABSORB Ⅲ等7个大型Meat分析结果显示，与依维莫司支架相比，BVS有更高的靶血管相关的MI和支架内血栓发生率（ScT）。因为BVS这些临床试验结果，目前已终止支架梁更薄的BVS（Renuvia）的研发，欧洲和澳大利亚Absorb BVS的使用已被限定于特定研究[10-11]。尽管如此，最关键的是可降解支架的概念业已形成，聚乳酸生物可降解支架斑点可圈可点，但生物可降解镁合金支架尤其第二代生物可降解镁合金支架DREAMS 2G（Magmaris）则异军突起。BIOSOLVE-Ⅱ和BIOSOLVE-Ⅲ临床试验显示了DREAMS 2G优异的临床表现，综合BIOSOLVE-Ⅱ和BIOSOLVE-Ⅲ 6个月的随访结果显示，DREAMS 2G支架的TLF为3.3%，与可降解聚乳酸支架Absorb及DESolve的6个月结果相似；而BIOSOLVE-Ⅱ 24个月随访结果显示TLF为5.9%，优于DESolve支架（7.4%），也优于ABSORB Ⅱ和ABSORB Ⅲ的同期结果（7.0%和11.0%）。尽管研究中DREAMS 2G组双重抗血小板治疗时间较短，镁合金支架试验结果目前没有发生确定或可能的支架内血栓[12-13]。因此，治病必求其本、回归血管本源的可降解支架研发理念方兴未艾。

（二）中药单体涂层支架或中药单体涂层球囊

中药砒霜属于解毒祛风药，《开宝本草》记载砒霜"主诸疟，风痰在胸膈"。国内首先将砒霜的单体成分三氧化二砷（As_2O_3）涂层于支架研发成功AVI® 支架，用于狭窄性冠状动脉疾病的治疗。AVI® 支架上市前研究多中心临床试验表明，入选全国8个中心212例需要置入支架的冠心病患者，随机分为AVI® 支架组（105例）和Firebird支架组（107例）两组，结果显示中药单体涂层AVI® 支架临床应用安全有效。上市后AVI® 支架再评价，与Firebird 2支架相比，两组主要心血管事件（MACE）相当，但AVI® 支架组支架血栓形成的发生率明显降低[14-15]。

红豆杉具有解毒祛风作用，其单体成分紫杉醇涂载于球囊上，不需要聚合物单体可迅速释放，且在球囊接触部位药物释放均一。目前广泛使用的紫杉醇涂层球囊SeQuent® Please的载药量是3μg/mm² 球囊表面，30~60秒短时间的接触足以抑制细胞增殖，约总剂量16%的紫杉醇进入血管壁发挥作用。单纯使用药物球囊，术后双重抗血小板治疗时间仅为3个月。与药物涂层支架的药物在血管壁呈非均一性分布相比，SeQuent® Please的药物则均匀分布于血管壁。自2013年首个DCB治疗ISR的临床试验PACCOCATH

ISR 启动至今,多项临床试验证实 DCB 治疗再狭窄(ISR)、小血管病变和分叉病变安全有效,尤其在治疗 ISR 方面,DCB 较普通球囊和 DES 具有更好的安全性和有效性。除 ISR 外,DCB 在治疗包括小血管病变和分叉病变在内的冠状动脉原位病变方面,已经获得欧盟(CE Mark)批准用于小血管病变。中国专家共识推荐,单纯 DCB 策略可能是小血管病变的优选治疗方案,针对分叉病变单纯 DCB 策略或可作为 DES 的替代疗法,可使用单纯 DCB 治疗策略。除上述适应证 DCB 还适用于下列人群:有高出血风险的患者如血友病、既往出血史、胃溃疡、严重肾衰竭患者;正在口服抗凝药或近期进行外科手术的患者例如心房纤颤、置入人工心脏瓣膜等;有血管内皮障碍或既往有亚急性血栓史的患者,以及拒绝体内置入异物的患者[16]。总之,紫杉醇涂层球囊无论在哪里率先研发成功,但紫杉醇来源于中药红豆杉的事实无法改变,中药单体涂层球囊的理念已经形成。

我们团队近年根据冠心病的发病特点提出络风内动病机学说,我们将络脉为病过程中出现动风征象称之络风内动(the endogenous collaterals wind,ECW)。络风内动之"络"除涵盖血管外膜层的微血管、斑块内新生的病理性微血管外,还包括自主神经系统、退化性神经组织如心脏传导系统等;络风内动的实质除涵盖外膜层微血管增生、斑块内微血管破裂、自主神经功能紊乱、心电传导异常外,易损血液循环微粒等亦应囊括其中[17]。在络风内动学说指导下,我们选择具有解毒祛风功能的红豆杉和破血逐瘀功能的水蛭组成络风宁 0 号方,并将其单体成分紫杉醇和天然水蛭素涂层于球囊,研制中药单体涂层球囊心脉衡®(专利号 2015104713623)。在 50kg 实验猪体内进行冠状动脉造影及球囊扩张,测定被扩张局部血管组织对紫杉醇的吸收情况,选择最佳的球囊扩张位置并标记,最佳位置为血管直径与球囊直径比 1∶1,与临床广泛使用的新普立球囊做对照。结果显示,天然水蛭素作为紫杉醇的载体,相比于泛影葡胺作为载体,紫杉醇释放更加稳定,冠状动脉血管壁对紫杉醇的吸收更为均匀[18]。提示两种或两种以上中药单体成分涂载于球囊,制成中药单体涂层球囊具有广阔的研发前景。

三、优化药物治疗与中医药

药物治疗是防治 SIHD 的基石,SIHD 一经确诊即应开始优化的药物治疗,即应用至少一种改善症状的药物加上一种改善预后的药物[19]。在优化 SIHD 患者药物治疗过程中,中医药循证医学证据不断增加,组方中药、组分中药和单体中药治疗 SIHD 的疗效不断取得突破。

(一) 中医他汀革命

在调脂治疗领域,近年来自中药红曲的血脂康备受关注。李时珍《本草纲目》记载:"造红曲者,以白米饭受湿热熏蒸变而为红,即成真色,久亦不渝,此乃人窥造化之巧者也。故红曲有治脾胃营血之功,得同气相求之理"。红曲具有活血化瘀、健脾消食功效。20 世纪初日本学者从中国带回许多发酵物和微生物进行研究,红曲就是其中一种;20 世纪 70 年代日本生化学家远滕章首次从红曲霉菌中分离出一类抑制胆固醇的物质称为 monacolin 类物质,其中 monacolin K 即是洛伐他汀;20 世纪 80 年代洛伐他汀经过 FDA 批准上市,成为第一个应用于临床的他汀药。因此,从某种意义上他汀源自中国、研发成功于日本、在欧美爆发他汀革命。红曲含有很多他汀类似物 monacolin,除 monacolin k 外,还有 monacolin L、monacolin M 等,这些成分都有降血脂作用。血脂康还含有"依折麦布类似物"麦角醇,血脂康这种本身包含"他汀 + 依折麦布"的干预模式,不仅经历了中国本土冠心病二级预防研究(CCSPS)的考证,中国冠心病二级预防研究(CCSPS)显示,4870 例冠心病患者随机分成两组,分别接受血脂康(0.6g/bid)和安慰剂治疗,平均随访 4.5 年,血脂康可显著降低临床终点事件[20]。美国 FDA Ⅱ期药物临床注册研究再次证实了血脂康的确切疗效,而且血脂康还经受住了他汀 6% 法则的考验,临床试验证实他汀剂量加倍降低 LDL-C 降幅增加 4%~7%,而血脂康剂量加倍降低 LDL-C 降幅增加约 5%[21]。在急性冠脉综合征(ACS)患者强化降脂干预研究(CHILLAS 研究)研究显示,中国 ACS 患者大剂量他汀并无更多获益的今天[22],针对稳定缺血性心脏病的调脂治疗,血脂康确实掀起了一场"中医他汀革命"。

(二) 中医抗栓革命

大量临床研究结果显示,组方中药、组分中药和单体中药均具有抗血小板作用,但中医药能否作为 PCI 术后不能耐受双重抗血小板治疗(DAPT)患者的替代治疗。芪参益气滴丸对心肌梗死二级预防大型临床试验纳入3508例患者，随机分为芪参益气滴丸治疗组（1748例）和肠溶阿司匹林对照组（1760例），干预12个月，平均随访37.15个月，结果表明两者在复合终点事件发生率以及心血管死亡事件、非致死性再梗死和非致死性脑卒中发生率方面均无统计学差异，提示芪参益气滴丸和阿司匹林对心肌梗死二级预防效果相当。而且芪参益气滴丸干预冠心病患者阿司匹林抵抗现象的亚组分析显示，单用芪参益气滴丸或芪参益气滴丸与阿司匹林联用均可使血小板最大聚集率下降，改善阿司匹林抵抗现象，并可提高阿司匹林抵抗患者对阿司匹林治疗的敏感性[23]。

近年在抗凝血领域，水蛭及其单体成分掀起了一场“中医抗凝血革命”。水蛭雌雄同体，本身就是阴阳合一的平衡体，《神农本草经》记载水蛭“主逐恶血、淤血、破血瘕积聚”。水蛭入药部分包括活体水蛭、干体水蛭、天然水蛭素、重组水蛭素、水蛭素类似物等。19世纪80年代活体水蛭疗法盛行于欧美整形外科领域，哈佛大学整形外科为一名全耳离断的5岁患者行血管吻合再植术，术后应用水蛭疗法解除静脉淤血使循环再建，至今英国整形外科医生仍然使用活体水蛭疗法拯救失败的皮瓣手术[24]。水蛭的单体成分由天然水蛭素、重组水蛭素（来匹卢定）到水蛭素片段（比伐卢定），一路走来愈显辉煌，尤其水蛭素片段比伐卢定（Bivalirudin）经过HORIZONS-AMI[25]、EUROMAX[26]、BRIGHT[27]、MATRIX[28]等一系列临床试验研究，奠定了其在PCI中的作用，目前比伐卢定作为优秀的抗凝血药，被国内外各大指南推荐用于冠心病PCI术后患者。

（三）中西理念融通

希波克拉底时代西医对人体器官功能的描述也采用类似中医学的“元气”学说，诸如心脏的“生命元气”、大脑的“动物元气”、肝脏的“自然元气”、肺脏的“元气（空气）”等[29]。回顾中、西医气系统的形成与契合，中医气系统包括元气、宗气、营气、卫气四位一体，而西医气系统也包括生命元气、动物元气、自然元气、元气（空气）四位一体。对比发现，中医的元气包含了西医的“生命元气”和“动物元气”，中医的宗气则包含西医的“元气（空气）”和“自然元气”，西医的“静脉性动脉”和“动脉性静脉”类似中医之营卫之气，揭示医学之初中西医均坚持整体观。希波克拉底时代西医对导致心衰的成因认为是由大脑进入胸部的“冷黏液（痰）所引起”，采用的治疗方法也是植物药土木香榨汁，并按照“月亮盈损”规律定期服用[29]。我国汉代医家张仲景提出痰饮学说包括痰饮、悬饮、支饮、溢饮，其中对支饮的描述类似心力衰竭，提示早期对心衰的认识中西医理念基本相同。西医进入微观时代，两种学科理念彻底分离，西医对心衰的认识历经解剖学、血流动力学进展到现今的神经内分泌学说。然而心衰的复杂性促进多靶点治疗时代的到来，如缬沙坦脑啡肽酶抑制剂（LCZ696）的成功上市并被各大指南推崇[30]，提示西医治疗心衰亦注重多靶点理念，这又与始终坚持“黑箱理论”整体观的中医学多靶点相吻合。“ARB+脑啡肽酶抑制剂”这种有意无意将心脑一体化的poilpill研发理念，其实正是中医心脑同治的典型范例。近来肠道菌群失调被认为是治疗心衰又一靶点，肠道菌群代谢产物（TMAO）是心血管事件又一新的危险因素，在一项4007例冠状动脉造影患者的研究中，随访3年，与氧化三甲基胺（TMAO）下四分位患者相比，上四分位患者主要心血管事件增加2倍，且独立于传统心血管危险因素。中药单体白藜芦醇（resveratrol）可有效降低MTO，调节肠道菌群，可能成为心衰治疗的新措施[31]。西医重视调节肠道菌群，而中医治疗心衰十分强调“心胃同治”，心胃同治可显著改善心衰患者症状。

在防治双心疾病及微血管疾病等方面，中西医理念也相互贯通。中医认为，心既“主血脉”也“主神明”，心的功能紊乱则可同时发生血脉和神志两方面的疾病，即为心脏和心理同病的“双心疾病”，因此，中医的“心”涵盖了“心脏”与“心理”，中医的心病则诠释了双心疾病。由于微血管与神经末梢相连，双心疾病与冠状动脉微血管疾病也高度相关。COURAGE研究入选2287例有明显缺血证据的稳定性冠心病患者，1149例接受PCI及最佳药物治疗，1138例仅接受最佳药物治疗，结果前者术后1年，仍有34%的患者发生心绞痛，在降低死亡率方面并无优势[32]。这是临床上最易被忽略却广泛存在的现象，即大动脉狭窄解除后，心绞痛症状仍然存在，提示冠心病大血管病变往往合并微血管病变存在。冠状动脉微血管疾病也有原发与继发之分，对于原发性稳定性冠脉微血管疾病的治疗，首先应控制动脉粥样硬化的危险因素，然后可选用β受体阻滞剂、钙离子拮抗剂、尼可地尔、伊伐布雷定、雷诺嗪和血管紧张素酶抑制剂（ACEI）等控制心绞痛症状。对于原发性不稳定性冠状动脉微血管疾病的治疗，可选用咪贝拉地尔和法舒地尔治疗，但上述治疗方法需要开展大样本、随机、双盲、以心血管事件为观察终点的临床研究，以明确原发性冠状动脉微血管疾病的最佳治疗方法[33]。在西医治疗双心疾病和微血管病变尚无最佳措施的今天，中医药应抓住机遇发挥更佳效能。

（四）中医药新证据

国内张运院士团队搜集我国中医药治疗心血管疾病的随机对照中英文研究56项，建立严格的随机对照研究审查和筛选标准，严格评价中医药治疗高血压病、冠心病、心律失常和心力衰竭的疗效和安全性。结果显示，中医药具有中度的降压作用，且患者耐受性好；中医药治疗冠心病具有与西药相似的抗心绞痛作用，安全性优于西药；中医药中药抗心律失常作用与西药相似，对于慢-快综合征的疗效优于西药，且患者耐受性好；中医药治疗心力衰竭具有一定程度的抗心力衰竭作用，且患者耐受性好。中药不良反应发生率不高于安慰剂或西药；但由于大部分研究质量较差、未评价硬终点及缺乏药物不良反应的实验室证据，中药能否改善心血管疾病患者的长期预后尚不清楚[34]。总之，SIHD患者对中医药疗效的不断增加，中医药治疗心血管疾病的循证医学证据不断积累，SIHD已经成为中医药治疗的主战场。

（王显）

参考文献

1. Jespersen L, Hvelplund A, Abildstrøm SZ, et al. Stable angina pectoris withno obstructive coronary artery disease is associated with increased risks of major adverse cardiovascular events. Eur Heart J, 2012, 33: 734.
2. 中华医学会心血管病学分会介入心脏病学组．中国经皮冠状动脉介入治疗指南(2016). 中华心血管病杂志，2016，44(5): 382-400.
3. Fearon WF, Tonino PA, De Bruyne B, et al. Rationale and design of the Fractional Flow Reserve versus Angiography for Multivessel Evaluation (FAME) study. Am Heart J, 2007, 154(4): 632-636.
4. Pijls NH, Fearon WF, Tonino PA, et al. Fractional flow reserve versus angiography for guiding percutaneous coronary intervention in patients with multivessel coronary artery disease: 2-year follow-up of the FAME (Fractional Flow Reserve Versus Angiography for Multivessel Evaluation) study. J Am Coll Cardiol, 2010, 56(3): 177-184.
5. Seung-Jung Park. Drug-Eluting Stent Implantation Versus Optimal Medical Treatment in Patients With Chronic Total Occlusion (DECISION-CTO). ClinicalTrials.gov Identifier: NCT01078051. Presented at: 2017 ACC meeting; Oct.15-18, 2017; Washington, DC.
6. BR Brodie, Y Pokharel, A Garg, et al. Very late hazard with stenting versus balloon angioplasty for ST-elevation myocardial infarction: a 16-year single-center experience. J Interv Cardiol, 2014, 27(1): 21-28.
7. Kereiakes DJ. ABSORB III: A prospective randomized trial of an everolimus-eluting bioresorbable scaffold vs. an everolimus-eluting metallic stent in patients with coronary artery disease. Am Heart J, 2015, 170(4): 641-651.
8. Nakatani S. Early (before 6 months), late (6-12 months) and very late (after 12 months) angiographic Scaffold restenosis in the ABSORB Cohort B trial. EuroIntervention, 2015, 11(10): 1288-1298.
9. Chavarria J. Restenosis After Everolimus-eluting Vascular Scaffolding. Angiographic and Optical Coherence Tomography Characterization. Rev Esp Cardiol (Engl Ed), 2017, 70(7): 543-550.
10. Felix CM, Vlachojannis G J, Jsselmuiden AJ, et al. Potentially increased incidence of scaffold thrombosis in patients treated with Absorb BVS who terminated DAPT before 18 months. EuroIntervention, 2017, 13(2): e177-e184.
11. Stone GW. Very late scaffold thrombosis: is prolonged DAPT the answer? EuroIntervention, 2017, 13(2): e139-e141.
12. Waksman R, Zumstein P, Pritsch M, et al. Second-generation Magnesium Scaffold Magmaris, Device Design, and Preclinical Evaluation in a Porcine Coronary Artery Model. EuroIntervention 2017, 13(4): 440-449.
13. Haude M, Ince H, Kische S, et al. Sustained safety and clinical performance of a drug-eluting absorbable metal scaffold up to 24 months: pooled outcomes of BIOSOLVE-Ⅱ and BIOSOLVE-Ⅲ. EuroIntervention 2017, 13(4): 432-439.
14. Sara Galimberti, Francesca Guerrini, Flavia Salvi, et al. Arsenic trioxide and ascorbic acid interfere with the BCL2 family genes in patients with myelodysplastic syndromes: an ex-vivostudy. Journal of Hematology & Oncology, 2012, 5(1): 1-8.
15. 余志国，鲍玉洁，丘军，等．AVI与Firebird 2支架在冠心病直接PCI治疗中的疗效比较．中国临床研究，2016，29(1): 28-31.
16. 陈韵岱，王建安，刘斌，等．药物涂层球囊临床应用中国专家共识．中国介入心脏病学志，2016，24(2): 24-30.
17. 王显，王永炎．对“络脉、病络与络病”的思考与求证．北京中医药大学学报，2015，38(9): 581-586.
18. 赵怀兵．紫杉醇天然水蛭素涂层球囊对小型猪冠状动脉的影响．北京中医药大学博士后论文，2015.
19. Task Force Members. 2013 ESC guidelines on the management of stable coronary artery disease: The Task Force on the management of stable coronary artery disease of the European Society of Cardiology. European Heart Journal, 2013, 34(7): 2949-3003.
20. Lu ZL, Kou W, Du B, et al. Effect of Xuezhikang, an extract from red yeast Chinese rice, on coronary events in a Chinese population with previous

myocardial infarction.Am J Cardiol,2008,101:1689-1693.

21. Patrick M,Moriarty MD,Eli M,et al.Effect of Xuezhikang in patients with dyslipidemia:A multicenter,randomized,placebo-controlled study. Joural of Clinical Lipidology,2014,8:568-575.
22. Zhao SP,Yu BL,Peng DQ,et al.The effect of moderate-dose versus double-dose statins on patients with acute coronary syndrome in China:Results of the CHILLAS trial.Atherosclerosis,2014,233(2):707-712.
23. 戴国华,张伯礼,郭治昕,等.中心随机化系统在 MISPS-TCM 项目中的应用.中国中西医结合杂志,2007,27(7):653-656.
24. Porshinsky BS,Saha S,Grossman MD.Clinical uses of the medicinal leech:a practical review.J Postgrad Med,2011,57(1):65-71.
25. Stone GW,Witzenbichler B,Guagliumi G,et al.Bivalirudin during primary PCI in acute myocardial infarction.N Engl J Med,2008,358(21):2218-2230.
26. Steg PG,van't Hof A,Hamm CW,et al.Bivalirudin started during emergency transport for primary PCI.N Engl J Med,2013,369(23):2207-2217.
27. Han Y,Guo J,Zheng Y,et al.Bivalirudin vs heparin with or without tirofiban during primary percutaneous coronary intervention in acute myocardial infarction:the BRIGHT randomized clinical trial.JAMA,2015,313(13):1336-1346.
28. Valgimigli M,Frigoli E,Leonardi S,et al.Bivalirudin or unfractionated heparin in acute coronary syndromes.N Engl J Med,2015,373(11):997-1009.
29. Katz AM,Katz PB.Diseases of the heart in the works of Hippocrates.Brit Heart J,1962,24:257-264.
30. ACC/AHA TASK FORCE MEMBERS.2016 ACC/AHA/HFSA Focused Update on New Pharmacological Therapy for Heart Failure:An Update of the 2013 ACCF/AHA Guideline for the Management of Heart Failure:A Report of the American College of Cardiology/American Heart Association Task Force on Clinical Practice Guidelines and the Heart Failure Society of America.Journal of Cardiac Failure,2016,22(9):659-669.
31. 吴红,解玉泉,张亚臣.肠道微生物代谢产物氧化三甲胺与心血管疾病研究进展.临床心血管病杂志,2016,1:86-90.
32. Sedlis SP,Hartigan PM,Teo KK,et al.COURAGE Trial Investigators.Effect of PCI on Long-Term Survival in Patients with Stable Ischemic Heart Disease.N Engl J Med,2015,373(20):1973-1946.
33. 中华医学会心血管病学分会.冠状动脉微血管疾病诊断和治疗的中国专家共识.中国循环杂志,2017,32(5):421-430.
34. Hao P,Jiang F,Cheng J,et al.Traditional Chinese Medicine for Cardiovascular Disease.J Am Coll Cardiol,2017,69:2952-2966.

第四篇 心律失常

长程心电监测的临床应用

心电信号是人类最早研究并应用于医学与临床的生物电信号之一。受心电活动影响(如心律失常)或影响心电活动(心肌缺血、心肌梗死、心肌炎等)的心脏疾病都会表现在心电图上。由于心脏病有突发性、间歇性及长久性等特点,心脏病患者往往需要进行长期治疗和监护,对患者进行长时间的心电记录有着极其重要的临床价值。多数房颤患者在临床中症状不明显,但可能出现卒中等并发症而致残甚至致死,有必要对其进行长时程心电监测。发作较少而又难以记录到的心律失常患者,特别是反复发作的不明原因晕厥患者,在临床中也需要对其进行长程心电监测。

一、长程心电监测的发展

1. **心电图记录技术的诞生与发展** 早在 1887 年,Waller 在人体用毛细管静电计描记了最原始的心电波形(V1 和 V2 两个心室波)。1903 年,Einthoven 改用弦线式电流计记录体表心电图,并命名为 P 波、QRS 波和 T 波,至今心电图临床应用已过百年;这是心电图学史的第一个里程碑。1913 年,Einthoven 设计了Ⅰ、Ⅱ、Ⅲ 3 个双极肢导联,1933 年 Wilson 研发 6 个单极胸导联(V1~V6 导联),到 1942 年,Goldberger 研制成功单极加压肢导联(aVR、aVL、aVF 导联),12 导联体表心电图的雏形基本完成。但体表心电图描记监测时间短、非专业人员难以阅读、需医院就诊方可进行检查等缺点,对于院外患者及发作时间较短的心律失常的诊治存在不足之处。

2. **Holter 系统** 即动态心电图,1957 年由美国 Norman J. Holter 研制成功。他的发明可被生动地比喻为“三级跳远”;第一级跳是生物磁学的发现,是 1933—1939 年研究证实生物的脉冲信号可以产生磁场,并可以被发送和接收;第二级跳则是无线电心电图,这是 1947—1954 年的研究成果开创了生物学遥测学理论;第三级跳就是动态心电图的问世,Holter 于 1954—1961 年研制成功完成并投入临床。1947 年无线心电图的发射器重量达 85 磅,不久即减到了 2 磅。随着技术的发展,现今的动态心电图记录器体积越来越小。Holter 心电图已成为心电学史的第二个里程碑。

3. **床旁心电监测系统** 20 世纪 50 年代伴随着心电图记录技术的逐渐完善而问世,最原始的监护仪就是单一的心电示波,可设定心率上下限报警,伴自动心电图记录,示波器在报警时将部分报警前心电图“冻结”。70 年代以后,随着计算机的发展,可进行多参数、数字化记录和分析。

4. **遥测心电监护** 随着无线发射技术的发展,导线电极设计的改良,遥测心电监护系统可以尽可能接近常规心电图。既可显示实时心电变化,又能回放 24 小时心电信号,可连续存储 72 小时及以上的心电信息。患者随身携带全数字化发射盒发射心电资料,经天线接收到主机,进行全面的 HOLTER 分析。如今,无线网络的全覆盖、蓝牙、云处理等技术的进步,使得远程心电监护也进入临床和患者的生活。

5. **便携式环路心电记录器** 1987 年 A.P. Brown 等发表体外环路心电记录器捕捉心律失常的报道,与动态心电图监测的配戴方法相同,依靠贴于皮肤表面的电极连续描记心电图,但仅存储于环形的临时存储器内滚动刷新。一旦症状发作患者按动监测仪上的激活按钮,便可冻结激活事件前后一段时间存储器环路中所存储的心电信息,以备查询。

6. **植入式心电记录器** 20 世纪 80 年代的起搏器已具有感知和记录心律失常的功能。1992 年,加拿大的西魁北克医学院的 Andrew Krahn 等开始创用植入式心电事件记录器,其可监测和随时记录患者心电图达 1.5~2 年。1998 年美敦力公司研发了第一代植入式心电事件记录器 Reveal ICM，当时仅能记录单导联 R 波，通过简单算法识别 RR 间期从而判断心律失常。最初的植入式 Holter 没有感知功能，仅靠患者或周围人在症状发作时触发记录器记录。二代植入式心电记录器除患者根据症状主动触发记录器记录外，心电记录器本身也能根据感知的心电事件，及时自动触发记录器记录。2009 年新研发的 Reveal XT 可通过 Lorence 散点图分析进行简单的房颤诊断，记录时间也延长至能够记录 3 年，共计 49.5 分钟的心律失常，心律失常分区可鉴别包括心动过缓、心动过速、房性心律失常、停搏等类型，体积也缩小到 9cm^3。2014 年美敦力公司研发出产的 Reveal LinQ 是目前行业内应用最广泛的新一代植入式心电记录器，体积进一步缩小至 1.2cm^3，记录时间延长到 59 分钟，同时还可进行有条件的核磁扫描检查，记录精度也进一步提升。

7. 体表粘贴式长程动态心电记录仪 2009 年获美国 FDA 批准上市的旧金山公司 iRhythm 开发的 Zio patch 是一个防水粘贴性心电图记录仪，大小类似于创可贴，可配戴于胸前可连续记录 14 天单导联心电图。

二、长程心电监测的分类与应用

1. 床边心电监护 即在床旁对患者进行心电监测，常使用多参数心电记录仪，即除记录心率、心律外，还监测血压、血氧、呼吸等参数，可为诊治危重患者提供直观数据。能及时发现病情变化，快速诊治，以维持患者病情稳定。床旁心电监护的应用，特别是在重症监护病房的使用，使临床诊断水平显著提高，为及时调整治疗争取了时间，使危重患者的抢救成功率大大提高，减少了因病情观察不及时导致的恶性事件。床旁心电监测系统可以根据病情需要延长心电监测的时间，但受电极导线的牵制，只能在医院内一定范围内对患者进行监测，且病情较轻患者难以耐受持续的卧床监测，而难以在院内轻症患者及院外开展。

2. 动态心电图(AECG) 通常也称为 Holter，是以研发者美国物理学家 Norman J Holter 的名字所命名。动态心电图是将患者昼夜日常活动状态下的心脏电活动，用 3 通道或多导联记录器连续记录 24 小时，有的可达 48 小时或更长时间，在专业技术人员干预下经计算机分析处理，并打印出图文分析报告和各类明细数据。

由于动态心电图为连续长程记录，可检测日常活动中心脏负荷增加时的心肌供血状况、心肌细胞缺氧后的状况以及夜间熟睡时自主神经调节状态下的心律状况。它是心律失常、无症状心肌缺血首选的无创性检查方法，也可以用于评价药物疗效和起搏器功能。可捕捉复杂疑难心电图，是临床心血管疾病诊断无可替代的重要手段。

动态心电图在临床中主要应用于以下几方面：①对症状呈间歇性或阵发性者进行检测，诊断症状相关性心律失常以及评估运动时胸痛；②对不明原因晕厥、先兆晕厥或头晕、黑蒙现象以及发作性心律失常的患者进行定性和定量分析，并对心律失常患者进行危险评估；③检测长 QT 综合征、心肌病等患者出现的恶性心律失常；④评定窦房结功能，并可对心脏的变时性功能作初步评估；⑤协助鉴别冠心病心绞痛的类型，如：变异型心绞痛、劳力型心绞痛、卧位性心绞痛，尤其是无症状性心绞痛；⑥对已确诊的冠心病患者进行心肌缺血的定性定量及相对定位分析；⑦对心肌梗死或其他心脏病患者的评估以及生活能力的评定；⑧评定抗心律失常和抗心肌缺血药物的疗效；⑨评定 ICD 和起搏器的起搏与感知功能以及起搏器的参数和特殊功能对患者与否适宜；⑩可进行心率变异性、心室晚电位、Tp-Te 间期、T 波电交替、窦性心率震荡、DC(心率减速力)、DR 以及睡眠呼吸暂停综合征等检测分析，并可根据这些无创性危险预测指标为患者进行危险分层和风险评估，以便给予有效的干预性治疗。

虽然随着 Holter 系统的不断发展，其监测盒体积逐渐缩小，检查的舒适度也逐渐提高，但是受检者难以随时随地携带 Holter 系统，而导致漏诊。除此，部分患者对长时间贴附的电极贴片产生过敏，难以耐受。监测也不是实时的，需要监测过程结束后才能进行心电资料的回放和分析，不能用于病情紧急的患者。

3. 遥测心电监护 是指在较大范围内(几十到几百米，甚至更远)，通过有线或者无线的方法对心电信号等生理信号进行数据采集和分析。遥测心电监护可同时对多位受检者进行连续监测，监护时间常在 24 小时以上。

(1) 有线心电遥测：基于因特网的发展，医疗中心可对多个数据同时采集处理。通常患者随身携带心电数据采集、存储系统，采集并存储心电数据，再将采集内容通过互联网传输到医院的监测中心。常见的互联网接入方式为：调制解调器（MODEM）拨号、公用电话交换网（Publish Switched Telephone Network，PSTN）、综合业务数字网（Integrated Service Digital Network，ISDN）以及以太网等。医生通过中心计算机查看该患者的心电波形，对信号进行诊断、处理、存档，甚至医生可以通过电话遥控、遥嘱患者。

(2) 无线心电遥测：是利用无线电作为载体传播信号的一种遥测方式。心电信号首先经过调制，由发射机以电磁波的方式将调制后的心电信号辐射出去，再由监护中心接收后解调还原成心电波形，进行分析。

随着无线网络时代的来临，手机心电远程监护已成为现实，心电信号传输距离可达上万千米。手机心电远程监护兼具手机及心电监护两项功能，外表与传统手机相仿，目前临床常用的手机心电监测设备包括德国的TMS（Telemedizinische Systeme GmbH）公司的SM-100型、中国中卫莱康科技发展（北京）有限公司的“心博”士。

根据传输方式不同手机远程监护又可分为：①蓝牙信号传输：特点是成本低、功耗低、速率快、干扰小和接口灵活，但蓝牙具有自身范围局限性，传输受距离限制。②全球移动通信系统（global system for mobile communication，GSM）信号传输：GSM是目前全球覆盖区域最广的公共移动电话系统。这种远程心电监测主要由用户端、传输网络及监护中心组成。缺点有数据传输速度有限、数据实时性差、不能多中心同时监护。③通用分组无线服务技术（general packet radio service，GPRS）信息传输：此技术具有实时在线、按量计费、登陆便捷、高速传输、自动切换等优势，尤其适合传输间断性、突发性的大量数据。GPRS网络支持点对点连接，可用于患者、家属、医生、监护中心之间沟通，便于交流病情、指导治疗。除此，由于GPRS具有定位功能，如患者病情危重，可根据其定位情况及时提供抢救及其他治疗措施，适用于突发性或危重患者。④码分多址（code division multiple access，CDMA）信号传输：CDMA基于码分多址技术的数字移动电话系统。其能做到大量用户共享同一无线频率，不受频率、时间和空间限制，特点是系统容量大、建网成本低、配置灵活、保密性好、发射功率小、无线辐射低等。

远程心电监测现阶段主要应用于急性冠脉综合征的院前早期诊断、不明原因晕厥的诊断、无症状房颤的筛查、恶性心律失常的早期识别、心衰患者的管理和心脏电子植入设备的管理等方面。

目前远程心电监测已在心脏流行病学、冠心病的监护、心律失常的诊断和药物治疗监测、慢性心力衰竭的监护、心脏电子植入设备的院外监测、心脏病介入治疗院外监护和管理、心源性晕厥的监测和管理、心源性猝死的监护、老年人健康保健、儿童和胎儿心电监测和睡眠呼吸暂停综合征等领域，显示出越来越多的优势。

4. **便携式环路心电记录器** 这是一种循环、滚动式体外环路心电记录器可以监测或记录长达2~4周的心电情况，患者通过配戴粘贴于皮肤表面的电极连续描记心电图（图1，见文末彩图52），记录的心电图暂时存储于环形的临时存储器内，不断滚动刷新。一旦症状发作，患者按动监测仪上的激活按钮，便可冻结激活事件前后一段时间存储器环路中所存储的心电信息，以备查询。这类心电监测方法适用于症状短暂的心律失常和不明原因晕厥，据报道可使诊断率增加到6%~25%。但存在需要持续配戴电极和记录器、可能给工作生活带来不便、皮肤电极接触不佳、容易发生皮肤过敏、记录时间仍短等缺陷，尤其对发作时症状不明显、症状严重乃至意识丧失以及行动不能自理的患者，其应用明显受限。

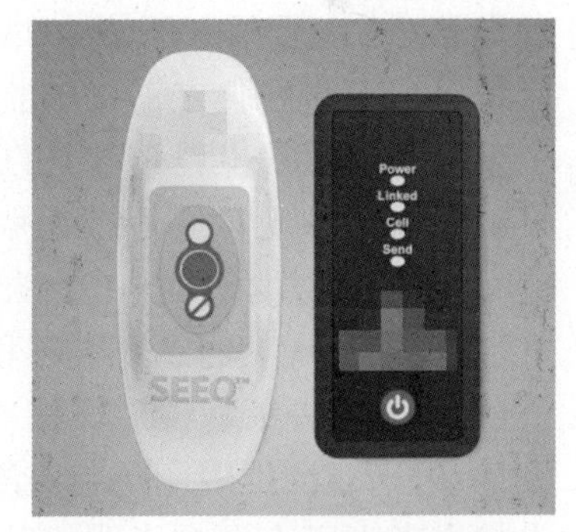

图1 便携式环路心电记录器

5. **植入式心电记录器** 也称“植入式Holter”在临床应用的范围包括：①高危心律失常的患者，如心力衰竭患者的室性心动过速发生率很高；②症状发生突然且短暂，如不明原因晕厥、晕厥前兆、心悸或者胸痛；③接受房颤消融手术的患者，进行术后监测复发率；④有房室结传导阻滞的患者，进行长时间监测诊断阵发性高度传导阻滞；⑤诊断不明确的心律失常。

6. **移动心电监测（Zio patch）** 新型Zio patch可监测14天，优于传统的Holter动态心电监测仪24小时（图2，见文末彩图53）。Zio patch是一个防水的粘贴性心电图记录仪，大小类似于创可贴，可配戴于胸前，其于2009年获美国FDA批准上市。

三、长程心电监测的临床应用

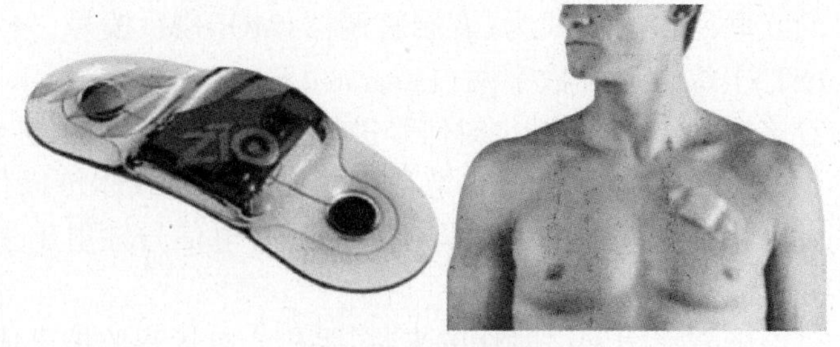

图 2 Zio patch

1. 心房颤动(房颤)的监测 心源性栓塞卒中是不明原因卒中的最常见原因(58%),而且是引起脑心源性栓塞最常见的病因,即最常见的心律失常—房颤。其中,非瓣膜性房颤卒中发生率是非房颤人群的 5 倍。卒中和短暂性脑缺血发作患者中阵发性房颤比持续性房颤更多见,但两者具有相似的卒中风险。阵发性房颤发作频率不定,通常由心电图进行监测。短期无症状的阵发性房颤(也称隐匿性阵发性房颤)通过常规方法可能监测不到。心电图监测不明原因卒中患者阵发性房颤的检出率在 5%~20%,而植入式心脏监护仪(ICM)自动提供不间断的长期心电图记录对阵发性房颤检测具有很高的敏感性和特异性。

房颤具有隐匿性,要诊断出偶发的、阵发性房颤是非常困难的,因为阵发性房颤发作以后,心率、心律往往又会恢复正常。阵发性房颤常常以突发脑梗死、晕厥、甚至猝死为最常见的首发症状。而诊断房颤的心电图依据,需要长时程心电监测,十几天、甚至几十天连续的动态心电监测。为检测隐匿性房颤,推荐心电监测至少 24 小时。但是还未建立有效监测周期和方法,而且,常用于临床的短程 Holter 低估了隐匿性房颤的发生率。

2. 晕厥的监测 对于晕厥反复发作而病因诊断不明的患者,依靠病史、体检及相关检查对其作出明确诊断的可能性较小,常规心电图以及体外佩带的 24 小时动态心电图监测很难捕捉到症状发作时的信息。根据临床统计,常规心电图对不明原因晕厥的诊断率仅为 2%~11%。动态心电图监测可提供连续 24~48 小时(最多 72 小时)的心电图记录,信息量比常规心电图增加了几千倍,但仅有 4%~10% 的患者可以通过动态心电图监测记录到症状发作时的心电图。在一项对晕厥患者进行的研究中,电生理检查阴性的患者 60% 在后来证实晕厥由心律失常所致;在所有心律失常致晕厥的患者中,78% 有潜在的心动过缓,而电生理检查未检出。对于有器质性心脏病的患者,电生理检查对晕厥的诊断率较高,可达 41%;而在无器质性心脏病的患者,诊断率仅为 6% 左右。

3. 恶性心律失常的监测 对于室性心律失常,虽然大多数心律失常在监测的前 7 天就能监测到,但是在 7~14 天的监测窗口仍有很大比例的心律失常可检出。这对于非持续性室速患者比持续性室速的患者更有意义,其中 20% 以上的非持续性室速患者在 7~14 天的监测窗口内被发现。从而通过连续的心电监护可在疾病恶化之前提早监测到心脏异常事件。例如,急性心肌梗死患者在发生致命性心律失常的几个小时之前通常出现心电图的异常变化。因此,提早识别这些心电图变化可明显改善患者预后。除此,很早已有研究发现肾透析患者易发生心脏猝死。主要原因包括冠心病、左室肥厚、电解质紊乱、心肌超微结构和功能异常都增加了心律失常相关死亡的风险。相对的,之前也报道过心律失常事件在透析患者中非常常见,但常规的静息心电图和心电监护系统都不能明确心律失常的发生率。

4. 临床决策和预后评估 之前的研究表明,传统 24 小时 Holter 监测不足以监测到许多类型的心律失常,近来有证据表明延长监测对高风险人群监测心律失常有益处,如近来有不明原因缺血性脑卒中发作史的患者。已有证据表明,高风险人群的心电监测时间越长,心律失常检出率越高,这会影响临床决策和预后评估。心电监测除了对房颤的监测外,评估非常有限,但是更长时间的监测正成为护理患者的一种新标准。

植入式心电记录器作为一项新型技术,将临床症状与心律失常密切联系起来,大大提高了不明原因晕厥、心律失常的诊断率。此外,借之获得明确诊断的患者,还可应用心电记录器观察各种抗心律失常治疗的确切疗效。

(王立群 郭继鸿)

参考文献

1. 郭继鸿．百年盛誉再创辉煌—纪念心电图临床应用一百周年．中华医学杂志，2002，82(18)：1225-1226.
2. Zimetbaum PJ，Kim KY，Josephson ME，et al. Diagnostic yield and optimal duration of continuous-loop event monitoring for the diagnosis of palpitations. A cost effectiveness analysis. Ann Intern Med，1998，128：890-895.
3. Higgins SL. A novel patch for heart rhythm monitoring：is the Holter monitor obsolete?Future Cardiol，2013，9(3)：325-333.
4. 江圣扬．生物医学电子仪器—监护仪．上海医学，1980，4(3)：41-43.
5. Brown AP，Dawkins KD，Davies JG. Detection of arrhythmias：use of a patient-activated ambulatory electrocardiogram device with a solid-state memory loop. Br Heart J，1987，58：251-253.
6. Andrea Petrovičová，Egon Kurča，Miroslav Brozman，et al. Detection of occult paroxysmal atrial fibrilation by implantable long-term electrocardiographic monitoring in cryptogenic stroke and transient ischemic attack population：a study protocol for prospective matched cohort study. BMC Cardiovasc Disorders，2015，15：160.
7. Matthew D. Solomon，Jingrong Yang，Sue Hee Sung，et al. Incidence and timing of potentially high-risk arrhythmias detected through long term continuous ambulatory electrocardiographic monitoring. BMC Cardiovascular Disorders，2016，16：35.
8. Rodrigo Tavares Silva，Martino Martinelli Filho，Giselle de Lima Peixoto，et al. Predictors of arrhythmic events detected by implantable loop recorders in renal transplant candidates. Arq Bras Cardiol，2015，105(5)：493-502.
9. Hisanao Akiyama，Saki Nukui，Takashi Araga，et al. Utility of Duranta，a wireless patch-type electrocardiographic monitoring system developed in Japan，in detecting covert atrial fibrillation in patients with cryptogenic stroke. Medicine，2017，96：6：e5995

遗传性心律失常的禁忌和慎用药物

【摘要】

遗传性心律失常综合征是一组具有潜在恶性心律失常致晕厥或猝死风险的原发性心律失常，通常心脏病结构正常，多数发病突然而无先兆。由于晕厥、致命性心律失常或心脏性猝死为首发症状，容易造成社会恐慌及心理压力，因而其诊治及猝死预防已引起该领域专家学者的高度重视。随着遗传性心律失常的基因型和表现型研究的较大进展，其治疗策略也发生了相应变化。药物治疗给遗传性心律失常患者可带来一定的获益，尤其在埋藏式心脏复律除颤器（implanted cardioverter defibrillator，ICD）可能无法成为首选治疗时，或者用于ICD植入后减少不恰当放电者，可显著减轻患者症状、延长患者生命。然而，对于部分遗传性心律失常患者而言，服用一些药物可诱发恶性心律失常发作甚至具有潜在致死性风险，因而在临床上应禁用或者谨慎使用。其中长QT综合征和Brugada综合征是目前研究较为透彻的两类遗传性心律失常，本文将基于目前长QT综合征和Brugada综合征患者用药研究进展，对遗传性心律失常禁忌和慎用药物进行阐述。

1. 遗传性心律失常概述

遗传性心律失常综合征是一组具有潜在恶性心律失常致晕厥或猝死风险的原发性心律失常[1]，大部分由参与调控心脏动作电位的离子通道基因突变引起。这些患者通常心脏结构正常，但其临床表现十分凶险，易发生恶性心律失常事件，具有猝死高风险，因而引起相关领域专家的高度重视。

2015年，在《中华心血管病杂志》编辑委员会倡议下，参照国际出台的相关共识及指导性文献[1-2]，我国该领域的专家撰写了《遗传性原发性心律失常综合征诊断于治疗中国专家共识》[3]。根据该共识内容，遗传性心律失常可分为以下类型：长QT综合征（long QT syndrome，LQTS）、Brugada综合征（Brugada syndrome，BrS）、儿茶酚胺敏感性室性心动过速（catecholaminergic polymorphic ventricular tachycardia，CPVT）、短QT综合征（short QT syndrome，SQTS）、早期复极综合征（early Reolarization syndrome，ERS）、进行性心脏传导障碍性疾病（progressive cardiac conduction disease，PCCD）、特发性室颤（idiopathic ventricular fibrillation，IVF）、原因不明的猝死综合征（sudden unexpected death syndrome，SUDS）和原因不明的新生儿猝死（sudden and unexpected infant death，SUDI）。

近年来，遗传性心律失常的基因型和表现型研究取得了较大进展，其治疗策略也发生了相应变化。其中药物治疗给患者带来的一定获益已经得到认可，尤其是在经济落后的国家和地区。当埋藏式心脏复律除颤器（implanted cardioverter defibrillator，ICD）可能无法成为首选治疗时，或者用于ICD植入后减少不恰当放电，药物治疗可显著减轻患者症状、延长患者生命。然而，对于部分遗传性心律失常患者而言，服用一些药物可引起恶性心律失常发作，具有潜在致死性风险，因而在临床上应禁用或者谨慎使用部分药物。

最早被公认为药物引发致命性心律失常事件为1964年Selzer等报道[4]，他们在8例房性心律失常患者使用奎尼丁治疗过程中记录到36次晕厥，均为心室颤动事件引起，并将其命名为“奎尼丁晕厥”。随后在1966年，Dessertenne等发现IA类抗心律失常药物如奎尼丁或丙吡胺[5]，可通过抑制快速钾离子外流（Ikr）延长动作电位时程，从而导致致命性室性心律失常。至今，无论临床报道和基础研究均发现一些药物可致QT间期延长或诱发1型Brugada波心电图，引发恶性心律失常甚至心源性猝死。因此对于这类患者应避免或谨慎使用这些药物，避免恶性心血管事件发生。

2. 长QT综合征(LQTS)

2.1 LQTS概述

早在20世纪初,文献相继报道了一种与家族性猝死相关的QT间期异常延长的综合征,并将其命名为LQTS[6-8]。其临床特征主要包括心电图表现为QT间期延长,易导致恶性室性心律失常(尤其是尖端扭转型室性心动过速torsade de pointes,TdP)、晕厥和猝死。TdP是一种以QRS波群波幅和波形围绕等电线上下扭转为特征的多形性室速,可致LQTS患者反复发生晕厥或心搏骤停。LQTS发病率大约为1/2000[9],我国LQTS发病特点是女性多于男性,从婴幼儿至老年人群均可见,且无地域差别,发作诱因及症状与国外报道类似[10-12]。

LQTS按病因可分为先天性和获得性两类。前者和LQTS相关基因突变有关。这些基因主要编码心脏钾离子、钠离子或钙离子通道,或相互作用蛋白,其突变可引起钾离子通道功能降低、钠离子或钙离子通道功能增强,从而导致动作电位延长和心肌细胞早期后除极,进而诱发室性心律失常。获得性LQTS可由一种或多种外在因素引起,当这些因素去除时,QTc间期可逐渐趋于正常,其中药物性LQTS最为常见[13]。

2.2 LQTS禁忌及慎用药物

无论是先天性还是获得性LQTS患者,使用致QT间期延长的药物,均可增加TdP发作甚至心搏骤停的风险。因此,根据国际国内相关专家共识[1,3],所有LQTS患者均应避免使用延长QT间期的药物(I类推荐),具体药物可参照CredibleMeds® 网站提供的基于证据的致QT间期延长药物列表。我们可以通过访问该网站进行查询:https://www.crediblemeds.org/。CredibleMeds® 是亚利桑那教育及治疗研究中心于1999年开发的项目,主要是基于已发表的相关文献、官方药品信息标签以及FDA不良事件报告系统等数据,系统性分析并建立一个面向全球的安全用药资源,并定期更新,帮助支持临床决策[14]。

针对药物引起TdP的风险进行分类,包括已知存在TdP风险(known risk of TdP,KR)、可能存在TdP风险(possible risk of TdP,PR)、特定条件下有TdP风险(conditional risk of TdP,CR)和避免应用于先天性长QT患者(drugs to avoid in congenital long QT)四类。按药品作用分类主要包括:抗心律失常药物(以ⅠA类和Ⅲ类抗心律失常药物为主)[15]、促胃动力药[16-20]、抗真菌药物[21-22]、抗组胺药[23-26]、抗帕金森病药物[27-28]、抗生素[17,22,29]、降脂药物[30-31]、抗肿瘤药物[32]、抗精神病药物[33]以及吩噻嗪类药物[34-35]。目前已知存在TdP风险的药物见表1,先天性LQTS患者避免使用的药物见表2,部分药品因其致死风险已撤离市场。

表1 已知存在TdP风险的药物

药品类型	药品名称
心血管药物	奎尼丁、胺碘酮、苄普地尔*、丙吡胺、多菲利特、决奈达隆、氟卡尼、伊布利特、索他洛尔、西洛他唑、普罗布考*、普鲁卡因胺
抗精神病药	氯丙嗪、西酞普兰、氟哌啶、依他普仑、左舒必利、美索达嗪*、匹莫齐特、舒必利、硫利达嗪
抗生素	阿奇霉素、环丙沙星、克拉霉素、红霉素、加替沙星*、格雷沙星*、氟哌啶醇、左氧氟沙星、莫西沙星、罗红霉素、司帕沙星*
抗真菌药	氟康唑、戊烷脒
抗肿瘤药	三氧化二砷、奥沙利铂
促胃动力药	西沙比利*、多潘立酮、昂丹司琼
抗组胺药	阿司咪唑(息斯敏)*、特非那定
其他	多奈哌齐、特利加压素、特罗地灵、左旋乙酰美沙酮*、美沙酮、阿那格雷

*已撤离药品市场

表 2 先天性 LQTS 患者避免使用的药物列表

药品类型	药品名称
心血管药物	多巴酚丁胺、多巴胺、屈西多巴、肾上腺素、米多君、去甲肾上腺素、去氧肾上腺素
呼吸系统用药	沙丁胺醇、福莫特罗、麻黄碱、茚达特罗、异丙肾上腺素、左旋沙丁胺醇、间羟喘息定、奥达特罗、沙美特罗、特布他林、氟替卡松丙酸酯
中枢神经系统药物	苯丙胺、甲酯、右旋安非他命、二甲磺酸赖右苯丙胺、去氧麻黄碱、哌甲酯
其他	氟苯丙胺 *、苯丁胺、去甲麻黄碱、伪麻黄碱、盐酸利托君 *、西布曲明 *、甲氧苄啶

* 已撤离药品市场

2.3 药物致 TdP 的风险评估及处理

尽管研究显示上述药物存在诱发 TdP 的风险或者禁用于先天性 LQTS 患者，但是各自诱发 TdP 的发生率并不一致，如西沙比利诱发 TdP 发生率约为 0.001%，而奎尼丁则高达 8%[36]。TdP 是否发作还有其他一些相关危险因素的参与，包括血药浓度、用药途径以及先天性 LQTS 对药物的易感性等，需要进一步评价和探索。

女性发生 TdP 的风险比男性高出 2 倍，年龄大于 65 岁人群比年轻人群更易发生 TdP[37]。除此之外，合并一些心脏疾病如心肌缺血、心力衰竭、完全或高度房室传导阻滞，以及其他非心血管疾病如感染性疾病、中枢神经系统疾病、代谢性疾病、电解质紊乱等，促发 TdP 的概率明显增加。

由此可见，临床医生应正确评估 LQTS 患者的 TdP 危险因素，仔细询问药物使用史，尤其关注临床医生容易忽略的抗精神病药物和呼吸系统药物，动态观察其 QT 间期，避免使用已知存在致 TdP 风险的药物，参见表 1 和表 2。对于有些致 QT 间期延长的药物，并不一定具有诱发 TdP 的风险，临床上应对患者进行风险效益评估，权衡利弊后合理使用。一旦出现药物获得性 LQTS 致 TdP，首要措施应立即停止明确或可能诱发 TdP 的药物，并连续监测 QTc 间期及电解质，静脉补充硫酸镁，同时纠正电解质紊乱。如患者血流动力学不稳定，立即行非同步直流电除颤。

3. Brugada 综合征

3.1 Brugada 综合征概述

Brugada 综合征，最早在 1992 年由西班牙学者 Brugada 两兄弟首先提出[38]，是一种心脏结构正常的遗传性离子通道疾病。其心电图主要表现为特征性右胸导联（V1-V3）ST 段呈下斜型或马鞍型抬高，临床上可出现致命性室性快速性心律失常或心室颤动发作引起反复晕厥和猝死。

流行病学数据显示，Brugada 综合征发病率约为万分之五[39]，其中男性多发，男女发病比例约为 8∶1，多数在 30~40 岁之间发病。据报道由 Brugada 综合征引起的猝死至少占所有心脏解剖结构正常猝死病例的 20%，是除交通事故以外，40 岁以下青年男性死亡的首因。然而由于存在许多隐匿性患者及种族、地理差异等原因，Brugada 综合征实际发病率难以统计。

Brugada 综合征在病因学上具有一定的遗传学基础。目前国际上已经发现 23 个基因近 300 个突变与 BrS 的发生密切相关，其中编码心脏钠通道的 SCN5A 基因 α 亚基突变最早被证实为 BrS 的遗传学基础之一[40]。尽管 BrS 的遗传学研究进展迅速，但临床上仍只有 30%~35%BrS 患者被证实为由基因突变引起，而其中 25%~30% 是由 SCN5A 基因变异引起（即 1 型 Brugada 综合征）[41-42]。

3.2 Brugada 综合征禁忌及慎用药物

根据 Brugada 综合征的分子遗传电生理学发病机制，任何可引起钠离子或钙离子流减少、瞬时外向钾电流增加的药物，均具有潜在诱发恶性心律失常的作用。国内外相关专家共识均建议：所有诊断为 Brugada 综合征的患者，应避免使用可能诱发右胸导联 ST 段抬高或使 ST 段抬高恶化的药物[1,3]。

通过 BrugadaDrugs 网站（网址：https://www.brugadadrugs.org/），可以查询潜在致获得性 Brugada 综合征（BrS）的药物[43]。该网站是由阿姆斯特丹大学医学学术中心心脏病科与世界知名 Brugada 综合征专家小组联合创立，和 CredibleMeds® 一样，是一项面向全球的非营利性项目，可提供 Brugada 综合征的最新安全用药信息。根据致获得性 BrS 药物促发恶性心律失常作用的发生风险或抗心律失常作用,将其分为以下类型:避免使用的药物、尽量避免使用的药物、潜在治疗药物和诊断性试验药物。按照推荐等级,Ⅰ级为已有证据显示和(或)专家共识认为该药应用于 Brugada 综合征患者时具有促心律失常作用;Ⅱa 级为具有争议但倾向于认为该药在 Brugada 综合征患者中具有潜在促心律失常作用;Ⅱb 级为关于该药的促心律失常尚有争议,证据尚不充分。其中 Brugada 综合征患者避免使用药物中Ⅰ级和Ⅱa 级推荐的列表见表 3,慎用(尽量避免)药物的Ⅱb 级推荐列表见表 4。

表 3 Brugada 综合征患者禁忌药物列表

药品类型	药品名称	推荐等级
抗心律失常药物[44-47]	阿义马林、氟卡尼、吡西卡尼、普鲁卡因胺	Ⅰ
	普罗帕酮	Ⅱa
抗精神病药物[48-51]	阿米替林、氯丙米嗪、去郁敏、克赛平、去甲替林、三氟拉嗪、卡马西平	Ⅱa
麻醉镇静药物[52-55]	布比卡因、普鲁卡因、异丙酚	Ⅱa
其他[56-58]	乙酰胆碱、可卡因	Ⅱa

表 4 Brugada 综合征患者慎用药物列表

药品类型	药品名称	推荐等级
抗心律失常药[59-65]	胺碘酮、西苯唑啉、丙吡胺、普萘洛尔、利多卡因、维拉帕米、维纳卡兰	Ⅱb
精神类药品[66-70]	丁胺苯丙酮、多塞平、氟西汀、氟伏沙明、丙咪唑、拉莫三嗪、马普替林、帕罗西汀、奋乃静、苯妥英钠、硫利达嗪	Ⅱb
麻醉镇静药[55,71-72]	氯胺酮、曲马朵	Ⅱb
其他[73-77]	茶苯海明、苯海拉明、依酚氯铵、吲达帕胺、甲氧氯普胺、特非那定	Ⅱb

3.3 其他危险因素评估及处理

Brugada 综合征患者存在遗传易感性以及离子通道多态性,是药物诱发 Brugada 心电图表型致恶性心律失常事件的重要因素。除此之外,当患者存在其他一些危险因素,如男性、发热、酒精中毒、早期复极、电解质紊乱(低钾血症、低镁血症、低钙血症)等[78-79],在一定程度上会增加药物致 Brugada 综合征患者发生恶性心律失常的风险。因此,在合并这些危险因素时,临床医生更应当谨慎用药,避免给患者使用表 3 中的药物,权衡利弊后谨慎使用表 4 中的药物,并积极处理上述可控因素。对于任何原因的发热,均应积极使用退热药物治疗,及时纠正电解质紊乱,并嘱患者改善生活方式,避免过量饮酒或暴食[1,3]。

4. 总结

综上所述,对于 LQTS 和 Brugada 综合征两类遗传性心律失常患者而言,药物引起的致命心律失常并不少见。大量研究证实遗传学背景是这类患者诱发药物致心律失常事件的基础。此外,在治疗过程中,临床医生应熟知他们的禁忌和慎用药物,同时正确识别致获得性 LQTS 和 Brugada 心电图表型的危险因素,避免药物致恶性心律失常甚至猝死事件的发生。通过 https://www.crediblemeds.org 和 https://www.brugadadrugs.org 网站,可获取更多致获得性 LQTS 和 Brugada 综合征的最新药物信息。

(洪葵 熊琴梅)

参考文献

1. Priori SG, Wilde AA, Horie M, et al. HRS/EHRA/APHRS expert consensus statement on the diagnosis and management of patients with inherited primary arrhythmia syndromes: document endorsed by HRS, EHRA, and APHRS in May 2013 and by ACCF, AHA, PACES, and AEPC in June 2013. Heart Rhythm, 2013, 10: 1932-1963.

2. Ackerman MJ, Priori SG, Willems S, et al. HRS/EHRA expert consensus statement on the state of genetic testing for the channelopathies and

cardiomyopathies this document was developed as a partnership between the Heart Rhythm Society (HRS) and the European Heart Rhythm Association (EHRA). Heart Rhythm, 2011, 8: 1308-1339.

3. 中华心血管病杂志编辑委员会心律失常循证工作组．遗传性原发性心律失常综合征诊断与治疗中国专家共识．中华心血管病杂志，2015;5-21.

4. Selzer A, Wray HW. Quinidine syncope. Paroxysmal ventricular fibrillation occurring during treatment of chronic atrial arrhythmias. Circulation, 1964, 30: 17-26.

5. Dessertenne F. Ventricular tachycardia with 2 variable opposing foci. Arch Mal Coeur Vaiss, 1966, 59: 263-272.

6. Jervell A, Lange-Nielsen F. Congenital deaf-mutism, functional heart disease with prolongation of the Q-T interval and sudden death. Am Heart J, 1957, 54: 59-68.

7. Romano C, Gemme G, Pongiglione R. Rare cardiac arrythmias of the pediatric age. ii. syncopal attacks due to paroxysmal ventricular fibrillation. presentation of 1st case in italian pediatric literature. Clin Pediatr (Bologna), 1963, 45: 656-683.

8. Ward OC. A new familial cardiac syndrome in children. J Ir Med Assoc, 1964, 54: 103-106.

9. Schwartz PJ, Stramba-Badiale M, Crotti L, et al. Prevalence of the congenital long-QT syndrome. Circulation, 2009, 120: 1761-1767.

10. 李翠兰，胡大一，李运田，等．76 个长 QT 综合征先证者临床特征和治疗情况研究．中国心脏起搏与心电生理杂志，2004: 17-21.

11. 李翠兰，刘文玲．国人长 QT 综合征基因筛查及分子致病机制研究状况．中国心脏起搏与心电生理杂志，2011: 387-389.

12. 李翠兰，胡大一．长 QT 综合征发病率及不同年龄段的致命性危险因素．中国心脏起搏与心电生理杂志，2010: 97-98.

13. Roden DM. Drug-induced prolongation of the QT interval. N Engl J Med, 2004, 350: 1013-1022.

14. Postema PG, Neville J, de Jong JS, et al. Safe drug use in long QT syndrome and Brugada syndrome: comparison of website statistics. Europace, 2013, 15: 1042-1049.

15. Goineau S, Legrand C, Froget G. Whole-cell configuration of the patch-clamp technique in the hERG channel assay to predict the ability of a compound to prolong QT interval. Curr Protoc Pharmacol, 2012, 10: 10-15.

16. Drici MD, Barhanin J. Cardiac K+ channels and drug-acquired long QT syndrome. Therapie, 2000, 55: 185-193.

17. Itoh H, Sakaguchi T, Ding WG, et al. Latent genetic backgrounds and molecular pathogenesis in drug-induced long-QT syndrome. Circ Arrhythm Electrophysiol, 2009, 2: 511-523.

18. Makita N, Horie M, Nakamura T, et al. Drug-induced long-QT syndrome associated with a subclinical SCN5A mutation. Circulation, 2002, 106: 1269-1274.

19. Rampe D, Roy ML, Dennis A, et al. A mechanism for the proarrhythmic effects of cisapride (Propulsid): high affinity blockade of the human cardiac potassium channel HERG. FEBS Lett, 1997, 417 (1): 28-32.

20. Toga T, Kohmura Y, Kawatsu R. The 5-HT (4) agonists cisapride, mosapride, and CJ-033466, a Novel potent compound, exhibit different human ether-a-go-go-related gene (hERG)-blocking activities. J Pharmacol Sci, 2007, 105: 207-210.

21. Cubeddu LX. Drug-induced Inhibition and Trafficking Disruption of ion Channels: Pathogenesis of QT Abnormalities and Drug-induced Fatal Arrhythmias. Curr Cardiol Rev, 2016, 12: 141-154.

22. Dumaine R, Roy ML, Brown AM. Blockade of HERG and Kv1.5 by ketoconazole. J Pharmacol Exp Ther, 1998, 286: 727-735.

23. Salata JJ, Jurkiewicz NK, Wallace AA, et al. Cardiac electrophysiological actions of the histamine H1-receptor antagonists astemizole and terfenadine compared with chlorpheniramine and pyrilamine. Circ Res, 1995, 76: 110-119.

24. Wang J, Della PK, Wang H, et al. Functional and pharmacological properties of canine ERG potassium channels. Am J Physiol Heart Circ Physiol, 2003, 284: H256-H267.

25. Woosley RL. Cardiac actions of antihistamines. Annu Rev Pharmacol Toxicol, 1996, 36: 233-252.

26. Woosley RL, Chen Y, Freiman JP, et al. Mechanism of the cardiotoxic actions of terfenadine. JAMA, 1993, 269: 1532-1536.

27. Scholz EP, Zitron E, Kiesecker C, et al. Drug binding to aromatic residues in the HERG channel pore cavity as possible explanation for acquired Long QT syndrome by antiparkinsonian drug budipine. Naunyn Schmiedebergs Arch Pharmacol, 2003, 368: 404-414.

28. Vernier VG, Harmon JB, Stump JM, et al. The toxicologic and pharmacologic properties of amantadine hydrochloride. Toxicol Appl Pharmacol, 1969, 15: 642-665.

29. Goineau S, Legrand C, Froget G. Whole-cell configuration of the patch-clamp technique in the hERG channel assay to predict the ability of a compound to prolong QT interval. Curr Protoc Pharmacol, 2012, 10: 10-15.

30. Guo J, Massaeli H, Li W, et al. Identification of IKr and its trafficking disruption induced by probucol in cultured neonatal rat cardiomyocytes. J Pharmacol Exp Ther, 2007, 321: 911-920.

31. Hayashi K, Shimizu M, Ino H, et al. Probucol aggravates long QT syndrome associated with a novel missense mutation M124T in the N-terminus of HERG. Clin Sci (Lond), 2004, 107: 175-182.

32. Porta-Sanchez A, Gilbert C, Spears D, et al. Incidence, Diagnosis, and Management of QT Prolongation Induced by Cancer Therapies: A Systematic Review. J Am Heart Assoc, 2017, 6:.

33. Suessbrich H, Schonherr R, Heinemann SH, et al. The inhibitory effect of the antipsychotic drug haloperidol on HERG potassium channels expressed in Xenopus oocytes. Br J Pharmacol, 1997, 120: 968-974.

34. Katchman AN, Koerner J, Tosaka T, et al. Comparative evaluation of HERG currents and QT intervals following challenge with suspected torsadogenic and nontorsadogenic drugs. J Pharmacol Exp Ther, 2006, 316: 1098-1106.

35. Drici MD, Wang WX, Liu XK, et al. Prolongation of QT interval in isolated feline hearts by antipsychotic drugs. J Clin Psychopharmacol, 1998, 18: 477-481.

36. 中华医学会心血管病学分会心律失常学组,中国心脏起搏与心电生理杂志编辑委员会,中华心血管病杂志编辑委员会 . 获得性长 QT 间期综合征的防治建议 . 中国心脏起搏与心电生理杂志,2010,38(11):471-479.

37. Astrom-Lilja C, Odeberg JM, Ekman E, et al. Drug-induced torsades de pointes: a review of the Swedish pharmacovigilance database. Pharmacoepidemiol Drug Saf, 2008, 17: 587-592.

38. Brugada P, Brugada J. Right bundle branch block, persistent ST segment elevation and sudden cardiac death: a distinct clinical and electrocardiographic syndrome. A multicenter report. J Am Coll Cardiol, 1992, 20: 1391-1396.

39. Antzelevitch C, Brugada P, Borggrefe M, et al. Brugada syndrome: report of the second consensus conference: endorsed by the Heart Rhythm Society and the European Heart Rhythm Association. Circulation, 2005, 111: 659-670.

40. Chen Q, Kirsch GE, Zhang D, et al. Genetic basis and molecular mechanism for idiopathic ventricular fibrillation. Nature, 1998, 392: 293-296.

41. Kapplinger JD, Tester DJ, Alders M, et al. An international compendium of mutations in the SCN5A-encoded cardiac sodium channel in patients referred for Brugada syndrome genetic testing. Heart Rhythm, 2010, 7: 33-46.

42. Sarquella-Brugada G, Campuzano O, Arbelo E, et al. Brugada syndrome: clinical and genetic findings. Genet Med, 2016, 18: 3-12.

43. Postema PG, Wolpert C, Amin AS, et al. Drugs and Brugada syndrome patients: review of the literature, recommendations, and an up-to-date website (www.brugadadrugs.org). Heart Rhythm, 2009, 6: 1335-1341.

44. Brugada R, Brugada J, Antzelevitch C, et al. Sodium channel blockers identify risk for sudden death in patients with ST-segment elevation and right bundle branch block but structurally normal hearts. Circulation, 2000, 101: 510-515.

45. Matana A, Goldner V, Stanic K, et al. Unmasking effect of propafenone on the concealed form of the Brugada phenomenon. Pacing Clin Electrophysiol, 2000, 23: 416-418.

46. Turker I, Makiyama T, Vatta M, et al. A Novel SCN5A Mutation Associated with Drug Induced Brugada Type ECG. PLoS One, 2016, 11: e161872.

47. Wolpert C, Echternach C, Veltmann C, et al. Intravenous drug challenge using flecainide and ajmaline in patients with Brugada syndrome. Heart Rhythm, 2005, 2: 254-260.

48. Bigwood B, Galler D, Amir N, et al. Brugada syndrome following tricyclic antidepressant overdose. Anaesth Intensive Care, 2005, 33: 266-270.

49. Bolognesi R, Tsialtas D, Vasini P, et al. Abnormal ventricular repolarization mimicking myocardial infarction after heterocyclic antidepressant overdose. Am J Cardiol, 1997, 79: 242-245.

50. Babaliaros VC, Hurst JW. Tricyclic antidepressants and the Brugada syndrome: an example of Brugada waves appearing after the administration of desipramine. Clin Cardiol, 2002, 25: 395-398.

51. Rouleau F, Asfar P, Boulet S, et al. Transient ST segment elevation in right precordial leads induced by psychotropic drugs: relationship to the Brugada syndrome. J Cardiovasc Electrophysiol, 2001, 12: 61-65.

52. Vernooy K, Delhaas T, Cremer OL, et al. Electrocardiographic changes predicting sudden death in propofol-related infusion syndrome. Heart Rhythm, 2006, 3: 131-137.

53. Vernooy K, Sicouri S, Dumaine R, et al. Genetic and biophysical basis for bupivacaine-induced ST segment elevation and VT/VF. Anesthesia unmasked Brugada syndrome. Heart Rhythm, 2006, 3: 1074-1078.

54. 俞建华,胡金柱,邵江华,等 . 异丙酚复合麻醉致心室颤动的分子遗传学研究 . 临床心血管病杂志,2013:823-827.

55. Dendramis G, Paleologo C, Sgarito G, et al. Anesthetic and Perioperative Management of Patients With Brugada Syndrome. Am J Cardiol, 2017, 120: 1031-1036.

56. Bebarta VS, Summers S. Brugada electrocardiographic pattern induced by cocaine toxicity. Ann Emerg Med, 2007, 49: 827-829.

57. Littmann L, Monroe MH, Svenson RH. Brugada-type electrocardiographic pattern induced by cocaine. Mayo Clin Proc, 2000, 75: 845-849.

58. Miyazaki T, Mitamura H, Miyoshi S, et al. Autonomic and antiarrhythmic drug modulation of ST segment elevation in patients with Brugada syndrome. J Am Coll Cardiol, 1996, 27: 1061-1070.

59. D'Aloia A, Vizzardi E, Bugatti S, et al. Brugada syndrome phenotype cardiac arrest in a young patient unmasked during the acute phase of amiodarone infusion: disclosure and aggravation of Brugada electrocardiographic pattern. J Electrocardiol, 2012, 45: 411-413.

60. Wu L, Rajamani S, Shryock JC, et al. Augmentation of late sodium current unmasks the proarrhythmic effects of amiodarone. Cardiovasc Res, 2008, 77: 481-488.

61. Sarkozy A, Caenepeel A, Geelen P, et al. Cibenzoline induced Brugada ECG pattern. Europace, 2005, 7: 537-539.

62. Belhassen B, Rahkovich M, Michowitz Y, et al. Management of Brugada Syndrome: Thirty-Three-Year Experience Using Electrophysiologically Guided Therapy With Class 1A Antiarrhythmic Drugs. Circ Arrhythm Electrophysiol, 2015, 8: 1393-1402.

63. Barajas-Martinez HM, Hu D, Cordeiro JM, et al. Lidocaine-induced Brugada syndrome phenotype linked to a novel double mutation in the cardiac sodium channel. Circ Res, 2008, 103: 396-404.

64. Yakut K, Erdogan I, Varan B, et al. A Report of Brugada Syndrome Presenting with Cardiac Arrest Triggered by Verapamil Intoxication. Balkan

Med J, 2017, 34: 576-579.

65. Zografos TA, Kourouklis SP, Katsivas A. Type 1 Brugada pattern exacerbation and 1:1 atrioventricular conduction induced by vernakalant. Heart Rhythm, 2014, 11: 895-897.

66. Alampay MM, Haigney MC, Flanagan MC, et al. Transcranial magnetic stimulation as an antidepressant alternative in a patient with Brugada syndrome and recurrent syncope. Mayo Clin Proc, 2014, 89: 1584-1587.

67. Poulin H, Bruhova I, Timour Q, et al. Fluoxetine blocks Nav1.5 channels via a mechanism similar to that of class 1 antiarrhythmics. Mol Pharmacol, 2014, 86: 378-389.

68. Stirnimann G, Petitprez S, Abriel H, et al. Brugada syndrome ECG provoked by the selective serotonin reuptake inhibitor fluvoxamine. Europace, 2010, 12: 282-283.

69. Copetti R, Proclemer A, Pillinini PP. Brugada-like ECG abnormalities during thioridazine overdose. Br J Clin Pharmacol, 2005, 59: 608.

70. Bebarova M, Matejovic P, Pasek M, et al. Effect of antipsychotic drug perphenazine on fast sodium current and transient outward potassium current in rat ventricular myocytes. Naunyn Schmiedebergs Arch Pharmacol, 2009, 380: 125-133.

71. Rollin A, Maury P, Guilbeau-Frugier C, et al. Transient ST elevation after ketamine intoxication: a new cause of acquired brugada ECG pattern. J Cardiovasc Electrophysiol, 2011, 22: 91-94.

72. Cole JB, Sattiraju S, Bilden EF, et al. Isolated tramadol overdose associated with Brugada ECG pattern. Pacing Clin Electrophysiol, 2012, 35: e219-e221.

73. Pastor A, Nunez A, Cantale C, et al. Asymptomatic brugada syndrome case unmasked during dimenhydrinate infusion. J Cardiovasc Electrophysiol, 2001, 12: 1192-1194.

74. Lopez-Barbeito B, Lluis M, Delgado V, et al. Diphenhydramine overdose and Brugada sign. Pacing Clin Electrophysiol, 2005, 28: 730-732.

75. Bonilla-Palomas JL, Lopez-Lopez JM, Moreno-Conde M, et al. Type I Brugada electrocardiogram pattern induced by metoclopramide. Europace, 2011, 13: 1353-1354.

76. Matsuki M, Sato N, Matsuda K, et al. Brugada syndrome whose ST-segment changes were enhanced by antihistamines and antiallergenic drugs. Intern Med, 2009, 48: 1009-1013.

77. Mok NS, Tong CK, Yuen HC. Concomitant-acquired Long QT and Brugada syndromes associated with indapamide-induced hypokalemia and hyponatremia. Pacing Clin Electrophysiol, 2008, 31: 772-775.

78. Vlachos K, Georgopoulos S, Efremidis M, et al. An update on risk factors for drug-induced arrhythmias. Expert Rev Clin Pharmacol, 2016, 9: 117-127.

79. 胡金柱,洪葵,俞建华,等. 发热诱发 Brugada 波的遗传学及心电参数危险因素分析. 中国心脏起搏与心电生理杂志, 2009: 209-211.

自主神经再平衡与心律失常

自主神经系统与多种心律失常的发生、发展、维持和终止密切相关。心脏接受迷走神经和交感神经的双重支配，自主神经失衡是诱发和维持心律失常的重要因素。针对心律失常的自主神经机制，近年来提出了自主神经再平衡的概念，即通过多种神经调控手段，恢复交感神经和迷走神经的平衡，从而治疗或改善心律失常等自主神经相关疾病。

一、心脏的自主神经支配

心脏的自主神经支配包括外源性自主神经系统和内源性自主神经系统，两者相互依存，构成调控心脏的复杂神经网络。心脏的外源性交感神经节前纤维位于脊髓 T_1~T_5 节段的中间外侧柱，节后神经元位于颈上神经节、星状神经节以及胸交感神经节。心脏的外源性副交感神经支配来自起源于延髓背侧疑核的迷走神经，大部分迷走神经纤维在上腔静脉与主动脉弓之间的脂肪垫（即第三脂肪垫）集中，并由此通过心脏内源性自主神经系统支配心脏。

心脏内源性自主神经系统位于心外膜脂肪垫内的神经节丛（ganglionated plexus，GP）和 Marshall 韧带中，是由自主神经元和神经纤维组成的神经网络，具有交感和副交感神经成分。心脏 GP 存在一定的解剖学变异，但几个主要 GP 的部位相对固定（图 1，见文末彩图 54），包括右房上部的右前 GP，右房后部的右下 GP，左房后内侧部的左上 GP 和左房后部下外侧的左下 GP。右房上部 GP 分布在窦房结区域，右房后 GP 分布在房室结附近。心室 GP 多分布于主要血管根部，如主动脉根部、左右冠状动脉起源、后降支、左钝缘支及右锐缘支起源周围的脂肪垫内。心脏神经节的总数估计为 700~1500 个，其中的神经元数目会随年龄增加而减少，最多可减少 50% 左右，且在心脏局部缺血等损伤时神经元数目也可能下降。外源性和内源性自主神经系统的异常均可能导致心脏自主神经调控失衡并引起相关的疾病。

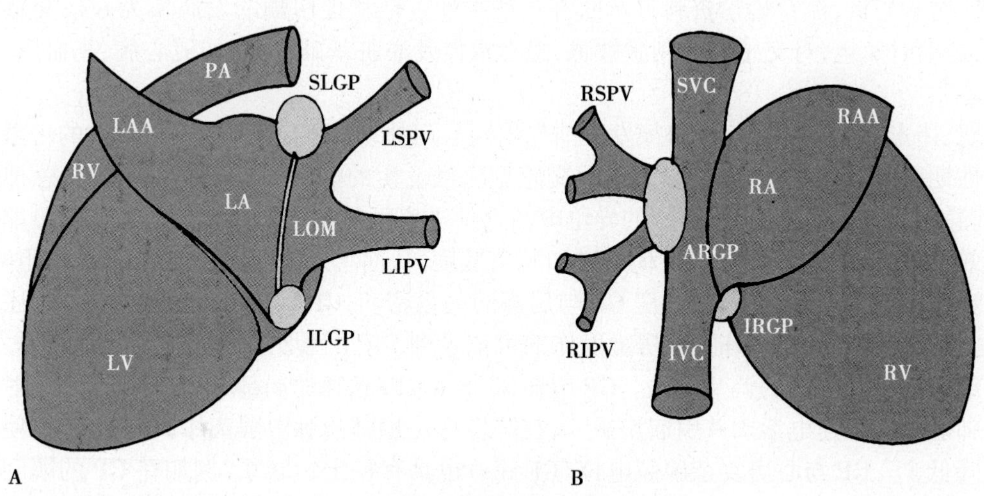

图 1　心脏的主要 GP

GP：神经节丛；SLGP：左上 GP；ILGP：左下 GP；ARGP：右前 GP；IRGP：右下 GP；LV：左心室；RV：右心室；LA：左心房；RA：右心房；LAA：左心耳；RAA：右心耳；LOM：Marshall 韧带；RSPV：右上肺静脉；RIPV：右下肺静脉；LSPV：左上肺静脉；LIPV：左下肺静脉

二、自主神经失衡与心律失常

（一）室性心律失常

通常情况下，交感神经激活和（或）迷走神经活性下降可诱发或加重室性心律失常，而迷走神经活性增强可抑制室性心律失常。交感神经激活与室性快速性心律失常介导的猝死有密切关系。在体神经活性记录发现，室速发生前伴随有星状神经节的神经活性显著增强[1]，在自发性室颤发作前也观察到阵发性交感神经活性增加。在动物实验和临床研究中，刺激肺动脉内交感神经末梢可以诱发出右室流出道室性期前收缩和室速，而交感神经阻滞剂可阻止此室速的发生。迷走神经活性降低亦可导致室性心律失常，例如心衰患者的室性心律失常与迷走神经活性下降有关，且胆碱能刺激可减少该室性心律失常的发生，迷走神经功能降低者心肌梗死后心源性猝死的风险增加。

交感神经激活可能通过多种机制诱发室性心律失常。常见室性心律失常的诱发机制包括触发活动、异常的自律性增高以及微折返等，在心肌缺血、心衰等病理情况下发生的室性心律失常多由局部触发活动诱发。而交感神经激活可引起环磷酸腺苷（cAMP）介导的延迟后除极增加，进而诱发触发活动。电生理研究表明，交感神经刺激可缩短心室肌有效不应期，增加回复曲线的最大复极斜率，促进电交替发生，降低室颤阈值[2]。交感神经刺激还可能通过增加跨壁复极离散度，促进长 QT 间期综合征尖端扭转型室速的发生。

少数情况下，迷走神经激活也参与室性心律失常的发生，该情况多见于特发性室性心律失常。迷走神经活性增强与特发性室颤的发生有关，迷走神经激活亦可促进某些患者特发性室速的发生。有报道称 Brugada 综合征患者的室颤多发生于夜间，推测其可能与夜间迷走神经张力增加或交感神经活性下降有关[3]。迷走神经活性增强也可促进药物性尖端扭转型室速的发生[4]。迷走神经刺激可能影响动作电位一期的钙电流、钾电流，导致跨壁复极离散度和心外膜复极离散度增加，促进二相折返的发生，后者可诱发室性期前收缩并触发室速 / 室颤。

（二）房性心律失常

交感神经和迷走神经在房颤等房性心律失常的发生和发展过程中具有不同作用。Coumel 等根据房颤对迷走神经和交感神经敏感性不同，将房颤分为“迷走神经性房颤”和“交感神经性房颤”。迷走神经性房颤主要发生在夜晚、睡眠以及饮食过程中，对迷走神经刺激敏感，多见于年轻的孤立性房颤患者和睡眠中发作阵发性房颤患者，流行病学资料显示欧洲人群中迷走依赖性房颤的发病率为 6%；交感神经性房颤主要在白天、运动时发生，对交感神经刺激敏感，患者常伴发心脏基础疾病，如冠心病、高血压、心肌梗死和心力衰竭等。

研究发现，迷走神经兴奋引起的房颤发作前先出现心房扑动，而交感神经兴奋诱发的房颤发作前表现为频发的房性期前收缩或房性心动过速，提示交感型房颤发生的机制为自律性增高。交感神经主要通过增加心房、肺静脉、Marshall 韧带等部位的异位电活动促进房颤的发生。而迷走神经刺激可缩短心房和肺静脉细胞有效不应期、缩短动作电位时程并增加其离散度，从而增加房颤的诱发性。乙酰胆碱存在时，快速心房电刺激更易诱发房颤。另外，心房 GP 与房颤的关系密切，GP 不仅参与房颤的触发，还可提供房颤维持的基质。动物实验表明，在阵发性房颤发作前可记录到 GP 活性增强[5]，且 GP 刺激可诱发房颤，其机制与交感神经和副交感神经的调节相关。GP 电刺激可导致肺静脉的局部放电[6]，在 GP 注射乙酰胆碱也可诱发邻近肺静脉的快速电活动并引起房颤[7]，在阵发性房颤肺静脉电隔离中，消融 GP 可使肺静脉内自主兴奋频率降低[8]。GP 与心房复杂碎裂电位（CFAEs）也具有特定的联系，例如在 GP 的解剖位置常可记录到 CFAEs，在 GP 处刺激也可诱发 CFAEs。临床上行房颤消融时，在环肺静脉电隔离基础上联合 GP 消融可提高房颤消融成功率[9-10]。

（三）缓慢性心律失常

迷走神经张力过高或交感 - 迷走失衡可能导致窦性心动过缓、窦性停搏、功能性房室传导阻滞等缓慢性心律失常以及神经介导性晕厥。尽管上述缓慢性心律失常的主要病因是窦房结或房室传导系统的纤维化，但某些情况下自主神经失衡可能是主要的原因。由于窦房结和房室结接受心脏 GP 的调控，因此通过

GP 消融等手段可能治疗这些缓慢性心律失常。

三、自主神经再平衡与心律失常的治疗

目前的自主神经再平衡策略大多针对交感神经的过度激活,包括增强副交感神经活性和抑制交感神经活性。如图 2(见文末彩图 55)所示,增强副交感神经活性的方式有迷走神经刺激、颈动脉窦刺激、脊髓刺激、GP 刺激、皮下神经刺激等;抑制交感神经活性的方式有交感神经切除术、星状神经节阻滞、肾动脉交感神经消融等。当心律失常的发生与迷走神经过度激活相关时,也可通过 GP 消融等抑制副交感神经活性的方式,达到自主神经再平衡。

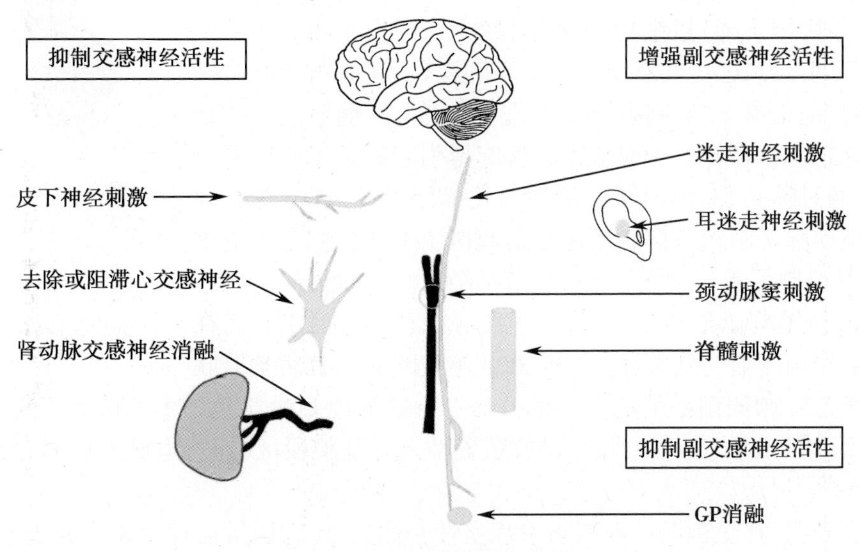

图 2 自主神经再平衡的策略

(一) 增强副交感神经活性

1. 迷走神经刺激 大量研究表明,迷走神经刺激可有效减少心肌缺血后室性心律失常的发生。迷走神经刺激对房性心律失常的影响与刺激强度有关,高强度迷走神经刺激有助于房颤的发生,轻度至中等强度的迷走神经刺激对房颤的诱发无明显影响,而低强度[低于引起窦性心律减慢和(或)房室传导阻滞的刺激电压阈值的 50%]的迷走神经刺激具有抗房颤作用。

迷走神经刺激对心律失常的保护作用可能通过多种机制。迷走神经刺激可延长心室肌有效不应期、降低回复曲线斜率并抑制电交替发生。迷走神经刺激可能通过减慢心率、降低心肌对能量和氧的需求从而改善心肌损伤,还可能通过抗炎及抗凋亡作用减轻心肌的缺血 / 再灌注损伤。对于房性心律失常,低强度迷走神经刺激可使心房 GP 的放电频率和振幅明显降低,增加房颤阈值,降低房颤的诱发,提示其可能通过抑制心房 GP 的活性发挥抗房颤作用。Sheng 等在动物实验中发现,低强度迷走神经刺激能够预防和逆转由快速心房起搏诱导的心房电重构,并抑制乙酰胆碱诱发的房颤[11]。左侧低强度迷走神经刺激还可抑制星状神经节神经活性并减少房颤发生率,其具体机制可能为低强度迷走神经刺激可释放抑制素 -1 和神经肽 -Y 而发挥拮抗肾上腺素能的作用[12]。低强度迷走神经刺激还可能通过抑制 IPK3/NO 信号通路而发挥抗房颤作用[13]。

然而,颈部迷走神经刺激在临床上不易实施,同时颈部迷走神经包含丰富的交感神经纤维,颈部迷走神经刺激在增强迷走神经活性的同时也可增强交感神经活性,因此目前受到关注的是迷走神经分支的刺激,例如经静脉迷走神经刺激和耳迷走神经刺激等。在上腔静脉、冠状窦口附近有心脏副交感神经走行,经静脉途径电刺激可增强这些副交感神经的活性,引起窦性心率下降等迷走反应,并可显著减少心肌梗死后室性心律失常的发生。耳迷走神经是体表唯一的迷走神经分支,位于外耳道和耳屏内侧的中央部(图 3,见文末彩图 56)。通过刺激该部位的迷走神经传入纤维,将信号传入至中枢下丘脑室

旁核，信息经整合后可兴奋迷走神经中枢和抑制交感神经中枢，提高迷走神经活性和抑制交感神经活性。2013 年，Yu 等在实验犬右侧耳屏处进行低强度耳迷走神经刺激，发现其具有抑制房颤诱发的作用，提示耳屏迷走神经刺激可能成为防治房颤的一种无创性治疗方法[14]。Po 等将该技术应用于房颤患者，证实了该技术抑制房颤发作的有效性及安全性，同时还发现耳迷走神经刺激具有抗炎作用[15]。

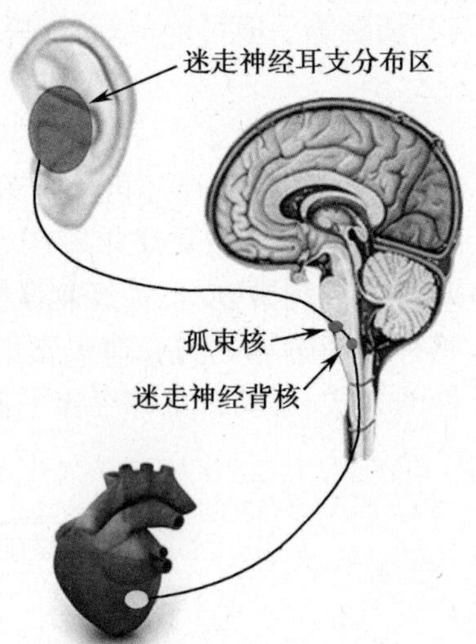

图 3 耳迷走神经刺激示意图

ABVN：迷走神经耳支；NTS：孤束核；DMN：迷走神经背核（引自 Wang et al. International Journal of Cardiology，2014，177：676-677）

2. **颈动脉窦刺激** 颈动脉窦上的颈动脉压力感受器是机械性感受器，可感知血管壁的牵拉，刺激颈动脉压力感受器可使迷走神经活性增加，交感神经活性降低。Linz 等在动物实验中发现高强度颈动脉窦刺激（引起明显的心率和血压下降）可缩短心房肌有效不应期，增加房颤诱发性[16]。而 Liao 等对实验犬进行低强度颈动脉窦刺激（引起血压降低 10% 的最低电压为阈电压，选择 80% 阈电压强度进行刺激），发现低强度颈动脉窦刺激能有效地抑制和逆转 6 小时快速心房起搏引起的急性心房电重构，其机制可能是通过抑制心房 GP 神经活性而发挥作用[17]。Dai 等也同样证实了低强度颈动脉窦刺激可抑制快速心房起搏诱发的急性心房电重构和房颤的发生，其机制可能与左侧星状神经节神经活性的抑制有关[18]。

3. **脊髓刺激** 脊髓刺激最初被用于治疗顽固性心绞痛，后来其潜在的抗交感神经激活作用逐渐受到关注，且于 2002 年被欧洲心脏病学会联合研究组推荐成为治疗顽固性心绞痛有效的方法。脊髓神经刺激器是一个可植入于皮下的电子装置，将刺激电极放置在上胸段水平（T_1~T_4），脉冲发放装置植入脊髓腰段区，通过电脉冲刺激脊髓神经，以减轻患者的疼痛。

近年来的研究表明，脊髓刺激可能用于治疗室性心律失常、房颤等心律失常。在犬心肌梗死和心衰模型中，T_1~T_2 节段的脊髓刺激可减慢窦性心率，显著抑制室速和室颤的发生。脊髓刺激的抗心律失常效应可能与其增强机体副交感神经活性和抑制缺血后心脏内源性神经元的兴奋性的作用相关。2006 年，Cardinal 等将脊髓刺激应用于房颤防治的研究，发现脊髓刺激可显著减少房颤的发生，而去除双侧星状神经节后该效应消失，提示脊髓刺激可能通过星状神经节通路抑制房颤发生[19]。2012 年 Gibbons 等发现脊髓刺激可减少由纵膈神经所诱导的房颤发作[20]。近年来的动物实验表明，脊髓刺激可增加房颤阈值，抑制和逆转由快速心房起搏所诱导的心房电重构，且显著抑制右前 GP 的神经活性，提示脊髓刺激可能通过调节内源性心脏自主神经活性减少房颤发生。脊髓刺激临床应用的安全性已在心衰患者中得到初步证实[21]，但脊髓刺激是否可广泛用于治疗心律失常尚需临床研究的验证。

（二）抑制交感神经活性

1. **心交感神经去除** 心交感神经去除是采用电刀或消融等方式去除 T_2~T_4 胸交感神经节以及星状神经节，一般经胸腔镜途径进行，左侧或双侧心交感神经去除均有报道。为避免 Horner 综合征的发生，一般仅去除星状神经节下半部。心交感神经去除对房性心律失常和室性心律失常均有治疗作用。在实验犬房速模型中，双侧星状神经节和 T_2~T_4 胸交感神经节消融可显著减少阵发性房速的发生。在儿茶酚胺敏感性多形性室速（CPVT）的患者中，双侧心交感神经切除可显著减少室性心律失常的发生[22]。Wilde 等在 CPVT 患者中经下颈部切口胸膜外途径进行了左侧星状神经下半部与 T_2~T_4 胸交感神经节的消融，同样可显著降低室性心律失常发生率[23]。在长 QT 综合征患者中，左侧心交感神经切除可明显降低心搏骤停和晕厥的发生率[24]。Coleman 等对 91 例接受左侧心交感神经切除的心律失常患者进行了回顾性分析，发现左侧心交感神经切除可显著降低肥厚性心肌病、缺血性心肌病、左心室致密化不全等器质性心脏病的致命性室性心律失常的发生[25]。根据 Richardson 等最近的报道[26]，双侧心交感神经切除对多种消融失败的室性心律失常均有显著疗效。在一项纳入 121 例植入 ICD 的难治性室速患者的研究中，双侧或左侧心交感神经去除可显著减少室速发生率和 ICD 放电[27]。由此可见，心交感神经去除对多种室性心律失常均有疗效。在 2013 年治疗心律失常综合征管理共识中，对于长 QT 综合征高危患者（拒绝植入 ICD 治疗或有禁忌证者、β 受体阻滞剂无效或有禁忌证者),左侧心交感神经切除为Ⅰ类指征;对于 β 受体阻滞剂无效或有禁忌证的 CPVT 患者,左侧心交感神经切除为Ⅱb 类指征。近年来,双侧心交感神经去除受到更多的关注,因其抑制交感神经"电风暴"和室性心律失常的疗效可能更为显著。在一项纳入 41 例接受双侧或左侧心交感神经去除术的室性心律失常患者的研究中,双侧心交感神经去除术抑制室性心律失常电风暴和 ICD 放电的疗效优于单纯左侧心交感神经去除[28]。然而,心交感神经去除仍有 Horner 综合征、气胸、面部不对称性出汗、难治性心律失常等并发症,一定程度上限制了其临床应用。

2. **星状神经节阻滞** 星状神经节是交感神经支配心脏的重要神经连接,调节窦房结、房室结、心房和心室的功能,但其对心脏的支配的调节呈不对称性。左侧星状神经节较右侧星状神经节占优势,有研究发现去除右侧星状神经节,心脏的交感活性反而增加,而去除左侧星状神经节,心脏交感活性明显受到抑制。早在 1978 年,Tanaka 等就通过左侧星状神经节阻滞成功治疗了 1 例药物治疗无效的房性心动过速。Yano 等在低钾诱发的房颤模型中发现切除双侧星状神经节可以提高房颤的阈值[29]。在阵发性房颤患者中,采用利多卡因进行单侧星状神经节阻滞可延长心房有效不应期,降低房颤诱发性并缩短房颤持续时间[30]。在室性心律失常患者中,经皮双侧星状神经节阻滞亦可显著减少其室性心律失常的发生[31]。在无法行心交感神经去除术的患者中,经皮星状神经节阻滞可能作为一个辅助治疗手段(图 4,见文末彩图 57)。

3. **肾交感神经消融** 肾交感神经消融(RDN)是近年来用于治疗高血压、心力衰竭、心律失常等疾病的一种微创方法。RDN 通过射频消融肾动脉外膜,损伤肾交感神经,以达到去交感神经支配的目的。如图 5 所示,经皮肾交感神经消融术常规经股动脉插管,导管送入双侧肾动脉近端,经消融电极发放高频电刺激于肾动脉内标测敏感靶点后行射频消融。该术式操作简单,临床较易实施。尽管在大型临床试验

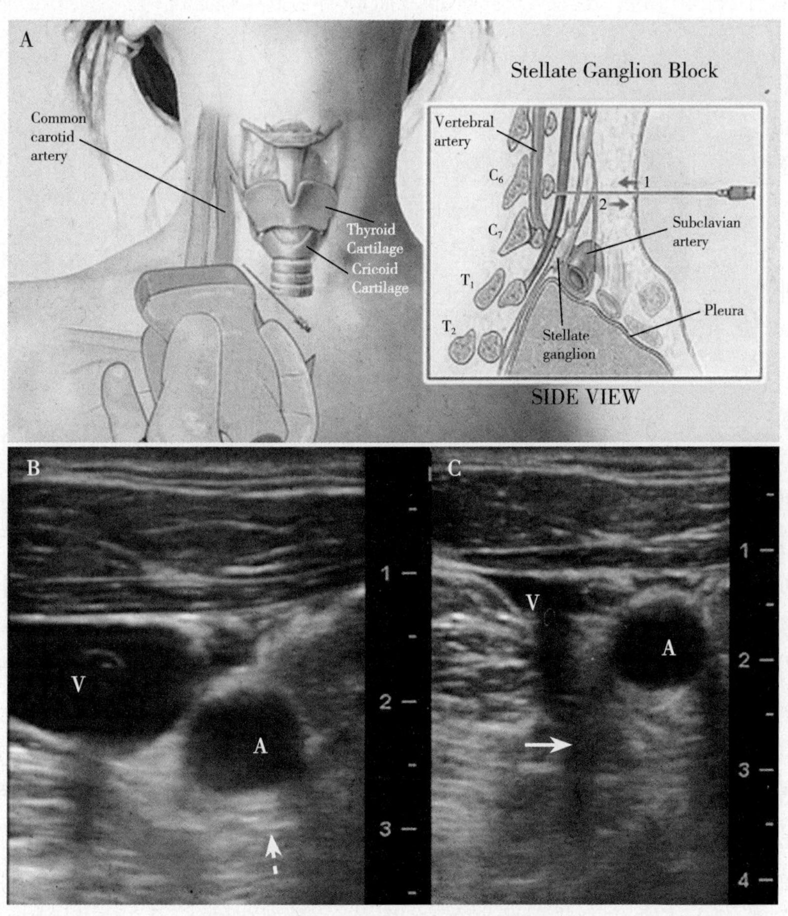

图 4 经皮星状神经节阻滞示意图

A. 超声引导下经皮星状神经节阻滞;B、C. 右侧经皮星状神经节阻滞的超声影像,B 为穿刺前影像,C 为穿刺后注射麻醉药物时的影像,虚线箭头为交感神经节,A 为颈动脉,V 为颈静脉(引自 Fudim et al. J Cardiovasc Electrophysiol,2017,28:446-449)

Symplicity HTN-3 中，RDN 未达到预期的治疗高血压的效果，但对心律失常仍可能具有治疗作用。Zhao 等在实验犬房颤模型中发现，RDN 能降低血清肾素和醛固酮水平，减少房颤持续时间和房颤诱发率，同时还发现 RDN 可降低心房神经节丛所诱发的房颤刺激阈值，提示其可能通过抑制肾素-血管紧张素-醛固酮系统而发挥抗房颤作用。Linz 等亦在睡眠呼吸暂停综合征合并房颤的动物模型中证实了 RDN 防治房颤的有效性[32]。临床上，肺静脉隔离联合 RDN 可显著减少房颤的复发率[33-34]。Pokushalov 等在房颤患者中研究了 RDN 对房颤的影响，他们纳入 27 例顽固性高血压伴房颤患者，分为对照组（仅肺静脉隔离）和 RDN 组（肺静脉隔离 +RDN），随访 1 年后发现 RDN 组的无房颤生存率高于对照组[33]。Kiuchi 等在慢性肾脏病合并房颤患者中也发现肺静脉隔离联合 RDN 可显著降低房颤复发率[35]。另外，RDN 对室性心律失常也可能有治疗作用。Ukena 等发现在合并难治性室性心律失常的心衰患者中，RDN 可降低室性心律失常发生率[36]。在纳入了 8 例 ICD 植入患者的一项小样本研究中，患者接受 RDN 后随访 15 个月，室性心律失常的发生频率由 3.17 次 / 月降至 0.1 次 / 月[37]。不过，RDN 也有相应的并发症如肾动脉狭窄、假性动脉瘤、股动脉穿刺部位血肿等。RDN 是否可广泛用于临床上心律失常的治疗，尚需更多大样本、多中心的临床研究。

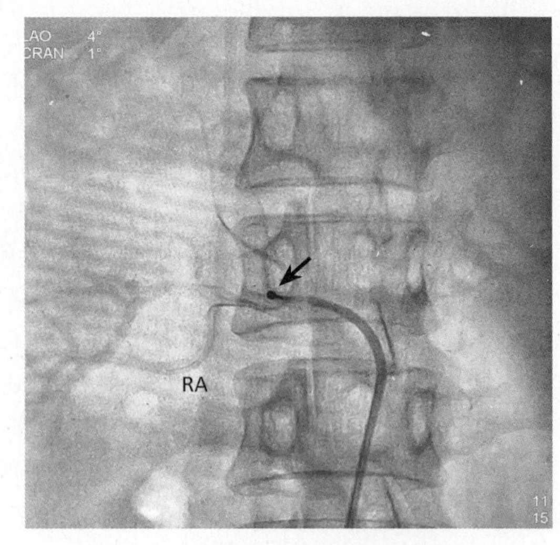

图 5 肾交感神经消融术中影像

经皮肾动脉交感神经消融术中影像，投照体位为前后位，造影导管头端位于右肾动脉口部，消融电极位于肾动脉近端（黑箭）

4. 皮下神经刺激 皮下神经刺激是近年来由美国印地安纳大学的陈鹏生教授团队提出的一种降低心脏交感神经活性的新方法。皮下神经包含交感神经成分，且颈胸部的交感神经节后纤维主要来源于星状神经节。因此胸部皮下神经刺激可能持续兴奋并损伤星状神经节，从而降低星状神经节的交感输出。他们在实验犬中进行了为期两周的间断胸部皮下神经刺激，发现其可破坏星状神经节、降低星状神经节神经活性并抑制阵发性房速的发生[38]。他们进一步在犬房性快速性心律失常模型中验证了皮下神经刺激的作用[39]，通过刺激犬左侧胸神经背支，可以达到破坏双侧星状神经节，降低星状神经节神经活性的效果。由于皮下神经位置表浅，附近无重要解剖结构，故有利于临床应用。但该神经调控方法尚需临床研究来进一步验证。

（三）抑制副交感神经活性

抑制副交感神经活性的干预手段主要是针对副交感神经张力增加引起的房颤以及缓慢性心律失常等，GP 消融是目前的主要手段。Randall 等采用外科手术切除心外膜脂肪垫实现了去神经治疗。后来经静脉 GP 消融逐渐用于房颤消融的研究。GP 消融目前主要有 2 种方法，一种是通过 GP 的解剖学定位行经验性消融，另一种是通过高频电刺激对 GP 进行定位并指导消融。尽管 GP 的解剖学定位相对固定，但具体所需的消融程度尚不清楚。高频刺激时的迷走反应可在一定程度上作为监测指标，但敏感性不足。

目前 GP 消融的研究大多针对房颤消融。多项研究表明，在肺静脉电隔离的基础上增加 GP 消融可显著减少房颤复发率。在一项纳入 297 例接受肺静脉隔离的房颤患者的研究中，有 34.3% 的患者在肺静脉隔离的同时对能诱发显著迷走反射的肺静脉口部区域进行了消融，结果该部分患者的房颤复发率更低[40]。Scherlag 等在 60 例房颤患者中比较了肺静脉隔离联合 GP 消融与单纯肺静脉隔离对房颤的治疗作用[41]，结果发现联合消融组随访 5 个月后有 91% 的患者无房颤发作，而单纯肺静脉隔离组仅 70% 的患者无房颤发作。据报道，GP 消融可使房颤消融的总体成功率增加约 25%[10]。然而，在 2016 年发表的一项大样本临床研究中，GP 消融并未获得预期的效果[42]。该研究纳入了 240 例房颤患者，其中 59% 为持续性房颤，患者随机分为 GP 消融组和对照组。所有患者均接受肺静脉隔离，持续性房颤患者同时接受了线性消融，GP 消融组还采用经胸腔镜心外膜途径消融了心房 4 个主要 GP 和 Marshall 韧带。结果发现 GP 消融并未显著降低房颤复发率，反而显著增加大出血、窦房结功能障碍等并发症。作者随后将阵发性房颤和持续性房颤进行了亚组分析，GP 消融仍未表现出减少房颤复发的效果。影响房颤复发的因素十分复杂，GP 消融的疗效可能与房颤的具体机制相关，例如迷走性房颤可能更适宜于 GP 消融治疗。如何识别需要联合 GP 消融的房颤患者尚需进一步研究。

GP 消融的另一应用是迷走神经张力过高导致的缓慢性心律失常。Zhao 等报道了一例 57 岁的难治性血管迷走性晕厥患者，倾斜试验可诱发长达 6.8 秒的窦性停搏，接受高频电刺激指导的左房 GP 消融后，在随访的 12 个月中无晕厥发作，且 3 次倾斜试验均为阴性[43]。Pachon 等对 43 例神经介导性晕厥患者进行了 GP 消融[44]，平均随访 45 个月，在所有患者中仅有 3 次自发性晕厥发作，且随访过程中行阿托品试验大部分患者为阴性，提示了心脏去迷走神经支配的持久性。Yao 等对 10 例顽固性血管迷走性晕厥患者行选择性左房 GP 消融[45]，在平均 30 个月的随访中，无一例再发晕厥，所有患者临床症状明显改善，仅 5 例患者出现了一过性晕厥前兆。最近一项纳入 57 例血管迷走性晕厥患者的研究中，患者接受了高频电刺激或解剖引导下的 GP 消融，平均随访 36 个月，91.2% 的患者无晕厥发作，且高频电刺激引导 GP 消融和解剖引导 GP 消融的疗效并无显著差异[46]。

四、总结与展望

自主神经系统的异常与心脏电活动及心律失常关系密切，大多数情况下交感神经的过度激活与室性心律失常和房性心律失常的发生和维持相关，某些情况下副交感神经的活性增加也可促进室性和房性心律失常的发生。一般来说，交感神经性心律失常多见于器质性心律失常，而迷走神经性心律失常多见于特发性心律失常。针对心律失常的自主神经机制，目前提出了多种自主神经再平衡策略，主要包括增强副交感神经活性和降低交感神经活性两类。前者包括迷走神经刺激、颈动脉窦刺激、脊髓刺激等方式，后者包括去心交感神经、去肾交感神经等。另外针对迷走神经性房颤以及缓慢性心律失常，还提出了 GP 消融的策略。其中部分自主神经干预手段在前期研究中取得了令人振奋的效果，但由于其创伤性和副作用等因素，未能得到广泛的临床应用。自主神经再平衡治疗心律失常的效果令人期待，最近提出的耳迷走神经刺激、胸部皮下神经刺激等策略，因其创伤和副作用小的优势受到广泛关注。但其临床疗效尚需进一步的大规模临床试验来证实。

(何文博　鲁志兵　江洪)

参考文献

1. Zhou S., Jung B.C., Tan A.Y., et al. Spontaneous stellate ganglion nerve activity and ventricular arrhythmia in a canine model of sudden death. Heart Rhythm, 2008, 5(1): 131-139.

2. Ng G.A., Brack K.E., Patel V.H., et al. Autonomic modulation of electrical restitution, alternans and ventricular fibrillation initiation in the isolated heart. Cardiovasc Res, 2007, 73(4): 750-760.

3. Matsuo K., Kurita T., Inagaki M., et al. The circadian pattern of the development of ventricular fibrillation in patients with Brugada syndrome. Eur Heart J, 1999, 20(6): 465-470.

4. Farkas A., Dempster J., Coker S.J. Importance of vagally mediated bradycardia for the induction of torsade de pointes in an in vivo model. Br J Pharmacol, 2008, 154(5): 958-970.

5. Choi E.K., Shen M.J., Han S., et al. Intrinsic cardiac nerve activity and paroxysmal atrial tachyarrhythmia in ambulatory dogs. Circulation, 2010, 121(24): 2615-2623.

6. Scherlag B.J., Yamanashi W., Patel U., et al. Autonomically induced conversion of pulmonary vein focal firing into atrial fibrillation. J Am Coll Cardiol, 2005, 45(11): 1878-1886.

7. Po S.S., Scherlag B.J., Yamanashi W.S., et al. Experimental model for paroxysmal atrial fibrillation arising at the pulmonary vein-atrial junctions. Heart Rhythm, 2006, 3(2): 201-208.

8. Pokushalov E., Turov A., Shugayev P., et al. Catheter ablation of left atrial ganglionated plexi for atrial fibrillation. Asian Cardiovasc Thorac Ann, 2008, 16(3): 194-201.

9. Lin Y.J., Chang S.L., Lo L.W., et al. A prospective, randomized comparison of modified pulmonary vein isolation versus conventional pulmonary vein isolation in patients with paroxysmal atrial fibrillation. J Cardiovasc Electrophysiol, 2012, 23(11): 1155-1162.

10. Katritsis D.G., Giazitzoglou E., Zografos T., et al. Rapid pulmonary vein isolation combined with autonomic ganglia modification: a randomized

study. Heart Rhythm, 2011, 8 (5): 672-678.

11. Sheng X., Scherlag B.J., Yu L., et al. Prevention and reversal of atrial fibrillation inducibility and autonomic remodeling by low-level vagosympathetic nerve stimulation. J Am Coll Cardiol, 2011, 57 (5): 563-571.
12. Shen M.J., Shinohara T., Park H.W., et al. Continuous low-level vagus nerve stimulation reduces stellate ganglion nerve activity and paroxysmal atrial tachyarrhythmias in ambulatory canines. Circulation, 2011, 123 (20): 2204-2212.
13. Stavrakis S., Scherlag B.J., Fan Y., et al. Inhibition of atrial fibrillation by low-level vagus nerve stimulation: the role of the nitric oxide signaling pathway. J Interv Card Electrophysiol, 2013, 36 (3): 199-208.
14. Yu L., Scherlag B.J., Li S., et al. Low-level transcutaneous electrical stimulation of the auricular branch of the vagus nerve: a noninvasive approach to treat the initial phase of atrial fibrillation. Heart Rhythm, 2013, 10 (3): 428-435.
15. Stavrakis S., Humphrey M.B., Scherlag B.J., et al. Low-level transcutaneous electrical vagus nerve stimulation suppresses atrial fibrillation. J Am Coll Cardiol, 2015, 65 (9): 867-875.
16. Linz D., Mahfoud F., Schotten U., et al. Effects of electrical stimulation of carotid baroreflex and renal denervation on atrial electrophysiology. J Cardiovasc Electrophysiol, 2013, 24 (9): 1028-1033.
17. Liao K., Yu L., Zhou X., et al. Low-level baroreceptor stimulation suppresses atrial fibrillation by inhibiting ganglionated plexus activity. Can J Cardiol, 2015, 31 (6): 767-774.
18. Dai M., Bao M., Zhang Y., et al. Low-level carotid baroreflex stimulation suppresses atrial fibrillation by inhibiting left stellate ganglion activity in an acute canine model. Heart Rhythm, 2016, 13 (11): 2203-2212.
19. Cardinal R., Page P., Vermeulen M., et al. Spinal cord stimulation suppresses bradycardias and atrial tachyarrhythmias induced by mediastinal nerve stimulation in dogs. Am J Physiol Regul Integr Comp Physiol, 2006, 291 (5): R1369-1375.
20. Gibbons D.D., Southerland E.M., Hoover D.B., et al. Neuromodulation targets intrinsic cardiac neurons to attenuate neuronally mediated atrial arrhythmias. Am J Physiol Regul Integr Comp Physiol, 2012, 302 (3): R357-364.
21. Torre-Amione G., Alo K., Estep J.D., et al. Spinal cord stimulation is safe and feasible in patients with advanced heart failure: early clinical experience. Eur J Heart Fail, 2014, 16 (7): 788-795.
22. Scott P.A., Sandilands A.J., Morris G.E., et al. Successful treatment of catecholaminergic polymorphic ventricular tachycardia with bilateral thoracoscopic sympathectomy. Heart Rhythm, 2008, 10 (5): 1461-1463.
23. Wilde A.A., Bhuiyan Z.A., Crotti L., et al. Left cardiac sympathetic denervation for catecholaminergic polymorphic ventricular tachycardia. N Engl J Med, 2008, 358 (19): 2024-2029.
24. Schwartz P.J., Priori S.G., Cerrone M., et al. Left cardiac sympathetic denervation in the management of high-risk patients affected by the long-QT syndrome. Circulation, 2004, 109 (15): 1826-1833.
25. Coleman M.A., Bos J.M., Johnson J.N., et al. Videoscopic left cardiac sympathetic denervation for patients with recurrent ventricular fibrillation/malignant ventricular arrhythmia syndromes besides congenital long-QT syndrome. Circ Arrhythm Electrophysiol, 2012, 5 (4): 782-788.
26. Richardson T., Lugo R., Saavedra P., et al. Cardiac sympathectomy for the management of ventricular arrhythmias refractory to catheter ablation. Heart Rhythm, 2018, 15 (1): 56-62.
27. Vaseghi M., Barwad P., Malavassi Corrales F.J., et al. Cardiac Sympathetic Denervation for Refractory Ventricular Arrhythmias. J Am Coll Cardiol, 2017, 69 (25): 3070-3080.
28. Vaseghi M., Gima J., Kanaan C., et al. Cardiac sympathetic denervation in patients with refractory ventricular arrhythmias or electrical storm: intermediate and long-term follow-up. Heart Rhythm, 2014, 11 (3): 360-366.
29. Yano K., Mitsuoka T., Hirata T., et al. Effect of bilateral stellectomy on electrical instability of the atrium in the dog with hypokalemia. Pacing Clin Electrophysiol, 1992, 15 (3): 314-323.
30. Leftheriotis D., Flevari P., Kossyvakis C., et al. Acute effects of unilateral temporary stellate ganglion block on human atrial electrophysiological properties and atrial fibrillation inducibility. Heart Rhythm, 2016, 13 (11): 2111-2117.
31. Fudim M., Boortz-Marx R., Patel C.B., et al. Autonomic Modulation for the Treatment of Ventricular Arrhythmias: Therapeutic Use of Percutaneous Stellate Ganglion Blocks. J Cardiovasc Electrophysiol, 2017, 28 (4): 446-449.
32. Linz D., Hohl M., Nickel A., et al. Effect of renal denervation on neurohumoral activation triggering atrial fibrillation in obstructive sleep apnea. Hypertension, 2013, 62 (4): 767-774.
33. Pokushalov E., Romanov A., Corbucci G., et al. A randomized comparison of pulmonary vein isolation with versus without concomitant renal artery denervation in patients with refractory symptomatic atrial fibrillation and resistant hypertension. J Am Coll Cardiol, 2012, 60 (13): 1163-1170.
34. Romanov A., Pokushalov E., Ponomarev D., et al. Pulmonary vein isolation with concomitant renal artery denervation is associated with reduction in both arterial blood pressure and atrial fibrillation burden: Data from implantable cardiac monitor. Cardiovasc Ther, 2017, 35 (4).
35. Kiuchi M.G., Chen S., GR E.S., et al. Pulmonary vein isolation alone and combined with renal sympathetic denervation in chronic kidney disease patients with refractory atrial fibrillation. Kidney Res Clin Pract, 2016, 35 (4): 237-244.
36. Ukena C., Mahfoud F., Ewen S., et al. Renal denervation for treatment of ventricular arrhythmias: data from an International Multicenter Registry. Clin Res Cardiol, 2016, 105 (10): 873-879.

37. Jiang Z., Zhou X., Chen C., et al. Renal Denervation for Ventricular Arrhythmia in Patients with Implantable Cardioverter Defibrillators. Int Heart J, 2018, 59(2): 328-332.

38. Yuan Y., Jiang Z., Zhao Y., et al. Long-term intermittent high-amplitude subcutaneous nerve stimulation reduces sympathetic tone in ambulatory dogs. Heart Rhythm, 2018, 15(3): 451-459.

39. Zhao Y., Yuan Y., Tsai W.C., et al. Antiarrhythmic effects of stimulating the left dorsal branch of the thoracic nerve in a canine model of paroxysmal atrial tachyarrhythmias. Heart Rhythm, 2018.

40. Pappone C., Santinelli V., Manguso F., et al. Pulmonary vein denervation enhances long-term benefit after circumferential ablation for paroxysmal atrial fibrillation. Circulation, 2004, 109(3): 327-334.

41. Scherlag B.J., Nakagawa H., Jackman W.M., et al. Electrical stimulation to identify neural elements on the heart: their role in atrial fibrillation. J Interv Card Electrophysiol, 2005, 13 Suppl 137-142.

42. Driessen A.H.G., Berger W.R., Krul S.P.J., et al. Ganglion Plexus Ablation in Advanced Atrial Fibrillation: The AFACT Study. J Am Coll Cardiol, 2016, 68(11): 1155-1165.

43. Liang Z., Jiayou Z., Zonggui W., et al. Selective atrial vagal denervation guided by evoked vagal reflex to treat refractory vasovagal syncope. Pacing Clin Electrophysiol, 2012, 35(7): e214-218.

44. Pachon J.C., Pachon E.I., Cunha Pachon M.Z., et al. Catheter ablation of severe neurally meditated reflex (neurocardiogenic or vasovagal) syncope: cardioneuroablation long-term results. Europace, 2011, 13(9): 1231-1242.

45. Yao Y., Shi R., Wong T., et al. Endocardial autonomic denervation of the left atrium to treat vasovagal syncope: an early experience in humans. Circ Arrhythm Electrophysiol, 2012, 5(2): 279-286.

46. Sun W., Zheng L., Qiao Y., et al. Catheter Ablation as a Treatment for Vasovagal Syncope: Long-Term Outcome of Endocardial Autonomic Modification of the Left Atrium. J Am Heart Assoc, 2016, 5(7).

心律失常射频导管消融治疗进展

射频导管消融治疗心律失常已有30多年的历史,已经取得了巨大的进步和发展。近年来,心律失常射频导管消融有一定的进展,以下主要介绍射频导管消融在心房颤动(房颤)、室上性心动过速(房室结折返性心动过速、房室折返性心动过速)、前间隔邻近部位局灶性房速、特发性室速和结构性心脏病室速方面的进展。

一、房颤射频导管消融

(一)房颤导管消融适应证的等级提高

自 Haissaguerre 于1997年开创导管消融方法治疗房颤至今,房颤导管消融已历时二十余年并成为主要治疗手段之一。近年来相关指南进一步肯定了导管消融在房颤治疗中的地位。药物治疗无效的阵发性房颤为导管消融的Ⅰ类适应证(证据级别A);持续性房颤为导管消融的Ⅱa类适应证(证据级别B);长程持续性房颤为导管消融的Ⅱb类适应证(证据级别C)[1-2]。

(二)房颤导管消融术

主要包括肺静脉前庭电隔离术、左心房线性消融术、心房碎裂电位消融术等[3]。其中,新版共识肯定了肺静脉电隔离(PVI)为房颤导管消融的基石。随着导管消融技术的进步,PVI的部位由肺静脉开口转移至左心房内肺静脉前庭以此提高手术的成功率,同时降低肺静脉狭窄的风险。PVI最常用的方法为连续性点射频消融,通常是在三维电解剖标测系统以及放置于肺静脉口的环形多极标测导管的指导下,部分消融肺静脉段或大片环状消融左右肺静脉与心房之间的环形区域,以达到肺静脉与左心房的电隔离。三维电解剖技术即使用依赖电磁或阻抗的导管来定位并构建心房的3D模型,实现了无X线透视下,导管在心房内的精确可视化,从而缩短了透视时间、手术时间,并降低了对患者和术者的辐射剂量。仅仅依靠可视化虽可以清楚地显示导管在心腔内的位置关系,但并不能展示出导管与心内膜的贴靠情况,消融导管顶端与心房组织的接触压力不足势必会降低消融功效,接触压力过高则有可能导致机械损伤或放电时导致气爆(pop)。近些年发展起来的压力感应技术可以即刻感知消融导管顶端与心内膜的贴靠压力,使得术者可以通过压力数值得知导管贴靠情况,指导下一步操作,使房颤的复发率明显降低,同时也缩短了透视及手术时间[4]。

(三)房颤导管消融一次性PVI隔离技术

目前一次性PVI隔离技术是房颤导管消融研发的热点,除了冷冻球囊消融外[5-6],还有其他的球囊消融方法,比如可视化激光球囊[7]和射频热球囊等。射频热球囊目前为研发热点,美国强生公司和波士顿科学有限公司均有成型产品,有望在不久的将来投入临床试验和临床使用。

(四)PVI之外的消融技术

PVI是阵发性房颤的有效消融方法,术后1年的窦律维持率可达60%~80%,术后5年的窦律维持率约为50%。在肺静脉隔离后及进一步消融诱导房颤的非肺静脉触发点可以改善消融结果[8]。但对于非阵发性房颤,PVI消融成功率较低,术后1年窦律维持率仅为36%~60%,术后长期窦律维持率仅为20%~42%。此时可能需要针对房颤的维持机制进行消融改良。心房结构重塑在非阵发性房颤的维持机制中占有一定地位,而且可能是PVI成功后房颤复发的基础,即"房颤导致房颤"。致力于此机制的消融方式主要有以下几种[9],第一种为心房线性消融,该术式模仿了外科的心房迷宫术,包括左心房顶部线、二尖瓣环峡部线、三尖瓣环峡部线;第二种为消融复杂心房电位,即所谓的复杂心房碎裂电位(CFAE)的消融。Nademanee等将CFAE定义为:①心房波的碎裂电图由2个或2个以上的波折组成和(或)心房波连续10秒以上无恒定基线且伴有延长的连续心房激动波。②连续10秒心房激动平均周长≤120ms,该术式即寻

参考文献

1. Calkins H, Hindricks G, Cappato R, et al. 2017 HRS/EHRA/ECAS/APHRS/SOLAECE expert consensus statement on catheter and surgical ablation of atrial fibrillation: Executive summary. J Arrhythm, 2017, 33(5): 369-409.
2. Kirchhof P, Benussi S, Kotecha D, et al. 2016 ESC Guidelines for the management of atrial fibrillation developed in collaboration with EACTS. Eur Heart J, 2016, 38(37): 2893-2962.
3. Rickard Md Mph J, Nazarian Md Phd S. New Technologies In Atrial Fibrillation Ablation. J Atr Fibrillation, 2014, 7(2): 1022.
4. Zhou X, Lv W, Zhang W, et al. Impact of contact force technology on reducing the recurrence and major complications of atrial fibrillation ablation: A systematic review and meta-analysis. Anatol J Cardiol, 2017, 17(2): 82-91.
5. Providencia R, Lambiase PD, Marijon E. Cryoballoon or Radiofrequency Ablation for Atrial Fibrillation. N Engl J Med, 2016, 375(11): 1099.
6. Jin ES, Wang PJ. Cryoballoon Ablation for Atrial Fibrillation: a Comprehensive Review and Practice Guide. Korean Circ J, 2018, 48(2): 114-123.
7. Bhardwaj R, Reddy VY. Visually-guided Laser Balloon Ablation of Atrial Fibrillation: A "Real World" Experience. Rev Esp Cardiol (Engl Ed), 2016, 69(5): 474-476.
8. Zhao Y, Di Biase L, Trivedi C, et al. Importance of non-pulmonary vein triggers ablation to achieve long-term freedom from paroxysmal atrial fibrillation in patients with low ejection fraction. Heart Rhythm, 2016, 13(1): 141-149.
9. Scott PA, Silberbauer J, Murgatroyd FD. The impact of adjunctive complex fractionated atrial electrogram ablation and linear lesions on outcomes in persistent atrial fibrillation: a meta-analysis. Europace, 2016, 18(3): 359-367.
10. Narayan SM, Krummen DE, Shivkumar K, et al. Treatment of atrial fibrillation by the ablation of localized sources: CONFIRM (Conventional Ablation for Atrial Fibrillation With or Without Focal Impulse and Rotor Modulation) trial. J Am Coll Cardiol, 2012, 60(7): 628-636.
11. Quintanilla JG, Pérez-Villacastín J, Pérez-Castellano N, et al. Mechanistic Approaches to Detect, Target, and Ablate the Drivers of Atrial Fibrillation. Circ Arrhythm Electrophysiol, 2016, 9: e002481.
12. Pappone C, Vicedomini G, Santinelli V. Atrio-Esophageal Fistula After AF Ablation: Pathophysiology, Prevention &Treatment. J Atr Fibrillation, 2013, 6(3): 860.
13. Wang Z, Ouyang J, Liang Y, et al. Focal Atrial Tachycardia Surrounding the Anterior Septum Strategy for Mapping and Catheter Ablation. Circ Arrhythm Electrophysiol, 2015, 8: 575-582.
14. Liang M, Wang Z, Liang Y, et al. Different Approaches for Catheter Ablation of Para-Hisian Accessory Pathways: Implications for Mapping and Ablation. Circ Arrhythm Electrophysiol, 2017, 10: e004882.
15. Xue Y, Zhan X, Wu S, et al. Experimental, Pathologic, and Clinical Findings of Radiofrequency Catheter Ablation of Para-Hisian Region From the Right Ventricle in Dogs and Humans. Circ Arrhythm Electrophysiol, 2017, 10(6), e005207.
16. Liu Q, Shehata M, Lan DZ, et al. Accurate localization and catheter ablation of superoparaseptal accessory pathways. Heart Rhythm, 2018, 15(5): 688-695.
17. Liao Z, Zhan X, Wu S, et al. Idiopathic Ventricular Arrhythmias Originating From the Pulmonary Sinus Cusp: Prevalence, Electrocardiographic/Electrophysiological Characteristics, and Catheter Ablation. J Am Coll Cardiol, 2015, 66: 2633-2644.

射频治疗时代抗心律失常药物地位再评价

伴随着导管消融技术的进步，抗心律失常药物（antiarrhythmic drugs，AADs）在快速性心律失常治疗中的地位曾一度受到挑战，但近年来随着与AADs相关的基础研究及临床试验取得的进展以及抗心律失常新药的问世，药物治疗与导管消融治疗呈现出相互补充、共同促进的局面。对我国多数心律失常患者而言，AADs治疗仍是其主要的治疗方式。然而，与其他心脏专科药物相比，AADs的药理机制更为复杂，药物之间相互作用较多；且大量研究已证实，AADs在治疗心律失常的同时，存在致心律失常、负性肌力、负性频率等潜在不良反应及其他心脏外不良反应的可能，因此射频治疗时代AADs的合理应用仍是值得关注的重要话题[1]。

自1918年奎尼丁首次应用于临床以来，AADs使用已有百年，目前仍用于临床的AADs已达二十余种，且不断有新药问世。国内外诸多指南对AADs的应用和管理进行了阐述，主张AADs是抑制心律失常的一种可行的选择，但是还远远达不到治愈心律失常的目的。与其他治疗手段相比，临床实践中开展AADs的循证医学研究难度较大。鉴于此，2018年5月欧洲心律协会（EHRA）、欧洲心脏病学会心血管药理学工作组、心律学会、亚太心律学会共同出版了抗心律失常药物治疗的专家共识[2]，随后多位专家对此共识进行了进一步解读[3]，这有助于客观认识和评价射频治疗时代AADs的作用和价值。

一、AADs治疗理念的变化

传统AADs治疗的目的是改变心肌组织的兴奋性、传导性或自律性，但是探讨其治疗心律失常具体机制的研究仍不够深入。现代AADs治疗的理念是在了解心律失常机制的基础上，寻找参与心律失常的关键组分及易损电生理参数，进行特异性的抗心律失常治疗。如由于房室结折返性心动过速的关键折返环位于房室结内，且其发生机制为L型钙通道依赖性的折返活动，那么治疗这种心动过速的药物可以是钙通道阻滞剂、腺苷或β受体阻滞剂。当然，绝大多数心律失常的机制尚不明确，目前基于疾病诊断的经验性用药仍然是主流处方方法。

这种新的治疗理念有赖于对心律失常发生过程中动作电位特点更好的理解。对于膜电位变化细节的理解，是探寻有效且不良反应少的治疗药物的关键。一些新药如维纳卡兰（Vernekalant）在快频率及正向高膜电位时阻滞I_{Na}通道，而心房膜电位比心室膜电位正向值更高，这一电位差值在心动过速时更加明显。因此，维纳卡兰是具有心房特异性的抗AAD，具有较小的致室性心律失常的不良反应。雷诺嗪是一种抗心绞痛药物，对晚Na电流有很高亲和力。Ranolazine Implantable Cardioverter-Defibrillator研究发现，该药具有显著减少室性心律失常的作用[4]。其他有应用前景的潜在AADs作用靶点还包括兴奋性及有效不应期（IKur和TASK通道）、折返和不应期（I_{SK}）以及通过Ca^{2+}信号分子介导的心房重构[5]。

二、AADs治疗整体观念：患者、心律失常类型以及药物种类

AADs个体化治疗是一种新的理念，强调临床工作处理的是患者而不只是心律失常自身。以CAST研究为例，该研究探讨了心梗后室性早搏患者使用AADs（恩卡尼、氟卡尼、莫雷西嗪）是否能降低死亡率。结果发现，对结构性心脏病的患者，看起来有效的AADs治疗对患者而言可能相当危险[6]。此时，临床决策需要平衡该治疗的有效性和安全性。因此，专家共识呼吁应该根据患者的特点进行个体化的药物治疗：

（1）除胺碘酮和索他洛尔之外的ⅠA、ⅠC和Ⅲ类AADs不推荐用于有明确结构性心脏病的患者，如心肌病、左室功能异常、心肌梗死及心肌缺血患者。共识强调，索他洛尔有促心律失常作用而增加患者死亡率，最好在植入了ICD的冠心病患者中才考虑使用[7]。

（2）应避免在显著左室肥厚（≥1.4cm）的患者中使用除胺碘酮、决奈达隆、索他洛尔和达舒平以外的

ⅠA、ⅠC 和Ⅲ类 AADs。

(3) 达舒平(disopyramide)可用于改善肥厚梗阻型心肌病患者的症状，但对于房颤患者应与 β 受体阻滞剂联用以避免增加心室率。

(4) 对于有先天性心脏病的患者，AADs 的使用应充分考虑其负性肌力作用，因为这些患者通常耐受性较差。

此外，对于既往有心动过缓或传导阻滞的心动过速患者，使用 AADs 类药物是另外一个挑战。几乎所有 AADs 都可能导致心动过缓或传导阻滞，因此，对于既往有晕厥、窦性心动过缓、传导阻滞包括 PR 间期延长的患者，使用 AADs 药物都应该慎重。值得注意的是，虽然 AADs 的有效性没有性别差异，但是其促心律失常作用在女性患者中更加明显[8]。老年患者的生理改变会显著影响 AADs 的药代动力学，药物的促心律失常作用增加。同样，肾功能减低是使用 AADs 时需要着重考虑的因素。普鲁卡因胺和索他洛尔在血液透析患者中应该避免使用。氟卡尼的使用剂量则至少应该比常规剂量减半。血液透析不能清除胺碘酮，透析时无须调整剂量[9]。

心律失常的类型是临床应用 AADs 时另一重要考量因素。有随机对照研究比较了房颤消融后经验性药物治疗对房颤复发率的影响，结果发现，无论阵发性或持续性房颤患者，射频消融后给予 AADs 治疗均未能降低 12 个月观察期内的房颤复发率，而 AADs 增加了无症状性房颤的发生率[10]，提示药物治疗能改善房颤复发患者的症状。其次，5A 研究发现阵发性房颤患者射频消融后 AADs 治疗 6 周能减少最初几周内房颤复发，但 6 个月后复发率并无差别[11]。Gu 等探讨了持续性房颤患者消融后早期强化 AADs 治疗是否能减少 12 个月后房颤的复发率，结果发现强化治疗组与对照组相比并无差异[12]。但出院后继续服用 AADs 能显著减少 90 天内的再住院率[13]。其中，胺碘酮对减少再住院率的贡献最大，而决奈达隆、Ⅱ类 AADs、ⅠC 类 AADs 对再住院率没有影响。然而，不是所有研究都支持 AADs 在消融后能发挥有益作用。有回顾性非随机单中心研究调查了 274 个消融患者，发现 AADs 与节律控制药物在维持窦性心律方面没有差异[14]。其中服用 AADs 的患者有 9 人因不良反应而停药，提示消融后经验性 AADs 治疗可能有害。因此，2017 年 HRS/EHRA/ECAS/APHRS/SOLAECE 专家共识指出导管或者外科消融后使用 AADs 治疗对远期结果的影响尚不明确[15]。

急性冠脉综合征合并室性心动过速是 AADs 主战场之一，2015 年 ESC 室性心律失常及猝死管理指南中指出，对反复发作多形性室性心动过速(PMVT)者推荐应用 β 受体阻滞剂，推荐静脉内应用胺碘酮治疗 PMVT；反复发作室性心动过速(VT)或心室颤动(VF)的患者，建议纠正电解质紊乱。对于所有急性冠脉综合征患者，若无禁忌，住院期间及出院后应考虑口服 β 受体阻滞剂；对于 β 受体阻滞剂和胺碘酮治疗无效或存在胺碘酮禁忌的反复发作 SVT/VF 的患者，可考虑静脉应用利多卡因；不推荐预防性应用 AADs(β 受体阻滞剂除外)。2013 年心律失常紧急处理中国专家共识指出，ⅠB 类药物利多卡因适用于血流动力学稳定的 VT(不做首选)或 VF/ 无脉室性心动过速(不做首选)。前者负荷量 1~1.5mg/kg(一般用 50~100mg)，2~3 分钟内静注，必要时间隔 5~10 分钟可重复，但最大量不超过 3mg/kg，负荷量后继以 1~4mg/min 静滴维持；后者以 1~1.5mg/ 静脉推注，如果 VF/ 无脉室性心动过速持续，每隔 5~10 分钟后可再用 0.5~0.75mg/kg 静脉推注，直到最大量为 3mg/kg。应该注意老年人、心力衰竭、心源性休克、肝或肾功能障碍时减少用量。连续应用 24~48 小时后半衰期延长，应减少维持量。其不良反应包括语言不清、意识改变、肌肉搐动、眩晕、心动过缓、低血压、舌麻木。Ⅱ类药物 β 受体阻滞剂如美托洛尔和艾司洛尔，能降低循环儿茶酚胺作用，降低心率、房室结传导和血压，有负性肌力作用，适用于窄 QRS 心动过速、控制房颤 / 房扑心室率、PMVT、反复发作持续性单形性室速(SMVT)。使用方法为：①美托洛尔：首剂 5mg，5 分钟缓慢静注，如需要，间隔 5~15 分钟可再给 5mg，直到取得满意的效果，总剂量不超过 10~15mg(0.2mg/kg)；②艾司洛尔：负荷量 0.5mg/kg，1 分钟静注，继以 50μg/(kg·min)静脉维持，若疗效不满意，间隔 4 分钟可再给 0.5mg/kg 静注，静脉维持量可以 50~100μg/(kg·min)逐渐递增，最大静脉维持剂量可至 300μg/(kg·min)。应避免用于支气管哮喘、阻塞性肺部疾病、失代偿性心力衰竭、低血压、预激综合征伴房颤 / 房扑患者。不良反应主要是低血压、心动过缓以及诱发或加重心力衰竭。其他药物有硫酸镁，它是细胞钠钾转运的辅助因子，适用于伴有 QT 间期延长的 PMVT，用药方法为静脉注射硫酸镁 1~2g，稀释后 15~20 分钟内静注；0.5~1.0g/h 静脉持续输注。需注意反复或延长应用要注意血镁水平，尤其是肾功能不全患者。不良反应主要是低血压、中枢神经系统毒性以及呼吸抑制。

药物药代动力学和药效学是处方 AADs 时需要考虑的另一重要因素，如普罗帕酮可提高地高辛、美托洛尔、普萘洛尔、华法林的血药浓度。药物联用时应调整剂量，如与胺碘酮联用时，非维生素 K 拮抗剂类口服抗凝药应该减量；与维拉帕米联用时，达比加群及埃多沙班也应考虑减量。处方多种 AADs 时，可以在专门的网站上查询其相互作用（如 www.drugs.com 和 www.crediblemeds.org）。除此之外，临床医生在处方 AADs 前应该考虑到绝大多数 AADs 的治疗窗很窄，并且几乎所有 AADs 均有致心律失常作用。患者的临床情况是一个动态变化的过程，因此，随访尤其是随访心电图十分重要。

综上所述，以患者及疾病类型为中心的精准药物治疗将是未来 AADs 治疗的发展方向。对心律失常机制的了解将促进 AADs 的开发及利用，最大限度减少药物治疗的不良反应。

（周胜华 阳辉）

参考文献

1. 刘启明．抗心律失常药物再评价．中国医刊，2015，50(10)：2-7.
2. Dan GA，Martinez-Rubio A，Agewall S，et al. Antiarrhythmic drugs-clinical use and clinical decision making：a consensus document from the European Heart Rhythm Association (EHRA) and European Society of Cardiology (ESC) Working Group on Cardiovascular Pharmacology，endorsed by the Heart Rhythm Society (HRS)，Asia-Pacific Heart Rhythm Society (APHRS) and International Society of Cardiovascular Pharmacotherapy (ISCP). Europace，2018，20(5)：731-732.
3. Ozcan EE，B Gorenek. Clinical implications from the European Heart Rhythm Association consensus document on antiarrhythmic drug therapy. Anatol J Cardiol，2018，20(1)：48-51.
4. Zaza A，L Belardinelli，JC Shryock. Pathophysiology and pharmacology of the cardiac "late sodium current". Pharmacol Ther，2008，119(3)：326-339.
5. Heijman J，Voigt N，Dobrev D. New directions in antiarrhythmic drug therapy for atrial fibrillation. Future Cardiol，2013，9(1)：71-88.
6. Cardiac Arrhythmia Suppression Trial (CAST) Investigators. Preliminary report：effect of encainide and flecainide on mortality in a randomized trial of arrhythmia suppression after myocardial infarction. N Engl J Med，1989，321(6)：406-412.
7. Connolly SJ，Dorian P，Roberts RS，et al. Comparison of beta-blockers，amiodarone plus beta-blockers，or sotalol for prevention of shocks from implantable cardioverter defibrillators：the OPTIC Study：a randomized trial. JAMA，2006，295(2)：165-171.
8. Pritchett ELC，Page RL，Carlson M，et al. Efficacy and safety of sustained-release propafenone (propafenone SR) for patients with atrial fibrillation. Am J Cardiol，2003，92(8)：941-946.
9. K/DOQI Workgroup. K/DOQI clinical practice guidelines for cardiovascular disease in dialysis patients. Am J Kidney Dis，2005，45(4 Suppl 3)：S1-S153.
10. Turco P，De Simone A，La Rocca V，et al. Antiarrhythmic drug therapy after radiofrequency catheter ablation in patients with atrial fibrillation. Pacing Clin Electrophysiol，2007，30 Suppl 1：S112-S115.
11. Roux JF，Zado E，Callans DJ，et al. Antiarrhythmics After Ablation of Atrial Fibrillation (5A Study). Circulation，2009，120(12)：1036-1040.
12. Gu J，Liu X，Tan HW，et al. Extensive antiarrhythmic drugs after catheter ablation of persistent atrial fibrillation. Acta Cardiol，2012，67(4)：407-414.
13. Noseworthy PA，Peter A，Van H，et al. Effect of Antiarrhythmic Drug Initiation on Readmission After Catheter Ablation for Atrial Fibrillation. JACC Clin Electrophysiol，2015，1(4)：238-244.
14. Sohns C，von Gruben V，Sossalla S，et al. Antiarrhythmic drug therapy for maintaining sinus rhythm early after pulmonary vein ablation in patients with symptomatic atrial fibrillation. Cardiovasc Ther，2014，32(1)：7-12.
15. Calkins H，Hindricks G，Cappato R，et al. 2017 HRS/EHRA/ECAS/APHRS/SOLAECE expert consensus statement on catheter and surgical ablation of atrial fibrillation. Europace，2018，20(1)：e1-e160.

希氏-浦肯野系统起搏的认识及临床应用

传统的右心室起搏（RVP），人为造成了左束支传导阻滞（LBBB），引起的心室不同步会导致心室重构、心功能恶化、二尖瓣反流及心房颤动等心律失常发生率增加[1,2]。寻求生理性的起搏位点，使起搏的心室激动时间和顺序更符合正常心脏所具有的生理性，成为近年来心脏起搏领域的研究热点。正常心脏的心室激动是经由希氏-浦肯野系统（HPS）传导的，因此希氏-浦肯野系统起搏（HPSP）选择了更加生理的起搏位点，使心室激动向正常心脏的电生理更加靠近了一步，甚至在部分患者中HPSP介导的心室激动与正常心脏几乎一致[3-5]。

本文从生理性起搏的概念、HPS的解剖、HPSP概念、HPSP分类及心电图特点、HPSP的理论适应证、希氏束起搏（HBP）的发展史、HBP的手术方法、HBP成功的判定标准、HBP在需要高比例心室起搏患者中的应用、HBP在伴有希氏-浦肯野系统传导病变（HPCD）患者中的应用、左束支区域起搏的手术方法及左束支区域起搏的应用前景等方面，对HPSP这一起搏领域革命性进展进行讨论。

本文缩写词表

HPS（His-Purkinje system）：希氏-浦肯野系统
HPSP（His-Purkinje system pacing）：希氏-浦肯野系统起搏
HPCD（His-Purkinje conduction disease）：希氏-浦肯野系统传导病变
HB（His bundle）：希氏束
HBP（His bundle pacing）：希氏束起搏
S-HBP（select His-bundle pacing）：选择性希氏束起搏
NS-HBP（non-selective His-bundle pacing）：非选择性希氏束起搏
LBB（left bundle branch）：左束支
RBB（right bundle branch）：右束支
LBBB（left bundle branch block）：左束支阻滞
RBBB（right bundle branch block）：右束支阻滞
LAF（left anterior fascicular）：左前分支
LPF（left posterior fascicular）：左后分支
LBBP（left bundle branch pacing）：左束支起搏
RBBP（left bundle branch pacing）：右束支起搏
LAFP（left anterior fascicular pacing）：左前分支起搏
LPFP（left posterior fascicular pacing）：左后分支起搏
BVP（biventricular pacing）：双心室起搏
CRT（cardiac resynchronization therapy）：心脏再同步治疗

一、生理性起搏概念

正常心脏的电生理激动模式是最完美和最生理的。其特点如下：

1. 具有与各种生理或病理情况相适应的激动频率。
2. 房室激动顺序正常、房室激动间期合理。
3. 沿HPS快速下传，保持双心室同步激动。

4. 左、右心室内保持电生理同步性。

对于存在心脏节律异常或希氏 - 浦肯野系统传导病变(HPCD)需要进行起搏治疗的患者来讲,只要新的起搏方式能够进一步符合正常心脏的电生理激动特点,就是在向生理性起搏迈进,即属生理性起搏范畴,如目前已有的房室顺序起搏和双心室起搏技术,均较传统单 RVP 更符合生理性,属于探索生理性起搏过程中取得阶段性进展的技术。

通过心脏起搏恢复生理性电生理激动模式是电生理医生追求的终极目标。近年来开展的 HPSP 技术,针对患者存在的 HPCD,有希望实现接近正常心脏激动模式的生理性起搏。

二、希氏 - 浦肯野系统的解剖

希氏 - 浦肯野系统(HPS)是人类正常心脏电激动传导的生理系统。HPS 介导的心室激动,无论是心室激动时间还是激动顺序,都是最符合生理激动特点的。

宏观上,Koch 三角是以右心房的冠状窦口前内缘、三尖瓣隔侧尖附着缘和 Todaro 韧带为边界的三角区。房室结位于 Koch 三角内顶端,继续延伸为希氏束(HB)。HB 是心房激动下传心室的必经之路(具有房室旁路的患者除外)。HB 全长约 15~20mm,在无冠窦和右冠窦之间下方穿越中心纤维体,走行至室间隔膜部下方,分为左束支(LBB)和右束支(RBB),分别走行于左、右心室心内膜下。LBB 继续走行,进一步延伸为左前分支(LAF)和左后分支(LPF)。根据 HB 与室间隔膜部及周围心室肌关系,可分为 3 种解剖类型[6]:①Ⅰ型(46.7%):HB 走行在室间隔膜部下方,与周围心肌边界清楚,表面覆盖一层薄的心肌纤维;②Ⅱ型(32.4%):HB 穿行于室间隔膜部下方肌层内,与周围心肌边界难以分清楚,周围被心肌包绕;③Ⅲ型(21.0%):HB 走行在室间隔膜部表面的心内膜下,无心肌覆盖,呈裸露状态。

微观上,HPS 是由多条房室传导纤维构成的。每条房室传导纤维由浦肯野细胞外面包绕纤维膜构成。这些纤维纵向排列并分开,相互之间几乎隔离,一直从 HB 主干延续到束支末端水平[7]。形态学上这些房室传导纤维纵向是分离的,但不除外相邻的房室传导纤维间存在横向电学联系,尤其在某些病理情况下。

三、希氏 - 浦肯野系统起搏概念

目前,尚无希氏 - 浦肯野系统起搏(HPSP)的明确统一定义。理论上,HPSP 可定义为:在 HPS 区域进行的起搏,以夺获全部或部分 HPS 并下传激动心室肌为前提,可不伴有 HPS 周围心室肌夺获(选择性 HPSP,S-HPSP)或伴有 HPS 周围心室肌夺获(非选择性 HPSP,NS-HPSP)。

四、希氏 - 浦肯野系统起搏分类及心电图特点

根据 HPSP 夺获 HPS 的不同解剖位点,可分为希氏束起搏(HBP)、左束支起搏(LBBP)、右束支起搏(RBBP)、左前分支起搏(LAFP)和左后分支起搏(LPFP)。其中最常见的是 HBP,成功的 HBP 是最符合生理的起搏方式。其他 HPSP 起搏方式也有非常重要的临床应用价值,比如 LBBP,但是这些 HPSP 方式需要结合合理的起搏参数程控,才能满足最佳最生理的起搏需求。

各型 HPSP 的 ECG 特点如下:

1. **HBP 的 ECG 特点** 起搏位点在 HB,左束支(LBB)及右束支(RBB)分叉以前。起搏 QRS 与自身正常 QRS 比较,一致或接近,无心电轴偏移,关于选择性 HBP 及非选择性 HBP 的 ECG 特点,下文有详细描述。

2. **LBBP 的 ECG 特点** 起搏位点在 LBB,LAF 及 LPF 分叉以前。起搏 ECG 呈右束支阻滞(RBBB),一般无心电轴明显偏移。

3. **LPF 的 ECG 特点** 起搏位点在 LAF 及 LPF 分叉以后的 LPF。起搏 ECG 呈右束支阻滞(RBBB),因为 LPF 激动领先,心电轴一般明显左偏移。此为成功的 LBB 区域起搏最常见的情况。

4. **LAF 的 ECG 特点** 起搏位点在 LAF 及 LPF 分叉以后的 LAF。起搏 ECG 呈右束支阻滞(RBBB),因为 LAF 激动领先,心电轴一般明显右偏移。

5. **RBBP 的 ECG 特点** 起搏位点在 RBB。起搏 ECG 呈左束支阻滞(LBBB)。

五、希氏浦肯野系统（HPS）起搏的理论适应证

关于HPSP的适应证，目前指南与共识尚未做任何推荐[8]。理论上，适合AAI起搏治疗的缓慢心律失常（如房室传导正常的病态窦房结综合征），AAI起搏已属最生理性的治疗，HPSP并不能增加获益。经HPSP纠正的房室传导病变，如不同阻滞部位的高度房室传导阻滞（AVB）和束支传导阻滞伴心衰，因为HPSP更加符合生理性，可能较常规右心室起搏（RVP）或双心室起搏（BVP）额外获益，因此未来HPSP的潜在适应证理论上包括如下情况：

1. 对需要高比例心室起搏（包括合并心力衰竭）患者进行最生理的起搏，包括：①高度房室传导阻滞；②心房颤动伴慢心室率；③因心室率难以控制而进行房室结消融的房颤患者；④心脏介入手术或外科手术所致AVB；⑤纠正长P-R间期导致的心力衰竭。

2. 纠正心力衰竭患者的HPCD，尤其典型LBBB所致心脏收缩不同步，改善心衰预后，以下情况更加适合应用HPSP进行心脏再同步治疗（CRT）：①具备CRT适应证且左室导线植入失败的患者；②经双心室起搏（BVP）方法进行CRT术后无应答的患者；③具备CRT适应证的心房颤动患者，可将闲置的起搏器心房接口用于HPSP，为提高疗效提供更多选择；④具备CRT适应证但因医疗费用限制不能承受植入三腔起搏器的患者，可以应用双腔起搏器进行HPSP实现CRT；⑤具备CRT适应证且患者知情同意，在有经验的中心，可将HPSP作为首选进行CRT。

六、希氏束起搏的发展史

1967年，Scherlag等[9]首次对开胸手术的狗经心包入路成功进行了直接希氏束起搏（HBP）。1968年，Scherlag等[10]提出在动物模型中经心内膜入路也可实现直接HBP。1970年，Narula[11]等报道了在人体内应用多极导管定位三尖瓣隔瓣上方的房室结区域并成功进行直接HBP。1992年，Karpawich[12]在开胸手术的狗中，描述了一种新的手术方法，在三尖瓣瓣膜上方的心房间隔上置入一根弯的导管进行永久HBP。

2000年，Deshmukh[13]等报道了永久HBP在进行了房室结消融的缓慢型心房颤动的窄QRS波群并伴左室射血分数减低的患者（LVEF<40%，QRS波群≤120ms）中的可靠性及有效性，18例患者中12例患者成功进行了S-HBP。经过2年随访，起搏阈值和QRS波群宽度稳定，心脏超声指数及左室射血分数也有所改善。然而，尚不明确的是该血流动力学获益是得益于起搏部位，还是起搏后更稳定的平均心室率。

2004年，Deshmukh等[14]对54例扩张型心肌病伴心房颤动的患者（平均左室射血分数为23%±11%，QRS波群宽度<120ms）进行了永久HBP，其手术成功率为66%。经过42个月的随访，29名患者尚存，且射血分数、临床症状及左心室血流动力学参数均得到改善。该文章同时对上述起搏位点相关问题进行了较好的解答，并初步确定了HBP的参数。

2006年，Zanon等[15]发表了一项关于使用Select Secure 3830导管从体外操控电极进行HBP的研究，文中阐述了进行直接HBP的操作。2010年，Barba等[16]报道了182例需要植入起搏器的患者中HBP成功率为73%，且随访期内起搏阈值稳定。2015年，Sharma等[17]报道HBP手术成功率为80%，与RVP相比，手术X线曝光时间相近，起搏阈值稍高；但在需要高比例起搏的患者中，HBP较RVP心衰住院率明显减低。最近，梁延春团队[18]报道在需要高比例心室起搏的患者中HBP成功率高，约80%，手术射线曝光时间短，且随访期内起搏阈值稳定，无阈值增高及起搏电极相关并发症。这些研究表明永久HBP避免了RVP的弊端，是替代RVP可靠且行之有效的方法。

HBP也可以作为心脏再同步化治疗的一种替代治疗方式。2013年，Barba等[19]对16例扩张性心肌病合并完全性LBBB的患者进行了永久HBP，其中9例患者成功纠正LBBB。经过平均33个月的随访，该9例患者NYHA等级从Ⅲ级提高到Ⅱ级，左心房内径明显减小，左室射血分数以及舒张期和收缩期的左室内径都显著改善。2015年，Lustgarten等[20]对HBP和BVP进行了交叉对照研究。结果表明，与BVP相比，HBP与BVP同样改善患者左室射血分数、心功能以及生活质量。2016年，Alexandra等[21]报道HBP可纠正完全性LBBB，使患者QRS波宽度和心电轴完全或接近正常。2018年，Sharma等[22]发表了一项多中心研究，结果表明在106例具有CRT适应证患者中，HBP手术成功率为90%。术后随访，患者的QRS波群

宽度明显缩窄,并且左室射血分数及 NYHA 心功能分级均得到不同程度的改善。

上述临床实践证据表明,HBP 具有替代传统心尖部起搏或者 BVP 的潜质,随着植入工具的改进,HBP 成功率已大大提高,应用也在日益拓展。

七、希氏束起搏的手术方法

HBP 历经发展,是目前所有类型 HPSP 中技术最成熟和标准最规范的生理性起搏模式。结合国内外实践[13,15,16,21,23],其手术基本方法步骤如下:

1. 穿刺锁骨下静脉或腋静脉,成功后,经静脉鞘管送入长导丝。

2. 沿长导丝将预塑形鞘管(目前常用 C315His 鞘管)送至右心房,沿鞘管递送起搏导线(目前常用 3830 起搏导线),导线不出鞘管,以利于鞘管移动找寻合适位置。

3. 调整鞘管头端贴靠至三尖瓣隔瓣 HB 区域。

4. 将起搏导线的远端露出鞘管头端单极描记心腔内电图。

5. 标测到 HB 电位或其他征象后,以 5V/1.0ms 开始 HBP 测试。

6. 当 HB 被证实起搏夺获且起搏阈值可接受后,顺时针旋转锚定导线。

7. 锚定后观察起搏阈值变化,如导线稳定,切鞘并导线固定。

8. 按常规手术继续进行其他导线植入、固定、起搏器连接及封闭囊袋。

目前指南尚没有关于 HBP 在需要高比例心室起搏患者中的应用建议,因此 HBP 应该在保证安全心室夺获的前提下进行,即考虑到术后万一 HBP 不能夺获 HB 及周围心室肌,那么就必须进行 RVP 备份导线植入。具体措施建议:①对于 HBP 导线植入后起搏表现为 S-HBP 的患者,进行 RV 备份起搏导线植入,如患者不同意备份,则改为常规 RVP。②对于 HBP 导线植入后起搏表现为 NS-HBP 的患者,如果 HB 周围心室肌起搏阈值达到 RVP 起搏要求,则可不进行 RV 备份起搏导线植入。因为此种情况下,即使在 HB 失夺获情况下,该 HBP 导线自身即可满足常规 RVP 要求,相当于自身 RV 间隔部起搏备份。③对于 HBP 导线植入后起搏表现为 NS-HBP 的患者,如果 HB 周围心室肌起搏阈值较高,则应该植入 RV 备份起搏导线,如患者不同意备份,则改为常规 RVP。④患者本人意愿要求进行 RV 备份起搏导线植入者,均予以备份,并选择相应起搏器。

HBP 术中在寻找合适的起搏部位时,可能会造成 HB 一过性机械性损伤,因此以下情况建议临时心脏起搏应用:①非完全 AVB 患者;②心衰伴 LBBB 患者;③有晕厥病史患者。

八、希氏束起搏成功的判定标准

起搏导线在 HB 附近以不同起搏输出进行起搏测试时,可能发生以下几种心室电激动类型:①选择性 HBP(S-HBP):仅起搏夺获 HB 并下传激动心室肌;②非选择性 HBP(NS-HBP):HB 及其周围心室肌均被起搏夺获,并按各自路径同时传导激动心室肌;③室间隔部起搏:仅起搏夺获 HB 周围心室肌;④ HB 及其周围心室肌均未起搏夺获(起搏失夺获)。

在上述 4 种心室电激动类型中,S-HBP 和 NS-HBP 都是 HBP 成功的模式,其核心前提是起搏夺获了 HB。

2018 年,Vijayaraman 等发表了对永久性 HBP 成功的标准定义[3]。该文献从以下几个方面对成功进行 HBP 给出了定义:

1. 正常 QRS 患者 S-HBP 成功标准

(1) 起搏的 QRS 波形态及时程与自身 QRS 波一致。

(2) 起搏刺激钉(S)至 QRS 波起点间期(S-QRS)呈等电位线,且等于 HB 电位至 QRS 起点间期(H-QRS)。

(3) HBP 导线描记的起搏心腔内电图可见 S 与局部心室肌电位(V)分离,且 S-V 间期等于 H-V 间期。

(4) 一般为单一 HB 起搏阈值,但少数情况 RBB 与 LBB 阈值亦可不同。

2. 正常 QRS 患者 NS-HBP 成功标准

(1) 起搏 QRS 波时限 > 自身 QRS 波时限,胸前导联和肢体导联 QRS 波的心电轴基本正常。

(2) QRS 起始可呈"假性预激波",S-QRS 间期 <H-QRS 间期,S-QRS 常为 0ms。

(3) S 至 QRS 结尾间期($S\text{-}QRS_{end}$)≤HB 电位至 QRS 结尾间期($H\text{-}QRS_{end}$)。

(4) HBP 导线描记的起搏心腔内电图 S-V 间期 <H-V 间期,S-V 常为 0ms。

(5) 常为 2 个不同的起搏阈值(HB 阈值和周围心室肌阈值)。少见情况:HB 阈值和周围心室肌阈值相等,表现为单阈值。另外,RBB 与 LBB 起搏阈值亦可不同。

3. S-HBP 纠正希氏浦肯野传导系统病变(HPCD)标准

(1) 起搏的 QRS 波群时限 < 自身 QRS 波群时限或起搏的 QRS 波群正常化。

(2) S-QRS 间期≤H-QRS 间期,且存在等电位线。

(3) HBP 导线描记的起搏心腔内电图可见 S 与 V 分离,且 S-V 间期≤H-V 间期。

(4) 常具有 HBP 纠正和未纠正希浦氏系统传导阻滞的 2 个不同起搏阈值,但两者起搏阈值相等时为单阈值。

4. NS-HBP 纠正 HPCD 标准

(1) 起搏的 QRS 波群 < 自身 QRS 波群,或接近正常化。

(2) QRS 起始可呈"假性预激波",S-QRS 间期 <H-QRS 间期,S-QRS 常为 0ms。

(3) HBP 导线描记的起搏心腔内电图 S-V 间期 <H-V 间期,S-V 常近为 0ms。

(4) 常具有 3 个起搏夺获阈值(HBP 纠正和未纠正希浦氏系统传导阻滞的 2 个不同起搏阈值以及局部心室肌阈值)。

九、希氏束起搏在需要高比例心室起搏患者中的应用

1. HBP 在需要高比例心室起搏患者中应用的可行性 2000 年,Deshmukh 首次报道 HBP 应用于临床[13]。在该单中心的研究中,采用传统的螺旋电极在塑形钢丝的帮助下进行 HBP。共入组 18 例持续性房颤合并心衰的窄 QRS 波(QRS≤120ms)患者,在成功植入 HB 导线后,进行房室结消融,造成人为的房室传导阻滞以通过 HBP 来控制心室速率和节律。HBP 的成功率为 66.7%(12/18),急性期阈值为(2.4±1.0)V/0.5ms,慢性阈值为(3.9±2.5)V/0.5ms,2 年的平均随访后证实 HBP 后患者心功能明显改善:左室舒张末内径降低[(59±8)mm vs. (52±6)mm,$P<0.01$],左室收缩末内径减小[(51±10)mm vs. (43±8)mm,$P<60.01$],左室射血分数提高[(14%±7%) vs. (20%±10%),$P<0.01$],心胸比降低[(0.61±0.06) vs. (0.57±0.07),$P<0.01$]。

早期的 HBP 主要采用导丝塑形的传统主动螺旋电极导线来实现,植入手术非常具有挑战性,且手术时间及射线时间均偏长,希氏束的急性期阈值和长期阈值都无法让人满意。随着 HB 鞘管递送系统(C304 和 C315)和配套植入电极导线(3830 导线)的临床应用,HBP 的手术成功率、手术时间、放射线暴露时间和起搏阈值等明显改善。

2011 年,Zanon[24]首次报道了多中心较大样本量采用 3830 电极导线及 C304 鞘管进行 HBP 的可行性。虽然在文中并未提及患者的适应证特征,但是该研究表明了 HBP 在房室传导阻滞及病窦患者中是可行、安全的。虽然与 RVP 及心房起搏相比,HBP 的阈值较高且在部分患者中阈值有升高的趋势,但是随着后续植入技术的改进,HBP 依然体现了广阔的应用前景。2015 年,Vijayaraman[25]进行了一项对于完全性或高度房室传导阻滞患者 HBP 的可行性研究,首次证明了 HBP 即使在结下阻滞患者依然是可行的且成功率较高。该研究总共入组 100 例房室传导阻滞患者,其中 46 例为房室结阻滞,54 例结下阻滞;40 例患者表现为窄 QRS 波,60 例患者表现为宽 QRS 波。房室结内阻滞患者的 HBP 成功率高于结下阻滞的患者(93% vs. 76%,$P<0.05$),且结下阻滞的患者非选择 HBP 的比例更高。结下阻滞患者 HBP 失败的主要原因是无法标测到希氏束(4/13)和无法夺获希氏束(9/13)。在所有的患者中,仅有 2 例患者放置了备用电极。平均手术时间及射线暴露时间为(71±21)min(36~132min)、(11±6)min(4~46min)。2015 年 Sharma[17]对 94 例 HBP 和 98 例 RVP 患者进行 2 年随访的临床研究,HBP 组手术成功率为 80%(75/94)。2017 年,黄伟剑团队[26]报道了 18 例起搏介导的心肌病(n=11)和 CRT 无反应的起搏依赖(n=7)患者的 HBP 临床结果,HBP 在 16 例(88.2%)患者中成功。2017 年,梁延春团队[18]研究提示在需要高比例心室起搏的窄 QRS 波群患

者中 HBP 可行性好，经过 30 例 HBP 学习曲线后，HBP 成功率高，约 90%。2018 年，Abdelrahman[27]等对 304 例 HBP 和 433 例 RVP 患者进行长达 4 年的临床观察，HBP 组的手术成功率为 91.6%(304/332)。

随着 HBP 临床实践的日益拓展，随访资料[4,12,16-18]显示 HBP 在需要高比例心室起搏患者中的成功率、起搏阈值及导线稳定性已被临床医生接受，HBP 在该类患者中应用是可行的。

2. HBP 与传统 RVP 在需要高比例心室起搏患者中的应用结果比较 希氏束起搏模拟正常心脏激动和传导的起搏方式，最大限度地实现了心室电生理传导和机械活动的同步性。QRS 时限反映心脏收缩的同步性，QRS 时限延长是心力衰竭的重要预测指标。HBP 时起搏的 QRS 时限同自身相比无明显延长[28]。研究发现，就心室电机械同步性而言，HBP 优于右室心尖部起搏和间隔部起搏[29,30]。2008 年，Zanon 等[31]对 12 例行 HBP 和右室心尖部起搏的患者进行了心肌灌注扫描检查，发现 HBP 组灌注评分显著高于右室心尖部起搏，在改善心室不同步、减少二尖瓣反流发生等方面优于右室心尖部起搏。邹建刚等[32]利用核素心肌显像技术对 HBP 时心脏电和机械的同步性进行了研究，结果显示 HBP 可保持正常的电激动顺序以及左室的机械同步性。

2015 年，Sharma[17]对 94 例 HBP 和 98 例 RVP 患者进行 2 年随访的临床研究，该研究为一项回顾性、观察性、双中心研究。其中一家中心全部入组 HBP 患者，另一家中心全部入组 RVP 患者。在随访 2 年后，观察两组患者的电学参数、死亡率及心衰再住院率。HBP 组的手术成功率为 80%(75/94)。该研究结果显示，相对于 RVP，HBP 组 QRS 波更窄[(124±22)ms vs.(168±21)ms，P=0.001]。HBP 组和 RVP 组，心室起搏比例大于(VP>40%)的患者比例相仿(63% vs. 62%)；但是在 VP>40% 的患者中，HBP 组的心衰住院率更低(2% vs. 15%，P<0.02)；两组的死亡率未达到统计学差异(13% vs. 18%，P<0.45)。该项研究首次证实了 HBP 相对于 RVP 的优势，降低了心衰住院率。

2018 年，Vijayaraman[27]等报道了对 304 例 HBP 和 433 例 RVP 患者长达 4 年的临床观察结果。该项研究同样为回顾性、观察性、双中心研究。其中一家中心全部入组 HBP 患者，另一家中心全部入组 RVP 患者。首要终点为心衰再住院率，死亡率和升级为 BVP 起搏的复合终点。该研究的平均随访时间为(725±423)天。研究结果提示，HBP 组手术成功率为 91.6%(304/332)。最后一次随访时，HBP 组阈值更高(1.56V vs. 0.76 V)，QRS 波更窄[(128±27)ms vs.(166±22)ms]，两阈值均非常稳定。在所有人群中，HBP 降低了 29% 的心衰再住院率 / 死亡率，升级为 BVP 起搏比例(HBP 25%，RVP 31.6%，P<0.02)。HBP 降低了 37% 的心衰再住院率(P<0.02)。虽然 HBP 组死亡率有降低趋势(P=0.06)，但两组间无统计学差异。在心室起搏(VP)比例 >20% 的患者中，HBP 降低了 35% 的心衰再住院率 / 死亡率，升级为 BVP 起搏比例(P<0.02)；HBP 降低了 46% 的心衰再住院率。但是此种结果在 VP 比例 <20% 的患者中并未体现。该项研究是 HBP 与 RVP 首个头对头、以死亡率 / 心衰住院率作为研究终点的研究，是目前为止样本量最大、随访时间最长的研究。该研究证明了在高心室起搏比例的房室传导阻滞患者中，HBP 可以降低死亡率 / 心衰再住院率。由于技术难度的原因，HBP 是非常规的起搏方式，但是该项研究为其成为一项常规的起搏手段提供了非常重要的证据。

虽然有越来越多的研究证明了 HBP 在房室传导阻滞患者中的可行性、安全性和有效性，但是目前依然缺少大样本、随机对照、多中心、以死亡率作为终点的临床研究。此外，HBP 的学习曲线相对较长；目前的临床研究中，进行手术的大多数是具有 HBP 丰富经验的医师，在实际的手术实践中，如何让医生快速掌握此项技术，在保证患者安全的情况下(特别是房室传导阻滞患者)度过学习曲线是我们亟需解决的问题。

十、希氏束起搏在心力衰竭伴有希氏 - 浦肯野系统传导病变(HPCD)患者中的应用

1. HBP 纠正 HPCD 的可能机制

(1) 纵向分离学说：希氏 - 浦肯野系统(HPS)是由多条房室传导纤维构成的，每条房室传导纤维由浦肯野细胞外面包绕纤维膜构成，这些纤维纵向排列并分开，相互之间几乎隔离，一直从 HB 主干延续到束支末端水平[7]。在 HB 节段包含了几乎全部房室传导纤维，这些纤维定向发出，延伸至心室的各个部分。如果某部分房室传导纤维发生病变，以左前分支为例，无论是病变发生在 HB 节段的左前分支，还是 LBB

节段的左前分支或者是 LBB 以远的解剖学可见的“真正”左前分支节段，其 ECG 表现均为同样的左前分支阻滞图形，因此通过 ECG 只能诊断某部分房室传导纤维发生传导障碍(左前分支阻滞)，但是 ECG 无法明确造成左前分支阻滞的病变发生节段。因此，任何 ECG 诊断的 HPCD，其病变实际节段均可能发生在 HB 节段以内，那么就可以通过对 HB 节段病变以远部位的起搏来纠正该患者的 HPCD。Teng 等[21]研究提示，约 74%(21/29) 左束支传导阻滞患者的病变部位位于 HB 内，并且可以通过 HBP 纠正左束支传导阻滞。梁延春等[33]研究提示，HBP 作为首选治疗方法纠正心衰患者的 HPCD，总成功率为 89%，亦提示大部分 LBBB 患者的 LBB 病变部位发生在 HB 节段内。纵向分离学说是解释 HBP 纠正 HPCD 最为合理并被多数学者认同的学说。

(2) 起搏极化效应：起搏导线位于房室传导纤维病变近端时，通过提高起搏电压，在部分患者可以起搏夺获病变远端正常的传导纤维，进而纠正 HPCD。

2. HBP 纠正 HPCD 的可行性及与双心室起搏结果比较 心脏再同步治疗(cardiac resynchronization therapy，CRT)已被大规模临床研究证实能够改善 HPCD 导致的心室不同步心衰患者的心功能，提高心衰患者的生活质量和运动耐量，是慢性心力衰竭伴心室不同步患者的有效治疗方式。双心室起搏(BVP)是纠正室间及室内不同步的经典方法。目前的 CRT 实际指的是狭义的 BVP。但临床发现仍有 20%~30% 的心衰患者对 BVP 治疗处于无反应状态，表现为 BVP 治疗后临床指标和超声指标均无明显改善。此外，尚有部分患者因冠状静脉窦的解剖异常、靶静脉缺如等原因导致左室电极导线无法植入。HBP 可纠正 HPCD，尤其是左束支传导阻滞，并显著改善心功能、实现生理性起搏。HBP 是 BVP 以外实现 CRT 的另外一种治疗方法，HBP 理论上比 BVP 更加符合生理性，尤其适用于心衰合并左束支传导阻滞的 BVP 无反应及左室电极导线无法植入的患者。Lustgarten 等[34]对 10 例行 BVP 植入术的患者进行临时 HBP，发现 HBP 时 QRS 时限明显窄于自身及双室起搏，且 HBP 植入时间短于左室电极导线植入时间。随后，Lustgarten 等[20]进行了 HBP 可行性研究。入选了 29 例患者，同时行 HBP 和 BVP，希氏束电极导线与左室电极导线通过 Y 型适配器连接于脉冲发生器左室电极导线接口。术后常规随访，每隔半年改变起搏模式。结果显示，两种起搏模式下患者生活质量及心功能均显著改善，提示 HBP 可产生与双心室起搏类似的临床效果。Sharma 等[35]入选了 106 例具有 CRT 植入适应证的患者行 HBP，90% 的患者成功行 HBP 治疗。平均随访 14 个月，患者左室射血分数明显提高，由基线时的(30%±10%)增加至(43%±13%)，P=0.0001；NYHA 心功能分级显著改善，由基线时的(2.8±0.5)降低至(1.8±0.6)，P=0.0001。梁延春团队[33]在 18 例心衰合并 HPCD 患者中应用 HBP 作为首选治疗方法纠正 HPCD 的总成功率为 89%(16/18)，HBP 纠正 HPCD 的起搏阈值为 0.8~1.8V/1.0ms［(1.4±0.3)V/1.0ms］，导线植入的 X 射线曝光时间为 2.0~13.6min［(6.8±3.0) min］。以上资料提示，HBP 可作为传统 BVP 治疗失败的补救措施，在有经验的心脏治疗中心亦可将其作为首选治疗手段。

十一、左束支起搏的手术方法及应用前景

无论是在需要高比例心室起搏患者中，还是在 HPCD 致心脏不同步的心衰患者中，成功的 HBP 是最符合生理要求的，因此如果拟进行 HPSP 手术，应该首选 HBP。但临床实践中，部分病例因为 HBP 阈值过高或房室传导纤维病变位于 HB 远端而导致 HBP 失败。此种情况下应该进行其他方式的 HPSP。黄伟剑等[36]首先将左束支区域起搏应用于临床。理论上，在 HBP 失败不能进行双心室及室内同步起搏的基础上，进行 HB 以远的左束支区域起搏(包括 LBBP 和 LPFP 等)可能取得成功并相对符合生理性，因为该种起搏模式能够最大限度地保留左心室内的同步性，而左心室内的收缩同步性对于心脏射血功能是至关重要的。

尝试 HBP 手术失败后，进行左束支区域起搏的基本方法步骤如下：

1. 将递送鞘送至 HB 以远的三尖瓣室侧间隔，近端为 LBB 分布区域，HB 远端(一般 10~15mm)较大范围为 LPF 分布区域。

2. 描记起搏 ECG，成功位点处 V1 常显示明显切迹。

3. 顺时针旋入导线，边旋入边监测起搏 ECG 及阻抗变化。

4. ECG 演变 V1 显示 QRS 变窄且呈 RBB 形态时提示 LBB 起搏(无电轴偏移)或 LPF 起搏(伴电轴

偏移),可伴有或不伴有 HPSP 周围心肌起搏。

5. 测试起搏阈值及阻抗,合格后左束支区域起搏成功。

目前关于左束支区域起搏的文献很少,但该技术具有广阔的应用前景,其优势在于:①起搏的技术方法较 HBP 相对简单;②因为起搏部位较 HBP 位于更远段的位置,因此跨过房室传导纤维病变的可能更大,成功率更高;③起搏阈值更加低,稳定性更好;④因为更加临近间隔部心室肌,具有更好的心室感知;⑤尤其是对于房室间期正常的 LBBB 患者,如果 LBBP 成功,通过合理调节 A-V 间期,可以优化为与正常 RBB 下传同步的 LBB 起搏,该类患者的双心室激动几乎与正常 HB 下传相同,QRS 接近正常化,在该类患者中 LBBP 最具优越性[36]。

(梁延春 王娜 于海波 梁智豪)

参考文献

1. O'Keefe JH, Abusissa H, Jones PG, et al. Effect of chronic right ventricular apical pacing on left ventricular function. Am J Cardiol, 2005, 95(6): 771-773.

2. Gardiwal A, Yu H, Oswald H, et al. Right ventricular pacing is all independent predictor for ventricular tachycardia/ventricular fibrillation occurrence and heart failure events in patients with all implantable cardioverter-defibrillator. Europace, 2008, 10(3): 358-363.

3. Vijayaraman P, Dandamudi G, Zanon F, et al. Permanent His Bundle Pacing (HBP): Recommendations From A Multi-Center HBP Collaborative Working Group For Standardization Of Definitions, Implant Measurements And Follow-Up. Heart rhythm, 2018, 15(3): 460-468.

4. Vijayaraman P, Naperkowski A, Subzposh FA, et al. Permanent His-bundle pacing: Long-term lead performance and clinical outcomes. Heart Rhythm, 2018, 15(5): 696-702.

5. Vijayaraman P, Bordachar P, Ellenbogen KA. The Continued Search for Physiological Pacing: Where Are We Now? J Am CollCardiol, 2017, 69(25): 3099-3114.

6. Kawashima T, Sasaki H. A macroscopic anatomical investigation of atrioventricular bundle locational variation relative to the membranous part of the ventricular septum in elderly human hearts. Surg Radiol Anat, 2005, 27(3): 206-213.

7. James TN, Sherf L. Fine structure of the His bundle. Circulation, 1971, 44(1): 9-28.

8. Daubert C, Gold MR, Abraham W, et al. Prevention of disease progression by cardiac resynchronization therapy in patients with asymptomatic or mildly symptomatic left ventricular dysfunction: insights from the European cohort of the REVERSE (Resynchronization Reverses Remodeling in Systolic Left Ventricular Dysfunction) trial. J Am Coll Cardiol, 2009, 54(20): 1837-1846.

9. Scherlag BJ, Kosowsky BD, Damato AN. A technique for ventricular pacing from the His bundle of the intact heart. J Appl Physiol, 1967, 22(3): 584-589.

10. Scherlag BJ, Helfant RH, Damato AN. A catheter technique for His bundle stimulation and recording in the intact dog. J Appl Physiol, 1968, 25: 425-428.

11. Narula OS, Scherlag BJ, Samet P. Pervenous pacing of the specialized conduction system in man. His bundle and AV nodal stimulation. Circulation, 1970, 41(1): 77-87.

12. Karpawich P, Gates J, Stokes K. Septal His-Purkinje ventricular pacing in canines: a new endocardial electrode approach. Pacing Clin Electrophysiol, 1992, 15: 2011-2015.

13. Deshmukh P, Casavant D, Romanyshyn M, et al. Permanent direct His bundle pacing: a novel approach to cardiac pacing in patients with normal His-Purkinje activation. Circulation, 2000, 101(8): 869-877.

14. Deshmukh P, Romanyshyn M. Direct His-bundle pacing: present and future. Pacing Clin Electrophysiol, 2004, 27(6 Pt 2): 862-870

15. Zanon F, Baracca E, Aggio S, et al. A feasible approach for direct His-bundle pacing using a new steerable catheter to facilitate precise lead placement. J Cardiovasc Electrophysiol, 2006, 17(1): 29-33.

16. Barba-Pichardo R, Moriña-Vázquez P, Fernández-Gómez JM, et al. Permanent His-bundle pacing: seeking physiological ventricular pacing. Europace, 2010, 12(4): 527-533.

17. Sharma PS, Dandamudi G, Naperkowski A, et al. Permanent His-bundle pacing is feasible, safe, and superior to right ventricular pacing in routine clinical. Heart Rhythm, 2015, 12(2): 305-312.

18. 王娜,梁延春,于海波,等. 希氏束起搏在需要高比例心室起搏的窄 QRS 波群患者中应用探讨. 中国心脏起搏与心电生理杂志,2017,31(5):401-407.

19. Barba-Pichardo R, Manovel Sánchez A, Fernández-Gómez JM, et al. Ventricular resynchronization therapy by direct His-bundle pacing using an internal cardioverter defibrillator. Europace, 2013, 15(1): 83-88.

20. Lustgarten DL, Crespo EM, Arkhipova-Jenkins I, et al. His-bundle pacing versus biventricular pacing in cardiac resynchronization therapy patients: A crossover design comparison. Heart Rhythm, 2015, 12(7): 1548-1557.

21. Teng AE, Lustgarten DL, Vijayaraman P, et al. Usefulness of His Bundle Pacing to Achieve Electrical Resynchronization in Patients with Complete Left Bundle Branch Block and the Relation Between Native QRS Axis, Duration, and Normalization. Am J Cardiol, 2016, 118 (4): 527-534.

22. Sharma PS, Dandamudi G, Herweg B, et al. Permanent His-bundle pacing as an alternative to biventricular pacing for cardiac resynchronization therapy: A multicenter experience. Heart Rhythm, 2018, 15 (3): 413-420.

23. Cant ù F, De Filippo P, Cardano P, et al. Validation of criteria for selective his bundle and para-hisian permanent pacing. Pacing Clin Electrophysiol, 2006, 29 (12): 1326-1333.

24. Zanon F, Svetlich C, Occhetta E, et al. Safety and performance of a system specifically designed for selective site pacing. Pacing Clin Electrophysiol, 2011, 34 (3): 339-347.

25. Vijayaraman P, Naperkowski A, Ellenbogen KA, et al. Electrophysiologic Insights Into Site of Atrioventricular Block Lessons From Permanent His Bundle Pacing. JACC Clin Electrophysiol, 2015, 1 (6): 571-581.

26. Shan P, Su L, Huang W, et al. Beneficial effects of upgrading to His bundle pacing in chronically paced patients with left ventricular ejection fraction<50%. Heart Rhythm, 2018, 15 (3): 405-412.

27. Abdelrahman M, Subzposh FA, Beer D, et al. Clinical Outcomes of His Bundle Pacing Compared to Right Ventricular Pacing. J Am Coll Cardiol, 2018, 71 (20): 2319-2330.

28. Kronborg MB, Mortensen PT, Gerdes JC, et al. His and para-His pacing in AV block: feasibility and electrocardiographic findings. J Interv Card Electrophysiol, 2011, 31 (3): 255-262.

29. Lustgarten DL, Calame S, Crespo EM, et al. Electrical resynchronization induced by direct His-bundle pacing. Heart Rhythm, 2010, 7 (1): 15-21.

30. Pasture G, Zanon F, Noventa F, et al. Variability of left ventricular electromechanical activation during right ventricular pacing: implications for the selection of the optimal pacing site. Pacing Clin Electrophysiol, 2010, 33 (5): 566-574.

31. Zanon F, Bacchiega E, Rampin L, et al. Direct His bundle pacing preserves coronary perfusion compared with right ventricular apical pacing: a prospective, cross-over mid-term study. Europace, 2008, 10 (5): 580-587.

32. Zhang J, Guo J, Hou X, et al. Comparison of the effects of selective and non-selective His bundle pacing on cardiac electrical and mechanical synchrony. Europace, 2018, 20 (6): 1010-1010.

33. 于海波，梁延春，王娜，等．希氏束起搏在希氏－浦肯野系统传导病变心力衰竭患者中的应用．中华心律失常杂志，2018，22 (2): 105-110.

34. Lustgarten DL, Calame S, Crespo EM, et al. Electrical resynchronization induced by direct His-bundle pacing.Heart Rhythm, 2010, 7 (1): 15-21.

35. Sharma PS, Dandamudi G, Herweg B, et al. Permanent His-bundle pacing as an alternative to biventricular pacing for cardiac resynchronization therapy: A multicenter experience. Heart Rhythm, 2018, 15 (3): 413-420.

36. Huang W, Su L, Wu S, et al. A novel Pacing Strategy with low and stable output: Pacing the left bundle branch Immediately Beyond the Conduction Block. Can J Cardiol, 2017, 33 (12): 1736.e1-1736.e3.

全皮下ICD的临床应用与前景

一、前　　言

植入式心律转复除颤器(ICD)已被临床证实是目前拯救心脏性猝死(SCD)患者生命最有效的方法。但是,在临床应用中仍然摆脱不了常规起搏器带来的种种困扰:ICD的多条电极及除颤线圈仍然要通过静脉途径植入,在心腔及大静脉安置定位过程中可能会导致心包积液或心脏压塞、导线穿孔等急性围术期并发症;对于年轻患者,由于ICD电池会在6~8年的周期内耗竭,需要多次更换起搏器体件,如何处理多次放置或多年后遗留的电极导线十分棘手。此外,冠状窦电极的安置需要在透视或者造影的辅助下进行,并不符合目前电生理手术降低辐射剂量的趋势。因此,全皮下ICD(S-ICD)的理念应运而生,并且经过若干年的技术不断突破和临床应用,从理论、工程样机到商业化成品,目前已成为指南推荐的经静脉ICD(TV-ICD)主要替代治疗策略。下面就其临床应用历程、现状及前景作一阐述。

二、S-ICD安全性与有效性研究

Bardy[1]探索性地比较了不同的脉冲发生器与除颤导线组合的除颤阈值,试图通过比较组间除颤效能找出起搏器体件和导线的最优空间组合方案,结果发现由于皮下电极距离心脏较远,S-ICD组的平均除颤阈值明显高于TV-ICD组,而且出现1例除颤失败,该研究为除颤能量的设定和导线配置方案提供了宝贵经验。随后又有两项临床研究陆续对S-ICD的除颤有效性进行评价,发现绝大部分的室颤是能被正确识别及成功除颤且没有误放电事件报告,初步肯定了S-ICD的有效性,虽然在随访中仍有部分患者出现远期并发症如囊袋感染、皮下电极移位、过度感知和频率依赖性右束支传导阻滞等不良事件,但是大部分事件可以通过事件后分析与程控解决,为其进行大规模临床试验铺平了道路。

由于局部心电向量的差别,经静脉植入心腔内与肌肉直接接触的皮下电极记录到的心电波形是不尽相同的,为了判定二者在快速识别心律失常方面的优劣,START研究[2]通过诱发心律失常比较TV-ICD和S-ICD检测快速心律失常的敏感性并测试二者的识别算法,进一步比较了S-ICD与TV-ICD不同内置心律识别算法程序的准确性;发现二者在识别室性快速心律失常事件的敏感性并无显著差异,但对识别室上性心律失常的特异性时,S-ICD显著优于TV-ICD。该研究不仅证实S-ICD识别室性心律失常的准确性,也提示其在识别干扰性的房性心律失常方面有独到优势,可能有利于减少不适当的放电事件。

Weiss等[3]进行了多中心评估S-ICD安全性的临床试验。除了证实该系统可以被安全植入且有效终止室速和室颤,还评估了除颤阈值测试(DFT)对于S-ICD植入过程中的必要性,发现进行DFT试验可能导致患者围术期并发症发生率增加,但是与TV-ICD相比,S-ICD并没有明显减少围术期并发症发生。针对这一问题,厂家对S-ICD除颤导线的固定结构及术式进行了改良并基本确定了S-ICD的植入入路及固定方式等标准。

早期S-ICD因体件较大,需要较大的植入切口,使得囊袋感染成为一个不可回避的问题。最初,从研究中发现S-ICD感染发生率为3.6%(2/55),而后续报告临床中囊袋感染比例更高;2012年,Jarman[4]报道的S-ICD的围术期和远期发生感染率分别为9.9%(11/111)和5.9%(7/118)。随着术式的改良,感染的发生率有所降低,IDE研究中报道,330例植入者中18例发生可疑感染,最终仅4例患者需要装置移除,其余均为浅表感染,给予相应治疗后好转。当前数据显示,随着术者经验的积累,其感染发生率已经基本接近TV-ICD。此外,S-ICD囊袋血肿的发生率很低,Köbe[5]等报道在68例植入者中仅1例发生了囊袋血肿;EFFORTLESS研究中,也仅1例发生了囊袋血肿,血肿发生率为0.2%。后续的大样本研究中也未发现植入部位皮下血肿,证实了S-ICD囊袋血肿的发生率低于TV-ICD,这也达到了设计者最初的设计目标。

IDE 研究[6]对 S-ICD 的安全性评价为其最终获得 FDA 批准奠定了基础。其主要观察终点是植入后 6 个月内无并发症率,发现仅有 8% 患者在随访中出现相关并发症且 S-ICD 除颤成功率为 100%,仅有少部分患者报告了不适当放电事件,且主要是参数设置未达最优引起,进一步证实了 S-ICD 的安全性。随后,EFFORTLESS S-ICD 研究[7]扩大了研究样本并延长随访期至 1 年,进一步观察了围术期并发症率、远期无并发症率和误识别相关不适当放电事件比例等终点,并评估了 S-ICD 组患者的生活质量、植入经历和随访过程。研究结果显示均成功除颤且器械相关的并发症以及不适当放电事件等指标均优于 IDE 研究的结果,且患者的生活质量有了明显提高。

2015 年,EFFORTLESS 研究组公布了 IDE 和 EFFORTLESS 研究所有患者的 2 年随访结果[8],发现 S-ICD 与 TV-ICD 具有极为接近的最终转复有效率,而且其患者 2 年死亡率明显低于 TV-ICD 有效性评价研究 MADIT RIT 和 SIMPLE 研究。研究者认为,S-ICD 组降低总体死亡率的原因在于减少了经静脉以及心室内并发症的发生率。此外,该研究还发现了 S-ICD 皮下导联能够更有效地降低误放电率。

在 EFFORTLESS 研究发布初步研究结果之后,ESC 在 2015 年第一次将 S-ICD 的临床推荐写入指南,作为无须起搏支持的 TV-ICD 的主要替代治疗,也是无植入通路或经静脉 ICD 植入存在较高的风险的患者、存在特殊条件如罹患离子通道病的青少年患者、既往有植入性器械感染或感染性心内膜炎史患者的重要推荐治疗方案,但是推荐的等级并不高;此外,指南对于需植入 CRT-P/CRT-D 或需要植入起搏器的患者也不推荐植入 S-ICD,并且当患者的室性心动过速能够被抗心动过速起搏(ATP)终止时也不推荐植入。虽然得到了指南的推荐,但由于临床应用指征较为严苛,以及存在无法持续起搏、只能提供短期除颤后起搏功能等诸多条件,限制了 S-ICD 的大规模临床应用。

2017 年,EFFORTLESS 注册研究[9]分析了 5 年来 985 例植入 S-ICD 患者的中期临床数据,发现不恰当放电率为 8.1%,随着随访的时间延长,不适当放电率有所增加,可以增加至 13.8%。虽然该研究结果最终认为 S-ICD 可以满足预先设定的安全性和有效性终点,但是不恰当放电率的增加提示 S-ICD 导线也存在植入时间依赖性的识别稳定性问题,有待于进一步改进。此外,在儿童及年轻成人等特殊人群中的应用研究[10]发现,在低年龄段患者由于胸壁较薄,电极更易受到肌电干扰(T 波过感知),更易发生不恰当放电事件,且 2 次室性心律失常之间的再检测时间较长,有可能无法及时发放二次除颤电流;极少数患者还因为上述原因需要再次接受起搏器导线或体件更换手术,这一系列问题提示儿童及年轻人植入 S-ICD 前需更加谨慎,需要加强随访和植入前评估。

总之,早期的安全性研究中不良事件发生率偏高,基本都源于 S-ICD 早期自身的技术不完善,如体件的体积较大、导线材质和固定位置、心律失常识别算法的不足和术者的早期经验相对匮乏,并不能真实反映目前的技术水平。根据新近的多中心临床研究[11]发现,植入的前 15 例患者较随后植入者相比,不适当放电发生率和手术并发症发生率均明显下降。而一项关于学习曲线与术者经验相关性的研究[11]发现,在 S-ICD 植入术者中,随着病例数的积累,总并发症的发生率明显下降;实质性的改进出现在第 4 台,12 台以后达到稳定。与传统 ICD 相比,S-ICD 并没有增加手术难度,也进一步证实了 S-ICD 植入技术的简便易学。

三、与 TV-ICD 的比较研究

荷兰的一项回顾性研究[12]比较了分别植入 S-ICD 和 TV-ICD 治疗的 1160 例住院患者的 5 年长期临床随访结果,终点是心脏植入式电子器械相关并发症及不恰当放电率,发现二者总体感染率无明显差异,但是 S-ICD 组更低;与 TV-ICD 组相比,S-ICD 组的导线并发症发生率较低,但是 S-ICD 患者的非导线相关并发症发生率更高,且不恰当放电率稍高于 TV-ICD 组,但是二者的适当 / 不适当放电率比例相近。另一项旨在比较 TV-ICD 与 S-ICD 的荟萃分析[13]发现,与 TV-ICD 组相比,S-ICD 组发生的导线并发症较少。总之,二组的感染率相近,系统或设备故障率没有差异而不恰当放电率(由于 T 波过度感知,室上性心动过速,不适当感知)相近。

在一项旨在评估植入 S-ICD 和 TV-ICD 患者生活质量的研究[14]中,对植入后第 3 个月和第 6 个月进行健康调查发现,二者在体感评价和心理生活质量评分无显著性差异,而在移除了 TV-ICD 后植入了 S-ICD 患者的亚组分析中发现其体感评价和心理生活质量评分显著提高,从侧面说明了与 TV-ICD 相比,S-ICD

并不影响植入者的生活质量。

在美国进行的S-ICD批准后前瞻性注册研究[15]中纳入了1637例植入了S-ICD的患者，发现诱发室性心动过速/室性心动过速成功转复率为98.7%(1394/1412)。30天无并发症率为96.2%。并发症的高风险预测因素包括糖尿病、低年龄、高体重指数。发现与TV-ICD相比，S-ICD组患者总体合并症较多，但亚组分析发现主要是该组患者年龄偏低且终末期肾病患者比例更高所致。另一项随访6年的研究纳入了118例患者，发现短期(0~30天)并发症发生率为3%；长期并发症(1年以上)发生率为19%，部分患者需要进行接受后续TV-ICD植入治疗，部分患者(1%)因需要持续性起搏治疗心动过缓放弃S-ICD，总共10例患者因各种原因最终移除了S-ICD。

一项回顾IDE及EFFORTLESS研究中感染率和总死亡率的研究[16]将总共866例植入了S-ICD患者分为3组，分别为因TV-ICD系统感染而移除起搏系统后植入S-ICD的、非感染因素移除TV-ICD后植入S-ICD的及不适于植入TV-ICD而单纯植入S-ICD的。研究发现，单纯植入S-ICD组总体感染率最低，且更换S-ICD后二次感染率明显更低，充分肯定了S-ICD在感染方面的优势。另一项旨在通过倾向指数匹配法比较SIMPLE研究(仅有TV-ICD患者)和EFFORTLESS研究患者特征的研究[17]发现，S-ICD组的全因并发症率稍高，但导线并发症相对较低，而二者的不恰当放电率相近。

几项真实世界临床使用研究总共纳入了354例植入目的为心肌病一级预防的患者，结果显示，与先前TV-ICD研究结果类似，S-ICD能有效地转复诱发的和自发的室速/室颤发作，并发症和不适当电击率相近。此外，对于有传导异常和结构性心脏病的年轻患者而言，需再次开胸和不适当放电率也较高，部分患者的S-ICD因此最终被移除。这些结果并不利于S-ICD，然而在真实世界中，接受TV-ICD与S-ICD的患者基线数据往往是不能完全匹配的，一项比较两者的注册研究[18]发现接受S-ICD植入组患者的血清肌酐值更高，有更高的倾向需要进行血液透析，且大多数合并有心肌病，具有更高的脑血管事件发生率；提示在真实世界中，植入S-ICD的患病人群合并其他导致起搏器不良事件危险因素的比例更高，这也可能是其总体并发症率较高的原因之一。

四、前　景

目前S-ICD仍然存在体积大、电池使用年限较短等不足，此外，与TV-ICD相比，S-ICD无记录存储功能，无法起到远程监测、治疗评估等作用，但相信随着技术的进步和完善，S-ICD的这些不足会被逐渐弥补。不可否认的是，S-ICD已经被大多数临床研究证实：只要植入技术成熟，其在安全性和有效性方面并不劣于TV-ICD。

即便如此，选择S-ICD时临床医生还要担心2个问题：①后续的起搏需要：研究显示，植入ICD后仍需要起搏的患者比例为6%，约为1%~2%/年。EFFORTLESS研究随访结果显示，由于需要后续起搏治疗而移除S-ICD的可能很低，在0.1%~0.4%左右，而目前已研发出了与S-ICD系统匹配的无导线起搏胶囊，可以和S-ICD系统无缝连接；起到不干扰除颤功能前提下的持续起搏作用，配合无导线起搏甚至可以完成ATP、CRT等功能，一旦投入临床应用，可以说部分克服了S-ICD无持续性起搏功能这一缺陷。②S-ICD不支持ATP功能：但大量研究发现反复发作的MVT(单形室速)的风险比较低，约为1.8%/年；而且大部分MVT事件可以自发终止。因此，ATP功能并非不可或缺。

S-ICD也是符合绿色电生理技术发展趋势的一项技术，简单的植入技术门槛及低风险的围术期管理等优势更是TV-ICD无法比拟的。可以说，其成功地投入临床应用是恶性心律失常治疗领域的重要进步，但是我们也要看到，其在特殊人群如青少年及合并糖尿病、肾功能不全尤其透析患者中应用的临床安全性还有待提高，适应证的拓展仍需更多大规模临床试验的支持。

(李海涛　廖旺　吴明)

参考文献

1. Cappato R, Smith WM, Hood MA, et al. Subcutaneous chronic implantable defibrillation systems in humans. J Interv Card Electrophysiol, 2012, 34

(3):325-332.

2. Gold MR, Theuns DA, Knight BP, et al. Head-To-Head Comparison of Arrhythmia Discrimination Performance of Subcutaneous and Transvenous ICD Arrhythmia Detection Algorithms: The START Study. J Cardiovasc Electrophysiol, 2012, 23(4): 359-366.
3. Weiss R, Knight BP, Gold MR, et al. Safety and Efficacy of a Totally Subcutaneous Implantable-Cardioverter Defibrillator. Circulation, 2013, 128(9): 944-953.
4. Jarman JW, Lascelles K, Wong T, et al. Clinical experience of entirely subcutaneous implantable cardioverter-defibrillators in children and adults: cause for caution. Eur Heart J, 2012, 33(11): 1351-1359.
5. Köbe J, Reinke F, Meyer C, et al. Implantation and follow-up of totally subcutaneous versus conventional implantable cardioverter-defibrillators: a multicenter case-control study. Heart Rhythm, 2013, 10(1): 29-36.
6. Gold MR, Weiss R, Theuns DA, et al. Use of a discrimination algorithm to reduce inappropriate shocks with a subcutaneous implantable cardioverter-defibrillator. Heart Rhythm, 2014, 11(8): 1352-1358.
7. Lambiase PD, Barr C, Theuns DA, et al. Editor's choice: Worldwide experience with a totally subcutaneous implantable defibrillator: early results from the EFFORTLESS S-ICD Registry. Eur Heart J, 2014, 35(25): 1657-1665.
8. Burke MC, Gold MR, Knight BP, et al. Safety and Efficacy of the Totally Subcutaneous Implantable Defibrillator: 2-Year Results From a Pooled Analysis of the IDE Study and EFFORTLESS Registry. J Am Coll Cardiol, 2015, 65(16): 1605-1615.
9. Boersma L, Barr C, Knops R, et al. Implant and Midterm Outcomes of the Subcutaneous Implantable Cardioverter-Defibrillator Registry: The EFFORTLESS Study. J Am Coll Cardiol, 2017, 70(7): 830.
10. Bettin M, Larbig R, Rath B, et al. Long-Term Experience With the Subcutaneous ICD in Teenagers and Young Adult. JACC Clin Electrophysiol, 2017, 3(13): 1499-1506.
11. Knops RE, Brouwer TF, Barr CS, et al. The learning curve associated with the introduction of the subcutaneous implantable defibrillator. Europace, 2016, 18(7): 1010-1015.
12. Brouwer TF, Yilmaz D, Lindeboom R, et al. Long-Term Clinical Outcomes of Subcutaneous Versus Transvenous Implantable Defibrillator Therapy. J Am Coll Cardiol, 2016, 68(19): 2047-2055.
13. Basu-Ray I, Liu J, Jia X, et al. Subcutaneous Versus Transvenous Implantable Defibrillator Therapy: A Meta-Analysis of Case-Control Studies. JACC Clin Electrophysiol, 2017, 3(13): 1475-1483.
14. Pedersen SS, Mastenbroek MH, Carter N, et al. A Comparison of the Quality of Life of Patients With an Entirely Subcutaneous Implantable Defibrillator System Versus a Transvenous System (from the EFFORTLESS S-ICD Quality of Life Substudy). Am J Cardiol, 2016, 118(4): 520-526.
15. Gold MR, Aasbo JD, El-Chami MF, et al. Subcutaneous implantable cardioverter-defibrillator Post-Market Approval Study: Clinical characteristics and perioperative results. Heart Rhythm, 2017, 14(10): 1456-1463.
16. Boersma L, Burke MC, Neuzil P, et al. Infection and mortality after implantation of a subcutaneous ICD after transvenous ICD extraction. Heart Rhythm, 2016, 13(1): 157-164.
17. Brouwer TF, Knops RE, Kutyifa V, et al. Propensity score matched comparison of subcutaneous and transvenous implantable cardioverter-defibrillator therapy in the SIMPLE and EFFORTLESS studies. Europace, 2018.
18. Mithani AA, Kath H, Hunter K, et al. Characteristics and early clinical outcomes of patients undergoing totally subcutaneous vs. transvenous single chamber implantable cardioverter defibrillator placement. Europace, 2018, 20(2): 308-314.

2017年心血管植入电子装置电极导线管理及拔除专家共识解读

随着心律植入装置(CIEDs)应用的增多,心律植入装置感染及其相关并发症的处理愈发受到重视,2017年新发布了心血管植入电子装置电极导线管理及拔除专家共识,本文对其重点和要点进行解读。

一、多个协会联合制定

本共识以2009年经静脉电极拔除专家共识为基础,在CIEDs感染、电极导线拔除相关定义方面无大的变动。本次共识声明的重点在于为电极处理的多种情况提供实用的临床建议。本共识声明是由10个专业机构跨国合作完成,包括美国心律协会(HRS)、美国心脏病学会(ACC)、美国心脏协会(AHA)、亚太心律协会(APHRS)、美国麻醉医师协会(ASA)、欧洲心律联盟(EHRA)、美国感染病协会(IDSA)、拉丁美洲心律协会(LAHRS)、小儿和遗传性电生理协会(PACES)、胸外科医师协会(STS)。多学科联合制定,既说明了CIEDs电极导线拔除及管理的重要性,该内容受到了多个学科和协会的关注,也说明了其复杂性,常常需要多学科协作进行诊治。

二、电极寿命仍是巨大挑战

CIEDs电极导线的完整性和可靠性对于装置正常运转和发放维持生命的治疗至关重要。电极必须可承受人体宿主的生物学环境,并在每年数百万次心动周期带来的机械应力的反复刺激中保持电学完整性和化学惰性。因此,改善电极导线的设计和性能成为近数十年来科学和工程学研究的重要努力目标。但是,CIEDs电极导线依然会偶尔发生故障,并可能导致不利的临床后果。现有的关于起搏器和植入式心脏转复除颤器(ICD)电极的大量数据来源于真实世界的注册数据和产品性能报告,基于大量的远程监测数据和包含数个5~10年电极随访数据,证实ICD电极导线的目标年失效率约为0.4%,起搏电极导线约为0.2%。大多数成人的CIEDs电极在植入5年后的完整率约为92%~99%。但上述数据可能因部分电极故障未报告、缺乏统一的电极故障定义、自我报告的可靠程度不同以及随访不充分而受到影响。起搏电极导线由于设计简单和部件较少,相比ICD电极导线电极发生故障的风险更低,电极完整率更高。在2006年的丹麦起搏器注册研究中,单极和双极起搏电极导线的10年完好率分别为96.5%和97.8%。而相比起搏器的电极导线,ICD电极导线的完好率较低:2年时为91%~99%,5年时为85%~95%,8年时为60%~72%。发生故障后的起搏器或ICD电极导线可能面临拔除的难题。相比普通起搏器,ICD电极更加粗大,粘连更重,尤其是双线圈ICD,拔除风险明显增加。与国外相比,我国CIEDs植入开展较晚,但随着植入量迅猛增加,起搏器和ICD电极导线的问题也将逐渐显现,尤其是ICD电极导线,将成为当前以及将来电极导线拔除的巨大挑战。由于电极导线寿命限制和拔除的高风险,人们一直在改进电极导线的设计和研发无须在血管腔内放置导线的新型装置。前者旨在研发更小、更耐久和更易拔除的电极导线,后者已导致了皮下ICD和无导线起搏系统的出现。期待上述技术的进步可以更好地帮助我们解决CIEDs感染及相关并发症处理的难题。

三、对于任何废弃的电极导线,建议使其处于易于拔除状态

这是本次共识强调的重要原则之一。如果电极导线废弃,则易于脱入血管内,甚至可能落入心室或肺动脉,触发心律失常或导致血栓形成。如果离断后将残端缝合在囊袋内,应做到易于将来寻找电极,并且降低其脱入血管内的风险。保留导线末端与心律植入装置连接的部分,有利于将来处理电极导线,但会增

加囊袋内装置的容量。对于 CIEDs 电极故障患者的处理，我们要考虑得更加长远和周全，一旦做出废弃电极的决定，就要考虑到是否需要进行电极导线拔除？何时进行电极导线拔除？如何使电极导线易于拔除？如何降低电极导线拔除的风险？当然，这一原则不只适用于废弃的电极导线，对于任何需要进行拔除的电极导线都应该遵循，如因囊袋感染而需要进行 ICD 电极拔除的患者，在做出 ICD 囊袋感染诊断时，距离 ICD 植入的时间短，电极导线容易拔除，若选择反复清创治疗，未及时进行电极导线拔除，3~5 年后感染迁延不愈，甚至合并感染性心内膜炎，全身状况严重下降，则极大增加了电极导线拔除的难度和风险。永远使需要拔除的电极导线处于易于拔除的状态，既是医生为患者长远考虑的体现，也是医生全面认识电极导线拔除风险的体现。

四、电极导线拔除，共同决定必不可少

在决定是否进行电极导线拔除之前要充分考虑患者的个人情况，每一个步骤的获益和风险都需要认真讨论，每一步的决定都需要在综合考量患者的选择、并发症、将来血管入路以及操作可行性的基础上做出。由于功能障碍需要更换电极导线，无论是增加额外的电极导线（起搏器升级为 ICD），还是临床情况变化原来的电极导线不再使用（房颤患者的心房电极），或者无功能电极导线，均需要仔细评估获益和风险以决定是否进行电极拔除。电极导线拔除的风险包括血管和心脏破裂，需要急诊手术，并发症的风险取决于多个危险因素，包括电极植入时间、电极类型（ICD 或者起搏器）和数量、患者年龄和健康状况、既往有无开胸手术史以及术者及其团队的经验等。电极导线拔除的获益包括拔除具有必需拔除适应证，并且在将来处理起来难度将加大的电极，如感染电极导线；废弃电极导线存在的情况下不能进行 MRI 检查，拔除后则可以进行 MRI 检查；通过拔除导线建立的静脉通路再次植入新电极也是获益原因之一。正是由于电极导线拔除过程中可能面临的临床情况多样化，面对的获益和风险也不同，共同决定显得尤为重要。共同决定不仅指与患者及家属详细交代病情，尊重患者个人意愿和选择，也包括多学科协作，认真讨论手术过程及可能风险、应对策略。共同决定既是对患者知情同意的保障，也是提高电极导线拔除成功率、降低手术风险的必要措施。例如一位 86 岁老年男性，14 年前因房室传导阻滞植入双腔起搏器，目前右室电极功能障碍，患者既往有前列腺癌、淋巴瘤病史，与患者及家属共同讨论后，决定旷置右室电极，重新植入，不进行电极导线拔除。又如一位 25 岁年轻男性，14 年前因预防室颤猝死植入双线圈 ICD，6 年前 ICD 电极故障重新植入 ICD 电极，本次再次出现 ICD 电极感知功能障碍，虽然 ICD 电极导线拔除风险大，但与患者及家属协商后，考虑患者年轻，后续可能再次面临 ICD 更换及电极植入问题，静脉内存在多根 ICD 电极导线，既增加 ICD 电极故障的风险，同时静脉闭塞等并发症的发生率也将增加，最终决定进行 ICD 电极导线拔除，重新植入 MRI 兼容的 ICD。新版的共识更多是为我们提供电极导线拔除处理的原则，而不是一条条固定的指令。

五、CIEDs 感染的处理仍是重中之重

总的来说，电极导线拔除的指征可分为感染类和非感染类，早在 2009 年版的共识即已经充分强调和阐明了 CIEDs 感染的规范处理。根据美国医保数据，CIEDs 感染的患病率从 1990 年的每 1000 例医保患者 0.94 人上升至 1999 年的每 1000 例医保患者 2.11 人，在研究期间上升了 124%。类似地，在明尼苏达奥姆斯特德郡的一项基于社区的研究显示，从 1975 至 2004 年，CIEDs 感染的年发病率为每个装置 1.9‰。其中，单纯囊袋感染的年发病率为每个装置 1.37‰，囊袋感染合并血行感染的年发病率为每个装置 1.14‰。ICD 患者的感染率较其他类型 CIEDs 为高。另一项基于数据库的研究进一步显示，CIEDs 感染处理中电极导线拔除率从 2006 年的接近 30% 上升至 2012 年的 50%，而在同一时期内，非 CIEDs 感染的电极拔除率从接近 70% 下降至 50%。需要强调的是，CIEDs 感染中，除切口浅表感染外，其他类型的囊袋感染、菌血症、电极感染和感染性心内膜炎等，均需要进行装置的完全移除，这在 2009 年版的共识已经明确，2017 年版的共识再次强调。我国目前需要进行电极导线拔除的患者仍以感染为主，不少需要进行装置移除的患者经历过反复清创保守治疗，不但增加患者痛苦，也为后续电极导线拔除和 CIEDs 感染处理增加了难度，对于 CIEDs 感染患者，认真学习共识，遵循共识的原则给予患者合理诊治至关重要。

六、非感染原因进行电极导线拔除逐渐增多

虽然对于CIEDs感染的患者进行电极导线拔除指征都很明确(电极导线拔除可降低死亡率),但对于非感染电极导线拔除的指征却并未如此。不仅是由于没有随机数据指导治疗,并且很多病例无法判断电极导线拔除的获益是否大于风险。因而对于任何拟行非感染电极导线拔除的患者,都需要根据临床目标仔细权衡利弊风险,并且认真考虑是否有可替代的方法。目前国外因非感染原因行电极导线拔除的患者占到全部电极导线拔除患者的40%~50%,我国因非感染原因行电极导线拔除患者的比例远低于此,但在逐渐增多,我中心从2010年至2017年,因非感染原因行电极导线拔除的患者从6%增加至12%。2017年版共识中,建议对由于装置或电极导线植入引起的严重慢性疼痛,尤其对于疼痛症状明显、药物或者外科手术均不能缓解且没有其他治疗方法的患者,可通过装置或电极导线拔除来治疗(Ⅱa)。对由于电极导线或电极导线片段上血栓形成导致严重的血栓栓塞事件,建议进行电极导线拔除(Ⅰ)。上腔静脉狭窄或闭塞,难以植入必须植入的电极导线时,建议进行电极导线拔除(Ⅰ)。择期植入静脉支架的患者,为了避免电极导线和支架相互缠绕,建议进行电极导线拔除(Ⅰ)。残留电极导线可引起致命性心律失常者建议行电极拔除(Ⅰ)。CIEDs位置影响到恶性肿瘤治疗时,建议进行电极导线拔除(Ⅱa)。当CIEDs植入需要在单侧植入4根以上电极导线或者上腔静脉内5根以上电极导线时,建议进行电极导线拔除(Ⅱa)。电极导线特殊设计或电极导线故障导致将来可能威胁到患者健康和生命,建议进行电极导线拔除(Ⅱb)。为进行MRI检查,可考虑进行电极导线拔除(拔除废弃或破损电极导线或拔除电极导线后植入兼容MRI的CIEDs系统)(Ⅱb)。在这里需要强调的是,电极导线植入后,存在着上腔静脉闭塞的风险,对于CIEDs感染患者,我中心发现上腔静脉狭窄比例接近10%~12%,严重上腔静脉狭窄的患者,可考虑静脉支架治疗,但需要注意的是,植入支架前,必须首先进行电极导线拔除。锁骨下静脉最多可容纳4根电极导线,上腔静脉最多可容纳5根电极导线,反复的旷置和新增电极导线会增加电极故障和静脉闭塞的风险。对于拟进行MRI检查的患者,CIEDs装置和电极导线都需要是MRI兼容的,需避免旷置非MRI兼容的电极导线,而只更换MRI兼容的装置。

七、工具日臻完善和齐全

可以使用多种方法和工具成功地完成电极导线拔除,包括简单的徒手牵引,以及锁定钢丝、双层套叠式扩张鞘管、股静脉圈套鞘管、机械鞘管、激光鞘管这些特定的工具。电极导线拔除常常经由上腔静脉途径进行,最先尝试通过锁定钢丝进行简单拔除,这种方法通常能成功地移除在静脉内能自由移动但在心肌尖端仍旧保持粘连的电极导线。一般在电极导线感染或者电极导线留置时间较短的情况下可以采取这种方法。锁定钢丝的使用,使得牵引力能够集中在电极导线的更远部位,对能否顺利拔除电极导线是至关重要的,不管是使用简单地牵引还是应用专业鞘管拔除。根据电极导线与组织界面纤维化粘连的特征、电极导线的特性、电极导线留置时间和操作者经验的不同,工具选择的最佳方案也会有所不同。双层套叠式扩张鞘管和经股静脉圈套器可以有效地破坏粘连组织,但当遇到严重的纤维化粘连或钙化时,往往会以失败告终。激光鞘管可以有效地处理纤维化粘连,但当遇到严重钙化时效果会变差。另一方面,机械切割鞘管,可以更有效地穿越致密的钙化组织。因此,没有一个工具擅长于处理电极导线拔除过程中各种纤维粘连,根据不同情况选择不同的拔除工具和方法是必要的。目前这些工具均已在国内开始应用,我中心已积累了大量的机械鞘、激光鞘和下腔装置的经验,相信随着更多病例和经验的积累,会摸索出适应我国CIEDs感染及相关并发症患者处理的标准化流程。

八、注册研究尚不完善

注册登记对我们未来更好地理解怎样在感染、电极故障和临床条件改变的背景下最好的处理电极至关重要。本届共识也充分强调了注册研究的重要性。欧洲心脏病学会发起的欧洲电极导线拔除注册登记(ELECTRa)已经产生了对根据2009年HRS电极拔除文件定义的临床成功率、并发症发生率和死亡率作为基准点的重要结果。注册登记广泛地应用为电极拔除、比较电极拔除技术、拔除的电极特点、评估手术的成功率及并发症的发生率和为观察性研究提供前提各个方面提供了督查的机会。而我国在注册登记这

一方面尚不完善，建立我国自己的电极导线拔除注册研究，对于明确我国电极导线拔除的流行病学、拔除的成功率、并发症发生和死亡率以及建议更新我国自己的电极导线拔除指南，均具有重要的意义！

（何金山 李学斌）

参考文献

1. Kusumoto FM, Schoenfeld MH, Wilkoff BL, et al. 2017 HRS expert consensus statement on cardiovascular implantable electronic device lead management and extraction. Heart Rhythm, 2017, 14(12): e503-e551.

2. Wilkoff BL, Love CJ, Byrd CL, et al. Transvenous lead extraction: Heart Rhythm Society expert consensus on facilities, training, indications, and patient management: this document was endorsed by the American Heart Association (AHA). Heart Rhythm, 2009, 6(7): 1085-1104.

3. Halperin JL, Levine GN, Al-Khatib SM, et al. Further evolution of the ACC/AHA Clinical Practice Guideline Recommendation Classification System: a report of the American College of Cardiology/American Heart Association Task Force on Clinical Practice Guidelines. J Am Coll Cardiol, 2016, 67(13): 1572-1574.

4. Providência R, Kramer DB, Pimenta D, et al. Transvenous implantable cardioverter-defibrillator (ICD) lead performance: a meta-analysis of observational studies. J Am Heart Assoc, 2015, 4(11). pii: e002418.

5. Arnsbo P, Møller M. Updated appraisal of pacing lead performance from the Danish Pacemaker Register: the reliability of bipolar pacing leads has improved. Pacing Clin Electrophysiol, 2000, 23(9): 1401-1406.

6. de Voogt WG. Pacemaker leads: performance and progress. Am J Cardiol, 1999, 83(5B): 187D-191D.

7. Kron J, Herre J, Renfroe EG, et al. Lead- and device-related complications in the antiarrhythmics versus implantable defibrillators trial. Am Heart J, 2001, 141(1): 92-98.

8. Eckstein J, Koller MT, Zabel M, et al. Necessity for surgical revision of defibrillator leads implanted long-term: causes and management. Circulation, 2008, 117(21): 2727-2733.

9. Kleemann T, Becker T, Doenges K, et al. Annual rate of transvenous defibrillation lead defects in implantable cardioverter-defibrillators over a period of>10 years. Circulation, 2007, 115(19): 2474-2480.

10. Hauser RG, Kallinen LM, Almquist AK, et al. Early failure of a small-diameter high-voltage implantable cardioverter-defibrillator lead. Heart Rhythm, 2007, 4(7): 892-896.

11. Kallinen LM, Hauser RG, Lee KW, et al. Failure of impedance monitoring to prevent adverse clinical events caused by fracture of a recalled high-voltage implantable cardioverter-defibrillator lead. Heart Rhythm, 2008, 5(6): 775-779.

12. van Rees JB, van Welsenes GH, Borleffs CJ, et al. Update on small-diameter implantable cardioverter-defibrillator leads performance. Pacing Clin Electrophysiol, 2012, 35(6): 652-658.

13. Tzogias L, Bellavia D, Sharma S, et al. Natural history of the Sprint Fidelis lead: survival analysis from a large single-center study. J Interv Card Electrophysiol, 2012, 34(1): 37-44.

14. Ellenbogen KA, Gunderson BD, Stromberg KD, et al. Performance of Lead Integrity Alert to assist in the clinical diagnosis of implantable cardioverter defibrillator lead failures: analysis of different implantable cardioverter defibrillator leads. Circ Arrhythm Electrophysiol, 2013, 6(6): 1169-1177.

15. Janson CM, Patel AR, Bonney WJ, et al. Implantable cardioverter-defibrillator lead failure in children and young adults: a matter of lead diameter or lead design? J Am Coll Cardiol, 2014, 63(2): 133-140.

16. Hauser RG, Maron BJ, Marine JE, et al. Safety and efficacy of transvenous high-voltage implantable cardioverter-defibrillator leads in high-risk hypertrophic cardiomyopathy patients. Heart Rhythm, 2008, 5(11): 1517-1522.

17. Borleffs CJ, van Erven L, van Bommel RJ, et al. Risk of failure of transvenous implantable cardioverter-defibrillator leads. Circ Arrhythm Electrophysiol, 2009, 2(4): 411-416.

18. Kollmann DT, Swerdlow CD, Kroll MW, et al. ICD lead failure detection in chronic soaked leads. Conf Proc IEEE Eng Med Biol Soc, 2015, 2015: 5667-5671.

19. Varma N, Epstein AE, Schweikert R, et al. Role of automatic wireless remote monitoring immediately following ICD implant: the Lumos-T reduces routine office device follow-up study (TRUST) trial. J Cardiovasc Electrophysiol, 2016, 27(3): 321-326.

20. Varma N. Remote monitoring for advisories: automatic early detection of silent lead failure. Pacing Clin Electrophysiol, 2009, 32(4): 525-527.

21. Birnie DH, Parkash R, Exner DV, et al. Clinical predictors of Fidelis lead failure: report from the Canadian Heart Rhythm Society Device Committee. Circulation, 2012, 125(10): 1217-1225.

22. Yee R, Verma A, Beardsall M, et al. Canadian Cardiovascular Society/Canadian Heart Rhythm Society joint position statement on the use of remote monitoring for cardiovascular implantable electronic device follow-up. Can J Cardiol, 2013, 29(6): 644-651.

23. Slotwiner D, Varma N, Akar JG, et al. HRS Expert Consensus Statement on remote interrogation and monitoring for cardiovascular implantable electronic devices. Heart Rhythm, 2015, 12(7): e69-e100.

无休止性室性心动过速的治疗

无休止室性心动过速指较长心电监测期内捕捉到的超过心率负荷 10% 以上且干预治疗无效的室性心动过速。Ⅰ型无休止室性心动过速系指室性心动过速持续不间断发作或抗心律失常药物、抗心动过速起搏(ATP)、心内 / 外电击(DC)终止后数分钟内复发。此型病情较重,表现为狭义的无休止性。Ⅱ型无休止室性心动过速系指短阵频发的室性心动过速与窦律交替、两者持续时间长短不一,室性心律失常负荷重,最终易演变为心室扑动 / 心室颤动[1]。无休止室性心动过速患者常同时存在心室电风暴,两种恶性室性心律失常的病因诱因和预后转归颇多相似。无休止室性心动过速的预后取决于基础病、室性心动过速发作时 QRS 波形态、心功能状态、发作期间心室率、发作频度和持续时间。总体上,无休止室性心动过速的病情凶险且预后较差,未获有效治疗的患者病死 / 病残率极高[2],但随着目前心电监测手段进步和更多恶性室性心律失常干预手段的临床应用,无休止室性心动过速猝死高危人群的生存期在不断延长,成功救治无休止室性心动过速的病例报道也在迅速增加[3]。

一、无休止室性心动过速的病因与诱因

无休止室性心动过速可见于几乎所有心脏病,包括先 / 后天性心脏解剖和(或)电生理异常、心肌病变、心肌梗死、离子通道异常等,最常见者依次为冠心病、各型心肌病、心力衰竭、长 / 短 QT 综合征、高血压病、心瓣膜病、心肌 / 心包炎症、儿茶酚胺依赖性室性心动过速、Brugada 综合征、J 波综合征等。2/3 的无休止室性心动过速患者可检出电解质紊乱、毒性物质、药物相互作用、心肌缺血缺氧、交感神经兴奋、室壁张力增加、感染应激、内环境紊乱、机械牵拉、理化因素、新发 / 恶化的心力衰竭、抗心律失常药物转换、合并其他疾病、心理压力、腹泻等促发因素[2,4-11]。

抗心律失常药物可易化原有心律失常,显露潜在基质,产生新的基质,使患者基因变异所致的药代学与药动学差异外显,通过改变复极均一性、传导速度、除颤或起搏阈值、窦房结与房室结功能、干扰血动学等,导致新发心律失常或使原有心律失常恶化[11,12]。

心力衰竭时,机体全面激活交感神经,增快心率,使无休止室性心动过速趋于顽固,二者形成恶性循环[13]。

埋藏式心律转复除颤器(ICD)有效放电 / 误放电都可引起高交感神经张力,启动 ICD 放电→恐惧→交感神经高活性→促发心律失常→再次放电→无休止室性心动过速的恶性循环,最终导致心室电风暴的结局[12]。

起搏系统未实现窦房结优先、房室结优先、同步化起搏、按需起搏等可导致心功能受损,也增加无休止室性心动过速发生率[1,14,15]。

二、无休止室性心动过速的急症救治

β 受体阻滞剂逆转多种离子通道异常,抑制交感神经过度激活,降低心率,升高室颤阈值,降低心肌耗氧,预防心肌缺血,逆转儿茶酚胺对心肌电生理的不利影响,使缺血心肌保持电稳定性。常用美托洛尔首剂 5mg、稀释后 1mg/min 缓慢静注,间隔 5~10min 可重复,总量不超过 0.2mg/kg,室性心律失常终止后口服维持[7,16]。

美国食品药品监督管理局批准胺碘酮静脉给药抢救院外心搏骤停,与利多卡因联合不必减少双方剂量,首次 150mg 加 5% 葡萄糖稀释后 10min 内静脉推注,10min 后可重复 1 次,然后 1mg/min 静脉维持 6h,继以 0.5mg/min 维持 18h,24h 内不超过 2g。静脉用药时间最好小于等于 4 天[17]。β 受体阻滞剂多联合使用胺碘酮。口服胺碘酮负荷量 0.2g,每天 3 次,1 周后改为每天 2 次,再 1 周后改为每天 1 次维持[11,18]。

静脉使用硫酸镁、普卡胺、奎尼丁、尼非卡兰、异丙肾上腺素等，可降低无休止室性心动过速发作频率和持续时间，但也可能恶化无休止室性心动过速[7,10,19]。

由 Ashman 现象引发、电击或常规药物无效的室性心动过速 / 心室电风暴，维拉帕米也有特效，可 5~10mg/ 次静注。ICD 患者因 ACS 引发的无休止室性心动过速，首选艾司洛尔、利多卡因[7]。

Brugada 综合征患者植入 ICD 后发生无休止室性心动过速，首选异丙肾上腺素静注，病情稳定后改口服，奎尼丁、苄普地尔也可使用[4,20]。

抑制高交感活性可用镇静抗焦虑药，心理疏导，静注氯丙嗪、盐酸哌替啶、异丙嗪等可减少应激和心肌氧耗[20,21]。

血流动力学稳定的情况下，可考虑急诊心内和(或)外膜射频消融根治无休止室性心动过速，但多需 ICD 作为后备保护及后续预防措施。2009 年室性心律失常导管消融专家共识推荐，对于无休止室性心动过速患者，不论合并器质性心脏病与否，排除可逆性原因引起、经抗心律失常药物治疗无效或患者不能耐受抗心律失常药物的，应推荐导管消融治疗[22]。2012 年心律失常装置治疗指南明确推荐无休止室速患者不适合植入 ICD[23]。2014 年室性心律失常治疗专家共识也间接推荐无休止单形性室速应尝试导管消融治疗[24]。2017 年美国心脏协会室性心律失常及猝死管理指南也推荐无休止单形性室速应尝试导管消融治疗[25]。

无休止室性心动过速的病人中也有部分属加速性自主心律范畴，室性心动过速频率仅比窦律稍快或等同且相互竞争，有时室性心动过速频率仅 60~100 次 / 分。该类无休止室性心动过速伴心室率不快时，可无须进一步特殊治疗，密切观察病情变化[7]。

三、无休止室性心动过速现有疗法存在的缺陷及治疗进展

无休止室性心动过速的治疗，力求缩短室性心动过速持续时间、降低发作频度和减慢发作期间心室率。常规措施包括静注 β 受体阻滞剂和胺碘酮、优化 ICD 参数、寻找并尽可能消除病因诱因、停用可疑对电风暴有影响的药物等。β 受体阻滞剂可抑制交感神经过度激活、升高心室颤动阈值、降低心肌耗氧、恢复心肌电稳定性，应作为基础用药，必要时急诊心内导管消融，充分应用 ICD 的无痛干预可改善患者预后。以上治疗虽然治疗效果可靠，但其潜在的并发症凶险、设备昂贵、技术复杂、复发率高，仅有少数有经验的中心能开展，远不能满足无休止室性心动过速患者需求。探索无休止室性心动过速的易患因素、病理机制和更高效 / 安全的治疗新方法，实属紧迫而必要。

心力衰竭和心肌缺血均与无休止室性心动过速的病因诱因、病理生理、表现转归颇多相似，对前者有效的脊髓调节应能使无休止室性心动过速患者获益。脊髓调节改变心肌内神经生长与分布，影响自主神经的递质释放和心肌细胞离子通道蛋白及缝隙连接蛋白表达，进而恢复心脏自主神经系统再平衡，最终影响心室肌电特征，抑制无休止室性心动过速频发态势。在脊髓调节临床治疗顽固性心绞痛或难治性心力衰竭以及干预无休止室性心动过速、心室扑动及心室颤动的动物实验获显著疗效基础上，国外近 3 年开展了少数脊髓调节治疗无休止室性心动过速的临床应用探索[26-28]。Grimaldi 等 2012 年将脊髓调节应用于 2 名因心肌病植入 ICD 的老年患者[29]。脊髓调节刺激电极经第三胸椎处插入椎管，定位于第六颈椎水平脊髓背侧，先与体外佩带式神经电刺激仪连接，试验性脊髓电刺激 2 个月确认室性心动过速事件减少幅度 ≥30% 后，改连接并埋植永久脊髓调节装置。设定刺激模式为双极输出、脉宽 500μs、电压 1V、频率 60Hz。发现脊髓调节开启较脊髓调节关闭，患者的无休止室性心动过速、心室扑动及心室颤动发作频度不仅减少 75% 以上，且更易于被 ICD 的无痛干预终止，ICD 与脊髓调节无相互干扰，有心肌缺血背景的患者疗效更佳。提示脊髓调节不仅直接减少室性心动过速发作频度和室性心动过速持续时间，更可能作为背景治疗，显著提高药物、ICD 等常规疗法的效果。在无休止室性心动过速众多病因和诱因中占重要地位的心脏自主神经系统由传入 / 传出中枢的交感神经 / 副交感神经通路和分布于心外膜脂肪垫、Marshall 韧带附近的神经节丛组成，对支配心交感神经的颈胸段脊髓背索组织实施低能量、高频率电刺激，通过神经信号转导等复杂通路纠正引发无休止室性心动过速的心脏自主神经系统失衡，似有重要应用前景，但 SCS 治疗无休止室性心动过速的有效性和显效机制尚需进一步探讨[30,31]。

总之，无休止性室性心动过速的治疗对临床医师来说极具挑战性。无休止性室性心动过速一旦发生，如未能得到有效的控制其后果将极其严重，往往伴随着高病死率。纠正及去除患者无休止性室性心动过速发作潜在的原因或诱发因素是防治无休止性室性心动过速的基础，如纠正电解质紊乱，改善心肌缺血及心功能，消除紧张、焦虑等负面情绪对心律失常的影响。必要时需联合 β 受体阻滞剂和胺碘酮等的抗心律失常药物治疗、药物镇静或麻醉、ICD 参数调整、胸交感神经节切除、肾动脉神经节消融和急诊导管射频消融在内的综合治疗[3,15,16,26,32]是遏制及预防无休止性室性心动过速进展与再发的有效手段。

（吴书林　刘方舟　林炜东）

参 考 文 献

1. Germano JJ, Padmanabhan VT, Cohen TJ. Incessant ventricular tachycardia. J Invasive Cardiol, 2002, 14(6): 354-357.
2. Proietti R, Sagone A. Electrical storm: Incidence, Prognosis and Therapy. Indian Pacing Electrophysiol J, 2011, 11(2): 34-42.
3. Tilz RR, Lin T, Eckardt L, et al. Ablation Outcomes and Predictors of Mortality Following Catheter Ablation for Ventricular Tachycardia: Data From the German Multicenter Ablation Registry. J Am Heart Assoc, 2018, 7(6). pii: e007045.
4. Shiue HC, Divakaran VG, Lakkis NM. A case of Brugada syndrome presenting with incessant polymorphic ventricular tachycardia. Clin Cardiol, 2010, 33(3): E33-E35.
5. Janson CM, Poelzing S, Shah MJ. Combined inhibition of Na^+ and Ca^{2+} channels: a novel paradigm for the treatment of incessant ventricular arrhythmias in Andersen-Tawil syndrome. Heart Rhythm, 2014, 11(2): 318-320.
6. Pavlovic N, Reichlin T, Knecht S, et al. Isolation of an automatic purkinje focus for ablation of an incessant ventricular tachycardia. Circ Arrhythm Electrophysiol, 2014, 7(6): 1275-1276.
7. Prisecaru R, Riahi L, de Greef Y, et al. Incessant ventricular tachycardia. Neth Heart J, 2016, 24(10): 623-624.
8. Chatzidou S, Repasos E, Plastiras S, et al. Repetitive-incessant electrical storm triggered by early repolarization. Ann Noninvasive Electrocardiol, 2018, 23(4): e12518.
9. Haegeli LM, Ercin E, Steffel J, et al. Incidence and prognosis of ventricular arrhythmias in patients with congenital left ventricular aneurysms or diverticula. Am J Med, 2015, 128(6): 651-653.
10. Lassnig E, Maurer E, Nomeyer R, et al. Osborn waves and incessant ventricular fibrillation during therapeutic hypothermia. Resuscitation, 2010, 81(4): 500-501.
11. Makimoto H, Noda T, Kurita T, et al. Incessant monomorphic ventricular tachycardia induced by the proarrhythmic effect of amiodarone. Intern Med, 2011, 50(21): 2591-2595.
12. Lerman BB, Stein K, Engelstein ED, et al. Mechanism of repetitive monomorphic ventricular tachycardia. Circulation, 1995, 92(3): 421-429.
13. Kolettis TM, Theodorakis GN, Livanis E, et al. Incessant ventricular tachycardia associated with congestive heart failure. Pacing Clin Electrophysiol, 1995, 18(11): 2096-2099.
14. Drafts BC, Sutton BJ, Dubose TJ, et al. Incessant ventricular tachycardia and cardiogenic shock: a common presentation of an uncommon diagnosis. Am J Med Sci, 2011, 342(6): 527-529.
15. Ito H, Kawamura M, Badhwar N, et al. The Effect of Direct Current Stimulation versus T-Wave Shock on Defibrillation Threshold Testing. Pacing Clin Electrophysiol, 2015, 38(10): 1173-1180.
16. Okajima K, Kiuchi K, Yokoi K, et al. Efficacy of bilateral thoracoscopic sympathectomy in a patient with catecholaminergic polymorphic ventricular tachycardia. J Arrhythm, 2016, 32(1): 62-66.
17. Hamaad A, Lip GY. Intravenous water-soluble amiodarone improved 24-hour survival in incessant ventricular tachycardia. ACP J Club, 2003, 138(3): 62.
18. Strasburger JF, Cuneo BF, Michon MM, et al. Amiodarone therapy for drug-refractory fetal tachycardia. Circulation, 2004, 109(3): 375-379.
19. Fernandez M, Marin M, Fernandez-Armenta J, et al. Response to flecainide test in Andersen-Tawil syndrome with incessant ventricular tachycardia. Pacing Clin Electrophysiol, 2018, 41(4): 429-432.
20. Kowey PR. An overview of antiarrhythmic drug management of electrical storm. Can J Cardiol, 1996, 12 Suppl B: 3B-8B, 27B-28B.
21. Chakraborty P, Isser HS, Arava S, et al. Incessant left ventricular tachycardia of unusual etiology. Indian Pacing Electrophysiol J, 2016, 16(3): 104-106.
22. Aliot EM, Stevenson WG, Almendral-Garrote JM, et al. EHRA/HRS Expert Consensus on Catheter Ablation of Ventricular Arrhythmias: developed in a partnership with the European Heart Rhythm Association (EHRA), a Registered Branch of the European Society of Cardiology (ESC), and the Heart Rhythm Society (HRS); in collaboration with the American College of Cardiology (ACC) and the American Heart Association (AHA). Heart Rhythm, 2009, 6(6): 886-933.
23. Gillis AM, Russo AM, Ellenbogen KA, et al. HRS/ACCF expert consensus statement on pacemaker device and mode selection. Developed in

partnership between the Heart Rhythm Society (HRS) and the American College of Cardiology Foundation (ACCF) and in collaboration with the Society of Thoracic Surgeons. Heart Rhythm, 2012, 9 (8): 1344-1365.

24. Pedersen CT, Kay GN, Kalman J, et al. EHRA/HRS/APHRS expert consensus on ventricular arrhythmias. Heart Rhythm, 2014, 11 (10): e166-e196.
25. Al-Khatib SM, Stevenson WG, Ackerman MJ, et al. 2017 AHA/ACC/HRS Guideline for Management of Patients With Ventricular Arrhythmias and the Prevention of Sudden Cardiac Death: A Report of the American College of Cardiology/American Heart Association Task Force on Clinical Practice Guidelines and the Heart Rhythm Society. J Am Coll Cardiol, 2017. pii: S0735-1097 (17)41306-4.
26. Do DH, Bradfield J, Ajijola OA, et al. Thoracic Epidural Anesthesia Can Be Effective for the Short-Term Management of Ventricular Tachycardia Storm. J Am Heart Assoc, 2017, 6 (11). pii: e007080.
27. Issa ZF, Zhou X, Ujhelyi MR, et al. Thoracic spinal cord stimulation reduces the risk of ischemic ventricular arrhythmias in a postinfarction heart failure canine model. Circulation, 2005, 111 (24): 3217-3220.
28. Liao SY, Liu Y, Zuo M, et al. Remodelling of cardiac sympathetic re-innervation with thoracic spinal cord stimulation improves left ventricular function in a porcine model of heart failure. Europace, 2015, 17 (12): 1875-1883.
29. Grimaldi R, de Luca A, Kornet L, et al. Can spinal cord stimulation reduce ventricular arrhythmias? Heart Rhythm, 2012, 9 (11): 1884-1887.
30. Tse HF, Turner S, Sanders P, et al. Thoracic Spinal Cord Stimulation for Heart Failure as a Restorative Treatment (SCS HEART study): first-in-man experience. Heart Rhythm, 2015, 12 (3): 588-595.
31. Wang S, Zhou X, Huang B, et al. Spinal cord stimulation protects against ventricular arrhythmias by suppressing left stellate ganglion neural activity in an acute myocardial infarction canine model. Heart Rhythm, 2015, 12 (7): 1628-1635.
32. Przybylski A, Romanek J, Chlebus M, et al. Percutaneous stellate ganglion block as an adjunctive therapy in the treatment of incessant ventricular tachycardia. Kardiol Pol, 2018, 76 (6): 1018-1020.

心房颤动对认知功能的影响

心房颤动(atrial fibrillation,AF)是临床上常见的心律失常,其患病率正处于一个较高的流行水平,而且预计会进一步加速增长。根据全球疾病负担研究报告的评估[1],全世界估计有3350万AF患者,男性和女性的患病率分别为596.2/10万和373.1/10万。在世界发达地区如北美,AF患病率增加尤为显著,男、女分别达925.7/10万和520.8/10万。其原因与多种AF危险因素的发生率增加相关,包括人口老龄化、肥胖和高血压等。Framingham研究估计,AF发病率男性为13.4/1000,女性为8.6/1000,这表明AF发病率增长的趋势并没有缓解[2]。在过去的50年里,男性和女性的发病率增加了大约350%。2004年在中国10个不同地区(4个城镇和6个农村地区)的调查显示,35~59岁人群AF患病率为0.42%,60岁以上人群为1.83%,校正年龄、性别后患病率为0.77%(男性0.78%,女性0.76%)[3]。

认知包括一些重要的大脑功能,如记忆、语言、直觉、判断和学习能力等。而认知功能障碍按严重程度,分为轻度认知功能障碍(mild cognitive impairment,MCI)和痴呆两个阶段。MCI是认知功能处于正常与痴呆间的一种过渡状态,如记忆力衰退和一些不影响日常生活的精神功能异常。有研究显示,65岁及以上老年人群中MCI的患病率为10%~20%,超过一半的MCI患者在5年内会进展为痴呆[4,5]。痴呆是认知功能减退中最严重的一种表现,可有多种高级中枢神经系统功能的障碍(如记忆力减退,认知功能下降,失用,组织、语言及日常生活能力降低)。而到晚期大部分患者记忆力丧失,进食和说话等日常生活困难,运动能力丧失,甚至出现大小便失禁[6]。2015年世界痴呆人数已达4680万人,预计至2050年,痴呆人数将达1.315亿人。中国60岁及以上老年人2015年已达14%,2050年老年人群比例将高达33%,未来40年60岁及以上人群将有4.3%患痴呆,2015年中国痴呆人数已居世界第1位,给社会及家庭带来沉重的负担[7]。在65岁及以上的人群中,老年痴呆症的患病率估计为5%~10%,并且在65岁以后每隔5年就增加一倍。其发病率随着年龄的增长而增加,从60岁到64岁的0.1%,增长到95岁时大于8%[8]。

血管性认知功能障碍(vascular cognitive impairment,VCI)是由脑血管病危险因素(如高血压病、糖尿病、高脂血症等)、显性(如脑出血和脑梗死等)或非显性(如白质疏松和慢性脑缺血)脑血管病引起的从轻度认知损害到痴呆的一大类综合征[9]。从公共卫生的角度来看,VCI是仅次于阿尔茨海默病(Alzheimer's disease,AD)的第二大常见的认知障碍。血管性痴呆(vascular dementia,VaD)的发病率在65岁以后呈指数性增长,每5.3年就会增加一倍[10],到80岁时每1000人中每年会有3~19人发生VaD,大约是AD的一半[11-13]。我中心小样本研究[14]显示,住院AF患者VCI发生率高达28.7%,且高龄、女性、较低文化水平、心力衰竭、脑卒中及左心房前后径扩大是AF患者发生VCI的相关危险因素。另外研究也发现,这些脑血管病的危险因素不仅在VaD中,而且在AD中也起重要的作用,它们可能促进血管氧化应激和炎症反应,从而导致脑血流改变,血脑屏障破坏,与最终的神经退行性损伤和恶化过程并存[15-16]。

1. AF和认知功能障碍的联系

AF增加脑卒中、心力衰竭和死亡的风险早有报道[17-20],而AF增加痴呆的风险也逐渐被人们认识,越来越多的证据表明,AF也是导致认知功能减退和痴呆的一个独立危险因素[21-24]。

有荟萃分析收集了前瞻性研究和横断面调查研究结果来验证AF和认知功能减退或痴呆的关系。Kalantarian等人筛选了14项研究(入选85 414名患者),其中9项为前瞻性研究(入选74 358名患者),结果表明AF和认知功能减退或痴呆之间有一定的联系,伴有AF的患者发生认知功能减退或痴呆的风险为不伴AF患者的1.4倍[24]。对其中8项专门研究AF与痴呆(相对风险比1.38)或AF与认知功能减退(相对风险比1.5)关系的研究进行分析后发现,二者的风险相近;校正了既往脑卒中史后,二者的关联性更强,风险由原来的1.34倍变为2.7倍,提示AF与认知功能减退的相关性是独立于脑卒中之外的。Rusanen等[25]

人进行的荟萃分析为评估 AF 和痴呆的关系做出了另一个重要贡献。随机邀请之前参加过 4 项纵向队列研究的 2000 名患者，对其中 1510 名进行调查研究，发现中年组 AF 患者发生痴呆的相对风险不同于老年组，只有老年组显现出 AF 发生痴呆的风险，并不能预示中年组 AF 患者以后会发展为痴呆。但这一发现却与 Bunch 等人进行的一项大规模前瞻性研究的亚组分析结果形成了鲜明的对比，他们的结果是在年龄 <70 岁的人群中 AF 和痴呆的关联性最强，而且最常见的痴呆症是阿尔茨海默病（Alzheimer's disease，AD）[26]。Rusanen 等人报道的中年组 AF 患者与痴呆的发生缺乏联系的一种令人比较费解的说法是，Bunch 的研究中年轻患者发展为 AD 或 VaD 的死亡率较高（二者的风险比均为 2.1）。所以，我们期待 Rusanen 等人能进行更长时间的随访来诠释 AF 和痴呆或认知功能减退之间的可能的联系。总的来说，大量文献支持 AF 增加痴呆或认知功能减退的风险，其风险大概为 1.4 倍，明显高于脑卒中患者的风险。

2. AF 和认知功能障碍联系的可能机制

2.1 无症状性脑缺血（silent cerebral ischemia，SCI）

已经有多项研究发现 AF 和 SCI 相关。一项观察性研究[27]纳入 270 例研究对象（阵发性 AF 和持续性 AF 各 90 例，对照组 90 例为基线数据相似的无 AF 患者），意在比较这些患者发生 SCI 和认知功能障碍的关系。在大多数阵发性和持续性 AF 患者中，至少有 1 个大脑功能区出现 SCI（分别为 89% 和 92%），而在对照组中只有 46%；AF 与各种认知能力包括记忆、视空间能力、语言和注意力等功能的减退都有关，且 SCI 程度与认知功能障碍程度之间呈显著相关。在另一项研究中[28]，1044 例受试者中有 204 例 AF，所有受试者都进行了一系列的认知评估和脑磁共振成像或正电子发射断层扫描成像，其中 30.4% 的 AF 受试者有 SCI；与无 AF 或无 SCI 的受试者相比，AF 伴有 SCI 的受试者发生认知功能障碍的风险明显增加（比值比为 6.91）；AF 不伴 SCI 的受试者发生认知功能障碍的风险增加不明显（比值比为 1.15）。因此，这些数据表明亚临床的脑梗死可能是 AF 患者发生认知功能障碍的原因之一。

2.2 脑血流

AF 时由于心室率和心房率不一致，心房快速非正常收缩，心室无足够的血液充盈，导致心搏出量不足，从而引起脑灌注不足；AF 时 R-R 间期不等，心脏电机械耦联失调、心室负荷加重，因此，AF 可能会使大脑的低灌注损伤变得更加严重，特别是对于高龄的老年人来说大脑的自动调节可能已经受损，脑灌注已经减少，任何心脑血管疾病引起脑血流量的进一步减少均可引起痴呆的发生。

有研究直接测量了伴或不伴 AF 患者的脑灌注。在 186 名心力衰竭患者中，Alosco 等进行了全面的认知评估和中脑动脉多普勒检查评估，其中大约 1/3 的患者有 AF[29]。研究发现，在所有评估的领域(总分、执行功能、记忆功能、语言功能）中，AF 患者的认知功能测试得分都较低。研究还发现，与心力衰竭不伴 AF 组相比，心力衰竭合并 AF 组的大脑血流速度明显降低；在对混杂变量进行校正后，二者的联系仍然存在，这也为 AF 患者的异常脑灌注提供了理论证据。另一项关注心室率对轻度认知障碍患者认知能力影响的前瞻性研究[30]入选了 358 名患者，平均年龄 74 岁，其中 44 例有 AF 发生，将其根据心室率快慢分为 >90 次 / 分、50~90 次 / 分、<50 次 / 分三组，发现心室率过快或过慢都会显著增加 AF 患者发生认知功能减退的风险，高达 7.7 倍。这些数据表明，过快或过慢的心室率都会影响心脏收缩或舒张功能，进而影响心脏的输出量，产生大脑慢性缺血缺氧等一系列病理生理改变。

然而，在 AFFIRM 研究的亚组分析中，得出了一种与以上结论相反的结果[31]。随机选择 245 名患者定期进行 MMSE 的评估，校正基线节律后，无论节律控制还是室率控制，在对认知功能的影响上均无明显差异。虽然仅用 MMSE 量表评估两组患者的认知功能具有一定的局限性，但 AFFIRM 研究的亚组分析还是不支持 AF 患者由于脑灌注的改变而影响认知功能。由于脑容量和认知功能的改变与心排血指数降低有关[32]，而且有越来越多的病因学研究将 AF 和认知功能减退联系起来，并有各种临床数据支持这种联系是通过脑灌注的改变来实现的。同时，也需要更多的数据来阐明 AF 在脑灌注异常和认知功能减退或痴呆中所扮演的角色。

2.3 血管炎症

多种炎性因子如超敏 C 反应蛋白[33]、白细胞介素（intedeukin，IL）2、白细胞介素 6、白细胞介素 8 及肿瘤坏死因子(tumor necrosis factor,TNF)[34]等与AF发生有关,也与AF血栓形成相关。同时,这些炎性因子被认为是与认知功能缺陷直接相关的,是认知能力下降的危险因素,积极的抗炎干预措施可改善认知功能[35]。炎性因子在认知功能中扮演着重要角色,研究显示可溶性肿瘤坏死因子受体1、IL-1受体拮抗剂及CD40配体的表达均与认知功能明显相关[36]。也有报道称,在不同程度认知功能损害患者的血清中,IL-1α、IL-1β、IL-6和α2-巨球蛋白均有不同程度的表达[37]。Rosenberg[38]研究指出,基质金属蛋白酶(matrix metalloproteinase,MMP)可在一些血管性认知功能障碍患者的脑脊液中被检测到,说明炎性因子参与了认知功能损害的过程;AF会使MMP的表达增加,而MMP的增加将进一步介导免疫炎性因子透过血脑屏障,从而导致认知功能减退。

VaD是多种血管性因素共同参与损害的结果。最近研究证据表明,血管性因素在痴呆发生的早期扮演重要的角色,而且在老年人群中多见。具体来说,血管炎症和内皮功能损害被认为是导致临床认知功能减退和痴呆的主要因素。β-淀粉样蛋白(amyloid β-protein,Aβ)的沉积与IL-1、IL-6和TNF-1表达上调有关,并且随着疾病的严重程度的增加而增加[39],其原因是在Aβ沉积形成之前,神经胶质细胞就被激活,而激活的神经胶质细胞又促进这些炎症因子的表达。Aβ在局部细胞外沉积(淀粉样血管病)后,直接损害血脑屏障的功能,将中枢神经系统暴露在更广泛的炎症介质中[40]。据推测,随着激活的单核细胞数增多、前列腺素和其他的促炎症介质的水平升高,血脑屏障的通透性进一步增加,这些可能起到协同作用,加速VaD的发展,使病情进一步恶化[41]。虽然目前研究还没有明确地指出在AF患者中血管炎性因子的增加会加速认知功能的减退,但两者之间存在一种共同的病理生理途径。在低灌注所致的缺血缺氧反应中也发现了类似的变化。一氧化氮的滞留和内皮素表达的上调会使血管炎症和内皮功能障碍区域的自动调节储备减少,这在一定程度上是由缺氧和低灌注引起的。因此,无论是AF与痴呆还是AF与VaD,无论是在病因学还是在流行病学方面,都与血管炎症及氧化应激活动相关联。

2.4 脑容积

脑容积减少及AF和认知功能之间的联系目前仍有很多的争论,其可能的机制包括脑灰质的低灌注、微梗死、微出血和炎症。在一项横断面研究中共纳入4251例没有痴呆病史的参与者,其中330例患有AF。研究详细记录了患者第一次发生AF的时间及分型,与没有AF的受试者相比,有AF的受试者脑容积更低($P<0.001$);与阵发性AF相比,持续性/永久性AF的这种相关性更强。在大脑组织体积中,AF与大脑灰质和白质容积减少有关联($P<0.001$和$P=0.008$),而与脑白质高信号区无关($P=0.49$)[42]。但在Framingham Offspring研究[43]的2144名参与者中,在多变量回归模型中对血管风险因素和载脂蛋白E ε4进行校正后,脑额叶容积的减少与AF呈负相关。因此,目前的研究证据支持整个或部分脑容积的减少是AF和痴呆相关联的可能原因之一。然而,AF导致脑容积的减少的机制仍有待探索。

2.5 遗传因素

人们也在积极寻找导致痴呆的遗传因素。Rollo等人[44]最近研究了112名患有AF伴痴呆的白种人的遗传因素与痴呆之间的关系,研究选取认知功能正常的AF患者作为对照,检测已知与AF相关的基因PITX2和ZFHX3及与AD相关的载脂蛋白E ε4等位基因的变异。结果显示,与AF相关的基因PITX2与痴呆的发生有显著的相关性($P=0.008$)。但这还需要进一步的研究来证实,并阐明其可能与AF相互作用的遗传因素对认知功能的影响。

2.6 AF与认知功能减退或痴呆共有的危险因素

AF与认知功能减退、痴呆之间的联系可能与一些随年龄增长而普遍增加的心血管危险因素有关,包括高血压、心力衰竭、糖尿病、过度饮酒、睡眠障碍等[45-47]。AF可能是代表暴露于共同危险因素的强度和(或)持续时间的一种更敏感的指标,也是痴呆的预测因子。Saliba等人[48]最近发现,CHADS2评分可以预测AF的发生。Chou等人[49]发现,CHADS2评分每增加1个点,就会导致VaD的危险增加54%,而AD的危害增加40%。即使在校正了临床相关疾病的情况下,这些共同的危险因素导致认知功能减退和痴呆的风险仍然存在。

2.7 AF的治疗

2.7.1 **抗凝治疗** 除了低危患者以外的所有AF患者,建议都要使用抗凝治疗。目前AF患者的栓塞评分主要按照美国或欧洲指南提到的 CHA2DS2-VASc 评分进行，主要危险因素包括充血性心力衰竭、高血压、年龄、糖尿病、脑卒中或短暂性脑缺血发作、血管性疾病及女性。一般来说，除低危以外的患者，栓塞评分≥2 都需要抗凝治疗[50]。

由于痴呆与 AF 的最主要的联系是脑卒中，因此抗凝治疗对防治痴呆的获益就值得大家探讨。人们一直在研究抗凝治疗对 AF 患者认知功能的影响，但结果并不一致，与阿司匹林抗血小板治疗相比，有研究显示抗凝治疗可以带来获益[51]，有的则显示两种治疗方案并无明显区别[52,53]。在一项给予年龄 >75 岁的 AF 患者华法林抗凝以降低认知障碍发生风险的研究中，经 33 个月的观察发现，与阿司匹林相比，华法林治疗未见明显的获益[54]。Jacobs 等人根据 Intermountain Heart[55]的 2600 个患者的抗凝治疗国际标准化比值在治疗窗内的时间，对痴呆的风险进行了评估。大约 70% 的患者 CHADS2 评分≥2，且各组性别组成无差异，将抗凝国际标准化比值在治疗窗内的时间百分比按照四分位法进行分组，时间百分比 <25%、26%~50%、51%~75% 与 >75% 进行对比，发生痴呆的风险呈线性关系，分别增加 5.3 倍、4.1 倍和 2.6 倍。国际标准化比值在不在治疗窗内的时间每增加 1 个百分点，患痴呆的风险就增加 1.7%~1.8%；而这种风险仅出现在 80 岁以下的患者中。这项研究表明，对于无痴呆或脑卒中史的 AF 患者，抗凝国际标准化比在治疗窗内的时间百分比与长期痴呆风险呈反比，AF 患者长期华法林抗凝治疗管理的越好，则发生痴呆的风险越低，这与长期抗凝过度或不足导致脑部微出血和微血栓的重复发生有关[55]。Bunch 等人的研究进一步补充说明了 70 岁以下 AF 患者发生痴呆的风险更高[26]。但也有一项前瞻性、单中心、观察性研究对 AF 患者发生缺血性脑卒中或短暂性脑缺血后 1 年坚持口服抗凝剂治疗对认知功能的影响进行了观察，结果显示，认知功能障碍与缺乏抗凝剂治疗无关；而回归分析发现，脑卒中后 1 年出现躯体或功能残疾者与较少服用抗凝剂治疗有关；尽管认知功能在服用维生素 K 拮抗剂和直接口服抗凝剂两者中无显著差别，但服用维生素 K 拮抗剂的患者依从性更差[56]。

随着新型口服抗凝剂的广泛使用，对痴呆发病率的评估应进一步阐明抗凝作用在痴呆发生发展中的作用。与华法林治疗相比，目前使用的几种新型口服抗凝药物在预防脑卒中方面不亚于华法林，在安全性上与华法林相似或更安全[57]。目前还没有这些药物对认知功能长期影响的研究。一项研究表明，在痴呆患者中使用多奈哌齐与天然水蛭素联合治疗，直接凝血酶抑制作用可带来额外的获益[58]。研究还注意到，当水蛭素作用减弱后，这种改善认知功能的益处也会逐渐消失。凝血酶表达上调在痴呆患者中已经被证实存在，而在动物模型中凝血酶抑制已经被证明可以减少中枢神经系统的炎症反应[59]。这些研究数据中没有提到凝血因子Xa，因此达比加群可能是未来研究中一个很有吸引力的新型口服抗凝药物。然而，目前还缺乏相关的数据来评价新型口服抗凝药物在降低痴呆风险方面的作用。

2.7.2 **他汀治疗** 他汀类药物具有调脂及调脂以外的多种治疗作用，最主要的作用是可以调节血管炎症反应和减少氧化应激[60]。他汀类药物对痴呆的治疗作用为评估血管炎症在 AF 相关的痴呆中的地位提供了有益的信息[61]。纳入 5 万多名台湾患者进行的一项大型研究显示，使用他汀类药物可以降低患非血管性痴呆的风险[62]。但这项研究的结果有一定的局限性，在他汀治疗的同时，华法林、阿司匹林和氯吡格雷的使用也随之增加。一项评估阿托伐他汀和依折麦布对 AF 患者治疗效果的小型研究显示，强化降脂治疗能改善认知功能和更好的保护内侧颞叶的大小和功能[63]。在另外一项对 34 名患者进行的小型研究中，使用阿托伐他汀和依折麦布治疗也得出了同样的结果，患者的平均年龄为 73 岁，经过一年的联合治疗，患者的炎性反应标志物水平降低，认知功能得到改善[64]。强化他汀治疗后，炎性因子水平下降，认知功能评分明显改善；统计学结果显示，试验组患者词汇记忆、认知分数是增加的；但影像学检查发现安慰剂组患者右侧杏仁核及左侧海马体积出现萎缩，显示强化他汀治疗有助于改善 AF 相关的认知[65]。他汀的治疗对大脑功能的改善、大脑容积的保留和延缓痴呆包括非血管性痴呆的发展有积极的影响，这进一步支持炎症反应和氧化应激在AF患者发生认知功能损害中的作用。同时也证明了在AF发作时炎症水平上升，通过抑制炎症反应来减少 AF 发作、延缓认知功能减退至少有合理的解释，而不是一种偶然的现象。虽然已经有一些临床试验探讨他汀在防治认知功能损害中的作用，但目前仍然是一个研究热点领域。

2.7.3 **肾素 - 血管紧张素 - 醛固酮(renin-angiotensin-aldosterone system，RAAS)轴调节** RAAS 是人体的重要内分泌系统之一，可以调节水和电解质的平衡，而且还参与了血容量、血管张力及血压等方面的管理。近年来有研究表明，炎症和RAAS系统的激活可导致AF患者心脏结构重构，参与AF的发生、发展[66]。同时，RAAS系统的激活也会引起认知功能障碍的发生。能够通过血脑屏障的RAAS系统阻滞剂可抑制大脑海马周围RAAS的活性，从而对改善认知功能起到积极的作用[67]。也有证据显示，血管紧张素转换酶抑制剂和血管紧张素受体拮抗剂对认知功能减退的保护作用是独立于其降压作用之外的[68]。

ONTARGET和TRANSCEND试验评价了血管紧张素转换酶抑制剂和血管紧张素受体拮抗剂在心血管高危患者中的治疗获益[69]。这两个研究共纳入31 000多名患者，研究中的一部分内容是对患者定期进行MMSE检测，平均随访时间的中位数是56个月。结果显示，缺乏血管紧张素转换酶抑制剂和血管紧张素受体拮抗剂治疗的患者MMSE评分减少≥3分，痴呆、丧失独立日常活动和需要长期护理的风险呈增加趋势，但未达统计学差异。

2.7.4 **AF的导管消融治疗** 经导管AF消融治疗（atrial fibrillation catheter ablation，AFCA）已成为AF治疗中的一项重要手段，尤其是对那些药物治疗效果不佳的患者。临床数据表明，AFCA优于持续的药物治疗[70-72]，但是部分导管消融的并发症可能影响认知功能。进入左心房的消融导管和局部的消融损伤可能是形成围术期血栓的基础，可能进一步引起短暂性脑缺血发作和脑栓塞。一项大规模注册研究显示，有症状的围术期短暂性脑缺血发作和脑栓塞的发生与AFCA有关，其发病率大约是0.5%~1%[73-76]。幸运的是，不论围术期AFCA相关的症状性短暂性脑缺血发作和脑栓塞的严重程度如何，患者认知能力和机体功能恢复的长期预后仍较好[82]。尽管MCI损害难以描述，且只能通过正规测试评估发现，但目前研究普遍还是认为术后MCI损害与AFCA相关。在一项纳入60名接受AFCA患者的重要研究中，通过一系列神经心理学测试评估术后亚临床认知功能损害的发病率，结果显示，AFCA后48小时和90天的亚临床认知功能损害发生率明显高于行室上性心动过速导管消融或未行AFCA的患者[77]。单因素分析发现，左心房入路是术后48小时和90天认知功能损害的唯一预测因素，所以通过减少左心房入路相关的血栓栓塞事件的发生来尽可能减小认知功能损害的出现，似乎是一种可行的办法。术后90天以上，AFCA对MCI的长期影响并不明确。最后，除了临床明显的短暂性脑缺血发作和脑栓塞及轻微但仍然能被临床检测出来的认知功能损害与AFCA有关以外，只能被脑磁共振成像检查发现的无症状脑栓塞也与AFCA有关。这些与AFCA有关的无症状脑栓塞的发病率估计在7%~38%，其高低部分取决于是否用特定的磁共振成像检查急性血栓栓塞性损伤、是否在AFCA前后或只在AFCA后进行检查[79]。AFCA相关的无症状脑栓塞与痴呆的长期风险增加是否有关目前还不清楚。一项小型研究对AFCA后伴无症状脑栓塞的患者进行脑磁共振成像随访，绝大多数的患者经过长期观察并没有发现无症状脑栓塞相关的损伤病灶留下慢性神经胶质疤痕的证据[78]。因此，AFCA后慢性脑损伤的发生率明显低于AFCA后24~48小时之内由脑磁共振成像检查发现的无症状脑栓塞的发生率。

有关AFCA对认知功能长期影响的数据有限。一项大规模前瞻性注册研究将4212名接受AFCA的患者与年龄、性别相匹配的16 848名未接受AFCA的患者进行对比，平均随访3年，未接受AFCA的患者脑栓塞或痴呆的发生率显著低于接受AFCA的患者[79]。另一项来自于英国和澳大利亚的类似的多中心注册研究发现，接受药物治疗的AF患者在平均3.1年的随访中脑卒中的发生率明显低于接受AFCA的患者[80]。尽管这些数据表明，AFCA相关的短期血栓栓塞的风险可能抵消AFCA所带来的长期中枢神经系统获益，但这些研究缺乏随机对照组，不能排除残余混杂因素对研究结果的影响。目前正在进行的、旨在评估类似脑卒中等临床结果的AFCA相关的随机试验有望提供更多的临床数据。

2.7.5 **左心耳封堵治疗** 约90%的非瓣膜性AF患者的心源性血栓栓塞的来源都在左心耳[81]，为减少脑卒中风险，左心耳封堵技术得到了快速发展。由于脑卒中是认知功能减退和痴呆发生的一个重要原因，左心耳封堵术可能会减少脑卒中后的认知障碍的发生。Watchman封堵器可经股静脉送入后通过房间隔到达左心房，实现左心耳的封闭。在使用Watchman封堵器的Protect AF研究中发现，患者脑卒中、全身血栓栓塞或心血管死亡的复合终点事件发生率降低，这主要由出血性脑卒中的发生率降低所致[82]。然而，4年的随访过程中，只有脑卒中发生率呈减少趋势，且主要是出血性脑卒中事件减少。在Watchman研究人群中，大面积的或致残的脑卒中并不常见[83]。目前尚不清楚与华法林治疗相比，左心耳封堵将如何影响以后痴呆的发生和发展。

总之,自 1997 年 Ott 等在一项由荷兰鹿特丹郊区的 7983 名居民组成的调查研究中报道了 AF 与痴呆的发生相关[84]以后,其他的研究也显示了类似的风险,但想最终阐明二者之间的因果关系仍然是困难的。人们已经提出了各种各样的机制来解释这种关系,然而,目前还没有更大规模的研究来探索个别机制的影响。此外,为了提高心血管科 AF 患者的痴呆检测率,应该使用有效的风险分层和筛查工具。由于认知功能减退或痴呆严重影响 AF 患者的临床结局、生活质量及相关卫生保健成本,对临床医生来说,重要的是要让患者意识到进行认知功能减退相关咨询和监测目的,并了解降低可能风险的方法。

(许广莉　白锋)

参 考 文 献

1. Chugh SS, Havmoeller R, Narayanan K, et al. Worldwide epidemiology of atrial fibrillation: a Global Burden of Disease 2010 Study. Circulation, 2014, 129(8): 837-847.
2. Schnabel RB, Yin X, Gona P, et al. 50 year trends in atrial fibrillation prevalence, incidence, risk factors, and mortality in the Framingham Heart Study: A cohort study. Lancet, 2015, 386(9989): 154-162.
3. 陈伟伟,高润霖,刘力生,等.《中国心血管病报告 2017》概要. 中国循环杂志,2018,33(1):1-8.
4. Petersen RC. Clinical practice. Mild cognitive impairment. N Engl J Med, 2011, 364(23): 2227-2234.
5. Gauthier S, Reisberg B, Zaudig M, et al. Mild cognitive impairment. Lancet, 2006, 367(9518): 1262-1270.
6. Mitchell SL. Clinical practice. Advanced dementia. N Engl J Med, 2015, 372(26): 2533-2540.
7. Prince M, Wimo A, Guerchet M, et al. World Alzheimer Report 2015: The global impact of dementia. An analysis of prevalence, incidence, cost and trends. London: Alzheimer's Disease International (ADI), 2015: 10.
8. Hugo J, Ganguli M. Dementia and cognitive impairment: Epidemiology, diagnosis, and treatment. Clin Geriatr Med, 2014, 30(3): 421-442.
9. 中华医学会神经病学分会痴呆与认知障碍学组写作组. 血管性认知障碍诊治指南. 中华神经科杂志,2011,44(2):142-147.
10. Lobo A, Launer LJ, Fratiglioni L, et al. Prevalence of dementia and major subtypes in Europe: A collaborative study of population-based cohorts. Neurologic Diseases in the Elderly Research Group. Neurology, 2000, 54(11 Suppl 5): S4-S9.
11. Rocca WA, Kokmen E. Frequency and distribution of vascular dementia. Alzheimer Dis Assoc Disord, 1999, 13 Suppl 3: S9-S14.
12. Knopman DS, Rocca WA, Cha RH, et al. Incidence of vascular dementia in Rochester, Minn, 1985-1989. Arch Neurol, 2002, 59(10): 1605-1610.
13. Ravaglia G, Forti P, Maioli F, et al. Incidence and etiology of dementia in a large elderly Italian population. Neurology, 2005, 64(9): 1525-1530.
14. 许广莉,高秉仁,林欣,等. 住院心房颤动患者血管性认知障碍及相关危险因素分析. 中国循环杂志,2017,32(10):994-998.
15. Iadecola C. The overlap between neurodegenerative and vascular factors in the pathogenesis of dementia. Acta neuropathological, 2010, 120(3): 287-296.
16. Quaegebeur A, Lange C, Carmeliet P. The neurovascular link in health and disease: molecular mechanisms and therapeutic implications. Neuron, 2011, 71(3): 406-424.
17. Wolf PA, Abbott RD, Kannel WB. Atrial fibrillation as an independent risk factor for stroke: the Framingham Study. Stroke, 1991, 22(8): 983-988.
18. Wang TJ, Larson MG, Levy D, et al. Temporal relations of atrial fibrillation and congestive heart failure and their joint influence on mortality: the Framingham Heart Study. Circulation, 2003, 107(23): 2920-2925.
19. Conen D, Chae CU, Glynn RJ, et al. Risk of death and cardiovascular events in initially healthy women with new-onset atrial fibrillation. JAMA, 2011, 305(20): 2080-2087.
20. Chen LY, Sotoodehnia N, Bůžková P, et al. Atrial fibrillation and the risk of sudden cardiac death: the atherosclerosis risk in communities study and cardiovascular health study. JAMA Intern Med, 2013, 173(1): 29-35.
21. Marzona I, O'Donnell M, Teo K, et al. Increased risk of cognitive and functional decline in patients with atrial fibrillation: results of the ONTARGET and TRANSCEND studies. CMAJ, 2012, 184(6): E329-E336.
22. Thacker EL, McKnight B, Psaty BM, et al. Atrial fibrillation and cognitive decline: a longitudinal cohort study. Neurology, 2013, 81(2): 119-125.
23. Udompanich S, Lip GYH, Apostolakis S, et al. Atrial fibrillation as a risk factor for cognitive impairment: a semi-systematic review. QJM, 2013, 106(9): 795-802.
24. Kalantarian S, Stern TA, Mansour M, et al. Cognitive impairment associated with atrial fibrillation: a meta-analysis. Ann Intern Med, 2013, 158(501): 338-346.
25. Rusanen M, Kivipelto M, Levälahti E, et al. Heart diseases and long-term risk of dementia and Alzheimer's disease: a population-based CAIDE study. J Alzheimers Dis, 2014, 42(1): 183-191.
26. Bunch TJ, Weiss JP, Crandall BG, et al. Atrial fibrillation is independently associated with senile, vascular, and Alzheimer's dementia. Heart Rhythm, 2010, 7(4): 433-437.
27. Gaita F, Corsinovi L, Anselmino M, et al. Prevalence of silent cerebral ischemia in paroxysmal and persistent atrial fibrillation and correlation with

cognitive function. J Am Coll Cardiol, 2013, 62(21): 1990-1997.

28. Graff-Radford J, Madhavan M, Vemuri P, et al. Atrial fibrillation, cognitive impairment, and neuroimaging. Alzheimers Dement, 2016, 12(4): 391-398.
29. Alosco ML, Spitznagel MB, Sweet LH, et al. Atrial fibrillation exacerbates cognitive dysfunction and cerebral perfusion in heart failure. Pacing Clin Electrophysiol, 2015, 38(2): 178-186.
30. Cacciatore F, Testa G, Langellotto A, et al. Role of ventricular rate response on dementia in cognitively impaired elderly subjects with atrial fibrillation: a 10-year study. Dement Geriatr Cogn Disord, 2012, 34(3-4): 143-148.
31. Chung MK, Shemanski L, Sherman DG, et al. Functional status in rate- versus rhythm-control strategies for atrial fibrillation: results of the Atrial Fibrillation Follow-Up Investigation of Rhythm Management (AFFIRM) Functional Status Substudy. J Am Coll Cardiol, 2005, 46(10): 1891-1899.
32. Abete P, Della-Morte D, Gargiulo G, et al. Cognitive impairment and cardiovascular diseases in the elderly. A heart-brain continuum hypothesis. Ageing Res Rev, 2014, 18: 41-52.
33. 赵利. C 反应蛋白与心房颤动相关性研究进展. 中国心脏起搏与心电生理杂志, 2009, 23(2): 168-170.
34. Guo Y, Lip GY, Apostolakis S. Inflammation in atrial fibrillation. J Am Coll Cardiol, 2012, 60(22): 2263-2270.
35. Ownby RL. Neuroinflammation and cognitive aging. Curr Psychiatry Rep, 2010, 12(1): 39-45.
36. Hope S, Hoseth E, Dieset I, et al. Inflammatory markers are associated with general cognitive abilities in schizophrenia and bipolar disorder patients and healthy controls. Schizophr Res, 2015, 165(2-3): 188-194.
37. Dursun E, Gezen-Ak D, Hanağas H, et al. The interleukin 1 alpha, interleukin 1 beta, interleukin 6 and alpha-2-macroglobulin serum levels in patients with early or late onset Alzheimer's disease, mild cognitive impairment or Parkinson's disease. J Neuroimmunol, 2015, 283: 50-57.
38. Rosenberg GA. Inflammation and white matter damage in vascular cognitive impairment. Stroke, 2009, 40(3 Suppl): S20-S23.
39. Akiyama H, Barger S, Barnum S, et al. Inflammation and Alzheimer's disease. Neurobiol Aging, 2000, 21(3): 383-421.
40. Aminoff MJ, Greenberg DA, Simon RP. Clinical neurology. Canada: McGraw-Hill Medical Education, 2012.
41. Takeda S, Sato N, Morishita R. Systemic inflammation, blood-brain barrier vulnerability and cognitive/non-cognitive symptoms in Alzheimer disease: relevance to pathogenesis and therapy. Front Aging Neurosci, 2014, 6: 171.
42. Stefansdottir H, Arnar DO, Aspelund T, et al. Atrial fibrillation is associated with reduced brain volume and cognitive function independent of cerebral infarcts. Stroke, 2013, 44(4): 1020-1025.
43. Piers RJ, Nishtala A, Preis SR, et al. Association between atrial fibrillation and volumetric magnetic resonance imaging brain measures: Framingham Offspring Study. Heart Rhythm, 2016, 13(10): 2020-2024.
44. Rollo J, Knight S, May HT, et al. Incidence of Dementia in Relation to Genetic Variants at PITX2, ZFHX3, and ApoE ε4 in Atrial Fibrillation Patients. Pacing Clin Electrophysiology, 2015, 38(2): 171-177.
45. McCullagh CD, Craig D, McIlroy SP, et al. Risk factors for dementia. Adv Psychiatr Treat, 2001, 7: 24-31.
46. Djoussé L, Levy D, Benjamin EJ, et al. Long-term alcohol consumption and the risk of atrial fibrillation in the Framingham Study. Am J Cardiol, 2004, 93(6): 710-713.
47. Benjamin EJ, Levy D, Vaziri SM, et al. Independent risk factors for atrial fibrillation in a population-based cohort: the Framingham Heart Study. JAMA, 1994, 271(11): 840-844.
48. Saliba W, Gronich N, Barnett-Griness O, et al. Usefulness of CHADS2 and CHA2DS2-VASc Scores in the Prediction of New-Onset Atrial Fibrillation: A Population-Based Study. Am J Med, 2016, 129(8): 843-849.
49. Chou RH, Chiu CC, Huang CC, et al. Prediction of vascular dementia and Alzheimer's disease in patients with atrial fibrillation or atrial flutter using CHADS2 score. J Chin Med Assoc, 2016, 79(9): 470-476.
50. January CT, Wann LS, Alpert JS, et al. 2014 AHA/ACC/HRS guideline for the management of patients with atrial fibrillation: executive summary: a report of the American college of cardiology/American Heart Association Task Force on practice guidelines and the Heart Rhythm Society. Circulation, 2014, 130(23): 2071-2104.
51. Puccio D, Novo G, Baiamonte V, et al. Atrial fibrillation and mild cognitive impairment: what correlation? Minerva Cardioangiol, 2009, 57(2): 143-150.
52. Doucet J, Greboval-Furstenfeld E, Tavildari A, et al. Which parameters differ in very old patients with chronic atrial fibrillation treated by anticoagulant or aspirin? Antithrombotic treatment of atrial fibrillation in the elderly. Fundam Clin Pharmacol, 2008, 22(5): 569-574.
53. Park H, Hildreth A, Thomson R, et al. Non-valvular atrial fibrillation and cognitive decline: a longitudinal cohort study. Age Ageing, 2007, 36(2): 157-163.
54. Mavaddat N, Roalfe A, Fletcher K, et al. Warfarin versus aspirin for prevention of cognitive decline in atrial fibrillation randomized controlled trial (Birmingham Atrial Fibrillation Treatment of the Aged Study). Stroke, 2014, 45(5): 1381-1386.
55. Jacobs V, Woller SC, Stevens S, et al. Time outside of therapeutic range in atrial fibrillation patients is associated with long-term risk of dementia. Heart Rhythm, 2014, 11(12): 2206-2213.
56. Horstmann S, Rizos T, Saribas M, et al. Cognitive impairment is not a predictor of failure to adhere to anticoagulation of stroke patients with atrial fibrillation. Cerebrovasc Dis, 2015, 39(5-6): 325-331.
57. Verheugt FW, Granger CB. Oral anticoagulants for stroke prevention in atrial fibrillation: current status, special situations and unmet needs.

Lancet,2015,386(9990):303-310.

58. Li DQ,Zhou YP,Yang H. Donepezil combined with natural hirudin improves the clinical symptoms of patients with mild to moderate Alzheimer's disease:a 20-week open-label pilot study. Int J Med Sci,2012,9(3):248-255.

59. Grammas PM,Joseph M. Targeting thrombin:an inflammatory neurotoxin in Alzheimer's disease. J Alzheimers Dis,2014,42 Suppl 4:S537-S544.

60. Sirtori CR. The pharmacology of statins. Pharmacol Res,2014,88:3-11.

61. Pena JM,MacFadyen J,Glynn RJ,et al. High-sensitivity C-reactive protein,statin therapy,and risks of atrial fibrillation:an exploratory analysis of the JUPITER trial. Eur Heart J,2012,33(4):531-537.

62. Chao TF,Liu CJ,Chen SJ,et al. Statins and the risk of dementia in patients with atrial fibrillation:a nationwide population-based cohort study. Int J Cardiol,2015,196:91-97.

63. Tendolkar I,Enajat M,Zwiers MP,et al. One-year cholesterol lowering treatment reduces medial temporal lobe atrophy and memory decline in stroke-free elderly with atrial fibrillation:evidence from a parallel group randomized trial. Int J Geriatr Psychiatry,2012,27(1):49-58.

64. Lappegård KT,Pop-Purceleanu M,van Heerde W,et al. Improved neurocognitive functions correlate with reduced inflammatory burden in atrial fibrillation patients treated with intensive cholesterol lowering therapy. J Neuroinflammation,2013,10:78.

65. Vincenzi B,Stock S,Borba CP,et al. A randomized placebo-controlled pilot study of pravastatin as an adjunctive therapy in schizophrenia patients:effect on inflammation,psychopathology,cognition and lipid metabolism. Schizophr Res,2014,159(2-3):395-403.

66. 钱永军.心房颤动、结构重构与肾素-血管紧张素-醛固酮系统关系.心血管病学进展,2011,32(4):551-553.

67. Yagi S,Akaike M,Ise T,et al. Renin-angiotensin-aldosterone system has a pivotal role in cognitive impairment. Hypertens Res,2013,36(9):753-758.

68. O'Caoimh R,Kehoe PG,Molloy DW. Renin Angiotensin aldosterone system inhibition in controlling dementia-related cognitive decline. J Alzheimers Dis,2014,42 Suppl 4:S575-S586.

69. Marzona I,O'Donnell M,Teo K,et al. Increased risk of cognitive and functional decline in patients with atrial fibrillation:results of the ONTARGET and TRANSCEND studies. CMAJ,2012,184(6):E329-E336.

70. Calkins H,Reynolds MR,Spector P,et al. Treatment of atrial fibrillation with antiarrhythmic drugs or radiofrequency ablation:two systematic literature reviews and meta-analyses. Circ Arrhythm Electrophysiol,2009,2(4):349-361.

71. Morillo CA,Verma A,Connolly SJ,et al. Radiofrequency ablation vs antiarrhythmic drugs as first-line treatment of paroxysmal atrial fibrillation (RAAFT-2):a randomized trial. JAMA,2014,311(7):692-700.

72. Wazni OM,Marrouche NF,Martin DO,et al. Radiofrequency ablation vs antiarrhythmic drugs as first-line treatment of symptomatic atrial fibrillation:a randomized trial. JAMA,2005,293(21):2634-2640.

73. Cappato R,Calkins H,Chen SA,et al. Updated worldwide survey on the methods,efficacy,and safety of catheter ablation for human atrial fibrillation. Circ Arrhythm Electrophysiol,2010,3(1):32-38.

74. Cappato R,Calkins H,Chen SA,et al. Worldwide survey on the methods,efficacy,and safety of catheter ablation for human atrial fibrillation. Circulation,2005,111(9):1100-1105.

75. Di Biase L,Burkhardt JD,Mohanty P,et al. Periprocedural stroke and management of major bleeding complications in patients undergoing catheter ablation of atrial fibrillation:The impact of periprocedural therapeutic international normalized ratio. Circulation,2010,121(23):2550-2556.

76. Patel D,Bailey SM,Furlan AJ,et al. Long-term functional and neurocognitive recovery in patients who had an acute cerebrovascular event secondary to catheter ablation for atrial fibrillation. J Cardiovasc Electrophysiol,2010,21(4):412-417.

77. Medi C,Evered L,Silbert B,et al. Subtle post-procedural cognitive dysfunction after atrial fibrillation ablation. J Am Coll Cardiol,2013,62(6):531-539.

78. Merchant FM,Delurgio DB. Catheter ablation of atrial fibrillation and risk of asymptomatic cerebral embolism. Pacing Clin Electrophysiol,2014,37(3):389-397.

79. Bunch TJ,Crandall BG,Weiss JP,et al. Patients treated with catheter ablation for atrial fibrillation have long-term rates of death,stroke,and dementia similar to patients without atrial fibrillation. J Cardiovasc Electrophysiol,2011,22(8):839-845.

80. Hunter RJ,McCready J,Diab I,et al. Maintenance of sinus rhythm with an ablation strategy in patients with atrial fibrillation is associated with a lower risk of stroke and death. Heart,2012,98(1):48-53.

81. Blackshear JL,Odell JA. Appendage obliteration to reduce stroke in cardiac surgery patients with atrial fibrillation. Ann Torac Surg,1996,61(2):755-759.

82. Reddy VY,Doshi SK,Sievert H,et al. Percutaneous left atrial appendage closure for stroke prophylaxis in patients with atrial fibrillation:2.3-year follow-up of the protect af(watchman left atrial appendage system for embolic protection in patients with atrial fibrillation) trial. Circulation,2013,127(6):720-729.

83. Reddy VY,Sievert H,Halperin J,et al. Percutaneous left atrial appendage closure vs warfarin for atrial fibrillation:a randomized clinical trial. JAMA,2014,312(19):1988-1998.

84. Ott A,Breteler MM,de Bruyne MC,et al. Atrial fibrillation and dementia in a population based study. The Rotterdam Study. Stroke,1997,28(2):316-321.

NOAСs 在房颤抗栓治疗应用的临床问题与对策

抗凝治疗是预防心房颤动血栓栓塞最主要的方法。在华法林时代,种种原因导致国人抗凝治疗率较低。针对单个凝血因子的口服抗凝药物的研发很大程度克服了华法林的缺点,较维生素 K 拮抗剂等传统抗凝药物,NOACs 具有药物相互作用少、半衰期短、起效快等优点。也有将此类药物称为直接凝血因子抑制剂(DOAC),但更习惯称为非维生素 K 拮抗剂类口服抗凝药(non-vitamin K antagonist oral anti-coagulants,NOACs),包括直接Xa 因子抑制剂(如利伐沙班、阿哌沙班和艾多沙班)和直接凝血酶抑制剂(如达比加群)。目前 NOACs 在临床中广泛用于房颤患者的脑卒中和血栓栓塞的预防,但 3 期研究入选人群有限,临床中仍有很多处理临床研究未能涉及,需要积累更多的证据和临床经验。

一、NOACs 适用的人群

NOACs 的适用人群为"非瓣膜病性房颤"患者,3 期临床研究入选了部分除外中重度二尖瓣狭窄(常源于风湿性疾病)和人工机械瓣置换术后但存在瓣膜病变的房颤患者,因此,"非瓣膜病性房颤"一词并不严谨。最新欧洲心律协会(EHRA)用药指南将以往的"瓣膜病性房颤"定义为 EHRA Ⅰ,即存在中重度二尖瓣狭窄(常源于风湿性疾病)和人工机械瓣情况下发生的房颤,这类房颤仍然以维生素 K 拮抗剂(VKA)为唯一的推荐。而其他原位瓣膜狭窄和关闭不全以及经二尖瓣修复、生物瓣膜置换术、主动脉瓣介入治疗的患者,即 NOACs 适用于所有"非瓣膜病性房颤"。但对于合并生物二尖瓣假体植入的风湿性二尖瓣狭窄的房颤患者,指南不推荐使用 NOACs。这是因为尽管这些患者在二尖瓣置换术后二尖瓣血流恢复正常,但其心房通常仍然很大并且病情严重。因此,VKA 仍是首选。对于合并房颤的经皮主动脉瓣介入术[包括经皮腔内主动脉瓣膜成形术(PTAV)或经导管主动脉瓣植入术(TAVI)]后的患者,有关 NOACs 的研究正在进行,目前的指南没有给出具体的推荐,现多使用抗血小板治疗的方案和疗程。

对于肥厚型(梗阻性)心肌病患者,理论上可以选择 NOACs。因为肥厚型心肌病患者的房颤与射血分数保留型心力衰竭(HFpEF)相关房颤相似,并且目前 HFpEF 相关房颤的研究未表明 NOACs 劣于 VKA。此外,NOACs 在其他高风险亚组(如具有较高的 CHA2DS2-VASC 评分的房颤患者)中显示出的疗效优于华法林。

二、NOACs 的剂量和调整

NOACs 在静脉血栓的预防和治疗、心房颤动和冠心病进行了一系列的研究并已经应用于临床。但针对不同的适应证,NOACs 有不同的剂量,注意不能混淆。下表中列出不同适应证 NOACs 的剂量标准。其中在冠心病领域,仅有利伐沙班取得了较好的研究证据(表 1)。

(一) NOACs 在肾功能不全患者中的剂量调整

NOACs 部分被肾脏清除(达比加群肾脏清除率为 80%,艾多沙班、利伐沙班和阿哌沙班分别为 50%、35% 和 27%),因此患者需要至少每年监测一次肾功能,并根据肾功能变化进行相应的剂量调整。如果肾功能受损(即肌酐清除率 CrCl≤60ml/min),建议增加肾功能监测的频率。2017 年版欧洲指南对 NOACs 在肾功能不全患者中的应用推荐更加详细,增加了根据肾功能使用 NOACs 的说明图,并新添加了详细的 CrCl<30ml/min 患者的 NOAC 使用推荐(图 1,见文末彩图 58)。

(二) 肝功能不全患者 NOACs 的剂量调整

肝脏是药物代谢和合成凝血因子的重要器官,肝脏功能严重受损会直接影响出凝血,肝酶和转运蛋白功能的改变也可能改变药物的反应,诱发肝损伤。故肝功能不全的患者,应定期监测肝功能,并根据 Child-Pugh 评分进行药物剂量的调整(表 2)。

表 1 NOACs 不同适应证的批准 / 研究剂量

	房颤预防脑卒中	DVT/PE 治疗	长期预防复发性 DVT/PE	骨科大手术后 VTE 预防	房颤合并 PCI 术后	ACS 后(非房颤)二级预防	稳定型 CAD 后(非房颤)二级预防
利伐沙班	20mg,qd	15mg,bid, 第 1~21 天;之后改为 20mg,qd	10mg,qd	10mg,qd	15mg,qd 加氯吡格雷	2.5mg,bid 联合阿司匹林 ±P2Y12 受体拮抗剂	2.5mg,bid 联合阿司匹林
艾多沙班	60mg,qd	先使用普通肝素 / 低分子肝素,后改为 60mg,qd	无相关研究	30mg,qd	待定	无相关研究	无相关研究
阿哌沙班	5mg,bid	10mg,bid,第 1~7 天;之后改为 5mg,bid	2.5mg,bid	2.5mg,bid	待定	无相关研究	无相关研究
达比加群	150mg 或 110mg,bid	先使用普通肝素 / 低分子肝素,后改为 150mg,bid	150mg,bid	220mg,qd	150 或 110mg,bid 加氯吡格雷或替格瑞洛	无相关研究	无相关研究

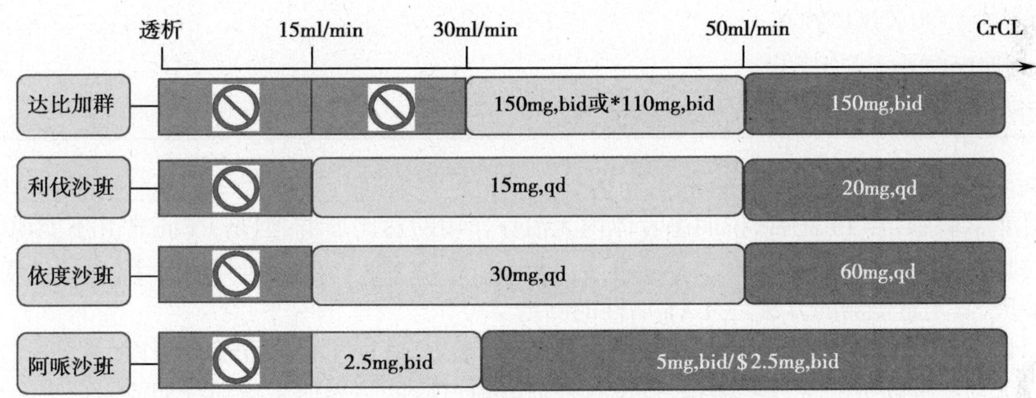

图 1 肾功能不全患者 NOACs 的剂量调整

⊘:禁用;qd:一天 1 次;bid:一天 2 次。*110mg,bid:出血风险高的患者可以使用。$2.5mg,bid:仅当满足以下三项中的至少两项时才使用,包括:①年龄≥80 岁;②体重≤60kg;③肌酐≥1.5mg/dl(133μmol/L)

表 2 肝功能不全患者 NOACs 的剂量调整

Child-Pugh 分级	达比加群	利伐沙班	阿哌沙班	依度沙班
A 级(5~6 分)	无须减量	无须减量	无须减量	无须减量
B 级(7~9 分)	谨慎使用	禁忌	谨慎使用	谨慎使用
C 级(>10 分)	禁忌	禁忌	禁忌	禁忌

由于在 NOACs 的 3 期临床试验(RE-LY 研究、ROCKET AF 研究等)的排除标准中包含患有严重活动性肝病(包括肝硬化),持续存在肝酶或胆红素升高(例如,丙氨酸转氨酶、天冬氨酸转氨酶≥正常上限的 2~3 倍或总胆红素≥正常上限的 1.5 倍)的患者。因此,所有 NOACs 均禁用于有凝血障碍以及 Child-Pugh C 级肝硬化的患者。利伐沙班也禁用于患有 Child-Pugh B 级肝硬化的房颤患者,因为在这类患者中利伐沙班的药物暴露量增加 >2 倍。

(三)药物相互作用

尽管与华法林比较,目前所知与 NOACs 存在相互作用的药物很少,但是仍需密切关注 NOACs 的合并用药。与 NOACs 存在相互作用的药物，主要通过 P- 糖蛋白转运体、细胞色素 P450 3A4 两个途径。阿哌沙班主要以原型清除，受细胞色素 P450 3A4 影响很少。艾多沙班受细胞色素 P450 3A4 影响也较少。在中国合并应用中药的患者较多，目前还不清楚中药是否与 NOACs 存在相互作用，故联合用药需谨慎。新欧洲用药指南补充了抗肿瘤药物与 NOACs 相互作用的信息，明确以下药物不能与 NOACs 联合应用：长春碱、阿霉素、伊马替尼、凡德他尼、阿比特龙、恩杂鲁胺、环孢霉素等。

三、NOACs 的实验室监测

通常情况下，NOACs 不需要通过监测凝血功能或测定血药浓度调整剂量。但某些特殊患者（如未接受治疗的癌症患者、存在潜在药物相互作用风险的患者、肝肾功能变化的患者等），可以通过检测血药浓度和凝血功能来指导临床用药（表 3）。

表 3 NOACs 的血浆水平和凝血功能监测

	达比加群	利伐沙班	依度沙班	阿哌沙班
标准剂量下预期的血浆峰浓度范围（ng/ml）	64~443	184~343	91~321	69~321
标准剂量下预期的血浆谷浓度范围（ng/ml）	31~225	12~137	31~230	34~230
凝血酶原时间（PT）	↑	↑↑（↑）	↑（↑）	（↑）
活化部分凝血活酶时间（APTT）	↑↑（↑）	↑	↑	（↑）
活化凝血时间（ACT）	↑（↑）	↑	↑	↑
凝血酶时间（TT）	↑↑↑↑	—	—	—

NOACs 对常规凝血指标有影响，但没有量效关系。例如达比加群可延长 APTT、PT 和 TT，尤其是 TT 对达比加群非常敏感，若 TT 正常，说明患者体内无治疗作用的达比加群，但是 PT 正常并不能说明没有抗凝作用。达比加群的实验室定量监测手段为稀释的 TT 或 ECT。Xa 因子抑制剂对于 PT 的影响不大，尤其是阿派沙班，其定量监测的方法是抗 Xa 活性的测定。

在紧急情况下（如严重出血、药物过量、急性脑卒中溶栓）和某些特殊情况下，可以考虑进行血药浓度监测。但尚无前瞻性研究验证这些数据，也没有任何凝血试验的临界值来指导择期或紧急手术前的停药时间，更没有研究明确根据血药浓度和凝血功能结果进行剂量调整是否能降低出血或血栓栓塞事件的发生风险。据实验室检测结果进行 NOACs 的剂量调整，只能在有经验的专家的指导下进行。

四、出血的处理

与华法林相比，NOACs 颅内出血和危及生命的出血风险更低且预后更好。但是发生出血后应该重新评价 NOACs 是否需要调整，并评估再出血的危险因素。出血的处理包括 3 个关键步骤：评估出血的严重程度，评估是否需要停药并对症处理，评估重启抗凝治疗的必要性和时机（图 2）。

首先评估出血的严重程度：小出血、非危及生命的大出血、危及生命的出血。仔细询问用药方案及最后一次服用 NOACs 的确切时间和剂量，及时评估肾功能和其他影响 NOACs 血药浓度的因素（如合并用药）和影响出血的因素（如合并使用抗血小板药物）。NOACs 半衰期较短，停药后血药浓度很快下降。此外，还可促进药物尽快排出体外，如利尿等。严重出血的患者可使用特异性逆转剂和非特异性止血剂，推荐使用（活化）凝血酶原复合物浓缩物（PCC 或者 APCC）。对于危及生命的出血，指南不再推荐使用重组活化Ⅶa 因子（rFⅦa），rFⅦa 缺乏用于治疗 NOAC 出血的临床研究数据显示其有促凝效应。指南也不再推荐使用新鲜冰冻血浆，因为新鲜冰冻血浆中所含的凝血因子浓度较低，进入体内会很快被 NOACs 拮抗。目前，已经有可逆转达比加群作用单抗和尚未被批准的Xa 抑制剂的逆转剂——Andexanet alpha。

对于非危及生命的中重度出血，可使用抗纤维蛋白溶解剂（例如氨甲环酸等）或去氨加压素，尤其是在伴有凝血功能障碍或血栓疾病的特殊情况下。这是因为氨甲环酸已被证明能有效止血，尤其是创伤诱发的出血，并具有良好的安全性。

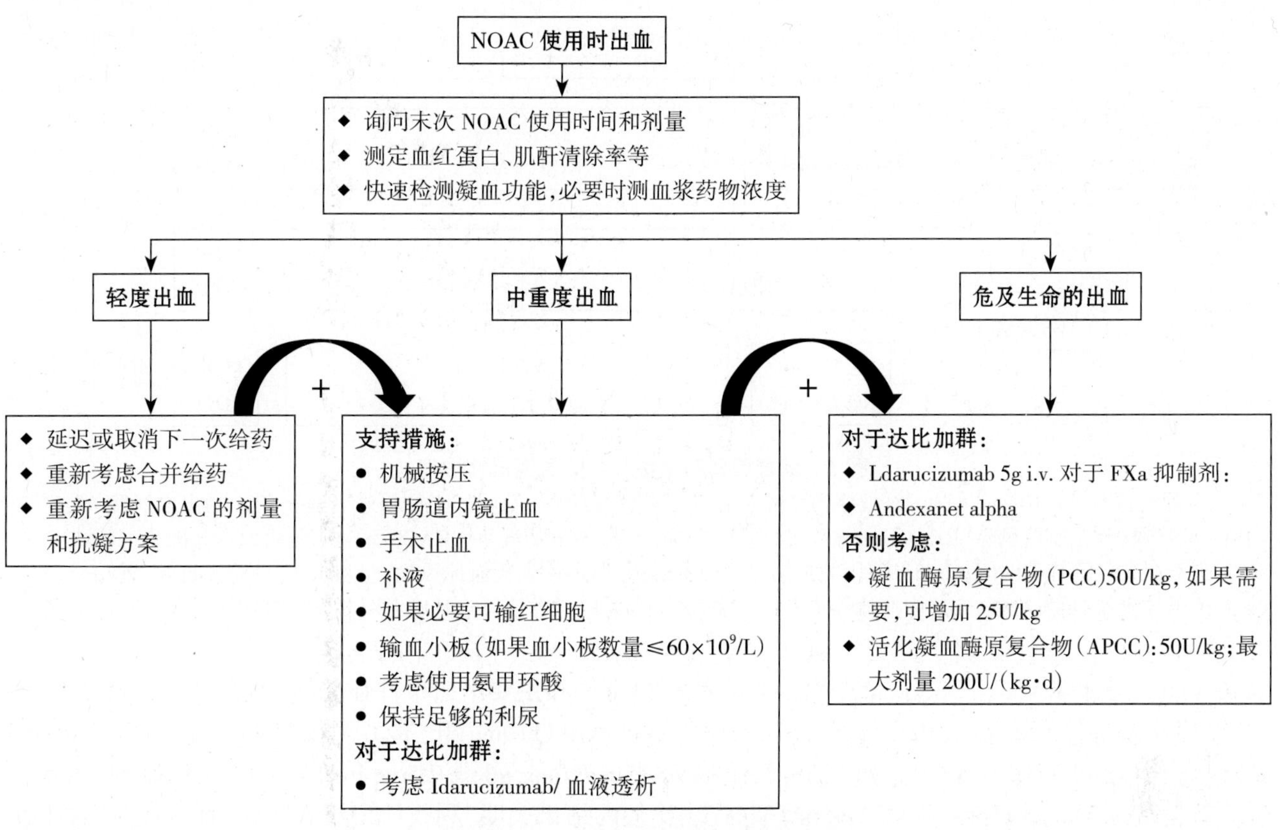

图 2 NOACs 出血时的处理措施

五、出血后抗凝治疗的重启

颅外出血后，经过评估，如果停用 OAC 引起的血栓风险大于重新启用 OAC 的出血风险，那么 OAC 应尽快在 1 周内重新启用。重新使用 NOACs 时，应评估和监测肾功能，以避免药物过量。颅内出血口服抗凝剂的建议：

颅内出血后是否和何时启用 OAC，要根据病人的血栓风险和重新出血风险，需要神经科医生和心脏科医生密切合作做出个体化决策。非机械瓣膜患者，颅内出血后优选 NOACs，并采用最低有效剂量用于脑卒中预防。充分评估肾功能、体重、年龄和药物相互作用，以防止药物过量。

六、特殊情况下的治疗

（一）房颤合并冠心病的抗栓治疗

房颤合并冠心病的处理关键是需要联合抗凝和抗血小板治疗，而长期联合治疗会大大增加出血风险。因此，需尽量缩短联合抗凝和抗血小板治疗的时间，尤其是抗凝联合双联抗血小板治疗的时间。抗栓药物的选择和疗程应该在评估缺血和出血风险的基础上（如 CHA2DS2-VASc 和 GRACE 评分），实现高度个体化。

植入新一代药物洗脱支架（DES）的择期 PCI 术后的患者，三联抗栓治疗的时间可缩短至 1 个月。而对于栓塞风险极高的患者，三联抗栓治疗时间可延长至 PCI 术后 1~6 个月（图 3）。此外，脑卒中风险低（CHA2DS2-VASc 评分为 0~1 分的男性或 1~2 分的女性或者仅 ACS）和出血风险高的患者，在 PCI 术后可以不使用三联抗栓治疗，而仅选择双联抗血小板治疗。

替格瑞洛可用于行 PCI 的 ACS 患者的长期抗栓治疗，主要有两种长期抗栓方案：①使用替格瑞洛的抗栓方案；②使用氯吡格雷或替格瑞洛的抗栓方案（图 3）。

在 RE-DUAL PCI 研究的一个亚组分析中，替格瑞洛的使用在双联抗栓治疗中是安全和有效的。在该研究中，达比加群（110mg 或 150mg，bid）和氯吡格雷或替格瑞洛双联抗栓治疗与标准三联疗法（VKA、阿司匹林和氯吡格雷或替格瑞洛治疗）的疗效和安全性比较（n=2725）结果表明，110mg 或 150mg 达比加群

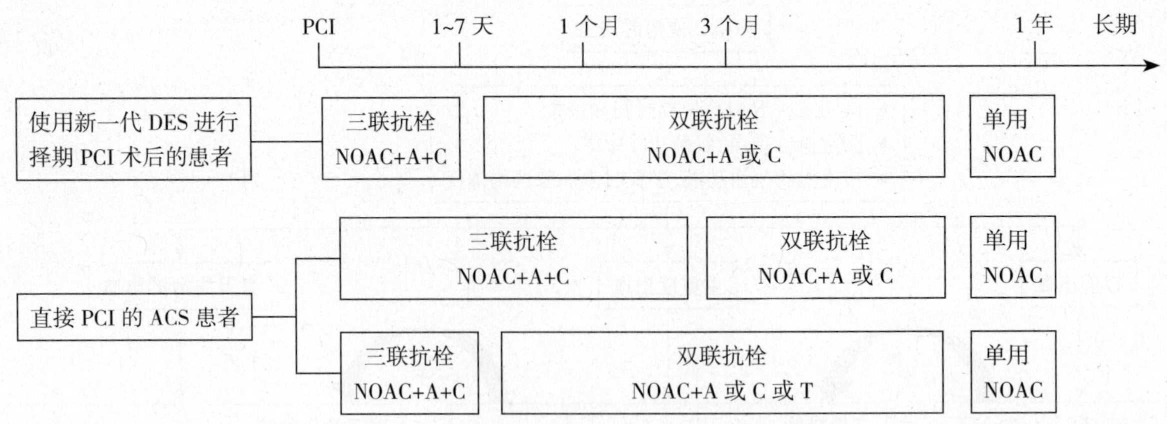

图 3 房颤患者血运重建后的长期抗栓治疗

A:阿司匹林 75~100mg,qd;C:氯吡格雷 75mg,qd;T:替格瑞洛 90mg,bid。①如果患者有未纠正的出血风险、低动脉粥样硬化血栓风险(REACH 或 SYNTX 评分是否增高)、ACS 情况下 GRACE≥140),则可以考虑减少三联或者双联抗栓治疗的时间;②如果使用的是第一代 DES,高动脉粥样硬化血栓风险,左主干、左前降支近端、近端分叉部位支架,再发心梗,支架内血栓等或者低出血风险,则可以考虑延长三联或者双联抗栓治疗的时间

双联疗法组与标准 VKA 三联疗法组相比,非主要出血事件和主要出血事件显著减少,在复合疗效终点、死亡、血栓栓塞事件发生等疗效终点方面,双联疗法组显示出(110mg 组)非劣于或(150mg 组)优于 VKA 三联疗法组。在 PIONEER AF-PCI 研究中,利伐沙班(15mg/10mg qd 或 2.5mg bid)加 P2Y12 抑制剂(氯吡格雷或替格瑞洛)双联抗栓组与 VKA 标准三联疗法比较的结果表明,利伐沙班组在 1 年时降低了严重出血的风险。在心血管死亡,心肌梗死或脑卒中发生的时间数值上三组是相似的。但是两项研究中替格瑞洛的例数均较少,出院后需要延长三联抗栓治疗的患者,仍优选氯吡格雷。

(二) 特殊人群

老年房颤患者脑卒中预防非常重要,因为脑卒中风险随着年龄的增加而急剧增加,应优选 NOACs,剂量可根据肾功能、体重等个体化决策。虚弱或易跌倒患者不是抗凝的禁忌,NOACs 对比 VKA 的获益在虚弱人群中证据最充分的是艾多沙班和阿哌沙班。但所有患者应该进行多学科诊断、风险评估并解决可纠正的病理因素,给予干预措施(如锻炼计划、家庭环境评估等),以降低跌倒风险。

对于痴呆患者,应仔细评估患者对使用 NOACs 治疗房颤的理解和用药依从性等问题。因为服用 NOACs 的用药依从性非常重要。

肥胖患者肾血流量和 CrCl 会增大,故可增加口服抗凝药的消除。由于有关极端肥胖的数据有限,因此指南推荐在体重指数≥40kg/m^2 或体重 >120kg 的患者中使用 VKA(符合国际血栓和止血学会的建议)。对于极端肥胖的患者,如果一定要使用 NOACs,需考虑监测药物血浆谷浓度水平。

(孙艺红)

参 考 文 献

1. van Diepen S, Hellkamp AS, Patel MR, et al. Efficacy and safety of rivaroxaban in patients with heart failure and nonvalvular atrial fibrillation: insights from ROCKET AF. Circ Heart Fail, 2013, 6(4): 740-747.
2. Connolly SJ, Ezekowitz MD, Yusuf S, et al. Dabigatran versus warfarin in patients with atrial fibrillation. N Engl J Med, 2009, 361(12): 1139-1151.
3. Patel MR, Mahaffey KW, Garg J, et al. Rivaroxaban versus warfarin in nonvalvular atrial fibrillation. N Engl J Med, 2011, 365(10): 883-891.
4. Kubitza D, Roth A, Becka M, et al. Effect of hepatic impairment on the pharmacokinetics and pharmacodynamics of a single dose of rivaroxaban, an oral, direct Factor Xa inhibitor. Br J Clin Pharmacol, 2013, 76(1): 89-98.
5. Godier A, Dincq AS, Martin AC, et al. Predictors of pre-procedural concentrations of direct oral anticoagulants: a prospective multicentre study. Eur Heart J, 2017, 38(31): 2431-2439.
6. Warkentin TE, Margetts P, Connolly SJ, et al. Recombinant factor Ⅶa (rFⅦa) and hemodialysis to manage massive dabigatran-associated postcardiac surgery bleeding. Blood, 2012, 119(9): 2172-2174.

7. Shakur H, Roberts I, Bautista R, et al. Effects of tranexamic acid on death, vascular occlusive events, and blood transfusion in trauma patients with significant haemorrhage (CRASH-2): a randomised, placebo-controlled trial. Lancet, 2010, 376 (9734): 23-32.
8. Gibson CM, Mehran R, Bode C, et al. Prevention of Bleeding in Patients with Atrial Fibrillation Undergoing PCI. N Engl J Med, 2016, 375 (25): 2423-2434.
9. Wolf PA, Abbott RD, Kannel WB. Atrial fibrillation as an independent risk factor for stroke: the Framingham Study. Stroke, 1991, 22 (8): 983-988.
10. Hanon O, Assayag P, Belmin J, et al. Expert consensus of the French Society of Geriatrics and Gerontology and the French Society of Cardiology on the management of atrial fibrillation in elderly people. Arch Cardiovasc Dis, 2013, 106 (5): 303-323.
11. Sherrington C, Whitney JC, Lord SR, et al. Effective exercise for the prevention of falls: a systematic review and meta-analysis. J Am Geriatr Soc, 2008, 56 (12): 2234-2243.
12. Chagnac A, Weinstein T, Korzets A, et al. Glomerular hemodynamics in severe obesity. Am J Physiol Renal Physiol, 2000, 278 (5): F817-F822.
13. Martin K, Beyer-Westendorf J, Davidson BL, et al. Use of the direct oral anticoagulants in obese patients: guidance from the SSC of the ISTH. J Thromb Haemost, 2016, 14 (6): 1308-1313.

中国冠心病合并房颤抗凝治疗现状与对策

心房颤动(房颤)和冠状动脉粥样硬化性心脏病(冠心病)是临床上常见的两种心血管疾病。房颤和冠心病有诸多共同的危险因素,如高龄、高血压及糖尿病等,因此临床实践中两种疾病常常共存。全球注册研究GARFIELD研究中国亚组数据显示,我国32.4%的房颤患者合并冠心病,高于世界平均水平(19.4%)[1];而10%~15%的冠心病患者同时伴有房颤,其中经皮冠状动脉介入治疗(PCI)术后患者中房颤的比例高达5%~7%。

血栓栓塞性并发症是房颤致死、致残的主要原因之一,脑卒中是其最常见的表现类型。数据表明房颤患者在相同的栓塞风险评分下,亚洲人群发生脑卒中风险高于非亚洲人群[2,3]。口服抗凝药治疗作为房颤治疗的基石,可有效预防房颤患者的缺血性脑卒中事件,延长患者寿命。另一方面,无论是冠状动脉粥样硬化所致的血管狭窄,还是粥样硬化斑块破裂所诱发的急性血栓形成,血小板在冠心病相关的缺血性事件中均发挥了重要作用。因此,抗血小板治疗是冠心病二级预防及预防PCI术后支架内血栓形成的关键。

一、房颤合并冠心病人群的风险评估

冠心病合并房颤的抗栓治疗的难点在于抗血小板药物和抗凝药物不能完全相互替代,而联合应用又面临着出血风险的增加。因此,如何在最大获益的同时将出血风险降至最低是制定冠心病合并房颤抗栓治疗的关键。对于房颤合并冠心病患者,抗栓治疗策略及方案的决定因素包括:房颤患者的脑卒中风险及出血风险、冠心病类型(稳定型心绞痛、急性冠脉综合征)、是否需要介入治疗、介入治疗时植入支架的类型,以及患者自身合并症对抗栓治疗的影响。CHAD2S2-VASc评分及HAS-BLED评分被广泛应用于房颤患者栓塞及出血评估,是决定冠心病合并房颤人群是否需要抗凝治疗的基础。除此之外,ARTIA评分、ORBIT评分以及ABC评分也被证实可有效预测房颤患者的出血风险。另外,针对冠心病,我们也应使用GRACE评分、CRUSADE评分以及SYNTAX评分对患者进行危险分层,决定介入治疗及抗血小板治疗的方案。需要强调的是,在面对出血高危的患者时,我们应积极调整可纠正的导致出血高风险的因素(如高血压、饮酒等),而不应盲目停用抗凝药物。近期越来越多的证据表明,上述评分在各自的交叉领域也有一定的预测价值,但其实际应用价值仍不明确,这提示我们应综合评估冠心病合并房颤这一特殊人群的相对缺血/出血风险,力求实行精准化、个体化的抗凝治疗。

二、稳定型冠心病合并房颤患者的抗凝治疗

稳定型冠心病患者因其病情相对稳定,斑块破裂等急性冠脉事件风险较低,因此通常予以单一抗血小板药物治疗。来自丹麦的一项队列研究纳入了8700例房颤合并稳定型冠心病患者,平均随访3.3年[4]。研究结果提示,与华法林单药相比,华法林+阿司匹林和华法林+氯吡格雷两种方案在急性心肌梗死/冠心病死亡率和血栓栓塞事件发生率方面类似,却显著增加大出血风险。但研究结果同时表明,该队列急性心肌梗死/冠心病死亡发生率略高于血栓栓塞事件发生率(7.2/100人年 vs. 3.8/100人年),而血栓栓塞事件发生率与严重出血事件发生率类似(3.8/100人年 vs. 4.0/100人年),这是否预示这类特殊人群冠心病相关缺血风险大于房颤脑卒中相关缺血风险仍需进一步研究证实。CORONOR研究结果则警示我们,尽管在稳定型冠心病患者中大出血事件发生率较低,但与死亡密切相关,其中华法林治疗相关出血风险的增加在联合使用抗血小板药物时更为明显[5]。因此,相关指南均推荐对于稳定型冠心病合并房颤患者,单用华法林治疗是可行的。需要注意的是,此类患者应局限于急性冠脉综合征(ACS)和PCI术后1年以及未行PCI术的冠心病患者。近期COMPASS研究则发现,小剂量利伐沙班(2.5mg,每日2次)联合阿司匹林的抗栓治疗策略在不增加颅内/致命性出血的前提下显著降低患者的主要不良心血管事件(心血管死亡、脑卒

中和心肌梗死）风险，但单用小剂量利伐沙班（5mg，每日 2 次）却不改善心血管结局，反而增加出血风险[6]。这可能由于新型口服抗凝药物（NOACs）的较“单一”且“特异”的作用机制影响了该药对冠心病相关血栓形成的抑制作用。这一研究为冠心病抗栓治疗策略提供了新的思路及治疗选择，但对于房颤来说，我们往往需要使用较大治疗剂量的利伐沙班（15mg/20mg）抗凝治疗，单独高剂量的利伐沙班或其他 NOACs 能否适用于房颤合并稳定型冠心病患者尚缺乏确凿证据。根据既往 4 项大规模 NOACs 的Ⅲ期临床研究来看，15%~20% 的房颤患者合并了陈旧性心肌梗死，亚组分析示陈旧性心肌梗死对 NOACs 的疗效及安全性无交互作用[7-10]。来自丹麦的最新队列研究显示，服用 NOACs 的房颤患者，其心肌梗死的 1 年绝对风险在 1.1%~1.2%，服用华法林组则为 1.6%[11]。因为我们有理由认为 NOACs 单药治疗在稳定型冠心病患者中可行。

三、急性冠脉综合征 / 冠脉支架植入术后合并房颤患者的抗凝治疗

据估测，5%~15% 的房颤患者会接受 PCI 治疗[12]。对于房颤合并 ACS 以及 PCI 术后患者来说，联合抗凝治疗更具挑战性，因此类患者在发生 ACS 或 PCI 术后再发心血管事件风险较高，故常需使用双联或三联抗栓治疗。一项纳入 426 例的 PCI 术后合并房颤患者的回顾性研究显示，与传统阿司匹林 + 氯吡格雷的双联抗血小板治疗相比，三联抗栓治疗（华法林 + 阿司匹林 + 氯吡格雷）显著降低主要不良心血管事件风险，出血风险无显著差异，未接受抗凝治疗的患者全因死亡风险显著升高[13]。尽管该项研究纳入人群较少，仅 40.1% 的患者接受了药物洗脱支架的植入，且随访中患者不良事件率较高（主要心血管事件发生率 36.6%，大出血事件发生率 12.3%），但仍为未来联合抗栓治疗的制定贡献了宝贵的经验。WOEST 研究是首个对比双联抗栓治疗（华法林 + 氯吡格雷）与三联（华法林 + 阿司匹林 + 氯吡格雷）有效性与安全性的随机对照试验。随访 1 年结果发现，双联抗栓治疗组出血发生率明显下降，并且未增加支架内血栓形成、脑卒中和心肌梗死等缺血事件的风险[14]。这一研究为华法林 + 氯吡格雷的双联抗栓治疗策略的有效性和安全性提供依据，但需指出的是：

1. 多数相似研究随访时间较短，纳入研究例数较少，不足以评价不同抗栓策略对支架内血栓等长期结局的影响。

2. 研究中所选用的抗栓治疗时间与目前指南所推荐得抗栓治疗时程不一致，可能导致结果的误读。

3. 由于研究进行时间较早，部分入院患者仍使用的是裸金属支架或一代药物洗脱支架，且入选人群并未全部接受抗凝治疗，可能造成潜在偏倚。近期多项大型队列研究再次证实，华法林 + 阿司匹林 + 氯吡格雷组成的三联抗栓治疗，出血风险随出院时间延长呈下降趋势，但仍显著高于双联抗栓治疗[15,16]。因此，尽量缩短三联抗栓时程对减少不良事件至关重要。

四、新型口服抗凝药物以及抗血小板药物在冠心病合并房颤患者中的应用价值

RE-DUAL PCI 以及 PIONEER AF-PCI 两项重磅研究的问世具有里程碑式的意义。PIONEER AF-PCI 研究纳入了 2124 例非瓣膜性房颤并接受 PCI 治疗的患者，随机分为 3 组：

1. 利伐沙班（15mg，每日 1 次）+ 氯吡格雷（75mg，每日 1 次）治疗 12 个月。

2. 利伐沙班（2.5mg，每日 2 次）+ 氯吡格雷（75mg，每日 1 次）治疗 12 个月。

3. 传统三联抗栓治疗治疗 12 个月。

结果发现，基于利伐沙班的双联或三联抗栓治疗方案出血发生率明显低于传统的三联抗栓方案，两个试验组的获益主要来自出血及心血管原因所致再住院率的降低，三组死亡率相似。然而，由于研究样本量导致的统计学效力不足，尚不能得出有效性不劣于或优于华法林为基础的三联抗栓方案的结论[17]。RE-DUAL PCI 研究纳入 2502 例行 PCI 治疗的非瓣膜性房颤患者，随机分为达比加群（150mg，每日 2 次）+ P2Y12 抑制剂组，达比加群（110mg，每日 2 次）+ P2Y12 抑制剂组及华法林（INR 2.0~3.0）+ 双联抗血小板药组。研究主要终点为发生首次 ISTH 定义大出血事件或临床相关非大出血事件。与传统华法林三联治疗组相比，达比加群 110mg 和 150mg+ P2Y12 抑制剂两个治疗组在 ISTH 大出血或临床相关的非大出血事件

绝对风险分别降低了 11.5% 和 5.5%，同时所有血栓栓塞事件不劣于传统治疗组[18]。这两项研究的优势在于为房颤患者 PCI 术后抗栓治疗提供了全新的思路与选择，其三联抗栓时限的决策由患者的危险分层所决定，与目前指南推荐一致，反映了当前最新的实践背景下的 NOACs 药物的优势。最新的荟萃分析进一步证实，阿司匹林联合 NOACs 的双联抗栓治疗方案在安全性及有效性方面均优于传统阿司匹林联合华法林的传统抗栓治疗[19]。

另外值得关注的是，普拉格雷及替格瑞洛作为新型的 P2Y12 受体抑制剂具有更强的血小板抑制作用，逐渐成为冠心病相关指南中的优选。2013 年一项观察性研究纳入 377 例 PCI 术后需要三联抗栓治疗的患者，其中 21 例(5.6%)的患者使用了普拉格雷，结果提示普拉格雷三联抗栓组的 6 个月累积 TIMI 出血风险显著高于氯吡格雷组，而在次级缺血事件终点方面无显著差异[20]。2015 年的另一项观察性研究则提示，与氯吡格雷组三联抗栓组(526 例)相比，普拉格雷组(91 例)增加患者报告出血风险，两组间出血再住院率相似[21]。而在 RE-DUAL PCI 研究中，12% 的受试者接受了替格瑞洛的治疗，亚组分析结果仍提示 NOACs 安全有效[18]。但是出于安全考虑，尤其替格瑞洛可额外增加颅内出血风险，目前指南均未推荐使用新型 P2Y12 受体抑制剂作为联合抗栓治疗的选择。而在临床中约 25%~50% 的患者在服用氯吡格雷后血小板抑制率未能达标[22]，即"氯吡格雷抵抗"，且上述两项观察性研究的随访时间较短，抗血小板药物的优势可能未凸显出来，在此临床背景下新型 P2Y12 受体抑制剂能否作为上述困境的有效补充，我们期待未来的研究进行解答。

五、联合抗栓时程以及支架选择在抗凝策略中的思考

尽管既往有研究提示，为减少联合抗栓所带来的出血风险增加，可考虑为房颤合并冠心病患者植入裸金属支架[23]。但 LEADER FREE 研究则证实，使用最新的无聚合物药物涂层支架患者接受短期的(1 个月)双联抗血小板治疗的安全性与有效性优于传统裸金属支架[24]。从远期预后来看，使用药物洗脱支架可减少由于支架再狭窄所导致的再次血运重建，进而避免再次 PCI 治疗时所带来的联合抗栓治疗。ISAR-TRIPLE 研究则从不同三联抗栓时间角度对房颤合并 PCI 术后患者最佳抗栓方案进行探索，614 例置入药物洗脱支架患者被随机分为三联抗栓治疗 6 周组(6 周后停用氯吡格雷，继续阿司匹林 + 华法林治疗)和治疗 6 个月组。研究表明，两组患者 9 个月主要复合终点、缺血性结局或 TIMI 严重出血均无明显差异[25]。此研究为出血高危的房颤合并 PCI 术后患者短期(1 个月)三联抗栓治疗提供了进一步的依据，医生可根据患者的缺血及出血风险调整抗栓方案，对于缺血风险较高的患者则可适当延长三联抗栓时程，在 1~3 个月内逐步降级至双联抗栓。需要强调的是，联合抗栓的时长还取决于原本双联抗血小板治疗的时程，在冠脉介入领域，DAPT 评分被广泛用于评估患者是否需要长期(>12 个月)双联抗血小板治疗[26]，这一评分是否适用于评估房颤合并冠心病患者联合抗栓时程以及未来我们是否需要更加细化的评分系统仍不得而知。而针对脑卒中风险较低但出血风险较高的一类房颤特殊人群来说，在发生 ACS 后可暂考虑不使用抗凝药物，使用传统双联抗血小板治疗作为初始治疗选择[27,28]。

六、导管消融在冠心病合并房颤患者中的应用价值

导管消融作为房颤的一种重要治疗手段，主要适用于对于抗心律失常药物治疗无效或不能耐受的症状性房颤患者。房颤导致的快速心室率会增加心肌耗氧量，导致原有冠脉病变患者心绞痛发作增加，甚至可能增加 2 型心肌梗死的发生风险。而导管消融减少或消除房颤发作，可以有效减少心绞痛发作。此外，部分房颤患者导管消融术后可停用抗凝药，如果同时合并急性冠脉综合征或者 PCI 术后，可以避免三联抗栓的出血风险。从此角度出发，导管消融治疗老年冠心病合并房颤患者或可临床获益。回顾现有临床证据，既往多项注册研究提示导管消融能够改善患者的缺血性脑卒中、出血性脑卒中及心血管死亡在内的多种临床结局[29-31]。CASTLE-AF 研究以及 AATAC 研究均提示，导管消融能够改善心衰合并房颤患者的临床结局，且上述研究均纳入了部分合并缺血性心肌病的房颤患者，其亚组分析结果一致[32,33]。与此同时，一项单中心小样本研究证实，房颤导管消融可减少冠心病 PCI 术后合并房颤患者的全因死亡和主要不良事件风险[34]。因此，部分房颤合并冠心病的人群可选择导管消融治疗，但应强调的是，不应以停用抗凝药物为目的而选用导管消融治疗，过度治疗所带来的负面效果不容忽视。

七、左心耳封堵术在冠心病合并房颤患者中的应用价值

对于出血高危患者和口服抗凝药应用禁忌的患者，左心耳封堵术无疑是预防栓塞的重要补充手段，包括 PROTECT AF 和 PREVAIL 研究和一些注册研究和队列研究均证实了该技术的安全性及有效性[35,36]。来自 ASAP 研究结果提示，未经华法林过渡治疗的 Watchman 封堵器置入对于短期口服抗凝药有禁忌的非瓣膜性房颤患者安全、有效[37]。EWOLUTION 的 1 年随访结果表明，基于 CHA2DS2-VASc 评分适用华法林患者的脑卒中预期发生率为 6.4%，EWOLUTION 试验中这部分患者的缺血性脑卒中发生率为 1.1%，风险下降 83%。基于 HAS-BLED 评分适用华法林患者的预期出血发生率为 4.7%；EWOLUTION 试验中大出血发生率为 1.7%，风险下降 65%。封堵术后大部分患者(60%)服用双抗或者口服抗凝药(27%)。至第 1 次随访，服用口服抗凝药的患者降至 8%，双抗患者降至 28%；3 个月内华法林全部停用，6 个月之内双抗全部停用[38]。随着术者经验的不断积累，操作的围术期并发症明显降低，左心耳封堵术的临床获益逐步凸显。当然，也有一些研究对左心耳封堵的安全性提出质疑，其中有研究表明封堵器相关血栓发生率较高，增加了脑卒中 / 一过性脑缺血发作的风险[39]。当前，尚无相关指南对冠心病合并房颤人群行左心耳封堵术提供确切推荐，但在以改善临床预后为前提下，我们相信随着时间的推移以及更多临床数据的出现，左心耳封堵术的适应证将逐渐扩大和完善，冠心病和并房颤的患者是可以从这项技术中获益的并应继续研究的潜在人群。

八、未来研究方向

目前冠心病和并房颤人群的最佳抗凝治疗策略仍有许多问题需要得到解答：

1. NOACs 联合氯吡格雷的双联抗栓治疗的安全性是否优于华法林联合氯吡格雷？
2. 由于相关试验的研究效能有限，NOACs 联合 P2Y12 受体拮抗剂是否足以减少支架内血栓及心肌梗死的风险？
3. NOACs 联合阿司匹林的双联抗栓治疗是否能够比拟 NOACs 联合 P2Y12 受体拮抗剂？
4. 新型 P2Y12 受体拮抗剂在联合抗栓治疗中应用价值几何？
5. 稳定型冠心病或 ACS 患者新发房颤时应如何制定抗栓治疗方案？
6. 行药物球囊扩张术后的冠心病合并房颤患者的抗凝方案应如何制定？

目前正在进行的大型随机对照研究如下(表 1)，我们期待相关研究结果的公布为未来联合抗凝治疗的优化提供新的理论依据。

表 1 待发表的冠心病合并房颤人群抗栓治疗研究一览

研究名称	例数	人群	干预措施	主要终点
AUGUSTUS	4600	AF+PCI	阿哌沙班 +P2Y12 阿哌沙班 +P2Y12+ASA VKA+P2Y12	出血
ENTRUST AF-PCI	1500	AF+PCI	艾多沙班 +P2Y12 VKA+P2Y12	出血
RT-AF	420	AF+PCI	利伐沙班 + 替格瑞洛 VKA+P2Y12+ASA	出血
APPROACH	400	AF+ACS	阿哌沙班 + 氯吡格雷 VKA+ 氯吡格雷 +ASA	出血
MUSICA-2	304	AF+PCI	氯吡格雷 +ASA VKA+ 氯吡格雷 +ASA	复合终点(脑卒中、心肌梗死、栓塞、支架血栓、死亡)
MANJUSRI	296	AF+PCI	VKA+ 替格瑞洛 VKA+ 氯吡格雷 +ASA	出血

注：ACS：acute coronary syndrome，急性冠状动脉综合征；AF：atrial fibrillation，心房颤动；ASA：aspirin，阿司匹林；PCI：percutaneous coronary intervention，经皮冠状动脉介入治疗；P2Y12：P2Y12 receptor antagonist，P2Y12 受体阻断剂；VKA：vitamin-K antagonist，维生素 K 拮抗剂

九、结　　语

不难看出，对于合并冠心病的房颤患者，需要根据冠心病发病的不同阶段，联合使用抗凝和抗血小板的药物，但无论哪种情况，抗凝治疗一直贯穿始终。我国无论是抗凝治疗还是抗血小板治疗均具有巨大的可提升空间，中国冠心病患者优化抗血小板治疗研究（OPT-CAD）显示，我国 ACS 患者 1 年时的 P2Y12 受体抑制剂使用率只有 58.6%。中国房颤注册研究提示（CAFR），我国 2 年内新处方华法林患者的停药率高达 57.6%[40]。可喜的是，我国总体房颤患者抗凝治疗率正逐年增高[41]。因此，我们的当前的首要任务是加强疾病的规范化诊疗，使大多数医生能正确认识到冠心病合并房颤患者接受抗凝治疗的重要意义，应在结合患者年龄、疾病、药物影响等因素的基础上，正确权衡患者缺血/出血风险，加强对患者的教育和管理，根据具体情况选择不同种类的抗凝药物及治疗策略，合理使用抗栓药物，实现对患者的个体化治疗。

（马长生　李梦梦）

参考文献

1. 孙艺红，胡大一．非瓣膜病心房颤动患者全球抗凝注册研究中国亚组基线数据分析．中华心血管病杂志，2014，42（10）：846-850.
2. Friberg L，Rosenqvist M，Lip GY. Evaluation of risk stratification schemes for ischaemic stroke and bleeding in 182 678 patients with atrial fibrillation：the Swedish Atrial Fibrillation cohort study. Eur Heart J，2012，33（12）：1500-1510.
3. Chao TF，Liu CJ，Wang KL，et al. Using the CHA2DS2-VASc score for refining stroke risk stratification in 'low-risk' Asian patients with atrial fibrillation. J Am Coll Cardiol，2014，64（16）：1658-1665.
4. Lamberts M，Gislason GH，Lip GY，et al. Antiplatelet therapy for stable coronary artery disease in atrial fibrillation patients taking an oral anticoagulant：a nationwide cohort study. Circulation，2014，129（15）：1577-1585.
5. Hamon M，Lemesle G，Tricot O，et al. Incidence，source，determinants，and prognostic impact of major bleeding in outpatients with stable coronary artery disease. J Am Coll Cardiol，2014，64（14）：1430-1436.
6. Eikelboom JW，Connolly SJ，Bosch J，et al. Rivaroxaban with or without Aspirin in Stable Cardiovascular Disease. N Engl J Med，2017，377（14）：1319-1330.
7. Granger CB，Alexander JH，McMurray JJ，et al. Apixaban versus warfarin in patients with atrial fibrillation. N Engl J Med，2011，365（11）：981-992.
8. Connolly SJ，Ezekowitz MD，Yusuf S，et al. Dabigatran versus warfarin in patients with atrial fibrillation. N Engl J Med，2009，361（12）：1139-1151.
9. Giugliano RP，Ruff CT，Braunwald E，et al. Edoxaban versus warfarin in patients with atrial fibrillation. N Engl J Med，2013，369（22）：2093-2104.
10. Patel MR，Mahaffey KW，Garg J，et al. Rivaroxaban versus warfarin in nonvalvular atrial fibrillation. N Engl J Med，2011，365（10）：883-891.
11. Lee CJ，Gerds TA，Carlson N，et al. Risk of Myocardial Infarction in Anticoagulated Patients With Atrial Fibrillation. J Am Coll Cardiol，2018，72（1）：17-26.
12. Kirchhof P，Benussi S，Kotecha D，et al. 2016 ESC Guidelines for the management of atrial fibrillation developed in collaboration with EACTS. Eur Heart J，2016，37（38）：2893-2962.
13. Ruiz-Nodar JM，Marin F，Hurtado JA，et al. Anticoagulant and antiplatelet therapy use in 426 patients with atrial fibrillation undergoing percutaneous coronary intervention and stent implantation implications for bleeding risk and prognosis. J Am Coll Cardiol，2008，51（8）：818-825.
14. Dewilde WJ，Oirbans T，Verheugt FW，et al. Use of clopidogrel with or without aspirin in patients taking oral anticoagulant therapy and undergoing percutaneous coronary intervention：an open-label，randomised，controlled trial. Lancet，2013，381（9872）：1107-1115.
15. Lamberts M，Olesen JB，Ruwald MH，et al. Bleeding after initiation of multiple antithrombotic drugs，including triple therapy，in atrial fibrillation patients following myocardial infarction and coronary intervention：a nationwide cohort study. Circulation，2012，126（10）：1185-1193.
16. Hansen ML，Sorensen R，Clausen MT，et al. Risk of bleeding with single，dual，or triple therapy with warfarin，aspirin，and clopidogrel in patients with atrial fibrillation. Arch Intern Med，2010，170（16）：1433-1441.
17. Gibson CM，Mehran R，Bode C，et al. Prevention of Bleeding in Patients with Atrial Fibrillation Undergoing PCI. N Engl J Med，2016，375（25）：2423-2434.
18. Cannon CP，Bhatt DL，Oldgren J，et al. Dual Antithrombotic Therapy with Dabigatran after PCI in Atrial Fibrillation. N Engl J Med，2017，377（16）：1513-1524.
19. Bennaghmouch N，de Veer A，Bode K，et al. Efficacy and Safety of the Use of Non-Vitamin K Antagonist Oral Anticoagulants in Patients With Nonvalvular Atrial Fibrillation and Concomitant Aspirin Therapy：A Meta-Analysis of Randomized Trials. Circulation，2018，137（11）：1117-1129.
20. Sarafoff N，Martischnig A，Wealer J，et al. Triple therapy with aspirin，prasugrel，and vitamin K antagonists in patients with drug-eluting stent implantation and an indication for oral anticoagulation. J Am Coll Cardiol，2013，61（20）：2060-2066.
21. Jackson LR 2nd，Ju C，Zettler M，et al. Outcomes of Patients With Acute Myocardial Infarction Undergoing Percutaneous Coronary Intervention

Receiving an Oral Anticoagulant and Dual Antiplatelet Therapy: A Comparison of Clopidogrel Versus Prasugrel From the TRANSLATE-ACS Study. JACC Cardiovasc Interv, 2015, 8 (14): 1880-1889.

22. Siller-Matula JM, Trenk D, Schror K, et al. Response variability to P2Y12 receptor inhibitors: expectations and reality. JACC Cardiovasc Interv, 2013, 6 (11): 1111-1128.
23. Ruiz-Nodar JM, Marin F, Sanchez-Paya J, et al. Efficacy and safety of drug-eluting stent use in patients with atrial fibrillation. Eur Heart J, 2009, 30 (8): 932-939.
24. Urban P, Meredith IT, Abizaid A, et al. Polymer-free Drug-Coated Coronary Stents in Patients at High Bleeding Risk. N Engl J Med, 2015, 373(21): 2038-2047.
25. Fiedler KA, Maeng M, Mehilli J, et al. Duration of Triple Therapy in Patients Requiring Oral Anticoagulation After Drug-Eluting Stent Implantation: The ISAR-TRIPLE Trial. J Am Coll Cardiol, 2015, 65 (16): 1619-1629.
26. Yeh RW, Secemsky EA, Kereiakes DJ, et al. Development and Validation of a Prediction Rule for Benefit and Harm of Dual Antiplatelet Therapy Beyond 1 Year After Percutaneous Coronary Intervention. JAMA, 2016, 315 (16): 1735-1749.
27. ACTIVE Writing Group of the ACTIVE Investigators, Connolly S, Pogue J, et al. Clopidogrel plus aspirin versus oral anticoagulation for atrial fibrillation in the Atrial fibrillation Clopidogrel Trial with Irbesartan for prevention of Vascular Events (ACTIVE W): a randomised controlled trial. Lancet, 2006, 367 (9526): 1903-1912.
28. Hess CN, Peterson ED, Peng SA, et al. Use and Outcomes of Triple Therapy Among Older Patients With Acute Myocardial Infarction and Atrial Fibrillation. J Am Coll Cardiol, 2015, 66 (6): 616-627.
29. Hunter RJ, McCready J, Diab I, et al. Maintenance of sinus rhythm with an ablation strategy in patients with atrial fibrillation is associated with a lower risk of stroke and death. Heart, 2012, 98 (1): 48-53.
30. Ghanbari H, Başer K, Jongnarangsin K, et al. Mortality and cerebrovascular events after radiofrequency catheter ablation of atrial fibrillation. Heart Rhythm, 2014, 11 (9): 1503-1511.
31. Srivatsa UN, Danielsen B, Amsterdam EA, et al. CAABL-AF (California Study of Ablation for Atrial Fibrillation): Mortality and Stroke, 2005 to 2013. Circ Arrhythm Electrophysiol, 2018, 11 (6): e005739.
32. Di Biase L, Mohanty P, Mohanty S, et al. Ablation Versus Amiodarone for Treatment of Persistent Atrial Fibrillation in Patients With Congestive Heart Failure and an Implanted Device: Results From the AATAC Multicenter Randomized Trial. Circulation, 2016, 133 (17): 1637-1644.
33. Marrouche NF, Brachmann J, Andresen D, et al. Catheter Ablation for Atrial Fibrillation with Heart Failure. N Engl J Med, 2018, 378(5): 417-427.
34. Chong E, Chang HY, Chen YY, et al. When Atrial Fibrillation Co-Exists with Coronary Artery Disease in Patients with Prior Coronary Intervention - Does Ablation Benefit? Heart Lung Circ, 2016, 25 (6): 538-550.
35. Reddy VY, Doshi SK, Kar S, et al. 5-Year Outcomes After Left Atrial Appendage Closure: From the PREVAIL and PROTECT AF Trials. J Am Coll Cardiol, 2017, 70 (24): 2964-2975.
36. Reddy VY, Gibson DN, Kar S, et al. Post-Approval U.S. Experience With Left Atrial Appendage Closure for Stroke Prevention in Atrial Fibrillation. J Am Coll Cardiol, 2017, 69 (3): 253-261.
37. Reddy VY, Mobius-Winkler S, Miller MA, et al. Left atrial appendage closure with the Watchman device in patients with a contraindication for oral anticoagulation: the ASAP study (ASA Plavix Feasibility Study With Watchman Left Atrial Appendage Closure Technology). J Am Coll Cardiol, 2013, 61 (25): 2551-2556.
38. Boersma LV, Ince H, Kische S, et al. Efficacy and safety of left atrial appendage closure with WATCHMAN in patients with or without contraindication to oral anticoagulation: 1-Year follow-up outcome data of the EWOLUTION trial. Heart Rhythm, 2017, 14 (9): 1302-1308.
39. Fauchier L, Cinaud A, Brigadeau F, et al. Device-Related Thrombosis After Percutaneous Left Atrial Appendage Occlusion for Atrial Fibrillation. J Am Coll Cardiol, 2018, 71 (14): 1528-1536.
40. Wang ZZ, Du X, Wang W, et al. Long-Term Persistence of Newly Initiated Warfarin Therapy in Chinese Patients With Nonvalvular Atrial Fibrillation. Circ Cardiovasc Qual Outcomes, 2016, 9 (4): 380-387.
41. Chang SS, Dong JZ, Ma CS, et al. Current Status and Time Trends of Oral Anticoagulation Use Among Chinese Patients With Nonvalvular Atrial Fibrillation: The Chinese Atrial Fibrillation Registry Study. Stroke, 2016, 47 (7): 1803-1810.

左心房结构CT在房颤射频消融中的应用价值

心房颤动（简称房颤）是最常见的心律失常之一，随着年龄增长房颤患病率呈逐渐增加趋势。心房肌袖延伸至肺静脉是驱动房颤的最主要原因，房颤异常激动点仅少数来源于腔静脉、Marshall 韧带等，因此肺静脉电隔离是房颤导管消融的关键策略，也是房颤治疗最有效的方法。心房和肺静脉解剖的精准评估是指导房颤射频消融优化治疗的重要手段，左心房结构 CT 是观察心脏和肺静脉解剖结构的重要手段。本章结合房颤发生机制，探讨左心房结构 CT 在房颤射频消融术中的应用价值。

一、房颤发生机制

房颤发病机制复杂，为多机制共同作用，包括触发机制和维持机制。触发机制：驱动房颤的局部兴奋点可使一个或多个局灶的自律性升高或引起触发活动，但更可能是心房某个具有完整折返环路的固定解剖部位形成折返激动。这个部位主要位于心房及肺静脉，少部分位于心大静脉（包括肺静脉、腔静脉、冠状静脉、Marshall 韧带等）。Haïssaguerre[1]等通过大量临床和基础研究，最先提出房颤起源于肺静脉开口的观点，超过 90% 的异位搏动起源于肺静脉，50% 起源于左上肺静脉[2]。Nathan[3]等发现左心房心肌围绕肺静脉干形成心肌袖（myocardial sleeves），是肺静脉内存在异位兴奋灶的解剖学基础。Blom[4]等发现肺静脉与窦房结、房室结、希氏束等心脏传导系统有相同抗原表达，Haïssaguerre[1]等在临床肺静脉标测时也发现肺静脉内有隐匿电活动且递减传导，左心房和肺静脉之间或肺静脉内存在传导阻滞，此为肺静脉可传导冲动的解剖及电生理基础。房颤的维持机制主要为以下假说：

1. **多子波折返激动学说**[5] 房颤发作时，心房内同时存在一定数量的折返子波，这些子波在空间上随机运行和分布，其折返环路由心房局部有效不应期和兴奋性决定，这些子波相互间不停碰撞、湮灭、融合，新的子波不断形成。

2. **局灶激动学说**[6] 激动以驱动灶为中心向四周放射状传导，而肺静脉前庭是最常产生局灶激动的部位。

3. **转子驱动学说**[5,7] 该学说认为房颤可由多个折返环参与，但仅有一个或数个折返环与房颤的发生密切相关，这种折返环称为主导折返环或母环，主导折返环围绕一个解剖性或功能性的中央阻滞区运行，并向心房及其他部位传导，碎裂为多个子波，即颤动样传导。而这种主导折返环主要位于心房。

此外，房颤的发生还与心房结构重构及电重构、炎症反应和氧化应激、交感或迷走神经活性改变、内分泌活动变化，以及遗传等因素密切相关[8-16]。

二、房颤射频消融术与左心房结构CT

以往研究认为房颤的触发点起源于肺静脉，因而产生了环肺静脉隔离（CPVI）射频消融术，即隔离肺静脉处产生的电活动。经过近 20 余年的发展，已经形成多种房颤消融术式，主要术式除 CPVI 外，还有节段性肺静脉电隔离（SPVI）、线性消融、心房复杂碎裂电位（CFAE）消融、神经节丛（GP）消融、转子（R otor）消融等[17-21]，但 CPVI 仍是不同类型房颤消融的基础。除以射频能量为主的消融方式外，也有以其他能源为主的消融方式，尤其是冷冻球囊消融，已和射频消融成为房颤导管消融的两种最常用的房颤导管消融能量[22]。

越来越多研究认为，房颤的触发点除肺静脉外，还位于左心房后壁、左心耳、上腔静脉等部位，这些肺外触发灶多位于左心房，而左心房内的结构与肺静脉的解剖关系复杂且常存在解剖变异，给射频消融带来技术上的挑战。近年来，三维立体标测定位技术（Carto 系统）指导下的肺静脉隔离治疗已广泛应用于临床，通过术前完善左心房 - 肺静脉 CT（左心房结构 CT）辅助 Carto 系统建模，精确消融部位，减少手术时间，提高效率，降低术中射线量。这也是左心房结构CT在房颤射频消融术中最主要的作用方式。

左心房结构CT可以说是专门用于辅助房颤射频消融的无创检查，目前已成为国内外行射频消融术的术前常规检查。它能快速、准确地显示复杂左心房、远端肺静脉和邻近纵隔的三维解剖结构，为成功消融提供了必要的解剖学信息，从而引导射频消融术的进行。除此之外，左心房CT的众多优势有利于房颤围术期综合管理，以下详细介绍左心房结构CT在房颤消融中的应用价值。

三、左心房结构CT在房颤消融中的应用价值

左心房结构CT最主要的作用为辅助术中三维标测系统；其次，在射频消融术前通过完善左心房CT来评估心脏相关结构，减少并发症，提高成功率；术后又可作为并发症的诊断工具，在实际临床应用中有很大价值。

（一）术前评估减少并发症（提高成功率）

1. 评估肺静脉直径、肺静脉口 肺静脉常规结构共有4支，左、右各2支，当发生变异时，右侧结构往往相对复杂并存一个或多个附件静脉，而左侧往往更为简化[23]。术前左心房结构CT明确肺静脉解剖和肺静脉直径，为手术提供详细的指导线路[25]。房颤射频消融手术成功进行除需要了解肺静脉解剖变异、肺静脉开口位置与左心房关系外，还需准确评估肺静脉口径大小及位置。射频消融需合适的Lasso导管，肺静脉口的大小是选择最佳直径导管的重要决定因素[23]。导管的选择及肺静脉解剖相关因素直接影响导管放置稳定性，若肺静脉开口较小，环状标测电极则不容易到位；而开口较大时，则很难保证多个消融点或消融节段在静脉口部的同一平面上，并使各消融损伤连续和均匀透壁，严重时可造成手术失败或肺静脉狭窄[24]。肺静脉狭窄是电隔离肺静脉术后较常见的并发症。因此，对肺静脉直径、肺静脉口的评估有重要意义，也能为消融术后肺静脉狭窄评估提供依据。

2. 心房结构异常 左心房结构CT有助于明确左心房后器官或脉管系统中解剖异常或变形，可评估包括先天性畸形、左心房后壁憩室、左心房间隔憩室、卵圆孔未闭、心包及房间隔脂肪沉积、心室憩室及心脏特殊占位等异常。左心房结构CT还能够定位和量化心包及房间隔脂肪，这被认为在局部炎症反应中起作用并且可以促使房颤的发生。最近研究证实，心包脂肪量与房颤的存在和慢性持续有关，心包脂肪沉积可预测消融后房颤的复发[26-28]。是否存在左心房及房间隔憩室、卵圆孔未闭等异常与射频消融术中房间隔穿刺密切相关，术前评估左心房解剖结构可降低导管穿刺风险，减轻消融损伤[31]。左心房CT还能评估心脏特殊占位，明确是否有射频消融禁忌证，同时提供外科或介入治疗的最佳方案。

3. 评价心房与周围组织毗邻关系 Hashida[30]等人在射频消融术前常规评估左心房结构CT中发现，房颤术后复发的患者胸椎骨质增生。进一步研究发现，胸椎增生可能是预测阵发性房颤患者射频消融术后复发的因素之一。此类骨质增生向前突入椎骨的物理位移，可能在相邻的左心房后壁中形成低电压并抑制左心房扩张而使BNP升高，骨增殖和心房颤动的发作可能存在共同的系统发育基础。

4. 评价左心耳形态及功能 房颤射频消融术前常规行经食管超声（TEE）排除左心耳及心房血栓，同时可观察左心耳形态结构、功能情况。最近研究表明[31]，在评估左心耳解剖结构方面，左心房CT和实时三维TEE测量结果一样准确，并优于二维TEE，CT检出心房血栓的敏感性与食管超声相近，可以作为房颤患者行射频消融术前TEE筛选检查的补充方法。

（二）射频消融术后并发症判定

术后行左心房CT的目的是评估手术并发症。相关报道术后并发症的发生率为6%左右，但随着房颤射频消融术的广泛应用，并发症的发生率和多样性可能随着手术的普及而增加[32-35]。目前指南没有明确建议术后行左心房CT。虽然CT并非评估某些并发症（如心包积液）所必需的检查，但当怀疑肺静脉狭窄或左心房-食管瘘等并发症时，CT仍有一定价值。

1. 判断肺静脉狭窄 肺静脉狭窄是房颤肺静脉消融重要的并发症之一，其发生率约为18%~25%[36]。主要原因包括：射频时间过长，消融肺静脉直径较小，温度过高，消融肺静脉口位置偏差等[33]。CT和MRI是评估这种并发症和狭窄程度分级的首选方式，根据狭窄程度可分为轻度（<50%）、中度（50%~70%）和重度（>70%）[37]。国外部分医院要求房颤消融术后3~12个月内至少复查1次左心房结构CT排除肺静脉狭窄，

而其他医院则是在临床怀疑肺静脉狭窄后才行该检查[40]。术后患者复查左心房结构 CT 可以评价肺静脉入口部位的管腔和管壁在射频消融术后的变化,有助于及时发现肺静脉狭窄或闭塞,有利于下一步治疗方案的制定。多数人群不常规进行肺静脉狭窄筛查,然而许多严重狭窄的患者并无症状,若错过干预窗口期,狭窄可进展为全肺静脉完全闭塞,故一部分学者建议房颤消融中心考虑术后进行左心房结构 CT 常规筛查[37,39,40]。

2. **食管损伤** 由于左心房后壁与食管之间均为薄壁心肌组织,厚度约 5mm,且其相对位置并不固定,射频消融术后可能导致食管损伤。食管并发症包括无症状性溃疡、食管穿孔和左心房 - 食管瘘形成。左心房 - 食管瘘是左心房消融中罕见但极具危险性的并发症,与手术过程中的毗邻左心房壁的食管热损伤有关。一旦出现,死亡率超过 50%,死亡原因包括大量空气栓塞、脓毒症和大量呕血等[41,42]。术后 2 天 ~6 周,可通过胸部 CT 确诊[43]。

3. **膈神经损伤**[44] 房颤射频消融术后膈神经损伤的发生率很低(0.48%)。有关研究发现,在 3755 例接受房颤消融的患者中,18 例患有膈神经损伤(16 例右侧和 2 例左侧),其中 12 例完全康复,3 例部分恢复,3 例膈肌功能无恢复。右侧膈神经损伤的消融部位位于右侧肺静脉,左侧膈神经损伤的消融部位位于左心耳的顶部。

4. **心脏压塞** Cappato 等[45]研究发现,心脏压塞是房颤射频术后最常见的并发症(1.31%)。心脏压塞可能在手术期间发生或可能延迟(在手术后至少 1 小时发生)。另一研究表明[46],0.2% 的患者(45/21 4785)发生延迟性心脏压塞。

5. **栓塞及血管损伤** 栓塞性脑卒中和肺血栓栓塞是射频消融术的潜在并发症。脑卒中的围术期风险为 0.1%~1.4%[47,48]。栓塞原因为:消融导致血管损伤,血管内皮受损易形成湍流;干预期间使用的导管和鞘管有利于血栓形成;左心房导管消融导致内皮损伤,损伤的内皮表面易于形成血栓;左心房导管消融致使全身凝血系统激活[47,49,50]。脑卒中的其他潜在机制包括空气栓塞或左心房 - 食管瘘。为减少围术期栓塞风险,常于术前、术中、术后给予肝素抗凝治疗。但抗凝药物的应用亦有风险,可能造成出血并发症,如颅内、消化道和腹膜后出血。

四、左心房结构 CT 的局限性及展望

左心房结构 CT 本质为一种增强 CT,检查中需注射造影剂使心脏结构清晰可见,应用造影剂可加重肾功能不全患者肾脏负担,严重时可导致肾脏衰竭。对于慢性肾功能不全的患者,行左心房结构 CT 前需综合评估患者病情。针对此种局限性,部分研究表明心脏 MRI 或许与左心房结构 CT 有同等应用价值[29],但仍需进一步临床研究予以证实。随着房颤导管消融技术的不断发展,左心房结构 CT 将会更多的应用于辅助治疗、评估围术期并发症情况,而其局限性或可被转化替代。

(张旭敏 贡时雨 马晓烨)

参考文献

1. Haïssaguerre M, Jaïs P, Shah DC, et al. Spontaneous initiation of atrial fibrillation by ectopic beats originating in the pulmonary veins. N Eng J Med, 1998, 339(10):659-666.
2. Shah DC, Haïssaguerre M, Jais P, et al. Electrophysiologically guided ablation of the pulmonary veins for the curative treatment of atrial fibrillation. Ann Med, 2000, 32(6):408-416.
3. Nathan H, Gloobe H. Myocardial atrio-venous junctions and extensions (sleeves) over the pulmonary and caval veins. Anatomical observations in various mammals. Thorax, 1970, 25(3):317-324.
4. Blom NA, Gittenberger-de Groot AC, Deruiter MC, et al. Development of the cardiac conduction tissue in human embryos using HNK-1 antigen expression: possible relevance for understanding of abnormal atrial automaticity. Circulation, 1999, 99(6):800-806.
5. Moe GK, Abildskov JA. Atrial fibrillation as a self-sustaining arrhythmia independent of focal discharge. Am Heart J, 1959, 58(1):59-70.
6. Mandapati R, Skanes A, Chen J, et al. Stable micro-reentrant sources as a mechanism of atrial fibrillation in the isolated sheep heart. Circulation, 2000, 101(2):194-199.
7. Pandit SV, Jalife J. Rotors and the dynamics of cardiac fibrillation. Circ Res, 2013, 112(5):849-862.

8. Iwasaki YK, Nishida K, Kato T, et al. Atrial fibrillation pathophysiology implications for management. Circulation, 2011, 124 (20): 2264-2274.

9. Goette A, Staack T, Rocken C, et al. Increased expression of extracellular signal-regulated kinase and angiotensin-converting enzyme in human atria during atrial fibrillation. Am Coll Cardiol, 2000, 35 (6): 1669-1677.

10. Iravanian S, Duley SC. The renin-angiotensin-aldosterone system (RAAS) and cardiac arrhythmias. Heart Rhythm, 2008, 5 (6 Suppl): S12-S17.

11. Khatib R, Joseph P, Briel M, et al. Blockade of the renin-angiotensin-aldosterone system (RAAS) for primary prevention of non-valvular atrial fibrillation: A systematic review and meta-analysis of randomized controlled trials. Int J Cardiol, 2013, 165 (1): 17-24.

12. Frustaci A, Chimenti C, Bellocci F, et al. Histological substrate of atrial biopsies in patients with lone atrial fibrillation. Circulation, 1997, 96 (4): 1180-1184.

13. Dudley SC, Hoch NE, McCann LA, et al. Atrial fibrillation increases production of superoxide by the left atrium and left atrial appendage-Role of the NADPH and xanthine oxidases. Circulation, 2005, 112 (9): 1266-1273.

14. Shen MJ, Zipes DP. Role of the autonomic nervous system in modulating cardiac arrhythmias. Circ Res, 2014, 114 (6): 1004-1021.

15. Stavrakis S, Humphrey MB, Scherlag BJ, et al. Low-level transcutaneous electrical vagus nerve stimulation suppresses atrial fibrillation. J Am Coll Cardiol, 2015, 65 (9): 867-875.

16. Brugada R, Tapscott T, Czernuszewicz GZ, et al. Identification of a genetic locus for familial atrial fibrillation. N Engl J Med, 1997, 336 (13): 905-911.

17. Tada H, Naito S, Kurosaki K, et al. Segmental pulmonary vein isolation for paroxysmal atrial fibrillation improves quality of life and clinical outcomes. Circ J, 2003, 67 (10): 861-865.

18. Haïssaguerre M, Sanders P, Hocini M, et al. Catheter ablation of long-lasting persistent atrial fibrillation: critical structures for termination. J Cardiovasc Electrophysiol, 2005, 16 (11): 1125-1137.

19. Verma A, Mantovan R, Macle L, et al. Substrate and Trigger Ablation for Reduction of Atrial Fibrillation (STAR-AF): a randomized, multicentre, international trial. Eur Heart J, 2010, 31 (11): 1344-1356.

20. Pokushalov E, Romanov A, Katritsis DG, et al. Ganglionated plexus ablation vs linear ablation in patients undergoing pulmonary vein isolation for persistent/long-standing persistent atrial fibrillation: a randomized comparison. Heart Rhythm, 2013, 10 (9): 1280-1286.

21. Narayan SM, Baykaner T, Clopton P, et al. Ablation of rotor and focal sources reduces late recurrence of atrial fibrillation compared with trigger ablation alone: extended follow-up of the CONFIRM trial (Conventional Ablation for Atrial Fibrillation With or Without Focal Impulse and Rotor Modulation). J Am Coll Cardiol, 2014, 63 (17): 1761-1768.

22. Calkins H, Kuck KH, Cappato R, et al. 2012 HRS /EHRA/ECAS expert consensus statement on catheter and surgical ablation of atrial fibrillation: recommendations for patient selection, procedural techniques, patient management and follow-up, definitions, endpoints and research trial design. Heart Rhythm, 2012, 9 (4): 632-696.e21.

23. Lacomis JM, Wigginton W, Fuhrman C, et al. Multi-detector row CT of the left atrium and pulminary veins before radio-frequency catheter ablation for atrial fibrillation. Radiographics, 2003, 23 Spec No: S35-S48; discussion S48-S50.

24. Wittkampf FH, Vonken EJ, Derksen R, et al. Pulmonary vein ostium geometry analysis by magnetic resonance angiography. Circulation, 2003, 107 (1): 21-23.

25. Tops LF, Schalij MJ. Multislice CT: is it essential before atrial fibrillation ablation? Heart, 2008, 94 (8): 973-975.

26. Batal O, Schoenhagen P, Shao M, et al. Left atrial epicardial adiposity and atrial fibrillation. Circ Arrhythm Electrophysiol, 2010, 3 (3): 230-236.

27. Thanassoulis G, Massaro JM, O'Donnell CJ, et al. Pericardial fat is associated with prevalent atrial fibrillation: the Framingham Heart Study. Circ Arrhythm Electrophysiol, 2010, 3 (4): 345-350.

28. Wong CX, Abed HS, Molaee P, et al. Pericardial fat is associated with atrial fibrillation severity and ablation outcome. J Am Coll Cardiol, 2011, 57 (17): 1745-1751.

29. Kolandaivelu A. Role of Cardiac Imaging (CT/MR) Before and After RF Catheter Ablation in Patients with Atrial Fibrillation. J Atr Fibrillation, 2012, 5 (2): 523.

30. Hashida T, Yoshioka K, Kanda S, et al. Investigation of a Correlation between Thoracic Vertebra Hyperplasia and Relapse in Paroxysmal Atrial FIbrillation Patients Following Extended Pulmonary Vein Isolation. Tokai J Exp Clin Med, 2016, 41 (3): 163-168.

31. Ratajczak P, Sławi ń ska A, Martynowska-Rymer I, et al. Anatomical Evaluation of the Pulmonary Veins and the Left Atrium Using Computed Tomography Before Catheter Ablation: Reproducibility of Measurements. Pol J Radiol, 2016, 81: 228-232.

32. Cappato R, Calkins H, Chen SA, et al. Worldwide survey on the methods, efficacy, and safety of catheter ablation for human atrial fibrillation. Circulation, 2005, 111 (9): 1100-1105.

33. Knight BP, Oral H, Chugh A, et al. Effects of operator experience on the outcome and duration of pulmonary vein isolation procedures for atrial fibrillation. Am J Cardiol, 2003, 91 (6): 673-677.

34. Sosa E, Scanavacca M. Left atrial-esophageal fistula complicating radiofrequency catheter ablation of atrial fibrillation. J Cardiovasc Electrophysiol, 2005, 16 (3): 249-250.

35. Scanavacca MI, D'ávilaA, Parga J, et al. Left atrial-esophageal fistula following radiofrequency catheter ablation of atrial fibrillation. J Cardiovasc Electrophysiol, 2004, 15 (8): 960-962.

36. Kluge A, Dill T, Ekinci O, et al. Decreased pulmonary perfusion in pulmonary vein stenosis after radiofrequency ablation: assessment with dynamic magnetic resonance perfusion imaging. Chest, 2004, 126(2): 428-437.
37. Wolf PA, Abbott RD, Kannel WB. Atrial fibrillation as an independent risk factor for stroke: the Framingham Study. Stroke, 1991, 22(8): 983-988.
38. Pappone C, Santinelli V, Manguso F, et al. Pulmonary vein denervation enhances long-term benefit after circumferential ablation for paroxysmal atrial fibrillation. Circulation, 2004, 109(3): 327-334.
39. Baranowski B, Saliba W. Our approach to management of patients with pulmonary vein stenosis following AF ablation. J Cardiovasc Electrophysiol, 2011, 22(3): 364-367.
40. Holmes DR Jr, Monahan KH, Packer D. Pulmonary vein stenosis complicating ablation for atrial fibrillation: clinical spectrum and interventional considerations. JACC Cardiovasc Interv, 2009, 2(4): 267-276.
41. Ghia KK, Chugh A, Good E, et al. A nationwide survey on the prevalence of atrioesophageal fistula after left atrial radiofrequency catheter ablation. J Interv Card Electrophysiol, 2009, 24(1): 33-36.
42. Pappone C, Oral H, Santinelli V, et al. Atrioesophageal fistula as a complication of percutaneous transcatheter ablation of atrial fibrillation. Circulation, 2004, 109(22): 2724-2726.
43. Cummings JE, Schweikert RA, Saliba WI, et al. A brief communication: atrial-esophageal fistulas after radiofrequency ablation. Ann Intern Med, 2006, 144(8): 572-574.
44. Sacher F, Monahan KH, Thomas SP, et al. Phrenic nerve injury after atrial fibrillation catheter ablation: characterization and outcome in a multicenter study. J Am Coll Cardiol, 2006, 47(12): 2498-2503.
45. Cappato R, Calkins H, Chen SA, et al. Updated worldwide survey on the methods, efficacy, and safety of catheter ablation for human atrial fibrillation. Circ Arrhythm Electrophysiol, 2010, 3(1): 32-38.
46. Cappato R, Calkins H, Chen SA, et al. Delayed cardiac tamponade after radiofrequency catheter ablation of atrial fibrillation: a worldwide report. J Am Coll Cardiol, 2011, 58(25): 2696-2697.
47. Haeusler KG, Kirchhof P, Endres M. Left atrial catheter ablation and ischemic stroke. Stroke, 2012, 43(1): 265-270.
48. Scherr D, Sharma K, Dalal D, et al. Incidence and predictors of periprocedural cerebrovascular accident in patients undergoing catheter ablation of atrial fibrillation. J Cardiovasc Electrophysiol, 2009, 20(12): 1357-1363.
49. Anfinsen OG, Gjesdal K, Aass H, et al. When should heparin preferably be administered during radiofrequency catheter ablation? Pacing Clin Electrophysiol, 2001, 24(1): 5-12.
50. Blanc JJ, Almendral J, Brignole M, et al. Consensus document on antithrombotic therapy in the setting of electrophysiological procedures. Europace, 2008, 10(5): 513-527.

房颤消融术后抗凝治疗策略的研究进展

心房颤动(房颤)是临床上最常见的快速性心律失常,而脑卒中则是房颤常见的并发症,具有较高的致死率和致残率,因此抗凝治疗是房颤治疗的重点及三大治疗原则之一[1-3]。虽然目前的临床研究证实导管消融可以有效治疗房颤,并可减少房颤患者的脑卒中及死亡等相关并发症[4],但是导管消融术后的房颤患者仍存在一定的复发率[5],且部分高危患者仍存在较高的脑卒中风险[6],使得抗凝治疗在该部分患者中尤为重要。然而,目前房颤导管消融术后患者是否需要长期抗凝治疗以及如何安全有效地进行抗凝治疗等问题,仍存在一定的争议[3]。瓣膜病房颤本身就需要长期抗凝治疗,因此不存在抗凝策略的选择问题,本文拟就非瓣膜病房颤导管消融术后抗凝治疗策略的研究进展进行综述。

一、消融术后短期抗凝治疗策略

房颤导管消融围术期是血栓事件的高发期,其原因在于导管消融对心内膜造成较大的创面、心房的收缩能力受损、心房顿抑、导管介入造成的高凝状态等[7]。因此,多年以来,房颤消融术后常规推荐有效抗凝治疗至少 2 个月,而且不因患者 CHA_2DS_2-VASc 评分高低而改变,在这一点上面多数指南和专家共识均已达到基本一致的认识[1-3]。

既往的抗凝治疗主要是使用维生素 K 拮抗剂华法林等香豆素类药物,其治疗窗窄且需要频繁进行血液学监测、并发症多等多个因素限制了其应用[8,9]。而随着 RE-LY、ROCKET-AF、ARISTOTLE 等临床研究结果的公布[10-12],目前新型口服抗凝药物(non-vitamin K antagonist oral anticoagulants,NOACs)已在临床上广泛应用于非瓣膜性房颤患者的抗凝治疗。NOACs 包括直接凝血酶抑制剂(达比加群酯)和直接Xa 因子抑制剂(阿哌沙班、利伐沙班等),较传统口服抗凝药物具有起效快、半衰期短、药物间相互作用少、无须监测凝血参数、高有效 / 安全比等显著优点[13,14]。近期更多的真实世界数据证实 NOACs 的安全性及有效性与既往临床试验数据相似[15-18],因此,目前 NOACs 已被指南广泛推荐用于非瓣膜性房颤患者的抗凝治疗[1-3]。

房颤导管消融术后短期抗凝策略的制定,必然需要先了解患者导管消融前的抗凝情况。而关于术前抗凝方案,近期大多数的研究数据均支持在导管消融围术期不停用相关抗凝药物,因其安全性及有效性均优于术前停用抗凝药物并桥接治疗的方案。在近期的荟萃分析中(入选 12 项观察性研究和 1 项随机对照研究),与术前停用华法林采用肝素或低分子肝素桥接的方案相比,术前不停用华法林可以显著降低房颤患者脑卒中、脑卒中 /TIA、大出血、轻微出血等并发症的风险[19]。而近期一些 NOACs 在围术期应用的临床研究结果也同样支持在导管消融围术期不停用达比加群、利伐沙班等 NOACs 的抗凝策略,其疗效及安全性均与不停用华法林类似[20,21]。对于不停用抗凝药物进行导管消融的患者,需要在术中规律监测 ACT(活化凝血时间)指标以指导术中的肝素用量,同时手术结束的时候应该考虑使用鱼精蛋白中和肝素,以降低术后出血、心包积液乃至心脏压塞的风险。

对于术前未停用抗凝药物治疗的房颤患者,推荐术后应该尽早恢复抗凝治疗[3]。对于使用华法林抗凝治疗的患者,如果术前 INR 指标较低的话,可以使用低分子肝素桥接或者直接转换为 NOACs 抗凝;而如果术前 INR 指标稳定的话,则应该尽快恢复华法林抗凝。对于使用 NOACs 抗凝治疗的患者,术前可以不停用 NOAC,在术后 3~5 个小时后直接恢复 NOACs 抗凝治疗。而对于术前未口服抗凝药物治疗的患者,目前更推荐直接使用 NOACs 进行抗凝,其原因在于 NOACs 的起效更快,且安全性更好[3]。

综上所述,对于房颤导管消融术后短期抗凝治疗策略意见相对一致:术后短期内必须抗凝治疗至少 2 个月,而抗凝药物的选择则多数优先选择 NOACs,除非有相关使用禁忌(瓣膜病房颤、严重肾功能不全、胃肠道反应等)或者既往长期使用华法林抗凝治疗。

二、消融术后长期抗凝治疗策略

理论上，导管消融术后如果房颤不再发生，那么因为房颤引起的血栓栓塞风险也应该可以得到有效控制，这也就是术后不再长期抗凝的理论根据[6,22,23]。此外，术后长期抗凝有可能导致出血、痴呆等相关并发症的增加[24]，因此消融术后停用抗凝药物治疗对于无房颤复发的患者理论上应该是安全且可行的。然而，房颤术后部分患者除早期复发之外还有可能会出现远期乃至超远期复发或者出现无症状房颤[25,26]，上述这些因素会导致房颤术后患者血栓栓塞的风险增加，因此也限制了房颤消融术后长期停用抗凝药物的安全性。因此，目前房颤导管消融术后是否应该继续长期抗凝治疗则存在较多的争议，这也是本文的主要内容。

一项 1：4：4 的队列研究中[23]，入选房颤消融患者 4212 例，而按照年龄 / 性别匹配方式分别入选房颤未消融患者 16 848 例以及无房颤者 16 848 例。三组之间的 $CHADS_2$ 评分相似，所有患者随访至少 3 年。在随访期间内，总共有 1296 例（3.4%）患者出现脑卒中，而按照不同的 $CHADS_2$ 评分及年龄分别比较，发现接受导管消融的房颤患者的长期脑卒中风险显著低于那些未接受导管消融的房颤患者，而尤其值得注意的是，接受导管消融的房颤患者的长期脑卒中风险与那些无房颤者的脑卒中风险类似；由此可见，房颤导管消融可以显著降低房颤患者的脑卒中风险，甚至可以等同于无房颤者。

2016 年发表的另外一项注册研究同样明确了导管消融可以降低房颤患者的缺血性脑卒中和死亡风险[4]。该研究通过瑞典卫生系统注册资料将有无导管消融的房颤患者依据 51 个参数进行倾向得分匹配，每组各入选 2836 例，平均随访（4.4±2.0）年（最少随访 1 年），其中房颤消融组有 78 例患者出现缺血性脑卒中（年脑卒中发生率 0.70%），而房颤未消融组则有 112 例出现缺血性脑卒中（年脑卒中发生率 1.0%，P=0.013），经多因素校准之后，导管消融是缺血性脑卒中降低的相关因素（HR 0.69，95%CI 0.51~0.93）；而且尤其重要的是，CHA_2DS_2-VASc 评分≥2 分且接受导管消融的房颤患者（HR 0.39，95%CI 0.19~0.78）的脑卒中发生率降低得更为明显。

此外，在一项评估房颤消融成功后能否停用口服抗凝药物的长期随访研究中认为停用抗凝药物是安全的[22]。该研究共纳入 327 例患者。在这组研究人群中，CHA_2DS_2-VASc 评分≥2 分的占 68.8%（其中 2 分的 45.4%，3 分的 23.2%）。在这些既往有血栓并发症或容易复发血栓事件的高危房颤患者中，抗凝药在消融术后常规口服 6~12 个月，之后如果患者仍维持稳定窦律则改用抗血小板药物治疗。在随访 46 个月期间内，82% 的患者无房颤复发（未使用抗心律失常药物）。随访期间，共有 298 例（91%）患者停用口服抗凝药，而 293 例（89%）患者停用抗心律失常药物，但并未在这部分人群中发现症状性缺血性心血管事件。由上可见，即使存在脑卒中高危因素，在导管消融成功的房颤患者中停用抗凝治疗也是安全的。

在近期发表的一项队列研究中[5]，入选既往有脑梗病史且长期随访 5 年以上的患者按照 1：3：3 倾向得分匹配法将患者进行匹配，其中包括房颤首次接受消融者（n=139）、房颤未消融者（n=416）、有脑卒中史但没有临床房颤病史者（n=416）。研究结果显示，与房颤消融组患者相比，房颤未消融组患者的 5 年脑卒中风险（HR 2.26，P<0.0001）及死亡风险（HR 2.43，P<0.0001）明显增高。而与无房颤组相比，房颤消融组患者的 5 年脑卒中风险（HR 0.82，P=0.39）及死亡风险（HR 0.92，P=0.70）没有显著差别，但心衰风险增加（HR 3.08，P=0.001）。由上述资料可见，导管消融可以改变有脑卒中病史的房颤患者的病程进展，也成为支持房颤导管消融降低脑卒中风险的重要证据。但是该研究中，对于房颤消融术后是否复发及术后抗凝的数据没有披露。

另外一项研究则关注于房颤导管消融术后抗凝模式及血栓风险[27]。该研究发现，新型口服抗凝药物的使用从 2005 年的 0 增加到了 2014 年的 69.8%。而常规口服抗凝药物的停用则比例比较高，术后 3 个月仍使用口服抗凝药物的有 60.5%，而术后 12 个月仍使用口服抗凝药物的则仅有 31.3%。术后停用抗凝药物的更多见于脑卒中低危患者（CHA_2DS_2-VASc 评分为 0~1 分的患者在术后 12 个月的时候 82% 停用，而≥2 分的患者则 62.5% 停用，P<0.001）。脑卒中发生率在 CHA_2DS_2-VASc 评分 0~1 分的患者中为 0.3%，而评分≥2 分的患者则为 1.4%。在术后 3 个月内停用口服抗凝药会导致血栓事件的风险增加（HR 8.06，95%CI 1.53%~42.3%，P<0.05）。消融术后 3 个月停用口服抗凝药则导致脑卒中高危患者的血栓事件风险

增加（HR 2.48，95%CI 1.11~5.52，$P<0.05$），但对于脑卒中低危患者则无影响。因此，在术后继续口服抗凝药物至少3个月对于所有患者是必要的，而对于高危患者在缺少有效的房颤监测方法的情况下继续长期抗凝则是一个比较安全的策略。

来自德国消融注册研究的数据则进一步支持对高危患者在房颤导管消融后应该长期抗凝治疗[28]。该注册研究根据患者既往有无脑卒中事件分为两组，其中组1（有脑卒中史）共83例，组2（无脑卒中史）共377例。分析两组的数据发现，组1的CHA_2DS_2-VASc评分为（4.2±1.4）分，明显高于组2的（1.6±1.2）分（$P<0.0001$）。在随访期间内，组1有38.6%的患者停用口服抗凝药，而组2则有66.3%的患者停用（$P<0.0001$）；然而，血栓栓塞在组1的发生率高达4.3%，远高于组2的0.3%（$P<0.05$）。由此可见，既往有脑卒中病史患者如果在房颤导管消融后停用口服抗凝药，则有较高的脑卒中风险。

另外一项来自丹麦的注册研究[29]评估了房颤消融术后3个月后口服抗凝治疗的相关血栓栓塞及出血的长期风险。在中位随访3.4年后，研究人群共发生71例（1.8%）血栓栓塞事件，血栓栓塞的发生率在停或未停用口服抗凝药的两组之间没有显著区别。与之相反，长期口服抗凝药物治疗则与严重大出血风险显著相关（HR 2.05，95%CI 1.25~3.35）。值得注意的是，长期抗凝的患者中有一半术后至少抗凝1年，其中包括了56%的CHA_2DS_2-VASc评分为0分的患者，以及67%的CHA_2DS_2-VASc评分为1分的患者。因此，脑卒中低危风险的这部分患者在术后继续长期抗凝则会导致出血事件增高（HR 2.05）。

在一项研究中，根据患者术后的房颤负荷（由植入心脏监测仪来评定）来评估是否停用口服抗凝药物治疗[30]。该研究平均随访（32±12）个月（126病人年），65例患者中有41例（63%）患者的房颤负荷小于1小时/天，进而停用口服抗凝药物，而21例（32%）患者因为房颤负荷大于1小时/天而重新启用口服抗凝治疗，另外3例患者因其他原因重新启用口服抗凝药物治疗。在随访期间，没有脑卒中、TIA或其他血栓栓塞事件发生。由此可见，根据植入心脏监测仪来评估消融术后房颤负荷，以指导术后停用口服抗凝药物更有指导意义。

来自瑞典国家健康注册研究数据[31]，在房颤消融术后随访超过1年的1175例患者中，有30%的患者在术后1年内停用华法林治疗。在CHA_2DS_2-VASs评分>2分的患者中，停用华法林的患者发生缺血性脑卒中的风险增高（每年1.6%），而继续服用华法林者的发生率为每年0.3%。在CHA_2DS_2-VASc评分>2分以及既往有缺血性脑卒中的患者中，如果停用华法林，则脑卒中的发生率显著增高(HR 4.6)。当然，值得注意的是，在这项注册研究中，房颤术后的复发率高。整个研究队列中，有67%的患者以及72.7%的既往有脑卒中史的患者(8/11)因房颤复发进行电复律治疗或再次消融治疗。该研究的意义在于强调了，对于房颤消融后复发的患者，如果CHA_2DS_2-VASc评分高和（或）有脑卒中史的患者，则应该继续口服抗凝治疗。

综上所述，目前多数研究数据证实导管消融治疗可以有效降低房颤患者脑卒中风险，但前提是房颤无复发。然而，房颤术后部分患者在早期无房颤复发的情况下亦有可能出现远期乃至超远期复发，而目前并没有大规模前瞻性临床试验可以评价导管消融术后长期停用口服抗凝药物的脑卒中风险。虽然CABANA、OCEAN（NCT02168829）、ODIn-AF（NCT02067182）等研究设计上有相关评价，但目前尚缺少相关数据来决定继续或停用长期口服抗凝药物治疗，亦即房颤导管消融术后是否需要长期抗凝治疗尚存争议。而目前多数指南以及专家共识基本取得一致的意见：推荐对于房颤术后患者应该根据其危险评分CHA_2DS_2-VASc评分来决定是否进行抗凝，亦即对于脑卒中低危患者则可以在术后2个月后停用抗凝药物；而对于评分在2分及以上的患者，推荐术后长期抗凝治疗，而且长期抗凝治疗对于既往有脑卒中病史的患者可能更为重要。此外，值得注意的是，应该根据患者的综合情况平衡长期抗凝的获益和风险，因为部分脑卒中高危因素也是出血的高危因素（如脑卒中、高血压、高龄等）。因此，如患者出血的风险较高，则应在多次通过长程心电图记录确认无房颤复发的情况下，在与患者及家属充分沟通后谨慎处理，停用抗凝治疗也是可能选项之一。而抗凝药物的选择上，如果条件允许的话，建议优先选择NOACs进行长期抗凝治疗。

（陈松文 刘少稳）

参考文献

1. Kirchhof P, Benussi S, Kotecha D, et al. 2016 ESC Guidelines for the management of atrial fibrillation developed in collaboration with EACTS. Eur Heart J, 2016, 37(38): 2893-2962.
2. 黄从新，张澍，黄德嘉，等．心房颤动：目前的认识和治疗建议-2015. 中国心脏起搏与心电生理杂志，2015, 14(5): 1-58.
3. Calkins H, Hindricks G, Cappato R, et al. 2017 HRS/EHRA/ECAS/APHRS/SOLAECE expert consensus statement on catheter and surgical ablation of atrial fibrillation. Europace, 2018, 20(1): e1-e160.
4. Friberg L, Tabrizi F, Englund A. Catheter ablation for atrial fibrillation is associated with lower incidence of stroke and death: data from Swedish health registries. Eur Heart J, 2016, 37(31): 2478-2487.
5. Bunch TJ, May HT, Bair TL, et al. Five-year impact of catheter ablation for atrial fibrillation in patients with a prior history of stroke. J Cardiovasc Electrophysiol, 2018, 29(2): 221-226.
6. Themistoclakis S, Corrado A, Marchlinski FE, et al. The risk of thromboembolism and need for oral anticoagulation after successful atrial fibrillation ablation. J Am Coll Cardiol, 2010, 55(8): 735-743.
7. Sticherling C, Marin F, Birnie D, et al. Antithrombotic management in patients undergoing electrophysiological procedures: a European Heart Rhythm Association (EHRA) position document endorsed by the ESC Working Group Thrombosis, Heart Rhythm Society (HRS), and Asia Pacific Heart Rhythm Society (APHRS). Europace, 2015, 17(8): 1197-1214.
8. Weitz JI, Eikelboom JW, Samama MM. New antithrombotic drugs: Antithrombotic Therapy and Prevention of Thrombosis, 9th ed: American College of Chest Physicians Evidence-Based Clinical Practice Guidelines. Chest, 2012, 141(2 Suppl): e120S-e151S.
9. January CT, Wann LS, Alpert JS, et al. 2014 AHA/ACC/HRS guideline for the management of patients with atrial fibrillation: executive summary: a report of the American College of Cardiology/American Heart Association Task Force on practice guidelines and the Heart Rhythm Society. Circulation, 2014, 130(23): 2071-2104.
10. Breithardt G, Baumgartner H, Berkowitz SD, et al. Clinical characteristics and outcomes with rivaroxaban vs. warfarin in patients with non-valvular atrial fibrillation but underlying native mitral and aortic valve disease participating in the ROCKET AF trial. Eur Heart J, 2014, 35(47): 3377-3385.
11. Di Pasquale G, Zagnoni S, Riva L. Novel oral anticoagulants and valvular atrial fibrillation: are they always contraindicated? Intern Emerg Med, 2015, 10(1): 21-24.
12. Avezum A, Lopes RD, Schulte PJ, et al. Apixaban in Comparison With Warfarin in Patients With Atrial Fibrillation and Valvular Heart Disease: Findings From the Apixaban for Reduction in Stroke and Other Thromboembolic Events in Atrial Fibrillation (ARISTOTLE) Trial. Circulation, 2015, 132(8): 624-632.
13. Heidbuchel H, Verhamme P, Alings M, et al. Updated European Heart Rhythm Association Practical Guide on the use of non-vitamin K antagonist anticoagulants in patients with non-valvular atrial fibrillation. Europace, 2015, 17(10): 1467-1507.
14. Heidbuchel H, Verhamme P, Alings M, et al. European Heart Rhythm Association Practical Guide on the use of new oral anticoagulants in patients with non-valvular atrial fibrillation. Europace, 2013, 15(5): 625-651.
15. Li G, Lip G, Holbrook A, et al. Direct comparative effectiveness and safety between non-vitamin K antagonist oral anticoagulants for stroke prevention in nonvalvular atrial fibrillation: a systematic review and meta-analysis of observational studies. Eur J Epidemiol, 2018.
16. Noseworthy PA, Yao X, Abraham NS, et al. Direct Comparison of Dabigatran, Rivaroxaban, and Apixaban for Effectiveness and Safety in Nonvalvular Atrial Fibrillation. Chest, 2016, 150(6): 1302-1312.
17. Amin A, Keshishian A, Trocio J, et al. Risk of stroke/systemic embolism, major bleeding and associated costs in non-valvular atrial fibrillation patients who initiated apixaban, dabigatran or rivaroxaban compared with warfarin in the United States Medicare population. Curr Med Res Opin, 2017, 33(9): 1595-1604.
18. Kimachi M, Furukawa TA, Kimachi K, et al. Direct oral anticoagulants versus warfarin for preventing stroke and systemic embolic events among atrial fibrillation patients with chronic kidney disease. Cochrane Database Syst Rev, 2017, 11: D11373.
19. Nairooz R, Sardar P, Payne J, et al. Meta-analysis of major bleeding with uninterrupted warfarin compared to interrupted warfarin and heparin bridging in ablation of atrial fibrillation. Int J Cardiol, 2015, 187: 426-429.
20. Calkins H, Willems S, Gerstenfeld EP, et al. Uninterrupted Dabigatran versus Warfarin for Ablation in Atrial Fibrillation. N Engl J Med, 2017, 376(17): 1627-1636.
21. Cappato R, Marchlinski FE, Hohnloser SH, et al. Uninterrupted rivaroxaban vs. uninterrupted vitamin K antagonists for catheter ablation in non-valvular atrial fibrillation. Eur Heart J, 2015, 36(28): 1805-1811.
22. Saad EB, d'Avila A, Costa IP, et al. Very low risk of thromboembolic events in patients undergoing successful catheter ablation of atrial fibrillation with a CHADS2 score ≤3: a long-term outcome study. Circ Arrhythm Electrophysiol, 2011, 4(5): 615-621.
23. Bunch TJ, May HT, Bair TL, et al. Atrial fibrillation ablation patients have long-term stroke rates similar to patients without atrial fibrillation regardless of CHADS2 score. Heart Rhythm, 2013, 10(9): 1272-1277.
24. Jacobs V, Woller SC, Stevens SM, et al. Percent Time With a Supratherapeutic INR in Atrial Fibrillation Patients Also Using an Antiplatelet Agent

Is Associated With Long-Term Risk of Dementia. J Cardiovasc Electrophysiol, 2015, 26(11): 1180-1186.

25. Hindricks G, Piorkowski C, Tanner H, et al. Perception of atrial fibrillation before and after radiofrequency catheter ablation: relevance of asymptomatic arrhythmia recurrence. Circulation, 2005, 112(3): 307-313.

26. Medi C, Sparks PB, Morton JB, et al. Pulmonary vein antral isolation for paroxysmal atrial fibrillation: results from long-term follow-up. J Cardiovasc Electrophysiol, 2011, 22(2): 137-141.

27. Noseworthy PA, Yao X, Deshmukh AJ, et al. Patterns of Anticoagulation Use and Cardioembolic Risk After Catheter Ablation for Atrial Fibrillation. J Am Heart Assoc, 2015, 4(11). pii: e002597.

28. Nuhrich JM, Kuck KH, Andresen D, et al. Oral anticoagulation is frequently discontinued after ablation of paroxysmal atrial fibrillation despite previous stroke: data from the German Ablation Registry. Clin Res Cardiol, 2015, 104(6): 463-470.

29. Karasoy D, Gislason GH, Hansen J, et al. Oral anticoagulation therapy after radiofrequency ablation of atrial fibrillation and the risk of thromboembolism and serious bleeding: long-term follow-up in nationwide cohort of Denmark. Eur Heart J, 2015, 36(5): 307-314.

30. Zuern CS, Kilias A, Berlitz P, et al. Anticoagulation after catheter ablation of atrial fibrillation guided by implantable cardiac monitors. Pacing Clin Electrophysiol, 2015, 38(6): 688-693.

31. Sjalander S, Holmqvist F, Smith JG, et al. Assessment of Use vs Discontinuation of Oral Anticoagulation After Pulmonary Vein Isolation in Patients With Atrial Fibrillation. JAMA Cardiol, 2017, 2(2): 146-152.

严格掌握左心耳封堵术的适应证

经皮左心耳封堵术近年在部分地区迅速得以普及，对其临床效果和潜在弊端的争议一直存在，耐人寻味的是，笔者作为国内首位成功实施左心耳封堵的术者现在却被视为此项技术的“阻碍者”[1]。事实上，对于人类医疗史上为数不多的永久性去除人体正常结构以间接达到治疗目的的一种特殊新疗法，我们仅仅只是呼吁严格掌握适应证而已。因此，有必要根据相关研究证据对此项技术进行理性、客观的审视。

一、外科干预左心耳的经验借鉴

1909年Welch发现房颤相关的脑栓塞可能与左心耳相关，外科医师不久即开始了通过干预左心耳降低心源性血栓栓塞风险的探索。近百年来，尽管外科尝试了左心耳切除、缝合、结扎、夹闭等多种方法，仍无足够证据支持患者因此而获益。对于非瓣膜病性房颤，目前的外科相关指南均仅将术中同时干预左心耳作为Ⅱb类推荐。

新近出现的几项主要研究显示，外科在该领域仍存在分歧。2017年*Circulation*杂志发表的一项纳入9792例患者的研究提示，在冠状动脉旁路移植术/瓣膜置换术中同时处理左心耳不仅显著增加术后30天内的房颤风险，而且也未能降低缺血性脑卒中和死亡的风险[2]。2018年发表的一项研究发现，在接受冠状动脉旁路移植手术的234 642例冠心病合并房颤患者中，20 664例患者同时接受了左心耳结扎术，但其脑卒中的风险并未降低[3]。相反的证据来自Friedman等2018年发表于*JAMA*杂志的一项研究，该研究提示老年房颤患者在心脏外科术中同时切除左心耳，可降低血栓栓塞风险，但其认为需要更多的研究证据[4]。

因此，笔者提出这一疑问，如果开胸手术对左心耳的缝扎/切除不能降低缺血性脑卒中的风险，那么植入异物的左心耳封堵术何以更优呢？

二、对左心耳封堵有效性的质疑

自2002年经皮左心耳封堵系统开始动物试验至今，虽然涌现了多种经皮左心耳封堵装置，也有一些相关的研究数据发表，但无论是从数量还是时间跨度方面来看，这些研究的安全性和有效性证据显然不够充分，因此国际上主要的房颤管理指南均仅将左心耳封堵列为Ⅱb类推荐。

2016年Mandora对支持左心耳封堵的核心文献进行了深入分析，发现了自相矛盾的证据，并明确提出应立即停止左心耳封堵术，引发了业内对左心耳封堵有效性的大争论。其最重要的发现在于，左心耳封堵术的拥趸方所公布的数据实际上却显示左心耳封堵组的缺血性脑卒中风险高于华法林组。相关内容我们已在之前发表的文章中详细分析，在此不再赘述[5]。2018年新发表的一项Meta分析，共纳入了17项研究（其中仅有2项Watchman封堵器的研究为随机对照研究），涉及了Watchman、Amplatzer Cardiac Plug、Amplatzer Amulet、Lariat suture delivery device 4种封堵器械，结果仅显示Watchman封堵器可能不劣于华法林。但由于高质量的研究较少而导致其说服力不足[6]。

此外，已发表的主要研究均以华法林为对照组，缺乏以非维生素K依赖性口服抗凝药物（NOACs）为对照组的研究。众所周知，由于华法林的诸多局限性，大量新的数据显示非维生素K依赖性新型口服抗凝药物优于华法林并且主要指南中的推荐级别已高于华法林。因此，时至今日，对于非瓣膜性房颤，左心耳封堵理应与和它几乎同期出现并已在临床普遍应用的新型口服抗凝药对比才更有说服力。

三、对左心耳封堵术安全性的质疑

就手术操作而言，尽管存在封堵器脱落、心脏压塞等严重并发症，但对先心病和电生理介入医师而言，左心耳封堵术的安全性已经被广泛证实。事实上,相较于较高难度的导管消融而言,其简单性和明确的手术终点也是左心耳封堵术深受部分医生欢迎的主要原因。而我们基于国情在国际上率先摸索出的局麻下、不依赖食管超声的左心耳封堵简化术式[1],也更加有利于此项技术的推广普及。

然而,值得注意的是术后的安全性。新近 Fauchier 等的研究对 469 例患者平均随访 13 个月,89(19.0%)例患者发生了 98 次重大不良事件(26 例器械表面血栓,19 例脑栓塞,2 例一过性脑缺血发作,18 例严重出血,33 例死亡),分析显示封堵器表面血栓与缺血性脑卒中显著相关[7]。有学者认为,该研究的缺血性脑卒中发生率高是由抗凝强度不够所致,然而,该研究的患者临床资料显示其严格地把握了适应证,入选患者的缺血性脑卒中和出血的评分均超过 4.5,严重出血发生率已高达 3.8%。事实上,既往多项回顾性研究也显示封堵器表面血栓的发生率在 2%~17.6%。

无独有偶,最新的一项研究也彰显了封堵器表面血栓的危害[8]。该研究对 4 项广为人知并被左心耳封堵术的倡导者作为主要依据的 FDA 临床试验(PROTECT-AF、PREVAIL、CAP、CAP2)进行汇总分析,共纳入 1739 例植入 Watchman 封堵器的患者,随访 7159 人·年,封堵器血栓的检出率为 3.74%。有封堵器血栓形成组的脑卒中和动脉系统栓塞发生率为 7.46/100 人·年,无封堵器血栓形成组则仅为 1.78/100 人·年(OR=3.55)。值得注意的是,术后 1 年仍有 1.8% 的患者存在封堵器表面血栓,提示术后长时间的抗凝治疗不可或缺。那么,因为存在抗凝禁忌而冀望于左心耳封堵替代长期抗凝治疗的初衷又何以立足呢?

四、左心耳封堵的其他潜在风险

众所周知,左心耳具有重要的生理功能,主要包括:

1. **机械功能** 左心耳的收缩和储备功能对维持正常的心功能非常重要,其特殊的结构使其收缩能力约占左房的 40%。

2. **内分泌功能** 人体 30% 的心房利钠肽为心耳分泌,左心耳内的 ANP 浓度比心房高 40 倍,对水钠代谢调节具有重要影响;有文献甚至显示其可能存在抗癌效应。

3. **参与电生理活动** 左心耳是多条优势传导通路如 Bachmann 束、Marshall 韧带等交汇处,且有丰富的交感、迷走神经分布,参与维持正常的电生理活动。

早期的外科研究发现,钳夹或切除左心耳短期内即可致左心房扩大、压力增高。若封堵术后远期左心房明显扩大,不仅可导致心功能恶化和心律失常,还增加心房内血栓形成致栓塞的风险,这也是瓣膜病性房颤患者仅有 60% 左右的心房血栓源自左心耳的重要原因之一。Framingham 心脏研究提示,左心房直径每扩大 10mm,男性脑卒中和死亡的风险分别增加 2.4 倍和 1.3 倍,女性脑卒中和死亡的风险则均增加 1.4 倍[9]。

有研究认为,左心耳封堵不会带来其他的负面影响,甚至可以改善左心房的机械功能。Dar 等对 66 例患者的研究显示,心外膜结扎左心耳可改善左心房的收缩功能[10]。Lakkireddy 等在 77 例患者的研究中认为,与心外膜切除左心耳相比,心内膜切除左心耳对于全身自稳态的影响更小[11]。然而,这些研究均是小样本的短期随访研究,尚不足以达成最终结论。

五、左心耳封堵术待解决的问题

我们认为,在大力推广普及左心耳封堵之前,仍有诸多重要问题需要解决,譬如:

1. 左心耳封堵是否优于非维生素 K 依赖性口服抗凝药物?鉴于 NOACs 的应用越来越普及,左心耳封堵应该与其进行对比研究。

2. 左心耳封堵术后最优抗栓方案的确定,尤其是抗血小板药物对封堵器表面血栓的预防价值需要评价。

3. 左心耳封堵是否会对正常生理功能存在不利影响?

4. 导管消融、抗凝药与左心耳封堵各有利弊,如何正确地个体化地抉择?需要大量的研究证据。

由于超过 75 岁的高龄房颤人群已被大量临床数据证实其因较高出血并发症而具有抗凝的相对禁忌证,并且导管消融的失败率和风险均相对较高,我们倾向于当前以此群体作为左心耳封堵的主要人群。对于较年轻的患者,必须严格按照当前的适应证进行筛选。

六、理性认识左心耳封堵

左心耳封堵对于部分患者确有价值,但其也是临床上为数不多的永久性改变心脏正常的重要结构以期对部分患者有一定价值的特殊疗法,当然必须接受更加严苛的检验。即使不考虑卫生经济学方面问题,在临床有效性和安全性方面目前的确存在令人不容忽视的负面证据,必须严肃对待。我们反对的不是左心耳封堵本身,而是在证据不足的情况下草率推广,甚至是超适应证滥用。在物欲横流的今天,医者更应常怀律己之心、常温从医的誓言,依法行医,不忘初心。

(姚焰)

参考文献

1. 姚焰,吴灵敏,候炳波,等.经皮左心耳封堵术在心房颤动脑卒中高危患者应用初步经验三例.中华心律失常学杂志,2013,17(2):154-155.
2. Melduni RM,Schaff HV,Lee HC,et al. Impact of Left Atrial Appendage Closure During Cardiac Surgery on the Occurrence of Early Postoperative Atrial Fibrillation,Stroke,and Mortality:A Propensity Score Matched Analysis of 10,633 Patients. Circulation,2017,135(4):366-378.
3. Juo YY,Lee Bailey K,Seo YJ,et al. Does left atrial appendage ligation during coronary bypass surgery decrease the incidence of postoperative stroke? J Thorac Cardiovasc Surg,2018,156(2):578-585.
4. Friedman DJ,Piccini JP,Wang T,et al. Association Between Left Atrial Appendage Occlusion and Readmission for Thromboembolism Among Patients With Atrial Fibrillation Undergoing Concomitant Cardiac Surgery. JAMA,2018,319(4):365-374.
5. 姚焰.左心耳封堵术的是与非.中国循环杂志,2017,32(5):419-420.
6. Baman JR,Mansour M,Heist EK,et al. Percutaneous left atrial appendage occlusion in the prevention of stroke in atrial fibrillation:a systematic review. Heart Fail Rev,2018,23(2):191-208.
7. Fauchier L,Cinaud A,Brigadeau F,et al. Device-Related Thrombosis After Percutaneous Left Atrial Appendage Occlusion for Atrial Fibrillation. J Am Coll Cardiol,2018,71(14):1528-1536.
8. Dukkipati SR,Kar S,Holmes DR Jr,et al. Device-Related Thrombus After Left Atrial Appendage Closure:Incidence,Predictors,and Outcomes. Circulation,2018. pii:CIRCULATIONAHA.118.035090..
9. Benjamin EJ,D'Agostino RB,Belanger AJ,et al. Left atrial size and the risk of stroke and death. The Framingham Heart Study. Circulation,1995,92(4):835-841.
10. Dar T,Afzal MR,Yarlagadda B,et al. Mechanical function of the left atrium is improved with epicardial ligation of the left atrial appendage:Insights from the LAFIT-LARIAT Registry. Heart Rhythm,2018,15(7):955-959.
11. Lakkireddy D,Turagam M,Afzal MR,et al. Left Atrial Appendage Closure and Systemic Homeostasis:The LAA HOMEOSTASIS Study. J Am Coll Cardiol,2018,71(2):135-144.

左心耳封堵之我见

心房颤动(房颤)是心血管学科发展最快的领域之一。近年来,除了治疗药物和治疗理念的更新外,技术上更是日新月异。左心耳封堵技术自2001年开始临床应用以来,在全球范围内发展迅速,并被多个国际指南推荐作为抗凝治疗的有效替代用于房颤脑卒中的预防。然而这项新兴的前沿技术自从诞生之日起,始终不乏各种质疑之声。笔者认为,该项技术到底是否科学,预防房颤脑卒中是否可行,需要从房颤的危害、房颤抗凝治疗的局限性、左心耳封堵的理论依据、技术可行性和对脑卒中预防的价值等角度进行科学分析。

1. 房颤的危害

中国是房颤大国,也是脑卒中大国,目前有房颤患者接近1000万人,脑卒中患者1300万人,其中缺血性脑卒中约900万人。房颤除了引起各种不适症状外,最大的危害是脑卒中。房颤引起脑卒中的比例高,约为非房颤的5倍,而且症状重,致残、致死率高,容易复发。根据2016年ESC房颤管理指南,房颤患者约有20%~30%发生脑卒中[1],据此估算中国900万缺血性脑卒中患者中约有200万~300万人由房颤引起。由此可见,房颤引起脑卒中的问题非常严重,需要引起全社会的关注。

2. 房颤血栓形成的机制

房颤时,左房内皮容易受损,血小板激活和凝血亢进,同时由于心房失去规律的收缩与舒张,左房增大和左室射血分数降低等因素致使左房内血流变得缓慢、淤滞,容易形成湍流、涡流和血栓[2-4]。左心耳(left atrial appendage,LAA)是左房前侧壁下缘、靠近二尖瓣缘的盲端结构。随房颤时间的延长,左心耳容量和表面积增大,心耳内梳状肌绝对和相对量减少,左心耳收缩和舒张功能受损,排空速度显著降低,致使左房内缓慢、淤滞的血流或形成的小血栓极易进入左心耳,且进入后不易排出,日积月累就会形成大块血栓。左心耳内血栓由于体积较大,且容易反复发生,一旦脱落极易堵塞较大的脑血管,造成大面积脑梗死,致残和致死率高。上述机制不仅是房颤患者容易并发脑卒中,尤其致残和致死性脑卒中的原因,也是抗凝治疗预防房颤脑卒中的重要理论基础(图1,见文末彩图59)。

3. 长期抗凝治疗是房颤脑卒中预防的理想方法吗?

由于房颤并发脑卒中的概率高,而且致残、致死率高,是关系"生死与残疾"的根本性问题,因此在房颤的现代综合管理模式中,脑卒中的预防对改善房颤预后发挥了基础和关键性作用。2016年ESC房颤管理指南指出,对于具有高脑卒中风险的房颤患者(男性CHA2DS2-VASc评分≥2分,女性≥3分),不管房颤类型和消融治疗是否成功,均建议长期抗凝治疗(ⅠA)[1]。

然而,抗凝治疗是房颤脑卒中预防的理想方法吗?众所周知,抗凝治疗本身存在较高的出血风险,房颤患者也存在不依从或不耐受长期抗凝治疗的主观原因(如担心出血或存在高出血风险,主观拒绝或擅自停药或不按医嘱服药等),这些主客观因素的存在注定房颤患者对长期抗凝治疗存在不耐受和不依从问题,注定长期抗凝治疗不是房颤脑卒中预防的最理想方法。根据大规模、随机化、对照的ARISTOLE[5]、ROCKET-AF[6]和RE-LY[7]研究,包括新型口服抗凝药(NOAC)和华法林在内的抗凝治疗均具有较高的出血风险,每年大出血事件发生率在2.13%~3.6%,每年全部出血事件的累计发生率在14.4%~25.6%。由于发生出血或担心出血等原因,上述临床试验受试者在接受充分监督的情况下抗凝治疗的停药率竟高达16.6%~25.3%。真实世界中,房颤患者不仅接受抗凝治疗的比例低,而且停药比例高!在欧洲,房颤患者接受抗凝治疗的比例仅50%[8],抗凝治疗5年后停药比例高达70%[9]。中国的情况更糟,房颤患者接受

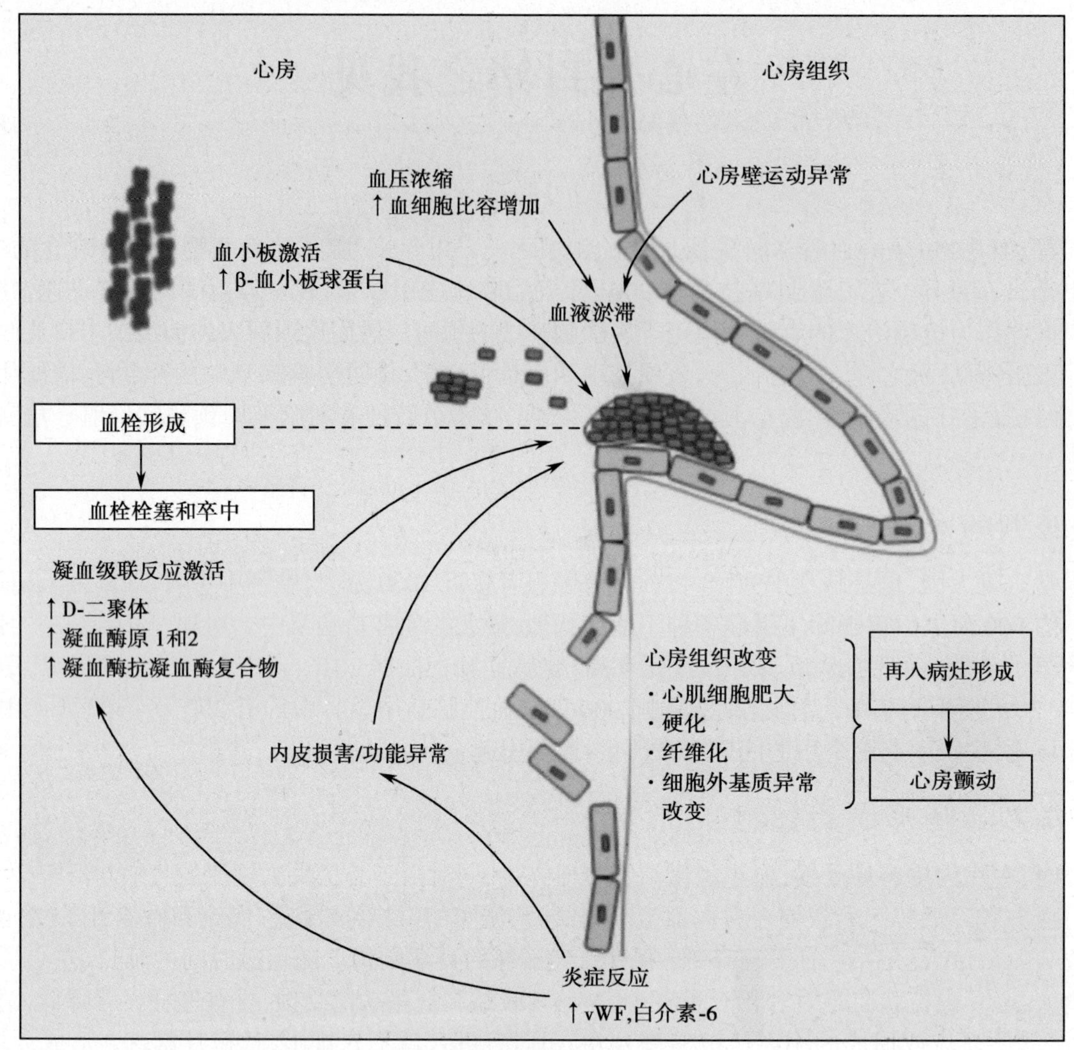

图1 房颤血栓形成的机制

抗凝治疗的比例不足10%[10],而且抗凝治疗3个月后22.1%停药,1年后44.4%停药,随访至2年有近60%的患者停药[11]。综上所述,由于长期抗凝治疗本身存在较高的出血风险,患者也普遍存在拒绝、不依从、不耐受抗凝治疗的问题,这些客观和主观上局限性致使抗凝治疗对房颤脑卒中的预防价值大打折扣,因此需要一种更为理想、更加安全的替代方法。

4. 左心耳封堵——房颤脑卒中预防的有效手段

4.1 左心耳——房颤引发脑卒中的罪魁祸首

左心耳是房颤血栓形成的主要部位,这一理论得到过去20年来研究的检验。研究显示,非瓣膜性房颤左房内血栓90%以上位于左心耳[12-14]。换言之,左心耳是房颤引起缺血性脑卒中和其他系统性血栓事件的主要源头所在和罪魁祸首。如果采用某种装置封堵左心耳开口,这样左房内缓慢、淤滞的血流或形成的小血栓就不会进入左心耳内形成大块血栓,从理论上就可以减少绝大多数左心耳内大块血栓形成及其脱落引起的缺血性脑卒中,这正是左心耳封堵(left atrial appendage closure,LAAC)预防房颤脑卒中的理论基础。这一理论不仅催生并推动了左心耳封堵技术的发展,而且作为一种重要的非药物治疗手段日益被公众所接受,并被多个国际指南推荐用于房颤脑卒中的预防。

4.2 左心耳封堵的技术可行性

左心耳封堵技术并不十分复杂,以美国波科公司Watchman封堵器植入为例,规范的操作应至少包括以下步骤：①静息麻醉；②食管超声和X线引导下进行房间隔穿刺；③左心耳造影；④封堵器预释放以及预释放后食管超声评价封堵效果；⑤牵拉试验，根据“PASS”原则决定是否完全释放封堵器；⑥完全释放后食管超声评价。然而，任何技术从开始临床应用到发展和成熟，均需要一个过程，左心耳封堵也毫不例外。在左心耳封堵临床应用早期，由于许多研究者或术者都缺乏左心耳封堵的技术和经验，其成功率较低、并发症发生率较高，技术上受到质疑也不足为怪。在左心耳封堵的早期临床研究——PROTECT-AF（2005—2009年）中，手术成功率仅为90.9%，而7天围术期的主要不良事件发生率则高达8.4%[15]，但随着手术经验的积累、技术的成熟和操作的规范化，手术成功率显著提高，围术期主要并发症发生率大幅降低，到2010—2014年开展的PREVAIL研究中，手术成功率提高到95.1%，7天围术期主要不良事件发生率则大幅降低到4.2%[16]，到2016年发布的EWOLUTION多中心注册研究中手术成功率更是提高到98.5%，而围术期主要不良事件率则降低到2.7%[17]（图2，图3）。笔者认为，上述数据足以提示左心耳封堵技术并不复杂，手术成功率高，围术期并发症发生率较低，技术上安全可行。

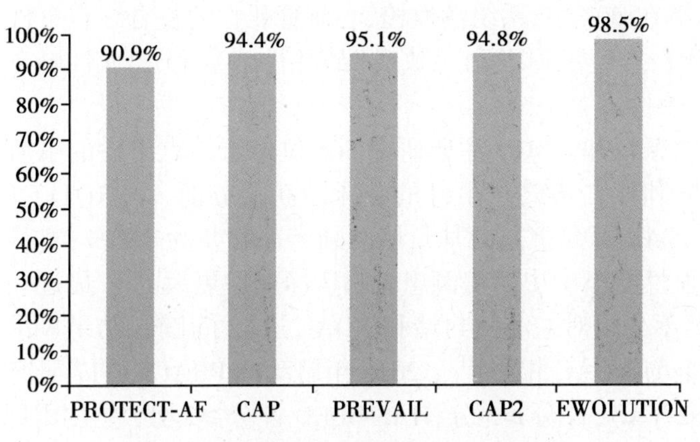

图2 不同研究左心耳封堵手术成功率

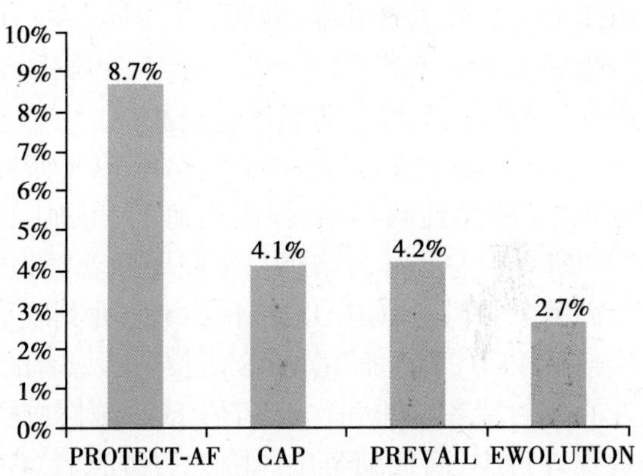

图3 不同研究左心耳封堵7天围术期严重不良事件发生率

4.3 左心耳封堵预防房颤脑卒中——有理有据

尽管2009年发表的“PROTECT AF”[15]和2014年发表的“PREVAIL”[16]两个前瞻性、随机化、对照研究的1~2年随访结果回答了左心耳封堵在预防脑卒中和其他系统性血栓事件方面不劣于华法林，但由于随访时间不够长，许多学者对其长期疗效仍然存疑！然而，最近陆续发布的“PROTECT AF”和“PREVAIL”两个随机化研究的3~5年长期随访结果则有助于消除上述疑虑！2014年，*JAMA*杂志公布了“PROTECT AF”3.8年的随访结果，不仅再次证实左心耳封堵在预防脑卒中、系统性血栓事件、心血管死亡、其他不明原因死亡的复合终点事件发生率上不劣于华法林（2.3% vs. 3.8%），而且统计学上还达到了优效性标准[18]。2017年12月19日，我们期待已久的左心耳封堵的长期随访结果在美国*JACC*杂志上发表，该研究对“PROTECT AF”和“PREVAIL”两个随机化试验的5年随访数据进行了联合分析，研究结果对左心耳封堵替代抗凝治疗进一步提供了有说服力的证据[19]。该研究对“PROTECT AF”试验的5年随访数据进行分析，发现按每100位患者人·年发生率计算，左心耳封堵组在脑卒中、系统性血栓、心血管死亡的复合终点事件发生率上明显低于华法林组（2.44% vs. 3.66%，P=0.04）；在全因脑卒中（1.46% vs. 2.15%，P=0.23）和缺血性脑卒中（1.35% vs. 1.07%，P=0.49）发生率上仍然不劣于华法林组；在出血性脑卒中（0.16% vs. 1.06%，P=0.005）、心血管死亡和不明原因死亡（1.03% vs. 2.32%，P=0.009）上明显优于华法林组。然而，由于“PREVAIL”试验的华法林对照组由于样本量很小，仅有138例，按每100位患者人·年发生率计算，该组缺血性脑卒中发生率仅为0.73%，明显低于RELY、ROCKET-AF和ARISTOTLE[5-7]和PROTECT-AF[15]等研究中所报道的缺血性脑卒中发生率（1.05%~1.63%）。因此，在其5年随访结果中，左心耳封堵组与华法林相比在脑卒中、系统性血栓栓塞、心血管死亡、不明原因死亡的复合终点事件发生率上没有达到非劣效性标准（3.65% vs. 2.94%，P=0.47）也在情理之中；尽管如此，左心耳封堵术后缺血性脑卒中和系统性血栓事件发生率则达到了非劣效性标准。此外，该联合研究还把"PROTECT AF"和"PREVAIL"两个RCT试验的5年随访数据联合起来进行了meta分析(包括1114例患者，4343位患者·年)，结果发现按每100位患者人·年发生率计算，左心耳封堵组在脑卒中、系统性血栓、心血管死亡的复合终点事件(2.8% vs. 3.4%，P=0.27)，以及全因脑卒中和系统性血栓事件(1.7% vs. 1.8%，P=0.87)发生率上仍然不劣于华法林组，而且在出血性脑卒中(0.17% vs. 0.87%，P=0.0022)、致残/致死性脑卒中(0.44% vs. 1.0%，P=0.03)、心血管死亡/不明原因死亡(1.3% vs. 2.2%，P=0.027)、全因死亡(3.6% vs. 4.9%，P=0.035)和封堵术后主要出血事件(1.7% vs. 3.6%，P=0.0003)方面均优于华法林。而且，左心耳封堵组与华法林对照组相比出血性脑卒中减少了80%，致残性/致死性脑卒中减少了55%；心血管死亡减少了41%，全因死亡减少了27%，死亡获益80%来源于左心耳封堵组出血性脑卒中的降低。由于左心耳封堵组患者避免了长期口服抗凝药，该组患者在封堵术后发生非程序相关性出血事件比华法林组减少了52%。有趣的是，该研究亚组分析还发现，CHADS2评分≤3分、CHA2DS2-VASc评分≤4分、HAS-BLED评分>2分时，左心耳封堵组在主要终点事件上似乎表现出某种优于华法林的趋势，尽管这一趋势统计学上没有显著性。总之，"PROTECT AF"和"PREVAIL"两个RCT研究5年的合并随访结果[19]显示，左心耳封堵组在脑卒中、系统性血栓、心血管死亡的复合终点事件发生率上不劣于甚至优于华法林组；在降低心血管死亡/不明原因死亡、致残/致死性脑卒中、出血性脑卒中和主要出血事件上明显优于华法林。

此外，根据来自"PROTECT AF"RCT研究707位患者和"CAP"注册研究566位患者终点事件的事后分析，在缺血性脑卒中、颅内出血、大出血、心包积液和死亡等终点事件的临床净获益方面，"PROTECT AF"研究中左心耳封堵组每年临床净获益为1.73%，CAP研究中左心耳封堵的临床净获益为4.97%；对具有高脑卒中风险(CHADS2评分≥2)，尤其既往有缺血性脑卒中史的房颤患者临床净获益更大[20]。最近一项包括19个RCT研究，87 831位房颤患者的网络荟萃分析对左心耳封堵和NOAC进行了比较，结果显示左心耳封堵在预防死亡、脑卒中或系统性血栓事件上与NOAC相当[21]。2015年启动的PRAGUE-17研究旨在评价中、高危脑卒中风险的房颤患者(CHA2DS2-VASc评分≥3分，HAS-BLED评分≥2分)左心耳封堵是否非劣效于NOAC。该研究是前瞻性、多中心、随机化的对照研究，拟入选396位非瓣膜性房颤患者，按1∶1随机，研究主要终点是24个月脑卒中/TIA，心源性血栓栓塞事件、有临床意义的出血、心血管死亡和围术期或装置相关并发症发生率，研究结果预计2年后发布[22]，值得期待！

5. 结语

笔者认为，抗凝治疗由于其固有的主、客观局限性(病人接受度和长期依从性低，出血风险较高)，抵消了其对房颤脑卒中的预防价值，注定不是房颤脑卒中预防的最理想方法，而左心耳封堵不仅可以从源头上封堵房颤血栓形成的主要部位，对脑卒中尤其致死/致残性脑卒中起预防作用，而且可以显著减少长期抗凝治疗引起的出血问题，因此左心耳封堵是替代长期抗凝治疗的理想选择。尽管左心耳封堵与NOAC比较的PRAGUE-17研究仍然在进行中，目前证据尚不足以支持左心耳封堵是否不劣于NOAC，但对于既不耐受华法林又存在NOAC抗凝禁忌的具有高出血风险的房颤患者，左心耳封堵无疑是一个理想的替代。

然而，左心耳封堵在中国起步较晚，2014年才被CFDA批准用于临床，目前能够独立开展该项技术的医院和病例数还不多，需要大力开展和推广此项技术，同时要不断地积累经验和规范化操作。更重要的是，我们还要开展自己的临床研究，用我们中国人自己的数据对左心耳封堵这一前沿技术进行科学评价。

(江立生 何奔)

参考文献

1. Kirchhof P, Benussi S, Kotecha D, et al. 2016 ESC Guidelines for the management of atrial fibrillation developed in collaboration with EACTS. Europace, 2016, 18 (11): 1609-1678.

2. DeSimone CV, Prakriti BG, Tri J, et al. A Review of the Relevant Embryology, Pathohistology, and Anatomy of the Left Atrial Appendage for the Invasive Cardiac Electrophysiologist. J Atr Fibrillation, 2015, 8 (2): 81-87.

3. Watson T, Shantsila E, Lip GY. Mechanisms of thrombogenesis in atrial fibrillation: Virchow's triad revisited. Lancet, 2009, 373 (9658): 155-166.

4. Becker RC. Thrombogenesis in atrial fibrillation: contributing mechanisms and natural history. J Thromb Thrombolysis, 2008, 26(3): 262-264.
5. Granger CB, Alexander JH, McMurray JJ, et al. Apixaban versus warfarin in patients with atrial fibrillation. N Engl J Med, 2011, 365(11): 981-992.
6. Patel MR, Mahaffey KW, Garg J, et al. Rivaroxaban versus warfarin in nonvalvular atrial fibrillation. N Engl J Med, 2011, 365(10): 883-891.
7. Wallentin L, Yusuf S, Ezekowitz MD, et al. Efficacy and safety of dabigatran compared with warfarin at different levels of international normalised ratio control for stroke prevention in atrial fibrillation: an analysis of the RE-LY trial. Lancet, 2010, 376(9745): 975-983.
8. Vidal-Pérez R, Otero-Raviña F, Turrado Turrado V, et al. Change in atrial fibrillation status, comments to Val-FAAP registry. Rev Esp Cardiol (Engl Ed), 2012, 65(5): 490-491; author reply 491-492.
9. Gumbinger C, Holstein T, Stock C, et al. Reasons underlying non-adherence to and discontinuation of anticoagulation in secondary stroke prevention among patients with atrial fibrillation. Eur Neurol, 2015, 73(3-4): 184-191.
10. Hu D, Sun Y. Epidemiology, risk factors for stroke, and management of atrial fibrillation in China. J Am Coll Cardiol, 2008, 52(10): 865-868.
11. Wang ZZ, Du X, Wang W, et al. Long-Term Persistence of Newly Initiated Warfarin Therapy in Chinese Patients With Nonvalvular Atrial Fibrillation. Circ Cardiovasc Qual Outcomes, 2016, 9(4): 380-387.
12. Stoddard MF, Dawkins PR, Prince CR, et al. Left atrial appendage thrombus is not uncommon in patients with acute atrial fibrillation and a recent embolic event: a transesophageal echocardiographic study. J Am Coll Cardiol, 1995, 25(2): 452-459.
13. Blackshear JL, Odell JA. Appendage obliteration to reduce stroke in cardiac surgical patients with atrial fibrillation. Ann Thorac Surg, 1996, 61(2): 755-759.
14. Lip GY, Hammerstingl C, Marin F, et al. Left atrial thrombus resolution in atrial fibrillation or flutter: Results of a prospective study with rivaroxaban (X-TRA) and a retrospective observational registry providing baseline data (CLOT-AF). Am Heart J, 2016, 178: 126-134.
15. Holmes DR, Reddy VY, Turi ZG, et al. Percutaneous closure of the left atrial appendage versus warfarin therapy for prevention of stroke in patients with atrial fibrillation: a randomised non-inferiority trial. Lancet, 2009, 374(9689): 534-542.
16. Holmes DR Jr, Kar S, Price MJ, et al. Prospective randomized evaluation of the Watchman Left Atrial Appendage Closure device in patients with atrial fibrillation versus long-term warfarin therapy: the PREVAIL trial. J Am Coll Cardiol, 2014, 64(1): 1-12.
17. Boersma LV; Schmidt B, Betts TR, et al. Implant success and safety of left atrial appendage closure with the WATCHMAN device: peri-procedural outcomes from the EWOLUTION registry. Eur Heart J, 2016, 37(31): 2465-2474.
18. Reddy VY, Sievert H, Halperin J, et al. Percutaneous left atrial appendage closure vs warfarin for atrial fibrillation: a randomized clinical trial. JAMA, 2014, 312(19): 1988-1998.
19. Reddy VY, Doshi SK, Kar S, et al. 5-Year Outcomes After Left Atrial Appendage Closure: From the PREVAIL and PROTECT AF Trials. J Am Coll Cardiol, 2017, 70(24): 2964-2975.
20. Gangireddy SR, Halperin JL, Fuster V, et al. Percutaneous left atrial appendage closure for stroke prevention in patients with atrial fibrillation: an assessment of net clinical benefit. Eur Heart J, 2012, 33(21): 2700-2708.
21. Sahay S, Nombela-Franco L, Rodes-Cabau J, et al. Efficacy and safety of left atrial appendage closure versus medical treatment in atrial fibrillation: a network meta-analysis from randomised trials. Heart, 2017, 103(2): 139-147.
22. Osmancik P, Tousek P, Herman D, et al. Interventional left atrial appendage closure vs novel anticoagulation agents in patients with atrial fibrillation indicated for long-term anticoagulation (PRAGUE-17 study). Am Heart J, 2017, 183: 108-114.

左心耳封堵术后抗栓方案

心房颤动(简称房颤)是临床上最常见的心律失常之一,其在人群中的总体发病率是 0.4%~1.0%,且随着年龄的增加而逐渐增加[1-5]。缺血性脑卒中是房颤患者最严重的并发症,既往研究显示房颤患者脑卒中发生率是正常人群的 5 倍,全因死亡风险是正常人群的 2 倍[6,7]。口服传统抗凝药华法林或新型口服抗凝药(NOAC)治疗被认为是减少脑卒中发生的有效治疗方法,但因口服抗凝药存在需要定期监测凝血功能及出血风险等不足,使其在临床长期应用中受到限制。鉴于房颤脑卒中患者的血栓 90% 以上来源于左心耳[8],故封堵左心耳隔离血栓源、预防非瓣膜性房颤患者脑卒中发生的有效性和安全性已被多项临床研究所证实[9-14]。

左心耳封堵术的目的是完全堵闭左心耳、消除血栓来源、预防房颤脑卒中、避免长期口服抗凝药物。但左心耳封堵术系植入异物(封堵器),有封堵器相关血栓形成风险,需要在左心耳封堵术后施行合理的抗栓治疗,既要达预防封堵器表面血栓形成的目的,又不增加患者出血并发症风险。因此,左心耳封堵术后如何选择理想的抗栓治疗方案,已成为临床所面临的重要问题之一。本章将就左心耳封堵术后抗栓治疗的相关问题作一简要阐述。

第一节 左心耳封堵术后血栓形成及栓塞事件

一、器械相关血栓形成及栓塞发生率

从理论上讲,任何一个植入在心腔内的金属器械均有导致器械相关性血栓(device related thrombus, DRT)形成的可能。从金属支架、金属瓣膜、先天性心脏病封堵器到左心耳封堵器,植入体内后均面临 DRT 形成的问题。早在 2007 年,就曾有报道显示 PLAATO 左心耳封堵器在植入体内后 2 年出现 DRT,而且封堵器周围还有新出现的残余漏[15]。随后 WATCHMAN 封堵器、ACP 封堵器及其第二代 Amulet 封堵器均有术后 DRT 形成的报道。Lempereur 等[16]对 2008 年 1 月至 2015 年 9 月发表的 30 项涉及 DRT 形成的文献进行了系统性分析显示,在 2118 例患者中 82 例(3.9%)患者在行经食管超声心动图(transesophageal echocardiography, TEE)随访时发现 DRT,不同封堵器 DRT 发生率分别为:Watchman 封堵器 3.4%(40/1184)、ACP 封堵器 4.8%(34/707)、Amulet 封堵器 2.0%(1/50)。使用 Watchman 封堵器进行的随机对照试验显示,DRT 发生率为 4.2%[9-11]。在 ASAP 研究[17]中,Watchman 封堵器术后 6 周 DRT 的发生率为 4.0%。Plicht 等[18]报道 ACP 封堵器的 DRT 发生率为 17.6%,而使用第二代 ACP 封堵器(Amulet)的患者 DRT 发生率也高达 16.7%[19]。Yu[20]等报道了德国 H-G-W 医院 319 例左心耳封堵患者 4 年随访中 DRT 的总体发生率为 4.49%。但 DRT 形成后若无脱落,不会引起血栓栓塞事件,可无任何临床表现;若发生脱落,则根据其栓塞部位出现相应的临床表现[21,22]。

最近,*JACC* 上发表了一项回顾性研究[23],该研究回顾性分析了 2012—2017 年法国 8 个中心的接受左心耳封堵治疗的 469 例房颤患者,272 例应用 Watchman 封堵器(58%),197 例(42%)使用 Amplatzer 封堵器(ACP 100 例、Amulet 97 例)。左心耳封堵术后接受抗栓治疗情况分别为:170 例仅用单一抗血小板药,109 例应用双联抗血小板药,135 例口服抗凝药物,20 例同时应用抗凝药 + 抗血小板药,35 例既未用抗凝药、也未用抗血小板药。在平均 13 个月的随访中,339 例(72.3%)患者至少接受 1 次左心耳影像学检查(TEE 或 CT 扫描),结果显示:89 例(20%)患者发生了 98 例不良事件,包括 26 例 DRT 形成、19 例缺血性脑卒中、2 例短暂性脑缺血发作(TIA)、18 例大出血及 33 例死亡。按全部 469 例患者计算,DRT 形成的发生率为 5.4%(26/469),其中 Watchman 封堵器 4.8%(13/272)、Amplatzer 封堵器 6.2%(13/197)。按左心耳封堵术后不同抗栓治疗方案分析显示,DRT 的发生率分别为:单一抗血小板药 6.5%(11/170),双联抗血小板治疗 0.9%(1/109),口服抗凝剂 7.4%(10/155),同时服用抗凝剂 + 抗血小板药物者未发生 DRT,而未服用抗

凝剂又未服用抗血小板药者高达11.4%(4/35)。由此可见,左心耳封堵术后DRT的形成主要与术后抗栓治疗方案有关。研究者还指出,26例DRT形成患者中4例在随访期间发生脑卒中;多变量分析显示,DRT形成患者发生脑卒中或TIA的风险升高近4倍。

二、左心耳封堵器表面血栓的发生时间及危险因素

DRT多发生在左心耳封堵术后早期,Lempereur等[16]报道DRT发生时间为术后1.5个月。因此,加强术后抗栓治疗及早期严密监测非常重要。Shamim等[24]报道1例79岁男性患者,在左心耳封堵术后10年TEE检查发现Watchman封堵器表面存在21mm×18mm DRT,予以111天抗血小板治疗后血栓明显缩小(直径9mm),提示左心耳封堵术后可能有超晚期DRT形成,其机制有待进一步研究。

关于DRT发生的危险因素目前报道也不尽相同,大致可分为如下3类[18,19]:

(1) 患者自身因素:如心功能低下、左房偏大、心脏超声示左心房云雾状回声重、术后服用抗栓药依从性差、存在阿司匹林或氯吡格雷抵抗等。

(2) 封堵器相关因素:如封堵器左心房侧盘面的不锈钢铆、镍钛丝表面工艺、封堵器表面或盘面的PTFE膜以及封堵器左心房盘面的弧度等。

(3) 手术操作相关因素:如封堵器植入位置过深、封堵器周围残余漏、术后抗栓策略等。

一般经过短期的口服抗凝药或皮下注射低分子肝素可有效解决术后DRT问题,且该解决方法较安全[25]。最佳的DRT处理方法虽然还需要进一步的研究验证,但有效预防术后DRT形成才左心耳封堵术后抗栓治疗的最终目的。

第二节 左心耳封堵术后抗栓治疗的临床研究

一、无口服抗凝药禁忌患者的抗栓治疗

对无口服抗凝药禁忌的房颤患者,最具代表性的研究是PROTECT AF研究[10]和PREVAIL研究[11]。PROTECT AF研究是第一个多中心随机对照临床研究,目的是比较经皮左心耳封堵术(Watchman左心耳封堵装置)和华法林在预防非瓣膜性房颤患者脑卒中方面的疗效,共59家中心、入选707例患者,按2∶1原则随机分为左心耳封堵组(463例)和华法林组(244例)。主要终点是:缺血性或出血性脑卒中,心血管死亡(任何原因引起的心血管死亡或不能解释的心血管死亡),体循环栓塞,TIA发作(记录到局灶的神经缺血事件至少持续5分钟)。主要安全终点是威胁生命的出血(心包积液需要引流、颅内出血、胃肠道出血需要输血等)。平均随访3.8年的数据显示:左心耳封堵组的主要不良事件有39例(8.4%),华法林组有34例(13.9%);与华法林比较,左心耳封堵使缺血性脑卒中发生率降低40%,心血管死亡率降低60%,全因死亡率降低34%[10]。

PREVAIL研究是Watchman左心耳封堵器与长期华法林治疗在预防非瓣膜性房颤脑卒中方面的又一随机对照临床研究,共纳入407例患者(左心耳封堵组269例、华法林组138例),研究终点包括2个有效性终点和1个安全性终点。第一个有效性终点是:出血性或缺血性脑卒中,体循环栓塞,心血管疾病或者不能解释的死亡;第二个有效性终点是预防晚期缺血的疗效指标:主要是严重不良事件或缺血性脑卒中,但是随机后的前7天不包括在内;安全性终点主要包括严重不良事件、缺血性脑卒中、全因死亡或需要外科干预的手术相关不良事件。PREVAIL研究通过非劣效的研究方法对PROTECT AF研究进行了补充,结论如下:

(1) 第一个有效性终点(包括出血性或缺血性脑卒中、体循环栓塞、心血管或者不能解释的死亡及严重不良事件):左心耳封堵组与华法林相比,未达到非劣效。

(2) 第二个是预防晚缺血的疗效指标(主要是严重不良事件或缺血性脑卒中):左心耳封堵组与华法林相比,达到非劣效。

(3) 早期安全性指标(主要包括严重不良事件、缺血性脑卒中、全因死亡或需要外科干预的手术相关不良事件):虽然有部分术者缺乏经验,但左心耳封堵术还是达到了预先设定的安全性终点。

最近,Kar[27]报道了PREVAIL和PROTECT AF研究5年随访结果的汇总分析,结果显示:在预防非瓣膜性房颤患者脑卒中与动脉系统栓塞方面,左心耳封堵术与华法林疗效相当;但与华法林比较,左心耳封堵术可明显减少出血性脑卒中（P=0.0022）、心血管死亡率（P=0.03）、全因死亡率（P=0.04）及非手术相关大出血（P=0.0003），并可使致死性 / 致残性脑卒中发生率减少 55%（P=0.03）。

在上述两项随机对照研究中，左心耳封堵术后抗栓治疗方案均为：华法林（要求 INR 维持在 2.0~3.0）及阿司匹林（75mg/d）联合治疗 45 天，然后换成氯吡格雷（75mg/d）及阿司匹林（75mg/d）双联抗血小板治疗 6 个月，6 个月后单独使用阿司匹林（75mg/d）终身抗血小板治疗。在 PREVAIL 研究进行至 12 个月时，有 99.3% 的患者停用华法林。左心耳封堵术后 45 天复查 TEE，显示 3.4% 患者封堵器表面有血栓形成[28]。与此同时，在使用华法林及阿司匹林治疗的前 6 周中，6 例患者出现出血并发症，估算年出血率为 10.5%。在随访期间，接受双联抗血小板治疗的患者中有 3 例（0.6%）出现出血并发症（年出血率约 1.6%）。

总之，上述抗栓药物治疗方案在无口服抗凝药禁忌证的患者中是有效的，但是伴有较多的出血事件，尤其在左心耳封堵术后早期使用较强的抗栓药物治疗时[29]。

二、有口服抗凝药禁忌证患者的抗栓治疗

同房颤管理指南建议一致，大多数左心耳封堵术用于不能耐受口服抗凝药物的房颤患者。由于在这类患者中有高出血风险，故显而易见地需要减少使用抗栓药物治疗时间，目前尚未见对这类患者进行的随机对照临床研究，只有观察性研究资料。

在 PLAATO 研究中，由于患者有口服抗凝药物相对禁忌证，故左心耳封堵术后使用氯吡格雷 75mg 和阿司匹林 325mg 双联抗血小板药物治疗 4~6 周，后改用阿司匹林终身治疗[30,31]。术后 1 个月及 6 个月进行随访，TEE 未检测到 DRT 形成。此外，值得注意的是，在这些患者中左心耳完全堵闭率大于 98%。

ASAP 注册研究[17]是第一个对有华法林禁忌的非瓣膜性房颤患者左心耳封堵术后（Watchman 封堵器）施行抗血小板治疗的前瞻性、多中心、非随机临床研究。该研究共纳入 150 例存在口服抗凝药物禁忌的房颤患者，左心耳封堵术后仅给予双联抗血小板治疗（阿司匹林 + 氯吡格雷 / 噻氯匹定 6 个月，6 个月后长期服用阿司匹林），在平均 14.4 个月的随访中 6 例患者发生 DRT 形成，但仅 1 例于术后第 341 天发生缺血性脑卒中。随访全程有 3 例发生缺血性脑卒中，1 例发生出血性脑卒中。该研究中缺血性脑卒中发生率为 1.7%，与相同 CHADS2 评分单用阿司匹林的预期脑卒中发生率（7.3%）相比减少 77%，而与双联抗血小板的预期发生率相比减少 64%。2016 年，Shrma 等报道了 ASAP 研究 5 年随访资料，在平均 55.4 个月的随访期间，左心耳封堵术使房颤脑卒中风险降低 75%[32]。Seeger 等[33]对 101 例口服抗凝药禁忌的非瓣膜性房颤患者进行左心耳封堵术，术后接受双联抗血小板治疗（阿司匹林 100mg+ 氯吡格雷 75mg），双联抗血小板治疗 6 个月 68 例、3 个月 33 例。双联抗血小板治疗结束后，均改为阿司匹林（100mg）长期服用。结果显示，与 6 个月双联抗血小板治疗比较，接受 3 个月双联抗血小板治疗患者脑卒中和出血事件发生率均明显减少。

上述研究表明，对于有口服抗凝药禁忌证患者，左心耳封堵术后选择短期双联抗血小板治疗方案预防 DRT 形成似乎更合理，可替代 PROTECT AF 研究中延长的抗栓治疗方案，但出血发生率仍较高，且双联抗血小板治疗最优化的时限仍未明确。

三、我们的经验与体会

左心耳封堵术后 45 天内是封堵器快速内皮化的过程，也是抗栓治疗的关键时期。在此期间，多数研究者主张进行严格的抗凝治疗，包括华法林或 NOAC 等，但也有主张口服双联抗血小板药物治疗，其目的是预防封堵器表明血栓形成。但目前针对左心耳封堵术后的抗栓治疗方案尚未达成共识。有鉴于此，我们就左心耳封堵术后抗栓治疗方案（华法林、NOAC 及双联抗血小板药物）的临床效果与安全性进行了观察研究。

连续入选 150 例在我院接受左心耳封堵术治疗的非瓣膜性房颤患者，随机分为华法林组、NOAC 组和双联抗血小板药物组，每组 50 例。

（1）华法林组：术后即开始服用华法林抗凝治疗，使 INR 维持在 2.0~3.0。用药 45 天后更换为双联抗血小板药物治疗（氯吡格雷 75mg+ 阿司匹林 100mg），直至术后 6 个月；6 个月后单服阿司匹林（100mg/d）抗血小板治疗。

（2）NOAC 组：术后即开始服用 NOAC 达比加群酯（150mg，每日 2 次），连续用药 45 天；后更换为双联抗血小板药物治疗（氯吡格雷 75mg+ 阿司匹林 100mg）至术后 6 个月；6 个月后单服阿司匹林（100mg/d）抗

血小板治疗。

(3) 双联抗血小板药物组：术后即给予双联抗血小板药物(氯吡格雷 75mg+ 阿司匹林 100mg) 治疗 6 个月，而后改为阿司匹林 100mg/d，进行抗血小板治疗。

所有患者均完成 6 个月以上的随访，平均随访时间(22.3±4.7)个月(6~42 个月)。用药期间，华法林组有 4 例发生皮肤瘀斑(发生率 8%)，NOAC 组和双联抗血小板治疗组各有 3 例发生皮肤瘀斑(发生率 6%)，三者相比无统计学差异(P>0.05)。所有患者均于左心耳封堵术后 45~60 天复查 TEE，结果显示：所有患者封堵器均无移位，6 例患者显示 DRT 形成(图 1)，其中双联抗血小板组、NOAC 组和华法林组各 2 例(发生率 4%)，三组比较无统计学差异(P>0.05)。此 6 例患者中，2 例服用双联抗血小板药物者改用华法林抗凝治疗，另 4 例则延长华法林和达比加群酯抗凝治疗时间，随访至术后 6 个月复查 TEE 见封堵器表面血栓消失。所有患者在随访期间无脑卒中、TIA 及其他血栓栓塞事件发生。

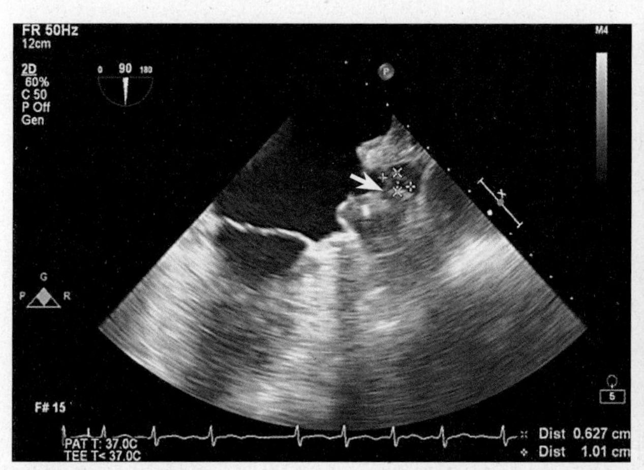

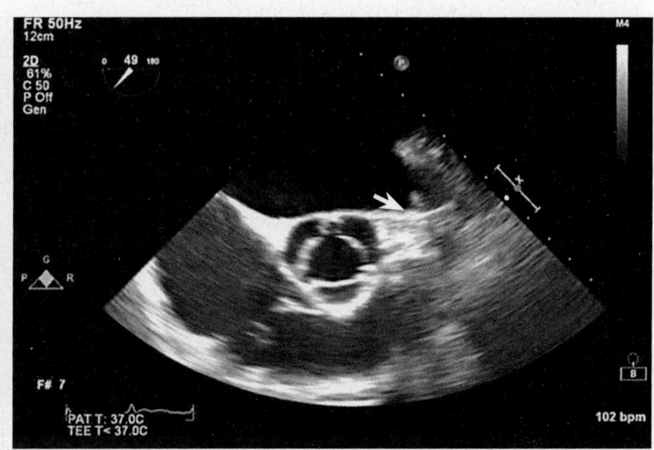

图 1 左心耳封堵术后血栓形成(箭头所示)

四、左心耳封堵术后长期抗栓治疗

左心耳封堵术成功并不代表完全消除脑卒中风险，有关左心耳封堵术主要临床研究中脑卒中事件发生率见表 1[34]。

表 1 左心耳封堵术主要临床研究总结

研究	封堵器	适用 OAC	抗栓药物方案	缺血性脑卒中 / TIA 年发生率	出血性脑卒中年发生率	封堵器血栓发生率	年出血率
随机临床研究							
PROTECT AF (n=707)	Watchman	是	OAC + ASA 45 d；DAPT 6 M；ASA lifelong	2.2	0.1	4.2	无统计
PREVAIL (n = 269)	Watchman	是	OAC+ASA 45 天；ADPT 6 个月；ASA 终身	1.9	0.4	无统计	
观察性研究							
Canadian ACP experience (n = 52)	ACP	不	DAPT 或 SPI	2.3	0	3.4	0
Italian LTFU (n = 134)	ACP	不	DAPT	2.1	0	1.3	1.5
ASAP (n = 150)	Watchman	不	DAPT 6 个月	1.7	0.6	无统计	4

续表

研究	封堵器	适用OAC	抗栓药物方案	缺血性脑卒中/TIA年发生率	出血性脑卒中年发生率	封堵器血栓发生率	年出血率
ALSTER LAA (n=59)	Watchman	是(n=7) 不(n=52)	OAC+ASA 45天；DAPT 6个月；ASA终身 vs. DAPT 3~6 个 月；ASA lifelong终身	3.3	0	无统计	0 vs. 5.8
CCB(n=80)	Watchman+ACP	不	OAC 45天+ASA终身 vs. DAPT 6周；ASA终身	0	0	1.3	15.8 vs. 1.7
PLAATO LTFU (n=64)	PLAATO	不	DAPT 6周；ASA 325mg 终身	3.8	0.3	无统计	0

注：DAPT：双联抗血小板治疗；ASA：阿司匹林；SPI：单用一个抗血小板抑制剂；OAC：口服抗凝药物；TIA：短暂性脑缺血发作

从上述汇总结果看，脑卒中事件发生率下降有赖于出血性脑卒中降低，而缺血性事件发生率和药物治疗的人群相近。此外，成功左心耳封堵术后脑血管事件发生的风险是随时间延长而降低。然而，在左心耳封堵术后封堵器完全内皮化期间，有效的抗栓治疗方案仍有争议。在当前已发表的临床研究中，与植入冠状动脉支架患者一样，阿司匹林也需终身服用[35]。

近期荟萃分析显示，阿司匹林高出血风险的弊端远大于其一级预防的益处。因此，只推荐高危心血管事件风险的患者使用阿司匹林[36,37]。根据文献报告，大约1/4的左心耳封堵术患者具有终身使用阿司匹林治疗ⅠA类指征，如有明显冠状动脉疾病或其他血管疾病；而对于左心耳封堵术患者，选择停止终身阿司匹林治疗可能相对合理，尤其是对于伴有高出血风险的老年患者。类似于卵圆孔未闭封堵术的临床经验，长期使用抗血小板治疗来避免卵圆孔未闭封堵器血栓形成并非是必要的[38]。

左心耳封堵术后患者的抗栓治疗应该因人而异，我们的研究对此做了初步的探讨，后续研究可根据CHA_2DS_2-VASc评分和HASBLED评分进一步开展；且长期的阿司匹林治疗也会增加出血等并发症可能性，亦需要行进一步的研究观察。

第三节 左心耳封堵术后的抗栓方案推荐

目前左心耳封堵术后抗栓治疗方案尚无指南推荐，被认可的抗栓方案主要有以下3种可供选择[39]：

一、华法林抗凝方案

左心耳封堵术后至少服用华法林45天，维持INR 2.0~3.0；继之以阿司匹林81~325mg/d和氯吡格雷75mg/d联用至术后6个月；6个月后长期服用阿司匹林81~325mg/d。

二、双联抗血小板药物方案

左心耳封堵术后使用双联抗血小板药物（阿司匹林81~325mg/d+氯吡格雷75mg/d）6个月；6个月后长期服用单一抗血小板药物（阿司匹林或氯吡格雷），建议使用阿司匹林。

三、NOAC方案

左心耳封堵术后至少服用NOAC（达比加群酯或利伐沙班）45天，继之以阿司匹林81~325mg/d和氯吡格雷75mg/d联用至术后6个月；6个月后长期服用阿司匹林81~325mg/d。NOAC是否可以安全用于左心耳封堵术后的抗栓治疗及其方案，目前尚缺乏大型临床研究支持。

（李华康 宋治远）

参考文献

1. Singh IM, Holmes DR Jr. Left atrial appendage closure. Curr Cardiol Rep, 2010, 12(5): 413-421.
2. Camm AJ, Kirchhof P, Lip GYH, et al. Guidelines for the management of atrial fibrillation. Eur Heart J, 2010, 31(19): 2369-2429.

3. Lloyd-Jones D, Adams R, Carnethon M, et al. Heart disease and stroke statistics--2009 update: a report from the American Heart Association Statistics Committee and Stroke Statistics Subcommittee. Circulation, 2009, 119 (3): e21-e181.

4. Stewart S, Hart CL, Hole DJ, et al. Population prevalence, incidence, and predictors of atrial fibrillation in the Renfrew/Paisley study. Heart, 2001, 86 (5): 516-521.

5. Go AS, Hylek EM, Borowsky LH, et al. Warfarin use among ambulatory patients with nonvalvular atrial fibrillation: the anticoagulation and risk factors in atrial fibrillation (ATRIA) study. Ann Intern Med, 1999, 131 (12): 927-934.

6. Lloyd-Jones D, Adams R, Carnethon M, et al. Heart disease and stroke statistics--2009 update: a report from the American Heart Association Statistics Committee and Stroke Statistics Subcommittee. Circulation, 2009, 119 (3): e21-e181.

7. Björck S, Palaszewski B, Friberg L, et al. Atrial fibrillation, stroke risk, and warfarin therapy revisited: a population-based study. Stroke, 2013, 44 (11): 3103-3108.

8. Blackshear JL, Odell JA. Appendage obliteration to reduce stroke in cardiac surgical patients with atrial fibrillation. Ann Thorac Surg, 1996, 61 (2): 755-759.

9. Freeman JV, Hutton DW, Barnes GD, et al. Cost-Effectiveness of Percutaneous Closureof the Left Atrial Appendage in Atrial FibrillationBased on Results From PROTECT AF Versus PREVAIL. Circ Arrhythm Electrophysiol, 2016, 9 (6). pii: e003407.

10. Jr DRH, Kar S, Price MJ, et al. Prospective randomized evaluation of the Watchman Left Atrial Appendage Closure devicein patientswith atrial fibrillation versus long-term warfarin therapy: the PREVAIL trial. J Am Coll Cardiol, 2014, 64 (1): 1-12.

11. Reddy VY, Doshi SK, Sievert H, et al. Percutaneous left atrial appendage closure for stroke prophylaxis in patients with atrial fibrillation: 2.3-Year Follow-up of the PROTECT AF (Watchman Left Atrial Appendage System for Embolic Protection in Patients with Atrial Fibrillation) Trial. Circulation, 2013, 127 (6): 720-729.

12. Boersma LV, Schmidt B, Betts TR, et al. Implant success and safety of left atrial appendage closure with the WATCHMAN device: peri-procedural outcomes from the EWOLUTION registry. Eur Heart J, 2016, 37 (31): 2465-2474.

13. Boersma LV, Schmidt B, Betts TR, et al. EWOLUTION: Design of a registry to evaluate real-world clinical outcomes in patients with AF and high stroke risk-treated with the WATCHMAN left atrial appendage closure technology. Catheter Cardiovasc Interv, 2016, 88 (3): 460-465.

14. Tzikas A, Shakir S, Gafoor S, et al. Left atrial appendage occlusion for stroke prevention in atrial fibrillation: multicentre experiencewith the AMPLATZER Cardiac Plug. EuroIntervention, 2016, 11 (10): 1170-1179.

15. Stöllberger C, Finsterer J, Avanzini M, et al. Risk of Stroke and Thrombus Formation From Delay Incontinence of a PLAATO-Device in Friedreich Ataxia. Clin Cardiol, 2009, 32 (6): E83-E84.

16. Korsholm K, Nielsen KM, Jensen JM, et al. Transcatheter left atrial appendage occlusion in patients with atrial fibrillation and a high bleeding risk using aspirin alone for post-implant antithrombotic therapy. EuroIntervention, 2017, 12 (17): 2075-2082.

17. Reddy VY, Mbiuswinkler S, Miller MA, et al. Left atrial appendage closure with the Watchman device in patients with a contraindication for oral anticoagulation: the ASAP study (ASA plavix feasibility study with watchman left atrial appendage closure technology). J Am Coll Cardiol, 2013, 61 (25): 2551-2556.

18. Plicht B, Konorza TF, Kahlert P, et al. Risk factors for thrombus formation on the Amplatzer cardiac plug after left atrial appendage occlusion. JACC Cardiovasc Interv, 2013, 6 (6): 606-613.

19. Lammers J, Elenbaas T, Meijer A. Thrombus formation on an Amplatzer closure device after left atrial appendage closure.Eur Heart J, 2013, 34(10): 741.

20. Yu J, Bai Y, Muenzel M, et al. Device-Related Thrombus after Left Atrial Appendage Closure: A 4-year retrospective analysis from a real-world setting. J Am Coll Cardiol, 2017, 18: B258.

21. 窦鸿伟，汤学超，秦永文．左心耳封堵术后血栓及栓塞事件．国际心血管病杂志，2018，45：16-19.

22. 夏雨，刘俊，方丕华．经皮左心耳封堵术后的抗栓治疗进展．中国心脏起搏与心电生理杂志，2017，31：360-363.

23. Fauchier L, Cinaud A, Brigadeau F, et al. Device-Related Thrombosis After Percutaneous Left Atrial Appendage Occlusion for Atrial Fibrillation. J Am Coll Cardiol, 2018, 71 (14): 1528-1536.

24. Shamim S, Magalski A, Chhatriwalla AK, et al. Transesophageal echocardiographic diagnosis of a Watchman left atrial appendage closure device thrombus 10 years following Implantation. Echocardiography, 2017, 34 (1): 128-130.

25. Lempereur M, Aminian A, Freixa X, et al. Device-associated thrombus formation after left atrial appendage occlusion: a systematic review of events reported with the Watchman, the Amplatzer cardiac plug and the Amulet.Catheter CardiovascInterv, 2017, 90 (5): E111-E121.

26. Reddy VY, Sievert H, Halperin J, et al. Percutaneous left atrial appendage closure vs warfarin for atrial fibrillation: a randomized clinical trial. JAMA, 2014, 312 (19): 1988-1998.

27. Reddy VY, Doshi SK, Kar S, et al. 5-Year Outcomes After Left Atrial Appendage Closure: From the PREVAIL and PROTECT AF Trials. J Am Coll Cardiol, 2017, 70 (24): 2964-2975.

28. Viles-Gonzalez JF, Kar S, Douglas P, et al. The clinical impact of incomplete left atrial appendage closure with the Watchman Device in patients with atrial fibrillation: a PROTECT AF (Percutaneous Closure of the Left Atrial Appendage Versus Warfarin Therapy for Prevention of Stroke in Patients With Atrial Fibrillation) substudy. J Am Coll Cardiol, 2012, 59: 923-929.

29. Schmidt B, Chun KR. Antithrombotic therapy after left atrial appendage closure. Expert Rev Cardiovasc Ther, 2015, 13: 105-109.
30. Sievert H. Percutaneous left atrial appendage transcatheter occlusion to prevent stroke in high-risk patients with atrial fibrillation: early clinical experience. Circulation, 2002, 105: 1887-1889.
31. Block PC, Burstein S, Casale PN, et al. Percutaneous left atrial appendage occlusion for patients in atrial fibrillation suboptimal for warfarin therapy: 5-year results of the PLAATO (Percutaneous Left Atrial Appendage Transcatheter Occlusion) Study. JACC Cardiovasc Interv, 2009, 2: 594-600.
32. Sharma D, Reddy VY, Sandri M, et al. Left Atrial Appendage Closure in Patients With Contraindications to Oral Anticoagulation. JACC, 2016, 67: 2190-2192.
33. Seeger J, Bothner C, Dahme T, et al. Efficacy and safety of percutaneous left atrial appendage closure to prevent thrombo-embolic events in atrial fibrillation patients with high stroke and bleeding risk. Clin Res Cardiol, 2016, 105: 225.
34. Schmidt B, Chun KR. Antithrombotic therapy after left atrial appendage closure. Expert Rev Cardiovasc Ther, 2015, 13(1): 105-109.
35. 宋治远,秦永文,张玉顺,等. 左心耳封堵术,北京:军事医学出版社,2016:279-290.
36. Baigent C, Blackwell L, Collins R, et al. Aspirin in the primary and secondary prevention of vascular disease: collaborative meta-analysis of individual participant data from randomised trials. Lancet, 2009, 373: 1849-1860.
37. Halvorsen S, Andreotti F, Ten Berg JM, et al. Aspirin therapy in primary cardiovascular disease prevention: a position paper of the European Society of Cardiology working group on thrombosis. J Am Coll Cardiol, 2014, 64: 319-327.
38. Meier B, Kalesan B, Mattle HP, et al. Percutaneous closure of patent foramen ovale in cryptogenic embolism. N Engl J Med, 2013, 368: 1083-1091.
39. 中华医学会心电生理和起搏分会,中华医学会心血管病学分会,中国医师协会心律学专业委员会. 左心耳干预/预防心房颤动患者血栓栓塞事件:目前的认识和建议. 中国心脏起搏与心电生理杂志,2014,28:471-486.

高龄患者心房颤动的临床特征与治疗管理

心房颤动(atrial fibrillation,AF)是临床上一种常见的心律失常疾患,在中国患者人群超过1000万人,AF可加重患者心衰并引发卒中/血栓栓塞事件,进而增加患者死亡率。年龄是AF发生或者从阵发性AF转归至永久性AF的最重要预测因子,即使在没有合并其他心血管疾病的情况下,人群中房颤风险在40岁以后逐渐增加,并在65岁以后急速升高;尤其要指出的是大约70%的房颤患者其年龄分布在65至85岁之间。高龄AF患者的临床表现迥异,相当部分患者是无症状性的(即所谓隐匿型或亚临床AF),其确诊多源自患者因其他原因就医而偶然发现。由于AF在高龄人群中漏诊率较高,许多欧洲国家已开始对65岁以上人群进行AF的筛查;在一项针对6000名瑞典75~76岁高龄人群的筛查研究显示,有3%的被调查者此前曾有过未被识别的隐匿型AF发生。与此同时,高龄AF患者也可以卒中、心力衰竭加重、心绞痛恶化,甚至晕厥等临床急症作为首发表现。无论在西方还是当今的中国,高龄AF患者的管理都极具挑战性,因为相关患者的AF病史往往更长,合并基础疾病多,预后差,年龄相关的病理生理变化使其在应用抗心律失常和(或)抗凝等药物时不良反应发生率很高,此外接受导管消融及其他介入治疗的有效性和安全性方面的不确定性也更高。基于此临床上切实需要一种有效的管理策略来应对老年AF人群,以期有效减少AF对当前社会公共健康造成的不利影响。

年龄及其他危险因素对AF发生的影响

2015年7月美国国家心、肺、血液研究院(National Heart,Lung and Blood Institute,NHLBI)公布了最新的Framingham房颤流行病数据显示对比1958—1967年以及1998—2007年两个10年,美国人群房颤发生率显著升高,其中男性由3.7/1000人增加至13.4/1000人,女性则由2.5/1000人增加至8.6/1000人。年龄是AF发生最重要的独立危险(年龄相关AF发生HR达1.03~5.9/年),55岁以下人群的AF患病率仅为0.2%,65岁以后升至2.3%,而在80岁以上人群中则超过10%(图1)。大约70%的房颤患者其年龄分布在65至85岁之间,预计到2050年美国大部分AF患者将超过80岁。与AF密切相关的其他危险因素还包括肥胖、糖尿病、高血压、充血性心力衰竭、左室肥厚以及心脏瓣膜疾病等。这些危险因素对于AF发生风险的预测权重也会因患者年龄的变化而发生改变:随着年龄的增加,体重指数及糖尿病的风

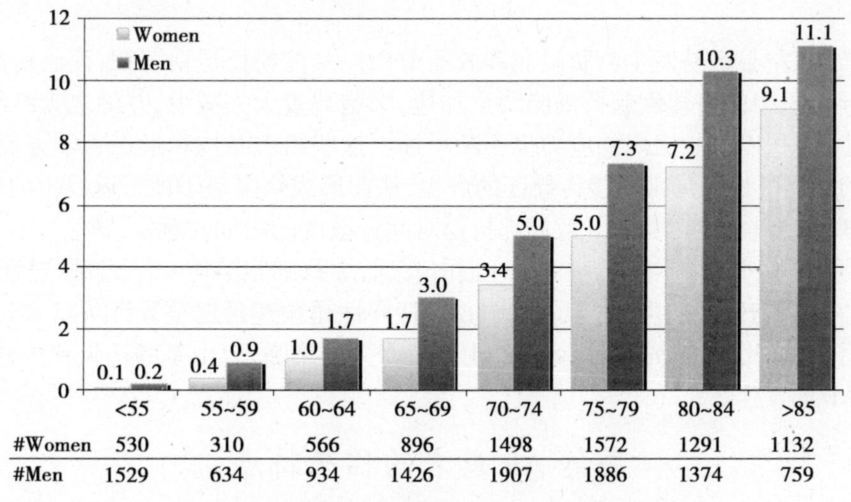

图1 美国AF在不同年龄人群中的发病率差异

年龄、性别校正后。Y轴:AF发生率(%);X轴:男/女性人群比较

险权重逐步增加；而高血压、左室肥厚、心脏瓣膜疾病及心衰的风险权重则逐步减少。在临床实践中高龄 AF 患者往往同时合并多种上述危险因素，相关危险因素间亦相互影响。例如在老年人口中肥胖患病率正在上升，肥胖与人群 AF 发病率和患病率增加密切相关。老年人缺乏体力活动可能是导致肥胖重要原因，其也可加速高血压和冠状动脉疾病的发生和发展。而且肥胖也是一种促炎症状态，伴随着 C 反应蛋白水平升高往往能够易化心房发生重构。年龄和肥胖还是睡眠呼吸暂停低通气综合征（obstructive sleep apnoea syndrome，OSAS）的独立危险因素，OSAS 显著影响 AF 的发展和（或）复发，这可能与肾上腺素能和迷走神经兴奋性的改变、低氧血症刺激以及敏感离子通道的激活密切相关。此外，其他易合并房颤的疾病还包括心力衰竭、慢性肾脏疾病、亚临床甲状腺功能亢进和慢性阻塞性肺病等，这些在高龄人群中也十分常见。

AF 的发病机制非常复杂，左心房因为年龄而在结构、细胞和分子等不同水平发生特定的改变（图 2，见文末彩图 60），继而导致局部电生理异常和 AF 易感性升高。高龄患者心房存在的解剖学和电生理学方面的改变已经为电解剖标测相关研究所证实。

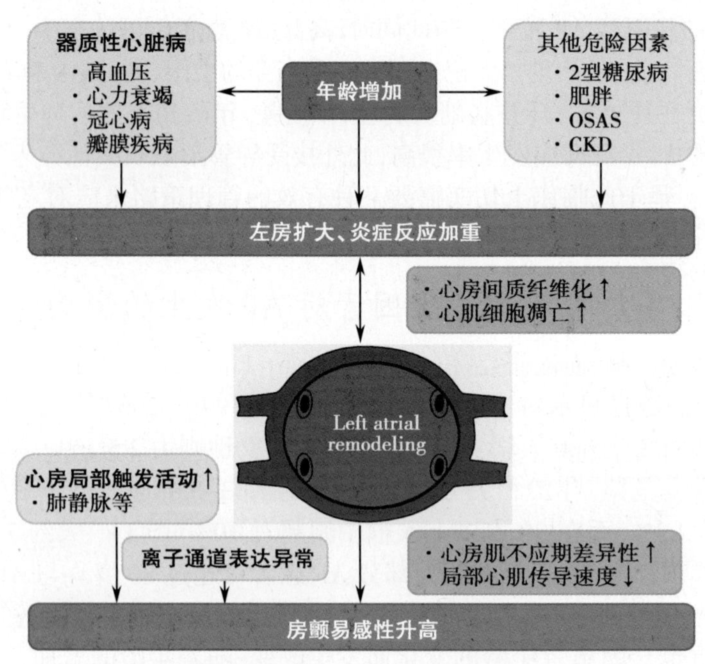

图 2 高龄患者 AF 发生的病理生理学

随着年龄的增长，左心房易发生脂肪浸润和胶原蛋白以及淀粉样蛋白沉积，而心房肌细胞，窦房结以及房室结节等传导组织中的自律性起搏细胞凋亡加速，细胞数量大大减少，并随之为纤维组织所取代；与此同时左心房大小、体积以及心房内的应力也不断增加。这些组织结构和形态力学方面的变化可直接导致心房肌不应期的不均一性和局部缓慢传导区的产生，从而形成众多易于微折返发生的微环境，从而触发 AF。而左心房的扩张和重构本身也可导致局部折返时间分散度的增加并触发 AF。

此外衰老也可上调心肌细胞钠 / 钙（Na/Ca）蛋白表达，导致细胞溶质 Ca^{2+} 过载，进而导致动作电位持续时间的缩短和心肌细胞传导速度的降低；上调心房特异性超快速延迟整流钾（IKUR）电流，降低有效不应期并促进微折返发生；此外交感神经驱动和迷走神经张力的增强，自由基的产生和多种基因表达的改变等亦可直接触发 AF 的发作。

高龄 AF 患者的临床特点

高龄 AF 患者的临床症状往往呈现两极化的趋势，一部分患者仅出现轻微的乏力、心慌等症状，甚至完全没有任何症状。患者心悸和心功能水平往往与心排量直接相关，而心排量通常与心室率呈负相关，由于老年患者的活动耐力较低且易合并房室结病变，因此他们在发生 AF 时的心室率可能并不高，因此其临床症状可以并不显著。而与此同时，也有相当部分的患者可以出现严重心悸、心衰加重，甚至以心绞痛恶化、晕厥乃至意识丧失、偏瘫失语等卒中症状作为首发临床表现。心衰急进加重往往由于心室率过快所引发，而晕厥发生则多源自患者合并严重房室结病变致心室率过慢和（或）停搏所引发，卒中的发生则与患者的血栓栓塞风险水平密切相关。无特殊合并症的 AF 患者临床体征多为脉率细速或迟缓、不规律，上述体征对于 AF 诊断并无特异性。心电图检查仍然是 AF 确诊的核心依据，此外 12 导心电图还能够提供诸如心肌缺血、电解质紊乱（如高钾或低钾血症）以及不良药物作用等相关信息。对于阵发性 AF 患者，24/48 小时动态心电图检查则非常必要，其可以大大增加心律失常的检出率。

高龄 AF 患者另一个临床特点是其往往合并多种基础疾病，其中包括器质性心脏基础疾病(如高血压、冠心病、充血性心力衰竭和心脏瓣膜疾病等）和相关介入治疗（如经皮冠状动脉腔内成型及支架植入术、CABG 术、永久心脏起搏器植入术以及心律失常消融手术等），以及非心源性基础疾病（如甲状腺疾患、2 型糖尿病、脑血管疾病、慢性阻塞性肺疾病、慢性肾脏疾病及良性前列腺增生等）；此外高龄患者中各型肿瘤发生率也非常高。基础疾病众多致高龄患者往往同时需要接受多种药物（如抗血小板药物、他汀类调脂药、RAAS 系统阻滞剂、双胍类降糖药、各类免疫抑制剂及抗肿瘤药物等）治疗；而高龄患者肝、肾功能往往也存在不同程度的减退，这必然会影响到相关药物的代谢（详见“老年人药代动力学改变”），因此患者在接受多种药物治疗过程中更易发生药物间相互作用和严重不良反应，有些药物相互作用和（或）不良反应甚至具有潜在致命性。此外高龄患者的依从性也直接影响到相关药物及非药物治疗的有效性及安全性，在我国影响患者依从性最重要的因素包括社会经济学要素（如家庭经济状况和社会保障 / 保险水平）以及患者的认知能力（如受教育水平等）。由此可见临床上高龄 AF 患者往往由于其病史、联合用药、药物代谢和不良反应以及依从性等诸多要素错综复杂而需要多学科协同科学治疗，临床实践中切不可“一叶障目”。

老年人药代动力学改变

表 1 AF 治疗中常用抗心律失常药物和口服抗凝药的主要代谢途径

肝脏 P450 同工酶途径	肝脏非 CYP 同工酶途径
• CYP2C9	– 美托洛尔
– 华法林	– 利伐沙班（73% 肝代谢，27% 肾代谢）
• CYP2D6	– 阿哌沙班（65% 肝代谢，35% 肾代谢）
– 氟卡尼	肾脏
– 普罗帕酮	– 索他洛尔
• CYP3A4	– 多非利特
– 丙吡胺	– 溴苄胺
– 胺碘酮	– 地高辛
– 维拉帕米	– 达比加群（80% 肾代谢，20% 肝代谢）
– 奎尼丁	
– 利多卡因	

一般而言，由于药代动力学的改变老年人群中药物的代谢缓慢，对于诸多抗心律失常药物和抗凝药物也不例外。熟悉和了解相关药代动力学和药效动力学方面的改变有助于临床医师针对高龄 AF 患者选择正确的抗心律失常及抗凝血药物治疗方案。

1. **吸收** 尽管胃肠动力减弱，内脏血流量和黏膜表面积减少，但抗心律失常药物的吸收通常不会随着衰老而受到显著影响。但某些药物（如普萘洛尔）由于首过效应降低，可致生物利用度增加，继而引发全身毒性反应，因此需要适当减量。

2. **分布** 随着年龄的增加人体脂肪组织分布会发生改变，抗心律失常的分布也可能受到显著影响。

由于全身脂肪比例增加，脂溶性的胺碘酮的分布量会增加；与此同时，由于体内总水量减少，水溶性药物（如地高辛）的分布量则会减少。此外由于血浆蛋白随着衰老而减少，因此血清游离华法林的水平可能会增加，继而增加患者出血风险。

3. **代谢** 由于肝脏功能的减退，普罗帕酮、胺碘酮和普萘洛尔的代谢往往会减低。而细胞色素CYP450酶活性的降低也可能会降低氟卡尼、普罗帕酮、胺碘酮、丙吡胺、美托洛尔以及维拉帕米等多种药物的代谢。

4. **清除** 衰老与肾小球滤过率（GFR）的进行性减低密切相关，因此对于老年患者，在应用水溶性的经肾脏代谢的地高辛、普鲁卡因胺、索他洛尔和多非利特等药物时，需要根据eGFR进行剂量调整。

老年AF人群的抗心律失常药物治疗

老年AF患者的抗心律失常治疗即应用各型抗心律失常药物进行AF转复和（或）窦律维持，或者进行室率控制。

虽然直流电复律成功率较高，但操作相对复杂，需要镇静或麻醉，可能致多种并发症，如皮肤灼伤、诱发心律失常、麻醉相关的低血压和呼吸抑制、肺水肿、心肌损伤等，除非患者快速心室率顽固难以控制且合并血流动力学参数不稳定，否则老年患者需谨慎采用。与之相对应，药物复律方法尽管复律成功率相对较低，但操作简单，患者易于接受，更适于一般的老年患者。临床最常选用的药物为Ⅰc或者Ⅲ类抗心律失常药，如决奈达隆、胺碘酮、索他洛尔和普罗帕酮等。须注意房颤转律过程中存在发生血栓栓塞的风险，因此，复律前应充分评估血栓的风险，并采取恰当的抗凝治疗。

长期服用抗心律失常药物也是目前预防房颤复发、维持窦律的重要手段。窦律维持策略的根本目的是降低死亡率、减少心衰和血栓/栓塞事件、改善生活质量。国内外指南一致认为长期使用抗心律失常药物应慎重，这在老年患者人群中尤是如此，药物治疗不仅要考虑疗效，更要注重安全性。此外在长期抗心律失常药物窦律维持过程中，房颤的复发并不一定意味着治疗完全失败，发作频率的降低、每次复发时程的缩短、复发时症状的减轻、由不能耐受变为可以耐受等，应视为部分达到的治疗目的。目前临床最常选用的药物也是Ⅰc或者Ⅲ类抗心律失常药。

室率控制可以有效减少房颤相关症状，预防心力衰竭及心动过速性心肌病。而且，在临床操作中室率控制比节律控制更容易实施，严重不良事件发生率更少，再住院率更低，特别适合老年AF患者，尤其当所有节律控制的方法（包括房颤消融）都失败的时候；或者当患者无法耐受节律控制药物或节律控制治疗风险大于获益时。临床常用药物包括β-受体阻滞剂、非二氢吡啶钙通道拮抗剂以及洋地黄类药物等，在此不赘述。室率控制目标是通过降低心室率至合适的水平以减少患者症状，改善运动耐量，降低心力衰竭及心动过速性心肌病的风险，同时要避免发生严重心动过缓。鉴于RACE Ⅱ的试验结果，2016年欧洲ESC房颤指南推荐无症状或仅有轻微症状的房颤患者，无论心功能如何，采用宽松的室率控制策略——静息心率<110次/分作为初始治疗；而对于房颤伴有心力衰竭者的最佳目标心率仍有争议。

应用抗心律失常药物时可能会对其合并的不同的心脏和（或）非心脏基础疾病产生负面影响，临床实践中应格外谨慎。例如，左心功能不全的患者在服用β-受体阻滞剂、非二氢吡啶钙通道阻滞剂和Ⅰc类抗心律失常药物后可能会出现心衰失代偿；上述药物还可导致窦房结功能障碍和（或）不同程度的房室结传导阻滞；同样的β-受体阻滞剂也可能会导致支气管哮喘、慢性阻塞性肺病的急性发作；老年患者的压力感受器反射减弱，并且由于动脉硬化伴血管顺应性减低，在服用索他洛尔和丙吡胺后可能出现体位性低血压、跌倒甚至晕厥；许多心力衰竭和高血压的老年患者往往需要接受利尿剂治疗，容易出现低钾血症，在这些患者中同时使用Ⅲ类抗心律失常药物或索他洛尔时可因QT间期延长而诱发尖端扭转型室速危及生命；具有抗胆碱能特性的药物（例如丙吡胺）可以促使青光眼、便秘和尿潴留发作。此外对于许多由P450细胞色素酶系统代谢的抗心律失常药物（见表1）来说，应用于老年AF人群时往往需要调整剂量。

老年AF人群预防卒中的抗凝治疗

房颤患者的卒中风险在59岁后每十年增加五倍，80~89岁时高达36.2%。2014年AHA/ACC/HRS发布的新《房颤患者治疗指南》中推荐应用新的 CHA_2DS_2-Vasc 评分系统评估房颤患者的卒中风险度，与传统的 $CHADS_2$ 评分系统相比，新系统具有更宽的评分范围(0~9 分)，纳入了更多的危险因素(包括：女性、65~74 岁的年龄以及血管性疾病等)，扩展了抗凝治疗的适应证人群，有助于在相对低危人群中明确患者的卒中风险。2015 年 2 月发表在 *JAMA* 上的 ORBIT-AF 注册研究显示，与 2011 年指南相比，整体上新指南推荐的 CHA_2DS_2-Vasc 评分系统使 44% 的房颤患者需要重新进行卒中风险分级，使需要接受抗凝治疗的患者比例由 71.8% 显著提升至 90.8%，推算全美新增的抗凝适应证人群达 100 万人。国内目前 CHA_2DS_2-Vasc 评分系统的应用也已成为主流。

基于 CHA_2DS_2-Vasc 评分系统年龄 >65 岁或女性房颤患者基本都需要抗凝治疗，华法林已被证明在这些患者中疗效显著优于阿司匹林(RR 0.48，95%CI 0.28~20.80，*P*=0.003)。然而老年患者中具有出血倾向且长期服用抗血小板药物者比例高，其发生摔倒的风险也很高，这些因素使其在服用华法林时更容易出血。对于≥80 岁的患者，华法林抗凝治疗期间的主要出血累积发生率高达 13.1/100 人·年，而在 <80 岁的患者中仅为 4.7/100 人·年(*P* = 0.009)。基于上述担忧，临床医生通常倾向建议≥80 岁 AF 患者降低抗凝治疗的强度。

HAS-BLED 评分系统在房颤抗凝出血评估方面具有重要的地位，房颤患者进行抗凝治疗时需要兼顾出血风险，但血栓形成与出血往往有许多共同的危险因素，如年龄、高血压、肝及肾功能不全等，血栓风险高的患者往往出血风险也高。评分≥3 的患者在应用抗凝药物时被认为可能具有较高的出血风险，但我们不能视其为抗栓治疗的禁忌，指南推荐针对该类人群抗凝目标可以调整至 INR 2.0~2.5。我们可以收集已知的出血危险因素，根据出血评分系统评估出血风险，对一些可纠正的出血风险因素进行适度的控制和调整，尽量减少出血风险，避免出血事件的发生。

- **华法林**

华法林是双香豆素类口服抗凝药物，临床上华法林一直是 AF 患者抗凝治疗的基石，Harish 等的 Meta 分析显示华法林可以使房颤患者的整体卒中风险减低 68%，全因死亡率减低 33%，其预防卒中的效应也显著优于阿司匹林或氯吡格雷。相较于新型口服抗凝药(new oral anticoagulants，NOAC)而言，华法林具备许多优势，其价格低廉，人群普及度广，半衰期相对稳定，可监测抗凝强度，具备有效廉价的拮抗剂(维生素 K)，对肾功能严重损害患者使用安全性及对瓣膜性房颤、人工瓣膜置换术后、瓣膜修补术后患者预防栓塞效果方面研究证据也十分充分。尽管华法林非常有效，但由于其治疗窗窄、起效慢且易与药物、食物发生相互作用、代谢易受到 CYP2C9 等基因型变异影响，需要频繁检测凝血功能并调整剂量，给患者带来诸多不便，并影响患者的长期依从性。

- **新型口服抗凝药**

基于更好的依从性、确切的疗效及安全性，NOAC 包括直接凝血酶抑制剂(达比加群)和Ⅹ因子抑制剂(利伐沙班、阿哌沙班和艾杜沙班)现在正在被更频繁地处方。在 RE-LY 研究中，40% 患者的年龄≥75 岁，达比加群和华法林治疗组间年龄和主要终点事件之间无显著差别。≥75 岁患者的大出血风险相似(达比加群 150mg /d)或更低(达比加群每天 110mg)，无论年龄大小两种剂量达比加群治疗组的颅内出血风险更低。在 ROCKET AF 试验中 38% 的患者≥75 岁，无论患者年龄如何利伐沙班和华法林治疗组间的卒中和出血风险相似(<75 和≥75 岁组，*P* 值分别为 0.313 和 0.118)。在 ARISTOTLE 试验中 31% 的患者≥75 岁，年龄与主要终点事件发生率(*P*= 0.12)或大出血(*P* = 0.64)之间没有显著相关性。在 ENGAGE AF-TIMI 48 试验中，患者的中位年龄为 72 岁，但仅有 1.4% 患者≥75 岁，因而未进行该变量相关的亚组分析。与华法林相比，药物与 NOAC 之间的相互作用更少见。可与其发生相互作用药物包括肝素、抗血小板药、抗生素(如大环内酯类)、抗心律失常药(如胺碘酮、决奈达隆和钙通道拮抗剂)和抗癫痫药(如苯妥英和卡马西平)等。NOAC 禁忌人群包括接受人工瓣膜置换或者罹患严重肾功能不全患者，因而这两组患者在主要临床试验中均被排除在外。此外基于 RE-VERSE AD 试验数据，FDA 于 2015 年 10 月通过特别加速程序批准了第一种经静脉注射快速结合达吡加群酯并中和其抗凝效应的新型药物 Praxbind(idarucizumab)，前期试验显示其在应用后 4 小时内患者体内 89% 的达吡加群酯的抗凝作用被拮抗，这有助于临床上应对达吡加群酯治疗中可能出现的严重出血并发症，特别是在老年患者中。

显然关于老年 AF 患者抗凝治疗的必要性和可操作性均基于 CHA_2DS_2-Vasc 评分系统（卒中风险）和 HAS-BLED（出血风险）评分系统。鉴于华法林在使用的诸多不便，当前 NOAC 可作为老年 AF 人群抗凝治疗的首选，其更高的疗效 / 安全比有利于保持患者抗凝治疗的长期性。当使用 NOAC 时达比加群和利伐沙班的剂量应依据患者的 GFR 进行调整以降低出血风险，而当患者 GFR <15ml /（kg · min）时应停用。此外，老年人群应用 NOAC 还应时刻关注消化道出血的风险、肾功能波动及与其密切相关的药物浓度水平、消化不良的发生以及患者的药物依从性。

老年 AF 患者心房颤动消融

CACAF、RAAFT、APAF 以及 A4 等多项多中心、前瞻性临床研究和 Meta 分析均表明，对于更年轻、临床情况较好的阵发性房颤患者而言，导管消融相对于药物治疗能够显著降低房颤的复发而安全性良好，这些数据支持将导管消融作为房颤的一线治疗手段，但相关研究中通常规模较小，而且多将高龄患者（≥75 岁）排除在外。2007 年 ESC 房颤指南将射频消融的指征限制为至少经过 1~3 种抗心律失常药物治疗无效或不能耐受抗心律失常药物的伴有严重症状的患者。而近年来随着导管消融技术的成熟和临床试验证据的不断积累，多个国际指南拓宽了房颤导管消融的适应证，而且推荐等级较以往更优先。

一项研究纳入了更多的高龄 AF 患者的消融队列研究显示：由于左房扩大，老年患者更易罹患持续性 AF，而消融术后复发率也更高，此外包括心肌穿孔和血栓栓塞事件在内的手术相关并发症的发生率也更高。但 Zado 等报道的一组纳入了 1165 例房颤患者，总计接受了 1506 次 AF 消融手术的研究显示：与 <65 岁患者组相比，≥75 岁患者组手术相关并发症及 AF 长期控制率无显著差异。他们还发现，即使没有 AF 复发的客观证据，老年患者接受抗心律失常治疗的可能性也更高。Tobin 等的一项前瞻性队列研究显示，即使在复杂的 AF 消融后，老年患者的整体手术相关并发症仍然很低；消融后房颤复发的风险在前 6 个月最高（每月 3.5%），并在第一年后显著下降（每月 0.9%）；与阵发性房颤相比，永久性或持续性患者的房颤复发率明显更高。在今年 5 月 HRS 上多中心前瞻性随机非盲的 CABANA 试验公布了最初的结果，总计 2200 例房颤患者（≥65 岁或 <65 岁合并至少一项卒中危险因素）随机接受导管消融（1100 例）或者节律 / 室率药物控制（1100 例）治疗。平均随访约 4 年后，两组间的首要临床复合终点或者死亡率之间没有差异；<65 岁患者从消融治疗中获益更多，而 >75 岁患者的获益则较少，此外合并心衰患者格外获益；在将退出的患者排除后，消融治疗组主要终点事件（死亡、致残性卒中、大出血和心脏停搏）发生减少 33%（p=0.006），死亡率下降 40%（P=0.005）。

虽然支持房颤导管消融的证据越来越多，但是应该认识到房颤的导管消融仍属于比较复杂的心律失常介入手术，而且操作本身具有一定风险和严重并发症可能，因此在做出决定前应该考虑多方面因素，仔细权衡利弊，在有较丰富经验的电生理中心由经过系统训练的电生理医师开展。

房室结消融和永久起搏器植入

房室结消融和永久起搏器植入通常被作为控制难治性 AF 症状的终极手段，其本质是一种速率控制策略，具有高（接近 100%）成功率和低（1%~2%）并发症率的特点，操作难度也相对较低，房室结消融的手术时间平均仅约为 30 分钟，而起搏器植入平均耗时也仅约 60 分钟。一项针对 21 项小型非对照研究（1181 名患者，包括≥75 岁患者）的荟萃分析显示，这种策略可以改善患者一系列的临床结果，包括运动耐量、症状和左心室射血分数等；研究还发现与药物治疗相比，接受此类干预患者 1 年的死亡率也更低。Ozcan 报道接受房室结消融联合起搏治疗的 360 名平均年龄为 68 岁的 AF 患者，在 3 年随访期内的生存率与单纯药物治疗组相当。长期右心室起搏的主要缺点是因心力衰竭住院率增加，特别是在合并左心室收缩功能障碍的患者中。对于术前已经合并左心室功能减退（射血分数≤35%）的患者，如果满足心脏再同步化治疗的其他适应证标准（Ⅱa 类推荐），则应考虑接受消融联合双心室起搏的治疗方案，房室结消融对于这类患者实现充分的双心室起搏夺获（起搏夺获比例 >98%）至关重要。

无论是进行室率或者节律控制，老年患者接受长期药物治疗存在诸多弊端，如增加药物毒性反应和药物间相互作用，恶化患者依从性等。因此对于难治性的伴快速心室率的房颤患者或者罹患房颤并合并心脏再同步化治疗适应证的患者,房室结消融联合永久起搏治疗作为一种疗效确切的室率控制策略应尽早考虑。

左心耳封堵用于卒中预防

左心耳(LAA)封堵是特定房颤患者为预防卒中而接受的长期抗凝治疗的一种有前景的替代方案。至今证实LAA封堵装置在AF患者卒中预防中有效性的最佳证据来自PROTECT-AF试验,在2.3年的随访中,植入Watchman LAA封堵装置在卒中预防方面不逊于常规华法林治疗(RR 0.77,95%CI 0.42~41.62),此外LAA封堵组大出血事件也更低(RR 0.35,95%CI 0.16~10.79)。值得一提的是该研究中包括了707名患者(43%)≥75岁的患者。Watchman LAA封堵治疗的疗效和安全性在年龄<75岁和≥75岁两组人群中保持一致。在PROTECT-AF研究发表6年后,结合PREVAIL研究的数据,2015年3月FDA终于批准Watchman左心耳封堵系统(Boston Scientific)用于减低高危非瓣膜病性房颤患者的血栓栓塞事件风险,使其成为华法林标准治疗的可替代方案之一应用于禁忌长期抗凝的老年患者以及全身抗凝出血风险高的老年患者。但相关治疗至今并未被写入美国房颤治疗指南,在欧洲ESC的房颤治疗指南中其也仅为ⅡB类推荐。7月ACC/HRS/SCAI联合发布的专家共识建议构建一个国家层面等注册系统用以进一步评估该系统的安全性和有效性。

此外目前尚缺乏Amplatzer系统(St Jude Medical)和Lariat系统在老年AF患者中应用的试验证据。

总结:老年AF患者房颤治疗的策略

老年人口中AF患病率不断增加,筛查患者并及时优化治疗以改变可改变的危险因素(如高血压、糖尿病、冠状动脉疾病、心脏瓣膜病、肥胖、OSAS和甲状腺功能亢进等)是一项重要的预防策略。

需要更好地在细胞和分子水平了解年龄相关的左心房变化,这些变化会转化为心房组织的电生理和结构特性的改变并继而诱发AF。

需要在选定的老年人群中更系统地研究上游治疗的概念。

在老年患者房颤的管理中,室率控制是一种安全、有效且优选的策略。治疗首先β受体阻滞剂和/或非二氢吡啶类钙通道拮抗剂,应谨慎使用地高辛,尤其是合并慢性肾脏疾病者。症状轻微的患者,目标静止心率<110次/分钟(宽松策略);心衰症状突出者的最佳目标心率需个体化,可行24小时动态心电图和6分钟的步行试验辅助评估。当患者不能耐受药物和/或发生严重药物不良反应以及药物相互作用时,应考虑进行房室结消融联合永久性起搏器植入。双心室起搏对于合并心脏再同步治疗适应证的罹患收缩性心力衰竭(射血分数<35%)的AF患者是有益的。

节律控制策略适用于合并充血性心力衰竭和舒张功能障碍的患者。电复律在老年患者中需谨慎采用,除非其快速心室率顽固难以控制合并血流动力学参数不稳定。长期使用药物进行节律控制的有效性和安全性均不令人满意,而且基础病多、联合用药多、肝肾功能减退、药物不良反应发生率高等因素也进一步限制了药物节律控制策略在老年患者中的应用,须根据患者的整体临床状况仔细选择抗心律失常药物。如果患者至少曾接受一种抗心律失常药物治疗失败或对药物耐受性差,则可以考虑导管消融策略,尽管老年人AF消融的疗效和安全性尚未完全明确。

抗凝治疗应基于CHA_2DS_2-Vasc评分系统评估患者的卒中风险水平,年龄本身(如75岁以上)不是抗凝治疗的禁忌证,HAS-BLED评分可用于识别抗凝治疗出血风险较高的患者。在没有禁忌证的情况下,新型口服抗凝剂在老年人群中应用是安全有效的。而LAA封堵可作为高卒中风险合并全身抗凝禁忌证患者的一种替代选择。

(陈浩 杨杰孚)

参考文献

1. Schnabel RB, Yin X, Gona P, et al. 50-year trends in atrial-fibrillation prevalence, incidence, risk factors, and mortality in the Framingham Heart

Study: A cohort study. Lancet, 2015, 386: 154-162.

2. January CT, Wann LS, Alpert JS, et al. 2014 AHA/ACC/HRS guideline for the management of patients with atrial fibrillation: executive summary: a report of the American College of Cardiology/American Heart Association Task Force on practice guidelines and the Heart Rhythm Society. Circulation, 2014, 130(23): 2071-2104.
3. O'Brien EC, Kim S, Hess PL, et al. Effect of the 2014 atrial fibrillation guidelines revisions on the proportion of patients recommended for oral anticoagulation. JAMA Intern Med, 2015.
4. Douketis JD, Spyropoulos AC, Kaatz S, et al. Perioperative bridging anticoagulation in patients with atrial fibrillation. N Engl J Med, 2015.
5. Cappato R, Marchlinski FE, Hohnloser SE, et al. Uninterrupted rivaroxaban vs uninterrupted vitamin K antagonists for catheter ablation in non-valvular atrial fibrillation. Eur Heart J, 2015.
6. Noseworthy PA, Deshmukh AJ, Van Houten H, et al. Anticoagulation interruption after catheter ablation for AF: risk of stroke. Heart Rhythm Society 2015 Scientific Sessions, 2015.
7. Di Biase L, Burkhardt D, Santangeli P, et al. Periprocedural stroke and bleeding complications in patients undergoing catheter ablation of atrial fibrillation with different anticoagulation management: Results from the "COMPARE" randomized trial. Circulation, 2014.
8. Giugliano RP, Ruff CT, Braunwald E, et al. Edoxaban vs Warfarin in Patients with Atrial Fibrillation. N Engl J Med, 2013.
9. Levy JH, Verhamme P, Selke FW, et al. Initial experience with idarucizumab in dabigatran-treated patients requiring emergency surgery or intervention: Interim results from the RE-VERSE AD study. European Society of Cardiology, 2015.
10. Crowther M, Gold A, Lu G, et al. ANNEXA-R Part 2: A phase 3 randomized, double-blind, placebo-controlled trial demonstrating sustained reversal of rivaroxaban-induced anticoagulation in older subjects by and exanet alfa (PRT064445), a universal antidote for factor XA (FXA) inhibitors. American Heart Association 2015 Scientific Sessions, 2015.
11. Siegal DM, Curnutte JT, Connolly SJ, et al. Andexanet alfa for the reversal of factor XA inhibitor activity. N Engl J Med, 2015.
12. Maura G, Bloti è re P-O, Bouillon K, et al. Comparison of the short-term risk of bleeding and arterial thromboembolic events in nonvalvular atrial fibrillation patients newly treated with dabigatran or rivaroxaban versus vitamin k antagonists: A French nationwide propensity-matched cohort study. Circulation, 2015.
13. Verma A, Jiang C, Betts, TR, et al. Approaches to catheter ablation for persistent atrial fibrillation. N Engl J Med, 2015, 372: 1812-1822.
14. Di Biase L, Burkhardt JD, Mohanty P, et al. Effect of empirical left atrial appendage isolation on long-term procedure outcome in patients with long-standing persistent atrial fibrillation undergoing catheter ablation: Results of the BELIEF randomized trial. European Society of Cardiology 2015 Congress, 2015.
15. Packer DL, Mark DB, Robb RA, et al. Catheter Ablation versus Antiarrhythmic Drug Therapy for Atrial Fibrillation (CABANA) Trial: study rationale and design. Am Heart J, 2018, 199: 192-199.
16. Khan SU, Rahman H, Talluri S, et al. The clinical benefits and mortality reduction associated with catheter ablation in subjects with atrial fibrillation. A systematic review and meta-analysis. JACC Clin Electrophysiol Released online May 2, 2018.
17. Firanescu CE, de Vries J, Lodder P, et al. Vertebroplasty versus sham procedure for painful acute osteoporotic vertebral compression fractures (VERTOS IV): randomised sham controlled clinical trial. BMJ, 2018, 361: k1551.
18. Sohaib SM, Chen Z, Whinnett ZI, et al. Meta-analysis of symptomatic response attributable to the pacing component of cardiac resynchronization therapy. Eur J Heart Fail, 2013, 15: 1419-1428.
19. Marrouche NF, Brachmann J, Andresen D, et al. Catheter ablation for atrial fibrillation with heart failure. N Engl J Med, 2018, 378: 417-427.
20. Di Biase L, Burkhardt JD, Santangeli P, et al. Periprocedural stroke and bleeding complications in patients undergoing catheter ablation of atrial fibrillation with different anticoagulation management: results from the Role of Coumadin in Preventing Thromboembolism in Atrial Fibrillation (AF) Patients Undergoing Catheter Ablation (COMPARE) randomized trial. Circulation, 2014, 129: 2638-2644.
21. Friberg L, Tabrizi F, Englund A. Catheter ablation for atrial fibrillation is associated with lower incidence of stroke and death: data from Swedish health registries. Eur Heart J, 2016, 37: 2478-2487.
22. Di Biase L, Lakkireddy D, Trivedi C, et al. Feasibility and safety of uninterrupted periprocedural apixaban administration in patients undergoing radiofrequency catheter ablation for atrial fibrillation: results from a multicenter study. Heart Rhythm, 2015, 12: 1162-1168.
23. Bunch TJ, May HT, Bair TL, et al. Atrial fibrillation ablation patients have long-term stroke rates similar to patients without atrial fibrillation regardless of CHADS2 score. Heart Rhythm, 2013, 10: 1272-1277.
24. Camm AJ, Amarenco P, Haas S, et al. XANTUS Investigators. XANTUS: a real-world, prospective, observational study of patients treated with rivaroxaban for stroke prevention in atrial fibrillation. Eur Heart J, 2016, 37(14): 1145-1153.

晕厥诊断与方法

晕厥(Syncope)是一过性意识丧失(transient loss of consciousness,TLOC)最重要的病因之一。根据其核心机制,晕厥被定义为体循环血压下降导致全脑低灌注所引起的一过性意识丧失。其具有发作急、持续短和自发完全缓解三个特点。

流行病学研究提示,高达19%的普通人在一生中会发作晕厥[1],普通人群的年晕厥发病率为18-40例/1000人-年[2]。因此识别晕厥、诊断晕厥,进一步判断晕厥分类及病因非常重要。一过性意识丧失的患者,在排除了癫痫、精神心理因素和其他少见病因之后,可诊断晕厥。晕厥根据其病理生理机制不同,又分为反射性(包括血管迷走性晕厥、情境性晕厥、颈动脉窦综合征)、体位性低血压和心脏性晕厥。

本文参考2018年欧洲心脏病学会(ESC)晕厥诊断及管理指南[3],就晕厥的诊断思路以及目前临床应用较多的晕厥评估方法做一简述。

一、诊断思路

(一)病史询问

对患者本人及目击者的病史询问是晕厥的主要诊断依据。通过有效而详细地病史询问(包括本次发作以及既往发作),可以明确是否存在一过性意识丧失,并且区分不同意识丧失的病因类型,也对区分晕厥的不同类型有极大的帮助,大约60%的一过性意识丧失患者可以通过病史询问明确是否晕厥。

通过病史询问,可以明确是否存在一过性意识丧失。2018年ESC晕厥诊断及管理指南实践指导指出[2],一过性意识丧失包含四个特点:持续时间短、躯体控制异常、反应消失(对言语、触碰及疼痛刺激无反应)及意识丧失期间记忆遗忘。当四个特点同时具备时,可以确定属于一过性意识丧失;假如在整个事件发生过程中患者躯体控制正常,或者有反应,或者可以回忆当时情况,则可以排除一过性意识丧失。当没有目击者时,若存在一段时间的记忆空白伴有跌倒(失去姿势控制),尤其是无保护动作的跌倒,则很可能发生了意识丧失,不伴有记忆空白的跌倒则并非意识丧失。

病史询问对于鉴别晕厥及其他一过性意识丧失的病因也有很大帮助。癫痫大发作可以表现为意识丧失,但持续时间通常较长,而且有很明显和规律的肌阵挛;一过性脑缺血发作和锁骨下动脉盗血综合征常有局灶的神经系统症状;蛛网膜下腔出血在短暂性意识丧失的同时,会伴有剧烈的头痛。

发病时的体位。清醒时平卧位发作,需要考虑心脏性晕厥或疼痛/惊恐诱发的心脏抑制性血管迷走反射性晕厥。平卧睡眠中发作,需要考虑癫痫和心律失常。坐位或直立位一段时间后的发作对于晕厥病因通常没有太多的提示,但假如是改变体位时(从平卧、弯腰、蹲位到直立位)发生晕厥,尤其是长期卧床后直立时,则体位性低血压的可能性很大。长时间站立中发生的晕厥常为反射性。

(二)发病前的诱因或合并疾病

如排尿、排便、大笑、长时间剧烈咳嗽、喷嚏、吞咽时发生晕厥,则情境性晕厥可能性大。炎热拥挤环境中发作考虑反射性晕厥。仅在餐中或餐后15分钟内发作的,需要考虑体位性低血压,尤其对于老年患者。发作前有转头、转颈、摆头、颈部压迫、系扣子衣领过紧或刮胡子的动作,则颈动脉窦综合征的可能性大。惊恐、疼痛或演奏乐器,则提示血管迷走性晕厥。若患者在运动中发作,则需要高度警惕,常常为心脏结构异常、房室传导阻滞、长QT综合征、儿茶酚胺敏感性多形性室速;若发生在运动之后的即刻,则体位性低血压或血管迷走性晕厥可能性大。发作前有眼前闪光点,则考虑癫痫发作。近期调整降压药物、应用利尿剂、饮酒、有腹泻、呕吐、出血等病史,或者既往有多系统萎缩、帕金森病、Lewy小体痴呆、糖尿病、淀粉样变性、脊索损伤、自身免疫性自主神经疾病、肾功能衰竭病史者,应该警惕体位性低血压。有心脏病病史患者(例如严重冠脉病变、左室射血分数显著下降、心力衰竭、陈旧性心肌梗死),警惕心源性晕厥。癫痫病史或颅脑外伤病史者,警惕癫痫。有 40 岁以下家族成员心脏性猝死家族史者,警惕心脏性晕厥。

(三)发作的前驱症状

若有视野黑点、黑矇或耳鸣,提示晕厥。出现恶心、大汗、面色苍白是自主神经活动的表现,提示反射性晕厥。发作时患者有大喊或不良的气味、嗅觉感受或腹部有上升感(rising sensation),癫痫可能性大。突发胸痛、心悸、气短或腹痛,提示心脏性晕厥。

(四)目击者描述的患者发作时的合并症状

肢体强直、翻身提示晕厥可能性小,而癫痫可能性大;相反,假如肢体松弛跌倒,则提示晕厥。在跌倒前就有肢体抽动,尤其是局部的、单侧的抽动,常为癫痫,若肢体抽动发生在跌倒之后,癫痫和晕厥均有可能,抽动对称而协调者常为癫痫,反之则需考虑晕厥。意识丧失持续时间假如小于 30 秒,晕厥可能性大,持续超过 1 分钟,癫痫可能性大,晕厥很少持续超过 5 分钟,假如超过 5 分钟,精神心理因素造成的假性意识丧失可能性大。出现咀嚼动作、张嘴快速开合(smacking/blinking)多为癫痫。面色发绀者,癫痫或心脏性晕厥均有可能。晕厥很少出现舌咬伤,假如有舌咬伤,尤其是单侧咬伤,癫痫可能性大。有头部扭动、打鼾样的呼吸,癫痫可能。

(五)发作之后的症状

出现大汗、恶心、面色苍白,是反射性晕厥的常见表现;意识马上完全恢复者,晕厥可能性大,然而假如意识和记忆恢复缓慢,存在数分钟疑惑(confused)状态,则癫痫大发作可能性大。意识恢复后嗜睡,考虑癫痫。假如有胸痛,心脏性晕厥需高度警惕。

(六)病程

病程很长,反复发作性质类似的晕厥,而且没有高危特点提示,尤其在 40 岁以前发作,提示反射性晕厥。

(七)体格检查

反射性晕厥或体位性低血压患者在常规体检中常无阳性发现。但原因不明的收缩压 <90mmHg,心脏新发杂音提示心脏性晕厥;消化道大出血体征,提示体位性低血压。

二、评估方法

(一)卧立位血压测量

异常血压下降(abnormal blood pressure fall)即体位性低血压(Orthostatic Hypotension,OH)的定义是收缩压进行性或持续性较基线下降≥20mmHg 或舒张压较基线下降≥10mmHg;或收缩压降至低于 90mmHg。

若患者平卧无晕厥,站立出现晕厥,坐位可减轻,常于早晨发作,餐后或运动后即刻或炎热环境可引起晕厥加重,而无其他反射性晕厥的特征,结合卧立位血压测量符合 OH 定义,且能诱发症状,则 OH 引起的晕厥可以确诊(Ⅰ类推荐);若卧立位血压测量符合 OH 定义,但不能诱发症状,则 OH 引起的晕厥可能性大(Ⅱa 类推荐)。若患者无上述典型的体位性低血压晕厥的表现,但卧立位血压测量符合 OH 定义,且能诱发症状,OH 引起的晕厥可能性也较大(Ⅱa 类推荐),若仅仅符合 OH 定义,但不能诱发症状,则 OH 引起的晕厥不能明确(Ⅱb 类推荐)。具体如下表。

表 1

		临床表现高度提示体位性低血压晕厥:平卧无晕厥,站立出现晕厥,坐位可减轻,常常于早晨发作,餐后或运动后即刻或炎热环境可引起晕厥加重,而无其他反射性晕厥的特征	临床表现仅提示体位性低血压晕厥可疑
卧立位血压测量	符合 OH 且诱发症状	OH 引起的晕厥确诊(ⅠC)	OH 引起的晕厥可能性大(ⅡaC)
	符合 OH 但无症状	OH 引起的晕厥可能性大(ⅡaC)	OH 引起的晕厥有可能(ⅡbC)
	无异常血压下降	无法确诊	无法确诊

（二）颈动脉窦按摩（Carotid Sinus Massage，CSM）

40 岁以上原因不明晕厥患者，符合反射性机制应进行 CSM（ⅠB）。心室停搏 >3 秒和 / 或收缩压下降超过 50mmHg 定义为颈动脉窦过敏（carotid sinus hypersensitivity）。老年患者颈动脉窦过敏不少见，可以不合并晕厥。假如颈动脉窦按摩可以诱发自发晕厥，则 CSM 的诊断特异性较高。因为 65 岁以上无症状患者进行 CSM 引起晕厥的比例仅为 5%。患者有符合反射性晕厥机制的晕厥病史，且 CSM 诱发自发晕厥或晕厥前状态（presyncope），并有明确的心脏抑制和 / 或血管抑制反应，可诊断颈动脉窦综合征（Carotid Sinus Syndrome，CSS），即颈动脉窦晕厥（carotid sinus syncope）。换言之，颈动脉窦综合征需要在颈动脉窦过敏的基础上同时出现 CSM 诱发的症状（晕厥或晕厥前状态）。在这种情况下 CSM 通常能导致心室停搏 >6 秒。

在施行 CSM 的时候，需要持续心电及连续无创每搏(beat to beat）血压监测。患者平卧，颈部转向对侧，在下颌角和环状软骨之间胸锁乳突肌前缘，颈动脉搏动最强处，用第二、三、四指指尖进行手法按摩。完成一侧按摩后进行对侧按摩；随后站立位 10 秒后再完成上述双侧的按摩。每次按摩前，需要等待患者心率和血压恢复基线水平。完成一次 CSM 需要按摩四次。当怀疑有血管抑制反应的时候，可以静脉应用阿托品（0.02mg/kg）后重复 CSM。阿托品可阻断迷走反射导致的心室停搏，但对血管抑制反应无影响。根据 CSM 时是否同时存在心室停搏和收缩压下降，颈动脉窦综合征可分为混合型、心脏抑制型和血管抑制型。假如仅出现血压下降，而无心室停搏，则为血管抑制型；假如存在心室停搏大于 3 秒，给予阿托品之后，仍有症状，则诊断为混合型；假如症状不再出现，则为心脏抑制型。

CSM 的主要并发症是一过性脑缺血发作和卒中，有研究提示其发生率为 0.24%。既往有一过性脑缺血发作、卒中或颈动脉狭窄 >70% 的患者施行 CSM 要谨慎。

（三）直立倾斜试验（Tilt Table Test，TTT）

怀疑反射性晕厥或体位性低血压的患者需要进行（Ⅱa B），当 TTT 诱发出晕厥症状，并且检查过程中血压、心率的变化特点符合反射性晕厥或体位性低血压的特点，则相应疾病可诊断（Ⅱa B），但 TTT 阴性不能排除反射性晕厥。

具体检查方法为：空腹 2~4 小时，平卧≥5 分钟（无静脉置管）或≥20 分钟（有静脉置管），随后给予倾斜 60° 或 70°，监测至少 20 分钟（最长 45 分钟），若无阳性反应，给予舌下硝酸甘油（300~400μg）或静脉异丙肾上腺素（1μg/min 逐渐加量到 3μg/min，令心率较基线提高 20%~25%）进行药物激发，药物激发监测时间为 15~20 分钟。出现完全意识丧失或上述程序完成，TTT 结束。

TTT 阳性的常见表现是在意识丧失前出现迷走反射的症状，意识丧失前 3~12 秒出现室性停搏。

若血压无改变，或血压或心率升高≤10%，认为 TTT 检查正常。血压心率反应如图 1（见文末彩图 61）。

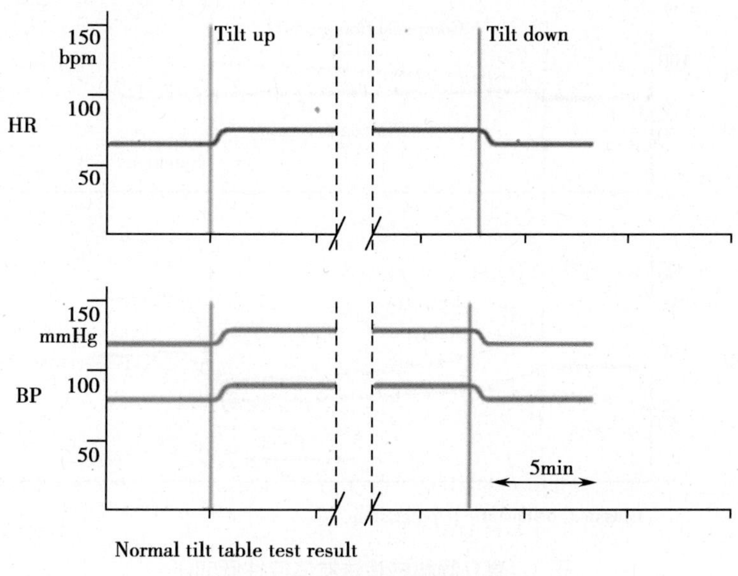

图 1　直立倾斜试验正常结果

TTT 检查诱发反射性晕厥的典型表现为:检查过程中,在直立倾斜一段时间之后,血压缓慢逐渐下降,数分钟后血压下降的速度加快,心率通常逐渐升高,随后显著加速下降,随后出现晕厥,平卧后心率和血压迅速恢复正常。和诱发 OH 的主要区别在于,诱发反射性晕厥的患者,血压下降通常在一段时间之后,有一段缓慢下降到迅速加速下降的过程,而且心率亦下降的特点。血压心率反应如图 2(见文末彩图 62)。

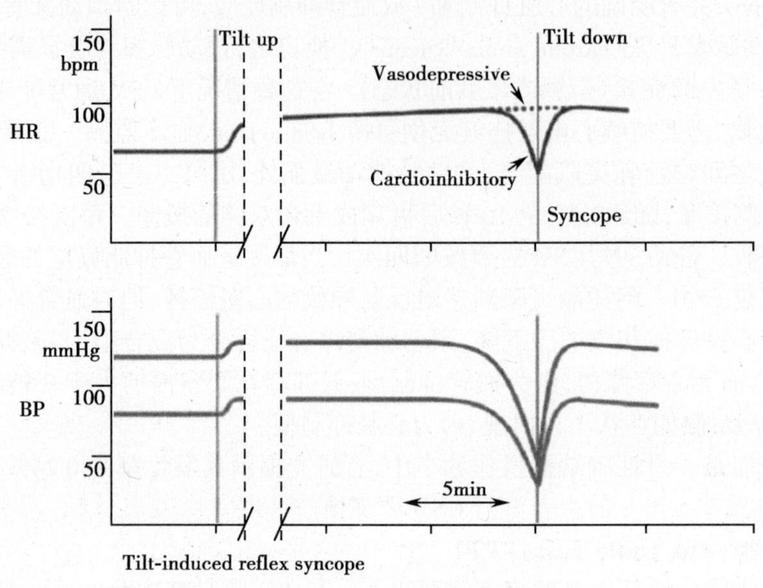

图 2 直立倾斜试验诱发反射性晕厥

TTT 诱发典型 OH 的表现为:直立倾斜开始,血压随即开始下降,但下降的速度逐渐放缓,甚至稳定在一个较低水平,心率通常会增加以代偿血压下降。直立倾斜后血压很快下降、心率代偿性增加是显著区别于 TTT 诱发反射性晕厥的特点。

血压心率反应如图 3(见文末彩图 63)。

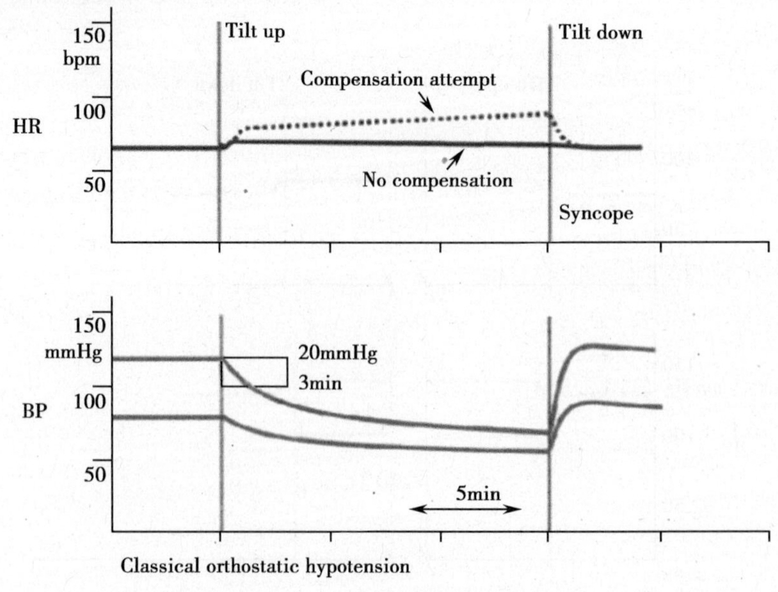

图 3 直立倾斜试验诱发体位性低血压

TTT 是安全的，无 TTT 引起死亡的报道，但存在缺血性心脏病的患者应用异丙肾上腺素偶有引起致命性室性心律失常的报道，但应用硝酸甘油激发则无严重并发症。不良反应如头痛（硝酸甘油引起）、心悸（异丙肾上腺素引起）等并不少见。偶有诱发房颤，但常常可自行终止。缺血性心脏病、未控制的高血压、左室流出道梗阻、严重主动脉瓣狭窄是应用异丙肾上腺素的禁忌。存在已知心律失常的患者，慎用异丙肾上腺素。

（四）基础自主神经功能测试

目的是评估心血管系统交感及副交感自主神经功能，评估是否存在因为自主神经功能异常导致的晕厥。进行自主神经功能测试需要连续无创血压监测、心电监护、直立倾斜检查床、24 小时动态血压监测仪器等专门器械。需要在上午进行，需要在安静环境恒定温度的监测室，在进行检查前，患者空腹 3 小时，避免尼古丁和饮用含有咖啡因、牛磺酸的饮料。常用的基础自主神经功能测试包括 Valsalva 动作、深呼吸和 24 小时动态血压监测等。对于怀疑神经源性体位性低血压的患者，可进行 Valsalva 动作或深呼吸测试来评估自主神经功能（ⅡaB）；24 小时动态血压监测推荐用于自主神经功能异常的患者，检测是否存在夜间高血压（ⅠB），以及体位性低血压的程度和检测是否存在平卧位高血压（ⅡaB）。

（五）Valsalva 动作

Valsalva 动作是基础自主神经功能测试的方法之一。在进行 Valsalva 动作时，假如没有血压、心率显著升高，则提示可能存在原发或继发性自主神经功能异常，可能是神经源性体位性低血压的病因。具体操作方法为嘱咐患者进行最大力气的呼气 15 秒，同时紧闭声门。在 Valsalva 动作的同时进行血压和心率的监测。在健康人，在开始 2~3 秒（第一期），血压因为左室充盈轻度升高，在第二期胸腔压力升高的时候，由于静脉回流显著减少，心输出量减少，血压出现下降，同时代偿性的心率上升；此外由于血压下降激活交感神经代偿反应，令外周血管阻力增加，抵消了血压下降；在第三期（呼气）和第四期（正常呼吸），胸腔内压突然下降，血压出现一次陡然升高，而原来加快的心率则恢复正常。对于自主神经功能异常的患者，缺少上述第二期心率代偿性升高和第四期血压快速恢复。

（六）深呼吸测试

在生理情况下，吸气时心率加快，呼气时心率减慢。50 岁以上健康成人深呼吸时的心率变化超过 15 次 / 分。假如这种深呼吸时心率变化不显著，则提示存在自主神经功能异常。具体的操作方法为嘱咐患者进行 1 分钟内的 6 次深呼吸，同时监测血压和心率变化。在正常人，由于心脏副交感神经的支配，心率会出现吸气加快、呼气减慢的变化。

（七）24 小时动态血压监测

健康人在夜间血压会较日间血压下降 10%，呈“勺型”变化，而自主神经功能异常导致体位性低血压的患者，夜间血压呈现“非勺形”（无夜间血压下降）或“反勺型”（夜间血压升高）变化。

（八）心电图检查

所有不能除外心脏性晕厥的患者，均须进行心电图检查。假如心电图提示以下情况，需高度怀疑心脏性晕厥，包括：清醒状态下持续窦缓心率小于 40 次 / 分或窦性停搏超过 3 秒，房颤患者心室率慢(40~50 次 / 分)；二度一型 / 二型房室传导阻滞或三度房室传导阻滞，PR 间期显著延长的一度房室传导阻滞；交替出现左、右束支阻滞；右束支阻滞合并左前、左后分支阻滞；持续或非持续室速或快速阵发性室上速；非持续性多形性室速或 QT 间期延长（例如 >460ms）或缩短（例如≤340ms）；既往植入心脏电子器械而心电图提示其工作异常引起的心脏停搏；QRS 波显著增宽；存在心室预激的 δ 波；心电图有早复极表现；心电图提示 Brugada 综合征、肥厚型心肌病或致心律失常右室心肌病（右胸导联 T 波导致、epsilon 波）；有急性心肌缺血的心电图表现。

（九）持续心电监测

持续心电监测有助于明确心律失常导致的心脏性晕厥。常用的持续心电监测包括院内持续心电监护（床旁或遥测）、Holter、事件记录仪、智能手机心律监测设备、家庭远程心律监控、植入式循环记录仪等（implantable loop recorder，ILR）。当持续心电监测记录到出现晕厥的同时存在心律失常，心脏性晕厥可以确诊（ⅠB）；若未发生晕厥，但是心电监测发现二度二型房室传导阻滞、三度房室传导阻滞、心室停搏 >3 秒或持续时间较长的快速室上速或室速，则心律失常引起的晕厥也要考虑（ⅡaC）；反之，当晕厥发生时，心律监测无异常，则心律失常导致的晕厥可以排除。高危晕厥患者住院期间应进行院内持续心电监护（ⅠC），晕厥发作频率≥1次/周者，可选用Holter（ⅡaB）；晕厥发作间歇≤4周者可选用事件记录仪（ⅡaB），对于反复发作原因不明晕厥的患者，无高危晕厥提示，预计在ILR电池寿命内会再发晕厥，可植入ILR（ⅠA），对于高危晕厥患者，但充分评估后仍未能明确病因和特异性治疗，且不具备植入ICD或起搏器的指征时，可植入ILR（ⅠA）。

（十）有创电生理检查

随着无创心电评估方法的进步，有创电生理检查的重要性呈下降趋势。目前，有创电生理检查主要用于无症状窦性心动过缓、双分支传导阻滞以及怀疑室上性/室性心动过速的患者。既往心梗或存在心肌瘢痕的患者，出现无创评估未能明确病因的晕厥，推荐进行电生理检查（ⅠB）；晕厥伴有双分支传导阻滞者，若无创评估未能明确晕厥病因，可进行电生理检查（ⅡaB）；晕厥伴有无症状窦性心动过缓患者，当无创评估未能明确窦缓和晕厥之间的关系时，可考虑进行电生理检查（ⅡbB）；晕厥前有突发心悸者，当无创评估未能明确晕厥病因时，可考虑电生理检查（ⅡbC）。

对于无症状窦性心动过缓患者怀疑窦性停搏导致晕厥的时候，可考虑测量窦房结恢复时间（sinus node recovery time，SNRT）及校正窦房结恢复时间（corrected SNRT，cSNRT）。假如SNRT≥1.6秒或2秒，或cSNRT>525ms，认为有异常；对于此类患者，可考虑植入起搏器（ⅡaB）。对于双分支传导阻滞的患者，怀疑存在高度房室传导阻滞导致晕厥时，进行电生理检查可测量HV间期，假如HV间期≥70ms或者起搏/药物可诱发二度或三度房室传导阻滞，则提示进展房室传导阻滞的风险较高，有植入起搏器指征（ⅠB）。然而，电生理检查未发现上述高危提示者，并不能排除进展为房室传导阻滞。当怀疑室上速/室速时，可进行电生理检查明确心动过速的机制，并且指导消融。无结构性心脏病的晕厥患者，晕厥发作前有突发心悸，假如电生理检查诱发出快速室上速/室速，并且引起血压下降或诱发晕厥，则可以考虑消融或ICD治疗（ⅠC）。既往有心梗病史，左室射血分数正常，电生理检查能诱发持续单形室速者，晕厥很可能由室速引起；但诱发室颤是非特异性的结果；假如未诱发室性心律失常，则提示室速引起的晕厥可能性小。

（十一）超声心动图检查

既往有心脏病史、有心脏结构异常提示或心脏大血管异常可能的患者，均须接受超声心动图检查（ⅠB）。假如发现心房黏液瘤、左房血栓、严重的主动脉瓣狭窄、肺动脉血栓或急性主动脉夹层，则心脏性晕厥可能性大。此外，肥厚型心肌病患者出现运动时晕厥，进行负荷超声心动图检查，可评估是否存在左室流出道梗阻，假如压力阶差≥50mmHg，则提示有临床意义的左室流出道梗阻。

（十二）运动负荷试验

运动中或运动停止后短时间内发生晕厥的患者，可进行运动负荷试验（ⅠC）。运动中发生的晕厥常常为心脏性晕厥，而运动后发生的晕厥则常常为反射性晕厥。运动时心率加快诱发的二度或三度房室传导阻滞提示希氏束远端阻滞，进展为永久性房室传导阻滞的可能性很大。假如患者运动时发生晕厥，运动负荷试验可诱发二度或三度房室传导阻滞，则房室传导阻滞所致晕厥可以确诊（ⅠC）；假如患者运动后发生晕厥，运动负荷试验停止后患者出现显著血压下降，则反射性晕厥亦可确诊（ⅠC）。

总之，建立清晰的晕厥诊断思路，进行有针对性的详细的病史询问，并且合理选择不同的晕厥评估方法，对晕厥分类、病因诊断以及危险性分层非常重要。

（杨德彦 方全）

参考文献

1. Shen WK，Sheldon RS，Benditt DG，et al. 2017 ACC/AHA/HRS Guideline for the Evaluation and Management of Patients With Syncope：Executive Summary：A Report of the American College of Cardiology/American Heart Association Task Force on Clinical Practice Guidelines and the Heart Rhythm Society. Circulation. 2017 Aug 1，136（5）：e25-e59.

2. Brignole M, Moya A, de Lange FJ, et al. Practical Instructions for the 2018 ESC Guidelines for the diagnosis and management of syncope. Eur Heart J. 2018 Jun 1, 39(21): e43-e80.
3. Brignole M, Moya A, de Lange FJ, et al. 2018 ESC Guidelines for the diagnosis and management of syncope. Eur Heart J. 2018 Jun 1, 39(21): 1883-1948.

老年房颤患者的抗凝治疗与卒中预防

一、老年房颤的流行病学

心房颤动(房颤)是最常见的心律失常之一。流行病学调查显示,我国30岁以上人群中房颤患病率为0.77%~1.03%,其中80岁以上人群中患病率达30%以上[1,2]。随着我国居民预期寿命的逐渐延长,房颤的流行趋势呈现逐年上升的趋势。在过去10年间,我国房颤年患病率增长了20倍[3]。预计到2050年,我国60以上老年房颤患病数达830万[4]。增龄是房颤的独立危险因素之一。我国调查数据显示,年龄每增长1岁,房颤发病风险增加10%;年龄每增长10岁,房颤风险增加110%[1,2]。

血栓栓塞性并发症是房颤致死致残的主要原因,而脑卒中则是最为常见的表现类型。在非瓣膜性房颤患者中,缺血性卒中的每年发生率(约5%)是非房颤患者的2~7倍。在瓣膜性房颤中,二尖瓣狭窄患者的房颤患病率最高,约占40%,瓣膜性房颤患者缺血脑卒中的年发生率是无房颤的17倍[5]。预防卒中的新发与复发应成为房颤患者综合管理策略中的主要内容。越来越多的研究证实,对于发生卒中风险增高的患者,合理应用抗凝药物有助于显著降低缺血性卒中的发生率,然而在我国大量房颤患者未得到规范化抗凝治疗[1,2]。进一步增强对房颤及其并发症危害性的认识、加强血栓栓塞并发症(特别是卒中)的预防对于改善患者预后,进而减轻与之相关的社会经济和家庭负担具有重要意义。

二、房颤相关卒中的危害性

房颤相关性卒中的危害巨大。临床上85%的卒中是缺血性卒中,其中由心源性原因导致的占20%。其中房颤是心源性卒中最常见的原因,约占50%。总体而言,房颤所致卒中占所有缺血性卒中的15%~20%。该比例在老年人群中发生率更高,是80岁以上人群缺血性卒中的首要原因,可占到36%[6]。Mohan等[7]所进行的一项注册研究结果发现,2874例首发卒中患者中非房颤患者1年卒中复发率为6.9%,而房颤患者为9.9%,增加了61%。McGrath等[8]对10 528例急性缺血性卒中患者进行前瞻性队列研究发现,无房颤患者中严重残疾的患者比例为26.5%,而房颤患者中这一比例增高74%,达到32.9%。Saposnik等[9]发表的研究中,通过对12686例连续性急性缺血性卒中患者进行分析,结果显示非房颤患者卒中后30天的死亡率为10.2%,房颤患者卒中后30天死亡率则显著升高至22.3%。与非房颤患者相比,房颤患者卒中后30天的死亡风险升高了近1.2倍。

房颤相关性卒中的主要发生机制是房颤患者心房内特别是左心耳部位血流紊乱,易导致血栓形成并形成栓子。栓子脱落可能随血流迁移至脑部,堵塞较大的脑动脉,进而导致脑栓塞。与动脉粥样硬化性卒中相比,房颤并发的卒中往往梗死面积更大,且脑部无法在短时间内形成有效的侧支循环,故其预后更差[10]。房颤相关缺血性卒中的患者年龄较大,常伴有多器官变化及多种疾病、服用多种药物、治疗依从性差等因素,使得其出血和缺血事件风险均增加[11]。上述特点共同决定了房颤相关缺血性卒中的致死率、致残率和复发率均较高。

三、老年房颤患者卒中风险评估

合理的抗凝治疗是预防缺血性卒中的有效措施,但同时会增加出血风险。因此,对房颤患者进行危险分层、做好房颤患者卒中风险评估是指导抗凝治疗的基础。瓣膜性房颤为栓塞的主要危险因素,均应进行抗凝治疗。目前,$CHADS_2$评分系统是临床实践中评估非瓣膜性房颤患者卒中风险应用最为广泛的工具,其计分方法如表1。随评分增高,房颤患者发生缺血性卒中的风险逐渐增加。$CHADS_2 \geq 2$分属高度风险患者,应进行长期口服抗凝治疗。$CHADS_2=1$分属中危风险患者,可口服阿司匹林(75~100mg)或口服抗凝药物治疗。多项随机化临床研究表明，在常规监测 INR 的情况下，中高危房颤患者长期使用华法林的疗效优于安慰剂、阿司匹林或阿司匹林联合氯吡格雷治疗。$CHADS_2$=0 分属低危风险患者，可不口服抗凝药物治疗。但有研究表明，有 40% 的低危患者，接受抗凝治疗仍能使患者获益。因此，$CHADS_2$ 评分未能识别出真正的低危患者，而 CHA2DS2-VASc 评分系统有助于识别真正低危患者，从而避免抗凝治疗过度。其计分方法如表 2。

表 1　$CHADS_2$ 评分

	危险因素	积分		危险因素	积分
C	充血性心力衰竭	1	D	糖尿病	1
H	高血压	1	S	卒中或短暂性脑缺血病史	2
A	年龄≥75 岁	1		最大积分	6

表 2　CHA_2DS_2-VAS_C 评分

	危险因素	积分		危险因素	积分
C	充血性心力衰竭	1	V	血管疾病 *	1
H	高血压	1	A	年龄 65~74 岁	1
A	年龄 ≥75 岁	2	S	性别（如女性）	1
D	糖尿病	1		最大积分	9
S	卒中或短暂脑缺血病史	2			

* 心肌梗死病史，外周动脉疾病，主动脉斑块

对于老年房颤患者，除进行卒中风险评分外，还应进行综合评估。其中包括失能评估、衰弱筛查、步态异常与跌倒风险评估、认知功能以及共病、营养、多重用药、情绪、生活环境等不良预后因素的评估。Pilotto 等[12]对 1827 例老年房颤患者使用华法林治疗与全因死亡分层的关系进行回顾性研究发现，功能状态和健康状况差的社区老年人仍可以从抗凝治疗中获益。Nguyen 等[13]对 302 例老年房颤住院患者进行前瞻性研究发现，衰弱组患者卒中风险高；衰弱对抗凝治疗的选择无明显影响；对这些患者进行抗凝治疗并随访 6 个月，发现衰弱状态对卒中和出血发生率无显著影响。因此，对老年房颤患者的评估应将血栓风险、出血风险、综合评估、预期寿命以及获益风险比全部纳入评估范围。

抗凝治疗的同时可增加出血风险，因此在抗凝治疗前及治疗过程中应注意对患者出血风险进行动态评估。在临床实践中，常用 HAS-BLED 评分系统对出血风险进行评估，其计分方法如表 3。HAS-BLED≤2 分者属于出血低风险患者，HAS-BLED≥3 分提示患者出血风险增高。值得注意的是，不应将 HAS-BLED 评分增高视为抗凝治疗禁忌证。当评分增高时，应谨慎地进行获益风险的评估，制定适应的抗凝措施。积极改善可纠正的危险因素，如未控制的高血压、国际标准比值（INR）不稳定或停用抗血小板药物，有助于降低出血事件风险，进而提高抗凝治疗的获益风险比。

表 3　HAS-BLED 评分

	危险因素	积分		危险因素	积分
H	高血压 *	1	L	INR 值不稳定	1
A	肾功能及肝功能异常(各 1 分)	1 或 2	E	高龄（年龄 >65 岁）	1
S	卒中史	1	D	药物或饮酒（各 1 分）	1
B	出血史	1		最大积分	9

* 未控制高血压，收缩压 >160mmHg

四、中国房颤患者抗凝治疗现状

我国房颤患者的抗凝治疗率低。流行病学调查显示：2004 年我国房颤患者抗凝治疗的比例仅为 2.7%，超过 1/3 的患者接受阿司匹林治疗，近 60% 的患者未接受任何抗栓治疗。近年来我国房颤患者抗凝治疗覆盖率有所提高。2013 年 CRAF 研究结果显示，我国抗凝患者的比例达 22%，抗凝治疗率增加近 6 倍，但仍处于较低水平。2016 年，GLORIA™-AF Ⅰ期数据显示：欧洲房颤患者服用维生素 K 拮抗剂（VKA）较中国房颤患者更为普遍（64.1% vs 20.3%）[14]。GARFIELD 研究中，中国 CHADS2≥2 分的患者至少 50% 应进行抗凝治疗，CHA2DS2-VASc≥2 分的患者应接受抗凝治疗的患者比例更高，接近 80%，而中国中高危患者中不足 1/3 接受抗凝治疗，超过 1/2 的中高危房颤患者接受抗血小板治疗，近 1/5 的中高危房颤患者未接受任何抗栓治疗。

除此之外，我国房颤患者抗凝治疗的 INR 达标率低，其可能与各国对老年房颤患者抗凝治疗中的 INR 范围不一致有关。美国心脏病学会、美国心脏协会和欧洲心脏病学会（ACC/AHA/ESC）联合颁布的指南推荐对≥75 岁的老年房颤患者将 INR 值控制在 1.6~2.5 之间；欧洲房颤指南则推荐对≥70 岁者 INR 值控制在 1.6~2.6；ESC 不推荐老年房颤患者的 INR<2.0；而我国《心房颤动抗凝治疗中国专家共识》中推荐老年房颤患者应同一般成年房颤患者的 INR 控制范围一致，均为 2~3。与欧洲国家相比，我国房颤患者使用抗血小板治疗替代抗凝治疗的患者比例较高（8.6% vs 25.9%）[14]，这一现象值得关注。

总体来看，我国房颤患者接受抗凝治疗的现状不够理想，尤其中高危患者的抗凝治疗严重不足，接受 VKA 治疗的患者 INR 达标率低，而接受抗血小板治疗率过高。

五、VKA 应用与 SAMe-TT2R2 评分

卒中高危房颤患者恰当使用口服抗凝药物可降低 2/3 以上的卒中风险[15]。传统口服抗凝药物中 VKA 是应用最广泛的一类，如华法林。该药通过抑制维生素 K 依赖的多种凝血因子（Ⅱ、Ⅶ、Ⅸ、Ⅹ）的活化而发挥抗凝作用。因其抗凝血机制，所以其半衰期较长。华法林在瓣膜性房颤中已成为标准治疗。在非瓣膜性房颤患者脑卒中及体循环栓塞事件的预防荟萃分析显示，华法林可使脑卒中相对危险度下降 64%，缺血性卒中相对危险度下降 67%[16]。华法林受益程度依赖于华法林治疗窗内时间（TTR）。在常规临床实践中，达到理想的 TTR 值比较困难[17]。其主要原因包括：①个体使用剂量差异大，治疗窗窄，抗凝疗效不可预测；②与多种食物、药物存在相互作用；③需定期监测 INR 以及时调整用药剂量，导致了华法林在临床实践中的局限性，影响了华法林的广泛应用[18,19]。INR 与 TTR 的变异性依赖于诸多临床因素。与其他人群相比，亚洲人使用华法林后大出血、颅内出血以及卒中事件发生率更高[20]。

近年来，新型口服抗凝剂（NOAC）的临床应用日益广泛。应用 SAMe-TT_2R_2 评分[21]可以更为精确地评估患者是否可接受 NOAC 治疗。其计分方法如表 4。2017 年亚太心律协会（APHRS）中所公布的一项研究表明，CHA_2DS_2-VASc 评分在亚洲房颤患者卒中风险评估中优于其他评分。因此，SAMe-TT_2R_2 评分可作为房颤患者是否可接受 NOACs 的标准。已有多项独立的队列研究证实该评分的临床应用价值。现有研究表明：SAMe-TT_2R_2 评分（C 指数≥0.7^2）为 0~2 的房颤患者服用 VKA 治疗时 TTR 值较高，抗凝效果较好。若评分 >2，则患者 TTR 值欠佳，可考虑采用其他干预措施。对于此类患者 NOAC 可能是更好的治疗选择[22]。

表 4　SAMe-TT2R2 评分预测

首字母	定义	分数
S	性别（女性）	1
A	年龄（<60 岁）	1
Me	既往病史 （>下列 2 项因素：高血压、糖尿病、冠心病 / 心肌梗死、外周动脉疾病、充血性心力衰竭、既往脑卒中、肺部疾病、肝或肾疾病）	1

续表

首字母	定义	分数
T	治疗(应用相互作用药物,如胺碘酮控制节律药物)	1
T	吸烟(近2年内)	2
R	人种(非白种人)	2
	最大积分	8

六、NOAC特点、应用策略及老年患者相关指南推荐

与华法林相比,NOAC用药剂量相对固定,无需常规监测凝血指标且出血风险较低,弥补了华法林的诸多不足。近期多项大规模临床研究证实其在非瓣膜病房颤患者具有更好的风险/获益比[20]。NOAC是直接对单一活化的凝血因子(Ⅹa或Ⅱa)进行抑制而发挥抗凝作用。关于NOAC的RE-LY研究(达比加群)[23]、ROCKET-AF研究(利伐沙班)[23]、ARISTOTLE-AF研究(阿哌沙班)[24]及ENGAGE-AF研究(依度沙班)[20]的荟萃分析[25]显示,与华法林相比,NOAC可使卒中和全身性栓塞事件风险降低19%,出血性卒中风险降低51%。尽管RE-LY研究显示达比加群治疗组患者心肌梗死发生率有所增高,但此项荟萃分析并未发现NOAC引发心梗的证据。在常规治疗剂量下,所有NOAC均可降低颅内出血且不增加胃肠道出血;非终末期肾功能不全合并房颤患者中,NOAC较华法林疗效更优。整体而言,NOAC相较传统口服抗凝药物具有:①口服生物利用度高;②起效快速持续;③治疗窗宽,无需频繁监测INR;④食物、药物相互作用少等优势。NOAC在亚洲人群中整体获益优于华法林,且亚洲人较非亚洲人使用NOACs的绝对风险下降更多[26](表5)。

表5 NOAC在非瓣膜性房颤3期临床研究中的主要特点

	达比加群	利伐沙班	阿哌沙班	依度沙班
目标	Ⅱa(凝血酶)	Ⅹa	Ⅹa	Ⅹa
生物利用度(%)	3~7	餐后80	50	62
C_{max}达峰时间(小时)	1~3	2~4	3~4	1~2
半衰期(小时)	12~17	5~13	12	8~10
肾清除率(%)	80	35	27	50*
转运蛋白	P-gp	P-gp	P-gp	P-gp
CYP-代谢(%)	无	32%	<32%	<4%
蛋白结合(%)	35	92~95	87	40~59
给药方案	150/110mg BID	20/15mg QD	5/2.5mg BID	60/30mg QD

然而,NOAC也有其不足之处,主要包括半衰期短、停药后失效快,导致药物依从性要求高;肾功能不全患者需要调整剂量;尚无常用方法评估抗凝强度;部分药物无特异性拮抗剂;目前价格昂贵。综合考虑以上特点,我国目前推荐以下情况优先使用NOAC:①不能或不愿接受华法林治疗的患者,包括不能或不愿监测INR着;②未经过抗凝治疗的患者;③以往使用华法林出现出血或INR不稳定的患者。对于既往有卒中病史的房颤患者对卒中的二级预防首选利伐沙班和阿哌沙班。基于COMPASS与ATLAS等研究结果,建议伴发冠状动脉疾病的房颤患者首选利伐沙班治疗。EHRA指南推荐,轻至中度原发心脏瓣膜病、严重主动脉狭窄、生物瓣膜、二尖瓣修复术后、PTAV和TAVI术后患者以及肥厚型心肌病等患者优先选择NOAC治疗。2016年ESC房颤指南推荐,当适用NOAC的房颤患者起始口服抗凝治疗时,NOAC优于VKA用于房颤患者的卒中预防。

房颤患者口服抗凝药物时若需更换抗凝药物,应尽量避免抗凝治疗空白期并尽量降低出血事件风险。

当从华法林治疗转为NOAC治疗时应可首先停用VKA,待INR≤2.0时立即启动NOAC治疗。若注射用抗凝药物转换为NOAC可遵循以下原则:①普通肝素:停药后(半衰期 ±2小时)立即起始NOAC治

疗;②低分子肝素:下次注射低分子肝素时启动NOAC治疗。若由阿司匹林或氯吡格雷转换为NOAC治疗,可在阿司匹林或者氯吡格雷停药后立即开始NOAC治疗。

从一种NOAC转换为其他抗凝药物或其他NOAC时,可遵循以下方法:①NOAC转换为VKA时,VKA与NOAC合用直至INR达到合适范围后停用NOAC,但要注意合用期间需要在下一次NOAC给药之前监测INR;停用NOAC 24小时后监测INR值来确保抗凝效果;停药后一个月内密切监测INR(至少3次INR界于2~3);②NOAC转换为注射用抗凝药物时,在下次服用NOAC起始注射用抗凝药物;③从一种NOAC转换为另外一种NOAC时,下次服用NOAC时起始其他NOAC,此时需注意药物浓度可能增高的情况(如肾功能不全等)。

(赵文君 郭艺芳)

参考文献

1. Zhou Z, Hu D. An epidemiological study atrial fibrillation Chinese population main land China. J Epidemiol, 2008, 18(5): 209-216.
2. Li Y, Wu YF, Chen KP, et al. Prevalence of Atrial Fibrillation in China and Its Risk Factors. Biomed Environ Sci, 2013, 26(9): 709-716.
3. Guo Y, Tian Y, Wang H, et al. Prevalence, incidence, and lifetime risk of atrial fibrillation in China: new insights into the global burden of atrial fibrillation. Chest, 2015, 147(1): 109-119.
4. Tse HF, Wang YJ, Ahmed Ai-Abdullah M, et al. Stroke prevention in atrial fibrillation-an Asian stroke perspective. Heart Rhythm, 2013, 10(7): 1082-1088.
5. Wolf PA, Dawber TR, Thomas HE Jr, et al. Epidemiologic assessment of chronic atrial fibrillation and risk of stroke: the Framingham study. Neurology, 1978, 28(10): 973-977.
6. Song S, Burgess RE, Kidwell CS. Racial differences by ischemic stroke subtype: a comprehensive diagnostic approach. Stroke Res Treat, 2012, 2012: 735097.
7. Mohan KM, Crichton SL, Grieve AP, et al. Mohan KM, et al. Frequency and predictors for the risk of stroke recurrence up to 10 years after stroke: the South London Stroke Register. J Neurol Neurosurg Psychiatry, 2009, 80(9): 1012-1018.
8. McGrath ER, Kapral MK, Fang J, et al. Association of atrial fibrillation with mortality and disability after ischemic stroke. Neurology, 2013, 81(9): 825-832.
9. Saposnik G, Gladstone D, Raptis R, et al. Stroke. Atrial fibrillation in ischemic stroke: predicting response to thrombolysis and clinical outcomes. Stroke, 2013, 44(1): 99-104.
10. Chugh SS, Havmoeller R, Narayanan K, et al. Worldwide epidemiology of atrial fibrillation: a global burden of disease 2010 study. Circulation, 2014, 129: 837-847.
11. Andreotti F, Rocca B, Husted S, et al. Antithrombotic therapy in the elderly: expert position paper of the European Society of Cardiology Working Group on Thrombosis. Eur Heart J, 2015, 36(46): 3238-3249.
12. Pilotto A, Gallina P, Copetti M, et al. Warfarin Treatment and All-Cause Mortality in Community-Dwelling Older Adults with Atrial Fibrillation: A Retrospective Observational Study. J Am Geriatr Soc, 2016, 64(7): 1416-1424.
13. Nguyen TN, Cumming RG, Hilmer SN. Atrial fibrillation in older inpatients: are there any differences in clinical characteristics and pharmacological treatment between the frail and the non-frail? Intern Med J, 2016, 46(1): 86-95.
14. Huisman MV, Ma CS, Diener HC, et al. Antithrombotic therapy use in patients with atrial fibrillation before the era of non-vitamin K antagonist oral anticoagulants: the Global Registry on Long-Term Oral Antithrombotic Treatment in Patients with Atrial Fibrillation (GLORIA-AF) Phase I cohort. Europace, 2016, 18(9): 1308-1318.
15. Hart RG, Pearce LA, Aguilar MI. Meta-analysis: antithrombotic therapy to prevent stroke in patients who have nonvalvular atrial fibrillation. Ann Intern Med, 2007, 146(12): 857-867.
16. Arrial Fibrillation Investigators. Risk factors for stroke and efficacy of antithrombotic therapy in atrial fibrillation. Analysis of pooled data from five randomized trials. Arch Intern Med, 1994, 154: 1449-1457.
17. Haas S, Ten Cate H, Accetta G, et al. Quality of Vitamin K Antagonist Control and 1-Year Outcomes in Patients with Atrial Fibrillation: A Globa Perspective from the GARFIELD-AF Registry. PLoS One, 2016, 11(10): e0164076.
18. Hu D, Sun Y. Epidemiology, risk factors for stroke, and management of atrial fibrillation in China. J Am Coll Cardiol, 2008, 52: 865-868.
19. Society of Cardiology, Chinese Medical Association. Retrospective investigation of hospitalized patients with atrial fibrillation in mainland China. Chin Med J (Engl), 2004, 117(12): 1763-1767.
20. Lip GY, Wang KL, Chiang CE. Non-vitamin K antagonist oral anticoagulants (NOACs) for stroke prevention in Asian patients with atrial fibrillation: time for a reappraisal. Int J Cardiol, 2015, 180: 246-254.
21. Apostolakis S, Sullivan RM, Olshansky B, et al. Lip Factors affecting quality of anticoagulation control among patients with atrial fibrillation on

warfarin: the SAMe-TT2R2 score. Chest, 2013, 144(5): 1555-1563.

22. Chiang CE, Okumura K, Zhang S. 2017 consensus of the Asia Pacific Heart Rhythm Society on stroke prevention in atrial fibrillation. J Arrhythm, 2017, 33(4): 345-367.
23. Granger CB, Alexander JH, McMurray JJ, et al. Apixaban versus warfarin in patients with atrial fibrillation. N Engl J Med, 2011, 365(11): 981-992.
24. Giugliano RP, Ruff CT, Braunwald E, et al. Edoxaban versus warfarin in patients with atrial fibrillation. N Engl J Med, 2013, 369(22): 2093-2104.
25. Weitz JI, Bates SM. New anticoagulants. J Thromb Haemost, 2005, 3(8): 1843-1853.
26. Verheugt FW, Granger CB. Oral anticoagulants for stroke prevention in atrial fibrillation: current status, special situations, and unmet needs. Lancet, 2015, 386(9990): 303-310.

第五篇 心力衰竭

慢性心力衰竭的现代药物治疗和基本策略

慢性心力衰竭（心衰）常见有两种类型：射血分数降低心衰（HFrEF）和射血分数保存心衰（HFpEF）。欧洲心衰指南中还提出了介于这两种心衰之间的"新"类型，即射血分数中间范围心衰（HFmrEF），其特征是射血分数在40%~49%，但尚未得到普遍承认，需要做更多深入研究和评估。HFpEF是心衰中的最顽固堡垒之一，迄今尚无药物可降低其病死率，在病理生理机制和药物研究上未见突破性进展。因此，本文将主要讨论慢性HFrEF。

一、慢性HFrEF治疗的药物和基本理念

（一）慢性HFrEF推荐应用的药物

1. 传统的应用药物 临床上可用于HFrEF治疗的药物种类繁多，2010年以前传统应用、疗效得到肯定的有以下6种，并可按疗效特点区分为两大类，即可以改善心衰预后药物包括血管紧张素转换酶抑制剂（ACEI）、血管紧张素受体拮抗剂（ARB）、β受体阻滞剂和醛固酮拮抗剂，以及可以改善心衰症状的药物包括利尿剂和地高辛。国内目前醛固酮拮抗剂只有螺内酯。

前4种为神经内分泌阻滞剂，可以阻断心衰时过度兴奋的肾素-血管紧张素-醛固酮系统（RAAS）或交感神经系统，并降低心衰病死率和改善预后。后两种药物可以改善和缓解心衰症状，并不能降低病死率，但长期应用是安全的，对病死率无不利影响。由于这些药物的联合应用，心衰患者的病死率在过去30年降低达50%~80%。

2. 新的治疗药物 2010年以后在我国上市的新药物有伊伐布雷定、沙库巴曲缬沙坦和托伐普坦3种。

伊伐布雷定：这是一种减慢心率的药物，在优化的抗心衰治疗基础上加用，可显著降低心血管死亡和因心衰再住院复合终点发生率(SHIFT试验)。实际上该研究中伊伐布雷定主要降低的是因心衰再住院率，心血管死亡并未降低。即便如此，仍可认为该药具有改善心衰预后的益处，因为再住院率在慢性心衰患者的评估中也是重要的预后指标，其价值可与全因死亡率、心血管死亡率相比。

沙库巴曲缬沙坦：具有抑制RAAS和抑制中性内啡肽酶降解的双重作用，前者作用类似于ARB类药物，如缬沙坦，后者主要抑制B型利钠肽（BNP）的降解酶，使体内BNP水平升高。证实该药疗效的PARADIGM-HF研究结果表明，较之依那普利（10mg，1次/日），该药显著降低心血管死亡和因心衰再住院的主要复合终点发生率达20%，全因死亡降低约20%。

托伐普坦：该药的研发和问世与两位诺贝尔化学奖获得者的工作有关。Vincent du Vigneaad提纯并确认血管加压素和催产素的结构和合成。Peter Agre发现了水通道蛋白及其主要功能。

托伐普坦能够口服，非肽类血管加压素V2受体拮抗剂，可拮抗肾内小血管的V2受体，使集合管中产生的水通道蛋白量减少，水的重吸收减少，从而产生显著利尿作用，其特点是排出含钠很低的"自由水"。2011年该药在中国上市的适应证为低钠血症，2017年适应证又增加了心衰液体潴留。

托伐普坦获得心脏性水肿适应证后，使其可名正言顺地用于心衰，也为其在慢性心衰的长期应用扫除了障碍。该药在既往研究中曾提示可以降低伴低钠血症心衰患者的病死率（EVEREST试验）或改善预后（TeRRER试验），这是利尿剂在某些心衰人群中获得临床结局改善的少有的"证据"，一定程度上改变了我们对利尿剂只能改善症状的传统评价。

(二)慢性 HFrEF 心衰治疗的新理念

沙库巴曲缬沙坦并非单纯的神经内分泌抑制药,其对 RAAS 的阻断作用和升高内生性 BNP 的作用,展现了一种神经内分泌调节药的典型药理功能。未来有可能取代 ACEI,传统的"黄金搭档""金三角",也将会改变。这意味着以神经内分泌阻滞剂为主的心衰治疗,开始转变为神经内分泌调节治疗。阻滞和调节的一词之差,含义大相径庭,心衰的药物治疗从此翻开了新的篇章。伊伐布雷定对神经内分泌系统并无直接作用和影响。托伐普坦本质上是一种利尿剂。这 3 种药物的崛起,标志着心衰的新理念正在形成,即从主要采用神经内分泌阻滞剂转变到以神经内分泌调节为主,结合心率和容量负荷控制等的综合治疗。

(三)慢性 HFrEF 治疗荐药物的适用人群

慢性 HFrEF 推荐应用的药物如何恰当应用,可参见表 1。

表 1 慢性 HFrEF 患者推荐应用的药物及其适应证

药物名称	适应证	推荐类别	证据水平
ACEI	所有慢性 HFrEF 患者均必须使用,且需终生使用,除非有禁忌证或不能耐受	I	A
β 受体阻滞剂	所有慢性 HFrEF 和病情相对稳定,以及结构性心脏病且 LVEF≤40% 者,均必须终生使用,除非有禁忌证或不能耐受	I	A
醛固酮拮抗剂	所有已用 ACEI(或 ARB)和 β 受体阻滞剂治疗,仍持续有症状(NYHA Ⅱ~Ⅳ级)且 LVEF≤35% 的患者,推荐使用	I	A
	AMI 后 LVEF≤40%,有心衰症状或既往有糖尿病史,也推荐使用	I	B
利尿剂	有液体潴留证据的心衰患者均应给予,且应在出现水钠潴留的早期应用	I	C
ARB	不能耐受 ACEI 的患者,推荐使用。	I	A
	不能耐受螺内酯,可改用 ARB	Ⅱb	A
地高辛	适用于已应用 ACEI(或 ARB)、β 受体阻滞剂、螺内酯和利尿剂治疗,仍持续有症状的患者。 尤适用于房颤伴快速性心室率患者	Ⅱa	B
	适用于窦性心律、LVEF≤45%、不能耐受 β 受体阻滞剂的患者	Ⅱb	B
伊伐布雷定	窦性心律,已使用 ACEI(或 ARB)和螺内酯的患者,如 β 受体阻滞剂已达到目标剂量或耐受剂量、心率仍然≥75/min,且持续有症状(NYHA Ⅱ~Ⅳ级),应考虑使用。	Ⅱa	B
	如不能耐受 β 受体阻滞剂、窦性心率≥75/min,也考虑使用	Ⅱb	C
沙库巴曲缬沙坦	经 ACEI(或 ARB)、β 受体阻滞剂和螺内酯治疗后仍有症状的患者,可用来替代 ACEI,以进一步降低心衰住院和死亡风险	I	B

注:根据 2014 年中国心力衰竭诊断和治疗指南并修改

二、慢性 HFrEF 治疗的基本策略

(一)慢性 HFrEF 的治疗流程

慢性 HFrEF 推荐的治疗流程参见图 1,该图根据 2014 年中国心衰诊治指南修改而来。图中字体加并标粗的为新的治疗药物,并显示其在治疗流程中的位置。

(二)慢性 HFrEF 治疗的步骤

慢性 HFrEF 治疗的药物选择、应用和先后次序是有严格规范的,其他心血管病似并不存在此种要求,可以认为是心衰治疗所特有的。

根据治疗流程,HFrEF 治疗应采用以下逐渐加药的步骤:第 1 步,应用利尿剂;第 2 步,应用 ACEI 或 β 受体阻滞剂;第 3 步,将 ACEI 和 β 受体阻滞剂联用;第 4 步,加用醛固酮拮抗剂螺内酯;第 5 步,酌情加用伊伐布雷定和(或)地高辛;第 6 步,以沙库巴曲缬沙坦替代 ACEI(或 ARB)。

如有水肿,首先需使用利尿剂(第 1 步),以消除体内过多的潴留液体。接下来可以加用 ACEI 或 β 受体阻滞剂,两者择一(第 2 步)。一般是先用 ACEI,但 β 受体阻滞剂亦可以先于 ACEI 应用。这两种药孰

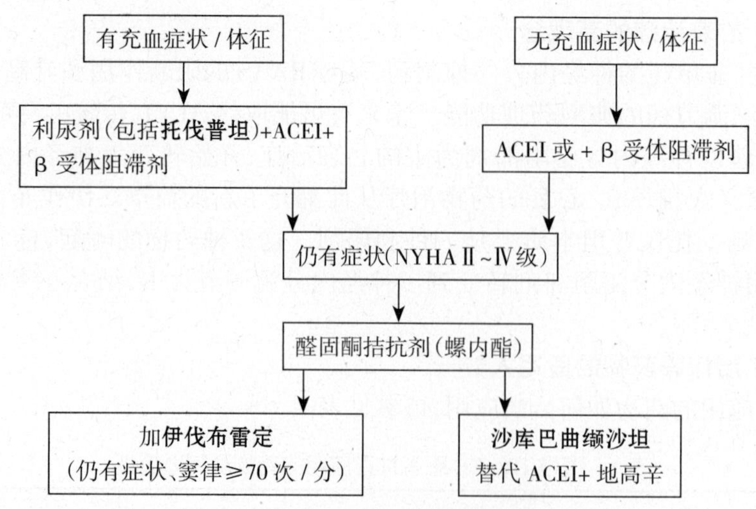

图1 慢性HFrEF处理流程图

先孰后，应根据患者的具体状况选择。然后再将两药合用(第3步)。无论两者中哪种药先用，均无需递增至目标剂量后再加用另一种药，而是在前一种药用至小至中等剂量，即可以加用另一种药。接下去，如无禁忌证，可加用螺内酯(第4步)。螺内酯的禁忌证有：①血钾 >5.0mmol/L；②肾功能明显受损，即血肌酐 >221μmol/L(2.5mg/dl)，或 eGFR<30ml/(min·1.73m^2)。在应用上述药物并达到循证剂量后仍有症状者可加用伊伐布雷定和(或)地高辛(第5步)。伊伐布雷定适用于静息窦性心率仍 >70/min 的患者，或在上述过程中，不能耐受β受体阻滞剂的患者。第5步和第6步是分别应用两种新药伊伐布雷定和沙库巴曲缬沙坦。地高辛可在后两步中加用。

(三)药物治疗的基本方案 -“金三角”

HFrEF 的基本方案包括4种药物，即由 ACEI、β受体阻滞剂、螺内酯组成的“金三角”，以及利尿剂。后者适用于有或曾经有过液体潴留的患者。

ACEI 和β受体阻滞剂的联合称为“黄金搭档”，可以发挥叠加和协同的有益疗效。不能耐受 ACEI 的患者可应用 ARB。

螺内酯不仅拮抗心衰时大量生成的醛固酮的不良影响，且具有良好的抗心肌纤维化和抑制心肌重构作用，临床上改善心衰预后的证据很充分(EMPHASES-HF 试验等)。该药适用于所有伴心衰症状的患者。其与 ACEI 及β受体阻滞剂的3药合用已被证实是有效和安全的。临床上还证实该药可显著降低心衰患者心脏性猝死发生率。

利尿剂能有效消除液体潴留，使患者处于“干重”状态。液体潴留既是心衰的表现，又会促进心衰发展。“金三角”是放置在花岗岩平台上的，这个平台就是利尿剂。

(四)进一步治疗和加用药物的建议

心衰的优化治疗应使患者达到无心衰症状(NYHA Ⅰ级)，如仍有明显症状，窦性心率≥75次/分患者可加用伊伐布雷定(第5步)，剂量从2.5mg，bid 起始，递增至7.5mg，bid。还可辅助性应用地高辛，0.25mg/d，但该药主要用于伴快速心率的心房颤动者，剂量为0.375~0.5mg/d。上述治疗后仍有症状的患者可应用沙库巴曲缬沙坦替换 ACEI(第6步)。

(五)慢性 HFrEF 的优化治疗

治疗达到优化必须实现下列目标。

1. 消除液体滞留 应用利尿剂消除液体滞留，并调整剂量以最小剂量长期维持患者在“干重状态”。

利尿剂的选择：呋塞米疗效不佳或伴低蛋白血症者，改为托拉塞米。噻嗪类利尿剂适用于单用袢利尿剂仍达不到满意效果的患者。常用氢氯噻嗪，剂量需达到25~50mg，bid 或 tid。除螺内酯，其他保钾类利尿剂通常不用，因为“金三角”中 ACEI 或 ARB、新药沙库巴曲缬沙坦均具有使血钾升高的作用。此时螺内酯用作醛固酮拮抗剂，而非利尿剂。

利尿剂的剂量：袢利尿剂往往首先被推荐。呋塞米最为常用，既往采用大剂量，因为药物的量效关系几成直线。但晚近的汇总分析显示，大剂量可致死亡率显著增高，故推荐采用中等剂量，即对于急性失代偿患者，首日总剂量不超过160~200mg，6小时内剂量不超过60~80mg。主要静脉给药，并应考虑患者失代偿之前应用的剂量，原则上应大于这一剂量，至少增加50%或一倍。

新型利尿剂托伐普坦的应用：该药为口服制剂（15mg/片）。起始剂量7.5mg/d，根据血钠水平可增加至15~30mg/d。但一般应限制剂量在7.5~15mg/d。常见不良反应有口渴和口干、血钠升高、头晕、尿频等。不适合应用的情况有需迅速升高血钠水平、对口渴不敏感或不能正常反应、低血容量低钠血症、无尿、与经由肝脏CYP450 3A4途径代谢的药物合用等。

2. ACEI或ARB要达到目标剂量或耐受剂量 ACEI（或ARB），从目标剂量的1/4起始，每1~2周递增1次，达标常需1~2个月。

3. β受体阻滞剂要达到目标剂量或耐受剂量 该药达标需更长时间：从目标剂量的1/8起始，每2~4周递增1次，2~3个月可能达到。心功能Ⅲ级或以上的患者在2~3个月内只要求达到目标剂量的1/2，3~6个月达到目标剂量或耐受剂量。

4. 应有效控制心率 伊伐布雷定可发挥积极作用，方法为起始剂量2.5mg，Bid；最大剂量7.5mg，Bid。应用β受体阻滞剂使静息心率降至55~60次/分。心率无法达标时，可联用伊伐布雷定。不能应用β受体阻滞剂患者，可改用伊伐布雷定将心率降至60~65次/分。

5. 沙库巴曲缬沙坦的应用 有条件患者可用该药替代ACEI或ARB。应用的方法：

(1) 剂量：目标剂量为200mg bid，起始剂量为目标剂量的1/4，即50mg bid。已应用ACEI或ARB患者，该药以相当的剂量替代。例如患者应用培哚普利为4mg/d（相当于目标剂量的1/2），此时该药起始量为100mg，Bid，逐渐递增剂量，达到目标剂量或耐受剂量。老年人尤其高龄老年人、基础收缩压偏低（≤100mmHg），或血压波动和不稳定、DBP偏低（≤70mmHg）尤其伴冠心病等患者，起始剂量应低于预定剂量。

(2) 注意事项：应用中需密切监测血压、血钾、血肌酐和肾功能以及临床状况，酌情调整剂量。重要的是有耐心，循序渐进，欲速则不达。

(3) 应避免的事情：①不能和ACEI或ARB合用。合用不仅会增加各种不良反应，如低血压和血流动力学不稳定、高血钾和严重室性心律失常、肌酐升高和肾功能恶化等。而且，有可能诱发血管神经性水肿，严重者出现喉头水肿有致命危险。因为ACEI和沙库巴曲缬沙坦都会降解缓激肽，使之体内水平升高，合用后升幅更大。RAAS阻滞剂的咳嗽和血管性水肿均与缓激肽的作用相关；②应用前原来的ACEI或ARB应先停用至少36小时（2~3个半衰期），避免两药作用叠加，使缓激肽水平升高和出现血管神经性水肿；③剂量不能超过200mg，Bid，目前无证据表明更大剂量可使患者获益且安全。

三、慢性HFrEF的新药物和新思考

慢性HFrEF近几年出现的新药中伊伐布雷定和沙库巴曲缬沙坦均适用于慢性稳定性心衰患者，托伐普坦也有着明确和限定性的适应证。一些临床研究和观察正在探索未来用于更广泛心衰人群的可能性。这些新药未来能走多远？

（一）伊伐布雷定

该药能将降低心率作用转化为改善心衰预后的有益效应，在心血管领域中伊伐布雷定是唯一的单纯减慢心率的药物，心衰则是唯一证实病死率和心率相关的疾病。该药值得考虑未来的适宜人群如下：

1. 慢性HFrEF起始治疗时的应用 伊伐布雷定可考虑早期使用，在β受阻滞剂尚未达到目标剂量或耐受剂量，心率又明显增快（≥75次/分）时即加用，形成两药联合。

2. 急性心衰出院后3个月以内患者 此时患者较普遍存在心率偏快和心功能低下；心率快又使心功能差和恢复缓慢，降低心率很必要。然而，β受体阻滞剂需要缓慢递增剂量，在急性心衰出院早期，不适合用较大剂量，而小剂量显然不可能控制心率，成为一个难题。伊伐布雷定成为破解这一难题的关键。

3. **急性心衰出院前应用** 此阶段患者同样存在心率问题。在β受体阻滞剂基础上加用伊伐布雷定，有利于控制心率，进一步改善心功能，纠正失代偿状态。

伊伐布雷定在上述情况中应用被认为是安全。该药具有良好的安全性：①伊伐布雷定对心脏、循环系统，甚至心脏传导系统除窦房结以外的其他组分，均无影响；②减慢心率同时，对心衰患者的血流动力学状态和血压均无不良影响，也不会加重心衰和诱发失代偿；③伊伐布雷定不影响其他抗心衰药物如ACEI、ARB、螺内酯的应用，同样也不影响β受体阻滞剂的应用。初步临床研究和实践已表明伊伐布雷定和β受体阻滞剂的联合可以发挥协同作用，增加患者对β受体阻滞剂的耐受性和提高剂量。

（二）沙库巴曲缬沙坦

该药适应证应用扩大的可能性是一个探索性和饶有兴趣的议题。目前已在HFpEF、未曾用过ACEI或ARB、急性失代偿心衰症状已获控制以及尚未完全稳定的慢性心衰等患者中进行初步临床研究。研究结果公布前，医师们在临床实践中，谨慎和密切观察探索。

1. **未曾应用ACEI/ARB的新确诊心衰患者** 考虑到该药优于ACEI（或ARB）这一事实，尽早开始使用符合逻辑。此时如何应用？传统上ACEI（或ARB）应用的起始剂量为目标剂量的1/4，对该药亦适用。起始剂量50mg Bid，逐渐递增至目标剂量或耐受剂量。老年人和血压偏低者起始剂量减半。

2. **慢性心衰急性失代偿出院前** 此类患者在失代偿发生前，往往已使用过包括ACEI在内的“金三角”。在急性失代偿发生后，一般会“冻结”金三角的剂量。一旦病情稳定，在出院前2~3天，应酌情增加金三角的剂量。在出院前沙库巴曲缬沙坦以相当的剂量替代ACEI或ARB是合适的。在住院状况下由于可密切观察病情和药物作用，出院前甚至还可以增加一次剂量。

3. **急性初发性心衰出院前** 可立即考虑应用沙库巴曲缬沙坦，并形成金三角。出院前不再调整和增加剂量。

在上述情况中该药宜小剂量起始，25mg，Bid。

4. **急性心衰出院后3个月（易损期）的应用** 急性心衰患者出院后3个月以内，仍属于高危人群，其死亡率高达15%，再住院率30%。如出院前已应用该药，在易损期应评估药物的安全性和疗效，并努力使其剂量逐渐递增至目标剂量或最大耐受剂量。

（三）新型利尿剂托伐普坦

传统上利尿剂不能改善心衰预后的评价，并非来自临床研究证据，也并无观察性研材料的佐证。这一结论仅仅是因为迄今尚无临床证据（如RCT或荟萃分析）表明其对心衰预后有益。

没有临床研究的原因显而易见。利尿剂用于心衰可以追溯到20世纪40年代。在利尿剂公认为唯一能够改善心衰症状的药物并已广泛应用时，循证医学尚未问世，大样本RCT研究也还没有出现。因此，当后者出现、在评估心衰药物如ACEI、β受体阻滞剂、ARB、醛固酮拮抗剂的疗效时，基础治疗自然必须包括利尿剂，否则就不符合公认的伦理标准。显然，此时已不可能采用安慰剂对照的RCT试验来评价利尿剂。

近来的多个荟萃分析已清楚表明，大剂量应用利尿剂（主要指袢利尿剂）反而会增加心衰患者的死亡率。这样的结果在多个研究中有惊人的一致性，显然并非仅仅因为大剂量多用于病情严重的患者，而是其本身就有较高的病死率。利尿剂量和死亡之间的相关性，很可能涉及到利尿剂的不良反应，剂量越大不良反应发生率越高也越严重。

这些不良反应主要有激活神经内分泌系统、造成电解质紊乱以及肾功能损害三个方面。慢性心衰本来就存在神经内分泌系统（尤其RAAS和交感神经系统）的过度激活，这种激活也是导致心肌重构和心衰发生发展的主要病理生理机制。电解质紊乱是各种严重甚至致死性心律失常发生的重要原因。袢利尿剂所致的低钠血症是心衰常见合并症，也是造成顽固难治的主要因素之一。心衰尤其急性失代偿患者常合并肾功能损害又称为心肾综合征，大剂量利尿剂所致血容量减少和血液浓缩可损害肾脏。

托伐普坦是血管加压素拮抗剂，不会激活神经内分泌系统；由于排出“自由水”，又不会造成电解质紊乱，并可纠正低钠状态；对肾功能并无不良影响，因而避免了传统利尿剂的不良反应。新型利尿剂的问世的确改变了我们对利尿剂的传统认识，托伐普坦不仅能改善心衰症状，对于某些人群还有可能降低死亡率；不仅可用于急性心衰，而且也适合慢性心衰长期应用。

当然，对利尿剂在心衰治疗中的地位，还需要进一步的研究。在今天的大数据时代，有可能通过分析海量数据，获得利尿剂改善心衰患者预后的“真实世界”中的有力证据。对于托伐普坦，也需要设计严密的 RCT 研究，来证实其对慢性心衰，尤其某些类型心衰患者降低死亡率和再住院率的证据。对此我们充满期待。

（黄峻）

急性左心衰竭正性肌力药物应用

一、急性心力衰竭的概念及分类

急性心力衰竭(acute heart failure,AHF)是指快速起病或心力衰竭症状体征迅速恶化的一种危及生命的状态,需要紧急评估及住院治疗。AHF 包含初发以及慢性心力衰竭急性失代偿的两种状态。前者是指各种病因引起心脏严重受损,短期内首次发生 AHF;后者是指慢性心力衰竭患者由于诱发因素的作用而使血流动力学快速恶化,心力衰竭临床表现短期内加重,出现安静时气短、水肿加重,或者需要静脉给药才能维持患者血流动力学稳定,与初发 AHF 比较,其病因、发病机制、治疗措施、预后均有很多不同,临床上应该将两者区别对待。

关于急性心衰的分类,目前尚无一种获全球认可的通用方法,结合患者病因、临床表现、治疗方法及预后差异,2013 年 AHA 心衰指南[1]及第 10 版 *Brauwald's Heart Disease*[2]将其分为急性心肌缺血、急进型高血压心力衰竭、急性失代偿性心力衰竭、心源性休克、急性右心衰竭。这种分类方法并没有涵盖所有的急性心衰患者,比如急性暴发性心肌炎、急性高动力循环心衰引起的 AHF。2016 年 ESC 心衰指南将 AHF 根据患者入院时的症状、体征进行床旁分类。其方法是根据是否存在瘀血("干"或"湿"状态)和 / 或外周是否存在低灌注("冷"或"暖")可分为四种临床类型,其中最为常见的是"湿暖"型患者[3]。

1)"干暖"型 AHF:无瘀血、无外周低灌注。心脏功能受损不严重,为初发 AHF 的轻型者,仅仅表现为乏力、轻度劳力性气短。

2)"湿暖"型 AHF(最为常见):病理生理学特点是容量负荷过重。有瘀血、但无灌注不足的临床表现;多数为慢性心力衰竭急性失代偿患者,亦可以见之于输液过度诱发的初发 AHF 者。主要表现为体循环和肺循环瘀血,特别是肺循环瘀血更为明显特异,血压正常或者增高。

3)"干冷"型 AHF(占 5%):有灌注不足、但没有瘀血的临床表现。病理生理学特点为低血容量以及心脏排血减少。多数为利尿剂使用过度、不适当的禁盐、禁水的慢性心力衰竭急性失代偿患者,亦可以见于急性初发心力衰竭各种原因引起的脱水患者。临床表现为四肢干冷,血压低、脉压小、尿少。

4)"湿冷"型 AHF:既有灌注不足的临床表现,也有瘀血的临床表现。病理生理学特点是心脏功能极度受损,同时伴有肺循环瘀血。常见于严重的慢性心力衰竭急性失代偿患者,大多数存在诱发因素;亦可见于急性心肌梗死、暴发性心肌炎、急性大面积肺梗死等原因引起的初发 AHF。低灌注表现包括四肢湿冷、血压低、脉压小、尿少、酸中毒。肺循环瘀血表现包括端坐呼吸、夜间阵发性呼吸困难、肺部啰音、呼吸衰竭;体循环瘀血表现包括颈静脉怒张、双下肢水肿、腹水。低灌注表现包括四肢湿冷、血压低、脉压小、尿少、酸中毒。

此外,按照心力衰竭发生的部位,可以将 AHF 分为急性左心衰竭和急性右心衰竭。按照病理生理学特点可以分为以收缩功能损伤为主的 AHF(亦称为急性射血分数减低心衰,急性 HFrEF)和以舒张功能损伤为主的 AHF(亦称为急性射血分数保留心衰,急性 HFpEF)。前者病理生理学关键是心脏收缩功能障碍,主要治疗措施是改善心脏的收缩功能及其伴随的病理生理学改变;后者病理生理学特征是心脏的舒张功能障碍,主要治疗措施是改善心脏的舒张功能及其伴随病理生理学改变。两者病因、发病机制、治疗、预后亦存在明显区别,应该区别对待。如舒张功能损伤为主的 AHF 静脉使用 β- 受体阻滞剂减慢心率疗效明显,但是收缩功能损伤为主的 AHF 静脉使用 β- 受体阻滞剂一般情况下需要谨慎。目前大多数文献将两者混为一谈,严重影响 AHF 的治疗效果。本文主要就急性收缩性左心衰竭的正性肌力药物的应用范围及时机进行讨论。

二、急性左心衰竭的病理生理

AHF病理生理机制复杂，是多种机制的交互作用状态，即心脏在初始损伤因素、继发性损伤因素共同作用下的结果。AHF患者既往可以无心脏病病史，在严重的初始损伤因素，比如心肌缺血、重症心肌炎的作用下突然发生AHF，亦可以发生于既往有结构性心脏病但心功能正常的患者，这两种情况均被视为急性初发心力衰竭。而大多数AHF心衰患者，既往有慢性心功能不全病史，在诱发因素(如感染、电解质紊乱、治疗依从性差等)的作用下，发生的急性失代偿。继发性损伤因素，包括神经内分泌因素的过度激活、慢性持续性炎症反应、肾功能异常、外周血管阻力增加。无论何种原因，心脏功能异常(收缩、舒张)是AHF发生的关键，也是目前正性肌力药物应用的理论基础。

引起心脏收缩功能异常的机制包括以下两方面：

1）心肌细胞丢失：心肌细胞在缺血、感染、炎症、急性免疫损伤等作用下发生坏死、凋亡、自噬，常见于急性心肌梗死、急性心肌缺血、急性暴发性心肌炎等，另外心室壁张力过高、慢性缺血、内皮功能障碍、心肌耗氧量增加、神经内分泌过度激活、炎症反应、慢性免疫损伤等亦能导致慢性心肌细胞丢失。

2）兴奋收缩耦联异常、收缩蛋白及其调节蛋白的表达异常。这也是目前大多数正性肌力药物主要作用靶点。心力衰竭时细胞内钙稳态异常，主要表现为收缩期钙瞬变幅度降低、舒张期钙回摄速率减慢，导致心肌收缩、舒张功能障碍。

收缩期钙瞬变幅度降低是由动作电位诱发的钙瞬变有效性及准确性减低所致，主要是由于LTCC-RyR2耦联单位减少[4]。研究显示，衰竭心肌细胞LTCC(L型钙通道)表达减低[5]、T管结构异常[6,7]、RyR2(雷诺定受体)的mRNA及蛋白水平表达减低以及功能异常[8-10]，这些改变均使RyR2对动作电位诱导的钙内流反应性减低，即钙诱导的钙释放(calcium induced calcium release，CICR)降低。舒张期钙回摄，主要通过内质网钙-ATP酶(SERCA)重新泵回内质网腔中[11]。在心力衰竭时，SERCA表达及功能减低[12,13]，内质网钙回摄减少，一方面直接导致细胞内钙浓度下降的速率减慢，引起舒张功能异常，另一方面，钙回摄减少使内质网中钙浓度减低，从而间接使钙瞬变幅度减低，导致收缩功能异常。增加SERCA表达或改善其活性可以显著改善心功能[14,15]。表明SERCA参与了心力衰竭的发生发展，是一个潜在的治疗靶点。

心肌收缩蛋白(肌球蛋白重链、肌纤蛋白)及其调节蛋白(肌钙蛋白)由成年型向胚胎型转化，使心肌收缩力减弱。研究显示，对于啮齿类动物，心脏肌球重链(MYHC)主要为快反应V1亚型，即MYHC6，该亚型具有较高的ATP酶催化活性，而对于衰竭心脏组织，胚胎型(MYHC7)表达增加，该亚型ATP酶活性较低。研究显示，正常成人心脏组MYHC6亚型约占33%，而在衰竭心脏组织中，MYHC6仅占2%。肌钙蛋白与Ca^{2+}结合障碍，主要由于收缩期胞质游离钙浓度降低以及肌钙蛋白与Ca^{2+}亲和力减低所致[16]。另一个导致收缩单位功能障碍的显著变化则是肌丝溶解，对衰竭心脏组织进行活检发现每个心肌细胞的肌原纤维显著减少[17]。

三、正性肌力药物的应用对象及时机

收缩性AHF的核心是心脏泵血功能障碍，同时伴随多种病理生理学改变，因此正性肌力药物在收缩性AHF中的治疗占有重要的地位。关于正性肌力药物对AHF预后的影响，目前的循证医学研究较少，多数为临床观察研究，尚未发现其可以改善心力衰竭的远期预后。并且有临床研究发现长期应用正兴肌力药物可增加死亡率，多数与心律失常事件相关。

因此，就目前的资料来看，正性肌力药物主要用于改善AHF血流动力学，为心力衰竭后续治疗创造条件，故在临床应用过程中存在应用对象及应用时机问题。无论是中国、欧洲、美国的心衰指南，对正性肌力药物的推荐都比较谨慎。然而，对于其他治疗措施无效和存在器官灌注不足的收缩性AHF患者，正性肌力药物仍然是不可或缺的治疗措施，否则患者无法度过急性血流动力学恶化期。

目前正性肌力药物主要应用适应证(对象)是：

1. 收缩性AHF。

2. 前向灌注不足是正性肌力药物应用的关键适应证，特别是非洋地黄类正性肌力药物仅仅适用于前向灌注不足患者。即 2016 年 ESC 心衰指南床旁分类的冷型心力衰竭，包括干冷和湿冷型心力衰竭患者。

前向灌注不足的临床表现：

(1) 重要器官灌注不足：四肢湿冷、意识模糊、头晕眼花。

(2) 低血压、脉压小：SBP<90mmHg（发生率约 5%~8%）、脉压小于 30mmHg 或者心源性休克。

(3) 酸中毒：pH <7.35。

(4) 血乳酸增高：>2mmol/L。

(5) 少尿：<0.5mL/kg/h。

3. 严重“湿暖”型 AHF。

4. 终末期心力衰竭（D 期心力衰竭）。

5. 正性肌力药物对于舒张性心力衰竭患者是否有效目前尚不清楚，绝大多数非洋地黄类正性肌力药物同时具备改善舒张功能的作用，因此，如果患者有前向灌注不足的表现，推测应该有效（表 1）。

表 1 2013 年 AHA 指南对于 AHF 患者正性肌力药物的应用推荐

推荐	推荐级别	证据水平
对于确切的治疗（如冠脉血运重建、机械循环支持（MCS）、心脏移植）措施实施后或急性诱因问题消除后，仍存在心源性休克的患者应接受短期静脉内正性肌力药支持，以维持系统灌注和保护器官功能。	Ⅰ	B
对于 D 期无法进行 GDMT 治疗或适合装置治疗，在等待 MCS 或心脏移植的患者，作为“桥接治疗”，连续静脉内使用正性肌力药支持是合理的。	Ⅱa	B
对于表现有低血压和明显心输出量受抑制，证实为严重收缩功能不全的住院患者，为了维持系统灌注和保护终末器官的功能，短期、连续静脉内使用正性肌力药支持可能是合理的。	Ⅱb	B
尽管采用了优化的 GDMT 和装置治疗的 D 期心衰患者，如果不适合 MCS 或心脏移植，可以考虑长期、连续静脉内使用正性肌力药物作为姑息治疗改善症状。	Ⅱb	B
除了姑息治疗外，HF 患者在没有特殊适应证或其他理由的情况下，连续或间断长期静脉内使用正性肌力药物可能有害。	Ⅲ	B
如果无严重收缩功能不全、低血压、灌注受损和心输出量明显受抑制的证据，无论有或无充血症状，胃肠外使用正性肌力药物可能有害。	Ⅲ	B

注：GDMT：指南导向的药物治疗

四、正性肌力药物分类

传统的方法，将正性肌力药物分为洋地黄类（主要包括地高辛及西地兰等）和非洋地黄类两大类，非洋地黄类又分为 3 类：① β 受体激动剂，主要包括多巴胺（dopamine）和多巴酚丁胺（dobutamine）；②磷酸二酯酶抑制剂，主要包括米力农（milrinone）、氨力农（amrinone）、依诺昔酮（enoximone）等；③新型正性肌力药物钙增敏剂，如左西孟旦。

β 受体激动剂和磷酸二酯酶抑制剂作为传统的正性肌力药物，共同特点是增加细胞内环磷酸腺苷（cAMP）的含量和 Ca^{2+} 的浓度，从而提高心肌收缩力，短期使用可改善症状，但长期使用，则增加心肌氧耗量和心律失常的发生率，甚至导致病死率增加；而近几年研发的新型正性肌力药物钙增敏剂，在不改变心肌细胞内 Ca^{2+} 浓度的情况下，通过增加肌钙蛋白 C 与 Ca^{2+} 的敏感性来增加细胞收缩力，理论上不增加心律失常发生率和心肌耗氧量。

近年来，越来越多的新型正性肌力药物不断出现，传统的分类方法已不能涵盖所有的药物，因此根据正性肌力药物作用于兴奋—收缩耦联的不同部位，将其分为：

1）升高细胞内钙离子浓度的药物，比如洋地黄类药物、磷酸二酯酶抑制剂、β 受体激动剂；

2）促进内质网钙循环的药物，如 RyR2 和 SERCA 激动剂，硝酰基前体药物 CXL-1020 和 CXL-1347，

SERCA 激动剂 istaroxime;

3)作用于肌球蛋白的药物:包括钙增敏剂左西孟旦、肌球蛋白激动剂 omecamtiv mecarbil。具体如表 2 所示。

表 2 正性肌力药物分类

分类	药物举例
1. 升高细胞内钙浓度的药物	
Na^+-K^+-ATP 酶抑制剂	洋地黄类
磷酸二酯酶抑制剂	米力农、氨力农、依诺昔酮
β 受体激动剂	多巴胺、多巴酚丁胺、肾上腺素和去甲肾上腺素
2. 促进内质网钙循环药物	
SERCA 激动剂	istaroxime
RyR2 和 SERCA 激动剂	CXL-1020,CXL-1347
3. 作用于肌球蛋白的药物	
钙离子增敏剂	左西孟旦
肌球蛋白激动剂	Omecamtiv mecarbil

五、常见正性肌力药物及其应用

(一)儿茶酚胺类药物

儿茶酚胺类药物通过与 β- 肾上腺素能受体结合,激活腺苷酸环化酶,催化三磷酸腺苷(ATP)生成环磷酸腺苷(cAMP),增加细胞内 cAMP 水平,刺激 Ca^{2+} 从心肌细胞肌质网中释放,从而发挥正性肌力、正性变时作用。临床常用的药物包括多巴酚丁胺、多巴胺、肾上腺素和去甲肾上腺素,由于此类药物的半衰期短,通常需要连续静脉输注给药,具体使用方法见表 3。

表 3 AHF 患者正性肌力药物应用方法

药物	静脉注射	静脉滴注
多巴酚丁胺(dobutamine)	禁用	2~20μg/kg/min
多巴胺(dopamine)	禁用	正性肌力:3~5μg/kg·min 收缩血管:>5 μg/kg·min
米力农(milrinone)	25~75μg/kg,大于 10~20 分钟	0.375~0.755μg/kg·min
依诺昔酮(enoximone)	0.5~1.0mg/kg,大于 5~10 分钟	5~20μg/kg·min
左西孟旦(levosimendan)	12μg/kg,大于 10 分钟	0.05~0.2μg/kg·min, 通常 0.1μg/kg~min,
去甲肾上腺素(norepinephrine)	禁用	0.2~1.0μg/kg·min
肾上腺素(epinephrine)	1mg,每 3~5 分钟重复	0.05~05μg/kg·min

1. 多巴酚丁胺(dobutamine) 多巴酚丁胺是目前应用最多的正性肌力药物之一,自从 Tuttle 和 Mills 报道以来,该药在心衰中的应用已经有接近 40 年的历史[18]。多巴酚丁胺具有 α、β 受体激动的多重效应。通过激动心脏 β 受体,发挥正性肌力、正性变时的作用,直接增加心输出量。低剂量多巴酚丁胺可激活外周动脉 β_2 和 α 受体,引起血管扩张,降低后循环阻力而间接增加心输出量。因此,低剂量多巴酚丁胺(1-2μg/kg/min)可扩张肾动脉而增加肾脏灌注。较高剂量(5-10μg/kg/min)通常可以发挥理想的正性肌力作用,维持组织灌注。多巴酚丁胺对急性心衰远期预后影响的临床研究较少,一项 meta 分析纳入了 4 个临床研究,结果显示多巴酚丁胺的应用对全因死亡率无明显影响[19]。但是该 meta 分析纳入的研究样本量比较小。CASINO 研究比较了左西孟旦、多巴酚丁胺与安慰剂对照组对 NYHA Ⅳ级的心衰患者预后影响,该研究计划纳入 600 例,但是由于研究结果明显的支持左西孟旦,在纳入 299 例时终止,结果显示,多巴酚丁胺组 6 个月死亡率明显高于安慰剂对照组[20]。

2. **多巴胺(dopamine,DA)** 作为合成肾上腺素的前体物质,DA 既可以直接激动多巴胺受体也可以激动肾上腺素能受体,同时抑制去甲肾上腺素的再摄取,因此多巴胺随着剂量不同,具有不同的药理学作用。低剂量(≤2μg/kg/min)多巴胺作用于肾动脉多巴胺受体,选择性地扩张肾动脉,增强肾脏灌注、增加尿量。一项 meta 分析结果显示,在治疗的第一个 24 小时内,低剂量的多巴胺明显增加尿量,对肌酐清除率及死亡率无明显影响[21]。DAD-HF 研究显示,对于急性失代偿心衰患者(除外急性新发心衰患者,排除 eGFR<30mL/min/1.73m^2 的患者),与大剂量呋塞米单用相比,联合使用低剂量多巴胺与低剂量呋塞米,两者对尿量、气短症状改善作用类似,但后者肾功能改善以及电解质紊乱发生更少[22]。ROSE 研究发现,对于合并肾功异常的(eGFR 15-60mL/min/1.73m^2)的急性心衰患者,在利尿剂的基础上加用低剂量多巴胺并未增加尿量、改善肾功能[23]。进一步分析 ROSE 研究发现,对于 EF 值减低的急性心衰患者,低剂量多巴胺可以增加尿量、改善症状[24]。2013 年 AHA 心衰指南推荐,对于单纯利尿剂效果不佳的急性心衰患者,在袢利尿剂治疗的基础上,可以考虑加用小剂量多巴胺,以改善利尿效果和更好地保护肾功能(Ⅱb 类推荐)[1]。另外,需要注意的是在临床应用过程中,如果加用低剂量多巴胺无效时,应尽早停用。中等剂量多巴胺(2-10μg/kg/min)可以促进去甲肾上腺素的释放,直接作用于心肌 β 受体而发挥正性肌力与正性变时效应,而该效应的发挥,依赖于心脏 β 受体密度,因此,对于慢性失代偿性心力衰竭患者,心脏 β 受体消耗,多巴胺的效果差。高剂量(10-20μg/kg/min)多巴胺,直接作用于周围血管及肺动脉的 α 受体而发挥血管收缩作用,升高血压,有发生靶器官缺血的风险,应用需谨慎。

3. **肾上腺素(epinephrine)与去甲肾上腺素(norepinephrine)** 肾上腺素与去甲肾上腺素用于收缩血管,因此通常将其归为血管收缩剂,但是两者均能兴奋心脏 β 受体,亦具有正性肌力、正性变时效应。2010 年发表的一项多中心、随机对照研究,比较了去甲肾上腺素与多巴胺在休克患者中的应用,亚组分析发现,与多巴胺相比,去甲肾上腺素可以减少心源性休克患者出院后 28 天死亡率[25]。肾上腺素和去甲肾上腺素的药理作用有所差异,前者具有 α 和 β 受体双重激动效应,作用广泛而复杂,作用血管 α 受体,使周围血管收缩、阻力增高,增加舒张期动脉血压、维持冠脉血流,作用于心脏 β 受体增强心肌收缩力,加快心率,增加心输出量。而去甲肾上腺素对 β 受体激动作用稍弱,因此对心脏的兴奋作用较肾上腺素弱,心律失常发生率较少。因此去甲肾上腺素是心源性休克患者的首选用药。2011 年发表的一项临床研究,比较了去甲肾上腺素和肾上腺素在非缺血性心源性休克患者中的优劣。该研究共纳入 30 例患者,随机分为多巴酚丁胺 - 去甲肾上腺素组和肾上腺素组,结果显示两组在维持血流动力学稳定方面效果类似,但是,肾上腺素组更易发生乳酸酸中毒、心律失常、胃肠道黏膜缺血等不良事件[26]。因此 2015 年法国 FICS 成人心源性休克治疗管理专家建议[27]:心源性休克应使用去甲肾上腺素来维持有效灌注压(强烈推荐);肾上腺素可被用作多巴酚丁胺和去甲肾上腺素联合治疗的替代治疗,但它可增加心律失常、心动过速和和高乳酸血症的风险(弱推荐)。最新一项发表在 JACC 的研究显示,对于急性心肌梗死(AMI)后心源性休克的患者,肾上腺素可短暂改善心脏指数,但有明显的安全性问题,如难治性休克增加。同时,与去甲肾上腺素相比,肾上腺素还具有导致心率加快、酸中毒和乳酸血症的风险[28]。因此,对于心源性休克(缺血、非缺血)的患者,首选去甲肾上腺素用以维持血流动力学稳定。在其他治疗措施(包括充分的液体复苏、其他血管活性药物应用)的基础上仍然存在严重低血压的心衰患者,可加用肾上腺素[29]。

关于儿茶酚胺类药物在 AMI 完全血运重建后心源性休克患者中应用问题,2017 年 ESC 关于 ST 段抬高型心肌梗死(STEMI)管理指南指出,多巴酚丁胺可作为首选的初始治疗药物,然而去甲肾上腺素在维持血压和安全性方面优于多巴胺[30]。我国 2015 年 STEMI 管理指南对于 AMI 后心源性休克的治疗措施稍有差别,该指南指出静滴正性肌力药物有助于稳定 AMI 后心源性休克患者的血流动力学,首推多巴胺。小剂量多巴胺可增加肾血流量,严重低血压时采用中等剂量多巴胺,必要时同时静滴多巴酚丁胺,当大剂量多巴胺无效时静滴去甲肾上腺素[31]。目前趋势是支持首选去甲肾上腺素者多于多巴胺。

(二)磷酸二酯酶Ⅲ抑制剂

磷酸二酯酶(PDE)同工酶在人体不同器官、不同组织(心肌、血管平滑肌、脂肪组织、血小板)中均被发现,而 PDE Ⅲ与底物 cAMP 或 cGMP 的亲和力最强。磷酸二酯酶Ⅲ抑制剂通过抑制磷酸二酯酶Ⅲ活性,阻断 cAMP 降解,从而增加 cAMP 水平,刺激 Ca^{2+} 释放,增加心肌收缩力;同时,血管平滑肌细胞 cAMP 增加使血管平滑肌舒张,血管扩张[32]。与 β-受体激动剂相比,PDE Ⅲ抑制剂在强心的同时并不增加心率和心肌耗氧,有利于缺血后心肌功能的恢复,另外其正性肌力效应独立于肾上腺素能受体,避免因 β-受体下调导致个体敏感性下降,因此尤其适用于难治性心力衰竭、慢性心力衰竭急性失代偿期、长期应用儿茶酚胺类药物的患者,并且该药还可与 β 受体阻滞剂联用,能显著降低心脏充盈压和肺血管阻力,特别适用于合并肺动脉高压患者的治疗。

米力农(milrinone)是 PDE Ⅲ抑制剂的代表药物,可以导致低血压、房性心律失常等不良反应。OPTIMECHF 研究,纳入了 951 例急性失代偿性收缩性心衰患者,随机分为米力农组与安慰剂对照组,结果发现,两组的主要终点事件(60 天心衰再入院率)无明显差异,但米力农组低血压及新发房性心律失常的比例增加,进一步亚组分析显示,米力农可以增加缺血性心衰患者的死亡率,改善非缺血性急性心衰患者预后[33,34]。因此,磷酸二酯酶Ⅲ抑制主要适用于非缺血性心衰患者。

依诺昔酮(enoximone)是新型的咪唑酮类 PDE Ⅲ抑制剂。ESSENTIAL 研究是一项前瞻性随机、多中心、安慰剂对照临床研究,共纳入了 1854 例 NYHA Ⅲ-Ⅳ级的收缩性心衰患者,与心衰标准治疗相比,长期口服小剂量依诺昔酮组对全因死亡、心血管再入院率无明显影响。提示,依诺昔酮应用相对安全,但并不能改善临床结局[35]。目前,尚无关于依诺昔酮对于急性心衰患者临床症状改善作用的研究。

奥普力农(olprinone)在我国上市不久,适用于急性心衰以及心脏外科术后急性心功能不全的患者的治疗。该药与米力农相比,对 PDE Ⅲ的亲和力更高,正性肌力以及血管扩张效果更强。并且具有更强的扩张颈动脉和脑血管能力,可以改善脑血供[36]。

(三)钙离子增敏剂

左西孟丹(levosimendan)是近年来新研发的钙离子增敏剂。它具有多个作用靶点,一方面增加肌钙蛋白 C(TnC)与 Ca^{2+} 的亲和力,在不增加细胞内 Ca^{2+} 浓度的情况下增强心肌收缩力,另一方面,激活血管平滑肌细胞 K^{+}-ATP 离子通道,促进钾离子内流,使细胞膜超极化,从而抑制 Ca^{2+} 内流,同时激活 Na^{+}-Ca^{2+} 交换体,促进 Ca^{2+} 外流,减少细胞内钙浓度,引起血管平滑肌舒张,降低外周血管张力[37]。另外,体外研究显示,左西孟旦在浓度较高(超过治疗推荐剂量)时,具有 PDE Ⅲ抑制活性,但是临床剂量较少显现[38]。左西孟旦最早应用于临床治疗的有效性及安全性是通过 LIDO 研究证实[39]。该研究是一项多中心、随机、双盲前瞻性对照研究,共纳入 203 例患者,结果显示,对于低心输出量的急性心衰患者,与多巴酚丁胺相比,左西孟旦可以更好的改善血流动力学指标、降低出院后 180 天死亡率[39]。随后,开展了越来越多的大样本临床研究。SURVIVE 研究纳入 9 个国家 25 个中心,共 1327 例急性失代偿心衰患者,随机分为多巴酚丁胺组与左西孟旦组,结果显示,两组之间在主要终点事件(180 天全因死亡率)和次要终点事件(31 天全因死亡率、出院后存活时间、气短症状改善、180 天心血管死亡率)均无显著差异[40]。REVIVE-Ⅱ研究纳入了 600 例急性失代偿心衰患者,结果显示,与安慰剂对照组相比,左西孟旦可以显著改善患者临床状态、缩短平均住院日、降低 BNP 水平,但是,左西孟旦使用组低血压、心律失常的发生率更高,出院后 90 天内死亡率两组之间差异无统计学意义[41]。因此,指南对左西孟旦的推荐,仍然比较谨慎。2016 年 ESC 指南推荐,对于 β 受体阻滞剂诱发的低灌注急性心衰患者,左西孟旦优于多巴酚丁胺。由于左西孟旦具有扩血管作用,因此对于 SBP<85mmHg 的患者,不宜使用[3]。

总而言之,非洋地黄类正性肌力药物,短期应用改善急性心力衰竭患者的血流动力学是肯定的,急性心力衰竭治疗目的或者目标是纠正紊乱的血流动力学,为后续治疗创造条件,从这个角度来看,非洋地黄类正性肌力药物短期应用治疗急性心力衰竭,特别是急性收缩性心力衰竭是合理的。其对生存的长期影响目前资料存在相互矛盾的地方,原因有多种,入选患者的病因分类、疾病状态、其他治疗措施的统一问题、出院后患者的管理方法问题等都会影响到试验结果。因此,对于试验结果判断必须结合入选患者的特点。同时,不同的药物对于不同病因、不同类型、不同病程、不同状态的急性心力衰竭的治疗作用是不一样的,后续的治疗及其疾病管理对试验结果亦有影响,目前尚缺乏这种细致的分类研究,大部分研究样本量较小,不能进行亚组分析,因此,其对急性心力衰竭预后的影响目前尚不能作出结论。

（四）洋地黄类正性肌力药物

洋地黄作为传统的正性肌力药物，在心衰中应用已 200 余年。该类药物包括洋地黄毒苷、地高辛、毛花苷 C、毒毛花苷 K。主要通过抑制心肌细胞膜上的 Na^+-K^+-ATP 酶，使细胞内 Na^+ 浓度升高，K^+ 浓度降低，促进 Na^+ 与 Ca^2 进行交换，使细胞内 Ca^{2+} 浓度升高而增强心肌收缩力。也有研究显示，洋地黄类制剂可以抑制交感神经活性、降低肾素血管紧张素系统活性、增加迷走神经张力[42]。该类药物是目前唯一一个长期应用不增加心衰患者死亡率的正性肌力药物。PROVED 研究[43]和 DIG 研究[44]均显示，对于慢性收缩性心衰患者，在标准治疗的基础上加用地高辛，可以改善患者的症状、降低再入院率而不增加死亡率[45]。对于长期使用地高辛的患者，不宜轻易停用，可能导致心衰恶化[46]。作为正性肌力药物，洋地黄类制剂具有许多明显的优势：迅速地改善血流动力学状态、可与其他血管活性药物同时使用、不激活神经内分泌因子、不影响肾功、不增加心率或降低血压，静脉制剂和口服制剂可以相互转换，尤其适用于低灌注型收缩性心衰患者，另外，尽管洋地黄制剂治疗剂量窗比较窄，但其血药浓度可以监测，并且已有研究证实，低血药浓度的地高辛（<1ng/mL）能减少 HFrEF/HFpEF 患者的再入院率和死亡率[47,48]，因此使用还是相对安全的。

关于洋地黄类药物在慢性心力衰竭中的应用国际上争论较大，指南推荐强度均在Ⅱb 或者Ⅱa 类，适应证为心力衰竭正规治疗后仍然有心衰症状的患者。但是，这一适应证无论国际国内执行都不到位。国际上对于左室 EF 值小于 35%、NYHA Ⅱ-Ⅲ级的慢性心力衰竭患者，洋地黄使用率 30% 左右[49]，国内缺乏确切数据，估计要高于国际水平。其实心功能Ⅱ-Ⅲ级属于轻度心力衰竭，症状不会很明显，但是 EF 值较低，因此，心脏大、EF 值低（小于 35%）的慢性心力衰竭长期应用洋地黄是合理的。

洋地黄类药物在 AHF 的应用临床研究仍然比较缺乏。Naqvi S[50]等报道了 30 例缺血性心衰患者，血管再通治疗后存在正性肌力药物或 IABP 依赖，给予地高辛治疗后，其中 20 例患者心功能显著改善，并最终撤离 IABP 或静脉正性肌力药物。Ahmed[48]等研究了急性失代偿心衰患者出院后在标准治疗基础上加用地高辛口服制剂，可以减少 30 天再入院率，不增加死亡率。对于慢性 HFrEF 心力衰竭急性失代偿发作的患者，洋地黄类药物应用是合理的，不仅可以改善症状，提高生活质量，还可以可有效地防止急性失代偿复发。

急性心肌梗死 24h 内使用洋地黄可产生致死性心律失常，故不宜用洋地黄类药物。二尖瓣狭窄所致肺水肿洋地黄类药物无效。但后者如伴心房颤动伴快速心室率时则可应用洋地黄类药物减慢心室率，有利于缓解肺水肿。洋地黄类药物最适合用于有心房颤动伴有快速心室率并已知有心室扩大伴左心室收缩功能不全者[51]。

缺血、低钾、低镁血症均可增加洋地黄类药物的毒性。因此，应用此类药物之前，需先纠正上述状态。

（五）正在研发中的新型正性肌力药物

1. 心脏肌球蛋白激动剂 Omecamtiv mecarbil（OM，CK-182745）是以心脏肌球蛋白作为治疗靶点的第一个用于临床研究的药物。其特异性地与心脏肌球蛋白 S1 结构域结合，通过变构效应，使肌动蛋白和肌球蛋白之间的弱结合变成强结合，激活心肌肌球蛋白 ATP 酶活性，从而提高能量利用率，增强肌球蛋白横桥的形成和持续的时间，增加左心室收缩期射血时间，收缩速度不变，不影响心肌耗氧量和细胞内 Ca^{2+} 浓度[52-54]。OM 是一个作用靶点较为特异的正兴肌力药物，延长心肌细胞收缩时间，但以缩短舒张期相对时间为代价，有减少心肌血供的风险，由于有研究显示 OM 可以减慢心率，不缩短心脏舒张期绝对时间，并不影响冠脉血流量[55]。

Ⅰ期临床研究共纳入 34 名健康志愿者，结果显示 OM 可以呈剂量和浓度依赖性增加心肌收缩力、短轴缩短率、每搏输出量而无严重不良反应[56]。

随机、双盲、安慰剂对照临床研究显示，对于慢性稳定性收缩性心衰（HFrEF）患者，OM 可以改善患者收缩功能[57]。COSMIC-HF 是一项多中心的随机对照研究，该研究纳入了 13 个国家 87 个中心的 299 例慢性稳定性收缩性心衰（HFrEF）患者，在标准治疗的基础上口服 OM 与安慰剂共 20 周，结果显示 OM 组可以改善左室收缩功能、缩小左室收缩末内径[58]。GALACTIC-HF 研究（NCT02678923）是一项正在开展的随机、双盲、安慰剂对照的Ⅲ期临床研究，从 2017 年 1 月开始，预计 2021 年 1 月完成。该研究的主要对象为慢性收缩性心衰（HFrEF）患者，在标准治疗的基础上加用OM或安慰剂，比较其对心血管死亡或心衰事件发生时间的影响。

OM在AHF中应用的临床研究结果则似乎并不令人满意。ATOMIC-AHF研究共纳入606例急性射血分数减低的心衰患者，结果显示常规剂量的OM对患者气短症状改善并无益处，而在高剂量组可以改善气短症状，与安慰剂组相比，并不增加不良事件的发生率[59]。因此，关于OM在急性心衰中的应用还需要进一步研究。

2. **SERCA激动剂istaroxime** Istaroxime（曾被称为PST2744），是一种以细胞膜 Na^+-K^+ ATP酶为作用靶点的新型正性肌力药物，通过抑制心肌细胞膜 Na^+-K^+ ATP酶的活性，增加细胞内 Na^+ 浓度，间接激活钠钙交换体，增加细胞内游离 Ca^{2+} 浓度，从而增强心肌收缩力，同时能够增强内质网SERCA2a的活性，加速舒张期细胞内游离 Ca^{2+} 清除而改善心脏舒张功能[60-62]。因此，istaroxime具有增强心肌收缩和舒张功能的双重作用，是一种极富发展潜能的正性肌力药物。

HORIZON-HF Ⅱ期临床研究，共纳入120例病情相对较轻的急性心衰患者住院患者（LVEF<35%，SBP介于90~150mmHg之间，HR介于60~110bpm之间，未达到指南静脉正性肌力药物应用的适应证），与安慰剂对照组相比，istaroxime显著降低了肺毛细血管楔压（PCWP）、减慢心率、升高血压、增加心脏指数、降低左室舒张末容积，而对神经体液的激活、肾功恶化、肌钙蛋白升高无明显影响[63,64]。目前，尚无关于istaroxime对症状改善、心血管事件影响的研究。

3. **硝酰前体药** 硝酰（Nitroxyl，HNO）前体药，CXL-1020和CXL-1427。HNO是氮气分子的活性形式，对心血管系统具有多种效应。HNO通过cAMP非依赖途径，可逆性的修饰兴奋-收缩耦联途径相关蛋白半胱氨酸残基，包括SERCA2a、受磷蛋白（phospholamban）和RyR2，增强细胞内钙循环，而不影响L型钙通道，不增加细胞内钙浓度[65]，同时HNO修饰肌丝蛋白，增强其对 Ca^{2+} 敏感性，因此HNO增强心肌细胞收缩和改善舒张功能[66]。HNO还能激活外周血管cGMP途径，发挥血管扩张效应[67]。

CXL-1020是第一代HNO前体药，临床研究显示增加AHF患者每搏输出量和心脏指数而不影响心率、不增加心律失常发生率[66]。

CXL-1427（现亦称为BMS-986231）是第二代HNO前体药，Ⅱa期临床研究显示，BMS-986231可以降低AHF患者的PCWP、肺动脉压和右房压，增加心输出量和心脏指数、降低外周血管阻力，改善AHF患者心脏收缩、舒张功能，而不增加心律失常、症状性低血压的发生率[68]。

4. **其他** Urocortin（Ucn）是促肾上腺皮质激素释放因子（CRF）家族成员，是一个包含40多个氨基酸的多肽类物质，新近发现的Ucn同源物质包括stresscopin（亦称Ucn Ⅲ）和stresscopin相关肽（亦称Ucn Ⅱ）。Ucn通过作用于促肾上腺皮质激素释放因子受体（CRFR1和CRFR2）发挥作用，其中CRFR2高表达于左心室、冠状动脉，激活后发挥正性肌力、正性变时及改善心脏舒张功能的作用，同时能扩张冠状动脉、增加心肌血流量，扩张外周动脉、降低心脏后负荷[69,70]。

Ucn Ⅱ是CRFR2选择性激动剂。Ucn Ⅱ起效快、半衰期短（约15min）。在健康志愿者和慢性稳定性射血分数减低的心衰患者均中发现，输注Ucn Ⅱ可以增加心输出量和左室射血分数以及降低外周血管阻力、降低平均动脉压[69,71]。

UNICORN是首个探索Ucn Ⅱ对AHF影响的单中心、随机双盲、安慰剂对照的临床研究，共纳入43例AHF患者，随机分为安慰剂对照组和Ucn Ⅱ干预组，结果显示，Ucn Ⅱ增加心输出量、降低外周血管阻力而不影响心率变化，但却显著减低收缩压（平均降低16mmHg）而对肺动脉压和PCWP无显著影响[72]。因此，Ucn Ⅱ在AHF中的应用、及其对患者症状、预后改善的效应需要进一步研究。

人工合成stresscopin乙酸盐，JNJ-39588146，对CRFR受体选择性更高，不影响动脉血压。Gheorghiade M等人[73]研究了JNJ-39588146对慢性心衰的治疗作用，该研究纳入了62例射血分数减低的慢性心衰患者，随机分为干预组和安慰剂对照组，结果显示，静脉输注JNJ-39588146显著增加心输出量、降低外周血管阻力，但是对心率、血压、PCWP等无明显影响。JNJ-39588146具有改善心脏收缩功能而不降低血压，因此JNJ-39588146在AHF中的应用可能更具有前景。

六、总 结

理想的正性肌力药物应具备以下几个特点：①改善血流动力学状态、改善心衰患者症状、体征，而不导致心率加快、血压降低、冠脉血流量减少及心脏耗氧量增加；②不激活神经内分泌系统，或者对已过度活化的神经内分泌状态有抑制作用；③与现有心衰治疗措施不冲突；④更为重要的是能改善远期预后。

尽管近年来各种新型正性肌力药物不断涌现，仍然没有能满足上述所有条件的药物。目前正性肌力药物主要用于缓解心衰的症状、改善血流动力学状态，关于改善短期或长期预后的临床研究结果矛盾较大。综合目前的临床研究结果，主要存在以下几方面的原因：

1. AHF 异质性大 初发急性心力衰竭与慢性心力衰竭急性失代偿，在病因、发病机制、预后方面具有明显差异；不同病因引起的心力衰竭发病机制、代偿机制、对药物治疗反应、预后亦存在明显差异；同一病因疾病发展不同阶段对治疗反应亦存在差异。

首先，急性新发心力衰竭通常是结构正常或接近正常的心脏在遭受严重打击（比如大面积心肌梗死、重症心肌炎）的情况下，大量功能心肌细胞丢失或顿抑导致的心功能不全，此阶段主要措施在于促使心肌细胞功能恢复或修复，维持正常生命体征，给予充分的时间等待心肌细胞康复是治疗的关键，正性肌力药物的应用本质是维持生命体征，为损伤的心肌康复争取时间。当心肌损伤严重，正性肌力药物不足以维持生命体征时，机械辅助装置的应用是最有效的治疗方法，大面积心肌梗死最有效的治疗方法是及时重建冠状动脉血流。

其次，对于慢性心力衰竭急性失代偿，由于长期的心脏损伤与代偿，除心肌细胞丢失外，心肌细胞存在离子通道、收缩蛋白、结构蛋白等表达异常及能量代谢障碍，对正性肌力药物反应与初发急性心力衰竭是不同的。正性肌力药物更容易诱发心律失常。

第三，不同病因导致的心衰，其临床特点、重构机制、预后差异大。缺血性心肌病患者心肌细胞多为局部丢失，重构过程为先瘢痕后瘢痕改造，同时启动心肌细胞肥大、胶原增生及成分改变，心脏扩大。扩张型心肌病，暴发性心肌炎等等多数是心肌细胞弥漫性丢失，其代偿机制与重建机制与缺血性心肌病明显不同，尽管这三种疾病的心脏基本特征均是扩张。暴发性心肌炎患者经积极有效抢救，心功能可以完全恢复，预后明显优于原发性扩张型心肌病及缺血性心肌病。

因此，今后的临床研究应该针对特定病因、特定疾病阶段或特定疾病表型分类研究。目前关于急性心力衰竭病因、疾病发展阶段不同的针对治疗措施的研究甚少。

2. AHF 发病机制有待进一步研究完善 AHF 存在许多病理生理学改变，包括心脏本身的代偿机制、全身代偿机制，如神经内分泌系统改变、细胞因子改变、免疫系统改变等，这些改变围绕生命目标值呈现复杂的网络调节机制，一些是过度代偿改变，另一些是代偿不足改变，传统的只要指标升高就抑制的单向治疗措施对于心力衰竭的治疗可能存在巨大的误差。多靶点的联合治疗与各个靶点之间、各信号通路之间相互平衡的调节，可能是今后的治疗方向。慢性心力衰竭同时抑制多条途径的成功治疗方案（β 受体阻滞剂 +RAS 系统抑制剂 + 醛固酮受体拮抗剂（“金三角”）的联合使用），为急性心力衰竭的多靶点联合治疗提供了经验。新近应用缬沙坦 / 沙库巴曲，可同时抑制 RAS 系统和脑啡肽酶，其疗效明显优于两者单独使用。而且单用沙库巴曲甚至有害。上述证据充分提示心力衰竭网络化发病机制，多靶点联合治疗以及各种通路之间的平衡，是未来主要趋势。

新近研发的正性肌力药物心脏肌球蛋白激动剂，是一个单靶点作用的药物，特异性的与心脏肌球蛋白结合，延长收缩时间，但是有导致心脏舒张时间缩短和影响心肌血液供应的缺点，如何通过其他治疗靶点克服上述缺点是一个极为有趣的问题。钙离子增敏剂左西孟旦，作用靶点较广，增强心肌收缩力的同时降低外周血管张力，有导致低血压的风险，而低血压是心衰神经内分泌激活的重要驱动因子，左西孟旦使用时需要关注的是能否同时与神经内分泌拮抗剂联合使用以克服低血压风险。

3. 评估疗效的方法学有待进一步完善 传统的评估方法是将 AHF 作为一个临床问题看待，如前所述 AHF 存在高度异质性，AHF 其实是多个临床问题的集合，用一个方法评估多个不同的问题，出现不精确是必然的。目前对一个治疗措施效果评价主要是前瞻性、大样本、随机、双盲、对照的循证医学研究。试验设计时往往是在“标准”治疗的基础上加用试验药物和安慰剂，但是截至目前，并没有一种治疗方案是“标准”的，即缺乏被证明可以改善AHF患者预后的治疗方案，实际上并没有标准的治疗方案，因此在这一前提下，按照传统的试验方法设计，其结果差异巨大是可想而知的事情。另外，对于AHF患者，试图通过短期治疗以研究其长期结局，亦难以令人信服，因为长期治疗措施和疾病管理亦是影响结局的重要因素。因此，新的研究方法、评估体系有待建立。

综上所述，对于AHF患者，非洋地黄类正性肌力药物应用时机是急性血流动力学障碍(包括严重肺淤血)、前向灌注不足；洋地黄应用时机是心脏大而且EF值小于35%、快速房颤者。对于慢性心衰患者，非洋地黄类正性肌力药物不宜应用，而洋地黄类正性肌力药物可应用于心脏大而且EF值小于35%、快速房颤者。

(罗玲 马爱群)

参考文献

1. WRITING COMMITTEE MEMBERS, Yancy CW, Jessup M, et al. 2013 ACCF/AHA guideline for the management of heart failure: a report of the American College of Cardiology Foundation/American Heart Association Task Force on practice guidelines. Circulation, 2013, 128(16): e240-e327.
2. Felker GM, Teerlink JR. Diagnosis and Management of Acute Heart Failure// Mann DL, Zipes DP, Libby P, et al. Braunwald's heart disease: A textbook of cardiovascular medicine. 10th ed. Amsterdam Holland: Elsevier sauders, 2015: 484-507.
3. Ponikowski P, Voors AA, Anker SD, et al. 2016 ESC Guidelines for the diagnosis and treatment of acute and chronic heart failure: The Task Force for the diagnosis and treatment of acute and chronic heart failure of the European Society of Cardiology (ESC). Developed with the special contribution of the Heart Failure Association (HFA) of the ESC. Eur J Heart Fail, 2016, 18: 891-975.
4. Gomez AM, Valdivia HH, Cheng H, et al. Defective excitation-contraction coupling in experimental cardiac hypertrophy and heart failure. Science, 1997, 276: 800-806.
5. He J, Conklin MW, Foell JD, et al. Reduction in density of transverse tubules and L-type Ca (2+) channels in canine tachycardia-induced heart failure. Cardiovasc Res, 2001, 49(2): 298-307.
6. Seidel T, Navankasattusas S, Ahmad AA, et al. Sheet-Like Remodeling of the Transverse Tubular System in Human Heart Failure Impairs Excitation-Contraction Coupling and Functional Recovery by Mechanical Unloading. Circulation, 2017, 135(17): 1632-1645.
7. Crocini C, Coppini R, Ferrantini C, et al. Defects in T-tubular electrical activity underlie local alterations of calcium release in heart failure. Proc Natl Acad Sci U S A, 2014, 111(42): 15196-15201.
8. Ai X, Curran JW, Shannon TR, et al. Ca2+/calmodulin-dependent protein kinase modulates cardiac ryanodine receptor phosphorylation and sarcoplasmic reticulum Ca2+ leak in heart failure. Circ Res, 2005, 97: 1314-1322.
9. Zima AV, Mazurek SR. Functional Impact of Ryanodine Receptor Oxidation on Intracellular Calcium Regulation in the Heart. Rev Physiol Biochem Pharmacol, 2016, 171: 39-62.
10. Juric D, Yao X, Thandapilly S, et al. Defects in ryanodine receptor function are associated with systolic dysfunction in rats subjected to volume overload. Exp Physiol, 2010, 95(8): 869-879.
11. Shareef MA, Anwer LA, Poizat C. Cardiac SERCA2A/B: therapeutic targets for heart failure. Eur J Pharmacol, 2014, 724: 1-8.
12. Jiang MT, Lokuta AJ, Farrell EF, et al. Abnormal Ca2+ release, but normal ryanodine receptors, in canine and human heart failure. Circ Res, 2002, 91: 1015-1022.
13. Nivala M, Song Z, Weiss JN, et al. T-tubule disruption promotes calcium alternans in failing ventricular myocytes: mechanistic insights from computational modeling. J Mol Cell Cardiol, 2015, 79: 32-41.
14. Ziolo MT, Martin JL, Bossuyt J, et al. Adenoviral gene transfer of mutant phospholamban rescues contractile dysfunction in failing rabbit myocytes with relatively preserved SERCA function. Circ Res, 2005, 96: 815-817.
15. Abi-Samra F, Gutterman D. Cardiac contractility modulation: a novel approach for the treatment of heart failure. Heart Fail Rev, 2016, 21(6): 645-660.
16. Li MX, Hwang PM. Structure and function of cardiac troponin C (TNNC1): Implications for heart failure, cardiomyopathies, and troponin modulating drugs. Gene, 2015, 571: 153-166.
17. Hidalgo C, Granzier H. Tuning the molecular giant titin through phosphorylation: role in health and disease. Trends Cardiovasc Med, 2013, 23: 165-171.
18. Tuttle RR, Mills J. Dobutamine: development of a new catecholamine to selectively increase cardiac contractility. Circ Res, 1975, 36: 185-196.
19. Thackray S, Easthaugh J, Freemantle N, et al. The effectiveness and relative effectiveness of intravenous inotropic drugs acting through the adrenergic pathway in patients with heart failure-a meta-regression analysis. Eur J Heart Fail, 2002, 4: 515-529.

20. Coletta AP, Cleland JG, Freemantle N, et al. Clinical trials update from the European Society of Cardiology Heart Failure meeting: SHAPE, BRING-UP 2 VAS, COLA Ⅱ, FOSIDIAL, BETACAR, CASINO and meta-analysis of cardiac resynchronisation therapy. Eur J Heart Fail, 2004, 6: 673-676.
21. Friedrich JO, Adhikari N, Herridge MS, et al. Meta-analysis: low-dose dopamine increases urine output but does not prevent renal dysfunction or death. Ann Intern Med, 2005, 142: 510-524.
22. Giamouzis G, Butler J, Starling RC, et al. Impact of dopamine infusion on renal function in hospitalized heart failure patients: results of the Dopamine in Acute Decompensated Heart Failure (DAD-HF) Trial. J Card Fail, 2010, 16: 922-930.
23. Chen HH, Anstrom KJ, Givertz MM, et al. Low-dose dopamine or low-dose nesiritide in acute heart failure with renal dysfunction: the ROSE acute heart failure randomized trial. JAMA, 2013, 310: 2533-2543.
24. Wan SH, Stevens SR, Borlaug BA, et al. Differential Response to Low-Dose Dopamine or Low-Dose Nesiritide in Acute Heart Failure With Reduced or Preserved Ejection Fraction: Results From the ROSE AHF Trial (Renal Optimization Strategies Evaluation in Acute Heart Failure). Circ Heart Fail, 2016, 9 (8). pii: e002593.
25. De Backer D, Biston P, Devriendt J, et al. Comparison of dopamine and norepinephrine in the treatment of shock. N Engl J Med, 2010, 362: 779-789.
26. Levy B, Perez P, Perny J, et al. Comparison of norepinephrine-dobutamine to epinephrine for hemodynamics, lactate metabolism, and organ function variables in cardiogenic shock. A prospective, randomized pilot study. Crit Care Med, 2011, 39: 450-455.
27. Levy B, Bastien O, Karim B, et al. Experts' recommendations for the management of adult patients with cardiogenic shock. Ann Intensive Care, 2015, 5: 52.
28. Levy B, Clere-Jehl R, Legras A, et al. Epinephrine Versus Norepinephrine for Cardiogenic Shock After Acute Myocardial Infarction. J Am Coll Cardiol, 2018, 72 (2): 173-182.
29. Monsieurs KG, Nolan JP, Bossaert LL, et al. European Resuscitation Council Guidelines for Resuscitation 2015: Section 1. Executive summary. Resuscitation, 2015, 95: 1-80.
30. Ibanez B, James S, Agewall S, et al. 2017 ESC Guidelines for the management of acute myocardial infarction in patients presenting with ST-segment elevation: The Task Force for the management of acute myocardial infarction in patients presenting with ST-segment elevation of the European Society of Cardiology (ESC). Eur Heart J, 2018, 39: 119-177.
31. 中华医学会心血管病分会,中华心血管病杂志编辑委员会. 急性ST段抬高型心肌梗死诊断和治疗指南. 中华心血管病杂志, 2015, 43: 380-393.
32. Bobin P, Belacel-Ouari M, Bedioune I, et al. Cyclic nucleotide phosphodiesterases in heart and vessels: A therapeutic perspective. Arch Cardiovasc Dis, 2016, 109: 431-443.
33. Cuffe MS, Califf RM, Adams KF Jr, et al. Short-term intravenous milrinone for acute exacerbation of chronic heart failure: a randomized controlled trial. JAMA, 2002, 287 (12): 1541-1547.
34. Felker GM, Benza RL, Chandler AB, et al. Heart failure etiology and response to milrinone in decompensated heart failure: results from the OPTIME-CHF study. J Am Coll Cardiol, 2003, 41: 997-1003.
35. Metra M, Eichhorn E, Abraham WT, et al. Effects of low-dose oral enoximone administration on mortality, morbidity, and exercise capacity in patients with advanced heart failure: the randomized, double-blind, placebo-controlled, parallel group ESSENTIAL trials. Eur Heart J, 2009, 30: 3015-3026.
36. Mizushige K, Ueda T, Yukiiri K, et al. Olprinone: a phosphodiesterase Ⅲ inhibitor with positive inotropic and vasodilator effects. Cardiovasc Drug Rev, 2002, 20: 163-174.
37. Brixius K, Reicke S, Schwinger RH. Beneficial effects of the Ca (2+) sensitizer levosimendan in human myocardium. Am J Physiol Heart Circ Physiol, 2002, 282: H131-H137.
38. Szilagyi S, Pollesello P, Levijoki J, et al. The effects of levosimendan and OR-1896 on isolated hearts, myocyte-sized preparations and phosphodiesterase enzymes of the guinea pig. Eur J Pharmacol, 2004, 486: 67-74.
39. Follath F, Cleland JG, Just H, et al. Efficacy and safety of intravenous levosimendan compared with dobutamine in severe low-output heart failure (the LIDO study): a randomised double-blind trial. Lancet, 2002, 360: 196-202.
40. Mebazaa A, Nieminen MS, Packer M, et al. Levosimendan vs dobutamine for patients with acute decompensated heart failure: the SURVIVE Randomized Trial. JAMA, 2007, 297: 1883-1891.
41. Packer M, Colucci W, Fisher L, et al. Effect of levosimendan on the short-term clinical course of patients with acutely decompensated heart failure. JACC Heart Fail, 2013, 1: 103-111.
42. Schwartz A, Whitmer K, Grupp G, et al. Mechanism of action of digitalis: is the Na, K-ATPase the pharmacological receptor? Ann N Y Acad Sci, 1982, 402: 253-271.
43. Young JB, Gheorghiade M, Uretsky BF, et al. Superiority of "triple" drug therapy in heart failure: insights from the PROVED and RADIANCE trials. Prospective Randomized Study of Ventricular Function and Efficacy of Digoxin. Randomized Assessment of Digoxin and Inhibitors of Angiotensin-Converting Enzyme. J Am Coll Cardiol, 1998, 32: 686-692.

44. Digitalis Investigation G. The effect of digoxin on mortality and morbidity in patients with heart failure. N Engl J Med, 1997, 336:525-533.

45. Uretsky BF, Young JB, Shahidi FE, et al. Randomized study assessing the effect of digoxin withdrawal in patients with mild to moderate chronic congestive heart failure: results of the PROVED trial. PROVED Investigative Group. J Am Coll Cardiol, 1993, 22:955-962.

46. Packer M, Gheorghiade M, Young JB, et al. Withdrawal of digoxin from patients with chronic heart failure treated with angiotensin-converting-enzyme inhibitors. RADIANCE Study. N Engl J Med, 1993, 329:1-7.

47. Ahmed A, Rich MW, Love TE, et al. Digoxin and reduction in mortality and hospitalization in heart failure: a comprehensive post hoc analysis of the DIG trial. Eur Heart J, 2006, 27:178-186.

48. Ahmed A, Pitt B, Rahimtoola SH, et al. Effects of digoxin at low serum concentrations on mortality and hospitalization in heart failure: a propensity-matched study of the DIG trial. Int J Cardiol, 2008, 123:138-146.

49. McMurray JJ, Packer M, Desai AS, et al. Angiotensin-neprilysin inhibition versus enalapril in heart failure. N Engl J Med, 2014, 371:993-1004.

50. Naqvi S, Ahmed I, Siddiqi R, et al. Digoxin as a rescue drug in intra aortic balloon pump and inotrope dependent patients. J Ayub Med Coll Abbottabad, 2010, 22:8-12.

51. Gheorghiade M, Braunwald E. Reconsidering the role for digoxin in the management of acute heart failure syndromes. JAMA, 2009, 302:2146-2147.

52. Malik FI, Hartman JJ, Elias KA, et al. Cardiac myosin activation: a potential therapeutic approach for systolic heart failure. Science, 2011, 331:1439-1443.

53. Planelles-Herrero VJ, Hartman JJ, Robert-Paganin J, et al. Mechanistic and structural basis for activation of cardiac myosin force production by omecamtiv mecarbil. Nat Commun, 2017, 8:190.

54. Kaplinsky E, Mallarkey G. Cardiac myosin activators for heart failure therapy: focus on omecamtiv mecarbil. Drugs Context, 2018, 7:212518.

55. Shen YT, Malik FI, Zhao X, et al. Improvement of cardiac function by a cardiac Myosin activator in conscious dogs with systolic heart failure. Circ Heart Fail, 2010, 3:522-527.

56. Teerlink JR, Clarke CP, Saikali KG, et al. Dose-dependent augmentation of cardiac systolic function with the selective cardiac myosin activator, omecamtiv mecarbil: a first-in-man study. Lancet, 2011, 378:667-675.

57. Cleland JG, Teerlink JR, Senior R, et al. The effects of the cardiac myosin activator, omecamtiv mecarbil, on cardiac function in systolic heart failure: a double-blind, placebo-controlled, crossover, dose-ranging phase 2 trial. Lancet, 2011, 378:676-683.

58. Teerlink JR, Felker GM, McMurray JJ, et al. Chronic Oral Study of Myosin Activation to Increase Contractility in Heart Failure (COSMIC-HF): a phase 2, pharmacokinetic, randomised, placebo-controlled trial. Lancet, 2016, 388:2895-2903.

59. Teerlink JR, Felker GM, McMurray JJV, et al. Acute Treatment With Omecamtiv Mecarbil to Increase Contractility in Acute Heart Failure: The ATOMIC-AHF Study. J Am Coll Cardiol, 2016, 67:1444-1455.

60. Khan H, Metra M, Blair JE, et al. Istaroxime, a first in class new chemical entity exhibiting SERCA-2 activation and Na-K-ATPase inhibition: a new promising treatment for acute heart failure syndromes? Heart Fail Rev, 2009, 14:277-287.

61. Micheletti R, Palazzo F, Barassi P, et al. Istaroxime, a stimulator of sarcoplasmic reticulum calcium adenosine triphosphatase isoform 2a activity, as a novel therapeutic approach to heart failure. Am J Cardiol, 2007, 99:24A-32A.

62. Ferrandi M, Barassi P, Tadini-Buoninsegni F, et al. Istaroxime stimulates SERCA2a and accelerates calcium cycling in heart failure by relieving phospholamban inhibition. Br J Pharmacol, 2013, 169:1849-1861.

63. Gheorghiade M, Blair JE, Filippatos GS, et al. Hemodynamic, echocardiographic, and neurohormonal effects of istaroxime, a novel intravenous inotropic and lusitropic agent: a randomized controlled trial in patients hospitalized with heart failure. J Am Coll Cardiol, 2008, 51:2276-2285.

64. Shah SJ, Blair JE, Filippatos GS, et al. Effects of istaroxime on diastolic stiffness in acute heart failure syndromes: results from the Hemodynamic, Echocardiographic, and Neurohormonal Effects of Istaroxime, a Novel Intravenous Inotropic and Lusitropic Agent: a Randomized Controlled Trial in Patients Hospitalized with Heart Failure (HORIZON-HF) trial. Am Heart J, 2009, 157:1035-1041.

65. Tocchetti CG, Wang W, Froehlich JP, et al. Nitroxyl improves cellular heart function by directly enhancing cardiac sarcoplasmic reticulum Ca2+ cycling. Circ Res, 2007, 100:96-104.

66. Sabbah HN, Tocchetti CG, Wang M, et al. Nitroxyl (HNO): A novel approach for the acute treatment of heart failure. Circ Heart Fail, 2013, 6:1250-1258.

67. Zhu G, Groneberg D, Sikka G, et al. Soluble guanylate cyclase is required for systemic vasodilation but not positive inotropy induced by nitroxyl in the mouse. Hypertension, 2015, 65:385-392.

68. Tita C, Gilbert EM, Van Bakel AB, et al. A Phase 2a dose-escalation study of the safety, tolerability, pharmacokinetics and haemodynamic effects of BMS-986231 in hospitalized patients with heart failure with reduced ejection fraction. Eur J Heart Fail, 2017, 19:1321-1332.

69. Davis ME, Pemberton CJ, Yandle TG, et al. Urocortin 2 infusion in human heart failure. Eur Heart J, 2007, 28:2589-2597.

70. Rademaker MT, Cameron VA, Charles CJ, et al. Integrated hemodynamic, hormonal, and renal actions of urocortin 2 in normal and paced sheep: beneficial effects in heart failure. Circulation, 2005, 112:3624-3632.

71. Davis ME, Pemberton CJ, Yandle TG, et al. Urocortin 2 infusion in healthy humans: hemodynamic, neurohormonal, and renal responses. J Am Coll

Cardiol, 2007, 49: 461-471.

72. Chan WY, Frampton CM, Crozier IG, et al. Urocortin-2 infusion in acute decompensated heart failure: findings from the UNICORN study (urocortin-2 in the treatment of acute heart failure as an adjunct over conventional therapy). JACC Heart Fail, 2013, 1: 433-441.
73. Gheorghiade M, Greene SJ, Ponikowski P, et al. Haemodynamic effects, safety, and pharmacokinetics of human stresscopin in heart failure with reduced ejection fraction. Eur J Heart Fail, 2013, 15: 679-689.

心力衰竭患者容量管理

心力衰竭因其高发病率、高死亡率和高治疗费用而逐渐成为全球主要的公共卫生问题。容量负荷过重是慢性心力衰竭急性发作和绝大多数急性失代偿心力衰竭患者住院的主要原因。充分缓解心力衰竭患者的钠水潴留，减轻容量负荷，是缓解症状、降低再住院率、提高生活质量的重要措施，同时达到干体重也是神经内分泌阻滞剂发挥正常疗效的基础，因此心力衰竭患者容量管理至关重要。在心力衰竭治疗过程中容量状态的评估既是关键点也是难点所在。2018 年，中国医师协会心力衰竭专业委员会发布了心力衰竭容量管理中国专家建议[1]，现根据此建议和相关心力衰竭指南对心衰患者容量评估和处理方法以及利尿剂使用方案及注意事项做一简述和解读。

一、容量负荷的监测

目前临床首先根据患者症状和体征进行容量状态分析，再通过常规的辅助检查来判断患者的容量状态，如果无创方法还不能判断患者容量状态，或者患者病情非常严重时，可以进行有创检查评估容量状态，指导治疗。

1. 心力衰竭患者容量负荷监测的指标　包括：①临床症状有尿少、水肿、腹胀、纳差、进行性加重的呼吸困难等；②临床体征有第三心音、肺部啰音、胸腹水等浆膜腔积液、颈静脉怒张、肝颈回流征、肝大、水肿等；③胸部 X 线检查可见上叶血管扩张、心脏扩大、肺泡间质水肿、肺动脉扩张、胸腔积液、克氏线等；④超声检查显示肺部 B-Lines、下腔静脉直径增宽；⑤血清生物标志物（NT-proBNP 或 BNP）升高；⑥血液浓缩指标包括红细胞压积、血红蛋白浓度、白蛋白水平、血钠等；这些血液浓缩指标进行性升高，提示容量超负荷已纠正，或出现了容量不足；⑦肾功能指标中血尿素氮 / 血肌酐升高，比值 >20∶1 提示血管内容量不足，同时尿肌酐 / 血肌酐、尿比重或渗透压升高，均提示容量不足。上述这些表现或指标的变化有助于容量负荷的评估，但采用单一指标进行判断时常存在一定的局限性，需要进行综合评估。

有研究分析了 22 个有关成人 ADHF 的研究，在容量超负荷的评估上，临床症状中夜间阵发性呼吸困难具有最高阳性似然比（R=0.84），其次是水肿（R=0.77）；体征上第三心音的阳性似然比最高（R=0.99）、其次是肝颈回流征（R=0.96）；胸部 X 线上的肺静脉瘀血表现也具有较高的阳性似然比；但这些指标敏感性皆很低[2]。Blehar[3]等对 46 例 ADHF 的患者进行床旁的下腔静脉超声检查显示，呼气和吸气末直径的变化≤15% 时诊断 ADHF 容量超负荷的特异性和敏感性分别为 84% 和 92%；如同时下腔静脉直径超过 10mm 将诊断 ADHF 容量超负荷的特异性提高到 91%。生物标志物 NT-ProBNP 和 BNP 已被广泛用于心力衰竭的诊断和作为疗效和预后的评估指标，其升高与心肌扩张和容量超负荷皆有关。Valle[4]等观察到 BNP 随着利尿剂的使用及容量负荷的减少而迅速下降，但当 HF 缓解、血流动力学稳定后，部分患者 BNP 仍保持一定的水平。因此需要动态监测 BNP 变化，以此推断是否有容量超负荷的存在。有学者提出采用治疗前后的血液浓缩指标（如红细胞比容 Hct、血红蛋白浓度 Hb）等来间接评估血浆容量。在心衰患者中 Hb 和 Hct 与容量负荷明显相关，反映水钠潴留的严重程度。多项国外研究和我们的观察均发现心衰治疗后期血液浓缩，Hb 和 Hct 升高者，生存时间更长，预后更好，可以为利尿等治疗方案提供参考[5]。

2. 容量负荷还有重要的有创监测方法，适用于病情危重的患者，包括静态指标和动态指标。

(1) 动态指标是指利用机械通气或抬高双下肢等人为方法使自体血容量重新分布，引起循环系统改变，从而判断容量反应性的指标，一般仅适用于机械通气的危重患者。

(2) 静态指标可以分为压力性指标和容量性指标。

压力性指标：压力性指标是以压力间接反映心脏前负荷，包括中心静脉压（CVP）和肺毛细血管楔压（PCWP）。CVP 通过中心静脉置管监测以反映右心前负荷，PCWP 通过 Swan-Ganz 导管监测以反映左心前负荷。与 CVP 相比，PCWP 能更准确地反映机体容量状态。在 VASST 研究中，CVP>12cmmHg 提示存在容量超负荷；PCWP 也能很好地反映 ADHF 患者的容量状态，与核素标记白蛋白容量测定法具有显著的相关性，其超过 16mmHg 反映容量超负荷。应该指出的是，CVP 和 PCWP 受 HR、心脏顺应性、心脏瓣膜功能、肺静脉压、胸腔内压力等多种因素影响。

容量性指标：容量性指标是直接反映心脏前负荷的指标，敏感性高于压力性指标，包括左 / 右心室舒张末期容积（LVEDV/RVEDV）、左 / 右心室舒张末期面积（LVEDA/RVEDA）、全心舒张末期容积（GEDV）、胸腔内血容量（ITBV）等。监测 GEDV 和 ITBV 使得对心脏前负荷监测由压力水平提升到容量水平，能及时反映体内液体的变化和分布；监测血管外肺水（EVLW）的改变与肺水肿的程度具有高度相关性，能提示肺水肿的程度。脉搏指示连续心排血量（PiCCO）监测应用热稀释法连续监测心排血量，可以测量 ITBV 和 EVLW 等多项血流动力学指标，能及时连续了解心衰患者心脏功能和容量负荷状态[6]。床边心脏超声及食管超声心动图技术已越来越多地用于危重患者评估，被誉为“移动的监测室”。

3. 生物电阻抗矢量分析法（Bioimpedance Vector Analysis，BIVA）是目前较为精确量化人体细胞外液的方法，可以进行床旁操作。将 8 枚电极分别置于颈部和胸部两侧，利用心动周期中胸部电阻抗的变化测定左心室收缩时间并计算心排血量，简单可靠、重复性好，但易受干扰，临床应用受到限制。BIVA 经与“金指标”核素示踪剂稀释法进行验证，两者具有良好的相关性[7]。

临床实践过程中根据患者的具体情况来选择容量评估方法，按照由简便到复杂、由无创到有创、由易到难的原则，综合多种方法并根据临床指标动态变化评估分析，较准确地评估患者的容量负荷状态。

二、生活方式管理在心力衰竭患者容量管理中的重要作用

心力衰竭是复杂的临床综合征，HF 的治疗也是一个综合的治疗过程，包括饮食、运动等生活方式调整、药物和非药物治疗。国外研究结果显示，对 HF 患者进行疾病综合管理，可促进心功能的改善，减少再次住院率及死亡率，改善生活质量并降低医疗费用。

慢性心衰患者饮食宜清淡，易消化，低盐限水，并做到少量多餐。限制盐和水摄入，可使血容量减少，左室舒张末压降低，改善患者症状。轻中度心衰钠盐摄入≤6g/d，重度心衰钠盐摄入≤2g/d，各种腌制品、调味品、汽水及豆腐干等含钠量均较高，应尽量避免食用。但长期低盐饮食会造成食欲减退，恶心无力，可间歇使用代用品如低钠盐。要控制水的摄入量，应控制在 1500~2000ml/d。对严重心衰尤其伴有肾功能衰退者，由于排水能力降低，在采取低钠饮食的同时，更应控制水的摄入，否则可引起稀释性低钠血症，导致顽固性心衰。一旦发生稀释性低钠血症，将液体摄入量限制在 500~1000ml/d，并采用药物治疗，同时暂时增加钠盐的摄入量，待血钠恢复正常后再限制。对长期使用利尿剂治疗的病人，尿量多时参考血清钾水平给予补钾治疗，并适量增加钾的摄入，鼓励其多摄食含钾量较高的食物和水果，例如香蕉、橘子、枣、番木瓜等。

同时培养患者的自我管理能力，指导进行体重监测：每天早起洗漱后即去称体重，用相同的秤、穿同样的衣服测量体重。如发现体重持续增加(如 3 日增加 4 斤)，提示有容量超负荷的情况。在家每天测量脉搏、血压，并记录每日尿量，并按时将测量结果记录在监测表格里。使患者认识尿量和体重可直接反应病情变化，使其识别心衰的症状及急性加重的表现，及早门诊治疗。

三、利尿剂治疗

在所有治疗心力衰竭的药物中，利尿剂是唯一能够最充分控制心衰液体潴留的药物，可使肺水肿和外周水肿在数小时或数天内消退，是迅速缓解心力衰竭急性发作症状的首选药物。利尿剂从 19 世纪 40 年代开始应用于心力衰竭的治疗，至今仍是急、慢性心力衰竭治疗的基石之一。

（一）利尿剂的分类

1. **袢利尿剂** 主要通过作用于髓袢升支粗段的 Na^+-K^+-Cl^- 同向转运体，降低对钠、钾、氯离子的重吸收，髓质间液渗透压随之降低，产生大量等渗尿液。袢利尿剂的剂量与效应呈线性关系，剂量越大，利尿作用越强。袢利尿剂是多数心力衰竭患者的首选药物，特别适用于有明显液体潴留或伴有肾功能受损的患

者。常用的药物有呋塞米、布美他尼、托拉塞米等。

(1) 呋塞米是临床应用最广、时间最久、也是经验最多的袢利尿剂,口服生物利用度个体差异大,肠道瘀血时吸收差。静脉呋塞米利尿作用相当口服剂型的2倍。2014年中国心力衰竭和诊断指南建议起始剂量20~40mg/d,每日最大剂量120~160mg。

(2) 布美他尼生物利用度较高,一般0.5mg,布美他尼利尿作用相当于20mg呋塞米或10mg托拉塞米,但布美他尼耳毒性及肾毒性较其他两种为重。

(3) 托拉塞米口服生物利用度高,受肠道瘀血影响小,半衰期和作用时间较呋塞米长3~5倍,被认为是一种比呋塞米更为高效、安全的新型袢利尿剂。

2. 噻嗪类利尿剂 作用于远曲小管抑制 Na^+-Cl^- 同向转运系统,降低氯化钠的重吸收,产生中等强度的利尿作用。常用的药物有氢氯噻嗪、苄氟噻嗪、美托拉宗等。噻嗪类利尿在肾功能中度损害(肌酐清除率<30ml/min时)失效。氢氯噻嗪100mg/d时达最大效应(剂量-效应曲线已达平台期),再增加剂量有害无利。噻嗪类利尿剂仅适用于有轻度液体潴留、伴有高血压而肾功能正常的心力衰竭患者,氢氯噻嗪起始剂量12.5~25mg,1~2次/日。

3. 保钾利尿剂 主要作用于远曲小管末端和集合管,通过抑制钾离子和钠离子交换产生弱的利尿作用。主要有钠通道阻滞药如氨苯蝶啶和阿米洛利及醛固酮受体拮抗药螺内酯、依普利酮。氨苯蝶啶和阿米洛利利尿作用弱,一般与其他利尿剂联合使用。越来越多的循证证据证实了醛固酮受体拮抗剂因其拮抗醛固酮与其受体结合带来的心血管获益,指南推荐中、重度心衰症状的患者要应用醛固酮受体拮抗剂,与β受体阻滞剂和ACEI成为慢性心力衰竭基本治疗药物,合称为"金三角"。因此在心衰患者中应用此类药物的目的不是作为利尿剂,药物剂量也不宜过大,从小剂量起始,逐渐加量,螺内酯初始剂量10~20mg/d,目标剂量20mg;依普利酮初始剂量12.5mg/d,目标剂量25~50mg,应严密监测肾功能和可能发生的高钾血症。

4. 血管加压素受体拮抗剂 血管加压素受体拮抗剂如托伐普坦Tolvaptan、Conivaptan通过选择性的与肾脏集合管血管面的血管加压素V2受体结合,阻断水的重吸收,促使水的排泄而不影响电解质。临床研究表明在传统利尿治疗基础上加用托伐普坦,可增加尿量、减轻体重、改善充血症状、不影响神经激素、肾功能和电解质水平,对于老年、低血压、低钠血症、低蛋白血症、肾功能损伤等高危人群托伐普坦依然有效。2014年中国心脏病学会心衰指南[10]推荐托伐普坦可用于治疗常规利尿剂治疗效果不佳、有低钠血症的心衰患者。

(二) 利尿剂的临床应用注意事项

1. 慢性HF患者出现水钠潴留的症状和体征时均应给予利尿剂,并且应在出现水钠潴留的早期应用利尿剂。通常从小剂量开始应用,并逐渐增加剂量直至瘀血的症状和体征改善,等病情控制(肺部啰音消失,水肿消退,体重稳定)后,即可以最小有效量长期维持。在长期维持期间,仍应根据液体潴留情况随时调整剂量,目标是以最低有效剂量维持"干体重",所以每日体重的变化是监测利尿剂效果和调整剂量的可靠指标。在利尿治疗的同时,应适当限制钠盐的摄入量,监测并补充相应丢失的电解质。

2. 对于急性心衰或慢性心衰急性发作的患者,应通过对每天同一时间液体出入量、生命体征和体重的仔细测定来监测利尿剂的治疗效果。对于存在中、重度肾功能不全患者,利尿剂的作用显著减弱,需要更高的起始剂量。使每日尿量达3000~5000ml,或每天出入量负平衡1000~2000ml/d,甚至3000~5000ml/d,3~5天后容量超负荷消退后,逐渐过渡到出入量大体平衡。

3. 大剂量利尿剂的应用也存在一些不良反应 利尿剂的神经内分泌效应;袢利尿剂能够激活RAAS和SNS;引起电解质紊乱;过量导致血容量不足,明显减少肾小球滤过率,还可能导致心肾综合征;甚至可能增加HF患者死亡危险。

四、利尿剂抵抗的处理

临床上常常遇到在应用大剂量利尿剂后出现利尿效果降低或失效的情况,称之为利尿剂抵抗。其诊断标准尚未统一。多数学者同意利尿剂抵抗是指每日静脉呋塞米剂量≥80mg或相当于上述呋塞米的日剂量,但仍不能达到合适的尿量($0.5\sim1.0ml\cdot kg^{-1}\cdot h^{-1}$)。也有学者认为利尿剂抵抗是指在适宜的剂量下,体重减少不能达到每天 0.5~1kg。利尿剂抵抗在慢性严重心衰或长期应用利尿剂的患者中比较常见,并与总病死率、猝死和泵衰竭导致的死亡独立相关。利尿剂抵抗发生的原因和机制有以下几个方面:

1. 利尿剂的药动学及药效学变化。
2. 水钠摄入量未有效控制。
3. 血管内容量不足。
4. 低钠血症。
5. 低蛋白血症。
6. 药物相互作用。
7. 肾功能受损。
8. "制动现象(braking phenomenon)" 指初始使用足量利尿剂即出现反应性下降。这与利尿剂激活肾素 - 血管紧张素 - 醛固酮系统(RASS)和交感神经系统(SNS)、减少肾脏血流、引起远曲小管和近曲小管对钠的重吸收增加有关。

临床常用的对抗利尿剂抵抗的方法有以下几种。

(1) 限制钠、水的摄入。

(2) 避免应用非甾体类抗炎药物。

(3) 纠正低钠血症、低蛋白血症。低钠血症者输注高渗盐水是提高晶体渗透压,低蛋白血症者输注白蛋白或血浆提高胶体渗透压。

(4) 纠正低血压状态,增加肾脏灌注。短期应用小到中等剂量的多巴胺($2\sim5\mu g\cdot kg^{-1}\cdot min^{-1}$),可兴奋肾血管等的多巴胺受体及心肌 β1 受体,引起血管扩张,肾脏血流量增多,明显提高肾小球滤过率,并有直接兴奋心肌、增强心肌收缩力的作用,与利尿剂联合应用可明显增加尿量。

(5) 增加袢利尿剂剂量,将口服剂型改为静脉剂型或换用其他袢利尿剂。值得注意的是,如果袢利尿剂的某一个剂量不能达到有效的利尿效果,通常不是增加应用的频次,而是需要增加单次用药的剂量。此外,将呋塞米换为布美他尼或托拉塞米也有一定的效果。

(6) 持续输注利尿剂。由于袢利尿剂作用时间短,间歇性给药会导致钠潴留反弹。通常,呋塞米持续静脉滴注的剂量为 $0.1\sim0.75mg\cdot kg^{-1}\cdot h^{-1}$;静脉滴注呋塞米的剂量可根据肾功能水平进行调整。

(7) 联合应用不同种类利尿剂。同时应用作用于肾单位不同部位(远端小管或近端小管)的利尿剂和袢利尿剂可产生相加或协同作用。也可以在使用袢利尿剂的基础上加用血管加压素 V2 受体拮抗剂。

(8) 联合应用重组人脑钠肽。重组人脑钠肽(奈西立肽)具有扩张动、静脉血管、利尿排钠、抑制交感兴奋和肾素 - 血管紧张素 - 醛固酮系统激活,是改善肾血流动力学和加强利尿的有效药物[8]。对于急性失代偿性心力衰竭患者,首先按 1.5~2.0μg/kg 给予缓慢静脉冲击(推注时间最好 >1 分钟),之后按 $0.0075\sim0.0100\mu g\cdot kg^{-1}\cdot min^{-1}$ 剂量静脉滴注。对于血压偏低者可以不给予负荷量;最大维持量可以达到 $0.015\sim0.030\mu g\cdot kg^{-1}\cdot min^{-1}$。

关于多种有利尿作用药物的联用,CARRESS-HF 研究[9]证明对 ADHF 患者采用联合呋塞米和美托拉宗和新活素的阶梯式药物治疗可以达到和透析 / 超滤相等的目的;日本学者提出目前最强的利尿方案是袢利尿剂联合苏麦卡和新活素的三联治疗,该方案对消除水钠潴留有协同互补作用。

(9) 超滤治疗。2014 年中国心力衰竭诊治指南[10]将超滤治疗列为Ⅱa 类适应证,认为对于有容量负荷过重且对利尿剂无反应或抵抗的患者可以采用超滤的方法移除过多的潴留液体。超滤不但可以有效地移除潴留的液体、迅速改善患者心力衰竭相关的症状,还可以改善患者对利尿剂的反应,尤其适用于长期利尿剂抵抗或合并慢性肾功能不全的患者[11,12]。

五、小　结

容量超负荷是心力衰竭患者常见和突出的问题,控制液体潴留,做好容量管理是治疗成功的关键。2016 ESC 心衰指南指出急性心衰治疗前需基于临床症状进行评估。心衰容量管理中国专家建议[1]指出容量管理流程包括以下四个步骤：

1. 准确评估容量状态。
2. 确定容量管理目标。
3. 选择合适的治疗措施。
4. 制定个体化的容量管理方案。

因此我们在临床工作中应该准确的评估和监测患者的容量负荷情况，确定容量管理的目标，采用综合的治疗方案，减轻和消除患者的容量超负荷状态，并通过制定个体化的容量管理方案，使患者症状缓解，住院时间缩短，再住院次数减少，生存时间延长。

（詹琼　许顶立）

参考文献

1. 中国医师协会心力衰竭专业委员会中华心力衰竭和心肌病杂志编辑委员会．心力衰竭容量管理中国专家建议．中华心力衰竭和心肌病杂志，2018，02（1）：8-16.
2. Murray CM，Ewy GA，Standen JR，et al. The evaluation and monitoring of volume status in congestive heart failure. Congest Heart Fail，2008，14(3)：135-140.
3. Blehar DJ，Dickman E，Gaspari R. Identification of congestive heart failure via respiratory variation of inferior vena cava diameter. Am J Emerg Med，2009，27（1）：71-75.
4. Valle R，Aspromonte N，Milani L，et al. Optimizing fluid management in patients with acute decompensated heart failure：the emerging role of combined measurement of body hydration status and brain natriuretic peptide levels. Heart Fail Rev，2011，16（6）：519-529.
5. Zhou H，Xu T，Huang Y，et al. The top tertile of hematocrit change during hospitalization is associated with lower risk of mortality in acute heart failure patients. BMC Cardiovasc Disord，2017，17（1）：235.
6. Litton El，Morgan M，The PiCCO monitor：a review. Anaesth Intensive Care，2012，40（3）：393-409.
7. Mager JR，Sibley SD，Beckman TR，et al. Multifrequency bioelectrical impedance analysis and bioimpedance spectroscopy for monitoring fluid and body cell mas changes after gastric bypass surgery. Clin Nutr，2008，27（6）：832-441.
8. Gottlieb SS，Stebbins A，Voors AA，et al. Effects of nesiritide and predictors of urine output in acute decompensated heart failure：results from Ascend-HF. J Am Coll Cardiol，2013，62（13）：1177-1183.
9. Bart BA，Goldsmith SR，Lee KL，et al. Ultrafiltration in decompensated heart failure with cardiorenal syndrome. N Engl J Med，2012，367（24）：2296-2304.
10. 中华医学会心血管病分会，中华心血管病杂志编辑委员会．中国心力衰竭诊断和治疗指南 2014. 中华心血管病杂志，2014，42（2）：98-122.
11. Costanzo MR，Guglin ME，Saltzberg MT，et al. Ultrafiltration versus intravenous diuretics for patients hospitalized for acute decompensated heart failure. J Am Coll Cadiol，2007，49（6）：675-683.
12. Costanzo MR，Negoianu D，Jaski BE，et al. Aquapheresis versus intravenous diuretics and hospitalizations for heart failure. JACC heart Fail，2016，4（2）：95-105.

右心衰竭诊疗新进展

右心衰竭是由任何原因导致心血管结构或功能异常，损害右心室充盈或射血功能的一种复杂临床综合征。右心室在结构和功能方面与左心室都有很多的差别，我们不能简单地把对左心的诊断和治疗方法简单的移植到右心，下面我们就右心的解剖、病理生理以及右心衰竭的诊治进展做一简单综述。

1. 右心室的解剖结构 心脏的结构和功能是相互影响的。解剖学家一直认为左右心室存在螺旋状分布的心肌纤维和向心排列的环状心肌纤维，但是对于左右心室在立体结构中心肌层面之间的解剖联结存在争议，很难用一种模型来阐述左右心室的结构以了解其功能的相互影响。Torrent-Guasp[2]提出螺旋形心室肌带（helical ventricular myocardial band，HVMB）模型（图 1，见文末彩图 64），认为展开的心脏像一根平铺的绳子样结构，心肌带从主动脉呈螺旋形环绕一直绕至心尖，再环绕到肺动脉根部，形成两个螺旋，分别称为心底环和心尖环。心底环是一个水平方向的圆环，包绕左右心室外层；心尖环分为降段和升段，降段延续于基底环并斜向下走行，至心尖后经反向螺旋缠绕后延续为升段并斜向上走行，共同形成 8 字型双螺旋结构，右室降段螺旋肌较游离壁横行肌丰富。心脏由外斜、中环、内纵的心肌交织排列而成，从而导致心脏的运动是三维空间复杂运动的合成。右心室主要由浅表和深部两部分肌层组成，浅部肌层或多或少的排列呈环型，与房室沟平行，在靠胸骨面下斜走向心尖，然后延续为左心室的浅表心肌；而右心室深部心肌呈纵向排列连向心尖。

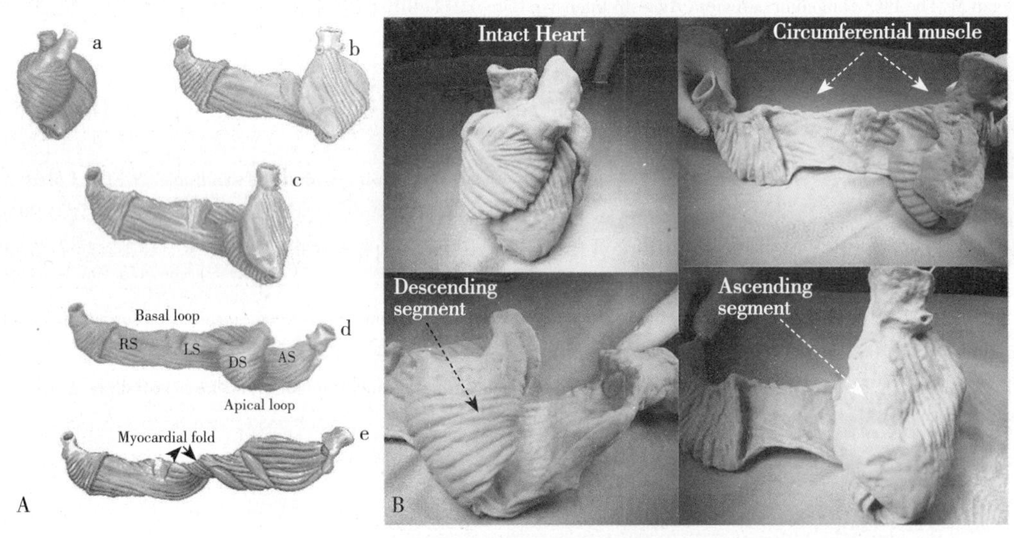

Circumferential or Circular Muscle

Basal Loop

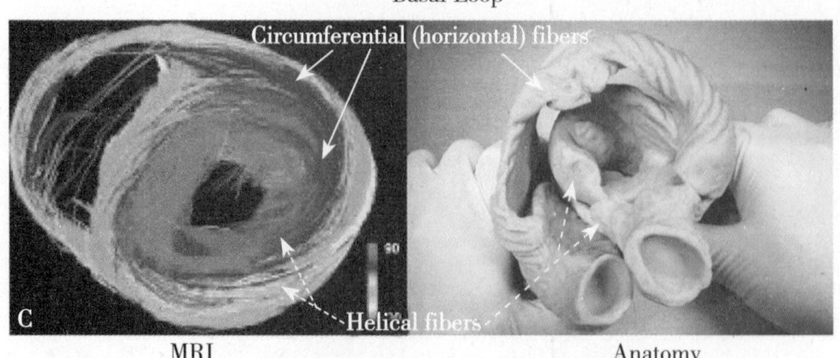

MRI Anatomy

图 1 螺旋形心室肌带 HVMB 模型

右心室的形态与运动与左心室存在差别。右心形态不规则，大体形态像三角形，从心脏横截面看像新月形；左心室相对像一个对称的圆柱形，从心脏横截面看像新圆形；从左心室室壁的厚度约为 8~10mm，主要由左冠状动脉的前降支和回旋支供血；右心室室壁相对较薄，只有 2~5mm，除右冠状动脉供血外，还有部分左冠状动脉的侧支也向右心室肌供血。左右心室运动也存在差别，右心室的收缩是顺序运动，起源于右室流入道，止于流出道。最开始是右室游离壁的内向运动（手风琴效应），紧接着纵向纤维收缩，使右心室沿长轴缩短，最后左心室收缩对右心室游离壁的牵引作用（扭转效应）。右心室收缩的特点主要是沿长轴的缩短明显，右心室的这种运动有利于在相对较薄的右室心肌克服肺循环阻力（约为体循环阻力的 1/6）把血排进肺循环，也有利于降低右心室的舒张末压，便于静脉回流至心室。而左心室收缩主要是向心收缩和扭转运动，有利于左心室克服较高的体循环阻力，排出血液。左心室的向心收缩源自左室心肌沿长轴的旋转运动，从仰卧位的下肢端往心底方向看，可以是顺时针或逆时针的旋转。

室间隔介于左右心室之间，正常厚度为 8~10mm，室间隔占整个心室肌的 25%~40%。室间隔在 HVMB 模型上由心尖环降段和升段（右手型螺旋和左手型螺旋）形成，从功能上看不包括心底环的心肌纤维。室间隔的前 2/3 由左前降支的室间隔支供血，后 1/3 由右冠状动脉的后降支供血。收缩期左右心室的相互作用是通过室间隔介导，而舒张期左右心室的相互作用是通过心包的作用。动物研究显示右心室收缩压的产生以及心输出量 20% 至 40% 来自左心的收缩。

2. 左右心室之间相互影响

(1) 舒张期左右心室的相互作用：1914 年，学者 Santamore 给离体灌注的兔心增加右心室容积时，发现左心室内舒张末压升高，同时伴随室间隔与左室游离壁之间内径缩小，室间隔出现左移。右室容积变化越大，左室舒张末压变化越明显。而减少右心室的容积，则左心室舒张末压出现下降；相反，如果增加左心室容积，右室舒张末压增加，同时伴心室间隔与右室游离壁之间内径缩小，室间隔出现右移。因此认为舒张期一侧心室的容积变化，导致两侧心室出现压力阶差，导致室间隔移位，影响对侧心室的形状和容积。但是该试验存在缺陷，不是在体试验，剥离了心包，没有考虑心包的作用。

学者 Tyherg 等观察到在心包完整的情况下，给右心室容量灌注确实可以使左心室舒张期压力—容积曲线出现左移，而在去除心包后，大多数实验动物都没有上述离体灌注心脏上的变化，这可能的解释是在心包完整的情况下，因为其包裹作用，增加右心室的容积可使左心室的运动发生改变，导致左心室的左右径缩短而前后径不变。但是切开心包后，增加右心室的容积，则在左心室左右径缩短的同时伴有前后径的增加，因此使左心室舒张末容积保持不变或变化很小。Ludbrook 等观察到硝酸甘油可使左室舒张末压力一容积关系左移，而亚硝酸异戊酯却无此效应。其原因在于后者不能降低右室充盈压，而前者则可使右房压显著低。该研究提示右室充盈压对左室舒张期压力 - 容积关系具有重要影响。

一项关于左心室和心脏同步起搏器的研究，根据肺毛细血管楔嵌压是否 >15mmHg 分为两组，并进一步根据 QRS 时限宽度分为两个亚组。合并左束支传导阻滞的心衰患者再同步化治疗是建立在它能改善两心室收缩的不同步，然而，结果并不如研究预期。PCWP>15mmHg 组患者再同步化治疗血流动力学得到改善，而 PCPW<15mmHg 组患者再同步化治疗与非起搏器治疗没有显著性差异。且血流动力学的改善与 QRS 时限无关。研究认为再同步化治疗可使心衰患者血流动力学改善。然而，患者的血流动力学改善并非完全是心室收缩再同步得到的益处，而是由于舒张期心室间相互作用得到了改善进而改善了血流动力学状态。因 PCWP 较高者，右室压力增高、心腔扩大、室壁增厚、室间隔左移，使左室舒张期充盈受限，左室起搏可使右心室充盈延迟，对左室充盈的限制减少，从而允许更多的左室充盈。

一项[4,5]纳入 30 例慢性肺部疾病导致的肺动脉高压患者的研究，采用多普勒超声心动图技术观察肺动脉高压对左心室射血分数、右心室和左心室舒张和收缩末内径、右心室和左心室舒张和收缩末面积指数、左心室收缩和舒张离散指数、二尖瓣和三尖瓣血流图谱、二尖瓣口血流多普勒频谱 A 峰流速（AV）、E 峰流速（EV）及 AV/EV 比值的影响，并行右心导管检查，测定肺动脉平均压（mPAP）。该研究发现肺动脉高压患者右心室心腔明显扩大，室间隔向左心室偏移，相关性分析显示肺动脉压与右心室和左心室舒张和收缩末面积指数和左心室收缩和舒张离心指数呈正相关，说明慢性右心室压力负荷过重引起室间隔左偏可导致左心室充盈受损，肺动脉压的升高程度与左心室充盈受损的程度密切相关，但对收缩功能影响不大。

(2) 收缩期左右心室的相互作用：有作者研究健康杂种犬，通过环缩肺动脉和环缩主动脉造成急性右室压力负荷和急性左室压力负荷的动物模型，并采用右心导管术及左心导管术观察模型犬的血流动力学改变，采用超声心动图观察心室形态改变。结果表明环缩肺动脉后右室收缩压及舒张压均明显升高，右心排血量降低，同时左室收缩压及舒张压明显降低，左室 -dp/dtmax 降低，主动脉流量减少，跨隔压力阶差减小。整个心动周期右室内径、面积及容量明显增加，舒张末期室间隔明显左移，左室内径、面积、容量均明显减少，舒张期左室偏心指数（EId）明显增大，收缩末期室间隔形态有所恢复，左室偏心指数（EIs）与正常值比较变化不明显。环缩主动脉后，左室收缩压、舒张压均明显升高，主动脉流量降低，同时右室收缩压明显升高，舒张压变化不明显，右心排血量降低，跨隔压力阶差增大。左室呈对称性扩张，舒张末期左室内径及容量明显增加，右室面积及容量减少。收缩末期左室面积增大，右室面积及左右心室容量变化不明显。整个心动周期偏心指数与对照组比较无显著性差异，环缩肺动脉和环缩主动脉后，右室射血分数均明显降低，左室射血分数均无显著性改变。另外舒张期跨隔压力阶差与左室偏心指数呈显著负相关。

(3) 室间隔在左右心疾病相互影响中的作用：健康杂种犬通过结扎左前降支发出的室间隔动脉支，造成室间隔心肌梗死的动物模型，梗死前后施加压力负荷（环缩肺动脉和环缩主动脉），结果表明室间隔梗死后左室收缩压降低，右室收缩压降低、舒张压升高，但均无统计学意义；右心排血量、心指数、每搏指数及右室做功指数明显降低；左室 +dp/dt max、左室 -dp/dt max、右房压、肺动脉嵌顿压、主动脉流量、体循环阻力、肺循环阻力变化不明显；动脉血氧含量降低，氧运输量减少；左室等容舒张时间延长，收缩期室间隔厚度明显减小，收缩期增厚率降低；左室游离壁收缩期增量率增加，右室游离壁变化不明显。整个心动周期左室偏心指数无明显改变。同样环缩肺动脉 50%，右室收缩压升高幅度明显低于梗死前，舒张压较前升高，左室压力无显著性变化；同样环缩主动脉 50%，左室收缩压升高幅度较前降低，右室收缩压随之升高的幅度也降低，进一步环缩主动脉约 75% 后，右室收缩压升高的幅度仍低于梗死前，右室舒张压较梗死前及加大负荷前均有升高。

有研究应用解剖 M 型超声、应变及应变率成像技术测量正常成人室间隔左右心室面的厚度、应变及应变率，并对两者相应的指标进行比较。结果室间隔左心室面的厚度大于右心室面[短轴 - 左：(5.4±1.1) mm，右：(4.2±1.5)mm，$P<0.05$；长轴 - 左：(5.6±1.3)mm，右：(4.3±1.3)mm，$P<0.05$)]。在室间隔短轴切面，其左室面的应变及应变率均高于右心室面[应变(%)，左：30±9，右：17±11，$P<0.05$；应变率(1/s)，左：2.4±0.8，右：1.6±0.7，$P<0.05$]，且左右心室面的应变之比及应变率之比均在 1.5~2.0。在室间隔长轴切面，其左右心室面的应变及应变率与对照组相比差异均无统计学意义[应变(%)，左：26±5，右：24±7，$P>0.05$；应变率(1/s)，左：2.3±0.4，右：2.2±0.5，$P>0.05$]。研究显示正常成人室间隔的左右心室面在结构及功能上存在一定的差异。

(4) 左右心室疾病相互影响的临床研究：选择慢性肺动脉高压患者、高血压患者和正常志愿者，通过超声心动图测量、放射性核素心血池造影及右心导管术比较，认为慢性肺动脉高压右室收缩功能及舒张功能均减低，而左室收缩功能正常，主要是舒张功能降低。慢性肺动脉高压左室舒张功能障碍表现为心室舒张充盈时相延迟，即等容舒张时间延长，舒张早期充盈减少，舒张晚期充盈加强。慢性肺动脉高压左室舒张功能障碍与舒张期左室几何形状即室间隔的移位及肺动脉压增高的程度有关。高血压代偿期，两心室收缩功能均正常，而主要是左右心室舒张功能异常，表现为心室松弛性舒张功能障碍。

3. 右心室的病理生理特点 动物研究表明左、右心室起源于不同祖细胞和胚胎位点，两者病理生理特点迥异。右心室存在以下特点：① 壁薄、顺应性高、收缩性差；②对前负荷的反应不如左心室敏感，一定量的前负荷升高仅能使右心室每搏输出量稍有增加；③对后负荷升高相对敏感，如肺动脉压急剧升高时，即使收缩功能正常，亦可发生急性右心衰竭；④对强心利尿扩张血管治疗不敏感。

发生右心衰竭时，右心排血量减少、收缩末期容积增加、室间隔左移，致使左心室前负荷降低、心排血量减少，导致体循环低血压、右冠脉灌注不足，右心室缺血缺氧，进一步加重右心衰竭，进而影响左心系统，形成恶性循环。

4. 右心衰的病因 右心室功能衰竭的主要病因有右室压力负荷过重（如肺高压）或容量负荷过重（如

先天性心脏病)、右室心肌缺血、右室心肌病或心包的疾病。其中以左心疾病包括各种病因所致的左心收缩功能不全、左心舒张功能不全或二尖瓣、主动脉瓣病变,导致肺高压、右心功能衰竭最为常见。

一、压力负荷过重

左心相关疾病肺高压(最常见的原因)

左心收缩功能不全

左心舒张功能不全

二尖瓣、主动脉瓣病变

肺栓塞(常见原因)

其他导致肺高压的原因(如COPD,结缔组织疾病,特发性肺动脉高压等)

右室流出道梗阻

周围肺动脉狭窄

双腔右心室

二、容量负荷过重

三尖瓣关闭不全

肺动脉瓣反流

房间隔缺损

肺静脉畸形引流

主动脉窦破裂入右房

冠状动脉瘘至右房或右室

类癌综合征

风湿性心脏瓣膜炎

三、缺血和梗死

右室心肌梗死

四、右室心肌本身疾病

右室心肌病

致心律失常性右心室发育不良

败血症

五、右室流入的限制

三尖瓣狭窄

上腔静脉狭窄

六、复杂先天性心脏病

Ebstein畸形

法洛四联症

大动脉转位

右心室双出口并二尖瓣闭锁

七、心包疾病

缩窄性心包炎

右心衰竭的发生首先是各种原因导致右室心肌的损伤或右室负荷的过重,并呈进行性发展。右心室对各种疾病的代偿机制非常复杂,与原发疾病本身及它对右室心肌的损害程度或负荷加重的高低相关,与疾病发生发展的缓急明显相关,也与神经内分泌的异常、基因表达的异常和右心室的重构相关。

总体来说,右心室对容量负荷代偿较对压力负荷代偿耐受,许多房间隔缺损和三尖瓣反流的患者对于容量负荷的增加能很好地代偿,可在很长时间不出现临床症状。然而随着肺动脉压力的升高,右心室很快出现扩大和功能衰竭，同时压力负荷的过重还会导致右心室缺血，进一步加重右心功能衰竭；在人和动物的组织学研究也证实与容量负荷增加相比，右心室压力负荷的增加使心肌结缔组织的密度明显增加[6]。临床上急性肺栓塞患者虽然既往右心功能正常，在肺栓塞发生后平均肺动脉压力急剧升高超过 40mmHg 即会发生右心功能衰竭[7]；特发性肺动脉高压患者因压力明显的增高使得右心室进行性扩大和右心功能急剧减退。但有两种特殊情况，艾森曼格综合征和肺动脉瓣狭窄患者右心压力负荷的慢性增加，右心室能够很好地耐受。艾森曼格综合征患者 10 年的生存率达 80%，15 年的生存率为 77%，25 年的生存率还有 42%，可能是这些患者终生有右心室胎儿表型的保存，右心室和左心室一样肥厚，能够耐受负荷的明显增高。肺动脉瓣狭窄患者因狭窄的程度不同，右心室相对不同程度的肥厚，右心室能很好地耐受。

神经激素和细胞因子在右心功能衰竭的发生发展过程中起很大作用，包括自主神经系统、肾素 - 血管紧张素 - 醛固酮系统、利钠肽、内皮素系统。过度的交感肾上腺素刺激负向影响右心室的重构和患者的生存。

正常右心室结构复杂，其心腔呈一个不规则的几何体，流入道和流出道不在同一平面，且肌小梁粗大，心内膜边缘不规则小。心脏横切面右心室呈新月形；左心室大，呈圆形。当右心功能衰竭时，右心室明显扩大，室间隔明显左移，使左心室缩小，呈 D 形。左右心室结构的改变，更加影响左右心室功能，使心输出量进一步减小[8]。

既往认为肺动脉压力升高是右心衰竭的直接病因之一。最新一项研究将慢性右心室压力负荷过度的动物模型（采用肺动脉绑扎法，不涉及肺循环结构改变）和伴致命性右心衰竭的血管增殖性肺动脉高压模型进行比较，结果显示单纯右心室压力负荷过度可引起右心室肥厚，但无右心衰竭，血管增殖性肺动脉高压可导致右心衰竭。该研究提示，肺动脉压力升高参与了右心衰竭的发生，但可能不是直接始动因素，各种炎症介质、血管活性物质与右心衰竭密切相关。

与阐明了发病病理机制的左心衰竭相比，目前缺乏对右心衰竭发病的相关细胞和分子水平机制的阐述。最近有学者[9]研究了正常人左心室、右心室心肌与肺动脉高压导致的右心衰、左心室辅助装置导致的右心衰心肌，发现炎症因子在右心衰的发生发展过程中起非常关键的作用，正常人右心室 FIGF、TRAPPAC 和 CTGF 表达比左心室明显增加，右心衰心肌 FBN2、CTGF、SMOC2 和 TRAPP6AC 差异表达。

5. 右心衰的生物分子标志物 生物标志物可以是生物样本的测量结果（血、尿、组织）或检查结果（如血压、心电图、影像学资料），代表的是疾病的特征、疾病状态（临床前或临床阶段）、疾病的发展进度。可分为疾病前驱期的标志物、筛查标志物、诊断标志物、疾病分期标志物和预后标志物。这些生物标志物与右心衰的发病机制和病理改变密切相关，如右心衰时神经内分泌激活、氧化应激反应、心肌张力改变、炎症反应、心肌纤维化、心肌损伤与凋亡、细胞外基质重构以及心脏相关器官损害。除了目前已知的生物标志物，如肌钙蛋白、BNP、NT-proBNP，D-dimer、Cytoplasmic HFABP、Cystatin C、Gal-3[10]、强心苷类物质南美蟾毒素 marinobufagenin（MBG）、Cav1。有研究[11]提示，SERPINA3、SERPINA5、LCN6、LCN10、STEAP4、AKR1C1、STAC2、SPARCL1、VSIG4、F8 可能是潜在的代表右心衰的新生物标志物。

6. 诊断和分期 各种有效检查方法研究进展如下：

心脏磁共振成像（MRI）：心脏 MRI 能准确显示心脏三维结构，获得心室舒张末期容积、心室收缩末期容积、每搏输出量、射血分数等重要参数，是诊断和评估右心衰竭的重要检查手段之一。但该检查费用相对较高、检查时间相对较长，临床推广受限。

超声心动图：近年来超声心动图方法学的进展，如应变成像、速度向量成像等，使心脏超声检查有代替心脏 MRI 检查的倾向。

右心导管检查：该检查可提供全面血流动力学参数，是评估右心功能最为经典的有创治疗方法。

7. 治疗 右心衰竭的治疗取得一定进展。

目前，对于右心衰竭尚缺乏疗效确切的治疗手段，但与 12 年前相比，各项临床进展还是令人鼓舞的。右心衰竭的治疗方法包括一般疗法、病因学治疗、优化右心室前负荷、优化右心室后负荷、增强心肌收缩、同步化治疗、节律控制、预防猝死、抗凝、神经内分泌调节、氧疗、房间隔造口术、心脏移植。其中，以优化右心室后负荷（即降低肺动脉压力）方面的进展尤为突出。须特别指出，目前并无证据证实，使用血管紧张素转换酶抑制剂(ACEI)对单纯右心衰竭(不合并左心衰竭)患者有益。对于上述类型的患者,多数学者不支持给予 ACEI 治疗。另外,在治疗单纯右心衰竭方面,β 受体阻滞剂的证据不足,相关指南和专家共识亦不推荐使用。

8. **转归仍须改善** 历经 10 余年发展,与美国国立卫生研究院(NIH)80s 注册登记研究的结果相比,肺动脉高压所致右心衰竭患者的预后已得到明显改善,这主要归因于近 10 余年来肺动脉高压靶向治疗药物的研发与推广使用。而与其他国家相比,我国右心衰竭患者的预后仍较差,考虑主要有以下两个方面的原因:大多数临床医生对右心衰竭的诊断意识不高;具有优化右心后负荷疗效的药物价格昂贵,我国未将其纳入医疗保险范畴,很多确诊患者因经济负担过重而不得不中断治疗。

(余再新)

参 考 文 献

1. Voelkel NF, Quaife RA, Leinwand LA, et al. Right ventricular function and failure: report of a National Heart, Lung, and Blood Institute working group on cellular and molecular mechanisms of right heart failure. Circulation, 2006, 114(17): 1883-1891.
2. Torrent-Guasp F. Anatomia Funcional del Corazon. Madrid: Paz Montalvo, 1957.
3. Buckberg GD. The structure and function of the helical heart and its buttress wrapping. Ⅱ. Interface between unfolded myocardial band and evolution of primitive heart. Semin Thorac Cardiovasc Surg, 2001, 13: 320-332.
4. Buckberg G, Hoffman JI, Mahajan A, et al. Cardiac mechanics revisited: the relationship of cardiac architecture to ventricular function. Circulation, 2008, 118: 2571-2587.
5. Buckberg G, Hoffman JI, Nanda NC, et al. Ventricular torsion and untwisting: further insights into mechanics and timing interdependence: a viewpoint. Echocardiography, 2011, 28(7): 782-804.
6. Kasimir MT, Seebacher G, Jaksch P, et al. Reverse cardiac remodelling in patients with primary pulmonary hypertension after isolated lung transplantation. Eur J Cardiothorac Surg, 2004, 26: 776-781.
7. Goldhaber SZ, Visani L, De Rosa M. Acute pulmonary embolism: clinical outcomes in the International Cooperative Pulmonary Embolism Registry (ICOPER). Lancet, 1999, 353: 1386-1389.
8. O'Rourke RA, Dell'Italia LJ. Diagnosis and management of right ventricular myocardial infarction. Curr Probl Cardiol, 2004, 29: 6-47.
9. Williams JL, Cavus O, Loccoh EC, et al. Defining the molecular signatures of human right heart failure. Life Sciences, 2018, 196: 118-126.
10. He J, Li X, Luo H, et al. Galectin-3 mediates the pulmonary arterial hypertension-induced right ventricular remodeling through interacting with NADPH oxidase 4. J Am Soc Hypertens, 2017, 11(5): 275-289.
11. di Salvo TG, Yang KC, Brittain E, et al. Right ventricular myocardial biomarkers in human heart failure. J Card Fail, 2015, 21(5): 398-411.

心衰相关合并症诊治进展

心力衰竭(心衰)患者常存在多种合并症,使治疗变得复杂且影响预后。55% 的心衰患者合并 5 种以上合并症[1]。大部分慢性心衰患者存在至少一种合并症,最常见的是肾脏疾病、贫血和糖尿病[2],超过 1/4 心衰患者存在肺或肾功能不全,这也增加了患者的死亡率[3][4]。

一、心衰合并肾脏疾病

30%~40% 的心衰患者合并慢性肾脏病(CKD),心衰越严重患病率越高[5,6]。HFrEF 和 HFpEF 患者中合并 CKD 程度相似。多项研究表明,心力衰竭合并 CKD 导致预后更差。eGFR 是死亡的强预测因子,比 NYHA 分级和左心室射血分数更有意义[7]。多项研究证实,肾功能标志物如血清肌酐、肾小球滤过率、血尿素氮等对预后有较强的预测价值[8,9]。心脏合并肾脏功能障碍被称为“心肾综合征”[10]。二者相互影响,互为因果。CKD 通过多种机制加重心力衰竭,包括钠潴留、贫血、炎症和尿毒症毒素以及 RAAS 和交感神经激活。而心衰时,低心排血量、动脉粥样硬化、炎症反应以及静脉压增高等相关的机制进一步影响肾脏功能。ADHERE 研究发现,半数以上的急性心衰患者在入院时有中度或中度以上肾功能不全,并且死亡率更高[11]。

心衰合并肾功能不全时,使用 RAAS 抑制剂可使肾功能进一步恶化,并可导致高钾血症,目前尚不确定这些药物导致的肾功能恶化是仅仅反映了药物对肾脏的药理作用还是与不良预后相关。RAAS 抑制剂在 HFrEF 和 HFpEF 中均会影响肾功能。对 HFrEF 患者,即使出现肾功能下降,RAAS 抑制剂也能改善预后,而对 HFpEF 患者,RAAS 抑制剂不能改善预后而不良反应更多[12]。根据当前指南,心衰合并肾功能不全的患者也应该使用 RAAS 抑制剂,肾功能恶化时,可能也不需要停用[13]。

心衰合并肾脏功能不全的预后与长期肾脏功能有关,而非短期肌酐变化。新型标记物如胱抑素 C,能够反应早期肾功能受损情况及评价预后。监测心衰患者肾脏功能非常重要,既能够反应患者血流动力学状态,也能够反应预后。

二、心衰合并贫血和缺铁

世界卫生组织将贫血定义为血红蛋白:男性≤13g/dl,女性≤12g/dl,但不同研究采用的诊断标准不一致,导致贫血在心力衰竭中患病率波动较大,在 10% ~49% 之间[14]。心衰患者合并贫血加重心衰,影响预后。无基础心脏疾病时贫血很少引起心衰,但重度贫血(血红蛋白 <50g/L)可引起高输出量心衰。肾功能不全与心衰合并贫血关系最为密切,血液稀释、炎症细胞因子、营养不良以及骨髓灌注减少也是相关因素。HFpEF 和 HFrEF 贫血发病率及预后相似。心衰合并贫血中真性贫血占 54%,稀释性贫血占 46%,二者均导致生存率下降,稀释性贫血更为严重[15]。一些小规模研究显示,治疗贫血会显著改善症状,早期研究发现促红细胞生成素(EPO)能改善心衰合并贫血患者运动的峰值氧耗量[16]。RED-H 试验显示长效促红细胞生成素不能减少 HFrEF 伴轻中度贫血患者的主要临床结局(即全因死亡率或心衰恶化住院率),且增加了卒中及血栓栓塞事件。促红细胞生成素刺激剂(ESAs)也未能证明在心衰合并贫血的治疗中获益。血红蛋白水平超过 130g/dl 的心衰患者,达依泊汀 α 显著增加血栓栓塞事件[17]。

50% 慢性心衰患者合并铁缺乏,缺铁与生活质量下降、运动能力下降及死亡率增加有关,和贫血无关。补充铁剂纠正贫血能改善心脏重构[18],但不同的给药途径可能带来不同的疗效。口服补铁能够改善生活质量和运动耐力,但对心衰患者预后的影响尚不明确。静脉补充铁剂可能会降低心力衰竭恶化的住院率。目前的指南建议建议 NYHA Ⅱ和Ⅲ级伴铁缺乏的患者,给予静脉补充铁剂以减轻心衰症状,提高运动能力和生活质量[19]。不推荐伴贫血的 HF 应用 EPO 来改善发病率和病死率。

三、心衰合并糖尿病

糖尿病增加心衰患病风险,男性糖尿病患者发生心衰的风险是同年龄组无糖尿病者的 2 倍,而女性达 5 倍,即使纠正了其他危险因素(肥胖、高脂血症、高血压、冠心病),糖尿病患者心衰风险依然较高[20,21]。糖尿病患者 40% 合并 HFrEF,45% 合并 HFpEF[22]。糖尿病与心肌梗死有关,即使没有严重的冠心病或高血压,糖尿病患者也可能由于胰岛素抵抗、游离脂肪酸增加、线粒体功能失调、RAAS 激活、氧化应激及糖基化产物导致糖尿病性心肌病的发生[23]。糖尿病患者心脏收缩功能障碍可能早于舒张功能障碍(心肌纤维化和胶原沉积所导致)。糖尿病和心衰的影响是相互的,糖尿病增加急性和慢性心衰患者的死亡率,而心衰也增加了糖尿病的风险[24]。OPTIMIZE-HF 研究发现,42% 心衰患者合并糖尿病,这类患者更年轻,缺血性病因更常见,血肌酐水平更高。糖尿病增加短期再入院的风险,而院内及短期死亡风险相似,糖尿病不增加 HFpEF 患者 60~90 天死亡或再住院风险,而增加 HFrEF 患者的风险[25]。EVEREST 研究发现,糖尿病增加心衰再住院率而不增加全因死亡率[26]。糖尿病是心衰患者心血管疾病发病率和死亡率的独立预测因子,与左室 EF 值无关。HFpEF 合并糖尿病较 HFrEF 患者发生心血管死亡或心衰住院的风险更大[27]。

降糖药物的选择:噻唑烷二酮类(TZDs)为胰岛素增敏剂,常用的有罗格列酮、吡格列酮等。与骨折和心衰风险增加相关。不建议用于症状性心衰患者,NYHA Ⅲ / Ⅳ级心衰患者禁忌使用。DPP-4 抑制剂对心血管影响为中性,不同种类的 DPP-4 抑制剂引起心衰风险不同,某些增加心衰风险,需进一步试验予以评估[28]。心力衰竭时临床用药经验有限或缺乏。沙格列汀、阿格列汀不增加心血管病变、胰腺炎及胰腺癌发生的风险。短效 GLP-1 对心血管及心衰影响为中性,长效有降低心血管事件作用,但未见到心衰风险下降[29][30]。GLP-1 可有效降低血糖,并有显著降低体重、改善甘油三酯和血压的作用。二甲双胍可改善胰岛素抵抗。病情不稳定或住院的充血性心衰患者应避免使用二甲双胍。临床上,乳酸酸中毒很少见,对病情稳定的 eGFR>30ml/min.1.73m^2 的心衰患者,使用二甲双胍治疗可能获益[31]。

SGLT2 是一种非胰岛素依赖性降糖药,能够直接阻滞 SGLT2 从而抑制肾葡萄糖再吸收,增加尿葡萄糖排泄,从而有效地降低高血糖。SGLT2 引起低血糖风险较低,并且能降低体重、血压、尿酸[32,33]。SGLT2 能够降低心血管和肾脏不良预后[34-36]。EMPA-REG 试验证实,与安慰剂相比,恩格列净(Empagliflozin)能改善肾脏预后,降低肾病恶化的风险,减少进展为大量蛋白尿,降低肾脏替代治疗发生率,降低肌酐翻倍的发生,在心血管方面能减少全因死亡风险 32% 及因心衰住院风险 35%,能降低各年龄亚组伴心血管疾病的 2 型糖尿病患者心衰住院和心血管死亡风险[37-39]。坎格列净(Canagliflozin)能够显著降低 2 型糖尿病患者心血管死亡或心衰住院风险。但坎格列净可能会增加骨折风险及导致 1 型糖尿病患者酮症酸中毒。CANVAS 试验证实了坎格列净能减少蛋白尿进展并增加尿蛋白的消退,有肾脏保护作用[40,41]。

四、心衰合并慢性阻塞性肺病

心衰常合并慢性阻塞性肺病(COPD),尤其是射血保留的心衰(HFpEF)患病率更高[42]。吸烟是发生 HFpEF 而非 HFrEF 的预测因子,吸烟也可能增加缺血性心脏病合并 HFrEF 患者的冠脉事件。HFpEF 合并 COPD 的原因可能为肺实质病变导致肺静脉及左室充盈异常[43]。心衰也常导致肺功能异常及类似 COPD 的症状。COPD 对心衰患者的主要影响是增非心血管死亡率[44]。因为顾虑 β 受体阻滞剂的气道不良反应,心衰合并 COPD 患者通常使用的剂量比较小[45]。这类患者通常血压更低,肾功能更差,所以,ACEI 及醛固酮受体拮抗剂使用不足,这也导致了死亡率的增加。COPD 对 HFpEF 死亡率影响更大[44],可能与气流受限导致左心室舒张期充盈异常有关。

推荐早期干预和多学科协作治疗心衰合并 COPD,使用长效抗胆碱能药物优先于吸入型 β 受体激动剂。β- 受体阻滞剂建议使用 β1 高选择性的,例如琥珀酸美托洛尔或比索洛尔,而非卡维地洛。但也有研究表明,心脏高选择性的 β 受体阻滞剂并不能获益[36,45],β 受体阻滞剂的最佳剂量尚需要更多的循证医学证据来确定。

五、心衰合并睡眠呼吸障碍

心衰患者常合并睡眠呼吸障碍，包括阻塞性睡眠呼吸暂停（OSA）、中枢睡眠呼吸暂停（CSA）或两者同时存在。稳定心衰更常见，大约有40%的心力衰竭患者合并CSA和11%合并OSA[4,47]。OSA导致上气道关闭后反复用力呼吸(mueller动作)，使胸腔内负压明显增高，导致心室负荷增加。睡眠呼吸障碍对血压、交感神经活性的影响及反复低氧血症会导致心衰，也会增加心律失常及心衰恶化的风险，并且导致患者生活质量下降，医疗费用增加及预后不良。

持续气道正压通气（CPAP）能够改善阻塞性呼吸暂停及增加氧合，也能降低交感神经活性，增加心脏收缩功能。CPAP是OSA患者的首选治疗方案，但对CSA的获益不明确，有小型的随机对照试验证明，持续使用CPAP至少3个月能够降低呼吸暂停指数，改善低通气和提高射血分数[46]。很多研究证明，心衰患者使用CPAP治疗OSA可以改善症状、心脏功能、生物标志物和生活质量，但不能改善死亡率。Sin DD等研究证实CPAP能够降低CSA患者心脏移植风险，而对非CSA患者不能降低[48]。CANPAP研究（the CanadianContinuous Positive Airway Pressure trial）证实，与对照组相比，CPAP组能够降低心衰患者中枢性睡眠呼吸暂停次数，改善夜间氧合，增加射血分数，降低去甲肾上腺素水平，增加6分钟步行试验，但不能改善生存率。但将呼吸暂停指数降低至15以下的患者，能够提高左室射血分数及增加无心脏移植存活率[49]。

自适应伺服通气（ASV）可以在中枢性呼吸暂停时发放出伴有通气辅助功能的最大持续气道正压通气而在高通气过程中自动取消通气支持和降低持续气道正压通气，具有自动避免过量呼吸和舒适性更佳的优点。可以控制CSA并改善心脏标志物，但在最近发表的SERVE-HF试验中，ASV显著增加死亡率，且不能改善HF住院率或生活质量[50,51]。

目前指南推荐对怀疑有睡眠呼吸障碍的患者进行睡眠评估，推荐伴心血管疾病及OSAS的心衰患者进行持续正压通气来改善睡眠质量和日间困倦。不推荐中枢性睡眠呼吸暂停的HFrEF患者进行自适应伺服通气。

六、认识功能障碍，焦虑及抑郁

心衰患者中35%~50%合并认识功能障碍，心衰导致心输出量降低，进而降低脑血流量，影响脑灌注，心衰患者常合并脑血管疾病，这也是影响认知功能的重要因素。

在心衰患者中，抑郁和焦虑障碍发病率明显高于一般人群。心衰合并抑郁发病率约13%~77%[52]。36项研究的荟萃分析发现，心衰患者有21%合并明显的抑郁症状，住院与门诊患者相似，大约是普通人群的2~3倍[53]。13%心衰患者合并确诊的焦虑障碍（通常是广泛性焦虑症）[54]，近30%的患者焦虑问卷符合显著的焦虑状态[55]。合并抑郁导致心衰患者依从性差、孤立，使临床状态更差，预后不良，是增加住院率、死亡率、医疗费用的独立危险因素。

对于心衰合并抑郁或者焦虑的患者，心理治疗或药物治疗均可，首选心理治疗，可以避免药物引起的不良反应及与心脏药物的相互作用。通常选用选择性5-羟色胺摄取抑制剂(SSRI)，尽管SSRI对心衰合并焦虑抑郁是否有效无足够证据，但因其在其他人群中疗效明确、安全性好，依然是首选药物，使用时要滴定剂量，密切监测。舍曲林在心脏病患者（包括心衰患者）中的安全性较高以及相对较少的药物间相互作用，因而较为常用。也可以使用西酞普兰和艾司西酞普兰。SSRI可能会延长QTc，建议初始给予低剂量治疗[56,57]。三环类抗抑郁药则可能引起低血压、心衰恶化和心律失常。不推荐心衰合并抑郁患者使用三环类抗抑郁药[58]。

（黄燕　张宇辉）

参考文献

1. Centers for Medicare and Medicaid Services. Chronic conditions among medicare beneficiaries, chartbook. 2012 ed. MD: Baltimore, 2012.
2. van Deursen VM, Urso R, Laroche C, et al. Comorbidities in patients with heart failure: an analysis of the European Heart Failure Pilot Survey. Eur J Heart Fail, 2014, 16: 103-111.
3. Mentz RJ, Fiuzat M, Wojdyla DM, et al. Clinical characteristics and outcomes of hospitalized heart failure patients with systolic dysfunction and chronic obstructive pulmonary disease: findings from OPTIMIZE-HF. Eur J Heart Fail, 2012, 14: 395-403.
4. Mentz RJ, Lewis EF. Epidemiology of cardiorenal syndrome. Heart Fail Clin, 2010, 6: 333-346.
5. Adams KF Jr, Fonarow GC, Emerman CL, et al. Characteristics and outcomes of patients hospitalized for heart failure in the United States: rationale, design, and preliminary observations from the first 100,000 cases in the Acute Decompensated Heart Failure National Registry (ADHERE). Am Heart J, 2005, 149: 209-216.
6. McAlister FA, Ezekowitz J, Tonelli M, et al. Renal insufficiency and heart failure: prognostic and therapeutic implications from a prospective cohort study. Circulation, 2004, 109: 1004-1009.
7. Hillege HL, Girbes AR, de Kam PJ, et al. Renal function, neurohormonal activation, and survival in patients with chronic heart failure. Circulation, 2000, 102: 203-210.
8. Butler J, Chirovsky D, Phatak H, et al. Renal function, health outcomes, and resource utilization in acute heart failure: a systematic review. Circ Heart Fail, 2010, 3: 726-745.
9. Klein L, Massie BM, Leimberger JD, et al. Admission or changes in renal function during hospitalization for worsening heart failure predict postdischarge survival: results from the Outcomes of a Prospective Trial of Intravenous Milrinone for Exacerbations of Chronic Heart Failure (OPTIMECHF).Circ Heart Fail, 2008, 1: 25-33.
10. Ronco C, Haapio M, House AA, et al. Cardiorenal syndrome. J Am Coll Cardiol, 2008, 52: 1527-1539.
11. Heywood JT, Fonarow GC, Costanzo MR, et al. High prevalence of renal dysfunction and its impact on outcome in 118,465 patients hospitalized with acute decompensated heart failure: a report from the ADHERE database. J Card Fail, 2007, 13: 422-430.
12. Beldhuis IE, Streng KW, Ter Maaten JM, et al. Renin-Angiotensin System Inhibition, Worsening Renal Function, and Outcome in Heart Failure Patients With Reduced and Preserved Ejection Fraction: A Meta-Analysis of Published Study Data. Circ Heart Fail, 2017, 10(2). pii: e003588.
13. Clark H, Krum H, Hopper I. Worsening renal function during renin-angiotensin-aldosterone system inhibitor initiation and long-term outcomes in patients with left ventricular systolic dysfunction. Eur J Heart Fail, 2014, 16: 41-48.
14. Lindenfeld J. Prevalence of anemia and effects on mortality in patients with heart failure. Am Heart J, 2005, 149: 391-401.
15. Moe GW, Ezekowitz JA, O'Meara E, et al. The 2014 Canadian Cardiovascular Society Heart Failure Management Guidelines Focus Update: anemia, biomarkers, and recent therapeutic trial implications. Can J Cardiol, 2015, 31: 3-16.
16. Owan TE, Hodge DO, Herges RM, et al. Trends in prevalence and outcome of heart failure with preserved ejection fraction. N Engl J Med, 2006, 355: 251-259.
17. Swedberg K, Young JB, Anand IS, et al. Treatment of anemia with darbepoetin alfa in systolic heart failure. N Engl J Med, 2013, 368: 1210-1219.
18. Arora NP, Ghali JK. Anemia and iron deficiency in heart failure. Heart Fail Clin, 2014, 10: 281-294.
19. Gstrein C, Meyer M, Anabitarte P. Iron substitution in the treatment of chronic heart failure. Swiss Med Wkly, 2017, 147: w14453.
20. Kannel WB, McGee DL. Diabetes and cardiovascular disease. The Framingham study. JAMA, 1979, 241: 2035-2038.
21. From AM, Scott CG, Chen HH. The development of heart failure in patients with diabetes mellitus and preclinical diastolic dysfunction a population-based study. J Am Coll Cardiol, 2010, 55: 300-305.
22. Fonarow GC, Stough WG, Abraham WT, et al. Characteristics, treatments, and outcomes of patients with preserved systolic function hospitalized for heart failure: a report from the OPTIMIZE-HF Registry. J Am Coll Cardiol, 2007, 50: 768-777.
23. Aneja A, Tang WW, Bansilal S, et al. Diabetic cardiomyopathy: insights into pathogenesis, diagnostic challenges, and therapeutic options. Am J Med, 2008, 121: 748-757.
24. Parissis JT, Rafouli-Stergiou P, Mebazaa A, et al. Acute heart failure in patients with diabetes mellitus: clinical characteristics and predictors of in-hospital mortality. Int J Cardiol, 2012, 157: 108-113.
25. Greenberg BH, Abraham WT, Albert NM, et al. Influence of diabetes on characteristics and outcomes in patients hospitalized with heart failure: a report from the Organized Program to Initiate Lifesaving Treatment in Hospitalized Patients with Heart Failure (OPTIMIZE-HF). Am Heart J, 2007, 154: 277-320.
26. Sarma S, Mentz RJ, Kwasny MJ, et al. Association between diabetes mellitus and postdischarge outcomes in patients hospitalized with heart failure: findings from the EVEREST trial. Eur J Heart Fail, 2013, 15: 194-202.
27. MacDonald MR, Petrie MC, Varyani F, et al. Impact of diabetes on outcomes in patients with low and preservef ejection fraction heart failure: an analysis of the Candesartan in Heart failure: Assessment of Reduction in Mortality and morbidity (CHARM) programme. Eur Heart J, 2008, 29:

1377-1385.

28. Scheen AJ. Cardiovascular Effects of New Oral Glucose-Lowering Agents DPP-4 and SGLT-2 Inhibitors. Circ Res, 2018, 122(10): 1439-1459.
29. Pfefer MA, Clagget B, Diaz R, et al. Lixisenatide in Patients with Type 2Diabetes and Acute Coronary Syndrome. N Engl J Med, 2015, 373: 2247-2257.
30. Marso SP, Daniels GH, Brown-Frandsen K, et al. Liraglutide and Cardiovascular Outcomes in Type 2 Diabetes. N Engl J Med, 2016, 375: 311-322.
31. American Diabetes Association. Introduction: Standards of Medical Care in Diabetesd 2018. Diabetes Care, 2018, 41 (Suppl 1): S55-S64.
32. Baker WL, Smyth LR, Riche DM, et al. Effects of sodium-glucose co-transporter 2 inhibitors on blood pressure: A systematic review and meta-analysis. J Am Soc Hypertens, 2014, 8: 262-275.
33. Scheen AJ. Pharmacodynamics, efficacy and safety of sodium-glucose co-transporter type 2 (SGLT2) inhibitors for the treatment of type 2 diabetes mellitus. Drugs, 2015, 75: 33-59.
34. Neal B, Perkovic V, Mahaffey KW, et al. Canagliflozin and cardiovascular and renal events in type 2 diabetes. N Engl J Med, 2017, 377(7): 644-657.
35. Wanner C, Inzucchi SE, Lachin JM, et al. Empagliflozin and progression of kidney disease in type 2 diabetes. N Engl J Med, 2016, 375: 323-334.
36. Zinman B, Wanner C, Lachin JM, et al. Empagliflozin, Cardiovascular outcomes, and mortality in type 2 diabetes. N Engl J Med, 2015, 373(22): 2117-2128.
37. Wanner C, Inzucchi SE, Lachin JM, et al. Empagliflozin and progression of kidney disease in type 2 diabetes. N Engl J Med, 2016, 375: 323-334.
38. Zinman B, Wanner C, Lachin JM, et al. Empagliflozin, Cardiovascular outcomes, and mortality in type 2 diabetes. N Engl J Med, 2015, 373: 2117-2128.
39. Neal B, Perkovic V, Mahaffey KW, et al. Canagliflozin and cardiovascular and renal events in type 2 diabetes. N Engl J Med, 2017, 377: 644-657.
40. Ziman B, Inzucchi SE, Lachin JM, et al. Rationale, design, and baseline characteristics of a randomized, placebo-controlled cardiovascular outcome trial of empagliflozin (EMPA-REG OUTCOME™). Cardiovasc Diabetol, 2014, 13: 102.
41. Neal B, Perkovic V, Matthews DR, et al. Rationale, design and baseline characteristics of the CANagliflozin cardioVascular Assessment Study-Renal (CANVAS-R): A randomized, placebo-controlled trial. Diabetes Obes Metab, 2017, 19(3): 387-393.
42. Hawkins NM, Petrie MC, Jhund PS, et al. Heart failure and chronic obstructive pulmonary disease: diagnostic pitfalls and epidemiology. Eur J Heart Fail, 2009, 1: 130-139.
43. Smith BM, Prince MR, Hoffman EA, et al. Impaired left ventricular filling in COPD and emphysema: is it the heart or the lungs? The Multi-Ethnic Study of Atherosclerosis COPD study. Chest, 2013, 144(4): 1143-1151.
44. Mentz RJ, Schmidt PH, Kwasny MJ, et al. The impact of chronic obstructive pulmonary disease in patients hospitalized for worsening heart failure with reduced ejection fraction: an analysis of the EVEREST Trial. J Card Fail, 2012, 18: 515-523.
45. Mentz RJ, Schulte PJ, Fleg JL, et al. Clinical characteristics, response to exercise training, and outcomes in patients with heart failure and chronic obstructive pulmonary disease: findings from Heart Failure and A Controlled Trial Investigating Outcomes of Exercise TraiNing (heart failure-ACTION). Am Heart J, 2013, 165: 193-199.
46. Cormican LJ, Williams A. Sleep disordered breathing and its treatment in congestive heart failure. Heart, 2005, 91: 1265-1270.
47. Ferrier K, Campbell A, Yee B, et al. Sleep-disordered breathing occurs frequently in stable outpatients with congestive heart failure. Chest, 2005, 128: 2116-2122.
48. Sin DD, Logan AG, Fitzgerald FS, et al. Effects of continuous positive airway pressure on cardiovascular outcomes in heart failure patients with and without Cheyne-Stokes respiration. Circulation, 2000, 102: 61-66.
49. Arzt M, Floras JS, Logan AG, et al. Suppression of central sleep apnea by continuous positive airway pressure and transplant-free survival in heart failure: a post hoc analysis of the Canadian Continuous Positive Airway Pressure for Patients with Central Sleep Apnea and Heart Failure Trial (CANPAP). Circulation, 2007, 115(25): 3173-3180.
50. Cowie MR, Woehrle H, Wegscheider K, et al. Adaptive servo-ventilation for central sleep apnea in systolic heart failure. N Engl J Med, 2015, 373: 1095-1105.
51. Woehrle H, Cowie MR, Eulenburg C, et al. Adaptive servo ventilation for central sleep apnoea in heart failure: SERVE-HF on-treatment analysis. Eur Respir J, 2017, 50(2). pii: 1601692.
52. Konstam V, Moser DK, De Jong MJ. Depression and anxiety in heart failure. J Card Fail, 2005, 11: 455-463.
53. Kessler RC, Berglund P, Demler O, et al. The epidemiology of major depressive disorder: results from the National Comorbidity Survey Replication (NCS-R). JAMA, 2003, 289: 3095-3105.
54. Muller-Tasch T, Frankenstein L, Holzapfel N, et al. Panic disorder in patients with chronic heart failure. J Psychosom Res, 2008, 64: 299-303.
55. Easton K, Coventry P, Lovell K, et al. Prevalence and measurement of anxiety in samples of patients with heart failure: meta-analysis. J Cardiovasc Nurs, 2016, 31: 367-379.
56. Work Group on Panic Disorder, Steering Committee on Practice Guidelines. Practice guideline for the treatment of patients with panic disorder.

2009.

57. Work Group on Major Depressive Disorder, Independent Review Panel. Practice guideline for the treatment of patients with major depressive disorder (revision). American Psychiatric Association. Am J Psychiatry, 2000, 157 (4 Suppl): 1-45.
58. Jacob S, Sebastian JC, Abraham G. Depression and congestive heart failure: are antidepressants underutilized? Eur J Heart Fail, 2003, 5: 399-400.

心力衰竭合并心房颤动的处理

心力衰竭(heart failure,HF)和心房颤动(房颤)之间存在着复杂而密切的相互关系,其中一个可以使另一个变得易感、严重而复杂[1]。两者之间存在许多共同的危险因素,如肥胖、高血压、糖尿病、冠状动脉性心脏病和阻塞性睡眠呼吸暂停综合征等[2];而房颤又是 HF 的危险因素[3]。此外,无论射血分数降低与否,HF 患者均比一般人群更容易发生房颤,且 HF 患者的房颤患病率与 NYHA 分级密切相关——从 NYHA Ⅰ级的 4% 至 NYHA Ⅳ级的 40%[4]。房颤可加重 HF 患者症状,并增加 HF 患者死亡率,尤其是房颤发病后一年[5-7];而 HF 恶化又可促进房颤的快速心室反应,进一步加重 HF 并形成恶性循环,同时还会促进房颤向永久性发展。因此,HF 合并房颤的患者是一类需要特殊关注的人群,其临床管理具有特殊性和复杂性,主要目标是控制症状和预防血栓栓塞事件。

一、病理生理学

HF 和房颤可通过心率、纤维化和神经内分泌等因素相互作用。HF 导致房颤的机制尚不完全清楚,总体上说,HF 患者的心房存在组织结构重构、离子通道重构和纤维化基质,前者利于触发活动,后者则易于形成折返。一方面,HF 患者 I_{to}、I_{Ca} 和 I_{Ks} 减少,而 I_{NCX} 增加,这将导致钙超载和心房动作电位时程延长,进而增加延迟后除极风险[3];另一方面,HF 诱发心房纤维化,干扰局部传导但不改变有效不应期,为折返创造了条件[3,8],同时增加房颤患者的栓塞风险。

心房纤维化有赖于肾素 - 血管紧张素 - 醛固酮系统(renin-angiotensin-aldosterone system,RAAS)的激活[3],其中血管紧张素Ⅱ(angiotensin Ⅱ,Ang Ⅱ)可通过丝裂原活化蛋白激酶途径(mitogen-activated protein kinase pathways)诱导心肌细胞凋亡和纤维化[9];Ang Ⅱ还通过烟酰胺腺嘌呤二核苷酸磷酸氧化酶(特别是钙调蛋白依赖性蛋白激酶Ⅱ的氧化)诱导窦房结的氧化变性,导致窦房结功能障碍,进而影响正常脉冲的形成和传播[10]。因此,RAAS 抑制剂在 HF 患者房颤的一级预防中有效。另一方面,房颤及相关的快速心室反应会进一步导致心脏收缩和舒张功能障碍(心律失常性心肌病),从而加重 HF 和心房重塑,形成恶性循环[11]。因此,HF 合并房颤的管理不仅包括二者的标准化规范治疗,而且需要对基础病因、基本疾病和危险因素进行协调管控。

二、室率控制策略

在合并房颤的 HF 患者中,室率控制策略与节律控制策略(联合电复律与药物)的心血管死亡率无差异[12],两者均可改善患者的 LVEF 和心功能。从成本效益的角度考虑,室率控制可能更适合于初诊患者[13],尤其是房颤病史不清且此前未正规抗凝的患者。当然,目前尚无数据比较 CRT 患者的药物节律控制策略和室率控制策略,正在进行的临床试验有望回答这一问题[14]。

对于目标心率,ACC/AHA/HRS(美国心脏病学会 / 美国心脏协会 / 美国心律学会)、ESC(欧洲心脏病学会)和 CCS(加拿大心血管病学会)最近将 110 次 / 分设定为优化的目标心室率[15],其中 ACC/AHA/ARS 指南遵循更为严格的 80 次 / 分目标心率。在药物选择方面,β 受体阻滞剂和非二氢吡啶类钙通道阻滞剂是一线药物;此外,ESC 指南还推荐地高辛作为一线药物。对于应用一线药物达最大耐受剂量仍不能达到目标心率的患者,可考虑启用二线药物胺碘酮来控制心室率,或在审慎评估后采用房室结 / 交界区消融联合永久性心室起搏策略。

值得注意的是,由于钙通道阻滞剂具有潜在负性肌力作用,ESC 不推荐将其用于 HF 患者房颤的慢性治疗[16]。地高辛可能增加房颤患者的死亡风险[17],但这一风险在合并 HF 的患者群中要低于没有 HF 的患者[18]。此外,对于 HF 伴房颤的患者,β 受体阻滞剂的应用也存在一定争议。一方面,β 受体阻滞剂可改善 LVEF，其剂量与患者预后直接相关[19]；且在八旬老人中，当 β 受体阻滞剂剂量滴定至静息心率 <75 次 / 分时，HF 伴房颤患者的死亡率与窦性心窦患者相当，而静息心率≤65 次 / 分患者的 5 年全因死亡率会进一步降低[20]。另一方面，多项研究也显示，附加 β 受体阻滞剂治疗后，房颤患者死亡率和 HF 住院次数并没有显著改善[21-23]。

综上所述，如果从经济层面考虑，可首先尝试对 HF 伴有房颤的患者实施室率控制，看看 HF 和 EF 是否有所改善；同时，鉴于导管消融在阵发性和部分持续性房颤患者中的优势，室率控制策略可能更倾向于那些合并长程持续性或永久性房颤的 HF 患者。如果没有禁忌，β 受体阻滞剂应作为首选药物，可辅以地高辛，但慎用非二氢吡啶类钙拮抗剂（如地尔硫䓬）。

三、节律控制策略

尽管目前尚不确定节律控制策略是否更优于室率控制策略[2,7]，但从病理生理学角度看，窦性心律者具有更好的心房泵功能，有助于改善心室舒张期充盈；其心室率通常也低于房颤患者，并且易于控制，因此节律控制似乎更具优势，窦性心律者生活质量和 LVEF 改善更为明显[24]；鉴于伴有快速心室反应的房颤可能是 HF 的可逆原因，故在房颤伴快速心室率的患者出现新检测到的 HF 时，应推定患者可能出现了室率相关性心肌病——“心房颤动性心肌病”，或者说房颤会加重原有的 HF。因此对于因房颤而发生 HF 的患者，推荐采取节律控制策略[4,16]。从循证角度看，尽管房颤 FIRM 和 RACE 研究显示两种策略有相同的预后，但无论药物还是电复律，均不能实现完全的窦律控制，且抗心律失常药物的不良反应削减了节律控制的益处[25]。对 RACE 研究的分析表明，尽管节律控制并不明确优于室率控制，但节律控制组心血管死亡、出血和 HF 住院率均较低[26]。

节律控制策略的通常做法是启动胺碘酮，然后在充分抗凝 3 周至 1 个月后安排心脏复律（药物或电复律），复律前采用经食道超声心动图（transesophageal echocardiography，TEE）检查有助于明确是否存在心房内血栓，提高复律安全性；对于持续时间小于 48 小时的房颤，可考虑在 TEE 证实无心房血栓的情况下即刻复律。胺碘酮既能有效控制心室率，又能有效转复窦性心律，且具有较低的致心律失常风险，是合并 HF 患者房颤节律控制的首选药物，但其长期应用的心血管外副作用明显。决奈达隆具有较高的窦性心律维持率，且摒除了胺碘酮的碘相关不良反应，但禁用于 NYHA Ⅲ~Ⅳ级 HF 患者、此前 4 周内 HF 失代偿性发作的房颤患者或是永久性房颤患者，因为决奈达隆会导致上述人群的全因死亡率和 HF 恶化率增加[27]。故当前指南推荐决奈达隆用于无 ACS 和 HF 患者射频消融术后窦性心律的维持。雷诺嗪最初作为一种抗心绞痛药物而开发，但它还能抑制 I_{NaL}、I_{Na} 和 I_{Kr} 电流[28]，导致房颤时心房率降低[29]。在高剂量单药应用于无 HF 患者时，雷诺嗪可减少心脏复律后房颤的复发次数[30]，但在 HF 患者中应用还需要进一步积累数据。维那卡兰（Vernakalant）是一种具有心房选择性的新型钾电流抑制剂，在无明确结构异常的患者中可安全有效地终止房颤发作，且疗效已经真实临床世界证实[31]；但由于维那卡兰在 HF 患者中的作用尚未完全确定，故目前对于轻度 HF 患者，建议谨慎使用，而对于中度或重度 HF 患者则不建议使用[32,33]。伊伐布雷定可通过降低窦房结 P 细胞放电率而降低心率，从而改善 HF 患者的心血管死亡率、住院率、LVEF 和生活质量[34]。研究表明，伊伐布雷定还可降低房颤诱导能力，有助于窦性心律的维持，并能够协同控制心室率[35,36]；鉴于其在 HF 和房颤患者中的真正影响还有待确定，目前指南和药厂的说明书推荐必须先用最大耐受量 β 受体阻滞剂将心率降至 80 次 / 分左右，再使用伊伐布雷定，后者只对窦房结的 P 细胞起抑制作用。故目前还只适用于 β 受体阻滞剂无效且窦性心律较快的 HF 患者。

随着技术的进步成熟，导管消融术后的窦性心律维持率明显优于药物，且术后无需常规抗心律失常药物维持，因此成为症状性阵发性房颤患者的Ⅰ类推荐和持续性房颤患者的Ⅱa 类推荐[16]。CASTLE- 房颤试验旨在评估基于导管射频消融与常规策略治疗 HF 合并房颤患者有效性，主要复合终点是全因死亡率和因 HF 恶化的计划外住院率，随访 37.8 个月，消融组主要终点发生率明显低于对照组（分别为 28.5% 和 44.6%）[37]。荟萃分析显示，房颤导管消融在改善 LVEF、心功能和生活质量方面优于室率控制[38]。一项纳入 203 例持续性房颤伴 HF 患者的研究比较了导管消融术与胺碘酮的疗效，结果显示导管消融术在减少房颤复发（两者无复发率分别为 70% 和 34%）、降低非预期住院率（分别为 31% 和 57%）和死亡率（分别为 8% 和 18%）方面，均优于胺碘酮[39]，提示导管消融术有望更充分体现节律控制策略的优势。新近研究显示，导管消融术还与心室和心房大小的减少有关，特别是那些没有严重心室纤维化的患者[40]。

四、抗凝治疗

对于房颤患者，指南建议使用 CHA2DS2-VASc 和 HAS-BLED 评分评估患者的血栓栓塞事件和出血事件风险[16]。事实上，无论是否存在房颤，CHA2DS2-VASc 评分均与血栓栓塞事件和死亡风险增加相关。HF 本身又是房颤患者发生血栓栓塞事件的一个风险因素，使 HF 合并房颤的患者的 CHA_2DS_2-VASc 评分至少为 1 分，目前的指南建议对房颤患者进行抗凝治疗，使用华法林或新型口服抗凝剂均可，尤其是利伐沙班。如果 CHA_2DS_2-VASc 评分为 1，则还可以考虑应用阿司匹林，但男性患者首选抗凝治疗。对于卒中风险高的患者和长期口服抗凝治疗的禁忌证，可考虑经皮左心耳封堵术[41]。

五、器械治疗

对于 LVEF≤35% 伴有心室内传导阻滞（QRS 时限≥120ms）且预期寿命≥1 年的 HF 患者，如接受了≥3 个月指南指导的药物治疗，NYHA 功能分级仍为Ⅲ / Ⅳ级，则推荐进行心脏再同步化治疗（cardiac resynchronization therapy，CRT）[42]。根据心脏重塑的可逆性，可将 CRT 患者分为应答者或无应答者[7,43]。MADIT-CRT 研究显示，与没有接受 CRT 的患者相比，CRT 应答者的房性快速性心律失常风险降低了 53%[44]。目前认为，反向心房重构是 CRT 对抗房性心律失常的原因[45]——通过二尖瓣和心室血流动力学的改善，继而使心房血流动力学和心房舒张功能得到改善。此外，对于已经存在房颤的 HF 患者，如果具备 CRT 指征，则其也能从 CRT 中获益：在 CRT 置入后，近 10% 具有永久性房颤的 HF 患者转变为窦性心律[46]。事实上，HF 伴持续性房颤患者在接受 CRT 后，房颤持续时间较其接受 CRT 前降低 6.5 倍，特别是那些 CRT 应答者[47]；而对于伴有阵发性房颤的 HF 患者，CRT 置入后，房颤发作的室率和时间均降低[48]。与此同时，房颤合并中度 - 重度 HF 的患者在接受 CRT 后，主要心血管事件死亡率或意外住院风险均降低[49]。由此可见，CRT 似乎更适于伴有房颤的 HF 患者，但在未达到 CRT 标准的 HF 患者中，这一获益尚待确定。

六、神经激素治疗

从病理生理角度看，RAAS 在 HF 患者房颤易感性和持续性上发挥重要作用，应用血管紧张素转换酶抑制剂或血管紧张素受体阻滞剂不但可以改善射血分数降低的 HF 患者心室重塑和预后，而且可以降低患者新发房颤风险[50]。SOLVD 研究显示，接受依那普利的 HF 患者发生房颤的风险仅为未接受依那普利治疗患者的 20%[51]。Val-HeFT 研究显示，缬沙坦可将 HF 患者的房颤风险降低 37%[52]；同时，坎地沙坦也可以预防房颤发展[53]。血管紧张素Ⅱ抑制剂的这种保护作用在不同种族群体中持续存在[6]。此外，醛固酮受体拮抗剂似乎也有利于 HF 患者房颤的上游治疗，如依普利酮有助于房颤的一级预防[54]，接受心脏手术的 HF 患者可能从醛固酮拮抗剂中获益[55]，但该领域需要进一步研究。

综上所述，由于 HF 可引起心房重构，同时房颤又可进一步降低心功能，因此房颤常常与 HF 共存并相互影响、相互恶化，增加 HF 住院率和死亡风险。因此，临床医生在重视 HF 规范化管理的同时，应有意识对房颤加以预防，并对合并出现的房颤进行优化管理。抗凝、节律控制和室率控制仍然是房颤管理的基石。然而，鉴于窦性心律对于 HF 患者室率控制和心房泵功能改善的重要意义，以及预期导管消融术更高的窦性心律维持率，基于导管消融术的节律控制策略对于房颤合并 HF 患者的管理更具优势，不过这一获益似乎只限于阵发性和部分持续性房颤患者；对于无法转复窦性心律的患者，仍需应用药物进行室率控制，同时应重视抗凝管理。华法林依旧是现阶段我国广大基层患者使用的基石用药，而利伐沙班在更多降价后也将是优选药物之一。此外，对于具有 CRT 指征的患者，CRT 不仅可以改善心功能，而且可以减少房颤负荷，可作为药物治疗的重要补充。最后，鉴于 RAAS 在 HF 与房颤交互作用中的重要意义，RAAS 抑制是 HF 合并房颤患者的一个很有前途的研究领域和治疗方向，因为它能够提供病理生理层面的获益。

（李洪仕　万征）

参考文献

1. Lip GY, Heinzel FR, Gaita F, et al. European Heart Rhythm Association/Heart Failure Association joint consensus document on arrhythmias in heart failure, endorsed by the Heart Rhythm Society and the Asia Pacific Heart Rhythm Society. Europace, 2016, 18(1): 12-36.
2. Rose-Jones LJ, Bode WD, Gehi AK. Current approaches to antiarrhythmic therapy in heart failure. Heart Fail Clin, 2014, 10(4): 635-652.
3. Staerk L, Sherer JA, Ko D, et al. Atrial Fibrillation: Epidemiology, Pathophysiology, and Clinical Outcomes. Circ Res, 2017, 120(9): 1501-1517.
4. Yancy CW, Jessup M, Bozkurt B, et al. 2013 ACCF/AHA guideline for the management of heart failure: a report of the American College of Cardiology Foundation/American Heart Association Task Force on practice guidelines. Circulation, 2013, 128(16): e240-e327.
5. Ozieranski K, Kaplon-Cieslicka A, Peller M, et al. Clinical characteristics and predictors of one-year outcome of heart failure patients with atrial fibrillation compared to heart failure patients in sinus rhythm. Kardiol Pol, 2016, 74(3): 251-261.
6. Yamauchi T, Sakata Y, Miura M, et al. Prognostic Impact of New-Onset Atrial Fibrillation in Patients With Chronic Heart Failure - A Report From the CHART-2 Study. Circ J, 2016, 80(1): 157-167.
7. Mene-Afejuku TO, L ó pez PD, Akinlonu A, et al. Atrial Fibrillation in Patients with Heart Failure: Current State and Future Directions. Am J Cardiovasc Drugs, 2018.
8. Lee KW, Everett TT, Rahmutula D, et al. Pirfenidone prevents the development of a vulnerable substrate for atrial fibrillation in a canine model of heart failure. Circulation, 2006, 114(16): 1703-1712.
9. Cardin S, Li D, Thorin-Trescases N, et al. Evolution of the atrial fibrillation substrate in experimental congestive heart failure: angiotensin-dependent and -independent pathways. Cardiovasc Res, 2003, 60(2): 315-325.
10. Swaminathan PD, Purohit A, Soni S, et al. Oxidized CaMKII causes cardiac sinus node dysfunction in mice. J Clin Invest, 2011, 121(8): 3277-3288.
11. Seiler J, Stevenson WG. Atrial fibrillation in congestive heart failure. Cardiol Rev, 2010, 18(1): 38-50.
12. Roy D, Talajic M, Nattel S, et al. Rhythm control versus rate control for atrial fibrillation and heart failure. N Engl J Med, 2008, 358(25): 2667-2677.
13. Perez A, Touchette DR, DiDomenico RJ, et al. Comparison of rate control versus rhythm control for management of atrial fibrillation in patients with coexisting heart failure: a cost-effectiveness analysis. Pharmacotherapy, 2011, 31(6): 552-565.
14. Ciszewski J, Maciag A, Kowalik I, et al. Comparison of the rhythm control treatment strategy versus the rate control strategy in patients with permanent or long-standing persistent atrial fibrillation and heart failure treated with cardiac resynchronization therapy - a pilot study of Cardiac Resynchronization in Atrial Fibrillation Trial (Pilot-CRAfT): study protocol for a randomized controlled trial. Trials, 2014, 15: 386.
15. Andrade JG, Macle L, Nattel S, et al. Contemporary Atrial Fibrillation Management: A Comparison of the Current AHA/ACC/HRS, CCS, and ESC Guidelines. Can J Cardiol, 2017, 33(8): 965-976.
16. Kirchhof P, Benussi S, Kotecha D, et al. 2016 ESC Guidelines for the management of atrial fibrillation developed in collaboration with EACTS. Eur Heart J, 2016, 37(38): 2893-2962.
17. Zeng WT, Liu ZH, Li ZY, et al. Digoxin Use and Adverse Outcomes in Patients With Atrial Fibrillation. Medicine (Baltimore), 2016, 95(12): e2949.
18. Qureshi W, O'Neal WT, Soliman EZ, et al. Systematic review and meta-analysis of mortality and digoxin use in atrial fibrillation. Cardiol J, 2016, 23(3): 333-343.
19. Kato N, Kinugawa K, Teruhiko I, et al. Differential impacts of achieved heart rate and achieved dose of beta-blocker on clinical outcomes in heart failure with and without atrial fibrillation. Int J Cardiol, 2014, 173(2): 331-333.
20. Barywani S, Petzold M. Prognostic impact of heart rate in elderly with systolic heart failure and concomitant atrial fibrillation. Scand Cardiovasc J, 2017, 51(4): 190-196.
21. Kotecha D, Holmes J, Krum H, et al. Efficacy of beta blockers in patients with heart failure plus atrial fibrillation: an individual-patient data meta-analysis. Lancet, 2014, 384(9961): 2235-2243.
22. Miller RJ, Howlett JG, Chiu MH, et al. Relationships among achieved heart rate, beta-blocker dose and long-term outcomes in patients with heart failure with atrial fibrillation. Open Heart, 2016, 3(2): e520.
23. Cleland J, Bunting KV, Flather MD, et al. Beta-blockers for heart failure with reduced, mid-range, and preserved ejection fraction: an individual patient-level analysis of double-blind randomized trials. Eur Heart J, 2018, 39(1): 26-35.
24. Shelton RJ, Clark AL, Goode K, et al. A randomised, controlled study of rate versus rhythm control in patients with chronic atrial fibrillation and heart failure: (CAFE- Ⅱ Study). Heart, 2009, 95(11): 924-930.
25. Mamas MA, Caldwell JC, Chacko S, et al. A meta-analysis of the prognostic significance of atrial fibrillation in chronic heart failure. Eur J Heart Fail, 2009, 11(7): 676-683.
26. Hagens VE, Crijns HJ, Van Veldhuisen DJ, et al. Rate control versus rhythm control for patients with persistent atrial fibrillation with mild to moderate heart failure: results from the RAte Control versus Electrical cardioversion (RACE) study. Am Heart J, 2005, 149(6): 1106-1111.
27. Kober L, Torp-Pedersen C, McMurray JJ, et al. Increased mortality after dronedarone therapy for severe heart failure. N Engl J Med, 2008, 358(25):

2678-2687.

28. Gupta T, Khera S, Kolte D, et al. Antiarrhythmic properties of ranolazine: A review of the current evidence. Int J Cardiol, 2015, 187: 66-74.
29. Black-Maier EW, Pokorney SD, Barnett AS, et al. Ranolazine reduces atrial fibrillatory wave frequency. Europace, 2017, 19(7): 1096-1100.
30. De Ferrari GM, Maier LS, Mont L, et al. Ranolazine in the treatment of atrial fibrillation: Results of the dose-ranging RAFFAELLO (Ranolazine in Atrial Fibrillation Following An ELectricaL CardiOversion) study. Heart Rhythm, 2015, 12(5): 872-878.
31. Cosin-Sales J, Loscos A, Peiro A, et al. Real-world Data on the Efficacy of Vernakalant for Pharmacological Cardioversion in Patients With Recent-onset Atrial Fibrillation. Rev Esp Cardiol (Engl Ed), 2016, 69(6): 619-620.
32. Camm AJ, Lip GY, De Caterina R, et al. 2012 focused update of the ESC Guidelines for the management of atrial fibrillation: an update of the 2010 ESC Guidelines for the management of atrial fibrillation. Developed with the special contribution of the European Heart Rhythm Association. Eur Heart J, 2012, 33(21): 2719-2747.
33. Savelieva I, Graydon R, Camm AJ. Pharmacological cardioversion of atrial fibrillation with vernakalant: evidence in support of the ESC Guidelines. Europace, 2014, 16(2): 162-173.
34. Borer JS, Deedwania PC, Kim JB, et al. Benefits of Heart Rate Slowing With Ivabradine in Patients With Systolic Heart Failure and Coronary Artery Disease. Am J Cardiol, 2016, 118(12): 1948-1953.
35. Turley SL, Francis KE, Lowe DK, et al. Emerging role of ivabradine for rate control in atrial fibrillation. Ther Adv Cardiovasc Dis, 2016, 10(6): 348-352.
36. Frommeyer G, Sterneberg M, Dechering DG, et al. Effective suppression of atrial fibrillation by ivabradine: Novel target for an established drug? Int J Cardiol, 2017, 236: 237-243.
37. Marrouche NF, Brachmann J. Catheter ablation versus standard conventional treatment in patients with left ventricular dysfunction and atrial fibrillation (CASTLE-AF) - study design. Pacing Clin Electrophysiol, 2009, 32(8): 987-994.
38. Al HS, Qintar M, Hussein A, et al. Catheter Ablation for Atrial Fibrillation in Heart Failure Patients: A Meta-Analysis of Randomized Controlled Trials. JACC Clin Electrophysiol, 2015, 1(3): 200-209.
39. Di Biase L, Mohanty P, Mohanty S, et al. Ablation Versus Amiodarone for Treatment of Persistent Atrial Fibrillation in Patients With Congestive Heart Failure and an Implanted Device: Results From the AATAC Multicenter Randomized Trial. Circulation, 2016, 133(17): 1637-1644.
40. Prabhu S, Taylor AJ, Costello BT, et al. Catheter Ablation Versus Medical Rate Control in Atrial Fibrillation and Systolic Dysfunction: The CAMERA-MRI Study. J Am Coll Cardiol, 2017, 70(16): 1949-1961.
41. Andrade JG, Macle L, Nattel S, et al. Contemporary Atrial Fibrillation Management: A Comparison of the Current AHA/ACC/HRS, CCS, and ESC Guidelines. Can J Cardiol, 2017, 33(8): 965-976.
42. Priori SG, Blomstrom-Lundqvist C, Mazzanti A, et al. 2015 ESC Guidelines for the management of patients with ventricular arrhythmias and the prevention of sudden cardiac death: The Task Force for the Management of Patients with Ventricular Arrhythmias and the Prevention of Sudden Cardiac Death of the European Society of Cardiology (ESC). Endorsed by: Association for European Paediatric and Congenital Cardiology (AEPC). Eur Heart J, 2015, 36(41): 2793-2867.
43. Grimaldi A, Gorodeski EZ, Rickard J. Optimizing Cardiac Resynchronization Therapy: an Update on New Insights and Advancements. Curr Heart Fail Rep, 2018, 15(3): 156-160.
44. Brenyo A, Link MS, Barsheshet A, et al. Cardiac resynchronization therapy reduces left atrial volume and the risk of atrial tachyarrhythmias in MADIT-CRT (Multicenter Automatic Defibrillator Implantation Trial with Cardiac Resynchronization Therapy). J Am Coll Cardiol, 2011, 58(16): 1682-1689.
45. Hess PL, Jackson KP, Hasselblad V, et al. Is cardiac resynchronization therapy an antiarrhythmic therapy for atrial fibrillation? A systematic review and meta-analysis. Curr Cardiol Rep, 2013, 15(2): 330.
46. Gasparini M, Steinberg JS, Arshad A, et al. Resumption of sinus rhythm in patients with heart failure and permanent atrial fibrillation undergoing cardiac resynchronization therapy: a longitudinal observational study. Eur Heart J, 2010, 31(8): 976-983.
47. Lellouche N, De Diego C, Vaseghi M, et al. Cardiac resynchronization therapy response is associated with shorter duration of atrial fibrillation. Pacing Clin Electrophysiol, 2007, 30(11): 1363-1368.
48. Hugl B, Bruns HJ, Unterberg-Buchwald C, et al. Atrial fibrillation burden during the post-implant period after crt using device-based diagnostics. J Cardiovasc Electrophysiol, 2006, 17(8): 813-817.
49. Hoppe UC, Casares JM, Eiskjaer H, et al. Effect of cardiac resynchronization on the incidence of atrial fibrillation in patients with severe heart failure. Circulation, 2006, 114(1): 18-25.
50. Schneider MP, Hua TA, Bohm M, et al. Prevention of atrial fibrillation by Renin-Angiotensin system inhibition a meta-analysis. J Am Coll Cardiol, 2010, 55(21): 2299-2307.
51. Vermes E, Tardif JC, Bourassa MG, et al. Enalapril decreases the incidence of atrial fibrillation in patients with left ventricular dysfunction: insight from the Studies Of Left Ventricular Dysfunction (SOLVD) trials. Circulation, 2003, 107(23): 2926-2931.
52. Maggioni AP, Latini R, Carson PE, et al. Valsartan reduces the incidence of atrial fibrillation in patients with heart failure: results from the Valsartan Heart Failure Trial (Val-HeFT). Am Heart J, 2005, 149(3): 548-557.

53. Kumagai K, Nakashima H, Urata H, et al. Effects of angiotensin Ⅱ type 1 receptor antagonist on electrical and structural remodeling in atrial fibrillation. J Am Coll Cardiol, 2003, 41 (12): 2197-2204.

54. Swedberg K, Zannad F, McMurray JJ, et al. Eplerenone and atrial fibrillation in mild systolic heart failure: results from the EMPHASIS-HF (Eplerenone in Mild Patients Hospitalization And SurvIval Study in Heart Failure) study. J Am Coll Cardiol, 2012, 59 (18): 1598-1603.

55. Simopoulos V, Tagarakis G, Hatziefthimiou A, et al. Effectiveness of aldosterone antagonists for preventing atrial fibrillation after cardiac surgery in patients with systolic heart failure: a retrospective study. Clin Res Cardiol, 2015, 104 (1): 31-37.

缺血性心肌病临床再认识

一、缺血性心肌病的概念

缺血性心肌病(ischemic cardiomyopathy,ICM)的概念由 Burch 等于 1970 年首次提出的,指一种由长期、严重的冠状动脉狭窄引发的严重心肌缺血所致的弥漫性心脏扩大、心功能障碍及心力衰竭的临床疾病。文献所见的缺血性心肌病、缺血性心肌硬化、缺血性心力衰竭的描述通常都是同一个概念。

其主要病理及病理生理学特征是反复、长期心肌缺血、心肌坏死或梗死,心肌纤维化,心肌冬眠,最终心脏扩大(伴或不伴室壁瘤,伴或不伴二尖瓣反流)。

缺血性心肌病的临床表现可见以下三种形式。曾有明确的心肌梗死病史,之后心肌重构,没有明确的心肌梗死病史,但有反复心肌缺血的表现和证据,继而心力衰竭;没有心肌缺血症状或证据,以左室功能异常或心力衰竭为首发表现。后者也常被认为是经典的缺血性心肌病,需与其他原因引起的心脏扩大、心力衰竭[本文以扩张型心肌病(dilated cardiomyopathy,DCM)作为代表]相鉴别。

二、ICM 的诊断

目前对 ICM 的概念是统一的,但并没有一致认可的准确的诊断方法。虽然冠状动脉造影可提供精确的冠状动脉病变情况,但冠状动脉病变程度只是解剖异常,是否引起其供血区域心肌缺血继而导致 ICM 却很复杂,难以确定。

1998 年出版的 *Hurst's the Heart* 对 ICM 的诊断要求是:左室心腔明显扩大,节段或弥漫性收缩活动异常,一支主要冠状动脉狭窄 >70% 以上,并排除其他心脏病。这个诊断条件有些宽松,仅右冠状动脉狭窄 >70% 伴左室扩大者就诊断为 ICM 似不甚合理。

2002 年,Felker 等提出一个相对量化的标准,比上述的标准相对严格、详细。Felker 的诊断标准包括病人存在左室扩大和收缩功能下降,且有心肌梗死史或血运重建史;主干或前降支近端存在 >75% 狭窄;2 支或 2 支以上心表冠状动脉存在 >75% 狭窄。虽然这个诊断标准提高了诊断的准确性,但还是只考虑血管解剖异常,没有考虑功能异常。也没有考虑弥漫性狭窄病变对血供的影响,以及多种疾病并存的情况,仍然是一个比较笼统的诊断标准。

即使在被视为心脏病学界的“圣经”的 *Heart Disease*(Bruanwald 主编,第 9 版)中,对 ICM 诊断也只采取了精确描述轮廓,但没有具体标准的策略。其对 ICM 诊断的描述是应有心力衰竭的临床表现(体、肺循环压力增加,体液潴留,BNP 升高等);左心室扩大,收缩功能下降的证据,以及可解释的相应的冠状动脉狭窄和可参照的病史提示。

传统的辅助检查(心超和核素)在诊断 ICM 方面也有不足,尤其难以与 DCM 相鉴别,包括负荷的心脏影像学检查。在心腔形态和大小、室壁运动形式(包括负荷时)、充盈缺损分布等方面,在这两种疾病中均有较大的重叠,难以鉴别。如前所述,即使冠状动脉造影也不能区分。

新型的心脏影像检查,如磁共振在鉴别 ICM 和 DCM 方面尤其独特优势。ICM 心肌坏死主要分布在心内膜,并与对应的冠状动脉病变在解剖和功能上相关;而 DCM 心肌坏死的分布主要在心脏中膜或外膜,与冠状动脉病变的关系不确定。但部分病例(ICM 和 DCM 均有)两种坏死模式可混合存在,仍难以对这两种疾病进行鉴别。

由此可见,ICM 的诊断及与 DCM 鉴别诊断要结合临床,通过分析各种辅助检查结果进行综合判断。

三、ICM 与 DCM 的临床问题

以往 DCM 很早进展为心力衰竭，预后差。但随着寿命延长和心力衰竭治疗的进步，DCM 的预后明显改善。而健康意识、医疗保障水平、检查提前和水平等情况的改善，再加上冠心病年轻化，DCM 合并冠状动脉粥样硬化的概率会明显提高。

除去可以明确诊断 ICM 或 DCM 的病例，临床遇到心脏扩大、心力衰竭同时存在冠状动脉狭窄的病例时，要仔细分析同时存在的冠状动脉狭窄扮演了什么角色？是一个孤立存在的“旁观者”？即此病变没有造成心肌缺血，没有参与患者心力衰竭的发生和发展，不是心力衰竭的病因；或者是一个“协同罪犯”，它在 DCM 的基础上又增加了心肌缺血，使患者的病情加重；或者所见到的冠状动脉病变的确是造成患者心脏扩大、心力衰竭的原因。

在进行血运重建之前，应该先确定狭窄的冠状动脉病变与心脏扩大、心力衰竭的关系，以及血运重建是否有益。负荷的影像学检查(心超、核素、PET-CT、MRI)可以提供缺血与冠状动脉病变的关系、缺血范围、存活心肌多少等重要的信息，在仔细地分析检查结果和临床情况之后再决定是否需要血运重建、如何进行血运重建及是否还有其他治疗方法。在导管室，则应对狭窄的冠状动脉进行 FFR 等功能学检查。明确病变是“旁观者”还是“协同罪犯”；抑或就是造成 ICM 病因。对“旁观者”病变干预，或对供血范围小的“协同罪犯”病变干预并不能改善临床表现，更谈不上改善预后。而对供血范围较大的“协同罪犯”病变的干预可能会改善临床表现，甚至部分预后。不问青红皂白，看见冠状动脉有狭窄就诊断为 ICM 而进行血运重建的做法是十分不可取的。

四、小　　结

ICM 与 DCM 之间的关系并不容易理清，但在临床上又必须理清。随着医学发展和认知的提高，“一元论”解释疾病发生发展的观点并不符合自然规律，一种临床表象往往会有多种病因作祟。找到这些共同致病的因素，分别确定各个因素对疾病作用的程度，区分主次，逐个给予相应的治疗才是精准医学之道。

（魏盟）

如何提高 CRT 的有效性

心脏再同步治疗(CRT)的临床应用已逾二十年,作为慢性心力衰竭(心衰)器械治疗最重要的手段之一,其在减轻心衰症状、提高患者生活质量、降低心衰再住院率及病死率等方面的显著疗效,业已得到证实。作为拥有最大心衰现患人群的发展中国家,近年来我国的 CRT 装置植入量逐年增加,但是近 30% 的治疗无反应率,仍是限制该技术在国内推广与普及的重要原因。因此,如何提高 CRT 的有效性,从而实现心衰患者的最大获益,是当前亟待解决的关键问题。

一、CRT 的有效性判定需要统一标准

心衰患者植入 CRT 后怎样的获益才应被认定为有效,是心衰症状的减轻、生活质量的提高? 是收缩功能的改善、心室的逆重塑? 还是心衰住院率、病死率的降低? 目前学界并无统一的规定。临床研究与临床实践中的判定标准也存在差异。因此,制定统一的疗效评价标准是衡量 CRT 有效性的前提。

评价 CRT 疗效的指标众多,总体可分为心功能与生活质量指标、心室逆重塑指标与心血管事件指标。MUSTIC、MIRACLE、PATH-CHF 等早期临床研究中,采用 NYHA 心功能分级、生活质量评分、6 分钟步行距离及峰值氧耗量的变化来评价 CRT 疗效,鉴于功能性指标的变化在术后出现较早,也容易反映出干预组与对照组间的差异,但这类软终点的可靠性不高,可能会高估 CRT 的真实疗效。COMPANION、CARE-HF 等研究以全因死亡率或因心血管事件住院率为主要终点,尽管全因死亡率不可避免的包含了与 CRT 治疗无关的事件,却仍是评价 CRT 疗效最无偏的指标,而因心血管事件住院率则有助于评估植入者的心衰状态。正是硬终点的获益推动 CRT 的适应证实现“三级跳”,成为心衰治疗的一线手段。然而,采用硬终点的随机对照研究样本量大,研究周期长,临床上更倾向采用替代终点来评估 CRT 疗效。因为心衰进展的本质是心室重塑,以超声心动技术为代表的心脏影像学方法可以准确评估心室逆重塑的程度,且与硬终点密切相关,因此被广泛应用于临床实践。

值得注意的是,统一的疗效判定标准并非固化的单一指标。PROSPECT 等研究明确指出临床有效与超声有效间存在差异,因此,临床制定判定标准时应充分考虑特定人群特性,如对于终末期的重度心衰患者,症状与生活质量的改善应是首要考量,其次是减少的心衰住院频率与周期,尽可能延长患者生存期,而显著的心室逆重塑有时难以实现。

二、术前筛选合适的患者

术前严格按照适应证筛选植入人群是保证 CRT 获益的重要方式。植入前应当排除导致心衰的可逆性病因,如心肌缺血、原发性瓣膜病变、心动过速诱导性心肌病等。CRT 的既往经典适应证为:标准药物治疗后心功能Ⅲ级或Ⅳ级,窦性心律,LVEF≤35%,QRSd≥120ms,符合条件的患者应该积极考虑 CRT 植入,对于患者存在高心律失常性猝死风险的,应考虑 CRT-D。2016 年 ESC 推出的新的心衰管理指南重新界定了 QRS 时限,提出 QRS 间期 <130ms 为 CRT 禁忌证,指南也表明 QRS 形态学是再同步治疗有效性的重要预测因子,强调典型的左束支传导阻滞(LBBB)对 CRT 反应的预测价值。指南提出新的 CRT 的Ⅰa 类适应证:严格药物优化后仍有心衰症状的窦性心律,QRS≥150ms,LBBB,EF≤35% 心衰患者;射血分数下降,存在心室起搏适应证以及高度房室传导阻滞的患者。新的 CRT 适应证不在强调患者心功能分级,提高了 QRS 时限及形态学的地位。同时对于联合 ICD 应用,认为心衰患者 LVEF 值≤35% 时,均为 ICD 一级预防的适应证。

此外关注可能影响 CRT 疗效的因素包括:心房颤动、右心功能不全、肾功能不全、肺动脉高压、心肌瘢痕程度、机械不同步程度也影响 CRT 反应性。

三、术中起搏位点的选择与优化

1. **左室电极导线** 术中首要的是通过优化左室电极导线植入位置来提高 CRT 反应性及疗效。传统 CRT 经验性地将左室导线植入在冠状静脉侧静脉或侧后静脉分支。左室导线放置是 CRT 有反应的主要决定因素，理论上应该置于左心室激动最延迟部位，如果患者的左室导线植入的位置远离最迟激动部位，那么该患者对 CRT 反应不佳或无反应。真实世界中报道，大多数患者最晚激动点在侧壁或侧后壁，左室最迟激动的部位往往变化较大，目前还没有一项完善的技术能做到完全识别最迟激动部位。由于心脏静脉解剖学及电激动顺序的异质性，不同患者需要不同的优化的左室起搏位点，术中判定最晚激动点比较实际有用的方法是通过观察体表或腔内心电图的 QRS 即刻变化。也有通过斑点追踪超声或核素心肌显像技术进行术前定位，但鉴于专科人员经验、手法、患者体位等因素，重复性难以确定。左室电极导线既要放在最晚激动部位，同时还需要有合适的静脉途径，避开心肌瘢痕区域，获取良好起搏满意度，保证电极导线稳定性，减少或避免膈肌刺激等问题，新的技术不断发展带来更多选择，如左室四极导线、无导线起搏的应用。

2. **左室四极导线** 新的四极导线可提供更多的起搏选择，导线的安全性及有效性也是由多个随机临床试验所证实的，四极导线可显著降低术中、术后的并发症比例。四极导线自头端至底部的四个环状电极，通过改变不同的 LV-RV 间期能够得到多个起搏电向量配置，实现同一静脉分支中不同部位的起搏。左室四极导线可避免膈肌刺激和左室高阈值、避免心尖起搏、避免起搏瘢痕部位、选择激动更延迟的部位、可以实现左室最佳位点起搏。四极导线左室起搏相比传统双极导线能够提高 CRT 的反应率。

3. **多点起搏与多位点起搏** 通过心室多个导线实现左室多部位起搏（MSP，Multisite pacing），小样本的研究观察发现通过增加的左室导线可以更好地改善心肌逆重构，但大的随机试验发现对于 CRT 常规起搏无反应的患者更换为左室双导线，并未发现临床或者超声指标的获益，并且术中相关并发症、感染风险会增加。MSP 实际应用时不作为常规选择。

多位点起搏（MPP，Multipoint pacing）是在标准四极导线单点起搏的基础上额外增加一个左室起搏向量，使得每个心动周期都有两个左室位点起搏，实现了真正意义上的心室多点起搏。MPP 可根据无创或有创血流动力学指标选择最佳的起搏向量组合，从而有效提高 CRT 的疗效。MPP-IDE 临床研究证实相较于传统的双室起搏而言，MPP 可显著改善患者的血流动力学参数，减少电和机械失同步，大幅度提高 CRT 的反应率。联合电延迟及血流动力学优化的左室导线位置行 MPP 能够更进一步提高患者心肌逆重构、改善临床结局。新的起搏方式能够增加 CRT 反应。

4. **右室电极导线位置** 传统的右心室电极导线植入位置在右心室心尖部，而右室非心尖部起搏有望接近生理性的双室激动。荟萃分析对比多个随机临床试验，发现对于左室射血分数降低的患者行右室间隔部或右室流出道起搏能更有效的保持左室功能。右心室间隔部植入电极导线优于右心室心尖部，中间隔定位植入右心室电极导线可能改善 CRT 的左室重塑，增加 CRT 反应。部分研究发现右室高位间隔部起搏可改善临床结果，但也有指出 CRT 患者非心尖部起搏并不优于心尖部，6 个月的临床结果两者并无差异。右室电极的位置与 CRT 反应目前仍存在争议，但一般认为右室导线与左室导线植入位置应当尽可能地远离。

5. **左室心内膜起搏** 经冠状静脉窦植入左室导线行心外膜起搏是 CRT 植入的首选方式，具有创伤小、手术成功率高等优势。然而由于冠状静脉窦的解剖结构存在明显的个体差异，如冠状静脉开口畸形、开口处有瓣膜等，以及对应心肌区域瘢痕负荷高等问题，仍然有大约 8% 的患者经静脉途径手术失败或 CRT 无效。对于这些患者，可以尝试左室心内膜起搏，主要有经心尖部途径、经室间隔穿刺途径、经房间隔穿刺途径、无导线左室心内膜起搏。其中，经房间隔穿刺途径植入左室心内膜电极，是目前临床上最常用的左心室心内膜起搏方法。Alsync 研究（该研究入组 138 例经 CS 植入左室电极导线失败或植入后 6 个月无反应的 CRT 患者，主要评估通过房间隔穿刺途径应用 3830 电极导线进行心室心内膜起搏的可行性和安全性）结果显示，6 个月随访时 59% 的患者 NYHA 分级改善，55% 的患者左室收缩末期容积（LVESV）改善至少 15%；同时该研究也显示，心内膜左室电极的植入不增加相关的手术并发症以及患者临床预后风险，常规心外膜起搏的CRT无反应的患者可以从左心室心内膜起搏中获益，对于缺血性心肌病CRT反应差的心衰患者，优化后的心内膜起搏优于心外膜起搏。但心内膜起搏需要长期的抗凝治疗且左室导线会影响二尖瓣瓣膜功能，现阶段心内膜起搏也不作为日常选择。无导线左室心内膜起搏作为一项新技术，随着相关研究不断深入，其有效性及安全性不断得到证实。SELECT-LV研究再次证实无导线系统的可行性，并提出无导线起搏对大多数CRT失败的患者能够带来临床获益。合适的心内膜起搏选择也是提高CRT有效性的办法之一。

6. **希氏束起搏** 希氏束起搏(HBP)是目前唯一能够实现的生理性起搏方式。多项临床研究表明，HBP可显著缩短束支传导阻滞患者的QRS波时限，从而最大程度地恢复心室的电和机械同步性。国内外部分小样本观察性研究也提示，对于部分合并典型完左或近端阻滞的完左患者，原CRT低反应或无反应更换时，尝试HBP治疗可能获益，主要表现为CLBBB的纠正、超声同步性的改善以及短期随访心功能的提高。但是，此类患者行HBP治疗也面临挑战。首先，HBP术中操作相对复杂，即使在经验丰富的心脏中心，也存在约10%~20%的植入失败率；其次，目前尚无专门的HBP脉冲发生器，造成术后可程控范围有限，程控过程复杂；同时，HBP临床应用中，可能会出现夺获阈值增高与不稳定，远场心房过感知，或因心脏疾病进展影响电极的长期稳定性，存在传导系统远端疾病的患者也不适用；最重要的是，HBP是否能够改善患者的预后，仍缺乏大规模的随机对照研究证实。

四、术后随访与管理

CRT术后的管理是提高CRT应答的重要组成部分，起搏器程控是最简易的预防和管理CRT无反应的方式，最终目的是达到双室100%起搏。

1. **植入后起搏器优化**

(1) 主要是AV、VV间期优化：CRT术后AV和VV间期的优化起着至关重要的作用。通过调整AV和VV间期来使左室充盈和排血量达到最大化。AV间期的优化调整房室顺序起搏旨在实现房室激动同步化，保证100%的心室起搏、房室收缩同步化，保障心房收缩对心室的充盈，以改善血流动力学。通过对CRT患者进行个体化AV间期优化，以实现在最可能短的AV间期内得到最充分的心室充盈，从而最大化每搏量，最小化反流量，最大程度改善心脏功能。CRT通过调整VV间期，改善心脏不同步，获得左右心室达到最大程度同步化，获得左心室最大的每搏量及最佳的心室收缩。VV间期优化可以补偿因左室导线植入部位不佳带来的影响和避免重置导线。通常是在AV间期优化后再进行VV间期的优化，优化时通常参考超声心动图、心电图等指标，并且应当根据患者差异进行个体化优化程控。

目前常用的AV和VV间期优化方法包括：

1) 心电图优化：通过起搏器程控AV和VV间期，寻找最窄QRS波。此法简单、快捷。

2) 超声优化：通过调整E峰及A峰关系和左室流出道或主动脉速度时间积分进行优化。对于AV和VV间期优化目前无公认的金标准，仍需更多的临床研究来阐明。

(2) 生理性AdaptivCRT算法：能够通过动态优化参数达到患者最大化的反应率，这个功能也在CRT中实现了生理性起搏的目标，是CRT疗法的重大发展。AdaptivCRT功能可每分钟自动调整AV/VV间期，满足患者个性化治疗的需求，比超声法更迅速、便捷。同时，融合右室自身传导，减少不必要右室起搏。Adaptive CRT比传统CRT能提高12%的反应率，减少了44%的右室起搏，减少46%的房颤发生率，降低21%心衰住院率，减少心衰患者全因死亡率，降低40%的30天全因再入院率，并降低55%的因房颤相关临床费用。Adaptiv CRT、SMART AV等研究结果证实自动间期优化功能可以提高CRT的反应率。

理论上CRT双心室起搏比例应为100%，可并非所有患者均能达到满意的起搏比例，低起搏比例可能的因素有上限跟踪频率(MTR)设置过低、自身房室传导过快、房性心律失常事件(AF/AT发作)、室性心律失常(频发室性早搏、短阵VT)以及心房感知故障。通过及时随访、起搏器程控、药物优化及时发现、解决问题，提高患者CRT获益。

2. **药物优化** 药物治疗是慢性心衰治疗的基石，尤其是ACEI或ARB类、β受体阻滞剂、醛固酮拮抗剂改善预后药物的正规使用。事实上，这些药物在慢性心力衰竭患者中的应用比例并不高，达到靶剂量的比例则更低。另外，部分慢性心衰患者在植入CRT之前因低血压、心动过缓、肾功能不全等问题无法使用ACEI/ARB和β受体阻滞剂或无法达到目标剂量，在植入CRT后随着心室重构的改善、心功能、脏器灌注等改善，可以实现更加优化的药物治疗，提高对这类患者的远期疗效。对于部分慢性心衰合并快速房颤的患者，增加β受体阻滞剂的剂量可以提高双心室起搏的比例，有利于心功能的改善。通过滴定法增加药物剂量，逐步达到患者可耐受的最大靶剂量，可获得药物治疗最大获益，心肌逆重构改善、心腔缩小的同时也能提高患者CRT的反应性。因此，CRT术后药物优化治疗对患者的远期疗效和预后有重要的意义。

3. **远程监测与随访** 现阶段常规的门诊随访仍是器械植入患者随访的主要途径，通常术后3个月可观察到患者心脏相关指标的改善，6个月改善程度要优于第3个月，基于此变化制定的随访计划，并根据患者的病情变化进行动态随访，依据患者临床状态及时对药物和起搏器参数进行调整，可进一步提高CRT的有效性。新的随访方式也在尝试中，基于设备的远程监测随访已有初步成效。

研究显示，远程随访管理可改善CRT应答。In-TIME研究认为远程监测能够帮助参与CRT无反应的管理，可以早期发现患者心衰不良事件，对于所有CRT患者应进行常规远程监测。AWARE研究证明了心脏植入器械的远程监测能更早的发现问题，最大限度的保障患者的安全。运用远程监测代替常规门诊，能够降低门诊就诊的比例，能够早期、安全地发现一些可控的心脏事件。TRUST研究显示远程监测可以早期发现导线和装置异常。ALTITUDE研究观察一级预防和二级预防植入ICD/CRTD的69 556例远程监测组患者和11 622例常规随访对照组患者，发现1年和5年生存率远程监测组要高于对照组，死亡率则降低50%。但BEAT-HF研究结果表明对心衰患者进行院外远程监测仅仅带来生活质量的轻度改善，并不能降低患者30天或6个月的全因再入院率。多数研究仍是支持远程监测能够提高患者术后临床结局，减少住院率及心脏不良事件比例，提高患者的CRT反应性。

影响CRT疗效的因素往往是多样的、多环节的，因此需要心衰团队、电生理团队、心脏影像团队协同努力，制定统一的判定标准，术前筛选符合适应证的患者，术中选择最佳的起搏位点，术后加强随访与管理，才能够让更多的心衰患者从CRT疗法中获益。

（严激 杨阳）

心脏激动顺序异常与心衰

心力衰竭（心衰）是指各种心脏疾病发展到一定阶段而导致心脏泵血功能受损，表现为肺循环和/或体循环瘀血的一组临床综合征，通常被认为是多种心血管病的终末表现。心衰的诊治和管理在近20年发生了巨大的改变，在临床实践中，医生需要查明心衰的病因，进行有的放矢的治疗。

冠心病、心脏瓣膜病、心肌病、高血压是我们熟知的心衰病因，这些疾病往往伴随着心脏结构的改变、心肌细胞的受损甚至坏死，目前的治疗方法可以改善心肌重构，但尚无使坏死心肌细胞重生的治疗方法。甚至一些难治性病因严重打击了临床医生对心衰进行病因治疗的热情和积极性。但许多心衰患者在其发病过程中有可逆的始动因素，如果纠正这些原发因素，可以使心衰的治疗效果事半功倍。心衰患者最容易被忽视的可逆病因就是心脏激动顺序异常。

心脏激动顺序异常是多种心律失常的共同表现形式，包括心房颤动、心房扑动、房性心动过速、束支传导阻滞、预激综合征、室性心动过速和房室传导阻滞等。这些心脏激动顺序异常可能长期存在于患者发生心衰之前，但未被重视或治疗，当心衰出现时，将这些心律失常当作心衰的并发疾病，从而忽视了心脏激动顺序异常对心脏功能和结构的影响。对于这些患者，准确识别病因并及时纠正，不仅能够改善心衰症状，还能不同程度逆转心脏的结构变化，从而显著改善患者预后。

一、心房颤动与心衰

心房颤动（房颤）与心衰常合并存在，两者有共同的危险因素，且互为因果，相互促进[1,2]。Framingham研究通过12年的随访，发现在1737名新发房颤患者中，37%的患者入选时有心衰病史；1166名新发心衰的患者中，57%的患者入选时有房颤病史[3]。房颤患者心房有效激动消失，正常的房室激动顺序也发生变化，可通过以下几个方面导致心衰：

1. **心房泵功能丧失** 房颤时心房有效收缩消失，心室舒张期心房对心室充盈的贡献减少，心室舒张末期容积减少，根据Frank-Starling定律，心脏收缩力及搏出量也随之减少，房颤患者的心输出量较窦律时降低25%[2]。

2. **心室内心肌收缩不同步** Laurens等的研究采用二维斑点追踪显像技术对同一组患者房颤和窦律下左心室收缩功能进行对比，结果表明房颤时患者左心室的应变力在三个方向上（径向、纵向和环向）都显著降低，且同步性下降[4]。

3. **二尖瓣/三尖瓣反流** 房颤患者二尖瓣/三尖瓣瓣环扩张引起瓣膜反流[5]；少量瓣膜反流增加心房容量负荷，使心房扩大，从而加重瓣膜反流[6]；这个反馈过程不断损坏心功能。因此维持正常的心脏激动顺序有助于改善房反流状况[7]。

4. **心动过速性心肌病** 房颤患者长期心室率增快，心脏激动顺序异常，引起心室结构重构，心室负荷-射血，室壁应力-射血和收缩末压力-容积等生理反馈受损，从而导致心力衰竭[8]。

病理生理机制的研究表明心脏激动顺序异常是房颤患者心功能受损的重要原因。在房颤合并心衰患者中，如果能维持窦性心律，理论上可使心室同步性和心脏收缩功能显著改善，并改善患者预后，但早期的研究发现房颤合并心衰患者应用药物控制节律治疗和控制室率治疗预后并无显著差异[9]。随着导管射频消融维持窦律成功率的不断提高以及对抗心律失常药物副作用的认识逐渐加深，后续将有很多关于导管射频消融治疗房颤合并心衰与药物治疗进行对比的临床研究，为房颤合并心衰的治疗策略提供依据。

AATAC多中心随机对照试验纳入了203名房颤合并心衰（左心室射血分数[LVEF]<40%）的患者，随访至少24个月后，导管消融组患者窦律维持率（70% vs 34%）、再住院率（31% vs 57%）及死亡率（8% vs 18%）均显著优于胺碘酮组[10]；CAMERA-MRI研究纳入了68名持续性房颤合并心衰（LVEF<45%）的患者，

心脏淀粉样变的诊治进展

异常折叠的淀粉样蛋白可以沉积在心脏的各部分结构上，沉积在细胞外的心肌组织后引起机械、生化和电的异常，导致心衰、心律失常等一系列临床表现。最常见的三种心脏淀粉样变为轻链型（AL）、野生型甲状腺素转运蛋白（ATTRwt）和突变型甲状腺素转运蛋白（ATTRm）淀粉样变。AL 型淀粉样变是一种罕见的克隆性浆细胞病，其特征在于产生可折叠的免疫球蛋白片段，单克隆 κ 或 λ 轻链。通过血清游离轻链分析测定，98% 以上的 AL 患者中可以发现单克隆蛋白[1]。多数患者骨髓中浆细胞比例≤10%。少见情况下，AL 淀粉样见于 Waldenström 巨球蛋白血症。AL 淀粉样变患者中 60%~80% 存在心脏受累。

甲状腺素转运蛋白（TTR）主要由肝脏产生，发挥功能时为四聚体，但可以分离为单体淀粉样蛋白。ATTRwt 心脏淀粉样变即老年性 CA，主要见于老年患者。但随着认识的深入和更敏感监测技术的出现，进一步发现 ATTRwt 心脏淀粉样变常见于女性，偶尔可早见于 40 岁[2]。ATTRm 是常染色体显性疾病，TTR 基因突变引起单氨基酸物质生成，形成淀粉样原纤维。目前为止，TTR 基因有 130 种以上的突变。最常见的突变为 V30M，即 30 位缬氨酸被蛋氨酸替代。淀粉样物质 A（AA）淀粉样变是慢性感染或风湿性疾病的少见并发症，很少累及心脏。孤立性淀粉样变是一种局限性淀粉样变，局限于心房壁，前体蛋白为心房尿钠肽，临床常见表现为房颤。ApoA-I 淀粉样变不常见，为 APOA1 基因突变引起。

一、辅助检查

（一）心脏生物标记物

血清肌钙蛋白 T 或 I（cTnT、cTnI）和脑钠肽（BNP）或 N 末端脑钠肽前体（NT-proBNP）可升高。肌钙蛋白升高提示心肌损害。

（二）心电图检查

除可出现各种心律失常外，心肌淀粉样变性患者心电图特点为肢体导联低电压、胸导 R 波递增不良和病理性 Q 波[3]。但心电图符合左室肥厚并不能除外心肌淀粉样变性，有些患者有高血压病史。此外常见 ST-T 改变，常被误诊为冠心病。

（三）超声心动图

超声心动图是诊断和评估心肌淀粉样变的首选无创方法。心肌淀粉样变的典型超声心动图表现为在没有高血压情况下的左室壁增厚，多为均匀增厚，少数患者左室为非对称性肥厚，右室也可增厚。心肌回声增强，有时可呈颗粒样改变。双心房多扩大，心室腔大小正常或偏小。左室壁运动正常或减低，疾病后期左室射血分数可降低[4]。心脏瓣膜可增厚，可引起关闭不全或狭窄，多为轻度。几乎全部患者均有左右心室舒张功能障碍，典型者表现为限制性舒张功能障碍。超声斑点追踪显像示左室总体长轴心肌应变（GLS）降低，且基底部和中部 GLS 低于心尖部，呈现牛眼征（bull's eye plot）[5]。左室壁增厚伴心电图低电压可高度提示心肌淀粉样变可能，并且这种矛盾现象可区别于肥厚型心肌病和高血压导致的心肌肥厚。I 导联 R 波与左室后壁厚度之比敏感性和特异性分别为 96.7% 和 88.5%[6]。

（四）心脏磁共振

T_1 mapping 技术能够尽早发现淀粉样变心脏受累，评估淀粉样物质在心脏的负荷，判断疾病的进展和预后[7,8]。钆迟增强显像对识别心脏淀粉样变有很高的临床应用价值，能够早期诊断和排除心肌淀粉样变性，明确系统性淀粉样变性心脏受累范围，并且对新型化疗药物临床疗效的监测起到重要作用。典型的表现为心内膜下弥漫性钆延迟强化，也可出现心内膜或跨心肌壁局限或弥漫延迟强化[9]。有的患者心房或房室瓣亦有延迟强化。

(五)核医学

很多示踪剂用于CA研究,主要为锝标记的二膦酸盐(^{99}mTc-DPD,^{99}mTc-HMDP和^{99}mTc-PYP),这些示踪剂和ATTR心肌的亲和力大于AL型CA。ATTR中核素显像方法提示心肌受累的敏感性>99%,特异性86%[10]。活检证实的心脏ATTR患者中94%有中高度同位素摄取,而在AL型CA患者中只有21%[10]。在除外单克隆丙种球蛋白病以外,对于ATTR心脏淀粉样变的患者,中高度同位素摄取的特异性和阳性预测值为100%。

二、诊　　断

CA的诊断需要阳性的病理结果(即刚果红染色阳性)以及沉积的淀粉样变蛋白的分型。虽然心肌活检是金标准,但罕见情况下可出现并发症。由于影像技术的进步和心脏生物标记物的使用,应首先考虑获取更易获得的活检标本以证实淀粉样变。皮下脂肪抽吸在几乎50%的患者中为阳性。当血/尿中发现单克隆蛋白或血清游离轻链异常,提示AL淀粉样变,评估浆细胞病的骨髓活检是刚果红染色的其他组织来源,当与脂肪抽吸联合使用时,诊断率达85%~90%[11]。当这些组织中不能检出淀粉样变物质时,可进行心肌活检,但如果心肌活检不安全,仍可以进行软组织活检,如唇和直肠。在行心肌活检时,应进行右心压力和肺毛细血管楔压测定,有助于心血管治疗。活检证实淀粉样物质沉积后,需进行分型,这是因为治疗方案与病变类型相关。传统上应用免疫组化法分型,但可出现假阳性和假阴性,且不能发现少见的类型。现在金标准为质谱分析法(mass spectrometry),对沉积蛋白的氨基酸成分进行测序,以识别淀粉样蛋白种类。此技术的敏感性为98%,特异性为100%[12]。如果没条件进行质谱分析法,可用免疫组化或免疫电子显微镜,但应结合临床和实验室资料交叉验证。如果ATTR(野生型或突变型)经临床怀疑或经淀粉样变分型证实,需要行TTR基因的DNA分析来识别潜在的TTR基因突变。

经组织诊断和淀粉样分型后,应寻找受累范围。ATTRwt通常无额外脏器受累,但5%的患者存在非心脏器官损害。在ATTRm和AL型淀粉样变中,近40%的患者可能存在≥2个的心外器官受累。

三、治　　疗

治疗的目标是终止淀粉样蛋白的产生,恢复器官功能,改善患者的生活质量和延长生存时间。目前已有针对减少淀粉样物质沉积的治疗。治疗应有选择性,以避免治疗相关的毒性和治疗的中断。

(一)心衰药物治疗

CA患者不能很好耐受多数的抗心衰药物。血管紧张素转换酶抑制剂(ACEI)和血管紧张素Ⅱ受体拮抗剂(ARB)常导致明显的低血压。因CA患者需要较高的心率来维持心排量,β受体阻滞剂和钙拮抗剂可能加重低血压。袢利尿剂和醛固酮受体拮抗剂是主要治疗手段,需要监测电解质和血肌酐。应避免过度利尿而引起充盈压降低,导致低灌注。地高辛可与淀粉样纤维结合而引起毒性,应避免使用。胺碘酮可考虑使用,但尚未证实有益,胺碘酮可引起淀粉样变患者明显的甲状腺功能异常[13]。

(二)器械治疗

多数心脏型猝死由电机械分离所致,埋藏式心脏除颤器(ICD)并未带来生存的获益。有报道左室辅助装置(LVAD)主要用于非轻链型CA患者,应限制于无心外受累的CA患者使用。因左室壁厚而腔小可能使LVAD植入受限。

(三)AL淀粉样变的治疗选择

1. 自体干细胞移植　在有经验的中心,移植相关的死亡率约为2%。对器官功能差的患者,可先进行诱导化疗以改善器官功能,为自体干细胞移植创造机会。AL淀粉样变患者的干细胞动员具有挑战性。并发症包括液体负荷增加、心律失常、低血压和心肺功能衰竭。

2. 传统化疗　多数AL淀粉样变患者不能耐受大剂量化疗,即使采用标准剂量,也应个体化。传统化疗的理想疗程未知,多数需经过6~12疗程,取决于轻链减少的程度和治疗是否达到平台。马法兰和地塞米松联合对约2/3的患者有效,但对晚期CA患者无效。蛋白酶体抑制剂硼替佐米和烷化剂(马法兰或环磷酰胺)及地塞米松合用有较好的疗效[14]。AL患者较常用的化疗方案包括地塞米松+马法兰+沙利度胺、

地塞米松 + 环磷酰胺 + 硼替佐米、马法兰 + 泼尼松，98.2% 的患者治疗方案中包含地塞米松或泼尼松[3]。AL 患者不能很好耐受免疫调节剂沙利度胺、列那度胺和泊马度胺，可使用较低剂量。免疫调节剂应与皮质激素和 / 或烷化剂合用。免疫调节剂治疗的患者利钠肽水平可升高，但通常无症状。

3. **单克隆抗体** Daratumumab（达雷木单抗）是 IgG κ 单克隆抗体，是有希望的 AL 淀粉样变治疗药物，正进行临床试验中[15]。针对淀粉样物质沉积的抗淀粉样单克隆抗体也正进行临床试验中。其中一种单克隆抗体针对血清淀粉样蛋白 P（一种糖蛋白），有助于稳定纤维和抵抗蛋白水解。血清淀粉样蛋白 P 是所有淀粉样蛋白沉积物的一部分。

4. **原位心脏移植** 由于供体短缺、心外器官的受累及移植器官的淀粉样变的复发，原位心脏移植不常用。AL 淀粉样变心脏移植的预后差于非 AL 淀粉样变患者，原位心脏移植 AL 患者的中位生存时间 3.1 年[16]。化疗和心脏移植联合治疗提高生存率。

（四）ATTR 淀粉样变的治疗选择

1. **四聚体稳定剂** 稳定 TTR 的四聚体形式可终止淀粉样物质生成。Diflunisal 和 tafamidis 在随机安慰剂对照研究中证实可延缓神经病变的进展，提高生活质量。但对心脏淀粉样作用方面的数据有限[17,18]。

2. **多西环素与去氧胆酸** 多西环素破坏淀粉样纤维，可使其从组织中清除。在鼠的研究中多西环素加去氧胆酸去除淀粉样物质较单药更有效[19]。在一个 2 期临床试验中，此联合使用未发生主要的毒性反应[20]。

3. **小干扰 RNA** 小干扰 RNA 沉默肝细胞中 TTRmRNA 的表达。

4. **单克隆抗体** 抗血清淀粉样蛋白 P 和 NEOD 001 抗体对所有形式的淀粉样变具有潜在治疗作用，因为目标非蛋白特异性。其在 ATTR 中的评价尚未报道。

5. **原位肝移植** 这种治疗适合 ATTRm 型淀粉样变，使更稳定的人野生型四聚体代替血清淀粉样 TTR，优选早期移植。一个 1940 例患者的报告表明患者 20 年总体生存率为 55%[21]。原位肝移植后心脏病变仍可进展，尤其在非 V30M 突变的患者中，而心肝联合移植可克服此障碍。生存降低的独立预测因子为较低体重指数、疾病迟发、非 V30M 突变和肝移植前疾病持续时间长。

提高警惕性有助于早期发现心脏淀粉样变，以尽早给予有效的治疗和改善预后。心脏淀粉样变具有异质性，不同的淀粉样前体蛋白引起不同类型的淀粉样变。对存在射血分数保留心衰的患者，不管有无室壁增厚，应进行血清游离轻链检查。一旦确立心脏淀粉样变，应进行淀粉样变分型，这对治疗至关重要。

（方理刚）

参 考 文 献

1. Katzmann JA. Screening panels for monoclonal gammopathies: time to change. Clin Biochem Rev, 2009, 30(3): 105-111.
2. Grogan M, Scott CG, Kyle RA, et al. Natural history of wild-type transthyretin cardiac amyloidosis and risk stratification using a novel staging system. J Am Coll Cardiol, 2016, 68(10): 1014-1020.
3. 冀晋，方理刚，方全，等 . 心肌淀粉样变 104 例临床分析 . 中华心力衰竭和心肌病杂志，2017，1(2)：98-103.
4. 冀晋，方理刚，方全，等 . 心肌淀粉样变患者左心室功能的评价 . 中国心血管杂志，2015，20(2)：105-109.
5. Quarta CC, Solomon SD, Uraizee I, et al. Left ventricular structure and function in transthyretin-related versus light-chain cardiac amyloidosis. Circulation, 2014, 129(18): 1840-1849.
6. 冀晋，方理刚，方全，等 . 联合应用心电图和超声心动图在心肌淀粉样变诊断中的价值 . 中国心血管杂志，2016，20(1)：46-51.
7. Tang CX, Petersen SE, Sanghvi MM, et al. Cardiovascular magnetic resonance imaging for amyloidosis: The state-of-the-art. Trends Cardiovasc Med, 2018. pii: S1050-1738(18)30115-4.
8. Banypersad SM, Fontana M, Maestrini V, et al. T1 mapping and survival in systemic light-chain amyloidosis. Eur Heart J, 2015, 36(4): 244-251.
9. 冀晋，方理刚，方全，等 . 超声心动图二维斑点追踪成像与心脏磁共振钆延迟增强对心肌淀粉样变性检测的比较 . 中国循环杂志，2018，33(1)：87-91.
10. Gillmore JD, Maurer MS, Falk RH, et al. Nonbiopsy diagnosis of cardiac transthyretin amyloidosis. Circulation, 2016, 133(24): 2404-2412.
11. Muchtar E, Dispenzieri A, Lacy MQ, et al. Overuse of organ biopsies in immunoglobulin light chain amyloidosis (al): the consequence of failure of early recognition. Ann Med, 2017, 49(7): 545-551.
12. Vrana JA, Gamez JD, Madden BJ, et al. Classification of amyloidosis by laser microdissection and mass spectrometry-based proteomic analysis in

clinical biopsy specimens. Blood, 2009, 114(24): 4957-4959.

13. Muchtar E, Dean DS, Dispenzieri A, et al. Prevalence and predictors of thyroid functional abnormalities in newly diagnosed al amyloidosis. J Intern Med, 2017, 281(6): 611-619.
14. Kastritis E, Leleu X, Arnulf B, et al. A randomized phase Ⅲ trial of Melphalan and Dexamethasone (MDex) versus Bortezomib, Melphalan and Dexamethasone (BMDex) for Untreated Patients with AL amyloidosis. Clin Lymphoma Myeloma Leuk, 2015: e59-e60.
15. Sher T, Fenton B, Akhtar A, et al. First report of safety and efficacy of daratumumab in 2 cases of advanced immunoglobulin light chain amyloidosis. Blood, 2016, 128(15): 1987-1989.
16. Grogan M, Gertz M, McCurdy A, et al. Long term outcomes of cardiac transplant for immunoglobulin light chain amyloidosis: The Mayo Clinic experience. World J Transplant, 2016, 6(2): 380-388.
17. Berk JL, Suhr OB, Obici L, et al. Diflunisal Trial Consortium. Repurposing diflunisal for familial amyloid polyneuropathy: a randomized clinical trial. JAMA, 2013, 310(24): 2658-2667.
18. Coelho T, Maia LF, Martins da Silva A, et al. Tafamidis for transthyretin familial amyloid polyneuropathy: a randomized, controlled trial. Neurology, 2012, 79(8): 785-792.
19. Cardoso I, Martins D, Ribeiro T, et al. Synergy of combined doxycycline/TUDCA treatment in lowering Transthyretin deposition and associated biomarkers: studies in FAP mouse models. J Transl Med, 2010, 8: 74.
20. Obici L, Cortese A, Lozza A, et al. Doxycycline plus tauroursodeoxycholic acid for transthyretin amyloidosis: a phase Ⅱ study. Amyloid, 2012, 19(suppl 1): 34-36.
21. Ericzon BG, Wilczek HE, Larsson M, et al. Liver transplantation for hereditary transthyretin amyloidosis: after 20 years still the best therapeutic alternative? Transplantation, 2015, 99(9): 1847-1854.

肥厚型心肌病治疗新进展——超声引导下经皮心肌内室间隔射频消融术

肥厚型心肌病(hypertrophic cardiomyopathy,HCM)是最常见的常染色体显性遗传性心肌病,发病率约为1/500~1/200[1]。HCM亦是由于编码心肌肌小节收缩蛋白的基因突变引起的心肌疾病,遗传因素是其主要病因,该病常呈家族聚集发病。虽然部分HCM患者具有相对良性的临床结果,无明显临床症状,但它仍是青少年和运动员猝死的首要原因。因此,深入认识HCM并探索安全、有效的治疗方式迫在眉睫。

一、肥厚型心肌病概述

(一)病因

HCM是指因非心脏负荷异常增加引起的左心室心肌某节段或多个节段室壁肥厚(≥15mm)。目前认为遗传因素是主要病因,HCM大多呈家族聚集性发病。分子遗传学研究证实,至少在27个基因中发现超过1400多个位点的突变与HCM发病有关。导致HCM的主要致病基因是编码肌小节粗肌丝的β肌球蛋白重链(β-MHC)基因(*MYH7*)和编码心脏肌球结合蛋白C(cMYBPC)的基因(*MYBPC3*)。

(二)发病机制

基因突变引起HCM的发病机制目前仍不明确。有研究者推测基因突变导致肌纤维收缩功能受损,进而发生代偿性心肌肥厚和舒张功能障碍;也有研究提出基因突变导致钙循环障碍或钙敏感性受扰,导致能量代谢受到影响,从而出现心肌肥厚、纤维化、肌纤维排列紊乱及舒张功能改变。目前存在的主要学说有"毒肽"学说、"单倍体不足"学说和心肌能量缺乏学说等。

(三)血流动力学

1. **左室流出道梗阻** 临床上根据有无左室流出道梗阻(Left Ventricular Outflow Tract Obstruction, LVOTO)将HCM分为四种类型:

(1)静息梗阻性:是指无论在静息或者激发状态均存在左室流出道梗阻,其左室流出道峰值压力阶差≥30mmHg。

(2)非梗阻性:是指无论静息还是在激发状态均不存在左室流出道梗阻,其左室流出道峰值压力阶差<30mmHg。

(3)隐匿性:静息时无左室流出道梗阻,即左室流出道峰值压力阶差<30mmHg;但在激发状态时出现左室流出道梗阻,其左室流出道峰值压力阶差≥30mmHg。

(4)变异性梗阻:一种较特殊的形式,表现为患者静息状态下在短时间内(<24小时)不同时段左室流出道峰值压力阶差出现较大的变化,常常是由非梗阻变为梗阻。

左室流出道梗阻的存在和严重程度是HCM患者猝死和心脏全因死亡率的独立预测因子[2]。另外,约3%的患者表现为左心室中部梗阻性HCM,伴或不伴有左室流出道梗阻。有研究认为这类患者的临床表现及预后与梗阻性HCM相同,甚至更差。

2. **二尖瓣反流** 梗阻性HCM中二尖瓣反流很常见,多是继发改变,通常由左室流出道梗阻及二尖瓣器变形所致。

(四)临床表现

HCM患者中约40%~60%呈现家族聚集倾向,临床症状变异大,有些患者可长期无症状,而有些患者首发症状就是猝死。主要症状:轻者可出现劳力性呼吸困难、胸痛、心悸;重者出现晕厥或先兆晕厥、心力衰竭、心律失常甚至心源性猝死。儿童或青年时期确诊的HCM患者往往症状重、预后差。

二、肥厚型心肌病诊治的指南推荐

(一) 2014 年 ESC《肥厚型心肌病诊断和管理指南》中的诊断标准[1]

1. 成人 任何一项心脏影像学技术(包括超声心动图、心脏磁共振成像或心脏 CT 显像)检测显示,左心室心肌的某个或者多个节段的室壁厚度≥15mm,而且这种心肌厚度的增加并非因为心脏负荷异常(高血压、主动脉瓣狭窄、主动脉缩窄等疾病)所致。

2. 儿童 保证左心室壁最大厚度≥预测平均值 ±2 个标准差(SD),即 Z 值 >2,Z 值定义为所测数值偏离平均值的 SD 数量。

3. HCM 一级亲属的诊断标准 任何一项心脏影像学技术(包括超声心动图、心脏磁共振成像或心脏 CT 显像)显像发现无其他已知原因所致的左心室壁某个或者多个节段厚度≥13mm,即可确诊肥厚型心肌病。需注意的是对于遗传性肥厚型心肌病的家族成员,任何异常(如心肌多普勒成像异常,SAM 征)尤其是心电图异常,均能增加该成员被诊断出 HCM 的可能性。

(二) 2017 年《中国成人肥厚型心肌病诊断与治疗指南》中的治疗建议[3]

1. 室间隔化学消融术 是通过导管将酒精注入一支或多支间隔支中,造成相应肥厚部分的心肌梗死,使室间隔基底部变薄,以减轻左室流出道梗阻的方法。室间隔化学消融术适应证包括临床适应证、有症状患者血流动力学适应证和形态学适应证,具备这些适应证的患者建议行室间隔化学消融术[4](Ⅱa,C),建议在三级医疗中心由治疗经验丰富的专家团队进行(Ⅰ,C)。

2. 室间隔心肌切除术 包括经典 Morrow 手术和目前临床应用较多的改良扩大 Morrow 手术。HCM 室间隔心肌切除最好由经验丰富的外科医师实施,手术适应证[1,6]包括:①药物治疗效果不佳,经过最大耐受剂量药物治疗后仍存在呼吸困难或胸痛(NYHA 心功能Ⅲ或Ⅳ级)或其他症状(如晕厥、先兆晕厥);②静息或运动激发后,由室间隔肥厚和二尖瓣收缩期前移所致的 LVOTG≥50mmHg;③对于部分症状较轻(NYHA 心功能Ⅱ级),LVOTG≥50mmHg,但是出现中重度二尖瓣关闭不全、房颤或左心房明显增大等情况的患者,也应考虑外科手术治疗,以预防不可逆的合并症(Ⅱa C)。

由此可见,酒精室间隔化学消融术(Alcohol Septal Ablation,ASA)以及外科室间隔旋切术(Surgical Myectomy,SM)是药物治疗无效的梗阻性肥厚型心肌病(HOCM)患者的主要治疗方式。

三、HCM 微创治疗新探索

(一) 室间隔化学消融术与室间隔心肌切除术的利弊

对于绝大多数肥厚型心肌病患者往往采取 β- 受体阻滞剂、钙通道阻滞剂和抗心律失常药物等药物治疗。外科室间隔心肌切除术、室间隔化学消融术和双腔起搏器植入术等侵入性治疗方式通常用于有难治性症状或耐药性的肥厚型心肌病患者。外科室间隔心肌切除术已经被认可作为治疗合并多种并发症且有明显症状患者的"金标准"。酒精室间隔化学消融术是一种减少室间隔厚度并减轻左室流出道梗阻的有效治疗方式[4]。研究表明这两种治疗方法都能降低与 HCM 相关的死亡风险[7],但是两种手术术后均出现了左束支传导阻滞和右束支传导阻滞等并发症,其发生率分别高达 46% 和 40%[8],并且考虑到外科室间隔旋切术需要切开胸骨和建立体外循环,需要患者有较高的耐受性,而酒精室间隔化学消融术作为一种经皮介入的微创治疗,已经开展约 20 余年,但是由于受营养室间隔心肌的间隔支血管的解剖变异的影响,化学消融术后Ⅲ度房室传导阻滞、心肌梗死的发生率高,并且再次手术以及起搏器植入的概率也高于室间隔心肌切除术[9]。

(二) 经导管介入射频治疗 HOCM 的探索

经导管介入射频治疗(Radiofrequency Catheter Ablation,RFCA),已被广泛用于治疗心脏疾病,如心房纤颤、室性心动过速以及肺动脉闭锁畸形等[10-13]。陆续有学者采用射频导管逆行跨主动脉瓣将消融电极直接置于左心室心内膜面,经导管释放的射频电流进入肥厚心肌组织,使心肌内温度升高导致局部产生凝固性坏死,从而使室间隔变薄和左室流出道压差减低,其有效性和安全性得到了初步验证[14-15]。与酒精室间隔消融术及室间隔心肌切除术相比,经导管射频消融术有消融定位精确性高及心脏传导系统损伤的风险较低等优势[16]，已作为一种替代方法探索性应用于 HOCM 的治疗。

然而，与室间隔心肌切除术的机制不同，经导管射频消融术室间隔厚度减容程度较小，主要是通过减低室间隔局部心肌的运动幅度以减低左室流出道压差[17]。因此，增加了二次消融的风险[18]，而且该治疗技术需要复杂的设备，费用高；因此，寻求一种新的微创治疗方式以实现室间隔减容是手术发展的必然趋势。

（三）国际首创经皮心肌内室间隔射频消融术治疗 HOCM

西京医院 HCM 诊治中心创新性采用一种全新的经皮经心外膜到达室间隔肥厚心肌内消融的术式，即超声引导下经皮心肌内室间隔射频消融术（Percutaneous Intramyocardial Septal Radiofrequency Ablation，PIMSRA）治疗 HOCM。它是在超声引导下，经皮通过心外膜穿刺将射频电极针经心尖直接送达至室间隔肥厚部位，在室间隔心肌内发出高频电波，使肥厚心肌组织局部产生高温达 90℃ ~100℃，造成局部肥大心肌细胞凝固性坏死，从而达到拓宽左室流出道的目的[19]。该术式创伤小、恢复快、费用少、患者接受度高，术后患者临床症状和生活质量较术前明显改善，为临床微创室间隔减容术提供一种新的术式。

四、PIMSRA 的介绍及规范化操作

超声引导下经皮心肌内室间隔射频消融术治疗 HOCM，通过空军军医大学西京医院临床试验伦理委员会审查并通过，患者均知情同意，并术前签订手术知情同意书。该研究已在美国临床试验数据库（Clinical Trials）进行注册备案，注册号 NCT02888132。

（一）基本原理

超声引导经皮心肌内室间隔射频消融治疗是在肥厚心肌内行灭活减容的新技术。它是利用射频的局部致热效应，在短时间内使针型辐射器周围的组织温度升高至使组织细胞蛋白质发生凝固性坏死的高温，造成组织细胞不可逆性凝固坏死，同时可使心肌内冠脉间隔支发生凝固形成反应带，阻断肥厚心肌组织血供，实现在跳动的心脏上使肥厚心肌内组织和细胞灭活，室间隔变薄、左室流出道增宽同时避免伤及传导束的目的。治疗采用超声影像实时引导，对肥厚室间隔进行精准靶向定位，将针型射频辐射器经皮穿刺精准置入至室间隔预定位置，在超声影像实时 360° 全方位监控下进行消融治疗（图 1，见文末彩图 66）。

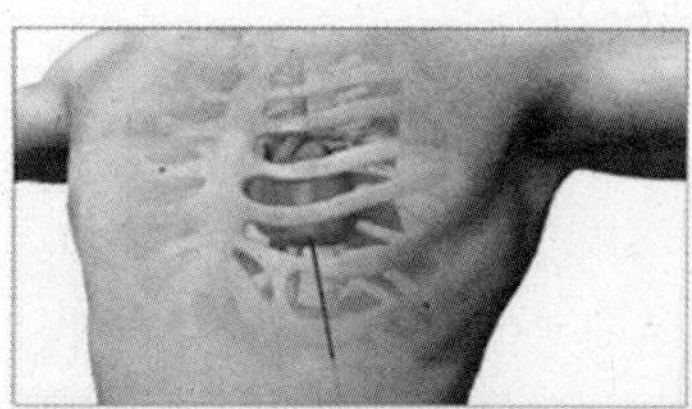

经皮经肋间进针至心尖部室间隔

丽文术式不仅可以使肥大心肌细胞脱水，发生凝固性坏死，还可以使冠脉间隔支血管发生凝固形成反应带，阻断肥大心肌组织血供

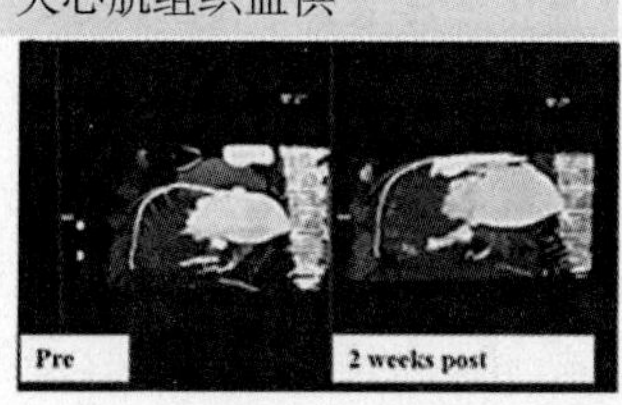

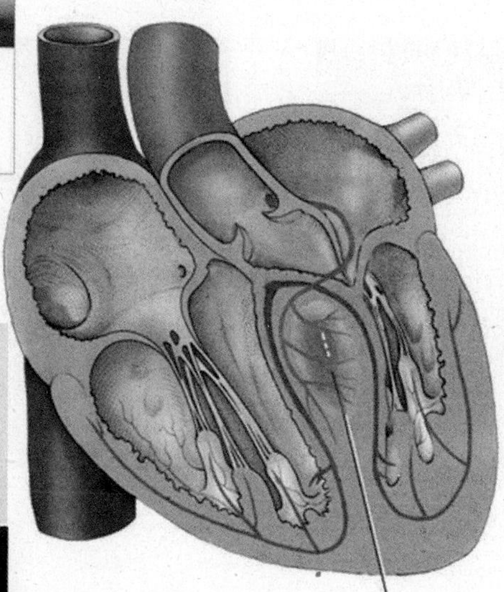

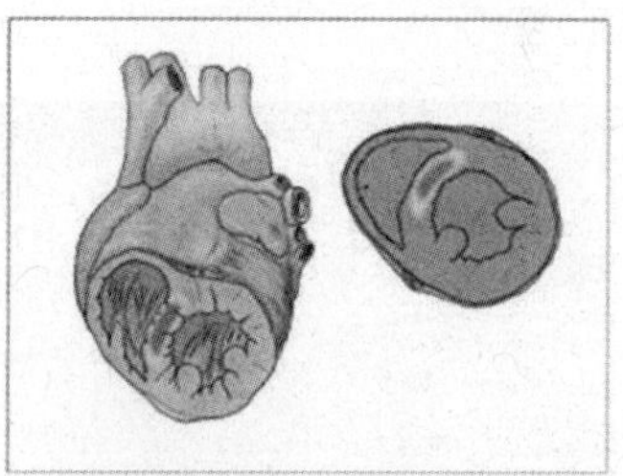

为了确保彻底解除左室流出道梗阻，丽文术式需要行全室间隔消融（包括前室间隔和后室间隔）

图 1　丽文术式示意图：经皮心肌内室间隔射频消融术治疗梗阻性肥厚型心肌病

（二）适应证

PIMSRA 的适应证包括：

1. 经超声心动图及心脏核磁确诊为 HOCM；
2. 最大室间隔厚度≥15mm；
3. 患者术前静息或激发状态下左室流出道压差≥50mmHg（1mmHg =0.133 kPa）；
4. 有明显的临床症状；
5. 充分药物治疗效果不佳或者不能耐受药物的副作用；
6. 患者自愿行此手术治疗；
7. 年龄在 18~70 岁的患者。

（三）禁忌证

PIMSRA 的禁忌证包括：

1. 非梗阻性肥厚型心肌病；
2. 合并必须进行外科手术的疾病（二尖瓣严重器质性病变，需冠状动脉旁路移植术治疗的冠心病）；
3. 心力衰竭（经强化抗心衰治疗，仍有静息性心衰症状，左室射血分数 <50%）；

（四）术前准备

1. **连接心电监护仪** 行心外手术常规麻醉，连接心电监护仪（记录术前、术中的心率、血压、心电图、血氧饱和度、中心静脉压及 ST 段改变情况）。

2. **放置临时起搏器** 使用标准技术通过右颈内静脉使用 6F 鞘管将临时起搏器植入右心室的心尖部。接好后可先保持临时起搏器待机，若术中出现房室传导阻滞或消融后水肿导致梗阻加重等情况再考虑开启。

3. **常规消毒** 患者左侧卧位，皮肤消毒范围为左右两侧至腋后线，上至锁骨及上臂 1/3 处，下至肋缘下方 20cm。

4. **连接 12 导联无菌电极贴** 术中需全程监测 12 导联心电图（图 2，见文末彩图 67），避免心肌内室间隔射频消融影响传导束。为充分暴露手术视野，12 导联心电图电极贴位置较标准位置稍有偏离，但不影响其对心电节律的判断。

5. **铺消毒巾** 常规消毒铺单，充分暴露手术视野（图 3，见文末彩图 68）。

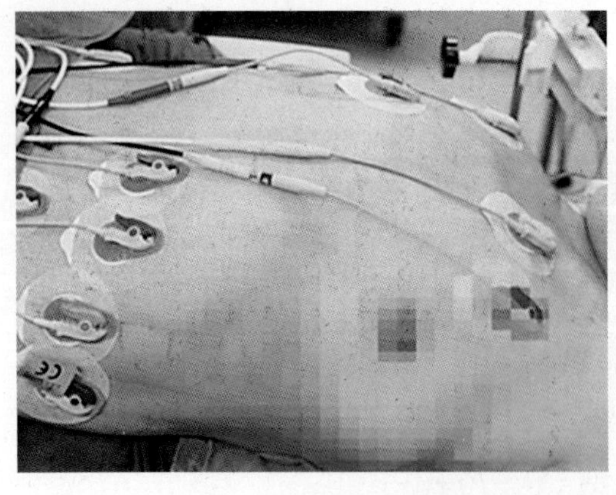

图 2 12 导联心电图

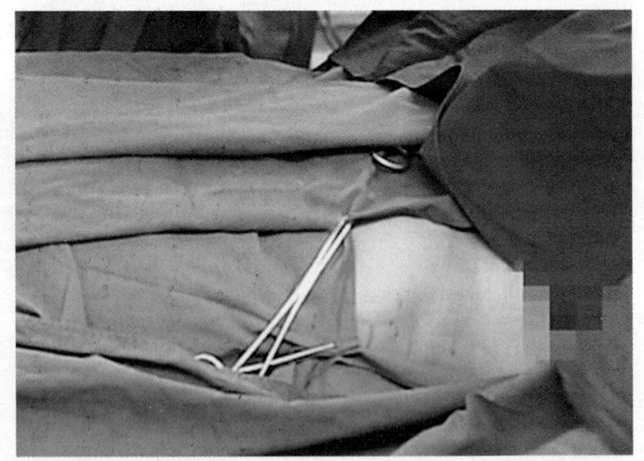

图 3 充分暴露手术视野

（五）手术步骤

1. **穿刺途径选择** 使用 S5-1 探头在非标准心尖四腔或五腔切面，启用超声引导线（Biopsy）进行射频消融前经心尖到室间隔基底肥厚消融区定位，选择经心尖部的最佳穿刺路径（选择在心尖裸区穿刺，宁下勿上）。使用低频率彩色血流显示心尖穿刺区血流信号，以避免损伤冠状动脉静脉。

2. **进针** 使用射频电极针通过引导架插入电极针，经胸骨旁肋间进针，依次穿过皮肤、皮下组织、心外膜直达心尖部室间隔，沿室间隔中央部走行进入前间隔基底部肥厚部位，（图 4，见文末彩图 69）针尖需与主动脉瓣环保持 8~10mm 安全距离，以保护房室结。

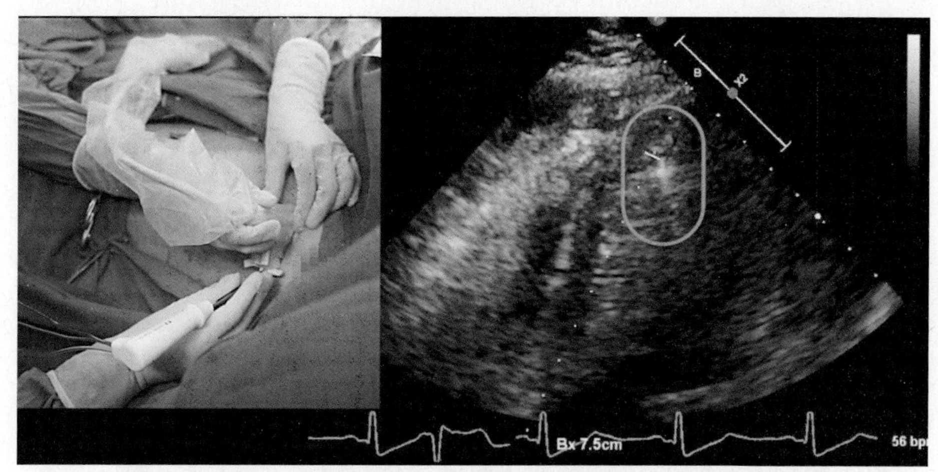

图 4 进针至心尖部室间隔

3. **前间隔射频消融** 射频功率从 10W 起逐渐增加，最大至 80W，每次消融时间为 8~12 分钟。消融第一针结束，在左室长轴或心尖切面沿此路径退针，退针距离 1~2cm（根据针具型号）。观测退针后针尖位置与第一针消融区有 2~3mm 重叠，再次启动射频机治疗（图 5B，图 5C，见文末彩图 70）。前间隔共消融 2~3 次（具体次数根据室间隔厚度、针具类型及消融气化范围而决定），观察并测量射频消融范围，达到预消融范围停止消融（图 6B，见文末彩图 71）。

4. **退针、转换针道** 在超声引导下，将射频针尖退至心尖部，再转换角度约 30°~90° 至后间隔方向。

5. **后间隔消融** 将射频针由后间隔心尖部进至后室间隔基底部肥厚部位，同样距离室间隔膜部需保持 8~10mm 安全距离，启动射频机，同前间隔消融（图 6C）。

6. **术中实时监测** 患者生命体征（心率、呼吸、血压、血氧饱和度）、中心静脉压、ST 段的改变及有无心包、胸腔积液及积液变化等情况。

7. **治疗结束，拔出射频针** 达到预计消融范围，根据患者的肥厚部位确定消融范围，长 30~40mm，宽 20~30mm，厚度为室间隔厚度的 2/3，使未消融室间隔厚度保留 8~10mm 时（图 5D），治疗结束，拔出射频消融针。经肋间按压穿刺点 5~10 分钟。

8. **术后即刻评估**

（1）评估左室流出道压力阶差：心尖五腔切面左室流出道二维，CDFI，测量左室流出道压差及二尖瓣反流量。

（2）评估消融范围：行超声心肌造影显示室间隔消融区内无明显心肌灌注，测量其范围（图 6E）。

五、PIMSRA 治疗 HOCM 的现状及展望

西京医院 HCM 诊治中心于 2016 年 6 月正式开展超声引导下经皮心肌内室间隔射频消融术（PIMSRA），截止目前已成功为 57 例肥厚型心肌病患者实施 PIMSRA，在穿刺和消融过程中未发生室颤、窦性停搏、房室传导阻滞等恶性心律失常以及心源性休克、急性心衰、心脏骤停等不良事件，术后最长随访时间为 2 年，1 例患者于术后第 7 天发生心源性猝死，其余患者在随访中没有恶性心律失常及严重不良事件的发生。

通过对 2016 年至 2018 年本研究中心接受室间隔心肌内射频消融术的梗阻性肥厚型心肌病患者的初步研究发现，PIMSRA 术后 1 月室间隔开始显著变薄，术后 3 月及 6 月室间隔进一步变薄（图 7）；SAM 征在消融前后也有显著变化，大多在消融术后即刻改善，二尖瓣反流在术后 1 月显著减少。左室流出道内径显著增宽、静息和激发后左室流出道压差显著减低（图 8，见文末彩图 72），纽约心功能分级显著提高、患者症

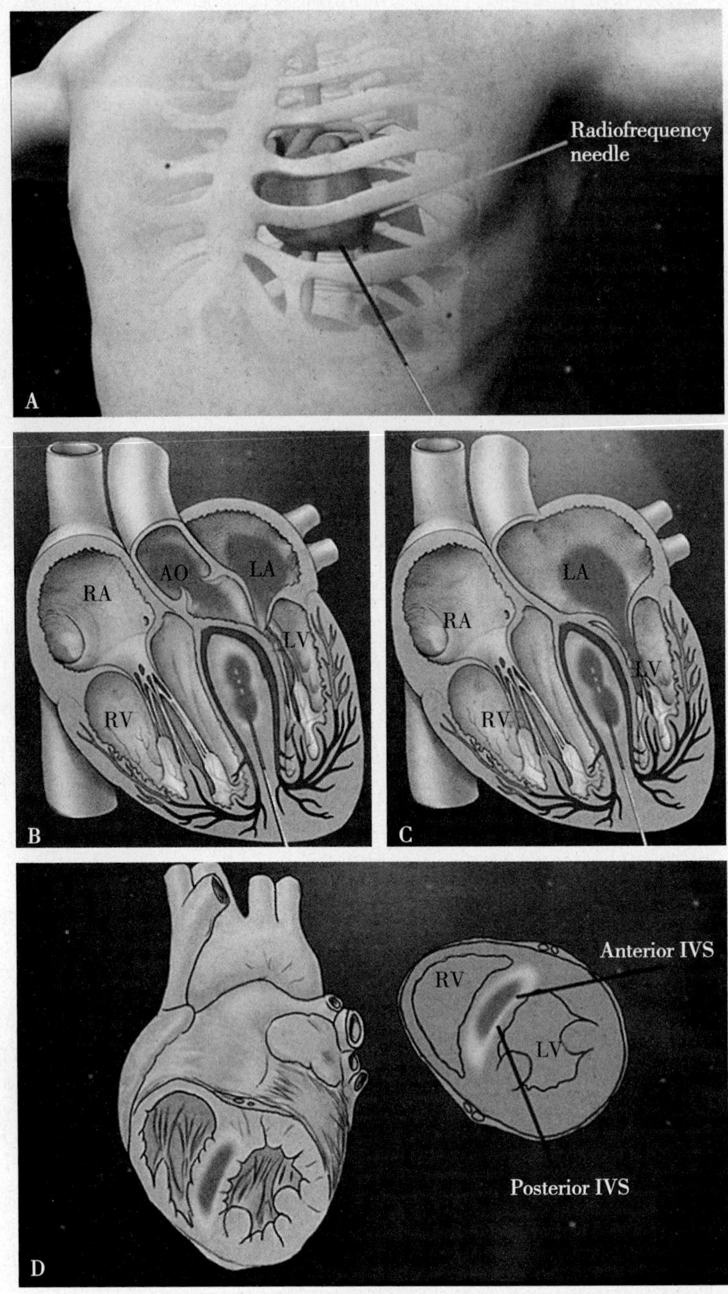

图 5 丽文术式操作流程示意图

状显著改善，运动耐量显著提高。在术中和随访期间，没有完全性左束支或右束支传导阻滞及恶性心律失常事件的发生。这与该术式消融区域在室间隔心肌内，从而能有效避免损伤心内膜下的传导束有关。

因此，目前有限的研究结果提示 PIMSRA 可作为肥厚型心肌病患者室间隔减容治疗的一种有效且较为安全的微创治疗方式，对于改善左室流出道梗阻、减轻患者的临床症状有明显的疗效。同时，PISRA 具有手术创伤小、恢复快、住院时间短、症状改善显著、费用少、术后并发症少等独特优势，值得推广并进一步研究。然而，目前的临床研究数量少，且为单中心，有待于多中心、更大样本量、长期的研究结果进一步证实。我们坚信，在手术经验不断积累、手术技术不断完善的情况下，PIMSRA 治疗肥厚型心肌病必将得到广大专家的认可和肥厚型心肌病指南的推荐，进而推动我国肥厚型心肌病临床诊疗水平的发展，为全球肥厚型心肌病的诊断与治疗积累丰富的经验，造福更多的肥厚型心肌病患者。

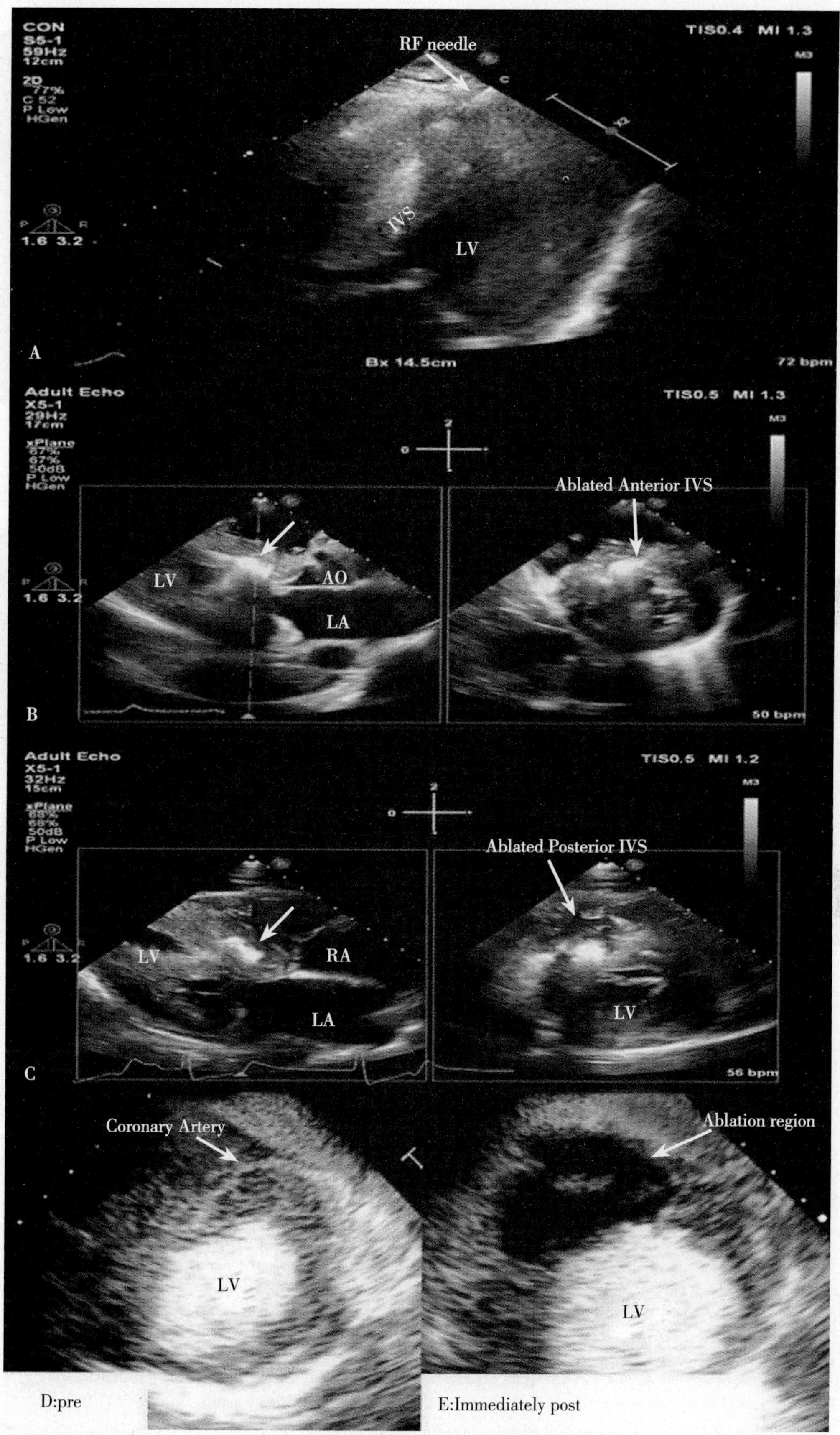

图 6 丽文术式操作流程超声心动图

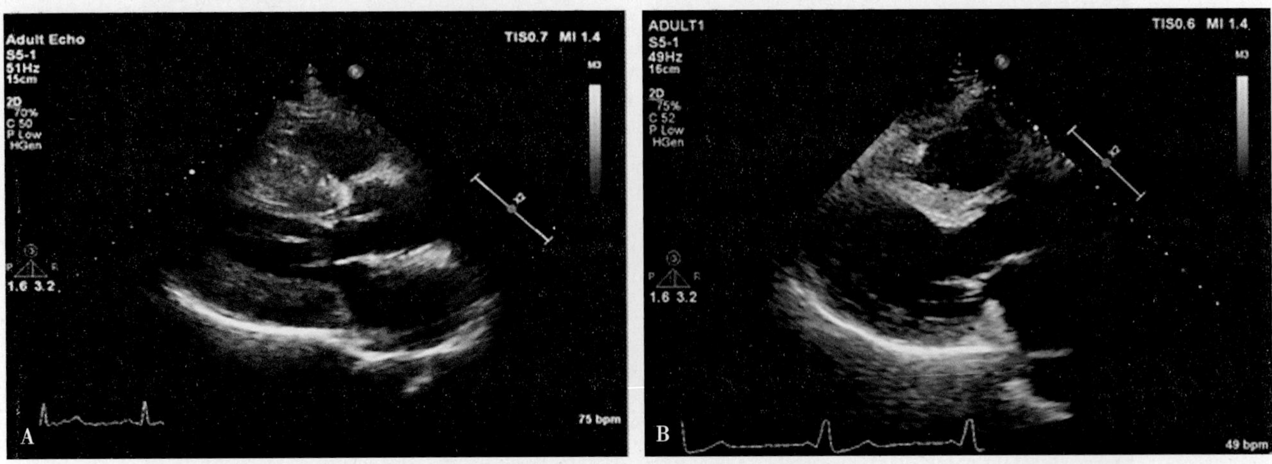

图 7 术前、术后 6 月室间隔厚度的变化

A. 术前室间隔厚度 25mm；B. 术后 6 月室间隔厚度 13mm

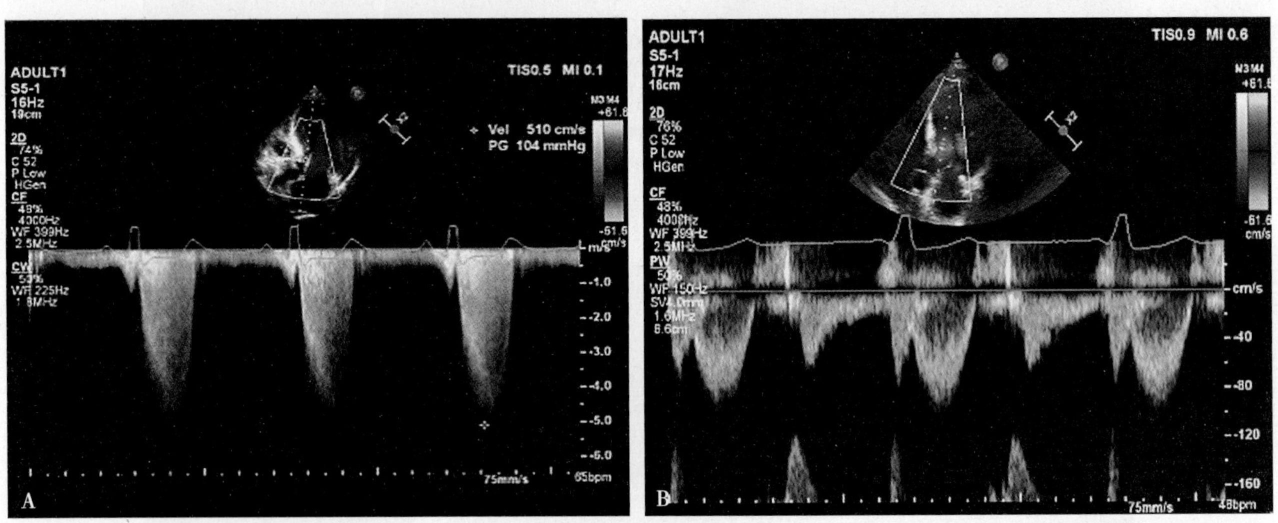

图 8 术前、术后 6 月左室流出道最大压差的变化

A. 术前左室流出道最大压差；B. 术后 6 月左室流出道最大压差

（刘丽文 左蕾 李静）

参 考 文 献

1. Elliott PM, Anastasakis A, Borger MA, et al. 2014 ESC Guidelines on diagnosis and management of hypertrophic cardiomyopathy: The Task Force for the Diagnosis and Management of Hypertrophic Cardiomyopathy of the European Society of Cardiology (ESC). Eur Heart J, 2014, 35 (39): 2733-2779.
2. Sherrid MV, Barac I, McKenna WJ, et al. Multicenter study of the efficacy and safety of disopyramide in obstructive hypertrophic cardiomyopathy. J Am Coll Cardiol, 2005, 45 (8): 1251-1258.
3. 中华医学会心血管病学分会中国成人肥厚型心肌病诊断与治疗指南编写组，中华心血管病杂志编辑委员会. 中国成人肥厚型心肌病诊断与治疗指南. 中华心血管病杂志，2017，45 (12): 1015-1032.
4. Rigopoulos AG, Seggewiss H. A decade of percutaneous septal ablation in hypertrophic cardiomyopathy. Circ J, 2011, 75 (1): 28-37.
5. Sherrid MV, Shetty A, Winson G, et al. Treatment of obstructive hypertrophic cardiomyopathy symptoms and gradient resistant first-line therapy with β-blockade or verapamil. Circ Heart Fail, 2013, 6 (4): 694-702.
6. Stauffer JC, Ruiz V, Morard JD. Sub-aortic obstruction after sildenafil in a patient with。hypertrophic cardiomyopathy. N Engl J Med, 1999, 341(9):

700-701.

7. Gersh BJ, Maron BJ, Bonow RO, et al. 2011 ACCF/AHA guideline for the diagnosis and treatment of hypertrophic cardiomyopathy: executive summary: a report of the American College of Cardiology Foundation/American Heart Association Task Force on Practice Guidelines. Circulation, 2011, 124(24): 2761-2796.
8. Ball W, Ivanov J, Rakowski H, et al. Long-term survival in patients with resting obstructive hypertrophic cardiomyopathy: comparison of conservative versus invasive treatment. J Am Coll Cardiol, 2011, 58(22): 2313-2321.
9. Talreja DR, Nishimura RA, Edwards WD, et al. Alcohol septal ablation versus surgical septal myectomy—comparison of effects on atrioventricular conduction tissue. J Am Coll Cardiol, 2004, 44(12): 2329-2332.
10. Liebregts M, Vriesendorp PA, Ten Berg JM. Alcohol Septal Ablation for Obstructive Hypertrophic Cardiomyopathy: A Word of Endorsement. J Am Coll Cardiol, 2017, 70(4): 481-488.
11. Doll N, Suwalski P, Aupperle H, et al. Endocardial laser ablation for the treatment of atrial fibrillation in an acute sheep model. J Card Surg, 2008, 23(3): 198-203.
12. Hirao K, Yamamoto N, Toshida N, et al. Trans-catheter neodymium-yttrium-aluminum-garnet laser coagulation of canine ventricle using a balloon-tipped cardioscope. Jpn Circ J, 1997, 61(8): 695-703.
13. Moskowitz WB, Titus JL, Topaz O. Excimer laser ablation for valvular angioplasty in pulmonary atresia and intact ventricular septum. Lasers Surg Med, 2004, 35(5): 327-335.
14. Armistead SH, Williams BT. Hypertrophic obstructive cardiomyopathy. The use of a diathermy loop for septal resection. Cardiovasc Surg (Torino), 1984, 25(2): 185-197.
15. ShelkeAB, Menon R, Kapadiya A, et al. A novel approach in the use of radiofrequency catheter ablation of septal hypertrophy in hypertrophic obstructive cardiomyopathy. Indian Heart J, 2016, 68(5): 618-623.
16. CooperRM, Shahzad A, Hasleton J, et al. Radiofrequency ablation of the interventricular septum to treat outflow tract gradients in hypertrophic obstructive cardiomyopathy: a novel use of CARTO Sound® technology to guide ablation. Europace, 2016, 18(1): 113-120.
17. Lawren T, Borchert B, Leuner C, et al. Endocardial radiofrequency ablation for hypertrophic obstructive cardiomyopathy. J Am Coll Cardiol, 2011, 57(5): 572-576.
18. Lucie R, Jan J, Josef V. Ablation of hypertrophic septum using radiofrequency energy-an alternative for gradient reduction in patient with hypertrophic obstructive cardiomyopathy Invasive Cardiol, 2013, 25(6): 128-132.
19. Crossen K, Jones M, Erikson C. Radiofrequency septal reduction in symptomatic hypertrophic obstructive cardiomyopathy. Heart Rhythm, 2016, 13(9): 1885-1890.
20. Liu LW, Liu B, Li J, et al. Percutaneous intra-myocardial septal radiofrequency ablation of hypertrophic obstructive cardiomyopathy: A novel mini-invasive treatment for reduction of outflow tract obstruction. EuroIntervention, 2017, 13(18): 2112-2113.

经导管射频消融治疗肥厚型梗阻性心肌病

肥厚型心肌病(hypertrophic cardiomyopathy,HCM)是一种较为常见的遗传性心血管疾病,人群发病率约为1/500[1]。其主要由编码心肌肌节蛋白的11个或更多基因上超过1440种突变引起[2],突变最常发生于肌球蛋白重链(MYH7)和肌球结合蛋白C3(MYBPC3)[3],占HCM肌节突变的75%~80%[4]。HCM主要结构异常是不伴有心腔增大的左心室室壁不对称性增厚,伴随心肌纤维排列紊乱,具体如下:①心肌细胞排列杂乱无序;②增加的壁腔比值可导致冠状动脉微血管功能障碍;③心肌重构。既往研究发现心室壁与心腔的比值增加2倍可导致小于80μm的心肌内小动脉功能障碍,继而诱发无症状心肌缺血,导致心肌损伤和纤维化[5]。其中,HCM患者若存在不可用负荷超载解释的室壁厚度≥15mm,且静息下左心室梗阻压力差≥30mmHg,激发条件下左心室梗阻压力差≥50mmHg则属于肥厚型梗阻性心肌病(Hypertrophic Obstructive Cardiomyopathy,HOCM)[6]。HOCM患者常见的临床症状为劳力性呼吸困难、胸闷、胸痛、黑矇、晕厥甚至猝死等症状,引起这些症状的主要原因是左心室流出道梗阻、压力升高、心肌缺血、非运动血管床的舒张功能不全和不适当舒张以及出现心律失常[7-10]。

目前除药物治疗外,HOCM的主要治疗方法有:外科室间隔切除术[11]、室间隔化学消融术[12]以及起搏器植入治疗HOCM[13]。这些治疗均存在一定程度的局限性,外科间隔切除术手术创伤大,切除后肥厚心肌容易再恢复;室间隔化学消融术消融心梗范围不容易控制,容易发生房室传导阻滞,且部分患者冠脉条件不适合进行化学消融;起搏器植入术效果有限,并非所有患者植入起搏器后就能解除流出道梗阻。Armistead等[14]1984年首次在外科手术中利用射频能量治LVOT梗阻。而近年来随着心腔内三维超声的运用,经导管室间隔射频消融术逐渐成为治疗HOCM的一项重要治疗手段。

2004年,Lawrenz等[15]首次报道在经胸心脏超声以及X线指导下为一例HOMC患者行导管消融治疗,消融靶点选择在右心室间隔,使用盐水灌注射频消融导管,盐水灌注流速30ml/h,共进行了34处放电消融,每处放电时间60秒,该患者静息及激发的左室-主动脉压差分别由术前的100mmHg和200mmHg降至20mmHg和140mmHg,左室流出道面积由0.4cm^{2}增加至1.7cm^2,左室收缩末径由29mm增加至38mm。本病例虽未在三维标测及三维超声指导下进行,但取得了良好的效果,为后续的病例研究增加了信心。

2005年,Emmel等[16]对3例儿童HOCM患者行导管消融,使用Localisa系统指导并在经食道超声监测下进行,3例患儿分别是5岁、11岁和17岁,消融靶点选择左心室间隔,消融能量60w,每点放电60秒,分别进行了17、50、45次放电消融。患者的左室-主动脉压差分别由术前的50mmHg、60mmHg、60mmHg下降至50mmHg、60mmHg、60mmHg,且手术安全无并发症。该研究首次在儿童HOCM患者中进行导管射频消融治疗,结果初步证实安全有效。

2010年,Lawrenz等[17]再次进行19例HOCM患者的导管消融,此次手术术中使用CARTO系统进行建模,并标记出His,其中9例患者选择左心室间隔作为消融靶点,另外10例患者选择右心室间隔作为消融靶点。术中使用40~70W的功率,每处放电90秒,共进行了14~50(平均31.2±10)处放电,静息和激发的左室-主动脉压差分别降低62%和60%(静息77.7±30mmHg to 39.8±29mmHg;激发:157.5±37mmHg to 89.1±42mmHg);术后6个月随访显示:患者NYHY心功能分级由术前的3.0±0.0级提高到1.6±0.7级;6分钟步行实验由术前的413±129m提高到471±139m;间隔厚度由22.6±3.7mm降至21.4±3.4mm。术后磁共振显示消融深度最厚达28mm。1例患者术中发生心脏压塞,4例患者发生完全性房室传导阻滞植入起搏器治疗。研究显示三维标测系统下可以建立心室及室间隔的三维结构并标记处His区域,减少损伤His风险。该研究分别从右侧及左侧室间隔消融均取得了解除左室流出道梗阻的效果。

2011年,Sreeram等[18]使用Localisa和CARTO为32例HOMC儿童行导管消融治疗,患儿年龄2.9~17.5岁。所有患儿均选择左侧室间隔作为消融靶点,术中使用经食道超声进行监测,使用功率60w,每个消融点放电60到120秒，共进行了10~63处放电。患儿左室-主动脉压差由术前的78.5±26.2mm降至36.1±16.5mm；1例4岁患儿因术后左室流出道水肿出现急性左心功能不全死亡；3例患儿出现完全性房室传导阻滞，1例患儿于一周后传导恢复，2例患儿植入永久起搏器治疗；2例患儿术中发生室颤进行电复律治疗；5例患儿随访过程中出现压差恢复，1例患者行外科手术治疗，4例患者再次行消融术。该研究中的患者均为儿童，显示经导管射频消融治疗儿童HOCM同样可以取得良好效果。

2015年，Cooper等[19]使用CARTO-SOUND建模，在三维超声指导下使用压力监测消融导管(Themocool Smart Touch)对5例HOMC患者行导管消融，术中使用50~60w的消融功率，每点放电2分钟，平均放电时间33.6(28~42)分钟；室间隔厚度由术前的18.25±1.89mm降至16.75±2.50mm；静息和激发的左室-主动脉压差分别由术前的64.25±50.60mmHg和93.50±30.88mmHg降至12.25±2.50mmHg和23.25±8.30mmHg)；左心房内径由48.75±6.50mm降至44.75±8.30mm；而左室收缩及舒张末径无明显变化。1例患者因腹膜后出血死亡；1例患者出现肺水肿，并出现左束支传导阻滞，6个月随访发生完全性房室传导阻滞并植入永久起搏器治疗；另外1例患者出现左束支传导阻滞。该研究使用三维超声精准建模左心室、室间隔后在二维超声指导下可以实时观察消融导管贴靠的位置，做到了精准消融。

2016年，Shelke等[20]在心腔内超声(Intracardiac Echocardiography，ICE)指导下，通过CARTO或EnSite系统进行解剖建模，对7例HOCM患者进行了导管消融治疗。所有患者消融靶点均选择左心室间隔处，通过ICE确定消融导管贴靠在梗阻间隔处，盐水灌注流速30ml/min，放电功率30~40w，，每点放电60~120秒，共进行了13~34(平均22.2±7.5)处放电，左室-主动脉压差由81±14.8mmHg降至48.5±22.6mmHg(术后一月)、49.8±19.3mmHg(术后6月)、42.8±26.1mmHg(术后12月)。除一例患者发生急性肺水肿外，无其他并发症发生。

2016年，Crossen等[21]通过NavX系统指导下对11例HOMC患者行导管消融治疗，所有患者消融靶点均位于左侧间隔部，放电功率50w，平均进行了43±12处放电，术后随访12个月，静息及激发的平均左室-主动脉压差分别由术前的66.7mmHg、136.2mmHg降至10.0mmHg、20.0mmHg。随访5例患者发生室内传导阻滞，2例患者因完全性房室传导阻滞植入永久起搏器，1例患者消融后压差并未得到有效降低。

2017年，Aksu等[22]使用NavX系统为一例HOMC患者行导管消融，消融靶点位于左侧室间隔，放电功率50~55w，放电38处，消融后静息及激发的左室-主动脉压差分别由术前的100mmHg、200mmHg降至35mmHg、75mmHg。1个月及3个月的随访压差分别是40mmHg、20mmHg；SAM现象完全消失(表1)。

表1 关于射频消融治疗HOCM的相关临床研究汇总

研究者	文章发表时间(年)	例数(例)	消融位置	消融功率(W)	消融点数(处)	跨瓣压降低(mmHg)
Lawrenz	2004	1	右侧间隔	40w	34	80
Emmel	2005	3	左侧间隔	60w	17~50	25~35
Lawrenz	2010	19	9/10左/右侧间隔	40~70w	31.2±10	77.7±30 to 39.8±29
Sreeram	2011	32	左侧间隔	60w	27(10~63)	78.5±26.2 to 36.1±16.5
Cooper	2015	5	左侧间隔	50~60w	NS	64.2±50.6 to 12.3±2.5
Shelke	2016	7	左侧间隔	30~40w	22.2±7.5	81±14.8 to 48.5±22.6
Crossen	2016	11	左侧间隔	50w	43±12	13.2 to 10
Aksu	2017	1	左侧间隔	50~55w	38	65

上述8项研究共纳入79例患者，其中儿童35例，大部分患者均通过射频消融治疗HOCM取得了良好的效果，但从消融数据来看，普遍存在消融功率较高、消融位置较多以及消融时间较长的问题。手术过程中及术后并发症，比如说房室传导阻滞、左心室流出道水肿导致的再梗阻是否与上述问题有关？是否因为高功率长时间大面积消融导致传导系统及流出道的损伤过重？带着上述问题，我们也进行了初步的探索，希望可以通过局限短时间的放电，也能达到解除流出道梗阻的目的。

自2017年10月开始，我们一共使用CARTO-SOUND指导下导管消融治疗5例HOCM病例，男性3例，女性 2 例。年龄 47~62 岁(平均年龄 51±7 岁)。所有患者术前经心脏超声以及左心室测压确诊肥厚型梗阻性心肌病,术前左室及主动脉测压跨瓣压力阶差 90±26mmHg,室间隔厚度 17±4mm(图 1)。

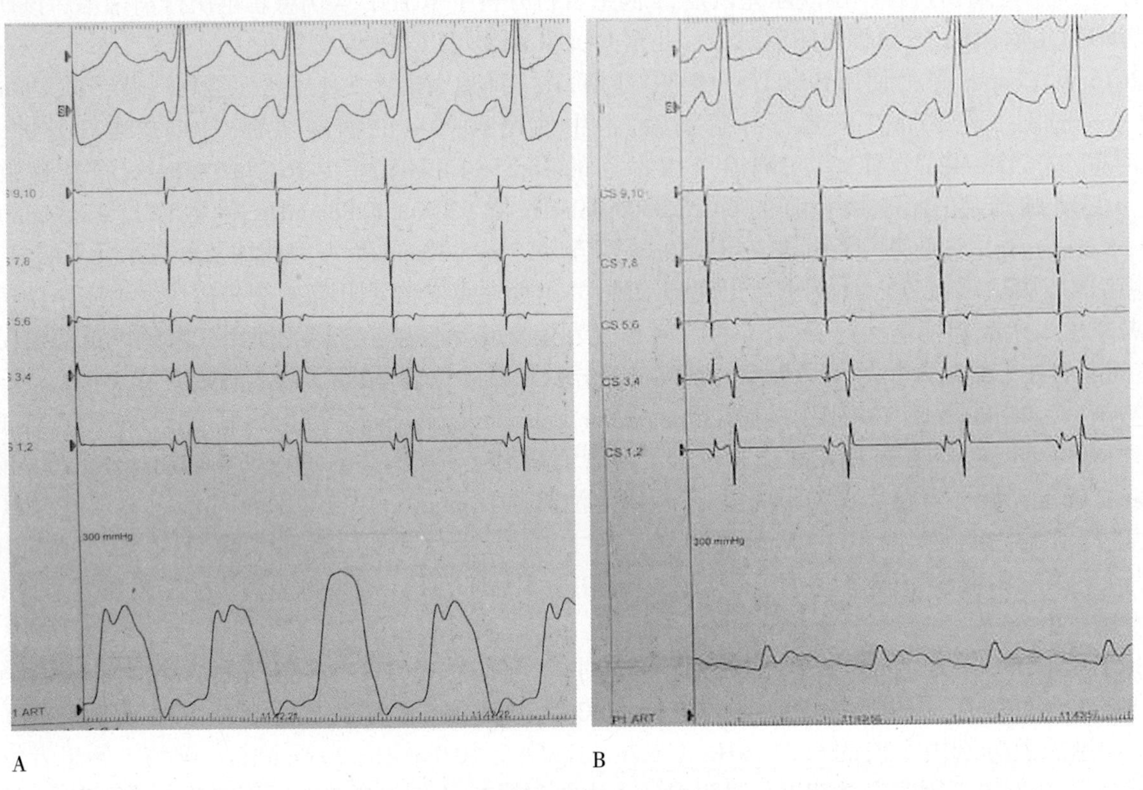

A B

图 1 射频消融治疗 HOCM

A. 消融前左心室压力 240mmHg;B. 主动脉内压力 117mmHg,压力阶差为 123mmHg

术中穿刺左锁骨下静脉,置入 6F 动脉鞘;穿刺右侧股动静脉,置入两个 8F 动脉鞘;穿刺左侧股静脉,置入 11F 动脉鞘。经左锁骨下静脉鞘管送入十极冠状窦电极;经右侧股静脉鞘管送入四极电极至右心室备用术中起搏。经左股静脉鞘管送入 CARTO-SOUND 三维超声导管,于右心房进行右心室及流出道长轴三维重建,之后超声导管通过跨瓣进入右心室进行左心室短轴及长轴三维重建,重点为左心室流出道,室间隔及二尖瓣后叶,并观察 SAM 征(图 2,图 3,见文末彩图 73、74)。同时三维超声重建主动脉窦以及部分的主动脉根部。完成上述解剖结构的三维重建后,经右股动脉鞘管送入 CARTO 冷盐水灌注压力监测射频消融导管(SMART-TOUCH)经主动脉逆行跨主动脉瓣进入左心室。导管进入左室后首先到 His 位置,记录 His 电位及 His 的空间位置,然后记录分支电位,标记左前及左后分支的主干的空间位置。完成上述标测后,调整超声切面指向左心室室间隔最厚并导致左室流出道梗阻位置,在三维建模结合二维超声扇面指导下将消融导管贴靠到消融靶点位置(图 4,见文末彩图 75)。

设置消融功率 35w,盐水速度 30ml/min,导管贴靠压力 10~15g,每点放电时间 30 秒进行靶点位置放电消融。放电位置避开 His、左前及左后分支主干。术中补充肝素测量 ACT 维持 ACT250~300 秒,每例患者放电 8~10 个点后通过 ICE 观察流出道是否解除梗阻,并测压观察效果,然后继续放电 10~15 个点后不再进行放电消融,测量压力阶差观察手术效果。

5 例患者均取得良好的手术效果,首次消融后左心室 - 主动脉跨瓣压差降至 58±12mmHg(图 5),再次消融后跨瓣压差降至 23±7mmHg(图 6)。术后一周复查心脏超声,左室间隔厚度降至 15±3mm。术后随访 2~10 个月,超声测量主动脉跨瓣压差为 25±8mmHg,SAM 现象消失(表 2)。所有患者无房室传导阻滞等并发症。

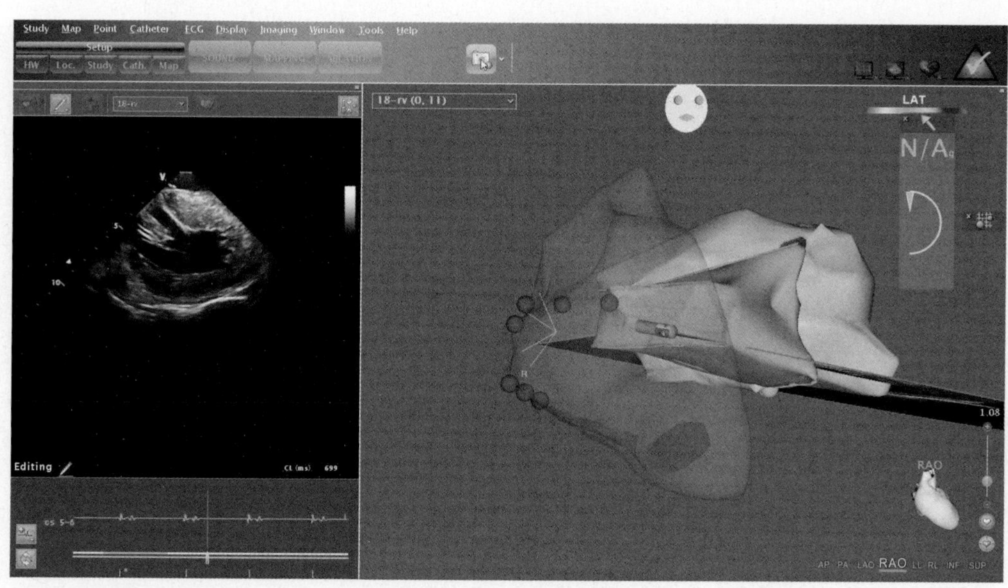

图 2　左图为二维超声切面，可见靠近扇面近端为肥厚的室间隔，与收缩期的二尖瓣后叶同向运动，造成左室流出道的狭窄梗阻。右图为 RAO 显示三维重建的心腔结构，透明化的粉紫色为右心室，绿色的为室间隔，淡灰色为左心室

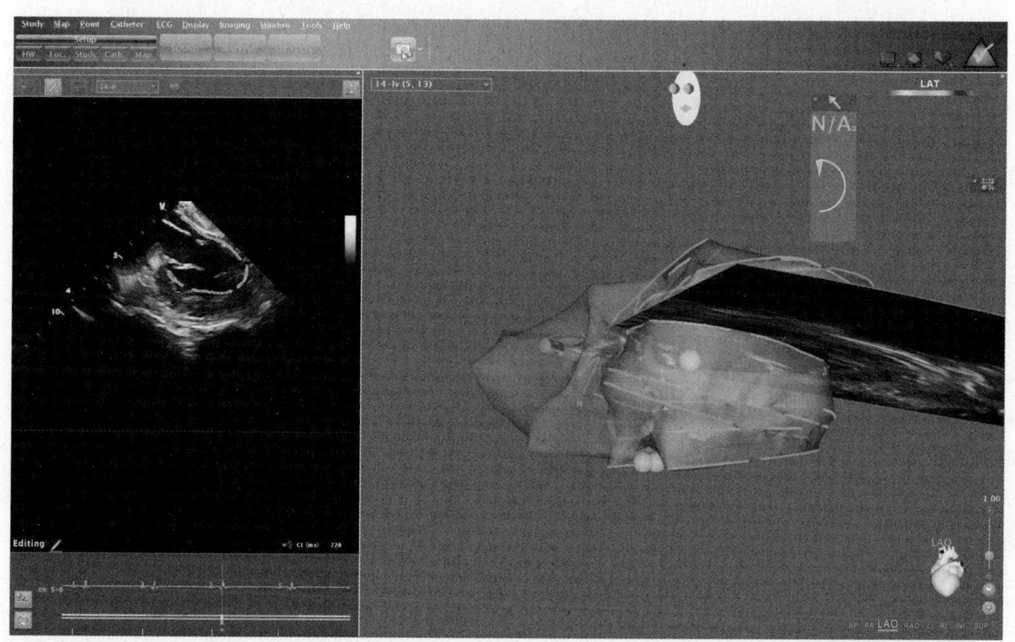

图 3　左侧为二维超声切面，绿色线为左心室内膜，上方 V 字旁边可见二尖瓣后叶与间隔间形成的狭窄的左室流出道。右图 LAO 显示三维重建的心腔结构，透明化的绿色的为室间隔，淡灰色为左心室，超声扇面指向流出道方向

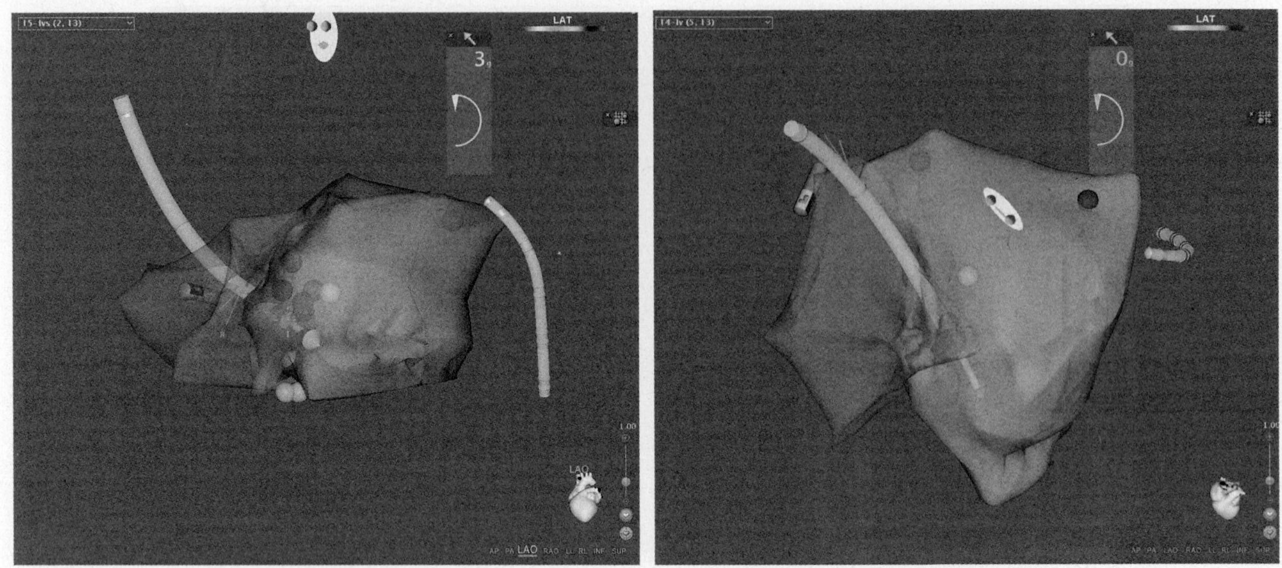

图 4 左右图分别为左前斜（LAO）及右前斜（RAO）位压力导管贴靠间隔进行消融

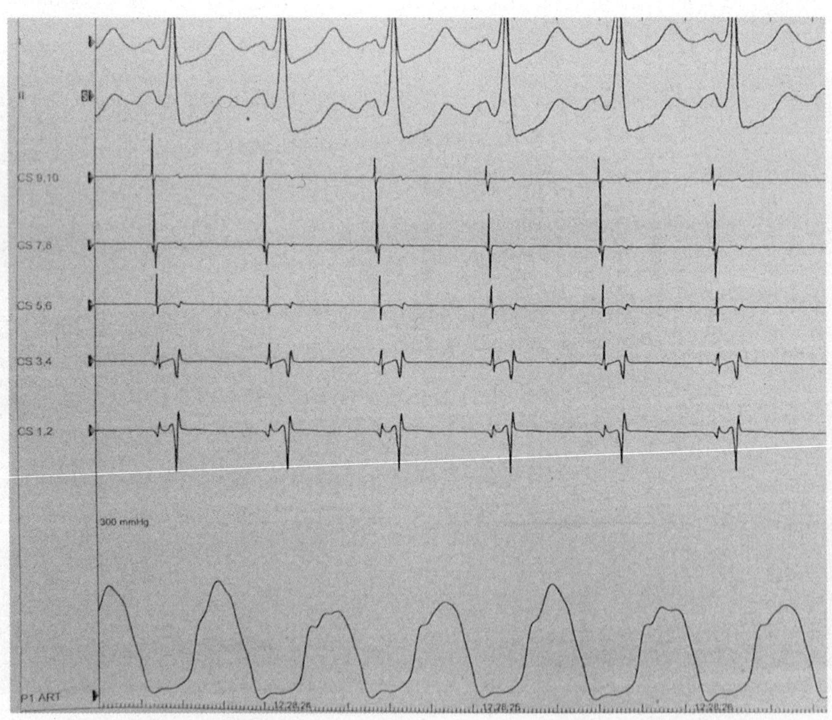

图 5 第一次消融后患者左室压力降至 170mmHg，较术前的 240 降低 70mmHg

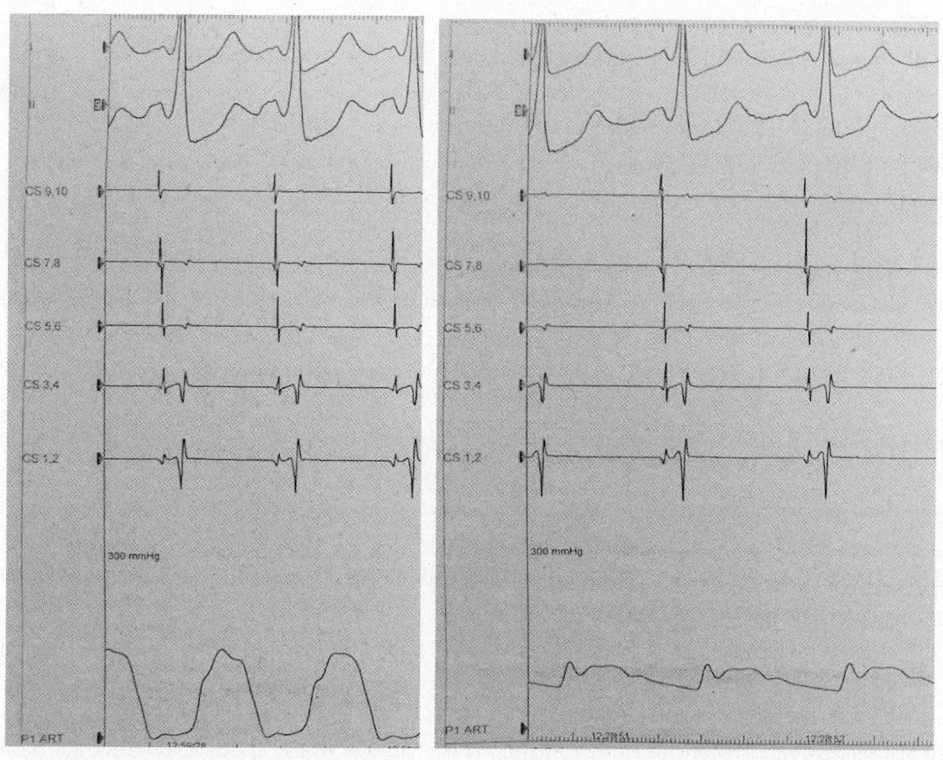

图6 左图为消融结束后左心室压力，为 156mmHg；右图为主动脉内压力，为 126mmHg，跨瓣压差降至 20mmHg

表2 患者压力变化情况

	跨瓣压差（mmHg）	室间隔厚度（mm）
术前	90±2	17±4
第一次消融	58±12	NS
再次消融	23±7	NS
随访期间	25±8	58±12

我们初步的研究发现，导管射频消融治疗 HOCM 并不需要大功率长时间消融就可以达到解除左心室流出道梗阻的目的，且随访过程中并未观察到左心室室间隔明显变薄，但也能维持解除流出道梗阻的效果。分析可能的原因为：①通过射频消融后可以使最厚的心肌收缩功能降低，不再造成梗阻；②在靶点消融后可能造成左心室局部收缩顺序的改变，达到解除流出道梗阻的目的。而消融中除了标记出 His 之外，还需要标记出左前及左后分支的主干，在消融过程中尽量避开传导系统，另外就是降低功率，减少放电时间，这样可以减少甚至杜绝心脏传导阻滞的发生。

经导管射频消融治疗 HOCM 是目前直接针对肥厚梗阻心肌靶向精确消融的方法，可以避免如化学消融造成不可控制的心肌损伤。使用三维超声可以精准建立心室、室间隔以及左室流出道三维模型，并在二维超声指导下控制导管的精确贴靠，提高手术的效率，增加手术安全性。

目前导管消融治疗 HOCM 的研究不多，其消融房室、消融参数的设置以及手术效果需要进一步累积病例积极探索。

（李绍龙 龙德勇）

参考文献

1. Senchowdhry S, Jacoby D, Moon JC, et al. Update on hypertrophic cardiomyopathy and a guide to the guidelines. Nature Reviews Cardiology, 2016,

13(11):651.

2. Maron MS, Maron BJ. Hypertrophic cardiomyopathy - Authors' reply. Lancet, 2013, 381(9876):1457-1458.
3. Mohamed IA, Krishnamoorthy NT, Nasrallah GK, et al. The Role of Cardiac Myosin Binding Protein C3 in Hypertrophic Cardiomyopathy-Progress and Novel Therapeutic Opportunities. J Cell Physiol, 2017, 232(7):1650-1659.
4. Ho CY. New Paradigms in Hypertrophic Cardiomyopathy: Insights from Genetics. Prog Pediatr Cardiol, 2011, 31(2):93-98.
5. Camici PG, Olivotto I, Rimoldi OE. The coronary circulation and blood flow in left ventricular hypertrophy. J Mol Cell Cardiol, 2012, 52(4):857-864.
6. Nishimura RA, Holmes DR. Hypertrophic Obstructive Cardiomyopathy. Am Heart J, 2017, 84(3):428-429.
7. Maron BJ, Epstein SE. Clinical significance and therapeutic implications of the left ventricular outflow tract pressure gradient in hypertrophic cardiomyopathy. Am J Cardiol, 1986, 58(11):1093.
8. Cecchi F, Olivotto I, Gistri R, et al. Coronary microvascular dysfunction and prognosis in hypertrophic cardiomyopathy. N Engl J Med, 2003, 349(11):1027-1035.
9. Prasad K, Williams L, Campbell R, et al. Episodic syncope in hypertrophic cardiomyopathy: evidence for inappropriate vasodilation. Heart, 2008, 94(10):1312-1317.
10. Wigle ED. Impaired left ventricular relaxation in hypertrophic cardiomyopathy: relation to extent of hypertrophy. J Am Coll Cardiol, 1990, 15(4):814.
11. Swistel DG, Balaram SK. Surgical myectomy for hypertrophic cardiomyopathy in the 21st century, the evolution of the "RPR" repair: resection, plication, and release. Prog Cardiovasc Dis, 2012, 54(6):498-502.
12. Sorajja P, Valeti UR, Ommen S, et al. Outcome of alcohol septal ablation for obstructive hypertrophic cardiomyopathy. Circulation, 2008, 118(2):131-139.
13. Elliott PM, Anastasakis A, Borger MA, et al. 2014 ESC Guidelines on diagnosis and management of hypertrophic cardiomyopathy: the Task Force for the Diagnosis and Management of Hypertrophic Cardiomyopathy of the European Society of Cardiology (ESC). Eur Heart J, 2014, 35:2733-2779.
14. Armistead SH, Williams BT. Hypertrophic obstructive cardiomyopathy. The use of a diathermy loop for septal resection. J Cardiovasc Surg, 1984, 25(2):185.
15. Lawrenz MT, Kuhn MH. Endocardial radiofrequency ablation of septal hypertrophy. Z Kardiol, 2004, 93(6):493-499.
16. Emmel M, Sreeram N. Radiofrequency catheter septal ablation for hypertrophic obstructive cardiomyopathy in children. Neth Heart J, 2005, 13(12):448-451.
17. Lawrenz T, Borchert B, Leuner C, et al. Endocardial radiofrequency ablation for hypertrophic obstructive cardiomyopathy: acute results and 6 months' follow-up in 19 patients. J Am Coll Cardiol, 2011, 57(5):572-576.
18. Sreeram N, Emmel M, Giovanni JVD. Percutaneous Radiofrequency Septal Reduction for Hypertrophic Obstructive Cardiomyopathy in Children. J Am Coll Cardiol, 2011, 58(24):2501-2510.
19. Cooper RM, Shahzad A, Hasleton J, et al. Radiofrequency ablation of the interventricular septum to treat outflow tract gradients in hypertrophic obstructive cardiomyopathy: a novel use of CARTOSound® technology to guide ablation. Europace, 2016, 18(1):113.
20. Shelke AB, Menon R, Kapadiya A, et al. A novel approach in the use of radiofrequency catheter ablation of septal hypertrophy in hypertrophic obstructive cardiomyopathy. Indian Heart J, 2016, 68(5):618-623.
21. Crossen K, Jones M, Erikson C. Radiofrequency septal reduction in symptomatic hypertrophic obstructive cardiomyopathy. Heart Rhythm, 2016, 13(9):1885-1890.
22. Aksu T, Güler TE, Yalın K, et al. Endocardial septal ablation for hypertrophic obstructive cardiomyopathy. Turk Kardiyol Dern Ars, 2017, 45(1):67-72.

心力衰竭的外科治疗

心力衰竭（心衰）是多种心血管疾病的严重和终末阶段。随着人口老龄化的加剧和心血管救治水平的不断提升，心衰是全球唯一呈增长趋势的心脏疾病。我国心衰流行病学资料显示，心衰的发生率在过去10年呈明显上升趋势，慢性心力衰竭患病率为0.9%，总体呈现女性高于男性，北方高于南方，城市高于农村的特点[1]。2012—2014年我国住院心衰患者调查表明，近一半患者的心衰是由冠心病引起，其他病因还包括高血压、糖尿病及风湿性心脏病等[2]。

在过去20年间，随着心衰基础研究的不断深入，心衰药物研发呈现蓬勃发展的局面，以血管紧张素转化酶抑制剂（angiotensin converting enzyme inhibitor，ACEI）、β受体阻滞剂和醛固酮受体拮抗剂的“金三角”目前已成为国内外指南推荐的慢性心衰治疗的基本方案。但多项临床研究表明，药物治疗虽可缓解心衰的症状，但并不能逆转心室重构，各种指南确认的药物治疗并未显著降低心衰的远期死亡率。与此同时，针对心衰的外科技术不断成熟与发展，在冠状动脉旁路移植、瓣膜手术以及心脏移植的基础上，经皮瓣膜植入技术和机械辅助循环技术（mechanical circulatory support，MCS）发展迅速，促进心衰的外科治疗走向“重建-修复-替代”的整合式发展态势，成为逆转心室重构，救治重症心衰患者的主要手段。

一、重　建

（一）冠状动脉旁路移植术（coronary artery bypass grafting，CABG）

冠心病是导致心衰的主要病因，2016年欧洲心脏病学会（European Society of Cardiology，ESC）急慢性心力衰竭诊断与治疗指南仍将冠状动脉血运重建策略作为心力衰竭合并心绞痛患者IA类推荐[3]。尽管缺乏多中心随机对照临床试验去比较CABG对冠心病合并心衰患者的意义，回顾性临床研究不断证实CABG能改善心衰患者的心功能，提高其中远期存活率，改善其生活质量[4]。STICH研究发现，对于冠心病合并左心功能低下、左心室射血分数（left ventricular ejection fraction，LVEF）<35%的患者，CABG病死率显著高于左室射血分数>50%的患者，CABG和口服药物治疗的5年全因死亡风险差异无统计学意义（36% vs. 41%）。但新近一项STICH亚组临床分析结果表明，对合并2到3个不良预后因素［3支病变、LVEF<35%和/或左心室收缩末期容积指数>75ml/m^2］的患者，CABG的获益远大于单纯内科口服药物治疗[5,6]。

阜外医院应用单纯CABG治疗239例LVEF<35%的无室壁瘤冠心病患者，结果显示院内死亡率为2.9%，5年生存率为89.3%。研究表明，对于因严重心肌缺血或坏死导致的左心功能严重低下的患者，若冠脉造影显示有2支以上的血管可行旁路移植、存活心肌多于梗死心肌且无室壁瘤，仍可从单纯CABG获得良好的近远期疗效。随访研究证实，伴有心功能不全的重症患者行常规体外循环的CABG进行充分的血运重建比非体外循环的CABG更加有利。研究结果发表于Circulation杂志，被2011版“美国心脏协会（American Heart Association，AHA）/美国心脏病学会（American College of Cardiology，ACC）冠状动脉旁路移植术指南”引用[7]。

（二）心室成形

正常的左心室的几何形状为一双螺旋椭圆体，心衰时左心室扩张发生球形变，室壁张力增加而影响心脏功能[8]。因此，切除左心室室壁瘤或扩大的左心室可恢复左心室的几何形状，降低左心室张力，从而达到逆转心室重构、改善心脏功能的目的。目前临床应用最多的外科术式主要包括室壁瘤切除加心室内环缩补片成形术（Dor手术）和室壁瘤线性切除加毡片修补术（改良Cooley手术）。2004年，RESTORE研究应用Dor技术治疗了1198例室壁瘤患者，研究结果显示，院内死亡率为5.5%，射血分数增加（术前29.6%，术后39.5%），左心室收缩末容积指数下降［术前（80±51）ml/m^2，术后（57±34）ml/m^2］，5年生存率为69%，再住院率降至 15%[9]。最近 STICH 研究结果表明，CABG 联合心室成形术较单纯 CABG 虽能显著减少心力衰竭患者心室容积，但未能明显降低患者心源性病死率，术后 5 年内免再住院率达到 78%，而且 85%的患者心功能由术前美国纽约心脏病协会（NYHA）Ⅲ/Ⅳ级显著改善为Ⅰ/Ⅱ级。亚组分析显示，术前左室收缩末期容积指数 <60ml/m^2 及 LVEF≥33%的心力衰竭患者可从左心室重建术中显著获益[9,10]。

阜外医院自 1995 年开始对 Dor 手术进行改良，在切除室壁瘤后，不使用补片，只作心内膜环缩将左心室成形，并报道了 145 例患者的治疗经验。经磁共振心脏形态 - 功能学研究证实，改良心内膜环缩术能更有效的降低左心室容积，促进左心室几何结构的恢复，远期随访结果显示 5 年生存率达到 86%[11]。

二、修　　复

（一）二尖瓣成形

心衰患者由于左心室及二尖瓣环的扩张常出现不同程度的二尖瓣关闭不全，不同程度的二尖瓣关闭不全都会加重心室前负荷，导致左心室扩大。这种恶性循环能进一步加速心肌重构进展，严重影响心功能。文献报道，伴有二尖瓣关闭不全的终末期心衰患者 2 年死亡率高达 80%[12]。因此，利用二尖瓣成形术减少或消除二尖瓣反流日益受到重视。在伴有二尖瓣关闭不全的心衰患者中，利用二尖瓣成形术，保存二尖瓣环与乳头肌之间的延续性，减少二尖瓣反流，能有效地提高射血分数，改善患者症状，随访 2 年生存率提高至 71%[13]。尽管在缺血性二尖瓣反流的处理上仍有争议，最近 RIME 研究的结果表明，CABG 联合二尖瓣修复组相较于单纯 CABG 可明显延长 1 年乃至更长的主要终点氧耗量，更好地逆转左心室重构，减少二尖瓣反流，并能降低全血 BNP 水平[14]。

对于失去外科手术机会及外科手术高风险的患者而言，近年来迅速发展的经导管二尖瓣修复术被寄予厚望。目前应用最广泛的是经导管二尖瓣钳夹术（MitraClip 术），该技术通过“双孔化”二尖瓣，达到减轻或者消除二尖瓣反流的目的。EVEREST Ⅰ研究初步肯定了 MitraClip 技术的安全性和有效性[15]，EVEREST Ⅱ研究结果显示在一级有效终点上，MitraClip 稍劣于外科手术，但安全性更好；对于年龄≥70 岁、LVEF<60% 和功能性反流的亚组，MitraClip 不劣于外科手术[16]。鉴于上述临床研究，2014 年 AHA/ACC 的指南推荐外科手术高危患者进行 MitraClip 治疗。目前国内在此领域尚属起步阶段。

（二）主动脉瓣置换术

主动脉瓣狭窄合并左室射血分数保留的患者，心肌收缩力已明显下降，在重症心力衰竭，尤其是 LVEF<35%的患者中，左室收缩力下降更加显著[17]。为降低患者病死率，应尽早施行主动脉瓣置换术。针对合并晚期心衰的外科手术禁忌和高危主动脉瓣狭窄人群，经导管主动脉瓣置换术（transcatheter aortic valve implantation，TAVI）的出现成为该领域的里程碑事件。PARTNER 研究证实了 TAVI 技术的安全性及有效性。PARTNER 2 研究显示，与外科手术相比，TAVI 在治疗中危主动脉瓣狭窄患者中同样具有非劣效性[18,19]。2017 年 ACC/AHA 最新瓣膜指南已将 TAVI 的适应证从外科手术禁忌和高危主动脉瓣狭窄患者进一步推向了中危人群（Ⅱa），目前全球共有 65 个国家开展 TAVI 技术，累计患者超过 30 万例。

2012 年，阜外医院完成中国首例国产经导管主动脉瓣置入。2014 年完成中国首例行经心尖介入主动脉瓣置换。回顾性研究显示，对于外科手术高危的老年主动脉瓣狭窄患者，单纯药物治疗预后较差，TAVI 及外科主动脉瓣置换改善 1 年生存率的作用相似，但起搏器植入和轻度瓣周漏事件 TAVI 多于外科手术[20]。

三、替　　代

（一）干细胞移植

干细胞治疗心衰一度被寄予厚望，早期研究结果显示，通过干细胞的分化与旁分泌机制，能够促进受损心肌的内源性修复过程，继而实现心肌再生或逆转病理性左室重塑。阜外医院开展的自体骨髓来源单个核细胞经桥血管移植随机对照双盲临床研究发现，细胞移植早期试验组与对照组的 LVEF 和左心室收缩末期容积指数（left ventricular end-systolic volume index，LVSVI）的改善有明显差异，试验组 6 分钟步行试验和 BNP 水平较对照组也有一定改善。该研究结果被 2013 版“美国 AHA/ACC 心衰治疗指南”引用，若患者有意愿，推荐在有开展该技术条件的医院进行临床应用。但随后的研究结果不断显示，细胞移植仅能使 LVEF 提高 2%~4%，在长期死亡率、再住院率以及心力衰竭症状改善的未显示出突出疗效[21]。未来需要突破干细胞定向分化、增殖以及生物安全的瓶颈问题，细胞治疗才有可能获得临床的广泛应用。

（二）心脏移植

心脏移植是终末期心力衰竭患者的有效治疗策略。一般而言，心脏移植总的标准是终末期心脏病患者，预计寿命不超过 1 年，有严重症状且没有剩余的替代治疗选择，具有恢复正常积极的生活潜力，能遵守术后所需要的强化治疗。根据国际心肺移植协会 2017 年报告中的结果，心脏移植 1 年生存率已经达到 90.2%，5 年生存率为 73.2%，10 年生存率为 59.9%[22]。截止到 2017 年底，阜外医院单中心于 13 年间完成心脏移植手术 733 例，1 年生存率为 94.0%，5 年生存率为 88.0%，10 年生存率为 76.1%。虽然心脏移植具有最好的治疗效果，但供体的匮乏仍然是限制其临床广泛应用的最大瓶颈。此外，移植后免疫排斥反应、冠脉慢性病变以及恶性肿瘤的发生同样需要进一步的研究[22]。

（三）心室辅助装置（ventricular assistance devices，VAD）

尽管心脏移植是终末期心衰患者最有效的治疗方法，但随着受体数量远远大于供体的矛盾日益凸显，心室辅助装置在近年快速发展。从第一代体积巨大的搏动泵、第二代小型化的轴流泵到目前的第三代磁悬浮泵仅仅经历了 16 年的时间。据治疗目的不同，心室辅助装置的主要用途包括：过渡到移植，过渡到恢复，终末治疗。

REMATCH 研究是 VAD 治疗终末期心衰的里程碑式研究，与最佳药物治疗相比，左心辅助装置（left ventricular assistance devices，LVAD）能够显著提高无法接收心脏移植的终末期心衰患者 1 年生存率（52% vs.25%），降低患者 48%全因死亡风险[23]。第三代磁悬浮泵从设计理念上进一步降低了血栓事件和延长血泵寿命，ReVOLVE 研究结果显示，HeartWare HVAD 磁悬浮泵植入 6 个月、1 年、2 年的生存率分别可达 90%、84%、79%，移植后 30 天内死亡率为 1.4%，同一般心脏手术死亡率相当，临床效果更加满意[24]。

阜外医院自 2004 年在国内率先开展心脏手术围术期进行短期心室辅助的探索，12 例 BVS5000 和 121 例体外膜肺氧和心室辅助的临床研究，均取得了很好疗效[25]。同短期心室辅助比较，ECMO 费用较低，更适合中国国情。2003 年，阜外医院研发首个具有自主知识产权的 Fw-Ⅱ轴流心室辅助泵，2011 年完成了国家食品药品监管总局质检中心检测，获准应用于 5 例急性心肌梗死泵衰竭患者救治，效果满意[26]。2017 年，国产第三代磁悬浮血泵 EVAHEART 和 CH-VAD 已分别通过临床试验和人道主义器械豁免程序，在阜外医院初步开展临床应用。

（四）展望

随着人口老龄化的加剧和心血管救治水平的提高，心衰患者特别是终末期心衰患者的数量会逐年增多，作为心衰救治的最后战场，心衰外科治疗面临极其严峻挑战。心衰外科“重建 - 修复 - 替代”整合治疗策略的提出，成为心衰诊疗多学科合作和心衰救治个体化的基础，从而使更多心衰患者从中受益。

（崔闫　侯剑峰　郑哲）

参 考 文 献

1. 顾东风，黄广勇，吴锡桂，等．中国心力衰竭流行病学调查及其患病率．中华心血管病杂志，2003，31（1）：3-6.
2. 张健，张宇辉．多中心、前瞻性中国心力衰竭注册登记研究——病因、临床特点和治疗情况初步分析．中国循环杂志，2015，（5）：413-416.
3. Ponikowski P，Voors AA，Anker SD，et al. 2016 ESC Guidelines for the diagnosis and treatment of acute and chronic heart failure：The Task Force for the diagnosis and treatment of acute and chronic heart failure of the European Society of Cardiology（ESC）.Eur J Heart Fail，2016，18（8）：891-975.
4. Topkara VK，Cheema FH，Kesavaramanujam S，et al. Coronary artery bypass grafting in patients with low ejection fraction.Circulation，2005，112（9 Suppl）：1344-1350.
5. Panza JA，Velazquez EJ，She L，et al. Extent of coronary and myocardial disease and benefit from surgical revasculartzation in ischemic LV dysfunction.J Am Coil Cardiol，2014，64（6）：553-561.
6. Velazquez EJ，Lee KL，Deja MA，et al. Coronary-artery bypass surgery in patients with left ventricular dysfunction. N Engl J Med，2011，364（17）：1607-1616.

7. Hu S, Zheng Z, Yuan X, et al. Increasing long-term major vascular events and resource consumption in patients receiving off-pump coronary artery bypass: a single-center prospective observational study. Circulation, 2010, 121 (16): 1800-1808.
8. Buckberg GD, Coghlan HC, Torrent-Guasp F. The structure and function of the helical heart and its buttress wrapping. Part Ⅵ. Geometric concepts of heart failure and use for structural correction. Semin Thorac Cardiovasc Surg, 2001, 13 (4): 386-401.
9. Athanasuleas CL, Buckberg GD, Stanley AW, et al. Surgical ventricular restoration in the treatment of congestive heart failure due to post-infarction ventricular dilation. J Am Coll Cardiol, 2004, 44 (7): 1439-1445.
10. Oh JK, Velazquez EJ, Menicanti L, et al. Influence of baseline left ventricular function on the clinical outcome of surgical ventricular reconstruction in patients with ischaemic cardiomyopathy. Eur Heart J, 2013, 34 (1): 39-47.
11. Hu SS, Fan HG, Zheng Z, et al.Left ventricular reconstruction with no-patch technique: early and late clinical outcomes. Chin Med J (Engl), 2010, 123 (23): 3412-3416.
12. Trichon BH, Felker GM, Shaw LK, et al. Relation of frequency and severity of mitral regurgitation to survival among patients with left ventricular systolic dysfunction and heart failure.Am J cardiol, 2003, 91 (5): 538-543.
13. Smolens IA, Pagani FD, Bolling SF. Mitral valve repair in heart failure. Eur J Heart Fail, 2000, 2 (4): 365-371.
14. Chan KM, Punjabi PP, Flather M, et al. Coronary artery bypass surgery with or without mitral valve annuloplasty in moderate functional ischemic mitral regurgitation: final results of the Randomized Ischemic Mitral Evaluation (RIME) trial. Circulation, 2012, 126 (21): 2502-2510.
15. Feldman T, Wasserman HS, Herrmann HC, et al. Percutaneous mitral valve repair using the edge-to-edge technique: six-month results of the EVEREST Phase I Clinical Trial. J Am Coll Cardiol, 2005, 46: 2134-2140.
16. Feldman T, Foster E, Glower DD, et al.EVEREST Ⅱ Investigators. Percutaneous repair or surgery for mitral regurgitation. N Engl J Med, 2011, 364: 1395-1406.
17. Poulsen SH, Søgaard P, Nielsen-Kudsk JE, et al. Recovery of left ventficular systolie longitudinal strain after valve replacement in aortic stenosis and relation to natriuretic peptides. J Am Soc Echocardiogr, 2013, 20 (7): 877-884.
18. Leon MB, Smith CR, Mack M, et al. Transcatheter aortic-valve implantation for aortic stenosis in patients who cannot undergo surgery. N Engl J Med, 2010, 363 (17): 1597-1607.
19. Leon MB, Smith CR, Mack MJ, et al.Transcatheter or Surgical Aortic-Valve Replacement in Intermediate-Risk Patients. N Engl J Med, 2016, 374 (17): 1609-1620.
20. 叶蕴青,王银堂,李喆,等. 不同治疗方式对外科高危老年重度主动脉瓣狭窄患者预后的影响. 中华心血管病杂志,2017,(1):13-18.
21. Behfar A, Crespo-Diaz R, Terzic A, et al. Cell therapy for cardiac repair—lessons from clinical trials. Nat Rev Cardiol, 2014, 11: 232-246.
22. Chambers DC, Yusen RD, Cherikh WS, et al. The Registry of the International Society for Heart and Lung Transplantation: Thirty-fourth Adult Lung And Heart-Lung Transplantation Report-2017. J Heart Lung Transplant, 2017, 36 (10): 1047-1059.
23. Rose EA, Gelijns AC, Moskowitz AJ, et al. Long-term use of a left ventricular assist device for end-stage heart failure. N Engl J Med, 2001, 345: 1435-1443.
24. Strueber M, Larbalestier R, Jansz P, et al. Results of the post-market Registry to Evaluate the HeartWare Left Ventricular Assist System (ReVOLVE). J Heart Lung Transplant, 2014, 33 (5): 486-491.
25. 胡盛寿. 心力衰竭的外科治疗概况. 中华心力衰竭和心肌病杂志(中英文),2017,(1):3-6.
26. 胡盛寿,孙寒松,李立环,等.Fw-Ⅱ轴流泵短期辅助治疗急性左心衰初步临床评价. 中华胸心血管外科杂志,2014,30:599-601.

微创经导管室壁瘤折叠术治疗心衰

随着我国经济水平的提高和人民生活方式的改变以及老龄化社会的到来，心脑血管疾病发病率和死亡率居高不下，占居民疾病死亡构成的 40% 以上。其中急性心肌梗死发病率呈现快速上升趋势，虽然近年来我国胸痛中心建设迅猛发展，急诊 PCI 取得了巨大成就；但仍有很多患者，特别是在广大的农村地区，发病后就诊延迟，从而错过了开通罪犯血管的最佳时间窗。急性心肌梗死患者，特别是开通罪犯血管延迟或大面积心肌梗死的患者，梗死区域薄层的心室壁向外膨出，心脏收缩时丧失活动能力或呈现反常运动，约有 10%~30% 患者会发生室壁瘤。鉴于我国急性心肌梗死中接受急诊 PCI 患者比例仍处于较低水平，室壁瘤患者发病率显著升高。

室壁瘤的主要危害来源于心衰、附壁血栓和心律失常事件的发生。室壁瘤因为心肌收缩力下降或丧失，左心室收缩顺序改变、瘢痕区域的矛盾运动，严重影响心肌梗死后左心室的重塑功能，5 年内心衰发生率为 40%~60%。另室壁瘤患者因局部心内膜损伤和矛盾运动涡流形成，致使附壁血栓更容易发生，发生比例高达 20%~60%；附壁血栓形成后容易导致脑中风和其他周围血管栓塞事件，从而病死率和致残率较单纯心梗增高 50%。再次室壁瘤大面积瘢痕形成的心力衰竭患者常常伴有心律失常，与瘢痕组织的电活动改变和心衰有密切关系，其中很多为室速、室颤等恶性心律失常事件，但国内 ICD 和 CRT-D 植入率很低，从而进一步增加了室壁瘤患者病死率和致残率。Bruschke 观察发现室壁瘤患者 5 年死亡率为 64%，而无室壁瘤的心肌梗死患者 5 年存活率为 29%。因此室壁瘤成为影响国人健康的重要疾病，如何应对室壁瘤已经成为减少急性心肌梗死患者病死率和致残率的重要课题。

针对室壁瘤患者上述风险，首先需要规范的内科药物治疗减轻心肌重塑，包括 ACEI、β 受体阻滞剂、醛固酮受体拮抗剂等以及冠心病患者的抗血小板和他汀类药物。发生附壁血栓的患者需要添加抗凝治疗，但对未发生附壁血栓的患者是否需要预防性抗凝治疗目前尚无定论。在上述药物治疗基础上，更重要的是改变室壁瘤的机械结构，改变室壁瘤结构可以减少左室容积，根据 Laplace 定律可以减轻左室张力，从而减少心肌耗氧、增加心肌收缩效率、改善心室收缩不同步，从而改善心功能，减少心衰、附壁血栓和心律失常事件的发生。

改变室壁瘤机械结构的传统治疗方法是外科室壁瘤切除术。1919 年，Wieting 等开始了室壁瘤的外科手术尝试；首例当代经典室壁瘤切除术于 1958 年由 Cooley 等在体外循环下支持下完成，其最大限度切除纤维瘢痕组织而后对左室切口做线形缝合，成为其后数十年的经典术式。而后 Dor 和 Jatene 等提出了使用补片减轻缝合后张力的方法，提出了外科心室重建的概念，其手术目的并非单纯摘除室壁瘤的瘤样心肌，而是要尽力恢复左心室的原始解剖形态；补片修补的主要优势在于重建左心室的几何构型、消除矛盾运动以及缩小无运动区。而后又有学者提出左室减容术、前室间隔旷置术和动脉瘤内缝术等不同的术式，但具体效果仍有待进一步验证。几乎上述所有外科术式都需要心脏停跳和体外循环，开胸切开左室，手术创伤较大。

近年来，随着介入技术手段的不断发展，出现了数种左室重建装置，包括 Acorn CorCap、Paracor HeartNet、Myocor Myosplint 和 Coapsys、PARACHUTE、BioVentrix Revivent。目前使用较为成熟的两套系统分别是 Cardiokinetix 公司的 PARACHUTE 和 BioVentrix 公司的 Revivent。PARACHUTE 系统将伞状封堵器送至植入部位，通过头端的球囊打开植入装置，使植入装置的金属支架锚定于附着部位，实现室壁瘤和左室正常心肌的分区。目前，PARACHUTE 正在进行多项临床研究，其中 3 年研究结果显示可明显减少左室舒张末、收缩末容积指数。国内于 2013 年 10 月北京大学第一医院霍勇教授成功开展了我国首例经皮左心室重建术，目前国内共完成 70 余例。我院于 2015 年至今共完成 24 例患者的 PARACHUTE 植入，术后随访 252±170 天，无器械安装失败、心源性死亡、血栓栓塞或心力衰竭再住院发生。术后患者的 NYHA

心功能分级较前明显改善、6 分钟步行试验和左心室射血分数较术前明显好转。

Revivent TC 技术是室壁瘤重建治疗中的一个重要里程碑，该系统是 Revivent 技术的改良版本，将间隔右室侧锚定装置由通过间隔传送，改进为通过静脉系统 - 右室传送。该技术首先通过胸前小切口穿刺室壁瘤左室游离壁和室间隔至右心室，而后用经过颈内静脉 - 上腔静脉 - 右心房 - 右心室的抓捕系统进行抓捕，建立颈内静脉 - 上腔静脉 - 右心房 - 三尖瓣 - 右心室 - 室间隔 - 左心室 - 左室游离壁轨道，此过程由富有经验的心内科介入医生和心外科医生共同完成。而后沿此轨道送入锚定装置，继而收紧分别位于右心室和左室游离壁的上述锚定装置，完成室壁瘤隔离，多数患者需要 2~4 个锚定装置即可以做到较为完全的左室重建。这一杂交手术方式与传统的外科左室重建相比较，无需心脏停跳和体外循环支持，无需大切口开胸和心室切开，从而显著减小了手术创伤、缩短了手术时间和平均住院日。目前尚未有 Revivent TC 相关的临床研究发布，两个在欧洲进行的临床试验（BRAVE-TC 和 ALIVE）已纳入近百例的患者并接受治疗；在随访中发现左心室舒张末 / 收缩末容积指数较术前均减少约 30%，LVEF 增加 20%，并且 NYHA 心功能分级、6 分钟步行试验和明尼苏达心衰量表指数均有所改善。

我院是亚洲首个开展 Revivent TC 技术的医疗中心，目前已经对 23 例患者成功进行了左室减容术，是截至目前全世界开展最多的中心。23 例患者均成功完成了室壁瘤减容手术，截止撰稿时我们平均随访时间 6 个月（1.5~11.3 月），仅 2 例发生主要心血管病事件。1 例因再发心衰在术后 2 月再次住院治疗；另一例术后 48 小时发生严重三尖瓣反流，超声提示三尖瓣腱索断裂，而后行三尖瓣换瓣术和 ECMO 支持治疗，而后患者发生严重右下肢感染和坏疽，因患者家属拒绝及时截肢治疗最终因严重感染而死亡。术后 3 月的心脏磁共振资料显示，Revivent TC 技术可显著减少左室舒张末容积分数（117.2 ± 20.1）VS.（99.9 ± 19.5）ml/m^2，P=0.021；改善左室射血分数（26.2 ± 8.4）% VS.（35.1 ± 11.5）%，P=0.018，左室心输出量（4.05 ± 0.81）VS.（4.93 ± 0.82）L/min，P=0.004 和左室心脏指数（2.22 ± 0.78）VS.（2.77 ± 0.71）L/min m^2，P=0.046，从而显著改善患者 NYHA 心功能分级（2.72 ± 0.67）VS.（1.67 ± 0.59），P<0.001 和 6 分钟步行试验（362 ± 96）m VS.（484 ± 87）m，P<0.001。

我们中心的资料显示 Revivent TC 技术具有良好的安全性和有效性，但并非所有的室壁瘤患者均可以进行上述微创治疗。鉴于上述杂交技术的操作特点，Revivent TC 技术主要适用于前壁心肌梗死后室壁瘤患者，且延迟钆剂增强 CMR 显示左心室前壁、室间隔和 / 或心尖部存在连续性透壁心肌梗死瘢痕。目前我中心确定的适应证患者如下：①年龄≥18 岁；②透壁性前间壁心肌梗死后 90 天以上、已接受优化抗心衰药物治疗、纽约心脏协会（NYHA）心功能分级Ⅱ~ Ⅲ级的心力衰竭患者；③ CMR 延迟钆剂增强显示左心室前壁、室间隔和 / 或心尖部存在连续性透壁心肌梗死瘢痕，且左室射血分数（LVEF）≥15% 和≤40%；④左室前壁瘢痕区域存在结构异常或者运动异常，且 PET 等相关检查提示拟手术区无存活心肌。对于以下情况原则上禁忌手术：冠状动脉仍需再血管化治疗；瘢痕区域存在存活心肌；右心或左室存在血栓及其他肿物；60 天内植入包括 CRT 在内的永久起搏装置；右心导管测定肺动脉收缩压 >60mmHg；既往右颈手术、心包切开或影响左侧肋间切口的手术；慢性肾脏病肌酐 >176.8umol/L；存在常规心导管手术或抗凝禁忌证、妨碍短暂单侧肺通气的肺部疾病。

在 Revivent TC 术前筛选和术后随访过程中，我们发现室壁瘤患者附壁血栓发生率很高，因经胸心脏超声对小的附壁血栓很容易漏诊，左室声学造影和 CMR 可较敏感的识别附壁血栓。因此对室壁瘤患者的预防性抗凝治疗至关重要，令人遗憾的是目前如何抗凝尚无定论。我中心结合我们既往病例分析，根据患者发生血栓和出血的危险分层进行预防性抗凝，取得了较好效果，但还需要大规模临床试验进行研究佐证。在 Revivent TC 术后我们对患者使用华法林进行有效的抗凝治疗，使 INR 维持在 2~2.5 之间，抗凝时间 6 个月，在随访期间没有大出血事件发生，部分患者术后 1 年左室声学造影和 CMR 也未发现附壁血栓；说明 Revivent TC 技术可有效改变室壁瘤机械结构，可能会降低附壁血栓的发生。围术期过程中我们发现 Revivent TC 技术的魅力在于微小创伤，较既往传统外科治疗明显减轻了手术创伤、缩短了住院时间，术后肺部感染和抗生素使用显著减少，手术患者得到了较好的临床治疗体验。

Revivent TC 技术是一种全新的室壁瘤治疗方法，我们在短暂的临床实践中发现还有很多问题有待解决，如室壁瘤折叠术后对心肌电活动的影响，心尖部室壁瘤术后对左室扭转运动的影响，对心衰症状尚不明显的巨大室壁瘤患者是否可以积极干预，术后联合抗血小板的治疗期限，新型口服抗凝药物是否适用等，上述问题仍有待在以后的工作实践中进一步研究探讨。

综上所述，鉴于我国急性心肌梗死的发病和治疗现状，室壁瘤患者逐年增多，因此对上述患者进行有效的药物二级预防和室壁瘤结构治疗至关重要，也任重而道远。Revivent TC 技术无需体外循环和传统外科开胸，是一种微小创伤、安全性良好的杂交手术，主要适应于前间隔和左室前壁具有连续性透壁瘢痕组织的室壁瘤患者，术后可显著减少左室容积、改善左室功能和减轻心衰症状。但因为其是一种全新的治疗方法，开展时间较短，其长期临床效果还需要进一步的大规模临床研究加以证实，我们也希望这一技术能为更多的心梗后室壁瘤患者带来福音。

（王焱　张国明）

心源性休克的现代诊断与治疗

一、概　　述

心源性休克是指由于较大面积心肌受损、心肌收缩力下降所致的急性严重心脏泵衰竭，使心输出量明显减少，组织灌注不足而发生缺血缺氧，进一步发生微循环障碍而引起的临床综合征。其中，不包括因静脉回流血量不足(低血容量和单纯右心室梗死)、机械性梗阻(如肺栓塞和心包疾病)、心律失常、低血容量和感染性休克引起的心脏泵衰竭。心源性休克通常是急性左心衰竭的最后阶段和死亡前表现，也可表现为突发[1,2]。

心源性休克多发生于急性大面积心肌梗死和广泛心肌缺血患者，这两类患者约占所有心源性休克的80%，其次为急性重症心肌炎。心源性休克一旦发生，疾病呈进行性进展，如不及时积极抢救，病死率高达80%以上。研究表明，高龄、前壁心肌梗死者和(或)既往有心肌梗死、严重心绞痛、心力衰竭、糖尿病等病史的患者，心源性休克的发生率较高[2,3]。

二、病因与发病机制

(一) 病因

心源性休克的常见病因包括冠心病、急性大面积心肌梗死和(或)大面积心肌缺血、急性重症心肌炎、严重慢性心力衰竭急性失代偿。在急性心肌梗死患者中，心源性休克的发生率在5%~10%。由于早期再灌注治疗的广泛开展，心源性休克的发生率有所下降。广义的心源性休克的病因则包括：急性心肌梗死合并心脏穿孔(特别是室间隔穿孔)、乳头肌断裂等严重机械并发症，机器性梗阻致静脉回流血量不足(低血容量和单纯右心室梗死、肺栓塞和急性心包疾病)，严重瓣膜性心脏病，顽固性室速 / 心室颤动，心脏或肺移植术后等。

(二) 发病机制

1. **大面积心肌坏死致心排血量降低**　缺血性损伤或细胞死亡所造成的大块心肌病变(占左室面积40% 以上)是导致急性心肌梗死心肌收缩力减退、引起休克的决定性因素。有研究证实，可收缩心肌量的显著减低是心肌梗死发生休克综合征的根本原因，并由此导致一系列病理生理变化。首先表现为动脉压的降低，使依靠主动脉灌注压力的冠状动脉血流量减少，进一步损害心肌功能，并可扩大心肌梗死的范围，加上继发的心律失常和代谢性酸中毒，可使上述过程恶化。灌注压如低于65~70mmHg，冠状动脉血流将不成比例地急剧下降。如原有冠状动脉狭窄，灌注量进一步减低，心肌缺血更为严重，坏死区域继续扩大，心排血量更为降低，心室充盈压继续上升，影响心肌灌注，构成恶性循环。

2. **心肌收缩运动不协调**　梗死部位的心肌不仅本身不能正常收缩，且在梗死发生的早期，由于梗死的心肌尚保持一定的顺应性，在正常心肌收缩时，该部位被动地拉长且向外膨出。这种不协调的心室收缩现象严重影响了心脏做功，其作用犹如二尖瓣关闭不全。继之梗死心肌变得僵硬，心脏收缩时梗死部位不再被拉长，但也不能起收缩作用，同样表现为心脏收缩期运动不协调，即未梗死部位的心肌必须增加舒张期长度以保持适当的心排血量。如果左心室有大片心肌梗死，则剩余心肌即使最大限度地伸长也不能维持心排血量，每搏输出量明显降低。心率增加也不能使每分心排血量适应全身循环的需要。

3. **心肌炎症损伤**　各种急性心肌炎，特别是急性暴发性心肌炎，主要通过激活患者免疫炎症通路，导致广泛心肌炎症损伤及全身炎症损害。部分严重病毒感染也可直接损伤心肌组织。患者发生心源性休克的过程中，血液循环中出现多种炎症因子，包括心肌抑制因子(myocardial depressant factor，MDF)。MDF 是一种多肽,胰腺缺血时其中的溶酶体解体,酸性蛋白酶使内源性蛋白质分解,产生 MDF。MDF 可使心肌收缩力明显减弱,从而加重休克的进展。

4. **心肌自体抗原作用** 近年来,有人提出起源坏死心肌的自体抗原可能在急性心肌梗死休克的发生发展中起一定的作用。试验发现,心肌梗死患者循环血液中存在自体抗原。梗死发生后 6 小时自体抗原开始释放入血,随时间延长其滴定度上升。如将心肌梗死的自体抗原静脉注入正常狗及致敏狗,可引起血压下降、心率增加。由此可见,心肌自体抗原具有降压及心肌毒性作用,为急性心肌梗死休克的附加发病因素。

5. **严重心律失常** 正常心脏能适应较大范围的心率变化,缺血心脏的这种适应能力明显减弱。急性心肌梗死发生快速心律失常时心肌耗氧量增加,进一步加重心肌缺氧,可引起严重的心排血量降低。发生缓慢心律失常时,由于心脏贮备已经不足,心跳减慢本身即可成为心排血量降低的原因,或使已降低的心排血量进一步减少。

6. **其他附加因素** 虽然急性心肌梗死引发心源性休克的基本发病环节是心肌部分坏死导致心排血量的降低,但是血容量不足或恶心、呕吐、大量失水、异位心律等可能成为促进休克发生发展的因素[1]。

三、临床表现

心源性休克临床演变的 4 个阶段,包括休克前期、休克早期、休克进展期和休克晚期。

(一) 休克前期

有发展成心源性休克的危险因素或发生基础,如大面积急性心肌梗死、急性心肌炎伴广泛导联心肌缺血或心肌损伤表现,特别是患者心率增快,血压较前轻度下降,应高度警惕发生心源性休克的危险。

(二) 休克早期

患者表现为面色苍白、四肢冰冷、出冷汗、心跳加快、脉搏细速、尿量减少、烦躁不安,患者血压可骤降(如大失血),也可略降,甚至正常或稍高,但脉压明显缩小。

(三) 休克进展期

患者皮肤颜色由苍白逐渐转变为发绀,特别是口唇和指端尤为明显;静脉萎陷,充盈缓慢,中心静脉压降低;心搏无力、心音低钝,表情淡漠或神志不清。

(四) 休克晚期

浅表静脉严重萎陷,使静脉输液十分困难;心音低弱,脉细如丝而频速,甚至摸不到,中心静脉压降低;血压显著降低,甚至测不到,给予升压药也难以恢复;呼吸困难、表浅或不规则;少尿或无尿;患者常表现为感觉迟钝、反应性降低、嗜睡、意识模糊甚至昏迷[1,2]。

四、诊断标准

(一) 心源性休克的诊断标准

1. 收缩压(SBP)≤90mmHg 或平均动脉压下降≥30mmHg,或高血压患者较原收缩压下降 60mmHg,至少持续 30 分钟。

2. 心排血指数(CI)≤1.8L/(min·m^2)或支持治疗下≤2.2L/(min·m^2)。

3. 肺毛细血管楔压(PCWP)≥15mmHg。

4. 脏器低灌注 肢体发冷、全身发绀、尿量减少[<30ml/h 或 0.5ml/(kg·h)]、神态异常改变[2,3]。

(二) 休克严重程度分级

根据休克对于治疗的反应性表现,可分为:

1. **轻度休克** 对低剂量的正性肌力药物 / 缩血管药物反应良好。

2. **严重休克** 对高剂量正性肌力药物 / 缩血管药物、主动脉内球囊反搏(intra-aortic balloon pump,IABP)有反应,可能左心室辅助装置(left ventricular assist device,LVAD)。

3. **严重顽固休克** 对高剂量正性肌力药物 / 缩血管药物、IABP、LVAD 无反应。

五、治 疗

(一) 心源性休克处理策略

早期预测,早期诊断,尽早病因治疗和机器支持。主要治疗措施包括:

1. **病因治疗** 冠心病尽早再灌注心肌、改善心肌代谢;病毒性心肌炎患者抗病毒治疗。

2. **短程升压药物和(或)动力机械支持** 如IABP、ECMO、Impella。

3. **对症治疗** 镇静/镇痛等。

(二) 心源性休克处理流程(图1)

一旦疑诊或确诊,应尽早给予心电图、血流动力学(有创或无创)监测,以及水、电解质、酸碱平衡的监测,在处理病因和诱因的同时应用血管活性药物(升压药物和血管扩张药物)以及正性肌力药物稳定血流动力学状况。药物治疗不能迅速改善血压的患者应当考虑主动脉内球囊反搏(IABP)治疗;合并急性呼吸衰竭患者应行气管插管和机械通气治疗[4-6]。

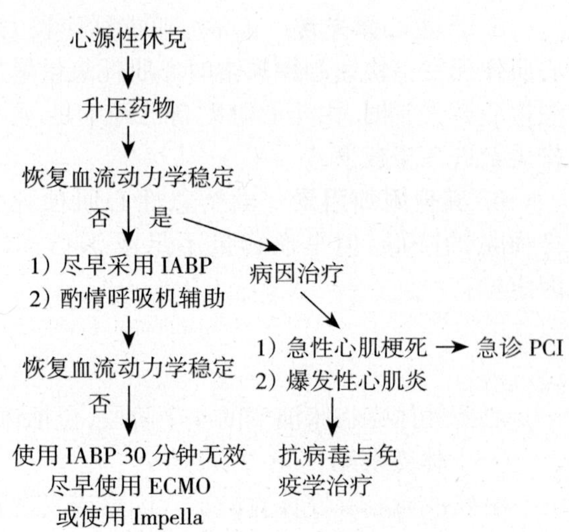

图1 心源性休克的处理流程

1. **一般处理** 心源性休克患者通常需要重症监护。常规监测参数包括心电图、血压、脉搏、血氧饱和度、中心静脉压及实验室参数,如肝肾功能等。特殊监测项目包括心电图、肌钙蛋白、肌酸激酶(creatine kinase,CK)、肌酸激酶同工酶(CK-MB)、脑钠肽(brain natriuretic peptide,BNP)和超声心动图,同时严密观察患者临床情况的变化。

经胸超声是诊断和动态跟踪评价泵功能的常规方法,并能尽快发现心脏机械并发症,如乳头肌功能障碍造成的二尖瓣反流、室间隔穿孔或心室游离壁穿孔、心脏压塞等。中心动脉压监测和肺动脉导管检查有助于心源性休克的鉴别诊断和指导治疗。可以明确以下指标:左/右心充盈压、心输出量、体循环和肺循环阻力、左心和右心的搏功和氧饱和、左右室射血分值等。由于并未增加病死率,建议在严重低血压的AMI患者中考虑应用肺动脉导管[5,6]。

2. **血管活性药物** 使用血管活性药物或血管收缩药物治疗,使平均动脉压(mean arterial pressure,MAP)至少达到65mmHg。但是,应该尽可能减少血管活性药物的使用种类、剂量和持续使用时间,以避免引发快速心律失常、收缩外周组织血管引发多器官灌注不足和衰竭。

(1) 去甲肾上腺素:心源性休克首选去甲肾上腺素来维持有效灌注压,其升压作用强,对心脏刺激作用小,致心律失常副作用发生率低,总体疗效优于多巴胺,特别是对于严重低血压(SBP<80mmHg或平均动脉压<60mmHg)的患者。去甲肾上腺素通常使用剂量为0.2~1.0μg/(kg·min)静脉滴注,建议通过中心静脉导管应用。

(2) 多巴胺:具有较强升压作用,也有一定正性肌力作用。主要用于血压相对较低(SBP 80~90mmHg)、心排血指数低、PCWP高的患者。中、大剂量增加心肌氧耗量,有一定致心律失常的不良反应。通常剂量从5~10μg/(kg·min)开始,静脉滴注。

(3) 间羟胺(阿拉明):多巴胺升压效果欠佳时可合用间羟胺,其剂量通常为多巴胺剂量的一半。

(4) 肾上腺素:肾上腺素在心源性休克中不建议作为血管活性药物使用,仅作为心脏骤停的复苏治疗。

应用升压药后,当收缩压>85mmHg、PCWP>18mmHg时选用血管扩张剂治疗是有益的,可静脉应用血管扩张剂如小剂量硝酸酯类或硝普钠,降低心脏前后负荷,但血管扩张剂易导致血压下降,临床需密切注意血压变化。

对于心脏外科术后低心排血量患者,经升压药及血管扩张剂(收缩压>85mmHg时用)治疗后,心功能仍改善不佳,外周微循环仍未明显改善,需应用正性肌力药物,建议首选多巴酚丁胺。多巴酚丁胺的起始剂量常为2~3μg/(kg·min)静脉滴注,静脉滴注速度根据症状、尿量变化或临床情况加以调整。其血流动力学作用和剂量呈正比，剂量可以增加到 15μg/(kg·min)。

注意事项：①血管活性药物的应用会增加患者短期和长期的死亡率，因此应尽早应用，且在组织灌流恢复时及时撤药。②大部分的血管活性药物都可以增加房性和室性心律失常的发生，如在心房颤动患者中，应用多巴胺可以加速房室结的传导导致心动过速。因此，需要控制血管活性药物的剂量和种类，避免长时间(>2 小时)大剂量使用儿茶酚胺类药物。与此同时，用这类药物时需要持续的心电监测。有关研究表明，血管活性药物的剂量越大、种类越多、时间越长，药物不良反应发生率、多脏器衰竭发生率、死亡率越高。因此，药物难以稳定患者血压时，应尽早使用动力器械支持治疗，尽早减少儿茶酚胺类药物的用量。③尽可能避免使用洋地黄等强心药物。急性心肌梗死 24 小时内使用洋地黄类药物有增加室性心律失常的危险，因此急性心肌梗死早期不主张使用。当合并快速型室上性心律失常时可使用洋地黄类药物减慢心室率，使心率维持在 90~100 次 / 分，但其用量为正常人用量的 1/2~2/3，需注意洋地黄中毒的可能。④休克状态不应使用 β 受体阻滞剂和硝基类血管活性药物[7-9]。

3. **病因治疗** 病因治疗是治疗心源性休克的关键，因此在采用血管活性药物纠正低血压的同时，应积极查明引起心源性休克的病因，针对患者病因进行积极治疗[10]。

(1) 急性冠脉综合征(acute coronary syndrome，ACS)：2016 年欧洲心脏病学会(European Society of Cardiology，ESC)心力衰竭指南建议，所有疑似心源性休克的患者必须立即行心电图和超声心动图检查。2015 年法国心源性休克管理专家意见建议，对于心源性休克患者，应该常规鉴别是否存在严重冠脉病变。

对于 ACS 并发心源性休克的患者，建议立即接受冠状动脉造影(入院 2 小时内)和主动脉内球囊反搏治疗。SHOCK 试验显示，在 AMI 合并心源性休克患者中，比起早期强化药物治疗，急诊 PCI 能够改善患者的长期预后，血运重建患者 6 个月的全因病死率低于药物治疗组。有关 ST 段抬高型心肌梗死(ST elevated myocardial infarction，STEMI)患者治疗指南中建议，应对 STEMI 合并心源性休克或严重心力衰竭的患者尽早行急诊经皮冠状动脉介入治疗(percutaneous coronary intervention，PCI)，无论其心肌梗死(myocardial infarction，MI)发病时间多长(PCI 时间放宽至心肌梗死后 72 小时)(Ⅰ，B)。如患者心源性休克伴有广泛心肌缺血，在开通梗死相关犯罪血管的同时，对较大的严重狭窄的非梗死相关冠脉行 PCI，可提高血流动力学稳定性，已被国内外指南所推荐。2015 年中国 STEMI 指南认为，急诊血运重建治疗(包括直接 PCI 或溶栓治疗)可改善 STEMI 合并心源性休克患者的远期预后，直接 PCI 可行多支血管介入干预(Ⅰ，B)。对于无法行血运重建治疗的患者应尽早静脉溶栓治疗(Ⅰ，B)，但静脉溶栓治疗血管开通率低，住院期间病死率高。

非 ST 抬高 ACS 患者血管造影和介入干预的时机方面，2014 年 ESC 冠脉血运重建指南建议高风险患者(难治性心绞痛、心源性休克或难治性心力衰竭)应立即(<2 小时)行冠脉造影进行评估[11-14]。

(2) 暴发性心肌炎

1) 抗病毒治疗：所有病毒性暴发性心肌炎患者均应尽早接受联合抗病毒治疗。病毒感染是引发病毒性心肌炎病理过程的始动因素，抗病毒治疗抑制病毒复制，应该对疾病转归有所裨益。有证据表明，对于 H1N1 感染所致的病毒性心肌炎患者，与晚期使用抗病毒治疗相比，早期治疗能降低病死率，且改善预后的效果较好。值得注意的是，病毒侵犯、复制及其引发的心肌直接损伤均发生于疾病早期，故应尽早行抗病毒治疗。

奥司他韦、帕拉米韦等药物可抑制流感病毒的神经氨酸酶，从而抑制新合成病毒颗粒从感染细胞中释放及病毒在人体内复制播散，对 A 型和 B 型流感病毒有作用。磷酸奥司他韦胶囊推荐在需要时使用(75mg 口服，2 次 / 天)。帕拉米韦为静脉给药的神经氨酸酶抑制剂，推荐 300~600mg 静脉滴注，1 次 / 天，连续使用 3~5 天。该药不仅具有抗 RNA 病毒作用，我们的新研究表明还具有抗心肌损伤致心力衰竭作用。

鸟苷酸类似物可干扰病毒 DNA 合成，常用的阿昔洛韦对 EB 病毒等 DNA 病毒有效，而更昔洛韦(0.5~0.6g/d 静脉滴注)则对巨细胞病毒有效。

由于大部分患者并未检测病毒种类，可考虑联合使用上述两类抗病毒药物。另外，可以试用干扰素，特别是肠道病毒感染的患者。

2) 免疫调节治疗：所有暴发性心肌炎患者均应尽早给予免疫调节治疗。

① 糖皮质激素：建议开始每天 200mg 甲泼尼龙静脉滴注，连续 3~5 天后依情况减量。糖皮质激素具有抑制免疫反应、抗炎、抗休克、抗多器官损伤等作用，消除变态反应，抑制炎性水肿，减轻毒素和炎症因子对心肌的不良影响。理论上，糖皮质激素应在病毒性心肌炎的第 2 阶段即免疫损伤阶段使用，而应避免在第 1 阶段即病毒复制和病毒损伤阶段使用，原因是糖皮质激素可能导致病毒复制增加。但对于暴发性心肌炎，第 1 阶段短而第 2 阶段的免疫损伤发生早且严重，故对于重症患者，推荐早期、足量使用。可以选用地塞米松 10~20mg 静脉推注后，立即给予甲泼尼龙静脉滴注，使其尽快发挥作用。

② 免疫球蛋白：建议每天 20~40g 使用 2 天，此后每天 10~20g 持续应用 3~5 天。免疫球蛋白具有抗病毒和抗炎的双重作用，一方面通过提供被动免疫帮助机体清除病毒，另一方面通过调节抗原提呈细胞及 M 辅助细胞功能，抑制细胞免疫过度活化，降低细胞毒性 M 细胞对心肌细胞的攻击，并减少细胞因子产生，从而减轻心肌细胞损伤，改善左心室功能、减少恶性心律失常发生和死亡[15]。

4. **器械支持治疗** 心脏功能器械支持治疗对于抢救心源性休克十分重要，特别是对于药物治疗反应欠佳患者，应尽早采用 IABP，如果 30 分钟内 SBP 仍然不能升至 90mmHg 以上，在 IABP 的同时，合并使用 ECMO 等支持治疗（图 2，见文末彩图 76）。

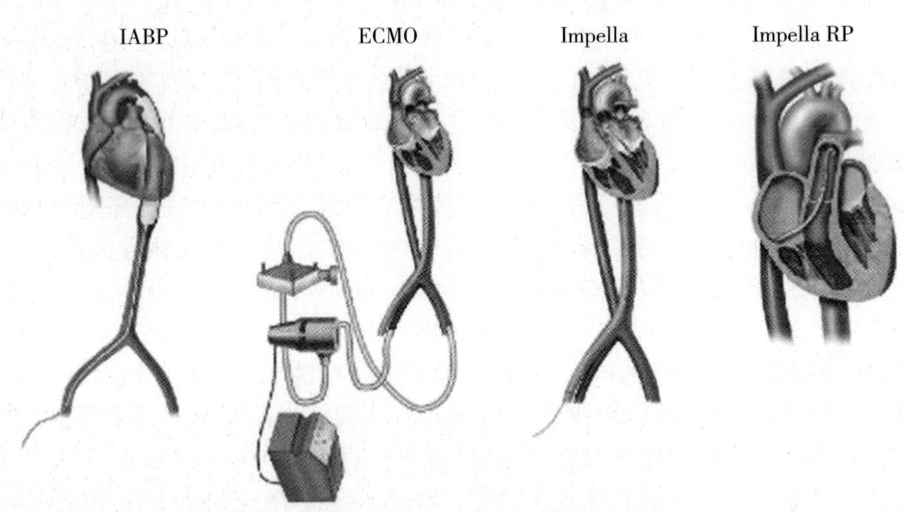

图 2 心源性休克支持治疗相关器械示意图

(1) IABP：IABP 通过主动脉内球囊在心脏舒张期快速充盈和收缩期快速排空的方式，改善冠状动脉血流灌注和冠脉微循环，减轻心肌缺血，同时降低心脏后负荷及心肌耗氧量，是目前临床上治疗急性心肌梗死并心源性休克最常应用的机械辅助循环装置。与单纯药物治疗相比，IABP 可以增加心排血指数，使部分患者血压升高，使受损的心脏负担得到减轻，并降低患者的全身炎症状态。IABP 的适应证为：①AMI 或严重心肌缺血合并心源性休克，且不能由药物纠正低血压或休克。②伴血流动力学障碍的严重冠心病（如 AMI 合并机械并发症）。③心肌缺血或急性重症心肌炎伴顽固性肺水肿。④作为 LVAD 或者心脏移植前的过渡治疗。⑤重症心肌炎伴心源性休克：笔者 18 年前首次采用 IABP 成功救治了一例药物治疗无效的暴发性心肌炎伴严重心源性休克患者。此后，我们每年采用该方法成功救治 10 多例同类患者，探索出 IABP 抢救非冠心病心源性休克的经验。

IABP 只是一种可短时间内稳定病情的暂时性动力支持手段，患者必须具有足够的自身残存心功能，且心功能在 1 周左右基本可恢复正常。对于药物治疗不能很快稳定病情的 STEMI 合并心源性休克患者，建议尽早应用 IABP；对多支冠状动脉病变的 ACS 患者应酌情使用；对冠状动脉慢血流 / 无复流伴休克的患者尽早使用。

IABP 应用的注意事项包括：①置入路径的选择：目前最常选择的路径是从股动脉路径置入，如果股动脉严重狭窄或者闭塞，还可以选择锁骨下动脉、腋动脉甚至肱动脉。② IABP 应用是否需抗凝药物治疗：有研究显示选择性抗凝药物治疗能显著降低出血并发症且不增加肢体缺血并发症的发生，故推荐使用低剂量选择性抗凝药物治疗。③IABP 触发模式的选择：首选心电触发模式，频发心律失常时采用压力触发模式。④IABP 撤机指征和方式：撤机指征包括低灌注症状和体征缓解，心排血指数至少 2.0L/(min·m^2) 且下降不超过 20%，PCWP 较撤机前增加不超过 20%，尿量 >0.5ml/(kg·h)，心率 <100 次 / 分，血压恢复良好无须应用升压药维持；撤机方式建议直接撤机[16-19]。⑤IABP 不能改善患者症状时，可联合使用 IABP 与 ECMO。

(2) 体外膜肺氧合装置(extra-corporeal membrane oxygenation，ECMO)：ECMO 的原理是在血泵的驱动下，将血液从静脉引出，通过人工膜肺氧合并清除二氧化碳，将气体交换后的氧合血液经动脉回输体内(静脉 - 动脉模式)，提供氧合和循环支持，以替代心肺功能，救治心源性休克患者。ECMO 目前已成为治疗呼吸循环衰竭的有效手段。ECMO 的静脉 - 静脉模式仅用于氧合，适用于呼吸功能衰竭患者(图 3，见文末彩图 77)。

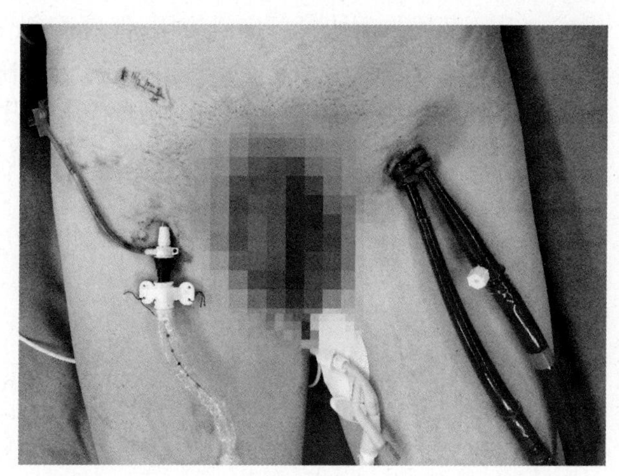

图 3 IABP(左)与 ECMO(右)临床入路示意图

ECMO 在心源性休克中的主要适应证：①急性心肌梗死；②暴发性心肌炎；③心脏术后心源性休克；④慢性心力衰竭急性加重；⑤心脏骤停；⑥恶性心律失常；⑦肺栓塞。

ECMO 在 AMI 并心源性休克患者的应用日益受到重视，主要用于纠正休克，为休克患者提供有效的循环支持，使严重休克患者有时间和机会进行 PCI 或冠状动脉旁路移植术或心脏移植等治疗。此外，可用于体外持续心肺复苏的高级循环支持，如心室颤动发生难治性或不可逆的心跳骤停，可尽快采用 ECMO 治疗，为体外持续心肺复苏有力的技术保障。

ECMO 主要机械并发症：①血栓形成：患者往往存在左室功能障碍，搏出量少，易造成血流缓慢，同时左室流出道和升主动脉靠近 ECMO 回流管道，都可增加血栓形成风险；②血管闭塞：多由插管造成，发生率为 10%~16.9%，临床表现为脉搏微弱、肢体苍白、骨筋膜室综合征、坏疽等；③气体栓塞：灌注操作处理(注药、抽血等)、过滤系统过滤不全、动力泵功能不足及管道内血液湍流都可产生气体栓子[20,21]。

(3) Impella 系统：Impella 是一种借助生物力学和物理学，实现部分或完全替代心脏泵血功能的装置，将血液从心室泵入主动脉，达到维持外周血压或满足机体血供的目的。Impella 目前临床主要应用于心源性休克、急性严重左心衰竭、难治性心力衰竭急性加重、外科手术辅助循环等方面。Impella 可迅速改善患者的泵血功能，满足机体的需求，并使左心室得到充分休息，十分有利于左心功能的恢复。

PROTECTⅠ试验中 20 例高危 PCI 患者植入了 Impella，除 2 例患者在 24 小时内发生溶血并自愈外，未发现其他严重并发症。AMC MACH-2 试验纳入不伴心源性休克的前壁 STEMI 的患者，采用 Impella 2.5 或 IABP，结果发现 Impella 能更有效地增加左室射血分数，且与其心肌保护作用相一致，无明显的溶血并发症。ISAR-SHOCK 试验入选 26 例 STEMI 并心源性休克的患者，随机分为 Impella 2.5 组和 IABP 组，发现 Impella 组心排血指数和平均动脉压的增加比 IABP 组更为显著。Alasnag 等在 60 例高危 PCI 患者中植入 Impella 2.5，提供部分循环支持，随访 30 天病死率为 5%，同时未发生急性心肌梗死、脑卒中、靶血管血运重建及急诊搭桥手术等情况。目前有两项正在进行的使用 Impella 2.5 的大型临床观察研究，即 USpella 研究和 Europella 研究。Europella 研究共纳入 144 例高危 PCI 患者，30 天病死率为 5.5%，心肌梗死及脑卒中的发生率 <1%，出血发生率约为 6%，明显的溶血发生率 <1%。USpella 研究共纳入 181 例患者，主要不良心脏事件发生率约 6%，30 天病死率为 3%。Impella 2.5 显著改善了这些患者的血流动力学参数，包括心排血指数、平均动脉压、肺毛细血管楔压、全身血管阻力，显著提高了患者的射血分数。但这些初步结果还有待全面的评估。与 TandemHeart 相比，Impella 2.5 同样增加了心输出量和平均动脉压，但提高 CPO 的能力较小，而 Impella 5.0 则能提供优于 TandemHeart 的心功率支持。在心肌缺血保护方面，Impella 直接降低左室负荷，比 TandemHeart 更大程度地降低了氧耗，并能通过增加平均动脉压和降低左室舒张末压，显著提高冠状动脉血流。在低心输出量或心源性休克的情况下，Impella 可以更大程度地降低心脏做功，保护

心脏作用更为显著[5]。

六、总　　结

大面积急性心肌梗死、急性暴发性心肌炎、严重慢性心力衰竭的急性恶化是心源性休克的常见病因。治疗心源性休克的关键是病因治疗，同时必须迅速恢复和维持稳定的血流动力学状态，确保全身正常血液供应。升压药物作用快且可广泛应用，但应避免长时间和大剂量使用。如果数小时内不能稳定病情，应尽早采用 IABP，这是一种有效的支持措施，对稳定血流动力学和改善患者内环境有益，同时可充分应用呼吸机辅助。如果使用 IABP 30 分钟内血压提升有限，应尽早使用 ECMO 提供心肺双重支持。对于严重的难治性心源性患者，使用 Impella 可以显著改善血流动力学状态，作为心脏移植前和（或）康复的过渡期治疗，能够提高远期生存率。

（郭小梅　卢力）

参 考 文 献

1. 李桂源．病理生理学．2 版．北京：人民卫生出版社，2005：198-203.
2. Rab T，Interventional Council，Wilson H，et al. Public reporting of mortality after PCI in cardiac arrest and cardiogenic shock：an opinion from the interventional council and the board of governors of the American college of cardiology. JACC Cardiovasc Interv，2016，9（5）：496-498.
3. 葛均波，徐永健．内科学．8 版．北京：人民卫生出版社，2013：638-640.
4. Reyentovich A，Barghash MH，Hochman JS. Management of refractory cardiogenic shock. Nat Rev Cardio，2016，13（8）：481-492.
5. 张松．心源性休克诊治进展及指南解读．医学研究杂志，2017，46（10）：1-3，17.
6. 中国医师协会急诊分会．急性循环衰竭中国急诊临床实践专家共识．中华急诊医学杂志，2016，25（2）：143-149.
7. Thiele H，Desch S. CULPRIT-SHOCK（Culprit Lesion Only PCI Versus Multivessel Percutaneous Coronary Intervention in Cardiogenic Shock）：Implication on Guideline Recommendations. Circulation，2018，137（13）：1314-1316.
8. Ibanez B，James S，Agewall S，et al. 2017 ESC Guidelines for the management of acute myocardial infarction in patients presenting with ST-segment elevation：The Task Force for the management of acute myocardial infarction in patients presenting with ST-segment elevation of the European Society of Cardiology（ESC）. Eur Heart J，2018，39（2）：119-177.
9. Mebazaa A，Tolppanen H，Mueller C，et al. Acute heart failure and cardiogenic shock：a multidisciplinary practical guidance. Intensive Care Med，2016，42（2）：147-163.
10. Levy B，Bastien O，Karim B，et al. Experts' recommendations for the management of adult patients with cardiogenic shock. Ann Intensive Care，2015，5（1）：52.
11. Yancy CW，Jessup M，Bozkurt B，et al. 2013 ACCF/AHA guideline for the management of heart failure：a report of the American college of cardiology foundation/American heart association task force on practice guidelines. J Am Coll Cardiol，2013，62（16）：e147-e239.
12. Dickstein K，Cohen-Solal A，Filippatos G，et al. ESC guidelines for the diagnosis and treatment of acute and chronic heart failure 2008：the Task Force for the diagnosis and treatment of acute and chronic heart failure 2008 of the european society of cardiology. Developed in collaboration with the heart failure association of the ESC（HFA）and endorsed by the European society of intensive care medicine（ESICM）. Eur J Heart Fail，2008，10（10）：933-989.
13. 中华医学会心血管分会．急性 ST 段抬高型心肌梗死诊断和治疗指南．中华心血管病杂志，2016，43：380-393.
14. Ozazki Y，Katagiri Y，Onuma Y，et al. CVIT expert consensus document on primary percutaneous coronary intervention（PCI）for acute myocardial infarction（AMI）in 2018. Cardiovasc Interv Ther，2018，33（2）：178-203.
15. 中华医学会心血管病学分会精准医学学组．成人暴发性心肌炎诊断与治疗中国专家共识．中华心血管病杂志，2017，45（9）：742-752
16. 中国医师协会急诊医师协会．中国急性心力衰竭急诊临床实践指南（2017）．中华急诊医学杂志，2017，26（12）：1347-1357.
17. 中华医学会心血管分会．急性心力衰竭诊断和治疗指南．中华心血管病杂志，2010，38（3）：195-208.
18. 廖洪涛，张传寿．主动脉内球囊反搏术在急性心肌梗死合并心源性休克患者中的应用评价．循证医学，2013，13（6）：337-339.
19. 谢琼，郭莹，潘宏伟，等．主动脉内球囊反搏在心血管危重症患者中的临床应用．中南大学学报（医学版），2012，37（4）：400-404.
20. 刘颖，柳云恩，佟昌慈，等．体外膜肺氧合技术在临床应用中的研究进展．创伤与急危重病医学，2016，4（1）：24-27.
21. 中国医师协会体外生命支持专业委员会．成人体外膜氧合循环辅助专家共识．中华医学杂志，2018，98（12）：886-894.

ECMO 在心源性休克救治中的应用

体外膜氧合(veno-arterial extracorporeal membrane oxygenation,VA-ECMO)技术可以为严重难治性心源性休克(cardiogenic shock,CS)患者同时提供循环和呼吸辅助,迅速稳定患者的血流动力学指标。尽管目前仍然没有相关前瞻性随机临床试验研究证实其临床有效性和安全性,但其临床应用逐渐增多,已有较多观察性研究结果表明 VA-ECMO 能够挽救部分 CS 患者生命。本文将主要介绍 CS 概述、VA-ECMO 循环辅助临床适应证与禁忌证、患者选择和临床预后、患者辅助期间管理以及相关并发症等,为临床医务工作者提供一定参考。

一、心源性休克概述

CS 是指因心脏功能减低、心输出量不足而致全身组织和器官低灌注现象,其血流动力学诊断标准有收缩压 <90mmHg 持续超过 30 分钟;与基础值相比较,平均动脉压下降 >30mmHg;心排血指数 <1.8L/(min·m^2)或使用 MCS 时心排血指数 <2.2L/(min·m^2);肺毛细血管楔压 >15mmHg。CS 患者通常合并外周器官低灌注表现,如神志淡漠、外周皮肤湿冷、无尿或少尿(<30ml/h);血浆乳酸水平进行性升高(>2mmol/L)等。CS 常见的原因有急性心肌梗死、肺栓塞、急性心肌病、慢性心肌病、心脏术后和其他,图 1(见文末彩图 78)为就诊于急诊室 CS 患者常见的疾病与致病原因。目前认为,CS 是一种炎性反应介导的病变从轻度组织器官血流灌注不足到严重休克状态一系列病变过程。尽早开始 MCS 辅助,能够逆转 CS 的病变过程,取得较好的临床效果。

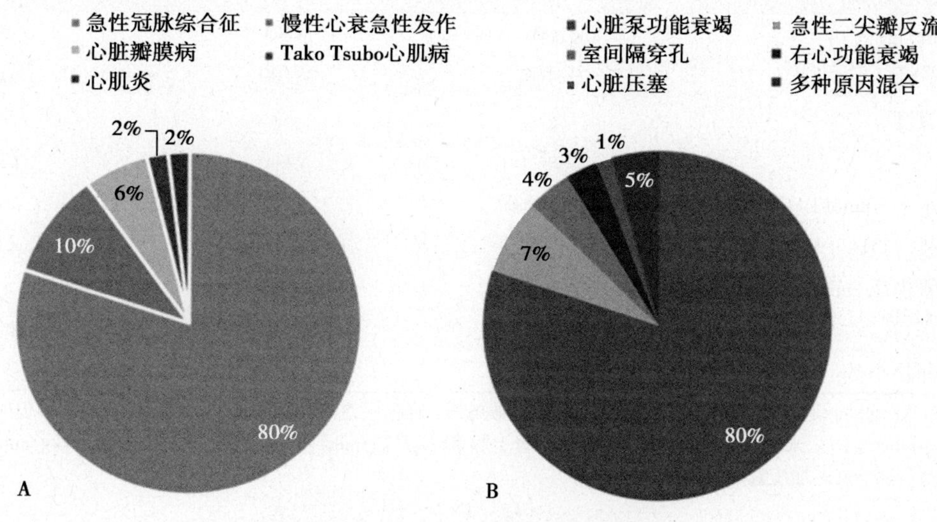

图 1 急诊室 CS 常见疾病和致病原因

A. 急诊室急性 CS 常见疾病;B. CS 致病原因

近年来相关医学技术已取得较大进步,CS 患者的死亡率稍有下降,有研究报道急性心肌梗死(acute myocardial infarction,AMI)合并 CS 患者能够接受早期冠脉再血管化治疗和积极接受经皮心室辅助装置(percutaneous mechanical circulatory support,pMCS)治疗时(图 2,见文末彩图 79),其住院死亡率仍然高达 40%~50%[1]。有统计数据显示,约 5%~10% 的 ST 段抬高性心肌梗死(ST-elevation myocardial infarction,STEMI)患者合并 CS,而非 STEMI 患者中约 3% 合并 CS。非缺血性心肌病患者,CS 可以作为其首发症状或者慢性心脏功能衰竭的急性失代偿期临床表现,临床预后也较差[2]。

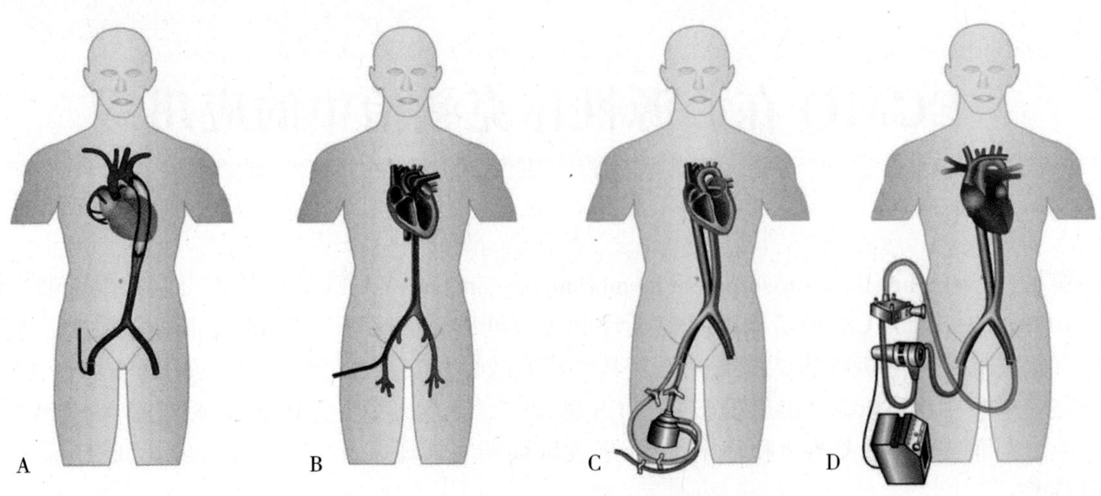

图 2 几种经皮置入机械循环辅助装置示意图

A. IABP；B. Impella；C. TandenHeart；D. ECMO

著名的 SHOCKⅡ临床试验结果显示 AMI 合并 CS 患者，与接受常规治疗相比较，接受主动脉内球囊反搏（intra-aortic balloon pump，IABP）辅助治疗并不能降低其住院死亡率[3]。随后欧美国家相关指南降低 AMI 合并 CS 患者使用 IABP 辅助的推荐级别，也促进学者们积极寻求使用其他 pMCS 辅助以挽救患者生命。此外，也有学者认为可能是机械循环辅助开始辅助介入时机较晚的原因，进一步将 CS 分为三期，尽早识别出患者可能存在 CS 现象，积极进行相关多学科协作治疗 CS。常规治疗效果较差时，尽早根据患者病情，选择合适的机械循环辅助装置进行治疗，如表 1 和图 2 所示。

表 1 心源性休克临床分期

指标	前 / 早期	休克期	严重休克期
收缩压（mmHg）	<100	<90	<90
心率（次 / 分）	70~100	>100	>120
外周皮肤温度	冷	冷	冷
神志状态	正常	改变	迟钝
血浆乳酸水平（mmol/L）	正常（<1.0）	>2.0	>4.0
心排血指数[L/（min·m²）]	>2.0	1.5~2.0	<1.5
肺毛细血管楔压（mmHg）	<20	>20	>30
心输出功率（瓦特）	>1.0	<1.0	<0.6
血管活性药物指数	<20	20-30	>30

注：心输出功率 = 平均动脉压 × 心输出量 /451；平均动脉压 = 收缩压 - 舒张压 /3+ 舒张压；血管活性肌力指数 = 多巴胺[μg/（kg·min）]+ 多巴酚丁胺[μg/（kg·min）]+10 × 米力农[μg/（kg·min）]+100 × 肾上腺素[μg/（kg·min）]+10 × 去氧肾上腺素[μg/（kg·min）]+100 × 去甲肾上腺素[μg/（kg·min）]+10 000 × 加压素[U/（kg·min）]

二、VA-ECMO 技术概述

VA-ECMO 作为一种 pMCS 装置，具有价格低廉、置入简便且不受地点限制、双心室辅助联合呼吸辅助等优点，近年来广泛用于各种原因导致的急性难治性 CS 或心搏骤停（cardiac arrest，CA）的辅助治疗[4-6]。VA-ECMO 辅助期间患者静脉血经中心静脉引流至体外，经气体交换（氧合和排除二氧化碳）后，再经动脉系统回输体内。VA-ECMO 环路由插管、管路、膜肺、空氧混合仪、变温装置、离心泵以及相关监测设备等组成。VA-ECMO 源于常规心脏手术期间的体外循环技术，随着生物医学工程技术的进步，能够提供相对较长时间（几天或几周）心肺辅助设备的出现而诞生。成人 CS 患者可经股静脉 - 股动脉插管，迅速建立 VA-ECMO 辅助。通常选用较长的股静脉插管（17~25Fr）进行静脉引流，较短的股动脉插管（15~19Fr）

进行动脉血回输，动脉血沿着降主动脉逆行性回输患者体内，为患者提供稳定的血流动力学辅助，等待病变心脏功能恢复。近年来微型化、便携式ECMO设备已广泛使用，再加上经皮插管置入技术的出现，较大的ECMO救治中心设立有专业的移动ECMO小组，积极进行院内、院外各种危重症急性循环和(或)呼吸衰竭患者的急救和转运工作，尽可能提高危重症患者接受ECMO辅助治疗的出院存活率[7]。目前国际体外生命支持组织(Extracorporeal Life Support Organization，ELSO)注册数据显示已超过87 000例患者接受ECMO辅助，其中成人VA-ECMO辅助为12 566例。VA-ECMO主要是CS合并肺脏功能障碍时辅助治疗的首选机械循环辅助形式。

三、VA-ECMO辅助临床适应证与禁忌证

1. 临床适应证 难治性CS患者接受VA-ECMO辅助的主要目的是快速提供稳定血流动力学支持和呼吸辅助，同时减轻心脏工作负荷，为病变的心脏功能恢复提供时间。目前仍然没有相关前瞻性随机对照临床研究证实VA-ECMO用于难治性CS患者的临床有效性和安全性，但已有较多的临床观察性研究结果表明ECMO能够挽救部分难治性患者生命，欧洲和美国心脏病学会相关指南中对于难治性CS患者接受VA-ECMO辅助的推荐级别为Ⅱb和Ⅱa类，证据等级为C类[8,9]。然而，合适的开始ECMO辅助时机仍没有明确的标准。有学者建议对难治性CS患者而言，为积极促进病变心脏功能恢复，且预防其他器官出现不可逆性缺血性损伤，应尽早开始VA-ECMO辅助。有观察性研究证实对于机械循环辅助支持注册分级1级(Interagency Registry for Mechanically Assisted Circulatory Support，INTERMACS)患者而言，也就是所谓的病情危重预期死亡率极高患者，与直接接受永久性左心室辅助装置(left ventricular assist device，LVAD)患者相比较，在接受LVAD辅助之前，积极进行VA-ECMO辅助能够改善患者出院存活率[10]。

VA-ECMO用于CS患者的临床适应证可以根据其发病原因进行分类，如表1和图2所示。有统计资料显示，就诊于急诊室的CS患者中高达80%为急性冠脉综合征(acute coronary syndromes，ACS)，合并或不合并STEMI[11]。而且大部分(80%)表现为急性左心衰，少数(20%)发病原因为AMI引起的急性二尖瓣反流(6.9%)、室间隔穿孔(3.9%)、右心功能衰竭(2.8%)和心脏压塞(1.4%)。其他适合接受VA-ECMO辅助的CS患者主要有慢性心力衰竭的急性发作(10%)、心脏瓣膜病(6%)、应激性心肌病(2%)、急性暴发性心肌炎(2%)及其他原因(1%，如难治性室性快速性心律失常等)[12]。

难治性心搏骤停(cardiac arrest，CA)指心搏骤停经常规心肺复苏(cardiopulmonary resuscitation，CPR)后仍然难以恢复自主循环患者，即体外心肺复苏(extracorporeal cardiopulmonary resuscitation，ECPR)技术。ECPR是VA-ECMO循环辅助适应证之一，已有较多临床观察性研究结果显示ECPR技术能够改善难治性院内心搏骤停(in-hospital cardiac arrest，IHCA)和部分院外心搏骤停(out-of-hospital cardiac arrest，OHCA)患者的临床预后。目前欧洲复苏委员会给出的指南中提出，可以针对部分CA患者积极开展ECPR辅助治疗，但ECPR的合适受益人群仍然需要进一步研究。

心脏术后难治性心源性休克(postcardiotomy cardiogenic shock，PCS)是心脏术后严重并发症，其发生率为0.2%~6%，部分患者接受VA-ECMO辅助能够取得较好临床效果[13-16]。急性大面积肺栓塞合并CS或CA，积极行VA-ECMO辅助，出院存活率也较高。但目前相关研究都是临床个案或者例数较少的单中心经验报道，证据等级不高。另外，有研究报道VA-ECMO成功用于感染性休克、过敏性休克、严重中毒、严重多发性创伤导致的循环和(或)呼吸衰竭的辅助治疗。

2. VA-ECMO循环辅助禁忌证 对CS患者实施VA-ECMO辅助之前，需要考虑患者是否合并存在临床禁忌证。VA-ECMO循环辅助存在绝对禁忌证和相对禁忌证，如表2所示。

四、患者选择与临床预后

尽管ECMO相关设备取得较大进步，也积累了较为丰富的临床救治经验，但ECMO救治对象通常病情极为危重，相关研究报道患者住院死亡率仍然高达40%~60%，出院随访6个月生存率约为30%[5]。临床预后主要与其临床适应证、合适的开始辅助时机和辅助期间严重并发症的积极预防与控制有关。

表2 VA-ECMO循环辅助临床适应证与禁忌证

适应证	禁忌证
难治性心源性休克	**绝对禁忌证**
急性冠脉综合征	恶性肿瘤晚期（全身播散或远处转移）
急性心脏功能衰竭	无人见证的心搏骤停
心脏术后脱离体外循环困难	严重不可逆性大脑损伤
急性暴发性心肌炎	主动脉瓣关闭不全（重度）
心脏移植术后移植物功能衰竭	自身心脏功能恢复可能性较小（可进行心脏移植或接受长期心室辅助装置辅助）
难治性室性心律失常	严重不可逆性多器官功能衰竭
心脏功能受抑制（严重感染或药物中毒）	严重外周血管病变（可考虑中心插管）
低温导致的心脏功能受损	**相对禁忌证**
	高龄
	活动性出血

有研究结果显示，循环衰竭患者接受ECMO辅助临床预后与其基础病因有关。导致患者循环衰竭的原因可快速恢复时，临床预后较好，如急性暴发性心肌炎、心脏移植术后移植物功能衰竭等。而心脏外科手术术后和AMI合并CS时，其自身病变心脏功能可恢复性较差，临床预后相对较差。与缺血性心脏病患者相比较，非缺血性心脏病导致的CS患者接受ECMO辅助临床预后较好。CS患者接受ECMO辅助时进行CPR或者有CPR史时，患者出院存活率较低。IHCA患者接受ECMO辅助临床效果已得到证实，出院存活率约30%，而OHCA患者接受ECMO辅助的临床效果有待进一步研究证实。

除致循环衰竭的基础病因之外，循环衰竭患者的一般临床资料、循环衰竭的严重程度与其临床转归也有关，如高龄（年龄>65岁）、女性、高体重指数、肝肾功能损伤较重、合并中枢神经系统功能损伤、长时间呼吸机辅助通气、大剂量正性肌力和血管活性药物、血浆乳酸水平较高或凝血酶原活性较低等。有研究分析ELSO组织3846例循环衰竭接受ECMO辅助患者临床资料，提出SAVE评分系统，用于预测患者的临床预后，为临床提供一定参考[11]。

对于常规治疗效果较差，如药物和（或）IABP辅助时，患者血流动力学仍然不平稳，循环难以维持情况下，应尽可能开始接受ECMO辅助治疗。应充分考虑患者接受ECMO辅助可能面临的风险和受益，在心脏与其他器官出现不可逆性损伤之前，开始ECMO辅助。但合适的开始ECMO辅助时机仍然没有明确的可参考标准，各ECMO中心主要根据自己的临床经验来判断，需要进一步研究来使更多患者获益[6,12]。危重症患者接受ECMO辅助时，通常需要考虑可能的基础疾病、患者可能存在的风险因素、预期需要辅助时间以及可能需要的后续治疗（心脏功能恢复、心脏移植或接受长期心室辅助装置）等[7]。

五、VA-ECMO辅助期间患者管理

危重症患者接受ECMO辅助期间，最好由受过专业化ECMO项目培训的医护人员来管理。循环衰竭患者接受ECMO辅助的主要目的是减轻衰竭的心脏工作负荷，为机体其他组织与器官提供稳定血流动力学支持，等待病变自身心脏功能恢复。在此期间还需要持续监测患者生命体征、血流动力学指标、ECMO环路相关参数，以动态观察患者心肺功能变化和ECMO环路情况，发现异常应尽早处理[13]。

1. **合适的ECMO辅助流量** VA-ECMO辅助可能存在增加衰竭的左心室后负荷、增加左心室室壁张力、增加心肌耗氧量，减少冠脉血流量等并不利于衰竭的左心室功能恢复的不良反应。而且VA-ECMO辅助流量越大，此现象越明显。因此，VA-ECMO辅助应选取合适的辅助流量，即能满足机体其他器官和组织代谢所需，血浆乳酸水平持续下降，又能使心脏得到充分休息。但仍然没有高质量相关研究来提出合适的ECMO辅助流量，通常推荐的ECMO辅助起始流量为50~70ml/（kg·min），维持平均动脉压>60mmHg和ECMO环路静脉血氧饱和度>65%。

临床实际工作中，当监护仪显示外周(右桡动脉)脉压≤10mmHg时，有可能出现心肌顿抑现象。床旁超声心动检查观察到主动脉开放困难、左心室膨胀、室壁运动较差时，需要考虑积极行左心室减压，如联合IABP辅助、经皮导管房间隔造瘘、开胸放置左心减压引流管、联合Impella辅助装置等。在VA-ECMO环路静脉引流管路加左心引流管时，需注意维持一定的左心减压引流管流量，积极预防左心减压引流管因流量较小而出现血栓栓塞现象。VA-ECMO联合IABP辅助用于循环衰竭患者的辅助治疗时，尽管理论上IABP具有降低左心室后负荷、增加冠脉血流灌注和搏动血流灌注成分等优势，但也存在增加放置IABP侧下肢缺血并发症的发生率，其临床效果有待进一步临床研究证实。

2. 积极纠正CS发病原因 如图1中所示，就诊于急诊科CS患者中大多数为急性冠脉综合征引起。因此，CS患者行VA-ECMO辅助，血流动力学平稳，应尽早行冠脉造影检查，积极处理病变血管，促进心脏功能恢复[14]。心脏解剖畸形得到充分矫正是心脏功能得以恢复的基础，也是VA-ECMO辅助能够取得良好效果的前提。VA-ECMO辅助期间最好由固定的资深超声科医师，每日至少行一次床旁超声检查，评估心脏功能、心室壁运动情况。明确有无心包积液，判断心脏解剖畸形是否得到良好纠正，如严重狭窄病变冠脉是否再通、心脏瓣膜狭窄或关闭不全(重度)、瓣膜置换术后是否存在瓣周漏和先天性心脏病矫治是否满意等。

3. 抗凝策略 VA-ECMO辅助期间血液与大面积非生物相容性表面持续接触，激活和消耗大量凝血因子，机体呈现一种持续性消耗性高凝状态。因此，有必要给予一定强度的抗凝。目前仍然没有统一标准化的VA-ECMO辅助抗凝策略，临床需要根据CS患者情况，采取个体化抗凝策略。如何在血栓栓塞与出血之间找到平衡点，是一门学问，更是一门艺术。肝素因其易于获取、起效迅速、价格便宜、抗凝效果易于拮抗而广泛用作ECMO辅助期间的抗凝剂。辅助期间每4小时监测一次激活凝血酶原时间(activated clotting time，ACT)，维持在180~220秒。通常肝素用量为20~70U/(kg·h)，但CS患者对肝素反应性个体差异较大，有条件的ECMO中心可以直接测定肝素浓度(0.3~0.7U/ml)，评估其抗凝效果。除测定ACT水平外，还可以通过测定激活的部分凝血酶时间(activated partial thromboplastin time，APTT)，评价肝素的抗凝效果，VA-ECMO辅助期间维持APTT为正常基础值的1.5~2.5倍。对于出血严重CS患者，可以通过血栓弹力图(thromboelastogram，TEG)来断定出血的原因，并给予相应处理。使用肝素抗凝时，需警惕出现肝素诱导的血小板减少症(heparin-induced thrombocytopenia，HIT)现象，多见于复杂心脏手术术后渗血较多的患者(夹层动脉瘤)，有报道使用比伐卢定可以取得较好效果。

4. 容量管理 维持合适的容量状态对于减轻左心室负荷、稳定ECMO辅助流量、满足其他组织与器官血液供应均具有重要意义。因此，患者自开始接受ECMO辅助之后即应该重视容量管理。已有较多研究结果表明，ECMO辅助期间液体正平衡与住院死亡存在相关性。因此，ECMO辅助期间可以通过使用利尿剂或血液透析，避免出现容量超负荷现象。血液透析可以连接在ECMO环路中，以避免需要增加血管置管可能带来的出血、感染和血栓栓塞并发症。

5. 积极处理上半身缺氧现象 循环衰竭患者接受股静脉-股动脉VA-ECMO辅助时，患者大脑和右上肢血供主要来源于自身心脏射血，而双下肢和内脏器官血供主要来源于VA-ECMO辅助高氧合血。因此，当患者合并呼吸功能衰竭时，可能出现上半身缺血、缺氧现象，也叫"南-北"综合征(图3，见文末彩图80)。可通过使用强心类药物增加心肌收缩力，增加左心室排血量；改变插管位置或增加一根颈内静脉插管作为VA-ECMO动脉血回输，将VA-ECMO辅助变为VAV-ECMO辅助，以缓解上半身缺血、缺氧状态[15,16]。

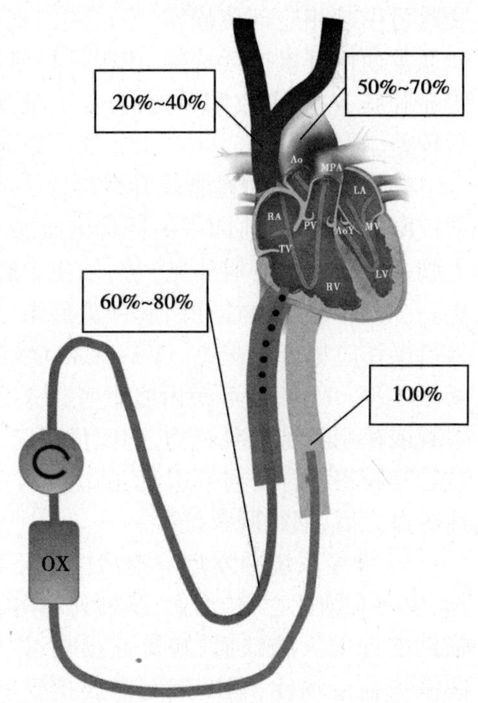

图3 VA-ECMO辅助期间"南-北"综合征示意图

六、VA-ECMO 辅助相关并发症

CS 患者接受 VA-ECMO 辅助期间可能出现并发症，其中包括 ECMO 环路相关并发症和患者相关并发症。积极预防、尽早发现并及时给予处理是提高患者辅助临床效果的重要保障。随着 ECMO 环路设备的不断更新和辅助临床经验的积累，并发症发生率有所降低。但有些并发症可能影响患者临床预后，如出血、感染、下肢严重缺血、肾脏功能衰竭需要血液透析治疗、神经系统并发症和心脏功能衰竭等。

1. **血管相关并发症** 成人循环衰竭接受 VA-ECMO 辅助时，最常选用股静脉 - 股动脉差距建立 ECMO 辅助。尽管超声引导下的经皮穿刺置管或者外科切开置管技术已广泛用于临床，但可能出现插管部位血管并发症，如严重下肢缺血、局部血肿形成、夹层动脉瘤、股动脉血栓栓塞或淋巴漏等。相关研究报道下肢缺血发生率为 10%~30%，临床表现为插管侧下肢皮肤色白或发花、皮温较对侧低、足背动脉搏动消失、肌张力明显升高，严重时出现骨筋膜室综合征，需积极外科切开减压处理，少部分患者需截肢。重视患者高危风险因素，如合并股动脉多发粥样斑块致严重狭窄病变、身材矮小或体重指数较高者等。在行股动脉插管时，同期应积极放置远端灌注管，增加穿刺侧下肢血液供应，积极预防下肢严重缺血并发症发生。有研究报道，使用近红外分光光谱仪（near-infrared spectroscopy，NIRS）监测以早期发现是否存在下肢缺血现象，如出现穿刺侧下肢 NIRS 值 <50% 持续超过 4 分钟或与对侧下肢相比较其值减低幅度超过 15% 时，可能提示存在下肢缺血，应积极给予处理。

2. **左心减压** 股静脉 - 股动脉插管 VA-ECMO 辅助期间，ECMO 提供的动脉血沿着降主动脉逆行性回输患者体内，可能存在增加衰竭的左心室后负荷、增加左心室室壁张力、心肌耗氧量、肺水肿等不良反应，不利于衰竭的左心室功能恢复。因此，VA-ECMO 辅助期间持续监测外周动脉压力波形，其脉压能够反映左心室是否收缩。床旁超声心动检查能够测定左心室大小、室壁运动情况、主动脉瓣开启和关闭情况，如发现左心室明显扩张、室壁无收缩、主动脉瓣开放困难时，应尽早视患者情况，给予必要的左心减压措施，如联合 IABP 辅助、经皮穿刺房间隔造瘘、开胸放置左心减压引流管并入 ECMO 环路静脉引流管或联合 Impella 辅助装置，积极促进左心室功能恢复，预防肺水肿等并发症发生[17]。

3. **血栓栓塞** ELSO 组织统计数据显示患者接受 ECMO 辅助期间，血栓栓塞的发生率高达 50%，主要原因是血液与 ECMO 环路人工材料表面持续接触，激活凝血系统。血栓可能出现在 ECMO 环路任何部位，脱落后引起相应部位栓塞，也可能出现在拔除 ECMO 辅助插管后引起患者血栓栓塞现象。ECMO 辅助期间通常使用肝素持续抗凝，积极预防血栓并发症。另外，需注意少数患者 ECMO 辅助期间左心功能极差、明显肿胀、左心室收缩不良，再加上抗凝强度较低时，可能出现左心室血栓形成、肺水肿等严重并发症，预后较差。

4. **出血** 出血是常见并发症之一，尤其是插管和手术切口部位较易出血。ECMO 辅助期间需使用肝素抗凝，再加上凝血因子消耗是出血的主要原因。出血可能出现在插管部位、肺部、消化道、外科手术切口、大脑、心包（引起心脏压塞）等，发生率超过 50%，外科手术（心脏外科、器官移植等）后，出血并发症发生率更高。其中脑出血往往引起严重后果，预后较差。出血并发症重在预防，VA-ECMO 辅助期间任何有创或外科操作应尽可能避免。VA-ECMO 辅助期间维持血小板 >100 000 个 /mm^3、纤维蛋白原 >200mg/L 和凝血酶原比率 <1.5。对于易出血患者，VA-ECMO 辅助期间维持 ACT 值为正常值的 1.2~1.5 倍、暂停使用肝素抗凝或使用新型抗凝药物，如比伐卢定。ECMO 辅助期间需进行有创操作，如气管切开、胸腔穿刺引流、下肢骨筋膜室综合征切开引流、脑出血开颅术等，可暂停使用肝素抗凝，有创操作完毕，明确患者无明显活动性出血之后，继续肝素抗凝。

5. **神经系统并发症** 难治性循环衰竭或心搏骤停患者接受 ECMO 辅助期间可能出现神经系统并发症，主要有脑死亡、脑出血、脑梗死和癫痫等，相关研究报道发生率超过 15%。其发生的主要原因有 ECMO 辅助之前的大脑缺血、缺氧性损伤；接受 ECMO 辅助之后，大脑又面临再灌注损伤；ECMO 辅助期间，持续平流血液灌注，辅助期间需要接受肝素抗凝等。其中脑出血较为严重，临床预后较差。CS 患者接受 ECMO 辅助，血流动力学稳定条件下，尽可能停镇静类药物，尽早对患者神经系统功能做出评估，发现异常时，尽早行头颅 CT 检查，明确神经系统并发症的类型和程度，并给予相应处理[18,19]。

6. **感染的防控** 患者接受ECMO辅助期间血液与ECMO环路非血管内皮细胞持续接触激活炎性反应,可能出现感染、一过性器官功能障碍或严重多器官功能衰竭等程度不同的全身炎性反应综合征。其中感染是ECMO辅助期间常见并发症,尤其是相对较长时间辅助的患者,可能表现为插管部位感染、手术切口感染、泌尿系统感染、肺炎或血行性感染等,其发生率约为25.1%,常见致病微生物主要有革兰阴性杆菌和葡萄球菌。ECMO辅助期间应该根据血培养结果,选用合适的抗生素。另外,ECMO辅助期间抗生素药代动力学可能发生变化,有条件可检测其药物浓度,根据测定结果,调整抗生素用量。

7. **肾脏功能衰竭** 急性肾脏功能损伤(acute kidney injury,AKI)是CS患者接受ECMO辅助常见并发症之一。由于没有明确的AKI定义,相关文献报道其发生率差异较大,约10%~85%。部分患者需要接受持续肾脏替代治疗(continuous renal replacement therapy,CRRT),临床预后较差。CRRT能够快速精准控制患者容量,改善液体平衡,预防严重电解质和酸碱平衡紊乱。然而,ECMO辅助期间合适的开始CRRT治疗介入时机仍然没有统一标准。VA-ECMO患者联合CRRT治疗有多种形式可以选择,但合适的CRRT介入时机并不明确。尽早开始CRRT治疗可能改善患者临床转归,仍然需要相关RCT研究来证实。

8. **心脏功能衰竭** 尽管CS患者VA-ECMO辅助脱机率高达50%~80%,但出院存活率约为25%~45%,部分患者仍然死于心脏功能衰竭。VA-ECMO辅助期间心脏功能仍然难以恢复时,患者可转运至有条件的心脏中心,接受长期心室辅助装置或等待心脏移植。

成功安装ECMO辅助是患者取得良好临床效果的基础和前提,患者是否能够存活出院有赖于医疗单位的整体医疗水平。以医院危重症中心为平台,专业的ECMO团队为核心,相关科室提供技术支持为保障,是ECMO患者取得良好辅助效果的关键。国外有研究报道危重患者接受ECMO辅助也存在量-效关系,与ECMO辅助治疗经验不足(<6例/年)单位相比较,ECMO辅助经验丰富的ECMO中心(≥30例/年),患者出院存活率较高。因此,很有必要将VA-ECMO循环辅助患者转运至经验较为丰富的ECMO辅助中心,提高危重症患者接受ECMO辅助的救治成功率。转运时,根据其转运距离,选择合适的转运方式并积极做好准备以应对转运途中可能发生的一切意外。

七、撤　　机

VA-ECMO辅助期间,患者心肺功能有所恢复后可考虑撤机。VA-ECMO辅助心脏功能恢复通常需要2~5天,患者接受VA-ECMO辅助后48小时以内,通常不考虑撤机。临床观察患者心脏功能逐渐恢复,逐渐缓慢减低VA-ECMO流量至1.5L/min,床旁超声心动或经食道超声心动检查提示左心室射血分数≥25%,左心室心肌活动协调一致,患者血流动力学指标平稳,中心静脉压升高和静脉血氧饱和度下降不明显,外周组织和器官血液灌注良好,即可开始进行撤机试验。期间观察患者循环情况(包括左心室和右心室功能)、血流动力学指标、外周组织和器官血液灌注情况(外周皮肤温度与湿度、尿量和患者神志),综合考虑是否能够撤离VA-ECMO辅助。在中等剂量血管活性药物条件下,循环较平稳,即可考虑撤离VA-ECMO辅助。部分患者VA-ECMO辅助时间较长,撤机困难时,可以使用IABP辅助撤机。撤机试验期间应适当增加肝素剂量,加强抗凝,积极预防环路血栓形成。

总之,VA-ECMO已成为双心室衰竭联合呼吸功能不全或难治性心搏骤停患者抢救性辅助治疗的首选机械循环辅助形式,许多问题仍然有待于进一步大规模前瞻性多中心临床研究来解决,如合适的VA-ECMO辅助介入时机、VA-ECMO撤机指征、VA-ECMO辅助过渡到心室辅助装置或心脏移植的时机等有待于进一步研究。另外,CS患者的救治需要专业的心力衰竭诊疗团队,其组成应包括心内科医师、心外科医师、急诊科医师、心脏重症医师、ECMO和心脏移植小组等。以ECMO技术为平台,积极组建专业的多学科合作CS诊疗团队可能是改善患者临床预后的重要途径。

(侯晓彤　杨峰)

参 考 文 献

1. Mebazaa A, Combes A, van Diepen S, et al. Management of cardiogenic shock complicating myocardial infarction. Intensive Care Med, 2018.

2. Chakravarthy M, Tsukashita M, Murali S. A targeted management approach to cardiogenic shock. Crit Care Clin, 2018, 34(3): 423-437.
3. Thiele H, Zeymer U, Neumann FJ, et al. Intraaortic balloon support for myocardial infarction with cardiogenic shock. N Engl J Med, 2012, 367(14): 1287-1296.
4. Champion S. Extracorporeal membrane oxygenation in the therapy of cardiogenic shock (ECMO-CS): the need for a better definition of refractory cardiogenic shock. Eur J Heart Fail, 2018, 20(2): 197-198.
5. Keebler ME, Haddad EV, Choi CW, et al. Venoarterial extracorporeal membrane oxygenation in cardiogenic shock. JACC Heart Fail, 2018, 6(6): 503-516.
6. Conrad SA, Broman LM, Taccone FS, et al. The Extracorporeal Life Support Organization Maastricht Treaty for Nomenclature in Extracorporeal Life Support. A position paper of the extracorporeal life support organization. Am J Respir Crit Care Med, 2018, 198(4): 447-451.
7. Abrams D, Garan AR, Abdelbary A, et al. Position paper for the organization of ECMO programs for cardiac failure in adults. Intensive Care Med, 2018, 44(6): 717-729.
8. Ibanez B, James S, Agewall S, et al. 2017 ESC Guidelines for the management of acute myocardial infarction in patients presenting with ST-segment elevation: The Task Force for the management of acute myocardial infarction un patients presenting with ST-segment elevation of the European Society of Cardiology (ESC). Eur Heart J, 2018, 39(2): 119-177.
9. Yancy CW, Jessup M, Bozkurt B, et al. 2017 ACC/AHA/HFSA Focused Update of the 2013 ACCF/AHA Guideline for the Management of Heart Failure. A Report of the American College of Cardiology/American Heart Association Task Force on Clinical Practice Guidelines and the Heart Failure Society of America. J Am Coll Cardiol, 2017, 70(6): 776-803.
10. Riebandt J, Haberl T, Mahr S, et al. Preoperative patient optimization using extracorporeal life support improves outcomes of INTERMACS Level Ⅰ patients receiving a permanent ventricular assist device. Eur J Cardiothorac Surg, 2014, 46(3): 486-492.
11. Schmidt M, Burrell A, Roberts L, et al. Predicting survival after ECMO for refractory cardiogenic shock: the survival after veno-arterial-ECMO (SAVE)-score. Eur Heart J, 2015, 36(33): 2246-2256.
12. Han JJ, Swain JD. The perfect ECMO candidate. J Am Coll Cardiol, 2018, 71(10): 1178-1182.
13. 中国医师协会体外生命支持专业委员会 . 成人体外膜氧合循环辅助专家共识 . 中华医学杂志, 2018, 98(12): 886-894.
14. Yannopoulos D, Bartos JA, Raveendran G, et al. Coronary artery disease in patients with out-of-hospital refractory ventricular fibrillation cardiac arrest. J Am Coll Cardiol, 2017, 70(9): 1109-1117.
15. Hou X, Yang X, Du Z, et al. Superior vena cava drainage improves upper body oxygenation during veno-arterial extracorporeal membrane oxygenation in sheep. Crit Care, 2015, 19: 68.
16. Frenckner B, Broman M, Broomé M. Position of draining venous cannula in extracorporeal membrane oxygenation for respiratory and respiratory/circulatory support in adult patients. Crit Care, 2018, 22(1): 163.
17. Meani P, Gelsomino S, Natour E, et al. Modalities and effects of left ventricle unloading on extracorporeal life support: a review of the current literature. Eur J Heart Fail Suppl, 2017, 19 Suppl 2: 84-91.
18. Sutter R, Tisljar K, Marsch S. Acute neurologic complications during extracorporeal membrane oxygenation-a systematic review. Crit Care Med, 2018.
19. Meuwese CL, Ramjankhan FZ, Braithwaite SA, et al. Extracorporeal life support in cardiogenic shock: indications and management in current practice. Neth Heart J, 2018, 26(2): 58-66.
20. van Diepen S, Katz JN, Albert NM, et al. Contemporary management of cardiogenic shock: A scientific statement from the American Heart Association. Circulation, 2017, 136(16): e232-e268.

左心辅助装置支持下心肌梗死合并心源性休克的治疗

一、何为心源性休克

心源性休克（cardiogenic shock，CS）是指能够危及生命的终末器官低灌注和低氧的低心排出量状态。2017 年美国心脏协会（American Heart Association，AHA）发布的 CS 当代管理的科学声明[1]从临床实效性、临床研究和临床指南三个方面阐述了 CS 的定义（表 1），均可作为参考。CS 一般定义为尽管充足的血液充盈状态下收缩压仍持续低于 90mmHg，并伴有低灌注的临床或实验室征象，或收缩压需在正性肌力药物和（或）机械循环支持治疗下才可维持在 90mmHg 以上的状态。急性心肌梗死、失代偿性心脏瓣膜病、急性暴发性心肌炎以及严重的心律失常等均可导致 CS 的发生。

表 1　心源性休克的实效性定义和临床试验定义

临床定义	SHOCK 试验	IABP-SHOCK Ⅱ试验	ESC 心力衰竭指南
存在组织低灌注相关临床和生化表现的心脏疾病状态	**临床标准：** 收缩压 <90mmHg，持续至少 30min，或者在有效支持下收缩压才可维持在 90mmHg 或以上 和 终末器官低灌注（尿量 <30ml/h 或四肢厥冷） **血流动力学标准：** 心脏指数≤2.2L/(min·m²) 和肺毛细血管楔压≥15mmHg	**临床标准：** 收缩压 <90mmHg，持续至少 30min，或者静脉使用儿茶酚胺才可使收缩压维持在 90mmHg 以上 和 临床肺淤血征象 和 终末器官灌注受损（精神状态异常、皮肤和肢端湿冷、尿量 <30ml/h 或血清乳酸水平 >2.0mmol/L）	血容量充足状态下收缩压 <90mmHg，并伴有低灌注的临床或实验室征象 **临床低灌注征象：** 四肢厥冷、少尿、精神错乱、眩晕、脉压变窄 **实验室低灌注征象：** 代谢型酸中毒、血清乳酸升高、血清肌酐升高

注：ESC：European Society of Cardiology；IABP-SHOCK Ⅱ：Intraaortic Balloon Pump in Cardiogenic Shock Ⅱ；SHOCK：Should We Emergently Revascularize Occluded Coronaries for Cardiogenic Shock.

二、心肌梗死并发心源性休克的流行病学

急性心肌梗死（acute myocardial infarction，AMI），包括非 ST 段抬高型心肌梗死（non-ST segment elevation myocardial infarction，NSTEMI）和 ST 段抬高型心肌梗死（ST segment elevation myocardial infarction，STEMI），是引起 CS 最主要的病因，继发于 AMI 的 CS 约占所有 CS 病例的 90% 以上，年发病率大约为 6%~8%[2-4]。CS 在 AMI 患者中的总体发生率约为 5%~10%[5]，在 NSTEMI 患者中的发生率为 4%~5%[6]，而在 STEMI 患者中为 6%~10%[7]。NSTEMI 患者发生 CS 的时间要晚于 STEMI 患者，且与 STEMI 患者相比，NSTEMI 患者在发生 CS 前存在更加高危的临床特征、更为严重的冠脉病变和更多复发的缺血和梗死事件[8]。在 SHOCK 注册研究中，NSTEMI 患者在所有 CS 患者中的比例大于 17%[9]，与 STEMI 患者相比，他们的年龄更大，合并症更多，但两组患者的死亡率相当。在急诊再灌注治疗常规开展之前，AMI 并发 CS 的住院死亡率超过 80%[1]，而随着再灌注治疗的开展，患者的生存率明显改善，但住院死亡率仍然高达 27%~51%[1]，且超过 50% 的死亡病例发生在入院后的 48 小时内[10]，30 天死亡率在轻型 CS 患者中约为 40%[11]，在难治性 CS 患者中超过 45%[12]，但是 STEMI 发病后 30 天仍然存活的 CS 患者，每年的死亡率仅为 2%~4%，与无 CS 的 STEMI 患者相似[13]，这提示我们提高 AMI 并发 CS 患者的早期生存率对于改善长期死亡率至关重要。

三、心肌梗死并发心源性休克的危险因素和风险评估

在 AMI 并发 CS 患者中，约 80% 的 CS 与左心室大面积心肌梗死有关，约 13% 与机械并发症有关[14]，继发于右心室心肌梗死的 CS 较为少见[15]。与 AMI 后 CS 发生密切相关的危险因素主要包括高龄、前壁心肌梗死、高血压、糖尿病、冠脉多支病变、既往心绞痛或心肌梗死病史、既往曾诊断为心力衰竭、STEMI 和左束支传导阻滞，合并的危险因素越多，CS 的发生风险就越高[2]。入院后患者心率明显增快，血压迅速降低需警惕 CS 发生的可能。高龄、入院时休克、终末器官低灌注的临床或实验室证据、缺氧性脑病、收缩压下降、既往 CABG 史、非下壁心肌梗死、血清肌酐≥1.9mg/dl 和 LVEF<28% 是 AMI 并发 CS 患者短期死亡率的独立预测因素[16]，而高龄、入院时血糖水平升高、LVEF<40%、右心室功能不全、二尖瓣反流和 PCI 术后无复流则是长期死亡率的独立预测因素[17,18]，由此可见年龄和 EF 值是 AMI 并发 CS 患者最重要的死亡预测因素，随着年龄的增长或 EF 值的降低，患者的短期和长期死亡风险明显升高。

四、心肌梗死并发心源性休克的一般治疗

CS 的病情评估和管理不一定需要侵入性的血流动力学监测，但应尽快行经胸超声心动图检查以评估心室和瓣膜的功能，并帮助排除机械并发症的可能性[19]。

接诊 AMI 并发 CS 患者后的第一步就是要明确 CS 的发生机制，并尽快纠正任何可逆的病因，比如低血容量、药物诱发的低血压或心律失常等，必要时还要尽快治疗潜在的特殊病因，比如机械并发症或心脏压塞等[20]。

为降低 AMI 并发 CS 患者的近、远期预后，以直接 PCI 为主的急诊血运重建治疗应尽早实施，此时无须考虑 AMI 发病的时间，如冠脉解剖不适合 PCI、实施 PCI 失败或并存需要紧急外科干预的机械并发症，应行急诊 CABG 治疗[21,22]。与药物保守治疗相比，早期血运重建治疗可以明显改善 AMI 并发 CS 患者 6 个月的全因死亡率（50.3% vs. 63.1%，RR 0.80，95% CI 0.65~0.98，P=0.03）[21]，并使 1 年、3 年和 6 年死亡率下降的绝对值维持在大约 13%[23]。高龄并非 AMI 并发 CS 紧急血运重建的禁忌证[22,24]，但在高龄患者中需要根据患者的合并症、机能状态以及患者家属的意愿采取个体化的治疗决策[25]。在 STEMI 并发 CS 患者中，如估计急诊 PCI 延迟 >120min，可以考虑紧急溶栓并将患者快速转运至具有 PCI 资质的医疗中心，转诊至 PCI 中心后，无论 ST 段回落与否，也不管开始溶栓的时间长短，应行急诊冠状动脉造影，必要时 PCI 治疗[20,25]。对于合并多支血管病变的患者，我国及欧美近几年更新的相关指南[20,26]均推荐，直接 PCI 时应该考虑进行完全血运重建，但这一推荐内容仅是基于专家共识和小规模的观察性研究[27]。近期一项韩国的大型注册研究似乎为此推荐提供了佐证[28]，但仍旧不能消除到底是否为多支血管病变患者行完全血运重建的争议。在 2017 年美国经导管心血管治疗会议（TCT 2017）上公布的 CULPRIT-SHOCK（Culprit Lesion Only PCI versus Multivessel PCI in Cardiogenic Shock）研究[29]是迄今最大规模的欧洲多中心 CS 伴多支血管病变 PCI 治疗的随机对照研究，结果显示 AMI（STEMI 和 NSTEMI）并发 CS 的多支血管病变患者仅接受罪犯病变 PCI 治疗，能够减少 30 天时主要终点事件（全因死亡、肾功能衰竭需要肾脏替代治疗）的发生率（45.9% vs. 55.4%，RR 0.83，95%CI 0.71~0.92，P=0.01），这一影响主要缘于 30 天时患者死亡率的下降（43.3% vs. 51.5%，RR 0.84，95%CI 0.72~0.98，P=0.03），CULPRIT-SHOCK 研究向当前指南所推荐的治疗策略发出了挑战，有望改写指南[30]。

在尽早实施急诊再灌注治疗的同时，静脉使用正性肌力药物或血管升压药物有助于稳定患者的血流动力学，使收缩压维持在 90mmHg 以上以保证终末器官的血液灌注，根据患者的血流动力学状态，多巴胺、多巴酚丁胺、肾上腺素和去甲肾上腺素均可选用，在心输出量明显降低的患者中可以首选多巴酚丁胺[20]；已有研究显示，与静脉使用肾上腺素和多巴胺相比，使用去甲肾上腺素可能会有更多获益，比如更少发生难治性休克和更低的死亡风险[31,32]。对于长期口服 β 受体阻滞剂的患者，可以考虑使用左西孟旦来代替多巴胺、多巴酚丁胺等传统的作用于心脏 β 受体的正性肌力药物[33,34]。

五、心肌梗死并发心源性休克的机械循环支持治疗

对于严重血流动力学障碍或顽固性休克的患者，单纯药物治疗已不能满足血流动力学稳定的需求，此

时机械循环支持治疗就显得尤为重要。

AMI 并发 CS 的机械循环支持治疗主要是通过经皮植入的机械循环辅助装置实现的。目前被美国 FDA 批准用于临床的经皮机械辅助装置主要包括主动脉内球囊反搏(intra-aortic balloon pump,IABP)、Impella、体外膜肺氧合(extracorporeal membrane oxygenation,ECMO)和 TandemHeart。IABP 可以看作是一种被动的心室辅助装置,而另外三种都属于主动的心室辅助装置。到目前为止,还没有任何一种心室辅助装置被证实可以明显降低 AMI 并发 CS 患者的死亡风险,但这些器械的使用确实改善了患者的血流动力学状态,避免了很多患者死于休克本身,为成功实施紧急血运重建赢得宝贵的时间[35]。

1. 主动脉内球囊反搏(IABP) IABP 操作简单,并发症发生率低,自 1968 年引入临床完成第一例心源性休克的治疗后[36],已经成为 AMI 并发 CS 患者使用最为广泛的经皮机械辅助装置[37,38]。IABP 经股动脉置于降主动脉,并随心动周期充气和放气,在心脏舒张期缓慢充气,主动脉内舒张压升高,导致冠脉灌注压升高,理论上可以引起冠脉血流量增加和心肌供氧量增多,在心脏收缩早期快速放气,主动脉内收缩压降低,引起左心室后负荷和心肌耗氧量减低,并使心输出量增加,但这一增加是非常有限的,最大仅为 0.5L/min,IABP 的血流动力学支持作用一般可维持数小时,在个别病例中甚至可维持数周[37,38]。支持在 AMI 并发 CS 患者中使用 IABP 的临床试验大多都是在溶栓治疗时代完成的[39-41],然而在急诊 PCI 治疗时代,关于 AMI 并发 CS 的注册研究和回顾性研究并没有发现 IABP 有生存率的获益[42-44]。IABP SHOCK Ⅱ(Intraaortic Balloon Pump in Cardiogenic Shock Ⅱ)研究从 2009 年 6 月—2012 年 3 月在德国 37 个中心进行,筛选了 790 例患者,最终共入选 600 例 CS 患者。这些患者均计划接受早期血运重建(PCI 或 CABG),其中 95.8% 患者最终接受了直接 PCI 治疗,3.5% 患者接受急诊 CABG(其中部分患者先行 PCI),3.2% 未接受血管重建治疗。将其随机分为 IABP 组(n=301)和对照组(n=299)。研究的初级终点事件为 30 天死亡率,两组没有显著差异(39.7% vs. 41.3%,RR 0.96,95%CI 0.79~1.17,*P*=0.69),随访 1 年两组的死亡率也没有差异(51.8% vs. 51.4%,RR 1.01,95% CI 0.86~1.18,*P*=0.91)[11,45]。IABP-SHOCK Ⅱ研究结果的公布使得 ESC 和 ACC/AHA 近年来更新的指南[20,25]均下调了对 IABP 在 AMI 并发 CS 治疗中的推荐级别,尤其是 ESC 指南更是直接否定了 IABP 在此类患者中的常规应用,仅推荐在继发于机械并发症的 CS 患者中使用。近期一项 Meta 分析似乎进一步证实了 ESC 指南对 IABP 常规应用的推荐,此项 Meta 分析纳入了包括 IABP-SHOCK Ⅱ研究在内的 7 个随机对照研究,总共 790 名 AMI 并发 CS 的患者,其中 406 名患者使用 IABP 治疗,另外 384 名患者作为对照(有 339 名患者仅强化药物治疗,未使用任何机械辅助装置,45 名患者使用其他经皮左室辅助装置),结果显示虽然 IABP 组的某些血流动力学参数有着明显的改善,但两组 30 天全因死亡率相似,IABP 组并没有额外的生存获益(HR 0.95,95% CI 0.76~1.19)[37]。

ACC/AHA 指南虽然降低了 IABP 的推荐级别,但对于其在 AMI 并发 CS 患者中的应用仍持肯定态度,因 IABP-SHOCK Ⅱ研究也有其固有的局限性,目前全盘否定 IABP 的作用还为时过早,密切关注 AMI 并发 CS 患者的存活心肌状态和缺血症状,严格筛选 IABP 的适用人群,或许可以得到生存获益[38]。

2. Impella Impella 系统作为目前体积最小的心室辅助泵,在欧美国家已广泛应用于临床。FDA 批准用于心源性休克治疗的 Impella 系统包括 Impella 2.5、Impella CP、Impella 5.0 和 Impella LD,前三种主要用于 AMI 并发 CS 患者接受急诊血运重建治疗过程中的血流动力学支持,而最后一种主要用于心外科术后并发 CS 患者的血流动力学支持。Impella 2.5 和 Impella CP 较为相似,均可经股动脉入路逆行跨过主动脉瓣插入左心室,而 Impella 5.0 可经股动脉也可经腋动脉入路插入左心室。Impella 系统可以提供主动的血流动力学支持,将左心室内的血液直接泵入升主动脉,无须与心动周期同步,推荐使用时长为 10 天。目前在国内应用的主要是 Impella 2.5 和 Impella 5.0,其中 2.5 和 5.0 分别表示左心室前向血流可达 2.5L/min 和 5.0L/min[46]。在一项小型随机对照研究(ISAR SHOCK)中[47],与植入 IABP 相比,Impella 2.5 可以显著改善急性心肌梗死 CS 患者的心排血指数。IMPRESS 研究中,接受 Impella CP 与 IABP 辅助治疗的急性心肌梗死 CS 患者的 30 天(HR 0.96,95%CI 0.42~2.18,*P*=0.92)、6 个月(HR 1.04,95%CI 0.47~2.32,*P*=0.923)死亡率无显著差异[48]。根据现有的临床经验,在 AMI 合并 CS 患者接受血运重建术前尽早应用 Impella 辅助治疗可以改善患者预后[49]。

3. 体外膜肺氧合(ECMO) ECMO 是体外膜肺氧合(extracorporeal membrane oxygenation)的英文简称。

自1972年首例ECMO的成功应用被报道，体外支持技术取得了巨大进步。随着经验的积累、ECMO设备的完善以及在ECMO支持下治疗方案选择的进展，ECMO技术的使用频率大大提高，并在临床预后上有所获益[50]。

ECMO的循环回路都包括以下这几个基本部分：静脉引血管（输入端）、血泵、氧合器、血液回输管（输出端），除此之外，大多数ECMO循环回路还包括一个用于调节泵速的控制台、热交换器、多个用于采血和注射药物的端口、输入端的血氧饱和度传应器、输出端的流量传应器。该装置最常用的接入方式有两种，分别是V-V模式和V-A模式。

V-V转流方法为肺替代的方式，呼吸科较为常用，可用于一些心脏功能尚可，患有急性呼吸窘迫综合征、急性肺损伤所致急性呼吸衰竭或其他一些呼吸功能衰竭的病人的体外支持，主要是利用ECMO的膜肺系统为患者提供足够的氧合，为呼吸系统功能恢复争取时间。然而，使用ECMO支持严重呼吸衰竭一直存在争议。有研究认为与传统的肺保护性通气策略相比，ECMO影响生存率。CESAR研究将严重呼吸衰竭患者随机纳入具有ECMO能力的单中心，另外一组应用传统的通气策略的中心，主要终点是患者6个月的死亡率或严重致残率，结果显示ECMO组生存率较对照组偏低，事实上CESAR研究具有严重的方法学上的局限性，在V-V ECMO广泛应用于严重ARDS患者前需要更多的有利证据来证实；相反的，也有研究结果显示严重呼吸衰竭患者使用ECMO有很好的预后结果。

V-A转流方法则为心肺联合替代的方式，可减轻心脏左右室的前后负荷，常用于心脏功能衰竭及心肺衰竭，制定VA-ECMO插管策略时需要考虑包括心脏和肺功能、动员需要、预期的支持持续时间以及插管时间的紧迫性等重要因素。研究证实，在AMI合并CS或猝死时应用V-A模式ECMO辅助下的PCI是可行的，可以达到较高的手术成功率，然而此类患者的预后生存率仍相对较低，但由于病例数据尚少，可能还需要更多的病例来证实其他因素对死亡率的影响；把握ECMO植入时机及提高ECMO植入前基础生命支持的质量，可能会进一步改善危重AMI的预后。

ECMO可以为体外心肺复苏、高危肺栓塞、意外性低体温、脓毒症休克、肺动脉高压等疾病的治疗提供强大的、高度可控的心肺支持。这种技术的应用会进一步扩大，因此临床医生应该熟悉它的组成部分和基本管理策略[51]。

（周玉杰　吴思婧　马晓腾　张黛）

参考文献

1. van Diepen S, Katz JN, Albert NM, et al. Contemporary Management of Cardiogenic Shock: A Scientific Statement From the American Heart Association. Circulation, 2017, 136(16): e232-e268.
2. Lindholm MG, Kober L, Boesgaard S, et al. Cardiogenic shock complicating acute myocardial infarction; prognostic impact of early and late shock development. Eur Heart J, 2003, 24(3): 258-265.
3. Zeymer U, Vogt A, Zahn R, et al. Predictors of in-hospital mortality in 1333 patients with acute myocardial infarction complicated by cardiogenic shock treated with primary percutaneous coronary intervention (PCI); Results of the primary PCI registry of the Arbeitsgemeinschaft Leitende Kardiologische Krankenhausarzte (ALKK). Eur Heart J, 2004, 25(4): 322-328.
4. Katz JN, Stebbins AL, Alexander JH, et al. Predictors of 30-day mortality in patients with refractory cardiogenic shock following acutemyocardial infarction despite a patent infarct artery. Am Heart J, 2009, 158(4): 680-687.
5. Babaev A, Frederick PD, Pasta DJ, et al. Trends in management and outcomes of patients with acute myocardial infarction complicated by cardiogenic shock. JAMA, 2005, 294(4): 448-454.
6. Franklin K, Goldberg RJ, Spencer F, et al. Implications of diabetes in patients with acute coronary syndromes. The Global Registry of Acute Coronary Events. Arch Intern Med, 2004, 164(13): 1457-1463.
7. Goldberg RJ, Spencer FA, Gore JM, et al. Thirty-year trends (1975 to 2005) in the magnitude of, management of, and hospital death rates associated with cardiogenic shock in patients with acute myocardial infarction a population-based perspective. Circulation, 2009, 119(9): 1211-1219.
8. Holmes DR Jr, Berger PB, Hochman JS, et al. Cardiogenic shock in patients with acute ischemic syndromes with and without ST-segment elevation. Circulation, 1999, 100(20): 2067-2073.
9. Jacobs AK, French JK, Col J, et al. Cardiogenic shock with non-ST-segment elevation myocardial infarction: a report from the SHOCK Trial Registry. SHould we emergently revascularize Occluded coronaries for Cardiogenic shocK? J Am Coll Cardiol, 2000, 36(3 Suppl A): 1091-1096.

10. Tchantchaleishcili V, Schubmehl H, Swartz MF, et al. Evolving strategies in the treatment of acute myocardial infarction-induced cardiogenic schock. Am Cardiothorac Surg, 2014, 3 (6): 606-611.
11. Thiele H, Zeymer U, Neumann FJ, et al. Intraaortic balloon support for myocardial infarction with cardiogenic shock. N Engl J Med, 2012, 367(14): 1287-1296.
12. TRIUMPH Investigators, Alexander JH, Reynolds HR, et al. Effect of tilarginine acetate in patients with acute myocardial infarction and cardiogenic shock: the TRIUMPH randomized controlled trial. JAMA, 2007, 297 (15): 1657-1666.
13. Singh M, White J, Hasdai D, et al. Long-term outcome and its predictors among patients with ST-segment elevation myocardial infarction complicated by shock: insights from the GUSTO-I trial. J Am Coll Cardiol, 2007, 50 (18): 1752-1758.
14. Authors/Task Force members, Windecker S, Kolh P, et al. 2014 ESC/EACTS Guidelines on myocardial revascularization: The Task Force on Myocardial Revascularization of the European Society of Cardiology (ESC) and the European Association for Cardio-Thoracic Surgery (EACTS) Developed with the special contribution of the European Association of Percutaneous Cardiovascular Interventions (EAPCI). Eur Heart J, 2014, 35 (37): 2541-2619.
15. Jacobs AK, Leopold JA, Bates E, et al. Cardiogenic shock caused by right ventricular infarction. A report from the SHOCK registry. J Am Coll Cardiol, 2003, 41 (8): 1273-1279.
16. Sleeper LA, Reynolds HR, White HD, et al. A severity scoring system for risk assessment of patients with cardiogenic shock: A report from the SHOCK Trial and Registry. Am Heart J, 2010, 160 (3): 443-450.
17. Engström AE, Vis MM, Bouma BJ, et al. Right ventricular dysfunction is an independent predictor for mortality in ST-elevation myocardial infarction patients presenting with cardiogenic shock on admission. Eur J Heart Fail, 2010, 12 (3): 276-282.
18. Engström AE, Vis MM, Bouma BJ, et al. Mitral regurgitation is an independent predictor of 1-year mortality in ST-elevation myocardial infarction patients presenting in cardiogenic shock on admission. Acute Card Care, 2010, 12 (2): 51-57.
19. Lancellotti P, Price S, Edvardsen T, et al. The use of echocardiography in acute cardiovascular care: Recommendations of the European Association of Cardiovascular Imaging and the Acute Cardiovascular Care Association. Eur Heart J Acute Cardiovasc Care, 2015, 4 (1): 3-5.
20. Ibanez B, James S, Agewall S, et al. 2017 ESC Guidelines for the management of acute myocardial infarction in patients presenting with ST-segment elevation: The Task Force for the management of acute myocardial infarction in patients presenting with ST-segment elevation of the European Society of Cardiology (ESC). Eur Heart J, 2018, 39 (2): 119-177.
21. Hochman JS, Sleeper LA, Webb JG, et al. Early revascularization in acute myocardial infarction complicated by cardiogenic shock. SHOCK Investigators. Should We Emergently Revascularize Occluded Coronaries for Cardiogenic Shock. N Engl J Med, 1999, 341 (9): 625-634.
22. Jeger RV, Urban P, Harkness SM, et al. Early revascularization is beneficial across all ages and a wide spectrum of cardiogenic shock severity: a pooled analysis of trials. Acute Card Care, 2011, 13 (1): 14-20.
23. Hochman JS, Sleeper LA, Webb JG, et al. SHOCK Investigators. Early revascularization and long-term survival in cardiogenic shock complicating acute myocardial infarction. JAMA, 2006, 295 (21): 2511-2515.
24. Lim HS, Farouque O, Andrianopoulos N, et al. Survival of elderly patients undergoing percutaneous coronary intervention for acute myocardial infarction complicated by cardiogenic shock. JACC Cardiovasc Interv, 2009, 2 (2): 146-152.
25. O'Gara PT, Kushner FG, Ascheim DD, et al. 2013 ACCF/AHA guideline for the management of ST-elevation myocardial infarction: a report of the American College of Cardiology Foundation/American Heart Association Task Force on Practice Guidelines. Circulation, 2013, 127(4): e362-e425.
26. 中华医学会心血管病学分会，中华心血管病杂志编辑委员会．急性 ST 段抬高型心肌梗死诊断和治疗指南．中华心血管病杂志，2015，43 (5): 380-393.
27. Hussain F, Philipp RK, Ducas RA, et al. The ability to achieve complete revascularization is associated with improved in-hospital survival in cardiogenic shock due to myocardial infarction: Manitoba cardiogenic SHOCK Registry investigators. Catheter Cardiovasc Interv, 2011, 78 (4): 540-548.
28. Lee JM, Rhee TM, Hahn JY, et al. Multivessel Percutaneous Coronary Intervention in Patients With ST-Segment Elevation Myocardial Infarction With Cardiogenic Shock. J Am Coll Cardiol, 2018, 71 (8): 844-856.
29. Thiele H, Akin I, Sandri M, et al. PCI Strategies in Patients with Acute Myocardial Infarction and Cardiogenic Shock. N Engl J Med, 2017, 377(25): 2419-2432.
30. Ibanez B, Halvorsen S, Roffi M, et al. Integrating the results of the CULPRIT-SHOCK trial in the 2017 ESC ST-elevation myocardial infarction guidelines: viewpoint of the task force. Eur Heart J, 2018.
31. De Backer D, Biston P, Devriendt J, et al. Comparison of dopamine and norepinephrine in the treatment of shock. N Engl J Med, 2010, 362 (9): 779-789.
32. Levy B, Clere-Jehl R, Legras A, et al. Epinephrine Versus Norepinephrine for Cardiogenic Shock After Acute Myocardial Infarction. J Am Coll Cardiol, 2018, 72 (2): 173-182.
33. Fuhrmann JT, Schmeisser A, Schulze MR, et al. Levosimendan is superior to enoximone in refractory cardiogenic shock complicating acute myocardial infarction. Crit Care Med, 2008, 36 (8): 2257-2266.
34. Samimi-Fard S, García-González MJ, Domínguez-Rodríguez A, et al. Effects of levosimendan versus dobutamine on long-term survival of patients

with cardiogenic shock after primary coronary angioplasty. Int J Cardiol, 2008, 127 (2): 284-287.

35. Thiele H, Ohman EM, Desch S, et al. Management of cardiogenic shock. Eur Heart J, 2015, 36 (20): 1223-1230.
36. Kantrowitz A, Tjonneland S, Freed PS, et al. Initial clinical experience with intraaortic balloon pumping in cardiogenic shock. JAMA, 1968, 203(2): 135-140.
37. Unverzagt S, Buerke M, de Waha A, et al. Intra-aortic balloon pump counterpulsation (IABP) for myocardial infarction complicated by cardiogenic shock. Cochrane Database Syst Rev, 2015 (3): CD007398.
38. van Nunen LX, Noc M, Kapur NK, et al. Usefulness of Intra-aortic Balloon Pump Counterpulsation. Am J Cardiol, 2016, 117 (3): 469-476.
39. Sanborn TA, Sleeper LA, Bates ER, et al. Impact of thrombolysis, intra-aortic balloon pump counterpulsation, and their combination in cardiogenic shock complicating acute myocardial infarction: a report from the SHOCK Trial Registry. Should we emergently revascularize occluded coronaries for cardiogenic shock? J Am Coll Cardiol, 2000, 36 (3 Suppl A): 1123-1129.
40. Ohman EM, Nanas J, Stomel RJ, et al. Thrombolysis and counterpulsation to improve survival in myocardial infarction complicated by hypotension and suspected cardiogenic shock or heart failure: results of the TACTICS Trial. J Thromb Thrombolysis, 2005, 19 (1): 33-39.
41. Sjauw KD, Engström AE, Vis MM, et al. A systematic review and meta-analysis of intra-aortic balloon pump therapy in ST-elevation myocardial infarction: should we change the guidelines? Eur Heart J, 2009, 30 (4): 459-468.
42. Vis MM, Sjauw KD, van der Schaaf RJ, et al. In patients with ST-segment elevation myocardial infarction with cardiogenic shock treated with percutaneous coronary intervention, admission glucose level is a strong independent predictor for 1-year mortality in patients without a prior diagnosis of diabetes. Am Heart J, 2007, 154 (6): 1184-1190.
43. Zeymer U, Bauer T, Hamm C, et al. Use and impact of intra-aortic balloon pump on mortality in patients with acute myocardial infarction complicated by cardiogenic shock: results of the Euro Heart Survey on PCI. EuroIntervention, 2011, 7 (4): 437-441.
44. Iqbal MB, Robinson SD, Ding L, et al. Intra-Aortic Balloon Pump Counterpulsation during Primary Percutaneous Coronary Intervention for ST-Elevation Myocardial Infarction and Cardiogenic Shock: Insights from the British Columbia Cardiac Registry. PLoS One, 2016, 11 (2): e0148931.
45. Thiele H, Zeymer U, Neumann FJ, et al. Intra-aortic balloon counterpulsation in acute myocardial infarction complicated by cardiogenic shock (IABPSHOCK Ⅱ): final 12-month results of a randomised, open-label trial. Lancet, 2013, 382 (9905): 1638-1645.
46. Engström AE, Cocchieri R, Driessen AH, et al. The Impella 2.5 and 5.0 devices for ST-elevation myocardial infarction patients presenting with severe and profound cardiogenic shock: the Academic Medical Center intensive care unit experience. Crit Care Med, 2011, 39 (9): 2072-2079.
47. Seyfarth M, Sibbing D, Bauer I, et al. A randomized clinical trial to evaluate the safety and efficacy of a percutaneous left ventricular assist device versus intra-aortic balloon pumping for treatment of cardiogenic shock caused by myocardial infarction. J Am Coll Cardiol, 2008, 52 (19): 1584-1588.
48. Ouweneel DM, Eriksen E, Sjauw KD, et al. Percutaneous Mechanical Circulatory Support Versus Intra-Aortic Balloon Pump in Cardiogenic Shock After Acute Myocardial Infarction. J Am Coll Cardiol, 2017, 69 (3): 278-287.
49. O'Neill WW, Grines C, Schreiber T, et al. Analysis of outcomes for 15,259 US patients with acute myocardial infarction cardiogenic shock (AMICS) supported with the Impella device. Am Heart J, 2018, 202: 33-38.
50. Karagiannidis C, Brodie D, Strassmann S, et al. Extracorporeal membrane oxygenation: evolving epidemiology and mortality. Intensive Care Med, 2016, 42 (5): 889-896.
51. King CS, Roy A, Ryan L, et al. Cardiac Support Emphasis on Venoarterial ECMO. Crit Care Clin, 2017, 33 (4): 777-794.

心力衰竭标记物的临床应用进展

心血管疾病仍是威胁全人类健康的主要疾病之一，而心力衰竭（心衰）是各种心脏疾病的终末阶段。尽管半个多世纪以来心衰治疗取得了长足进展，目前心衰患者的再住院率、死亡率仍然很高，心衰的诊治仍面临巨大挑战。心衰标记物不仅有利于对心衰发病机制进行深入了解，还有助于心衰的诊断、风险和预后评估、治疗指导等，是解决心衰诊疗难题的重要工具。目前全球关于心衰生物标记物的研究正以惊人的速度增长，但临床实践中还没有完全理想的生物标记物或标记物组合。

一、概　　论

（一）生物标记物定义

美国国立卫生研究院（National Institutes of Health，NIH）将生物标记物定义为可反映正常生物学过程、病理学过程和（或）治疗干预后的药理学过程，同时可进行客观测量、评估的生物学指标。世界卫生组织（World Health Orgnization，WHO）对生物标记物的定义为可在人体或人体产物内测量的、能影响或预测疾病发生或预后的任何物质、结构等。狭义的生物标记物通常指来源于血液的生物标记物。

（二）理想的心衰生物标记物

理想的心衰生物标记物应具备以下几个条件：

1. 与心衰高度相关，能反映心衰的病理生理学特点，具有高度的敏感性和（或）特异性。

2. 检测前操作（如标本获取及保存）简便，能进行大批量检测，能迅速得到检测结果，检测费用在可接受范围内。

3. 能替代现有的某些检查结果或在现有检查的基础上提供额外的信息，以帮助临床医生进行临床决策。

事实上，人们通过科学研究找到过成百上千个潜在分子、蛋白或其他物质作为标记物，但是经过不断地筛选，最终能够满足临床应用条件的生物标记物为数不多。

二、常见心衰生物标记物涉及的病理生理学机制

（一）神经 - 内分泌系统激活

心衰的发生发展涉及的基本机制之一是神经 - 内分泌系统的激活，如肾素 - 血管紧张素 - 醛固酮系统（renin-angiotensin-aldosterone system，RAAS）、交感神经系统和内皮素系统，以及利钠肽系统（natriuretic peptides，NPs）等的激活。心衰时，前 3 个系统的异常激活起到了调控动静脉收缩及肾脏钠水潴留的效应，从而达到短期代偿作用。相反，NPs 的激活则产生利钠、利尿、扩张血管的效应以对抗钠水潴留。但是由于前者的激活占优势，最终净效应表现为血压升高和水钠潴留。持续的神经 - 内分泌系统过度激活导致心脏负荷增加，最终引起心脏重构，加速了心衰的病理生理进程。

总而言之，血清神经激素水平反映了心衰的严重程度，神经激素水平随病情严重程度升高，如心功能恶化与血清去甲肾上腺素（norepinephrine，NA）等激素水平升高相关，也与 NPs 升高有关。即使是无症状的左室功能不全患者，也存在神经激素水平升高。虽然血液神经激素水平和心衰相关，但由于肾上腺素、去甲肾上腺素、肾素、醛固酮等的检测操作和方法复杂，测量数据变异较大，临床实用价值不高。

（二）细胞外基质重构

心衰发生发展的主要病理生理机制是心脏重构，广义的心脏重构包括心肌重构、传导系统重构和代谢重构等，狭义的心脏重构通常主要指心肌重构，即当心肌损伤或室壁压力升高时，整体结构表现为心脏变大、质量增加、结构异常；组织学上表现为心肌细胞丢失、减少，细胞外基质改变和纤维化；分子结构上出现

胚胎蛋白的异常表达，最终出现心脏收缩或舒张功能障碍。

通常，胶原蛋白纤维通过复杂的交联构成细胞外基质的主体，在维持心脏结构和功能的完整性方面发挥了重要的作用。人们可通过测量释放至循环中的细胞外基质组成分子或活性（包括胶原蛋白代谢产物、促纤维化因子和基质重构酶），来判断是否发生细胞外基质重构。当胶原合成时，血液中氨基和羧基末端肽的水平随之增加，这些胶原片段与心脏纤维化的发展和重构程度相关。胶原蛋白降解产物如Ⅰ型胶原羧基端肽也可用于心脏重构的评估。

在心血管疾病中，有许多酶参与调节心肌细胞外基质沉积。降解纤维胶原的蛋白水解酶家族，如基质金属蛋白酶（matrix metalloproteinase，MMP）和 MMP 组织抑制剂已被广泛研究。MMP 水平升高或者 MMP 组织抑制剂和两者比值的升高均与心衰相关。这些与细胞外基质降解通路有关的分子可能为心衰提供重要的预后信息。

（三）炎症介质和氧化应激

组织损伤引起炎症反应，促炎细胞因子及其受体、细胞黏附分子、趋化因子等作为应激反应的一部分参与到组织修复中来。反应涉及 Toll 样受体，该受体可识别由细胞损伤或死亡而释放的内源性宿主成分、氧化产物或受损的细胞外基质蛋白，并被激活，引起促炎反应。当反应持续存在时，会对心脏结构和功能产生不利影响。这些在循环中增多的分子是具有潜在生物标记物价值的物质，如果便于检测，则可提供关于心衰发病机制和风险评估的重要信息。

炎症介质已被证实可作为有用的生物标记物，如促炎细胞因子 TNF-α、IL-1 和 IL-6。GDF-15 也是一种细胞损伤和炎症的标记物。由肝脏产生的 C 反应蛋白（C-reactive protein，CRP）作为炎症反应的一部分，已被用于心衰患者的评估。可溶性生长刺激表达基因 2 蛋白（growth with stimulation expressed gene 2，sST2）可与炎症介质 IL-33 结合从而引起心肌细胞肥大，并在纤维化进程中促进细胞外蛋白质沉积。半乳凝素 3（galacto-hemagglutinin 3，Gal-3）同样是心衰炎症反应的一个生物标记物。在活化的巨噬细胞中 Gal-3 表达增强，通过促使成纤维细胞增殖和胶原沉积，加速病理重构。

（四）心肌细胞损伤

在心衰患者中，由于低心排血量或舒张压降低，导致冠状动脉（冠脉）灌注不足，心肌氧供减少；心室充盈压升高，使驱动冠脉中血液流动的压力梯度下降，使心肌灌注进一步下降；神经内分泌系统的过度激活导致心率增快、心肌收缩力增强，或因心室壁压力升高从而引起氧需求增加。需氧和供氧的不平衡导致心肌损伤，尤其是在心内膜下区域。在无急性冠脉事件的心衰患者中可检测出 TnT/TnI。虽然许多心衰患者合并冠心病，但在一些无冠脉狭窄的心衰患者中仍能出现 TnT/TnI 的升高。还有一些潜在发生机制，目前还没有明确的研究结果，也与个体差异有关。如果心衰合并 TnT/TnI 的升高，常常预示着心衰的严重程度增加和预期死亡风险增高。

（五）心肌应力

NPs 既是神经内分泌异常激活中的一个重要因素，也是一个心肌应力变化相关的蛋白家族，它主要承担着对抗其他神经内分泌系统异常激活导致的不良反应的作用。当心室容积或压力升高，引起舒张末期室壁压力升高时，心肌细胞释放 BNP 和 NT-proBNP 进入血液循环中。BNP 基因先合成初产物 pre-proBNP，接着快速剪切掉一个 26 个氨基酸残基多肽形成 pro-BNP。pro-BNP 再由蛋白水解酶水解形成一个 NT-proBNP 和具有生物活性的 BNP。BNP 通过 NP 受体 C 和中性内肽酶清除或通过肾脏清除，而 NT-proBNP 主要通过肝脏、肾脏等来清除。目前对 NPs 的研究发现了 ANP、BNP、CNP 和 DNP。

（六）其他

微小 RNA（microRNA，简称 miRNA）是一类短的非编码 RNA，可通过 mRNA 3' 端在转录后水平调控基因表达。它们在循环中保持稳定，可作为潜在的心衰生物标记物。研究发现，多种 miRNA 参与了心衰的病理生理进程，包括心肌肥厚、心肌纤维化、心肌细胞凋亡等。

三、心衰生物标记物的应用

BNP/NT-proBNP 作为目前研究证据最多、国内外心衰指南推荐级别最高的心衰生物标记物，广泛用于心衰的诊断和预后评估。然而，BNP/NT-proBNP 的分泌主要与心脏舒张末室壁张力有关，不能全面反映心衰的病理生理机制，其血液浓度受性别、年龄、肾功能、合并症（如房颤、肺动脉高压、肥胖）等的影响。因此，BNP/NT-proBNP 还无法满足作为理想心衰生物标志物的所有要求。人们仍不断寻找新型心衰标记物以补充、加强甚至替代 BNP/NT-proBNP，以期更精准的指导心衰临床实践。目前具有潜在临床应用价值的心衰标志物种类繁多，涉及多种病理生理机制，包括细胞外基质重塑（MMP、PINP）、炎症（TNF-α、GDF-15、sST2、Gal-3）、心肌损伤（TnI、TnT）、心肌细胞应力（BNP、NT-proBNP）等（图 1，见文末彩图 81）。

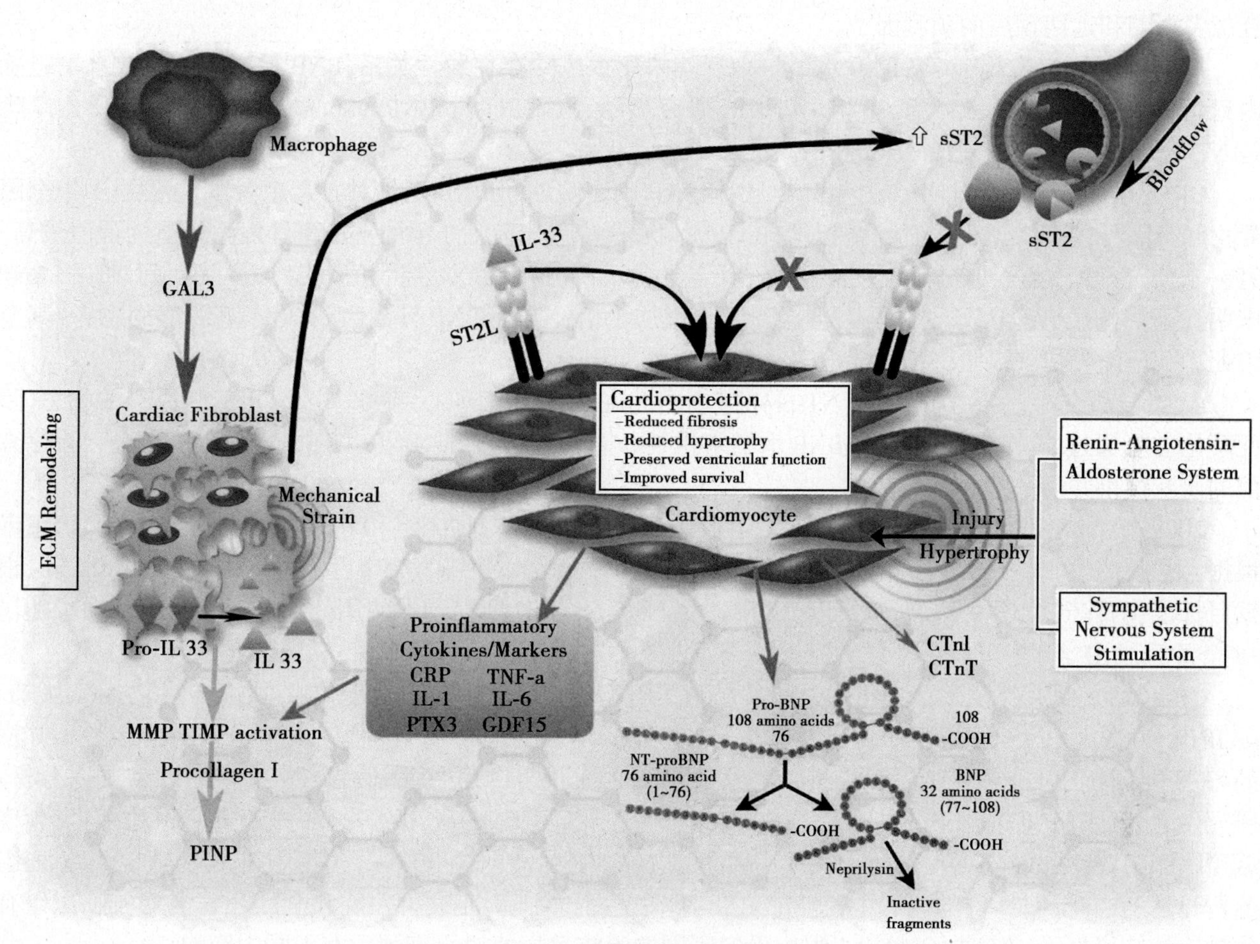

图 1　心衰生物标记物

（一）BNP 和 NT-proBNP 的临床应用

1. **早期心衰预警**　多个大型前瞻性队列研究显示，BNP 和 NT-proBNP 能够预测非心衰人群未来发生心衰的风险，在传统危险因素基础上提供更多预测信息。弗明翰研究表明，在由年龄、性别、体重指数（body mass index，BMI）、收缩压、高血压治疗、糖尿病、吸烟、总胆固醇 / 高密度脂蛋白胆固醇比值、瓣膜病、心肌梗死等因素构成的心衰发病风险预测模型基础上，BNP 能进一步提高模型预测心衰发病风险的能力。PREVEND 研究也显示，在传统心衰危险因素的基础上，NT-proBNP 升高提示未来发生心衰的风险增加。在社区老年人群中动态监测 NT-proBNP，若 NT-proBNP 升高 >25% 且 cTnT 升高 >50%，心衰的发病风险增加 2.56 倍。

2. **心衰的诊断和鉴别诊断**　目前 BNP/NT-proBNP 最常用来确诊患者的呼吸困难是否是由心衰所致。当 BNP 的诊断界值定为 100pg/ml 时，敏感性和特异性分别达 90% 和 76%。当 NT-proBNP 的诊断界值定为 300pg/ml 时，其敏感性和特异性分别达 99% 和 68%。因此，BNP/NT-proBNP 在心衰诊断方面最大的作用在于其高度敏感性，以用于排除急性心衰。目前中外心衰指南推荐，对怀疑急性心衰的患者，若

BNP<100pg/ml 或 NT-proBNP<300pg/ml 则考虑排除急性心衰的诊断。而随着 BNP/NT-proBNP 的水平升高，急性心衰的可能性也就越大，我国心衰指南推荐根据年龄调整的 NT-proBNP 浓度（<50 岁的患者，NT-proBNP>450pg/ml；50~75 岁的患者，NT-proBNP>900pg/ml；>75 岁的患者，NT-proBNP>1800pg/ml）作为急性心衰的诊断界值，其特异性达 84%。

指南中排除慢性心衰诊断的界值为 BNP<35pg/ml、NT-proBNP<125pg/ml，但此数据在指南中并无文献支持。

3. **心衰预后评估** 入院或出院 BNP、NT-proBNP 水平均可用于急性心衰患者的预后风险分层，是心衰患者短期和远期预后的预测因子。

ADHERE 研究发现，入院 BNP 水平与心衰院内死亡风险存在线性关系，BNP 最高四分位数水平组院内死亡风险是最低水平组的 2.23 倍。PRIDE 研究显示，入院 NT-proBNP>986pg/ml 的患者 1 年死亡风险是 NT-proBNP<986pg/ml 患者的 2.88 倍。

OPTIMIZE-HF 研究对比了入院 BNP、出院 BNP 和住院期间 BNP 变化对心衰患者 1 年死亡、1 年全因死亡和全因再住院的预测价值，发现出院 BNP 预测心衰患者出院后 1 年的不良事件发生风险的价值最高。另一项研究显示，与 NT-proBNP 明显下降者（定义为下降幅度 >30% 基线值）相比，住院期间 NT-proBNP 未明显下降的患者全因死亡和全因再住院风险增加 1 倍，NT-proBNP 升高大于 30% 基线值的患者，其全因死亡和全因再住院风险增加 4.69 倍。

4. **指导心衰治疗** 由于 BNP、NT-proBNP 水平与心室壁压力和心室重塑相关，可反映心衰的状态，因此理论上可通过监测 BNP、NT-proBNP 水平来指导心衰治疗，但目前 BNP/NT-proBNP 在指导心衰治疗方面的研究结果并不一致。

2007 年 Jourdain 等纳入了 220 名稳定性心衰患者，随机分为临床组和 BNP 指导治疗组，临床组患者根据常规临床检查结果调整药物治疗方案，且不能测量 BNP；BNP 组的治疗目标设定为 BNP<100pg/ml，根据目标值调整药物。3 个月后发现，BNP 组患者 ACEI、β 受体阻滞剂的使用剂量高于临床组。中位随访 15 个月后，BNP 组患者的主要复合终点（心衰死亡或心衰再住院）的发生率低于临床组。

TIME-CHF 研究根据不同年龄段设置了两个不同的目标值，年龄 <75 岁的患者目标值为 NT-proBNP<400pg/ml，年龄 >75 岁的患者目标值为 NT-proBNP<800pg/ml。该研究入组了 622 名年龄 >60 岁的心衰患者，随机分成临床组和 NT-proBNP 指导治疗组，随访 18 个月后，最终 499 人（占 80%）纳入分析。研究发现，两组患者全因再住院、全因死亡无统计学差异，而 NT-proBNP 组次要终点（心衰再住院）发生率低于临床组。NT-proBNP 组中改善心衰预后的药物（ACEI、β 受体阻滞剂）的使用情况优于临床组。亚组分析显示，在年龄 <75 岁的患者中，NT-proBNP 组在全因再住院、心衰再住院和全因死亡上均较临床组有改善。该结果显示，在不同年龄段人群中设定不同的治疗目标值对心衰预后有不同的影响。

PROTECT 研究探讨了 NT-proBNP 在心衰治疗中的指导作用，该研究为单中心随机对照研究，共纳入 151 名心衰患者，分标准治疗组和 NT-proBNP 指导治疗组（目标值为 NT-proBNP<1000pg/ml）。平均随访 10 个月后发现，两组患者与治疗相关的严重不良反应发生率无差异，NT-proBNP 组患者的主要复合终点事件（心衰恶化、心衰再住院、有临床意义的室性心律失常、急性冠脉综合征、脑缺血和心脏性死亡）发生率明显低于标准治疗组。该研究中 >75 岁的患者占 21.9%，在该亚组中，NT-proBNP 组在降低主要终点事件发生率上仍表现出明显的优势。但对终点事件的进一步分析发现，NT-proBNP 组仅在心衰恶化和心衰再住院上有明显改善，而其他硬终点尤其是心血管死亡两组组间并无统计学差异。

与上述设定固定 NP 目标值的研究不同，PRIMA 研究设置个体化 NT-proBNP 目标值。该试验共纳入 345 名住院心衰患者，随机分为 NT-proBNP 指导治疗组和临床组。NT-proBNP 组目标值设为出院及出院后 2 周 NT-proBNP 的最低值，但与上述研究不同的是，当随访期间 NT-proBNP 水平超过该最低值的 1.1 倍且绝对值 >850pg/ml 时，NT-proBNP 指导治疗组才启动药物调整。该研究的两组患者最终在主要终点（出院后生存时间）上并未表现出统计学差异，包括全因死亡和心血管死亡在内的其他终点也无明显差异。虽然该研究结果为阴性，但是其在心衰患者制定个体化 NT-proBNP 治疗目标的探索上做了大胆的尝试，仍具有启发意义。

新近的GUIDE-IT研究是迄今为止NT-proBNP指导心衰治疗领域样本量最大的多中心随机临床试验，因主要终点阴性该研究提前终止。该研究最终纳入894名高危的射血分数减低（EF<40%）心衰患者，随机分为常规治疗组和NT-proBNP指导治疗组，NT-proBNP组目标值设定为NT-proBNP<1000pg/ml。随访1年后，两组间主要复合终点（心衰再住院和心血管死亡）及次要终点（全因死亡、心血管死亡、非心血管死亡等）均无统计学差异。两组患者1年NT-proBNP达标率及标准药物（β受体阻滞剂、ACEI/ARB、MRA）的使用比例和剂量也没有显著差异（表1）。

表1 根据利钠肽指导的心衰治疗相关临床试验

试验名称（发表时间）	样本量	目标值（达标率实验组 vs 对照组）	指南推荐用药情况	实验结果（主要终点）
GUIDE-IT（2017年）	894	NT-proBNP<1000pg/ml（46% vs 40%，*P*=0.21）	β受体阻滞剂、ACEI/ARB、MRA的使用比例和剂量，利尿剂的使用剂量无统计学差异	阴性（心衰再住院、心血管死亡）
PROTECT（2011年）	151	NT-proBNP<1000pg/ml（44.3% vs 35.6%）	B受体阻滞剂、ACEI/ARB的使用比例无统计学差异，而实验组MRA使用比例更高、利尿剂使用剂量更小	阳性（心衰恶化、心衰再住院、有临床意义的室性心律失常、急性冠脉综合征、脑血管缺血和心脏性死亡）
PRIMA(2010年）	345	出院及出院后2周NT-proBNP的最低值（总达标率为80%）	实验组ACEI/ARB和β受体阻滞剂的总使用比例更高，MRA和利尿剂使用比例和剂量无统计学差异	阴性（出院后生存时间）
TIME-CHF（2009年）	499	<75岁者NT-proBNP<400pg/ml；>75岁者NT-proBNP<800pg/ml（无数据）	实验组ACEI/ARB和β受体阻滞剂使用比例更高，而MRA和利尿剂使用情况无统计学差异	阴性（全因再住院、全因死亡）
STARS-BNP（2007年）	220	BNP<100pg/ml（实验组33%）	实验组ACEI、β受体阻滞剂使用剂量更高，MRA和利尿剂未知	阳性（心衰再住院、心衰）
Troughton（2000年）	69	NT-proBNP<200pmol/L（无数据）	实验组ACEI使用剂量、MRA的使用比例更高，β受体阻滞剂和利尿剂无统计学差异	阳性（心血管死亡、心血管再住院）

（二）sST2的临床应用

ST2又名为生长刺激表达基因2蛋白，为白介素1受体家族的成员，其配体为IL-33。ST2在体内以跨膜型和可溶性两种形式存在，膜型ST2(主要为ST2L，ST2V和ST2LV为其剪切体）主要分布于心肌细胞上，可溶性ST2（sST2）存在于血液中。当心脏成纤维细胞受到机械应力刺激后产生IL-33，IL-33与心肌细胞膜型ST2结合后，通过ST2/IL-33信号通路发挥抗心肌肥厚、抗纤维化、保护心室功能等心脏保护作用。心衰时，sST2浓度升高，sST2作为“诱骗受体”与IL-33结合后抑制ST2/IL-33信号通路的心脏保护作用，导致心肌细胞死亡、组织纤维化，心功能降低并加速疾病进展。与BNP/NT-proBNP不同的是，sST2不受年龄、BMI、肾功能等因素影响，可作为心衰住院期间和出院后死亡的独立预测因子，在BNP、NT-proBNP的基础上可提供额外的预测价值。

1. **早期心衰预警** FINRISK97研究纳入8444名无心衰受试者，随访超过15年，在校正弗明翰危险因素、NT-proBNP和心脏瓣膜病后，sST2基线水平高与全因死亡风险增高相关，但不增加心衰的发生风险。同时期的弗明翰子研究纳入3428名无心衰受试者，平均随访11.3年，校正多项危险因素后发现，sST2>23.59ng/ml的患者发生心衰的风险是sST2<19.20ng/ml者的2倍。因而在新发心衰的预测中，sST2可能在传统危险因素的基础上提供额外的风险信息。

2. **心衰的诊断** 在急性心衰患者和住院心衰患者中，sST2水平与心衰严重程度相关。研究显示，在急性呼吸困难心衰鉴别诊断方面，sST2劣于BNP/NT-proBNP，不能在BNP/NT-proBNP基础上提供更多的诊断信息。

3. **心衰的预后评估** 对急慢性心衰患者,sST2 均能独立于 NT-proBNP 之外提供有较好的预测价值。研究发现,sST2 水平增高的急性心衰患者 1 年死亡风险明显升高,且 lnsST2 每增加一个单位,住院心衰患者出院后全因死亡风险增加 1.87 倍。sST2 对预后的预测价值与 NT-proBNP 近似,且不受肾功能影响。一项纳入 1141 名慢性心衰患者的队列研究发现,中位随访 2.8 年,sST2 水平升高与死亡和心脏移植相关,其对慢性心衰患者的危险分层价值与 NT-proBNP 相当。另一项纳入 1244 名住院心衰患者的研究同样发现,sST2 水平升高与心衰患者出院后死亡相关,sST2 可独立预测住院心衰患者的全因死亡,与 NT-proBNP 联合应用可增加预测能力。Rehman 等的研究发现,在 sST2 水平低的急性心衰患者中,BNP 和 NT-proBNP 并无死亡预测价值,可见 sST2 可在 BNP/NT-proBNP 基础上提供额外的预后信息。近年中国医学科学院阜外医院心力衰竭中心通过大样本住院心衰人群研究进一步验证了 sST2 的这一特点,并指出 sST2 在近期及远期均能为住院心衰患者提供预测信息,且 sST2 在特异性及阳性预测值方面可能优于 NT-proBNP。

此外,在慢性心衰患者中重复测量 sST2 也能使患者获益,与基线水平相比,12 个月后 sST2 升高预示不良预后的风险增加。基线 sST2<35ng/ml 的患者监测期间如出现 sST2>35ng/ml,其不良事件发生风险增加 2.64 倍。因此,动态监测 sST2 变化较单次检测基线 sST2 更有价值,有助于对急性心衰患者进行危险分层和预后评估。

sST2 作为反映心肌纤维化的指标,尽管在心衰的诊断价值方面不如 BNP/NT-proBNP,但在急性或慢性心衰预后方面可作为预后的独立预测因子,能在 BNP、NT-proBNP 的基础上提供额外的预后信息。

(三) Gal-3 的临床应用

Gal-3 中文名为半乳凝素 3,是一种可溶性 β 半乳糖苷结合蛋白,同时也是炎症反应的一个标记物。研究表明,Gal-3 参与肝脏、心脏、血管、肺和肾脏等器官的纤维化过程。在激活的巨噬细胞中,Gal-3 表达增加,以旁分泌和内分泌的方式激活其他巨噬细胞、心脏成纤维细胞和纤维母细胞。心脏成纤维细胞被激活后发生增殖,同时分泌 I 型胶原蛋白,I 型胶原蛋白经相互交联、沉积,最终导致心脏纤维化,参与心脏重构。心肌纤维化是心衰发生、发展的重要病理生理学基础,理论上 Gal-3 是心衰诊断和预后评估的有价值的生物标记物。

1. **心衰早期预警** Wang 等人研究发现,Gal-3 是一个独立于 BNP 的预测新发心衰的指标,但 PREVEND 研究显示 Gal-3 在全队列人群中不能预测未来发生心衰的风险。即使在高危亚组人群中,Gal-3 预测心衰发病风险的价值也不高。由此可见,在无心衰人群未来发生心衰的预警方面,Gal-3 的作用尚不明确。

2. **心衰的诊断** 一项纳入 599 名因呼吸困难(其中 209 名确诊为急性心衰)急诊就诊患者的研究发现,尽管在急性心衰患者中 Gal-3 的浓度比非心衰患者高,但其诊断价值低于 NT-proBNP。

3. **心衰的预后评估** Gal-3 的浓度在心衰死亡患者中的水平显著高于存活患者,随着 Gal-3 水平的增高,心衰住院患者 1 年内全因死亡率及心血管死亡率逐渐增高。Roland 等人对 209 例急性心衰患者行多因素 Cox 回归分析发现,基线 Gal-3 可预测急性心衰患者短期预后,如 60 天死亡或心衰再住院。一项纳入 3 个队列研究的荟萃分析发现,基线 Gal-3>17.8ng/ml 与出院后 30 天、60 天、90 天、120 天的再住院风险增加相关,在 BNP/NT-proBNP 基础上联合 Gal-3 可以进一步识别出高危患者。Shah 等发现,对于急性心衰的患者,基线 Gal-3 可预测 4 年死亡风险,logGal-3 每升高一个单位,4 年死亡风险增加 13.5 倍。

COACH 队列研究的亚组分析显示,随访 18 个月后,与 HFrEF 患者相比,Gal-3 对 HFpEF 患者的预后评估效果更好,联合 Gal-3 和 BNP 进行预后评估的价值明显升高。另一项研究纳入 1161 名住院心衰患者,随访 1 年后,对比了在不同 eGFR 水平下 NT-proBNP、sST2 和 Gal-3 对预后的预测价值。Galectin-3 受肾功能影响更大,肾功能不全[eGFR<60ml/(min·1.73m^2)]时 Gal-3 的预测能力降低。

总之,Gal-3 作为一个反映纤维化的炎症指标,在心衰诊断方面其价值劣于 BNP、NT-proBNP,在心衰预后评估方面显示出良好的短期和长期预后预测价值,在 BNP、NT-proBNP 的基础上可能提供额外的预后信息。但在肾功能不全的患者中,Gal-3 预测预后的能力降低。

(四) miRNA 的应用前景

miRNA 是一类短的非编码 RNA 片段,通过特异性识别和结合目标 mRNA 3' 端非编码区,在转录后水平上抑制基因的表达。虽然 miRNA 调节 mRNA 的作用是在细胞内进行的,但 2008 年研究发现,在血液中同样存在稳定的 miRNA。目前发现的 miRNA 种类繁多,miRNA 参与了心衰的多种病理生理进程,包括心肌肥厚(miR-25、miR-133、miR-146a、miR-155、miR-195、miR-199、miR-208)、心肌纤维化(miR-21、miR-29、miR-133a)、心肌细胞凋亡(miR-1、miR-21、miR-30、miR-133、miR-378、miR-499)等。

1. **心衰的诊断** Ekaterina 等入选了 137 名急性心衰患者、20 名慢性心衰患者、8 名 COPD 急性加重的患者和 41 名健康对照,比较了这四组人群的 miRNA 水平。研究发现,与慢性心衰、COPD 和健康人群相比,急性心衰患者 7 种 miRNA(miR-18a-5p、miR-26b-5p、miR-27a-3p、miR-30e-5p、miR-106a-5p、miR-199a-3p 和 miR-652-3p)水平显著下降,且与急性心衰相关。Anke 等人比较了因呼吸困难入院患者的血 miRNA 水平,发现心衰患者的 miR-423-5p 水平明显高于健康对照组和非心衰患者。

Goren 测量了 30 名慢性心衰患者和 30 名健康对照者血液中 186 种 miRNA 并最终筛选出 4 种 miRNA(miR-423-5p、miR-320a、miR-22 和 miR-92b),联合这四种 miRNA 对慢性心衰患者进行诊断的敏感性和特异性达 90%。Vogel 等人也新发现,与使用单一 miRNA 进行心衰诊断相比,联合数个 miRNA(miR-520d-5p、miR-558、miR-122、miR-200b、miR-622、miR-519e、miR-1231 和 miR-1228)可提高诊断的准确性。另外,他们也对比了 NT-proBNP 和 miRNA 的诊断准确性。当诊断特异性相同时,部分 miRNA(miR-622、miR-520d-5p、miR-519e、miR-558 和 miR-200b)的诊断敏感性优于 NT-proBNP。

目前 miRNA 在心衰诊断中的价值仍处在探索阶段。

2. **心衰的预后评估** 关于 miRNA 与心衰预后的研究资料有限。Ekaterina 等人对 100 名急性心衰患者的多个 miRNA 进行连续性检测,发现在入院 48 小时内 7 种 miRNA(let-7i-5p、miR-18a-5p、miR-18b-5p、miR-223-3p、miR-301a-3p、miR-423-5p 和 miR-652-3p)水平下降会增加患者 180 天死亡风险。另一项研究纳入 55 例缺血性心衰和 51 例非缺血性心衰患者,随访 2 年发现,内皮祖细胞中 miR-126 低水平是缺血性心衰的预后不良的预测因子;而在非缺血性心衰患者中,内皮祖细胞 miR-508-5p 高水平与预后不良相关。

总之,心衰生物标记物在心衰诊治中尤为重要,作为目前金标准的 BNP、NT-proBNP 已在临床上广泛应用,在心衰诊断、预后评价方面表现出其优越的临床应用价值。然而,由于 BNP、NT-proBNP 临床应用仍有一定局限性,新型心衰生物标记物的探索迫在眉睫。sST2、Gal-3 在 BNP、NT-proBNP 的基础上提供了更多的预后信息,优化了心衰患者的危险分层,为临床医生提供了新工具。数量众多的 miRNAs 也从非蛋白质标记物的角度为心衰的发病机理和治疗策略的研究提供了全新的思路,尽管该领域尚处于新生时期,其前景值得期待。

(张健 姚佑南 王运红)

参考文献

1. Chow SL, Maisel AS, Anand I, et al. Role of Biomarkers for the Prevention, Assessment, and Management of Heart Failure: A Scientific Statement From the American Heart Association. Circulation, 2017, 135(22): e1054-e1091.
2. Velagaleti RS, Gona P, Larson MG, et al. Multimarker approach for the prediction of heart failure incidence in the community. Circulation, 2010, 122(17): 1700-1706.
3. Glick D, deFilippi CR, Christenson R, et al. Long-term trajectory of two unique cardiac biomarkers and subsequent left ventricular structural pathology and risk of incident heart failure in community-dwelling older adults at low baseline risk. JACC Heart Fail, 2013, 1(4): 353-360.
4. Maisel AS, Krishnaswamy P, Nowak RM, et al. Rapid measurement of B-type natriuretic peptide in the emergency diagnosis of heart failure. N Engl J Med, 2002, 347(3): 161-167.
5. Januzzi JL Jr, Camargo CA, Anwaruddin S, et al. The N-terminal Pro-BNP Investigation of Dyspnea in the Emergency Department (PRIDE) study. Am J Cardiol, 2005, 95(8): 948-954.
6. Ponikowski P, Voors AA, Anker SD, et al. 2016 ESC Guidelines for the diagnosis and treatment of acute and chronic heart failure: The Task Force for the diagnosis and treatment of acute and chronic heart failure of the European Society of Cardiology (ESC). Developed with the special contribution of the Heart Failure Association (HFA) of the ESC. Eur J Heart Fail, 2016, 18(8): 891-975.
7. 中华医学会心血管病学分会,中华心血管病杂志编辑委员会. 中国心力衰竭诊断和治疗指南 2014. 中华心血管病杂志,2014,42(2):98-122.
8. Maisel A, Mueller C, Adams K Jr, et al. State of the art: using natriuretic peptide levels in clinical practice. Eur J Heart Fail, 2008, 10(9): 824-839.

9. Fonarow GC, Peacock WF, Phillips CO, et al. Admission B-type natriuretic peptide levels and in-hospital mortality in acute decompensated heart failure. J Am Coll Cardiol, 2007, 49 (19): 1943-1950.
10. Januzzi JL Jr, Sakhuja R, O'donoghue M, et al. Utility of amino-terminal pro-brain natriuretic peptide testing for prediction of 1-year mortality in patients with dyspnea treated in the emergency department. Arch Intern Med, 2006, 166 (3): 315-320.
11. Kociol RD, Horton JR, Fonarow GC, et al. Admission, discharge, or change in B-type natriuretic peptide and long-term outcomes: data from Organized Program to Initiate Lifesaving Treatment in Hospitalized Patients with Heart Failure (OPTIMIZE-HF) linked to Medicare claims. Circ Heart Fail, 2011, 4 (5): 628-636.
12. Bettencourt P, Azevedo A, Pimenta J, et al. N-terminal-pro-brain natriuretic peptide predicts outcome after hospital discharge in heart failure patients. Circulation, 2004, 110 (15): 2168-2174.
13. Jourdain P, Jondeau G, Funck F, et al. Plasma brain natriuretic peptide-guided therapy to improve outcome in heart failure: the STARS-BNP Multicenter Study. J Am Coll Cardiol, 2007, 49 (16): 1733-1739.
14. Pfisterer M, Buser P, Rickli H, et al. BNP-guided vs symptomguided heart failure therapy: the Trial of Intensified vs Standard Medical Therapy in Elderly Patients With Congestive Heart Failure (TIME-CHF) randomized trial. JAMA, 2009, 301 (4): 383-392.
15. Bhardwaj A, Rehman SU, Mohammed AA, et al. Quality of life and chronic heart failure therapy guided by natriuretic peptides: results from the ProBNP Outpatient Tailored Chronic Heart Failure Therapy (PROTECT) study. Am Heart J, 2012, 164 (5): 793-799.e1.
16. Eurlings LW, van Pol PE, Kok WE, et al. Management of chronic heart failure guided by individual N-terminal pro-B-type natriuretic peptide targets: results of the PRIMA (Can PRo-brain-natriuretic peptide guided therapy of chronic heart failure IMprove heart fAilure morbidity and mortality?) study. J Am Coll Cardiol, 2010, 56 (25): 2090-2100.
17. Felker GM, Anstrom KJ, Adams KF, et al. Effect of Natriuretic Peptide-Guided Therapy on Hospitalization or Cardiovascular Mortality in High-Risk Patients With Heart Failure and Reduced Ejection Fraction. JAMA, 2017, 318 (8): 713-720.
18. Troughton RW, Frampton CM, Yandle TG, et al. Treatment of heart failure guided by plasma aminoterminal brain natriuretic peptide (N-BNP) concentrations. Lancet, 2000, 355 (9210): 1126-1130.
19. Januzzi JL Jr, Peacock WF, Maisel AS, et al. Measurement of the interleukin family member ST2 in patients with acute dyspnea: results from the PRIDE (Pro-Brain Natriuretic Peptide Investigation of Dyspnea in the Emergency Department) study. J Am Coll Cardiol, 2007, 50 (7): 607-613.
20. Hughes MF, Appelbaum S, Havulinna AS, et al. ST2 may not be a useful predictor for incident cardiovascular events, heart failure and mortality. Heart, 2014, 100 (21): 1715-1721.
21. Wang TJ, Wollert KC, Larson MG, et al. Prognostic utility of novel biomarkers of cardiovascular stress: the Framingham Heart Study. Circulation, 2012, 126 (13): 1596-1604.
22. Wang YC, Yu CC, Chiu FC, et al. Soluble ST2 as a biomarker for detecting stable heart failure with a normal ejection fraction in hypertensive patients. J Card Fail, 2013, 19 (3): 163-168.
23. Anand IS, Fisher LD, Chiang YT, et al. Changes in brain natriuretic peptide and norepinephrine over time and mortality and morbidity in the Valsartan Heart Failure Trial (Val-HeFT). Circulation, 2003, 107 (9): 1278-1283.
24. Ky B, French B, McCloskey K, et al. High-sensitivity ST2 for prediction of adverse outcomes in chronic heart failure. Circ Heart Fail, 2011, 4 (2): 180-187.
25. 张荣成, 张宇辉, 张健, 等. 可溶性 ST2 对心衰患者死亡的预测价值. 中华心血管病杂志, 2014, 42 (9): 726-730.
26. Rehman SU, Mueller T, Januzzi JL Jr. Characteristics of the novel interleukin family biomarker ST2 in patients with acute heart failure. J Am Coll Cardiol, 2008, 52 (18): 1458-1465.
27. Zhang R, Zhang Y, Zhang J, et al. The prognostic value of plasma soluble ST2 in hospitalized chinese patients with heart failure. PLoS One, 2014, 9 (10): e110976.
28. Anand IS, Rector TS, Kuskowski M, et al. Prognostic value of soluble ST2 in the Valsartan Heart Failure Trial. Circ Heart Fail, 2014, 7 (3): 418-426.
29. Brouwers FP, van Gilst WH, Damman K, et al. Clinical risk stratification optimizes value of biomarkers to predict new-onset heart failure in a community based cohort. Circ Heart Fail, 2014, 7 (5): 723-731.
30. Gopal DM, Kommineni M, Ayalon N, et al. Relationship of plasma galectin-3 to renal function in patients with heart failure: effects of clinical status, pathophysiology of heart failure, and presence or absence of heart failure. J Am Heart Assoc, 2012, 1 (5): e000760.
31. van Kimmenade RR, Januzzi JL Jr, Ellinor PT, et al. Utility of amino-terminal pro-brain natriuretic peptide, galectin-3, and apelin for the evaluation of patients with acute heart failure. J Am Coll Cardiol, 2006, 48 (6): 1217-1224.
32. Meijers WC, Januzzi JL, deFilippi C, et al. Elevated plasma galectin-3 is associated with near-term rehospitalization in heart failure: a pooled analysis of 3 clinical trials. Am Heart J, 2014, 167 (6): 853-860.e4.
33. Shah RV, Chen-Tournoux AA, Picard MH, et al. Galectin-3, cardiac structure and function, and long term mortality in patients with acutely decompensated heart failure. Eur J Heart Fail, 2010, 12 (8): 826-832.
34. van der Velde AR, Gullestad L, Ueland T, et al. Prognostic value of changes in galectin-3 levels over time in patients with heart failure: data from CORONA and COACH. Circ Heart Fail, 2013, 6 (2): 219-226.

35. Zhang R, Zhang Y, An T, et al. Prognostic value of sST2 and galectin-3 for death relative to renal function in patients hospitalized for heart failure. Biomark Med, 2015, 9(5): 433-441.

36. Vegter EL, van der Meer P, de Windt LJ, et al. MicroRNAs in heart failure: from biomarker to target for therapy. Eur J Heart Fail, 2016, 18(5): 457-468.

37. Ovchinnikova ES, Schmitter D, Vegter EL, et al. Signature of circulating microRNAs in patients with acute heart failure. Eur J Heart Fail, 2016, 18(4): 414-423.

38. Tijsen AJ, Creemers EE, Moerland PD, et al. MiR423-5p as a circulating biomarker for heart failure. Circ Res, 2010, 106(6): 1035-1039.

39. Goren Y, Kushnir M, Zafrir B, et al. Serum levels of microRNAs in patients with heart failure. Eur J Heart Fail, 2012, 14(2): 147-154.

40. Vogel B, Keller A, Frese KS, et al. Multivariate miRNA signatures as biomarkers for non-ischaemic systolic heart failure. Eur Heart J, 2013, 34(36): 2812-2822.

41. Qiang L, Hong L, Ningfu W, et al. Expression of miR-126 and miR-508-5p in endothelial progenitor cells is associated with the prognosis of chronic heart failure patients. Int J Cardiol, 2013, 168(3): 2082-2088.

心脏磁共振成像在心肌疾患诊断中的应用

心脏磁共振（cardiovascular magnetic resonance imaging，CMR）具有多参数、多序列、多平面成像的优势，已成为心肌疾病无创检查的最理想检查手段。该技术在发达国家心脏疾病的诊断、预后判断与危险分层中发挥着重要作用。近年来 CMR 在国内的应用日趋广泛，新序列、新技术不断发展也为临床与科研工作带了巨大的机遇。把握好 CMR 在心肌疾病中的规范应用，才能真正发挥其“一站式”扫描的价值，更好地指导临床实践与科学研究。

一、心脏磁共振成像在非缺血性心脏病中的应用

1. **肥厚型心肌病**（HCM） HCM 是以心肌肥厚、舒张功能受损、心肌纤维化为特征的遗传性心脏病。磁共振成像集结构、功能和组织学成像为一体，因此在其诊断与鉴别诊断，以及预后判断和危险分层中都发挥了重要作用。

(1) 形态学：目前 HCM 的诊断主要依赖影像学检查。成人舒张末期最大室壁厚度≥15mm 或有明确家族史患者室壁厚度≥13mm 者，排除其他能够引起室壁肥厚的心血管疾病或者全身疾患（高血压、主动脉瓣狭窄等）即可诊断为 HCM。CMR 可以对左室任意节段室壁厚度进行测量，对于心尖部或前侧壁肥厚、心尖室壁瘤及附壁血栓的诊断优于超声心动图。此外，CMR 能够更准确的评估左室心肌质量，该参数是 HCM 不良预后的独立预测因子。

(2) 流出道梗阻：CMR 可作为判断 HCM 左室流出道梗阻判断的补充方法。在 CMR 电影序列中流出道梗阻表现为收缩末左室流出道变窄、二尖瓣前叶收缩期前向运动（systolic anterior motion，SAM）及流出道喷射血流。速度编码电影序列可测量左室流出道狭窄处的最大流速，并推算出相应的压力梯度，当压差≥20mmHg（1mmHg=0.133kPa）具有临床意义，可诊断为梗阻性 HCM。室间隔化学消融和切除治疗是临床治疗梗阻型 HCM 的常用方法，CMR 可作为术前指导和术后疗效评估的有效手段。LGE 扫描可评估术后疗效和坏死组织的范围和严重程度，在化学消融疗效评估中有重要价值。

(3) 心肌纤维化：心肌纤维化是 HCM 的特征性改变，约有 65% 的 HCM 患者会出现心肌纤维化。LGE 技术是目前临床中评估局灶性心肌纤维化最有效的影像学检查。HCM 常出现肥厚心肌内灶状或斑片状 LGE，其中以室间隔与右室游离壁交界处局灶状强化最为典型。结合 CMR 电影显示的左室形态与 LGE 检查，可将 HCM 与其他导致左室肥厚的疾病进行鉴别诊断。

LGE 与 HCM 患者的预后关系密切，一项汇总了 2993 例 HCM 患者的荟萃分析结果显示 LGE 与心源性猝死、全因死亡以及心源性死亡等心血管事件均显著相关，而目前最新的单中心大样本研究（n=471）也提示 LGE 对心源性猝死有一定预测价值。在 2017 年发布的中国成人 HCM 诊治指南中也指出，LGE 在 HCM 患者心源性猝死危险分层中具有参考意义。此外，目前人工智能及影像组学可挖掘出 LGE 成像肉眼难以识别或评估的预后信息，有望进一步明确 CMR 在患者危险分层中的价值。虽然越来越多的研究肯定了 LGE 所评估的局灶性纤维化对患者诊断和预后评估中的重要性，但该技术对于 HCM 中的弥漫性心肌纤维化敏感性较差。T_1 加权或其衍生的细胞外容积分数可作为 LGE 的重要补充或替代。

2. **扩张型心肌病**（DCM） DCM 是以左心室扩大和收缩功能障碍为主要特征的一种异质性疾病。疾病的发展过程中会出现进行性的心力衰竭和心源性猝死。CMR 可准确的评估心脏的结构、功能和组织学特征，为 DCM 的诊断、鉴别诊断、预后判断及治疗选择提供有价值的影像学依据。

(1) 形态与功能：左室腔扩大、运动功能减弱以及室壁变薄是 DCM 常见的 CMR 征象。CMR 电影可准确显示左室腔扩大，左室舒张末期横径 >55mm，部分可达 80mm 以上。部分中晚期患者可合并左房及右心房室的扩大。基于左室短轴电影计算的 LVEF 值可作为左室收缩功能评估的指标。在 DCM 中，LVEF

常低于40%,严重者可达20%以下。LVEF是DCM最常用的危险分层指标。左心房容积指数也可预测DCM心脏移植患者的生存时间。

(2) 心肌纤维化:既往研究报道,30%~65%的DCM患者存在能由LGE可检出的心肌纤维化,最常见的LGE形式为室间隔的壁间线状、条索状LGE(约占DCM总数的30%),部分患者可见局部斑片状LGE,少数患者存在与心肌梗死无法相鉴别的心内膜下或透壁性LGE。

LGE与DCM患者心室充盈、心室收缩功能以及致命性心律失常的发生均存在关联。LGE也被证实是包括心源性死亡、因心力衰竭进展入院以及ICD放电在内的不良心血管事件的独立预测因子。随着LGE体积分数的增加,患者不良心血管事件的风险也会增高。亦有较大样本量的研究证实,LGE可以提供超过LVEF的独立不良心血管事件的预测价值。最近的研究报道,在LVEF超过40%的轻度DCM患者中,存在LGE者的猝死风险亦会升高。因此,LGE有望作为筛选ICD植入治疗的潜在标记物。

3. 致心律失常性右室心肌病(ARVC) ARVC是以纤维脂肪替代为特征的右室型遗传性心肌病,以心律失常为主要临床表现。其临床诊断由一套复杂的诊断标准构成,内容包括形态结构、除极化、复极化、心律失常、组织学和家族史等。CMR可准确评估右室形态和功能,在2010年修订的ARVC诊断标准中,CMR被列为ARVC的主要诊断标准之一。

(1) 形态与功能:根据ARVC的诊断标准,CMR可作为评价室壁运动异常和右室容积、功能的影像学检查方法,其检查的准确性显著高于2D超声心动图。对上述参数的评估,分为主要标准和次要标准。除此之外,右室流出道扩张、右室室壁变薄以及"手风琴征"也可作为磁共振诊断ARVC的参考。部分研究发现患者的左、右室舒张末容积指数与晕厥的发生有关,提示CMR所测量的形态学特征可为疾病的预后判断提供一定参考价值。

(2) 组织学:ARVC的病理学特征是心肌被纤维脂肪替代。通过水脂分离序列或T_1加权序列与抑脂序列相结合,可检测出心肌中的脂肪浸润,脂肪浸润多发生于右室游离壁或右室流出道。LGE技术也可用于识别纤维脂肪替代中的纤维成分(多见于右室流出道)。由于ARVC患者右室室壁往往偏薄,受限于空间分辨率,CMR对上述组织学特征识别的准确性偏低。2017年欧洲心血管影像学会发布的致心律失常性心肌病影像诊断共识中提出,CMR所检测的组织学特征仅能作为ARVC诊断的参考标准。

4. 限制型心肌病(restrictive cardiomyopathy,RCM) RCM是以单侧或双侧心室充盈舒张受限,而室壁厚度和收缩功能正常或轻度受损为特征的一类非缺血性心肌病。导致RCM的病因繁多,CMR组织学特征成像有助于揭示疾病的病因。此外,该疾病与缩窄性心包炎(constrictive pericarditis,CP)的病理生理学表现相似,但治疗方案和患者预后大相径庭。因此,准确的鉴别诊断对于RCM的诊疗有重要的指导意义。

(1) 形态及功能:CMR电影序列或黑血序列中,RCM患者双侧心室腔大小正常,室壁厚度正常或轻度增厚,而心房明显扩大,且房室大小不成比例。绝大多数的RCM中,心包无增厚。患者心室收缩功能正常,充盈受限伴顺应性降低,房室瓣继发性关闭不全为常见征象。可利用相位对比流速编码的电影序列测量E/A,当E/A>2时,可作为舒张功能受损的参考。

(2) 组织学:大约30%的RCM患者可见不同形态的LGE。心肌淀粉样变与心脏结节病都是导致RCM的常见病因。心肌淀粉样变有特征性的广泛心内膜下强化(约占42%),严重者可见室壁弥漫样粉尘状强化或透壁性。这种特征性LGE对心肌淀粉样变诊断敏感度和特异度高达88%和90%。部分心脏结节病可表现为RCM,此类患者出现心外膜下的条索状或灶状LGE对其诊断也有较高的敏感度与特异度(敏感度达100%,特异度为78%)。

二、心脏磁共振成像在缺血性心脏病中的应用

缺血性心脏病是继发于冠状动脉粥样硬化性心脏病(coronary artery disease,CAD)导致的心肌疾患。随着疾病谱的改变,冠心病逐渐成为发达国家人口死亡的主要原因。冠心病心肌主要病理改变为心肌瘢痕的形成,常伴左室腔的扩大与室壁的运动异常。

(1) 形态学:磁共振成像是评估心脏结构与功能的金标准,因此对局部室壁运动异常、室壁变薄、室壁

矛盾运动以及室壁瘤的形成均能充分地显示清楚。基于短轴电影所评估的左室容积和 LVEF 也有高度的准确性和可重复性。因此，可作为疾病治疗前后的形态学评估和随访手段。

(2) 心肌缺血：CMR 心肌负荷灌注成像可以有效地判断心肌的灌注异常。与核医学成像相比，CMR 灌注成像无衰减伪影，且有更高的空间分辨率，可以明确的显示心内膜下的灌注缺损。一项纳入了 15 项 CMR 灌注成像的荟萃分析证实，CMR 灌注成像可有效地检测出经造影证实的冠脉狭窄(冠脉狭窄 >50%)，且与 SPECT 相比准确性更高。多巴酚丁胺负荷的 CMR 灌注的敏感度和特异度分别为 79%~88% 与 81%~91%。根据欧洲心脏协会和欧洲心胸外科协会联合颁布的指南，对中低危 CAD 风险的患者，负荷磁共振心肌灌注扫描为Ⅰ类推荐水平和 A 类证据。此外，心肌负荷灌注成像所检测的心肌缺血与患者发生不良心血管事件的风险密切相关，对指导再血管化治疗的价值超过了传统的临床信息。

(3) 心肌瘢痕：与非缺血性心脏病不同，继发于心肌缺血的替代性心肌纤维化多称为“心肌瘢痕”。LGE 技术可以准确地评估心肌瘢痕的位置、面积和透壁程度。CAD 患者有特征性的心内膜下或透壁性强化，其分布与冠脉支配的范围一致。可依据此特征，将心室扩张明显的 CAD 患者与 DCM 相鉴别。如上文所述，少数 DCM 患者可存在“梗死样强化”，此时需结合临床病史和其他影像学检查加以鉴别。

心肌瘢痕被认为是导致 CAD 患者致死性心律失常折返形成的病理基础，与患者的预后密切相关。研究发现，患者死亡、心脏移植的风险随着 LGE 面积增大而增高。LGE 的面积也可预测行 ICD 植入的 CAD 患者有效放电的情况。随着临床证据的积累，LGE 有望能指导患者 ICD 治疗。

部分 CAD 患者常合并慢性终末期肾病，在不注射对比剂的情况下，T_1 加权技术测量的初始 T_1 值可以较为准确的评估心肌瘢痕的面积与透壁程度，其结果与 LGE 所评估的对应参数有较高的相关性和一致性。

三、结　　语

CMR 已广泛应用于心肌疾病的诊断与预后判断中，“一站式”检查优势使其在心肌疾病的诊断与临床判断中发挥着重要作用。随着 CMR 研究的开展和磁共振技术的创新，越来越多的 CMR 应用逐步被写入指南并受到临床的认可。值得注意的是，国内开展的基于磁共振大样本、多中心的临床研究仍如凤毛麟角。部分中心由于缺乏相应的序列、后处理软件以及具备心血管病临床知识的扫描技师，难以充分发挥 CMR 在疾病诊断中的优势。因此，进一步加强医工结合以及影像与临床结合，才能最有效地发挥磁共振成像在临床中的指导作用。

(赵世华　崔辰)

参 考 文 献

1. Authors/Task Force members, Elliott PM, Anastasakis A, et al. 2014 ESC Guidelines on diagnosis and management of hypertrophic cardiomyopathy: the Task Force for the Diagnosis and Management of Hypertrophic Cardiomyopathy of the European Society of Cardiology (ESC). Eur Heart J, 2014, 35(39): 2733-2779.
2. 中华医学会心血管病学分会，中国成人肥厚型心肌病诊断与治疗指南编写组，中华心血管病杂志编辑委员会．中国成人肥厚型心肌病诊断与治疗指南．中华心血管病杂志，2017，45(12)：1015-1032.
3. 中华医学会心血管病学分会，中国医师协会心血管内科医师分会，中华心血管病杂志编辑委员会．心肌病磁共振成像临床应用中国专家共识．中华心血管病杂志，2015，43(8)：673-681.
4. Weng Z, Yao J, Chan RH, et al. Prognostic Value of LGE-CMR in HCM: A Meta-Analysis. JACC Cardiovasc Imaging, 2016, 9(12): 1392-1402.
5. Ismail TF, Jabbour A, Gulati A, et al. Role of late gadolinium enhancement cardiovascular magnetic resonance in the risk stratification of hypertrophic cardiomyopathy. Heart, 2014, 100(23): 1851-1858.
6. Cheng S, Fang M, Cui C, et al. LGE-CMR-derived texture features reflect poor prognosis in hypertrophic cardiomyopathy patients with systolic dysfunction: preliminary results. Eur Radiol, 2018.
7. Lu M, Zhao S, Yin G, et al. T1 mapping for detection of left ventricular myocardial fibrosis in hypertrophic cardiomyopathy: a preliminary study. Eur J Radiol, 2013, 82(5): e225-e231.
8. Jefferies JL, Towbin JA. Dilated cardiomyopathy. Lancet, 2010, 375(9716): 752-762.
9. 蒋志新，方纬，闫朝武，等．原发性扩张型心肌病心肌灌注显像与心脏磁共振延迟增强成像的对比研究．中华核医学杂志，2011，31(4):

245-249.

10. Gulati A, Ismail TF, Jabbour A, et al. Clinical utility and prognostic value of left atrial volume assessment by cardiovascular magnetic resonance in non-ischaemic dilated cardiomyopathy. Eur J Heart Fail, 2013, 15(6): 660-670.
11. Machii M, Satoh H, Shiraki K, et al. Distribution of late gadolinium enhancement in end-stage hypertrophic cardiomyopathy and dilated cardiomyopathy: differential diagnosis and prediction of cardiac outcome. Magn Reson Imaging, 2014, 32(2): 118-124.
12. Lehrke S, Lossnitzer D, Schob M, et al. Use of cardiovascular magnetic resonance for risk stratification in chronic heart failure: prognostic value of late gadolinium enhancement in patients with non-ischaemic dilated cardiomyopathy. Heart, 2011, 97(9): 727-732.
13. Cheng S, Wang H, Lu M, et al. The value of CMR for determination of heart failure etiology: An unusual case with histology validation. Int J Cardiol, 2017, 226: 38-41.
14. Gulati A, Jabbour A, Ismail TF, et al. Association of fibrosis with mortality and sudden cardiac death in patients with nonischemic dilated cardiomyopathy. JAMA, 2013, 309(9): 896-908.
15. Halliday BP, Gulati A, Ali A, et al. Association Between Midwall Late Gadolinium Enhancement and Sudden Cardiac Death in Patients With Dilated Cardiomyopathy and Mild and Moderate Left Ventricular Systolic Dysfunction. Circulation, 2017, 135(22): 2106-2115.
16. Haugaa KH, Basso C, Badano LP, et al. Comprehensive multi-modality imaging approach in arrhythmogenic cardiomyopathy-an expert consensus document of the European Association of Cardiovascular Imaging. Eur Heart J Cardiovasc Imaging, 2017, 18(3): 237-253.
17. Cheng H, Lu M, Hou C, et al. Comparative study of CMR characteristics between arrhythmogenic right ventricular cardiomyopathy patients with/without syncope. Int J Cardiovasc Imaging, 2014, 30(7): 1365-1372.
18. 赵世华, 蒋世良, 程怀兵, 等. MRI 在限制性心肌病中的诊断价值. 中华放射学杂志, 2009, 43(9): 903-907.
19. Jaarsma C, Leiner T, Bekkers SC, et al. Diagnostic performance of noninvasive myocardial perfusion imaging using single-photon emission computed tomography, cardiac magnetic resonance, and positron emission tomography imaging for the detection of obstructive coronary artery disease: a meta-analysis. J Am Coll Cardiol, 2012, 59(19): 1719-1728.
20. Kali A, Choi EY, Sharif B, et al. Native T1 Mapping by 3-T CMR Imaging for Characterization of Chronic Myocardial Infarctions. J Am Coll Cardiol Imaging, 2015, 8(9): 1019-1030.
21. Tahir E, Sinn M, Bohnen S, et al. Acute versus Chronic Myocardial Infarction: Diagnostic Accuracy of Quantitative Native T1 and T2 Mapping versus Assessment of Edema on Standard T2-weighted Cardiovascular MR Images for Differentiation. Radiology, 2017, 285(1): 83-91.
22. Cui C, Wang S, Lu M, et al. Detection of Recent Myocardial Infarction Using Native T1 Mapping in a Swine Model: A Validation Study. Sci Rep, 2018, 8(1): 7391.

第六篇　结构性心脏病

经导管瓣膜病治疗 2018

2002 年 Alain Cribier 首次将经导管主动脉瓣置换术(TAVR)应用于临床此后,随着临床经验和循证医学证据的不断积累,经导管瓣膜病治疗已成为瓣膜病治疗的重要手段之一。基于 PARTNER 研究,2012 年 ESC/EACTS 指南和 2014 年 AHA/ACC 指南将 TAVR 作为经心脏团队评估不能耐受外科主动脉瓣置换术(SAVR)的有症状的重度主动脉瓣狭窄的老年患者的Ⅰ类推荐(B 级证据),对外科手术高风险的患者,两个指南均将 TAVR 作为Ⅱa 类推荐(B 级证据)。PARTNER 研究使用的是球囊扩张型 TAVR 置入系统 Edwards Sapien。CoreValve U.S. Pivotal 研究使用自膨胀型 TAVR 置入系统 CoreValve。研究表明,高危患者接受 TAVR 治疗后 1 年全因死亡率低于 SAVR,进一步肯定了 TAVR 的治疗价值。近年来经导管瓣膜病治疗进展迅速,本文对 2017 年和 2018 年的研究进展做一简述。

一、经导管主动脉瓣置换术(TAVR)

1. 适应证扩展

(1) 外科手术中度风险的有症状的严重主动脉瓣狭窄:在过去的几年中,PARTNER 2A 和 S3i 试验在手术中危患者的研究结果证实,主要终点 1 年全因死亡率 TAVR 至少不劣于 SAVR 或优于 SAVR。2017 年发表的 SURTAVI 研究[1]将 1746 例有症状的严重主动脉瓣狭窄、外科手术中度风险患者随机分为 TAVR 组(864 例,使用 CoreValve)和 SAVR 组(796 例),其主要复合终点(24 个月全因死亡率、致残性卒中发生率)无显著差别(12.6% vs. 14.0%,差值的 95% CI −5.2%~2.3%);急性肾损伤(1.7% vs. 4.4%,差值 95% CI −4.4%~1%)、新发生或加重的心房颤动(12.9% vs. 43.4%,差值 95% CI −14.7%~−26.4%),SAVR 较 TAVR 发生率高;但大血管并发症(6.0% vs. 1.1%,差值 95% CI −3.2%~−6.7%)和需植入永久性起搏器患者(25.9% vs. 6.6%,差值 95% CI −15.9%~−22.7%),TAVR 组高于 SAVR;1 年时,中度至重度瓣周漏发生率 TAVR 高于 SAVR(5.3% vs. 0.6%,差值 95% CI −2.8%~−6.8%)。该研究表明,对中度手术风险的重度主动脉瓣狭窄患者 TAVR 可作为 SAVR 的替代治疗。SURTAVI 研究加上已公布的 PATNER2A、S3i 以及 CoreValve U.S. Pivotal 研究中所包含的部分中危患者的研究结果,为 TAVR 应用于手术中危的重度主动脉瓣狭窄患者提供了有力的循证医学证据。

(2) 外科手术低风险的有症状严重主动脉瓣狭窄:2015 年发表的 NOTION 研究是目前唯一一项在外科手术低危患者中比较 TAVR 与 SAVR 的随机对照研究[2]。该研究共入选 280 例患者,平均年龄 79.1 岁,81.0% 为手术低危患者,STS 评分 TAVR 与 SAVR 两组无差别(2.9 分 vs. 3.1 分,$P>0.05$),1 年全因死亡、卒中、心肌梗死复合终点发生率(13.1% vs. 16.1%,$P=0.43$)及全因死亡率(4.9% vs. 7.5%,$P=0.80$)均无显著差异,TAVR 组永久起搏器置入率(34.1% vs. 1.6%,$P<0.001$)和中 - 重度瓣周漏发生率较高(1 年时:15.7% vs. 0.9%,$P<0.001$)。TAVR 在手术低危患者的价值仍需进一步研究。

(3) 二叶瓣主动脉瓣狭窄:二叶瓣主动脉瓣狭窄曾被排除在 TAVR 临床试验之外,主要担心置入人工瓣膜后出现不对称的瓣膜扩张、置入瓣膜贴壁不良或功能失调、瓣周漏、瓣环破裂或主动脉夹层等情况。最近发表的两项研究,对 TAVR 用于二叶瓣主动脉瓣狭窄的安全性有重要意义。Yoon 等[3]报告了一项二叶瓣主动脉瓣狭窄 TAVR 注册研究,该研究纳入 561 例来自 33 家中心因二叶瓣主动脉瓣狭窄行 TAVR 的患者,用倾向评分匹配方法与 546 例三叶瓣主动脉瓣狭窄患者 1 年和 2 年的疗效进行比较。研究结果表明,二叶瓣主动脉瓣狭窄患者术中转行 SAVR 的比例较三叶瓣主动脉瓣狭窄高(2% vs. 0.2%,P=0.006),主动脉根部损伤(1.6% vs. 0,P=0.004)、置入两个瓣(4.8% vs. 1.5%,P=0.002)和中 - 重度瓣周漏(10.4% vs. 6.8%,P=0.04)比例高于三叶瓣主动脉瓣狭窄患者。值得注意的是,上述差别在置入新一代瓣膜装置(如 Sapien 3 和 Lotus)后不明显。30 天全因死亡、卒中或大血管并发症无显著差别。2 年累积全因死亡率在二叶瓣与三叶瓣主动脉瓣狭窄组无显著差别(17.2% vs. 19.1%,P=0.28)。Sannino 等[4]报告了两个中心 77 例有症状的二叶瓣主动脉瓣狭窄患者与 735 例三叶瓣主动脉瓣狭窄患者行 TAVR 治疗的疗效比较,手术成功率、手术即刻死亡率、30 天心血管和全因死亡率、1 年全因死亡率两组均相似,中 - 重度瓣周漏两组也无显著差别。

我国二叶瓣主动脉瓣狭窄所占比例较高,在国产 TAVR 装置 VENUS-A 注册临床试验纳入的 101 例患者(平均年龄 75.4 岁)中,二叶瓣占 45.4%(44/97),三叶瓣占 54.6%(53/97)。瓣膜置入成功率在二叶瓣与三叶瓣之间无显著差别(79.5% vs. 86.8%,P=0.06);瓣环破裂及其他并发症;中度及重度瓣周漏两者无显著差别(11.4% vs. 6.0%,P=0.56);30 天病死率(6.8% vs. 3.8%,P=0.50)和 2 年累积存活率(90.9% vs. 88.6%,P=0.72)亦无显著差别[5]。该临床试验研究结果表明,在经过选择的二叶瓣主动脉瓣狭窄患者行 TAVR 手术是可行的,二叶瓣主动脉瓣狭窄的 TAVR 技术值得进一步研究。

(4) 瓣中瓣 TAVR:Webb 等[6]报告了 PARTNERⅡ试验中对退化的外科植入人工瓣施行瓣中瓣 TAVR 的患者,这些高危患者应用 23mm 或 26mm Sapien XT 行瓣中瓣 TAVR。在 365 例患者中,术中均无死亡,30 天全因死亡率 2.7%,心血管死亡 2.5%,1 年全因死亡率 12.4%,心血管死亡率 9%;34.3% 患者在术后第一次随访时心脏超声测跨瓣压差≥20mmHg,这些患者其术后 1 年死亡率高于压差<20mmHg 的患者(16.7% vs. 7.7%,P<0.01);中 - 重度主动脉瓣反流发生率(全部为瓣周漏)在术后 30 天为 3.2%,术后 1 年为 1.9%。该研究表明在手术高风险的主动脉瓣退行性改变的患者,瓣中瓣 TAVR 是可行的,但其真正获益的程度在缺乏对照组的情况下还难以确定。

2. 瓣叶血栓 TAVR 和 SAVR 术后,置入的人工瓣膜可出现瓣叶增厚,但其临床意义直至最近才揭晓。Chakravarty 等[7]的研究在术后对患者进行 CT 扫描,根据至少 1 个瓣叶在最大开放时的运动幅度,将瓣叶运动定义为正常、轻度减低(减低 <50%)、中度减低(减低 50%~70%)、严重减低(减低 >70%)或无运动(运动消失)。在 890 例患者中,106 例(12%)发现亚临床瓣叶血栓,服用抗凝药者(新型口服抗凝药或华法林)较双联抗血小板治疗者瓣叶血栓发生率低(4% vs. 15%,P<0.001)。CT 扫描后开始口服抗凝药者亚临床瓣叶血栓全部消失,而未口服抗凝药者 91% 血栓持续存在。亚临床瓣叶血栓患者主动脉跨瓣压差 >20mmHg 较多,并且压差增加 >10mmHg 者(占 14%)较瓣叶运动正常者多(1%,P<0.0001)。短暂脑缺血发作(TIA)在亚临床瓣叶血栓组更常见(4.18/100 人·年 vs. 0.60/100 人·年,P=0.0005),而两组卒中发生率相似。

Sondergaard 等[8]将瓣叶增厚和运动分类为低衰减(hypoattenuation)瓣叶增厚(HALT)或低衰减 - 影响运动(HAM)。如果应用二维多平面重建瓣叶接合(coaptation)在舒张期清晰可见,CT 诊为 HALT;如果瓣叶偏移以瓣架直径为准减少 >50%,则定义为 HAM。Sondergaard 报告的 104 例患者中,HALT 32 例(38.1%),HAM 17 例(20.2%)。前瞻性分析显示,口服抗凝药物者与抗血小板治疗者比较进展少,但维持慢性口服抗凝药物不能预示消退。

Hafiz 等[9]在 MAUDE 数据库搜索出 30 例因瓣叶血栓形成引起的瓣膜结构功能失调患者,大多(60%)发生在 TAVR 后第一年,临床表现主动脉瓣狭窄(53.3%)、反流(23.3%)、两者兼有(13.3%)或卒中 /TIA。瓣叶血栓形成大多采取逐步升级的抗血小板或抗凝治疗(30%)、瓣中瓣 TAVR(16.7%)或外科手术(46.7%)。

上述研究表明,瓣叶血栓临床结局不良。由于抗凝治疗在预防和减少瓣叶血栓方面有益,因此在有危险因素的患者如置入 23mm 瓣、肥胖、女性、Core Valve 置入过深、Sapien 瓣过度扩张和瓣中瓣患者,如果无抗凝禁忌证,至少短期应用抗凝治疗是可以考虑的。

3. 脑栓塞保护装置 TAVR 引起的脑栓塞是严重并发症之一。Seeger 等研究了 Sentinel 血栓保护装置用于 TAVR 血栓保护效果[10]。该装置有两个过滤膜,近端的过滤膜置于无名动脉,第二个过滤膜置于左颞总动脉。该装置置入成功率 91.8%(280/305),其结果与 208 例倾向评分匹配的对照组进行比较,治疗组卒中发生率(2.1%)低于非保护对照组(6.8%,*P*<0.01)。本研究样本量相对较大,但不是随机对照研究,其疗效有待进一步证实,且装置置入的时间及最可能获益的人群仍有待确定。

二、经导管二尖瓣修复(TMVr)

经导管缘对缘成形术(Mitral Clip,Abbott Vascular,U.S)于2015获批上市,至今在美国已行3000余例。Sorajja等报告了经导管瓣膜治疗(TVT)注册中TMVr的临床结果[11]。所有接受已上市器械或临床研究器械治疗的患者都要求纳入Medicare和Medicaid国家保险理赔中心的注册中。开胸二尖瓣外科治疗高危、有3或4级二尖瓣反流的患者手术操作成功率(二尖瓣反流急性减少至2级或以下,未转至外科手术,无住院死亡)91.8%,30天死亡率5.2%,1年死亡率25.8%;卒中率和再次行Mitral Clip 30天时分别为1%和1.3%,1年时分别为2.7%和6.2%。多因素分析显示年龄、左室EF、严重三尖瓣反流、血液透析、中-重度肺疾病和残余二尖瓣反流与1年死亡率相关。

近两年中还报告了Edwards PASCAL TMVr系统和Harpoon MVRS系统治疗二尖瓣反流的初步病例研究,显示较好效果。

三、经导管二尖瓣置换术

Tendyne二尖瓣系统(Tendyne Holdings. Abbott Vascular,U.S)是一双框架设计的自膨胀人工瓣装置[12]。其内层框架呈圆形并支撑猪瓣,外层框架呈D形设计以适应二尖瓣环。全球可行性研究在30例3~4级原发或继发二尖瓣反流伴NYHA至少Ⅱ级的心衰患者进行。装置置入成功率93.3%(28/30),90%(27例)术后二尖瓣反流消失,1例术后13天死亡,无卒中、心肌梗死或其他并发症。30天时无进一步死亡发生,26例无二尖瓣反流、无瓣周漏,二尖瓣压差为(3.4 ± 1.7)mmHg,LVESVI有减少趋势,一例30天时发现瓣叶血栓,强化抗凝治疗后消失。

Interpid TMVR系统也是一双层框架设计[13],内层为圆形框架支撑三叶瓣,外层框架适应二尖瓣环,该装置经心尖途径置入,全球性预试验从14个中心入选50例患者,1例因心尖入路出血未置入瓣膜,48/49例置入成功,无装置功能失调、装置衰竭或需转为外科开胸治疗,30天7例死亡,其中3例与出血有关,1例与装置移位有关,1~4个月另有4例死亡。所有置入装置的患者最后一次临床评价,二尖瓣反流为≤Ⅰ级,瓣周漏见于3例(7.1%),LVESD增加,LVEDD无明显变化。

经导管二尖瓣置换装置的早期发现似乎令人鼓舞,但长期获益仍有待阐明,需进一步研究以获得有意义的结论。

四、指南的更新

自从2012年欧洲心脏学会(ESC)和欧洲心胸外科协会(EACTS)发布瓣膜病处理指南以后,近几年大量新的循证医学证据,尤其是有关TAVR和危险分层决定干预时机的证据不断积累,指南的更新势在必行。

2017年ESC/EACTS瓣膜病处理指南对主动脉瓣狭窄干预的适应证及有关TAVR和SAVR的选择更新如下[14]:

1. 有症状的主动脉瓣狭窄

(1) 有症状的严重高跨瓣压差的主动脉瓣狭窄(平均压差≥40mmHg或峰值血流速度≥4.0m/s)应予以干预(Ⅰ,B)。

(2) 有症状的严重低血流、低压差(<40mmHg)主动脉瓣狭窄伴EF降低,但有血流(收缩力)储备证据而排除假性主动脉瓣狭窄者,应予以干预(Ⅰ,C)。

(3) 有症状的低血流、低压差(<40mmHg)主动脉瓣狭窄,伴正常EF,在确诊严重主动脉瓣狭窄后可考虑干预(Ⅱa,C)。

(4) 有症状的低血流、低压差主动脉瓣狭窄伴EF降低,无血流储备,尤其当CT扫描钙化积分证实为严重主动脉瓣狭窄时可考虑干预(Ⅱa,C)。

(5) 当患者有严重并发疾病,干预不能改善生活质量和存活时,不应予以干预(Ⅲ,C)。

2. **有症状主动脉瓣狭窄患者干预方法的选择**

(1) 主动脉瓣干预仅能在同时有心内科和心外科并且两个科室密切合作,建立有心脏团队(心脏瓣膜中心)的医院进行(Ⅰ,C)。

(2) 干预方法的选择必须建立在细致的个体评价技术的适宜性和权衡各个方面的风险获益的基础上。另外,当地技术水平和治疗结果也必须考虑(Ⅰ,C)。

(3) SAVR 推荐用于外科手术低风险患者(STS、Euro SCORE Ⅱ<4% 或 logistic Euro SCORE<10% 且无其他不包括在这些积分之内的危险因素,如虚弱、瓷化主动脉和胸部放疗后果)(Ⅰ,B)。

(4) TAVR 推荐用于经心脏团队评估不适宜 SAVR 的患者(Ⅰ,B)。

(5) 在外科手术风险增加的患者(STS、Euro SCORE Ⅱ≥4%、logistic Euro SCORE Ⅱ≥10% 或有未包括在这些积分中的其他危险因素,如虚弱、瓷化主动脉、胸部放疗后果),决定 TAVR 或 SAVR 需由心脏团队根据患者个体特征决定,在老年患者适宜经股动脉入路者 TAVR 可获益(Ⅰ,B)。

(6) 主动脉球囊成形术可考虑作为血流动力学不稳定患者或严重主动脉瓣狭窄需要紧急非心脏大手术时的桥接治疗(Ⅱb,C)。

比较 2017 年 ESC 指南与 2012 年指南的最大区别是,外科手术中危患者推荐 TAVR,尤其适宜股动脉入路者,另外,中、高危患者 TAVR 均作为Ⅰ类推荐。

2017 年 AHA/ACC 也更新了瓣膜病指南[15],将手术高危有症状的严重主动脉瓣狭窄患者 TAVR 由Ⅱa 类推荐升级为Ⅰ类推荐,证据等级由 B 升级为 A 级;新指南将手术中危、有症状的严重主动脉瓣狭窄患者 TAVR 作为Ⅱa 类推荐。

五、总　　结

2017 年和 2018 年,经导管瓣膜病治疗方面发展迅速,循证医学证据和临床经验不断积累。在 TAVR 适应证方面,对于有中度外科手术风险的有症状的严重主动脉瓣狭窄患者,2017 年 ESC/EACTS 指南和 AHA/ACC 指南分别作为Ⅰ类推荐和Ⅱa 类推荐。在二叶瓣主动脉瓣狭窄及瓣中瓣的 TAVR 治疗方面有了进一步研究,对瓣叶血栓的临床意义有了较深入认识。

(高润霖)

参 考 文 献

1. Reardon MJ, Van Mieghem NM, Popma JJ, et al. Surgical or transcatheter aortic-valve replacement in intermediate-risk patients. N Engl J Med, 2017, 376(14): 1321-1331.
2. Thyregod HG, Steinbrüchel DA, Ihlemann N, et al. Transcatheter Versus Surgical Aortic Valve Replacement in Patients With Severe Aortic Valve Stenosis: 1-Year Results From the All-Comers NOTION Randomized Clinical Trial. J Am Coll Cardiol, 2015, 65(20): 2184-2194.
3. Yoon SH, Bleiziffer S, De Backer O, et al. Outcomes in transcatheter aorticvalve replacement for bicuspid versus tricuspid aortic valve stenosis. J Am Coll Cardiol, 2017, 69(21): 2579-2589.
4. Sannino A, Cedars A, Stoler RC, et al. Comparison of efficacy and safety of transcatheter aortic valve implantation in patients with bicuspid versus tricuspid aortic valves. Am J Cardiol, 2017, 120(9): 1601-1606.
5. Song G, Jilaihawi H, Wang M, et al. Severe Symptomatic Bicuspid and Tricuspid Aortic Stenosis in China: Characteristics and Outcomes of Transcatheter Aortic Valve Replacement with the Venus-A Valve. Structural Heart, 2018, 2(1): 60-68.
6. Webb JG, Mack MJ, White JM, et al. Transcatheter aortic valve implantation within degenerated aortic surgical bioprostheses: PARTNER 2 Valve-in-Valve Registry. J Am Coll Cardiol, 2017, 69(18): 2253-2262.
7. Chakravarty T, Søndergaard L, Friedman J, et al. Subclinical leaflet thrombosis in surgical and transcatheter bioprosthetic aortic valves: an observational study. Lancet, 2017, 389(10087): 2383-2392.
8. Sondergaard L, De Backer O, Kofoed KF, et al. Natural history of subclinical leaflet thrombosis affecting motion in bioprosthetic aortic valves. Eur Heart J, 2017, 38(28): 2201-2207.
9. Hafiz AM, Kalra A, Ramadan R, et al. Clinical or symptomatic leaflet thrombosis following transcatheter aortic valve replacement: insights from the U.S. FDA MAUDE Database. Structural Heart, 2017, 1: 256-264.

10. Seeger J, Gonska B, Otto M, et al. Cerebral embolic protection during transcatheter aortic valve replacement significantly reduces death and stroke compared with unprotected procedures. JACC Cardiovasc Interv, 2017, 10(22): 2297-2303.

11. Sorajja P, Vemulapalli S, Feldman T, et al. Outcomes with transcatheter mitral valve repair in the united states: an STS/ACC TVT Registry Report. J Am Coll Cardiol, 2017, 70(19): 2315-2327.

12. Muller DWM, Farivar RS, Jansz P, et al. Transcatheter mitral valve replacement for patients with symptomatic mitral regurgitation: a global feasibility trial. J Am Coll Cardiol, 2017, 69(4): 381-391.

13. Bapat V, Rajagopal V, Meduri C, et al. Early experience with new transcatheter mitral valve replacement. J Am Coll Cardiol, 2017, 71(1): 12-21.

14. Baumgartner H, Falk V, Bax JJ, et al. 2017 ESC/EACTS Guidelines for the management of valvular heart disease. Eur Heart J, 2017, 38(36): 2739-2791.

15. Nishimura RA, Otto CM, Bonow RO, et al. 2014 AHA/ACC guideline for the management of patients with valvular heart disease: a report of the American College of Cardiology/American Heart Association Task Force on Practice Guidelines. J Am Coll Cardiol, 2014, 63(22): e57-e185.

TAVI 治疗的适应证

主动脉瓣狭窄(aortic stenosis,AS)为发达国家中最常见的心脏瓣膜病[1]。在 65 岁以上的人群中,发病率约为 2%~7%[2]。当其逐渐进展并产生相应症状(胸痛、呼吸困难、晕厥)后,若不经治疗,约有 50% 的患者在两年内死亡[3,4]。长期以来,外科主动脉瓣置换术(surgical aortic valve replacement,SAVR)为 AS 的标准治疗方式。然而,至少 1/3 的患者因其高龄、合并症、存在手术禁忌等原因无法进行 SAVR[5]。对于这类患者来说,内科保守治疗仅能暂时改善其症状,而不能缓解疾病进展并改善预后。幸运的是,一种不需开胸的微创技术——经导管主动脉瓣植入术(transcatheter aortic valve implantation,TAVI)应运而生,为这类患者带来了新的治疗选择。

2002 年,法国的 Cribier 医生及其同事成功在人体首次实施 TAVI[6]。如今,TAVI 已经成为外科手术高危患者中 SAVR 有效的替代治疗方式,在外科手术风险较低的患者中也显示了良好的效果。在过去的 10 余年中,随着 TAVI 技术的发展及手术器械的改进,越来越多的患者可以从该治疗手段中获益。随着新的临床证据不断涌现,TAVI 适用人群在不断扩展。本文将结合现存指南以及最新的临床研究证据对 TAVI 技术的适应证进行探讨。

一、TAVI 在不同外科手术风险人群中的应用

(一) 外科手术极高危(手术禁忌)患者

2010 年发表的 PARTNER 随机对照研究对 TAVI 技术的发展具有重要的意义。PARTNER IB 队列中纳入了 358 例外科手术风险极高的、有症状的重度主动脉瓣狭窄患者,这些患者被随机分为两组,分别使用保守药物治疗以及使用第一代 Edwards SAPIEN 球囊扩张式瓣膜行 TAVI 治疗。结果显示,保守药物治疗组的 1 年死亡率为 50.7%,而 TAVI 组的 1 年死亡率为 30.7%,比保守治疗组的死亡率降低了 20%,明显优于保守治疗[7]。5 年随访结束后,两组之间死亡率之差保持不变[8]。与此类似,2014 年发表的 CoreValve Extreme Risk Pivotal 试验证明了使用 CoreValve 自扩张瓣膜在极高危主动脉瓣狭窄患者中行 TAVI 治疗同样安全有效[9]。2014 年美国心脏病学会 / 美国心脏协会(American College of Cardiology/American Heart Association,ACC/AHA)瓣膜病管理指南推荐 TAVI 作为无法接受外科手术且预计存活期超过 12 个月的重度主动脉瓣狭窄患者的首选治疗方案(I类推荐,B 级证据)[10];且 2017 年 ACC/AHA 指南将其证据水平由 B 级提升为 A 级[11]。

患者进行外科手术的风险可通过不同的评分方法进行评估,例如欧洲心脏手术风险评分(logistic European System for Cardiac Operative Risk Evaluation,logistic Euro SCORE)以及美国胸外科学会(Society of Thoracic Surgeons,STS)手术风险评分。应当强调的是,在对患者进行外科手术危险分层时,除上述评分系统外,还应将诸如虚弱程度、重要器官功能衰竭以及手术操作相关的其他特殊危险因素考虑在内。2014 年的 ACC/AHA 瓣膜病管理指南对外科手术风险的评估标准作了较为详细的说明(表 1)[10]。在 TAVI 临床研究中,通常认为 STS 评分在 4% 以下为手术低危患者,4%~8% 为手术中危患者,8%~10% 以上为手术高危患者。

(二) 外科手术高危患者

与 PARTNER ⅠB 研究同时进行的 PARTNER ⅠA 研究纳入了 699 例手术高危但仍可进行 SAVR 的患者,随后随机分为两组分别行 TAVI(植入 Edwards-SAPIEN 瓣膜)和 SAVR 治疗。结果显示,两组患者的 1 年全因死亡率无明显差别(24.2% vs. 26.8%,P=0.44)[12]。基于此,2014 年 ACC/AHA 指南认为对于外科手术高危的患者,TAVI 是 SAVR 合理的替代治疗方案(Ⅱa 类推荐,B 级证据)。随后于 2015 年公布的 PARTNER ⅠA 队列 5 年随访结果显示,TAVI 在长期效果和耐久性方面同样不劣于 SAVR[13]。随后,美

表 1 结合 STS 评分、虚弱指数、重要器官功能衰竭以及妨碍手术操作的因素进行危险分层

	低危(符合以下全部标准)	中危(以下任一标准)	高危(以下任一标准)	手术禁忌(以下任一标准)
STS 评分	<4%	4%~8%	>8%	预计术后 1 年全因死亡率或严重发病率 >50%
虚弱指数	0	1(轻度)	≥2(中重度)	
无法改善的重要器官功能衰竭	无	1 个器官系统	1 或 2 个器官系统	≥3 个器官系统
妨碍手术操作的因素	无	可能妨碍手术操作	可能妨碍手术操作	严重妨碍手术操作

注:STS-PROM:美国胸外科学会围术期死亡危险。7 项虚弱指标:卡茨的日常生活活动(独立的进食、洗澡、穿衣、传递物品、如厕和排尿)和独立运动,其他评分系统可以应用于计算无、轻度、中度至严重虚弱。主要器官系统功能障碍:①循环系统功能障碍:严重的左室收缩或舒张功能障碍或右室功能障碍,肺动脉高压,慢性肾脏病 3 期或更严重;②呼吸系统功能障碍:FEV_1<50% 或预测肺二氧化碳弥散量 <50% 的肺功能障碍;③中枢神经系统功能障碍:阿尔茨海默病、帕金森病、持续性活动受限的卒中;④胃肠功能障碍:克罗恩病、溃疡性结肠炎、营养障碍或血清白蛋白 <3.0g/dl;⑤肿瘤:活动性恶性肿瘤;⑥肝病:任何肝硬化病史、食管静脉曲张破裂出血或无维生素 K 拮抗剂(VKA)治疗的 INR 增高。妨碍手术的特异性疾病:气管切开术、严重的升主动脉钙化、胸部畸形、冠状动脉移植物附着于后胸壁或辐射损伤

国 CoreValve 高风险研究显示 TAVI 比 SAVR 更具优越性,该研究纳入 795 例高危患者随机分配至 TAVI 组和 SAVR 组。结果显示,TAVI 组的 1 年全因死亡率明显低于 SAVR 组(14.2% vs. 19.1%,P=0.04)[14],并且该优越性在 2 年随访结束时保持不变(22.2% vs. 28.6%,P=0.04)[15]。因此,2017 年的 ACC/AHA 指南将 TAVI 在高危患者中的推荐级别提升为Ⅰ类推荐,证据强度提升为 A 级证据。关于高风险患者是选择 TAVI 还是 SAVR,2017 年 ACC/AHA 指南建议在充分考虑患者偏好、合并症、解剖特征和预期寿命等特质的基础上,作出个体化的治疗决策。

(三)外科手术中危患者

随着 TAVI 技术在手术高危的患者中显示出良好的效果,越来越多的研究开始探索 TAVI 能否应用于外科手术中危的患者当中。早期在欧洲进行的一系列倾向性匹配研究均显示出良好的结果[16-18]。随后在 PARTNERⅡA 研究中,2032 例手术中危患者(平均 STS 评分 5.8%)被随机分为两组,分别进行 SAVR 治疗和使用第二代 SAPIEN-XT 瓣膜进行 TAVI 治疗。2 年随访结束后,包括全因死亡和致残性卒中的复合终点发生风险在两组之间无明显差别(TAVI:HR 0.89,95% CI 0.73~1.09,P=0.25)。而进一步的亚组分析显示,经股动脉入路的 TAVI 在上述终点事件方面优于 SAVR(HR 0.79,95% CI 0.62~1.00,P=0.05)[19]。

将 1077 例采用第三代球囊扩张式瓣膜 SAPIEN 3 进行 TAVI 的外科手术中危患者与 PARTNER ⅡA 中行 SAVR 的患者通过倾向性评分匹配后进行比较,结果显示,包括死亡、卒中和中重度瓣周漏的复合终点事件在 TAVI 组明显低于 SAVR 组(汇总加权比例差值 =−9.2%,95%CI −13.0%~−5.4%,P<0.0001)[20]。应当注意的是,该研究仅对部分变量进行匹配,而心室射血分数、虚弱程度、二尖瓣反流程度均未在匹配范围之内。同时,PARTNER ⅡA 中的 SAVR 组包含一部分高危患者,而 SAPIEN 3 注册研究试验所纳入的基本属于中危患者。基于以上试验结果,2017 年的 ACC/AHA 指南认为对于外科手术中危主动脉瓣狭窄患者,TAVI 是 SAVR 的合理替代治疗方案(Ⅱa 类推荐,B 级证据)。这是 TAVI 作为外科中危主动脉瓣狭窄患者的可选治疗方式首次被写入 ACC/AHA 指南中。

之后的另一项重要的随机对照试验 SURTAVI 研究评估了 CoreValve 应用在中危患者中的安全性和有效性。在这项研究中,1660 例患者被随机分为两组分别接受 TAVI 治疗和 SAVR 治疗。结果显示,TAVI 组与 SAVR 组相比,2 年死亡和致残性卒中复合终点的发生风险相当,分别为 12.6%、14.0%(95%CI −5.2%~2.3%,非劣效性 P>0.999)。两组患者的心功能和生命质量均明显改善。超声随访结果显示,使用 CoreValve 的 TAVI 组平均跨瓣压差低于 SAVR 组,有效瓣口面积高于 SAVR 组,且并未有迹象显示人工瓣膜衰败[21]。

TAVI 和 SAVR 在改善患者预后方面的效果相当,但各种并发症的发生风险存在很大差异。接受 SAVR 治疗的患者围术期发生严重出血、急性肾损伤和新发心房颤动的风险明显较高,而进行 TAVI 治疗

的患者出现血管并发症和严重传导阻滞(如果使用自扩张式瓣膜)的可能性更大。因此,指南再次强调了个体化风险、价值偏好等特质在为中危患者选择治疗方案时的重要性。

(四) 外科手术低危患者

随着TAVI技术的进一步发展,包括血管并发症、瓣周漏等在内的TAVI并发症发生率将会进一步降低,患者的预后将随之进一步改善。同时,由于TAVI操作正趋于简单化,该技术已经具有的一些优势将变得更加明显,如麻醉时间、操作过程、ICU停留时间和总住院时间进一步缩短,术后恢复进一步加快等。因此,在低危AS患者中,TAVI可能同样不劣于甚至优于SAVR。

目前唯一报道TAVI技术应用在低危患者中的随机对照试验是NOTION试验,该研究旨在比较在外科手术风险较低的AS患者中TAVI与SAVR的相对安全性和有效性。该研究纳入了280例手术风险较低的AS患者,患者平均STS评分为3.0%,其中81.8% STS评分<4%,因此该研究纳入的主要为低危患者。结果显示,TAVI组与SAVR组之间的1年死亡率无明显差别(4.9% vs. 7.5%,P=0.38)[22]。目前在2017年的ACC/AHA指南中,对于有症状或无症状、外科手术风险低危的重度主动脉瓣狭窄患者,SAVR仍然是指南唯一推荐的治疗手段(Ⅰ类推荐,BR级证据)。尽管NOTION试验不足以改变指南推荐和临床实践,但它仍然为预测主动脉瓣狭窄治疗领域的未来发展趋势提供了重要参考。目前NOTION 2研究正在进行,预计将纳入992例年龄≤75岁的低危患者,并按1∶1的比例随机分配至TAVI组或SAVR组。由于纳入了相对年轻的患者,该研究将有助于评估TAVI的长期效果及瓣膜耐久性。此外,还有2项大规模的随机对照试验(预计各纳入约1300例外科手术低危患者)也正在进行,即PARTNER Ⅲ和Medtronic低风险TAVI研究。这些研究的结果有望为TAVI在外科手术低危的AS患者中的应用提供进一步的证据支持,并促使指南将TAVI的推荐适应证扩大至该类患者。

二、TAVI还是SAVR?——TAVI适应证的细化

随着大量最新临床试验数据不断涌现,2017年ESC/EACTS瓣膜病管理指南相对2012年ESC/EACTS指南也逐渐将TAVI适应证扩展至较低危的患者,具体如下:①心脏团队评估后认为不适合行SAVR的患者推荐行TAVI(Ⅰ类推荐,B级证据);②外科手术风险较高(STS或Euro SCORE Ⅱ≥4%或有评分中未包含的其他危险因素,如虚弱、瓷化主动脉、胸部放射治疗后遗症)的患者,应由心脏团队根据患者个人情况作出SAVR还是TAVI的选择(表2),75岁以上且股动脉入路可行的患者更适合TAVI(Ⅰ类推荐,B级证据);③外科手术风险低(STS或Euro SCORE Ⅱ<4%且无评分中未包含的其他危险因素,如虚弱、瓷化主动脉、胸部放射治疗后遗症)的患者,推荐行SAVR(Ⅰ类推荐,B级证据)[23]。

表2 心脏团队在决定手术风险较高的患者应进行TAVI还是SAVR时需要考虑的内容

	倾向TAVI	倾向SAVR
临床特征		
STS评分或Euro SCORE Ⅱ评分<4%		+
STS评分或Euro SCORE Ⅱ评分≥4%	+	
存在严重合并症(未被包含在危险评分中)	+	
年龄<75岁		+
年龄≥75岁	+	
心脏外科手术史	+	
虚弱	+	
活动受限或者是其他可能影响患者术后恢复的情况	+	
可疑心内膜炎		+
解剖和手术相关因素		
适宜的经股动脉入路	+	

续表

	倾向 TAVI	倾向 SAVR
无行 TAVI 的适宜入路		+
胸部放疗后遗症	+	
瓷化主动脉壁	+	
胸骨切开可伤及冠状动脉桥	+	
可预计的患者 - 器械不匹配	+	
严重的胸部畸形或脊柱侧弯	+	
冠状动脉开口高度较低		+
主动脉瓣瓣环尺寸不在 TAVI 植入人工瓣膜型号范畴		+
不适宜 TAVI 手术的主动脉根部解剖结构		+
瓣膜形态不适宜 TAVI(二叶瓣、钙化程度、钙化形态)		+
主动脉或左心室血栓		+
除 AS 外存在其他需要外科处理的情况		
需外科搭桥的严重冠心病		+
严重的原发性二尖瓣反流		+
严重的三尖瓣疾病		+
升主动脉瘤		+
室间隔肥厚需行心肌切除术		+

与 ACC/AHA 指南有所不同的是,2017 年 ESC/EACTS 瓣膜病管理指南中已不再将患者分高危、中危、低危组,而是通过 STS 或 Euro SCORE Ⅱ在 4% 之上或之下、是否有评分中未包含的其他危险因素,如虚弱、瓷化主动脉及胸部放射治疗后遗症,将患者分为“外科手术风险较低”及“外科手术风险较高”两组。

与 2017 ACC/AHA 指南相同,2017 年 ESC/EACTS 指南建议心脏团队对患者的整体情况进行评估,再做出治疗的选择,同时对干预措施的选择依据进行详细阐述,具有很强的实践指导意义(见表 2)[23]。

三、TAVI 在特殊人群中的应用

(一) 外科生物瓣退化

近年来,SAVR 中生物瓣的使用比例逐年上升[24]。然而,由于生物瓣的耐久性有限,生物瓣衰败人群有所增加。再次开胸手术一直以来是这一类患者的标准治疗方式,然而再次开胸手术具有较高的风险,尤其对于高龄患者。经导管主动脉瓣瓣中瓣治疗有希望成为一种较好的替代治疗方案。

2007 年,Wenaweser 及其同事首次报道了经导管植入 CoreValve 治疗一位 80 岁的主动脉瓣生物瓣衰败的患者[25]。自此以后,多项研究证实了对于再开胸手术风险较高的外科生物瓣衰败的患者使用经导管瓣中瓣治疗的有效性。目前有关瓣中瓣最大型的临床研究是 Dvir 等牵头的全球瓣中瓣注册研究。该研究纳入了从 2007—2013 年共 459 例行瓣中瓣治疗的患者,结果显示术后 30 天 35 例患者(7.6%)死亡,8 例发生严重卒中(1.7%),余下存活患者中有 313 例(92.6%)心功能明显改善。1 年死亡率为 16.8%,其危险因素包括较小的外科生物瓣(≤21mm:HR 2.04,95%CI 1.14~3.67,P=0.02)以及基线外科生物瓣狭窄(反流:HR 3.07,95%CI 1.33~7.08,P=0.008)[26]。另一项较大型的研究为 2017 年 Webb 及其同事所公布的 PARTNER Ⅱ瓣中瓣注册研究,该研究再次显示出 TAVI 用于治疗外科生物瓣衰败的有效性。该研究纳入 365 例手术高危外科生物瓣衰败患者,总体平均年龄为 78.9 岁,平均 STS 评分为 9.1%。结果显示,30 天和 1 年全因死亡率分别为 2.7% 和 12.4%。术后 1 年随访结果显示,平均跨瓣压差为 17.6mmHg,有效瓣口面积 1.16cm^2,轻度以上瓣周漏发生率为 1.9%。相对术前,各项指标均有明显改善,包括心室射血分数升高

(50.6% vs. 54.2%)、左室质量指数降低($135.7g/m^2$ vs. $117.6g/m^2$)以及中重度二尖瓣(34.9% vs. 12.7%)和三尖瓣(31.8% vs. 21.2%)反流比例降低(上述 P 值均 <0.0001)[27]。

总体上,经导管瓣中瓣植入治疗人工生物瓣衰败的安全性和临床效果良好,因此美国 FDA 在 2015 年即已批准将 Medtronic CoreValve 系统用于 TAVI 瓣中瓣(治疗人工生物主动脉瓣衰败),并于 2017 年批准 Edwards SAPIEN 3 瓣膜用于 TAVI 瓣中瓣和经导管二尖瓣瓣中瓣(治疗人工生物主动脉瓣和二尖瓣衰败)。2017 年的 ACC/AHA 指南首次指出,对于症状严重的外科生物瓣衰败的患者,经心脏团队评估后手术风险较高以及不能手术并且治疗后有望改善其症状的情况下,瓣中瓣治疗是合理的(Ⅱa 类推荐,B-NR 级证据)。

(二)二叶式主动脉瓣

二叶式主动脉瓣是常见的先天性心脏结构异常,因其特殊的瓣叶形态使其承受更大的机械应切力,因此更易发生钙化和瓣膜狭窄。国内 TAVR 候选患者中二叶式主动脉瓣的比例明显高于国外,包括四川大学华西医院、中国医学科学院阜外医院、复旦大学附属中山医院、浙江大学医学院附属第二医院等在内的国内几个大中心在对 AS 患者进行 TAVR 术前影像学评估时发现,二叶式主动脉瓣的比例高达 40%[28]。随着 TAVI 技术逐渐应用至更年轻和手术风险更低的患者中,术者所面临的二叶式主动脉瓣患者也将越来越多。

一直以来,人们认为二叶瓣是 TAVI 治疗的禁忌证,因此过去早期的 TAVI 临床研究常将其列为排除标准。对于 TAVI 治疗来说,二叶瓣解剖形态的特殊之处在于其瓣环更倾向于椭圆形、瓣叶钙化分布不对称、各个瓣叶大小不等,以及常常合并有升主动脉扩张。这些因素可能会使植入的瓣膜呈椭圆形进而损害瓣膜耐久性,并且使瓣周漏、冠脉堵塞、瓣环破裂和升主动脉并发症发生率升高。

Wijesinghe 和 Himbert 分别最先报道了 TAVI 应用在二叶式主动脉瓣狭窄患者中的经验[29,30]。自此,多项观察性研究分别显示了球扩瓣和自扩张瓣膜治疗二叶瓣狭窄的安全性和可行性。例如 Bauer 及其同事回顾性地将德国 TAVI 注册研究中二叶瓣和三叶瓣患者进行比较,结果显示两组之间的 30 天死亡率无明显差别(11% vs. 11%,P=NS),二叶瓣与 1 年死亡率无明显相关(HR 0.64,95%CI 0.29~1.41);然而,二叶瓣组瓣周漏发生率高于三叶瓣组(25% vs. 15%,P=0.05)[31]。Kochman 将 28 例二叶式主动脉瓣患者和 84 例手术风险评分、瓣环径、植入瓣膜类型和尺寸匹配的三叶瓣患者(1∶3 配比)的 TAVI 结果进行了比较,结果显示两组轻度以上瓣周漏发生率相当[32]。2016 年 Yoon 等报道的二叶式主动脉瓣狭窄 TAVI 注册研究纳入了来自欧洲、北美以及亚太地区 20 个中心的 301 例患者,其中 199 例患者使用了早一代器械(Sapien XT:n=87;CoreValve:n=112),102 例患者使用新一代器械(Sapien 3:n=91;Lotus:n=11)。结果显示,使用新一代器械的患者轻度以上瓣周漏发生率更低(0 vs. 8.5%,P=0.002),手术成功率更高(92.2% vs. 80.9%,P= 0.01)[33]。2017 年 Yoon 等将 561 例二叶瓣 TAVI 患者与 4546 例三叶瓣行 TAVI 的患者进行倾向性匹配分析,最终形成 546 组患者。比较结果显示,二叶瓣组患者的中转开胸发生率高于三叶瓣组(2.0% vs. 0.2%,P=0.006),手术成功率低于三叶瓣组(85.3% vs. 91.4%,P=0.002)。2 年全因死亡率在两组之间无明显差异(17.2% vs. 19.4%,P=0.28)。在使用早一代器械的患者当中,经球扩瓣治疗的患者,二叶瓣比三叶瓣更易发生主动脉根部损伤(4.5% vs. 0,P=0.015);经自扩张瓣膜治疗的患者,二叶瓣组的中重度瓣周漏发生率高于三叶瓣组(19.4% vs. 10.5%,P=0.02)。然而在使用新一代器械患者当中,手术结果在二叶瓣与三叶瓣患者之中无明显差异[34]。

以上研究表明,在二叶瓣患者中行 TAVI 依然具有挑战性。从目前有限的数据来看,TAVI 应用于二叶瓣患者是安全有效的,但仍须更有针对性的临床研究予以证实。目前二叶瓣与三叶瓣在生存率与手术成功率方面无明显差异,但二叶瓣患者在主动脉根部评估、人工瓣膜的定位和稳定性以及瓣周漏方面都不同于三叶瓣。另外在远期预后方面,也存在不确定性。此外,对于合并升主动脉扩张的二叶瓣狭窄患者,TAVI 的应用也应十分慎重。术前进行仔细的影像学评估,选择合适的患者以及更新改进人工瓣膜的设计有助于进一步提高 TAVI 在二叶瓣患者中的治疗效果。

(三)单纯主动脉瓣反流

与 AS 相比,单纯主动脉瓣反流的发生率较低(不到前者的 1/3)。不过与 AS 一样,已有明显临床症状的主动脉瓣反流患者如未经治疗预后较差，年死亡率约为10%~20%[35]。SAVR是主动脉瓣反流的标准治疗方案。然而，仍有部分临床症状明显的重度主动脉瓣反流的患者因其严重的合并症而不能行手术治疗，这些患者可能从TAVI技术中获益。

在单纯主动脉瓣反流的患者中行TAVI治疗是极具挑战的，因此这类患者常常作为TAVI手术的禁忌证。与主动脉瓣狭窄的患者有所不同的是，单纯主动脉瓣反流的患者瓣叶常无明显钙化，因此不利于人工瓣膜的锚定。而且这一类患者常合并瓣环、主动脉根部和升主动脉扩张，不利于人工瓣膜的安全放置。此外，主动脉瓣反流的患者通常心脏射血量较大，导致瓣膜的释放过程不易控制。因此，最初自扩张式瓣膜被认为更适用于治疗单纯主动脉瓣反流的患者，因其形态更易于锚定于升主动脉增加瓣膜稳定性。然而Roy和Testa分别报道的两项队列研究结果显示，在此类患者中行TAVI时需植入第二枚瓣膜的发生率较高(19%)；术后中重度反流的发生率也较高(21%)，尤其在瓣叶无明显钙化的患者中[36,37]。目前已有一些特殊设计的新型瓣膜用于解决以上问题，例如可以“附着于”主动脉瓣上的J-Valve(目前只能通过经心尖入路植入)、JenaValve以及Acurate。这些瓣膜均已有报道成功应用于部分无钙化的主动脉瓣反流的患者当中[38,39]。同时，已有文献报道SAPIEN 3瓣膜成功应用于3例无钙化单纯主动脉瓣反流患者当中[40]。

2017年Yoon等人于一项观察性研究中分析了331例因严重合并症不能行SAVR，最终行TAVI的有症状的重度主动脉瓣反流患者。结果显示，使用新一代瓣膜治疗单纯主动脉瓣反流患者效果良好，这得益于新型瓣膜的可回收、可重新定位和具有锚定装置等特性。早期瓣膜组和新型瓣膜组分别包括119例和212例患者。新型瓣膜组无论在需植入第二枚瓣膜(12.7% vs. 24.4%，P=0.007)还是中重度瓣周漏(4.2% vs. 18.8%，P<0.001)，发生率方面均低于早期瓣膜组，因此其手术成功率也明显高于早期瓣膜组(81.1% vs. 61.3%，P<0.001)[41]。

以上研究结果表明，使用TAVI治疗单纯主动脉瓣反流的术后瓣周漏发生率较高，且有较高比例患者需要置入第二个瓣膜支架来处理术后瓣周漏的问题，但随着手术经验的积累和人工瓣膜的改进，TAVI在单纯主动脉瓣反流患者中的治疗效果有望改善。因此，对于外科手术风险高危及手术禁忌患者，经严格评估和仔细筛选，TAVI是一种可供选择的治疗方案。

四、未来展望

随着TAVI技术的不断发展和进步，其适应证还在不断扩展。目前一些正在进行的临床研究的纳入人群也是TAVI可能的适应人群。

UNLOAD研究旨在评估中度AS合并心衰患者中TAVI的效果，纳入患者需满足LVEF<50%、NYHA心功能≥2级，接受最优化的心衰治疗、中度AS。患者被随机分入TAVI加药物治疗组、单纯药物治疗组。临床终点包括症状、超声心动图检查数据和生活质量。

Early-TAVI是一项指向无症状严重AS患者行早期TAVI治疗的临床试验。患者基线为二维超声心动图显示最大流速≥4m/s、主动脉瓣瓣口面积≤1cm^2。排除标准包括有症状的AS、LVEF<50%、合并其他外科治疗指征、主动脉根部的解剖结构不适合行TAVI治疗、STS评分<8%。主要评估心功能分级、生活质量改善、二维超声心动图检查结果和脑钠肽水平。

未来这些研究结果可能转化为有力的证据，帮助TAVI的应用领域扩展至更大人群之中。

五、总结

总之，TAVI已成为无法进行外科手术或手术高危患者的标准治疗方式，在中低危患者中的应用已逐渐增多，同时越来越多的证据也支持TAVI技术应用于治疗外科生物瓣衰败、二叶瓣狭窄以及部分主动脉瓣反流的患者。随着介入器械的改进、影像技术的发展以及术者经验的积累，TAVI治疗主动脉瓣疾病的预后有望进一步改善。相信随着研究证据的进一步积累，TAVI技术的适应证还会继续扩展，造福越来越多的主动脉瓣疾病患者。

(吕文玉　赵振刚　陈茂)

参考文献

1. Vahanian A, Alfieri O, Andreotti F, et al. Guidelines on the management of valvular heart disease (version 2012): the Joint Task Force on the Management of Valvular Heart Disease of the European Society of Cardiology (ESC) and the European Association for Cardio-Thoracic Surgery (EACTS). Eur J Cardiothorac Surg, 2012, 42 (4): S1-S44.
2. Nkomo VT, Gardin JM, Skelton TN, et al. Burden of valvular heart diseases: a population-based study. Lancet, 2006, 368 (9540): 1005-1011.
3. Turina J, Hess O, Sepulcri F, et al. Spontaneous course of aortic valve disease. Eur Heart J, 1987, 8 (5): 471-483.
4. Kelly TA, Rothbart RM, Cooper CM, et al. Comparison of outcome of asymptomatic to symptomatic patients older than 20 years of age with valvular aortic stenosis. Am J Cardiol, 1988, 61 (1): 123-130.
5. Iung B, Cachier A, Baron G, et al. Decision-making in elderly patients with severe aortic stenosis: why are so many denied surgery? Eur Heart J, 2005, 26 (24): 2714-2720.
6. Cribier A, Eltchaninoff H, Bash A, et al. Percutaneous transcatheter implantation of an aortic valve prosthesis for calcific aortic stenosis: first human case description. Circulation, 2002, 106 (24): 3006-3008.
7. Makkar RR, Fontana GP, Jilaihawi H, et al. Transcatheter aortic-valve replacement for inoperable severe aortic stenosis. N Engl J Med, 2012, 366 (18): 1696-1704.
8. Kapadia SR, Leon MB, Makkar RR, et al. 5-year outcomes of transcatheter aortic valve replacement compared with standard treatment for patients with inoperable aortic stenosis (PARTNER 1): a randomised controlled trial. Lancet, 2015, 385 (9986): 2485-2491.
9. Popma JJ, Adams DH, Reardon MJ, et al. Transcatheter aortic valve replacement using a self-expanding bioprosthesis in patients with severe aortic stenosis at extreme risk for surgery. J Am Coll Cardiol, 2014, 63 (19): 1972-1981.
10. Nishimura RA, Otto CM, Bonow RO, et al. 2014 AHA/ACC guideline for the management of patients with valvular heart disease: executive summary: a report of the American College of Cardiology/American Heart Association Task Force on Practice Guidelines. J Am Coll Cardiol, 2014, 63 (22): 2438-2488.
11. Nishimura RA, Otto CM, Bonow RO, et al. 2017 AHA/ACC focused update of the 2014 AHA/ACC guideline for the management of patients with valvular heart disease: a report of the American College of Cardiology/American Heart Association task force on clinical practice guidelines. Circulation, 2017, 135 (25): e1159-e1195.
12. Smith CR, Leon MB, Mack MJ, et al. Transcatheter versus surgical aortic-valve replacement in high-risk patients. N Engl J Med, 2011, 364 (23): 2187-2198.
13. Mack MJ, Leon MB, Smith CR, et al. 5-year outcomes of transcatheter aortic valve replacement or surgical aortic valve replacement for high surgical risk patients with aortic stenosis (PARTNER 1): a randomised controlled trial. Lancet, 2015, 385 (9986): 2477-2484.
14. Adams DH, Popma JJ, Reardon MJ, et al. Transcatheter aorticvalve replacement with a self-expanding prosthesis. N Engl J Med, 2014, 370 (19): 1790-1798
15. Reardon MJ, Adams DH, Kleiman NS, et al. 2-year outcomes in patients undergoing surgical or self-expanding transcatheter aortic valve replacement. J Am Coll Cardiol, 2015, 66 (2): 113-121.
16. Latib A, Maisano F, Bertoldi L, et al. Transcatheter vs surgical aortic valve replacement in intermediate-surgical risk patients with aortic stenosis: a propensity score matched case-control study. Am Heart J, 2012, 164 (6): 910-917.
17. Piazza N, Kalesan B, Van Mieghem N, et al. A 3-center comparison of 1-year mortality outcomes between transcatheter aortic valve implantation and surgical aortic valve replacement on the basis of propensity score matching among intermediate-risk surgical patients. JACC Cardiovasc Interv, 2013, 6 (5): 443-451.
18. Tamburino C, Barbanti M, D'Errigo P, et al. 1-year outcomes after transfemoral transcatheter or surgical aortic valve replacement: results from the Italian OBSERVANT study. J Am Coll Cardiol, 2015, 66 (7): 804-812.
19. Leon MB, Smith CR, Mack MJ, et al. Transcatheter or surgical aortic-valve replacement in intermediate-risk patients. N Engl J Med, 2016, 374(17): 1609-1620.
20. Thourani VH, Kodali S, Makkar RR, et al. Transcatheter aortic valve replacement versus surgical valve replacement in intermediate-risk patients: a propensity score analysis. Lancet, 2016, 387 (10034): 2218-2225.
21. Reardon MJ, Van Mieghem NM, Popma JJ, et al. Surgical or transcatheter aortic-valve replacement in intermediate-risk patients. N Engl J Med, 2017, 376 (14): 1321-1331.
22. Thyregod HG, Steinbruchel DA, Nissen H, et al. Transcatheter versus surgical aortic valve replacement in patients with severe aortic valve stenosis 1-Year results from the All-Comers NOTION randomized clinical trial. J Am Coll Cardiol, 2015, 65 (20): 2184-2194.
23. Baumgartner H, Falk V, Bax JJ, et al. 2017 ESC/EACTS guidelines for the management of valvular heart disease: the task force for the management of valvular heart disease of the European Society of Cardiology (ESC) and European Association for Cardio-Thoracic Surgery (EACTS). Eur Heart J, 2017, 38 (36): 2739-2786.
24. Brown JM, O'Brien SM, Wu C, et al. Isolated aortic valve replacement in North America comprising 108, 687 patients in 10 years: changes in

risks, valve types, and outcomes in the Society of Thoracic Surgeons National Database. J Thorac Cardiovasc Surg, 2009, 137(1): 82-90.

25. Wenaweser P, Buellesfeld L, Gerckens U, et al. Percutaneous aortic valve replacement for severe aortic regurgitation in degenerated bioprosthesis: the first valve in valve procedure using the CoreValve Revalving system. Catheter Cardiovasc Interv, 2007, 70(5): 760-764.
26. Dvir D, Webb JG, Bleiziffer S, et al. Transcatheter aortic valve implantation in failed bioprosthetic surgical valves. JAMA, 2014, 312(2): 162-170.
27. Webb JG, Mack MJ, White JM, et al. Transcatheter Aortic Valve Implantation Within Degenerated Aortic Surgical Bioprostheses: PARTNER 2 Valve-in-Valve Registry. J Am Coll Cardiol, 2017, 69(18): 2253-2262.
28. Jilaihawi H, Wu Y, Yang Y, et al. Morphological characteristics of severe aortic stenosis in China: imaging corelab observations from the first Chinese transcatheter aortic valve trial. Catheter Cardiovasc Interv, 2015, 85 Suppl 1: 752-761.
29. Wijesinghe N, Ye J, Rodés-Cabau J, et al. Transcatheter aortic valve implantation in patients with bicuspid aortic valve stenosis. JACC Cardiovasc Interv, 2010, 3(11): 1122-1125.
30. Himbert D, Pontnau F, Messika-Zeitoun D, et al. Feasibility and outcomes of transcatheter aortic valve implantation in high-risk patients with stenotic bicuspid aortic valves. Am J Cardiol, 2012, 110(6): 877-883.
31. Bauer T, Linke A, Sievert H, et al. Comparison of the effectiveness of transcatheter aortic valve implantation in patients with stenotic bicuspid versus tricuspid aortic valves (from the German TAVI registry). Am J Cardiol, 2014, 113(3): 518-521.
32. Kochman J, Huczek Z, Scisło P, et al. Comparison of one- and 12-month outcomes of transcatheter aortic valve replacement in patients with severely stenotic bicuspid versus tricuspid aortic valves (results from a multicenter registry). Am J Cardiol, 2014, 114(5): 757-762.
33. Yoon SH, Lefèvre T, Ahn JM, et al. Transcatheter aortic valve replacement with early- and new-generation devices in bicuspid aortic valve stenosis. J Am Coll Cardiol, 2016, 68(11): 1195-1205.
34. Yoon SH, Bleiziffer S, De Backer O, et al. Outcomes in Transcatheter Aortic Valve Replacement for Bicuspid Versus Tricuspid Aortic Valve Stenosis. J Am Coll Cardiol, 2017, 69(21): 2579-2589.
35. Bonow RO, Lakatos E, Maron BJ, et al. Serial long-term assessment of the natural history of asymptomatic patients with chronic aortic regurgitation and normal left ventricular systolic function. Circulation, 1991, 84(4): 1625-1635.
36. Roy DA, Schaefer U, Guetta V, et al. Transcatheter aortic valve implantation for pure severe native aortic valve regurgitation. J Am Coll Cardiol, 2013, 61(15): 1577-1584.
37. Testa L, Latib A, Rossi ML, et al. CoreValve implantation for severe aortic regurgitation: a multicentre registry. EuroIntervention, 2014, 10(6): 739-745.
38. Seiffert M, Bader R, Kappert U, et al. Initial german experience with transapical implantation of a second-generation transcatheter heart valve for the treatment of aortic regurgitation. JACC Cardiovasc Interv, 2014, 7(10): 1168-1174.
39. Wendt D, Kahlert P, Pasa S, et al. Transapical transcatheter aortic valve for severe aortic regurgitation: expanding the limits. JACC Cardiovasc Interv, 2014, 7(10): 1159-1167.
40. Urena M, Himbert D, Ohlmann P, et al. Transcatheter aortic valve replacement to treat pure aortic regurgitation on noncalcified native valves. J Am Coll Cardiol, 2016, 68(15): 1705-1706.
41. Yoon SH, Schmidt T, Bleiziffer S, et al. Transcatheter Aortic Valve Replacement in Pure Native Aortic Valve Regurgitation. J Am Coll Cardiol, 2017, 70(22): 2752-2763.

经皮非主动脉瓣(二尖瓣、三尖瓣、肺动脉瓣)介入治疗:发展现状与未来趋势

一、二尖瓣介入治疗

逾 65 岁高龄人群中,二尖瓣反流(mitral regurgitation,MR)发病率居心脏瓣膜病首位[1]。二尖瓣反流的治疗历经传统外科胸骨正中切口治疗、外科小切口手术治疗阶段,迄今仍为治疗严重二尖瓣反流的最佳选择。近年,受到外科手术理论启发,经导管二尖瓣介入治疗技术被研发并用于临床,为心功能低下、合并症多、高龄虚弱等外科手术高危二尖瓣反流患者带来福音。

经导管二尖瓣反流介入治疗主要包括:①经导管二尖瓣修复术(transcatheter mitral valve repair,TMVR);②经导管二尖瓣置入术(transcatheter mitral valve implantation,TMVI)。

(一)经导管二尖瓣修复术(transcatheter mitral valve repair,TMVR)

经导管二尖瓣修复术根据修复解剖部位差异,分为下述 4 类:经导管二尖瓣叶修复术、经导管二尖瓣人工腱索植入术、经导管直接二尖瓣环成形术、经导管间接二尖瓣环成形术。

1. 经导管二尖瓣叶修复术

(1) MitralClip 系统:MitraClip 系统(图 1A,见文末彩图 82)为基于"缘对缘"修补术延申得出的微创治疗器械,业已应用于逾 5.6 万例患者治疗。2017 年美国心脏协会(AHA)/ 美国心脏病学学会(ACC)瓣膜性心脏病管理指南建议,对于症状严重(NYHA 心功能分级为Ⅲ或Ⅳ级)的慢性重度原发性二尖瓣反流(degenerative mitral regurgitation,DMR)患者(D 级),若解剖结构合适,预期寿命较长且因严重合并疾病而不能耐受外科手术,可行经导管二尖瓣夹合术(Ⅱb 类推荐,B 级证据水平)[2]。2017 年欧洲心脏病学会(ESC)/ 欧洲心胸外科学会(EACTS)瓣膜性心脏病患者管理指南建议,对于经心脏团队评估外科手术高危或禁忌的症状性重度原发性二尖瓣反流患者,若超声评估适合,可考虑行经导管缘对缘术式治疗(Ⅱb 类推荐,C 级证据水平)。对于药物治疗后仍有症状的重度 on,DMR)患者(D 级),若解剖结构合适,预期寿命较长且因严重合并疾病而不能耐受外科手术,可行经导管二尖瓣夹合术(Ⅱb 类推荐,B 级证据水平)[2]。2017 年欧洲心脏病学会(ESC)/ 欧洲心胸外科学会(EACTS)瓣膜性心脏病患者管理指南建议,对于经心脏团队评估外科手术高危或禁忌的症状性重度原发性二尖瓣反流患者,若超声评估适合,可考虑行经导管缘对缘术式治疗(Ⅱb 类推荐,C 级证据水平)。对于药物治疗后仍有症状的重度功能性二尖瓣反流(functional mitral regurgitation,FMR)、左室射血分数 >30% 的患者,若瓣膜形态经超声评估适合,可考虑行经导管缘对缘术式治疗(Ⅱb 类推荐,C 级证据水平);若射血分数 <30%,则需评估患者病情后考虑是否行介入治疗(Ⅱb 类推荐,C 级证据水平)[3]。2017 美国心脏病学会(ACC)二尖瓣反流管理的专家共识路径再次明确超声评估"缘对缘"夹合术适用条件[4]。

EVEREST Ⅰ研究证实 MitraClip 系统治疗二尖瓣反流患者的安全性、有效性[5]。EVEREST Ⅱ研究旨在对比 MitraClip 与传统外科手术,研究 1 年结果显示,MitraClip 安全性更佳,两术式在改善心衰症状、提高生活质量等临床终点未见显著差异[6]。研究 5 年结果示,两术式治疗组间 5 年生存率、NYHA 心功能分级改善、术后 1~5 年间再次手术干预率未见差异,为 MitraClip 的长期安全有效性提供强有力证据支持[7]。值得注意,该研究 1 年结果中,MitraClip 改善二尖瓣反流有效性劣于传统外科手术,手术经验相对缺乏、三维超声未使用为 MitraClip 手术有效率有限的重要原因。根据最新美国经导管瓣膜治疗注册研究(TVT Registry)结果,MitraClip 手术有效率高达 91.8%[8]。

虽然现阶段美国瓣膜性心脏病指南仅建议 MitraClip 应用于原发性二尖瓣反流的治疗,但多项相关临

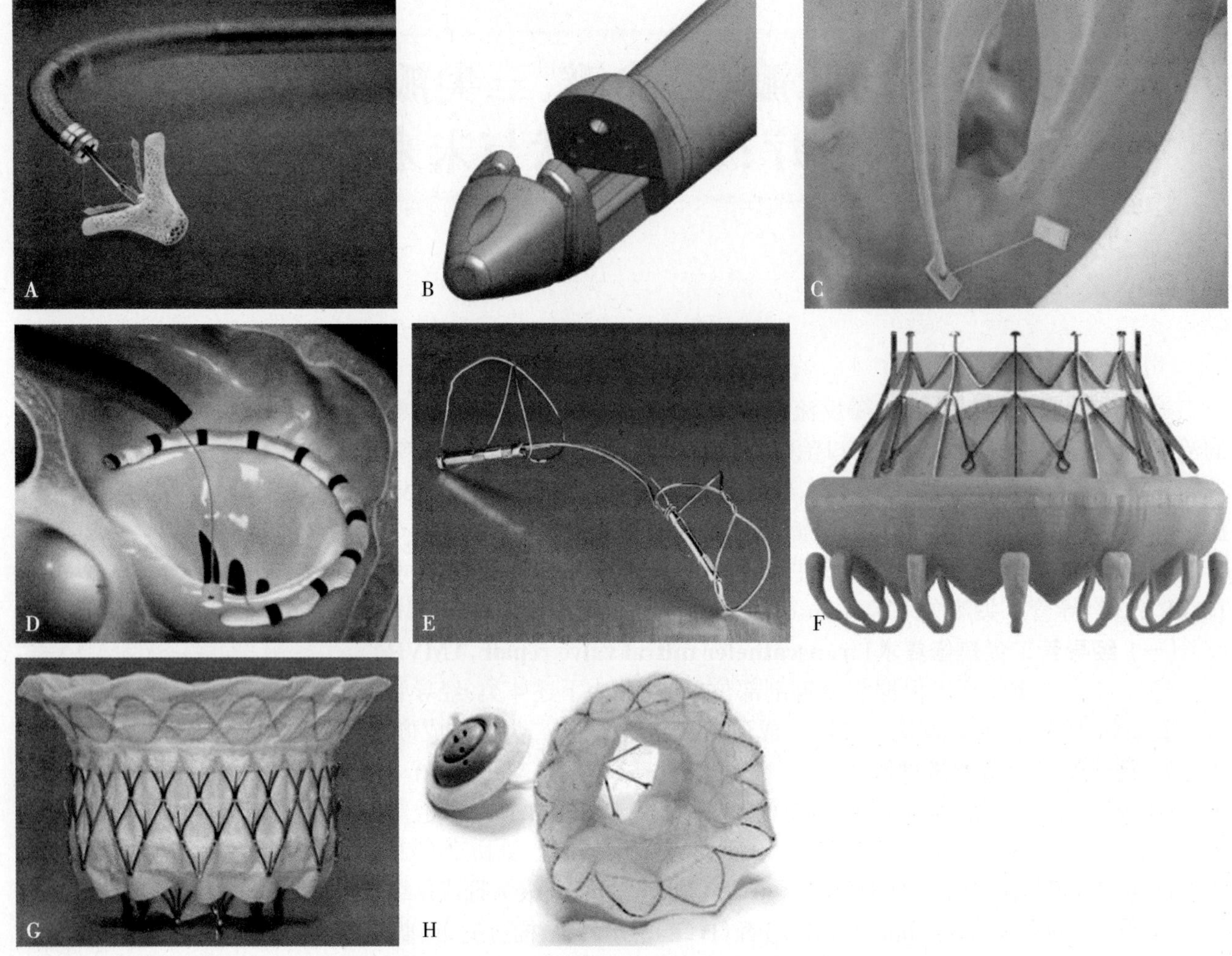

图1 经导管二尖瓣叶修复术相关器械

床研究（ACCESS EU、EVEREST Ⅱ 高危组、REALISM、TRAMI、SENTINEL、GRASP 研究等）初步结果为经导管二尖瓣夹合术应用于功能性二尖瓣反流患者提供宝贵的临床证据[9-13]。此外，多项关于 MitraClip 治疗重度功能性二尖瓣反流的大规模前瞻性临床试验 COAPT、MITRA-FR、RESHAPE-HF2、EVOLVE-HF 正在进行。其中，COAPT、RESHAPE-HF2、EVOLVE-HF 研究结果必将为心衰合并功能性二尖瓣反流患者的经导管二尖瓣夹闭治疗提供强有力证据支持。对于探究中危（3 分≤STS 评分≤10 分）原发二尖瓣反流患者行 MitraClip 安全有效性的 HiRiDe 研究于今年 9 月结束，研究结果值得期待。

(2) PASCAL 系统：ASCAL 系统具备两个独立钳夹，瓣叶夹闭操作更容易。此外，优化的操作系统一定程度降低房间隔穿刺位置要求标准。早期 23 例人道主义应用结果示，96% 应用 PASCAL 系统患者（不适用 MitraCASCAL 系统具备两个独立钳夹，瓣叶夹闭操作更容易。此外，优化的操作系统，一定程度降低房间隔穿刺位置要求标准。早期 23 例人道主义应用结果示，96% 应用 PASCAL 系统患者（不适用 MitraClip 系统的原发性、功能性二尖瓣反流患者），术后二尖瓣反流程度降至低于 2+ 级，围术期并发症发生率低，术后在院死亡仅 1 例[15]。旨在探究 PASCAL 系统安全有效性的大规模多中心前瞻性临床研究 CLASP 正在进行。值得注意，虽然该系统的独立夹闭设计可扩宽其适用解剖范围，但更宽、更长的器械夹合臂有致二尖瓣狭窄发生的可能。

(3) ValveClamp 系统：ValveClamp 系统为我国首个自主研发的经导管二尖瓣介入治疗器械，技术原理基于外科“缘对缘缝合”技术，具有小输送系统型号（14F）、操作简单、瓣膜捕获空间更大、尺寸选择多样等优点。该系统经股动脉或心尖进入，无房间隔穿刺步骤，故输送系统调整难度降低，可操作性更强，一定程度缩短操作时间。该系统已完成动物实验，即将进入临床试验阶段。

2. 经导管二尖瓣人工腱索植入术　经导管二尖瓣人工腱索植入术原理为经导管置入人工腱索，一端连接左室心肌，另一端连接二尖瓣，适用于二尖瓣脱垂或连枷导致二尖瓣反流的患者。NeoChord DS1000 系统（图 1B）为现阶段临床应用最广的腱索置换系统，根据最新 NeoChord 独立国际注册研究 1 年结果，手术成功率为 96.7%，1 年随访手术有效率 84%，NeoChord 安全有效性较好，并发症发生率较低[16]。NeoChord 对单纯后叶 P2 脱垂病例效果较好，但对于近交界等其他部位脱垂及其他原因的二尖瓣反流和（或）有瓣环（叶）钙化者，效果不佳。目前研究入组患者均为外科手术低危患者，对于外科手术高危患者的安全有效性需要临床研究证实。

Harppon 系统同样为经心尖途径入路器械，但该系统具有与 NeoChord 系统相同的局限性。其他腱索置换系统，如 MitraFlex、Babic、Valtech V 等有待进一步临床验证。国产的经心尖腱索植入器械 MitralStitch，于近期在云南阜外医院完成首例人体探索手术[17]。

3. 经导管直接二尖瓣环成形术　经导管直接二尖瓣环成形术原理与外科二尖瓣环成形术相似，通过经导管装置，环缩扩张的二尖瓣环，从而减少二尖瓣反流，适用于瓣环明显扩张的功能性二尖瓣反流患者，现阶段较为成熟的器械为 Mitralign 系统与 CardioBand 系统。

（1）Mitralign 系统：Mitralign 系统（图 1C）经外周动脉逆行路径进入左心室，通过细绳收紧置于二尖瓣环的锚定垫片紧缩二尖瓣环，仅适用于功能性二尖瓣反流。早期研究结果提示 Mitralign 治疗外科高危功能性重度二尖瓣反流患者的可行性，手术有效率 70.4%，但鉴于较高的心脏压塞发生率（8.9%）、较低的术后 6 个月手术有效率(50%)[18]，Mitralign 的安全有效性有待包括在研前瞻性 ALIGN 研究等相关研究证实。

（2）CardioBand 系统：CardioBand 系统（图 1D）瓣膜成形环通过静脉入路，穿刺房间隔从左心房达二尖瓣瓣环，其环缩比例可达 25%~30%，可有效减少二尖瓣反流[19]，但该装置操作难度较高。

4. 经导管间接二尖瓣环成形术　经导管间接二尖瓣环成形术基于冠状静脉窦毗邻二尖瓣后叶瓣环的解剖位置关系，通过置入冠状静脉窦的缩环装置，回缩二尖瓣环。TITAN 试验证实 Carillon 系统（图 1E）可显著改善二尖瓣反流程度，旨在探究 Carillon 应用于功能性二尖瓣反流合并心衰患者安全有效性的大型随机临床试验 REDUCE-FMR 研究正在进行。其他系统包括 Viacor 系统（PTOLEMY 研究、PTOLEMY2Canada 研究）、ARTO 系统（MAVERIC 研究）、MLC 系统（AFRICA 研究）、Millipede IRIS 系统、GDS Accucinch 系统等的安全有效性有待大样本量研究数据支持。

不容忽视，该项技术的部分缺陷一定程度限制其应用，如冠状静脉窦沿二尖瓣环走行及直度存在个体差异性、显效要求装置形变度较高、装置有压迫冠状动脉风险等。

5. 经导管二尖瓣联合修复技术　经导管二尖瓣联合修复技术（transcatheter COMBO mitral valve repair therapies）即将经导管瓣环环缩与经导管瓣叶修复联合应用于治疗二尖瓣反流。该术式可加强单一技术的效果及长期耐受性，未来可能成为经导管二尖瓣修复的主流术式[20]。

（二）经导管二尖瓣置入术（transcatheter mitral valve implantation，TMVI）

二尖瓣及其毗邻解剖结构较为复杂且少伴钙化，一定程度增加经导管二尖瓣置入器械设计与操作难度。此外，二尖瓣透视辅助定位标识困难，对影像学评估二尖瓣提出更高要求。2012 年首例自膨胀式 CardiAQ 瓣膜经穿刺房间隔路径成功植入，为经导管二尖瓣置入术里程碑，第二代 CardiAQ 瓣膜（图 1F）临床试验 RELIEF 试验正在进行。Fortis 瓣膜亦为较早应用获成功的瓣膜，但值得注意，CardiAQ 瓣膜、Fortis 瓣膜术后 30 天死亡率较高，一定程度限制其临床应用[21]。现阶段已有 9 种经导管二尖瓣瓣膜进入人体实验，其中早期临床试验结果较好的为 Intrepid 瓣膜（图 1G）与 Tendyne 瓣膜（图 1H）。Intrepid 瓣膜早期研究结果显示，50 例重度原发性和（或）继发性二尖瓣反流患者经导管置入 Intrepid 瓣膜，手术成功率 96%，30 天死亡率 14%，1 年存活率为 76.5%[22]。旨在行经导管植入 Intrepid 瓣膜与传统外科瓣膜植入治疗重度二尖瓣反流患者对比的大规模多中心前瞻性 APOLLO 研究正在进行。Tendyne 瓣膜早期 28 例临床试验结果较好[23]，但后续报道 75 例结果示，手术成功率仅 80%，30 天死亡率 6.7%。该瓣膜已革新，可一定程度降低左室流出道梗阻发生风险，该瓣膜安全有效性有待大型多中心前瞻性临床试验 SUMMIT 研究结果论证。经导管二尖瓣置入术虽然具有适应证更广、有效率更高的优点，但现阶段其安全性有限的值得关注，持久性问题值得探究，相关器械技术有待进一步革新改良，对于其长期安全有效性的探索仍任重道远。

二、三尖瓣介入治疗

三尖瓣病变(逾 90% 为三尖瓣关闭不全)的发生率仅次于左心系统瓣膜疾病。三尖瓣关闭不全的干预治疗较为保守,原因包括三尖瓣关闭不全进行性加重缓慢;普遍认为,外科干预左心系统瓣膜疾病后三尖瓣关闭不全可缓解,低估了解除三尖瓣病变后右心系统的中远期获益。伴随人们对三尖瓣关闭不全严重影响患者预后认识的不断深入、瓣膜病领域经导管介入技术的成熟,经导管三尖瓣关闭不全治疗逐渐发展,并成为治疗该疾病的有效手段。

1. 三尖瓣病变行介入治疗的难点及介入治疗技术 三尖瓣解剖结构及毗邻位置的特殊性,一定程度增加经导管三尖瓣治疗难度。功能性三尖瓣反流患者瓣环内径较大,需匹配大内径输送鞘管,入路要求较高。此外,较大的上下腔静脉进入角度,增加了经静脉系统输送难度,右心室壁薄及肌小梁丰富也成为经心尖路径的困难所在。非平面椭圆形瓣环结构、瓣叶组织较脆、非钙化瓣环使瓣膜定位后难以成功锚定。

(1) Mitralign 系统:设计初衷旨在治疗功能性二尖瓣反流的 Mitralign 系统(图 2A,见文末彩图 83),模拟外科三尖瓣术式原理,该系统 2015 年首次成功应用于功能性三尖瓣反流患者的治疗[24]。经静脉入路于置入垫片于三尖瓣后叶两端,通过折叠缩小瓣环,使三尖瓣二尖瓣化而减少反流。旨在探究 Mitralign 系统安全有效性的 SCOUT 研究初步结果显示,患者术后 30 天反流量显著减少,心功能指标及生活质量显著改善。

(2) TriCinch 装置:TriCinch 装置(图 2B)同样参考外科手术原理,通过股静脉路径安置一螺丝锥于前叶近三尖瓣前后叶联合部处,通过涤纶带与一自膨胀式镍钛合金支架连接,通过涤纶带发挥牵引力来缩短瓣环前后径,达到改善瓣叶接合,减少反流量目的。在经过术中经食道超声确认作用效果最佳后,支架释放于下腔静脉肝段。该技术已成功应用于一例重度三尖瓣反流患者[25],旨在探究其安全有效性的多中心 PREVENT 研究正在进行重,早期研究结果显示,已完成 6 个月随访的 3 例患者临床症状明显缓解,生活质量显著提升。

该装置具备腔静脉支架释放前牵拉装置可调整的优点,可有效降低右冠状动脉损伤风险,提升改善反流的效果。该术式对术前患者筛选、术中影像学引导要求标准较高,不适用于右心功能差导致下腔静脉过度扩张的患者。

(3) 腔静脉瓣膜置入术:Lauten 等最早提出通过置入带瓣膜支架于腔静脉,减少体循环淤血,缓解右心衰的构想,并成功实施动物实验,其中远期效果得到后续动物实验证实[26,27]。于 2011 年成功应用自膨胀式双腔静脉支架(图 2C)治疗一外科高危重度三尖瓣反流伴心衰患者,术后侵入性血流动力学检测显示,腔静脉压显著降低,右心衰竭症状缓解;1 年随访结果显示,心功能、生活质量、运动能力得到显著改善[28]。球囊扩张式瓣膜(Edward Sapien)(图 2D)也可通过前置自膨胀支架创造的锚定区,完成定位释放,其安全有效性有待欧洲 TRICAVAL 研究及美国 HOVER 研究进一步证实。该术式分为单下腔静脉置入术与双腔静脉置入术两种,前者降低右室后负荷能力略弱,但安全性较佳,对于两种术式临床获益比较的相关证据暂缺。腔静脉瓣膜置入术操作简单,但右心房心室化带来的中远期影响有待进一步考量。

(4) FORMA 修复系统:FORMA 修复系统(图 2E)在反流孔处放置垫片,创造了新瓣叶接合面,在保留原有瓣叶基础上加强了瓣叶接合,7 例患者术后反流量减少,但该装置仅适用于反流孔较小患者[29]。

(5) 二尖瓣介入治疗技术的扩展(MitraClip、CardioBand 技术):MitraClip 钳夹二尖瓣治疗方式已成功应用于功能性三尖瓣关闭不全患者[30],且凭借钳夹技术原理优势,Braun 等成功治疗 1 例原发性三尖瓣关闭不全(腱索断裂)患者[31]。钳夹位置确定为该技术的操作难点,此外,三尖瓣组织脆性较高,重度扩张的三尖瓣环反流口径较大、瓣叶对合度较差等因素,也严重制约二尖瓣介入治疗技术在三尖瓣反流患者中的应用。CardioBand 为一经导管局部瓣膜成形环,经房间隔穿刺放置,可持续有效减少二尖瓣反流,借鉴其减少房间隔侧瓣环原理,三尖瓣 CardioBand 系统于 2016 年欧洲心血管介入会议首次成功应用于 1 例三尖瓣关闭不全患者。我们期待 TRI-REPAIR-CE 研究的开展为我们提供新的临床证据。

除外上述成功应用临床技术,部分探索新技术已完成动物实验,取得较好实验结果。TRAIPTA 装置经股静脉入路穿刺右心耳建立心包途径,沿室间沟置入圆周装置,通过调节装置张力调整三尖瓣环形态以减少反流,前期动物实验证实该装置有效[32],但适应证局限于非外科手术史患者。Millipede 系统通过于

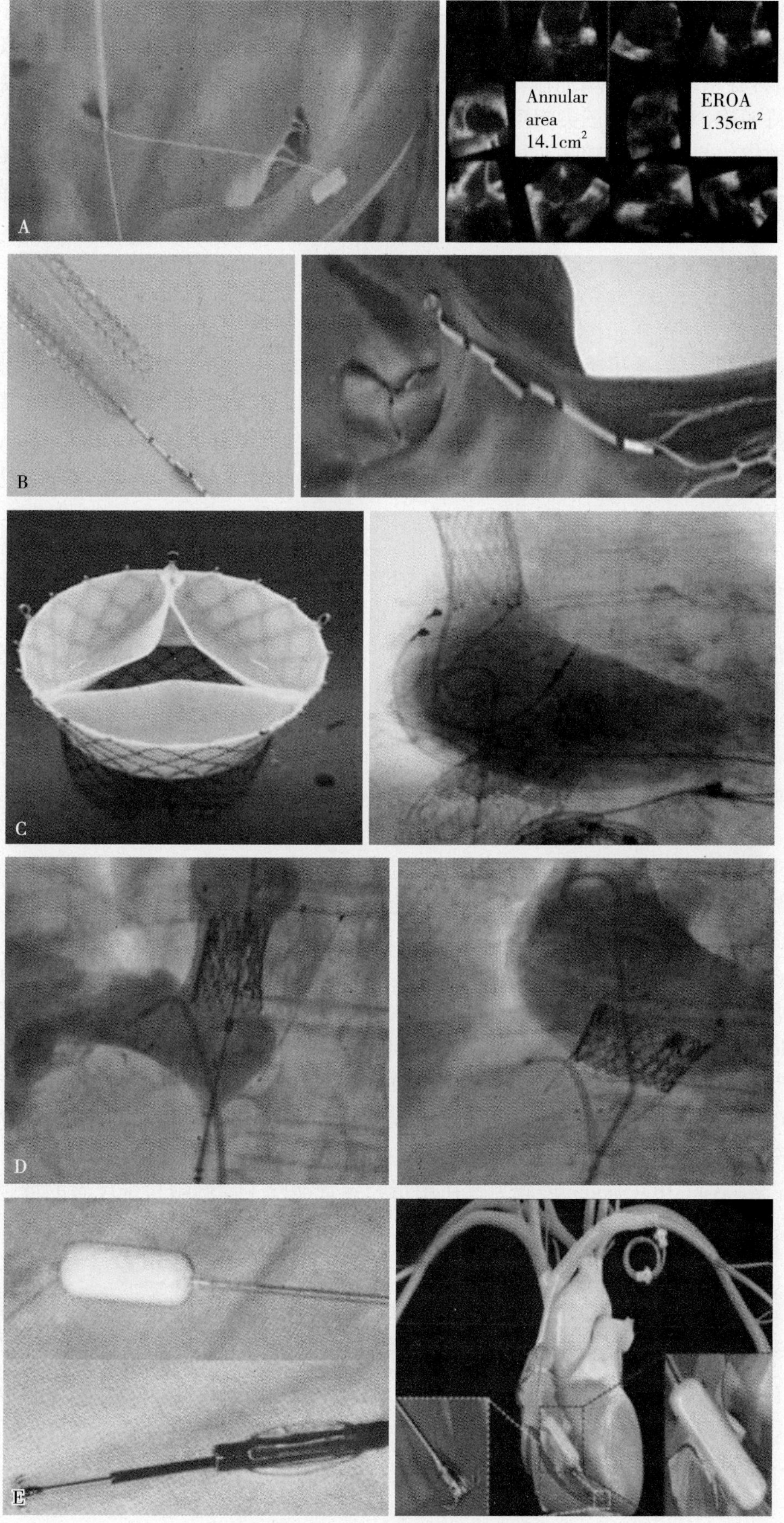

图 2　三尖瓣病变行介入治疗技术

原三尖瓣环心房侧置入新瓣环，而重塑三尖瓣环形态，其再定位再释放特点可同时增加传导阻滞风险。

2. **展望** 对于三尖瓣经导管治疗的研究多数为开放性的观察性研究，病例数较少，该领域探索仍面临诸多困难，如右心系统低流速增加血栓及心内膜炎发生风险等。此外，现阶段对于三尖瓣反流的介入干预指征仍有待明确，对轻中度三尖瓣反流患者的早期干预是否获益有待商榷。三尖瓣\经导管治疗必将通过已有器械优化与新型器械创造而获得长足发展，为救治外科手术高危或禁忌患者提供更为安全有效的治疗方法，更多大型的设计良好的随机对照研究的开展必将为此三尖瓣经导管治疗提供更多的循证证据。

三、肺动脉瓣介入治疗

约 20% 患有先天心脏病新生儿存在肺动脉瓣或右室流出道异常，如法洛四联症等。虽然外科手术矫治可改善该类患者预后，但鉴于手术使用组织材料类型、患者年龄差异导致外科干预耐受性不同，以及受其他机制影响，部分患者右心室流出道功能障碍不断进展。因此，该部分患者整个生命历程需接收多次外科手术干预，极大增加并发症发生率。基于此临床背景，经导管肺动脉瓣植入术（percutaneous pulmonary valve implantation，PPVI）应运而生[33]，逐渐成为治疗法洛四联症等先心病外科纠治术后肺动脉瓣中重度反流患者的重要治疗方法。

2010 年欧洲心脏学会（ESC）与欧洲儿童心脏协会（AEPC）指南推荐，经导管肺动脉瓣植入术与外科肺动脉瓣置换术应用相同适应证[34]。推荐应用于伴有下述任一情况的无症状性中到重度肺动脉瓣反流患者：严重右心室扩张（RVEDVI>150ml/m^2 或 RVESVI>80ml/m^2）、右室功能障碍（RVEF<45%）、持续性房性或室性心律失常、严重右心室流出道狭窄和（或）重度肺动脉瓣反流伴活动耐量下降、逐渐进展的中度以上三尖瓣反流。推荐应用于症状性且伴中重度肺动脉瓣反流或有意义肺动脉瓣狭窄及 RVSP>60mmHg。

干预策略及干预时机的评估，需要借助超声心动图、血流多普勒、心脏核磁共振等多学科多数据指标综合判断。RVEDVI 超过 160ml/m^2，右心室功能恢复可能性较小，因此应早期干预 RVEDVI 临近界值的无症状性肺动脉瓣关闭不全患者[35]。Borik 等研究结果提示，较早进行经导管肺动脉瓣植入术，血流动力学获益更大[36]。

2011 年美国心脏协会、美国儿科学会和心血管造影和介入学会推荐经导管肺动脉瓣植入术应用于中到重度肺动脉瓣反流或狭窄患者（Ⅱa 类推荐，B 级别证据水平）[37]。

1. **肺动脉瓣介入治疗技术**

（1）Melody 瓣膜（图 3A，见文末彩图 84）：2000 年 Bonhoeffer 成功完成首例经导管肺动脉瓣植入术，以此为基础，经过器械改进优化，球囊扩张型瓣膜 Melody 瓣膜出现，其安全有效性得到 IDE 等研究证实[38]。此外，采用 Melody 瓣膜的经导管肺动脉瓣植入对于肺动脉瓣狭窄和（或）肺动脉瓣反流改善及右心室功能改善，亦见于 3 年研究结果[39]。Melody 瓣膜于 2010 年获美国 FDA 批准，迄今已应用于经导管植入逾 1 万例[40]。其球囊对球囊技术能够实现阶梯式控制调节，输送系统中的鞘上鞘筒，可发挥穿刺部位止血作用[41]，但该瓣膜应用受可选择型号局限，仅适用于右室内径 24mm 以下患者。

（2）Sapien 瓣膜（图 3B）：Sapien 瓣膜为旨在用于经导管治疗主动脉瓣狭窄患者的球囊扩张型介入瓣

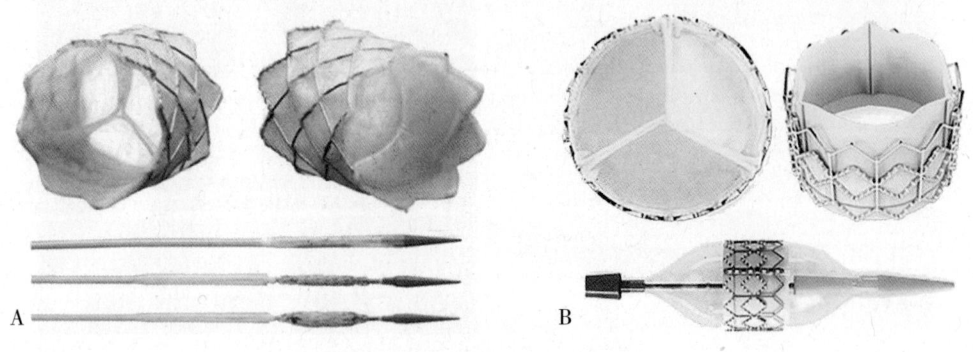

图 3 肺动脉瓣介入治疗器械

膜，于 2005 年首次应用于肺动脉瓣部位治疗，COMPASSION 等证实其安全有效性[42]，该瓣膜最新型号 S3 近端的封闭设计，可有效预防瓣周漏，此外该瓣膜适用于右室内径 20~29mm 患者，一定程度弥补 Melody 瓣膜不能应用于大直径右室内径患者的局限性，该瓣膜优越性亦体现在更小配套输送鞘管（14F 或 16F）及更为精确瓣架结构，术后瓣架断裂及心内膜炎发生率更低[43]。

（3）VenusP 瓣膜：我国自主研发的 VenusP 瓣膜为世界首个进入临床试验阶段的自膨胀类型经导管肺动脉瓣膜，该瓣膜为双喇叭口形态，无须右室预先放置固定支架，瓣膜规格选择范围为 20~32mm，能够适用于经跨环补片扩大的右心室流出道，小规模临床研究已证实其安全有效性[44]。

（4）其他瓣膜装置：自体流出道装置为两端内经大、中部内径小的沙漏形态，于 2010 年成功应用，其镍支架的自膨胀特性，理论上具备适应不同右室形态结构的优势[45]。自膨胀式瓣膜 Harmony 瓣膜亦可能成为右室形态特异性患者的另一选择，该瓣膜仍处于临床试验阶段[46]。自膨胀支架 Altera 装置可为 29mm Sapien S3 瓣膜提供稳定着位区，为右室内径达 38mm 患者提供经导管介入治疗可能。

2. 问题与展望　经导管肺动脉瓣植入术常见并发症有瓣膜支架结构破坏（主要是 Melody 瓣膜）、感染性心内膜炎、瓣周漏等。其中，支架结构破坏可分为 3 型：①Ⅰ型：未失去瓣膜支架完整性，最为常见；②Ⅱ型：失去瓣膜支架完整性；③Ⅲ型：瓣膜支架分离或分离片段形成栓塞[47]。采用预先置入固定支架技术，可降低支架破坏发发生率，延长免在干预时间。

经导管肺动脉植入术相关早期临床试验纳入患者多为外科干预术后，应用旨在降低并发症、改善再干预率。后续临床试验相继纳入原发右室功能障碍、复杂右室结构复杂、外科瓣膜衰败患者，探究结果将为扩大该技术适应证人群提供有力证据支持。伴随装置创新、技术革新、操作经验丰富，经导管肺动脉治疗适用范围必将进一步扩宽。

（王媛　宋光远）

参 考 文 献

1. Iung B, Vahanian A. Epidemiology of acquired valvular heart disease. Can J Cardiol, 2014, 30(9): 962-970.

2. Nishimura RA, Otto CM, Bonow RO, et al. 2017 AHA/ACC Focused Update of the 2014 AHA/ACC Guideline for the Management of Patients With Valvular Heart Disease: A Report of the American College of Cardiology/American Heart Association Task Force on Clinical Practice Guidelines. J Am Coll Cardiol, 2017, 70(2): 252-289.

3. Baumgartner H, Falk V, Bax JJ, et al. 2017 ESC/EACTS Guidelines for the management of valvular heart disease. Eur Heart J, 2017, 38(36): 2739-2791.

4. O'Gara PT, Grayburn PA, Badhwar V, et al. 2017 ACC Expert Consensus Decision Pathway on the Management of Mitral Regurgitation: A Report of the American College of Cardiology Task Force on Expert Consensus Decision Pathways. J Am Coll Cardiol, 2017, 70(19): 2421-2449.

5. Feldman T, Wassennan HS, Hemnann HC, et al. Percutaneous mitral valve repair using the edge-to-edge technique: six-month results of the EVEREST Phase I Clinical Trial. J Am Coll Cardiol, 2005, 46(11): 2134-2140.

6. Feldman T, Foster E, Glower DD, et al. Percutaneous repair or surgery for mitral regurgitation. N Engl J Med, 2011, 364(15): 1395-1406.

7. Feldman T, Kar S, Elmariah S, et al. Randomized Comparison of Percutaneous Repair and Surgery for Mitral Regurgitation: 5-Year Results of EVEREST Ⅱ. J Am Coll Cardiol, 2015, 66(25): 2844-2854.

8. Sorajja P, Vemulapalli S, Feldman T, et al. Outcomes with transcatheter mitral valve repair in the United States: an STS/ACC TVT registry report. J Am Coll Cardiol, 2017, 70(19): 2315-2327.

9. Maisano F, Franzen O, Baldus S, et al. Percutaneous mitral valve interventions in the real world: early and 1-year results from the ACCESS-EU, a prospective, multicenter, nonrandomized post-approval study of the MitraClip therapy in Europe. J Am Coll Cardiol, 2013, 62(12): 1052-1061.

10. Glower DD, Kar S, Trento A, et al. Percutaneous mitral valve repair for mitral regurgitation in high-risk patients: results of the EVEREST Ⅱ study. J Am Coll Cardiol, 2014, 64(2): 172-181.

11. Wiebe J, Franke J, Lubos E, et al. Percutaneous mitral valve repair with the MitraClip system according to the predicted risk by the logistic EuroSCORE: preliminary results from the German Transcatheter Mitral Valve Interventions (TRAMI) Registry. Catheter Cardiovasc Interv, 2014, 84(4): 591-598.

12. Nickenig G, Estevez-Loureiro R, Franzen O, et al. Percutaneous mitral valve edge-to-edge repair: in-hospital results and 1-year follow-up of 628 patients of the 2011-2012 Pilot European Sentinel Registry. J Am Coll Cardiol, 2014, 64(9): 875-884.

13. Attizzani GF, Ohno Y, Capodanno D, et al. Extended use of percutaneous edge-to-edge mitral valve repair beyond EVEREST (Endovascular Valve

Edge-to-Edge Repair) criteria: 30-day and 12-month clinical and echocardiographic outcomes from the GRASP (Getting Reduction of Mitral Insufficiency by Percutaneous Clip Implantation) registry. JACC Cardiovasc Interv, 2015, 8 (1 Pt A): 74-82.

14. Praz F, Spargias K, Chrissoheris M, et al. Compassionate use of the PASCAL transcatheter mitral valve repair system for patients with severe mitral regurgitation: a multicentre, prospective, observational, first-in-man study. Lancet, 2017, 390 (10096): 773-780.
15. Colli A, Manzan E, Aidietis A, et al. An early European experience with transapical off-pump mitral valve repair with NeoChord implantation. Eur J Cardiothorac Surg, 2018, 54 (3): 460-466.
16. Wang S, Meng X, Luo Z, et al. Transapical Beating-Heart Mitral Valve Repair Using a Novel Neochord Implantation System. Ann Thorac Surg, 2018. pii: S0003-4975 (18)30827-0.
17. Nickenig G, Schueler R, Dager A, et al. Treatment of Chronic Functional Mitral Valve Regurgitation With a Percutaneous Annuloplasty System. J Am Coll Cardiol, 2016, 67 (25): 2927-2936.
18. Arsalan M, Agricola E, Alfieri O, et al. Effect of transcatheter mitral annuloplasty with the cardioband device on 3-dimensional geometry of the mitral annulus. Am J Cardiol, 2016, 118 (5): 744-749.
19. von Bardeleben RS, Colli A, Schulz E, et al. First in human transcatheter COMBO mitral valve repair with direct ring annuloplasty and neochord leaflet implantation to treat degenerative mitral regurgitation: feasibility of the simultaneous toolbox concept guided by 3D echo and computed tomography fusion imaging. Eur Heart J, 2018, 39 (15): 1314-1315.
20. Gregg WS. Transcatheter Mitral Repair and Replacement: State-of-the Art. [2016-10].
21. Bapat V, Rajagopal V, Meduri C, et al. Early Experience With New Transcatheter Mitral Valve Replacement. J Am Coll Cardiol, 2018, 71 (1): 12-21.
22. Muller DWM, Farivar RS, Jansz P, et al. Transcatheter Mitral Valve Replacement for Patients With Symptomatic Mitral Regurgitation: A Global Feasibility Trial. J Am Coll Cardiol, 2017, 69 (4): 381-391.
23. Schofer J, Bijuklic K, Tiburtius C, et al. First-in-human transcatheter tricuspid valve repair in a patient with severely regurgitant tricuspid valve. J Am Coll Cardiol, 2015, 65 (12): 1190-1195.
24. Latib A, Agricola E, Pozzoli A, et al. First-in-man Implantation of a tricuspid annular remodeling device for functional tricuspid regurgitation. JACC Cardiovasc Interv, 2015, 8 (13): e211-e214.
25. Lauten A, Figulla HR, Willich C, et al. Percutaneous caval stent valve implantation: investigation of an interventional approach for treatment of tricuspid regurgitation. Eur Heart J, 2010, 31 (10): 1274-1281.
26. Lauten A, Laube A, Schubert H, et al. Transcatheter treatment of tricuspid regurgitation by caval valve implantation--experimental evaluation of decellularized tissue valves in central venous position. Catheter Cardiovasc Interv, 2015, 85 (1): 150-160.
27. Lauten A, Doenst T, Hamadanchi A, et al. Percutaneous bicaval valve implantation for transcatheter treatment of tricuspid regurgitation: clinical observations and 12-month follow-up. Circ Cardiovasc Interv, 2014, 7 (2): 268-272.
28. Campelo-Parada F, Perlman G, Philippon F, et al. First-in-man experience of a novel transcatheter repair system for treating severe tricuspid regurgitation. J Am Coll Cardiol, 2015, 66 (22): 2475-2483.
29. Hammerstingl C, Schueler R, Malasa M, et al. Transcatheter treatment of severe tricuspid regurgitation with the MitraClip system. Eur Heart J, 2016, 37 (10): 849-853.
30. Braun D, Nabauer M, Massberg S, et al. Transcatheter repair of primary tricuspid valve regurgitation using the MitraClip system. JACC Cardiovasc Interv, 2016, 9 (15): e153-e154.
31. Rogers T, Ratnayaka K, Sonmez M, et al. Transatrial intrapericardial tricuspid annuloplasty. JACC Cardiovasc Interv, 2015, 8 (3): 483-491.
32. Bonhoeffer P, Boudjemline Y, Saliba Z, et al. Percutaneous replacement of pulmonary valve in a right-ventricle to pulmonary-artery prosthetic conduit with valve dysfunction. Lancet, 2000, 356 (9239): 1403-1405.
33. Baumgartner H, Bonhoeffer P, De Groot NMS, et al. ESC Guidelines for the management of grown-up congenital heart disease (new version 2010). Eur Heart J, 2010, 31 (23): 2915-2957.
34. Oosterhof T, van Straten A, Vliegen HW, et al. Preoperative thresholds for pulmonary valve replacement in patients with corrected tetralogy of Fallot using cardiovascular magnetic resonance. Circulation, 2007, 116 (5): 545-551.
35. Borik S, Crean A, Horlick E, et al. Percutaneous pulmonary valve implantation: 5 years of follow-up: does age influence outcomes? Circ Cardiovasc Interv, 2015, 8 (2): e001745.
36. Feltes TF, Bacha E, Beekman RH, et al. Indications for cardiac catheterization and intervention in pediatric cardiac disease: a scientific statement from the American Heart Association. Circulation, 2011, 123 (22): 2607-2652.
37. McElhinney DB, Cheatham JP, Jones TK, et al. Stent fracture, valve dysfunction, and right ventricular outflow tract reintervention after transcatheter pulmonary valve implantation: patient-related and procedural risk factors in the US Melody Valve Trial. Circ Cardiovasc Interv, 2011, 4 (6): 602-614.
38. Lurz P, Nordmeyer J, Giardini A, et al. Early versus late functional outcome after successful percutaneous pulmonary valve implantation. J Am Coll Cardiol, 2011, 57 (6): 724-731.
39. Biernacka EK, Rużyłło W, Demkow M. Percutaneous pulmonary valve implantation - state of the art and Polish experience. Postepy Kardiol

Interwencyjnej, 2017, 13(1): 3-9.

40. Hascoet S, Acar P, Boudjemline Y. Transcatheter pulmonary valvulation: current indications and available devices. Arch Cardiovasc Dis, 2014, 107(11): 625-634.

41. Kenny D, Hijazi ZM, Kar S, et al. Percutaneous implantation of the Edwards SAPIEN transcatheter heart valve for conduit failure in the pulmonary position. J Am Coll Cardiol, 2011, 58(21): 2248-2256.

42. Suradi HS, Hijazi ZM. Percutaneous pulmonary valve implantation. Glob Cardiol Sci Pract, 2015, 2015(2): 23.

43. Cao QL, Kenny D, Zhou D, et al. Early clinical experience with a novel self-expanding percutaneous stent-valve in the native right ventricular outflow tract. Catheter Cardiovasc Interv, 2014, 84(7): 1131-1137.

44. Cao Q-L, Kenny D, Zhou D, et al. Early clinical experience with a novel self-expanding percutaneous stent-valve in the native right ventricular outflow tract. Catheter Cardiovasc Interv, 2014, 84(7): 1131-1137.

45. Bergersen L, Benson LN, Gillespie MJ, et al. Harmony Feasibility Trial: Acute and Short-Term Outcomes With a Self-Expanding Transcatheter Pulmonary Valve. JACC Cardiovasc Interv, 2017, 10(17): 1763-1773.

46. Nordmeyer J, Khambadkone S, Coats L, et al. Risk stratification, systematic classification, and anticipatory management strategies for stent fracture after percutaneous pulmonary valve implantation. Circulation, 2007, 115(11): 1392-1397.

47. Cardoso R, Ansari M, Garcia D, et al. Prestenting for prevention of melody valve stent fractures: a systematdevice with high procedure success ratesic review and meta-analysis. Catheter Cardiovasc Interv, 2016, 87(3): 534-539.

二尖瓣狭窄的治疗策略

二尖瓣狭窄（mitral stenosis，MS）的病因包括风湿性心脏病、老年瓣膜退行性变、先天性瓣膜病，以及其他罕见病因如系统性红斑狼疮心内膜炎、肿瘤、血栓等[1]。随着经济水平和医疗技术不断提高，风湿性心脏病的发病率已急剧下降，而退行性瓣膜病患病率不断增加。目前风湿性二尖瓣狭窄和退行性二尖瓣狭窄患者相对较多，对于两种不同病因所致 MS 的治疗策略差异大。风湿性二尖瓣狭窄首选治疗方式是经皮二尖瓣球囊狭窄成形术（percutaneous balloon mitral valvuloplasty，PBMV），术后患者的即刻疗效和远期疗效显著。退行性二尖瓣狭窄治疗方法复杂，随着外科二尖瓣置换术（surgical mitral valve replacement，SMVR）和经导管二尖瓣置换术（transcatheter mitral valve replacement，TMVRT）的不断进步和发展，治疗方式和疗效较前有所进步，但需要进行大量临床研究和观察，寻找合适手术器械和方式，进一步提高手术的安全性和效益，改善患者症状、提高生存质量。

一、超声心动图

超声心动图可以准确有效地测量二尖瓣口面积，对 MS 严重程度进行评估，为临床选择恰当的治疗方案提供重要依据。MS 的定量评价主要包括以下 3 个方面：①平均舒张期跨瓣压；②瓣膜口面积；③继发性改变：左右心房、右心室的大小和肺动脉压力。超声心动图能清晰地显示患者的二尖瓣瓣叶、腱索、乳头肌等附属结构的形态和其功能改变，如二尖瓣瓣叶增厚、回声增强，纤维化、钙化，交界粘连，活动受限，瓣口面积大小及形状等；还可以观察到 MS 是否引起继发性的改变，如左房增大、左房血流淤滞及血栓形成、肺静脉扩张、肺动脉高压等。当症状与瓣膜狭窄程度不符合时，超声负荷试验有助于揭示症状与狭窄程度的关系。对于无心衰症状但瓣膜重度狭窄，负荷试验可以有助于确定患者的运动耐量；心衰较重但二尖瓣中度狭窄的患者，负荷试验可以明确症状是否由瓣膜狭窄的血流动力学变化所致。

二、MS 干预流程

二尖瓣狭窄患者的治疗方法和时机主要由症状、体征、瓣膜解剖特征和瓣膜功能决定。当二尖瓣瓣口面积 <1.5cm^2 或出现由瓣膜狭窄所致的症状时，应考虑积极手术干预。对于有症状的且非重度 MS 可以进行负荷试验[2,3]，当患者出现肺动脉压力 > 60mmHg、跨瓣压 >15mmHg 或肺动脉楔压 >25mmHg 时，应考虑手术干预。上述指标未见升高，患者手术获益可能较少。ESC 对 MS 治疗流程可见图 1[4]。

三、风湿性二尖瓣狭窄

风湿性二尖瓣狭窄是导致 MS 最常见的原因，也是发展中国家 MS 的主要原因。风湿性二尖瓣狭窄的患病率与急性风湿热的发病率密切相关。风湿热可以导致二尖瓣器不同部位（包括瓣膜交界处、瓣叶游离缘、腱索）的粘连融合，致使二尖瓣狭窄、瓣口截面积减少、开放受限。PMBV 是风湿性二尖瓣狭窄的首选治疗方案，解剖不适合或既往 PMBV 失败的患者，才考虑二尖瓣外科手术。

四、PBMV

融合、硬化的瓣下结构是造成风湿性二尖瓣狭窄心功能障碍的主要原因，PBMV 将瓣膜融合处撕裂使得瓣口面积增大，术后患者症状可以明显缓解。2016 年国内学者结合国内外研究和当前国情制定了《中国经皮球囊二尖瓣成形术指南》（表 1）[5]。

2017 年 ESC 心脏瓣膜病管理指南的 PBMV 适应证如下：①Ⅰ类适应证：无不利特征的有症状的患者；有症状的患者但存在外科手术禁忌证或者高风险（证据等级 B）。②Ⅱa 类适应证：有症状的患者解剖特点

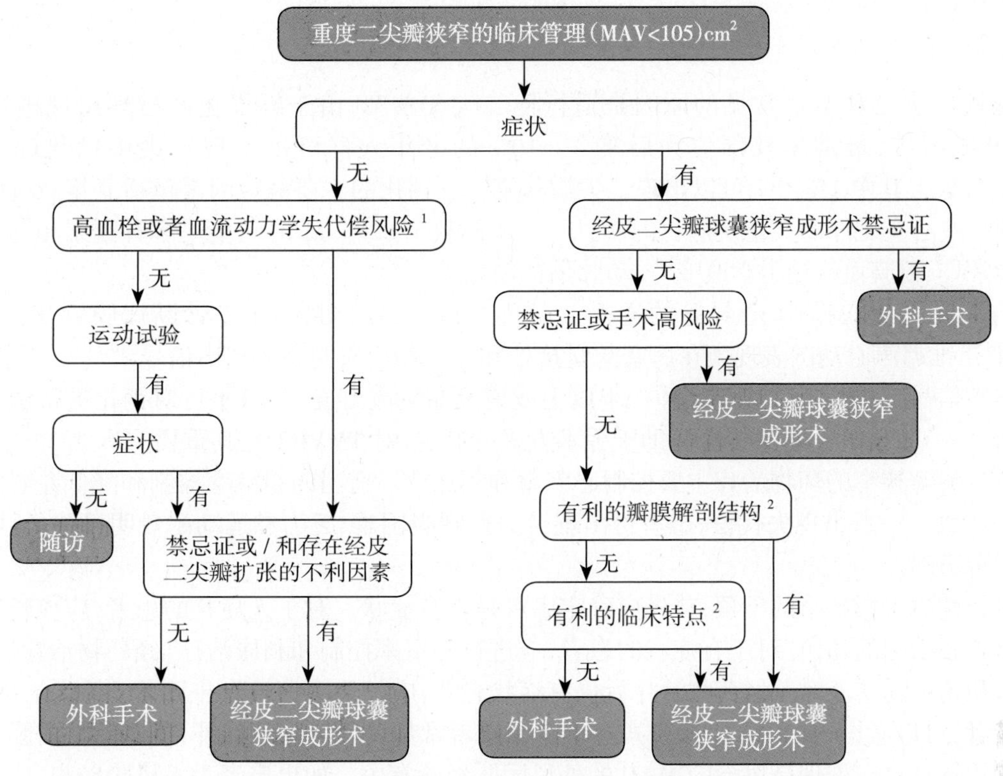

图1　2017年ESC对MS的处理建议

[1] 高血栓风险:体循环栓塞病史;左心房自发显影;新发房颤;血流动力学失代偿高风险(静息收缩期肺动脉压 >50mmHg);近期需要进行非心脏大手术;计划怀孕。[2] 不利的解剖特点:超声评分 >8;Cormier 评分 3 分;非常小的瓣口面积;严重的三尖瓣反流。不利的临床特点:高龄;瓣膜手术病史;NYHA 心功能Ⅳ级;持续性房颤;重度肺动脉高压

表1　MS的PBMV适应证

	推荐等级	证据水平
有症状的中、重度二尖瓣狭窄患者(严重狭窄,MVA≤1.5cm²,D期)瓣膜形态良好且无禁忌,推荐PBMV	Ⅰ	A
无症状的重度二尖瓣狭窄患者(极其严重狭窄,MVA≤1.0cm²,C期)瓣膜形态良好且无禁忌,PBMV被认为是合理	Ⅱa	C
无症状的中、重度二尖瓣狭窄患者(严重狭窄,MVA≤1.5cm²,C期)瓣膜形态良好伴有新发心房颤动且无禁忌,可考虑PBMV	Ⅱb	C
有症状的轻度二尖瓣狭窄患者(MVA>1.5cm²),如果运动时有显著二尖瓣狭窄的血流动力学证据,可考虑PBMV	Ⅱb	C
中、重度二尖瓣狭窄(MVA≤1.5cm²,D期),心力衰竭症状严重(NYHA分组Ⅲ/Ⅳ),瓣膜解剖结构尚可,无外科手术 计划或者外科手术高风险者,可考虑PBMV	Ⅱb	C
二尖瓣球囊扩张术后或外科闭式分离手术后再狭窄,瓣膜形态良好且无禁忌证	Ⅱb	C
合并二尖瓣轻、中度反流或者主动脉瓣轻、中度狭窄或反流,左心室舒张末期内径没有明显增大(一般不超过55mm)	Ⅱb	C

注:MVA:二尖瓣瓣口面积

欠佳,无临床不良特征,应考虑PMBV作为起始治疗;无症状患者且不存在PMBV的不利临床和解剖特征,并且合并血栓事件风险较高(体循环血栓事件、左心房自发显影、新发或阵发性房颤)和(或)血流动力学失代偿风险较高(静息时肺动脉收缩压 >50mmHg,需进行非心脏手术或准备怀孕)(证据等级C)。

五、非风湿性二尖瓣狭窄

非风湿性二尖瓣狭窄最常见的原因是退行性二尖瓣狭窄，由于纤维化的瓣环出现进行性退化伴钙化不断形成所致，最常累及部位为后瓣[6]。10% 的老年人群可以出现二尖瓣钙化(mitral annulus calcification，MAC)，其中 1%~2% 可以出现二尖瓣狭窄[7]。钙化的主要危险因素包括老年、女性、慢性肾病以及合并导致左心室肥厚的其他疾病(如高血压、主动脉狭窄)[7]。MAC 可能是多种因素相互作用的结果如钙代谢异常[8]、瓣膜血流动力学改变[9]、动脉粥样硬化[10]。

严重的瓣膜钙化在胸片、心导管的透视上可见。超声心动图和 CT 是诊断瓣膜钙化的主要工具。MAC 在经胸二维超声心动图表现为在房室沟交接处和二尖瓣后瓣明亮的超声信号[10,11]。严重的 MAC 可以定义为超声信号范围超过二尖瓣瓣环一半以上或累及左室流出道[10]。CT 可对钙化进行定量和瓣膜空间结构评估[12]。CT 的钙化定量信息有助于手术方式的制定，对 TMVRT 尤其重要。

退行性二尖瓣狭窄的药物治疗主要控制心室率和利尿[4]。适当的心室率控制和降低左心室充盈压可以缓解患者症状。一旦出现失代偿，患者可出现劳力性呼吸困难、乏力和运动耐量明显降低，同时可出现肺动脉高压和房颤。

对于退行性二尖瓣狭窄的干预，首先应确定患者是否有症状。对于无症状的患者，应该长期规律的进行临床和超声心动图的随访。对于有症状的患者，应进行心室率控制和利尿治疗。经药物治疗后症状消失，可进入临床和超声随访。对于经药物治疗后仍有症状患者，应评估手术风险并且考虑手术治疗。对于低 - 中度风险患者，可以考虑 SMVR。干预方式除了考虑患者常规外科风险评估外，还应评估瓣膜钙化严重程度。干预方式选择也与处理高风险的 MAC 的外科团队经验有关。如果患者手术风险较高，应该考虑姑息治疗或进入临床研究[13,14](图 2)。

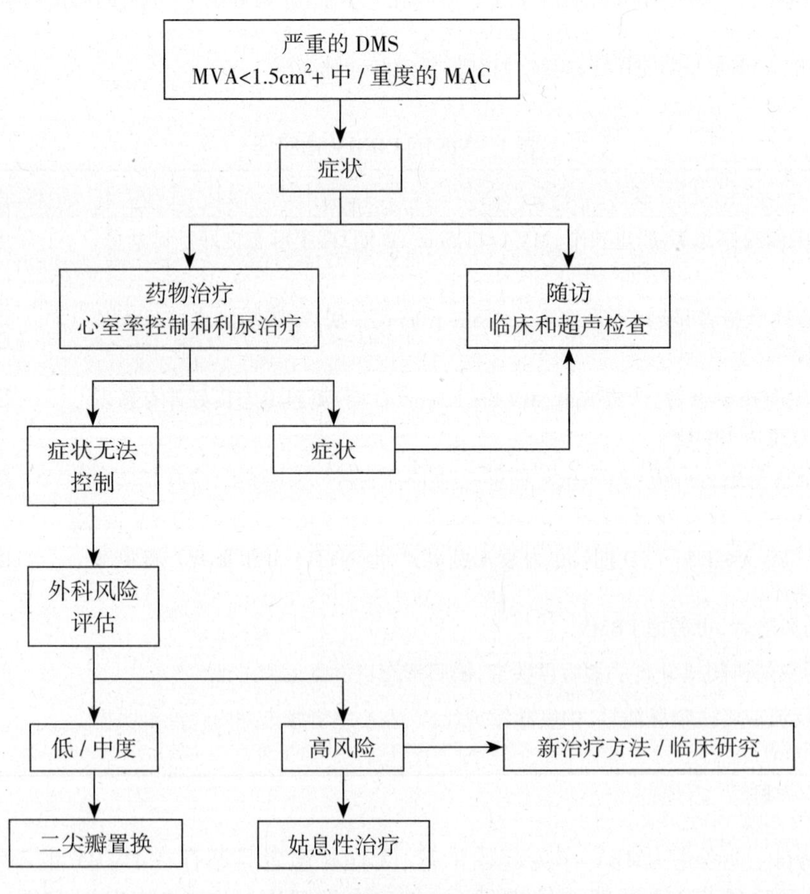

图 2 严重 DMS 处理建议

DMS：退行性二尖瓣狭窄

六、SMVR

退行性二尖瓣狭窄的瓣膜钙化较重，手术治疗难度较大。二尖瓣退行性变的钙化主要位于瓣叶的基底部且无瓣叶间融合，PMVB 和外科分离术对该类患者的狭窄解除往往无效。目前尚无特异性药物能阻止瓣环和瓣叶的钙化，延缓瓣膜置换时间。外科二尖瓣置换术是治疗症状性退行性二尖瓣狭窄的主要方法，但是该类患者往往年龄较大且存在多种并发症，手术风险较大。

退行性二尖瓣狭窄患者的瓣环钙化行 SMVR 难度较高。是否合并瓣叶延长，又不同程度增加了瓣膜修复 / 置换的难度。后瓣钙化不能进行瓣环缩减、调整和重建，是影响手术方式和疗效的主要因素。外科瓣膜置换关键因素是依靠完整纤维化瓣环为人工瓣膜提供稳妥的附着点，有时需进行瓣膜清理，但瓣膜的钙化清理容易导致心房、心室间机械分离和冠状动脉损伤。Spencer 等分析 14 例行二尖瓣置换术后出现心脏破裂的病例，发现 4 例存在后瓣钙化、3 例进行瓣环钙化清理[15]。部分的钙化清理也容易导致侧壁心室的心肌损伤和心脏破裂。MacVaugh 等分析了 10 例行二尖瓣置换术后瓣钙化的二尖瓣退行性变患者，5 例出现恶性室壁出血[16]。值得注意的是，瓣周漏是 SMVR 的常见并发症，发生率可高达 >10%[17]。

退行性二尖瓣狭窄的外科干预方式可以分为二尖瓣置换术和二尖瓣置换术合并瓣环重建[18]。已知报道的外科预后可见表 2。二尖瓣置换术的获益较大的往往是二尖瓣退行性变合并因瓣膜延长所致的二尖瓣反流。

表 2　近年报道的 SMVR 研究结果

研究人员	例数	手术方法	时间	预后
Vohra[19]	10	SMVR（后瓣钙化清理后）	35.4 个月	2 例出现左心功能不全，1 例因出血再次手术
Nomura[20]	1	SMVR（后瓣重建）	19 天	无并发症
Kato[21]	4	SMVR（瓣上瓣膜植入）	1~33 个月	1 例 1 个月内死亡，其余出现瓣周反流
Hussain[22]	9	SMVR（清理部分钙化）	8 个月	跨瓣压（5.0 ± 3.0）mmHg
Takahashi[23]	2	SMVR	10~13 个月	无并发症

七、TMVRT

退行性二尖瓣狭窄的 TMVRT 报道较少（表 3）。2014 年，Himbert 等报道 4 例严重 MAC 的患者，利用顺行性经静脉房间隔途径，植入可球囊扩张 SAPIENXT 瓣膜，2 例在术后出现瓣膜脱位[24]。Lim 等报道 2 例可自行扩张和重新定位的 Lotus 瓣膜[25]。一项针对退行性二尖瓣狭窄的 TMVRT 最大注册研究报道[26]，43.8%、15.6% 和 40.6% 病例手术入路分别是经心尖、经心房以及经股静脉或经房间隔，72% 的患者成功植入瓣膜，术后跨瓣压由 11mmHg 下降至 4mmHg，1 个月内全因死亡率为 29.7%。提示术后不良事件发生率较高。随后 104 例的 MAC 的全球注册研究，根据手术的日期先后分为 3 组，第一组手术成功率 62.5%，第二组明显提高至 84.4%，第三组为 80%。1 个月内死亡率 3 组分别为 37.5%、21.9% 和 15%。因此，随着手术经验的积累，疗效会不断提高。近期，ElSabbagh 等发现 3D 打印技术对于 MAC 的 TMVRT 具有一定的帮助[27]。总之，TMVRT 在退行性二尖瓣狭窄的治疗尚处于起步阶段，需要更多的研究去验证 TMVRT 的疗效和发现并发症的机制，减少并发症发生。

表 3　退行性二尖瓣狭窄行 TMVRT 的注册研究、病例报道结果

研究人员	例数	瓣膜类型	途径	预后
Hasan 等	1	Edwards-SAPIEN	经心尖	无并发症
Himbert 等	4	SAPIEN XT	经股静脉 - 房间隔	心功能 Ⅰ/Ⅱ级，1 例出现残余二尖瓣反流
Lim 等	2	Lotus	经心尖	无中度以上反流和围术期并发症

续表

研究人员	例数	瓣膜类型	途径	预后
Ribeiro 等	1	Sapien XT	经心尖	中度瓣周漏
Mellert 等	1	Direct Flow aortic valve	经心尖	中度瓣周漏，无残余狭窄
Guerrero 等	64	Edwards-SAPIEN	多种途径	1 个月死亡率 29.7%
Guerrero	104	Edwards-SAPIEN	经心尖	1 个月内死亡率 3 组分别为 37.5%、21.9% 和 15%
Sinning 等	1	Edwards-SAPIEN XT	经心尖	心功能Ⅳ降至Ⅱ级
MITRAL trial（NCT02370511）	90	Edwards SAPIEN XTTM 和 SAPIEN3	经心尖	-

（万珂　曾智）

参考文献

1. Essop MR, Nkomo VT. Rheumatic and nonrheumatic valvular heart disease: epidemiology, management, and prevention in Africa. Circulation, 2005, 112(23): 3584-3591.
2. Bonow RO, Carabello BA, Chatterjee K, et al. ACC/AHA 2006 guidelines for the management of patients with valvular heart disease: a report of the American College of Cardiology/American Heart Association Task Force on Practice Guidelines (writing Committee to Revise the 1998 guidelines for the management of patients with valvular heart disease) developed in collaboration with the Society of Cardiovascular Anesthesiologists endorsed by the Society for Cardiovascular Angiography and Interventions and the Society of Thoracic Surgeons. J Am Coll Cardiol, 2006, 48(3): e1-e148.
3. Vahanian A, Baumgartner H, Bax J, et al. Guidelines on the management of valvular heart disease: The Task Force on the Management of Valvular Heart Disease of the European Society of Cardiology. Eur Heart J, 2007, 28(2): 230-268.
4. Baumgartner H, Falk V, Bax JJ, et al. 2017 ESC/EACTS Guidelines for the management of valvular heart disease. Eur Heart J, 2017, 38(36): 2739-2791.
5. 中华医学会心血管病分会结构性心脏病学组 . 中国经皮球囊二尖瓣成形术指南 2016. 中华医学杂志，2016，96(36): 2854-2863.
6. Korn D, Desanctis RW, Sell S. Massive calcification of the mitral annulus. A clinicopathological study of fourteen cases. N Engl J Med, 1962, 267: 900-909.
7. Akram MR, Chan T, McAuliffe S, et al. Non-rheumatic annular mitral stenosis: prevalence and characteristics. Eur J Eechocardiogr, 2009, 10(1): 103-105.
8. Silbiger JJ. Anatomy, mechanics, and pathophysiology of the mitral annulus. Am Heart J, 2012, 164(2): 163-176.
9. Nestico PF, Depace NL, Morganroth J, et al. Mitral annular calcification: clinical, pathophysiology, and echocardiographic review. Am Heart J, 1984, 107(5 Pt 1): 989-996.
10. Barasch E, Gottdiener JS, Larsen EK, et al. Clinical significance of calcification of the fibrous skeleton of the heart and aortosclerosis in community dwelling elderly. The Cardiovascular Health Study (CHS). Am Heart J, 2006, 151(1): 39-47.
11. Fox CS, Vasan RS, Parise H, et al. Mitral annular calcification predicts cardiovascular morbidity and mortality: the Framingham Heart Study. Circulation, 2003, 107(11): 1492-1496.
12. Hamirani YS, Nasir K, Blumenthal RS, et al. Relation of mitral annular calcium and coronary calcium (from the Multi-Ethnic Study of Atherosclerosis [MESA]). Am J Cardiol, 2011, 107(9): 1291-1294.
13. Banovic M, DaCosta M. Degenerative Mitral Stenosis: From Pathophysiology to Challenging Interventional Treatment. Curr Probl Cardiol, 2018. pii: S0146-2806(18)30048-3.
14. Sud K, Agarwal S, Parashar A, et al. Degenerative Mitral Stenosis: Unmet Need for Percutaneous Interventions. Circulation, 2016, 133(16): 1594-1604.
15. Spencer FC, Galloway AC, Colvin SB. A clinical evaluation of the hypothesis that rupture of the left ventricle following mitral valve replacement can be prevented by preservation of the chordae of the mural leaflet. Ann Surg, 1985, 202(6): 673-680.
16. MacVaugh H 3rd, Joyner CR, Johnson J. Unusual complications during mitral valve replacement in the presence of calcification of the annulus. Ann Thorac Surg, 1971, 11(4): 336-342.
17. Genoni M, Franzen D, Vogt P, et al. Paravalvular leakage after mitral valve replacement: improved long-term survival with aggressive surgery? Eur J Cardiothorac Surg, 2000, 17(1): 14-19.
18. Okada Y. Surgical management of mitral annular calcification. Gen Thorac Cardiovasc Surg, 2013, 61(11): 619-625.
19. Vohra HA, Whistance RN, Bezuska L, et al. Surgery for non-rheumatic calcific mitral stenosis. J Heart Valve Dis, 2011, 20(6): 624-626.
20. Nomura A, Fukuda I, Daitoku K, et al. Enucleation of calcium core and in-situ valve replacement for massive posterior mitral annular calcification.

Interact Cardiovasc Thorac Surg, 2011, 12(4): 652-654.

21. Kato Y, Hattori K, Bito Y, et al. Simple supra-annular prosthesis insertion for dialysis patients with extensive mitral annular calcification. J Heart Valve Dis, 2011, 20(2): 180-183.

22. Hussain ST, Idrees J, Brozzi NA, et al. Use of annulus washer after debridement: a new mitral valve replacement technique for patients with severe mitral annular calcification. J Thorac Cardiovasc Surg, 2013, 145(6): 1672-1674.

23. Takahashi Y, Sasaki Y, Hattori K, et al. Successful surgical treatment for total circumferential aortic and mitral annulus calcification: application of half-and-half technique. Gen Thorac Cardiovasc Surg, 2016, 64(7): 418-421.

24. Himbert D, Bouleti C, Iung B, et al. Transcatheter valve replacement in patients with severe mitral valve disease and annular calcification. J Am Coll Cardiol, 2014, 64(23): 2557-2558.

25. Lim ZY, Boix R, Prendergast B, et al. First reported case of transcatheter mitral valve implantation in mitral annular calcification with a fully repositionable and self-expanding valve. Circ Cardiovasc Interv, 2015, 8(11): e003031.

26. Guerrero M, Dvir D, Himbert D, et al. Transcatheter Mitral Valve Replacement in Native Mitral Valve Disease With Severe Mitral Annular Calcification: Results From the First Multicenter Global Registry. JACC Cardiovasc Interv, 2016, 9(13): 1361-1371.

27. El Sabbagh A, Eleid MF, Matsumoto JM, et al. Three-dimensional prototyping for procedural simulation of transcatheter mitral valve replacement in patients with mitral annular calcification. Catheter Cardiovasc Interv, 2018.

三尖瓣反流的解剖学基础与介入治疗策略

三尖瓣反流(tricuspid regurgitation,TR)分为原发性反流和功能性反流。原发性三尖瓣反流仅占重度TR的8%~10%[1],其成因为瓣膜的器质性病变,通常与三尖瓣下移畸形或房室隔缺损相关;而80%~85%的TR是功能性的,多继发于各类左向右分流性先天性心脏病、肺动脉高压及左心疾病(二尖瓣狭窄或关闭不全等)[2],患者的三尖瓣瓣膜本身并无病变,常由右心室扩大,引起三尖瓣环非对称性扩大所致。TR介入治疗技术相关研究是结构性心脏病介入治疗领域的前沿与热点,现有研究表明三尖瓣复合体解剖学的复杂性是影响TR经导管介入治疗技术可行性的主要因素。基于三尖瓣解剖学特殊性及TR病理特点所研发的介入器材及治疗新技术不断涌现。为加深理解这些新技术,本文就TR的解剖学基础与介入治疗策略进行简述。

一、三尖瓣复合体的解剖学特征

三尖瓣是最大的心脏瓣膜,瓣口解剖面积4~6cm^2,直径27~29mm,心室舒张末期三尖瓣口面积可达7~9cm^2,三尖瓣环的周长和面积均比二尖瓣环大约20%。三尖瓣复合体(tricuspid valve complex)由乳头肌、腱索、纤维瓣环和三个瓣叶组成。瓣叶按位置排列分别称为前瓣叶、后瓣叶和隔瓣叶,大约有25条腱索将三个瓣叶锚定在乳头肌上[3]。

1. 三尖瓣的特点

(1) 瓣叶大小不等:前瓣和后瓣从右室游离壁发出,前瓣最大,后瓣可有多个扇叶。隔瓣最小,从室间隔膜部上方的三尖瓣环发出。

(2) 瓣叶数可有变异:有研究者质疑法三叶瓣模式的合理性,While Victor和Nayak学者提出了二叶瓣模式,而Skwarek等学者提出了四叶瓣模式[4]。Athavale等[4]研究了36例防腐尸体心脏的三尖瓣,其中有6例是单瓣叶,26例是二叶瓣,4例是三叶瓣。三尖瓣前瓣最大且分为多个扇叶,常延分出部分后瓣;隔瓣以相对稳定形式存在,且亦可延分出部分后瓣;后瓣罕见以独立方式存在。宽大且非锯齿状的基底区连贯所有瓣叶,Athavale等提出由于瓣膜共同基底部过于宽大,限制了三尖瓣充分打开。另外由于三尖瓣的各瓣叶的不一致性和瓣叶对合欠缺,容易导致三尖瓣关闭不完全。有心脏超声心动图临床研究发现正常人群中轻度TR者高达80%~90%,也支持了其观点。

2. 三尖瓣的瓣下结构复杂,相对于二尖瓣的瓣下结构,三尖瓣乳头肌及腱索特点[5] 有乳头肌相对小,常有多条独立的乳头肌且相距较宽,每条乳头肌的腱索单联一个瓣叶,还可有附加腱索联接于右室游离壁或调节束。这样的解剖结构随着三尖瓣环及右心腔的扩大,会引起不同瓣叶相对独立的乳头肌及腱索之间的空隙增大,影响瓣叶之间的对合从而出现关闭不全。而二尖瓣的每个乳头肌连接两个瓣膜,即使二尖瓣环及左心腔扩大,对两个瓣膜对合的影响也不那么显著。

3. 三尖瓣环是一个复杂的三维结构,有如下特征。

(1) 非对称的独特外形:通常正常人三尖瓣环是一个非平面、椭圆形的结构,其后瓣与隔瓣交界处是三尖瓣环的最低点,前瓣与隔瓣交界处为最高点。

(2) 非均匀的瓣环周长动态变化:成人正常三尖瓣环周长为30~35mm(21mm/m^2),三尖瓣环大小随着心脏收缩舒张动态改变,在一个心动周期中,三尖瓣环周长动态变化约19%,相应瓣环面积变化约30%[6]。Khurram等通过经食道三维心脏超声研究了26例患者的三尖瓣环动态变化,入选患者无三尖瓣环病变、左右室射血分数>55%、三尖瓣环周长<3.5cm。研究发现,舒张末期三尖瓣环周长及面积明显大于收缩末期,三尖瓣的前侧段变化最大,前间隔段变化最小,并且在心脏收缩舒张周期中三尖瓣环垂直移动平均距离达(11.3 ± 3.7) mm。三尖瓣环随心脏收缩舒张也相应缩短和延长,可能对弥补三尖瓣的各瓣叶的不一致

性和瓣叶对合欠缺性产生一定作用,避免关闭不全。

(3) 瓣环组织结构纤薄且富含胶原成分:Roncati 等[7]对 10 例无心血管病史的成人心脏尸检进行了三尖瓣环的组织学研究,发现环绕三尖瓣小叶可观察到明显的三尖瓣环组织结构,三尖瓣环由成熟的结缔组织组成,有三尖瓣叶插入相连,衔接右心室及房间隔的肌束膜;三尖瓣环厚度为 40μm,仅为二尖瓣环的 1/4(二尖瓣环厚度为 160.95μm,最厚处达 700μm);三尖瓣环组织血管网少,缺乏免疫细胞,但胶原成分丰富。

上述三尖瓣环的组织结构特性说明瓣环周长动态变化是有组织学基础的,但三尖瓣环对介入治疗的支撑性较弱,可用的空间不多。

4. 与三尖瓣毗邻的两个结构对三尖瓣环的介入操作至关重要[8],一是希氏束穿过三尖瓣环的间隔段,毗邻前瓣与隔瓣交界区,间隙仅 5mm;另一个是右冠状动脉绕房室沟行走,毗邻三尖瓣环的前后段,间距仅有数毫米。

二、功能性 TR 患者三尖瓣的病理解剖特点

三尖瓣在心室收缩时的闭合是一个复杂的动态过程,需要各瓣叶、乳头肌、腱索的协调配合。功能性 TR 最重要的病因是右心室变形、扩大及三尖瓣功能不全[1,9]。其病理生理过程大致可分为 3 个阶段:①由于右心室压力负荷或容量负荷的增加,右心室逐渐扩大引起三尖瓣环的扩大,此时 TR 的出现取决于瓣环扩大的程度;②随着右心室和瓣环的逐渐扩大,瓣叶间闭合功能减退,导致显著 TR 的出现;③右心室进行性扩大和离心变形,在乳头肌及腱索的牵拉作用下,瓣叶发生栓束。

其主要病理特点有:①三尖瓣环形态趋于圆形:研究表明,功能性 TR 患者的三尖瓣环更为平面化,与正常的椭圆形三尖瓣环相比,病变的三尖瓣环变得更圆。②三尖瓣环不均匀扩大:功能性 TR 患者的三尖瓣瓣膜本身并无明显病变,主要临床病理改变是三尖瓣环不均衡扩大。后瓣环扩大最为明显,可比正常瓣环扩大 80%,前瓣环可比正常扩大 40%。而隔瓣环扩大不甚明显,可仅比正常瓣环扩大 10%,主要是由于隔瓣环附着于右室间隔面,受间隔解剖结构的限制而扩大空间不多[10]。③后瓣与隔瓣交界处关闭不全更明显:基于上述三尖瓣环病理改变特点,功能性 TR 患者三尖瓣各瓣膜的三个交界处缝隙也有相应不同程度的增大。其中,前瓣与后瓣交界处、后瓣与隔瓣交界处缝隙增大明显。由于后瓣环扩张在三尖瓣环扩张中比例最大,且牵拉后瓣的腱索和乳头肌相对较弱,因此随着右室的增大,后瓣与隔瓣交界处通常最早出现反流,故后瓣与隔瓣交界处是功能性 TR 最主要的发生部位。④三尖瓣环及瓣叶一般无钙化性病理改变。

三、经导管介入治疗 TR 技术所面临的挑战

Rodés-Cabau 等[11]提出,研发经导管介入治疗 TR 技术面临着如下与临床解剖相关的挑战:①过大的三尖瓣环;②非平面、椭圆的三尖瓣环形状;③相对于二尖瓣环,三尖瓣环本身组织的脆软和瓣环框架的狭小;④继发性 TR 患者三尖瓣环的非钙化性;⑤三尖瓣环与上下腔静脉相关的扭曲成角;⑥右心室小梁、肌束和腱索;⑦右心室游离壁过薄;⑧三尖瓣环毗邻房室结和右希氏束;⑨三尖瓣环毗邻右冠状动脉,介入操作有引起冠状动脉损伤的风险;⑩操作引起冠状窦、腔静脉或者流出道梗阻的风险;⑪缓慢的右心室血流;⑫植入起搏器或植入型心律转复除颤器患者的电极导线。

在技术研发与新技术临床推广应用方面,同样存在着待解决的问题[8]:①经导管人工瓣膜材料的耐久性。②经导管介入治疗临床试验有效性终点的确定及患者病情改善指标的可量化性:这些指标不仅应能评估 TR 的严重程度,还应能量化症状缓解和再住院率等,对制定未来患者标准化治疗方案至关重要。同时,绝大多数 TR 的发病率和死亡率受到来自心脏及非心脏因素的多重干扰,且左心室功能下降、二尖瓣病变以及肺动脉高压等临床因素也影响残余 TR 对患者临床预后的判断。③三尖瓣、右室影像检查策略的标准化,包括经胸廓、经食道、心内超声心动图以及融合影像技术等。

四、TR 的新型经导管治疗技术

TR 的新型经导管治疗技术[8]见表 1。

表1 TR的新型经导管治疗技术

术式	材料或装置
异位腔静脉瓣膜植入术	球囊扩张瓣膜(SAPIEN3);自膨装置(TricValve)
经皮导管三尖瓣环成型术	Trialign;TriCinch;Cardioband;Millipede IRIS
瓣叶缘对缘修复	MitraClip;FORMA修复系统
房室瓣膜支架	GATE房室瓣支架

(一)异位腔静脉瓣植入术(heterotopic caval valve implantation,CAVI)

CAVI建议用于重度TR合并以下情形:①由重度TR引起的腔静脉反流和扩张;②周围性水肿、腹水和难治性肝充血;③因围术期高死亡率而有外科手术禁忌。虽然CAVI没有纠正基础病变,但能使患者症状得到缓解,并可预防肝脏和外周血管充血带来的不良影响。已报道的瓣膜植入方法有两种:一种方法是使用球囊扩张瓣膜,需要在瓣膜植入前于腔静脉-心房连接处找一个锚点置入自膨支架[12]。Edwards SAPIEN XT或SAPIEN3瓣膜这些经导管植入的瓣膜过去曾应用于治疗主动脉瓣狭窄,如今可置于自膨支架内用于CAVI。另一种方法是使用一种专门为CAVI设计的自膨装置,这种装置可适应更大的腔静脉内径,因此不需要于腔静脉内预植入支架[13]。

长期以来,这两种方法仅适用于有严重症状但又无法耐受外科手术的患者。因此,关于其治疗结局的临床数据有限。尽管有些病例证实了CAVI的可行性[12,13],但仍需要更长随访期的大型临床试验来获得其疗效、安全性和获益方面的数据。目前正在位于费城的天普大学进行的HOVER研究是一项单中心前瞻性注册研究,应该能为解决上述问题提供更多的证据。

虽然CAVI对TR来说是一种新颖的治疗方法,但该种手术方式在临床应用中存在许多问题。首先,该种治疗方法适用性范围很局限,仅适用于部分TR的患者。然而,在临床上这类患者是不常见的,以腔静脉已发生扩张并处于反流阶段的患者为例,因大部分患者由于其右心房可以充当储蓄池并且能防止血液反流而影响静脉系统,故其腔静脉直径通常是正常的。只有在慢性病例中,右心房试图容纳反流的血流,其才会变得不堪重负。其次,在不同患者之间,其腔静脉的扩张程度和管腔直径大小存在显著差异,需要对不同的患者量身定制不同的装置。最后,也需要考虑肝门静脉至右心房的生理解剖距离,这个因素也会影响到瓣膜在腔静脉的安置位置。

虽然CAVI解决了TR对外周静脉的影响,但引起反流的根本原因仍未解决。右心房压力依然较高,并且升高的右房压力将导致右室扩大,可能会引起其他不良事件(如心房颤动和右心室容量超负荷等),应在长随访期中尽可能记录这些不良事件的发生率。此外,上腔静脉植入瓣膜的治疗方式是否合理,也还需要更多的临床研究数据来支持。

(二)经皮导管三尖瓣环成形术(percutaneous tricuspid annuloplasty)

1. Trialign系统 Trialign设备为了缩小三尖瓣环,使前后瓣环的组织形成细褶皱,模仿了外科三尖瓣瓣环成形术中的Kay手术方式[14]。

Schofer等[15]报道了首例通过Trialign系统进行的经导管三尖瓣修复。一位89岁老年患者因单纯性的TR导致反复右心衰竭,对优化的药物治疗没有反应。通过静脉通路,在可转向的8F导管引导下,射频导管以逆行方式通过三尖瓣,管于三尖瓣环的前瓣与后瓣交界及后瓣与隔瓣交界处分别打孔后导入带有垫片缝合线。为了避免损伤瓣环附近的右冠状动脉,这个过程在X线和经食道心脏超声引导下完成。带有垫片缝合线分别在右心房、右心室三尖瓣环面穿出并拉紧,通过专用的褶皱锁把两条缝合线锁在一起,使三尖瓣环形成细褶皱,缩小三尖瓣环的直径。后经三维经食道心脏彩超测量提示,该手术能减少57%的瓣环面积,减少53%的有效反流口面积(EROA),且该手术能改善血流动力学,每搏输出量从术前的42ml上升到术后的72ml,基础右房压从22mmHg降至9mmHg。最终,该老年患者的症状明显改善,且未发生手术并发症。自首次报道该手术以来,全球已经有超过30个患者接受该手术治疗,90%以上的患者手术成功[11]。在SCOUT-I研究中,术后随访30天结果表明Trialign系统安全有效,可减少三尖瓣环直径和有效反流口面积，增加左室每搏量，改善患者的生活质量[16]。

2. TriCinch 系统 TriCinch 系统是另一种正在试用于继发性 TR 的经导管三尖瓣瓣环成形装置。该装置由可固定于三尖瓣环前瓣与后瓣交界处附近的螺旋锚构成。螺旋锚通过涤纶条带连接自扩张的镍钛合金支架。一旦锚定于三尖瓣环相应部位，即可对系统施加拉力，从而缩小三尖瓣环，减少 TR 返流量。拉力通过在肝下下腔静脉内植入的支架来维持。2015 年 Latib 等报道了首次将该装置应用于人的案例，且目前 PRECENT 研究正在对该装置的安全性和有效性进行评估[17][18]。

3. Cardioband 装置 Cardioband 装置是一种力求达到外科治疗金标准效果的由可调节涤纶条带构成的经皮导管三尖瓣瓣环成形装置。该装置首次应用于人体即可将重度 TR 降为轻度 TR，反流量从 264ml/s 显著下降到 36ml/s[19]。Cardioband 装置应用于二尖瓣反流的安全性和可行性相关数据，已在 2016 年美国经导管心血管治疗学术年会上公布。

4. Millipede IRIS Millipede IRIS 是一种既可用于治疗二尖瓣反流又可用于治疗 TR 的半刚性环状装置。2016 年欧洲心血管介入学术年会上公布了 9 例外科手术患者应用该装置的数据，并证实了该装置的安全性和可行性。但 Millipede IRIS 经导管应用的输送装置仍在研发之中。

（三）经导管三尖瓣修复术（transcatheter tricuspid valve repair）

1. MitraClip 系统 MitraClip 系统是能够实现瓣膜缘对缘修复的一种手段。Hammersting 等[20]报道了 3 例伴有严重 TR 症状但因风险较高而拒绝外科手术的患者。手术通过颈静脉进行，在 X 线、二维及三维经食道超声心动图指引下完成。修复夹在超声心动图指导下进入右心房，在预先确定的反流发生的瓣叶交界处放置修复夹，并即时评估反流量，若评估发现反流量减少不明显则再次放置修复夹。这 3 名患者对手术的耐受性良好，术后恢复平稳。经评估，3 名患者 TR 量即时减少。全部患者在手术后 30 天病情稳定。Braun 等利用经导管二尖瓣夹合术治疗了 18 位 TR 患者，追踪随访显示，术前 TR 等级≥3 级的患者达 94%（17 例），而术后 30 天降至 33%（6 例）（$P<0.001$）。另外，有 89% 的患者（16 例）心功能分级得到了有效的改善[21]。目前全球已完成经导管二尖瓣夹合术修复 TR 的患者超过了 250 例[22]。MitraClip 系统经可适用于原发性、继发性及各种因素导致的 TR，并且近几年来在二尖瓣反流治疗中积累了大量经验。但对于大瓣膜交界处缝隙的对合仍然有困难，干扰起搏器导联等也仍是待解决的问题。

2. FORMA 修复系统 FORMA 三尖瓣修复系统是另一个经导管介入治疗 TR 的潜在选择，这个系统适用于那些三尖瓣环状扩张及瓣叶对合不良的 TR 患者。FORMA 系统通过将对合平台放入三尖瓣孔，并将其固定在右心室顶端及最接近锁骨下动脉的区域以供瓣叶对合。对合平台在透视引导下通过静脉通路固定到位，并通过二维或三维经食道超声检查对合平台位置。研究发现，1 个月内所有安装此装置的患者临床症状得到明显改善，TR 的严重程度也大大降低[23]。目前，大规模的早期可行性研究的数据仍在收集中。

（四）经导管三尖瓣置换术（transcatheter tricuspid valve replacement）

GATE 三尖瓣支架是一种新兴的瓣膜支架，适合置入于功能性 TR 患者扩大的三尖瓣环上。在一位 64 岁重度 TR 的男性患者中完成了第 1 例经导管三尖瓣置换术临床应用[8]。据报道患者术后瓣膜功能良好，在 30 天内病情稳定。目前，使用该装置的更多数据仍在研究中。

（伍伟锋）

参 考 文 献

1. Thapa R, Dawn B, Nath J. Tricuspid regurgitation: pathophysiology and management. Curr Cardiol Rep, 2012, 14(2): 190-199.
2. Taramasso M, Vanermen H, Maisano F, et al. The growing clinical importance of secondary tricuspid regurgitation. J Am Coll Cardiol, 2012, 59(8): 703-710.
3. Silver MD, Lam JHC, Ranganathan N, et al. Morphology of the Human Tricuspid Valve. Circulation, 1971, 43(3): 333-348.
4. Athavale S, Deopujari R, Sinha U, et al. Is tricuspid valve really tricuspid? Anat Cell Biol, 2017, 50(1): 1-6.
5. Badano LP, Muraru D, Enriquez-Sarano M. Assessment of functional tricuspid regurgitation. Eur Heart J, 2013, 34(25): 1875-1885.
6. Fukuda S, Saracino G, Matsumura Y, et al. Three-dimensional geometry of the tricuspid annulus in healthy subjects and in patients with functional

tricuspid regurgitation: a real-time, 3-dimensional echocardiographic study. Circulation, 2006, 114(1 Suppl): 1492-1498.

7. Roncati L, Manenti A. Tricuspid Annuloplasty is Favored by the Histological Conformation of Its Annulus. Ann Thorac Surg, 2017, 103(6): 2024-2025.
8. Kalra A, Uberoi AS, Latib A, et al. Emerging Transcatheter Options for Tricuspid Regurgitation. Methodist Debakey Cardiovasc J, 2017, 13(3): 120-125.
9. Raja SG, Dreyfus GD. Basis for Intervention on Functional Tricuspid Regurgitation. Semin Thorac Cardiovasc Surg, 2010, 22(1): 79-83.
10. Deloche A, Guérinon J, Fabiani JN, et al. Anatomical study of rheumatic tricuspid valvulopathies. Applications to the critical study of various methods of annuloplasty. Arch Mal Coeur Vaiss, 1974, 67(5): 497-505.
11. Rodés-Cabau J, Hahn RT, Latib A, et al. Transcatheter Therapies for Treating Tricuspid Regurgitation. J Am Coll Cardiol, 2016, 67(15): 1829-1845.
12. Laule M, Stangl V, Sanad W, et al. Percutaneous transfemoral management of severe secondary tricuspid regurgitation with Edwards Sapien XT bioprosthesis: first-in-man experience. J Am Coll Cardiol, 2013, 61(18): 1929-1931.
13. Lauten A, Doenst T, Hamadanchi A, et al. Percutaneous bicaval valve implantation for transcatheter treatment of tricuspid regurgitation: clinical observations and 12-month follow-up. Circ Cardiovasc Interv, 2014, 7(2): 268-272.
14. Kay JH, Maselli-Campagna G, Tsuji KK. Surgical treatment of tricuspid insufficiency. Am J Cardiol, 1965, 15(1): 134-135.
15. Schofer J, Bijuklic K, Tiburtius C, et al. First-in-human transcatheter tricuspid valve repair in a patient with severely regurgitant tricuspid valve. J Am Coll Cardiol, 2015, 65(12): 1190-1195.
16. Hahn RT, Meduri CU, Davidson CJ, et al. Early Feasibility Study of a Transcatheter Tricuspid Valve Annuloplasty: SCOUT Trial 30-Day Results. J Am Coll Cardiol, 2017, 69(14): 1795-1806.
17. Latib A, Agricola E, Pozzoli A, et al. First-in-Man Implantation of a Tricuspid Annular Remodeling Device for Functional Tricuspid Regurgitation. JACC Cardiovasc Interv, 2015, 8(13): 211-214.
18. ClinicalTrials.gov [Internet]. Bethesda, MD: U.S. National Institutes of Health; c2017. Percutaneous Treatment of Tricuspid Valve Regurgitation With the TriCinch™ System (PREVENT); 2016 Dec 13 [cited 2017 Mar 6]. Available from: https://clinicaltrials.gov/ct2/show/NCT02098200.
19. Kuwata S, Taramasso M, Nietlispach F, et al. Transcatheter tricuspid valve repair toward a surgical standard: first-in-man report of direct annuloplasty with a cardioband device to treat severe functional tricuspid regurgitation. Eur Heart J, 2017, 38(16): 1261.
20. Hammerstingl C, Schueler R, Malasa M, et al. Transcatheter treatment of severe tricuspid regurgitation with the MitraClip system. Eur Heart J, 2016, 37(10): 849-853.
21. Braun D, Nabauer M, Orban M, et al. Transcatheter treatment of severe tricuspid regurgitation using the edge-to-edge repair technique. EuroIntervention, 2017, 12(15): e1837-e1844.
22. Schueler R, Malasa M, Hammerstingl C, et al. Transcatheter interventions for tricuspid regurgitation: MitraClip. EuroIntervention, 2016, 12(Y): Y108-Y109.
23. Campeloparada F, Perlman G, Philippon F, et al. First-in-Man Experience of a Novel Transcatheter Repair System for Treating Severe Tricuspid Regurgitation. J Am Coll Cardiol, 2015, 66(22): 2475-2483.

卵圆孔未闭封堵术之我见——正方

介入心脏病学家族的成员之一——经导管卵圆孔未闭（patent foramen ovale，PFO）封堵术自1992年问世至今，已经走过了26个年头，随着临床医师对其认识的不断深入和患者接受程度的不断提高，经导管PFO封堵术在全球范围内快速普及。尤其是近年来，随着多个随机对照实验（randomized controlled trial，RCT）结果的公布，不断积累的循证医学证据为这项技术插上了腾飞的翅膀。现将经导管PFO封堵领域近年来亮点及重要进展做一盘点。

一、大多数观察性研究结果疗效确切

PFO相关不明原因脑卒中（cryptogenic stroke，CS）的治疗长久以来一直存在着较大的争议。究竟是应该选择PFO封堵术还是药物治疗，是近年来结构性心脏病和神经内科领域争论的焦点。早年间，关于PFO封堵术和药物治疗孰优孰劣的研究多为观察性研究的结果，虽大部分研究结果倾向于经导管PFO封堵术，但也有不同意见。

1992年Bridges等[1]首先应用Clamshell装置对36例PFO-反常栓塞患者进行了PFO封堵治疗，随访3年后，97%的患者未再发生栓塞事件，从而提出了PFO封堵术可能会降低再发性栓塞事件。此后，随着PFO介入技术的开展，越来越多的医疗中心开始了经导管PFO封堵的观察性研究。大部分临床观察性研究均证实，封堵PFO预防脑栓塞复发事件是一种安全、有效的治疗方法。Wahl等[2]对比分析了308例患者PFO封堵与抗凝或抗血小板药物治疗随访10年的结果，发现经导管PFO封堵治疗可明显降低死亡率，降低脑卒中复发风险50%，显著降低TIA复发风险。Agarwal等[3]对39项经导管PFO封堵（8185例）和19项药物治疗（2142例）观察性研究的meta分析，得出的结论是预防反常血栓栓塞性脑血管事件复发，封堵治疗优于药物。一项meta分析显示[4]，3819例患者行经导管PFO封堵术后，脑卒中年复发率为0.47%，短暂性脑缺血发作（transient ischemic attack，TIA）为0.85%。Mirzaali等[5]报道了从2004—2013年301例CS或TIA后行PFO封堵治疗患者的长期随访研究，随访时间为1.3~105.3（40.2 ± 26.2）个月，该研究结果经MRI或CT证实5例（0.5%）患者再发脑卒中，9例（1.1%）再发TIA，14例（1.7%）出现需要治疗的房颤。该研究结果认为，对于有脑卒中或TIA病史的PFO者行介入封堵治疗安全，并发症少，再发脑血管事件的发生率低。

尽管大量观察性研究表明经导管PFO封堵安全、有效，但是，毕竟金属封堵器植入后将永久存在于人体，因此仍有部分学者对介入封堵是否能够真正有效减少或避免CS的发生，且与药物治疗相比是否更有益处，到底益处大还是弊端大，对CS伴PFO者是进行积极干预治疗还是观察等待等问题仍存有异议[6]。持反对意见的就有Wolfrum和Chen等[7,8]，其综合多项观察性研究所进行的meta分析结果认为，经皮PFO封堵并未显示出比药物治疗有更多的优势，且可能增加心房颤动的发生率。

无论是药物治疗或者经导管PFO封堵，同样的问题，不同研究者竟然得出了完全不同的结论。我们认为，对此现象合理的解释是，临床试验的设计可能存在严重的问题[9-11]；而且这些临床研究几乎都是观察性、非随机性研究，以及临床终点不一致造成分析时偏倚；并且meta分析是对过去研究的汇总，虽然加大了样本量，但却不能避免研究本身设计的缺陷。

二、早期随机对照研究结果毁誉参半

循证医学研究心血管疾病治疗方法的进展不仅得益于心导管为基础的介入治疗技术的普及，更与循证医学大规模临床试验的开展分不开。

2003年，CLOSURE Ⅰ临床试验开始，是第一个评价在预防缺血性脑卒中或TIA复发方面，经导管

PFO 封堵是否优于单纯药物治疗的随机对照实验(randomized controlled trial, RCT)[12],所使用的封堵器为 StarFlex 封堵器,该研究结果于 2012 年发表在 *N Engl J Med* 上[13]。研究结果显示,2 年随访结束时,两组患者主要终点事件的发生率无统计学差异。脑卒中发生率:意向性治疗分析封堵组为 5.5%,药物治疗组为 6.8%(P = 0.79);符合方案集分析封堵组 3.2%,药物组 3.5%(P = 0.80)。TIA 发生率:意向性治疗分析封堵组 3.1%,药物组 4.1%(P = 0.44);符合方案集分析封堵组 3.2%,药物组 4.6%(P = 0.31)。当对分流量及是否合并房间隔瘤(atrial septal aneurysm, ASA)进行统计学分析时发现,封堵组在预防主要终点事件方面仍未显现其优势。与大量观察性研究所得出 PFO 封堵治疗能降低患者脑卒中复发风险的结论相比,CLOSURE Ⅰ研究结果的公布,无疑是令人失望的。但进一步分析发现,CLOSURE Ⅰ由于其本身实验设计不合理(纳入过多的 TIA 患者),纳入患者的样本量差异太大,及所使用的 StarFlex 封堵器本身存在着封堵不完全,残余分流发生率高、术后房颤发生率高等缺陷,使得 CLOSURE Ⅰ研究受到了广泛的批评。似乎,专家和学者们并不能接受其阴性的结果。尽管 CLOSURE Ⅰ研究有其局限性,但却为 PFO 封堵治疗能否预防脑卒中复发这个问题首次提供了 RCT 数据。回顾该研究并总结其经验和教训,使用更合理的封堵器、纳入更为单纯的 CS 患者及适当延长纳入前的观察期(至少 30 日)等,都可能影响实验结果。

同年(2003 年),RESPECT 临床试验开始——这也是美国食品药品监督管理局(FDA)批准的第 1 个 PFO- 脑卒中随机对照研究(randomized controlled trial, RCT),对比应用 Amplatzer PFO 封堵器行 PFO 封堵治疗与标准脑卒中药物治疗对复发脑卒中的疗效。该研究的短期随访结果于 2013 年发表于 *N Engl J Med* 上[14]。研究结果显示:①对既往有 CS 发生的患者,使用 Amplazter PFO 封堵器行经导管 PFO 封堵与单独药物治疗进行对比,脑卒中风险降低 46.6%~72.7%。对符合意向性治疗分析集的分析结果显示,PFO 封堵后脑卒中风险虽降低了 51% 的危险比,但并未达统计学意义。②该研究为 PFO 伴有 ASA 或有大量分流者实施封堵提供了有力佐证。RESPECT 研究亚组分析表明,经导管 PFO 封堵治疗在伴 ASA 或有大量分流两个亚组中有更好的治疗结果,这与流行病学研究相一致,而伴 ASA 或有大量分流者,由 PFO 导致脑卒中的概率增加。③与其他研究相比,RESPECT 研究得出了更长期的转归结果:封堵器植入后 2~5 年取得的收益尤为明显。由于 CS 年龄相对小,18~60 岁患者在很长的一段时间内,都有脑卒中复发的潜在风险,因此,其临床获益将更大。④药物治疗复发性脑梗死面积大,而封堵组偏小,亦暗示药物组出现的复发性缺血脑卒中不仅比封堵组更频繁,而且也更严重。因此,相比 CLOSURE Ⅰ完全阴性的结果,RESPECT 研究的短期随访结果虽然在主要终点事件方面仍然是阴性结果,但亚组分析及意向性治疗人群的阳性结果,仍给 PFO-CS 经导管封堵治疗带来了一丝曙光。人们期望着随着随访时间的延长,经导管 PFO 封堵术能够彰显其收益。

PC 研究是 RESPECT 研究的姊妹试验,它产生于 1999 年,历时 9 年时间,最终在 2009 年完成了招募[15],并于 2013 年和 RESPECT 研究发表于同一期 *N Engl J Med* 上[16]。该研究在欧洲进行,由分布于欧洲、加拿大、巴西和澳大利亚的 29 个医学中心参与,对 PFO 伴反常性栓塞患者,比较使用 Amplatzer PFO 封堵器行经导管 PFO 封堵与最佳药物治疗的疗效。研究结果显示,对于既往有 CS、TIA、外周动脉栓塞的 PFO 患者,与最佳药物治疗相比,使用 Amplatzer PFO 封堵器行经导管 PFO 封堵术,并不能有效地降低再次脑卒中的风险,同时也不能降低患者的死亡率。试验结果表明,封堵组主要终点为 3.5%,药物组为 5.2%,HR 为 0.63(95%CI 0.24~1.62, P = 0.34)。与药物治疗相比,经导管 PFO 封堵没有显著降低栓塞复发和死亡的风险。PC 研究原被寄予厚望,因为它使用了目前公认的封堵效果最好、封堵器自身血栓发生率最低的 Amplatzer PFO 封堵器,但却得到了一个阴性结果,可能与其本身的试验设计及患者选择有关。另外,患者入选周期过长、病例数不够多且 1/3 为 TIA 患者,而对于 TIA 发作的评判标准不一致也有可能影响结果的判断。有近 1/4 的患者合并 ASA,而 ASA 的存在是否影响 PFO 封堵治疗效果有待最终数据分析报告的发表,方能做出科学的评价。虽然 PC 试验没有达到最初设计的主要终点,但仍可得出以下初步结论:①CS 合并 PFO 患者,脑卒中事件的复发率很低。②经导管 PFO 封堵与药物治疗相比,其脑卒中复发事件的发生率似乎较低。③应用 Amplatzer PFO 封堵器行 PFO 封堵术是非常安全的。④ASA 与 PFO 共存的患者,在 RESPECT 研究中被证明是一个高危亚组,在本研究中同样证明,接受 PFO 封堵后脑卒中复发率显著降低。

三、使用不同封堵器的“头对头”研究结果为循证之路再添新证

虽然上述已发表的3个RCT并未显示出封堵治疗优于药物治疗，但进一步meta分析发现，封堵效果与封堵器有关，应用Amplatzer封堵器可获得优于药物治疗的效果。那么有无封堵器的“头对头”研究呢？实际上早在2008年德国学者Seivert Horst等的研究小组就发表了他们对封堵器做的随机对照研究[17]，但未引起足够的重视，所用封堵器为StarFlex、Amplatzer和Helex封堵器，2013年他们已发表了该研究的5年随访结果[18]，进一步分析了不同封堵器疗效与安全性的差异。以后，有学者将该研究与上述3个RCT一起做meta分析[19]，更是发现封堵器的不同对预防不明原因脑卒中再复发事件有着本质的区别。

不同封堵器封堵PFO的随机对照研究，是2000年1月—2004年12月由德国法兰克福心脏中心Seivert Horst等完成的目前唯一一个对不同封堵器进行的“头对头”评价的随机对照研究，旨在评价临床常用的3种封堵器（STARFlex封堵器、Amplatzer PFO/ASD封堵器和Helex封堵器）的效果，包括观察其近期封堵的有效性、安全性及并发症情况；远期（随访5年）其预防脑血管复发事件如TIA、脑卒中、神经源性死亡或其他反常性栓塞的效果。研究结果分别于2008年发表于*Am J Cardiol*[17]和2013年的*Eur Heart J*[19]。研究结果显示，与StarFlex和Helex组相比，Amplatzer组事件发生率明显降低（1.4%；2例脑卒中、1例神经源性死亡；$P = 0.042$），而StarFlex和Helex组分别为5.9%（6例TIA、6例脑卒中、1例神经源性死亡）和4.1%（4例TIA、4例脑卒中、1例神经源性死亡）。采用对数秩检验进行生存分析，从而证实了Amplatzer封堵器在预防主要终点事件的发生率方面优于STARFlex封堵器（$P = 0.01$）。而与Helex封堵器相比，Amplatzer封堵器也体现出微弱优势（$P = 0.079$）。

除此之外，Stortecky等[19]将封堵器的“头对头”研究与已发表的3个关于经导管PFO封堵和药物治疗预防不明原因脑卒中疗效的RCT进行了荟萃分析（共4个RCT、10篇文章、1350条参考文献，总共纳入2963例患者）。其中两个研究对比了使用Amplatzer封堵器行PFO封堵与药物治疗的疗效（RESPECT、PC）[14,16]，一个研究对比了使用STARFlex封堵器行PFO封堵与药物治疗的疗效（CLOSURE Ⅰ）[13]，另一个则为直接对比Amplatzer、STARFlex和Helex封堵器的头对头的研究[17,18]。研究结果显示，4个研究共有68例患者发生复发性脑卒中，其中Amplatzer组12/923（1.3%）、StarFlex组18/667（2.7%）、Helex组4/220（1.8%）、药物组34/1153（2.9%）；显然，与药物组相比，Amplatzer组脑卒中发生率最低（RR = 0.39，95%CI 0.17~0.84）；而Helex组由于可信区间太大，其结果并不可信（RR = 0.71，95%CI 0.17~2.78）。除复发性脑卒中外，4个研究共有66例发生TIA，其中Amplatzer组12例（1.3%）、StarFlex组19例（2.8%）、Helex组4例（1.8%）、药物组31例（2.7%）；所有封堵器的结果都是不确定的，与药物组相比，Amplatzer组RR = 0.55（95%CI 0.21~1.29）、StarFlex组RR = 1.15（95%CI 0.49~3.87）、Helex组RR = 1.15（95%CI 0.24~6.55）而依照预防脑卒中的可能性，把治疗效果由最佳~最差进行分级，共分为4级，治疗效果最佳的为Amplatzer组（77.1%），药物组最差（0.4%）。将最佳的两种治疗方法相加后得出的累积概率为：Amplatzer组97.8%、Helex组61.3%、药物组21.8%和StarFlex组19.1%。预防脑卒中效果最差的可能性：Amplatzer组最低（2.3%）、Helex组38.8%、药物组78.2%和StarFlex组81.0%。

综上所述，PFO封堵的有效性取决于所使用的封堵器，与药物治疗相比，使用Amplatzer封堵器行经导管PFO封堵似乎能降低脑卒中的复发风险。这一研究结果的发现为经导管PFO封堵术的循证之路再添新证，当然，我们也期待着既往RCT研究的远期随访结果及更多RCT结果的公布，为经导管PFO封堵之路提供确切的证据。

四、大量RCT结果的公布使得PFO封堵之路的前景一片光明

中国有句谚语：路遥知马力，日久见人心。作为一项预防性的介入技术，患者在接受了经导管PFO封堵术后的长期岁月中能否获益呢？2015年Brauser等报道了RESPECT试验的长期随访结果，在意向治疗的人群中，封堵治疗较药物治疗降低CS复发风险达54%（$P = 0.042$）；在实际植入封堵器组，可降低70%（$P = 0.004$）。亚组分析，<60岁者可降低缺血性脑卒中复发风险52%（$P = 0.35$）；对于合并ASA和大量RLS患者，封堵PFO后CS发生率相对风险下降75%（$P = 0.007$）。长期应用Amplatzer PFO封堵器，无1例发

生封堵器相关血栓、移位及侵蚀。主要血管并发症发生率为 0.9%，封堵器植入并发症发生率为 0.4%。封堵器及其手术安全性高。预防 CS 复发，封堵 PFO 优于药物治疗。正是基于此结果的公布，2016 年 11 月的 TCT 会议上，美国 FDA 最终批准了 Amplatzer PFO 封堵器的临床应用，使得 PFO 介入治疗终于迎来了春天。

如果说 Amplatzer PFO 封堵器被批准应用于临床是经皮 PFO 介入治疗的一个里程碑的话，那 2017 年 9 月 *N Engl J Med* 上 CLOSE、REDUCE 和 RESPECT 研究的最终结果的公布[20-22]，无疑将为经皮 PFO 介入治疗带来翻天覆地的变化，最终会开启经皮 PFO 介入治疗的新纪元。

CLOSE 研究结果显示[20]，接受了经导管 PFO 封堵的 238 例患者未发生卒中，而在仅接受抗血小板治疗的 235 例患者中发生了 14 例卒中（HR = 0.03，95%CI 0~0.26，P < 0.001）；共 14 例（5.9%）接受经导管 PFO 封堵的患者发生并发症；PFO 封堵组心房颤动发生率高于抗血小板组（4.6% vs. 0.9%，P = 0.02）；治疗组间严重不良事件发生率差异无统计学意义（P = 0.56）。总体而言，在伴有 ASA 或大量分流的 PFO，并在近期发生 CS 的患者中，与单独使用抗血小板治疗相比，进行 PFO 封堵术结合抗血小板治疗的患者卒中复发率更低，PFO 封堵术与心房颤动风险增加有关。

REDUCE 研究结果显示[21]，PFO 封堵术组的患者中，6 例 /441 例患者发生临床缺血性脑卒中，仅抗血小板治疗组则有 12 例 /223 例发生（HR = 0.23；95%CI 0.09~0.62，P = 0.002）；PFO 封堵术组新发脑梗死的发生率明显低于抗血小板组（22 例 vs. 20 例，RR = 0.51，95%CI 0.29~0.91，P = 0.04）；两组之间无症状脑梗死的发生率无显著差异（P = 0.97）；PFO 封堵术组中 23.1% 的患者发生严重不良事件，仅抗血小板治疗组中 27.8% 的患者发生严重不良事件（P = 0.22）；PFO 封堵术组中 6 例（1.4%）发生严重手术相关不良事件，PFO 封堵后 29 例（6.6%）发生房颤。与 CLOSE 研究结果类似，REDUCE 研究显示，在患有 CS 的 PFO 患者中，PFO 封堵术联合抗血小板治疗的患者继发缺血性卒中的风险比单独抗血小板治疗的患者更低。然而，PFO 封堵术与较高的手术并发症和房颤比例相关。

RESPECT 远期随访结果显示[22]，在意向治疗人群中，PFO 封堵术组患者共 18 例发生复发性缺血性卒中，药物治疗组共 28 例；PFO 封堵术组患者事件发生率为 0.58/10 人·年，药物治疗组事件发生率为 1.07/100 人·年（HR = 0.55，95%CI 0.31~0.999，P = 0.046）；PFO 封堵术组患者共有 10 例发生 CS 复发，药物治疗组共 23 例（HR = 0.38，95%CI，0.18~0.79，P = 0.007）；与药物治疗组相比，静脉血栓栓塞（包括肺栓塞和深静脉血栓形成事件）在 PFO 封堵术组中更常见。在发生 CS 的成年人中，与单独药物治疗相比，PFO 封堵术组患者在延长随访中复发性缺血性卒中发生率更低。PFO 封堵术对于 CS 是否存在获益，这一问题已经争论许久。在早期的研究中，包括 2013 年 *N Engl J Med* 发表的 RESPECT 试验的初步分析显示，在手术后约 3 年，PFO 封堵术并不比单纯使用药物治疗更能显著降低复发性卒中风险，这可能是因为早期的试验使用了较旧的装置或在相对较短的时间内随访的患者太少，因此没能发现临床意义上的差异。不过，本次 RESPECT 试验的延长随访带来了积极的结果。考虑到复发性卒中的绝对和相对风险降低，以及手术的安全性问题，患者与医生共同权衡 PFO 封堵术与药物治疗的获益和风险至关重要。同时，应当进行综合评估，对缺血性脑卒中的其他潜在机制进行逐一排除。随着患者年龄的增长，卒中与 PFO 不相关的可能性也会增加，在老年群体中可能会越来越难以显示 PFO 封堵术的益处。未来的研究或许将针对老年群体的 PFO 问题进一步展开。

此外，来自亚洲的 PFO 随机对照研究也带来了鼓舞人心的消息。2018 年韩国的一项关于高危 PFO 经导管封堵和药物治疗相对比 RCT 研究（DEFENSE）结果显示[23]，对于大型 PFO、合并 ASA 或原发间隔活动度的 PFO，相比单纯药物治疗，经皮 PFO 封堵能降低脑卒中的发生 / 复发概率。

如果说上述 RCT 研究结果的公布有望更改 PFO 治疗策略指南的话，那最新的来自于 BMJ Rapid Recommendations panel 的重磅推荐[24]，无疑会为 PFO 合并 CS 指南的更改添上其浓厚的一笔！该小组在 2017 年 9 月于 *N Engl J Med* 发表的三大 RCT 的基础上，采用系统评价的方法，得出了 PFO 封堵可能比其他方案降低缺血性脑卒中复发风险的建议。BMJ Rapid Recommendations panel 认为，在考虑充分证据链的条件下，有可能会改变目前的临床实践。系统评价结果显示，相比单纯抗血小板治疗，经导管 PFO 封堵可降低脑卒中的复发风险；相比抗凝治疗，PFO 封堵可能并不能降低脑卒中复发风险；但经导管 PFO 封堵有手术并发症的风险，且与持续性房颤相关。该系统回顾同样指出了当经导管 PFO 封堵不被接受或有 PFO 封堵禁忌证时，抗血小板 / 抗凝治疗在预防脑卒中复发中的作用。值得注意的是，该小组提出的最新建议仅适用于年龄 <60 岁、伴有 CS 的 PFO 人群，尤其是经详细和广泛的排查仍找不出脑卒中的病因时。对于这类人群，首先，若给予所有可选择的治疗方案，PFO 封堵 + 抗血小板治疗可作为“弱推荐”（weak recommendation)，而并不常规推荐抗凝治疗。如若患者有抗凝治疗禁忌或拒绝接受抗凝治疗，PFO 封堵 + 抗血小板治疗则作为“强烈推荐”（strong recommendation)。如果患者有经导管 PFO 封堵禁忌证或拒绝接受封堵手术时，才可将抗凝治疗作为“弱推荐”（weak recommendation)，而并不推荐抗血小板治疗。而且研究指出，随着更深入的研究，有可能会改变目前有关抗凝治疗的建议。

综上所述，我们有充分的理由相信，随着以上 4 个最新的 RCT 结果的公布，必将影响下一步指南的制定。

五、结　　语

回顾近年来经导管 PFO 封堵术在各个国家的开展情况，其病例数均迅速增加，多项临床研究深入进行。从国内来看，随着 PFO 术前筛查的规范化及介入技术的普及，临床医师也更加重视术前、术后的规范化操作。介入心脏病学医师完全可以相信，随着循证医学证据的积累，经导管 PFO 封堵术会被更多的医患认同和接受，并最终造福广大患者。

（张玉顺　何璐）

参考文献

1. Bridges ND, Hellenbrand W, Latson L, et al. Transcatheter closure of patent foramen ovale after presumed paradoxical embolism. Circulation, 1992, 86(6): 1902-1908.
2. Wahl A, Juni P, Mono ML, et al. Long-term propensity score-matched comparison of percutaneous closure of patent foramen oval with medical treatment after paradoxical embolism. Circulation, 2012, 125(6): 803-812.
3. Agarwal S, Bajaj NS, Kumbhani DJ, et al. Meta-analysis of transcatheter closure versus medical therapy for patent foramen ovale in prevention of recurrent neurological events after presumed paradoxical embolism. JACC Cardiovasc Interv, 2012, 5(7): 777-789.
4. Gafoor S, Franke J, Boehm P, et al. Leaving no hole unclosed: left atrial appendage occlusion in patients having closure of patent foramen ovale or atrial septal defect. J Interv Cardiol, 2014, 27(4): 414-422.
5. Mirzaali M, Dooley M, Wynne D, et al. Patent foramen ovale closure following cryptogenic stroke or transient ischaemic attack: long-term follow-up of 301 cases. Catheter Cardiovasc Interv, 2015, 86(6): 1078-1084.
6. Patti G, Pelliccia F, Gaudio C, et al. Meta-analysis of net long-term benefit of different therapeutic strategies in patients with cryptogenic stroke and patent foramen ovale. Am J Cardiol, 2015, 115(6): 837-843.
7. Wolfrum M, Froehlich GM, Knapp G, et al. Stroke prevention by percutaneous closure of patent foramen ovale: a systematic review and meta-analysis. Heart, 2014, 100(5): 389-395.
8. Chen L, Luo S, Yan L, et al. A systematic review of closure versus medical therapy for preventing recurrent stroke in patients with patent foramen ovale and cryptogenic stroke or transient ischemic attack. J Neurol Sci, 2014, 337(1-2): 3-7.
9. Ning M, Lo EH, Ning PC, et al. The brain's heart-therapeutic opportunities for patent foramen ovale (PFO) and neurovascular disease. Pharmacol Ther, 2013, 139(2): 111-123.
10. Rodrigues AC, Picard MH, Carbone A, et al. Importance of adequately performed Valsalva maneuver to detect patent foramen ovale during transesophageal echocardiography. J Am Soc Echocardiogr, 2013, 26(11): 1337-1343.
11. Thaler DE, Kent DM. Rethinking trial strategies for stroke and patent foramen ovale. Curr Opin Neurol, 2010, 23(1): 73-78.
12. Furlan AJ, Reisman M, Massaro J, et al. Study design of the CLOSURE Ⅰ trial: a prospective, multicenter, randomized, controlled trial to evaluate the safety and efficacy of the StarFlex septal closure system versus best medical therapy in patients with stroke or transient ischemic attack due to presumed paradoxical embolism through a patent foramen ovale. Stroke, 2010, 41(12): 2872-2883.
13. Furlan AJ, Reisman M, Massaro J, et al. Closure or medical therapy for cryptogenic stroke with patent foramen ovale. N Engl J Med, 2012, 366(11): 991-999.
14. Carroll JD, Saver JL, Thaler DE, et al. Closure of patent foramen ovale versus medical therapy after cryptogenic stroke. N Engl J Med, 2013, 368(12): 1092-1100.
15. Khattab AA, Windecker S, Juni P, et al. Randomized clinical trial comparing percutaneous closure of patent foramen ovale (PFO) using the

Amplatzer PFO occluder with medical treatment in patients with cryptogenic embolism (PC-trial): rationale and design. Trials, 2011, 12:56.

16. Meier B, Kalesan B, Mattle HP, et al. Percutaneous closure of patent foramen ovale in cryptogenic embolism. N Engl J Med, 2013, 368 (12): 1083-1091.
17. Taaffe M, Fischer E, Baranowski A, et al. Comparison of three patent foramen ovale closure devices in a randomized trial (Amplatzer versus Cardioseal-StarFlex versus Helex occluder). Am J Cardiol, 2008, 101 (9): 1353-1358.
18. Hornung M, Bertog SC, Franke J, et al. Long-term results of a randomized trial comparing three different devices for percutaneous closure of a patent foramen ovale. Eur Heart J, 2013, 34 (43): 3362-3369.
19. Stortecky S, da Costa BR, Mattle HP, et al. Percutaneous closure of patent foramen ovale in patients with cryptogenic embolism: a network meta-analysis. Eur Heart J, 2015, 36 (2): 120-128.
20. Mas JL, Derumeaux G, Guillon B, et al. Patent foramen ovale closure or anticoagulation vs. antiplatelets after stroke. N Engl J Med, 2017, 377(11): 1011-1021.
21. Søndergaard L, Kasner SE, Rhodes JF, et al. Patent foramen ovale closure or antiplatelet therapy for cryptogenic stroke. N Engl J Med, 2017, 377 (11): 1033-1042.
22. Saver JL, Carroll JD, Thaler DE, et al. Long-term outcomes of patent foramen ovale closure or medical therapy after stroke. N Engl J Med, 2017, 377 (11): 1022-1032.
23. Lee PH, Song JK, Kim JS, et al. Cryptogenic stroke and high-risk patent foramen ovale: The DEFENSE-PFO Trial. J Am Coll Cardiol, 2018, 71(20): 2335-2342.
24. Kuijpers T, Spencer FA, Siemieniuk RAC, et al. Patent foramen ovale closure, antiplatelet therapy or anticoagulation therapy alone for management of cryptogenic stroke? A clinical practice guideline. BMJ, 2018, 362: k2515.

卵圆孔未闭是否需要处理——反方

卵圆孔是胚胎时期心脏房间隔的一个生理性通道，出生后大多数人原发隔和继发隔相互靠近、粘连、融合，逐渐形成永久性房间隔，若未融合则形成卵圆孔未闭（patent foramen ovale，PFO），是常见的先天性心脏异常，约25%的健康成人发现存在PFO[1,2]。PFO在功能上与瓣膜相似，正常人左心房压力比右心房高3~5mmHg，PFO应处于关闭状态，一般并不引起血液分流，不会造成临床后果。由于PFO的原发隔为纤维样组织（薄、摆动大），继发隔为肌肉组织（较厚），当慢性或短暂右心房压力增高超过左心房压力时，左侧薄弱的原发隔被推开，出现右向左分流。如果这个时候恰好静脉系统有微小血栓、气泡、脂肪及感染赘生物等不经过肺脏过滤，直接进入到左心和体循环系统，就会导致反常栓塞[3]。1877年德国病理学家Cohnheim首次发现了PFO导致脑卒中死亡的病例，并提出了反常性栓塞概念。反常性栓塞这一概念提出至今已经一百多年，人们对PFO是否可以导致相关疾病，哪些PFO人群可以从封堵术中获益一直在探索着。

随着临床诊疗技术的发展，经颅多普勒超声（TCD）结合发泡试验逐渐普及。TCD可在脑循环中探测到来自PFO的微泡，间接推测心脏水平可能存在由右向左分流，并通过经食道超声（TEE）检查确认是否存在PFO，同时可以清楚地显示房间隔结构，TEE加声学造影诊断PFO的敏感性和特异性几乎达到100%。因此随着临床诊疗水平的提高和经验积累，PFO的检出率也在大大提高，临床医生对PFO相关的神经血管损伤也有了更加深刻的认识和理解。

一、与PFO相关的常见疾病

（一）PFO与不明原因脑卒中

不明原因脑卒中是一项排除性的诊断，在除外动脉粥样硬化、小血管病、心源性血栓和夹层等原因后仍不能明确病因时才能诊断，目前认为不明原因脑卒中发病率约占缺血性脑卒中总数的25%[4]。随着医学科学的发展，临床研究发现部分不明原因脑卒中的发生是有其隐性病因的，只是过去我们对其认识不足，其中卵圆孔未闭就是重要致病因素之一。

1988年就有报道卵圆孔未闭（PFO）与不明原因脑卒中的病例对照研究。在<55岁脑卒中患者中，病因明确的发现PFO比例为21%，而不明原因且没有危险因素者中PFO的发生率高达54%[5]。还有学者比较年轻脑卒中患者中PFO发病率，发现40岁以下缺血性脑卒中或者短暂性脑缺血发作（TIA）患者中，PFO合并右向左分流（RLS）占50%，而对照组中仅为15%[6]。近年越来越多的研究表明，PFO是不明原因脑卒中的重要病因，且为独立危险因素。容易引起脑卒中的“高危”PFO，包括PFO合并房间隔瘤、PFO较大（≥2mm）、PFO有静息RLS或大量RLS、长隧道PFO、PFO合并下腔静脉瓣（希阿里氏网、欧式瓣）>10mm等[7]。

（二）偏头痛

偏头痛是一种以严重头痛、自主神经系统紊乱为特征的常见慢性血管神经功能障碍，是全球最常见的致残性疾病之一，在普通人群中的发病率较高，女性多见，女性发病率是男性的2倍[8]。最近研究认为，有先兆性偏头痛可以作为脑卒中的危险因素之一，这种现象常见于女性、吸烟及口服避孕药人群中。现有研究认为偏头痛与PFO有关，尤其是先兆型偏头痛，与PFO之间关系密切，先兆型偏头痛患者PFO发生率约为40%~60%，并且偏头痛患者脑卒中的风险更高[9]。但关于PFO和偏头痛之间关系的发病机制，目前并不明确，存在两种假说：①静脉微血栓反常栓塞，加重皮层扩布性抑制的扩散[10]。患者静脉系统的栓子（血栓、空气栓子或脂肪栓子）可通过PFO到动脉系统产生栓塞，引起短暂闭塞的动脉供血区低灌注所致。②血管活性物质（如5-羟色胺）未在肺脏沉积、灭活，而直接通过PFO进入动脉循环，激活血小板或作用于脑血管系统引起偏头痛，即脑缺氧触发偏头痛[9,11]。通常情况下左心房压力稍高于右心房，而咳嗽或做Valsalva动作时，右心房的压力一过性超过左心房，并将卵圆孔打开，形成右向左分流。

(三) 与PFO相关的其他疾病

PFO可能引起短暂性脑缺血发作、斜卧呼吸-直立低氧血症、不明原因头晕和晕厥，甚至引起非动脉粥样硬化性心肌梗死等[12]。另外，特殊职业尤其是潜水员或潜水爱好者合并PFO时可导致反常性栓塞，减压病合并PFO者反常性栓塞的发生率比无PFO者高4.5倍[13]。关于潜水员和飞行员伴发TIA和反常性栓塞的报道表明，这些特殊职业者在潜水、飞行后出现肢体麻木、偏瘫、眩晕等脑卒中症状可能与PFO有关。

二、PFO介入封堵临床研究证据

自1974年采用双盘装置封堵房间隔缺损以来，各种装置被借用到PFO介入封堵治疗中。由于PFO与房间隔缺损解剖上有所不同，因此，在封堵房间隔缺损装置的基础上，对PFO封堵器进行了改进，至今已有多种封堵器用于PFO的治疗，其中Amplatzer PFO专用封堵器是目前常用的封堵器，美国FDA 2016年10月批准了Amplatzer PFO封堵器用于封堵不明原因脑卒中合并PFO患者。国内也已批准多个厂家生产Amplatzer PFO专用封堵器。

(一) 不明原因脑卒中合并PFO的介入治疗证据

对于不明原因脑卒中合并PFO患者，封堵PFO是否能减少脑卒中复发，临床研究一直没有停止过。早在1992年的一项研究，纳入了36例反常栓塞合并右向左分流患者的观察性研究显示，经导管PFO封堵能减少脑卒中复发风险[14]。此后，多个观察性研究也显示了介入封堵术的安全性和高达99%的手术成功率[14-16]。临床研究荟萃分析也显示了PFO封堵术，特别是使用Amplatzer PFO封堵器，可有效预防缺血性脑卒中的复发[17]。然而，2012年和2013年在*N Engl J Med*上发表的三项临床随机对照试验，即CLOSURE Ⅰ、PC和RESPECT的研究结果显示，在预防脑卒中复发方面，PFO封堵术并没有优于药物治疗，没有给PFO合并缺血性脑卒中患者带来更多的临床获益[18-20]。人们在分析原因时，认为这三项研究本身也存在显著的局限性，包括主要终点事件发生率低、样本量不足、非事件失访率高、入选患者进度缓慢、随访时间短，以及部分研究纳入了很难从PFO封堵中获益的短暂性脑缺血发作患者。由于这三项试验的阴性结果，使得所有临床指南在缺血性脑卒中合并PFO时，不推荐给予封堵治疗。2016年美国神经病学学会的最新指南更新建议指出，PFO封堵治疗预防缺血性脑卒中不推荐在临床试验外常规应用，但在进行了充分的药物治疗，且未发现其他明确机制而发生脑卒中复发，医生可提供Amplatzer PFO封堵器进行封堵[21]。中国也于2017年发布《卵圆孔未闭预防性封堵术中国专家共识》，该共识对于不明原因脑卒中/短暂性脑缺血发作合并PFO，有1个或多个解剖学高危因素[房间隔瘤、大PFO(>4mm)、欧氏瓣、希阿里氏网、长隧道型PFO]或有中到大量右向左分流，合并1个或多个临床高危因素的患者(年龄<55岁、CT/MRI显示多发缺血性病灶、临床栓塞事件复发者、DVT/PE病史或易栓症者、Valsalva动作相关血栓栓塞事件、呼吸睡眠暂停综合征、长途旅行/静止状态下相关临床事件、同时发生体循环/肺循环栓塞、RoPE评分>6分者)，推荐行PFO封堵治疗[7]。

正当人们对不明原因脑卒中合并PFO患者介入封堵术结果半信半疑时，2017年9月*N Engl J Med*同时发表了RESPECT研究的长期随访、CLOSE和REDUCE等三项临床随机对照试验结果，所有结果均显示不明原因脑卒中合并PFO者，PFO封堵术可以降低缺血性脑卒中复发风险，获益显著大于药物治疗，一致证实了PFO封堵治疗对于脑卒中二级预防的有效性[22-24]。这三项试验结果的发表，使得PFO封堵术预防患者不明原因脑卒中的复发迎来了历史转折点，有人认为PFO封堵术的时代就要来临。此后，经导管PFO封堵术临床获益的证据仍不断推陈出新。2018年2月*JACC*在线发表了韩国的DEFENSE-PFO研究[25]，结果显示对于已发生不明原因脑卒中的高危PFO合并房间隔瘤(膨出房间隔至少15mm)、房间隔摆动幅度过大(≥10mm)或PFO直径≥2mm的患者，接受PFO封堵治疗相比单纯药物治疗具有更好的临床预后，为PFO封堵术预防脑卒中复发增添了又一力证。最新一项纳入了5个随机对照试验(CLOSURE、PC、RESPECT、CLOSE、REDUCE)，共3440例患者的荟萃分析显示，与药物治疗相比，经导管封堵PFO显著降低不明原因脑卒中患者脑卒中复发风险（RR=0.42，95%CI 0.20~0.91，P=0.03）[26]。

（二）偏头痛合并PFO的介入封堵证据

偏头痛合并PFO患者，PFO封堵后减轻偏头痛发作的临床获益方面，依然存在争议。首个偏头痛合并PFO患者介入封堵后减少偏头痛发作的观察性研究发表于2000年[27]，此后陆续发表的观察性研究发现，PFO封堵治疗能显著减少偏头痛的发作频率、严重程度以及减少止痛药的应用，显示PFO封堵治疗偏头痛方面的优越性，特别对先兆型偏头痛疗效显著[28-31]。然而，目前已完成的评价PFO封堵对偏头痛疗效的三项随机对照研究，即应用STARFlex封堵器的MIST研究[32]，以及应用AMPLATZER PFO封堵器的PRIMA研究和PREMIUM研究的结果均为阴性，未达到预期的主要终点[33,34]。MIST研究显示，在PFO封堵术后90~180天偏头痛停止发作的主要终点方面，并没有优于假手术组；而在次要终点方面，与假手术组偏头痛发作频率下降23%相比，封堵组下降了42%。PRIMA研究则主要评价了PFO封堵对先兆型偏头痛的疗效，其主要终点随机化后1年偏头痛发作天数的改变（不论有无先兆型偏头痛），在封堵组偏头痛发作天数平均下降2.1天，药物组平均下降1.7天（P=0.17）。但次要终点分析发现，与药物组比较，PFO封堵可显著降低先兆型偏头痛的发作天数和发作次数。PREMIUM研究主要终点是治疗反应率（随机化后10~12个月每月偏头痛发作概率减少50%）。治疗反应率在封堵组和假手术组没有显著差异（38% vs. 32%，P=0.3），而其亚组分析表明，先兆型偏头痛患者能从PFO封堵得到更多的临床获益（治疗反应率：40% vs. 23%，P=0.015）。

三、对PFO患者是否需要封堵应权衡利弊，谨慎处理

目前从PFO封堵术中获益的患者主要是不明原因脑卒中合并PFO，并且PFO直径较大、分流量较大、合并房间隔瘤，而对于PFO分流量较小的患者并无获益；偏头痛合并PFO患者是否能够从封堵术中获益，目前并没有足够证据；PFO封堵术是否可以用于脑卒中的一级预防，目前没有临床资料。尽管PFO封堵术技术简单，合并症发生率相对较低，但我们仍然需要关注与PFO封堵术相关的并发症：①随访中发现无症状性封堵器表面有血栓形成；②个别病例出现封堵器金属骨架断裂；③感染、出血、心房穿孔、分流、栓塞等；④术中或术后可能出现房性心律失常。大多数临床试验都发现PFO封堵组心房颤动的发生率明显增高，而大多数试验中的心房颤动发生在植入后的早期（<45天），之后并没有常规进行心电图监测。

结合目前的临床研究证据，可以认为：①对于不明原因脑卒中合并脑卒中高危的PFO患者，即存在大量右向左分流或合并房间隔瘤，建议行PFO封堵治疗。但对于脑卒中中低危的PFO患者是否需要常规给予封堵治疗，需要进一步临床研究。②不明原因脑卒中合并PFO患者，脑卒中后多长时间是PFO封堵最佳时机尚不清楚。③对不明原因脑卒中患者，尤其是年轻患者应加强对PFO相关疾病的认识，进行有效的筛查。在PFO封堵适应证的选择上，须经神经内科与心内科医师在全面的临床检查的基础上共同评估，确保患者能从PFO封堵术中获益。④PFO封堵术对偏头痛的疗效仍不确定，基于现有证据，尚不能常规推荐应用PFO封堵来预防偏头痛发作。但对于患有严重的、药物治疗无效的先兆型偏头痛患者，若经食道超声证实PFO直径≥2mm，存在大量右向左分流而有发生微栓塞风险的患者，可建议进行PFO封堵治疗。⑤对于临床没有症状，例行其他检查中发现的PFO，应以观察为主，不一定需要封堵，以免PFO封堵术泛滥，造成过度治疗。

（陈步星 付强 郭彩霞）

参考文献

1. Schneider B, Zienkiewicz T, Jansen V, et al. Diagnosis of patent foramen ovale by transesophageal echocardiography and correlation with autopsy findings. Am J Cardiol, 1996, 77(14): 1202-1209.

2. Meissner I, Khandheria BK, Heit JA, et al. Patent foramen ovale: innocent or guilty? Evidence from a prospective population-based study. J Am Coll Cardiol, 2006, 47(2): 440-445.

3. Ning M, Lo EH, Ning PC, et al. The brain's heart - therapeutic opportunities for patent foramen ovale (PFO) and neurovascular disease. Pharmacol Ther, 2013, 139(2): 111-123.

4. Hart RG, Diener HC, Coutts SB, et al. Embolic strokes of undetermined source: the case for a new clinical construct. Lancet Neurol, 2014, 13(4): 429-438.

5. Lechat P, Mas JL, Lascault G, et al. Prevalence of foramen ovale in patients with stroke. N Engl J Med, 1988, 318(18): 1148-1152.

6. Webster MW, Chancellor AM, Smith HJ, et al. Patent foramen ovale in young stroke patients. Lancet, 1988, 2(8601): 11-12.

7. 中华医学会心血管内科分会，中国医师协会心血管内科分会．卵圆孔未闭预防性封堵术中国专家共识．中国循环杂志，2017，32(3): 209-214.

8. Vos T, Flaxman AD, Naghavi M, et al. Years lived with disability (YLDs) for 1160 sequelae of 289 diseases and injuries 1990-2010: a systematic analysis for the Global Burden of Disease Study 2010. Lancet, 2012, 380(9859): 2163-2196.

9. Schwedt TJ, Demaerschalk BM, Dodick DW. Patent foramen ovale and migraine: a quantitative systematic review. Cephalalgia, 2008, 28(5): 531-540.

10. Nozari A, Dilekoz E, Sukhotinsky I, et al. Microemboli may link spreading depression, migraine aura, and patent foramen ovale. Ann Neurol, 2010, 67(2): 221-229.

11. Schoonman GG, Sándor PS, Agosti RM, et al. Normobaric hypoxia and nitroglycerin as trigger factors for migraine. Cephalalgia, 2006, 26(7): 816-819.

12. Hara H, Virmani R, Ladich E, et al. Patent foramen ovale: current pathology, pathophysiology, and clinical status. J Am Coll Cardiol, 2005, 46(9): 1768-1776.

13. Bridges ND, Hellenbrand W, Latson L, et al. Transcatheter closure of patent foramen ovale after presumed paradoxical embolism. Circulation, 1992, 86(6): 1902-1908.

14. Ford MA, Reeder GS, Lennon RJ, et al. Percutaneous device closure of patent foramen ovale in patients with presumed cryptogenic stroke or transient ischemic attack: the Mayo Clinic experience. JACC Cardiovasc Interv, 2009, 2(5): 404-411.

15. Stanczak LJ, Bertog SC, Wunderlich N, et al. PFO closure with the Premere PFO closure device: acute results and follow-up of 263 patients. EuroIntervention, 2012, 8(3): 345-351.

16. Mirzaali M, Dooley M, Wynne D, et al. Patent foramen ovale closure following cryptogenic stroke or transient ischaemic attack: long-term follow-up of 301 cases. Catheter Cardiovasc Interv, 2015, 86(6): 1078-1084.

17. Pandit A, Aryal MR, Pandit AA, et al. Amplatzer PFO occluder device may prevent recurrent stroke in patients with patent foramen ovale and cryptogenic stroke: a meta-analysis of randomised trials. Heart Lung Circ, 2014, 23(4): 303-308.

18. Furlan AJ, Reisman M, Massaro J, et al. Closure or medical therapy for cryptogenic stroke with patent foramen ovale. N Engl J Med, 2012, 366(11): 991-999.

19. Carroll JD, Saver JL, Thaler DE, et al. Closure of patent foramen ovale versus medical therapy after cryptogenic stroke. N Engl J Med, 2013, 368(12): 1092-1100.

20. Meier B, Kalesan B, Mattle HP, et al. Percutaneous closure of patent foramen ovale in cryptogenic embolism. N Engl J Med, 2013, 368(12): 1083-1091.

21. Messé SR, Gronseth G, Kent DM, et al. Practice advisory: Recurrent stroke with patent foramen ovale (update of practice parameter): Report of the Guideline Development, Dissemination, and Implementation Subcommittee of the American Academy of Neurology. Neurology, 2016, 87(8): 815-821.

22. Mas JL, Derumeaux G, Guillon B, et al. Patent Foramen Ovale Closure or Anticoagulation vs. Antiplatelets after Stroke. N Engl J Med, 2017, 377(11): 1011-1021.

23. Søndergaard L, Kasner SE, Rhodes JF, et al. Gore REDUCE Clinical Study Investigators. Patent Foramen Ovale Closure or Antiplatelet Therapy for Cryptogenic Stroke. N Engl J Med, 2017, 377(11): 1033-1042.

24. Saver JL, Carroll JD, Thaler DE, et al. Long-Term Outcomes of Patent Foramen Ovale Closure or Medical Therapy after Stroke. N Engl J Med, 2017, 377(11): 1022-1032.

25. Lee PH, Song JK, Kim JS, et al. Cryptogenic Stroke and High-Risk Patent Foramen Ovale: The DEFENSE-PFO Trial. J Am Coll Cardiol, 2018, 71(20): 2335-2342.

26. Darmoch F, Al-Khadra Y, Soud M, et al. Transcatheter Closure of Patent Foramen Ovale versus Medical Therapy after Cryptogenic Stroke: A Meta-Analysis of Randomized Controlled Trials. Cerebrovasc Dis, 2018, 45(3-4): 162-169.

27. Wilmshurst PT, Nightingale S, Walsh KP, et al. Effect on migraine of closure of cardiac right-to-left shunts to prevent recurrence of decompression illness or stroke or for haemodynamic reasons. Lancet, 2000, 356(9242): 1648-1651.

28. Kimmelstiel C, Gange C, Thaler D. Is patent foramen ovale closure effective in reducing migraine symptoms? A controlled study. Catheter Cardiovasc Interv, 2007, 69(5): 740-746.

29. Vigna C, Marchese N, Inchingolo V, et al. Improvement of migraine after patent fora men ovale percutaneous closure in patients with subclinical brain lesions: a case-control study. JACC Cardiovasc Interv, 2009, 2(2): 107-113.

30. Wahl A, Praz F, Tai T, et al. Improvement of migraine headaches after percutaneous closure of patent foramen ovale for secondary prevention of paradoxical embolism. Heart, 2010, 96(12): 967-973.

31. Biasco L, Infantino V, Orzan F, et al. Impact of transcatheter closure of patent foramen ovale in the evolution of migraine and role of residual shunt. J Cardiol, 2014, 64(5): 390-394.

32. Dowson A, Mullen MJ, Peatfield R, et al. Migraine Intervention With STARFlex Technology (MIST) trial: a prospective, multicenter, double-blind, sham-controlled trial to evaluate the effectiveness of patent foramen ovale closure with STARFlex septal repair implant to resolve refractory migraine headache. Circulation, 2008, 117(11): 1397-1404.

33. Mattle HP, Evers S, Hildick-Smith D, et al. Percutaneous closure of patent foramen ovale in migraine with aura, a randomized controlled trial. Eur Heart J, 2016, 37(26): 2029-2036.

34. Tobis JM, Charles A, Silberstein SD, et al. Percutaneous Closure of Patent Foramen Ovale in Patients With Migraine: The PREMIUM Trial. J Am Coll Cardiol, 2017, 70(22): 2766-2774.

结构性心脏病的CT临床应用

结构性心脏病是近年来在心血管疾病领域提出的一个新概念，在2005年由德国法兰克福的Horst Sievert医生首先提出。广义的结构性心脏病是指，除原发心电疾患(因某些电生理异常而发生的室速/室颤)和循环疾病(部分高血压、稳定型心绞痛、急性冠脉综合征)以外，任何引起心脏结构异常以及与心脏和大血管结构有关的疾病。而狭义的结构性心脏病是指，解剖异常引起的心脏结构改变所造成的心脏病理生理变化的疾病，主要包括：①先天性心脏病：如室间隔缺损(VSD)、房间隔缺损(ASD)、动脉导管未闭(PDA)等；②瓣膜病：二尖瓣、三尖瓣、主动脉瓣、肺动脉瓣病变等；③心肌病：肥厚型心肌病、扩张型心肌病、致心律失常型右室心肌病等；④缺血性心肌病、心肌梗死后室间隔穿孔、室壁瘤、瘢痕心肌等。计算机断层扫描(CT)技术凭借其图像较高的空间分辨率、强大的图像三维重建后处理技术以及快捷的检查手段，成为判断心脏解剖结构最常用的检查方法，在结构性心脏病的诊断、术前精准测量及术后疗效评估中发挥着重要的作用。本文就上述4类疾病的CT价值作一简单综述。

一、先天性心脏病

先天性心脏病作为一种心脏大血管发育异常的疾病，诊断和治疗的基础在于解剖判定的准确性。心血管造影能很好地显示心脏大血管的解剖和彼此连接关系，并能够提供血流动力学方面的诊断信息，一直是先天性心脏病诊断的金标准，但该技术属于有创性检查，且受到投照体位的限制，解剖结构的影像重叠无法避免。近些年来，无创影像学检查方法在先心病的诊断中发挥了重要的作用，其中多排螺旋CT(MDCT)一次扫描能够兼顾左心系统、右心系统、纵隔和肺部病变，对复杂畸形的诊断有很大的优势，对于细小血管结构的显示，如冠状动脉畸形、肺静脉畸形引流等，是心血管造影、超声心动图及心脏磁共振(MRI)无法比拟的。

但是，由于先天性心脏病的患者多为儿童或婴幼儿，MDCT检查的射线剂量及成像质量一直是人们关注的焦点。减小照射野、增大螺距、减少曝光次数、采用前瞻性心电触发螺旋扫描、个体化的CT曝光参数(降低管电流及管电压)，以及应用迭代重建后处理(进一步降低曝光的管电压)等技术，使先天性心脏病CT检查的辐射剂量已经能够降低至1毫西弗(mSv)以下，甚至0.5mSv以下(大约10张胸片的剂量)，大大提高了应用的安全性[1]。配合超声检查，术前CT诊断先天性心脏病基本能够满足临床及手术前检查的需求，对手术矫治部位、大动脉发育情况都能够做出基本的诊断。

应用CT扫描图像实现的3D打印技术，对众多医学领域产生了变革影响，近些年来在心血管病领域，尤其是先心病领域也产生了积极影响。这一技术让外科医生正确地了解了患者心脏的内部结构，从而在手术中更精准的操作。多项国内外的病例报道证实，3D模型在特殊类型的房间隔缺损(上腔型/下腔型)封堵器型号选择，主动脉缩窄支架选择及主动脉闭锁人工血管选择中的应用价值[2,3]。同时，这些模型也有助于专家之间术前的讨论交流，帮助患者和护理人员更好地了解疾病发生的过程、风险，处理方式的益处以及替代方法的应用。

大部分先天性心脏病患者，均需要长期甚至终生的术后随访，CT能够清晰显示手术的部位及术后改变。对动脉导管结扎或间隔缺损修补的患者，CT可显示封堵或补片的位置及有无残余分流；对需要分期手术的复杂先心病患者，一期手术往往用于减轻右心负荷及促进肺动脉的发育，例如全腔静脉吻合术、Gleen手术、体肺动脉分流术(T-B分流术)等，CT可显示肺动脉环扎部位、肺动脉内径、血管吻合位置、管径、吻合口通畅与否，为患者的全面评估及二次手术方案的制定提供依据[4]。

对于成人先天性心脏病，CT还被用来在术前排查冠心病，因为CT具有非常高的阴性预测价值。某些ASD患者还有可能合并部分肺静脉畸形引流、冠状静脉窦无顶综合征等，CT也是最好的检查手段。对于用左向右分流性疾病无法解释的肺动脉高压，CT 检查也可协助排查肺动脉高压的原因，特别是对肺内病变的显示，是 CT 最明显的优势。先天性冠状动脉起源、开口、走行异常，如冠状动脉心腔瘘、左冠状动脉起自肺动脉等，CT 是最佳的影像诊断工具。

二、心脏瓣膜病

心脏瓣膜病的诊断主要依靠血流动力学证据，超声心动图是评价瓣膜病变及其导致的瓣膜功能异常的金标准，CT 仅作为一种补充检查手段，如排除冠心病及其他病因导致的瓣膜功能异常，如主动脉根部瘤、主动脉夹层、大动脉炎、心肌病等疾患累及瓣膜或导致的瓣膜功能异常。近年来随着介入技术在瓣膜疾病中的广泛应用，术前的心脏结构评估变得尤为重要，CT 检查成为术前评估的常规技术。本文将重点介绍 CT 在经导管主动脉瓣置换术（transcatheter aortic valve replacement，TAVR）中的应用。

自法国医生 Cribier 于 2002 年完成了首例 TAVR 手术以来，相关的临床试验经历了从高危到中低危患者选择的过程。Partner-1 试验及 Corevalve U.S. Pivotal 试验是最早开展的评估第一代球囊扩张瓣膜及自膨胀瓣膜效果的临床试验，随访结果表明，TAVR 应用于无法行外科手术的患者较保守治疗更加获益，用于手术高危患者与外科手术效果相当[5,6]。后续的 Partner-2、S3i、Surtavi 等临床试验进一步评估了 TAVR 手术在中危患者中的应用价值[6]。

TAVR 手术的顺利开展，需要术前详细评估主动脉根部解剖细节、瓣膜钙化程度、血管入径和选取瓣膜型号的依据。CT 作为术前常规检查，主要用于：①手术路径的评估：主动脉 CTA 能够评价入路血管的内径、角度及动脉粥样硬化情况等；②主动脉根部解剖的评估：准确量化测量主动脉瓣环、窦部及窦管交界直径大小、瓣环和瓣叶钙化程度、冠状动脉开口与瓣环之间的距离等；③冠状动脉病变评估：明确术前冠状动脉病变情况，严重狭窄患者可于 TAVR 术前或同期行经皮冠状动脉介入术（percutaneous coronary intervention，PCI）。

解剖信息还能提示术者在术中及术后可能发生的风险。瓣周漏是 TAVR 术后最为常见的并发症，既往研究发现 TAVR 术后约 70% 的患者会出现不同程度的瓣周漏，即使是轻度瓣周漏也是患者短期及长期死亡率的独立危险因素。人工瓣膜与瓣环直径不匹配及主动脉根部的钙化与瓣周漏的发生显著相关。Hasan 等人对放置 Edwards Sapien Valve（ESV）的患者进行分析，显示 CT 测量的主动脉瓣环最大径与放置瓣膜直径的差值（$\triangle$Dmax）>4mm 对术后瓣周漏预测的敏感性为 88%，特异性为 80%[7]。主动脉瓣环钙化程度及分布情况也与术后主动脉瓣反流关系密切，凸向主动脉的钙化（>4mm）及瓣叶结合处钙化，是术后反流的独立危险因素[8,9]。

主动脉瓣环撕裂发生率约为 1.1%，是非常危险的并发症。研究显示，主动脉根部钙化情况及瓣环的过度扩张与瓣环撕裂密切相关。瓣环下方及左室流出道的钙化程度及瓣环扩张面积超过 20%，是瓣环撕裂的独立危险因素[10,11]。TAVR 患者发生心脏传导系统异常较为常见，永久起搏器植入发生率可达 13.1%，Medtronic Corevalve（MCV）较 ESV 瓣膜发生率更高，这与 MCV 瓣膜放置位置较 ESV 瓣膜低有关[12]。血管并发症是 TAVR 术后最常见的并发症，尤其是经股动脉穿刺的患者，大血管并发症发生率可达 15%。不匹配鞘管的应用、血管严重的动脉粥样硬化、血管的弯曲程度是导致并发症的重要原因。主动脉 CTA 可以清晰地显示股动脉入路，明确钙化情况及有无附壁血栓，还可测量血管腔直径、面积。Hayashida 等研究发现，鞘管内径 / 股动脉内径 >1.05 是大血管并发症的独立危险因素。

随着介入心脏病学的开展，经皮肺动脉瓣置换术、二尖瓣钳夹术等也陆续应用于临床。经皮肺动脉瓣置换术前应用 CT 评估肺动脉瓣环的大小及血管情况，类似 TAVR 的术前测量，能够帮助术者选择合适的瓣膜型号及血管入路[13]。文献证实，术前 CT 图像能够清晰显示二尖瓣前后叶的解剖结构，测量二尖瓣环的大小，且动态 CT 图像能够观察二尖瓣运动情况，对瓣叶脱垂的位置进行定位，在选择手术路径、器械的选择、定位的选择及术后反流情况的评估中均有重要的作用[14]。

三、心 肌 病

世界卫生组织和国际心脏病学联合会（WHO/ISFC）于 1980 年首次发表关于心肌病的定义和分类报告，

将心肌病定义为原因不明的心肌疾病。随着分子生物学发展，对心肌病的认识不断深入，心肌病的分型方法也在推陈出新。2008年欧洲心脏病学会（ESC）心肌病和心包疾病工作组发表声明，将心肌病定义为冠状动脉疾病、高血压、瓣膜病和先天性心脏病等之外的，导致心肌结构和功能异常的心肌疾病，并将其分为5型：肥厚型心肌病、扩张型心肌病、致心律失常型心肌病、限制型心肌病和未定型心肌病。在分型中，结合疾病是否有遗传性或家族性特征，再进一步分为家族性/遗传性心肌病、非家族性/非遗传性心肌病两大类。

心肌病的影像学评价主要用于心脏结构、血流动力学及心肌组织成分的评价，超声心动图较高的时间分辨率及对心脏功能和瓣膜功能的评价能力，以及MRI对心肌组织的显示能力，使其成为评价心肌病最为常用的影像学方法。CT的优势在于，特别有助于临床及时排除冠脉病变所致的心肌改变，这是临床诊断心肌病不可回避的问题。CT的这一特点使其在应激性心肌病的诊断中发挥了重要的作用。应激性心肌病起病急、症状重，且常伴有心肌酶学的升高，容易误诊为急性心肌梗死，对这部分患者应用CT评估能够一次性观察冠脉情况、心腔结构及心肌延迟强化改变，有助于疾病的早期诊断[15]。应用CT延迟扫描观察心肌的延迟强化情况是近些年来的研究热点，多项研究结果表明，CT延迟扫描结果同MRI具有很高的一致性[16]。CT扫描过程中，碘对比剂首先充盈心肌的供血血管，纤维化的心肌组织由于血管含量较低，在扫描的早期呈现低密度改变。由于纤维组织细胞外间隙更大，扫描晚期碘对比剂渗出至纤维化区域，呈现高密度改变。既往研究采用的延迟时间多为12分钟，且在不同类型心肌病患者中都显示了同MRI良好的一致性。

除诊断价值外，CT还可以作为介入治疗术前及术后的评估手段。酒精消融是治疗肥厚型心肌病的重要手段，CT检查能够清晰描绘室间隔肥厚的程度和精确定位；收缩期二尖瓣前叶活动的存在和程度以及二尖瓣和室间隔的连接；冠状动脉供应肥厚室间隔的解剖[17]。而且与MRI相比，CT可以对植入自动复律除颤器的患者进行成像，是协助酒精消融治疗的首选。

四、缺血性心肌病

能够直接显示冠状动脉病变，是CT诊断缺血性心肌病的主要优势；除此之外，CT还可以直接观察心肌的形态和结构。近些年来，CT心肌灌注成像（CT myocardial perfusion，CTP）的发展促进了CT解剖学检查与功能学的融合，这一技术手段可以评估心肌血流灌注状态，保证了更有针对性的再血管化治疗。既往研究已经证实，冠脉病变的狭窄程度并不能反映心肌缺血的程度。研究显示，负荷状态下的心肌缺血患者，接受冠状动脉介入治疗更加获益。CTP可反映静息、负荷状态下的碘对比剂在不同节段心肌的分布，且运用定量和半定量的方法分析心肌血流状态。多项研究显示，CTP同SPECT、FFR具有良好的一致性，CTP有望成为评价心肌功能的优选方法[18]。

对于心肌梗死后形成室壁瘤的患者，这部分心肌缺血坏死失去了正常的收缩功能，容易出现破裂、血栓形成脱落等风险，既往会采用开胸部分心肌切除的方法改善左室重构，但这一手术创伤大、接受度低，近些年来应用经导管心室隔离成形术恢复心室形态并取得了重大的突破，CT在术前发挥了重要的作用。CT扫描能够三维立体重建室壁瘤的各个径线，有助于术者选择合适型号的封堵伞。此外，CT还可以用于术后的评估，观察封堵器的位置是否准确，有无周围漏的发生，且可评估左室功能的改善情况[19]。

综上，CT作为显示心脏解剖结构的重要影像学手段，对结构性心脏病的诊断、术前及术后评估有着重要的作用。近些年来，随着新技术的发展，CT逐渐进行解剖学和功能学的融合，为结构性心脏病的诊治开创了新的领域。

（任心爽　吕滨）

参考文献

1. Han BK, Rigsby CK, Hlavacek A, et al. Computed Tomography Imaging in Patients with Congenital Heart Disease Part Ⅰ: Rationale and Utility. An Expert Consensus Document of the Society of Cardiovascular Computed Tomography (SCCT): Endorsed by the Society of Pediatric Radiology (SPR)

and the North American Society of Cardiac Imaging(NASCI). J Cardiovasc Comput Tomogr, 2015, 9(6): 475-492.

2. Goo HW, Park SH. Semiautomatic three-dimensional CT ventricular volumetry in patients with congenital heart disease: agreement between two methods with different user interaction. Int J Cardiovasc Imaging, 2015, 31 Suppl 2: 223-232.
3. Kappanayil M, Koneti NR, Kannan RR, et al. Three-dimensional-printed cardiac prototypes aid surgical decision-making and preoperative planning in selected cases of complex congenital heart diseases: Early experience and proof of concept in a resource-limited environment. Ann Pediatr Cardiol, 2017, 10(2): 117-125.
4. Adibi A, Mohajer K, Plotnick A, et al. Role of CT and MRI prior to redo sternotomy in paediatric patients with congenital heart disease. Clin Radiol, 2014, 69(6): 574-580.
5. Makkar RR, Fontana GP, Jilaihawi H, et al. Transcatheter aorticvalve replacement for inoperable severe aortic stenosis. N Engl J Med, 2012, 366(18): 1696-1704.
6. Smith CR, Leon MB, Mack MJ, et al. Transcatheter versus surgical aortic-valve replacement in high-risk patients. N Engl J Med, 2011, 364(12): 2187-2198.
7. Jilaihawi H, Kashif M, Fontana G, et al. Cross-sectional computed tomographic assessment improves accuracy of aortic annular sizing for transcatheter aortic valve replacement and reduces the incidence of paravalvular aortic regurgitation. J Am Coll Cardiol, 2012, 59(14): 1275-1286.
8. Ewe SH, Ng AC, Schuijf JD, et al. Location and severity of aortic valve calcium and implications for aortic regurgitation after transcatheter aortic valve implantation. Am J Cardiol, 2011, 108(10): 1470-1477.
9. Feuchtner G, Plank F, Bartel T, et al. Prediction of paravalvular regurgitation after transcatheter aortic valve implantation by computed tomography: value of aortic valve and annular calcification. Ann Thorac Surg, 2013, 96(5): 1574-1580.
10. Barbanti M, Yang TH, Rodes CJ, et al. Anatomical and procedural features associated with aortic root rupture during balloon-expandable transcatheter aortic valve replacement. Circulation, 2013, 128(3): 244-253.
11. Schymik G, Heimeshoff M, Bramlage P, et al. Ruptures of the device landing zone in patients undergoing transcatheter aortic valve implantation: an analysis of TAVI Karlsruhe(TAVIK) patients. Clin Res Cardiol, 2014, 103(11): 912-920.
12. Ghadimi K, Patel PA, Gutsche JT, et al. Perioperative conduction disturbances after transcatheter aortic valve replacement. J Cardiothorac Vasc Anesth, 2013, 27(6): 1414-1420.
13. Muller B, Ghawi H, Fogg L, et al. Medium-term CT evaluation of stent geometry, integrity, and valve function of the Edwards SAPIEN transcatheter heart valve in the pulmonary position. Catheter Cardiovasc Interv, 2016, 87(3): E97-E103.
14. Blanke P, Dvir D, Cheung A, et al. A simplified D-shaped model of the mitral annulus to facilitate CT-based sizing before transcatheter mitral valve implantation. J Cardiovasc Comput Tomogr, 2014, 8(6): 459-467.
15. Sueta D, Oda S, Izumiya Y, et al. Comprehensive assessment of takotsubo cardiomyopathy by cardiac computed tomography. Emerg Radiol, 2018.
16. Ramsey BC, Fentanes E, Choi AD, et al. Myocardial Assessment with Cardiac CT: Ischemic Heart Disease and Beyond. Curr Cardiovasc Imaging Rep, 2018, 11(7): 16.
17. Lee HJ, Im DJ, Youn JC, et al. Assessment of myocardial delayed enhancement with cardiac computed tomography in cardiomyopathies: a prospective comparison with delayed enhancement cardiac magnetic resonance imaging. Int J Cardiovasc Imaging, 2017, 33(4): 577-584.
18. Chang S, Han K, Youn JC, et al. Utility of Dual-Energy CT-based Monochromatic Imaging in the Assessment of Myocardial Delayed Enhancement in Patients with Cardiomyopathy. Radiology, 2018, 287(2): 442-451.
19. Alaiti MA, Fares A, Erglis A, et al. Evaluating the quality of implantation of percutaneous ventricular restoration device (Parachute®) by cardiac computed tomography. Catheter Cardiovasc Interv, 2017, 89(4): E104-E111.

第七篇 肺栓塞与肺血管疾病

重视肺栓塞的预防——医院内静脉血栓栓塞防治体系的建设与管理

静脉血栓栓塞症(VTE)包括深静脉血栓形成(DVT)和肺栓塞(PTE),是全球性的医疗保健问题[1,2]。急性肺栓塞(PTE)是常见的心血管系统疾病,也是常见的三大致死性心血管疾病之一,其年发病率为100~200/10万人[3,4]。根据欧洲流行病学模型估计,与急性肺栓塞相关的死亡超过317 000例,其中突发致命性的肺栓塞占34%。但是死亡前未能确诊的患者却占59%,仅有7%的患者在死亡前能够得到确诊[4]。PTE不仅导致患者死亡率增高,而且有复发风险以及导致远期并发症,包括慢性血栓栓塞性肺高压、血栓后综合征(PTS)等,降低患者生活质量,增加疾病负担。对于住院患者,院内PTE、DVT事件的发生已经成为患者非预期死亡的重要原因,成为临床医务工作者面临的严峻问题。院内VTE的发生与患者因素以及治疗因素有密切的关系,国内外的研究数据显示,无论是手术或非手术患者,均存在诸多导致VTE发生的危险因素,存在着VTE的风险,但由于临床工作中防范意识以及管理质量缺陷,VTE高危患者的预防比例很低,在亚洲国家的预防比例则更低[5-7]。一项英国的调查显示,71%的中高危患者没有接受任何的VTE的机械或药物预防措施[8]。因此,应该对院内VTE提高认识,重视对VTE的预防,早期识别VTE的高危患者,采取有效的预防措施,有效减少医院内VTE的发生,对改善患者的预后和生活质量至关重要。

一、院内VTE的流行病学

对于非手术的急诊住院患者,其VTE的发生风险增加约8倍,并且有1/4的VTE事件与此相关[9]。每年美国约有150 000~20 000例VTE相关性死亡,其中约1/3与手术相关[10];对于亚洲的手术患者,其术后VTE的发生情况报道不一[11]。一项Meta分析显示,亚洲住院患者术后DVT的发生率为13.4%,而对于肿瘤患者,其术后DVT的发生率则达到19.7%[12];另一项Meta分析则发现,非骨科手术的患者术后DVT、近段DVT、PTE以及致死性PTE的发生率分别为24%、2.1%、0.18%和0[11]。事实上,随着亚洲患者平均年龄增大、肥胖以及肿瘤发生率、复杂手术比例、剖腹产比例上升等,亚洲患者术后VTE的发生率逐渐接近西方患者。对于骨科手术后的患者,包括全髋关节置换术、全膝关节置换术以及髋关节骨折手术,一直是VTE的高危人群,其VTE的发生率为所有手术患者之首。一项前瞻性的研究表明,静脉造影证实髋部骨折术后总体DVT的发生率高达50%,近端DVT发生率约为27%[13]。亚洲一项多中心的前瞻性流行病学调查研究发现,髋部骨折术后总DVT发生率为42%,近端DVT发生率为7.2%[14];而膝关节以远单发骨折术后DVT的发生率为10.5%[15]。

二、院内VTE防治体系的建设与管理

(一)成立管理团队

建议由院长负责,医务管理部门领导,临床各科室以及医技辅助科室共同参与,组成由医务、护理、临床各科室以及相关部门共同参加的院内多学科VTE综合防治管理团队,建立院内VTE的综合防治体系。

(二)制定管理制度

制定VTE的防治工作手册,内容应该包括VTE的风险评估、出血评估、病情告知、预防措施、质量监

督管理等。同时，建立危重症 VTE 患者的处置流程。特别对于 VTE 的高危科室（骨科、妇产科、ICU、肿瘤科等）更应该在科室成立 VTE 的防治管理小组，根据自身科室专业疾病的特点，总结制定相应的预防措施和处置流程。

（三）定期教育培训

提高医务人员对于 VTE 的防范意识，能够有效地减少 VTE 的发生。因此，医务管理部门应该定期对全院各个科室、各级医务人员进行 VTE 的专题培训，加强医务人员对于该病的认识，提高预防意识以及对于 VTE 的综合管理能力。

（四）质量控制管理

医务管理部门应该考虑将住院患者 VTE 的预防纳入医疗管理评价的关键指标，对医院各科室针对 VTE 的防治情况做定期的考虑，及时反馈，持续改进医疗质量。考核的指标应该包括：①针对住院患者，实行 VTE 预防评估的比例；②针对高危患者，有效实施 VTE 预防措施的比例；③VTE 预防措施所致不良反应的上报比例；④住院患者症状性 VTE 的发生率、致死性 PTE 的发生率。及时反馈上述指标，采取有效的改进措施，做到 VTE 预防工作的持续改进。

三、院内患者 VTE 的风险评估和出血风险评估

（一）住院患者发生 VTE 的危险因素

1. **患者因素**　卧床时间≥72h、既往 VTE 病史、高龄、脱水、肥胖（BMI>30kg/m^2）、遗传性或获得性易栓症、妊娠以及分娩等。

2. **外科因素**　手术、创伤、烧烫伤、各种有创操作等。

3. **内科因素**　恶性肿瘤、危重疾病、脑卒中、肾病综合征、骨髓增殖性疾病、阵发性睡眠性血红蛋白尿症、静脉曲张、炎症性肠病等。

4. **治疗相关因素**　肿瘤放化疗、中心静脉置管、介入治疗、口服避孕药或激素替代治疗、促红细胞生成素、机械通气、足部静脉输液等。

（二）VTE 风险评估

建议每例患者在入院时均进行 VTE 风险评估，特别是对于 VTE 高风险科室的住院患者。目前经过有效验证的 VTE 风险评估的模型不多。对于手术患者，建议采用 Caprini 评分量表（表 1）；而对于非手术患者，则建议采用 Padua 评分量表（表 2）。

表 1　手术患者 VTE 风险评估表（Caprini 评分表）

1 分	2 分	3 分	5 分
年龄 41~60 岁	年龄 61~74 岁	年龄≥75 岁	脑卒中（<1 个月）
小手术	关节镜手术	既往 VTE 史	择期关节置换术
BMI>25kg/m^2	大型开放手术（>45 分钟）	VTE 家族史	髋、盆骨或下肢骨折
下肢肿胀	腹腔镜手术（>45 分钟）	凝血因子V Leinden 突变	急性脊髓损伤（<1 个月）
静脉曲张	恶性肿瘤	凝血酶原 G20210A 突变	
妊娠或产后	卧床（>72 小时）	狼疮抗凝物阳性	
有不明原因或者习惯性流产史	石膏固定	抗心磷脂抗体阳性	
口服避孕药或激素替代治疗	中心静脉置管	血清同型半胱氨酸升高	
脓毒症（<1 个月）		肝素诱导的血小板减少症	
严重肺病，包括肺炎（<1 个月）		其他先天性或获得性血栓形成倾向	
肺功能异常			

续表

1分	2分	3分	5分
急性心肌梗死			
充血性心力衰竭(<1个月)			
炎症性肠病史			
卧床			

注:低危 =0~2 分;中危 =3~4 分;高危≥5 分。VTE:静脉血栓栓塞症

表2 内科住院患者 VTE 风险评估表(Padua 评分表)

危险因素	评分
活动性恶性肿瘤,患者先前有局部或远处转移和(或)6个月内接受过化疗和放疗	3
既往 VTE 史	3
制动,患者身体原因或遵医嘱需卧床休息至少3天	3
已有血栓形成倾向(抗凝血酶缺陷症、蛋白C或蛋白S缺乏、Leiden Ⅴ因子、凝血酶原 G20210A 突变、抗磷脂抗体综合征)	3
近期(≤1个月)创伤或外科手术	2
年龄≥70岁	1
心脏和(或)呼吸衰竭	1
急性心肌梗死和(或)缺血性脑卒中	1
急性感染和(或)风湿性疾病	1
肥胖(BMI≥30kg/m^2)	1
正在进行激素替代治疗	1

注:低危 =0~3 分;高危≥4 分

(三)出血风险评估

鉴于预防性抗凝治疗本身存在的出血风险,应同时进行出血风险的评估(表3,表4),以便制定最合理的方案。评估的内容包含以下几个方面:

表3 外科住院患者出血危险因素

基础疾病相关	手术相关
活动性出血	腹部手术:术前贫血/复杂手术(联合手术、分离难度高或超过1个吻合术)
3个月内有出血事件	胰十二指肠切除术:败血症、胰漏、手术部位出血
严重肝肾功能衰竭	肝切除术:原发性肝癌、术前血红蛋白和血小板计数低
血小板计数 $<50\times10^9/L$	心脏手术:体外循环时间较长
未控制的高血压	胸部手术:全肺切除术或扩张切除术
腰穿、硬膜外或椎管内麻醉术前4小时~术后12小时	开颅手术、脊柱手术、脊柱外伤、游离皮瓣重建术
同时使用抗凝药、抗血小板药或溶栓药	
凝血功能障碍	
活动性消化道溃疡	
已知、未治疗的出血疾病	

表 4 内科住院患者出血危险因素

具有以下 1 项即为出血高危	具有以下 3 项及以上为出血高危
活动性消化道溃疡	年龄≥85 岁
入院前 3 个月内有出血事件	肝功能不全(INR>1.5)
血小板计数 <50 × 10^9/L	严重肾功能不全[GFR<30ml/(min·m^2)]
	入住 ICU 或 CCU
	中心静脉置管
	风湿性疾病
	现患恶性肿瘤
	男性

1. **患者因素** 年龄≥75 岁、凝血功能障碍、血小板 <50 × 10^9/L 等。

2. **基础疾病** 活动性出血(未控制的消化性溃疡、出血性疾病等)、既往颅内出血史或其他大出血病史、未控制的高血压(收缩压 >180mmHg 或舒张压 >110mmHg)、急性脑卒中(<3 个月)、严重的颅脑或急性脊髓损伤、糖尿病、恶性肿瘤、严重肾功能衰竭或肝功能衰竭等。

3. **合并用药** 正在使用抗凝药物、抗血小板药或溶栓药。

4. **侵入性操作** 手术、腰穿或硬膜外麻醉之前 4 小时和之后 12 小时内。

四、院内 VTE 预防的具体措施

院内 VTE 具体的预防措施包括[16]:①一般基本预防:加强教育、尽早开始主动或被动运动、尽早下床活动、避免脱水等;②药物预防:包括低分子肝素、普通肝素、磺达肝葵钠、维生素 K 拮抗剂、新型口服抗凝药(达比加群、利伐沙班、阿哌沙班等);③机械预防:抗栓弹力袜(AES)、间歇充气加压装置(IPC)、足底静脉泵等;④腔静脉滤器(IVC)。动态评估患者 VTE 的不同风险程度、出血风险以及具体临床情况,制定最合理的预防方案,使患者能够最大获益并尽量避免由此带来的风险,是临床实践的主要目标。

(一) 非手术患者

1. **急诊入院患者或重症患者** 当 VTE 风险低时,可以通过采取一般的预防措施,包括尽早下床活动、避免脱水等,不建议进行药物预防或机械预防。当 VTE 风险较高时,推荐进行药物预防,包括低分子肝素、普通肝素或磺达肝葵钠;当同时合并较高的出血风险或正在出血时,建议采用机械预防,当出血风险降低后,可以考虑启用药物预防。当患者可以活动或出院后,不建议继续进行血栓预防。不建议常规进行下肢静脉超声检查[17]。

2. **恶性肿瘤患者** 该类患者 VTE 的风险升高 6 倍,特别是某些特殊的肿瘤(颅内肿瘤、肺腺癌、卵巢癌、胰腺癌等)发生 VTE 的风险更高。同时,非手术的恶性肿瘤患者在接受放化疗的时候也增加其罹患 VTE 的风险。对于没有其他 VTE 危险因素的肿瘤患者,不推荐常规使用抗凝药物进行预防治疗。但当肿瘤患者同时合并其他危险因素,并且出血风险较小时,建议使用低分子肝素或普通肝素进行预防治疗;有中心静脉置管时,则不建议使用药物预防治疗[17]。

3. **脑卒中患者** 脑卒中是 VTE 的高危因素,而且主要发生于脑卒中后的急性期,其后数周至数月后风险逐渐下降,因此早期采取合理的血栓预防措施非常重要。无论是缺血性脑卒中或出血性脑卒中患者,动态评估 VTE 风险和出血风险都至关重要。缺血性脑卒中患者 VTE 风险较高而出血风险低时,建议使用低分子肝素或普通肝素(肾功能不全患者)进行血栓预防;而当出血风险较高或为出血性脑卒中时,建议使用 IPC 而不是 GCS 进行机械性预防[18]。

(二) 非骨科手术患者

1. **普通外科 / 腹盆腔手术** 血栓风险很低时(Caprini 评分 =0 分),不建议进行血栓预防,早期运动、避免脱水等可有效预防血栓形成。血栓风险低时（Caprini 评分 =1~2 分），建议采用机械性预防措施，选用IPC 进行血栓预防，并让患者早期运动。VTE 中危患者（Caprini 评分 =3~4 分）当出血风险较低时，建议尽早开始血栓预防，可采用药物预防(低分子肝素或普通肝素）或机械预防(优选 IPC)。VTE 高危患者(Caprini 评分≥5 分）出血风险较低时，建议使用抗凝药物进行血栓预防，可以选择低分子肝素或普通肝素，同时使用 IPC 进行机械预防可能效果更好。中高危患者出血风险较高时，特别是重要部位的出血风险较高时，建议使用机械预防措施（优选 IPC）进行血栓预防，直至出血风险降低后可以考虑使用药物抗凝。有肝素使用禁忌时，可以考虑使用磺达肝葵钠。如果为肿瘤切除术，建议抗凝时间为 4 周[19]。

2. **心脏手术** 对于术后情况良好的患者，建议术后使用机械措施预防血栓，优选 IPC，并鼓励患者尽早活动，不建议使用药物抗凝进行血栓预防。如果患者血栓风险高、住院时间长、出血得到控制或出血风险较低时，考虑加用低分子肝素或普通肝素预防血栓[19]。

3. **胸部手术** VTE 中危患者出血风险较低时，可采用药物（低分子肝素或普通肝素）或机械预防（优选 IPC）血栓。VTE 高危患者则建议在药物预防的同时，使用机械措施（优选 IPC)。当 VTE 风险较高而出血风险也很高时，建议使用 IPC 预防血栓，待出血风险下降时，考虑使用药物抗凝预防血栓[19]。

4. **开颅术 / 脊髓手术** 建议采用 IPC 预防血栓。如果 VTE 风险高，建议在出血得到有效控制或风险降低时，加用抗凝药物（低分子肝素或普通肝素）预防血栓。

5. **创伤患者** 创伤较大的患者，当 VTE 风险较高时，建议使用药物抗凝（普通肝素、低分子肝素）或机械措施（优选 IPC，下肢无禁忌时）预防血栓。肝素使用有禁忌时，可单独使用 IPC 预防血栓。不推荐使用下腔静脉滤器（IVC）进行血栓预防[19]。

（三）骨科手术患者

1. **全髋关节置换术（THA）/ 全膝关节置换术（TKA）** 建议使用药物预防血栓形成，推荐的药物有低分子肝素、磺达肝葵钠、达比加群、利伐沙班、阿哌沙班、普通肝素、维生素 K 拮抗剂，并同时使用 IPC 进行机械预防。优先选择低分子肝素，开始给药时间为术前至少 12 小时或者术后至少 12 小时。疗程至少 10~14 天，在没有明显不良反应的情况下，最好延长至术后 35 天[20]。

2. **髋部骨折手术** 建议使用 IPC 或药物预防血栓，推荐的药物有低分子肝素、磺达肝葵钠、普通肝素、维生素 K 拮抗剂，建议同时使用药物和 IPC 预防。优先选择低分子肝素，开始给药时间为术前至少 12 小时或者术后至少 12 小时。疗程至少 10~14 天，在没有明显不良反应的情况下，最好延长至术后 35 天[20]。

有明显出血倾向或活动性出血的患者，建议使用 IPC 进行预防或采用一般的基础预防。当药物预防或机械预防均有明显禁忌，仍不推荐使用下腔静脉滤器（IVC)。如果患者不愿意佩戴 IPC 或者每天注射低分子肝素，可考虑口服抗凝药（达比加群、利伐沙班、维生素 K 拮抗剂）[20]。

3. **小腿骨折手术** 不推荐使用药物预防血栓，鼓励患者尽早运动[20]。

4. **关节镜手术** 除非有 VTE 病史，不推荐进行血栓预防，鼓励患者尽早运动[20]。

5. **踝关节 / 足部手术** 鼓励患者尽早运动，去除可逆的危险因素，不推荐常规进行血栓预防；对于 VTE 高危患者，可以考虑使用 IPC 或者低分子肝素预防血栓，不建议使用 IVC[21]。

（四）VTE 预防的知情同意

鉴于 VTE 的严重性以及血栓预防本身可能带来的相关不良反应，应该在患者入院时对患者以及家属进行相关风险的知识教育，特别是对于 VTE 高危风险的患者，应着重告知患方相应的病情，包括：①VTE、DVT 以及 PTE 的相关症状、危险性以及可能的不良后果；②VTE 预防的重要性以及可能带来的相关风险；③VTE 预防措施的正确有效使用以及注意事项，特别是机械预防措施的正确使用方法，具体内容包含如下。

1. 住院患者发生 VTE 的相关风险，并由此导致患者院内死亡，VTE 的远期并发症包括血栓后综合征（PTS)、慢性血栓栓塞性肺高压（CTEPH）以及血栓复发等。

2. 应当使患者以及家属充分知晓对于不同风险程度的患者采用合理的预防策略，即使是高危患者，也能够得到有效的预防，争取患者和家属的配合。同时要使其知晓，完全杜绝 VTE 的发生是不可能做到的。

3. 应该充分告知患者以及家属预防措施可能存在的某些不良反应，特别是重要的并发症，包括出血、血小板减少、药物过敏、肝肾功能不全、皮肤损伤等，特别是重要部位的出血可能导致患者死亡；并告知患方出现不良反应后的相应处置办法，减轻病人的心理压力，争取患方的尽力配合。

五、院内 VTE 的临床识别与处理原则

根据患者 VTE 的危险因素、临床表现、体格检查进行综合分析，采取合理的诊治策略，做到早识别、早发现、早报告、早诊断、早治疗，尽早进行危险分层，给予规范化和个体化治疗。

（一）急性 DVT 的处理原则

对于临床可能性小的患者，进行 D 二聚体检测，如果结果为阴性，则继续动态观察而不需进一步检查；如果结果阳性，则进行下肢静脉血管加压彩超检查，若发现血栓则 DVT 诊断成立，应立即进行相应的治疗。

临床可能性大的患者，则直接进行下肢静脉血管加压彩超，如果结果阳性，则诊断成立，立即治疗；如果结果阴性，则应该密切观察。

（二）急性 PTE 的处理原则

1. **诊断流程**　急性 PTE 的诊断应根据患者 PTE 的可能性大小和危险分层，采取不同的诊断策略。临床可能性的大小可以通过 Wells 评分表或修正的 Geneva 评分表进行评估（表 5，表 6）。

表 5　Wells 简化评分表

项目	分值	项目	分值
既往肺栓塞或 DVT 病史	1	肿瘤活动期	1
心率≥100 次 / 分	1	DVT 临床表现	1
过去 4 周内有手术或制动病史	1	其他鉴别诊断的可能性小于肺栓塞	1
咯血	1		

注：可能性小 =0~1 分；可能性大≥2 分

表 6　Geneva 简化评分标准

项目	分值	项目	分值
既往肺栓塞或 DVT 病史	1	咯血	1
心率		肿瘤活动期	1
75~94 次 / 分	1	单侧下肢痛	1
≥95 次 / 分	2	下肢深静脉触痛和单侧肿胀	1
过去 1 个月内手术史或骨折	1	年龄 >65 岁	1

注：可能性低 =0~1 分；中度可能 =2~4 分；高度可能≥5 分

对于伴有休克或持续性低血压的高危患者，如果允许，应立即行肺动脉 CTA，发现阳性结果后应立即启动再灌注治疗；如果无条件或不允许，则立即完成床旁心脏彩超，若发现右心功能超负荷，也应进行再灌注治疗[22]（图 1）。

而对于血流动力学稳定的可疑肺栓塞患者，应根据肺栓塞的可能性高低采取不同的策略。中低可能性的患者应首先进行 D 二聚体检测，如果阳性，则进一步完成肺动脉 CTA，发现阳性结果则进行相应的治疗；如果阴性，则排除肺栓塞的诊断。临床可能性大的患者，则直接进行肺动脉 CTA 检查，如果发现阳性结果，则确诊肺栓塞，并进行相应的治疗（图 2）。

2. **治疗策略**　确诊 PTE 的患者，应根据患者的危险分层，采取不同的治疗策略。对于伴有休克或持续性低血压的高危 PTE 患者，应该在明确诊断后迅速启动再灌注治疗。而对于不伴有休克或持续性低血

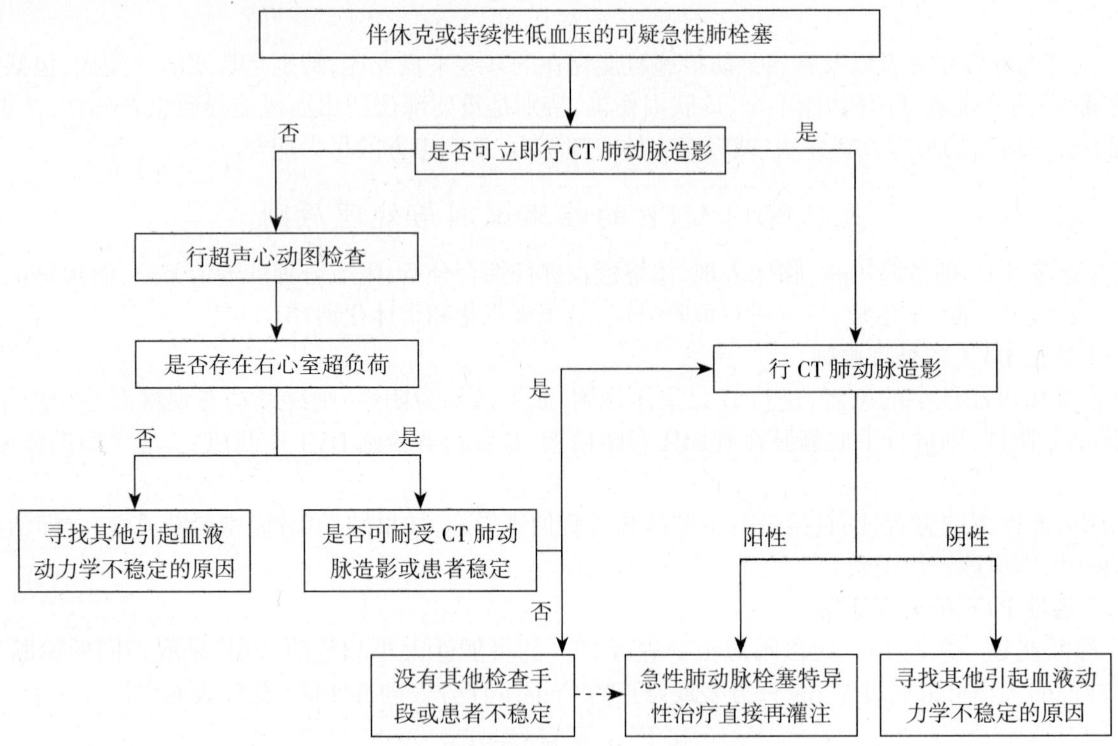

图 1 可疑高危肺栓塞患者的诊断流程

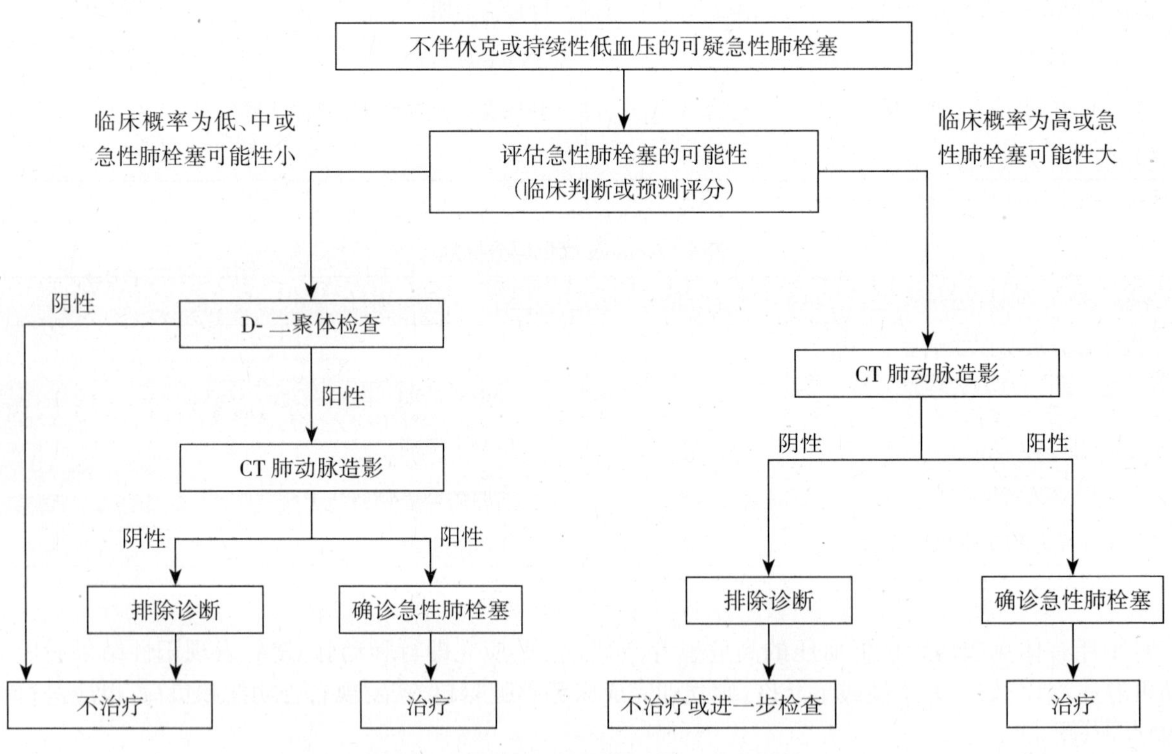

图 2 可疑非高危肺栓塞患者的诊断流程

压的非高危患者，可采用简化版肺栓塞严重指数（PESI）评分，区分中危和低危患者。低危患者可在给予抗凝治疗后尽早出院。中危患者需进一步分层，对于合并有右心功能不全和心肌生物标志物阳性的中高危患者，应在抗凝治疗的基础上密切观察患者病情，如果出现病情恶化（休克或持续性低血压），应予以补救性再灌注治疗；其余的中低危患者则予以抗凝治疗，并密切观察病情[22]（图 3）。

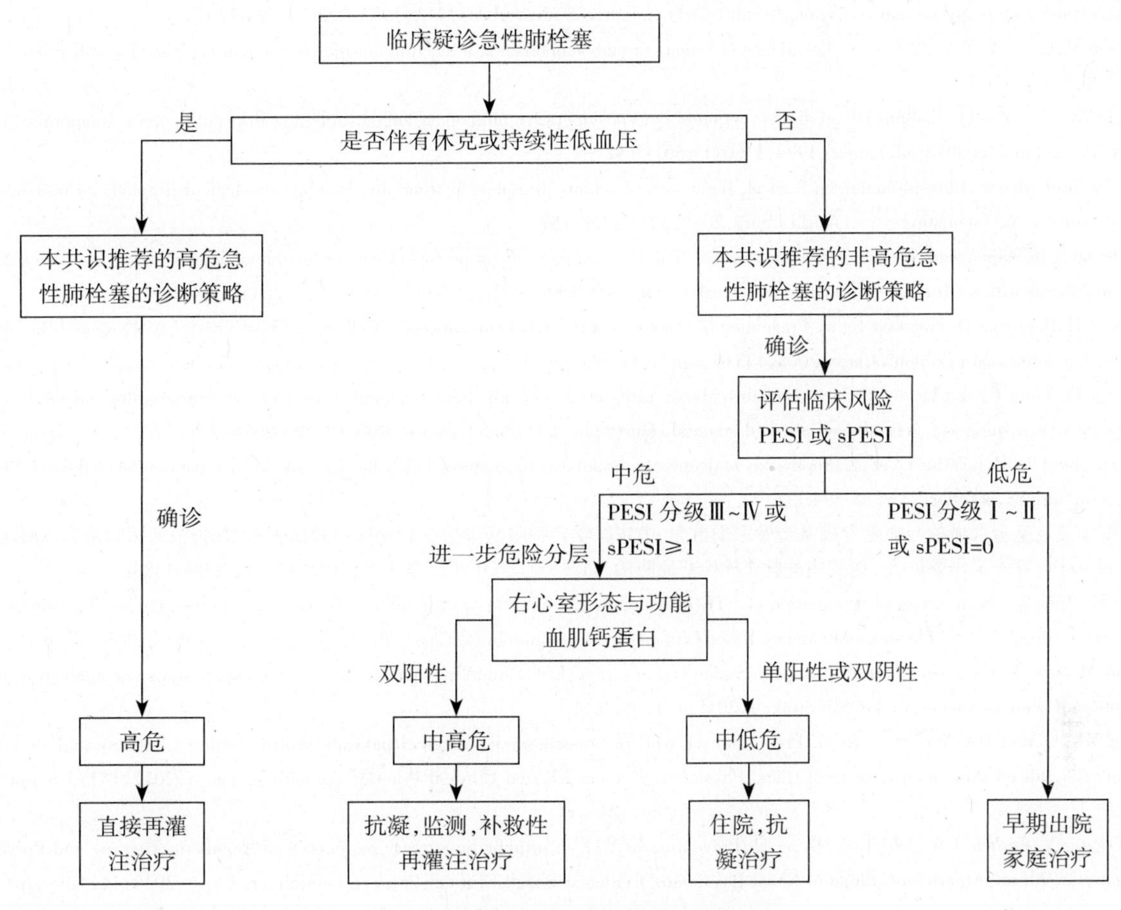

图 3 基于危险分层的肺栓塞治疗策略

六、小　　结

住院患者特别是某些特殊的患者院内 VTE 的发生率较高，也是导致住院患者发生非预期死亡的重要原因，医院管理和临床工作应该重视院内 VTE 的防治，建立 VTE 的防治体系，对全体医务工作者加强知识宣教，并加强质量管理。对所有的住院患者进行 VTE 的风险评估和出血风险评估，根据不同的 VTE 风险程度和患者的具体情况，制定合理的预防方案的处理流程。一旦发生 VTE，应按照诊治流程进行规范化治疗，提高患者的诊治率，改善预后。

（罗小林　黄岚）

参 考 文 献

1. Wendelboe AM, Raskob GE. Global burden of thrombosis: Epidemiologic aspects. Cir Res, 2016, 118(9): 1340-1347.
2. Raskob GE, Angchaisuksiri P, Blanco AN, et al. Thrombosis: A major contributor to global disease burden. Arterioscler Thromb Vasc Biol, 2014, 34(11): 2363-2371.
3. Heit JA. The epidemiology of venous thromboembolism in the community. Arterioscler Thromb Vasc Biol, 2008, 28(3): 370-372.
4. Cohen AT, Agnelli G, Anderson FA, et al. Venous thromboembolism (VTE) in europe. The number of VTE events and associated morbidity and mortality. Thromb Haemost, 2007, 98(4): 756-764.
5. Hill J, Treasure T, National Clinical Guideline Centre for Acute and Chronic Conditions. Reducing the risk of venous thromboembolism in patients admitted to hospital: Summary of nice guidance. BMJ, 2010, 340: c95.
6. Cohen AT, Tapson VF, Bergmann JF, et al. Venous thromboembolism risk and prophylaxis in the acute hospital care setting (endorse study): A multinational cross-sectional study. Lancet, 2008, 371(9610): 387-394.
7. Zhang Y, Yang Y, Chen W, et al. Prevalence and associations of VTE in patients with newly diagnosed lung cancer. Chest, 2014, 146(3): 650-658.

8. Anticoagulants in acute myocardial infarction. Results of a cooperative clinical trial. JAMA, 1973, 225(7): 724-729.
9. Kishimoto M, Lim HY, Tokuda Y, et al. Prevalence of venous thromboembolism at a teaching hospital in Okinawa, Japan. Thromb Haemost, 2005, 93(5): 876-879.
10. Kakkar VV, Corrigan TP, Fossard DP, et al. Prevention of fatal postoperative pulmonary embolism by low doses of heparin. Reappraisal of results of international multicentre trial. Lancet, 1977, 1(8011): 567-569.
11. Yeo DX, Junnarkar S, Balasubramaniam S, et al. Incidence of venous thromboembolism and its pharmacological prophylaxis in asian general surgery patients: A systematic review. World J Surg, 2015, 39(1): 150-157.
12. Kanchanabat B, Stapanavatr W, Manusirivithaya S, et al. The rate and mortality of postoperative venous thromboembolism of moderate risk surgery in asian patients without thrombo-prophylaxis: Systematic review with meta-analysis. Word J Surg, 2014, 38(1): 194-202.
13. Geerts WH, Bergqvist D, Pineo GF, et al. Prevention of venous thromboembolism: American College of Chest Physicians Evidence-Based Clinical Practice Guidelines (8th Edition). Chest, 2008, 133(6 Suppl): 381S-453S.
14. Piovella F, Wang CJ, Lu H, et al. Deep-vein thrombosis rates after major orthopedic surgery in asia. An epidemiological study based on postoperative screening with centrally adjudicated bilateral venography. J Thromb Haemost, 2005, 3(12): 2664-2670.
15. Goel DP, Buckley R, deVries G, et al. Prophylaxis of deep-vein thrombosis in fractures below the knee: A prospective randomised controlled trial. J Bone Joint Surg Br, 2009, 91(3): 388-394.
16. 中国健康促进基金会血栓与血管专项基金专家委员会，中华医学会呼吸病学分会肺栓塞与肺血管病学组，中国医师协会呼吸医师分会肺栓塞与肺血管病工作委员会．医院内静脉血栓栓塞症防治与管理建议．中华医学杂志，2018，98(18)：1383-1388.
17. Kahn SR, Lim W, Dunn AS, et al. Prevention of VTE in nonsurgical patients: Antithrombotic Therapy and Prevention of Thrombosis, 9th ed: American College of Chest Physicians Evidence-Based Clinical Practice Guidelines. Chest, 2012, 141(2 Suppl): e195S-e226S.
18. Dennis M, Caso V, Kappelle LJ, et al. European Stroke Organisation (ESO) guidelines for prophylaxis for venous thromboembolism in immobile patients with acute ischaemic stroke. Eur Stroke J, 2016, 1(1): 6-19.
19. Gould MK, Garcia DA, Wren SM, et al. Prevention of VTE in nonorthopedic surgical patients: Antithrombotic Therapy and Prevention of Thrombosis, 9th ed: American College of Chest Physicians Evidence-Based Clinical Practice Guidelines. Chest, 2012, 141(2 Suppl): e227S-e277S.
20. Falck-Ytter Y, Francis CW, Johanson NA, et al. Prevention of VTE in orthopedic surgery patients: Antithrombotic Therapy and Prevention of Thrombosis, 9th ed: American College of Chest Physicians Evidence-Based Clinical Practice Guidelines. Chest, 2012, 141(2 Suppl): e278S-e325S.
21. Fleischer AE, Abicht BP, Baker JR, et al. American College of Foot and Ankle Surgeons' clinical consensus statement: Risk, prevention, and diagnosis of venous thromboembolism disease in foot and ankle surgery and injuries requiring immobilization. J Foot Ankle Surg, 2015, 54(3): 497-507.
22. 中华医学会心血管病学分会肺血管病学组．急性肺栓塞诊断与治疗中国专家共识(2015). 中华心血管病杂志，2016，44(3)：197-211.

综合医院院内肺动脉栓塞分析及 VTE 预防

肺栓塞是以各种栓子阻塞肺动脉或其分支为发病原因的一组疾病或临床综合征的总称，包括肺血栓栓塞症（PTE）、脂肪栓塞综合征、羊水栓塞、空气栓塞、肿瘤栓塞等，PTE 为肺栓塞的最常见类型，引起 PTE 的血栓主要来源于深静脉血栓形成（DVT）[1]。DVT 与 PTE 实质上为一种疾病过程在不同部位、不同阶段的表现，两者合称为静脉血栓栓塞症（VTE）。PTE 有着很高的致死率和致残率[2]。在欧盟 6 个国家中，每年有超过 100 万例 VTE 事件发生，其中约有 31 万人死于 VTE 相关疾病[3]。国际血栓与止血学会（ISTH）于 2014 年将每年的 10 月 13 日定为“世界血栓日”（world thrombosis day，WTD），以此提高全社会对血栓及其严重性和预防重要性的认识，促进血栓性疾病的规范化诊治，从而减少血栓事件的发生。

医院内 VTE 的发生主要与住院患者的病情、手术、高龄、肥胖等相关因素有关，是院内非预期死亡的主要原因，不仅影响医疗质量，而且有较大的医疗纠纷风险，成为临床医务人员和医院管理者面临的严峻问题。有研究显示，无论是手术患者还是非手术患者，40%~60% 存在着 VTE 风险[4-6]。院内 PTE 的发生不仅增加了患者的痛苦与花费，也极大增加了原发病的诊治难度。过去我们认为，VTE 的发生是偶然的、少见的、难以避免的，而随着临床医师认知的深入及诊疗水平的提高，我们发现临床中有大量的 PTE 被漏诊、误诊，甚至因此延误救治机会。同时，大部分院内 PTE 的发生是可以预防的。PTE 最常见的危险因素为 DVT，尤其是下肢 DVT，其中约 75% 的 PTE 患者经彩超发现下肢 DVT。通过 VTE 早期评估和规范预防，可以降低院内 PTE 的风险，显著降低其发病率。

郑州大学第一附属医院于 2016 年建立了由院内 VTE 防治质量管理委员会、院内 VTE 质控办公室、科室 VTE 防治管理小组组成的三级网络医院 VTE 防治体系。经统计分析发现，运行 1 年后，所有住院患者 VTE 风险有效评估率已达到 95% 以上，入院 24 小时内 VTE 风险有效评估率达到 91.7%，PTE 检出率由 0.49‰上升至 0.73‰，而 PTE 死亡率由 7.4% 降至 5.4%；辅助检查确诊 VTE、PTE 例数均较前明显增加（表 1）。

表 1　辅助检查确诊 VTE、PTE

类别	2015 年（例）	2016 年（例）
超声（VTE）	4373	9392
HIS（VTE）	1575	4586
CT（PE）	175	298

注：VTE：静脉血栓栓塞症；PTE：肺血栓栓塞症

同时，随机抽查了 2017 年 1 月—9 月期间 4910 份病例发现，其中 VTE 风险评估低危 1823 例（36%）、中危 1889 例（37%）、高危 1002 例（23%）、未进行评估 196 例（4%）。在 VTE 预防中，采取预防措施的在高危、中危患者中分别达到了 72%、70%（表 2）。

表 2　VTE 采取预防措施情况

VTE 风险分级	物理和药物同时预防	仅药物预防	仅物理预防	无预防措施
高危	391 例（39%）	210 例（21%）	120 例（12%）	281 例（28%）
中危	283 例（20%）	510 例（27%）	653 例（33%）	564 例（30%）

结合目前国内外相关研究，并通过医院 VTE 防治体系的切实运行，我们发现医院 VTE 防治体系建设对 VTE 预防具有重要作用。

一、住院患者 VTE 风险评估和出血风险评估

(一) 住院患者 VTE 风险评估

每一位住院患者都应该评估是否有发生静脉血栓栓塞症(VTE)的风险,在高危科室如骨科、肿瘤科、妇产科、ICU 等应格外重视 VTE 的预防工作,而 VTE 的发生是一个复杂、动态的病理生理过程,住院期间应该进行动态评估,对于高危患者和部分中危患者应该给予积极预防。

1. **外科手术患者 VTE 风险评估** 准确、及时地评估外科手术患者 VTE 发生风险,对采取进一步的预防措施具有重要指导作用。目前国内外指南均推荐 Caprini 风险评估模型[1,7],按照 Caprini 评估分值将术后 VTE 发生风险分为:极低危(0 分)、低危(1~2 分)、中危(3~4 分)、高危(≥5 分)[8](表 3)。

表 3 手术患者 VTE 风险评估表(Caprini 评分表)

1 分	2 分	3 分	5 分
年龄 41~60 岁	年龄 61~74 岁	年龄≥75 岁	脑卒中
小手术	关节镜手术	VTE 史	择期关节置换术
体质指数 >25kg/m^2	大型开放手术(>45 分钟)	VTE 家族史	髋、骨盆或下肢骨折
下肢肿胀	腹腔镜手术(>45 分钟)	凝血因子Ⅴ Leiden 突变	急性脊髓损伤(<1 个月)
静脉曲张	恶性肿瘤	凝血酶原 G20210A 突变	
妊娠或产后	卧床 >72 小时	狼疮抗凝物阳性	
有不明原因的或者习惯性流产史	石膏固定	抗心磷脂抗体阳性	
口服避孕药或激素替代疗法	中央静脉通路	血清同型半胱氨酸升高	
感染中毒症(<1 个月)		肝素诱导的血小板减少症	
严重肺病,包括肺炎(<1 个月)		其他先天性或获得性血栓形成倾向	
肺功能异常			
急性心肌梗死			
充血性心力衰竭(<1 个月)			
炎性肠病史			
卧床患者			

注:VTE:静脉血栓栓塞症

2. **内科住院患者 VTE 风险评估** 目前内科住院患者 VTE 风险评估方法主要有两种:①应用 Padua 风险评估模型:总分≥4 分为 VTE 高危患者,<4 分为 VTE 低危患者[9](表 4);②当年龄≥40 岁、卧床 >3 天同时合并下列疾病或危险因素之一者,则认为是 VTE 高危患者:年龄 >75 岁、肥胖(体重指数 >30kg/m^2)、VTE 病史、呼吸衰竭、慢性阻塞性肺疾病急性加重、急性感染性疾病、急性脑梗死、心力衰竭、急性冠脉综合征、下肢静脉曲张、恶性肿瘤、慢性肾脏疾病、肾病综合征、骨髓增殖性疾病、阵发性睡眠性血红蛋白尿症等。

表 4 非手术患者 VTE 风险评估表(Padua 评分表)

危险因素	评分
活动性恶性肿瘤,患者先前有局部或远端转移和(或)6 个月内接受过化疗和放疗	3
既往 VTE 史	3
制动,患者身体原因或遵医嘱需卧床休息至少 3 天	3

续表

危险因素	评分
已有血栓形成倾向、抗凝血酶缺陷症、蛋白C或S缺乏、Leiden V因子、凝血酶原G20210A突变、抗磷脂抗体综合征	3
近期（≤1个月）创伤或外科手术	2
年龄≥70岁	1
心脏和（或）呼吸衰竭	1
急性心肌梗死和（或）缺血性脑卒中	1
急性感染和（或）风湿性疾病	1
肥胖（体质指数>30kg/m^2）	1
正在进行激素治疗	1

（二）VTE的出血风险评估

鉴于抗凝措施本身的出血风险，应对所有需要预防的住院患者进行出血风险和其他可能影响预防的因素评估。评估应包含以下几方面的内容[10]：①患者因素：年龄≥75岁、凝血功能障碍、血小板<50×10^9/L等；②基础疾病：活动性出血、既往颅内出血或其他大出血史、未控制的高血压、糖尿病、恶性肿瘤、严重的肝肾功能衰竭等；③合并用药：正在使用抗凝药物、抗血小板药物或溶栓药物等；④侵入性操作：接受手术、各种穿刺等。

二、医院内VTE预防的具体措施[1]

（一）基础预防

加强患者健康教育，制动患者要尽早活动或被动活动，保证有效循环血量。

（二）药物预防

对于低出血风险的VTE高危患者，根据患者个体状况考虑进行药物预防，包括低分子肝素、磺达肝癸钠、普通肝素、新型口服抗凝药，并动态评估预防的效果和潜在的出血风险。

1. **低分子肝素（low molecular weight heparin，LMWH）** LMWH可根据体重调整预防剂量，使用方便；一般情况下，无须常规血液学监测。不同LMWH的药理特性有显著区别，每种LMWH都应当被作为一种独立的药物（表5，表6），但研究结果表明不同的LMWH疗效无明显差别。目前还没有直接比较不同LMWH在外科手术患者中疗效的研究，不同制剂需要参照产品说明书的推荐意见。

表5 不同低分子肝素预防的剂量推荐

药物	VTE风险		用法
	中危	高危	
依诺肝素	20mg或40mg	40mg	每日1次，皮下注射
那屈肝素	2850IU（0.3ml）	38IU/kg	每日1次，皮下注射
达肝素	2500IU或5000IU	5000IU	每日1次，皮下注射

表6 预防给药时间

	外科患者	内科患者
起始给药时间	1. 普外手术，推荐术后12~24小时第一次皮下注射 2. 有高度血栓形成倾向时（如骨科大手术矫形外科手术等），一般推荐术后12小时开始给药	
持续给药时间	1. 一般持续7~10天 2. 骨科大手术，推荐4~5周	7~14天或直到危险因素去除

2. **磺达肝癸钠(Fondaparinux)** 磺达肝癸钠是一种人工合成戊糖,能选择性地抑制凝血因子Xa,适用于全髋关节置换(THR)、全膝关节置换(TKR)、髋部骨折术(HFS)的围术期预防。术后需要留置硬膜外导管注射止痛剂的患者应用磺达肝癸钠的安全性尚未得到证实。建议连续硬膜外止痛时不使用磺达肝癸钠。剂量:每日 2.5mg,皮下注射。

3. **新型口服抗凝药物** 包括利伐沙班、达比加群等,治疗窗宽,剂量固定,无须常规的血液学监测。当发生低剂量肝素或普通肝素诱发的血小板减少症时,可作为替代药物。在预防和治疗 VTE 方面,利伐沙班目前国内批准的适应证:接受择期髋膝关节置换术的成人患者预防 DVT;治疗成人静脉血栓形成和降低急性期静脉血栓形成后再次复发和肺栓塞的风险。利伐沙班预防用药剂量:10mg 口服,每日 1 次。

4. **维生素 K 拮抗剂(VKAs)** 临床上主要应用华法林,但由于起效慢,因此在急性期往往与肝素合用。华法林安全剂量范围较窄,需常规血液学检测,及时调整华法林的剂量,以达到目标 INR 范围 2.0~3.0。华法林易受食物或药物影响,不常规作为短期预防药物。

5. **阿司匹林** 阿司匹林是抗血小板药物,根据目前证据,不建议单独应用阿司匹林等抗血小板药物预防静脉血栓栓塞症。

(三)非药物预防措施[11]

1. **机械性预防措施** VTE 预防的机械性方法可改善静脉血流和(或)减少下肢静脉淤血,包括梯度加压弹力袜(graduated compression stockings,GCS)、间歇充气加压泵(intermittent pneumatic compression,IPC)装置以及静脉足泵(venous foot pumps,VFP)。机械方法可减少部分患者发生 DVT 的危险,但疗效逊于抗凝药物,其最大优势在于没有出血并发症,但同时合并动脉供血不足患者慎用 GCS。在应用过程中,应尽可能在双侧肢体应用,且一直持续到可以开始药物(如 LMWH)预防。对高危患者单独应用疗效差,推荐与有效的抗凝治疗联合应用。下列情况禁用或者慎用机械性预防措施:①充血性心力衰竭、肺水肿或下肢严重水肿;②下肢血栓性静脉炎;③下肢局部严重病变(如皮炎、坏疽或近期接受皮肤移植手术)、下肢血管严重动脉硬化或其他缺血性血管病以及下肢严重畸形。

2. **腔静脉滤器(inferior vena caval filters,IVCF)** 不建议常规植入 IVCF 作为预防措施,即使是 VTE 高危患者也不推荐常规使用。适应证:已证实有 PE 患者,髂静脉、股静脉或混合型 DVT,全剂量抗凝治疗有禁忌证或者近期接受大手术的患者。

三、医院内预防结果评估及相关不良事件的处理

VTE 预防必须动态评估 VTE 预防的效果和结果,包括:①预防依从性评估:预防实施的时机、方案、方法、剂量、疗程等;②预防安全性监测:预防过程中的出血、过敏反应、肝肾功能、血红蛋白、血小板、凝血功能、皮肤黏膜变化等[12]。一旦出现预防相关(或不相关)的事件,应进行全面评价和相应处理。

1. 出血并发症的早期识别 预防过程中要时刻注意出血事件的发生,尤其是大出血事件的发生,包括颅内出血、椎管内出血、眼内出血、腹膜后出血、关节内、心包出血、伴有筋膜间隙综合征的肌肉出血、出血导致血红蛋白水平降低 2g/dl 或更多、需要 2 单位(红细胞或全血)及以上输血、导致严重临床后果的出血。

2. 其他不良事件的处理 进行药物预防过程中,还应关注是否有过敏反应、肝肾功能不全、凝血功能异常、血小板减少等相关并发症,机械预防过程中应时刻关注肢体的供血、温度、颜色等变化,及时作出评估和规范的处理。

3. 患者整个住院期间,需动态评估 VTE 发生的风险,尽量做到早期评估、早期识别、早期诊断、早期处理。一旦发现 VTE 事件,应及时确诊,必要时联系专科会诊,尽早给予个体化、规范化治疗。

四、VTE 防治体系的建设

美国约翰霍普金斯大学于 2008 年成立院内多学科 VTE 预防协作小组,并应用电子化临床决策支持工具强制性进行风险评估,临床决策者即可依据评估风险及病人的个体化特征选择个性化的预防措施,使住院患者病人接受合适 VTE 预防措施的比例从 26% 增加至 72%,与基线相比,预防的依从性增加至近 3 倍[13]。

近几年,国内几家三甲教学医院也对院内 VTE 管理进行了积极探索,并积累了一定的经验。例如,南通大学附属医院自 2013 年制定了《静脉血栓栓塞症防治管理规范与实施方案》,对院内病人 VTE 风险和出血风险因素进行评估,并采取相应的预防措施,经统计发现择期手术术后并发 VTE 事件比例明显低于同期水平[14]。

郑州大学第一附属医院于 2016 年成立了由分管院长负责、医务科牵头、各临床科室和医技科室共同参与、各病区负责制的 VTE 防治小组。通过构建多学科参与的院内 VTE 防治小组,统筹院内资源,管理部门与临床相关部门明确各方职责,加强协作,已逐渐摸索出相对完整科学的 VTE 质量管理流程。较前相比,住院患者病人接受合适 VTE 预防措施的比例明显升高,院内 PTE 发生率逐渐下降。

1. 所有住院患者均要求在电子病历中进行 VTE 风险评估(要求一般患者入院后 24 小时内完成,危重患者 2 小时内完成),并进行信息化管理,外科手术患者应用 Caprini 风险评估模型,内科住院患者应用 Padua 评估模型。若规定时间内未完成 VTE 风险评估,病历系统无法提交及预约手术。

2. 根据 VTE 风险评分及病人个体情况,临床医师给予合适的 VTE 预防措施,必要时联系 VTE 防治小组进行会诊(每个病区均有指定的 VTE 小组成员负责会诊),对于急性 PTE 患者,将在由呼吸内科、RICU、心内科、CCU、腔内血管外科、介入科、血液科组成的专家团队支持下,尽快明确诊断后进行抢救。

3. 定期对 VTE 防治小组成员进行培训与考核,组织医院临床科室医护人员进行 VTE 防治学习。

4. 每月底由 VTE 防治小组对各病区随机抽查 3 份病例,核实 VTE 防治落实情况,并进行汇总统计。

5. 每季度将 VTE 防治情况进行通报,积极探讨管理与临床实践中遇到的问题,进一步完善 VTE 防治体系的建设。

五、VTE 防治工作问题及建议

由于 VTE 发病隐匿,具有高发生率、高致残率、高病死率,而相对诊断率低的特点,所以预防管理尤为重要,它是降低静脉血栓栓塞症发生率的有效方法[15,16]。有报道显示,2005—2008 年日本围术期采用 VTE 预防措施的人群比例显著上升,而围术期肺栓塞(PE)病死率得到显著下降[16]。因此,积极提高临床医师对 VTE 的重视程度以及早期识别、规范防治的能力,对有效降低住院患者 VTE 的发生率具有重要作用。原卫生部《三级综合医院评审标准实施细则(2011 年版)》中明确将择期手术后并发症(肺栓塞、深静脉血栓)纳入住院患者医疗质量与安全监测指标,要求常规评估大型手术、高危手术 VTE 风险,降低 PE、DVT 发病率和病死率,建立 VTE 预防常规措施[17]。目前国内对院内 VTE 防治的认知度有待提高,综合防治管理体系建设相对落后,可参照的管理经验较少。此外,只有部分大型三甲医院构建了 VTE 系统化防治体系,并且存在管理流程需进一步规范、管理过程进一步精细化等问题。

虽然我国 VTE 防治工作起步较晚,但近几年随着临床医师的进一步认识及防治工作的开展,已取得了重大进步。近期中国已发布了 2018 年版《肺血栓栓塞症诊治与预防指南》,并于 2018 年 5 月发布了《医院内静脉血栓栓塞症防治与管理建议》,对我国 VTE 防治工作具有重要指导意义。VTE 防治工作任重道远,结合国外的相关管理经验及我国的国情[18],给予以下几点建议:①加强医护人员及病人的宣教,定期举办相关培训及会议,强化各科室及部门的防治观念,对重点科室采取具有针对性和有效性的 VTE 规范诊治观念,各病区间加强交流与合作,不断提高全员 VTE 风险防范意识及水平;②成立多学科组成的院内 VTE 防治管理体系,统筹院内资源,明确各部门职责,加强协作;③根据国内外相关指南及共识,建立规范的 VTE 风险评估与防治流程,结合电子病历系统进行精细化、信息化管理;④由管理部门督导落实 VTE 防治实施情况,定期统计、分析、总结院内 VTE 诊疗情况,评估工作效果,不断积累经验、整改完善,最终形成 VTE 防治管理的长效机制。

(李凌　赵晓燕)

参考文献

1. 中华医学会呼吸病学分会肺栓塞与肺血管病学组,中国医师协会呼吸医师分会肺栓塞与肺血管病工作委员会,全国肺栓塞与肺血管病防治协作组．肺血栓栓塞症诊治与预防指南．中华医学杂志，2018，98（14）：1060-1087.

2. Kyrle PA，Eichinger S. Deep vein thrombosis. Lancet，2005，365（9465）：1163-1174.
3. Cohen AT，Agnelli G，Anderson FA，et al. Venous thromboembolism（VTE）in Europe The number of VTE events and associated morbidity and mortality. Thromb Haemost，2007，98（4）：756-764.
4. Zhang Y，Yang Y，Chen W，et al. Prevalence and associations of VTE in patients with newly diagnosed lung cancer. Chest，2014，146（3）：650-658.
5. Hill J，Treasure T，National Clinical Guideline Centre for Acute and Chronic Conditions. Reducing the risk of venous thromboembolism in patients admitted to hospital：summary of NICE guidance. BMJ，2010，340：c95.
6. Cohen AT，Tapson VF，Bergmann JF，et al. Venous thromboembolism risk and prophylaxis in the acute hospital care setting（ENDORSE study）：a multinational cross-sectional study. Lancet，2008，371（9610）：387-394.
7. Konstantinides S，Torbicki A，Agnelli G，et al. 2014 ESC Guidelines on the diagnosis and management of acute pulmonary embolism. Kardiol Pol，2014，72（11）：997-1053.
8. Caprini JA. Thrombosis risk assessment as a guide to quality patient care. Dis Mon，2005，51（2-3）：70-78.
9. Falck-Ytter Y，Francis CW，Johanson NA，et al. Prevention of VTE in orthopedic surgery patients：Antithrombotic Therapy and Prevention of Thrombosis，9th ed：American College of Chest Physicians Evidence-Based Clinical Practice Guidelines. Chest，2012，141（2 Suppl）：e278S-e325S.
10. Kahn SR，Lim W，Dunn AS，et al. Prevention of VTE in nonsurgical patients：Antithrombotic Therapy and Prevention of Thrombosis，9th ed：American College of Chest Physicians Evidence-Based Clinical Practice Guidelines. Chest，2012，141（2 Suppl）：e195S-e226S.
11. 李小鹰，王辰．内科住院患者静脉血栓栓塞症预防的中国专家建议．中华结核和呼吸杂志，2009，32（1）：3-8.
12. Vardi M. A risk assessment model for the identification of hospitalized medical patients at risk for venous thromboembolism：the Padua Prediction Score：a rebuttal. J Thromb Haemost，2011，9（7）：1437-1438.
13. Streiff MB，Carolan HT，Hobson DB，et al. Lessons from the Johns Hopkins Multi-Disciplinary Venous Thromboembolism（VTE）Prevention Collaborative. BMJ，2012，344：e3935.
14. 赵建美，倪松石，仇永贵，等．我院静脉血栓栓塞症防治管理体系的构建与实施．江苏卫生事业管理，2014，25（1）：45-46.
15. Waheed SM，Hotwagner DT. Deep Vein Thrombosis（DVT）. Treasure Island（FL）：StatPearls Publishing，2018.
16. Kuroiwa M，Furuya H，Seo N，et al. Incidence and clinical characteristics of perioperative pulmonary thromboembolism in Japan in 2008--results from the annual study of Japanese Society of Anesthesiologists，Committee on Patient Safety and Risk Management，Perioperative Pulmonary Thromboembolism Working Group. Masui，2010，59（5）：667-673.
17. 中国医院协会．三级综合医院评审标准实施细则（2011 年版）. 北京：人民卫生出版社，2011.
18. 翟振国，王辰．建立和完善医院内静脉血栓栓塞症的防治管理体系．中华医学杂志，2015，95（30）：2417-2418.

中高危肺栓塞的急诊救治——除了全身溶栓和抗凝治疗还能做什么?

肺栓塞是由内源性或外源性栓子阻塞肺动脉引起肺循环和右心功能障碍的临床综合征,其中肺血栓栓塞症(pulmonary thromboembolism,PTE)是肺栓塞的最常见类型。引起PTE的血栓主要来源于下肢的深静脉血栓(deep vein thrombosis,DVT)。PTE和DVT合称为静脉血栓栓塞症(venous thromboembolism,VTE),两者具有相同易患因素,是VTE在不同部位、不同阶段的两种临床表现形式[1,2]。

急性肺栓塞是VTE最严重的临床表现,多继发于DVT,现有流行病学多将VTE作为一个整体研究其危险因素和自然病程。据估计,VTE年发病率为100~200/10万人[3,4],全世界大约1000万例VTE病例;美国VTE的年发病率约为1.17/1000人,每年约有35万例VTE发生;在欧盟6个主要国家,症状性VTE发生例数每年>100万例[4];我国急性肺栓塞防治项目对全国60多家三甲医院的统计资料显示,住院患者中急性肺栓塞的比例从1997年的0.26‰升至2008年的1.45‰[5]。急性肺栓塞是常见的三大致死性心血管疾病之一。新近国际注册登记研究显示,其7天全因死亡率为1.9%~2.9%,30天全因病死率为4.9%~6.6%[6]。VTE存在复发风险,早期复发的累计比例2周时为2.0%,3个月时为6.4%,6个月时为8%[7,8]。VTE晚期复发(6个月后,多数在停用抗凝剂后)的累计比例1年时为13%,5年时为23%,10年时为30%[8]。

急性肺栓塞的临床表现差异很大,从血流动力学不稳定到轻度呼吸困难甚至无明显症状[9],从影像学上偶然发现或在对意外死亡患者的尸检中发现[10]。急性肺栓塞最常见的症状是呼吸困难(80%)、胸痛(52%),有9%~35%的患者以晕厥起病[11-16]。新近研究显示,在因晕厥而第一次住院的患者中,有14.4%~17.3%的患者最终诊断为肺栓塞[17,18]。因此,通过提高对中高危肺栓塞的诊断和急诊救治水平,有望改善患者的预后。

一、诊断与危险分层

对于疑诊肺栓塞的患者,现有指南建议根据是否有休克和低血压,分别进入诊断流程,并根据D二聚体检测、超声心动图和肺动脉增强CT(CTPA)进行判断。尽管其漏诊率较低,但仍存在过度应用CTPA检查和高估肺栓塞的风险。近年来,多项快速筛查流程有望早期排除低危患者、减少过度检查并提高诊断准确性。

(一)肺栓塞排除标准(PERC)在早期快速诊断中的价值

PERC由8项临床排除标准组成:①动脉血氧饱和度低于94%;②心率低于100次/分;③年龄≥50岁;④单侧腿部肿胀;⑤咯血;⑥近期创伤或手术;⑦既往肺栓塞或DVT病史;⑧正在应用外源性雌激素。以上诊断标准均为阴性的患者为PERC阴性的患者,对于此类人群,进一步检测的风险-效益比不佳(即肺栓塞可能发生的概率<1.8%)[19,20]。观察性研究的荟萃分析显示,肺栓塞在PERC阴性的患者中发病率低于1%[21]。最新研究显示,对于极低危疑诊肺栓塞患者,PERC排除标准并不增加3个月血栓栓塞事件风险,而且减少CTPA检查和急诊住院时间[22]。

(二)YEARS规则在肺栓塞早期快速诊断中的价值

van der Hulle等[23]的研究入选荷兰共12家医院3616例疑诊肺栓塞患者,患者同时进行三项内容(是否有深静脉血栓、咯血以及是否最有可能诊断为肺栓塞)并行D二聚体检查(具体流程见图1)。研究显示,应用YEARS诊断流程,可以安全地排除可疑肺栓塞患者,并且减少了14%的CTPA检查[23]。

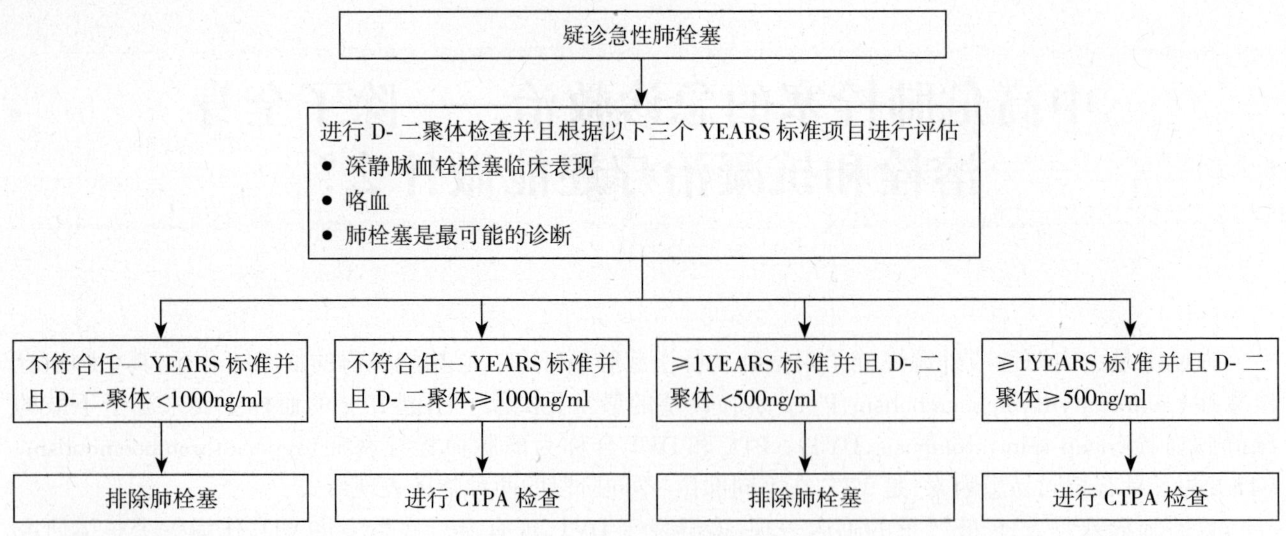

图1 YEARS诊断流程

（三）肺栓塞的危险分层

肺栓塞治疗方案应根据病情严重程度而定，必须迅速准确地对患者进行危险分层（表1，见文末彩表1），从而制定相应的治疗策略（图2，见文末彩图85）[24]。

表1 根据早期死亡风险进行急性肺栓塞分型

早起死亡风险		风险参数及评分			
		休克或低血压	PESI分级为Ⅲ~Ⅳ级或sPESI≥1	影像学提示右室功能不全	心肌损伤标志物
高危		+	（+）	+	（+）
中危	中高危	–	+	二者均为阳性	
	中低危	–	+	其一为阳性或均为阴性	
低危		–	–	可选评估指标：如评估，二者均为阴性	

注：修改自2014ESC急性肺栓塞诊断与处理指南[24]

首先根据是否出现休克或持续性低血压，对疑诊或确诊急性肺栓塞的患者进行初始危险度分层，识别早期死亡高危患者。出现休克或持续性低血压等血流动力学不稳定者为高危患者，立即进入紧急诊断流程，一旦确诊，应迅速启动再灌注治疗[24]。

对不伴休克或持续性低血压的非高危患者，需进行有效临床预后风险评分，采用简化肺栓塞严重指数（pulmonary embolism severity index，sPESI）（表2），以区分中危和低危患者。对中危患者，需进一步评估风险。超声心动图或CTPA证实右心室功能不全，同时伴有心肌损伤标记物升高者为中高危，应严密监测，以早期发现血流动力学失代偿，必要时启动补救性再灌注治疗。右心室功能和（或）心肌损伤标志物正常者为中低危[24]。

表2 简化急性肺栓塞严重程度指数（sPESI）

临床参数	分值	临床参数	分值
年龄>80岁	1	动脉血氧饱和度（SaO_2）<90%	1
恶性肿瘤	1	临床判断	
慢性心力衰竭或慢性肺部疾病	1	0	30天死亡风险为1%
脉搏≥110次/分	1	≥1	30天死亡风险10.9%
收缩压<100mmHg	1		

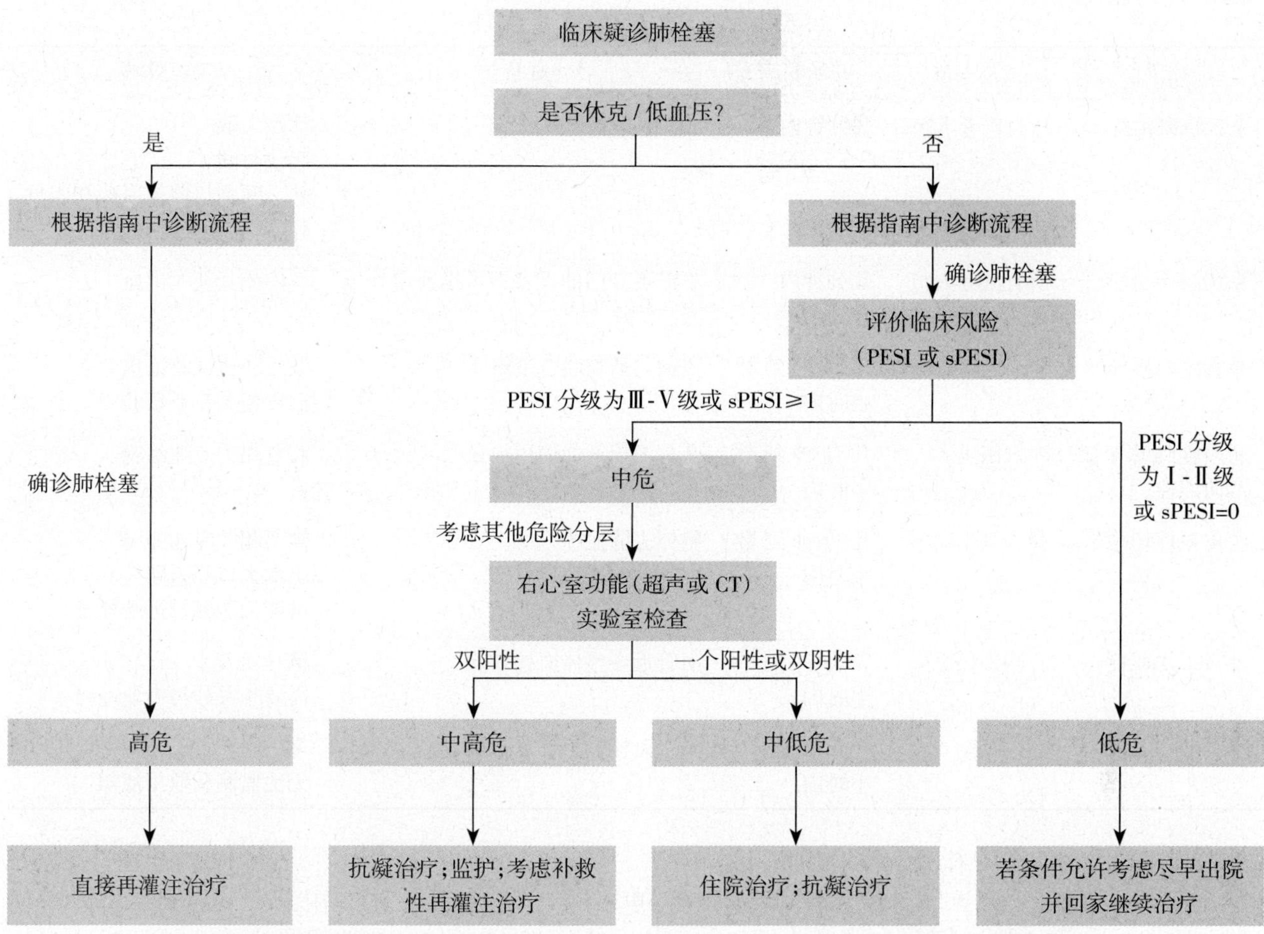

图 2　危险分层指导的急性肺栓塞处理策略(修改自 2014ESC 急性肺栓塞诊断与处理指南[24])

二、中高危肺栓塞的治疗新进展

与急性心肌梗死和脑卒中相比,急性肺栓塞的治疗策略和结局在过去几十年未有明显改善。对于表现为休克或心搏骤停的高危患者,紧急系统溶栓是合理的;而对于低危肺栓塞患者,往往仅选用抗凝治疗。然而,对于血压正常合并右心功能不全的中危肺栓塞患者,其治疗策略仍存在争议。系统溶栓是一种选择,但存在较高的大出血或颅内出血风险。近年来,多种介入与药物联合治疗策略通过局部溶栓、碎栓或血栓切除明显降低大出血风险,为中高危肺栓塞的急诊处理提供了新的治疗选项,有望进一步改善患者预后(表 3)[25]。

(一) 溶栓治疗

全剂量系统溶栓治疗　系统溶栓治疗可通过迅速开通肺动脉,改善肺动脉压力、右心功能、通气 / 灌注比例失调和血流动力学,但也存在较高的大出血或颅内出血风险。

(1) 高危肺栓塞患者的溶栓治疗:研究显示,系统溶栓较单纯抗凝治疗作用更迅速,但大出血风险显著增加。在纳入 15 项随机试验的荟萃分析中[26],系统溶栓降低总死亡率、肺栓塞相关死亡率,但显著增加大出血和致命性或颅内出血风险。

(2) 中危肺栓塞患者的溶栓治疗:PEITHO 试验[27]比较了 1006 例中危肺栓塞患者采用单次静脉注射替奈普酶 + 肝素与安慰剂 + 肝素治疗的疗效和安全性,患者通过超声心动图或 CTPA 和肌钙蛋白评估右心功能不全和心肌损伤。结果显示,替奈普酶 7 天内全因死亡或血流动力学失代偿发生率明显低于对照组;两组间全因死亡率无明显差异;替奈普酶组非颅内出血发生率明显高于对照组,对于颅内出血,10 例患者(2.0%)发生在替奈普酶组,只有 1 例患者(0.2%)发生在对照组。该研究结果并不支持对中危肺栓塞

表3 不同治疗方式的特点比较

治疗手段	实施人员	开始时间	主要优势	主要弊端
系统抗凝治疗	所有医务人员	几分钟内	简便、便宜	治疗失败 起效时间 缺乏新型口服抗凝药在中危肺栓塞中的证据
系统溶栓治疗	所有医务人员	几分钟内	不需要专门的设备即可迅速启动再灌注治疗	颅内或其他大出血
导管定向溶栓	介入医生	几分钟到数小时内	机械与药物联合策略	缺乏随机试验证据 需要相关专业经验
超声辅助的导管定向溶栓	介入医生	几分钟到数小时内	减少溶栓剂的使用剂量	需要相关专业经验
经皮血栓切除术	介入医生	几分钟到数小时内	整体去除血栓	需要相关专业经验 手术大口径入路 可能无法触及远端栓子
外科手术取栓	心胸外科医生	几分钟到数小时内	血管近端整体血栓切除	胸骨切开术 需要相关外科专业经验
静脉滤器	介入医生	几分钟到数小时内	防止血栓迁移，避免抗凝治疗	多种远期机械并发症，因为无法监测和取出滤器

患者进行全身溶栓，除非有明显恶化的证据。

低剂量系统溶栓治疗　低剂量的溶栓药物可能更适用于老年、低体重、孕妇以及最近的小手术或外伤等溶栓相对禁忌证的患者[28]。国内人一项118例的高危或中危肺栓塞患者的随机临床试验发现，半量较全量重组人组织纤溶酶原激活蛋白的出血性并发症更少，两组肺栓塞相关死亡无明显差异[29]。

(二) 抗凝治疗

在急性肺栓塞患者中，建议使用抗凝治疗，目的是防止早期死亡、晚期复发或致命的静脉血栓栓塞。抗凝治疗包括静脉应用肝素(UFH)、低分子肝素(LMWH)以及口服维生素K拮抗剂华法林(VKA)等。新型口服抗凝剂(NOACs)不需要常规监测，应用方便且出血并发症更少[30-34]。根据2016年CHEST指南，对于DVT或肺栓塞而无癌症证据的患者，建议使用达比加群酯、利伐沙班、阿哌沙班或依度沙班作为长期抗凝治疗(2B级)[35]。

(三) 经导管介入治疗

对于中高危肺栓塞患者，若系统溶栓失败或存在溶栓禁忌证，可考虑导管定向溶栓(catheter-directed fibrinolysis，CDF)或其他机械干预治疗。导管介入治疗的目的是从肺动脉主干或分支清除阻塞性血栓，促进右心室功能恢复，改善症状和生存率[36]。目前可选用的经导管介入治疗器械见表4[25]。

CDF可在局部形成药物高浓度而全身药物浓度较低，出血并发症发生率较低，并可实时监测肺动脉压力。多项研究已证实其临床疗效和安全性。ULTIMA研究显示，在中危肺栓塞患者中，标准的超声辅助导管溶栓在24小时内逆转右心室扩张的作用明显优于单独肝素抗凝治疗，而且不会增加出血并发症[37]。SEATTLE Ⅱ 研究显示，超声辅助导管定向低剂量溶栓可以改善急性高危和中高危肺栓塞患者右室扩张程度、降低肺动脉高压、减少血栓负荷，并降低颅内出血发生率[38]。PERFECT研究显示，对于急性高危和中危肺栓塞患者，超声辅助导管定向溶栓可以明显改善肺动脉压力，将大出血风险降到最低[39]。

(四) 外科取栓治疗

第一次成功的肺动脉血栓切除手术是在1924年，即应用肺栓塞药物治疗之前的几十年进行的，由于手术水平与围术期护理水平的提高，死亡率已逐渐下降[40-42]。对于高危肺栓塞[24]以及某些中高危肺栓塞

表4 目前可选用的肺栓塞介入治疗器械

装置	原理	技术指标或注意事项
EkoSonic	超声辅助导管定向溶栓(FDA 唯一批准)	5-F 导管
Unifuse	导管定向溶栓	4-F 到 5-F 导管
Cragg-McNamara	导管定向溶栓	4-F 到 5-F 导管
Angiovac	静脉 - 静脉旁路 漏斗状的鞘管入口头端 大量血栓抽吸,使用离心泵过滤血液,并把过滤后的血液回输	鞘管入口头端为 26-F,出口头端为 16- 到 20-F 需要再灌注团队
Flowtriever	镍钛合金盘取栓同时抽栓	20-F 导管 需要处理大口径抽吸引起的失血
Indigo System	机械栓子收集与机械抽吸	8-F 导管 采用 8-F 抽吸某些体积较大的近段栓塞存在困难
AngioJet	局部溶栓或盐水射流切除血栓	低血压和心动过缓

患者,特别是有溶栓禁忌证或溶栓失败时,肺动脉血栓切除术也是一种理想选择。术前溶栓可能会增加出血风险,但它不是手术取栓的绝对禁忌证。有研究显示,对于肺动脉主干栓塞的患者,即刻外科手术干预比单纯药物治疗中晚期存活率更高。

三、中高危肺栓塞的救治新理念:肺栓塞多学科救治团队(PERT)

在世界范围内,肺栓塞长期被临床医生误认为少见病或罕见病,以至于多数患者未能得到及时诊断和有效救治。此外,对于每一例中高危肺栓塞患者,由于不同专科医师的临床决策不同,多数患者并未得到最佳治疗。由于肺栓塞的早期救治可涉及的学科专业较多,急需多学科团队在第一时间做出正确评估和治疗决策。为了提高肺栓塞的救治水平,美国学者 Kenneth Rosenfield 于 2015 年发起成立了肺栓塞救治团队(pulmonary embolism response team,PERT)联盟,该多学科救治模式能显著改善肺栓塞患者预后和生活质量,引起了国际学术界广泛重视。PERT 由来自危重症医学、急诊医学、心血管内科、放射介入科、血液学、血管外科和心胸外科等专家组成。PERT 小组成员负责及时地评估每个病例、检查患者,根据现有检查结果,决定进行下一步检查或治疗方案,然后(与 PERT 专家组、患者、家庭成员和护理团队一起)就最佳治疗方案达成一致。对于某些严重的肺栓塞和病情快速恶化的患者,需要由 PERT 组成员紧急决定是否给予溶栓、介入治疗或外科手术治疗(图 3)[43,44]。

在我国,肺栓塞的治疗一直以来是临床工作的难点,顺应国际形势成立 PERT 团队迫在眉睫。2017 年 7 月,在国际肺栓塞救治团队联盟(PERT Consortium)的指导下,亚洲第一支专注肺栓塞多学科联合救治的 PERT 团队在首都医科大学附属北京安贞医院成立,并设立了流程组、临床组、技术组、科研组和联络组等多个工作组。同年 10 月,首都医科大学附属北京安贞医院牵头成立了中国肺栓塞救治团队(PERT)联盟,由此开启了我国急性肺栓塞多学科团队救治的新模式。通过建立跨学科、跨中心的协作组,达到快速反应、共同决策和优化治疗的目的,提高我国肺栓塞的综合救治水平。

四、小 结

肺栓塞是常见的致死性疾病,其临床表现多样,早期排除低危患者、识别高危患者并进行危险分层是急诊救治的关键。对于高度疑诊肺栓塞患者,应尽快启动抗凝治疗;对于无禁忌证的高危患者,迅速系统溶栓可早期开通肺动脉、改善右心功能,但有较高大出血风险;对于高危或中高危尤其合并高出血风险患者,经导管定向溶栓和外科取栓均为理想的治疗策略。PERT 通过多学科协作实现对患者的个体化治疗,该救治模式的推广有望提高我国肺栓塞的综合救治水平。

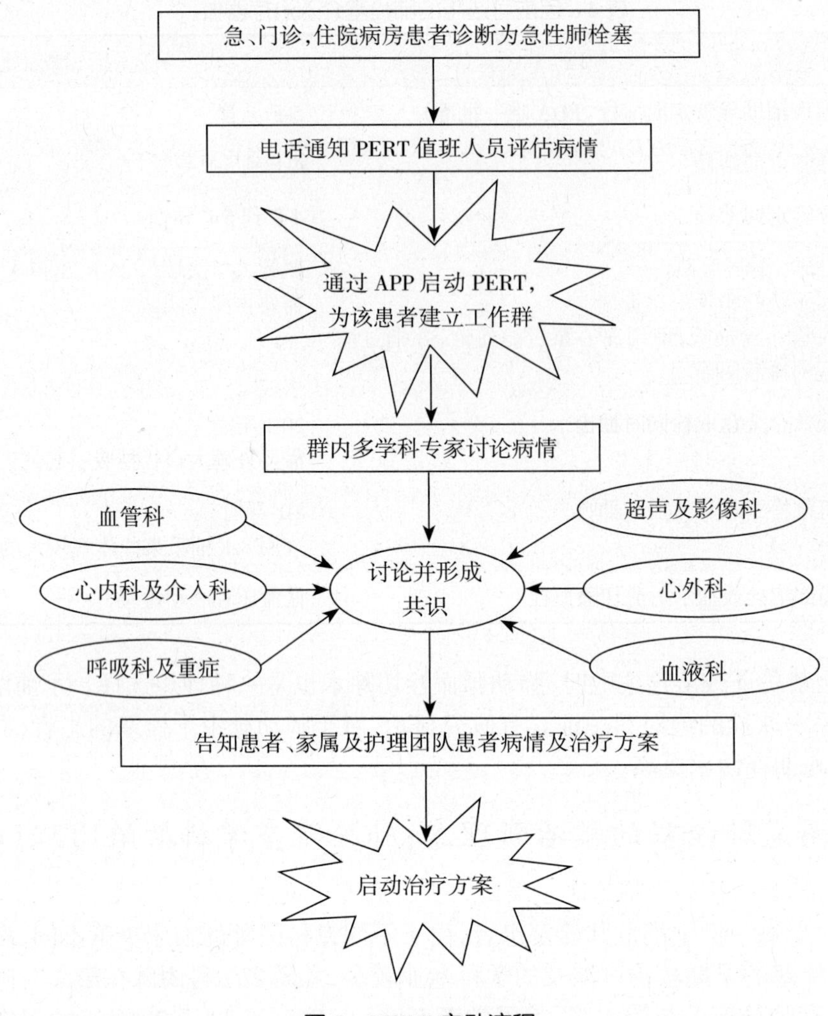

图 3 PERT 启动流程

（聂绍平 米玉红 韩静 王晓 陆艳辉）

参考文献

1. 中华医学会心血管病学分会肺血管病学组．急性肺栓塞诊断与治疗中国专家共识（2015）．中华心血管病杂志，2016，44（3）：197-211.
2. 中华医学会呼吸病学分会肺栓塞与肺血管病学组，中国医师协会呼吸医师分会肺栓塞与肺血管病工作委员会，全国肺栓塞与肺血管病防治协作组．肺血栓栓塞症诊治与预防指南．中华医学杂志，2018，98（14）：1060-1087.
3. Heit JA. The epidemiology of venous thromboembolism in the community. Arterioscler Thromb Vasc Biol，2008，28（3）：370-372.
4. Cohen AT，Agnelli G，Anderson FA，et al. Venous thromboembolism（VTE）in Europe. The number of VTE events and associated morbidity and mortality. Thromb Haemost，2007，98（4）：756-764.
5. 徐晓峰，杨媛华，翟振国，等．内科重症监护病房中深静脉血栓的发病情况及危险因素分析．中华流行病学杂志，2008，29（10）：1034-1037.
6. Jimenez D，de Miguel-Diez J，Guijarro R，et al. Trends in the Management and Outcomes of Acute Pulmonary Embolism：Analysis From the RIETE Registry. J Am Coll Cardiol，2016，67（2）：162-170.
7. Kyrle PA，Rosendaal FR，Eichinger S. Risk assessment for recurrent venous thrombosis. Lancet，2010，376（9757）：2032-2039.
8. Heit JA. Predicting the risk of venous thromboembolism recurrence. Am J Hematol，2012，87 Suppl 1：S63-S67.
9. Silverstein MD，Heit JA，Mohr DN，et al. Trends in the incidence of deep vein thrombosis and pulmonary embolism：a 25-year population-based study. Arch Intern Med，1998，158（6）：585-593.
10. Khorana AA，O'Connell C，Agnelli G，et al. Incidental venous thromboembolism in oncology patients. J Thromb Haemost，2012，10（12）：2602-2604.
11. Castelli R，Tarsia P，Tantardini C，et al. Syncope in patients with pulmonary embolism：comparison between patients with syncope as the presenting symptom of pulmonary embolism and patients with pulmonary embolism without syncope. Vasc Med，2003，8（4）：257-261.
12. Calvo-Romero JM，Perez-Miranda M，Bureo-Dacal P. Syncope in acute pulmonary embolism. Eur J Emerg Med，2004，11（4）：208-209.

13. Kasper W, Konstantinides S, Geibel A, et al. Management strategies and determinants of outcome in acute major pulmonary embolism: results of a multicenter registry. J Am Coll Cardiol, 1997, 30(5): 1165-1171.
14. Duplyakov D, Kurakina E, Pavlova T, et al. Value of syncope in patients with high-to-intermediate risk pulmonary artery embolism. Eur Heart J Acute Cardiovasc Care, 2015, 4(4): 353-358.
15. Jimenez D, Diaz G, Valle M, et al. Prognostic value of syncope in the presentation of pulmonary embolism. Arch Bronconeumol, 2005, 41(7): 385-388.
16. Koutkia P, Wachtel TJ. Pulmonary embolism presenting as syncope: case report and review of the literature. Heart Lung, 1999, 28(5): 342-347.
17. Prandoni P, Lensing AW, Prins MH, et al. Prevalence of Pulmonary Embolism among Patients Hospitalized for Syncope. N Engl J Med, 2016, 375(16): 1524-1531.
18. Verma AA, Masoom H, Rawal S, et al. Pulmonary Embolism and Deep Venous Thrombosis in Patients Hospitalized With Syncope: A Multicenter Cross-sectional Study in Toronto, Ontario, Canada. JAMA Intern Med, 2017, 177(7): 1046-1048.
19. Kline JA, Mitchell AM, Kabrhel C, et al. Clinical criteria to prevent unnecessary diagnostic testing in emergency department patients with suspected pulmonary embolism. J Thromb Haemost, 2004, 2(8): 1247-1255.
20. Pauker SG, Kassirer JP. The threshold approach to clinical decision making. N Engl J Med, 1980, 302(20): 1109-1117.
21. Singh B, Mommer SK, Erwin PJ, et al. Pulmonary embolism rule-out criteria (PERC) in pulmonary embolism--revisited: a systematic review and meta-analysis. Emerg Med J, 2013, 30(9): 701-706.
22. Freund Y, Cachanado M, Aubry A, et al. Effect of the Pulmonary Embolism Rule-Out Criteria on Subsequent Thromboembolic Events Among Low-Risk Emergency Department Patients: The PROPER Randomized Clinical Trial. JAMA, 2018, 319(6): 559-566.
23. van der Hulle T, Cheung WY, Kooij S, et al. Simplified diagnostic management of suspected pulmonary embolism (the YEARS study): a prospective, multicentre, cohort study. Lancet, 2017, 390(10091): 289-297.
24. Konstantinides SV, Torbicki A, Agnelli G, et al. 2014 ESC guidelines on the diagnosis and management of acute pulmonary embolism. Eur Heart J, 2014, 35(43): 3033-3069, 69a-69k.
25. Dudzinski DM, Giri J, Rosenfield K. Interventional Treatment of Pulmonary Embolism. Circ Cardiovasc Interv, 2017, 10(2): e004345.
26. Marti C, John G, Konstantinides S, et al. Systemic thrombolytic therapy for acute pulmonary embolism: a systematic review and meta-analysis. Eur Heart J, 2015, 36(10): 605-614.
27. Meyer G, Vicaut E, Danays T, et al. Fibrinolysis for patients with intermediate-risk pulmonary embolism. N Engl J Med, 2014, 370(15): 1402-1411.
28. Brandt K, McGinn K, Quedado J. Low-Dose Systemic Alteplase (tPA) for the Treatment of Pulmonary Embolism. Ann Pharmacother, 2015, 49(7): 818-824.
29. Wang C, Zhai Z, Yang Y, et al. Efficacy and safety of low dose recombinant tissue-type plasminogen activator for the treatment of acute pulmonary thromboembolism: a randomized, multicenter, controlled trial. Chest, 2010, 137(2): 254-262.
30. Agnelli G, Buller HR, Cohen A, et al. Oral apixaban for the treatment of acute venous thromboembolism. N Engl J Med, 2013, 369(9): 799-808.
31. Hokusai VTEI, Buller HR, Decousus H, et al. Edoxaban versus warfarin for the treatment of symptomatic venous thromboembolism. N Engl J Med, 2013, 369(15): 1406-1415.
32. Investigators E, Bauersachs R, Berkowitz SD, et al. Oral rivaroxaban for symptomatic venous thromboembolism. N Engl J Med, 2010, 363(26): 2499-2510.
33. Investigators E-P, Buller HR, Prins MH, et al. Oral rivaroxaban for the treatment of symptomatic pulmonary embolism. N Engl J Med, 2012, 366(14): 1287-1297.
34. Schulman S, Kearon C, Kakkar AK, et al. Dabigatran versus warfarin in the treatment of acute venous thromboembolism. N Engl J Med, 2009, 361(24): 2342-2352.
35. Kearon C, Akl EA, Ornelas J, et al. Antithrombotic Therapy for VTE Disease: CHEST Guideline and Expert Panel Report. Chest, 2016, 149(2): 315-352.
36. Engelberger RP, Kucher N. Catheter-based reperfusion treatment of pulmonary embolism. Circulation, 2011, 124(19): 2139-2144.
37. Kucher N, Boekstegers P, Muller OJ, et al. Randomized, controlled trial of ultrasound-assisted catheter-directed thrombolysis for acute intermediate-risk pulmonary embolism. Circulation, 2014, 129(4): 479-486.
38. Piazza G, Hohlfelder B, Jaff MR, et al. A Prospective, Single-Arm, Multicenter Trial of Ultrasound-Facilitated, Catheter-Directed, Low-Dose Fibrinolysis for Acute Massive and Submassive Pulmonary Embolism: The SEATTLE Ⅱ Study. JACC Cardiovasc Interv, 2015, 8(10): 1382-1392.
39. Kuo WT, Banerjee A, Kim PS, et al. Pulmonary Embolism Response to Fragmentation, Embolectomy, and Catheter Thrombolysis (PERFECT): Initial Results From a Prospective Multicenter Registry. Chest, 2015, 148(3): 667-673.
40. Meneveau N, Seronde MF, Blonde MC, et al. Management of unsuccessful thrombolysis in acute massive pulmonary embolism. Chest, 2006, 129(4): 1043-1050.
41. Leacche M, Unic D, Goldhaber SZ, et al. Modern surgical treatment of massive pulmonary embolism: results in 47 consecutive patients after rapid diagnosis and aggressive surgical approach. J Thorac Cardiovasc Surg, 2005, 129(5): 1018-1023.

42. Kadner A, Schmidli J, Schonhoff F, et al. Excellent outcome after surgical treatment of massive pulmonary embolism in critically ill patients. J Thorac Cardiovasc Surg, 2008, 136(2): 448-451.
43. Dudzinski DM, Piazza G. Multidisciplinary Pulmonary Embolism Response Teams. Circulation, 2016, 133(1): 98-103.
44. Kabrhel C, Rosovsky R, Channick R, et al. A Multidisciplinary Pulmonary Embolism Response Team: Initial 30-Month Experience With a Novel Approach to Delivery of Care to Patients With Submassive and Massive Pulmonary Embolism. Chest, 2016, 150(2): 384-393.

肺动脉高压靶向药物治疗原则与进展

一、概　　述

肺动脉高压(pulmonary hypertension,PH)是指肺动脉压力超过一定界值的一种血流动力学异常状态,导致右心负荷增大和右心功能不全,从而引起一系列临床表现。其血流动力学诊断标准为:在海平面、静息状态下,经右心导管测定肺动脉平均压(mean pulmonary artery pressure,mPAP)≥25mmHg。应当强调,PH是一种血流动力学异常状态,其本身并非一种独立的疾病,而是包括多种临床情况。PH既可来源于肺血管自身的病变,也可继发于其他心、肺或系统性疾病等[1]。

1998年WHO在法国Evian召开的第二届肺动脉高压国际研讨会上,首次制定了肺动脉高压临床分类标准。此后,第三~六届肺动脉高压国际研讨会,依据循证证据对分类标准不断进行了修订。目前,肺动脉高压仍分为五大类,其中第一大类动脉性肺动脉高压(pulmonary arterial hypertension,PAH)被认为是恶性进展性疾病,晚期患者预后极差。据法国一项研究显示,入住ICU的危重PAH患者病死率高达41%[2],是临床上非常棘手的难题。降低肺动脉压力的靶向药物,主要推荐用于此类患者。

PAH的治疗绝非简单的处方靶向药物,而是一个包括PAH患者病情严重程度评估、急性肺血管反应性的评价、一般措施、支持治疗、PAH特异性治疗、疗效评价及介入和外科治疗的复杂过程。随着对PAH发病机制和病理生理学研究的进展,前列环素类似物、内皮素受体拮抗剂、5型磷酸二酯酶抑制剂等靶向药物的临床应用,使PAH患者预后较20年前有了极大改善。

二、危 险 分 层

对PAH患者准确的危险分层,有助于监测疾病进展、指导用药,以及确定转诊和评估肺移植的时机[3]。目前,临床实践中使用最广泛的风险评估工具是欧洲ESC/ERS肺动脉高压指南中风险评估表[4]和美国注册登记研究REVEAL风险评分[5],这两种工具都得到了很好的验证。

由于临床上尚无任何单一指标能够提供全面的诊断和预后信息,因此,2015年ESC/ERS肺动脉高压指南建议联合应用多项指标,依据估算的1年死亡风险将肺动脉高压患者进行危险分层(表1,见文末彩表2),低危、中危、高危患者的死亡风险分别为<5%、5%~10%、>10%。美国REVEAL队列研究通过对患者进行随访分析,计算得出了REVEAL肺动脉高压风险评分。计算的风险分数范围从0分(最低风险)~22分(最高风险)。其对于患者诊断后1年的生存率有较好的预测效果;而连续多次评价风险评分,也对患者的长期生存有预测作用[6]。REVEAL肺动脉高压风险评分包括病因、一般情况、心功能分级、生命体征、6分钟步行距离、BNP水平、心包积液、肺功能、平均肺动脉压、肺血管阻力等方面的评价。

表1　2015年ESC/ERS肺动脉压风险评估

预后估算1年死亡率 的决定因素	低危 <5%	中危 5%~10%	高危 >10%
右心衰临床体征	无	无	有
病情进展	无	慢	快
晕厥	无	偶发	反复发生
WHO功能分级	Ⅰ,Ⅱ	Ⅲ	Ⅳ
6MWD	>440m	165~440m	<165m

续表

预后估算1年死亡率的决定因素	低危 <5%	中危 5%~10%	高危 >10%
心肺运动试验	VO_2峰值>15ml/(min·kg)(>65%pred.) VE/VCO_2斜率<36	VO_2峰值11~15ml/(min·kg)(35%~65%pred.) VE/VCO_2斜率36~44.9	VO_2峰值<11ml/(min·kg)(<35%pred.) VE/VCO_2斜率>45
血浆BNP或NT-proBNP水平	BNP<50ng/L NT-proBNP<300ng/ml	BNP 50~300ng/L NT-proBNP 300~1400ng/ml	BNP>300ng/L NT-proBNP>31 400ng/ml
影像学(超声心动图,CMR成像)	RA面积<18cm^2 无心包积液	RA面积18~26cm^2 无或心包积液最小值	RA面积>26cm^2 有心包积液
血流动力学	RAP<8mmHg CI≥2.5L/(min·m^2) SvO_2≥65%	RAP 8~14mmHg CI 2.0~2.4L/(min·m^2) SvO_2 60%~65%	RAP>14mmHg CI<2.0L/(min·m^2) SvO_2<60%

对患者进行危险分层的意义在于依据患者基线病情严重程度、1年死亡风险,以及治疗过程中每次随访所进行的连续风险评估,更精准地制定治疗策略,使患者长期维持在低危状态。由于原风险评估存在一定局限性,如数据来自回顾性和前瞻性观察性注册研究;在所有已发布的注册研究中数据收集没有标准化;大量数据缺失,患者失访;其他重要的影响因素,如影像、超声和心肺运动试验数据未系统收集;中危患者是最大的群体。鉴于此,在法国尼斯举办的2018年第六届世界肺动脉高压研讨会上建议更新危险分层,在原基础上,根据基线和随访中得到的6个参数提出了一种简化的4项6参数危险分层法(表2,见文末彩表3),并给出了低、中、高危的定义[7-9]。这种简化的危险分层的目的是将风险评估与治疗无缝连接。

表2 2018年第六届世界肺动脉高压(WSPH)研讨会简化的肺动脉高压风险评估

	预后指标	低危 <5%	中危 5%~10%	高危 >10%
A	WHO功能分级	Ⅰ,Ⅱ	Ⅲ	Ⅳ
B	6MWD	>440m	165~440m	<165m
C	NT-proBNP/BNP 或 RAP	BNP<50ng/L NT-proBNP<300ng/ml RAP<8mmHg	BNP 50~300ng/L NT-proBNP 300~1400ng/ml RAP 8~14mmHg	BNP>300ng/L NT-proBNP>31 400ng/ml RAP>14mmHg
D	CI 或 SvO_2	CI≥2.5L/(min·m^2) SvO_2≥65%	CI 2.0~2.4L/(min·m^2) SvO_2 60%~65%	CI<2.0L/(min·m^2) SvO_2<60%

三、肺动脉高压靶向药物治疗策略

根据近年新的循证医学证据,指南强烈推荐所有PAH患者都应在有经验的PH诊疗中心就诊,尽早明确诊断,并根据危险分层制定一套完整的治疗策略(表3,见文末彩表4,图1)。对WHO功能Ⅱ~Ⅲ级的患者,建议起始单药治疗或联合口服药物治疗,而越来越多的循证医学证据显示,PAH初始治疗联合应用靶向药物较单药治疗更具优势。对高危患者、功能Ⅲ级患者出现病情恶化或对治疗反应不佳的患者,建议肠外给予前列环素类药物,若治疗效果不佳,可考虑序贯双联或三联治疗。目前,作为Ⅰ级推荐的序贯治疗方案有:西地那非加+马替生坦、波生坦+利奥西呱片,内皮素受体阻滞剂或5型磷酸二酯酶抑制剂+Selexipag、依前列醇+西地那非。

表3 依据 PAH 严重程度确定治疗策略的推荐

	推荐	分级	证据水平
危险分层	建议通过临床表现、运动试验、生物标志物、超声心动图和血流动力学系列指标评估 PAH 患者的严重程度	Ⅰ	C
	建议病情稳定的患者每 3~6 个月随访 1 次	Ⅰ	C
治疗目标	建议对 PAH 患者采取有效治疗，使其达到 / 维持在低危状态	Ⅰ	C
	绝大多数达到 / 维持在中危状态的 PAH 患者应视为治疗效果欠佳	Ⅱa	C

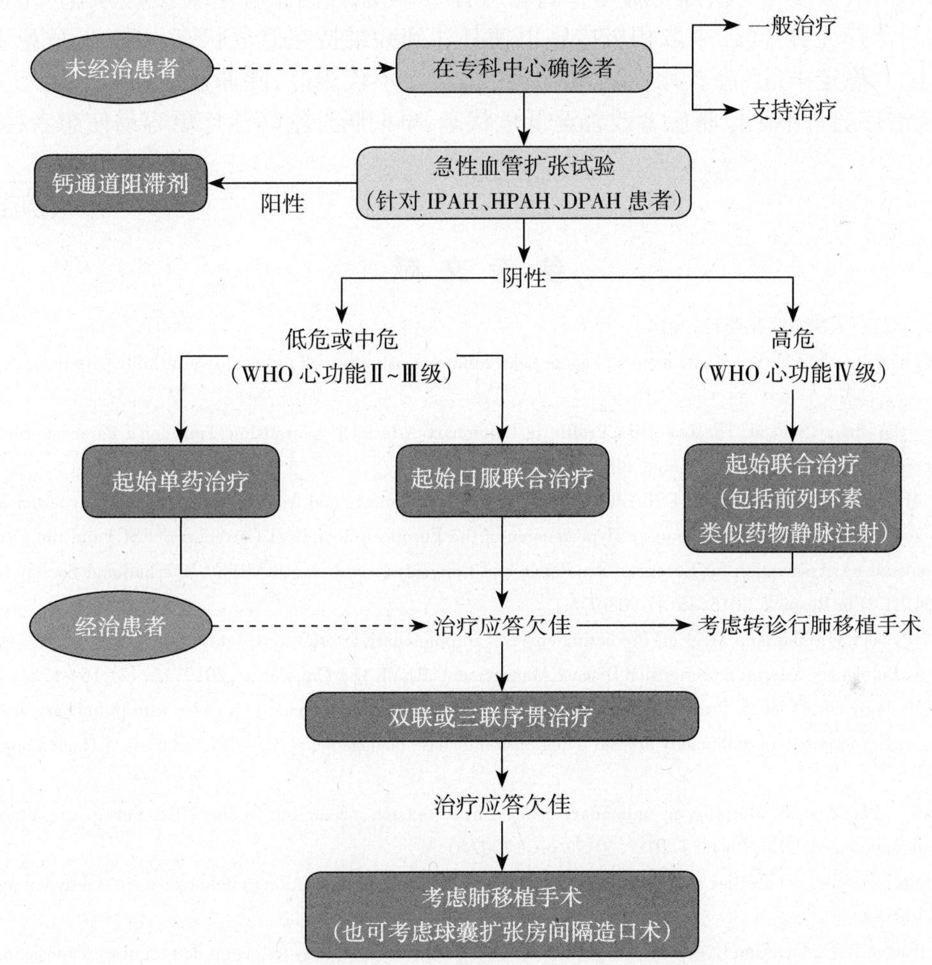

图1 2015 年 ESC 指南肺动脉高压的治疗流程

2015 年发表在新英格兰杂志的 AMBITION 研究[10]入选年龄在 18 到 75 岁之间，体重至少 40 公斤，WHO 功能Ⅱ或Ⅲ级，WHO 分类中第一大类[特发性肺动脉高压、可遗传性肺动脉高压，结缔组织病相关性肺动脉高压、药物或毒物相关性肺动脉高压、HIV 相关性肺动脉高压（病情稳定）或先天性心脏缺陷矫正术后肺动脉高压]的 PAH 患者。结果显示，初始联合治疗组（安立生坦 10mg 每日 1 次 + 他达拉非 40mg 每日 1 次）与单药治疗组（安立生坦 10mg 每日 1 次或他达拉非 40mg 每日 1 次）相比较，首次发生全因死亡或因 PAH 病情恶化或未达到长期治疗目标而住院事件发生率明显下降。在治疗 24 周时，与单药治疗相比，初始联合治疗可大幅降低 NT-proBNP 水平，提升 6 分钟步行距离，以使更多患者对治疗反应感到满意。在安全性方面，初始联合治疗组的不良事件发生率虽高于单药治疗组，但绝大多数患者能够耐受外周浮肿、头痛、鼻塞和贫血等不良反应。该研究首次证实心功能Ⅱ~Ⅲ级的 PAH 患者尽早接受联合治疗可有更多获益，为早期强化 PAH 药物治疗策略提供了强有力的循证医学证据。鉴于此，2018 年 WSPH 大会建议对急性血管反应试验阴性的中危、低危患者给予初始口服联合治疗（ERA+PDE-5i）。对于初始口服联合治疗的疗效与安全性之比尚不确切的特殊 PAH 患者，建议起始单药治疗。起始单药治疗的适应证包括：①I/H/D PAH 患者，若急性肺血管反应试验阳性，应接受最大耐受剂量的 CCB 治疗，使患者临床症状、运动耐量、PAP 和 PVR 达到并维持在接近正常水平；②长期接受单药治疗（>5~10 年）、症状稳定处于低危状态的患者；③年龄 >75 岁、存在射血分数保留心衰的多个危险因素（高血压、糖尿病、冠心病、房颤、肥胖）的患者；④怀疑或者高度可能是 PVOD/PCH 的患者；⑤HIV 或门脉高压或未矫正的 CHD 相关肺动脉高压患者（由于上述患者未被纳入起始联合的 RCT 研究）；⑥轻症 PAH（即心功能Ⅰ级、PVR<4WU、mPAP<30mmHg、心脏超声示右室功能正常）患者；⑦无法获得联合治疗或有禁忌者（如严重肝脏疾病）。

总之，医师在初次接诊和每次随访肺动脉高压患者时，均应根据患者基线及随访指标准确进行危险分层，将风险评估与治疗无缝连接，采取积极措施以使其达到并维持在低危状态。中、低危患者早期口服联合治疗预后更佳。"稳定中危"患者死亡风险高，因此，稳定不代表好，除非稳定在低危状态。重症患者单纯口服药物联合治疗通常不足以将患者改善至低危状态，早期肠外给药治疗更容易使患者稳定、达标。

（柳志红）

参考文献

1. 王辰 . 肺动脉高压 . 北京：人民卫生出版社，2014.
2. Sztrymf B，Souza R，Bertoletti I，et al. Prognostic factors of acute heart failure in patients with pulmonary arterial hypertension. Eur Respir J，2010，35（6）：1286-1293.
3. Weatherald J，Boucly A，Sahay S，et al. The Low-Risk Profile in Pulmonary Arterial Hypertension：Time for a Paradigm Shift to Goal-oriented Clinical Trial Endpoints? Am J Respir Crit Care Med，2018，197（7）：860-868.
4. Galiè N，Humbert M，Vachiery JL，et al. 2015 ESC/ERS Guidelines for the diagnosis and treatment of pulmonary hypertension：The Joint Task Force for the Diagnosis and Treatment of Pulmonary Hypertension of the European Society of Cardiology（ESC）and the European Respiratory Society（ERS）：Endorsed by：Association for European Paediatric and Congenital Cardiology（AEPC），International Society for Heart and Lung Transplantation（ISHLT）. Eur Respir J，2015，46（4）：903-975.
5. Benza RL，Miller DP，Gomberg-Maitland M，et al. Predicting survival in pulmonary arterial hypertension：insights from the Registry to Evaluate Early and Long-Term Pulmonary Arterial Hypertension Disease Management（REVEAL）. Circulation，2010，122（2）：164-172.
6. Benza RL，Miller DP，Foreman AJ，et al. Prognostic implications of serial risk score assessments in cases with pulmonary arterial hypertension：registry to evaluate early and long-term pulmonary arterial hypertension disease management（REVEAL）analysis. J Heart Lung Transplant，2015，34（3）：356-361.
7. Hoper MM，Kramer T，Pan Z，et al. Mortality in pulmonary arterial hypertension：prediction by the 2015 European pulmonary hypertension guidelines risk stratification model. Eur Respir J，2017，50（2）. pii：1700740.
8. Boucly A，Weatherald J，Savale L，et al. Risk assessment，prognosis and guideline implementation in pulmonary arterial hypertension. Eur Respir J，2017，50（2）. pii：1700889.
9. Kylhammar D，Kjellström B，Hjalmarsson C，et al. A comprehensive risk stratification at early follow-up determines prognosis in pulmonary arterial hypertension. Eur Heart J，2017.
10. Galiè N，Barberà JA，Frost AE，et al. Initial Use of Ambrisentan plus Tadalafil in Pulmonary Arterial Hypertension. N Engl J Med，2015，373（9）：834-844.

经皮肺动脉去神经术治疗肺动脉高压

肺动脉高压(pulmonary arterial hypertension,PAH)是一组以肺动脉压及肺血管阻力进行性升高为特点的病理生理综合征,主要病理机制是血管收缩、血管重构和原位血栓形成,最终导致右心功能衰竭(下称"右心衰")和早发死亡,被称为心血管系统疾病中的"癌症"。随着医学的进步,近年来肺动脉高压的规范化诊断与治疗可以让更多的患者获益,但仍然存在死亡率高、生活质量低、药物不良反应多、经济负担重等问题。交感神经亢进在肺动脉高压中起着重要的作用,是临床预后恶化的独立预测因子。本文就经皮肺动脉去神经术(pulmonary artery denervation,PADN)治疗肺动脉高压的基础研究及临床应用证据做一简述。

一、肺动脉高压的现状

流行病学资料显示特发性和(或)家族性 PAH(Group Ⅰ)年新增病例为 5~6 人 /100 万人口,大约 1/3 的结缔组织疾病合并有 PAH,而左心衰竭患者中约有 1/2 患者存在难治性 PH(Group Ⅱ),继发于肺部疾病或缺氧(Group Ⅲ)和慢性血栓栓塞性(Group Ⅳ)的 PH 患者逐年增多。研究显示,未经治疗的特发性和(或)家族性肺动脉高压患者的平均存活时间仅为 2.8 年,接受联合靶向药物治疗后 1 年、3 年、5 年、7 年的生存率分别为 68%、47%、36% 和 32%。目前 PAH 的靶向治疗药物主要包括作用于前列环素、一氧化氮、内皮素 3 条经典途径中不同靶点的靶向药物:内皮素受体拮抗剂、5 型磷酸二酯酶抑制剂、可溶性鸟苷酸环化酶激动剂、前列环素类似物,钙离子通道阻滞剂只对部分肺血管实验阳性的患者才有效;更新型靶向药物尚在验证中。靶向药物价格昂贵;单药疗效不满意;对于 Group Ⅱ、Ⅲ、Ⅳ的 PAH 患者靶向药物治疗,目前尚缺乏足够的循证医学证据。因此,积极开发肺动脉高压的非药物治疗技术显得十分迫切。

鉴于 PH 患者不同类别及不同阶段的特征,国内外学者陆续探索了以下非药物治疗方法:①房间隔造口术或 Potts 分流术(降主动脉 - 左肺动脉分流术):是重度难治性 PAH 患者的一种姑息治疗,通过直接将右心血分流入左心来降低右心室前负荷、增加心输出量,但是目前使用的病例数有限;②肺移植或心肺联合移植:是终末期 PAH 的治疗手段,但受供体来源的限制;③肺动脉内膜剥离术(PEA):适用于病变在主肺动脉和(或)叶动脉的部分慢性血栓栓塞性肺动脉高压(CTEPH)的患者;④肺动脉球囊成形术(PBPA):只适于远端肺血管闭塞的 CTEPH 的患者。因此,急需研发其他安全、有效的非药物治疗新技术。

二、肺动脉高压与交感神经激活

引起 PAH 的因素很多,PAH 的主要病理生理机制尚不完全明确。由于病因不同且病程各异,各种类别的 PAH 的发病机制也不尽相同。现有研究发现,血管壁的 3 种主要细胞(内皮细胞、平滑肌细胞及成纤维细胞)通过增殖、迁移和细胞外基质沉积共同介导了血管病变。肺血管收缩在 PH 的早期即已发生,主要是舒张血管的一氧化氮(NO)和前列环素(PGI2)的合成及分泌减少,而缩血管的内皮素(ET)-1 显著增多;肺动脉重构包括非肌型微动脉远端出现一层由平滑肌细胞组成的新肌膜、肌型动脉平滑肌层增厚、新生内膜形成、重症患者出现丛状样病变。

有研究证实,NO 与 ET-1 等维持血管舒缩平衡的作用依赖于肺动脉交感神经的活性,PAH 患者交感兴奋性增强早于右心室功能的改变,帮助右室适应后负荷增加。然而,长期的交感兴奋性增强产生不利影响,心率增快、循环血液中儿茶酚胺增多和骨骼肌交感神经活性增强是预测 PAH 患者预后的可靠指标。随着交感神经过度激活,β 肾上腺素能受体密度和活性却减少。β 肾上腺素受体对肌动蛋白的应答和心肌细胞收缩的调节起着非常重要的作用。右心室收缩功能受损可能是神经激素激活和受体密度下降的结果。类似的,有研究证实 PAH 患者运动时右心室不能相应地增加收缩力,最可能的原因是 β 肾上腺素能受体密度降低,阻止了儿茶酚胺相关的收缩增强。

我们的研究首先发现去氢野百合碱诱导的 PAH 动物肺动脉交感神经传导速度是正常动物的 2~3 倍，PAH 动物肺组织内 mTOR、PDGF、MCP-1 及 ET-1 表达明显增高，而 eNOS 的活性显著降低。上述结果表明，交感过度激活并释放多量儿茶酚胺通过促进血管收缩和肺动脉重构、抑制 NO 产生、致炎、促血栓形成，从而参与 PAH 的发生、发展。肺动脉收缩、蛋白合成增加及细胞增殖是主动耗能的过程，有研究报道在肺动脉收缩及重构的早期即出现细胞能量代谢障碍，表现为葡萄糖氧化产能的过程转化为依赖于脂肪酸氧化供能。细胞在快心率、高浓度儿茶酚胺的作用下，必须产生更多的能量来满足机体的需要，从而进一步恶化心室肌细胞的能量代谢。

三、经皮肺动脉去神经术的动物实验及机制研究

右心室 β-AR 失敏感是导致右心衰的机制，但是 PAH 患者使用 β 受体阻滞剂无显著获益，甚至于因为负性肌力导致心功能恶化。新一代选择性 β-AR 阻滞剂（奈比诺尔）在阻滞 β_1-AR 的同时能够兴奋 β_2-AR 和 β_3-AR，可以改善肺动脉重构及右心室功能，但是由于长期兴奋 β_2-AR 和 β_3-AR 反而增加 PH 患者的死亡率。近来，有研究证实肾动脉去神经术阻止 PAH 进展，抑制肺血管重构，减轻 RV 后负荷及舒张期僵硬度。肾动脉去神经术可能通过抑制肾素 - 血管紧张素 - 醛固酮系统的激活而产生作用。

1980 年 Jurastch 等首先报道外科开胸损伤肺动脉交感神经或在交感神经表面涂布特异性交感神经节阻断剂（6-OMT）后，持续封堵血流并牵张肺动脉后肺动脉压便不再升高，并发现肺动脉的压力感受器就位于肺动脉主干末端的分叉区域。我们 2013 年率先采用可膨胀球囊封堵肺动脉的不同部位，结果表明当球囊封堵肺动脉的叶间动脉及其远端时，肺动脉压力没有明显升高；而当球囊完全封堵肺动脉分叉或左右肺动脉近端时，肺动脉压力显著升高；并首次应用 PADN 这种微创的介入治疗方法，将特制的射频消融导管放置在肺动脉分叉和左肺动脉近端施行 PADN，捣毁肺动脉局部的交感神经，发现实施 PADN 术后继续封堵这些部位时肺动脉压力也不再升高。所以，在肺动脉分叉左肺动脉开口处实施的 PADN 术，能显著逆转肺动脉血流动力学参数。2015 年 Rothman 等在猪 PAH 模型中证实交感神经主要分布与肺动脉近端，在肺动脉内膜面实施肺动脉去神经术导致位于外膜的神经的组织学和生化学改变，且显著改善血流动力学参数。

我们研究了比格犬肺动脉交感神经的分布规律，发现肺动脉交感神经主干起始于肺动脉瓣上方，沿着肺动脉主干的左侧缘走行到肺动脉分叉处便进入左右肺动脉的后方，在肺动脉分叉处附近交感神经与肺动脉内膜面之间距离最短（<1mm），因而提示在该区域内进行去神经术可以获得对交感神经的最大损伤。我们进一步采用脱氢野百合碱建立 PAH 模型，并随机分为假手术组和 PADN 组，结果发现 PAH 动物肺动脉交感神经传导速度是正常动物的 2~3 倍，PADN 术可显著降低神经传导速度，并表现出髓鞘逐渐消失、融合及神经轴突缩小，PADN 术能够显著降低肺动脉压力和 PVR、改善肺动脉重构与右心室功能。该研究进一步发现，PADN 术后肺组织内 eNOS 明显升高，而 MCP1、ET-1、PDGF 和 FGF 均显著降低，提示肺动脉内皮功能得以改善，平滑肌细胞增殖得到显著抑制（图 1，见文末彩图 86）。

四、经皮肺动脉去神经术的临床研究进展

首创的经皮肺动脉去神经术方法：利用自主研制的头端环状圈径可调、10 级电极、集感知 - 放电功能于一体的射频消融导管及消融装置，对主肺动脉末端及左肺动脉口行去神经术。我们建立了“3 点”消融靶点的去神经术的方法（图 2，见文末彩图 87）。采用双正交体位造影以完全分离肺动脉主干和左右肺动脉开口（Ⅰ），分别绘制出主干末端、左右肺动脉开口的前后壁（Ⅱ），然后确定 A、B 及 C 三个靶点（Ⅲ）。

我们开展的首次临床研究（PADN-1）纳入 21 例对药物治疗无最佳反应的原发性肺动脉高压患者，其中 13 例接受了肺动脉去神经术治疗，8 例继续药物治疗，分析了 PADN 术对药物治疗无效的 IPAH 患者的治疗效果，结果表明 PADN 术后即刻及 3 个月随访时 mPAP 显著降低、右心室 Tei 逐步减小。这项研究首次显示，在对药物治疗反应不佳的 IPAH 患者中，PADN 术可改善患者的功能和血流动力学。

PADN-1 Phase Ⅱ研究连续入选 66 例行 PADN 的 PAH 患者（包括 Group Ⅰ、Ⅱ、Ⅳ类），随访 PADN 术后 1 年的血流动力学指标、6 分钟步行距离，以及临床终点事件。结果显示，94% 患者 PADN 术后平均肺动脉

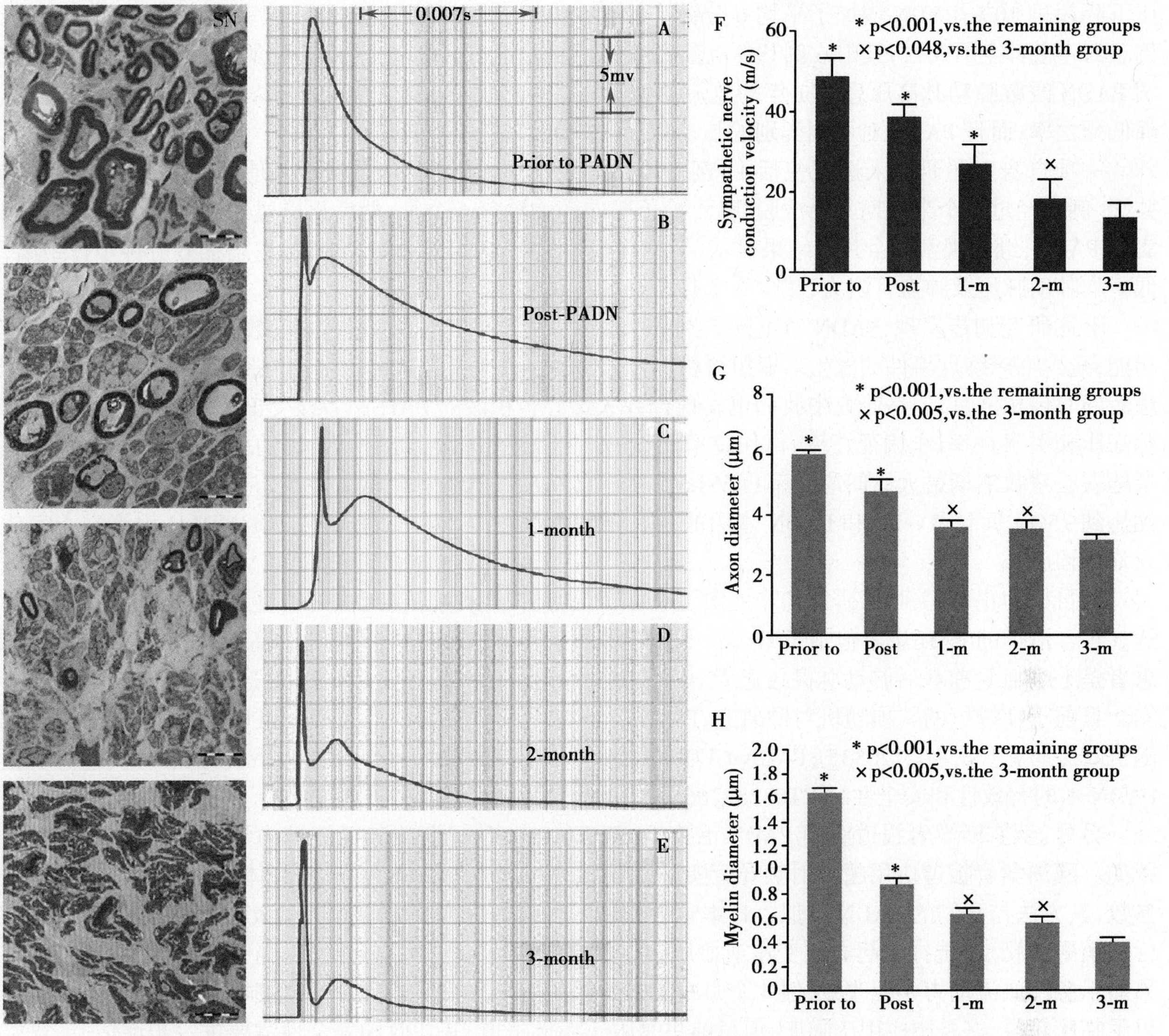

图 1　超微结构、交感神经传导速度(SNCV)、轴突直径和髓鞘厚度的 PADN 前后变化

肺动脉高压动物基线肺动脉交感神经传导速度快(F)、轴突截面积大(G)、髓鞘厚(H);PADN 术后神经传导速度显著降低且未见再生现象、髓鞘逐渐消失、轴突边界不清。左列为电镜图,中间为神经传导速度

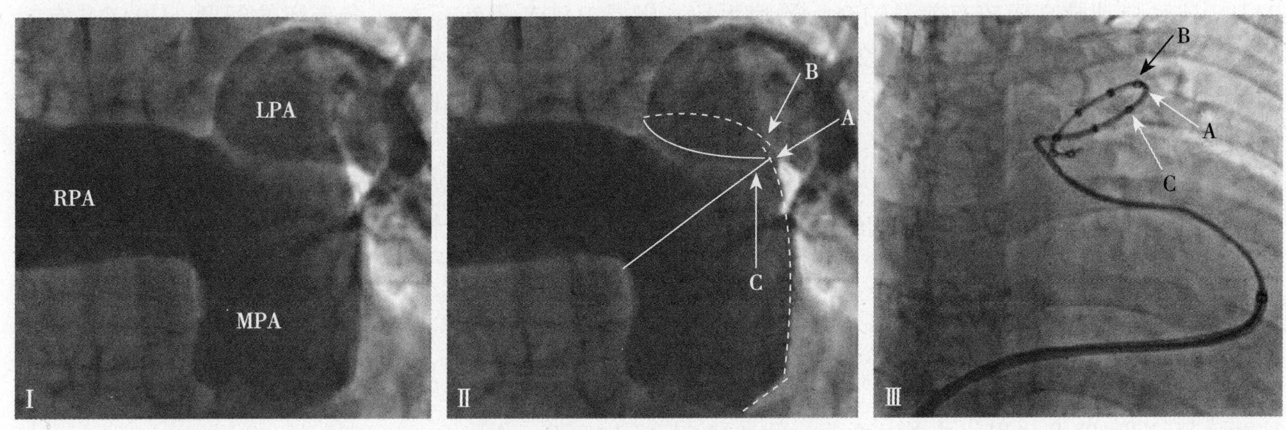

图 2　肺动脉造影及 PADN 靶点图

Ⅰ.肺动脉造影(正位头 20°)。Ⅱ.红线表示主肺动脉的侧壁,绿线表示左肺动脉的前壁,红线及绿线的交界点标记为 A 点;黄线表示左肺动脉的后壁,与红线的交界点标记为 B 点,位于 A 点后方 1~2mm 处;蓝线表示右肺动脉下壁开口处与 A 点的连线,C 点位于蓝线的 A 点前壁的 1~2mm 处。Ⅲ.显示 10 级环状射频电极位于主肺动脉及左肺动脉开口处,在 A、B 及 C 点分别消融

压下降超过10%;PADN增加了平均6分钟步行距离94m;10例患者(15%)发生率PAH相关事件,包括8例(12%)患者全因死亡,其中6例(9%)患者PAH相关死亡;未发现PADN相关的手术并发症。本研究证实PADN改善肺动脉高压患者1年的血流动力学指标、活动耐量及心功能,减少PAH相关事件的发生及降低死亡率;而且PADN对不同类别的肺动脉高压患者都是安全及可行的。

一项自身对照研究入选了包括11例IPAH、8例PH-LHD(Cpc-PH)、9例其他原因导致的PAH患者,共28例。经过5个半衰期药物洗脱期后,给予靶向药物治疗6个月,然后再进过5个半衰期药物洗脱期,实施PADN,继续观察6个月。结果显示,与靶向药物相比,PADN治疗6个月后,增加6分钟步行距离,降低平均肺动脉压及肺血管阻力,减少6个月内PAH相关事件的发生。

上述研究初步发现,PADN对不同类别的肺动脉高压能改善血流动力学参数,增加活动耐量,改善心功能,减少临床终点事件的发生。亚组分析提示,PADN治疗可以显著减少肺动脉高压(Group Ⅰ、Ⅱ、Ⅳ类)患者的心包积液量,但是研究中我们也发现合并大量心包积液的PAH患者接受PADN治疗后1年的肺动脉高压相关事件率、全因死亡率、再住院率均显著高于无心包积液接受PADN的患者。我们还发现,心超指标右心室收缩期最大纵向应变率(RV-LS)不仅可以较好地预测对PADN无反应(敏感性为78.1%,特异性达到75%),而且RV-LS和PADN术后的6MWD高度相关,提示RV-LS可能预测PAH患者右心室功能及临床预后。

到目前为止,相关临床研究初步证实了PADN治疗肺动脉高压患者的可行性及安全性,最长随访时间达5年。治疗的PAH患者包括了Group Ⅰ、Ⅱ、Ⅳ类,而不仅仅是特发性肺动脉高压患者,其中Group Ⅱ的患者是毛细血管前和后肺动脉高压患者(Cpc-PH)。当然,我们需要设计严谨的随机对照研究来进一步证实。目前正在进行的二项随机对照研究,PADN 5研究是一项针对Group Ⅱ的CPC-PH患者单中心前瞻性随机对照研究(NCT 02220335);PADN-CFDA研究是一项多中心、随机、盲法、假手术对照研究,进一步验证PADN术的有效性和安全性(NCT03282266)。

另外,俄罗斯学者报道应用PADN治疗16例PAH患者,显著改善血流动力学指标,增加6分钟步行距离。欧洲学者报道应用超声射频导管实施肺动脉去神经,在动物模型以及人体中证实改善血流动力学参数,其方法与我们的PADN类似。日本学者使用一种高输出电刺激的方法刺激肺动脉主干及分叉附近,标记消融的靶点,选择引起心律变慢或血压改变的靶点进行消融,而避开引起膈肌抽搐和咳嗽的地方,结果显示急性血流动力学无改变,但4个月时MPAP及PVR显著下降。以上新的肺动脉去神经的方法已取得了临床获益,有希望应用于临床,但目前只是限于病例报道,其功效和安全性需要进一步评估。

五、展　望

综上所述,交感神经亢进在肺动脉高压的发生发展中起着重要的作用,是临床预后的独立预测因子。PADN是对肺动脉高压较有前景的介入治疗手段。但是PADN仍然存在许多未解的问题:①PADN有效的分子生物学机制不明;②肺动脉交感神经变异程度大,环形头端的PADN导管不能适于大多数极度扩大的肺动脉;③缺乏人体肺动脉局部交感神经的有效标测方法;④缺乏PADN射频靶点功能学定位的确切方法。

根据现有的研究证据,我们认为PADN适用于部分类型的肺动脉高压患者,但尚不能取代靶向药物治疗。未来我们应致力于解决如上问题,以证实其可行性、有效性和安全性。

(陈绍良　张航)

参考文献

1. Benza RL, Miller DP, Barst RJ, et al. An evaluation of long-term survival from time of diagnosis in pulmonary arterial hypertension from the REVEAL Registry. Chest, 2012, 142(2):448-456.

2. Ciarka A, Doan V, Velez-Roa S, et al. Prognostic significance of sympathetic nervous system activation in pulmonary arterial hypertension. Am J Respir Crit Care Med, 2010, 181(11):1269-1275.

3. Rothman AM, Arnold ND, Chang W, et al. Pulmonary artery denervation reduces pulmonary artery pressure and induces histological changes in an

acute porcine model of pulmonary hypertension. Circ Cardiovasc Interv, 2015, 8 (11): e002569.

4. Vaillancourt M, Chia P, Sarji S, et al. Autonomic nervous system involvement in pulmonary arterial hypertension. Respir Res, 2017, 18 (1): 201.
5. Ciarka A, Doan V, Velez-Roa S, et al. Prognostic significance of sympathetic nervous system activation in pulmonary arterial hypertension. Am J Respir Crit Care Med, 2010, 181 (11): 1269-1275.
6. Zhou L, Zhang J, Jiang XM, et al. Pulmonary artery denervation attenuates pulmonary arterial remodeling in dogs with pulmonary arterial hypertension induced by dehydrogenized Monocrotaline. J Am Coll Cardiol Cardiovasc Interv, 2015, 8 (15): 2013-2023.
7. Juratsch CE, Jengo JA, Castagna J, et al. Experimental pulmonary hypertension produced by surgical and chemical denervation of the pulmonary vasculature. Chest, 1980, 77 (4): 525-530.
8. Chen SL, Zhang YJ, Zhou L, et al. Percutaneous pulmonary artery denervation completely abolishes experimental pulmonary arterial hypertension in vivo. EuroIntervention, 2013, 9 (2): 269-276.
9. Chen SL, Zhang FF, Xu J, et al. Pulmonary artery denervation to treat pulmonary arterial hypertension: the single-center, prospective, first-in-man PADN-1 study (first-in-man pulmonary artery denervation for treatment of pulmonary artery hypertension). J Am Coll Cardiol, 2013, 62 (12): 1092-1100.
10. Chen SL, Zhang H, Xie DJ, et al. Hemodynamic, functional, and clinical responses to pulmonary artery denervation in patients with pulmonary arterial hypertension of different causes: phase Ⅱ results from the pulmonary artery denervation-1 study. Circ Cardiovasc Interv, 2015, 8 (11): e002837.
11. CHernyavskiy AM, Edemskiy AG, Novikova NV, et al. Radiofrequency Pulmonary Artery Ablation for Treatment of Residual Pulmonary Hypertension After Pulmonary Endarterectomy. Kardiologiia, 2018 (4): 15-21.
12. Liu C, Jiang XM, Zhang J, et al. Pulmonary artery denervation improves pulmonary arterial hypertension induced right ventricular dysfunction by modulating the local renin-angiotensin-aldosterone system. BMC Cardiovasc Disord, 2016, 16 (1): 192.
13. Zhang H, Zhang J, Xie DJ, et al. Pulmonary artery denervation for treatment of a patient with pulmonary hypertension secondary to left heart disease. Pulm Circ, 2016, 6 (2): 240-243.
14. Muller DW, Liebetrau C. Percutaneous treatment of chronic thromboembolic pulmonary hypertension (CTEPH). EuroIntervention, 2016, 12 Suppl X: X35-X43.
15. Zhang Y, Chen W, Xu Y, et al. Nerve distribution of canine pulmonary arteries and potential clinical implications. Am J Transl Res, 2016, 8 (2): 365-374. eCollection 2016.
16. Rubin LJ. Pulmonary Artery Denervation for Pulmonary Artery Hypertension. JACC Cardiovasc Interv, 2015, 8 (15): 2024-2025.
17. Khan SS, Rich JD. Novel technologies and devices for monitoring and treating pulmonary arterial hypertension. Can J Cardiol, 2015, 31 (4): 478-488.
18. Hilbert S, Kosiuk J, John S, et al. A guide to the porcine anatomy for the interventional electrophysiologist. Fluoroscopy and high density electroanatomical mapping. J Cardiovasc Transl Res, 2015, 8 (1): 67-75.
19. Adusumalli S, Mazurek JA. Pulmonary Hypertension Due to Left Ventricular Cardiomyopathy: Is it the Result or Cause of Disease Progression? Curr Heart Fail Rep, 2017, 14 (6): 507-513.
20. Prins KW, Thenappan T. World Health Organization Group I Pulmonary Hypertension: Epidemiology and Pathophysiology. Cardiol Clin, 2016, 34 (3): 363-374.
21. Vaillancourt M, Chia P, Sarji S, et al. Autonomic nervous system involvement in pulmonary arterial hypertension. Respir Res, 2017, 18 (1): 201.
22. Ameri P, Bertero E, Meliota G, et al. Neurohormonal activation and pharmacological inhibition in pulmonary arterial hypertension and related right ventricular failure. Heart Fail Rev, 2016, 21 (5): 539-547.
23. da Silva Gonçalves Bos D, Happé C, Schalij I, et al. Renal Denervation Reduces Pulmonary Vascular Remodeling and Right Ventricular Diastolic Stiffness in Experimental Pulmonary Hypertension. JACC Basic Transl Sci, 2017, 2 (1): 22-35.

第八篇 其 他

肿瘤心脏病与超声心动图评估

肿瘤心脏病学(Cardio-oncology)是近年来的一门新兴学科,重点关注癌症相关性心血管表现,以及癌症患者治疗过程中和治疗后心血管并发症及其防治。在过去的十几年中,癌症治疗方面取得了重大进展,随着靶向治疗和辅助放疗的应用,提高了治疗癌症的治愈率;但与此同时,癌症幸存者数量的增多和新的癌症治疗导致的心血管并发症也在增加。近些年来,这门学科得到心脏病学和肿瘤学领域的共同关注。

作为一个新兴交叉学科,肿瘤心脏病学科定位目前总体明确,但细节上的内涵与外延仍在不断完善。主要包括:①抗肿瘤治疗引起的心血管毒性损害;②肿瘤合并心血管疾病;③肿瘤与心血管疾病的共同危险因素与干预;④心脏占位病变(良性与恶性)。肿瘤心脏病学的发展需要多学科团队的合作,包括心血管内科医师、肿瘤科医师、血液病医师以及心血管影像专业医师等,其中超声心动图是一种广泛应用的无创性评估心脏结构和功能的方法,可以全面评估左室整体收缩和舒张功能、局部室壁运动异常、瓣膜功能和心包病变等,在肿瘤心脏病患者的规范化评估与管理中,超声心动图是一种不可或缺的重要工具。本章内容主要讨论抗肿瘤治疗引起的心血管毒性损害。

第一节 癌症治疗相关性心功能障碍

长期以来,癌症治疗相关性心功能障碍(CTRCD)一直有着不同的定义。2014 年美国超声心动图学会和欧洲心血管影像协会专家共识,将 CTRCD 定义为:与治疗前比较,左室射血分数(LVEF)下降幅度 >10%,并且 LVEF<53%;LVEF 降低可以进一步细分为有症状或无症状的,或 LVEF 是否有可逆性变化。

1. **可逆的** 与基线比较,LVEF 下降幅度 < 5%。
2. **部分可逆的** 与基线比较,LVEF 下降幅度 >5%,但与最低值比较提高≥10%。
3. **不可逆的** 与基线比较,LVEF 下降幅度 > 5%,但与最低值比较 <10%。
4. **不确定的** 未对患者进行 LVEF 连续评估。

第二节 肿瘤化疗和放疗对心脏的毒性作用

一、化疗引起的心脏损伤

肿瘤化疗药物可引起心脏毒性,临床研究显示有部分化疗导致的心脏毒性可以呈进展性,甚至不可逆。肿瘤化疗药物引起的心脏毒性非常普遍,并有可能严重影响患者的健康。例如在乳腺癌化疗患者中,心脏毒性发生率高达 33%。根据化疗药物对心脏毒性机制不同,可以将化疗药物心脏损伤分为 Ⅰ型心脏毒性反应和Ⅱ 型心脏毒性反应(表 1)。

1. **Ⅰ型心脏毒性反应** 可引起不可逆的心肌细胞破坏,导致临床充血性心力衰竭(CHF)。Ⅰ型心脏毒性被认为是剂量相关的,由于抑制细胞拓扑异构酶(Top)Ⅱ导致 DNA 修复异常;由于心肌细胞膜的过氧化反应,引起自由基形成,氧化应激和肌纤维排列紊乱。Ⅰ型反应的最常见例子可以在用蒽环类药物治疗的患者中观察到,例如用于肉瘤、淋巴瘤、白血病和乳腺癌的多柔比星、柔红霉素或伊达比星。如果使用蒽环类药物产生Ⅰ型心脏毒性反应的患者,再次使用蒽环类药物时,心脏损害可能会进展为顽固性心力衰竭

表1 Ⅰ型心脏毒性药物和Ⅱ型心脏毒性药物的特征

	Ⅰ型心脏毒性药物	Ⅱ型心脏毒性药物
代表药物	蒽环类抗生素（多柔比星）	曲妥珠单抗
临床过程和抗重塑治疗的经典疗法（β受体阻滞剂、血管紧张素转换酶抑制剂的使用）	可能是稳定性的，但潜在的损害似乎是永久性且不可逆转的；数月或数年后复发可能与连续心脏负荷有关	在药物中断后2~4个月内可能恢复达到或接近基线心脏状态（可逆）
剂量效应	累积效应，剂量相关	非剂量相关
二次给药效应	复发性功能障碍的概率呈渐进性增加；可能导致难治性心力衰竭或死亡	越来越多的证据表明二次给药的相对安全性（需要额外的数据）
超微结构改变	空泡形成；肌原纤维排列紊乱与消失；心肌细胞坏死（随着时间的推移而改变）	没有明显的超微结构异常

或死亡。

2. **Ⅱ型心脏毒性反应** 可产生心脏收缩性或心脏激动的暂时性损失，并且不是剂量相关的，通常不与超微结构异常相关。Ⅱ型反应通常是可逆的，首先报道的化疗药物是曲妥珠单抗，但也可能与酪氨酸激酶抑制剂（TKIs）有关。Ⅱ型曲妥珠单抗相关的心脏毒性的危险因素包括先前使用蒽环类药物或降压药物进行治疗，年龄较大和LVEF处于临界值患者。曲妥珠单抗引起的心脏功能障碍发生率为3%，但在曲妥珠单抗之前给予蒽环类药物时，其发生率升高至5%以上。此外，预先存在心脏病的癌症患者，曲妥珠单抗可引发严重不可逆的心脏损伤。

二、放疗引起的心脏损伤

放疗引起的心脏损伤（RIHD），指受到放射性物质辐射后产生的心肌病变。具有10年以上放射性治疗的癌症幸存患者，其中约40%可能会发生放疗相关的心脏损伤。心脏部位照射会增加所谓"放射性心脏病"（RIHD）的风险，如胸部高剂量辐射暴露主要用于保守或根治性乳房手术后辅助放疗。RIHD可产生广泛的心肌病变，包括心包炎、冠状动脉疾病（CAD）、心肌梗死、瓣膜性心脏病、非缺血性心肌病和心脏传导系统损害等。

第三节 超声心动图在评估肿瘤心脏病患者中的应用

一、左室射血分数

超声心动图对肿瘤放化疗患者左室功能进行监测，最常用的指标是左室射血分数（LVEF），应尽可能采用一致的方法来评估患者治疗前、治疗期间和治疗后LVEF。根据美国超声心动图学会（ASE）和欧洲超声心动图协会（EAE）的联合建议，对于左室容积的量化和LVEF的计算，首选的方法是二维超声（2DE）改良双平面辛普森法（图1，见文末彩图88）。LVEF≥55%作为正常标准，在肿瘤患者随访中，LVEF的下降幅度可以提示左室损伤的严重程度。此外，LVEF的计算应该与室壁运动评分相结合。静息状态下基于左室16个节段得到的室壁运动评分，对蒽环类药物引起的CTRCD的评估，要比单独使用LVEF更敏感。传统二维超声心动图测得的LVEF常常不能反映左室收缩功能的细微变化。这些因素包括对LV的几何形状的假设，难以显示真正左室心尖部，不能敏感反映微小的局部室壁功能运动的异常，以及测量本身的可变性。同样很重要的一点是，这些测值具有负荷依赖性的特点。患者心脏负荷情况在化疗间期很容易发生变化，可能会影响LVEF（化疗静脉给药引起容量扩增或呕吐、腹泻引起的容量减少）。

二维双平面辛普森法是临床上测量射血分数最常用的方法，但是有条件的单位应尽量采用三维超声心动图连续评估肿瘤患者左室射血分数，因为三维超声心动图的时间变异性通常在6%以下，远低于其他技术（10%左右）。同时，三维超声心动图还具有最小的观察者内部、观察者之间的变异性。

当心内膜显示不够清晰时，心室容积的可能会被低估。进行化疗的患者（特别是乳房切除术后和胸壁放疗后的乳腺癌患者）心内膜往往出现中断不能清晰显示。根据2008年ASE对超声造影剂的临床应用

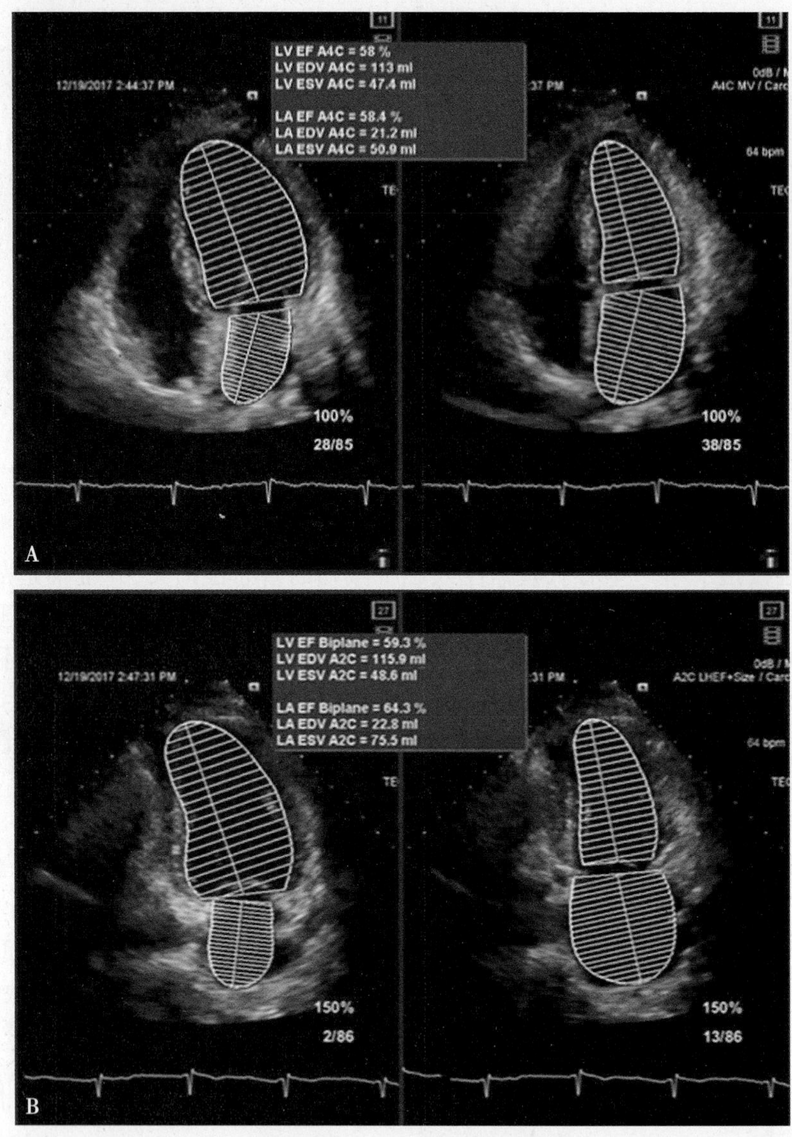

图 1 二维双平面辛普森法测量左室射血分数

共识和 2017 年 EAE 对心肌超声造影的指南，在心尖切面无法清晰显示 2 个或以上连续的左室心肌节段心内膜结构时应该考虑使用超声造影剂（图 2，见文末彩图 89），有助于更加准确的评估左室射血分数。

二、二维斑点追踪技术

二维斑点追踪成像可以精确地评估局部心肌的收缩功能，对于化疗药物引起的心肌损伤可以有效地进行评估。蒽环类药物引起的心肌收缩功能下降相对较早，即在第一次蒽环类药物给药 2 小时后就可出现，应变指数的下降先于 LVEF，并且在随后的癌症治疗过程中依然存在。大多数心肌损害首先累及室间隔及左室心尖部，蒽环类药物治疗后似乎没有特定心肌层（心内膜下、中层心肌或心外膜下）更易受损，因为纵向和径向（以及圆周）应变均发生了改变。这与阿霉素引起的 CTRCD 的试验模型是一致的，即心肌细胞的凋亡发生在整个心肌层。

由于二维应变不存在角度依赖和较高的重复性，目前认为 ΔGLS（GLS 的变化）是 CTRCD 最强有力的预测因子，且优于异常节段数目的变化，s' 和 e' 速度值（图 3，见文末彩图 90）。

在肿瘤化疗患者长期随访过程中，对于基线有应变指标的患者，其 GLS 下降的幅度 <8% 似乎是没有意义的；而与基线相比下降的幅度 >15% 则很可能是异常的。为了避免不同厂商的仪器和软件所带来的应变差异，当采用 STE 对癌症患者进行纵向随访时，应采用同一厂商的仪器和软件完成每个患者的

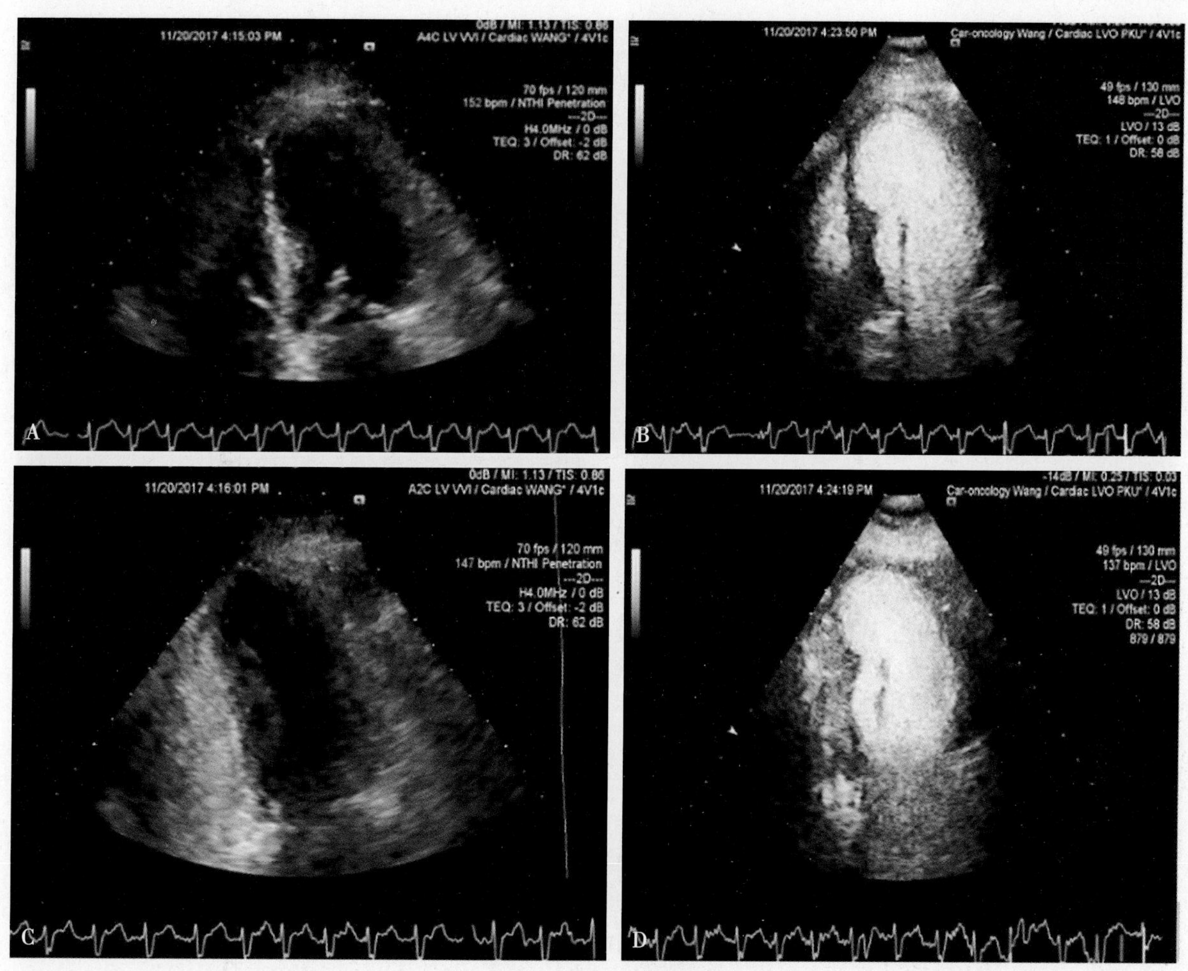

图 2 心尖切面影像

A、C. 分别为心尖四腔切面和心尖二腔切面，左室心内膜边界显示不佳，难以准确勾画心内膜边界，LVEF 测量准确性较低；B、D. 左室造影图像，心内膜边界显示清晰，可以精确测量 LVEF

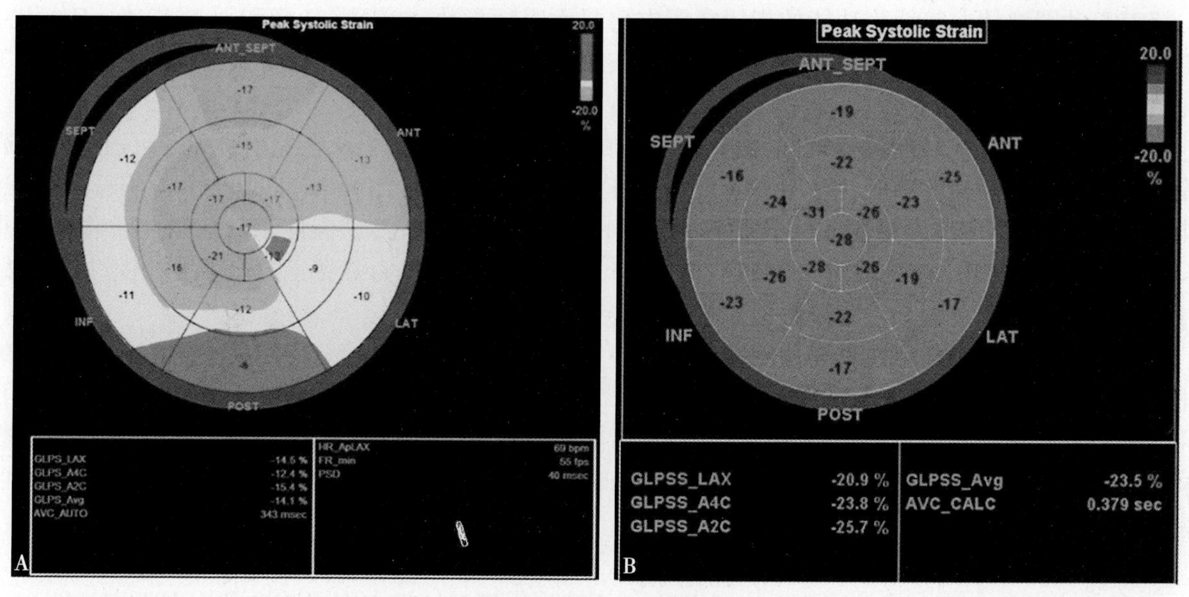

图 3 二维斑点追踪技术

A. 显示化疗后左室 17 节段心肌纵向应变峰值降低，GLS 为 –14.1%，应变达峰时间离散度增加达 40ms；B. 为正常人左室 17 节段纵向心肌应变峰值，GLS 为 –25.7%

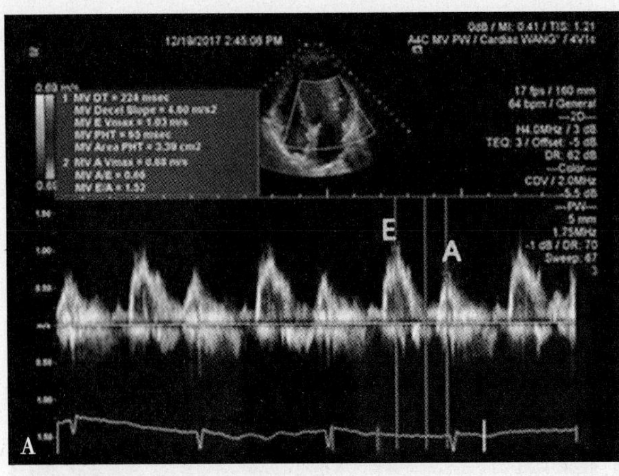

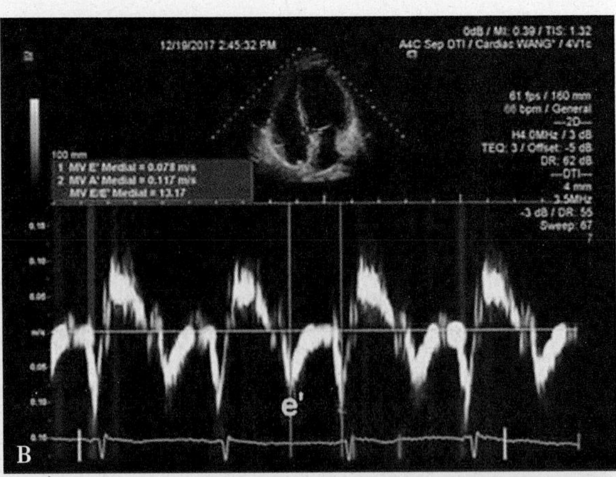

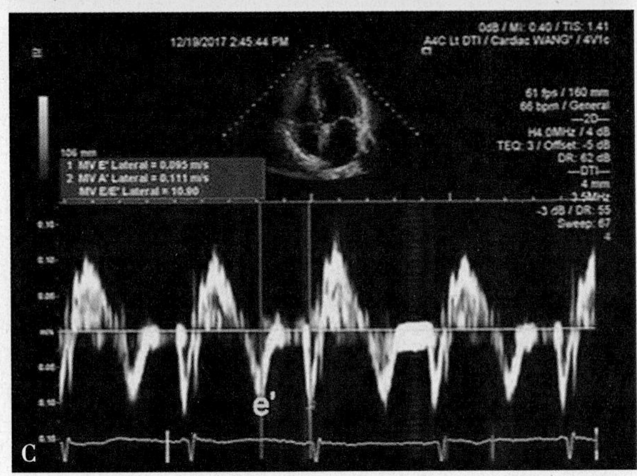

图 4 经二尖瓣口 E 峰流速、A 峰流速的测量(A)以及组织多普勒测量二尖瓣瓣环室间隔侧 e'(B)和侧壁 e(C),最终获取 E/e'(室间隔和侧壁)

比较。

目前,肿瘤治疗相关的早期心脏损伤尚未有明确的定义,2014 年美国超声心动图学会和欧洲心血管影像协会认为在肿瘤患者的随访过程中,左室整体长轴应变(LGS)下降幅度与基线比较 >15% 提示可能已经出现早期心脏损伤。

三、左室舒张功能

超声心动图评估左室舒张功能的指标常用左房最大容积指数、二尖瓣 E 峰和 A 峰流速、E/A 比、二尖瓣环 E/e'(间隔和侧壁,图 4,见文末彩图 91)和三尖瓣反流速度等,但目前尚无任何一种指标可以独立评估左室舒张功能。

部分肿瘤患者在抗肿瘤治疗期间,放化疗导致的心肌损伤可能会引起左室舒张功能不全,左室松弛性障碍时二尖瓣 E 峰速度降低,E/A 比值 <1,等容舒张期(IVRT)延长,E 峰减速时间(DT)延长;随着舒张功能障碍恶化,左心房压力增加,E/A 比值恢复到 >1,这种情况被称之为“假性正常化”,此时若患者进行 Valsalva 动作又可出现“松弛障碍”的特征(即 E/A<1);由于左心房压力继续上升,E/A 比值增加到 >2,等容舒张期和 DT 缩短,此时为左室限制型充盈障碍类型。

左室舒张功能相关指标在早期预测肿瘤患者心肌功能损伤中的意义尚不明确。应该注意的是,在肿瘤化疗期间的不良反应(如腹泻)可能会导致心脏负荷的改变,从而进一步影响舒张功能参数,因此在不同研究队列中可能出现不一致的结果。鉴于癌症患者左室舒张功能障碍的不确定性,化疗后舒张功能参数的早期变化可能对预测迟发性收缩功能障碍价值有限。尽管如此,左室舒张功能的评价仍然是超声心动图综合评估肿瘤患者心脏毒性的重要内容。

四、三维超声心动图

已有研究表明,三维超声心动图与二维超声心动图相比具有较低观察者间和观察者内变异性。三维超声能够降低心腔发生透视缩短的概率和精准识别真正的心尖部。左心室容积可以被真正量化,而不需要任何左心室几何形状的假设,这对节段性室壁运动异常患者来说尤其重要。

三维超声测量主要意义在于克服了随访中二维超声心动图很难保证在同一切面测量左室射血分数这一难题，同时与心脏磁共振相比，其对左室容积的定量分析具有良好的一致性。因此，在声窗良好的患者中，应考虑尽量使用三维超声心动图（图5，见文末彩图92）。

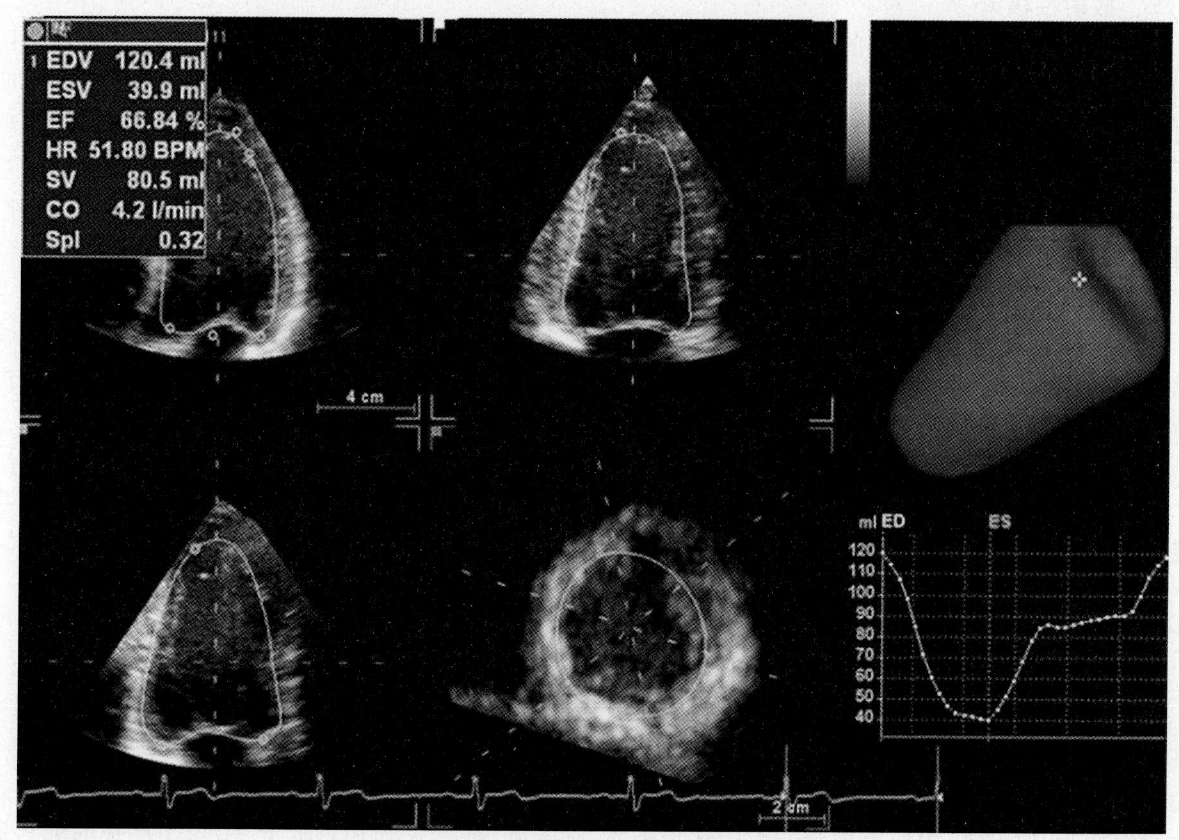

图5　三维超声心动图测量左室射血分数

五、负荷超声心动图

负荷超声心动图是在心脏负荷状态下进行的超声心动图检查，临床应用较为广泛的是运动与药物负荷，目的是评估心脏收缩储备功能，目前也被用于检测肿瘤化疗引起的亚临床心脏功能障碍。

在接受可能引起局部心肌缺血的治疗方案（氟尿嘧啶、贝伐单抗、索拉非尼和舒尼替尼）过程中，负荷超声心动图有助于评估疑似冠心病患者。负荷超声心动图有助于检测负荷状态下新诱发的节段性室壁运动异常或者室壁运动异常的恶化。此外，多巴酚丁胺负荷试验有助于识别“冬眠”心肌，部分收缩功能受损但仍存活的心肌，在使用低剂量多巴酚丁胺之后可显示收缩功能增强。

目前，中危和高危冠心病患者在使用与缺血相关的化疗药物之前，推荐应用负荷超声心动图进行检测。收缩功能储备下降的患者提示在化疗后最终LVEF将下降至<50%。相反，由于心脏毒性导致收缩功能下降的患者，负荷超声心动图显示收缩功能储备的改善可能提示患者疗效较好。

第四节　肿瘤心脏病其他影像学评估及生物学指标

一、心脏磁共振

近年来，心脏核磁共振检查变得越来越普及，凭借其独特的心肌组织表征能力和鉴别心脏和血管功能障碍的能力，心脏磁共振（CMR）提供了对CTRCD早期阶段和（或）随访检查中潜在病理变化的综合信息。磁共振可以从任意平面和轴向获取图像，与易受到声窗限制的超声心动图技术相比，心脏磁共振对图像的获取几乎没有限制。因此，在肥胖的患者、有肺部疾病的患者、做过放疗或手术的患者中，由于声窗较差，可能心脏核磁共振是更好的选择。同时，与核素显像、CT相比，心脏核磁共振没有电离辐射，因此适用于随访检查。

心脏核磁共振最主要的局限性可能是安装有心脏起搏器的患者。虽然越来越多的国家开始使用核磁共振兼容性起搏器，但仍有大量病人的起搏器不能进行该检查。

二、放射性核素

放射性核素成像测量心脏的结构和功能也可用于心脏毒性的评估。多门控心血池成像（MUGA）因对LVEF的测量具有高重复性和低观察者间差异性而被广泛接受。除了量化心血池，SPECT在勾画心肌轮廓的精确度上是低于MUGA的，但是仍可作为左室测量的替代方法。一般说来，核素成像提供了一种可用于早期检测心脏毒性的不同方法，^{123}I-MIBG闪烁扫描用于肿瘤治疗相关的心脏功能异常检测已被证明是一种极好的技术。放射暴露是应用核素成像的主要关切点，尤其对于儿童来说，这项技术不宜广泛应用。

三、肌钙蛋白

肌钙蛋白是诊断心肌损伤的金标准。肌钙蛋白Ⅰ（TnI）是检测蒽环类药物以及新型靶向抗癌药物治疗患者的早期心肌损伤指标。肌钙蛋白的升高可以识别后续可能出现CTRCD的患者。与TnI一过性的增高相比，TnI的持续性增高与CTRCD的加重和心脏事件发生率的升高有关。

四、其他生物标记物

利钠肽包括脑钠肽（BNP）和N末端脑钠肽前体（NT-proBNP）在化疗患者中已检测到，利钠肽升高是充盈压异常的典型表现，但是关于利钠肽的效用还存在争议，缺乏一致性。

第五节 肿瘤放化疗相关心脏毒性患者的规范化评估与管理

一、肿瘤化疗患者的心脏毒性风险评估

不同化疗药物具有不同的化学结构，对人体可造成不同程度的损伤，其中蒽环类化疗药物是导致Ⅰ型心脏毒性反应的代表药物，具有较高的心脏毒性风险，主要临床表现为：心电图非特异性ST-T段异常、局部心肌缺血、心力衰竭等。曲妥珠单抗是乳腺癌常用的靶向药物，为Ⅱ型心脏毒性反应的代表药物，心脏毒性发生率为2%~7%，主要表现为劳力性呼吸困难、肺水肿、外周水肿和心脏扩大，临床症状似乎与剂量无关，其心脏的毒性往往是可逆的，在停止使用曲妥珠单抗和使用抗心衰的药物后可以恢复。另外，年龄<15岁或>65岁、治疗前LVEF降低、伴有基础的心血管病史、既往接受过蒽环类药物治疗等情况时，心脏毒性增加。曲妥珠单抗与多柔比星、环磷酰胺化疗同时应用时，心脏毒性上升到27%。肿瘤化疗患者心脏毒性的发生受多种危险因素影响，因此在肿瘤患者化疗前，需要对化疗可能带来的心脏毒性风险进行评估，具体评估方法见表2。

表2 梅奥诊所推荐肿瘤患者化疗风险评估方法

<table>
<tr><th></th><th>药物相关</th><th>患者相关</th></tr>
<tr><td>高风险（4分）</td><td>阿霉素类（多柔比星、米托蒽醌、表柔比星、柔红霉素、伊达比星）、异环磷酰胺、环磷酰胺、克罗拉宾</td><td rowspan="4">✓ 年龄<15岁或>65岁
✓ 女性
✓ 高血压
✓ 糖尿病
✓ 动脉硬化（冠心病、脑血管病、外周动脉疾病）
✓ 现有心脏病或心力衰竭
✓ 既往或目前蒽环类使用史
✓ 既往或目前胸部放疗史
（以上各项分别计1分）</td></tr>
<tr><td>中度风险（3分）</td><td>妥珠单抗、帕妥珠单抗、舒尼替尼、索拉非尼、伊马替尼</td></tr>
<tr><td>低风险（2分）</td><td>贝伐单抗、达沙替尼、多西他赛、拉帕替尼</td></tr>
<tr><td>极低风险（1分）</td><td>足叶乙苷、利妥昔单抗、沙利度胺</td></tr>
<tr><td>总体心脏毒性风险评分</td><td colspan="2">极高危：>6分　中危：3~4分　极低危：0分
高危：5~6分　低危：1~2分</td></tr>
</table>

二、肿瘤放疗患者的心脏毒性风险评估

放射性心脏损伤的危险因素：年轻时接受放疗、大分割（提高每次放疗剂量同时减少次数的放疗）或高剂量放疗、心脏受照射的体积大、合并应用心脏毒性药物、合并动脉粥样硬化等危险因素，其中心脏的照射剂量、照射体积和放疗技术是直接的相关因素（表 3）。

表 3 肿瘤放疗患者心脏毒性危险因素

放疗相关心脏毒性危险因素
照射位置位于前部或左胸部
累积辐射剂量较高（>30Gy）
年轻患者（<50 岁）
单次辐射剂量较高（>2Gy /d）
心脏内或心旁存在肿瘤和累及范围
缺乏辐射屏蔽
心血管危险因素（即糖尿病、吸烟、超重、中度高血压、高胆固醇血症）
预先存在的心血管疾病

注：高危患者的定义：前部或左胸部照射同时存在≥1 项 RIHD 危险因素

三、肿瘤放化疗患者心脏毒性规范化评估和管理流程

肿瘤治疗前，治疗过程中和治疗后常用的监测方法有心电图、超声心动图、心肌肌钙蛋白、脑钠肽、心内膜心肌活检等。心电图及心肌酶检测是常规但缺乏特异性的检测项目，而利用超声心动图评估 LVEF 是最常用的监测方法，可对肿瘤放化疗患者进行监测和指导临床决策，但 LVEF 对早期亚临床心脏损伤并不敏感，二维斑点追踪技术获取的 GLS 有助于检测心脏的早期损伤；另外，心肌损伤标记物，如心肌肌钙蛋白和 B 型利钠肽等生化指标有助于心脏毒性的监测。肿瘤放化疗患者心脏毒性规范化评估和管理流程见图 6。

肿瘤患者在治疗后需要终生随诊，一方面可以监测肿瘤变化情况，另一方面是监测治疗引起的并发症（尤其是心脏毒性）以便早期干预。由于放化疗诱发的心脏疾病表现多样，发病风险的差异也很大，对高危患者进行个体化的监测与干预尤其重要，在肿瘤患者随访过程中，除常规肿瘤相关检查项目外建议适当增加一些超声心动图等心脏毒性监测指标，以早期识别肿瘤放化疗引起的心脏损伤和及时干预。

肿瘤心脏病学作为一门新兴学科，具有广阔的发展前景，超声心动图以其无创、便捷的优势在肿瘤放化疗相关的心脏毒性评估中具有举足轻重的地位。LVEF 是评估肿瘤心脏病患者心肌损伤应用最广泛的指标，但其对放化疗引起的亚临床心脏损伤价值有限，结合 GLS 有利于早期识别癌症治疗相关的心脏损伤；三维超声心动图相比于二维超声心动图，具有较小的变异性和准确性，推荐在声窗较好的肿瘤患者随访中重复应用；左室舒张功能相关指标和负荷超声心动图对心肌功能损伤的识别具有一定的价值，但目前缺乏大规模的临床研究证据支持。此外，在肿瘤放化疗患者心脏毒性规范化评估和管理流程中，要适当将超声心动图技术和其他影像学技术（如心脏磁共振和放射性核素显像）以及心脏损伤标志物（肌钙蛋白和脑钠肽等）相结合，有助于肿瘤放化疗相关心脏功能损伤的全面评估和指导临床决策。

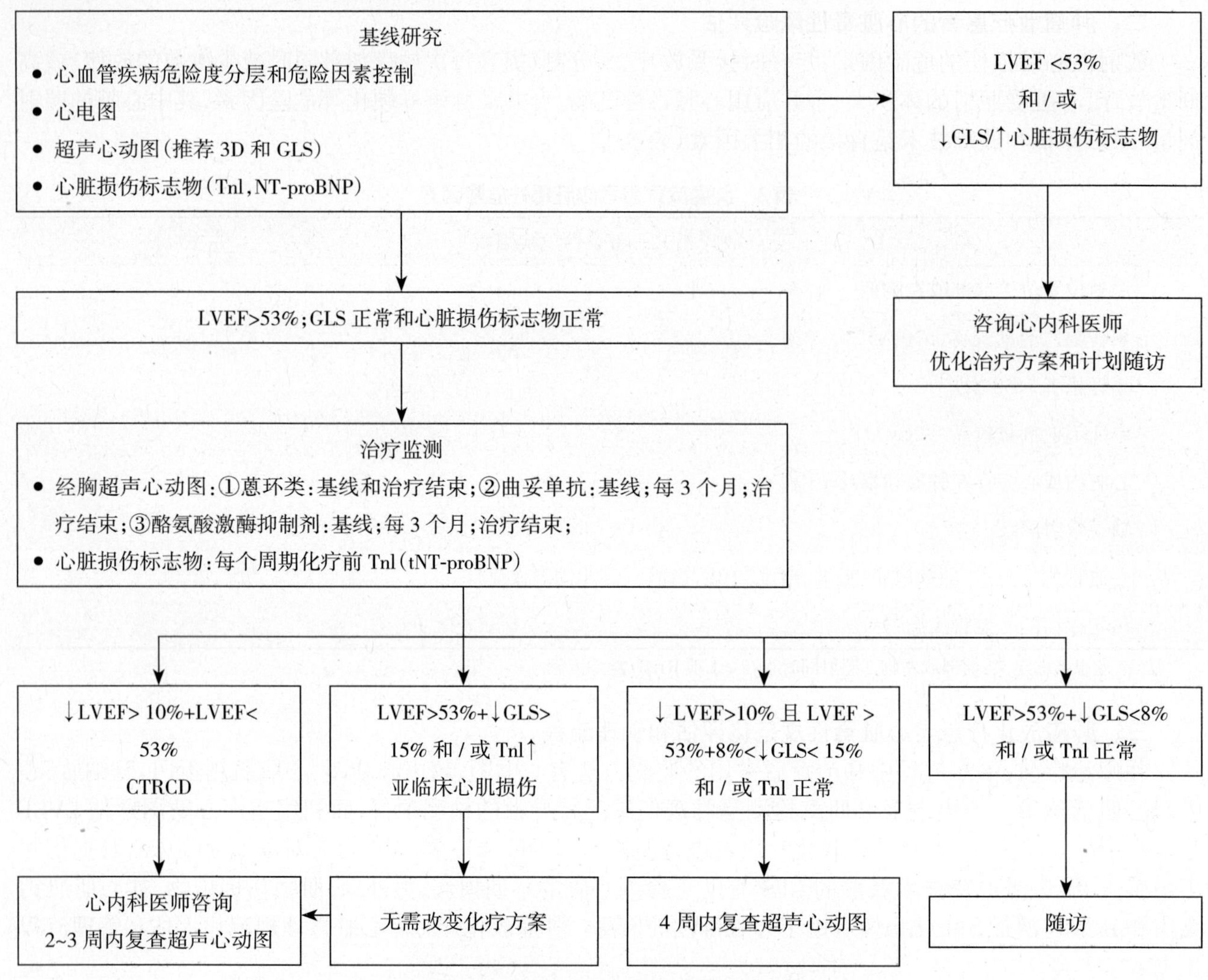

图 6 肿瘤放化疗患者心脏毒性规范化评估和管理流程

(朱天刚 王之龙)

参 考 文 献

1. Chen MH, Colan SD, Diller L. Cardiovascular disease: cause of morbidity and mortality in adult survivors of childhood cancers. Circ Res, 2011, 108(5): 619-628.
2. Plana JC, Galderisi M, Barac A, et al. Expert consensus for multimodality imaging evaluation of adult patients during and after cancer therapy: a report from the American Society of Echocardiography and the European Association of Cardiovascular Imaging. J Am Soc Echocardiogr, 2014, 27(9): 911-939.
3. Lange SA, Ebner B, Wess A, et al. Echocardiography signs of early cardiac impairment in patients with breast cancer and trastuzumab therapy. Clin Res Cardiol, 2012, 101(6): 415-426.
4. Thavendiranathan P, Grant AD, Negishi T, et al. Reproducibility of echocardiographic techniques for sequential assessment of left ventricular ejection fraction and volumes: application to patients undergoing cancer chemotherapy. J Am Coll Cardiol, 2013, 61(1): 77-84.
5. Herrmann J, Lerman A, Sandhu N, et al. Evaluation and management of patients with heart disease and cancer: cardio-oncology. Mayo Clin Proc, 2014, 89(9): 1287-1306.
6. López-Fernández T, Martín García A, Santaballa Beltrán A, et al. Cardio-Onco-Hematology in Clinical Practice. Position Paper and Recommendations. Rev Esp Cardiol (Engl Ed), 2017, 70(6): 474-486.
7. Kimmick GG, Lenihan DJ, Sawyer DB, et al. Cardio-Oncology: The Clinical Overlap of Cancer and Heart Disease. Berlin/Heidelberg: Springer-Verlag, 2017.
8. Steingart RM, Bakris GL, Chen HX, et al. Management of cardiac toxicity in patients receiving vascular endothelial growth factor signaling pathway

inhibitors. Am Heart J, 2012, 163(2): 156-163.

9. Eschenhagen T, Force T, Ewer MS, et al. Cardiovascular side effects of cancer therapies: a position statement from the Heart Failure Association of the European Society of Cardiology. Eur J Heart Fail, 2011, 13(1): 1-10.

10. Negishi K, Negishi T, Hare JL, et al. Independent and incremental value of deformation indices for prediction of trastuzumab-induced cardiotoxicity. J Am Soc Echocardiogr, 2013, 26(5): 493-498.

自身免疫性疾病与心血管疾病

一、概　　述

自身免疫性疾病是指机体对自身抗原发生免疫反应而导致自身组织损害所引起的疾病。确认自身免疫性疾病的条件包括：证实自身抗体或自身反应性T细胞的存在；找到自身抗原；用该自身抗原免疫动物能够诱发同样的自身免疫病；通过被动转移实验证实抗体或者T细胞的致病能力。自身免疫性疾病可以分为：①器官特异性自身免疫病：局限于某特定器官、由器官特异性抗原引起的免疫应答导致的自身免疫病，如甲状腺功能亢进症、重症肌无力等；②非器官特异性或称系统性自身免疫病：病变见于多种器官及结缔组织，又被称为结缔组织病或胶原病，主要包括系统性红斑狼疮、干燥综合征、类风湿关节炎、硬皮病、多发性肌炎和皮肌炎和血管炎等。本文内容主要集中于系统性自身免疫疾病或者结缔组织病导致的心血管损伤。

二、结缔组织病与心血管疾病

（一）系统性红斑狼疮导致的心血管系统损害

系统性红斑狼疮(systemic lupus erythematosus，SLE)是一种以产生自身抗体和形成免疫复合物为特点，累及多个系统及脏器的慢性系统性自身免疫性疾病。心脏是SLE常累及的靶器官之一，文献报道SLE患者心血管系统受累发生率超过50%，包括临床和亚临床受累。目前，心血管疾病已经成为SLE患者主要死亡原因之一。SLE的心血管系统损害有如下表现：

1. **心包炎**　是SLE患者最常见的心脏受累表现，发生率在11%~54%。心包炎可以表现为急性或慢性病程，急性受累主要表现为浆液纤维性或纤维性心包炎，而慢性者则以纤维性心包炎多见。心包炎多数发生在疾病初发或疾病复发时，常合并有胸腔积液，1%SLE患者以心包积液为首发表现。临床上超过一半的患者没有任何症状，少数病人可以出现心前区或胸骨下不适，伴有发热、心动过速。心脏压塞和缩窄性心包炎患者罕见。

2. **瓣膜病变**　Libman-Sacks心内膜炎又称非典型疣状心内膜炎，是SLE患者具有特征性的瓣膜病变。一项关于SLE患者的尸检研究表明，在无糖皮质激素治疗时代，该瓣膜病变发生率在59%左右，而在糖皮质激素广泛应用后其发生率下降至35%。疣状赘生物可累及任何瓣膜，且常同时累及多个瓣膜。最常出现在二尖瓣，位于二尖瓣后叶和心室壁移行处及瓣膜边缘，可同时累及瓣膜的两面，亦可累及瓣环、腱索、乳头肌、心房和心室内膜。疣状赘生物有两种病理类型：①活动性赘生物：多由纤维素团块、局部坏死组织和单核细胞组成，多见于初发的、年轻的SLE患者，很少影响血流动力学；②陈旧性赘生物：主要由血管化的纤维组织组成，伴或不伴有钙化，多见于经过长期糖皮质激素治疗、病程较长的患者，常出现瓣膜功能异常，最常见的为瓣膜反流。

疣状赘生物通常本身不引起症状，偶可导致心脏杂音或产生以下并发症：①栓塞：主要表现为脑卒中和外周血管栓塞；②瓣膜功能异常：表现为瓣膜狭窄或关闭不全，少数需要外科手术治疗；③感染性心内膜炎：有报道SLE患者感染性心内膜炎发生率明显高于普通人群，但也有可能与患者本身免疫抑制状态及药物治疗有关；④腱索断裂：该并发症罕见。

3. **心肌病变**　主要表现为狼疮性心肌炎，但临床上有症状者并不常见，发生率为7%~10%。亚临床受累可能更为常见，尸检报告约有40%~50%的SLE患者有心肌受累。狼疮性心肌炎和其他原因所致心肌炎在临床表现上没有明显的区别，主要为呼吸困难、心动过速，严重时可以出现心力衰竭。超声心动图表现虽不特异，但有助于诊断，常见的有弥漫性、区域性、节段性室壁运动异常，严重时可出现心腔扩大、射

（四）心律失常

窦性心动过速或房性期前收缩多数无须特殊处理，主要是治疗原发疾病或者给予β受体阻滞剂等药物。发生严重心律失常的患者可予常规应用抗心律失常药物治疗，对于严重心动过缓或房室传导阻滞者则应考虑安装起搏器。

（五）冠状动脉病变

结缔组织病累及冠状动脉的治疗较为棘手，患者出现症状时往往已出现较重的冠脉病变，且PCI或CABG的治疗效果不佳，容易出现再狭窄和闭塞，特别是SLE、大动脉炎和结节性多动脉炎的患者。对于血管炎患者的冠状动脉再血管化治疗，目前专家观点是首选外科干预，主要包括冠脉搭桥术或经主动脉冠脉内膜切除术，同时要给予足量的免疫抑制治疗，最好待炎症稳定后再进行手术。也有患者经激素及免疫抑制剂治疗后，冠状动脉造影所显示的冠脉病变（包括狭窄和动脉瘤）发生好转的报道。结节性多动脉炎或者白塞病的患者，血管病变多为弥漫性，且血管腔的狭窄常伴管壁的扩张，此时优化药物治疗可能是最佳方法。

（六）肺动脉高压

其部分成因是肺部的血管炎，所以全身疾病的治疗可能降低肺动脉压力。在全身疾病治疗的基础上，应加用抗凝治疗，对于存在肺栓塞的患者更应早期抗凝。应用靶向药物是目前肺动脉高压的主要治疗手段，包括磷酸二酯酶5抑制剂、内皮素受体拮抗剂、前列环素及类似物、溶性鸟苷酸环化酶(sGC)激动剂等。

（七）其他

主动脉窦瘤如果没有发生破裂，则无须特殊处理。如果发生了破裂，大多需手术干预，时机与换瓣一样，尽量在全身情况稳定的时候进行。心腔内血栓多与炎症累及心内膜相关，在抗凝治疗的同时联用免疫抑制剂是尤为重要。

（田庄　张抒扬）

参考文献

1. Doria A, Iaccarino L, Sarzi-Puttini P, et al. Cardiac involvement in systemic lupus erythematosus. Lupus, 2005, 14(9): 683-686.
2. 国家风湿病数据中心．中国系统性红斑狼疮研究协作组中国成人系统性红斑狼疮相关肺动脉高压诊治共识．中华内科杂志，2015，54(1): 81-86.
3. Gyongyosi M, Pokorny G, Jambrik Z, et al. Cardiac manifestation in primary Sjogren's syndrome. Ann Rheum Dis, 1996, 55(7): 450-454.
4. Levin MD, Zoet-Nugteren SK, Markusse HM. Myocarditis and primary Sjögren's syndrome. Lancet, 1999, 354(9173): 128-129.
5. Chiang CH, Liu CJ, Chen PJ, et al. Primary Sjögren's Syndrome and the Risk of Acute Myocardial Infarction: A Nationwide Study. Acta Cardiol Sin, 2013, 29(2): 124-131.
6. Kitas G, Banks MJ, Bacon PB. Cardiac involvement in rheumatoid disease. Clin Med, 2001, 1(1): 18-21.
7. Van Doornum S, McColl G, Wicks IP. Accelerated atherosclerosis: An extraatricular feature of rheumatoid arthritis? Arthritis Rheum, 2002, 46(4): 862-873.
8. Murata I, Takenaka K, Shinohara S, et al. Diversity of myocardial involvement in systemic sclerosis: An 8-year study of 95 Japanese patients. Am Heart J, 1998, 135(6 Pt 1): 960-969.
9. 佟胜全，周新福，张奉春．多发性肌炎或皮肌炎心脏损害的临床分析．中华风湿病学杂志，2005，9(10): 605-608.
10. Agrawal CS, Behari M, Shrivastava S, et al. The heart in polymyositis-dermatomyositis. J Neurol, 1989, 236(4): 249-250.
11. 刘芳，蒲传强．多发性肌炎合并心脏损害的临床特点．临床神经病学杂志，2005，18(2): 97-99.
12. 薛静，周炜，于孟学，等．112例大动脉炎临床分析．临床内科杂志，2004，21(2): 109-111.
13. 蒋雄京，陈铁琨，吴海英，等．大动脉炎对心脏瓣膜的影响．中国循环杂志，1999，10(14): 301-302.
14. 谢敏，汪道文．大动脉炎累及心脏32例临床分析．临床内科杂志，2004，21(5): 319-321.
15. 赖晋智，徐东，张抒扬，等．结节性多动脉炎心血管病变特点．中华临床免疫和变态反应杂志，2013，7(3): 248-253.
16. 郭立琳，刘永太，田庄，等．变应性肉芽肿性血管炎心脏受累临床特点分析．临床心血管病杂志，2008，24(7): 501-503.
17. Gurgun C, Ercan E, Ceyhan C, et al. Cardiovascular involvement in Behcet's disease. Jpn Heart J, 2002, 43(4): 389-398.
18. Mogulkoc N, Burgess MI, Bishop PW. Intracardiac thrombus in Behçet's disease: a systematic review. Chest, 2000, 118(2): 479-487.

血管钙化与血管衰老

【摘要】 人口老龄化是当今社会面临的重要问题,而心血管疾病是导致老年人群致残和死亡的主要原因。作为人体衰老的一部分,血管衰老与心血管疾病的发生密切相关。血管钙化是衰老血管重塑过程中的特征性改变,也是临床不良心血管事件发生风险增加的独立危险因素。血管钙化在血管衰老进程中的作用目前仍未阐明,深入探索其内在机制及关联,有望为预防心血管病提供新思路。

一、前 言

伴随着平均寿命的延长,世界人口老龄化现象逐渐加剧。在中国,人口老龄化形势非常严峻,截至2016年底,我国60岁及以上老年人口已达2.3亿人,占总人口的16.7%。其中,65岁及以上人口1.5亿人,占总人口的10.8%。衰老是心血管疾病发病最重要的危险因素之一[1,2],因此延缓或减轻衰老及其相关的心血管病发生发展,已成为目前亟待解决的重要问题之一。

衰老是一种复杂的病理生理过程,是机体随着年龄增长而出现的组织结构、生理功能以及心理行为等方面的退行性改变的过程。多种病理生理学机制参与血管衰老的形成过程,影响血管壁细胞和细胞外基质重构,并最终导致血管弹性减弱、僵硬度增加。广泛的血管钙化是机体血管衰老过程中普遍存在的一个重要特征,并且与多种疾病的病理生理基础相关联,包括动脉粥样硬化、血管损伤、终末期肾病、高血压和外周血管疾病等。作为血管衰老的一部分,血管钙化主要表现为血管壁僵硬性增加和顺应性降低,易导致心肌缺血、左心室肥大和心力衰竭,引发血栓形成、斑块破裂,是临床不良心血管事件发生风险增加的重要危险因素[3]。因此,深入地探索及研究其内在机制有助于预防及治疗衰老相关的心血管疾病,为降低老年人心血管病发病风险提供新的思路。

二、血管钙化相关疾病的流行病学现状

随着人们生活水平的提高及人口老龄化现象的加剧,心血管病发病率呈逐年上升趋势,已经严重影响到人们生活质量,甚至威胁生命健康。有证据表明,心血管疾病相关死亡率占65岁以上老年人群总死亡率的56%以上[2]。临床上,血管钙化常见于动脉粥样硬化的斑块、血管损伤、糖尿病血管病变、衰老及慢性肾功能衰竭、尿毒症的血管及心脏瓣膜[4]。换而言之,血管钙化是血管损伤性疾病的共同病理基础。临床流行病学研究显示,80%的血管损伤和90%的冠状动脉疾病的患者伴有血管钙化,导致动脉粥样硬化的危险因素,如吸烟、血脂异常、高血压、糖尿病、肾功能衰竭以及慢性炎症状态等,均可促进动脉钙化形成与发展[5]。在70岁以上人群中,超过90%以上的男性和67%以上的女性均存在不同程度血管钙化[6]。一般而言,糖尿病是导致青少年人群血管钙化的常见病因,而老年人群中以血脂代谢异常多见[4]。同时,血管钙化也是导致原发性疾病加重、死亡率升高重要危险因素之一。Rodondi通过13年随访发现,65岁以上存在主动脉钙化人群其全因死亡率和心血管事件发生率均高于无钙化人群[7]。

临床上,冠状动脉钙化积分(coronary artery calcification score,CACS)与冠状动脉管腔狭窄以及粥样斑块负荷的程度具有一定的相关性,在一定程度上可反映动脉粥样硬化与血管钙化严重程度,并且比其他临床指标预测心血管事件发生更具有优势[8]。与正常人群相比,糖尿病人群心血管疾病发生风险增加了2倍,且具有更高的CACS;心血管并发症也是导致糖尿病患者死亡率升高的首要原因[9,10]。同时,糖尿病患者血管钙化严重程度和部位是预测2型胰岛素非依赖性糖尿病患者心血管事件发生率、脑卒中和截肢的最佳指标[11]。在终末期肾病患者中,心血管疾病是其死亡的首要原因,而血管和瓣膜钙化是慢性肾病患者心血管疾病发生的重要危险因素[12]。此外,来自流行病学和临床的资料显示,年龄因素、吸烟以及尿毒症相关症状,比如钙磷代谢紊乱、维生素D缺乏、甲状旁腺功能亢进等都可导致慢性肾脏疾病患者血管钙

化加重;尤其是高磷血症,与慢性肾脏疾病患者的不良结局存在着强烈的联系,这与其加剧血管钙化有关[13];一项随访6年的多中心前瞻性研究证实,在慢性肾脏疾病中CACS与心血管事件发生风险呈正相关[14]。而尿毒症状态可加重血管钙化斑块的严重程度,尤其在并存有糖尿病的患者中,增加了患者心血管疾病相关死亡的风险[15]。Okuno等人随访515例血液透析患者,其中一半以上存在有腹主动脉钙化[16]。

同时,近年来经皮冠状动脉介入治疗(percutaneous coronary intervention,PCI)的快速发展,冠脉钙化病变值得我们关注。冠状动脉钙化病变普遍存在于冠心病患者中,钙化病变与PCI手术难度及风险相关。流行病学资料显示,冠状动脉钙化程度随年龄增加而增加,在40~49岁人群中的发生率为50%,60~69岁人群中的发生率为80%。冠状动脉狭窄程度越高,通常伴有钙化的概率也越大[17]。此外,甲状腺功能亢进、高磷酸盐血症、高脂血症、维生素D过多症、长期华法林治疗等,均可促进血管钙化发生。因此,在临床上血管钙化是一种与多种疾病共存的状态,对患者相关疾病的预后具有重要影响。

三、血管钙化的病理特征和发生机制

既往研究认为,血管钙化是由于机体钙磷代谢失衡以及在各种促钙化因素作用下羟基磷灰石结晶沉积于细胞和组织间的被动过程,是一种与年龄相关、与组织或者器官衰老伴行的退行性病变[11]。自20世纪90年代后期开始,大量的血管钙化相关分子机制研究以及血管影像学资料表明,血管钙化形成类似于骨发育过程,是一个多病因、涉及多种机制且高度可调控的主动调节过程[18]。血管钙化是临床上评估血管衰老程度和预测不良心血管事件发生的独立危险因素之一[11]。病理解剖学上,血管钙化可分为静脉钙化与动脉钙化;其中,动脉钙化根据血管钙化发生部位的不同,可细分为内膜钙化、中膜钙化、瓣膜钙化和钙化防御等。传统的血管钙化危险因素主要包括年龄、吸烟、糖尿病、高血压、血脂异常,非传统的危险因素涉及肾功能不全、透析、高磷血症、甲状旁腺功能亢进、维生素D代谢异常、长期口服华法林、炎症和氧化应激等。

血管平滑肌细胞(vascular smooth muscle cells,VSMCs)是血管中膜的主要细胞成分,具有收缩和舒张调节血管张力的作用。VSMCs发生表型转化、增殖、迁移,与血管重构、动脉粥样硬化斑块进展或破裂、血管钙化等密切相关。在局部或全身促钙化因子和抑制钙化因子调节失衡的损伤刺激下,包括氧化应激、钙磷代谢失衡、炎症、凋亡、内质网应激等,VSMCs由正常的收缩表型向成骨样细胞表型转化,同时分泌碱性磷酸酶(alkaline phosphatase,ALP),参与血管钙化的形成过程[6]。此外,周细胞、成纤维细胞以及间充质干细胞也参与血管钙化形成。

血管钙化的确切形成机制还未完全阐明,目前认为血管钙化的主要形成机制包括:动脉血管壁中成骨细胞和破骨细胞相关标志分子的激活,比如Ⅰ型胶原、骨钙素、Runt相关转录因子2(Runt-related transcription factor 2,Runx2)、骨形态发生蛋白-2(bone morphogenetic protein 2,BMP-2)等;血管壁局部及机体全身抑制钙化因子的丢失,比如无机焦磷酸盐、基质GLA蛋白(matrix GLA protein,MGP)、骨桥蛋白(osteopontin,OPN)、胎球蛋白等;以及骨钙盐和磷酸盐代谢的紊乱。一项纳入3015名受试者的前瞻性研究表明,血清磷水平大于3. 9mg/dl的个体15年后血管钙化发生风险较血清磷低于3. 9mg/dl受试者高52%,说明即使在健康人群中,血清磷的水平与血管钙化的发生也存在正相关[19]。

在钙化的血管中,VSMCs可表达多种骨形成相关基因和蛋白,包括Runx2、BMP-2、Msx2和SOX9等,对调控VSMCs向成骨样细胞表型转化过程中起了重要的作用[6]。有研究表明,血管中存在钙化抑制因子,包括MGP、OPN、胎球蛋白A(Fetuin-A)等调控血管钙化;而在慢性肾脏疾病患者中,低表达的MGP和Fetuin-A与血管钙化以及心血管事件密切相关[20]。此外,VSMCs凋亡或坏死后释放的基质囊泡或凋亡小体具有高ALP活性,易于形成钙磷沉积微环境,将无定形磷酸钙转变为晶体型羟基磷灰石,而血管壁受损的弹性蛋白则为羟基磷灰石沉积提供了支架结构[21]。

四、血管钙化在心血管疾病中的病理意义

目前,冠状动脉钙化病变的诊断主要依靠影像学方法,常用的方法包括冠状动脉CT血管成像(coronary computed tomographic angiography,CCTA)、冠状动脉造影(coronary angiography,CAG)、血管内超声

(intravenous ultrasound, IVUS)以及光学相干断层显像(optical coherence tomography, OCT);而IVUS是目前评价冠状动脉钙化的金标准[17]。血管钙化和动脉粥样硬化是冠状动脉血管改变的重要特征,而血管钙化是动脉粥样硬化普遍存在的病理过程,亦是动脉粥样硬化的必然结果[22]。由于动脉粥样硬化以及不稳定斑块是导致急性心肌梗死、不稳定型心绞痛等心血管恶性事件发生最常见的原因,大多数是由不稳定斑块的侵蚀或破裂直接导致的。因此,有必要明确钙化是否加速动脉粥样硬化斑块的进展或加速斑块的破裂。有研究表明,血管钙化与冠状动脉粥样硬化斑块负荷呈正相关,血管钙化可能导致斑块的不稳定性增加,甚至破裂[23]。与钙化程度低的患者相比,钙化程度高的患者其所有的冠心病事件、非致死性心肌梗死及冠心病猝死事件的相对危险度更高[24]。一项包含30个前瞻性研究、纳入218 080例患者的荟萃分析表明,通过平均10年随访周期,血管钙化与全因死亡率、心血管死亡率、冠状动脉事件和卒中密切相关,而冠脉钙化病变尤为显著[3]。此外,血管中膜钙化引起血管的僵硬度增加,增加了脉搏波传导速度,导致血压升高、血管脉压增大以及左心室肥厚,与心血管疾病的病死率密切相关[11]。临床上,心脏瓣膜钙化常见于老年人群,也是导致瓣膜功能衰竭的主要因素[25]。然而,也有证据显示钙化不一定降低冠状动脉粥样斑块的稳定性[26]。Huang等研究发现,破裂斑块或稳定斑块中的钙化并不增加纤维帽钙的剪切应力。因此,血管钙化对动脉粥样斑块的稳定性乃至疾病临床结局的影响目前仍存在争议。同时,血管钙化的部位以及潜在的疾病状态也与预后密切相关。

五、血管衰老过程中结构与功能的改变

血管衰老是指随着年龄的增长,动脉管壁的结构与功能出现一系列退行性改变,也是一种持续发展且不可逆转的过程[1,27]。遗传、内分泌、代谢以及外环境等多种因素均可加速血管衰老的发生。血管衰老主要病理生理学改变包括血管壁的增厚和管腔的扩张、动脉的内膜及中层钙化、小动脉粥样硬化、毛细血管数目减少等,进而导致循环障碍,是冠心病、心绞痛、心肌梗死、高血压等心血管疾病的病理基础[27]。在细胞和分子水平,衰老的血管内膜表现为内皮细胞功能紊乱、细胞凋亡、细胞通透性增加以及氧化代谢产物聚集;VSMCs从中膜迁移至内膜,并在内膜下大量增殖并排列紊乱,分泌活性物质,诱导并促进内皮细胞功能失调、血管的炎性改变及重塑;此外,细胞外基质胶原增加、弹性纤维减少和断裂以及钙盐沉积等。

六、血管钙化与血管衰老的关联

血管钙化是衰老血管重塑过程中的一个重要特征。虽然内膜与中膜的钙化具有较多的相似之处,如均表现为羟基磷灰石晶体的沉积,但两者的病理生理机制和临床意义却并不是完全相同。

中膜钙化又称Monckeberg's钙化,钙化开始于内弹性膜间隙区,然后扩展至中膜,并伴随着VSMCs向成骨样细胞表型转化[28]。中膜钙化以血管壁弥散性矿物质沉积为特点,在糖尿病、慢性肾脏疾病、慢性炎症性疾病中较为常见[29]。中膜钙化可导致动脉管壁僵硬度增加,血压升高、脉压增大以及左心室肥厚,与全因死亡率和不良心血管事件风险升高密切相关,尤其在糖尿病和慢性肾脏疾病患者中尤为显著[29,30]。虽然血管钙化经常伴随高血压和动脉粥样硬化斑块出现,但部分研究表明,中膜弹力层的钙化可独立于动脉粥样硬化而存在[23]。

中膜钙化的发生率随着年龄的增长而升高,与细胞衰老密切相关。中膜钙化的发生可在没有巨噬细胞或者脂质代谢紊乱的条件下发生,并且与α-平滑肌肌动蛋白(α-smooth muscle actin, α-SMA)密切相关,表明衰老的VSMCs在中膜钙化中起着重要的作用[31]。与正常血管相比,存在中膜钙化的衰老血管其钙化因子MGP表达降低,而钙化调控基因TNAP表达是升高的[31]。在细胞水平,衰老的VSMCs不再经历有丝分裂,而是呈现出衰老相关分泌表型,分泌多种衰老相关递质,最终不可逆地丧失生长、增殖能力的过程[32]。而且,衰老的VSMCs已经部分表现出成骨样细胞表型以及向钙化表型转化,同时衰老的VSMCs可分泌大量的成骨样物质,促进衰老血管形成钙化相关的生物矿化[33]。进一步通过基因芯片分析表明,衰老的VSMCs表现出与血管钙化相关的基因表达,包括炎症相关因子[白细胞介素-1(interleukin-1, IL-1)、白细胞介素-8(interleukin-8, IL-8)、细胞间黏附分子-1(intercellular adhesion molecule-1, ICAM-1)和单核细胞趋化蛋白-1(monocyte chemoattractant protein-1, MCP-1)]、组织重塑相关基因[血管内皮生长因子(vascular endothelial growth factor，VEGF）、基质金属蛋白酶 -14（matrix metalloproteinase-14，MMP-14）］以及钙化相关基因（MGP、BMP）等，然而其调控机制目前仍不明确[34,35]。此外，细胞成骨样分化标志基因，包括 ALP、I 型胶原以及 Runx2，在衰老 VSMCs 中表达显著升高[32]。在慢性肾脏疾病患者中，长期的钙磷代谢紊乱可诱导 VSMCs 内 BMP 和肿瘤坏死因子（tumor necrosis factor-α，TNF-α）等促成骨样转化转录因子的高表达，进而激活 Msx2 和 WNT/β-catenin 信号通路，上调转录 Runx2 以及成骨细胞特异性转录因子 OSTERIX 的表达，促进中膜钙化[36]。

内膜钙化可发生在动脉粥样硬化的纤维斑块，呈现出弥散样羟基磷灰石晶体沉积。目前认为，内膜钙化形成主要与脂质代谢紊乱、基质囊泡和凋亡小体、氧化应激以及 VSMCs 向内膜迁移增殖并发生表型转化等诸多因素有关[37]。内膜钙化也可以累及中膜，发展为中膜钙化。内膜钙化与动脉粥样硬化性病变密切关联；有研究表明，钙化在诱导动脉粥样硬化斑块破裂过程中起着重要作用[2,38]。与来源正常组织的细胞相比，来源于动脉粥样硬化区域的血管细胞其复制能力减低，同时细胞容易较早发生衰老[39]。与常规细胞衰老类似，衰老的内皮细胞表现为细胞体积增大、形态呈扁平状、细胞核异常以及细胞骨架消失[40]。因此，内皮细胞的衰老导致其细胞功能的丧失以及向促炎症反应和凋亡方向转变，造成对血管内皮损伤修复能力的降低和血管内皮通透性的增加，有助于单核细胞迁移进入血管壁，诱导动脉粥样硬化以及血管钙化的发生[40,41]。

七、血管钙化的临床防治策略

近年来，大量的血管影像学证据和细胞生物学的研究资料表明，血管钙化是与骨发育相似的主动的高度可调节的生物学过程，全身或局部因素的改变可以促进或者抑制血管钙化发病。因此，从理论上讲，血管钙化是可预防及可逆转的。然而，受限于血管钙化自身发病机制的复杂性，临床上对于血管钙化的防治仍缺乏有效的策略。虽然内膜与中膜钙化在形成过程中有着不同的病理生理机制参与，但是目前并没有针对内膜层或中膜层的特异性预防药物。大多数临床研究主要基于钙化形成机制及钙化相关危险因素进行控制，比如戒烟、控制血糖、血脂和血压以及降低慢性肾脏疾病患者血清钙磷浓度，对预防和延缓血管钙化发生和进展具有重要意义。

血管钙化与管壁僵硬度增加是血管衰老特征性的改变，同时也伴随着内皮细胞功能紊乱、细胞内活性氧水平的升高、DNA 的氧化损伤和修复机制的受损、炎性因子表达升高等[11]。对于那些存在血管钙化而没有明显危险因素的老年患者而言，目前并没有有效的预防手段来延缓血管衰老和钙化进程。

钙磷代谢紊乱是目前临床上较为明确的导致血管钙化发病的常见诱因，是慢性肾脏病患者常见的并发症。此类患者可通过饮食干预、磷酸盐结合剂、低剂量维生素 D、钙敏感受体激活剂、镁、焦磷酸盐类似物以及硫代硫酸钠等，来延缓血管钙化的发病[11,30]。然而，此类药物的有效性和安全性目前仍有争议，因此并未大规模临床推广。

在糖尿病患者中，炎症相关信号的激活、持续的高血糖、晚期糖基化终末产物的积聚是导致糖尿病血管钙化发病的重要因素。因此，严格控制血糖、纠正糖脂代谢紊乱是糖尿病血管钙化防治的前提。

八、结语与展望

随着人口预期寿命的延长，心血管疾病造成社会的负担日益加重。血管钙化和血管衰老均与细胞衰老密切相关。血管钙化是衰老血管重塑的特征性改变，不论是中膜钙化还是内膜钙化，均是在血管微环境下各种细胞通过复杂的信号通路和分泌途径共同作用的结果，探明其内在联系以及相应的机制，有助于临床心血管疾病的预防。此外，血管钙化是否也是机体在衰老或者病理状态下的一种自我代偿和保护的机制，仍需更进一步探索。关注衰老过程中的血管钙化的形成与发展，阐明两者间内在的分子机制，加强对钙化特征的研究，探讨其与疾病的发展关系，可为钙化相关性疾病的诊疗提供新的理论依据，对降低临床心血管疾病的发生具有一定的价值。

（马文琦　刘乃丰）

参考文献

1. London GM, Pannier B, Marchais SJ. Vascular calcifications, arterial aging and arterial remodeling in ESRD. Blood Purif, 2013, 35(1-3): 16-21.
2. Mackenzie N, MacRae V. The role of cellular senescence during vascular calcification: a key paradigm in aging research. Curr Aging Sci, 2011, 4(2): 128-136.
3. Rennenberg R, Kessels A, Schurgers L, et al. Vascular calcifications as a marker of increased cardiovascular risk: a meta-analysis. Vasc Health Risk Manag, 2009, 5(1): 185-197.
4. 齐永芬. 关注血管钙化的基础和临床研究. 中国动脉硬化杂志, 2015, 23(5): 433-436.
5. 齐永芬, 唐朝枢. 血管钙化—血管损伤性疾病的共同病理生理基础. 中南医学科学杂志, 2011, 39(3): 241-245.
6. Leopold JA. Vascular calcification: Mechanisms of vascular smooth muscle cell calcification. Trends Cardiovasc Med, 2015, 25(4): 267-274.
7. Rodondi N, Taylor BC, Bauer DC, et al. Association between aortic calcification and total and cardiovascular mortality in older women. J Intern Med, 2007, 261(3): 238-244.
8. Yeboah J, McClelland RL, Polonsky TS, et al. Comparison of novel risk markers for improvement in cardiovascular risk assessment in intermediate-risk individuals. JAMA, 2012, 308(8): 788-795.
9. Raggi P, Shaw LJ, Berman DS, et al. Prognostic value of coronary artery calcium screening in subjects with and without diabetes. J Am Coll Cardiol, 2004, 43(9): 1663-1669.
10. Cox AJ, Hsu FC, Agarwal S, et al. Prediction of mortality using a multi-bed vascular calcification score in the Diabetes Heart Study. Cardiovasc Diabetol, 2014, 13: 160.
11. Lanzer P, Boehm M, Sorribas V, et al. Medial vascular calcification revisited: review and perspectives. Eur Heart J, 2014, 35(23): 1515-1525.
12. Chen NX, Moe SM. Vascular calcification: pathophysiology and risk factors. Curr Hypertens Rep, 2012, 14(2): 228-237.
13. Wyatt CM, Drueke TB. Vascular calcification in chronic kidney disease: here to stay? Kidney Int, 2017, 92(2): 276-278.
14. Chen J, Budoff MJ, Reilly MP, et al. Coronary artery calcification and risk of cardiovascular disease and death among patients with chronic kidney disease. JAMA Cardiol, 2017, 2(6): 635-643.
15. Smith ER. Vascular calcification in uremia: New-age concepts about an old-age problem. Methods Mol Biol, 2016, 1397: 175-208.
16. Okuno S, Ishimura E, Kitatani K, et al. Presence of abdominal aortic calcification is significantly associated with all-cause and cardiovascular mortality in maintenance hemodialysis patients. Am J Kidney Dis, 2007, 49(3): 417-425.
17. 王伟民, 霍勇, 葛均波. 冠状动脉钙化病变诊治中国专家共识. 中国介入心脏病学杂志, 2014, 22(2): 69-73.
18. Kay AM, Simpson CL, Stewart JA Jr. The role of AGE/RAGE signaling in diabetes-mediated vascular calcification. J Diabetes Res, 2016, 2016: 6809703.
19. Foley RN, Collins AJ, Herzog CA, et al. Serum phosphorus levels associate with coronary atherosclerosis in young adults. J Am Soc Nephrol, 2009, 20(2): 397-404.
20. Durham AL, Speer MY, Scatena M, et al. Role of smooth muscle cells in vascular calcification: implications in atherosclerosis and arterial stiffness. Cardiovasc Res, 2018, 114(4): 590-600.
21. Otsuka F, Yasuda S, Noguchi T, et al. Pathology of coronary atherosclerosis and thrombosis. Cardiovasc Diagn Ther, 2016, 6(4): 396-408.
22. Cheng HM, Wang JJ, Chen CH. The role of vascular calcification in heart failure and cognitive decline. Pulse (Basel), 2018, 5(1-4): 144-153.
23. London GM. Arterial calcification: cardiovascular function and clinical outcome. Nefrologia, 2011, 31(6): 644-647.
24. Williams M, Shaw LJ, Raggi P, et al. Prognostic value of number and site of calcified coronary lesions compared with the total score. JACC Cardiovasc Imaging, 2008, 1(1): 61-69.
25. Nicoll R, Henein MY. The predictive value of arterial and valvular calcification for mortality and cardiovascular events. Int J Cardiol Heart Vessel, 2014, 3: 1-5.
26. Huang H, Virmani R, Younis H. The impact of calcification on the biomechanical stability of atherosclerotic plaques. Circulation, 2001, 103(8): 1051-1056.
27. O'Rourke MF. Arterial aging: pathophysiological principles. Vasc Med, 2007, 12(4): 329-341.
28. 张乐, 张存泰. 血管钙化与血管老化. 中华老年医学杂志, 2016, 35(10): 1046-1050.
29. Al-Aly Z. Vascular calcification in uremia: what is new and where are we going? Adv Chronic Kidney Dis, 2008, 15(4): 413-419.
30. O'Neill WC, Lomashvili KA. Recent progress in the treatment of vascular calcification. Kidney Int, 2010, 78(12): 1232-1239.
31. Shanahan CM, Cary NR, Salisbury JR, et al. Medial localization of mineralization-regulating proteins in association with Mönckeberg's sclerosis: evidence for smooth muscle cell-mediated vascular calcification. Circulation, 1999, 100(21): 2168-2176.
32. Nakano-Kurimoto R, Ikeda K, Uraoka M, et al. Replicative senescence of vascular smooth muscle cells enhances the calcification through initiating the osteoblastic transition. Am J Physiol Heart Circ Physiol, 2009, 297(5): H1673-H1684.
33. Burton DG, Matsubara H, Ikeda K. Pathophysiology of vascular calcification: Pivotal role of cellular senescence in vascular smooth muscle cells. Exp Gerontol, 2010, 45(11): 819-824.

34. Proudfoot D, Shanahan CM. Molecular mechanisms mediating vascular calcification: role of matrix Gla protein. Nephrology (Carlton), 2006, 11(5): 455-461.

35. Burton DG, Giles PJ, Sheerin AN, et al. Microarray analysis of senescent vascular smooth muscle cells: A link to atherosclerosis and vascular calcification. Exp Gerontol, 2009, 44(10): 659-665.

36. Bostrom KI, Rajamannan NM, Towler DA. The regulation of valvular and vascular sclerosis by osteogenic morphogens. Circ Res, 2011, 109(5): 564-577.

37. Proudfoot D, Shanahan CM. Biology of calcification in vascular cells: intima versus media. Herz, 2001, 26(4): 245-251.

38. Ewence AE, Bootman M, Roderick HL, et al. Calcium phosphate crystals induce cell death in human vascular smooth muscle cells: a potential mechanism in atherosclerotic plaque destabilization. Circ Res, 2008, 103(5): e28-e34.

39. Bennett MR, Macdonald K, Chan SW, et al. Cooperative interactions between rb and p53 regulate cell proliferation, cell senescence, and apoptosis in human vascular smooth muscle cells from atherosclerotic plaques. Circ Res, 1998, 82(6): 704-712.

40. Wang JC, Bennett M. Aging and atherosclerosis: mechanisms, functional consequences, and potential therapeutics for cellular senescence. Circ Res, 2012, 111(2): 245-259.

41. Tian XL, Li Y. Endothelial cell senescence and age-related vascular diseases. J Genet Genomics, 2014, 41(9): 485-495.

颈动脉粥样硬化的诊治进展

在解剖结构上，颈动脉是大脑“补给线”上的要塞，是将血液由心脏输送至头颈部的必经之路。颈内动脉负责大脑半球的前部和中部供血。人脑的耗氧量约为全身耗氧量的 1/5，充足的脑血流量是保证大脑正常活动的首要条件。我国每年新发脑卒中患者 200 余万人，颈动脉狭窄是缺血性脑卒中的主要原因之一，约占发病的 15%~20%。所以，对颈动脉狭窄患者进行科学、有效的管理，有助于降低脑卒中风险和负担。

颈动脉狭窄绝大部分由动脉粥样硬化所致。炎症性动脉炎（如大动脉炎、巨细胞动脉炎、放射性动脉炎等）、纤维肌肉发育不良、烟雾病、颈动脉内膜剥离（外伤或自发性）、颈动脉迂曲等均可导致颈动脉狭窄，但所占比例极小。动脉粥样硬化累及颈动脉导致血管狭窄、闭塞或颈动脉粥样硬化斑块上的胆固醇结晶等脱落而形成血管内的栓子，最终导致远端脑组织血流低灌注，严重者引发脑缺血及脑卒中。

中国人的平均颈动脉内膜中层厚度（cTMT）为（0.70 ± 0.16）mm，与欧洲人相似，最近日本的研究也支持该结论[1]。但中国人 cTMT 随年龄增厚的速率大于欧洲人群，每 10 年增加（0.08 ± 0.008）mm。血管超声研究发现，中国人群中约 31% 的人存在程度不一的颈动脉粥样硬化病变[2]，颈动脉中重度狭窄（ ≥50%）的患病率为 6.7%。颈动脉狭窄患病率有年龄和性别差异，任何年龄男性的患病率均高于女性，<70 岁男性和女性的患病率分别为 4.8% 和 2.2%；>70 岁的男、女患病率分别增高为 12.5% 和 6.9%。70 岁人群中颈动脉狭窄的患病率是 30 岁人群的 10 倍[3]。粥样硬化性颈动脉狭窄的危险因素，与冠心病类似，主要为吸烟、高血压、高脂血症、糖尿病等，2 型糖尿病患者发生无症状性颈动脉狭窄的风险增加 3 倍，吸烟者重度狭窄的危险增高 2.68 倍[4,5]。在外周动脉和冠状动脉病变患者中，颈动脉狭窄的患病率明显增高[6]，SMART 研究也获得类似结果[7]。对 360 万美国人（男性占 36%，平均年龄 64 岁）的研究发现，与无下肢动脉疾病患者相比，有该病者重度颈动脉狭窄的患病率明显增高，分别为 3% 和 19%[8]。颈动脉狭窄患者脑卒中风险明显增加[9]。

颈动脉狭窄有不同的分类方法。依据其位于颅骨的内外，分为颅内段和颅外段；根据狭窄程度，分为轻（<50%）、中（50%~70%）和重度（>70%）；同时也可根据近 6 个月是否发生相关症状，分为有症状的和无症状的。近年随着理念和技术的发展，人们对颈动脉狭窄的关注，由单纯对狭窄程度的关注，扩展为对斑块不稳定性的关注，根据斑块的影像学特征和临床表现，可以划分为高危、中危和低危。

颈动脉狭窄好发于中老年人，大部分颈动脉狭窄患者早期没有症状。对于存在狭窄相关症状者，称为症状性颈动脉狭窄。症状主要为对侧的大脑半球症状和同侧的视觉系统症状，大脑半球症状主要为对侧的面部、手臂和腿部的无力、麻木或感觉异常，如缺血发生在大脑优势半球（常为左侧），则可以出现失语等；同侧的视觉异常，可以表现为黑蒙、视野缺损，以及暂时或永久性失明。但对于孤立性头痛、孤立性头晕、孤立性复视、频繁跌倒和晕厥等症状，一般不认为是由颈动脉相关的大脑缺血所致，要寻找其他病因。

虽然颈动脉的杂音强弱不总是与颈动脉狭窄程度正相关，但杂音听诊方便易行，有助于减少漏诊与误诊，所以建议心血管医生应常规进行颈部听诊。对颈动脉狭窄程度的判断，主要采用超声、计算机断层扫描血管造影（CTA）、磁共振血管造影（MRA）和动脉内数字减影技术（DSA）。超声检查为非侵入性检查，结合 Doppler 技术不但可以了解颈动脉狭窄程度，而且可以评价局部血流动力学改变、有无溃疡性斑块和斑块内出血等。与 DSA 相比，多普勒超声检查对血流动力学明显异常的颈动脉狭窄诊断的敏感性和特异性分别为 86% 和 87%[10]，但是该检查高度依赖操作者的经验和技能。超声多普勒检查方便、经济，常用于颈动脉狭窄的筛查。建议每位 TIA 或脑卒中患者均应尽早完成该检查，但不建议对低危且无症状的人群常规进行颈动脉狭窄的筛查[11]。CTA和MRA作为无创检查，越来越受临床欢迎，CTA简单、快速、重复性好，可以获得良好的3D影像，能较好地显示血管钙化，在颈动脉狭窄的诊治中有较好的灵敏度和特异性，但可能会高估有严重钙化的颈动脉的狭窄程度。MRA不需要碘对比，具有比CT更好的软组织分辨率，特殊序列的MRI可以检测斑块中的纤维帽是否薄弱、完整、斑块脂质核心情况以及斑块下出血，有助于判断斑块的稳定性。MRA不能显示颈动脉的钙化病变，其空间分辨率逊于CT，带有心脏起搏器的患者或有某些金属异物的部位也不能作MR检查。有创的DSA是诊断颈动脉狭窄的金标准，能准确了解狭窄程度和范围，了解侧支循环的有无。但对溃疡的判断较差，由于其为有创，需要用造影剂，有辐射，所以综合风险和成本，在临床实践中很大程度已被MRA和CTA取代，很少用于诊断目的。经颅多普勒超声（TCD）可以有助于评估颈动脉狭窄患者的颅内Wills环、颈外动脉、眼动脉等血管的交通情况，为治疗及手术方案制定提供有用的信息，而且是颅内活动性栓塞的主要诊断手段，可用于监测颈动脉内膜切除术（carotid endarteretomy，CEA）时栓子脱落、大脑中动脉的血流速度等情况，但该检查对操作者经验的依赖程度大，有一定的学习曲线。影像学检查是评价颈动脉狭窄患者的重要手段，对于合并脑卒中的颈动脉狭窄患者，除通过影像学检查了解颈动脉狭窄程度外，还要运用不同的影像学技术判断颈动脉狭窄是否与脑卒中有关，以及了解脑卒中的性质及缺血的组织学变化。

无症状的患者，脑卒中风险较低，狭窄 <75% 和≥75% 患者每年发生脑卒中的风险分别为1.3%和2%~2.5%。与之不同，有症状患者每年脑卒中的风险高达10%~15%。有效干预可以明显降低动脉粥样硬化性颈动脉疾病的风险，减少脑卒中的发生。颈动脉狭窄患者的治疗涉及多学科，既要防治狭窄相关的症状及危险，也要考虑降低总的ASCVD风险，主要包括最佳药物治疗（BMT）、CEA和颈动脉支架成型术（CSA）。影像学检查和临床表现有助于治疗方式的选择（表1）[12]。

表1 颈动脉狭窄患者的治疗选择

	倾向药物治疗	倾向手术
最近症状距今时间（周）	>4	<4
缺血症状的类型	视网膜	大脑半球
患者的性别	女性	男性
斑块状态	光滑	溃疡
严重学合并症（心或肺的疾病）	有	无

BMT是所有颈动脉狭窄患者的基础治疗，能有效降低脑卒中风险，在无症状颈动脉粥样硬化研究（ACAS）中，未经干预者脑卒中发生率为2.2%，而SMART研究显示接受BMT治疗的无症状颈动脉狭窄患者每年脑卒中的风险 <1%[13,14]。BMT是在戒烟、健康饮食、科学的体重控制和运动等健康生活方式的基础上，针对高血压、糖尿病等心血管危险因素进行干预治疗，同时包含在特定人群中的调脂和抗血小板治疗。

2017年欧洲外周血管指南推荐[15]，对于有症状的颈动脉狭窄患者、狭窄 >50% 的无症状患者以及有创干预后的患者要抗血小板治疗，建议使用阿司匹林或氯吡格雷。中国指南[11]的推荐类似，阿司匹林联合华法林等抗凝药物会增加大出血风险，不予推荐。由Sacco等人完成的PRoFESS（有效避免第二次中风的预防方案）研究[16]结果提示，单独使用氯吡格雷对脑卒中的防治效果与阿司匹林联合双嘧达莫相似。MATCH研究也发现，脑卒中或TIA后阿司匹林联合氯吡格雷防止脑卒中复发的疗效不优于单用氯吡格雷，但大出血的风险增高[17]。尽管没有RCT研究提示单联抗血小板治疗有助于降低颈动脉狭窄 >50% 的无症状患者的脑卒中风险，但由于这些患者MI风险通常增高2倍，所以专家们建议终身低剂量阿司匹林治疗，以降低脑卒中和其他心血管事件的风险[18,19]。CHANCE研究的亚组分析发现，与单独使用阿司匹林相比，阿司匹林联合氯吡格雷虽然可改善90天功能预后，但未能更好的预防脑卒中复发[20,21]。尽管阿司匹林和氯吡格雷双联抗血小板已广泛用于冠心病的防治，但急性脑卒中和TIA的指南仍建议单用阿司匹林或氯吡格雷。欧洲指南仅推荐颈动脉支架置入术的患者短期(1 个月)使用阿司匹林联合氯吡格雷后,改为阿司匹林或氯吡格雷长期治疗[15]。

降低 LDL-C 治疗是 ASCVD 防控的最主要和有效手段,特别是 SPARCL 研究发表以来,他汀类药物已成为 TIA 或缺血性脑卒中的标准治疗[22]。所以,2017 年欧洲指南[15]建议包括颈动脉狭窄的所有外周疾病患者均应使用他汀类药物治疗,力争使 LDL-C 水平 <1.8mmol / L(<70mg / dl)或降低≥50%。但中华医学会外科学分会血管外科学组制定的《颈动脉狭窄诊治指南》则建议,他汀类药物主要用于合并血总胆固醇及低密度脂蛋白胆固醇增高者,以及具有脑卒中高风险的颈动脉狭窄患者,建议 LDL-C<100mg/dl[11]。在 SPARCL 研究中,阿托伐他汀使 LDL-C 从 132mg/dl 降至 70mg/dl,颈动脉狭窄患者脑卒中和心肌梗死风险分别降低 33% 和 43%。JUPITER 研究中,瑞舒伐他汀也使脑卒中和心肌梗死风险分别降低 48% 和 54%。无症状颈动脉外科试验(ACST)研究也提示,他汀治疗使 10 年脑卒中风险从他汀治疗前的 24.9% 降低为 14.5%[23]。这些研究支持对颈动脉狭窄患者的 LDL-C 应 <70mg/dl,他汀类药物使 LDL-C 每降低 10% 则可降低脑卒中风险 15.6%,并使颈动脉内膜中层厚度增长速率每年延缓 0.73%[24,25],最近 Masatoshi Koga 等的研究也支持上述结果,他汀类药物治疗可以延缓 IMT 进展,减低脑卒中的风险[26]。FOURIER 是一项随机试验,在他汀类药物治疗的基础上加用 PCSK 9 抑制剂 evolocumab,将 LDL-C 降至中位数 30mg/dl。该研究中共入选 27 564 名动脉粥样硬化患者,随访时间中位数为 2.2 年,在该研究中预设了样本量为 3642 例的有间歇性跛行且踝臂指数 <0.85 的亚组,研究发现和单独使用他汀相比,联合 evolocumab 不仅可以更大幅度的降低 LDL-C 水平,同时 PAD 患者主要终点(心血管死亡、心肌梗死、脑卒中、不稳定型心绞痛入院或冠状动脉血运重建)和严重不良肢体事件的风险也明显下降。这种获益在 LDL-C<10mmol/L 时依然存在[27],颈动脉狭窄的患者是否能从他汀联合 PCSK9 抑制剂的治疗中获益还有待进一步研究。

CEA 可有效降低脑卒中风险,是治疗颈动脉狭窄最经典的术式,其绝对适应证为:有症状性颈动脉狭窄,且无创检查颈动脉狭窄度≥70% 或血管造影发现狭窄超过 50%。总体上,CSA 作为 CEA 的备选方案[11,15]。但随着经皮介入治疗技术、支架材质、栓塞保护装置等的进展,CSA 在某些特定的人群中正显示与 CEA 比肩的趋势(表 2)[12,28]。期待 CREST-2 等研究的完成,能够更全面地了解不同治疗方式的优缺点和解惑临床问题[29]。

表 2 颈动脉狭窄患者有创治疗方式的选择

	倾向于 CEA	倾向于 CAS
手术后再狭窄	无	有
主动脉严重迂曲	有	无
颈动脉狭窄病变的长度	长	短
重度钙化	有	无
年龄 >70 岁	是	否

2017 年欧洲指南推荐的治疗流程见图 1[15]。

颈动脉狭窄是值得关注和需要治疗的疾病,过去几十年其诊治取得了可喜的进步,但相比与冠状动脉粥样硬化,颈动脉和脑动脉粥样硬化的研究略显不成熟,不同指南和共识的观点也有差异,期待更多的研究。

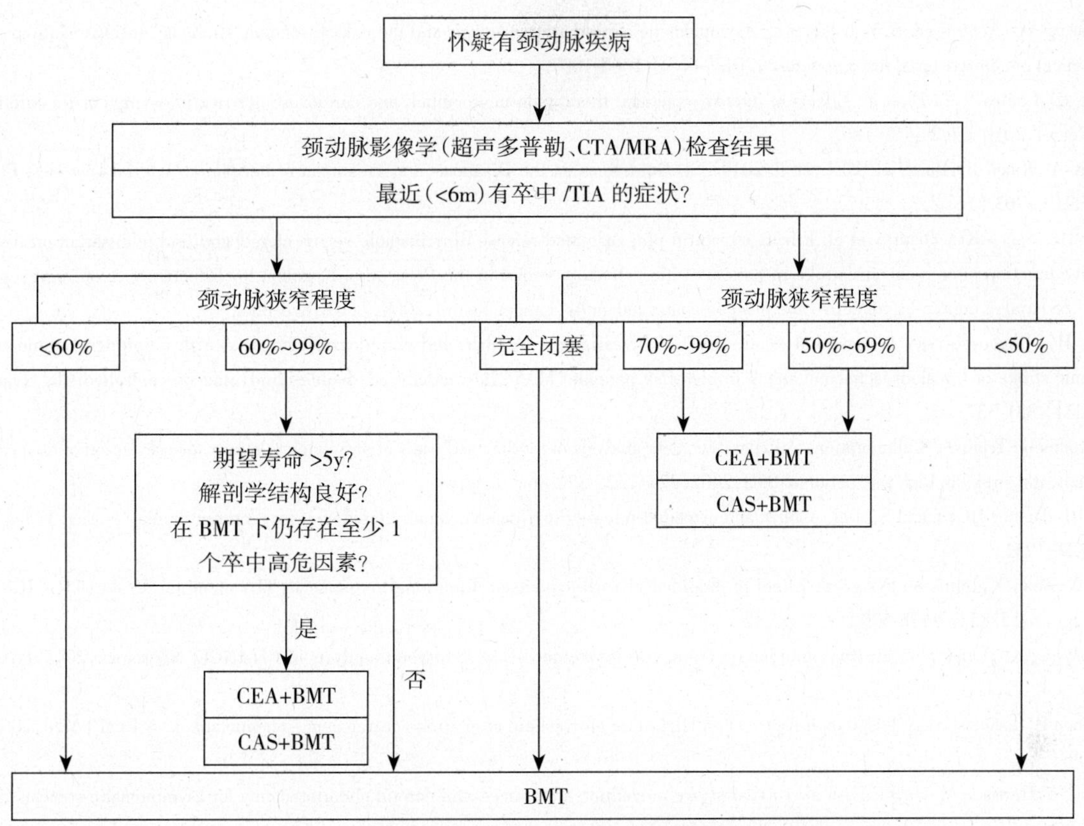

图1 2017年欧洲指南推荐的颈动脉狭窄诊治流程

(陈红)

参考文献

1. Wada S, Koga M, Toyoda K, et al. Factors Associated with Intima-Media Complex Thickness of the Common Carotid Artery in Japanese Noncardioembolic Stroke Patients with Hyperlipidemia: The J-STARS Echo Study. J Atheroscler Thromb, 2018, 25(4): 359-373.
2. Clarke R, Du H, Kurmi O, et al. Burden of carotid artery atherosclerosis in Chinese adults: Implications for future risk of cardiovascular diseases. Eur J Prev Cardiol, 2017, 24(6): 647-656.
3. de Weerd M, Greving JP, de Jong AW, et al. Prevalence of asymptomatic carotid artery stenosis according to age and sex: systematic review and metaregression analysis. Stroke, 2009, 40(4): 1105-1113.
4. De Angelis M, Scrucca L, Leandri M, et al. Prevalence of carotid stenosis in type 2 diabetic patients asymptomatic for cerebrovascular disease. Diabetes Nutr Metab, 2003, 16(1): 48-55.
5. Luedemann J, Schminke U, Berger K, et al. Association between behavior-dependent cardiovascular risk factors and asymptomatic carotid atherosclerosis in a general population. Stroke, 2002, 33(12): 2929-2935.
6. Ahmed B, Al-Khaffaf H. Prevalence of significant asymptomatic carotid artery disease in patients with peripheral vascular disease: a meta-analysis. Eur J Vasc Endovasc Surg, 2009, 37(3): 262-271.
7. Simons PC, Algra A, Eikelboom BC, et al. Carotid artery stenosis in patients with peripheral arterial disease: the SMART study. SMART study group. J Vasc Surg, 1999, 30(3): 519-525.
8. Razzouk L, Rockman CB, Patel MR, et al. Co-existence of vascular disease in different arterial beds: Peripheral artery disease and carotid artery stenosis--Data from Life Line Screening. Atherosclerosis, 2015, 241(2): 687-691.
9. Xu Y, Yuan C, Zhou Z, et al. Co-existing intracranial and extracranial carotid artery atherosclerotic plaques and recurrent stroke risk: a three-dimensional multicontrast cardiovascular magnetic resonance study. J Cardiovasc Magn Reson, 2016, 18(1): 90.
10. Nederkoorn PJ, van der Graaf Y, Hunink MG. Duplex ultrasound and magnetic resonance angiography compared with digital subtraction angiography in carotid artery stenosis: a systematic review. Stroke, 2003, 34(5): 1324-1332.
11. 中华医学会外科学分会血管外科学组. 颈动脉狭窄诊治指南. 中华血管外科杂志, 2017, 2(2): 78-84.
12. Dharmakidari S, Bhattacharya P, Chaturvedi S. Carotid Artery Stenosis: Medical Therapy, Surgery, and Stenting. Curr Neurol Neurosci Rep, 2017, 17(10): 77.

13. den Hartog AG, Achterberg S, Moll FL, et al. Asymptomatic carotid artery stenosis and the risk of ischemic stroke according to subtype in patients with clinical manifest arterial disease. Stroke, 2013, 44 (4): 1002-1007.

14. Spence JD, Coates V, Li H, et al. Effects of intensive medical therapy on microemboli and cardiovascular risk in asymptomatic carotid stenosis. Arch Neurol, 2010, 67 (2): 180-186.

15. Aboyans V, Ricco JB, Bartelink MEL, et al. 2017 ESC Guidelines on the Diagnosis and Treatment of Peripheral Arterial Diseases. Eur Heart J, 2018, 39 (9): 763-816.

16. Diener HC, Sacco RL, Yusuf S, et al. Effects of aspirin plus extended-release dipyridamole versus clopidogrel and telmisartan on disability and cognitive function after recurrent stroke in patients with ischaemic stroke in the Prevention Regimen for Effectively Avoiding Second Strokes (PRoFESS) trial: a double-blind, active and placebo-controlled study. Lancet Neurol, 2008, 7 (10): 875-884.

17. Diener HC, Bogousslavsky J, Brass LM, et al. MATCH Investigators: Aspirin and clopidogrel compared with clopidogrel alone after recent ischaemic stroke or transient ischaemic attack in high-risk patients (MATCH): randomized, double-blind, placebo-controlled trial. Lancet, 2004, 364 (9431): 331-337.

18. Antithrombotic Trialists' Collaboration. Collaborative meta-analysis of randomised trials of antiplatelet therapy for prevention of death, myocardial infarction, and stroke in high risk patients. BMJ, 2002, 324 (7329): 71-86.

19. Sacco RL, Diener HC, Yusuf S, et al. Aspirin and extended-release dipyridamole versus clopidogrel for recurrent stroke. N Engl J Med, 2008, 359 (12): 1238-1251.

20. Wang X, Zhao X, Johnston SC, et al. Effect of clopidogrel with aspirin on functional outcome in TIA or minor stroke: CHANCE substudy. Neurology, 2015, 85 (7): 573-579.

21. Liu L, Wong KS, Leng X, et al. Dual antiplatelet therapy in stroke and ICAS: Subgroup analysis of CHANCE. Neurology, 2015, 85 (13): 1154-1162.

22. Amarenco P, Bogousslavsky J, Callahan A 3rd, et al. High-dose atorvastatin after stroke or transient ischemic attack. N Engl J Med, 2006, 355 (6): 549-559.

23. Halliday A, Harrison M, Hayter E, et al. 10-year stroke prevention after successful carotid endarterectomy for asymptomatic stenosis (ACST-1): a multicentre randomised trial. Lancet, 2010, 376 (9746): 1074-1084.

24. Amarenco P, Labreuche J, Lavallée P, et al. Statins in stroke prevention and carotid atherosclerosis: systematic review and up-to-datemeta-analysis. Stroke, 2004, 35 (12): 2902-2909.

25. Huang Y, Li W, Dong L, et al. Effect of statin therapy on the progression of common carotid artery intima-media thickness: an updated systematic review and meta-analysis of randomized controlled trials. J Atheroscler Thromb, 2013, 20 (1): 108-121.

26. Koga M, Toyoda K, Minematsu K, et al. Long-Term Effect of Pravastatin on Carotid Intima-Media Complex Thickness: The J-STARS Echo Study (Japan Statin Treatment Against Recurrent Stroke). Stroke, 2018, 49 (1): 107-113.

27. Bonaca MP, Nault P, Giugliano RP, et al. Low-Density Lipoprotein Cholesterol Lowering With Evolocumab and Outcomes in Patients With Peripheral Artery Disease: Insights From the FOURIER Trial. Circulation, 2018, 137 (4): 338-350.

28. Brott TG, Howard G, Roubin GS, et al. Long-Term Results of Stenting versus Endarterectomy for Carotid-Artery Stenosis. N Engl J Med, 2016, 374 (11): 1021-1031.

29. Howard VJ, Meschia JF, Lal BK, et al. Carotid revascularization and medical management for asymptomatic carotid stenosis: Protocol of the CREST-2 clinical trials. Int J Stroke, 2017, 12 (7): 770-778.

急性冠脉综合征合并颈动脉病变时的处理策略

颈动脉和冠状动脉粥样硬化是导致心、脑血管疾病的病理基础。颈动脉和冠状动脉并存动脉粥样硬化日益受到人们的重视,有研究显示[1]在冠状动脉粥样硬化性心脏病患者中,颈动脉狭窄的患病率较高,伴随颈动脉硬化者可达 58%,发生中重度狭窄的比例为 17.4%,且颈动脉狭窄的严重程度与冠心病的严重程度呈现一定的相关性。另一项研究显示[2],颈动脉狭窄在冠状动脉粥样硬化性心脏病患者中的发生率为 25.4%,对于冠状动脉三支病变的患者中伴有颈动脉狭窄者可达 36%。在需要治疗的颈动脉狭窄患者中,合并冠心病的比例为 28%。在接受冠状动脉旁路移植术的患者中,合并颈动脉严重狭窄可达 6%~12%[3]。

急性冠脉综合征(acute coronary syndromes,ACS)是冠心病的一种严重类型,是以冠状动脉粥样硬化斑块破裂或侵袭,继发完全或不完全闭塞性血栓形成为病理基础的一组临床综合征。对于 ACS,在药物治疗的基础上,根据冠脉病变情况进行血运重建,包括经皮冠状动脉介入治疗术(percutaneous coronary intervention,PCI)及冠状动脉旁路移植术(coronary artery bypass grafting,CAGB)。颈动脉粥样硬化性疾病(carotid atherosclerosis disease,CAD)是指颈动脉由于动脉粥样硬化造成的狭窄或闭塞性疾病。根据病变程度,分 4 级:<50% 为轻度狭窄,50%~69% 为中度狭窄,70%~99% 为重度狭窄,100% 为闭塞。一般颈动脉狭窄 >50% 被视为冠心病的等危症,可由无创性影像学检查(超声、CTA、MRA)或有创性数字减影血管造影(DSA)证实。根据有无症状,可分为症状型颈动脉狭窄(指 6 个月内有过非致残性缺血性脑卒中或一过性大脑缺血症状)及无症状型颈动脉狭窄。目前对于颈动脉狭窄的治疗,除基础药物治疗外,主要包括颈动脉内膜剥脱术(carotid endarterectomy,CEA)和颈动脉支架成形术(carotid artery stenting,CAS)。对于急性心肌梗死合并颈动脉疾病患者,多版颈动脉治疗指南及专家建议[4,5]均指出,将急性心肌梗死(<30 天)作为颈动脉血管重建术的高危风险,故对于行急诊 PCI 的 AMI 合并有颈动脉手术指征的患者,应均优先处理冠脉。对于药物治疗后病情稳定的急性冠脉综合征患者,合并颈动脉病变如何处理存在争议。对其中之一进行治疗时,有可能引发另一部分的并发症,导致严重后果[6-8]。先行处理冠状动脉可能增加围术期脑卒中的风险,先行处理颈动脉可能增加围术期心肌梗死的风险。

一、适合行 PCI 及 CAS 的患者

对于冠脉病变适合行 PCI 的患者,若合并颈动脉疾病且适合行 CAS 术,需同期治疗还是分期治疗,有学者[9]比较了同期进行 CAS 及 PCI 术与分期进行 CAS 及 PCI 术的安全性及有效性,发现两组患者疗效均肯定,在围术期并发症发生方面无明显差异。但也有学者认为[10]对于颈动脉狭窄合并冠心病患者,分期先行 PCI 术后再行 CAS 术治疗,不仅疗效显著、并发症发生率低,且同时长期随访效果好、安全可靠,是临床上一种安全有效的治疗方式。一项小样本研究[11]对 57 例颈动脉狭窄合并冠心病患者均先行经皮冠状动脉介入治疗(PCI),术后 1 周左右再行颈动脉支架术(CAS),对患者进行长期随访,观察有无心肌梗死、脑梗死,并复查造影观察支架内情况,随访期间无一例患者出现心肌梗死及支架侧脑梗死。因此,提出分期先行 PCI 后行 CAS 是安全有效的治疗方式。同时指出,对于冠心病合并颈动脉狭窄患者来说,分期处理冠脉病变及颈动脉病变可以减少对比剂的用量,减少对比剂肾病的发生。

Casana 等[12]报告近期行经皮冠状动脉腔内成形术(percutaneous coronary angioplasty,PTCA)治疗急性冠状动脉综合征(ACS)后,有症状的颈动脉狭窄患者(脑卒中 / 短暂性脑缺血发作)行颈动脉支架置入术(CAS)的结果。收集在 2009 年 1 月至 2011 年 7 月期间,在行 PTCA 后因合并有症状颈动脉狭窄接受了 CAS 的 28 名 ACS 患者。在 30 天及之后随访期间,评估主要技术成功率、神经系统的并发症及主要不良心血管事件和死亡。结果显示,技术成功率为 96%;1 例患者在手术过程中患有非致命性严重脑卒中;

在21.6个月的中位随访期间，4例(14%)患者死于心肌梗死，但没有新的神经系统事件发生。以上表明，对于有症状的颈动脉狭窄患者，CAS最近是一种合理、安全、有效的治疗方法，而且因其接受冠状动脉支架治疗，行CAS时不需要停用双联抗血小板的治疗。Tomai等人[13]在2006年1月至2010年4月期间，对239名颈动脉狭窄(其中有症状颈动脉狭窄者占20.5%)合并冠心病者，采用了分期或同期颈动脉支架(CAS)和经皮冠状动脉介入治疗(PCI)。主要的终点是心脏和脑血管事件的发生，结果表明主要终点事件在30天内的发生率为4.2%。在长期随访中，死亡、心肌梗死和脑卒中的发生率分别为4.2%、2.1%和3.8%。因而得出结论，在颈动脉狭窄合并冠心病的患者中，与以前的手术或杂交手术相比，CAS联合PCI更适用于手术高风险患者。

对于PCI联合CAS治疗，都存在对比剂肾病、急性肾损伤的风险，有研究显示行颈动脉支架置入术(CAS)后患者急性肾损伤风险也较高[14]，故建议分期处理二者病变，围术期进行充分水化较安全。

2016年12月蒋雄京等编写了《冠心病合并颈动脉狭窄的处理策略专家共识》，共识中指出：对于病变适合行PCI及CAS/CEA的患者，一般情况下建议先行PCI，病情稳定后择期行CAS，时间间隔3天以上为宜，如PCI后有并发症，要待到并发症稳定或治愈后方可考虑CAS；如果病情允许或者病情需要，如病变简单，技术可靠，同期介入并非禁忌。

二、适合行PCI及CEA的患者

对于冠脉病变适合行PCI而颈动脉病变只适合行颈动脉内膜剥脱术(CEA)时，建议这类患者一般情况下先行PCI，再择期行CEA[15]。Illuminati等[16]对需进行颈动脉内膜切除术的患者行冠脉造影，并对有指征患者行必要时PCI术后，同时评估心脏缺血事件的发生率。该研究得出结论，即使没有冠心病临床症状，在CEA术前应行冠状动脉造影(以及可能随后PCI术)，可以显著降低CEA术中及术后心脏事件的发生率。研究建议对于拟行CEA的患者，即使无明显冠心病症状，只要有危险因素，也推荐常规行冠状动脉影像检查，一旦发现存在严重冠状动脉狭窄，建议先行PCI，再行CEA。对于二者之间抗血小板的问题，尚有争议。但既往研究[17,18]表明，在接受双联抗血小板治疗的患者中，CEA可在PCI一周内安全地进行。

三、适合行CABG同时合并颈动脉病变的患者

对于这种冠脉病变只适合行冠脉旁路移植术且合并有颈动脉狭窄时的处理策略，尚没有统一标准。众所周知，冠脉旁路移植术易并发脑卒中。据调查研究结果显示，冠心病合并颈动脉狭窄(狭窄程度>50%)患者行CABG时，脑卒中发生率达到5.2%[19]。目前，对于此类患者应采取何种手术方案仍有很大争议。有研究结果显示，CABG后脑卒中发生主要是由颈动脉狭窄所致，而同期颈动脉内膜剥脱术(CEA)可降低CABG后脑卒中发生风险[20]。但目前临床上，关于比较同期或分期行CABG与CEA治疗冠心病合并颈动脉狭窄的安全性研究较少。在CABG的指南[21]中推荐，欲行CAGB术的患者若同时合并颈动脉狭窄时，同期或分期行CABG和CEA治疗冠心病合并颈动脉狭窄能明显降低CABG后脑卒中发生率。Udesh等[22]分析接受了CABG和CEA联合治疗的8457名患者，认为CEA可以降低CABG术后3%~5%的脑卒中发生率。

一项回顾性分析[23]纳入180例老年冠心病患者，其中同期行CEA+CABG与分期行CABG+CEA各90例。比较两组间差异及围术期并发症发生率，结果显示同期手术组手术时间明显长于分期组，但围术期并发症发生率明显低于分期组。建议同期行CEA和CABG治疗老年冠心病合并颈动脉狭窄，促进患者康复，减少围术期并发症的发生，但因手术时间延长，需严格掌握手术适应证。Feldman等[24]分析了在9年期间22 501例需行颈动脉血运重建和CABG手术的患者，其中15 402例(68.4%)接受CEA+CABG同期治疗，6297例(28.0%)接受CEA+CABG分期治疗，802例(3.6%)进行分期CAS+CABG。研究比较行CAGB术的冠心病患者同时合并颈动脉狭窄的3种治疗方法，主要复合终点是院内全因死亡、脑卒中。经过比较分析得出，与分期CEA+CABG、CAS+CABG相比，同期CEA+CABG联合治疗的脑卒中风险较低。分期CAS+CABG策略虽有较低的死亡风险，但脑卒中风险较高。建议在需行血运重建的颈动脉和冠状动脉疾病的患者中，优先选择同期CEA+CABG，然后是分期CEA+CABG和分期CAS+CABG策略。

随着介入技术及颈动脉保护装置技术的进步，目前有些研究显示CAS与CEA在治疗颈动脉疾病时旗鼓相当，并一定程度上撼动了CEA传统意义上的金标准的地位，尤其是对于合并需行CABG术的冠心病的患者。与CEA相比，CAS可以降低围术期心肌梗死发生。有文献开始报道，颈动脉支架术在冠状动脉粥样硬化性心脏病合并颈动脉狭窄患者的颈动脉血运重建中的应用有不错的结果[25,26]。与颈动脉内膜剥脱术相比，颈动脉支架术被证实疗效并不差，而且具有微创的特点，因此近年来快速发展。对于存在需要进行冠状动脉旁路移植术高危因素的患者，颈动脉支架术是一个很好的治疗方法。Mehdi等[27]分析了350名需行颈动脉手术及心脏开放手术（open heart surgery，OHS）的患者的3种不同手术方案的风险及预后，包括同期CEA-OHS、分期CEA-OHS及分期CAS-OHS。主要的复合终点是全因死亡、脑卒中和心肌梗死（MI）。结果指出，在短期内，分期CAS-OHS和同期CEA-OHS的死亡、脑卒中或MI等风险相似，两者都比分期的CEA-OHS要好。对于合并冠心病的颈动脉狭窄患者，CEA需全身麻醉，对血流动力学影响大，围术期心梗发生率高；而CAS无颈部切口，创伤小，不需要全麻，对血流动力学影响轻，很少造成脑神经损伤，发生心脏事件的危险性明显降低，故对合并需行CABG术的冠心病患者优选。美国德州大学的Carlos等[28]回顾性分析27 084例CABG合并颈动脉狭窄的临床资料，CAS-CABG与CEA-CABG比较，尽管两组院内死亡率相似，但术后30天死亡和脑卒中发生率CAS-CABG较CEA-CABG明显降低。

四、小 结

严重颈动脉病变和冠状动脉疾病患者的最佳治疗，目前仍需进一步探讨，特别是那些需接受冠状动脉旁路移植术（CABG）的患者。作为一般规则，对于患有合并颈动脉粥样硬化疾病及冠脉硬化疾病的患者，建议首先治疗有症状的血管。认为如冠脉症状较重，先处理冠脉病变；如颈动脉病变较重，则先处理颈动脉病变。但对于合并颈动脉狭窄的冠心病，尤其是需要行冠脉旁路移植术者，颈动脉狭窄可致CABG围术期发生较高的脑卒中风险。因此，无论何时，在心脏手术前，都要确定是否合并严重的颈动脉疾病，应重新评估CABG的适应证，并评估是否可行经皮冠状动脉介入治疗（PCI）作为替代CABG治疗的可行性。如必须行CABG治疗，应考虑是否在CABG之前行颈动脉支架术（CAS）。CAGB围术期脑卒中有多种因素，目前合并有对无症状颈动脉疾病的血运重建的价值仍存在争议，但为预防围术期脑卒中的发生，对严重双侧颈动脉狭窄患者的治疗是合理的[29]。

（李保）

参考文献

1. Steinvil A, Sadeh B, Arbel Y, et al. Prevalence and predictors of concomitant carotid and coronary artery atherosclerotic disease. J Am Coll Cardiol, 2011, 57(7): 779-783.
2. Tanimoto S, Ikari Y, Tanabe K, et al. Prevalence of carotid artery stenosis in patients with coronary artery disease in Japanese population. Stroke, 2005, 36(10): 2094-2098.
3. Eagle KA, Guyton RA, Davidoff R, et al. ACC/AHA 2004 guideline update for coronary artery bypass graft surgery: summary article: a report of the American College of Cardiology/American Heart Association Task Force on Practice Guidelines (Committee to Update the 1999 Guidelines for Coronary Artery Bypass Graft Surgery). Circulation, 2004, 110(9): 1168-1176.
4. 丁文惠，秦明照，林展翼，等．老年人颈动脉粥样硬化性疾病诊治中国专家建议．中华老年医学杂志，2013，32(2)：113-120.
5. 国家卫生计生委脑卒中防治工程委员会．中国颈动脉狭窄介入诊疗指导规范．2015.
6. Naylor AR, Mehta Z, Rothwell PM, et al. Carotid artery disease and stroke during coronary artery bypass: a critical review of the literature. Eur J Vasc Endovasc Surg, 2002, 23(4): 283-294.
7. Liu ZJ, Fu WG, Guo ZY, et al. Updated systematic review and meta-analysis of randomized clinical trials comparing carotid artery stenting and carotid endarterectomy in the treatment of carotid stenosis. Ann Vasc Surg, 2012, 26(4): 576-590.
8. Vincent S, Eberg M, Eisenberg MJ, et al. Meta-Analysis of randomized controlled trials comparing the long-term outcomes of carotid artery stenting versus endarterectomy. Circ Cardiovasc Qual Outcomes, 2015, 8(6 Suppl 3): S99-S108.
9. 黄文晖，罗建方，周颖玲，等．颈动脉狭窄合并冠心病联合介入治疗．实用医学杂志，2005，21(23)：2669-2670.
10. 孙雨华，耿晓坤，张正海，等．分期介入治疗颈动脉狭窄合并冠心病患者的疗效及随访效果观察．检验医学与临床，2017，14(9)：1257-1259.

11. 段鸿洲,李良,张扬,等.颈动脉狭窄合并冠心病的分期介入治疗及随访研究.中国介入心脏病学杂志,2012,20(6):307-311.
12. Casana R,Halliday A,Bianchi P,et al. Carotid artery stenting in patients with acute coronary syndrome:a possible primary therapy for symptomatic carotid stenosis. J Endovasc Ther,2013,20(4):546-551.
13. Tomai F,Pesarini G,Castriota F,et al. Early and Long-Term Outcomes After Combined Percutaneous Revascularization in Patients With Carotid and Coronary Artery Stenoses. JACC Cardiovasc Interv,2011,4(5):560-568.
14. Pucciarelli A,Arcari A,Popusoi G,et al. Incidence and predictors of acute kidney injury in patients undergoing proximal protected carotid artery stenting. EuroIntervention,2018,14(3):e360-e366.
15. 中国医疗保健国际交流促进会,血管疾病高血压分会专家共识组.冠心病合并颈动脉狭窄的处理策略专家共识.中国循环杂志,2016,31(12):1150-1156.
16. Illuminati G,Ricco JB,Greco C,et al. Systematic preoperative coronary angiography and stenting improves postoperative results of carotid endarterectomy in patients with asymptomatic coronary artery disease:a randomised controlled trial. Eur J Vasc Endovasc Surg,2010,39(2):139-145.
17. Wilson SH,Fasseas P,Orford JL,et al. Clinical outcome of patients undergoing non-cardiac surgery in the two months following coronary stenting. J Am Coll Cardiol,2003,42(2):234-240
18. Godet G,Le Manach Y,Lesache F,et al. Drug-eluting stent thrombosis in patients undergoing non-cardiac surgery:is it always a problem? Br J Anaesth,2008,100(4):472-477.
19. Zhang L,Zhao Z,Ouyang Y,et al.Systematic review and me ta-analysis of carotid artery stenting versus endarterectomy for carotid stenosis:a chronological and worldwide study.Medicine(Baltimore),2015,94(26):e1060.
20. Farkouh ME.CABG versus PCI for complex coronary disease:time to close the book.J Am Coil Cardiol,2017,69(16):2051-2053.
21. Yancy CW,Jessup M,Bozkurt B,et al. 2016 ACC/AHA/HFSA focused update on Hew pharmacological therapy for heart failure:an update of the 2013 ACCF/AHA guideline for the management of heart failure:a report of the American College of Cardiology/American Heart Association Task Force un Clinical Practice Guidelines and the Heart Failure Society of America.J Am Coil Cardiol,2016,68(13):1476-1488.
22. Udesh R,Cheng H,Mehta A,et al. Perioperative strokes following combined coronary artery bypass grafting and carotid endarterectomy:A nationwide perspective. Neurol India,2018,66(1):57-64.
23. 庞锋,陈兴澎,辛可可,等.冠状动脉旁路移植术同期颈动脉内膜剥脱术治疗老年冠心病合并颈动脉狭窄的研究.中华老年心脑血管病杂志,2018,20(5):538-540.
24. Feldman DN,Swaminathan RV,Geleris JD,et al. Comparison of Trends and In-Hospital Outcomes of Concurrent Carotid Artery Revascularization and Coronary Artery Bypass Graft Surgery:The United States Experience 2004 to 2012. JACC Cardiovasc Interv,2017,10(3):286-298.
25. Naylor AR,Mehta Z,Rothwell PM,et al.A systematic review and meta-analysis of 30-day outcomes following staged carotid artery stenting and coronary bypass.Eur J Vase Endovasc Surg,2009,37(4):379-387.
26. Versaci F,Reimers B,Del Giudice C,et al.Simultaneous hybrid revascularization by carotid stenting and coronary artery bypass grafting:the SHARP study.JACC Cardiovasc Intervev,2009,2(5):393-401.
27. Shishehbor MH,Venkatachalam S,Sun Z,et al. A direct comparison of early and late outcomes with three approaches to carotid revascularization and open heart surgery. J Am Coll Cardiol,2013,62(21):1948-1956.
28. Timaran CH,Rosero EB,Smith ST,et al. Trends and outcomes of concurrent carotid revascularization and coronary bypass. J Vasc Surg,2008,48(2):355-360.
29. Roffi M,Cremonesi A. Current concepts on the management of concomitant carotid and coronary disease. J Cardiovasc Surg,2013,54(1):47-54.

老年人抗栓治疗进展

老年人心脑血管病高发，是导致老年人死亡的首要原因[1,2]。抗栓治疗降低死亡率、减少心脑血管事件的同时增加出血的风险，应慎重权衡其心血管获益，并关注抗栓药物治疗的安全性。

一、老年人常用的抗栓药物

在我国面市的老年人常用抗栓药物包括：

1. **抗血小板药物** 阿司匹林、氯吡格雷、替格瑞洛。

2. **抗凝药物** 华法林、普通肝素、低分子肝素、达比加群酯、利伐沙班。

二、老年人的特殊性

随年龄的增加，老年人的肌肉和水分减少，脂溶性药物分布容积相对增加，使药物半衰期延长；肝、肾功能减退，药物清除减少，导致药代动力学改变。

老年人合并疾病多，联合用药普遍，联合使用抗栓药物增加出血的风险；药物间的相互作用影响药物疗效及安全性。非甾体抗炎药、维生素K拮抗剂等药物间相互作用较多[3,4]。

三、老年人抗栓治疗进展

（一）心血管疾病一级预防

迄今，仅有阿司匹林取得部分获益的证据，且多来自欧美流行病及临床研究。阿司匹林主要降低女性缺血性卒中和男性心肌梗死（MI）风险[5]。国际抗栓临床试验协作组的荟萃分析[6]纳入6项阿司匹林一级预防的大型临床试验，入选95 000例10年心血管疾病低风险患者，随访3.7~10年，结果显示阿司匹林能降低MI风险，但不减少卒中或心血管死亡风险，并增加颅外出血风险。美国女性健康研究[7]入选27 939例年龄≥45岁（平均54.7岁）无心血管疾病或肿瘤病史的女性，分为隔日100mg阿司匹林组和安慰剂对照组，平均随访10年，结果显示阿司匹林降低心血管疾病和结直肠癌风险，但消化道出血风险的增加抵消了获益，未能证实阿司匹林的绝对获益；年龄≥65岁女性的亚组分析显示，阿司匹林一级预防的绝对获益超过出血的风险。美国预防服务工作组的荟萃分析[8]纳入11项阿司匹林一级预防的随机对照试验，入选118 445例年龄≥40岁患者，随访3.6~10.1年，结果显示阿司匹林≤100mg/d可降低MI风险，但不减少卒中或死亡风险；对于老年人，阿司匹林预防MI事件的效果更好。

近年来，日本关于阿司匹林一级预防研究值得关注。JPPP（Japanese primary prevention project）研究[9]入选14 464例合并高血压、血脂异常或糖尿病的老年患者（60~85岁），分为阿司匹林100mg/d组（平均70.5岁）和对照组（平均70.6岁），中位随访时间5年。结果显示，阿司匹林降低非致死性MI和短暂性脑缺血发作（TIA）事件，但出血事件（主要是颅外出血）抵消了获益，未能降低5年累积主要终点事件率。冯雪茹等[10]研究显示，高龄老年患者因出血或消化道不良反应，将阿司匹林100mg/d减为40mg/d后消化道出血等不良反应明显减少，同时明显降低血小板聚集率。陈夏欢、刘梅林等新近发表的老年人服用小剂量阿司匹林的多中心临床试验[11]入选1194例年龄≥60岁、服用阿司匹林50mg/d或100mg/d用于心血管病一级预防或稳定冠心病二级预防的老年人，结果显示老年患者服用阿司匹林50mg/d及100mg/d均可明显抑制血小板聚集率（AA-Ag），短期安全性良好。

近期，瑞典一项大样本队列研究[12]入选601 527例年龄>40岁（平均73岁）、既往3个月无大出血或外科手术史的患者，其中80%的患者在第一年随访中坚持服用阿司匹林75~160mg/d（其中46%为一级预防人群）。平均3年的随访结果显示，坚持服用阿司匹林可明显降低心血管事件风险，停用阿司匹林使心血管事件的风险增加 30%；停用阿司匹林一级预防使心血管事件风险增加 28%、二级预防心血管事件的风险增加 46%。

（二）心血管疾病二级预防

Eikelboom 等进行的评价利伐沙班单用或联合阿司匹林治疗稳定心血管病的疗效和安全性研究[13]，入选 27 395 例、平均年龄 68 岁的稳定冠心病和（或）外周动脉疾病的患者，分为利伐沙班 2.5mg 每日 2 次 + 阿司匹林 100mg/d 组、利伐沙班 5mg 每日 2 次组、单用阿司匹林 100mg/d 组。结果显示，在主要终点（心血管死亡、卒中或 MI）方面，利伐沙班联合阿司匹林组或优于单用阿司匹林组（4.1% vs. 5.4%，P<0.001），但出血事件较多（3.1% vs. 1.9%，P<0.001）；单用利伐沙班组与单用阿司匹林组相似，但出血风险更高。

PEGASUS-TIMI 54 研究[14]入选 21 162 例既往 1~3 年有 MI 病史、年龄≥50 岁、至少有一项高危因素（年龄≥65 岁、糖尿病、MI 病史≥2 次、冠脉多支病变或肌酐清除率 CCr<60ml/min）的冠心病患者，分为替格瑞洛 90mg 每日 2 次组、替格瑞洛 60mg 每日 2 次组和对照组，所有患者均服用阿司匹林 75~150mg/d，中位随访时间 33 个月。结果显示，替格瑞洛 90mg 每日 2 次组、替格瑞洛 60mg 每日 2 次组对心血管死亡、MI 或卒中事件的预防效果优于对照组（7.85% vs. 7.77% vs. 9.04%，P<0.05），但出血风险（颅外出血或非致命出血）较高（2.60% vs. 2.30% vs. 1.06%，P<0.001）。MI 一年以上等高危冠心病患者长期（3 年）服用替格瑞洛 60mg 每日 2 次 + 阿司匹林可预防缺血事件，出血事件较少。

（三）心房颤动（房颤）的抗凝治疗

老年人房颤的发生率高，故预防卒中至关重要。华法林减少房颤相关血栓栓塞，但因其治疗窗窄、易受药物和食物影响、需持续监测国际标准化比值（INR）等问题，导致患者依从性较差。新型口服抗凝药（NOACs）减少房颤所致卒中，受药物和食物影响少，近年成为非瓣膜性房颤患者经常使用的抗凝药物[15]。

RE-LY 研究[16]入选 18 113 例老年房颤患者（平均 71 岁），中位随访时间 2 年，结果显示达比加群酯 110mg 每日 2 次及华法林组的卒中和全身血栓发生率接近，主要出血发生率较低；达比加群酯 150mg 每日 2 次较华法林组的卒中和全身血栓发生率低，主要出血发生率相似。ROCKET AF 研究[17]入选 14 264 例房颤患者（平均 73 岁），中位随访时间 1.9 年，结果显示利伐沙班 20mg/d 对卒中和全身血栓的预防不劣于华法林，主要出血事件的发生率相似，但利伐沙班组更少发生颅内和致命性出血事件。ARISTOTLE 研究[18]入选 18 201 例房颤患者（平均 70 岁），中位随访时间 1.8 年，结果显示阿哌沙班 5mg 每日 2 次组卒中和全身血栓的发生率低于华法林组，前者出血和死亡风险更低。ENGAGE AF-TIMI 48 研究[19]入选 21 105 例房颤患者（平均 72 岁），中位随访时间 2.8 年，结果显示依度沙班 30mg/d 和 60mg/d 预防卒中和全身血栓的疗效不劣于华法林，且显著减少出血事件和心血管死亡的风险。ENGAGE AF-TIMI 48 研究[20]显示老年女性房颤的比例较高，体重和 CCr 较低，依度沙班减量率在年龄 <65 岁、65~74 岁和≥75 岁组依次升高（10% vs. 18% vs. 41%，P<0.001）；华法林组卒中、全身血栓和主要出血事件发生率随增龄升高（1.8% vs. 3.3% vs. 4.8%，$P_{趋势}$<0.001）；>75 岁房颤患者使用依度沙班组卒中或全身血栓发生率与使用华法林组相似，但出血风险较低。

NOACs 治疗房颤的多项临床试验证实，NOACs 的抗栓疗效不劣于华法林，出血（尤其是颅内出血）风险更低。老年房颤患者常合并低体重和肾功能下降等出血高危因素，需根据个体特点、药物疗效调整 NOACs 剂量[21]。

（四）冠心病合并房颤的抗栓治疗

老年人冠心病合并房颤常见，血栓及出血风险均明显升高，常需联合抗凝和抗血小板治疗，抗栓治疗需综合考虑房颤的卒中（CHA_2DS_2-VAS_C 评分）及出血风险（HAS-BLED 评分）。

1. 稳定型冠心病合并房颤 Lamberts 等[22]进行的华法林联合阿司匹林或氯吡格雷与单用华法林有效性和安全性的研究，入选 8700 例房颤合并稳定冠心病（急性冠脉综合征后 12 个月）的患者（平均 74 岁），中位随访时间 3.3 年，结果显示相对于单用华法林，华法林联合阿司匹林或氯吡格雷在 MI/ 冠脉死亡方面风险相似，但增加出血风险。

2. 急性冠脉综合征（ACS）合并房颤 RE-DUAL PCI 研究[23]入选 2725 例房颤合并经皮冠脉介入治

疗(PCI,包括稳定心绞痛和ACS)术后5天内的患者(平均年龄71岁),并随机分为达比加群酯110mg每日2次+氯吡格雷或替格瑞洛组、达比加群酯150mg每日2次+氯吡格雷或替格瑞洛组、华法林+阿司匹林≤100mg/d+氯吡格雷或替格瑞洛组(置入金属裸支架者术后1个月停用阿司匹林,置入药物洗脱支架者术后3个月停用阿司匹林),中位随访时间14个月。结果显示,达比加群酯110mg、150mg双联治疗组血栓事件(MI、卒中或全身血栓)与华法林三联治疗组相似,出血事件更少(15.4% vs. 20.2% vs. 26.9%,$P<0.001$)。

PIONEER AF-PCI研究[24]入选2124例房颤合并PCI患者(平均70岁),分为利伐沙班15mg/d+氯吡格雷75mg/d组、利伐沙班2.5mg每日2次+氯吡格雷75mg/d+阿司匹林75~100mg/d组、华法林+氯吡格雷75mg/d+阿司匹林75~100mg/d组,治疗12个月。结果显示,利伐沙班15mg、5mg组的心血管死亡、MI或卒中的发生率与华法林组相似(6.5% vs. 5.6% vs. 6.0%,$P>0.05$),但较少发生出血事件(16.8% vs. 18% vs. 26.7%,$P<0.001$)。

(五)非心源性缺血性脑卒中或短暂性脑缺血发作(TIA)的抗栓治疗

阿司匹林和氯吡格雷为非心源性缺血性脑卒中或TIA患者的首选抗栓药,联合用药预防卒中的获益是否优于单药抗血小板治疗有待证实。

CHANCE研究[25]入选我国5170例年龄≥40岁(平均62岁)缺血性卒中和TIA高危患者,分为氯吡格雷75mg/d+阿司匹林75mg/d组以及单用阿司匹林75mg/d组,随访90天。结果显示,氯吡格雷联合阿司匹林对预防卒中优于于单用阿司匹林(8.2% vs. 11.7%,$P<0.001$),不增加中重度出血或出血性卒中的风险。CHANCE研究延长随访至1年[26],结论与90天一致,即联合抗血小板治疗优于单用阿司匹林治疗,且不增加出血风险。POINT研究[27]与CHANCE类似,入选国外4881例(占预期84%)平均65岁的急性卒中或TIA高危患者,显示氯吡格雷联合阿司匹林治疗90天减少卒中的风险优于单用阿司匹林,但因出血风险明显增加试验提前终止。

(六)肿瘤患者的抗栓治疗

肿瘤是静脉血栓栓塞或肺栓塞的危险因素,既往研究表明低分子肝素对预防肿瘤患者血栓复发优于华法林,且不增加出血风险[28],故指南推荐用于预防肿瘤相关血栓事件[29,30]。Raskob等[31]研究入选1046例平均年龄64岁、有急性症状或静脉血栓栓塞的肿瘤患者,在低分子肝素治疗5天后,分为依度沙班60mg/d组和达肝素组[200IU/(kg·d)治疗1个月后减为150IU/(kg·d)],治疗6~12个月,结果显示依度沙班治疗降低深静脉血栓复发或出血风险不劣于达肝素,依度沙班预防深静脉血栓复发优于达肝素,但出血风险增加。Cochrane的荟萃分析[32]纳入7项评价口服抗凝药对预防肿瘤相关血栓疗效和安全性的随机对照研究,入选1486例肿瘤患者,与不抗凝治疗相比,华法林或阿哌沙班不降低肿瘤患者死亡率,但增加出血风险。

四、老年人抗栓治疗建议

(一)抗血小板治疗

老年人抗血小板治疗需根据个体特点选择治疗剂量[10],如高出血风险者可通过花生四烯酸诱导的血小板聚集率(AA-Ag)评价阿司匹林疗效,二磷酸腺苷诱导的血小板聚集率(ADP-Ag)评价氯吡格雷和替格瑞洛疗效。长期抗血小板治疗需持续评估血栓和出血风险[33]。

阿司匹林:如无禁忌,应长期服用75~100mg/d用于心血管疾病二级预防,不能耐受或禁忌者,可使用氯吡格雷75mg/d替代。老年人使用阿司匹林进行心血管疾病一级预防时需考虑风险获益比和患者意愿,评估10年心血管疾病风险和胃肠道出血风险后选择个体化的低剂量阿司匹林(如75~81mg/d或更低);长期使用阿司匹林(>10年)预防心血管疾病,可兼顾降低其结直肠癌风险[33]。

替格瑞洛:有脑出血病史禁用,高出血风险、慢性阻塞性肺疾病、室性停搏患者慎用。ACS患者可考虑使用负荷剂量180mg,使用维持剂量90mg每日2次的老年人出血风险增加。稳定性冠心病老年患者可考虑使用60mg每日2次,以降低出血风险。

普拉格雷:出血发生率高,不建议有脑出血病史、75岁以上、卒中或TIA、低体重患者使用。

ACS 及 PCI 老年患者应使用双联抗血小板治疗 12 个月，高出血风险者可缩短至 6 个月。高出血风险的老年 ACS 患者应减小或不用负荷剂量。有消化道出血及溃疡病史、高出血风险的患者，应加用质子泵抑制剂(PPI)或 H2 拮抗剂[34,35]。

（二）抗凝治疗

1. 非瓣膜性房颤的抗凝治疗 2016 年欧洲房颤管理指南推荐，将 NOACs 作为 CHA2DS2-VASc 评分≥2 的非瓣膜性房颤患者的治疗药物(Ⅰ,A)[36]。NOACs 使用建议：①达比加群酯：HAS-BLED 评分≥3 分、年龄≥75 岁、CCr 30~49ml/min，服用 110mg，每日 2 次；CCr<30ml/min 时慎用。②利伐沙班：HAS-BLED 评分≥3 分、CCr 30~49ml/min 的老年患者使用 15mg/d；CCr<30ml/min 时慎用。③阿哌沙班：具有任意 2 项[年龄≥80 岁、体重≤60kg、血清肌酐≥132.6μmol/L(1.5mg/ml)]的患者服用 2.5mg，每日 2 次[37]。由于缺乏中国老年人使用 NOACs 的大规模临床证据，应谨慎选择剂量，密切监测出血等不良反应。相对于华法林，NOACs 的药物相互作用较少，但其与抗真菌药物、免疫抑制剂、决奈达隆等存在相互作用，故联用时需谨慎。

2. 瓣膜性房颤的抗凝治疗 CHA2DS2-VASc 评分≥2 的瓣膜性房颤患者建议服用华法林(Ⅰ,A)，严密监测凝血功能，根据 INR(2.0~2.5)进行剂量调整。

3. 冠心病合并房颤 华法林联合阿司匹林和(或)氯吡格雷时出血风险增加，阿司匹林或氯吡格雷 75mg/d，将 INR 调整在 2.0~2.5。二联较三联抗栓治疗预防心血管事件的疗效相似，出血风险降低。

NOACs 联合阿司匹林和(或)氯吡格雷 75mg/d 时，应密切监测出血倾向，必要时调整剂量。

有抗凝适应证的 ACS 老年患者，可三联抗栓治疗 1 个月后改为双联抗栓治疗[38]。

4. 肿瘤患者的抗凝治疗 肿瘤患者存在深静脉血栓或肺栓塞时，应启动抗凝治疗。抗凝前 10 天，优先选择低分子肝素(Ⅰ,B)或考虑使用磺达肝癸钠 / 普通肝素(Ⅱ,D)；抗凝 10 天 ~3 个月，推荐低分子肝素(Ⅰ,A)；后续 3~6 个月的抗凝方案(是否坚持抗凝及抗凝药的选择)取决于患者获益风险比、药物耐受性及肿瘤进展等情况[29,30]。

5. NOACs 的监测

(1) 达比加群酯：鉴于存在个体疗效差异，高出血风险的老年患者可使用活化部分凝血活酶时间(APTT)和稀释凝血酶时间(dTT)评价抗凝疗效。达比加群酯治疗后 APTT 谷浓度超过正常上限 2 倍时，出血风险增加。

(2) Ⅹa 因子抑制剂：利伐沙班延长 PT，呈剂量依赖性，PT 延长 >2 倍时出血风险增加。可测定抗Ⅹa 因子活性评价疗效，有效治疗范围 0.4~1.0IU/ml。

鉴于缺乏老年人尤其是高龄老年人抗栓治疗的临床证据，应根据个体特点、对药物的反应选择和调整抗栓治疗方案。强调在获益超过风险的前提下使用抗栓药物，在用药过程中监测并持续评估出血的风险。对于高出血风险的老年患者，应治疗相关疾病并使用 PPI 或 H2 拮抗剂治疗。

（刘雯雯　刘梅林）

参考文献

1. 陈伟伟，高润霖，刘力生，等.《中国心血管病报告 2017》概要. 中国循环杂志，2018，33(1)：1-8.
2. Wang W，Jiang B，Sun H，et al. Prevalence，Incidence，and Mortality of Stroke in China：Results from a Nationwide Population-Based Survey of 480 687 Adults. Circulation，2017，135(8)：759-771.
3. Flaker G，Lopes RD，Hylek E，et al. Amiodarone，anticoagulation，and clinical events in patients with atrial fibrillation：insights from the ARISTOTLE trial. J Am Coll Cardiol，2014，64(15)：1541-1550.
4. Schneider KL，Kastenmuller K，Weckbecker K，et al. Potential Drug-Drug Interactions in a Cohort of Elderly，Polymedicated Primary Care Patients on Antithrombotic Treatment. Drugs Aging，2018，35(6)：559-568.
5. Berger JS，Roncaglioni MC，Avanzini F，et al. Aspirin for the primary prevention of cardiovascular events in women and men：a sex-specific meta-analysis of randomized controlled trials. JAMA，2006，295(3)：306-313.
6. Antithrombotic Trialists'(ATT) Collaboration，Baigent C，Blackwell L，et al. Aspirin in the primary and secondary prevention of vascular disease：collaborative meta-analysis of individual participant data from randomised trials. Lancet，2009，373(9678)：1849-1860.

7. van Kruijsdijk RC, Visseren FL, Ridker PM, et al. Individualised prediction of alternate-day aspirin treatment effects on the combined risk of cancer, cardiovascular disease and gastrointestinal bleeding in healthy women. Heart, 2015, 101(5): 369-376.
8. Guirguis-Blake JM, Evans CV, Senger CA, et al. Aspirin for the Primary Prevention of Cardiovascular Events: A Systematic Evidence Review for the U.S. Preventive Services Task Force. Ann Intern Med, 2016, 164(12): 804-813.
9. Mora S, Manson JE. Aspirin for Primary Prevention of Atherosclerotic Cardiovascular Disease: Advances in Diagnosis and Treatment. JAMA Intern Med, 2016, 176(8): 1195-1204.
10. 冯雪茹, 刘梅林, 刘芳, 等. 阿司匹林剂量对高龄老年患者血小板功能的影响. 北京大学学报(医学版), 2016, 48(5): 835-840.
11. 陈夏欢, 刘梅林, 秦名芳, 等. 小剂量阿司匹林对老年人血小板聚集率的影响和短期安全性评估: 一项多中心随机对照临床研究. 中国循环杂志, 2018, 33(5): 457-462.
12. Sundstrom J, Hedberg J, Thuresson M, et al. Low-Dose Aspirin Discontinuation and Risk of Cardiovascular Events: A Swedish Nationwide, Population-Based Cohort Study. Circulation, 2017, 136(13): 1183-1192.
13. Eikelboom JW, Connolly SJ, Bosch J, et al. Rivaroxaban with or without Aspirin in Stable Cardiovascular Disease. N Engl J Med, 2017, 377(14): 1319-1330.
14. Bonaca MP, Bhatt DL, Cohen M, et al. Long-term use of ticagrelor in patients with prior myocardial infarction. N Engl J Med, 2015, 372(19): 1791-1800.
15. Murakawa Y, Nogami A, Shoda M, et al. Report of periprocedural oral anticoagulants in catheter ablation for atrial fibrillation: The Japanese Catheter Ablation Registry of Atrial Fibrillation (J-CARAF). J Arrhythm, 2017, 33(3): 172-176.
16. Connolly SJ, Ezekowitz MD, Yusuf S, et al. Dabigatran versus warfarin in patients with atrial fibrillation. N Engl J Med, 2009, 361(12): 1139-1151.
17. Patel MR, Mahaffey KW, Garg J, et al. Rivaroxaban versus warfarin in nonvalvular atrial fibrillation. N Engl J Med, 2011, 365(10): 883-891.
18. Granger CB, Alexander JH, McMurray JJ, et al. Apixaban versus warfarin in patients with atrial fibrillation. N Engl J Med, 2011, 365(11): 981-992.
19. Giugliano RP, Ruff CT, Braunwald E, et al. Edoxaban versus warfarin in patients with atrial fibrillation. N Engl J Med, 2013, 369(22): 2093-2104.
20. Kato ET, Giugliano RP, Ruff CT, et al. Efficacy and Safety of Edoxaban in Elderly Patients With Atrial Fibrillation in the ENGAGE AF-TIMI 48 Trial. J Am Heart Assoc, 2016, 5(5). pii: e003432.
21. Lip GY, Wang KL, Chiang CE. Non-vitamin K antagonist oral anticoagulants (NOACs) for stroke prevention in Asian patients with atrial fibrillation: time for a reappraisal. Int J Cardiol, 2015, 180: 246-254.
22. Lamberts M, Gislason GH, Lip GY, et al. Antiplatelet therapy for stable coronary artery disease in atrial fibrillation patients taking an oral anticoagulant: a nationwide cohort study. Circulation, 2014, 129(15): 1577-1585.
23. Cannon CP, Bhatt DL, Oldgren J, et al. Dual Antithrombotic Therapy with Dabigatran after PCI in Atrial Fibrillation. N Engl J Med, 2017, 377(16): 1513-1524.
24. Gibson CM, Mehran R, Bode C, et al. Prevention of Bleeding in Patients with Atrial Fibrillation Undergoing PCI. N Engl J Med, 2016, 375(25): 2423-2434.
25. Wang Y, Wang Y, Zhao X, et al. Clopidogrel with aspirin in acute minor stroke or transient ischemic attack. N Engl J Med, 2013, 369(1): 11-19.
26. Wang Y, Pan Y, Zhao X, et al. Clopidogrel With Aspirin in Acute Minor Stroke or Transient Ischemic Attack (CHANCE) Trial: One-Year Outcomes. Circulation, 2015, 132(1): 40-46.
27. Johnston SC, Easton JD, Farrant M, et al. Clopidogrel and Aspirin in Acute Ischemic Stroke and High-Risk TIA. N Engl J Med, 2018, 379(3): 215-225.
28. Lee AY, Levine MN, Baker RI, et al. Low-molecular-weight heparin versus a coumarin for the prevention of recurrent venous thromboembolism in patients with cancer. N Engl J Med, 2003, 349(2): 146-153.
29. Lyman GH, Bohlke K, Khorana AA, et al. Venous thromboembolism prophylaxis and treatment in patients with cancer: american society of clinical oncology clinical practice guideline update 2014. J Clin Oncol, 2015, 33(6): 654-656.
30. Farge D, Bounameaux H, Brenner B, et al. International clinical practice guidelines including guidance for direct oral anticoagulants in the treatment and prophylaxis of venous thromboembolism in patients with cancer. Lancet Oncol, 2016, 17(10): e452-e466.
31. Raskob GE, van Es N, Verhamme P, et al. Edoxaban for the Treatment of Cancer-Associated Venous Thromboembolism. N Engl J Med, 2018, 378(7): 615-624.
32. Kahale LA, Hakoum MB, Tsolakian IG, et al. Oral anticoagulation in people with cancer who have no therapeutic or prophylactic indication for anticoagulation. Cochrane Database Syst Rev, 2017, 12: CD006466.
33. Valgimigli M, Bueno H, Byrne RA, et al. 2017 ESC focused update on dual antiplatelet therapy in coronary artery disease developed in collaboration with EACTS: The Task Force for dual antiplatelet therapy in coronary artery disease of the European Society of Cardiology (ESC) and of the European Association for Cardio-Thoracic Surgery (EACTS). Eur Heart J, 2018, 39(3): 213-260.
34. Andreotti F, Rocca B, Husted S, et al. Antithrombotic therapy in the elderly: expert position paper of the European Society of Cardiology Working Group on Thrombosis. Eur Heart J, 2015, 36(46): 3238-3249.
35. Vaduganathan M, Bhatt DL, Cryer BL, et al. Proton-Pump Inhibitors Reduce Gastrointestinal Events Regardless of Aspirin Dose in Patients

Requiring Dual Antiplatelet Therapy. J Am Coll Cardiol, 2016, 67(14): 1661-1671.

36. Kirchhof P, Benussi S, Kotecha D, et al. 2016 ESC Guidelines for the management of atrial fibrillation developed in collaboration with EACTS. Eur Heart J, 2016, 37(38): 2893-2962.
37. Shroff GR, Stoecker R, Hart A. Non-Vitamin K-Dependent Oral Anticoagulants for Nonvalvular Atrial Fibrillation in Patients With CKD: Pragmatic Considerations for the Clinician. Am J Kidney Dis, 2018. pii: S0272-6386(18)30584-5.
38. Kim TH, Yang PS, Kim D, et al. CHA2DS2-VASc Score for Identifying Truly Low-Risk Atrial Fibrillation for Stroke: A Korean Nationwide Cohort Study. Stroke, 2017, 48(11): 2984-2990.

不同心血管疾病的运动康复处方

动脉粥样硬化性心血管疾病的本质特征是一种慢性、复发性、不可治愈、可以控制的疾病。目前证据显示，使用充分的有循证证据的药物治疗和手术治疗，冠心病患者出院后 6 个月内死亡、卒中和再住院率仍达 25%[1]，4 年累积病死率达 22.6%。国内外心血管疾病流行趋势使越来越多的人认识到，通过手术治疗和药物治疗并不能持久有效地改善心血管病患者的预后，而国内外研究数据一致证实，以药物治疗为基础、医学运动治疗为核心的心脏康复治疗，可以在原有药物治疗基础上，进一步降低动脉粥样硬化性心血管病患者再次发生心脏事件的风险和早死风险达 21%~34%[2]。欧美各国根据大量的循证医学证据，推出了以药物治疗为基础、医学运动治疗为核心的心脏康复治疗指南[3-5]，将心脏康复作为 I 类推荐的心血管疾病包括：急性冠脉综合征（acute coronary syndrome，ACS）、稳定型心绞痛、冠状动脉介入治疗（percutaneous coronary intervention，PCI）、冠状动脉旁路移植术以及慢性收缩性心力衰竭。其中，医学运动治疗是容易被临床忽视和不好把控的部分，临床开展安全有效的运动治疗，治疗原则包括系统评估、运动处方制定、运动风险监测以及其他心血管危险因素的干预。但不同疾病从运动康复角度讲，运动前风险评估中的注意事项、运动处方的着重点以及运动风险监测内容都略有不同。本文对不同心血管疾病的运动康复策略作一介绍，以期促进不同心血管疾病运动康复的个体化治疗。

一、急性冠脉综合征冠状动脉介入治疗（PCI）后患者的运动康复

急性冠脉综合征运动康复的目的是促进机体的恢复，控制急性冠状动脉综合征的危险因素，改善心理状态，提高身体耐缺氧能力和生活质量，促进回归社会，预防再次发生心血管事件和猝死。大量研究表明，运动康复治疗不仅改善患者的生活质量，而且有利于改善左心室功能，延缓心室重构，控制或逆转动脉粥样硬化斑块，降低再发心血管事件。对 ACS 患者，如没有并发症，发病后次日即可开始运动指导和危险因素治疗；如有并发症或心肌梗死面积很大，患者病情稳定后开始运动康复，体力活动程度可根据患者症状逐渐增量，建议患者参加院内监护下心脏康复治疗 4 周，随后参加院外心脏康复治疗（具体方法见表 1）。

表 1　急性冠状动脉综合征和急诊冠状动脉介入治疗运动康复核心内容

组成部分	治疗建议
患者评估	病史：了解 ACS 的发病过程 体格检查：检查 PCI 穿刺点及四肢动脉脉搏 运动能力和缺血阈值评估：急性心血管事件发生后 4 周内，进行心率限制性踏车运动试验或平板运动试验（如有条件，推荐心肺运动试验），4~7 周进行极量运动试验
体力活动咨询	运动指导：在运动能力超过 5METs 且无症状存在的情况下，患者可以恢复日常体育活动；否则，患者应当使用最大运动能力的 50% 进行体力活动并逐步增加 体力活动：缓慢、逐步增加中等强度的有氧运动，如步行、爬楼梯和骑自行车，并辅之以日常活动的增加（如园艺或家务活）
运动训练	心率或心电监护下的有氧运动训练处方： 低风险患者：开始运动强度为最大运动负荷（METs）或症状发作时心率的 55%~70%，3 次 / 周，每次 30~60 分钟的有氧运动；消耗热量应≥1500 千卡 / 周 中至高危患者：与低风险组相同，但开始时运动强度低于最大运动负荷（METs）的 50% 抗阻练习：每周 2~3 次，隔日 1 次，每次 8~10 个肌群，强度为每个肌群部位从每组重复 10~15 次开始，逐渐增加到 2~3 组，感觉中度疲劳为准
营养咨询	应通过消耗能量（体力活动）来平衡摄入的卡路里，以避免增加体重

续表

组成部分	治疗建议
血脂管理	低胆固醇及低饱和脂肪的地中海饮食 富含 ω-3 脂肪酸的食物 所有患者服用他汀类药物强化降脂治疗,使 TC<175mg/dl 和 LDL-C<100mg/dl,极高危患者 TC<155mg/dl 和 LDL-C<70mg/dl;甘油三酯 <150mg/dl
心理管理	抑郁是 ACS 患者预后不良的独立危险因素,对 ACS 患者使用 PHQ-9 量表进行抑郁筛查
运动注意事项	①有氧运动训练要严格按照处方的运动强度来执行,运动处方的频率强度时间都需采用渐进性原则;②采取医疗监测和(或)指导患者学会自我监测运动中的风险,包括血压、心率和症状识别;③抗阻运动中强调用力时呼气的呼吸模式

注:ACS:急性冠状动脉综合征;LDL-C:低密度脂蛋白胆固醇;TC:总胆固醇;METs:代谢当量

二、稳定性冠心病患者和择期 PCI 患者心脏康复

二级预防措施和以运动为基础的心脏康复是冠心病患者长期治疗的重要内容,进一步降低了冠状动脉粥样硬化相关的发病率和死亡率[6]。现已证明,医学运动治疗尤其是达到靶强度的运动训练,有抗炎症、抗动脉粥样硬化、抗血栓的作用,并且延缓动脉粥样硬化斑块以及并发症的进展[7-9]。就稳定性心绞痛患者而言,医学运动治疗不仅可以提高缺血阈值(心绞痛阈值),还可以减少心绞痛发作的次数和减轻严重程度,甚至可以提高生存率[10,11]。心脏科医生有责任向患者强调健康生活方式和药物治疗对维持手术效果的重要性,并将患者转诊接受系统心脏康复治疗(具体方法见表 2)。

表 2 稳定性冠心病及择期经皮冠状动脉介入治疗运动康复核心内容

组成部分	治疗建议
患者评估	运动危险分层: 血化验(血常规、肌酐、血糖、脂质谱) 口服葡萄糖耐量试验(OGTT) 心电图(ECG)检测心律失常,如果需要,使用动态心电图监测 心脏影像学检查评价左室功能 既往体力活动水平 通过运动负荷试验测试运动耐力和缺血阈值,推荐采用心肺运动实验 对心电图无法解释的患者采取运动或药物负荷试验 血管穿刺部位问题
体力活动咨询	活动计划:每天 30~60 分钟,7 天 / 周(最少 5 天 / 周),中等强度有氧运动
运动训练	医疗监测:建议进行医疗监护下或家庭心率监护下的运动训练方案,有氧运动靶心率根据无氧阈和缺血阈来确定,每周运动 5 天,每天 30~60 分钟。对于具有多重危险因素以及中 - 高危患者(如近期血运重建、有心力衰竭症状和体征),建议医疗监护下运动训练 抗阻训练:扩大体力活动范围,添加 2~3 天 / 周的抗阻训练 药物治疗:有劳累性心绞痛患者,在运动训练开始时可以预防性服用硝酸甘油或硝酸异山梨酯
饮食 / 营养咨询	建议所有患者进行日常体力活动和体重管理 饮食:所有患者应采用地中海饮食(总卡路里中饱和脂肪 <7%,胆固醇 <200mg/d) 营养补充剂:增加植物甾烷醇 / 甾醇(2g/d)和(或)可溶性膳食纤维(>10g/d) ω-3:鼓励服用鱼油或胶囊形式的 ω-3 脂肪酸(1g/d),以降低风险
体重控制管理	应定期评估体重指数(BMI)和腰围 管理 BMI:每次患者就诊时,鼓励患者保持 / 减轻体重,通过适当平衡体力活动、卡路里摄入量及正式的运动计划,达到并维持健康 BMI(18.5~23. 9kg/m^2) 控制腰围:如女性腰围≥85cm 或者男性腰围≥90cm,需改变生活方式,并考虑采用代谢综合征治疗策略。部分男性患者腰围仅轻度增加(如 85~90cm),但可发生多个代谢异常,其胰岛素抵抗可能与遗传

续表

组成部分	治疗建议
	关系密切,生活习惯改变的受益与腰围增加者获益相似 目标:减重疗法的最初目标应当是从基线逐渐减少大约 10% 的体重。取得成功后,通过进一步的评估再尝试进一步减重
血脂管理	评估所有患者的空腹血脂水平,最好在急性事件发生后 24 小时内。应尽快启动下面推荐的降脂药物:对所有患者采取他汀类药物治疗 甘油三酯:①如甘油三酯≥150mg/dl 或 HDL-C<40mg/dl,需加强体重管理、体力活动并戒酒、戒烟;②如甘油三酯为 200~499mg/dl,考虑增加贝特或烟酸;③如甘油三酯≥500mg/dl,考虑增加 ω-3 脂肪酸
血压监测	目标:BP<130/80mmHg 生活方式改变:患者应开始和(或)保持健康生活方式——控制体重;增加体力活动;适度饮酒;限制盐的摄入量;保持新鲜水果、蔬菜和富含低脂肪奶制品饮食 药物治疗:对于明确诊断冠状动脉疾病(CAD)的高血压患者,降压治疗很重要,首选 β 阻滞剂和(或)ACE 抑制剂治疗,需要时使用其他降压药物,以达到目标血压

注:BP:血压;BMI:体重指数;CAD:冠状动脉疾病;HDL-C:高密度脂蛋白胆固醇;OGTT:口服葡萄糖耐量试验

三、心脏手术后的运动康复(包括冠状动脉旁路移植术和心脏瓣膜手术)

对于心脏手术的患者,运动康复有助于患者从手术中更快的恢复,治疗策略集中在术前评估和术后评估与康复指导,个体化评估每位患者危险因素、体力、心理和社会经济状态是围术期治疗和检查的一部分。同时也应认识到,手术患者的临床状态与手术直接相关,解决手术存在的问题是心脏运动康复的一部分(具体方法见表 3)。

表 3　心脏手术——冠状动脉或心脏瓣膜术运动康复的核心内容

组成部分	治疗建议
患者评估	评估:伤口愈合、合并症、并发症和残疾 超声心动图:心包积液,人工瓣膜、其他瓣膜结构功能 运动能力评估及运动处方制定:术后 1 周左右进行次极量运动负荷试验(推荐选用心肺运动试验和 6 分钟步行试验);手术后大约 4 周进行极量运动试验 患者教育:关于抗凝治疗,包括药物相互作用及抗凝自我管理;深入了解心内膜炎的预防知识
体力活动咨询	应向所有患者提供体力活动咨询,并适当考虑伤口愈合及运动能力
运动训练	可在住院初期开始进行运动训练 建议住院和(或)门诊患者在出院时进行持续 8~12 周的运动训练计划 通常 6 周后胸部稳定时可以开始上肢力量训练,下肢力量训练术后即可开始 运动训练应当针对个人量身定制,依据临床情况、基线运动能力、心脏功能和不同的瓣膜手术来制定:瓣膜手术后,需要大量时间来恢复运动耐量;二尖瓣置换术后比主动脉瓣置换术后的运动耐量要低得多,特别是如果有残余的肺动脉高压
饮食 / 营养咨询	注意抗凝和维生素 K 丰富的食物及其他药物特别是胺碘酮的相互作用
戒烟	无论减少吸烟或彻底戒掉,术后并发症的风险取决于手术前多长时间吸烟习惯改变
社会心理管理	术后可能会出现睡眠障碍、焦虑、抑郁和生活质量受损

四、心力衰竭患者的运动康复

心力衰竭是心脏功能终末期状态,不仅运动耐力和生活质量下降,而且反复再住院风险和死亡风险明显升高。大量的心脏康复研究显示,收缩性心力衰竭患者通过运动训练可以提高心脏功能、提高生活质量,以及降低再住院率、改善临床预后[12-15]。

所有心力衰竭患者,无论是否植入心脏复律除颤器或接受心脏再同步化治疗,都需要一个全面的运动康复计划。运动康复应该尽可能在患者入院后病情稳定时即开始启动,可以使住院期心力衰竭急性失代偿和干预措施使用的时间均下降。院外运动康复对于改善心力衰竭患者的远期预后非常重要,这些措施在心血管门诊或社区门诊均可提供(具体方法见表4)。

表4 慢性心力衰竭运动康复的核心内容

组成部分	治疗建议
患者评估	血流动力学状态:肺淤血、外周水肿体征 恶病质:肌肉质量、肌肉力量和肌肉耐力减少 血化验:血电解质、肌酐、尿素氮(BUN)和脑钠肽(BNP) 运动能力峰值:最大的症状限制性心肺代谢气体交换能力。检测方案包括踏车运动试验每分钟5~10W的微小递增、采用改良BRUCE或诺顿方案。推荐采用心肺运动试验,6分钟步行试验是公认的简易评估运动耐量的方法
	其他测试如冠状动脉造影术、血流动力学监测、心内膜心肌活检和睡眠监测,是对选定患者和心脏移植候选人的必检项目
体力活动咨询	至少30min/d的中等强度体力活动,逐步增加至60min/d 加强呼吸肌训练:采用缩唇腹式呼吸和(或)呼吸训练器辅助训练,从每天10次开始,呼吸频率8~10次/分,逐渐增加到15min/d
运动训练	稳定患者有氧运动训练的进展: 初始阶段:开始2周,根据感知的症状和临床状态,运动强度应保持在低水平(即VO_2峰值的40%~50%),持续时间从15min增加到30min,2~3次/周。左室辅助装置和心脏移植患者的运动强度以Borg指数12~13级为准
	提高阶段:主要目标是逐步增加运动强度(如能耐受,达到VO_2峰值的50%、60%、70%、80%)。延长训练时间是第二个目标 抗阻训练:对于肌少症尤其是下肢肌肉无力患者,从无负重力量练习开始,每天1次,每个肌肉群部位3~5次,逐渐增加到10~15次 推荐采用太极拳和八段锦等传统运动形式替代有氧运动
	建议进行监护下院内运动训练计划,尤其是在初始阶段,以确定个体的反应性、耐受性及临床稳定性,并迅速识别相关迹象和症状,根据需要修改或终止运动计划
饮食/营养咨询	制定特定的膳食计划: 液体入量:低于1.5L/d(或在炎热的天气中2L) 钠摄入:对于严重的心力衰竭通常应考虑严格限制钠摄入
体重控制管理	体重监测:应教导患者每天自测体重。体重增加通常是在肺淤血或体循环淤血症状之前出现液体潴留。24小时体重增加>1.5kg或者2天体重增加>2.0kg,表明液体潴留正在加重
	减轻体重:在中-重度心力衰竭中,并不建议患者减轻体重,体重下降和厌食是心力衰竭患者常见的并发症,可能与肾脏和肝脏功能障碍及肝淤血导致食欲下降有关,或者也可能是精神抑郁的标志
血脂管理	他汀类药物应考虑只在确定的动脉粥样硬化患者中使用
心理管理	在心力衰竭中抑郁非常常见,可以通过运用跨学科团队或疾病管理方案来提高对抑郁症的识别和管理,PHQ-9量表可以作为筛查抑郁的自评工具
	治疗抑郁是一个心力衰竭重要的临床策略,抑郁可导致心力衰竭患者更频繁的住院、日常活动减少、NYHA心功能分级下降和医疗花费增加

注:BNP:脑钠素;BUN:尿素氮;NYHA:纽约心脏学会

心力衰竭终末阶段的两项有效治疗措施为左室辅助装置和心脏移植,同样在运动康复治疗中获益。多项研究显示,医学运动康复治疗可以显著改善心脏移植[16]和左室辅助装置治疗患者的运动耐力、生活质量和精神心理[17-20],而且研究发现在心脏移植后90天内启动并完成36次运动康复治疗,可以显著提高患者的生存率[21]。

运动康复治疗是心血管疾病一种有效的治疗手段，经过近100年的发展，已经形成标准和规范的治疗模式，希望本文给心血管医生以借鉴，让患者从运动康复治疗中获益。

（丁荣晶）

参考文献

1. Fox KA, Dabbous OH, Goldberg RJ, et al. Prediction of risk of death and myocardial infarction in the six months after presentation with acute coronary syndrome: prospective multinational observational study (GRACE).BMJ, 2006, 333 (7578): 1091.
2. Suaya JA, Stason WB, Ades PA, et al. Cardiac Rehabilitation and Survival in Older Coronary Patients. J Am Coll Cardiol, 2009, 54 (1): 25-33.
3. Leon AS, Franklin BA, Costa F, et al. Cardiac rehabilitation and secondary prevention of coronary heart disease: an American Heart Association scientific statement from the Council on Clinical Cardiology (Subcommittee on Exercise, Cardiac Rehabilitation, and Prevention) and the Council on Nutrition, Physical Activity, and Metabolism (Subcommittee on Physical Activity), in collaboration with the American association of Cardiovascular and Pulmonary Rehabilitation. Circulation, 2005, 111 (3): 369-376.
4. Corrà U, Piepoli MF, Carré F, et al. Secondary prevention through cardiac rehabilitation: physical activity counselling and exercise training: key components of the position paper from the Cardiac Rehabilitation Section of the European Association of Cardiovascular Prevention and Rehabilitation. Eur Heart J, 2010, 31 (16): 1967-1974.
5. Fletcher GF, Ades PA, Kligfield P, et al. Exercise standards for testing and training: a scientific statement from the American Heart Association. Circulation, 2013, 128 (8): 873-934.
6. Joliffe JA, Rees K, Taylor RS, et al. Exercisebased rehabilitation for coronary heart disease. Cochrane Database Syst Rev, 2001 (1): CD001800.
7. Gohlke H. Exercise training in coronary heart disease.Cardiovascular prevention and Rehabilitation. New York: Springer, 2007: 125-137.
8. Wang JS. Exercise prescription and thrombogenesis. J Biomed Sci, 2006, 13 (6): 753-761.
9. Hambrecht R, Wolf A, Gielen S, et al. Effect of exercise on coronary endothelial function in patients with coronary artery disease. N Engl J Med, 2000, 342 (7): 454-460.
10. Fox KF, Nuttall M, Wood DA, et al. A cardiac prevention and rehabilitation programme for all patients at first presentation with coronary artery disease. Heart, 2001, 85 (5): 533-538.
11. Thompson PD. Exercise prescription and proscription for patients with coronary artery disease. Circulation, 2005, 112 (15): 2354-2363.
12. Sullivan MJ, Higginbotham MB, Cobb FR. Exercise training in patients with chronic heart failure delays ventilatory anaerobic threshold and improves submaximal exercise performance. Circulation, 1989, 79 (2): 324-329.
13. Sullivan MJ, Higginbotham MB, Cobb FR. Exercise training in patients with severe left ventricular dysfunction. Hemodynamic and metabolic effects. Circulation, 1988, 78 (3): 506-515.
14. Belardinelli R, Georgiou D, Cianci G, et al. Randomized, controlled trial of long-term moderate exercise training in chronic heart failure: effects on functional capacity, quaility of life, and clinnical outcome. Circulation, 1999, 99 (9): 1173-1182.
15. O'Conor CM, Whellan DJ, Lee KL, et al. Efficacy and safety of exercise training in patients with chronic heart failure: HF-ACTION randomized controlled trial. JAMA, 2009, 301 (14): 1439-1450.
16. Hsieh PL, Wu YT, Chao WJ. Effects of exercise training in heart transplant recipients: a meta-analysis. Cardiology, 2011, 120 (1): 27-35.
17. Kennedy MD, Haykowsky M, Humphrey R. Function, eligibility, outcomes, and exercise capacity associated with left ventricular assist devices: exercise rehabilitation and training for patients with ventricular assist devices. J Cardiopulm Rehabil, 2003, 23 (3): 208-217.
18. Ueno A, Tomizawa Y. Cardiac rehabilitation and artificial heart devices. J Artif Organs, 2009, 12 (2): 90-97.
19. Laoutaris ID, Dritsas A, Adamopoulos S, et al. Benefits of physical training on exercise capacity, inspiratory muscle function, and quality of life in patients with ventricular assist devices long-term postimplantation. Eur J Cardiovasc Prev Rehabil, 2011, 18 (1): 33-40.
20. Hayes K, Leet AS, Bradley SJ, et al. Effects of exercise training on exercise capacity and quality of life in patients with a left ventricular assist device: a preliminary randomized controlled trial. J Heart Lung Transplant, 2012, 31 (7): 729-734.
21. Rosenbaum AN, Kremers WK, Schirger JA, et al. Association Between Early Cardiac Rehabilitation and Long-term Survival in Cardiac Transplant Recipients. Mayo Clin Proc, 2016, 91 (2): 149-156.

心血管门诊常见精神心理障碍的诊治要领

一、流行病学特点

心血管疾病和精神心理问题是危害人类健康的两大重要疾病，心血管疾病合并精神心理问题发病率日益增高，对人类健康构成极大威胁。《柳叶刀》公布的2016年全球疾病负担研究显示，心脑血管疾病死亡人数为1760万人，占总死亡人数的32%，居于首位，其中缺血性心脏病的总死亡数从2006年的796万人上升到2016年的948万人，增加了19.0%[1]。心血管病是我国城乡居民死亡的首要原因，《中国心血管病报告2017》的数据显示全国有心血管病患者2.9亿人，心肌梗死250万人，冠心病1100万人，并且冠心病标化死亡率及心肌梗死死亡率仍呈上升态势。调查显示，2003年我国缺血性心脏病患病率为4.6‰，2008年为7.7‰，2013年为10.2‰。在"十二五"高血压及重要心血管病调查中，全国冠心病人口为1139.6万人，冠心病新发病例200万人/年，冠心病死亡病例165万人/年，冠心病事件加权患病率总计为289.1/10万，其中男性为334.2/10万，女性为231.8/10万，城市为376.7/10万，乡村为244.6/10万。总体而言，我国城乡居民冠心病患病率逐年增高，城市高于农村，男性高于女性。由于冠心病的发病率高、危害性大、死亡率高，给我国造成了重大的疾病负担。据原卫生部统计信息中心统计，2003年中国冠心病造成的社会直接经济负担为人民币277.19亿元，间接的经济负担更高，接近299.69亿元，2003年冠心病造成的国民经济负担总额为576.88亿元。以发病率的增长、人口的增长进行估算，2016年冠心病造成的国民经济负担总额应该超过1200亿元[2]。

心脏心理疾病简称"双心"疾病，属于双心医学的研究范畴。双心医学即心脏心理医学，是一门由心脏病学与心理医学交叉综合形成的学科，是心身医学的重要分支，主要研究心血管疾病与心理疾病之间的相关性。双心医学遵循社会-心理-生物医学模式，强调躯体疾病和精神心理疾病的综合治疗，最终目标是改善患者的心血管疾病预后，实现患者躯体和心理的完全康复。我国2014年1月发布了《在心血管科就诊患者的心理处方——中国专家共识》，呼吁广大心血管专科医务工作者关注心血管疾病患者精神心理健康，实现心血管和精神心理的"双心"康复[3]。

2014年我国发布综合医院心内科门诊患者抑郁、焦虑患病率调查显示，来自5个城市（北京、上海、广州、成都、长沙）共14家三级甲等综合医院心内科门诊共2123例患者，经失访校正后，抑郁和焦虑现患总患病率为4.05%，抑郁或焦虑现患总患病率为14.27%，抑郁和焦虑终生总患病率为5.37%，抑郁或焦虑终生总患病率为16.91%[4]。

美国卫生研究与质量机构报道，20%冠心病患者符合重型抑郁（MDD）的诊断，高达47%患者有抑郁症状，而普通人群抑郁发生率仅为4%~7%。在急性心肌梗死和冠状动脉旁路移植术之后，MDD发病率大约为15%；EUROASPIREⅢ的研究调查了8580例因冠心病住院的患者，男性抑郁发病率为8.2%~25.7%，女性抑郁发病率为10.3%~62.5%；2006年的一项系统回顾提示，患有抑郁症的个体发生冠心病的风险较无抑郁症者提高1.6倍[5]。

国外慢性心力衰竭患者的抑郁发生率为10%~60%，焦虑发生率为11%~45%，心力衰竭合并抑郁发病率在门诊患者中是11%~54%，在住院患者中是14.8%；国内心力衰竭患者抑郁发病率为13.4%~80%，焦虑发病率为17.5%~71.4%。在植入性心律转复除颤器（ICD）患者中，抑郁障碍和焦虑障碍的发生率接近20%。高血压人群抑郁患病率为4.9%，焦虑患病率为47.2%[6]。

心血管标志物检测及临床应用

一、疾 病 概 述

心血管疾病是由心脏和血管病变导致的多种疾病的总称，主要包括高血压、冠心病、脑血管疾病、周围血管疾病、心力衰竭、风湿性心脏病、先天性心脏病和心肌病[1]。目前，心血管病仍是导致死亡的首要疾病，全球每年心血管死亡约 1770 万例，其中缺血性心脏病居于首位，数据显示 3/4 以上的心血管疾病死亡发生在低收入和中等收入国家[2]。

不同类型心血管疾病的症状差异非常大，胸痛、胸闷和心慌是比较常见的临床表现。但是，有些心血管病在最终严重发作前并无显著症状，例如动脉粥样硬化和血栓。因此，患者外周血的实验室检测是心血管疾病诊断的重要手段。

二、心血管标志物检测项目

标志物是一种能够反应生理学或病理学过程的、可检测的物质或参数。理想的心肌标志物需要具有高敏感性和特异性，在缺血后迅速升高或下降，具有可靠、简便的检测方法，且不受到其他器官功能的影响(尤其是肾功能)。

20 世纪 50 年代人们发现肌细胞死亡时会释放谷草转氨酶[AST，又名门冬氨酸氨基转移酶(GOT)]，检测这些释放的转氨酶能够辅助诊断心肌梗死。AST 成为最早的心血管标志物，并第一次出现在 WHO 的心梗定义中。随后乳酸脱氢酶(LDH)、肌酸激酶(CK)和 α- 羟丁酸脱氢酶(α-HBDH)相继被发现和使用，这些酶的含量或活性与心肌细胞坏死数量成正比，但是缺乏对心肌细胞的敏感性和特异性。20 世纪 60 年代，CK 的同工酶——CK-MB 被发现在 AMI 患者中水平显著升高，直到 20 世纪 70 年代 CK-MB 在 AMI 中的特异性才被确定。1979 年，WHO 将“心肌酶谱”作为 AMI 诊断标准中的关键要素之一。应用中发现 CK-MB 的特异性并不理想，并观察到骨骼肌肌肉再生时 CK-MB 也会表达增加。

20 世纪 80 年代人们研究的重点转移到心肌肌小节蛋白，直至 1987 年心肌特异表达的肌钙蛋白 I 首次被描述为 AMI 特异的心脏标志物，2 年后心肌肌钙蛋白 T 被发现也可用于 AMI 的特异性诊断。2007 年 ESC/ACCF/AHA/WHF 对 AMI 的重新定义和 2012 年第 3 版心肌梗死通用定义中将 cTn 作为诊断 AMI 的首选标志物[3]。

(一) 心肌标志物(TnI、CK-MB、MYO)

1. 心肌肌钙蛋白 cTn

(1) 生物学机制：肌钙蛋白(Tn)是一种异三聚体复合物，在骨骼肌和心肌均有表达，是兴奋收缩耦联中重要的分子。根据其不同的作用，命名为肌钙蛋白 C、肌钙蛋白 T、肌钙蛋白 I，分子量分别为 18kDa、37kDa、24kDa。TnC 结合钙离子，TnI 抑制肌动肌球复合物中的 Mg^{2+} 依赖的 ATP 酶活性，TnT 负责介导该复合物结合在条纹肌细肌丝的原肌球蛋白和肌动蛋白上。心肌肌钙蛋白中，cTnI 和 cTnT 由单独的基因编码，与骨骼肌中的 sTnI 和 sTnT 完全不同。出生后 9 个月之前慢速骨骼肌 TnI 与 cTnI 共同在心脏表达，随后心肌细胞只表达 cTnI；cTnT 有 4 个选择性剪接产物，在出生前和出生后在心脏均有表达，其中剪接体 cTnT1、cTnT2、cTnT3 在胚胎期表达，剪接体 cTnT4 和少量的 cTnT3 在出生后优势表达。

大部分 cTn 结合在细肌丝上构成心肌细胞骨架，仅 2%~8% 存在于细胞质中，当心肌细胞自我更新和缺血坏死时会释放到循环中，循环中最主要的形式是 cTnT 和 cTnI-cTnC 复合物，也有 cTnC-cTnI-cTnT 三聚体和游离的 cTnI。释放后，循环中的 cTn 被降解、片段化并逐渐经肾脏清除。虽然 cTn 蛋白的确切释放机制仍不清楚，但是大多数研究认为，当心肌细胞自我更新、发生可逆心肌缺血或心肌缺血初期，心肌细胞形成囊泡，包含胞质中游离型的 cTn，囊泡被释放入血随后破裂，呈现一种单期释放模式。当持续心肌缺氧导致供氧不足和不可逆的心肌坏死发生时，随着肌小节的缓慢降解，骨架中的 cTn 复合物被不断释放，呈现双期释放模式。最新研究发现，在猪的非坏死性缺血模型中凋亡的心肌细胞释放 cTn[4]。

(2) 检测方法

1) 原理：1987 年 Cummins 等[5]首次建立了基于多克隆抗体的放射性免疫法（RIA）检测 cTnI，随后 Dade Behring 在 Stratus I 分析仪上开发出第一个商品化的 cTnI 试剂盒，1989 年 Katus 和 Coworkers 开发出第一个 cTnT 检测方法。不论是最早建立的 RIA，还是后来建立的酶联免疫分析（ELISA）法，均由于灵敏度不高、重复性较差和测定耗时过长等原因已被淘汰。

目前，绝大多数大型全自动免疫分析采用化学发光的夹心免疫方法检测 cTnI。化学发光免疫分析法以固相载体（如磁性微粒、纳米颗粒）包被鼠抗人特异性单克隆抗体捕获样本中的 cTnI，再加入标记（如碱性磷酸酶、辣根过氧化物酶）的鼠抗人 cTnI 第二抗体，形成抗体 - 抗原 - 抗体夹心复合物，最后加入发光底物（如 AMPPD），随后发光底物在酶的作用下生成有荧光的物质，测定其发光强度，通过多点定标曲线计算 cTnI 浓度。在以罗氏公司为代表的电化学发光免疫分析法检测 cTnT 中，成对的鼠抗人特异性 cTnT 单克隆抗体分别以生物素和钌复合体首先与 cTnT 形成夹心复合物，随后与链霉亲和素修饰的磁珠微粒结合，通过电磁作用将磁珠吸附在电极表面。给电极加以一定的电压，使复合体化学发光，并通过光电倍增器测量发光强度，通过 2 点定标曲线计算 cTnT 浓度。经过对反应体系的优化，如增加上样量或标记抗体浓度、减少非特异性结合降低本底信号等，实现了检测灵敏度和精密度的大幅度提高。此外，基于单分子检测技术的 Erenna 免疫检测系统，与传统的 ELISA 很相似，但是该系统可在免疫复合物通过毛细血管时检测单个分子的荧光强度，使最低检测限提高到 0.02ng/L。

由于临床对心肌标志物检测方法的时效性和简便性要求的不断提高，多种 POCT 产品应运而生。该类方法仍然以免疫夹心法为基础，大部分采用荧光定量免疫层析法。样本中的 cTn 与缓冲液中的荧光素标记的特异性 cTn 抗体结合形成荧光复合物，通过层析原理，该复合物在包被了配对 cTnI 抗体的膜体上移动并被该抗体捕获，形成夹心复合物而固定在测试带中。免疫夹心复合物中的抗原含量与测试带的荧光强度成正比，根据校正曲线计算样本中 cTn 浓度。此外，少数 POCT 产品采用酶联荧光分析法、时间分辨荧光免疫分析法和表面等离子共振生物传感器等方法，实现了较荧光定量免疫层析法更好的灵敏度和精密度[6]。

值得注意的是，cTnI 和 cTnT 的 N 末端和 C 末端容易被蛋白酶降解或修饰，而与 cTnC 结合的中心区序列较保守，且在 cTnC 保护下不易被降解，因此采用特异性识别 cTnI 和 cTnT 中心区的抗体为最佳。若采用两个捕获抗体和两个检测抗体的“2+2”模式，将进一步减少上述因素的影响。

2) 方法学性能评估：cTn 检测方法经过 30 多年不断改进，检测产品种类繁多、分析性能差异很大，为方便临床应用中对不同性能产品结果的解释，美国 FDA、IFCC 等专业组织采用 Fred S. Apple 的方案，采用表面健康人群中检测到 cTn 率和参考范围上限第 99 百分位值的检测不精密度的双标准来评估检测性能。将表观健康人第 99 百分位值处 CV≤10% 和低于第 99 百分位值的检出率超过 50%（理想状态 >95%）作为高敏 cTn 蛋白（hs-cTn）的定义[7]。AACC 与 IFCC TF-CB 联合发布的最新专家共识补充建议，在 50% 的健康男性和女性人群中均能够检测到 cTn，并且 cTn 的浓度等于或高于最低检测限的分析方法称为 hs-cTn[8]。然而对于超敏肌钙蛋白（us-cTn）至今仍无明确定义，有专家建议将 us-cTn 定义为最低检测限在正常人最低 cTn 水平之下的方法。

(3) 检测影响因素

1) 样本基质的影响：血清较血浆含有较少的干扰物质，是合适的常规检测样本，但并不适用于急诊情况下的快速检测。含有 EDTA 的抗凝血，由于 EDTA 可螯合 cTn 三聚体中的 Ca^{2+} 导致复合物的解离，增加游离型 cTn 可能会使结果偏高。含有肝素的抗凝血，由于肝素带有负电荷，而 cTn 带有较多正电荷，二者可结合为复合物进而影响检测中的抗原抗体反应，可能使结果偏低。不同分析方法对不同抗凝剂的敏感性不同，需要根据实际情况选择合适的样本类型。

2) 样本前处理过程的影响：随着 cTn 检测灵敏度的不断提高，检测结果的假阳性问题受到越来越多的关注。一些凝固不充分或抗凝治疗患者血样中的微粒物质(如纤维蛋白丝)就是可能的原因之一,足够转速和时间的离心处理可以减少微粒物质的干扰,离心对 hs-cTn 检测精密度和正确度的影响更为显著。

3) 样本本身的影响:溶血和黄疸是最常见的检测干扰因素,理论上对于采用特异性单克隆抗体的免疫夹心法影响较小。在第 99 百分位值浓度的影响需要引起关注,一定程度的溶血(血红素 >1.9g/L)可使检测结果降低 20% 以上,超出临床可接受的变异范围。当血红素浓度 <0.5g/L 时,大部分检测方法受到的影响在 10% 以内。对于高浓度的样本检测影响均较小。胆红素对 cTn 检测的影响不仅取决于样本中胆红素的浓度,也取决于 cTn 的浓度和样本基质。在胆红素浓度 >200μmol/L,可使高浓度的 cTn 样本(>60ng/L)结果偏低 15% 以上。

4) 抗体的影响:异嗜性抗体是人与其他种属动物接触后、经抗体药物治疗后或接种疫苗后,产生的一类具有足够滴度、能与多个物种的免疫球蛋白发生相对弱的结合的多重特异性免疫球蛋白,尤其是人抗兔和人抗鼠的异嗜性抗体最为常见。样本中异嗜性抗体可通过“桥接效应”使捕获和检测抗体异常结合,导致假阳性结果。对于与临床表现不符的可疑阳性结果,可通过使用特异性异嗜性抗体阻断试剂消除其影响。

人体体内的自身抗体谱十分广泛,约有 2%~20% 的个体有针对 cTn 的自身抗体。自身抗体可与游离 cTn 或 cTnC-cTnI-cTnT 复合物结合,通过空间位阻效应干扰检测抗体的结合,导致假阴性的出现;自身抗体与 cTnC-cTnI-cTnT 复合物结合后形成巨型免疫复合物,使 cTn 在外周血滞留时间延长,导致假阳性结果。

5) cTn 修饰的影响:cTn 释放到循环中后,蛋白酶的水解作用、蛋白激酶的磷酸化修饰和半胱氨酸二硫键形成均可影响 cTn 蛋白的检测。缺血坏死组织释放的多种蛋白酶可水解 cTn,被检测抗体识别的抗原簇破坏。蛋白激酶可磷酸化 cTnI 的第 22 位和第 23 位丝氨酸,导致 cTnI 抗原性发生改变,影响检测抗体的结合。cTnI 分子含有 2 个半胱氨酸,容易发生氧化还原反应,形成或打开二硫键,导致 cTnI 分子构象发生改变,影响抗体识别或 cTnC-cTnI-cTnT 复合物的稳定性。

6) 基因多态性:cTn 检测方法依赖于特异性单克隆抗体对 cTn 抗原决定簇的结合,因此能够导致抗原决定簇氨基酸序列突变的所有基因多态性均可显著影响检测结果。TNNI3 和 TNNT2 基因分别编码 cTnI 和 cTnT 蛋白,一般以上的商业化检测方法识别的区域均发现了基因多态性。

7) 生物素影响:生物素和链霉亲和素系统是免疫检测中常用的放大体系,但是由于部分人群服用复合维生素(维生素 B_7,又名生物素),导致血中生物素水平升高,干扰了检测系统中链霉亲和素与免疫夹心复合物的结合,出现假阴性结果。对于日常低剂量(0.03mg)服用生物素的个体,血中生物素水平不足以干扰 cTn 检测;但是对于为保养毛发、皮肤和指甲而大剂量(20mg)服用生物素的个体,血中生物素水平可对 cTn 检测产生负干扰。

(4) 临床意义

1) 早期快速诊断急性心肌梗死:cTn 已经成为诊断心肌梗死的首选标志物,尤其 hs-cTn 检测方法的应用,可以检测极低水平的 cTn 浓度,缩短连续监测 cTn 水平的时间间隔,使快速排除和诊断症状及心电图改变不特异的胸痛患者成为可能。

hs-cTn 快速排除非 ST 段抬高心肌梗死(NSTEMI)多采用最低检测限(LoD)为 cutoff 值,当单独使用低于 LoD 或与 ECG 联合使用时,排除 NSTEMI 的阴性预测值(NPV)在 99%~100%,并且患者在 30 天内发生 AMI 的 NPV 也在 99%~100% 之间。但对于胸痛发作时间小于 1 小时的患者,有漏诊的可能。

hs-cTn 高于第 99 百分位值提示存在心肌损伤,但需要结合心电图、症状和病史综合判断是否为 AMI。连续动态观察两个时间点(如 0~1 小时、0~2 小时或 0~3 小时)的 cTn 增高或降低(变化),可显著提高 cTn 的 ACS 诊断特异性和阳性预测值(PPV)。若 0~2 小时或 0~3 小时间检测值的变化 <20%,可基本排除 AMI 等急性心肌损伤;若变化≥20%,可考虑 NSTEMI 的诊断。若心电图无明显异常或心电图改变不足以诊断 AMI,hs-cTn 也未增高,患者症状发作 >6 小时,可出院接受负荷试验进一步明确诊断。如症状发作 <6 小时,3 小时后复查 hs-cTn,若相邻两个时间点检测值变化 <50%,且疼痛已缓解,GRACE 评分 <140,鉴别诊断除外相关疾病后可出院;若相邻两个时间点检测值变化 >50%,可考虑 NSTEMI 的诊断。国内研究观察到,

AMI 患者中入院即刻 hs-cTnT 增高的占 90.3%；而常规方法检测到 cTnT 增高的仅 61.9%，即入院即刻 hs-cTnT 在诊断 AMI 时的敏感性比常规方法提高 28.4%。国外研究认为，观察 hs-cTn 动态变化时，若 cTn 蛋白浓度较低，宜采用绝对值变化来判断；若浓度较高，宜采用相对变化率来判断，会有更好的临床敏感性和特异性[3]。

2）非 ACS 的 cTn 急性升高：在与心脏直接相关的疾病中，cTn 水平高于第 99 百分位值伴或不伴连续观察的浓度变化，即使没有缺血的临床表现，也提示存在心肌损伤。心肌炎患者血中 cTn 水平升高，提示炎症已累计心肌，造成一定程度的心肌损伤。约 50% 的急性肺栓塞患者 cTn 高于正常人参考上限，与心室功能异常和死亡风险增加有关。在急性心衰中，心室压力过载导致心肌收到牵拉，从而导致 cTn 释放。因此，最新的心力衰竭指南推荐检测 cTn 对患者进行危险分层[9]。在急性肺栓塞中，约 16%~50% 的患者 cTn 超过正常人参考上限，主要是由于肺动脉压突然升高，可导致右心室心肌细胞牵张力增加，受损的心室细胞释放 cTn。CTn 升高的水平与右心室受损程度及死亡率显著相关。

在全身性疾病中，脓毒血症患者由于大量内毒素和自由基存在，导致体内氧供需不平衡以及炎性因子和缩血管物质的大量释放，使左心室压力增加，进而释放 cTn。约 43%~61% 的脓毒血症患者 cTn 水平升高，其升高水平与患者全因死亡风险显著正相关。此外，严重的呼吸衰竭、休克、神经系统疾病，如脑卒中、蛛网膜下腔出血，也可使 cTn 水平急性升高。

3）非 ACS 的 cTn 慢性升高：慢性的非缺血性疾病也可以导致 cTn 水平轻、中度的稳定升高，这些疾病主要包括稳定型冠心病、慢性心衰等慢性心血管疾病，以及慢性肾功能不全、糖尿病、自身免疫病、感染性疾病、癌症和外伤等。尤其在终末期肾病患者外周血 cTn 水平几乎均升高，除了由于肾功能滤过清除 cTn 水平的能力下降外，更重要的是这部分患者的主要并发症就是心血管疾病。轻、中度肾功能不全水平一般较正常者偏高，因此在该人群中诊断 AMI 时需要结合临床谨慎解读。

一些心脏毒性的药物（如蒽环类抗癌药）和毒品的使用，也可导致 cTn 水平升高。目前认为，检测外周血 cTn 水平可有效监测药物心脏毒性造成的心肌损伤程度。

4）预后评估：对于采用二级预防的高危人群和采用一级预防的普通社区患者中，外周血 hs-cTn 水平升高或位于健康人浓度的上 1/3 区（即低于第 99 百分位值），对全因死亡、心血管死亡和心血管事件均有良好的预测价值，更重要的是 cTn 的风险评估能力是独立于脑钠肽（BNP）、血脂和 C 反应蛋白等危险因素的。

2. 肌酸激酶同工酶（CK-MB）

（1）生物学机制：肌酸激酶（creatine kinase，CK）是一种催化肌酸为磷酸肌酸的转移酶，可在骨骼肌和心肌细胞为主的多种组织表达。CK 由主要在肌肉组织表达的 43kD M 亚基和主要在脑组织表达的 44.5kDa B 亚基构成二聚体，共形成 CK-BB、CK-MB、CK-MM 三种形式。CK-MB 和 CK-MM 在心肌细胞分别占 15% 和 85%，在骨骼肌中除 1% 的 CK-MB 外几乎都为 CK-MM（占 98%）。由于机体骨骼肌总量远大于心肌，少量骨骼肌损伤释放的 CK-MB 也足够导致外周血 CK-MB 水平升高，CK-MB 在心肌中的含量最高，其他组织含量较低。用敏感的放射性免疫方法能监测到骨骼肌组织中含有微量的 B 亚基，一些肌肉组织中 B 亚基占到 10%。大部分肌肉组织中每克肌细胞的 CK 含量高于心肌组织，因此，微量骨骼肌的损伤也会导致外周血 CK-MB 水平的升高。

（2）检测方法：早期 CK-MB 测定方法有电泳法、放射性免疫法和 ELISA 等。目前常用的免疫抑制活性测定法和 CK-MB 质量法。免疫抑制活性测定法是用抗 M 亚基的抗体抑制 CK-MB、CK-MM 中 M 亚基的活性，然后检测 B 亚基的活性。该方法实际上也包含了 CK-BB 中 B 亚基和异常 CK（如巨型 CK）的活性。为提高 CK-MB 检测特异性，基于免疫双抗体夹心的 CK-MB 质量法。CK-MB 质量法采用配对的抗 CK-MB 特异性单克隆抗体，与 CK-MB 特异性结合为抗原抗体夹心复合物，经过化学发光平台检测 CK-MB 的质量浓度。CK-MB 质量法可避免免疫抑制活性检测中可能遇到的 CK-BB 升高和巨 CK 的干扰，具有较好的灵敏性和准确性。此外，POCT 产品采用荧光定量免疫层析法和时间分辨荧光免疫分析法等方法实现快速床旁检测。

（3）检测影响因素

1）免疫抑制法常见干扰因素：正常人外周血 CK-BB 含量极低，免疫抑制法是在假定 CK-BB 忽略不计的情况下，将测定的所有B亚基的活性等同于CK-MB活性。因此，当患者有恶性肿瘤、颅脑损伤等疾病时，CK-BB水平升高，易导致CK-MB免疫抑制法结果假性升高。

巨CK主要分为Ⅰ型和Ⅱ型，Ⅰ型巨CK常见于CK-BB（CK-MM少见）与免疫球蛋白（IgG常见，IgA和IgM罕见）形成大于200kDa的免疫复合物，Ⅱ型巨CK是由线粒体CK形成的大于300kDa的多聚体。免疫抑制法不能完全抑制巨CK的活性，导致结果假性升高。

标本发生溶血时，红细胞中腺苷酸激酶（AK）释放，AK可使测定CK反应中二磷酸腺苷（ADP）转化为三磷酸腺苷（ATP）的速度加快，引起CK-MB测定值假性升高。

2）CK-MB质量法常见干扰因素：常见的免疫方法检测的干扰因素，如类风湿因子、异嗜性抗体（人抗兔和人抗鼠抗体）和CK-MB自身抗体等均可以干扰CK-MB质量法检测结果。

（4）临床意义

1）诊断急性心肌梗死：心肌损伤发生后4~8小时CK-MB开始升高，15~24小时达到峰值，48~72小时内恢复到正常水平，48小时内CK-MB升高诊断AMI的敏感性和特异性均大于97%。72小时至2周内若再次出现CK-MB水平升高，提示可能有再梗死发生。2012年第3版全球心梗定义推荐，当cTn检测无法开展时，CK-MB质量法可以作为替代，并应采用性别特异的第99百分位参考上限作为界值。每6小时的系列检测将有助于找到峰值。假阴性的出现常常由于采血检测次数较少，例如仅在24小时内检测、在心梗后<4小时或>72小时检测。

传统的心肌酶谱中包含CK和CK-MB的活性检测，通过计算CK/CK-MB比值可区别假阳性，<3可能来源骨骼肌的CK-MB升高，>5可能来源于心肌损伤，比例介于3~5为灰区。与单纯CK-MB活性升高相比，计算CK-MB/CK比值可增加AMI诊断特异性，但是敏感性降低。需注意的是，诊断AMI不能单独依靠CK-MB/CK比值的升高，因为有些时候CK-MB和CK均在正常范围内，也可出现CK-MB/CK比值的升高，因此仅在CK-MB和CK均异常升高时才关注CK-MB/CK比值。若心肌损伤和骨骼肌损伤同时发生，该比值并不适用。

2）治疗检测与预后评估：治疗后连续监测CK-MB，其释放的峰值水平和释放斜率能被用于评估再灌注。首次AMI后18小时内，单独的CK-MB浓度再次升高不能用于诊断再梗死，应联合ST段抬高、再次胸痛或血流动力学失代偿。对于首次AMI后18小时外，单独的CK-MB浓度再次升高或其他任意一个证据均可诊断再梗死。同样也适用于PCI和CABG术后再梗死[10]。经皮冠状动脉介入（PCI）或冠状动脉旁路移植术（CABG）术后CK-MB质量浓度的升高幅度（如高于正常上限5倍以上）与心肌受损程度相关，可预测术后死亡率。

3）非ACS导致的CK-MB升高：常见于心肺复苏后的心肌损伤、心脏复律、除颤、心脏或非心脏外科手术、伴有心脏挫伤的胸外伤和吸毒等。横纹肌溶解和肌炎等肌组织相关疾病也可导致CK-MB升高。

3. 肌红蛋白（MYO）

（1）生物学机制：肌红蛋白（myoglobin，MYO）是一种在骨骼肌和心肌细胞广泛表达的氧合血红素蛋白，约占细胞质的5%~10%。人类心脏中每克心肌细胞含2.5mg MYO。肌细胞受损后MYO被释放入血，并与血浆球蛋白结合成复合物，经肾脏排出。当血中浓度超过15 000ng/ml时，可检测到尿液中MYO的存在。

（2）检测方法：MYO最早的检测方法为放射性免疫分析方法，随后更快速、简便的免疫比浊法、免疫荧光和化学发光等非放射性免疫分析技术被广泛应用。

（3）临床意义

1）早期诊断急性心肌梗死：MYO是首个用于AMI诊断的非酶类标志物，早在20世纪70年代就已用于临床。由于MYO分子量较小（约17kDa），心肌细胞发生坏死1~2小时后MYO水平即可快速升高，4~12小时达到峰值，24~36小时恢复到正常水平。在AMI早期诊断中，MYO具有高的敏感性和高的阴性预测价值，尤其在胸痛发生4小时内其敏感性高于CK-MB。1~2小时内升高25%~40%可提示AMI高风险，胸痛后2~6小时内连续监测MYO诊断AMI的敏感性可以达到90%。但由于骨骼肌中存在大量MYO，因此MYO诊断AMI的特异性较低（60%~90%）。早期对MYO的研究采用基于CK-MB的WHO心梗定义，但是随着ACC/ESC采用肌钙蛋白作为心梗定义，MYO的敏感性相当低。大量研究显示，可以不必检测MYO，仅检测肌钙蛋白即可[10]。

2) 非 ACS 中 MYO 升高：MYO 的心源性升高，除 AMI 外，还可见于心力衰竭、心肌病和心律失常。

MYO 在骨骼肌中广泛表达，因此非心源性 MYO 升高可见于骨骼肌外伤、供血不足、肌病、横纹肌肉瘤、横纹肌溶解和累积性肌营养不良，甚至健身等力量运动也可以导致 MYO 水平升高。较小的分子量也使其在肾衰患者体内不能被有效清除而外周血水平升高。

（二）BNP

1. **生物学机制** 脑利钠肽（brain natriuretic peptide，BNP）也称 B 型利钠肽（B-type natriuretic peptide，BNP），1988 年在猪脑组织中被发现，是利钠肽家族的成员之一。BNP 是由心室肌细胞和心脏成纤维细胞合成的神经内分泌肽类物质，当心室肌细胞受到机械张力时，细胞膜将张力活化信号传至细胞内，首先合成 134 个氨基酸的原前体肽（preproBNP）；在肌浆网上，被裂解为 26 个氨基酸的信号肽和 108 个氨基酸的 BNP 前体（$proBNP_{1\sim108}$）；接着 proBNP 被激素原转化酶酶解为 76 个氨基酸的无活性 N 末端肽段（$NT\text{-}proBNP_{1\sim76}$）和 32 个氨基酸的具有生物学功能的 C 末端肽段（$BNP_{77\sim108}$）。理论上 NT-proBNP 和 BNP 被等摩尔数分泌到外周循环，但由于二者分子大小不同、清除机制不同，因此二者外周血实际摩尔浓度非 1∶1 关系。BNP 与血液、肾脏和肾上腺中的利钠肽受体（以 NPR-A 为主）结合，激活细胞内环磷酸鸟苷（cGMP）信号级联反应，引起血管舒张、排水、尿钠排泄、抑制肾素血管紧张素醛固酮系统（RAAS）和促肾上腺皮质激素（ACTH）释放，参与调解血压、血容量和水盐平衡，以缓解因压力和容量过载导致的心脏前、后负荷增加。BNP 通过与 NPR-C 结合被分解后被肾脏排出。NT-proBNP 缺乏主动清除机制，主要通过肾脏、肌肉、肝脏等高血流量器官被动清除。BNP 的半衰期约为 20 分钟，NT-proBNP 的半衰期约为 120 分钟。

2. **检测方法**

（1）NT-proBNP 检测方法：检测 NT-proBNP 以化学发光（如电化学发光、酶免发光）和免疫荧光层析法为主，基于双抗体夹心原理，一般选择特异性识别 N 末端和 C 末端的抗体对，以避开易受糖基化修饰的 NT-proBNP 中心区域。以电化学发光为例，特异性识别 1~21 位氨基酸和 39~50 位氨基酸的单克隆抗体，分别被生物素和钌复合体标记，与样本中的 NT-proBNP 反应形成夹心式配合物。加入链霉亲和素包被的磁珠微粒与之结合，通过电磁作用将捕获抗原 - 抗体复合物的磁珠微粒吸附至电极表面，洗去未结合和非特异性集合的成分。给电极加压后产生光信号，测量发光强度。通过 2 点定标曲线，计算 NT-proBNP 浓度值。

（2）BNP 检测方法：检测 BNP 以双抗体夹心的化学发光技术为主，一般选取特异性识别 BNP 分子环状结构作为第一抗体存在于标记试剂中，选择特异性识别 N 末端或 C 末端作为第二抗体与链霉亲和素与磁性颗粒结合存在于固相试剂中。通过孵育、冲洗后加入底物，以相对发光单位（RLUs）测量化学发光反应强度。通过 2 点或多点定标曲线，结合 RLUs 值计算样本中的 BNP 含量。

3. **检测影响因素**

（1）样本分析前的影响因素：NT-proBNP 和 BNP 不存在昼夜节律、日间的生理学波动，故无须固定采血时间。但体位改变和运动会均可影响二者水平，卧位与站立、坐位及步行后差别 <7%，但站立或步行 30 分钟会导致 BNP 上升 15%。心率每分钟增加 10 次可使 NT-proBNP 浓度降低 15%，BNP 浓度降低 9%。因此，采血前应避免剧烈运动（避免心率升高 50% 以上），静息 10~15 分钟，并尽可能缩短止血带使用时间。

饮食习惯和药物也可影响 NT-proBNP 和 BNP 水平。高盐饮食或摄入过多钠可使利钠肽水平升高。凡是参与神经内分泌轴相关的药物均可影响二者水平，如肾上腺素、糖皮质激素、甲状腺素等激活类激素可引起二者水平的升高；而 ACEI 类药物、ARB 类药物、肾上腺素拮抗剂和利尿剂等激素拮抗剂可使这些激素降低的药物会使二者水平降低。

BNP 检测应用 EDTA 抗凝或全血，且应塑料或硅化玻璃试管收集；NT-proBNP 可用 EDTA、肝素抗凝或全血，对采血管材质无特殊要求。由于 BNP 半衰期短，离体后在室温和 2~8℃稳定性均差，因此尽量在 4 小时内完成检测。NT-proBNP 在 25℃可稳定 2~3 天，2~8℃稳定 5~6 天，-20℃以下至少可以稳定 24 个月。但作为急诊项目，无论 BNP 还是 NT-proBNP，实验室应在 2 小时内报告结果。

（2）样本分析中的影响因素：NT-proBNP 存在一个检测系统，BNP 存在多个检测系统，由于使用不同的抗体及标准品，不同 BNP 检测系统间结果具有差异，且 BNP 检测的室间差异高于 NT-proBNP 检测。

另外，人类血清中的嗜异性抗体、自身抗体会与试剂免疫球蛋白发生反应，干扰体外诊断免疫测定。

(3) 样本分析后的影响因素：NT-proBNP 和 BNP 与性别和种族相关，女性高于男性，黑人高于白种人；与年龄成正比，与体重指数(BMI)和肾小球滤过率(eGFR)成反比。

4. 临床意义

(1) 心力衰竭诊断：NT-proBNP 和 BNP 已经被各心衰治疗指南作为首要的标志物，并作为心衰程度判断的"尺子"之一。在急性心衰诊断中，BNP<100ng/L 排除急性心衰阴性预测值 90%；BNP>500ng/L 诊断急性心衰阳性预测值 90%。对于 NT-proBNP，排除急性心衰需要根据肾功能分层，肾功能正常者，NT-proBNP<300ng/L 排除急性心衰阴性预测值为 98%~99%；诊断急性心衰需根据年龄分层判断，50 岁以下成人 NT-proBNP>450ng/L、50 岁以上 NT-proBNP>900ng/L、75 岁以上 >1800ng/L 诊断急性心衰阳性预测值 94%。对于 NT-proBNP 和 BNP 血浆水平介于排除和诊断界值之间的患者，结合临床和其他检验指标考虑舒张性心衰和其他疾病可能[11]。

在慢性心衰诊断中，NT-proBNP 和 BNP 用于排除心衰诊断和判断预后的价值更高。BNP<35ng/L 或 NT-proBNP 低于年龄分层的界值(50 岁以下者，<50ng/L；50~75 岁者，<75~100ng/L；75 岁以上者，<125ng/L)，心衰诊断的可能性非常小。对于确诊的慢性心衰患者，连续监测发现 NT-proBNP 和 BNP 水平持续升高，提示患者预后不佳[12]。

(2) 呼吸困难患者鉴别诊断：NT-proBNP 和 BNP 可用于鉴别诊断急性呼吸困难患者，减少急诊留观时间和医疗成本。单纯呼吸系统疾病如慢性阻塞性肺疾病、肺炎、哮喘和间质性肺病等，NT-proBNP 和 BNP 水平并不显著升高。正常的 NT-proBNP 和 BNP 水平可在急性呼吸困难患者中快速排除心衰。

(3) 指导心衰治疗：在心衰患者治疗过程中，NT-proBNP 和 BNP 水平下降越大，治疗获益越多。监测治疗前基线和后续 NT-proBNP 和 BNP 水平，可作为心衰治疗效果评估的实验室指标。尤其在急性左室射血分数降低性心衰患者中，NT-proBNP 水平降低 30% 以上或者绝对值降低 4000ng/L，BNP 降低 50% 或绝对值降低 350~400ng/L 可作为治疗目标。病情稳定后，如 BNP 升高 50% 以上，提示心衰失代偿可能。在慢性心衰治疗中，NT-proBNP<1000ng/L 或 BNP<100ng/L 可作为治疗目标值。病情稳定后，NT-proBNP 和 BNP 水平仍升高，需要加强治疗和随访。

(4) 心血管疾病风险评估：NT-proBNP 和 BNP 水平是预测急慢性心衰、房颤、冠心病和一般人群全因死亡、心血管死亡、心衰住院的独立预测因子。定期连续检测二者水平对预后评估的价值更大，若检测值稳定或下降，则提示不良预后风险低；若检测值升高，提示不良预后风险增加，需要强化临床干预或随访。

(5) 引起 NT-proBNP 和 BNP 升高的非心衰疾病：急性冠脉综合征、心肌炎、心肌肥厚、瓣膜病、心律失常、肺栓塞、肺动脉高压、心脏挫伤以及心脏相关手术均可导致 NT-proBNP 和 BNP 水平升高，且升高的幅度与不良预后相关。

缺血性脑卒中、蛛网膜下腔出血、肾功能不全、肝功能不全、肿瘤、慢性阻塞性肺疾病、严重感染(包括脓毒血症)、严重烧伤、贫血以及内分泌系统疾病也可导致 NT-proBNP 和 BNP 水平升高。

(三) CRP

1. 生物学机制 C 反应蛋白(C-reactive protein，CRP)最早因在肺炎患者中发现与肺炎球菌 C 型多糖结合的蛋白而得名，是一个由 5 个相同亚基非共价结合形成的对称环形五聚体。CRP 是一种急性期蛋白，在 IL-1、IL-6 和 TNF-α 等炎症因子刺激下由肝脏合成。在细菌性或广泛组织损伤炎症刺激下，6 小时内迅速应答，50 小时达到峰值，峰值浓度可达到基线浓度的 10 000 倍。CRP 可与微生物(如细菌)表面的磷脂胆碱残基和受损或凋亡细胞的磷脂结合，结合后立刻解聚为单体，通过补体 C1q 激活经典补体通路，诱导血小板和单核细胞活化，启动固有免疫。

CRP 与心血管病的渊源始于 20 世纪被发现 CRP 可与 LDL 和 VLDL 特异结合并存在于动脉粥样硬化斑块中。对动脉粥样硬化斑块形成机制的研究发现，斑块形成的每个阶段均与炎症相关，CRP 也直接参与了斑块形成过程，包括激活补体、凋亡、活化内皮细胞、募集单核巨噬细胞、脂质堆积和血栓形成。CRP 与其他炎症因子不同，基线 CRP 水平日间波动小且长期稳定。离体后，不同样本类型、不同储存条件下的

CRP 都显示了良好稳定性，且易于检测，加之能够检测到健康人低水平微量浓度变化的高敏 CRP（hs-CRP）技术（检测范围 0.1~10mg/L）的出现，使其成为重要的心血管病标志物[13]。

2. **检测方法** 常规 CRP 检测采用免疫透射比浊法、免疫散射比浊法和免疫层析法，分析范围为 8~200mg/L，常用于评估感染、组织损伤和免疫性疾病。对于用于心血管危险评估的 hs-CRP 检测是普遍采用特异性抗 CRP 单克隆抗体，在常规 CRP 检测基础上，优化抗体包被颗粒和反应体系提高 CRP 检测灵敏度，典型的如乳胶增强免疫透射比浊法。新出现的全程 CRP 检测方法性能上覆盖了常规和高敏 CRP 检测方法，分析范围为 0.5~200mg/L，与上述原理基本相同。

3. **检测影响因素** hs-CRP 检测需要主要样本中纤维蛋白和其他颗粒等污染导致的光路散射，影响检测精密度。极少数情况下，自身免疫病和接受鼠源性单克隆抗体治疗患者可能会导致结果假性升高。

4. **临床意义**

(1) 心血管疾病预后评估：hs-CRP 水平可预测 ACS 患者短期和长期死亡率，且独立于肌钙蛋白。hs-CRP 水平高于 10mg/L 的 ACS 患者，住院死亡率是 hs-CRP<3.0mg/L 患者死亡率的 3 倍。ACS 症状出现 72 小时，hs-CRP 水平高于 10mg/L 的患者长期复发心血管事件或死亡的风险增加 2 倍。重要的是，hs-CRP 的上述预后评估能力独立于肌钙蛋白和 NT-proBNP。不稳定心绞痛患者如果伴有 CRP 升高，比不伴 CRP 升高者发生死亡，MI 的风险显著升高，需要再血管化治疗。更重要的是，hs-CRP 对于肌钙蛋白阴性和无肌细胞坏死的个体也具有预后评估价值[10]。

(2) 预测心血管事件：hs-CRP 水平可独立于血脂、年龄等危险因素预测动脉粥样硬化性心血管疾病（ASCVD）疾病风险，<1.0mg/L 为低风险，1.0~3.0mg/L 为中风险，>3.0mg/L 为高风险。2017 年 AACE 血脂指南推荐，对于标准风险评估处于临界状态和 LDL-C 水平低于 130mg/dl 的中、高风险人群，应检测 hs-CRP 预测动脉粥样硬化心血管和脑血管疾病风险。糖尿病患者 hs-CRP 水平高于 3.0mg/L，提示心肌梗死、冠状动脉再血管化和脑血管病的发生风险增加 2 倍。在空腹和非空腹或者间隔 2 周检测 hs-CRP 的平均值较为稳定，更适用于风险评估[14]。

(3) 监测降脂药物疗效：他汀类药物除能降低血脂外还具有抗炎作用，能使 hs-CRP 水平降低，hs-CRP 水平可作为他汀类降脂药治疗的靶标之一，降脂药物治疗后 LDL-C 降至 55mg/dl、hs-CRP 降至 1.8mg/L 可显著降低心血管事件发生率和死亡率。

（四）Lp-PLA$_2$

1. **生物学机制** 脂蛋白相关的磷脂酶 A$_2$（lipoprotein-associated phospholipase A$_2$，Lp-PLA$_2$），又称血小板激活因子乙酰水解酶（platelet-activating factor acetylhydrolase，PAF-AH），磷脂酶超家族中的亚型之一，由血管内膜中的巨噬细胞、T 细胞和肥大细胞分泌。血浆中 Lp-PLA$_2$ 有 80% 与 LDL 结合，20% 与 VLDL 或 HDL 结合。动脉硬化板块中的 Lp-PLA$_2$ 有两个来源，一种是来源于循环中与 LDL 结合的 Lp-PLA$_2$，另一种是由斑块中炎症细胞（巨噬细胞、T 细胞和肥大细胞）合成分泌的 Lp-PLA$_2$。Lp-PLA$_2$ 水解 ox-LDL 上的氧化磷脂，产生溶血磷脂胆碱和氧化性游离脂肪酸，导致内皮细胞凋亡、内皮功能异常和黏附因子、细胞因子增多，促进动脉粥样硬化。

2. **检测方法** Lp-PLA$_2$ 检测分为质量浓度检测和酶活性检测。首个被美国 FDA 批准的 Lp-PLA$_2$ 检测方法是采用特异性单克隆抗体对，基于普通的双抗体夹心 ELISA 方法检测样本中 Lp-PLA$_2$ 质量浓度。Lp-PLA$_2$ 酶活性检测原理是利用 Lp-PLA$_2$ 水解底物 1- 豆蔻酰基 -2-（4- 对硝基苯酚丁二酸酐）磷脂酰胆碱，生成黄色的 4- 对硝基苯酚，检测 405nm 处吸收峰，根据吸光度和活性的定标曲线计算 Lp-PLA$_2$ 的酶活性。液质联用技术（LC-MS/MS）是最新检测 Lp-PLA$_2$ 的方法，从肽段水平对 Lp-PLA$_2$ 进行定量分析，显示与酶活性检测有良好的相关，而双抗体夹心 ELISA 测得的质量浓度与 Lp-PLA$_2$ 酶活性检测检测结果相关性不佳。

3. **检测影响因素** Lp-PLA$_2$ 受生理变异很小，基本不受体位改变和日常活动影响，采集时无须固定体位和时间，无须空腹，但测定前 2 小时应避免剧烈运动。

4. **临床意义**

(1) 心血管疾病风险评估：在所有人群中，包括低 LDL-C 水平的个体，Lp-PLA$_2$ 是预测动脉粥样硬化性心血管病的独立危险因素。Lp-PLA$_2$<200ng/ml 为低风险，≥200ng/ml 且 <223ng/ml 为中风险，≥223ng/ml 为高风险。表观健康个体 Lp-PLA$_2$ 水平升高，提示冠心病高风险，远期发生严重心脑血管事件风险增加。对于血压正常的个体，Lp-PLA$_2$ 水平升高 2 倍，提示脑卒中高风险；对于高血压患者，Lp-PLA$_2$ 水平升高 7 倍，则预示将要发生脑卒中。对于未经激素治疗的更年期女性，Lp-PLA$_2$ 水平升高，脑卒中风险升高 64%。Lp-PLA$_2$ 与 CRP 具有协同效应，二者同时升高，则动脉粥样硬化性心血管病风险显著升高。

（2）心血管疾病预后评估：ACS 患者急性发作期 Lp-PLA$_2$ 水平与预后相关，且独立于 LDL-C 和 CRP。

（3）脑卒中预后评估：Lp-PLA$_2$ 水平与脑卒中首次发生和复发风险相关，Lp-PLA$_2$ 水平最高四分位数者的缺血性卒中风险为最低四分位数者的 2 倍。急性缺血性脑卒中发生后 Lp-PLA$_2$ 水平急剧降低，由平均 210ng/ml 下降到 169.4ng/ml。如卒中后 Lp-PLA$_2$ 水平仍高，预示卒中复发和心血管事件风险增加[15]。

三、小　　结

心脏标志物在胸痛患者和疑似 ACS 的诊断和危险分层中有重要意义。在心肌坏死的标志物中，肌钙蛋白已经成为 ACS 的首选标志物。目前研究的重点应该是与 ACS 病理生理过程相关，能够预测斑块不稳定性和破裂的标志物。理想的标志物可提供早期诊断、危险分层，有助于治疗选择、病程监测和疗效评估。

（周洲）

参 考 文 献

1. Aldous SJ, Florkowski CM, Crozier IG, et al. Comparison of high sensitivity and contemporary troponin assays for the early detection of acute myocardial infarction in the emergency department. Ann Clin Biochem, 2011, 48 (Pt 3): 241-248.
2. WHO. World Health Statistics 2017. 2017.
3. 中华医学会心血管病学分会，中华医学会检验医学分会．高敏感方法检测心肌肌钙蛋白临床应用中国专家共识(2014). 中华内科杂志，2015, 54(10): 899-904.
4. Wu AHB. Release of cardiac troponin from healthy and damaged myocardium. Frontiers in Laboratory Medicine, 2017, 1 (3): 144-150.
5. Cummins B, Auckland ML, Cummins P. Cardiac-specific troponin-I radioimmunoassay in the diagnosis of acute myocardial infarction. Am Heart J, 1987, 113(6): 1333-1344.
6. Amundson BE, Apple FS. Cardiac troponin assays: a review of quantitative point-of-care devices and their efficacy in the diagnosis of myocardial infarction. Clin Chem Lab Med, 2015, 53 (5): 665-676.
7. Apple FS, Collinson PO, IFCC Task Force on Clinical Applications of Cardiac Biomarkers. Analytical characteristics of high-sensitivity cardiac troponin assays. Clin Chem, 2012, 58 (1): 54-61.
8. Wu AHB, Christenson RH, Greene DN, et al. Clinical Laboratory Practice Recommendations for the Use of Cardiac Troponin in Acute Coronary Syndrome: Expert Opinion from the Academy of the American Association for Clinical Chemistry and the Task Force on Clinical Applications of Cardiac Bio-Markers of the International Federation of Clinical Chemistry and Laboratory Medicine. Clin Chem, 2018, 64 (4): 645-655.
9. Giannitsis E, Katus HA. Cardiac troponin level elevations not related to acute coronary syndromes. Nat Rev Cardiol, 2013, 10 (11): 623-634.
10. Sadip Pant, A.D., Pritam Neupane, M.P. Kavin Kumar, C.S. Vijayashankar, Cardiac Biomarkers, Novel Strategies in Ischemic Heart Disease. InTech Europe, 2012.
11. Ponikowski P, Voors AA, Anker SD, et al. 2016 ESC Guidelines for the diagnosis and treatment of acute and chronic heart failure: The Task Force for the diagnosis and treatment of acute and chronic heart failure of the European Society of Cardiology (ESC)Developed with the special contribution of the Heart Failure Association (HFA) of the ESC. Eur Heart J, 2016, 37 (27): 2129-2200.
12. 《基层医院心力衰竭临床诊疗中 B 型利钠肽和 N 末端 B 型利钠肽原的应用中国专家建议》专家组．基层医院心力衰竭临床诊疗中 B 型利钠肽和 N 末端 B 型利钠肽原的应用中国专家建议．中华全科医师杂志，2017, 16 (3): 169-173.
13. Ansar W, Ghosh S. C-reactive protein and the biology of disease. Immunol Res, 2013, 56 (1): 131-142.
14. Koenig W. High-sensitivity C-reactive protein and atherosclerotic disease: from improved risk prediction to risk-guided therapy. Int J Cardiol, 2013, 168 (6): 5126-5134.
15. 中国老年学学会心脑血管病专业委员会，中国医师协会检验医师分会心脑血管病专家委员会．脂蛋白相关磷脂酶 A2 临床应用专家建议．中华心血管病杂志，2015, 43 (10): 843-847.

遗传性心血管病生殖指导及生殖遗传阻断

一、遗传性心血管病概述

遗传性心血管病是指发病由基因改变引起，呈现家族性遗传的一组心血管疾病。遗传性心血管病是一类复杂的临床疾病，涉及多种基因型和表现型。目前许多心血管病都可以通过基因测序检测出相关的基因突变位点，通过对这些位点及其编码的生物分子或蛋白的结构和功能的研究，从而进一步探究该病的发病原因及机制，以期在疾病发生前就进行干预，从而减少此类疾病的病残率和死亡率。

遗传性心血管病在人群中发病率很低，多数属于发病率低于1/2000的罕见病（rare disease），较难诊断治疗，但却对患者及其家族有重大影响，部分疾病在婴儿或儿童期发病，多数为致命、致残性疾病。家族遗传性心血管病种类较多，且我国人口基数庞大，因此加总后的患者数目庞大。更为急迫的是，家族遗传性心血管病由于其罕见性使得部分疾病，至今没有明确的诊断标准，缺乏有效的治疗措施，给患者和整个社会造成了巨大的精神和经济压力。

遗传性心血管病种类较多，目前遗传方式和变异基因比较明确的疾病主要包括遗传性心律失常、遗传性心肌病、遗传性结缔组织病、家族性脂质代谢紊乱等，以下就这些疾病进行简单介绍。

（一）家族遗传性心律失常

1. 长QT综合征 长QT综合征（long QT syndrome，LQTS）是由于编码心脏离子通道的基因突变导致的一组综合征，表现为心脏结构正常，QT间期延长和T波异常，心律失常发作时呈典型的尖端扭转型室性心动过速（torsade de pointes，TdP），易发晕厥、抽搐和猝死。LQTS为常染色体显性遗传病，目前已确认的LQTS有15个亚型、13种致病基因（表1），其中KCNQ1（ LQT1）、KCNH2（ LQT2）及SCN5A（LQT3）最为常见，占所有基因确诊者的95%以上。在LQTS的诊断方面，基因检测的价值主要在于进行基因分型从而指导临床治疗，不同基因型对药物反应不同，因激发因素不同因此生活干预也有差异。

表1　长QT综合征的分子遗传学

临床分型	OMIM	相关基因	编码蛋白	致病机制	遗传方式
LQT1	192500	KCNQ1	KvLQT1	$I_{k.s}$ 功能下降	AD
LQT2	613688	KCNH2	HERG	$I_{k.r}$ 功能下降	AD
LQT3	603830	SCN5A	Nav1.5	I_{Na} 功能增强	AD
LQT4	600919	ANK2	Ankyrin-B	Ca^{2+} 超载	AD
LQT5	613695	KCNE1	MinK	$I_{k.s}$ 功能下降	AD
LQT6	613693	KCNE2	MiRP1	$I_{k.r}$ 功能下降	AD
LQT7		KCNJ2	Kir2.1	$I_{k.1}$ 功能下降	
LQT8		CACNA1C	Cav1.2	$I_{Ca(L)}$ 功能增强	
LQT9	611818	CAV3	Caveolin-3	I_{Na} 的辅助部分功能增强	AD
LQT10	611819	SCN4B	Navβ4	影响 I_{Na} 的β4亚基	AD
LQT11	611820	AKAP9	AKAP9	$I_{k.s}$ 对cAMP的反应减弱	AD
LQT12	612955	SNTA1	SNTA1	影响 I_{Na} 的NO调节	AD
LQT13	613485	KCNJ5	Kir3.4	I_{KACh} 功能减弱	AD
JLNS1	220400	KCNQ1	Kv7.1	$I_{k.s}$ 功能下降	AR
JLNS2	612347	KCNE2	Mink	$I_{k.s}$ 功能下降	AR

专家共识推荐：先证者进行基因检测，在先证者证实携带 LQTS 致病基因突变后，推荐其家族成员及相关亲属进行该特定突变的检测。

2. 短 QT 综合征 短 QT 综合征（short QT syndrome，SQTS）是一种单基因突变引起的常染色体显性遗传心脏离子通道病。临床表现主要为心悸、头晕及反复发作的晕厥和（或）心源性猝死。心电图主要表现为 QT 间期明显缩短，胸前导联 T 波高尖，可伴有或不伴有阵发性心房颤动、室性心动过速或心室颤动。

目前已经发现 5 个基因的 8 种突变，可导致 5 种不同类型的 SQTS（表 2）。专家共识推荐：基于病史、家族史以及心电图表现，临床高度怀疑 SQTS 的患者，可以考虑检测 KCNH2、KCNQl 及 KCNJ2 基因；推荐家族成员及相关亲属进行特定突变位点检测。

表 2 短 QT 综合征的分子遗传学

临床分型	OMIM	相关基因	编码蛋白	致病机制	遗传方式
SQT1	609620	KVNH2	HERG	$I_{k,r}$ 功能增强	
SQT2	609621	KCNQ1	KvLQT1	$I_{k,s}$ 功能增强	AD
SQT3	609622	KCNJ2	Kir2.1	$I_{k,1}$ 功能增强	
SQT4		CACNA1C	Cav1.2	$I_{Ca(L)}$ 功能下降	
SQT5		CACNB2	Cavβ2	$I_{Ca(L)}$ 功能下降	
SQT6		CACN2D1	Cavα2δ	$I_{Ca(L)}$ 功能下降	

3. Brugada 综合征 Brugada 综合征（Brugada syndrome，BrS）是一类易引起心源性猝死的离子通道病。心电图特征为右束支传导阻滞，V_1~V_3 胸前导联 ST 段抬高，QT 间期正常。BrS 的致病基因涉及 Na^+ 通道、K^+ 通道、Ca^{2+} 通道及它们的调节亚单位，其中以 Na^+ 通道最为多见。鉴于 BrS 可导致猝死等严重心脏事件，专家共识推荐：BrS 家族成员及其相关亲属应行特定突变检测（表 3）。临床怀疑 BrS 的患者，应行 SCN5A 基因检测。

表 3 Brugada 综合征的分子遗传学

临床分型	OMIM	相关基因	编码蛋白	致病机制	遗传方式
BrS1	601144	SCN5A	Nav1.5	I_{Na} 功能下降	AD
BrS2	611777	GPD1L	G3PD1L	I_{Na} 功能下降	
BrS3	611875	CACNA1C	Cav1.2	$I_{Ca(L)}$ 功能下降	
BrS4	611876	CACNB2	Cavβ2	$I_{Ca(L)}$ 功能下降	
BrS5	612838	SCN1B	Navβ1	I_{Na} 功能下降	
BrS6	613119	KCNE3	MiRP2	I_{to} 功能增强	
BrS7	613120	SCN3B	Navβ3	I_{Na} 功能下降	AD
BrS8	613123	HCN4	HCN4	I_f 功能下降	
Brs9	616399	KCND3	Kv4.3	Ik 功能下降	AD

4. 儿茶酚胺敏感性多形性室性心动过速 儿茶酚胺敏感性多形性室性心动过速（catecholaminergic polymorphic ventricular tachycardia，CPVT）是一种少见却严重的遗传性心律失常，致病基因为 RyR2 和 CASQ2，两者均与细胞内 Ca^{2+} 调控有关。主要表现为运动或激动时发生双向性、多形性室性心动过速导致晕厥、可转为心室颤动引起猝死，多发生于无器质性心脏结构异常的青少年。

鉴于 CPVT 可能导致的严重后果，专家共识推荐 RYR2 和 CASQ2 的基因检测为：基于病史、家族史以及运动或儿茶酚胺应激诱发的心电图阳性表型，具有 CPVT 临床证据的患者，都推荐进行上述基因检测；家族成员及其他相关亲属应行特定突变检测（表 4）。

表 4 儿茶酚胺敏感性多形性室性心动过速的分子遗传学

临床分型	OMIM	相关基因	编码蛋白	致病机制	遗传方式
CPVT1	180922	RyR2	RyR2	影响 Ca^{2+}；心肌收缩	AD
CPVT2	611938	CASQ2	CASQ2	离子泵 Ca^{2+} 减弱	AR
CPVT3	614021	KCNJ2	Kir2.1		AR
CPVT4	614916	CALM1	钙调蛋白		AD
CPVT5	615441	TRDN	衔接蛋白		

5. **早复极综合征** 早复极综合征（early repolarization syndromes，ERS）心电图特征为 2 个或更多相邻导联 J 点和 ST 段抬高。流行病学研究证实，无论是作为导致猝死的直接原因或者与其他心脏疾病的协同原因，早复极与心律失常死亡相关。威胁生命的心律失常通常是早复极综合征的首发临床表现。早复极综合征的患者在发生室颤之前 J 点抬高的幅度往往显著增加，且室颤容易发生在短 - 长 - 短周期现象之后。家族性早复极综合征主要是常染色体显性遗传且不完全外显。

早复极综合征的已知致病基因包括 KCNJ8、CACNA1C、CACNB2B、CACNA2D1、KCND3（表 5）。

表 5 早复极综合征的分子遗传学

序列	基因	编码蛋白	致病机制	遗传方式
ERS1	KCNJ8	Kir6.1	$I_{K\text{-}ATP}$ 增强	
ERS2	CACNA1C	Cav1.2	I_{Ca} 减弱	
ERS3	CACNB2B	Cavβ2b	I_{Ca} 减弱	
ERS4	CACNA2D1	Cavα2d	I_{Ca} 减弱	
ERS5	ABCC9	SUR2A	$I_{K\text{-}ATP}$ 增强	
ERS6	SCN5A	Nav1.5	I_{Na} 减弱	AD

（二）家族遗传性心肌病

1. **肥厚型心肌病** 肥厚型心肌病（hypertrophic cardiomyopathy，HCM）以心肌非对称性肥厚为特征，最常见类型是非对称性室间隔肥厚，偶尔可呈向心性肥厚，左心室腔容积正常或缩小。病变发生于右心室较少见。

绝大多数 HCM 患者是由于常染色体显性遗传而患病，HCM 有 50% 的概率可遗传给后代。少数散发病例为新生基因突变所致，其中某些患者父亲或母亲为不完全外显，还有一些为常染色体隐性遗传。有家族史的患者检获致病基因的概率极高。约 60% 的 HCM 患者存在肌球蛋白基因突变，最常见的两个致病基因是 β- 肌球蛋白重链基因（MYH7）及肌球结合蛋白 -C 基因（MYBPC3），这两类致病基因分别占 HCM 患者的 1/4~1/3。HCM 患者基因检测的主要目的是明确分子诊断，结合临床特点做出猝死风险预测（携带多个 HCM 致病基因突变的患者属于猝死高危）、指导临床治疗方式（是否植入 ICD）并给予生育期患者生殖指导和必要时遗传阻断。

专家共识建议：临床已确诊 HCM 的患者进行 MYBPC3、MYH7、TNNI3、TNNT2 和 TPM1 基因检测（Ⅰ类推荐）；如果先证者中发现致病基因突变，推荐所有一级亲属（如后代、兄妹、父母）进行特定基因突变检测。家族成员中，特定基因突变检测比临床评估具有明显优势，可以使一半的家族成员免于长期临床评估和随访观察。HCM 在儿童时期就存在风险，因此必须重视家族成员中儿童的基因检测、遗传咨询、教育和心理学评估（表 6）。

2. **致心律失常性右室心肌病** 致心律失常性右室心肌病（arrhythmogenic right ventricular cardiomyopathy/dysplasia，ARVC/D）也称为右室心肌病、致心律失常右室发育不良，是 35 岁以下人群发生室性心律失常和心源性猝死的主要原因，是以右心室心肌局灶性或弥漫性被脂肪和纤维组织替代而继发室性心律失常为

表 6 肥厚型心肌病的分子遗传学

临床分型	OMIM	遗传标志	基因突变导致 HCM	遗传方式
HCM1	192600	MYH7	40%	AD
	192600	CAV3		AD
	192600	MYLK2		AD
HCM2	115195	TNNT2	5%	AD
HCM3	115196	TPM1	2%	AD
HCM4	115197	MYBPC3	40%	AD
HCM6	600858	PRKAG2	未知	AD
HCM7	613690	TNNI3	5%	AD
HCM8	608751	MYL3	1%	AD
HCM9	613765	TTN	未知	AD
HCM10	608758	MYL2	未知	AD
HCM11	612098	ACTC1	未知	AD
HCM12	612124	CSRP3		AD
HCM13	613243	TNNC1	未知	AD
HCM14	613251	MYH6	未知	AD
HCM15	613255	VCL	未知	AD
HCM16	613838	MYOZ2		AD
HCM17	613873	JPH2		AD
HCM18	613874	PLN		AD
HCM19	613875	CALR3		AD
HCM20	613876	NEXN		AD
HCM21	614676			AD
HCM22	615248	MYPN		AD
HCM23	612158	ACTN2		AD
HCM24	601493	LDB3		AD
HCM25	607487	TCAP		AD
HCM26	617047	FLNC		AD

主要临床特征的遗传性心肌病。ARVC/D 通常表现为常染色体显性遗传，罕见常染色体隐性遗传，表现为 Naxos 和 Carvajal 综合征（心脏皮肤综合征）。大多数 ARVC/D 致病基因编码桥粒蛋白（Jup）、桥粒斑蛋白（DSP）、斑菲素蛋白 -2（PKP2）、桥粒芯糖蛋白 -2（DSG-2）及桥粒胶蛋白 -2（DSC2）。目前认为 PKP2 基因是 ARVC/D 中最常见的突变基因，同时也有桥粒以外的致病基因，如 TMEM43 的 S358L 突变与 ARVC 的完全外显、不典型表型、猝死及心力衰竭有关。

专家共识推荐：在符合 ARVC/D 临床诊断标准的患者中进行选择性或全面基因（DSC2、DSG2、DSP、JUP、PKP2、TMEM43）检测，在先证者发现致病基因突变后，推荐在家族成员及其相关亲属中进行该特定突变检测（表 7）。

3. **左室心肌致密化不全心肌病** 左室心肌致密化不全心肌病（left ventrichlar non-compaction cardiomyopathy，LVNC）主要临床症状包括致命性的室性心律失常、血栓栓塞和心衰，其遗传模式包括 X 连锁遗

表 7 致心律失常性右室心肌病的分子遗传学

临床分型	OMIM	遗传标志	基因突变导致 ARVC	遗传方式
ARVC/D 1	107970	TGFB3	罕见	AD
ARVC/D 2	600996	RYR2	罕见	AD
ARVC/D 3	602086			AD
ARVC/D 4	602087			AD
ARVC/D 5	604400	TMEM43 LAMR1	未知	AD
ARVC/D 6	604401	PTPLA		
ARVC/D 7				
ARVC/D 8	607450	DSP	6%~16%	AD
ARVC/D 9	609040	PKP2	11%~43%	AD
ARVC/D 10	610193	DSG2	12%~40%	AD
ARVC/D 11	610476	DSC2	罕见	AD、AR
ARVC/D 12	611528	JUP	罕见	AD/AR

传、常染色体显性/隐性遗传及母系线粒体遗传。散发者常见，大约占 60%~70%。目前共发现有 15 个基因参与 LVNC 发生，包括 MYH7、ACTC1、TNNT2、MYBPC3、ZASP 基因及离子通道编码基因，每个基因约占 LVNC 的 2%，其中肌节蛋白相关基因突变最常见（表 8）。

表 8 左室心肌致密化不全的分子遗传学

基因	OMIM	编码蛋白	基因突变	遗传方式
tRNA			3243A>G、8381A>G	
ND1，cytb		NADH 脱氢酶 I 相关蛋白、细胞色素 b	15662A>G、3398T>C、4216T>C、15812G>A	
TAZ		Taffazzin	197G>A、352T>C、158insC	
MYH7	613426	β- 肌球蛋白重链	842G>C、281R>T、545D>N、301L>Q 等	AD
MYBPC3	615396	肌球蛋白结合蛋白 C	2373insG	AD
ACTC1		α 肌动蛋白	101E>K	
TNNT2	601494	肌钙蛋白 T	131R>W	AD
SCN5A		钠通道 α 亚基	219R>/H、1784E>k	
LaminA/C		核纤层蛋白 A/C	190R>W、644R>C	
DMPK		蛋白激酶	700~800 个 CTG 重复	
ZASP		LIM 域结合蛋白	587C>T、638C>T、349G>A	
DTNA	604169	α-dystrobrevin	362C>T	AD
ZFP9		锌指蛋白 9	8.9kb CCTG 重复序列	
AMPD1		肌腺嘌呤核苷酸脱氢酶	34C>T	
PMP22		(b) 周围髓鞘蛋白 22	在 17p11.2~12 复制	
LMX1B		LIM 同源结构域蛋白	第五外显子处有 17bp 缺少	

专家共识推荐：在 LVNC 先证者家族成员及其他相关亲属中进行特定突变检测；临床已确诊 LVNC 的患者，基因检测可能获益；对 LVNC 患者家族成员及其他相关亲属，推荐进行特定基因突变筛查。

（三）遗传性先天性心脏病

单基因突变引起的先天性心脏病，即孟德尔遗传病，包括常染色体显性遗传、常染色体隐性遗传、X 连锁遗传和 Y 连锁遗传。目前，大约 120 种单基因突变可引起心血管系统缺陷性综合征，其中部分已经明确了分子遗传缺陷的基因定位及基因突变类型。间隔缺损是先天性心脏病中最常见的一类，约占所有先天性心脏病患者的 50%，间隔缺损主要包括房间隔缺损、室间隔缺损和房室间隔缺损。心脏特异转录因子基因，TBX5 基因、NKX2-5 基因和 GATA4 基因与先天性心脏病的间隔缺损发生机制相关。心脏特异转录因子基因通过相互作用和调控下游基因，在心脏发育过程中发挥关键作用，是最早发现以间隔缺损为主的非综合征型先天性心脏病的单基因致病因素。

（四）累及心血管系统的遗传性结缔组织疾病

1. 马方综合征（Marfan's syndrome，MFS） 马方综合征是常染色体显性遗传的全身性结缔组织病。病变侵犯全身结缔组织，主要表现为眼、骨骼和心血管系统畸形（表 9）。

表 9 马方综合征的分子遗传学

临床分型	OMIM	相关基因	致病机制	遗传方式
MSF1	154700	FBN1	影响 Ca^{2+}，进而影响原纤维的转运	AD
MSF2		TGFBR1		
		TGFBR2		

2. Ehlers-Danlos 综合征（EDS） Ehlers-Danlos 综合征又称先天性结缔组织发育不全综合征，主要临床表现包括皮肤和血管脆弱、皮肤弹性过强、关节活动度过大 3 大特点的一组遗传性疾病，发病率约 1/5000。其中血管型 EDS 主要累及心血管系统，预后最为严重（表 10）。

表 10 Ehlers-Danlos 综合征的分子遗传学

EDS 分型	OMIM	基因	发病机制	遗传方式
血管型	130050	COL3A1	影响Ⅲ型前胶原	AD

（五）遗传性脂代谢异常

遗传性脂代谢异常包括家族性高胆固醇血症、家族性高甘油三酯血症、家族性混合性高脂血症、家族性高密度脂蛋白缺乏症、隐性血 β 脂蛋白血症和家族性异常 β- 脂蛋白血症。其中，家族性高胆固醇血症（familial hypercholesterolemia，FH）是常见且严重的脂质代谢遗传性疾病。目前认为，FH 的主要病理基础是呈常染色体显性遗传的低密度脂蛋白受体（LDLR）、枯草溶菌素转化酶 9（PCSK9）和载脂蛋白 B（ApoB）基因突变导致的胆固醇代谢障碍。临床分为纯合和杂合两种类型，纯合子患者动脉粥样硬化严重且多在年幼时发病，治疗较为困难，大多数在 20 岁前死于冠心病；杂合子患者动脉粥样硬化进展加速，心血管疾病发生率比一般人群高 100 倍（表 11）。

表 11 遗传性脂代谢异常

疾病名称	临床表现	相关基因
家族性高胆固醇血症	以血清 LDL-C 升高、皮肤黄色瘤、早发冠心病等为特征的常染色体显性遗传疾病	LDLR、APOB100、PCSK9
家族性高甘油三酯血症	血清 TG 明显升高，有的可达 1000mg/dl 以上	LPL、APOCⅡ
家族性混合性高脂血症	有明确的冠心病家族史，每代都有人患高脂血症，表型呈多样化，但家族中至少有一人血清 TC 和 TG 同时升高	APOAⅠ/CⅢ/AⅣ/AⅤ

续表

疾病名称	临床表现	相关基因
家族性高密度脂蛋白缺乏症	常染色体隐性遗传病，在幼儿期发生病变，临床表现为扁桃体肿大和反复发作的周围神经病变伴有下肢优势神经元受损	ABCA1
隐性血β脂蛋白血症	脂肪组织缺乏，棘形红细胞增多，中枢神经系统进行性退化，患者出生时正常，但生长发育迟缓	MTP、APOB
家族性异常β-脂蛋白血症	结节性黄色瘤，VLDL残粒和乳糜微粒在血液循环中堆积，动脉粥样硬化发生率增加	APOE

二、遗传性心血管病生殖指导和生殖遗传阻断

（一）生殖指导

近年我国遗传性疾病的比例上升，且目前多无有效的治疗方法，预防遗传性心血管疾病的发生显得日益重要。对于遗传类疾病国际多采用遗传咨询、遗传诊断和遗传筛查三结合的方式，以有效降低常见遗传病的发病。除此之外，为了控制遗传病在一些家庭中的发生以及群体中的流行，遗传病登记和随访、遗传保健也是遗传病预防也是不可缺少的方法。遗传学心血管疾病对家庭和人类健康都是一笔不小的负担。此类患儿往往终身都要受到病痛的折磨，且通常情况下无特效治疗的药物。因此，防止此类患儿的出生是提高我国人口素质的根本途径。

1. 遗传咨询 遗传咨询（genetic counseling）是由临床医生和遗传工作者，或者遗传咨询师，解答遗传病患者及其亲属提出的有关遗传性疾病的病因、遗传方式、诊断、治疗及预防等问题，估计患者的子女再患某病的概率，并提出建议和指导，以供患者及亲属参考。

遗传咨询的意义在于：减轻患者身体和精神上的痛苦，减轻患者及其亲属的心理压力，帮助他们正确对待遗传病、了解发病概率，采取正确的预防、治疗措施；降低人群遗传疾病的发生概率，以及害基因的频率。对遗传病患儿还要帮助家长选择其教育、职业等，因此遗传咨询和诊断对降低人群中遗传病的发病率以及优生工作意义重大，关系民族兴旺和家庭幸福。

以下情况应当进行遗传咨询：①夫妇一方或双方已确诊患有遗传病；②一对夫妇生了一个遗传病患儿，需要询问再发风险；③家属中有遗传病患者；④近亲婚配的夫妇；⑤一对夫妇婚后多年不育，或出现不明原因习惯性流产；⑥35岁以上孕妇；⑦羊水过多或过少的孕妇；⑧孕早期接触过有毒物质的孕妇；⑨家庭成员出现不明原因疑难杂症或罕见病；⑩智力低下、性发育异常、先天畸形等患者及其双亲；⑪要求进行遗传咨询和生育指导。

遗传咨询的步骤：①病史采集：填写详细的遗传咨询病历，建立家庭和家系档案，并妥善保存；②检查并作出诊断：对患者进行必要的体检和有针对性的实验室检查作出诊断，在判定是否为遗传病时，要排除一些干扰因素以明确诊断；③遗传方式分析和再发风险评估：由于有些疾病是致残、致患甚至致死的，对有生育要求的夫妇需要进行再发风险估计；④与咨询者交流和商讨对策：包括劝阻结婚、避孕、绝育、人工流产、人工授精、胚胎植入前遗传学诊断和产前诊断、积极改善症状等，由咨询医师提供可行的备选及进一步举措，由咨询者自主选择咨询医师给出的方案；⑤随访和扩大咨询：为了观察遗传咨询的效果和总结经验教训，有时需要对咨询者进行随访，如果从全社会或本地区降低遗传病发病率的目标出发，咨询医生还应主动追溯家属及其他成员是否患有该病，特别是查明家属中的携带者，这样可以扩大预防效果。

遗传性心血管发生风险估计：①染色体病再发风险估计：染色体病一般为散发，其畸变主要发生在亲代生殖细胞的形成过程中，因此再发风险率就是经验危险率或者称为群体发病率。临床上很少见到一个家庭中同时出现2个或2个以上染色体病患者。②单基因病再发风险估计：单基因病再发风险可以根据家系咨询提供的信息，结合孟德尔遗传规律、贝叶斯分析等遗传学手段加以估计。③常见遗传性心血管疾病发生风险估计：临床上200个新生儿中就会有一个先天性心脏病。尽管90%以上的病例没有明显的家族遗传性，但很多先天性心脏病与遗传因素有关，例如先天性心脏病和特定的基因和染色体区域有关，尤

其是22号染色体长臂。为了预防遗传性心血管病的发生，生殖指导和生殖遗传阻断显得尤为重要。除了上述的遗传方式明确的心血管疾病，还有一些原因可能导致遗传性心血管疾病的发生。在已经发现的环境因素中，风疹病毒、母亲糖尿病、母亲高龄、同卵双胞胎等。40岁以上的高龄产妇生育患儿的风险约是普通人群的2倍（表12，表13）。

表12 先天性心脏病总体风险

发病情况	风险（%）
人群发病率	0.5
单发患者的同胞	2~3
半同胞或其他二级亲属	1~2
单发患者的后代（母亲受累）	2~3
单发患者的后代（父亲受累）	5~6
两个同胞受累（或一个同胞和父母一方受累）	10
两个以上亲属受累	50

表13 先天性心脏病单个病例的同胞遗传风险

缺陷	风险（%）	缺陷	风险（%）
室间隔缺损	3	主动脉缩窄	2
房间隔缺损	2.5	主动脉动脉错位	1.5
动脉导管未闭	3	左心发育不全	3
法洛四联症	2.5	肺动脉闭锁*	1
动脉导管缺陷	2.5	共同动脉干	1
肺动脉瓣狭窄	2	三尖瓣闭锁	1
主动脉瓣狭窄	2	Ebstein心脏畸形	1

*基于有限数据的初步结论

资料来源：Nora JJ, Berg K, Nora AH. Cardiovascular Diseases: Genetics, Epidemiology and Prevention. Oxford: Oxford University Press, 1991.

2. **遗传筛查** 遗传筛查（genetic screening）是研究群体各成员某一位点基因类型的一项普查，分为携带者筛查、胚胎植入前遗传学筛查、出生前筛查、新生儿筛查四个方面。

携带者筛查（carrier screening）是指对表型正常但带有可传递给后代的致病遗传物质的携带者进行筛查。当某种遗传病在某一群体中有高发病率或家族中有遗传病发生时，为了预防该病的再次发生，在这一家族或群体中进行筛查，筛出携带者后进行生育指导。携带者筛查对于遗传病的预防有积极意义：人群中许多隐性遗传病的发病率较低，但杂合子的比例却非常高，如果遇到两个携带者婚配，及时检出携带者并对他们进行婚育指导意义很大；显性遗传病若能及时检出，也可以进行优生指导；染色体平衡易位携带者可能有较大比例出生死胎或染色体异常。携带者筛查应遵循以下原则：①携带者筛查项目应当告知每一位孕妇；②携带者筛查和遗传咨询的最佳时间是孕前；③具有家族史或特定人群，夫妻存在血缘关系等应当接受筛查；④一方被诊断为致病基因携带者，则其配偶应当接受筛查和咨询，其亲属应被告知相应风险；⑤收集夫妇双方的家系信息有助于筛查工作和更好的开展遗传咨询；⑥一生只需接受一次针对同一疾病的筛查；⑦产前携带者筛查和新生儿疾病筛查不能相互替代；⑧患者提出针对特定疾病的筛查，在充分告知风险、利益和局限后予以检测；⑨选择筛查方法时充分考虑患者和社会医疗系统的支出。

胚胎植入前遗传学筛查（PGS）是诊断植入母体的胚胎有无遗传疾病的过程。基于单细胞扩增和二代测序技术，目前已经可以对大部分染色体结构和数目异常，以及所有明确致病基因的遗传病进行诊断。在遗传性心血管病中，所有致病基因明确的心血管疾病都可以采用这一方法进行筛查。但PGS有一定的误诊率和检测失败率。但由于检测的胚胎在得到结果时仍未植入母体，在患者可以选择遗传学正常的胚胎进行移植，从而避免妊娠遗传性心血管疾病的胎儿造成的引产。

出生前筛查是指诊断胎儿有无遗传性疾病的过程。对于遗传性心血管病超声是首要的诊断之一。另外，对于能反应在羊水生化指标变化的特定遗传代谢病，也可以在出生前得到筛查。

新生儿筛查（neonatal screening）的意义在于有一些遗传疾病已有有效疗法，若在新生儿阶段能明确该种疾病的诊断，在患儿出现不可逆性损伤前得到治疗则可以防止临床症状的出现。新生儿筛查主要集中于遗传代谢病的筛查。80% 以上遗传代谢病可造成神经系统损害，可导致包括脑瘫、智力低下等在内的一系列严重并发症，甚至引起昏迷或死亡。70% 以上遗传代谢病还可导致肝脏肿大或肝功能不全、肾损伤、黄疸、青光眼、白内障、容貌怪异、毛发异常、皮肤异常、耳聋等症状。在新生儿出生 24 小时后至第 28 天内施行“新生儿遗传代谢病筛查”，即可及时发现遗传代谢病，患儿在未出现典型临床症状之前进行干预与治疗。新生儿筛查具有：极高的准确率；充裕的采样时间；简单的采样办法等优点。一旦明确诊断，应立即采用饮食控制或相应的治疗措施。

筛查的方法：对于已经明确致病基因的遗传性心血管病，可以采用先证者相同的检测方法，如核型分析、Sanger 测序等。对于致病基因不明的，可以采用重点基因筛查、全外显子水平筛查，甚至全基因组水平筛查。重点基因筛查主要基于对目前已知明确致病基因检测 Panel，优点在于检测速度快、花费较低，一般作为首选；缺点在于只能检测 Panel 中包含的基因。全外显子水平筛查指采用外显子捕获配合二代测序的方法检测全部外显子的序列，筛查可疑致病突变，优点在于覆盖广泛；缺点在于费用昂贵且精度高，会找出一些尚无报道的突变，对于判断这部分突变是否是致病因素上带来难度，需要遗传咨询师持续跟进国内外相关研究进展。全基因组水平筛查应用较少，一方面价格昂贵，另一方面全基因组水平的检测包含了太多非编码区，目前我们对于这部分区域的研究尚不清楚，即使检测出突变也很难判断是否是发病的原因。但随着人们对基因组的研究不断深入，这些非编码区域的功能不断被揭示。在未来，非编码区对编码区的调控作用会成为人们也就的热点，也会解释一些遗传性疾病的病因。

3. **遗传诊断** 遗传病的诊断是一项复杂的工作，需要各个学科的密切配合。遗传病的诊断包括常规诊断和特殊诊断。常规诊断指与一般疾病的诊断方法相同，特殊诊断往往是遗传病确诊的关键。遗传病的临床诊断主要包括临症诊断（symptomatic）、症状前诊断（presymptomatic diagnosis）和出生前诊断（prenatal diagnosis）。临症诊断是指根据已出现症状的患者的各种临床表现进行分析，并进行疾病的诊断和遗传方式的判断。症状前诊断是指某些显性遗传病的杂合子往往发病年龄延迟，目前这类疾病在症状出现前要明确诊断就只能采用 DNA 检查的方法。出生前诊断是预防遗传病患儿出生的有效手段，随着技术的发展，又分为胚胎植入前遗传学诊断和产前诊断。

(1) 临症诊断和症状前诊断：遗传病大多具有先天性、家族性、罕见性、终生性四大特征。临症诊断是指根据已出现症状的患者的各种临床表现进行分析，并进行疾病的诊断和遗传方式的判断。临床医师在诊疗过程中若怀疑某些心血管疾病具有遗传病的特征，应及时进行遗传病的临症诊断。症状前诊断主要应用于发病年龄延迟的常染色体显性遗传病杂合子，例如亨廷顿病（Huntington’s disease，又称亨廷顿舞蹈症），好发年龄在 40 岁左右，此时的杂合子个体往往已经生育，他们将有 1/2 的机会将致病基因传递给子代造成子代得病。如果能在杂合子生育之前就做出诊断，就能有效避免影响子代。

(2) 胚胎植入前遗传性诊断：在体外受精第 3 日的卵裂球取 1~2 个细胞或第 5~6 日的囊胚取 3~10 个外滋养层细胞，进行遗传学 DNA 分析的方法。从中选择遗传学正常的胚胎用于移植，可以有效避免遗传病的发生，同时避免引产带来的痛苦。由于胚胎植入前遗传学诊断依赖于试管婴儿技术，价格昂贵，因此要准确把握适应证。建议进行胚胎植入前遗传学诊断的对象包括：①夫妇之一有染色体畸变，特别是平衡易位携带者，或夫妇核型正常，但曾生育过染色体病患儿的夫妇；②遗传病基因携带者夫妇；③夫妇之一有开放性神经管畸形或是生育过这种畸形儿的夫妇；④夫妇之一有先天性代谢缺陷或生育过这种患儿的夫妇。以下情况可以选择进行胚胎植入前遗传学筛查：①有不明原因的习惯性流产史的孕妇；②近亲婚配的孕妇。

DNA 分析的方法：

1）染色体核型分析：染色体核型分析是经典的在显微镜下观察染色体形态、判断染色体有无异常的细胞学分析方法。优点在于检测全面，可检测全部 23 对染色体数目异常，以及几乎全部类型的结构异常；缺点在于分辨率有限，不能检测 <5Mb 的异常，且耗时较长，对检测人员技术要求高。

2）荧光原位杂交：荧光原位杂交（fluorescence in situ hybridization，FISH）是一种应用非放射性荧光物质依靠核酸探针杂交原理在细胞核中或染色体上显示 DNA 存在与含量的方法。该技术可以检测分裂中期或间期染色体畸变信息，优点在于精确度高、灵敏度好、特异性强；缺点在于检测过程依赖细胞培养，且需要知道待测片段序列，一次只能检测一个或几个位点。

3）多重连接探针扩增：多重连接探针扩增技术（multiplex ligation-dependent probe amplification，MLPA）是指探针和靶序列 DNA 进行杂交，之后通过连接、PCR 扩增，产物通过毛细管电泳分离及数据收集，分析软件对收集的数据进行分析最后得出结果。优点在于可以检测已知基因的大片段缺失和重复，不需要细胞培养；但仍需提前知道待测片段信息。

4）微阵列芯片比较基因组杂交（array CGH）、SNP 芯片和核映射 SNP 芯片：芯片技术是通过将基因组 DNA 与芯片上的固有位点杂交，通过信号采集与数据分析检测染色体 DNA 拷贝数的变化；甚至可以根据 SNP 进行连锁分析，鉴定染色体异常的来源，以及进行动态突变的检测。优点在于检测全面、分辨率高、结果准确；缺点在于仅能检测芯片覆盖的位点。是目前采用比较广泛的胚胎植入前遗传学诊断的 DNA 分析技术。

5）高通量测序技术：高通量测序指一次性对几十万到几百万条 DNA 分子进行序列测定的方法，需要专门的测序仪器，具体方法复杂。该法可以检测几乎所有类型的 DNA 异常，也可以发现新的致病基因，是未来将会采用比较广泛的胚胎植入前遗传学诊断的 DNA 分析技术。

(3) 产前诊断：产前诊断是以羊膜穿刺术和绒毛膜取样等技术为主要手段，对羊水、羊水细胞以及绒毛膜进行遗传学分析。需要进行产前诊断的对象包括：①夫妇之一有染色体畸变，特别是平衡易位携带者，或夫妇核型正常，但曾生育过染色体病患儿的夫妇；②35 岁以上高龄孕妇；③夫妇之一有开放性神经管畸形或是生育过这种畸形儿的夫妇；④夫妇之一有先天性代谢缺陷或生育过这种患儿的夫妇；⑤遗传病基因携带者夫妇；⑥有不明原因的习惯性流产史的孕妇；⑦羊水过多孕妇；⑧夫妇一方有致畸因素接触史的孕妇；⑨近亲婚配的孕妇。

产前诊断的方法：

1）非侵袭性方法：①B 超：能检查胎儿基本外部形态和内部结构，可以通过某些细微改变提示染色体异常。例如，中枢神经系统的神经管缺陷（NTD）、脑积水、小脑畸形等；唇、腭裂和颈部囊状淋巴管瘤；先天性心脏病；支气管、肺发育畸形；多囊肾、先天性巨结肠，以及某些可以造成胎儿形态异常的染色体病如 21 三体综合征等。②X 线等：可以诊断无脑儿、脑积水、脊柱裂等骨骼畸形。诊断剂量的 X 线照射对胎儿并无不良影响。③母体胎儿 DNA 分析：包括从母体血中获得的胎儿游离 DNA 以及胎儿脱落细胞两种。其原理是由于一小部分胎儿细胞会出现在母体血液中，而更多的是母体内胎儿游离 DNA 的存在。通过对这部分 DNA 的提取与检测，可以判断一些胎儿染色体的核型异常。

2）侵袭性方法：①羊膜穿刺法（amniocentesis）：在妊娠 16~20 周进行；在 B 超监视下用消毒注射器取胎儿羊水的方法，可以用于诊断染色体病、遗传代谢病、神经管缺陷和其他致病基因明确的遗传病等。相关并发症有流产、羊水渗漏、宫内感染、脐带胎盘损伤等。②绒毛膜取样法（chorionic villus sampling，CVS）：在妊娠 7~9 周进行；在 B 超监视下用特制的取样管吸取绒毛，获得的绒毛可以行胎儿 DNA 分析、生化检查等。并发症有流产、出血、感染、损伤肠管等。③经皮脐静脉穿刺取血术：在妊娠 18 周后进行；在 B 型超声引导下经孕妇腹壁穿刺抽取胎儿脐静脉血的方法，此方法能安全、有效地获得纯胎儿血标本用于产前诊断，胎儿血可用于各种生化检查，诊断先天性代谢病；胎儿血中的有核细胞可进行染色体分析；提取细胞中 DNA，可用于基因诊断。并发症有胎儿一过性心动过缓、死胎或流产、宫内感染、胎血进入母体循环、胎盘脐带渗血等。④胎儿镜检查（festoscopy）：在妊娠 18~20 周进行诊断；可以直观观察胎儿外形、性别、有无畸形等，也可同时抽取羊水或胎血做各种检查，还可以进行宫内治疗。但由于操作困难、容易引起多种并发症，目前应用并不广泛。母胎血型不合者应谨慎选择胎儿镜检查。

需要注意的是，在诊断心血管系统的遗传病时，不可忽视的是某些遗传病如囊性纤维化，包含多个器官的病变。诊断时，要根据全身情况综合判断。

（二）生殖遗传阻断

遗传病的阻断可以在两个阶段进行：在胚胎植入前的阻断和产前阻断。

胚胎植入前的阻断采用胚胎植入前遗传学检测（PGT），在体外受精第 3 日的卵裂球取 1~2 个细胞或第 5~6 日的囊胚取 3~10 个外滋养层细胞，进行遗传学分析。从中选择遗传学正常的胚胎用于移植，得到健康下一代。在遗传病阻断方面，具有独特的优势。也有专家将胚胎植入前遗传学检测（PGT）分为 PGT-A（PGT for aneuploidies，非整倍性）、PGT-M（PGT for monogenic/single gene defects，单基因病）、PGT-SR（PGT for chromosomal structural rearrangement，结构变异），是针对不同的染色体疾病选择不同的检测方法。随着技术的发展，目前主流的检测方法包括 SNP 芯片技术、Karyomapping（核型定位）技术以及二代测序（NGS）技术。其中，SNP 芯片技术可以利用存在于人类 DNA 序列中的单核苷酸多态性（SNP）来检测胚胎的非整倍体、微缺失、微重复等结构异常和拷贝数变化。Karyomapping 技术可以对比胚胎与父母和近亲的 DNA 样本，通过绘制家系遗传树状图来筛查遗传疾病基因。在携带缺陷基因的染色体上寻找独特的遗传标记，并利用这些标记确定基因所在的染色体片段是遗传自父亲还是母亲，从而确定该胚胎是遗传了正常基因还是突变基因。近年来，随着测序技术的发展和测序成本的降低，新一代测序技术（next generation sequencing，NGS）逐步运用于 PGT。其中，全基因组扩增技术可以将单个细胞 6~7pg 的 DNA 在没有序列倾向性的前提下扩增到 μg 级，以达到后续实验的要求。目前 NGS 技术在 PGT 中应用的成本更低，可以检测到 SNP 芯片可检测的任何突变，并且在特定微小片段易位携带（两条染色体易位片段均位于近着丝粒区、近端粒区，且小于 10Mb）和染色体微小拷贝数异常携带者方面优于 SNP 技术。NGS 可以同时对染色体非整倍体以及致病基因明确的临床常见孟德尔遗传病和 HLA 抗原分型进行更全面的分析和诊断。而且 NGS 可以通过增加测序深度来分析染色体更为微小的缺失和重复，不同种类的 NGS 技术还可以同时对转录组和表观遗传学进行分析。但由于 NGS 不能对拷贝数没有改变的结构异常做出判断，对于着丝粒和端粒区域的异常也不能准确判断。因此，选择合适的检测技术用于 PGT 显得尤为重要，越来越多的遗传性心血管病患者或携带者也必将从这些不断发展的技术中受益。

产前阻断指运用上述产前诊断的方法，在出生前对胚胎或胎儿的发育状态、是否患有疾病等方面进行检测诊断。从而掌握先机，对于可治性疾病，选择适当时机进行宫内治疗；对于不可治疗性疾病，能够做到知情选择。

对于遗传性心血管疾病生殖遗传阻断，需要两种方法相结合。对于致病基因明确的符合建议进行胚胎植入前遗传学诊断的遗传性心血管疾病患者或携带者夫妇，在经济条件允许的情况下，尽量选用胚胎植入前遗传性阻断，以降低母亲的痛苦以及反复流产或引产对身体的损伤。对于遗传物质导致的遗传性心血管疾病，但无明确可预知的染色体异常或致病基因的疾病，首选产前阻断的方式。妊娠后及时行相关遗传筛查、代谢分析以及 B 超监测，从而避免患有遗传性心血管病的患儿出生。

（孙莹璞　徐家伟　赵晓燕）

泛血管疾病:心血管内科的新观念

当前,以动脉粥样硬化为代表的血管性疾病防控形势严峻。据《中国心血管病报告 2017》显示,我国心脑血管病患病率目前处于持续上升阶段,其中脑卒中现患人数约 1300 万人,冠心病约 1100 万人。高血脂、高血压、高血糖(俗称“三高”)、吸烟、肥胖等已经成为此类疾病的主要危险因素[1]。据美国心脏病协会及卒中协会统计,在所有死亡原因中,以冠心病为主的心血管疾病占 45.6%,以卒中为主的脑血管疾病占 11.6%[2]。Makowsky 等对 28 649 例造影证实的冠心病患者进行调查发现,约 9% 合并周围血管疾病[3];Sukhija 等则发现在 110 例腹主动脉瘤患者中,约 71% 合并冠心病[4]。不仅如此,Gerald Fowkes 等报道在 2000—2010 年间,高收入国家的周围血管疾病患者增加了 13.1%,中低收入国家增长了 28.2%[5];且 71.8% 周围动脉疾病患者同时合并其他血管,包括冠状动脉、脑动脉、颈动脉、肾动脉和腹主动脉病变[6]。因此,国内外学者近年来逐渐认识到单个疾病研究的局限性,开始着眼此类疾病的系统性防治的研究思路。2002 年 Lanzer 和 Topol 首次提出了“泛血管疾病(panvascular diseases)”的概念[7],从而奠定了“泛血管医学”这一新型学科的基础。

一、泛血管疾病的概念

泛血管疾病是指以全身血管包括大血管、小血管及微血管为基础的系统性疾病,以动脉粥样硬化为共同病理特征[8],危害心、脑、肾、四肢及大动脉等重要器官。以冠心病为代表的心脏疾病基于其高发生率和高致死致残率,被认为是泛血管框架里的首要组成部分,周围血管病、脑血管病、肾脏病、糖尿病、高血压、高血脂亦被认为是泛血管疾病的核心组成部分。泛血管疾病概念的提出,是基于心血管系统在解剖学和功能学的上统一性以及心血管疾病的系统特征。推动从人体结构与功能相统一的整体观出发,将每个心血管疾病患者看成一个连贯的整体,在此基础上优化血管疾病的防治策略势在必行。

二、泛血管疾病研究的现状

自 2000 年起我国通过“973”计划、“863”计划等多项重大科研项目,对血管疾病尤其是动脉粥样硬化及其器官损害研究予以重点支持,为血管性疾病研究的建立奠定了坚实基础。2012 年在全国范围启动的“中国血管健康工程”,涵盖了大规模心脑血管疾病高危人群筛查、诊疗标准改进、医生继续教育、患者教育、疾病管理和公众疾病知识宣传等多个部分,旨在探索和建立适合中国人群的心脑血管疾病患者全程管理体系,遏制我国心脑血管疾病发生率和死亡率逐年上升的趋势,推动下降“拐点”早日到来。但与此同时,纵观以往研究,其成果呈片段式,相对孤立,缺乏宏观机体的系统考量,成果向临床的转化存在一定程度的壁垒。在这种背景下,2015 年复旦大学建立了以葛均波院士为院长的国内第一个泛血管医学研究院,以期将相对封闭又有内在联系的研究成果通过一个系统性、集约化的学科交叉平台,高效率地转化为临床成果,为泛血管疾病及其危险因素的系统认知与综合干预研究起到示范作用,从而探求疾病共性特征,研发干预共性关键技术及产品。

三、借助数据和信息平台建设加强泛血管疾病防控

80% 重大慢性疾病与血管功能异常相关,因此泛血管疾病如何防治对慢性疾病的整体防治影响重大。早在二十世纪六七十年代,美国心脑血管疾病死亡率就出现了“由升转降”的拐点。然而,时至今日我国心脑血管疾病的发生率仍在逐年上升,并且预计未来 20 年内我国 40 岁以上心脑血管疾病的发病人数还将增长 2~3 倍。即使采取干预措施,直到 2020 年中国心脑血管疾病死亡率才会出现拐点并逐步下降。针对此种严峻形势,应进一步以数据和信息平台建设为基础,建立泛血管疾病国家级大数据,助力真实世界

数据研究等工作，推动制定泛血管疾病防治蓝皮书、专家共识，并通过指南、临床路径等，规范泛血管疾病的临床防治，重视上游危险因素的防控，促进二级预防向一级预防扩展，最终实现泛血管疾病的全面风险评估、预防及管理。

四、协同创新推进泛血管疾病防治研究

坚持和运用系统生物学的理念和手段，建立和完善泛血管疾病科技创新大平台。专注于血管源性全链条式研究，通过理、工、生、医等多学科交叉，深化协同创新及学科交融式研究模式，实现基础研究与临床应用研究相结合[9,10]。系统开展血管生态与稳态、血管本构与重构、血管功能信息与计算机仿真、重大血管疾病精准医学、血管再生与组织工程、血管疾病模式动物、重大血管疾病系统与原位干预、靶器官损伤与修复及血管疾病管理信息化研究，加快研究成果向临床应用转化的步伐，推动泛血管疾病治疗药物和器械产品自主研发，为泛血管疾病患者造福。

五、依托 MDT 优化泛血管疾病防治

1975 年英国医学专家 Caiman 和 Hine 首次提出应将多学科团队（multidisciplinary team，MDT）作为肿瘤诊治的基本策略，自此，临床各领域开始探索以 MDT 为抓手，有效开展跨学科协作，最大限度地整合多学科资源，从而提高诊疗水平和效率，改善病人的生活质量。血管疾病往往表现为全身性疾病。以动脉粥样硬化为例，不论发生在哪个脏器的动脉硬化，虽然都有共同的病理生理基础，但却存在发病危险因素多、疑难患者提供的信息不充分、临床表现不典型、各项检查结果互相矛盾、治疗方案个性化等问题。因此，在泛血管疾病的临床防治方面，应以构建和优化多学科（MDT）团队模式为抓手，在泛血管架构中实现对心血管内外科、神经内外科、内分泌科、肾内科、血管外科、康复科等学科团队的相互渗透和整合，定期进行会诊、评估和讨论，从而突破学科之间的壁垒，形成跨专业的泛血管病医疗服务与研究体系，实现以病人为中心，在综合评估的基础上制定规范化、个体化、连续性的综合诊疗方案，缩短确诊时间，为更多患者赢得救治机会。例如一个胸痛同时合并间歇性跛行的患者，针对症状的检查应包括踝臂指数、双侧颈动脉彩超、运动负荷试验等，明确风险分层，在此基础上进行多学科联合诊治的一站式整体化服务，包括不同部位血管病变的同期介入干预或杂交手术等，从而避免重复检查和诊断、治疗不到位和不必要的转诊，降低医疗费用，持续提高泛血管疾病的临床诊疗质量和学科学术水平。

六、我院的泛血管 MDT 探索

广东省人民医院血管诊疗中心成立于 2013 年，成立伊始，就致力于血管疾病综合诊治的讨论和探索，一方面，依托南方国际心血管病会议（SCC），成立了冠心病与周围血管介入沙龙（CPIS）。在此基础上，自 2017 年起，本着“打破藩篱、融汇创新、凝聚共识、促进规范”的愿景，每年举办血管疾病多学科协作论坛（VMDT），该论坛涵盖多学科针对血管疾病疑难、复杂病例的讨论、手术转播病例、周围血管疾病诊治介入培训等方面，从而搭建多学科融合的学术交流平台，有效推广泛血管疾病诊治中的整体观念，促进泛血管疾病的综合规范诊治水平提高。另一方面，在医院的大力支持下，积极开展泛血管 MDT 会诊。近五年来会诊数百次，会诊患者数千例，在此过程中从不定期会诊逐渐发展为定期每周联合会诊，从会诊人员不固定到多科室固定专家组成 MDT，从各专科选出 1~3 位专家入选专家库，按时出席会诊，并规范会诊流程，即会诊由科主任主持，由首诊医师或主治医师向会诊专家汇报病例，由 MDT 专家成立亲自问诊和查体，通过集体询问病史、查体、复习病例、阅片及讨论，为患者寻求最佳诊治方案，并由专家集中讨论形成书面意见和报告，向患者及其家属反馈会诊结果，向医务处报告。在此过程中，MDT 中各专科的专家将本领域对患者所患疾病的最新认识以及相关最前沿的研究进展进行介绍，并通过集体讨论，将这些专科知识有机地结合起来，完整地勾勒出各个疾病的全貌和相互联系，使参会的临床医师了解了相关专业的最新进展，提高了阅读影像等资料的水平，并加深了对患者多种疾病的全方位认识，培养了全面而缜密的思维能力。不仅如此，MDT 模式对提高医务人员的科研水平也大有裨益。专家对病例的点评、提出的问题，激发了科研的创新思维；众多罕见和特殊病例，为临床研究提供了难得的资料，有助于正确评价临床试验研究的结果，

也促进了基础研究和临床研究的有机结合。

总之，泛血管疾病常常涉及全身，并且多有关联，而其严峻的防控形势也促使我们重新审视和思考如何进一步优化泛血管疾病的防治，对此应以 MDT 为抓手，打破过去以某一治疗手段分科的模式，构建多学科交叉、整合和集中的诊疗模式，充分发挥各学科专长，在最大程度为患者提供安全、科学、有效、优质的医疗服务，推动泛血管疾病患者个体化、规范化治疗，提高生活质量，降低经济负担的同时，加深医生对疾病的认识以及对其他专业学科最新进展的了解，开阔了视野，丰富了思路，直接推动泛血管疾病诊疗及学术水平的整体提高。

（罗建方 黄澄）

参考文献

1. 陈伟伟，高润霖，刘力生，等.《中国心血管病报告 2017》概要 . 中国循环杂志，2018，33(1)：1-8.
2. Writing Group Members，Mozaffarian D，Benjamin EJ，et al. Heart disease and Stroke Statistics-2016 Update：A Report From the American Heart Association. Circulation，2016，133(4)：e38-e360.
3. Makowsky MJ，McAlister FA，Galbraith PD，et al. Lower extremity peripheral arterial disease in individuals with coronary artery disease：prognostic importance，care gaps，and impact of therapy. Am Heart J，2008，155(2)：348-355.
4. Sukhija R，Aronow WS，Yalamanchili K，et al. Prevalence of coronary artery disease，lower extremity peripheral arterial disease，and cerebrovascular disease in 110 men with an abdominal aortic aneurysm. Am J Cardiol，2004，94(10)：1358-1359.
5. Fowkes FGR，Rudan D，Rudan I，et al. Comparison of global estimates of prevalence and risk factors for peripheral artery disease in 2000 and 2010：a systemic review and analysis. Lancet，2013，382(9901)：1329-1339.
6. Lanzer P，Zühlke H，Jehle P，et al. Cardiovascular multimorbidity，emerging coalescene of the integrated panvascular approach. Z Kardiol，2004，93(4)：259-265
7. Lanzer P，Topol EJ. PanVascular Medicine. Berlin Heidelberg：Springer-Verlag，2002：1-2.
8. Metharom P，Caplice NM. Vascular disease：a new progenitor biology. Curr Vasc Pharmacol，2007，5(1)：61-68.
9. Hoefer IE，Stefens S，Ala-Korpela M，et al. Novel methodologies for biomarker discovery in atherosclerosis. Eur Heart J，2015，36(39)：2635-2642.
10. Chan AW. Expanding roles of the cardiovascular specialists in panvascular disease prevention and treatment.Can J Cardiol，2004，20(5)：535-544.

肿瘤与心律失常

随着近年肿瘤诊疗水平的提高，尤其是基因组学指导下精准治疗的推进和实施，肿瘤患者生存期不断延长，癌症逐渐以一种“慢性病”的模式长期生存。因此，放疗、化疗、靶向治疗、手术等抗肿瘤治疗手段所致的心血管并发症日益凸显。20 世纪 60 年代，开始有学者报道蒽环类药物化疗后的患者出现心力衰竭。随着靶向药物的广泛应用，其导致的心力衰竭、冠心病、血栓栓塞、心律失常等并发症相关研究报道也越来越多。肿瘤心脏病学的诞生与近年来肿瘤学科和心血管学科飞速发展密不可分。随着肿瘤心脏病学这一交叉学科在我国的蓬勃发展，肿瘤与心律失常的相关性受到越来越多临床医生的关注，但是肿瘤与心律失常的关系及肿瘤患者发生心律失常的机制尚不完全明确。本文结合相关研究报道及指南，从多个角度对肿瘤与心律失常的相关性作一介绍。

一、肿瘤治疗相关性心律失常

在接受抗肿瘤治疗的患者中，16%~36% 可发生心律失常（表 1），化疗药物相关的心律失常包括窦性心动过缓、窦性心动过速、房室传导阻滞、心房颤动（房颤）、室性心动过速（室速）、心室颤动（室颤）等[1]。此外，QT 间期延长可诱发尖端扭转型室速（Tdp），甚至危及生命，在抗肿瘤治疗过程中得到广泛关注。

表 1　化疗药物相关的心律失常[1]

心动过缓	三氧化二砷、硼替佐米、卡培他滨、顺铂、环磷酰胺、阿霉素、表柔比星、5- 氟尿嘧啶、异环磷酰胺、白介素 2、甲氨蝶呤、米托蒽醌、紫杉醇、利妥昔单抗、沙利度胺
窦性心动过速	蒽环类药物、卡莫司汀
房室传导阻滞	蒽环类药物、三氧化二砷、硼替佐米、环磷酰胺、5- 氟尿嘧啶、米托蒽醌、利妥昔单抗、紫杉烷类、沙利度胺
传导异常	蒽环类、顺铂、5- 氟尿嘧啶、伊马替尼、紫杉烷类
房颤	烷化剂（顺铂、环磷酰胺、异环磷酰胺、美法仑）、蒽环类药物、抗代谢药物（卡培他滨、吉西他滨、5- 氟尿嘧啶）、白介素 2、干扰素、利妥昔单抗、罗米地辛、小分子酪氨酸激酶抑制剂（帕纳替尼、索拉非尼、舒尼替尼、依鲁替尼）、拓扑异构酶Ⅱ阻断剂（胺苯丫啶、依托泊苷）、紫杉烷、长春碱类
室上性心动过速	烷化剂（顺铂、环磷酰胺、异环磷酰胺、马法仑）、胺苯丫啶、蒽环类药物、抗代谢药物（卡培他滨、5- 氟尿嘧啶、甲氨蝶呤）、硼替佐米、阿霉素、白介素 2、干扰素、紫杉醇、帕纳替尼、罗米地辛
室速 / 室颤	烷化剂（顺铂、环磷酰胺、异环磷酰胺）胺苯丫啶、抗代谢药物（卡培他滨、5- 氟尿嘧啶、吉西他滨）、三氧化二砷、阿霉素、干扰素、白介素 2、紫杉醇、蛋白酶体抑制剂（硼替佐米、卡非佐米）、利妥昔单抗、罗米地辛
心源性猝死	蒽环类药物（罕见）、三氧化二砷（诱发 Tdp）、5- 氟尿嘧啶（可能与心肌缺血及冠脉痉挛有关）、干扰素、尼罗替尼、罗米地辛

（一）QT 间期延长

1. QT 间期延长的危险因素　QTc>450ms（男性）、QTc>460ms（女性）为正常 QT 间期的上限值。QTc>500ms 或△QTc>60ms（较基线延长大于 60ms）时诱发 Tdp 的风险显著高于 QTc<500ms 时，应给予特殊关注[2]。在癌症患者，QT 间期延长与多种危险因素相关，如抗肿瘤药物、电解质紊乱、联合用药（止吐药、心脏药物、抗生素、精神类药物、利尿剂）、合并其他疾病（如肝肾功能不全、心脏基础疾病）、女性等。不同化疗药诱发 QT 间期延长的危险性也不同。三氧化二砷导致 QT 间期延长的作用更为确切。有研究表明，三氧化二砷能够诱导心肌特异的 miR-133 及血清应答因子显著上调，抑制人类 ethera-go-go 相关基因

(HERG)的蛋白含量,从而抑制快速延迟整流钾电流(Ikr),同时能够诱导具有心肌特异性的 miR-1 表达显著上调,衰减组织相关基因 Kir2.1 的蛋白表达水平,从而影响内向整流钾离子电流 Ik1,进而导致 QT 间期延长[3]。接受三氧化二砷治疗后第 1~5 周可观察到 QT 间期延长,在第 8 周末(第 2 个化疗周期开始前) QT 间期可逐渐恢复到基线水平[4]。其他可引起 QT 间期延长的抗肿瘤药物见表 2,其中酪氨酸激酶抑制剂尤其是凡德他尼,诱发 QT 间期延长的危险性仅次于三氧化二砷。

表 2　肿瘤药物相关 QT 间期延长及 Tdp

抗肿瘤药物	平均 QT 间期延长(ms)	QTc 延长 >60ms 发生率(%)	QTc>500ms 发生率(%)	Tdp 发生率(%)
蒽环类药物				
阿霉素	14	11~14	NA	NA
组蛋白去乙酰化酶抑制剂				
缩酚酸肽	14	20~23.8	NA	NA
伏立诺他	<10	2.7~6	<1	NA
酪氨酸激酶抑制剂				
阿西替尼	<10	NA	NA	NA
博舒替尼	NA	0.34	0.2	NA
卡博替尼	10~15	NA	NA	NA
克唑替尼	9~13	3.5	1.3	NA
达沙替尼	3~13	0.6~3	<1.4	NA
拉帕替尼	6~13	11	6.1	NA
尼罗替尼	5~15	1.9~4.7	<1.2	NA
帕唑替尼	NA	NA	2	<0.3
帕纳替尼	<10	NA	NA	NA
索拉非尼	8~13	NA	NA	NA
舒尼替尼	9.6~15.4	1~4	0.5	<0.1
凡德他尼	36	12~15	4.3~8	Described,%NA
维罗非尼	13~15	1.6	1.6	Described,%NA
其他				
三氧化二砷	35.4	35	25~60	2.5

2. **QT 间期延长的监测与管理**　QT 间期延长的管理主要是祛除危险因素(例如电解质紊乱、应用致 QT 间期延长药物等)。可导致 QT 间期延长的药物列表详见 http://www.crediblemeds.org,列表中涉及的药物应尽量避免应用。美国食品药品管理局(FDA)和欧盟医药管理局(European Medicines Agency)推荐在抗肿瘤治疗期间,如果 QTc>500ms 或 QTc 较基线值延长 60ms 以上,需暂停治疗、纠正电解质紊乱、控制可导致 QT 间期延长的心源性危险因素[5,6]。QT 间期恢复正常后,治疗可继续,但药物需减量。恶性肿瘤发病率高、死亡率高,靶向药物治疗带来的获益与其诱发 Tdp 的风险相比,利可能大于弊。如果没有替代治疗方案,应在加强 QT 间期监测的情况下进行治疗,监测频率应个体化,依患者特点及引起 QT 间期延长的具体药物而定。

《2016 ESC 癌症治疗与心血管毒性实用指南》建议在抗肿瘤治疗前、中、后,均应对 QT 间期及 QT 间期延长的危险因素进行评估,并严格控制可导致 QT 间期延长的危险因素。建议心电图及电解质的监测流程为：治疗前获取基线资料，治疗开始或剂量调整后7~15天复查，之后每个月复查1次，3个月后根据化疗药物的应用及患者具体情况进行定期监测；腹泻的患者发生电解质紊乱的风险更高，应密切监测；接受三氧化二砷治疗的患者应每周复查心电图。

如Tdp发作，需静脉注射硫酸镁、经静脉超速起搏或静脉滴注异丙肾上腺素（心率>90次/分的患者）来预防再次发作。如果室性心律失常持续且血流动力学不稳定，须进行非同步电除颤。

（二）心房颤动

1. 恶性肿瘤患者心房颤动的发生机制 已有文献报道，恶性肿瘤患者新发房颤率增加[7]；反之，在房颤患者中，恶性肿瘤的患病率亦增加[8]。虽然目前恶性肿瘤患者易患房颤的病理生理机制尚不完全明确，但已有初步的认识。恶性肿瘤患者常合并电解质紊乱、代谢紊乱、炎症反应等；癌痛或情绪低落可导致自主神经功能障碍，以上因素均为房颤的诱发因素。抗肿瘤相关治疗是导致肿瘤患者易合并房颤的重要原因。恶性肿瘤化疗过程中常应用细胞毒性药物（如顺铂、5-氟尿嘧啶、阿霉素、紫杉醇、异环磷酰胺、吉西他滨、米托蒽醌）、大剂量类固醇激素、止吐剂（如昂丹司琼）、靶向药物等，以上药物均可导致心肌功能不全，诱发房颤[9]。肿瘤相关性房颤最常见的为术后房颤，其中以开胸手术（尤其是肺叶切除术后）更为常见[10,11]，术后系统性炎症、氧化应激、交感神经系统亢进等因素亦可促进房颤的发生。

2. 恶性肿瘤患者房颤的治疗与管理

(1) 外科术后房颤的预测：高龄、男性、手术时间长短、恶性肿瘤的分期、是否发生手术并发症、术后是否需要输血、高血压病史及术前是否有阵发性房颤等，均是可协助预测术后房颤发生的危险因素[12]。有研究报道，行肺癌开胸手术的患者，术前24小时或术后1小时NT-proBNP（N-末端B型钠尿肽前体）升高的患者，术后房颤发生率较NT-proBNP正常组增高（64% vs. 5%）[13]，另一项研究结果提示术后NT-proBNP高于182ng/L可对于肺癌术后房颤的发生具有预测价值[14]。以BNP30pg/ml为节点预测肺癌术后房颤发生，具有93%的特异性、77%的敏感性[15]。心脏超声心动图某些指标或许也可预测术后房颤的发生，尤其是代表左室舒张功能降低或左室舒张末期压力增高的指标。有研究报道，以E/e'>8为标准预测肺癌术后房颤的发生，敏感性可达90%，特异性为73%[16]，但这一结论目前尚有争议[17]。

(2) 术后房颤的预防性治疗：外科术后房颤发生率高、影响患者预后，且目前可通过NT-proBNP等指标预测术后房颤的发生。基于此，已有学者开始探索通过对高危患者进行预防性治疗，降低术后房颤发生率。Cardinale等近期报道的PRESAGE试验中，共1116例患者接受肺癌手术治疗，术前24小时及术后即刻测定NT-proBNP，29%（320例）出现NT-proBNP升高，其中108例给予美托洛尔、102例给予氯沙坦预防房颤，110例作为对照组，术后3组患者房颤的发生率分别为6%、12%、40%，该研究提示预防性应用美托洛尔或氯沙坦或可降低术后房颤的发生风险[18]。另一项以食管癌患者为对象的研究表明，术前应用ACEI/ARB可降低术后房颤的发生，但术前应用CCB可增加术后房颤发生的风险[19]。

(3) 恶性肿瘤合并房颤患者的抗凝管理：房颤患者栓塞发生率较高。恶性肿瘤本身导致患者处于高凝状态，导致血栓栓塞风险增加，但目前并未将恶性肿瘤病史纳入到血栓栓塞风险评分系统中，如CHA2DS2-VASc评分系统中，因此，CHA2DS2-VASc评分低的癌症患者可能也需要抗凝。但近期有研究提出，CHA_2DS_2-VASc血栓风险评分系统也适用于肿瘤患者。抗肿瘤药物的应用及肿瘤患者本身代谢异常，抗凝治疗的疗效及出血风险难以预测。因此，对于恶性肿瘤合并房颤患者，如何权衡血栓形成与出血风险是目前面临的一个巨大挑战。

抗凝治疗前建议对患者进行充分评估。是否启动抗凝治疗，应考虑患者是否合并其他疾病、出血风险及患者的治疗意愿。

指南建议对CHA2DS2-VASc≥2分的患者，如果血小板计数>50 000/mm^3，可考虑应用维生素K拮抗剂进行抗凝治疗，并进行有效的抗凝管理（保证INR在治疗范围内的时间大于70%）。同时，建议肿瘤科医生与血液科医生密切合作。即使是卒中低风险的房颤患者，因合并肿瘤时深静脉血栓(VET)形成风险增加，也应考虑抗凝，预防血栓形成。

抗凝治疗药物包括低分子肝素（LMWH，作为短期到中期的治疗方案）、维生素K拮抗剂（VKA，例如华法林)、非维生素 K 拮抗剂类的新型口服抗凝药(NOACs),应用华法林时须保证 INR 稳定且在有效治疗范围(INR 2~3)内。目前已有研究提示与华法林相比,NOACs 或可降低卒中及出血风险[20],但仍需更多大规模临床研究数据证实。

(4) 恶性肿瘤合并房颤患者节律控制和室率控制策略:恶性肿瘤合并房颤患者是否可应用抗心律失常药物复律,也是一难点。恶性肿瘤患者长期抗凝存在风险,故恢复并维持窦性心律为佳,但复律药物如胺碘酮可导致 QT 间期延长,同时肿瘤患者可能合并多个导致 QT 间期延长的因素,在该人群中抗心律失常药物的应用证据有限。MD Anderson 癌症中心曾报道一项回顾性研究结果,该研究回顾性分析 81 例应用伊布利特复律的肿瘤合并房颤患者,75% 的患者复律成功,81 例患者中有 68 例(84%)应用至少 1 种可导致 QT 间期延长的药物,但应用伊布利特前后,QTc 未发生明显改变,提示伊布利特用于癌症合并房颤的患者复律时安全有效[21]。但该研究为单中心、小样本、回顾性研究,其准确性仍有待进一步验证。依据临床经验,当恶性肿瘤患者出现房颤伴快速心室率、血流动力学不稳定时,需考虑行电转律。目前尚无确切循证医学证据指导导管消融治疗在恶性肿瘤合并房颤患者的应用。但我国已有一些病例报道,在肺癌、肝癌、肾癌合并冠心病患者行导管消融治疗后,可有效转复窦性心律。

指南建议肿瘤合并房颤的患者应进行个体化管理,室率、节律的控制应以病人为中心、症状控制为导向。β 受体阻滞剂和非二氢吡啶类钙拮抗剂可控制房颤患者心室率并控制室上性心律失常。合并心衰且不能耐受上述药物的患者,可考虑应用洋地黄类药物。

(三) 室性心律失常

抗肿瘤治疗可诱发室速、室颤,甚至导致晕厥、猝死。如前所述,化疗药物(如三氧化二砷等)、电解质紊乱等因素可导致 QT 间期延长,进而诱发 Tdp,但亦有报道应用三氧化二砷化疗后未发生 QTc 延长的情况下发生多形性室性心动过速,其机制有待进一步探索[22]。

室性心律失常的发生还与放 / 化疗导致的急、慢性心血管毒性(主要是左心功能障碍和心肌缺血)相关。2016 年《SCAI 专家共识声明:心导管室内肿瘤心脏病患者的评估、管理及特殊考虑》中指出[23],多种化疗药物可增加心绞痛、急性心肌梗死风险。例如,顺铂可导致血管内皮损伤,并促进血栓素形成、血小板激活与聚集;5- 氟尿嘧啶在治疗起始阶段即能触发异常的血管活性反应,损伤血内皮损伤、干扰血管平滑肌细胞的分子信号通路;紫杉醇可通过血管痉挛诱发急性冠脉综合征;血管内皮生长因子(VEGF)抑制剂可干扰斑块部位新生血管形成及完整性,致急性心血管事件风险增加 2~6 倍。放射治疗除作用肿瘤细胞外,还非特异性损伤其他正常细胞,其中内皮细胞是最易受损的,如霍奇金淋巴瘤放疗后 20 年的患者,约 20% 出现了左主干开口 / 右冠状动脉的严重狭窄,行左乳放疗的乳腺癌患者冠脉狭窄风险高,且狭窄事件在放疗后 5 年即可发生。急性冠脉事件为临床中恶性心律失常常见的原因。建议对接受肿瘤治疗的患者,应定期进行心血管毒性的筛查,早发现、早干预。

(四) 缓慢性心律失常和房室传导阻滞

放疗后可出现窦房结功能障碍和传导异常,这种病变可能为永久性不可逆的。我国已有研究发现,在放疗后早期即可出现窦性心动过缓、左 / 右束支传导阻滞,且在放疗结束后 3 个月仍有未恢复正常者。

某些化疗药物,如沙利度胺等可导致窦房结功能障碍、缓慢性心律失常及心脏传导阻滞。Fahdi 等回顾性分析了 96 例应用沙利度胺治疗的多发性骨髓瘤患者,53%(52 例)出现心率降低(<60 次 / 分),其中 10 例患者出现与窦性心动过缓相关的症状,沙利度胺减量后好转[24]。Ou 等报道 3 例应用酪氨酸激酶抑制剂克唑替尼治疗非小细胞肺癌后出现窦性心动过缓(心率 <45 次 / 分),其导致窦性心动过缓可能具有剂量依赖性[25]。紫杉醇属于抗微管类抗肿瘤药物。在豚鼠的体外心脏灌注实验中,紫杉醇可以引起心电传导系统异常、冠状动脉血流灌注减少以及左室收缩末压降低。肿瘤患者应用紫杉醇抗肿瘤时也可出现相应的心血管并发症,最常见的表现为无症状性心动过缓,研究报道其发生率可达 30%。主要机制与其促进血管活性物质组胺的释放有关,动物实验表明激活心脏组胺 H1 及 H2 受体可以引起心动过缓、房室传导延迟,也可抑制浦肯野纤维传导。

对于缓慢型心律失常和房室传导阻滞的患者,应进行个体化管理,在考虑是否进行药物或起搏器治疗(包括临时起搏及永久起搏)前,应首先去除诱因。

二、心脏肿瘤与心律失常

心脏肿瘤分为原发心脏肿瘤和心脏转移瘤，且两者均很少见。原发心脏肿瘤的发生率为0.0017%~0.27%，其中80%为良性肿瘤，包括心脏黏液瘤、横纹肌瘤、纤维瘤、血管瘤、畸胎瘤等，以黏液瘤最为常见；恶性肿瘤包括各种肉瘤、淋巴瘤、间皮瘤等。心脏转移瘤的发生率是1.5%~20%，绝大多数的心脏肉瘤是转移瘤，原发的仅占1/10 000。

心脏肿瘤可以诱发各种类型的心律失常，如窦性心动过速、室性/室上性心动过速、室性早搏、心房颤动、房室阻滞、完全性/不完全性束支传导阻滞等。心脏肿瘤导致心律失常发生的主要机制包括：①肿瘤的压迫：主要是良性肿瘤。如心房间隔脂肪瘤、纤维瘤、横纹肌瘤及血管瘤等，根据其大小及所在位置的不同，均可在不同程度上压迫窦房结或房室束等，使起搏、传导组织出现压迫性萎缩、神经营养障碍、功能异常及纤维化等，最终导致心肌去/复极化分散、差异传导及折返环形成等心律失常基质的出现。②肿瘤的浸润性破坏：常见于恶性肿瘤的浸润性生长。如房室结间皮瘤可侵蚀房室结，使房室结发生结构及功能改变，最终构成临床上常见的心律失常及传导阻滞等现象的病理基础。③肿瘤致心脏神经病变：见于心脏恶性肿瘤侵及心脏神经，继而病变的心内交感、副交感神经丛，可以通过神经、体液调节改变心脏的节律、传导和复极化等功能，最终导致各种心律失常的发生[26-28]。

心律失常可发生在抗肿瘤治疗的各个时期。针对心律失常的治疗应遵循个体化原则，尤其是在制定抗心律失常药物治疗方案或考虑心脏电子器械治疗（如植入型心律转变除颤器）时，应充分考虑心脏疾病相关的预期寿命、肿瘤相关预期寿命、生活质量和出现并发症的风险。对于恶性肿瘤合并心律失常的管理与治疗，存在诸多难点与疑问。随着肿瘤心脏病学的发展以及相关指南的推出，为恶性肿瘤合并心律失常患者的临床治疗与管理提供了一定的依据。但大规模流行病学调查及临床研究数据有限，尤其在我国，相关询证医学证据更为匮乏。我国恶性肿瘤患者基数庞大，未来需要通过多中心、多学科的通力合作，建立肿瘤心脏病患者数据库，强化相关基础与临床研究，为肿瘤合并心脏病患者的治疗与管理，提供确切的依据。

（张艳丽　刘莹　夏云龙）

参考文献

1. Zamorano JL, Lancellotti P, Rodriguez Muñoz D, et al. 2016 ESC Position Paper on cancer treatments and cardiovascular toxicity developed under the auspices of the ESC Committee for Practice Guidelines. Kardiol Pol, 2016, 74(11): 1193-1233.
2. Priori SG, Blomstrom-Lundqvist C, Mazzanti A, et al. 2015 ESC Guidelines for the management of patients with ventricular arrhythmias and the prevention of sudden cardiac death: The Task Force for the Management of Patients with Ventricular Arrhythmias and the Prevention of Sudden Cardiac Death of the European Society of Cardiology (ESC). Endorsed by: Association for European Paediatric and Congenital Cardiology (AEPC). Eur Heart J, 2015, 36(41): 2793-2867.
3. Shan H, Zhang Y, Cai B, et al. Upregulation of microRNA-1 and microRNA-133 contributes to arsenic-induced cardiac electrical remodeling. Int J Cardiol, 2013, 167(6): 2798-2805.
4. Soignet SL, Frankel SR, Douer D, et al. United States multicenter study of arsenic trioxide in relapsed acute promyelocytic leukemia. J Clin Oncol, 2001, 19(18): 3852-3860.
5. Lenihan DJ, Kowey PR. Overview and management of cardiac adverse events associated with tyrosine kinase inhibitors. Oncologist, 2013, 18(8): 900-908.
6. Strevel EL, Ing DJ, Siu LL. Molecularly targeted oncology therapeutics and prolongation of the QT interval. J Clin Oncol, 2007, 25(22): 3362-3371.
7. Hu YF, Liu CJ, Chang PM, et al. Incident thromboembolism and heart failure associated with new-onset atrial fibrillation in cancer patients. Int J Cardiol, 2013, 165(2): 355-357.
8. Erichsen R, Christiansen CF, Mehnert F, et al. Colorectal cancer and risk of atrial fibrillation and flutter: a population-based case-control study. Intern Emerg Med, 2012, 7(5): 431-438
9. Farmakis D, Parissis J, Filippatos G. Insights into onco-cardiology: atrial fibrillation in cancer. J Am Coll Cardiol, 2014, 63(10): 945-953.
10. Onaitis M, D'Amico T, Zhao Y, et al. Risk factors for atrial fibrillation after lung cancer surgery: analysis of the Society of Thoracic Surgeons general thoracic surgery database. Ann Thorac Surg, 2010, 90(2): 368-374.

11. Imperatori A, Mariscalco G, Riganti G, et al. Atrial fibrillation after pulmonary lobectomy for lung cancer affects long-term survival in a prospective single-center study. J Cardiothorac Surg, 2012, 7:4.
12. Cheng WL, Kao YH, Chen SA, et al. Pathophysiology of cancer therapy-provoked atrial fibrillation. Int J Cardiol, 2016, 219:186-194.
13. Cardinale D, Colombo A, Sandri MT, et al. Increased perioperative N-terminal pro-B-type natriuretic peptide levels predict atrial fibrillation after thoracic surgery for lung cancer. Circulation, 2007, 115(11):1339-1344.
14. Salvatici M, Cardinale D, Spaggiari L, et al. Atrial fibrillation after thoracic surgery for lung cancer: use of a single cut-off value of N-terminal pro-B type natriuretic peptide to identify patients at risk. Biomarkers, 2010, 15(3):259-265.
15. Nojiri T, Maeda H, Takeuchi Y, et al. Predictive value of B-type natriuretic peptide for postoperative atrial fibrillation following pulmonary resection for lung cancer. Eur J Cardiothorac Surg, 2010, 37(4):787-791.
16. Nojiri T, Maeda H, Takeuchi Y, et al. Predictive value of preoperative tissue Doppler echocardiographic analysis for postoperative atrial fibrillation after pulmonary resection for lung cancer. J Thorac Cardiovasc Surg, 2010, 140(4):764-768.
17. Ai D, Lasala J, Mehran JR, et al. Preoperative Echocardiographic Parameters of Diastolic Dysfunction Did Not Provide a Predictive Value for Postoperative Atrial Fibrillation in Lung and Esophageal Cancer Surgery. J Cardiothorac Vasc Anesth, 2015, 29(5):1127-1130.
18. Cardinale D, Sandri MT, Colombo A, et al. Prevention of Atrial Fibrillation in High-risk Patients Undergoing Lung Cancer Surgery: The PRESAGE Trial. Ann Surg, 2016, 264(2):244-251.
19. Chin JH, Moon YJ, Jo JY, et al. Association between Postoperatively Developed Atrial Fibrillation and Long-Term Mortality after Esophagectomy in Esophageal Cancer Patients: An Observational Study. PLoS One, 2016, 11(5):e0154931.
20. Larsen TB, Nielsen PB, Skjoth F, et al. Non-vitamin K antagonist oral anticoagulants and the treatment of venous thromboembolism in cancer patients: a semi systematic review and meta-analysis of safety and efficacy outcomes. PLoS One, 2014, 9(12):e114445.
21. Bickford CL, Agarwal R, Urbauer DL, et al. Efficacy and safety of ibutilide for chemical cardioversion of atrial fibrillation and atrial flutter in cancer patients. Am J Med Sci, 2014, 347(4):277-281.
22. Ducas RA, Seftel MD, Ducas J, et al. Monomorphic ventricular tachycardia caused by arsenic trioxide therapy for acute promyelocytic leukaemia. J R Coll Physicians Edinb, 2011, 41(2):117-118.
23. Iliescu CA, Grines CL, Herrmann J. SCAI Expert consensus statement: Evaluation, management, and special considerations of cardio-oncology patients in the cardiac catheterization laboratory (endorsed by the cardiological society of india, and sociedad Latino Americana de Cardiologia intervencionista). Catheter Cardiovasc Interv, 2016, 87(5):E202- E223.
24. Fahdi IE, Gaddam V, Saucedo JF, et al. Bradycardia during therapy for multiple myeloma with thalidomide. Am J Cardiol, 2004, 93(8):1052-1055.
25. Ou SH, Azada M, Dy J, et al. Asymptomatic profound sinus bradycardia (heart rate ≤45) in non-small cell lung cancer patients treated with crizotinib. J Thorac Oncol, 2011, 6(12):2135-2137.
26. Cohle SD, Lie JT. Pathologic changes of the cardiac conduction tissue in sudden unexpected death. A review. Pathol Annu, 1991, 26 Pt 2:33-57.
27. Suarez-Mier MP, Fernandez-Simón L, Gawallo C. Pathologic changes of the cardiac conduction tissue in sudden cardiac death. Am J Forensic Med Pathol, 1995, 16(3):193-202.
28. 马作旺，张凯，李广平. 肿瘤与心律失常的关系. 实用心电学杂志，2018，27(2):134-137.

肿瘤心脏病学:从最新进展到临床实践

自2016年欧洲心脏病学会(ESC)和加拿大心血管学会(CCS)分别发表了关于癌症治疗与心血管毒性的指导性文件以来[1,2],癌症治疗引起的心血管并发症进一步受到关注,相继有多个肿瘤心脏病领域的临床研究陆续发表,并有多个相关新指南发布和更新。

本文从蒽环类药物心脏毒性防治、肿瘤相关性血栓治疗、免疫检查点抑制剂所致心肌炎防治和抗癌治疗诱发高血压处理、肿瘤合并冠心病等五个方面介绍最新研究进展和临床实践。

一、蒽环类药物心脏毒性的防治

1. 蒽环类药物心脏毒性一级预防的临床研究进展 在2017年发表的一项前瞻性、随机、单盲、安慰剂对照的临床研究中,纳入91例女性乳腺癌患者,随机分入卡维地洛或安慰剂组,采用超声心动图观察6个月时左室射血分数(LVEF)的变化,结果显示卡维地洛组左室舒张末期容积、左室收缩末期容积、左心房内径增加幅度均明显低于安慰剂组,LVEF的下降程度也显著低于安慰剂组[(−0.55 ± 5.50) vs. (−9.46 ± 5.93),P<0.001],显示卡维地洛对蒽环类药物的心脏毒性有一定保护作用[3]。

CECCY研究是2018年*JACC*杂志新发表的一项前瞻性、随机、安慰剂对照、双盲的临床研究(NCT01724450),共入选了200例射血分数正常、拟接受蒽环类药物治疗的HER2阴性乳腺癌患者,化疗方案为蒽环类序贯紫杉醇,将患者随机分为卡维地洛组和安慰剂组直至化疗结束,主要终点是6个月内LVEF绝对值下降≥10%,次要终点是对TNI、BNP和舒张功能的影响。结果显示,卡维地洛组患者中6个月内LVEF绝对值下降≥10%的比例与安慰剂组无明显差异(14.5% vs. 13.5%,P=1.0),接受卡维地洛治疗的患者TNI比例更低(26% vs. 41.6%,P=0.003),舒张功能障碍发生率更低,该研究认为卡维地洛不能降低HER2阴性患者蒽环类药物心脏毒性的发生[4]。

同年ACC年会上揭晓的另一项随机对照研究则是在HER2阳性乳腺癌患者中开展(NCT01009918),该研究入选了468例接受曲妥珠单抗 ± 蒽环类药物为乳腺癌治疗方案的患者,随机分为赖诺普利、卡维地洛和安慰剂组,采用MUGA扫描或超声心动图测定LVEF,随访12个月,心脏毒性定义为随访过程中LVEF绝对值下降≥10%或LVEF绝对值下降≥5%且<50%,主要终点为赖诺普利和卡维地洛与安慰剂相比是否可降低心脏毒性发生率;次要终点为对曲妥珠单抗化疗患者,使用赖诺普利、卡维地洛是否可以减少曲妥珠单抗中断治疗;对于蒽环类和非蒽环类治疗方案,赖诺普利和卡维地洛的心脏保护疗效是否相同。ACC年会上公布的初步结果显示,在全部接受曲妥珠单抗治疗的患者中,LVEF绝对值下降≥10%的患者比例在卡维地洛、赖诺普利和安慰剂组无明显差异(29% vs. 30% vs. 32%),而在之前接受过蒽环类药物的亚组患者中,卡维地洛和赖诺普利均表现出心脏保护效应(31% vs. 37% vs. 41%,P=0.009),提示卡维地洛和赖诺普利仅在之前接受过蒽环类药物的亚组患者中有保护作用。

截止到目前,β受体阻滞剂和RASS系统拮抗剂预防蒽环类药物心脏毒性的临床研究结论并不一致,与传统心血管药物的临床研究相比,均存在样本量小、随访时间短等不足,尚不能提供切实可靠的询证医学证据。

2. 蒽环类药物治疗时心力衰竭的高风险人群更为明确 在美国临床肿瘤学会(ASCO)2017年《成人癌症幸存者心功能障碍预防和监测临床实践指南》中明确指出,治疗方案包含以下之一者为心力衰竭的高风险人群[5]。

(1) 高剂量蒽环(如多柔比星 >250mg/m^2,表柔比星 >600mg/m^2)

(2) 高剂量放疗(≥30Gy)而心脏在照射野内

(3) 低剂量蒽环(如多柔比星 <250mg/m^2,表柔比星 <600mg/m^2)联合低剂量放疗(<30Gy)而心脏在照

射野内

(4) 低剂量蒽环方案(如多柔比星 <250mg/m^2,表柔比星 <600mg/m^2)或单独应用曲妥珠单抗并合并以下中的一条:>2 个心血管病危险因素如吸烟、高血压、糖尿病、高脂血症和肥胖;年龄 >60 岁;潜在心功能受累(如临界 LVEF 50%~55%、心肌梗死病史、中度以上瓣膜性心脏病)

(5) 低剂量蒽环方案(如多柔比星 <250mg/m^2,表柔比星 <600mg/m^2)序贯曲妥珠单抗

3. 蒽环类药物一级预防的临床实践要点 接受蒽环类药物治疗即面临心衰风险,属于心衰 A 期,在治疗前应该充分评估并纠正现存的心血管病危险因素,按照指南规范治疗高血压、冠心病等,强制进行基线超声心动图和心电图检查并推荐测定心脏标记物。

接受蒽环类药物治疗前,不加选择地启动药物(β 受体阻滞剂、ACEI/ARB、他汀、螺内酯等)一级预防的证据不充分且存在矛盾,因而对无适应证的患者给予药物一级预防并不推荐常规进行。对蒽环类药物治疗前处于心力衰竭 A 期和 B 期患者,根据所患 CVD 予以选择 β 受体阻滞剂(倾向于卡维地洛)、ACEI/ARB、他汀、螺内酯是合理和必要的。

定期 LVEF 监测是早期发现心脏毒性的较好手段,依据欧洲肿瘤内科学会(ESMO)的推荐,在蒽环类药物化疗的每个周期都应该测定肌钙蛋白 I,筛查一级预防的获益人群,确定合理干预时机,对肌钙蛋白 I 阳性患者,应用依那普利治疗 1 年,可降低此类患者中心脏毒性发生率[6]。

蒽环类药物不可逆心脏毒性观念已经改变,早期发现心脏毒性及时予以金三角治疗仍然有效,LVEF 下降可以被逆转,因而定期监测显得尤为重要。

二、肿瘤相关性血栓的治疗

1. 肿瘤相关性血栓的临床研究 2018 年新英格兰医学杂志上发表了依度沙班治疗癌症相关静脉血栓栓塞(VTE)的国际多中心、随机、开放标签、非劣效性临床研究(NCT02073682),将急性症状性或偶发性静脉血栓栓塞的癌症患者随机分配到低分子肝素序贯依度沙班组或持续达肝素治疗组:依度沙班组先接受低分子肝素治疗至少 5 天,随后依度沙班 60mg 每日 1 次,口服;或接受 200IU/kg 达肝素每日 1 次,皮下注射 1 个月后改为 150IU/(kg·d),两组抗凝持续时间均 6~12 个月,患者随访 12 个月或至研究结束(至少 9 个月)。一级终点为 12 个月内复发性静脉血栓栓塞或大出血构成的复合终点事件。依度沙班组(n=522)和达肝素组(n=524)的复合终点事件分别为 12.8% 和 13.5%(HR=0.97,95%CI 0.70~1.36,非劣效性 P=0.006,优效性 P=0.87),其中复发性静脉血栓栓塞分别为 7.9% 和 11.3%(HR=0.71,95%CI 0.41~1.06,P=0.09)而大出血事件分比为 6.9% 和 4.0%(HR=1.77,95%CI 0.03~3.04,P=0.04)。该研究认为在复发性静脉血栓栓塞或大出血构成的复合结局方面,口服依度沙班不劣于达肝素皮下给药。与达肝素组相比,依度沙班组的复发性静脉血栓栓塞发生率较低,但大出血发生率较高[7]。

Select-D 研究是一项在英国开展的前瞻性、随机、开放标签、多中心探索性研究,比较利伐沙班与达肝素在肿瘤合并 VTE 患者中的疗效和安全性,将 406 例患者随机分为达肝素组[n=203,200IU/kg 每日 1 次,皮下注射 1 个月后改为 150IU/(kg·d)]或利伐沙班组(n=203,15mg 每日 2 次,21 天后改为 20mg 每日 1 次)。结果显示,与达肝素相比,利伐沙班用于治疗肿瘤 VTE 时复发率更低(4% vs. 11%)。在出血事件方面,利伐沙班大出血发生率高于达肝素组(5.4% vs. 2.9%),但致死性出血发生率均为 0.5%[8]。

2. 肿瘤相关性血栓临床实践要点 低分子肝素循证医学证据最为充分,是肿瘤相关性血栓初始治疗和长期治疗(3~6 个月)的一线推荐,除非合并严重血小板减少($<50\times10^9$/L)、高龄或严重肾功能不全,否则均需要依体重予以足量治疗,肿瘤相关性血栓疗程至少 3~6 个月,并根据血栓和出血风险评估,必要时无限期应用。

基于新出现的询证医学证据,与低分子肝素相比,接受新型口服抗凝剂(DOACs)治疗的患者 VTE 复发率显著降低,因而对于拒绝、不能耐受或无法坚持长期注射低分子肝素的患者,更换依度沙班(未在我国上市)或利伐沙班是合理的。DOACs 在指南中的地位明显提升,在 2017 年 NCCN 肿瘤相关性血栓指南中并未推荐 DOACs,但在 2018 年更新版中将低分子肝素序贯依度沙班列为 1 类推荐,利伐沙班列为 2A 类推荐[9]。需要注意的是,DOACs 引起大出血的风险增加,出血事件多为消化道出血,且主要在消化系统肿

瘤(食管、胃肠等)患者中发生,因而消化系统肿瘤患者应用 DOACs 需谨慎监测[7,8]。

三、免疫检查点抑制剂所致心肌炎的防治

肿瘤免疫治疗是近年来新出现的癌症治疗方法,与传统方法相比,对晚期肿瘤患者表现出了卓越疗效,因而 2013 年 *Science* 杂志将免疫治疗评为年度突破性进展[10]。免疫检查点抑制剂是现阶段免疫治疗中的主要方法,在癌症治疗中的地位不断提高,适应证从最初的黑色素瘤,扩大到了多种癌症,并从二线治疗方案向一线治疗方案过渡,且从肿瘤部位逐渐过渡到根据肿瘤标志物决定治疗药物[11,12]。然而在明显改善肿瘤患者预后的同时,其诱发的心血管不良反应,特别是严重心肌炎逐渐显现,由于具有高度致死性,成为促进患者短期内死亡的主要原因[13-16]。考虑到多个免疫检查点抑制剂即将获得国家食品药品监督管理总局批准上市,预计有大量患者接受此类药物治疗,早期识别、诊断和管理免疫检查点抑制剂所致的心肌炎是我国肿瘤专科医生和心血管医生即将面对的重要挑战。

1. 免疫检查点抑制剂心血管不良反应的特点 心血管不良反应的早期症状可能是非特异的,如疲劳、乏力,也可能出现胸痛、气短、下肢浮肿、肺水肿等相对特异的心血管疾病症状或体征,心电图可以发现各种形式的心律失常,如束支阻滞、房室传导阻滞、室性心动过速、心房颤动等,超声心动图表现为 LVEF 下降,临床诊断为心肌炎、心包炎、心包积液、心律失常和心力衰竭、肺动脉压力升高、心碎综合征、心肌梗死甚至心源性休克[13,17-20],有时以肌炎、重症肌无力等为首发表现[21]。

接受免疫检查点抑制剂治疗后出现心肌炎的时间变异很大,17~75 天不等,平均天数为用药后 34 天,81% 的心肌炎出现在用药后 3 个月内[22,23],也有患者在首次接受免疫检查点抑制剂治疗后即出现心肌炎[24]。另一项研究统计了 2017 年以前的 101 例严重心肌炎病例,结果显示接受治疗到发生严重心肌炎的中位时间间隔是 27 天,76% 的心肌炎在用药 6 周内就出现,间隔时间最短是 5 天,病死率高达 46%;与 PD-1 抑制剂单用组相比,接受 PD-1 抑制剂联合伊匹木单抗的患者出现心肌炎的症状更严重,病死率更高(67% vs. 36%)[15]。

2. 免疫检查点抑制剂所致心肌炎分级 免疫检查点抑制剂所致心肌炎,由于症状、体征和实验室检验、影像检查均无特异性,因此诊断较为困难,确定诊断需要心内膜下心肌活检证实,但实际临床工作中,无论是患者意愿,还是医疗机构能力,可完成心内膜下心肌活检的病例极为有限,因而最终多为临床诊断。如临床症状提示心肌炎,完善检验检查如血常规、心脏标记物、心电图、心脏超声甚至心脏核磁共振成像等。

根据 Common Terminology Criteria for Adverse Events(CTCAE)4.03 标准,免疫检查点抑制剂诱发的心肌炎可分为 4 级(表 1),病理特点是心肌内大量 T 淋巴细胞浸润,主要为 $CD3^+$ 和 $CD8^+$T 淋巴细胞[14,23,25]。

表 1 抗癌治疗不良事件 CTCAE 4.03 标准心肌炎分级

分级	判定标准
1 级	无症状,但实验室检查(肌钙蛋白、B 型钠尿肽)异常或心电图异常或心脏影像学异常
2 级	实验室检查异常伴有轻度到中等活动或用力时出现症状
3 级	静息状态下或轻微活动或用力时出现严重症状,需要医学干预
4 级	危及生命,需要紧急治疗(例如:持续静脉治疗或机械辅助循环支持)

3. 免疫检查点抑制剂所致心肌炎的处理 一旦考虑诊断为免疫检查点抑制剂所诱发的心肌炎,激素治疗是核心方案,受到《美国国立综合癌症网络临床实践指南:免疫治疗相关毒性管理》《欧洲肿瘤内科学会临床实践指南:免疫治疗毒性管理》《美国临床肿瘤学会实践指南:免疫检查点抑制剂治疗相关不良事件管理》《癌症免疫治疗协会共识推荐:免疫检查点抑制剂相关毒性管理》等一致推荐[26-29]。目前对于 1~2 级心肌炎是否需要停药,意见并不统一[26,28,29],笔者认为无论何种推荐都缺乏循证医学证据,做出何种决定应该由多学科专家和患者充分探讨风险和获益后做出决定,如继续应用则应该密切观察患者的症状变化及加强心电、心脏标记物监测频率。3 级心肌炎建议永久停用免疫检查点抑制剂,应用甲泼尼龙 /

泼尼松[1~2mg/(kg·d)],直至心功能恢复到基线状态,然后4~6周内逐渐减量停用;4级心肌炎必须永久停用免疫检查点抑制剂,大剂量激素(1g甲泼尼龙)冲击后继续上述方案,直至心功能恢复[26]。

如果激素治疗效果不佳,可以考虑应用其他免疫抑制剂,如吗替麦考酚酯、他克莫司、英夫利昔单抗或抗胸腺细胞球蛋白[26,27,30,31]。

吗替麦考酚酯和他克莫司主要用于器官移植抗排斥反应[32,33],在此类心肌炎中不推荐单独使用,应该与激素联合应用。英夫利昔单抗是人鼠嵌合型单克隆抗体,通过静脉注射给药,与肿瘤坏死因子α(TNF-α)高效特异结合,能特异性阻断TNF-α,原用于治疗类风湿关节炎、强直性脊柱炎、银屑病性关节炎和克罗恩病,新近报道一例接受纳武利尤单抗治疗后出现严重心肌炎、心力衰竭合并心源性休克的患者,在接受体外膜肺氧合(ECMO)支持和大剂量激素的基础上,应用英夫利昔单抗获得救治[31]。抗胸腺细胞球蛋白是一种多克隆抗体,用于包括同种异体移植排斥,有病例报道应用抗胸腺细胞球蛋白成功挽救一名免疫检查点抑制剂诱发重症心肌炎患者[30]。

随着免疫检查点抑制剂品种的增多,治疗费用的下降,适应证的不断扩展和治疗地位的不断提高,越来越多的患者接受免疫检查点抑制剂的治疗,预计发生这一严重心脏毒性反应的患者将进一步增加。因此,为减少此类严重不良反应和死亡风险,有必要对免疫检查点抑制剂的心脏毒性反应做常规监测,我中心提出如下监测流程供参考(图1)。

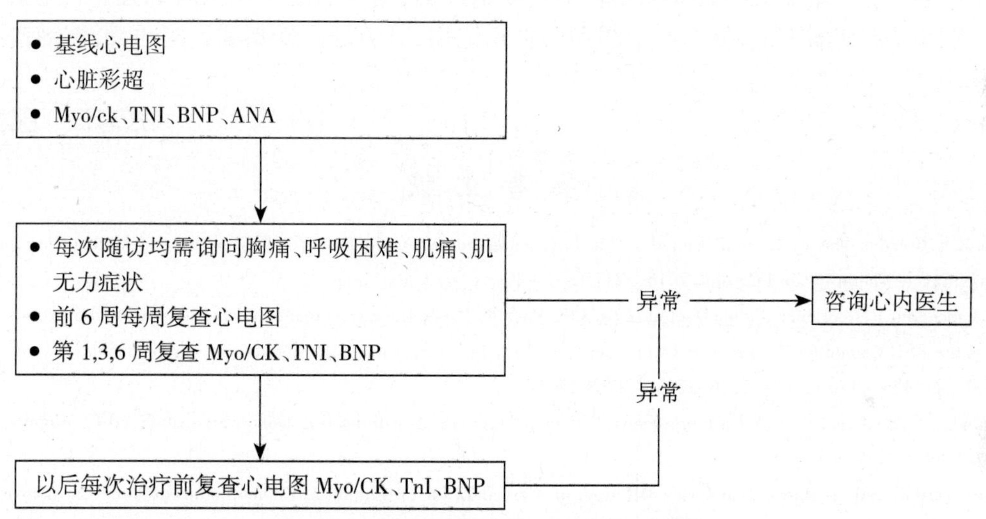

图1 免疫检查点抑制剂心脏毒性监测流程图

Myo:肌红蛋白;CK:肌酸激酶;TnI:肌钙蛋白I;BNP:B型钠尿肽

如图1所示,在接受免疫检查点抑制剂治疗前,强调对所有患者做心电图、心脏彩超和心脏标记物检测以作为基线对照,由于相当一部分患者在使用免疫检查点抑制剂后出现心脏毒性的同时常合并肌炎,因此基线时也需要测定肌红蛋白/肌酸激酶。此外,在开始应用免疫检查点抑制剂前也建议测定抗核抗体,如果患者存在自身免疫疾病,则应用此类药物时应该更加谨慎监测免疫相关不良事件的发生。

与心脏标记物相比,心电图价格低廉且在社区医院也可完成,因而心电图适合作为早期高频度复查的工具,需要特别强调的是应重视心电图的动态改变,这是因为心脏毒性早期时,心电图变化往往是非特异的ST-T改变、左前分支传导阻滞、右束支传导阻滞等,这在临床中非常常见,容易被医生所忽略,如果与基线对比,有任何新出现的异常都值得重视,必要时检测肌酸激酶和肌钙蛋白以排除心肌炎。此外,准备接受免疫检查点抑制剂的患者应该接受不良反应教育,以早期自我识别心脏毒性相关症状和体征,避免进展到无法挽回的境地。

四、抗癌治疗诱导的高血压

抗癌治疗中引起高血压的主要药物是血管内皮生长因子信号通路抑制剂(VSPI),发生率约

20%~45%，个别药物可达91%[34]，有时可表现为顽固性高血压，使抗癌治疗被迫中断。通常情况下，预先存在的高血压没有得到有效控制前，建议暂缓启动VSPI治疗，待血压 <140/90mmHg后再开始应用VSPI。在治疗过程过程中血压再次升高，则目标血压与非肿瘤人群相同，具体目标应根据临床情况个体化，需要在抗癌治疗和实际可控血压间找到平衡点。与非肿瘤人群相比，考虑到抗肿瘤治疗的紧迫性，宜较早的启动降压药物治疗和联合治疗方案，不必等到生活方式调整或单药充分起效后。

五大类降压药物均可使用，根据高血压防治指南中特殊适应证和禁忌证选择优先应用的降压药物，常需多种降压药联合甚至大剂量治疗，肾癌患者建议首选ACEI/ARB治疗，两项回顾性分析显示可显著改善肾癌患者无进展生存期和总生存期[35,36]，常规降压药物不理想时可试用硝酸酯类药物[37]。应用凡德他尼、卡博替尼、舒尼替尼等明显延长QT间期的药物时，慎用利尿剂。

五、肿瘤合并冠心病患者的处理

根据病史评估、基线心电图测定，必要时负荷试验、冠脉CTA或造影，对于明确冠心病患者予以规范药物治疗，需要特别指出的是，如肿瘤切除术前确实需要血运重建，根据外科手术紧迫性、双抗时间的长短，选择适合的PCI策略，确定合理的双抗时间，尽量避免长时间双抗使得肿瘤无法及时处理而进展。对于无法切除的消化道肿瘤，双抗治疗时出血风险明显增加，同样需要选择适当的PCI策略和判断合理的双抗时间。此外，在应用氟尿嘧啶类、铂类、紫杉类药物治疗前，对肿瘤医生和患者加强急性冠脉综合征相关症状的教育，及时报告胸部不适，复查心电图和心脏标记物，避免延误诊断和及时再灌注治疗。

(张志仁　邵群)

参考文献

1. Virani SA, Dent S, Brezden-Masley C, et al. Canadian Cardiovascular Society Guidelines for Evaluation and Management of Cardiovascular Complications of Cancer Therapy. Can J Cardiol, 2016, 32 (7): 831-841.

2. Zamorano JL, Lancellotti P, Rodriguez Muñoz D, et al. 2016 ESC Position Paper on cancer treatments and cardiovascular toxicity developed under the auspices of the ESC Committee for Practice Guidelines: The Task Force for cancer treatments and cardiovascular toxicity of the European Society of Cardiology (ESC). Eur Heart J, 2016, 37 (36): 2768-2801.

3. Nabati M, Janbabai G, Baghyari S, et al. Cardioprotective Effects of Carvedilol in Inhibiting Doxorubicin-induced Cardiotoxicity. J Cardiovasc Pharmacol, 2017, 69 (5): 279-285.

4. Avila MS, Ayub-Ferreira SM, de Barros Wanderley MR Jr, et al. Carvedilol for Prevention of Chemotherapy-Related Cardiotoxicity: The CECCY Trial. J Am Coll Cardiol, 2018, 71 (20): 2281-2290.

5. Armenian SH, Lacchetti C, Barac A, et al. Prevention and Monitoring of Cardiac Dysfunction in Survivors of Adult Cancers: American Society of Clinical Oncology Clinical Practice Guideline. J Clin Oncol, 2017, 35 (8): 893-911.

6. Curigliano G, Cardinale D, Suter T, et al. Cardiovascular toxicity induced by chemotherapy, targeted agents and radiotherapy: ESMO Clinical Practice Guidelines. Ann Oncol, 2012, 23 Suppl 7: vii155-vii166.

7. Raskob GE, van Es N, Verhamme P, et al. Edoxaban for the Treatment of Cancer-Associated Venous Thromboembolism. N Engl J Med, 2018, 378 (7): 615-624.

8. Young AM, Marshall A, Thirlwall J, et al. Comparison of an Oral Factor Xa Inhibitor With Low Molecular Weight Heparin in Patients With Cancer With Venous Thromboembolism: Results of a Randomized Trial (SELECT-D). J Clin Oncol, 2018, 36 (20): 2017-2023.

9. NCCN. NCCN clinical practice guidelines in Oncology: Cancer-Associated Venous Thromboembolic Disease (2018.V1). 2018.

10. McNutt M. Cancer immunotherapy. Science, 2013, 342 (6165): 1417.

11. Robert C, Thomas L, Bondarenko I, et al. Ipilimumab plus dacarbazine for previously untreated metastatic melanoma. N Engl J Med, 2011, 364 (26): 2517-2526.

12. Chen R, Armand P, Fanale MA, et al. Phase Ⅱ study of pembrolizumab (MK-3475) for relapsed/refractory classical Hodgkin Lymphoma (r/r cHL): keynote-087. J Immunother Cancer, 2015, 3 (Suppl 2): P146.

13. Ederhy S, Voisin AL, Champiat S. Myocarditis with Immune Checkpoint Blockade. N Engl J Med, 2017, 376 (3): 290-291.

14. Johnson DB, Balko JM, Compton ML, et al. Fulminant Myocarditis with Combination Immune Checkpoint Blockade. N Engl J Med, 2016, 375 (18): 1749-1755.

15. Moslehi JJ, Salem JE, Sosman JA, et al. Increased reporting of fatal immune checkpoint inhibitor-associated myocarditis. Lancet, 2018, 391

(10124):993.

16. Wang DY, Okoye GD, Neilan TG, et al. Cardiovascular Toxicities Associated with Cancer Immunotherapies. Curr Cardiol Rep, 2017, 19(3):21.
17. Laubli H, Balmelli C, Bossard M, et al. Acute heart failure due to autoimmune myocarditis under pembrolizumab treatment for metastatic melanoma. J Immunother Cancer, 2015, 3:11.
18. Heinzerling L, Ott PA, Hodi FS, et al. Cardiotoxicity associated with CTLA4 and PD1 blocking immunotherapy. J Immunother Cancer, 2016, 4:50.
19. Geisler BP, Raad RA, Esaian D, et al. Apical ballooning and cardiomyopathy in a melanoma patient treated with ipilimumab: a case of takotsubo-like syndrome. J Immunother Cancer, 2015, 3:4.
20. Kanz BA, Pollack MH, Johnpulle R, et al. Safety and efficacy of anti-PD-1 in patients with baseline cardiac, renal, or hepatic dysfunction. J Immunother Cancer, 2016, 4:60.
21. Suzuki S, Ishikawa N, Konoeda F, et al. Nivolumab-related myasthenia gravis with myositis and myocarditis in Japan. Neurology, 2017, 89(11): 1127-1134.
22. Porter DL, Levine BL, Kalos M, et al. Chimeric antigen receptor-modified T cells in chronic lymphoid leukemia. N Engl J Med, 2011, 365(8): 725-733.
23. Mahmood SS, Fradley MG, Cohen JV, et al. Myocarditis in Patients Treated With Immune Checkpoint Inhibitors. J Am Coll Cardiol, 2018, 71(16): 1755-1764.
24. Norwood TG, Westbrook BC, Johnson DB, et al. Smoldering myocarditis following immune checkpoint blockade. J Immunother Cancer, 2017, 5(1):91.
25. Tadokoro T, Keshino E, Makiyama A, et al. Acute Lymphocytic Myocarditis With Anti-PD-1 Antibody Nivolumab. Circ Heart Fail, 2016, 9(10). pii: e003514.
26. NCCN. NCCN Clinical Practice Guidelines in Oncology: Management of Immunotherapy Related Toxicities (Version 1.2018). 2018.
27. Haanen JBAG, Carbonnel F, Robert C, et al. Management of toxicities from immunotherapy: ESMO Clinical Practice Guidelines for diagnosis, treatment and follow-up. Ann Oncol, 2017, 28(suppl_4): iv119-iv142.
28. Puzanov I, Diab A, Abdallah K, et al. Managing toxicities associated with immune checkpoint inhibitors: consensus recommendations from the Society for Immunotherapy of Cancer (SITC) Toxicity Management Working Group. J Immunother Cancer, 2017, 5(1):95.
29. Brahmer JR, Lacchetti C, Schneider BJ, et al. Management of Immune-Related Adverse Events in Patients Treated With Immune Checkpoint Inhibitor Therapy: American Society of Clinical Oncology Clinical Practice Guideline. J Clin Oncol, 2018, 36(17): 1714-1768.
30. Tay RY, Blackley E, McLean C, et al. Successful use of equine anti-thymocyte globulin (ATGAM) for fulminant myocarditis secondary to nivolumab therapy. Br J Cancer, 2017, 117(7): 921-924.
31. Frigeri M, Meyer P, Banfi C, et al. Immune Checkpoint Inhibitor-Associated Myocarditis: A New Challenge for Cardiologists. Can J Cardiol, 2018, 34(1): 92.e1-92.e3.
32. Gueta I, Markovits N, Yarden-Bilavsky H, et al. High tacrolimus trough level variability is associated with rejections after heart transplantation. Am J Transplant, 2018.
33. Lee CM, Lee YT, Jeng LB, et al. Monotherapy with tacrolimus for heart and liver transplant: a case report. Transplant Proc, 2014, 46(3): 980-981.
34. Li W, Croce K, Steensma D, et al. Vascular and Metabolic Implications of Novel Targeted Cancer Therapies: Focus on Kinase Inhibitors. J Am Coll Cardiol, 2015, 66(10): 1160-1178.
35. McKay RR, Rodriguez GE, Lin X, et al. Angiotensin system inhibitors and survival outcomes in patients with metastatic renal cell carcinoma. Clin Cancer Res, 2015, 21(11): 2471-2479.
36. Izzedine H, Derosa L, Le Teuff G, et al. Hypertension and angiotensin system inhibitors: impact on outcome in sunitinib-treated patients for metastatic renal cell carcinoma. Ann Oncol, 2015, 26(6): 1128-1133.
37. Izzedine H, Ederhy S, Goldwasser F, et al. Management of hypertension in angiogenesis inhibitor-treated patients. Ann Oncol, 2009, 20(5): 807-815.

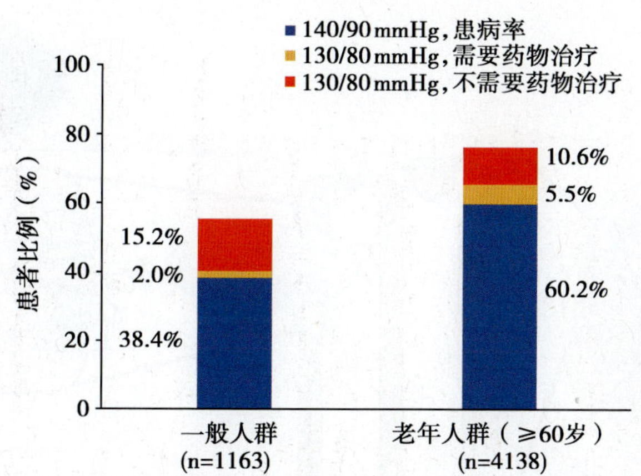

彩图 1　在一般人群及老年人群中根据 140/90mmHg、130/80mmHg 定义的高血压患病率

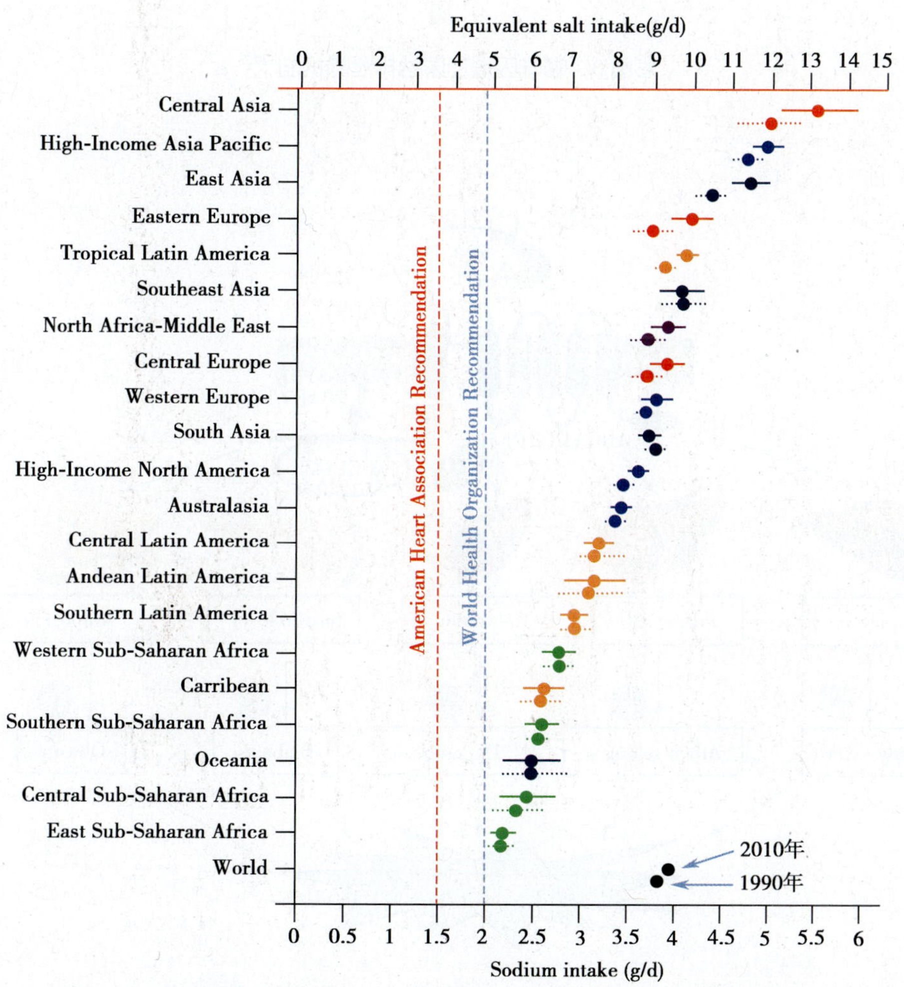

彩图 2　1990 年和 2010 年 21 个全球区域的平均年龄标准钠摄入量(g/d)

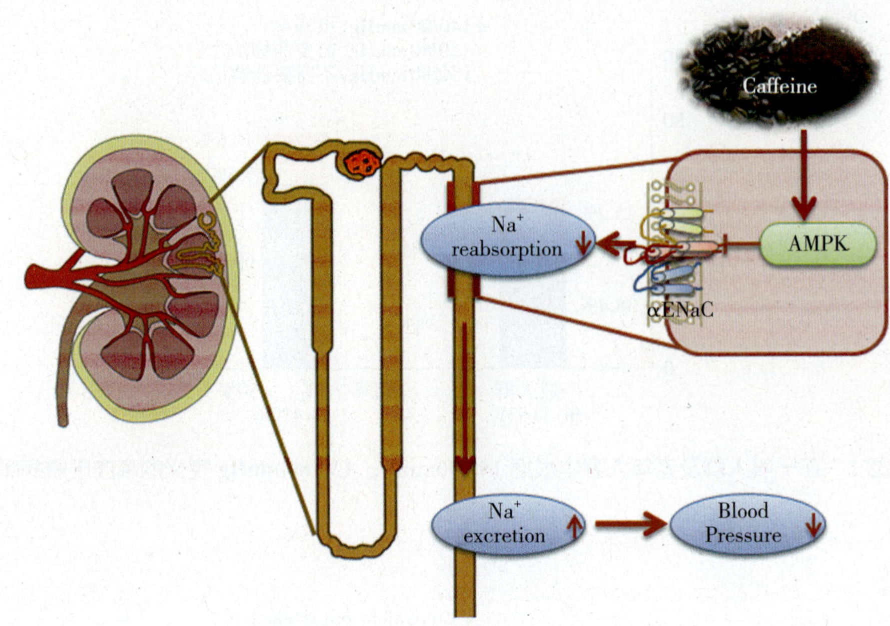

彩图 3　咖啡因增加尿钠排泄的机制[20]

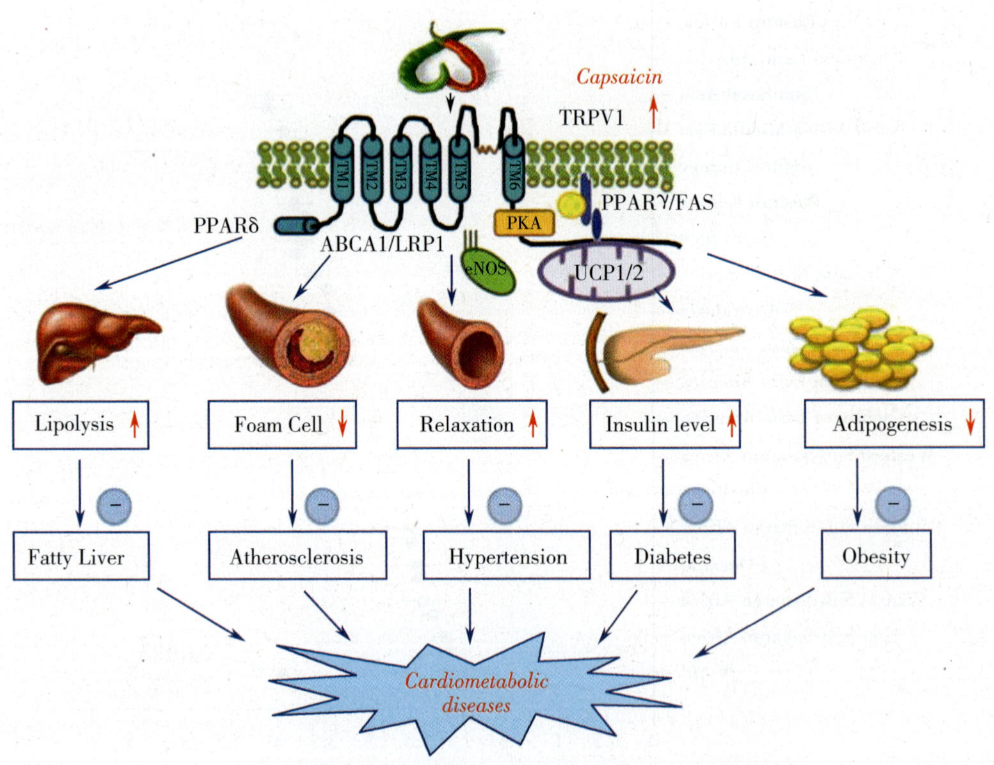

彩图 4　膳食辣椒素对心血管及代谢的作用及其机制[24]

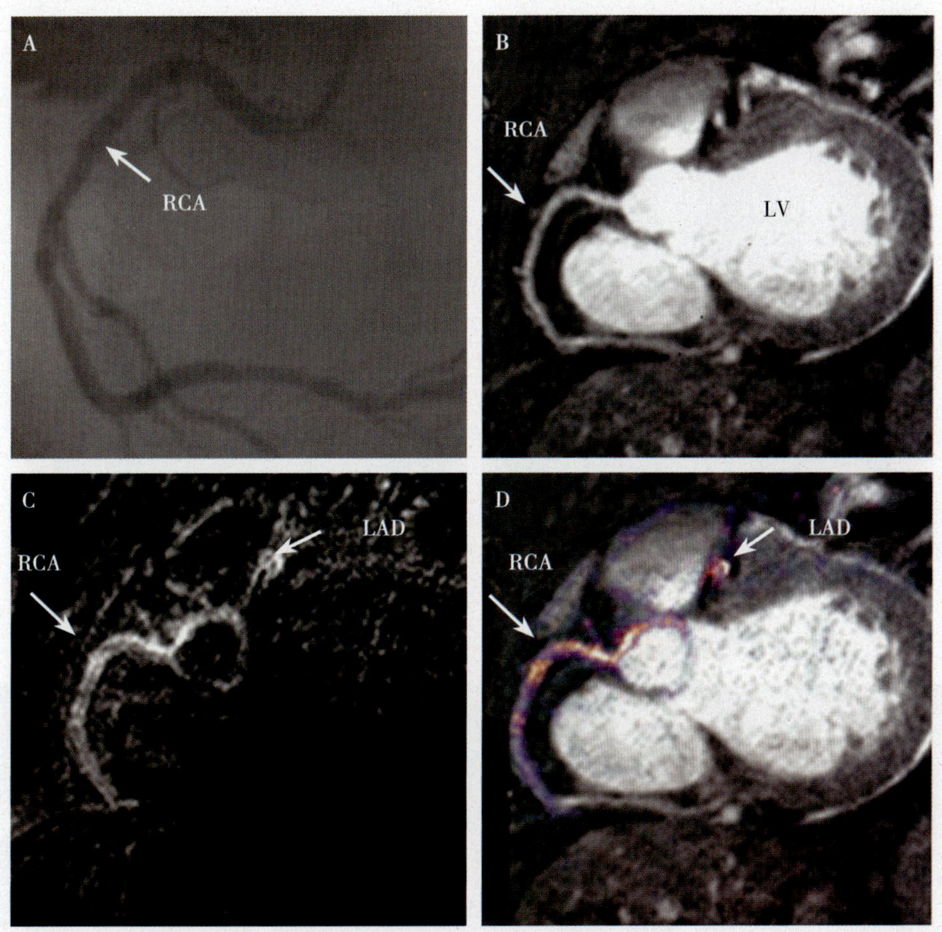

彩图 5　冠状动脉对比剂增强的心脏 MRI

A. 侵入性冠状动脉造影显示右冠状动脉存在轻度狭窄；B. MRA 显现右冠状动脉；C、D. 对比增强心脏 MRI 显示右冠状动脉中的弥漫性对比增强(白色箭头)。MRI：磁共振成像；MRA：磁共振血管造影

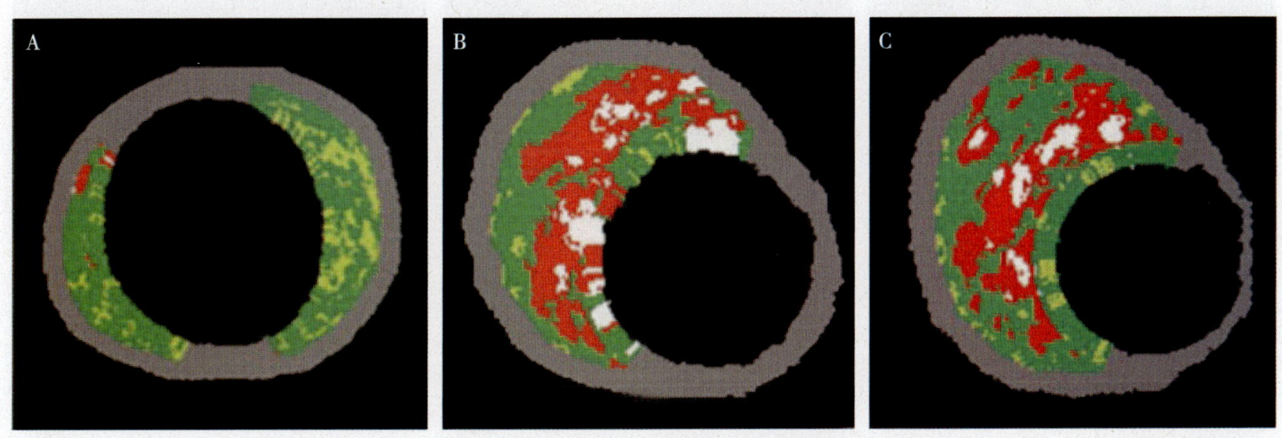

彩图 6　VH-IVUS 显示的冠状动脉斑块

A. 病理性内膜增厚(pathological intimal thickening，PIT)：PIT 见于动脉粥样硬化的早期阶段，是纤维粥样硬化的前兆；主要纤维斑块和纤维脂肪斑块混合构成，坏死核心和致密钙化小于 10%；B. 薄纤维帽动脉粥样硬化(thin-cap fibroatheroma，TCFA)：TCFA 是 ACS 的高危病变，薄层纤维帽覆盖大坏死核心，核心内含有大量胆固醇裂缝；在比邻管腔面至少连续三帧图像，坏死核心的分步角度大于 30° 以上，所占比例至少大于 10% 以上；C. 厚纤维帽动脉粥样硬化(thick-cap fibroatheroma，ThCFA)：ThCFA 指厚纤维帽下包含大量坏死核心，胆固醇晶体和坏死碎片；斑块内坏死面积大于 10%，纤维帽清晰可见

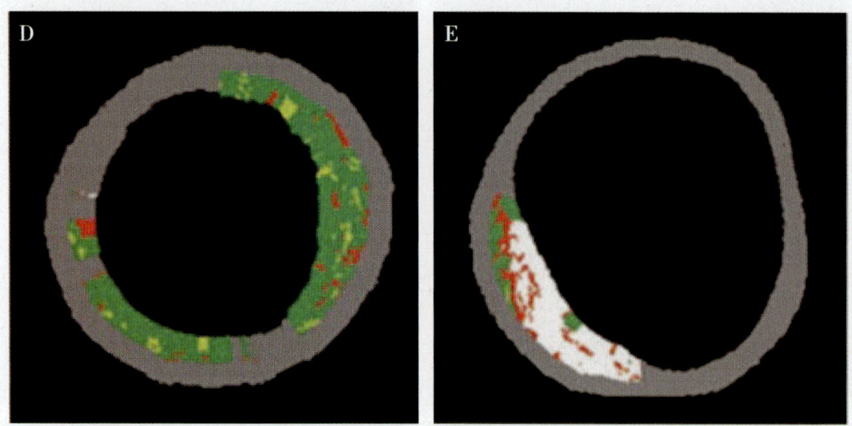

彩图 6(续)

D. 纤维化斑块(fibrotic plaque):纤维钙化斑块富含胶原组织,几乎均为纤维组织和致密钙化,坏死核心小于 10%;E. 纤维钙化斑块(fibrocalcific plaque):富含胶原组织,几乎均为纤维组织和致密钙化,坏死核心小于 10%

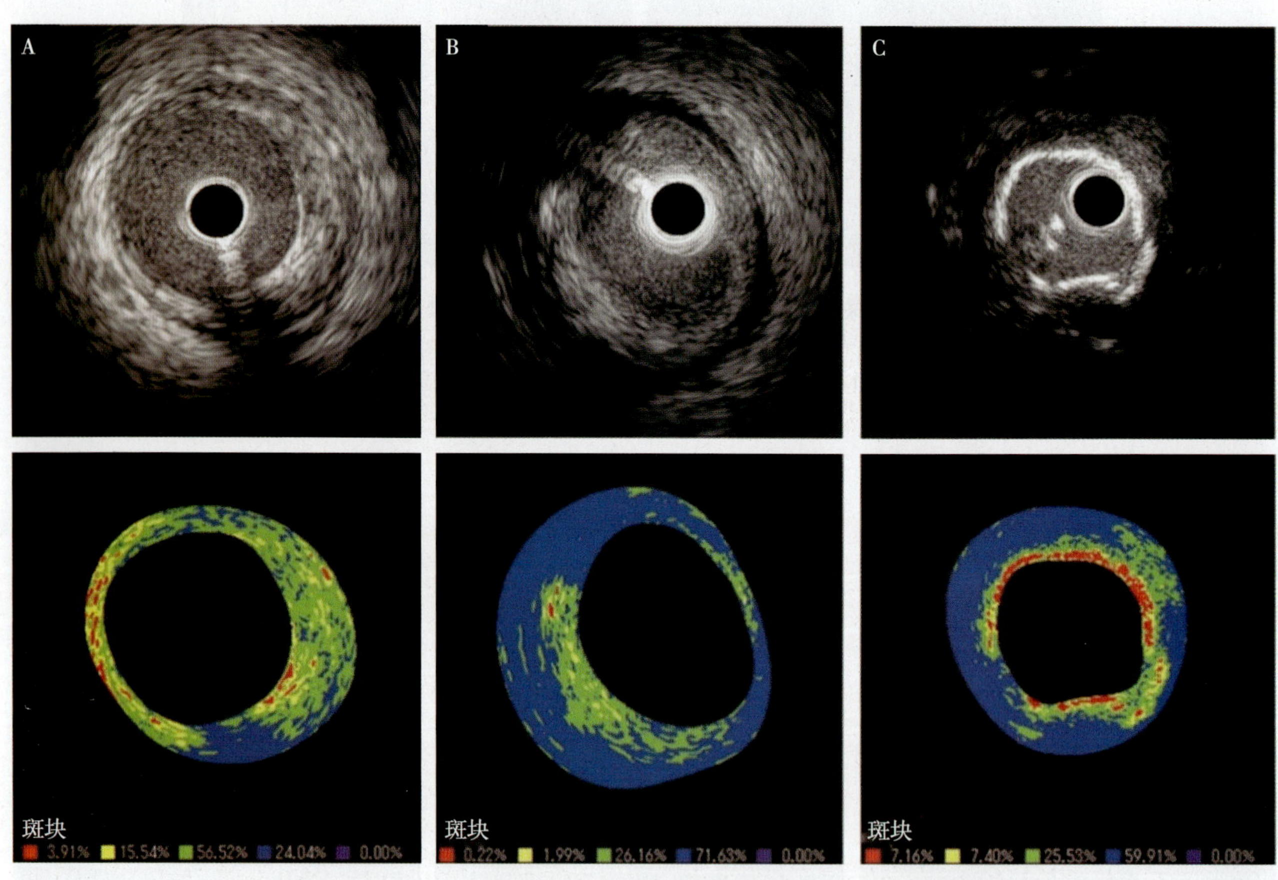

彩图 7 IB-IVUS 斑块分型

上排显示灰阶 IVUS,下排显示相应的 IB-IVUS 图像。A. 纤维斑块:灰阶 IVUS 显示 12~20 点高超声密度斑块,IB-IVUS 显示斑块大多为纤维组织(绿色和黄色);B. 富脂质斑块:灰阶 IVUS 显示衰减的斑块(6~12 点),IB-IVUS 显示大多斑块富含脂质(蓝色);C. 钙化斑块:灰阶 IVUS 显示完整的表面钙化轮廓,相应的 IB-IVUS 图像显示钙化表面(红色)。IB-IVUS:integrated backscatter intravascular ultrasound,整合反向血管内超声;IVUS:intravascular ultrasound,血管内超声;fibrous:纤维化;lipid-rich:富脂质斑块;calcification:钙化

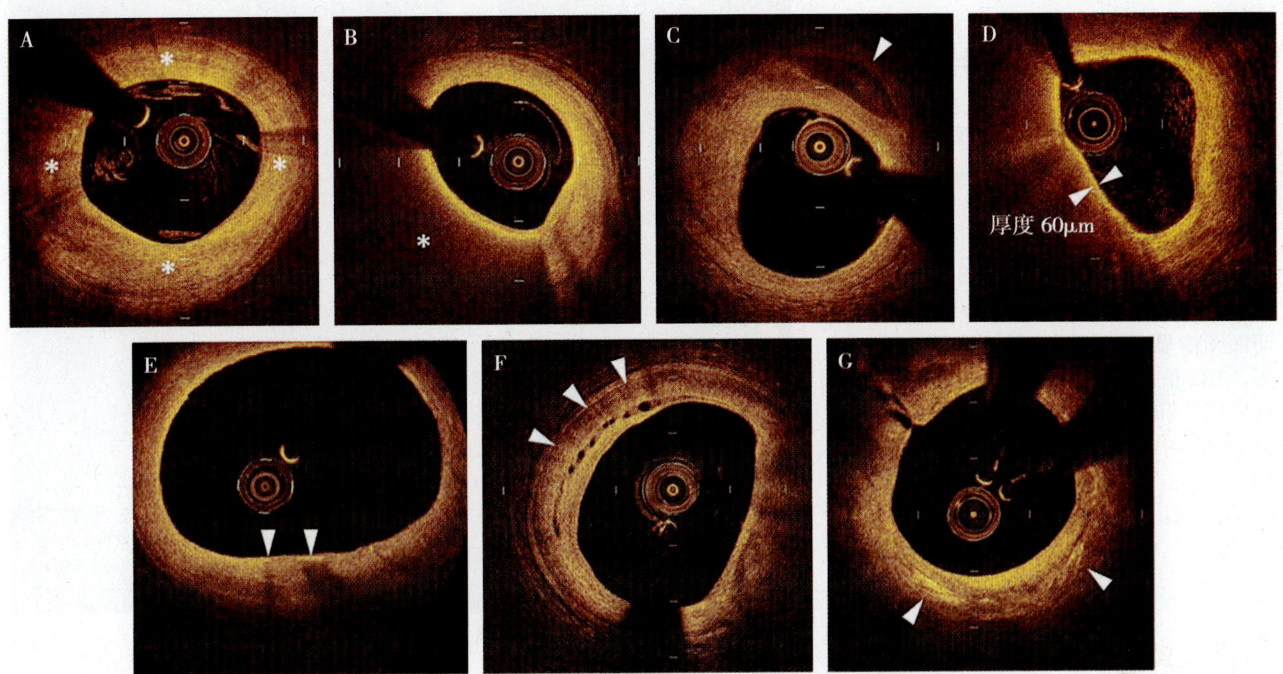

彩图 8 OCT（optical coherence tomography，光学相干成像）显示的斑块图像

A. 纤维化斑块：星号区显示均质高反向散射图像（high backscattering and homogeneous region）；B. 富脂质斑块：星号区显示信号弱，边界不清；C. 纤维钙化斑块：12~15 点箭头区显示弱信号区，但边界清晰；D. 纤维帽（fibrous cap）：双箭头区显示边界清晰的纤维帽覆盖脂质核心。薄纤维帽厚度 <65μm，OCT 纤维帽厚度和组织学纤维帽厚度密切相关（r=0.9，P<0.001）[14]，薄纤维帽动脉粥样硬化（thin-cap fibroatheroma，TCFA）是不稳定板块的特征；受空间分辨率的限制，IVUS 不能看到 TCFA，只有 OCT 可以看到 TCFA，纤维帽下面为边界不清的弥漫性区域，脂质斑块弧度 >90°（图 8D）；E. 巨噬细胞（macrophage）：箭头处显示表面线性区域清晰，然后信号迅速减弱；高度渗透进入纤维帽中的巨噬细胞是易损斑块的特征标志，OCT 显示斑块表面高强度线性信号，然后线性信号迅速衰减（图 8E）；F. 微通道（microchannel）：箭头处显示在多个邻近的信号峪峒图像；FOCT 显示的微通道是无信号的管状腔结构，与血管腔不相连接，多个连续层面可见多个邻近的信号峪峒图像（图 8F），微通道存在提示 TCFA 和斑块进展[15]。G. 胆固醇晶体（cholesterol crystal）：箭头处显示斑块内的线性高反向散射结构；胆固醇晶体 OCT 图像上显示为斑块内的薄层、线性、高强度信号（图 8G），胆固醇晶体存在提示斑块不稳定[16]

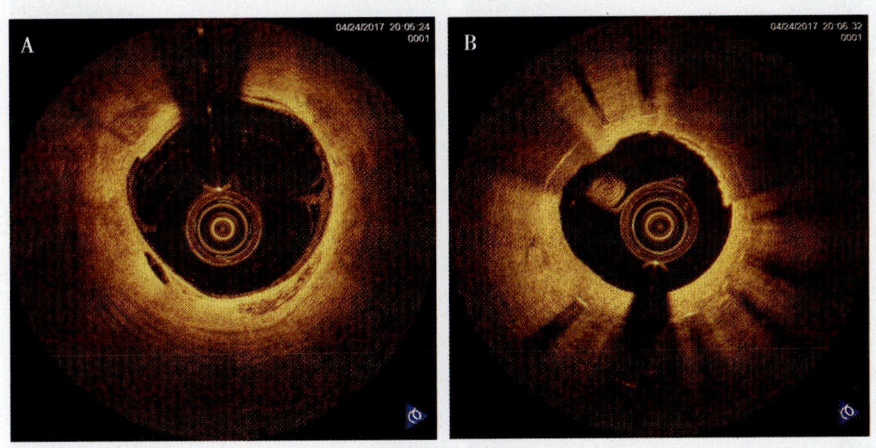

彩图 9 支架内新生动脉粥样硬化（In-stent neoatherosclerosis）

患者男 67 岁，10 年（2006 年）前植入金属裸支架，2017 年 OCT 显示：A. 内膜弥漫增厚，4~6 点胆固醇结晶斑块，表面可见纤维帽；B. 支架表面内膜弥漫增厚，13~15 点内膜增厚处，可见内膜不规则，内膜下可见脂质池（新生动脉粥样硬化斑块）

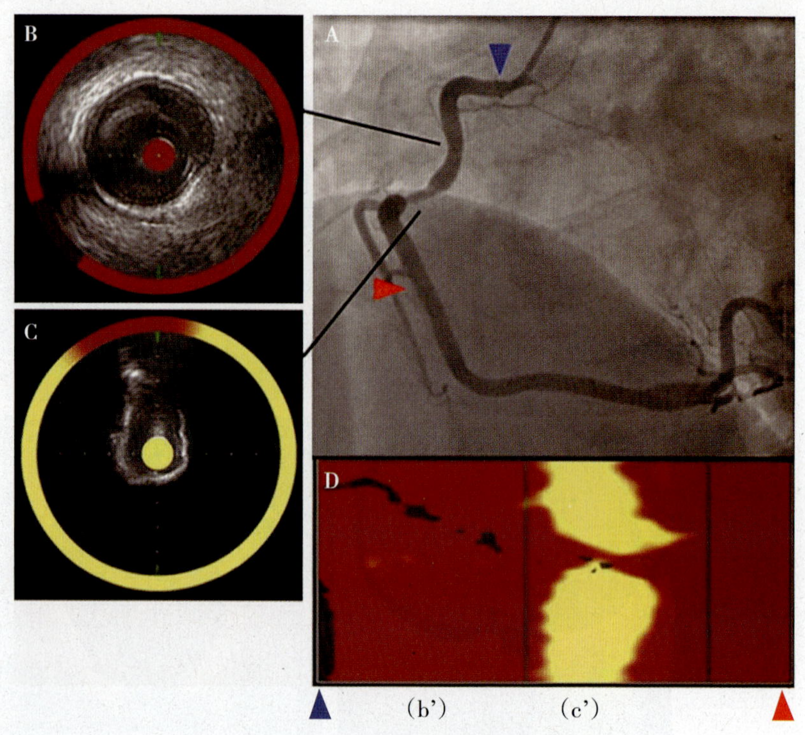

彩图 10 NIRS-IVUS 探测的右冠状动脉脂质斑块

A. 导管从右冠状动脉的中段（红箭头）自动回抽到右冠状动脉近端（蓝箭头）；B.IVUS 显示 9~16 点钟可见斑块，IVUS 图像周围的环代表 NIRS 值，脂质斑块呈黄色，非脂质斑块呈红色，在这个病变中，NIRS 值提示斑块为非脂质斑块；C. 右冠状动脉中段 IVUS 横切面图像显示表面钙化和钙化后无回声阴影，NIRS 值显示近环形脂质斑块；D. 该图显示红箭头和蓝箭头之间的右冠状动脉化学成像，b' 对应图 10B 病变，c' 对应图 10C。NIRS：near infrared spectroscopy；IVUS：intravascular ultrasound

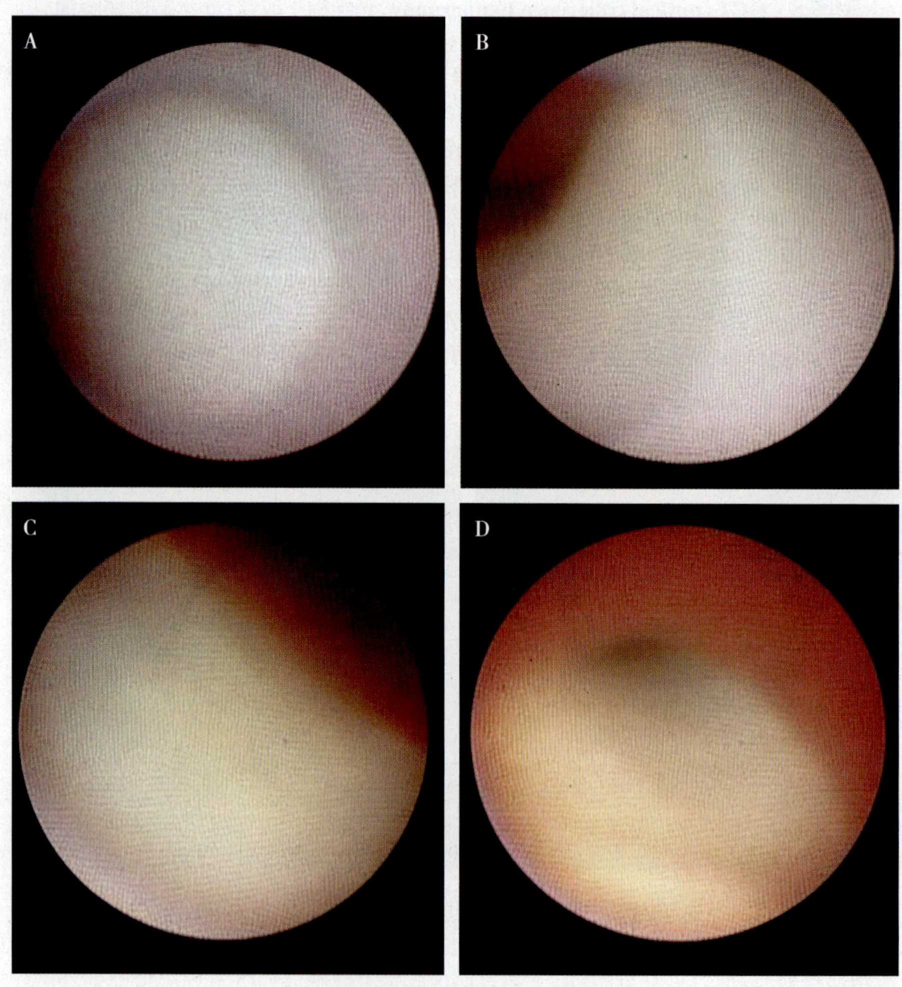

彩图 11 血管镜斑块分类

A. grade 0 = 白色（white）；B. grade 1 = 浅黄（light yellow）；C. grade 2 = 黄色（yellow）；D. grade 3 = 深黄（intensive yellow）

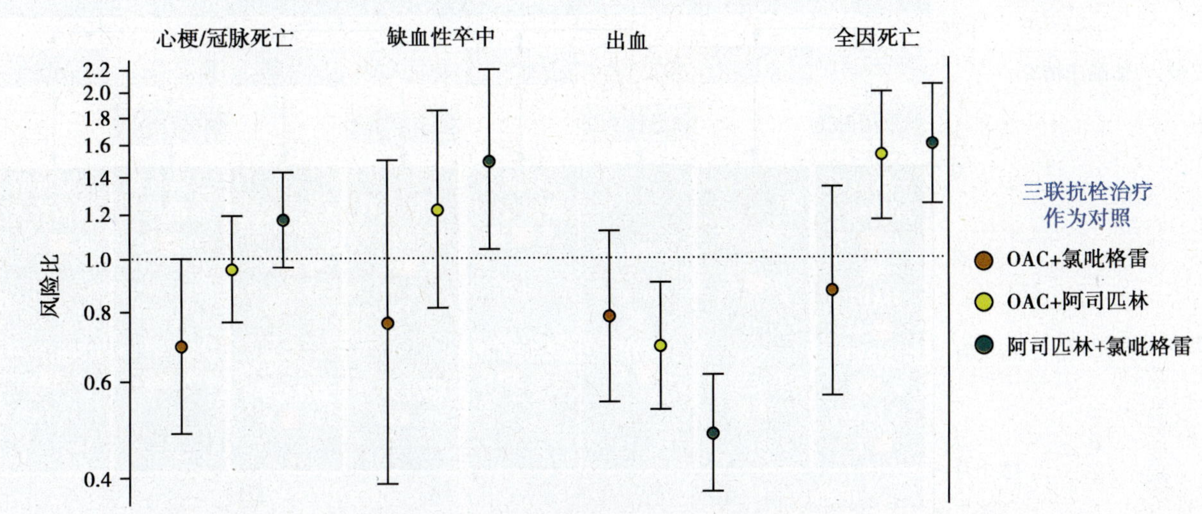

彩图 12　不同药物组合抗栓治疗的患病风险比

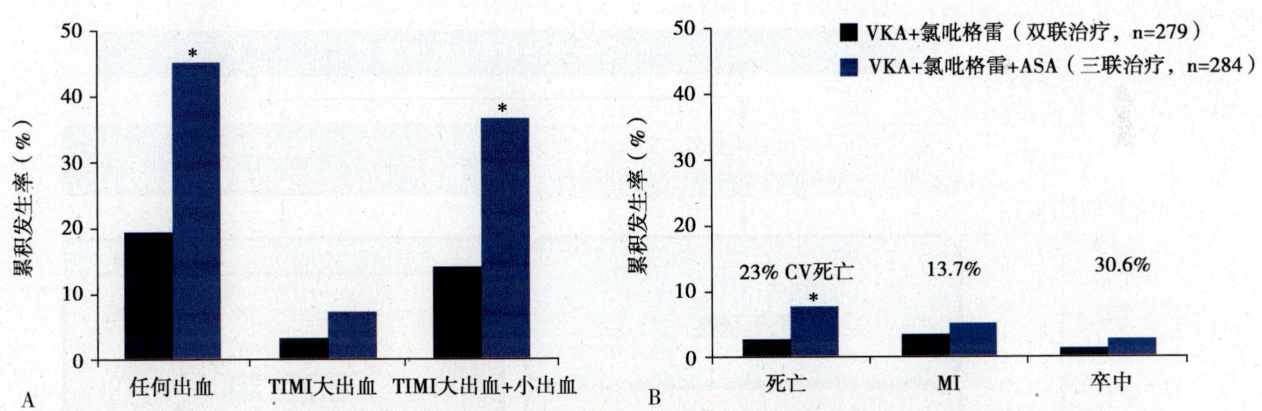

彩图 13　双联治疗组中的出血及死亡风险显著降低，而血栓事件发生率与三联治疗组相似

A. 安全性终点；B. 有效性终点。*P<0.05。全因死亡（CV& 非 CV 死亡，P=0.207&0.069）

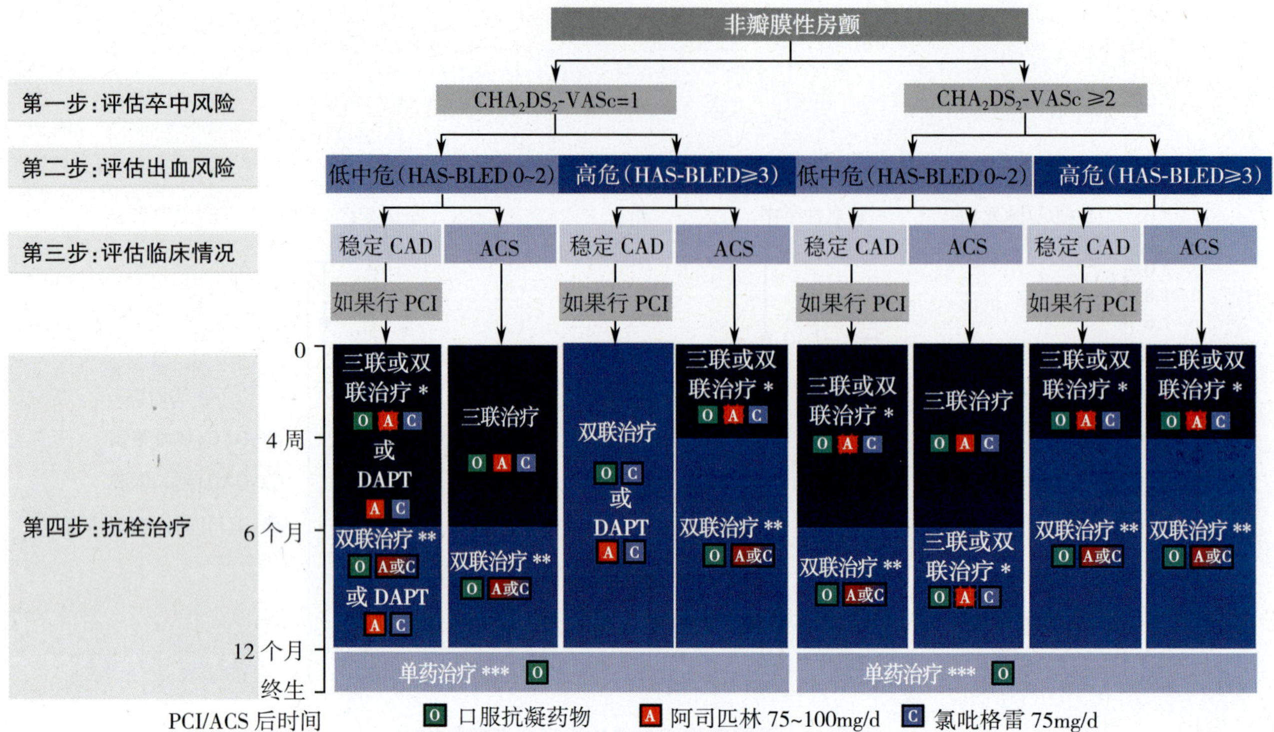

彩图 14 非瓣膜性房颤诊疗流程

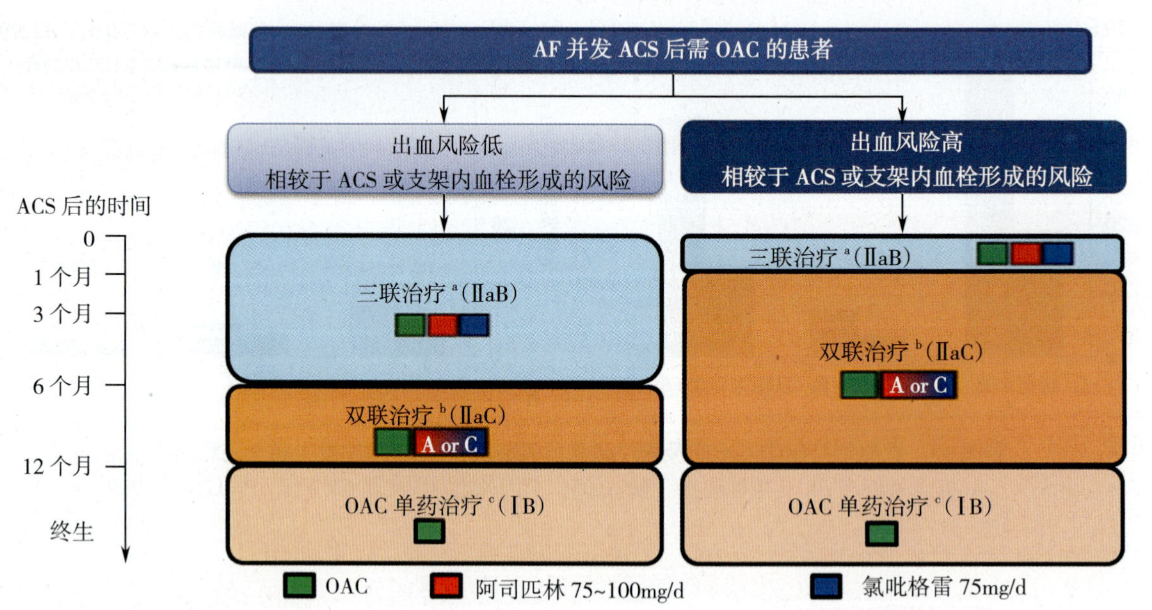

彩图 15 新指南推荐:植入支架的 ACS 患者,考虑短期三联治疗(OAC+ 氯吡格雷 + 阿司匹林)

[a] 选定的患者,尤其是未植入支架或距指标事件时间较长,可考虑使用 OAC 与阿司匹林或氯吡格雷双联治疗;[b]OAC 加单一抗血小板药物;[c] 冠脉事件风险高的患者,可考虑 OAC 和抗血小板药物(阿司匹林或氯吡格雷)双联治疗。ACS:急性冠脉综合征

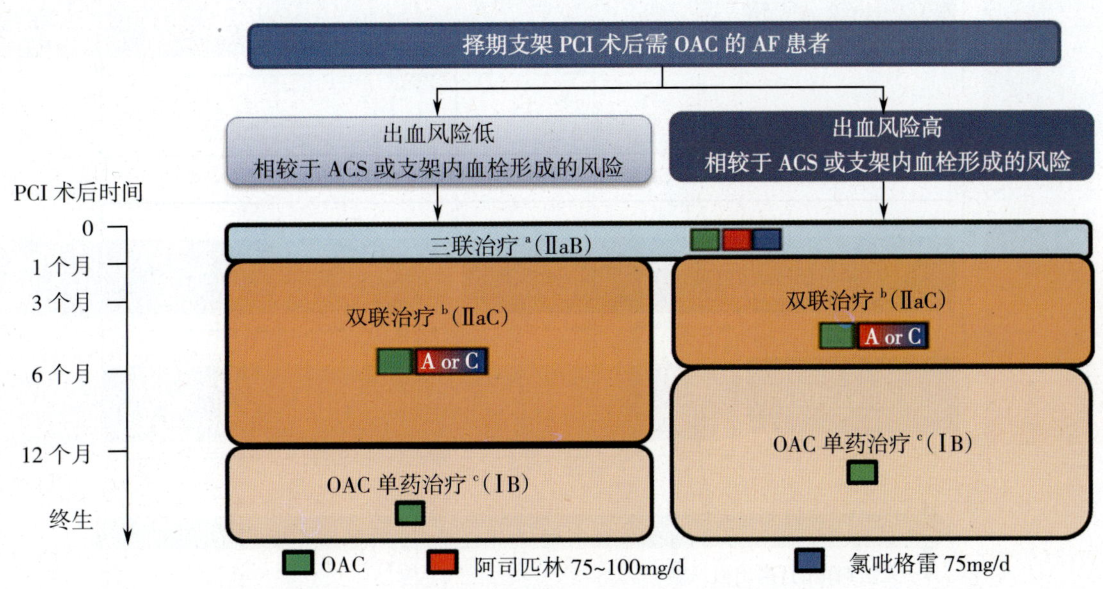

彩图 16 新指南推荐：PCI 术后需 OAC 的 AF 患者，短期三联治疗后应接受一段时间的双联治疗（OAC+一种抗血小板药物）

[a] 选定的患者，尤其是未植入支架或距指标事件时间较长，可考虑使用 OAC 与阿司匹林或氯吡格雷双联治疗；[b] OAC 加单一抗血小板药物；[c] 冠脉事件风险高的患者，可考虑 OAC 和抗血小板药物（阿司匹林或氯吡格雷）双联治疗。PCI：经皮冠状动脉介入治疗

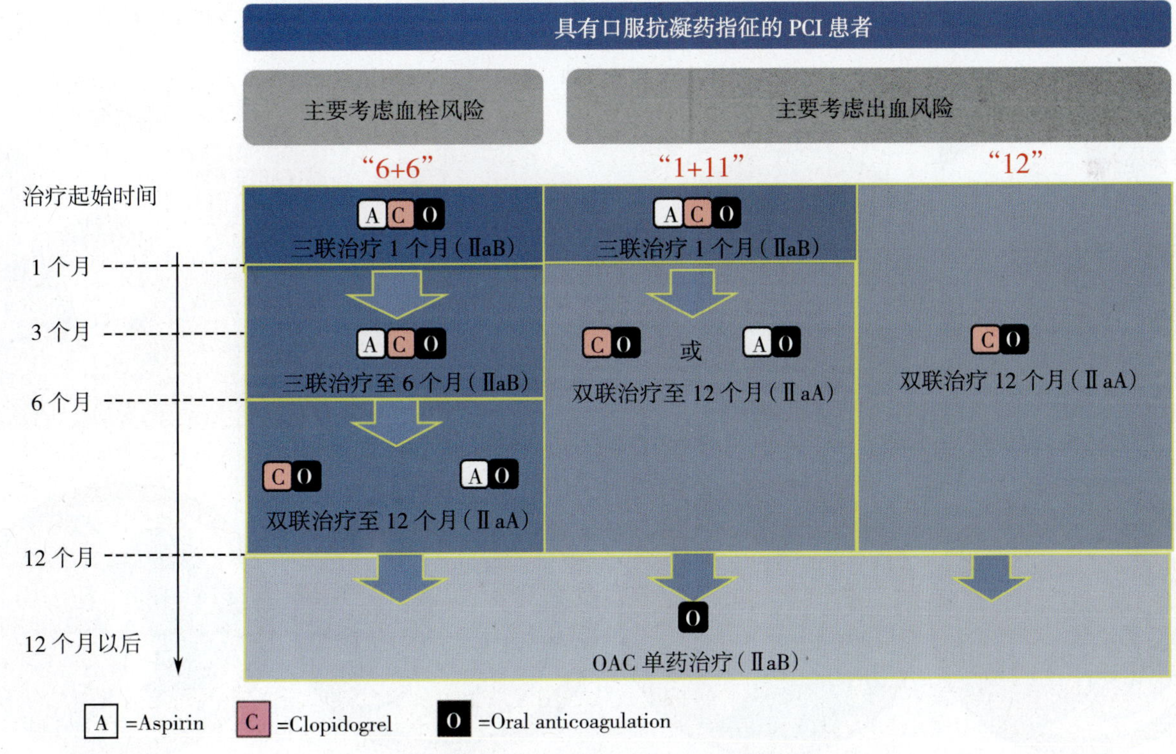

彩图 17 具有口服抗凝药指征的 PCI 患者治疗流程

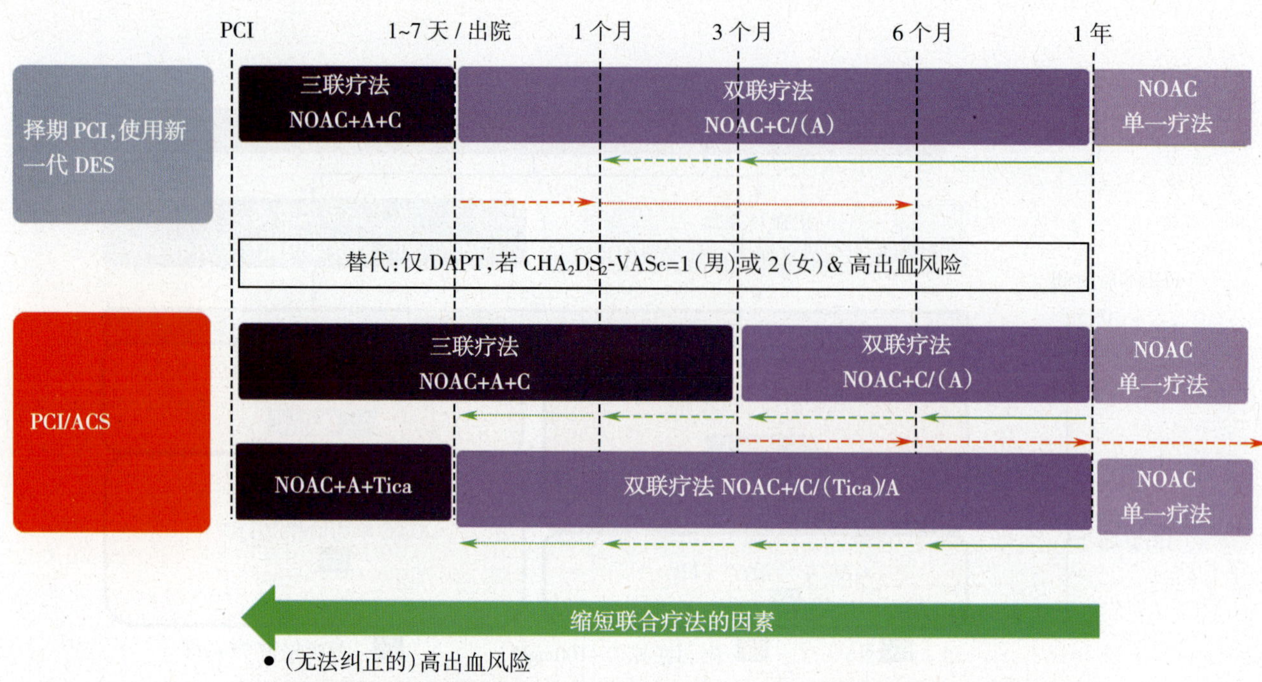

彩图 18　房颤患者非维生素 K 拮抗剂口服抗凝药物治疗流程

A：阿司匹林 75~100mg 每日 1 次；C：氯吡格雷 75mg 每日 1 次

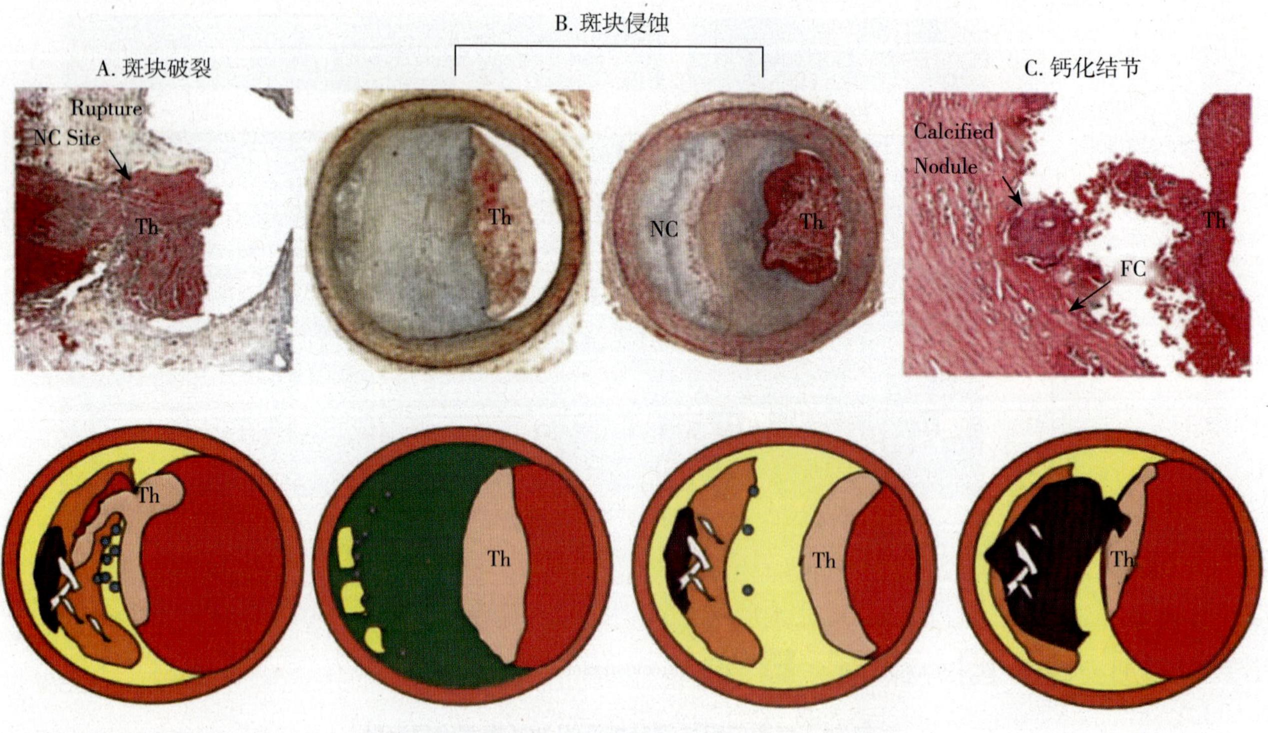

彩图 19　斑块破裂、斑块侵蚀和钙化结节的病理过程

A. 薄纤维帽破裂及管腔血栓，可见一个大的坏死的核心与管腔连通；B. 侵蚀发生在富含蛋白多糖和平滑肌细胞的病变上，血栓附着在缺乏内皮的区域，这些病变很少有炎性细胞，特别是单核细胞；C. 钙化结节通过破裂的薄纤维帽突入管腔

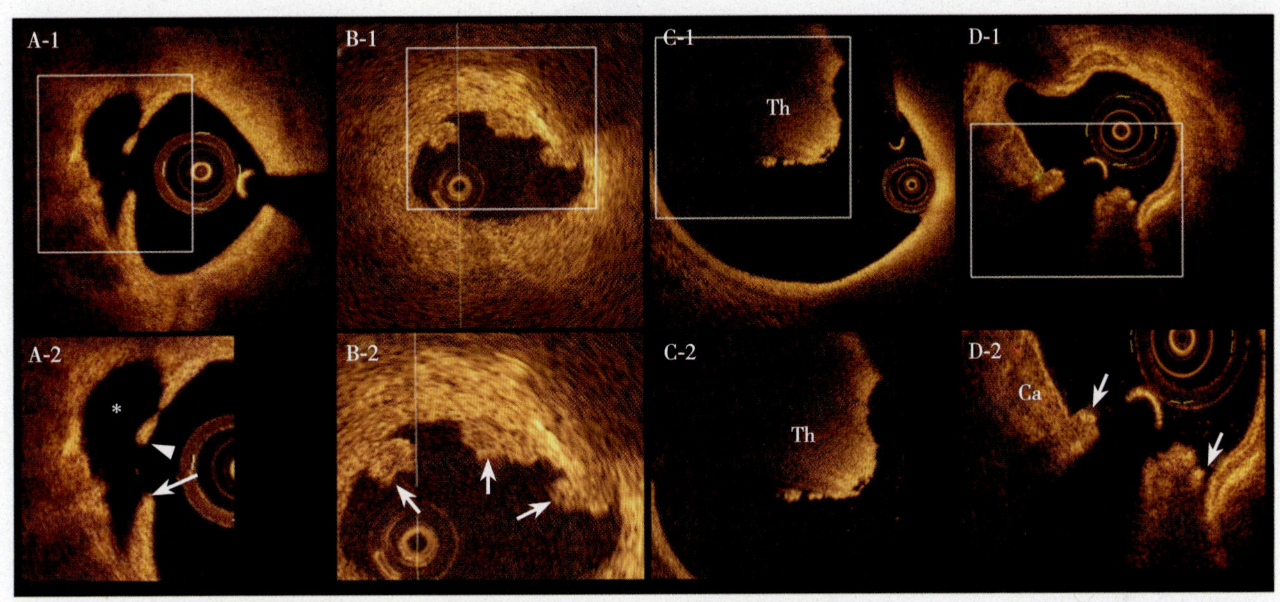

彩图 20 OCT 对 ACS 罪犯病变的识别

A. 斑块破裂，脂质斑块的纤维帽连续性中断（箭头）伴空腔形成（星号）；B. 明确的斑块侵蚀：纤维帽完整未见斑块破裂，伴血栓形成（箭头）；C. 可能的斑块侵蚀：OCT 可见红色血栓（Th）突入管腔，邻近血栓处管壁无明显斑块形成，且管腔无明显狭窄；D. 钙化结节：可见结节样钙化突出到管腔内，呈火山喷发样改变，纤维帽破裂（箭头），伴有血栓形成（星号）

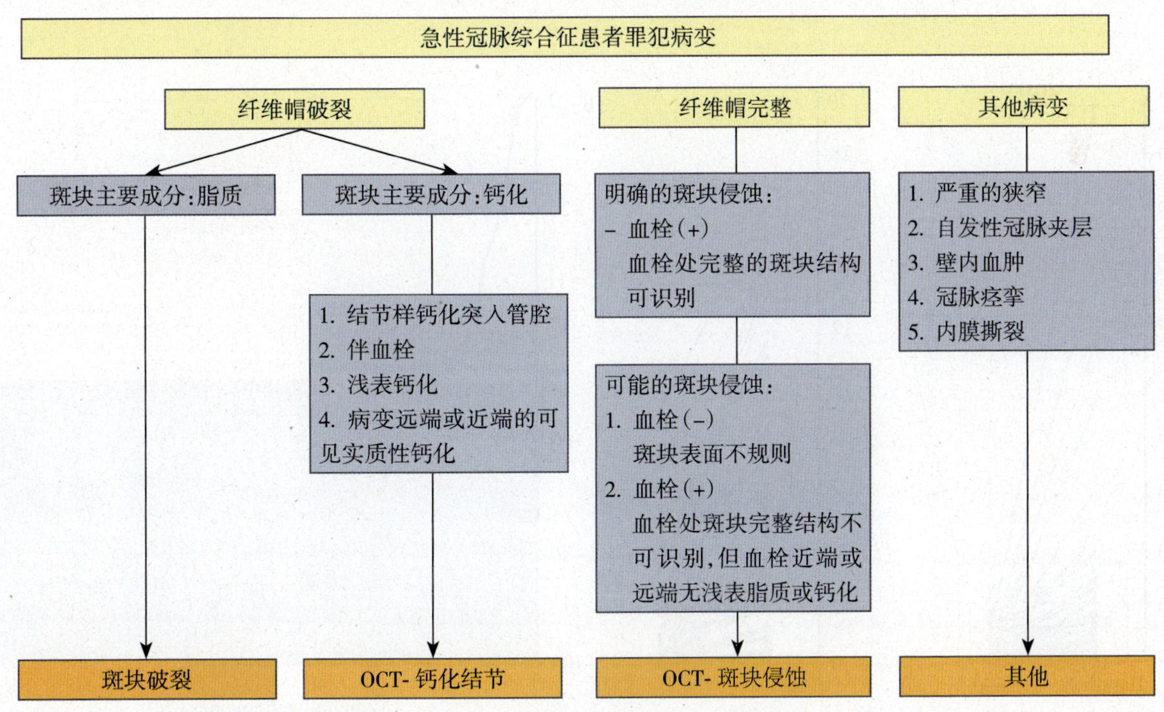

彩图 21 OCT 下罪犯病变的斑块分类方法

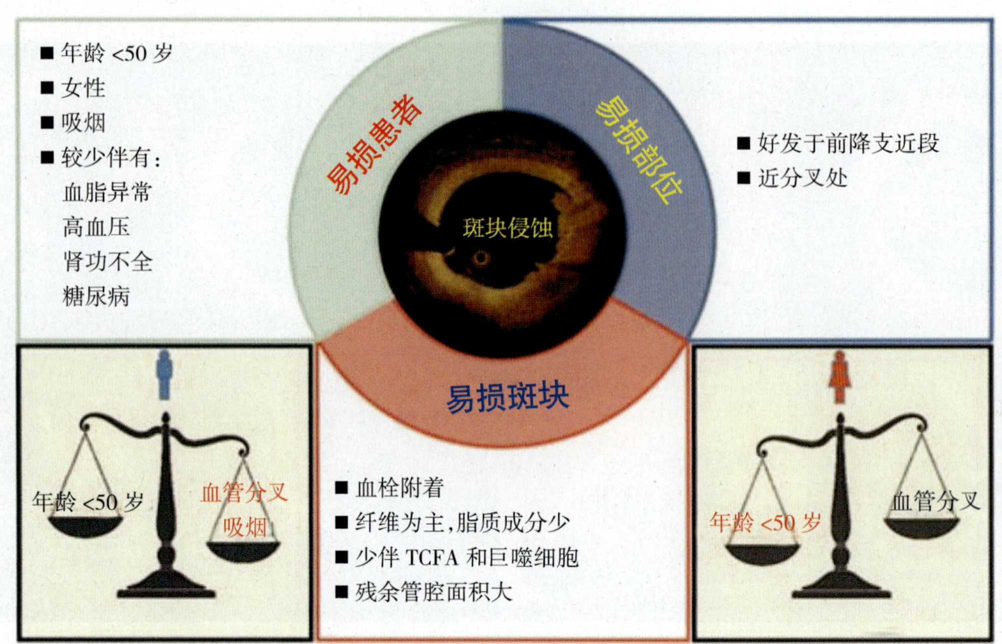

彩图 22　斑块侵蚀的在体预测因素

斑块侵蚀常发生于年轻的患者，尤其是绝经前妇女。年龄 <50 岁是斑块侵蚀的预测指标。吸烟是斑块侵蚀的主要危险因素，而血脂异常、高血压、CKD 或糖尿病比例较小。斑块侵蚀常见于 LAD 近端以及接近分叉。斑块侵蚀表面常有血栓，薄纤维帽粥样斑块(TCFA)和巨噬细胞较少，具有较大管腔面积的纤维性或脂质较少的斑块

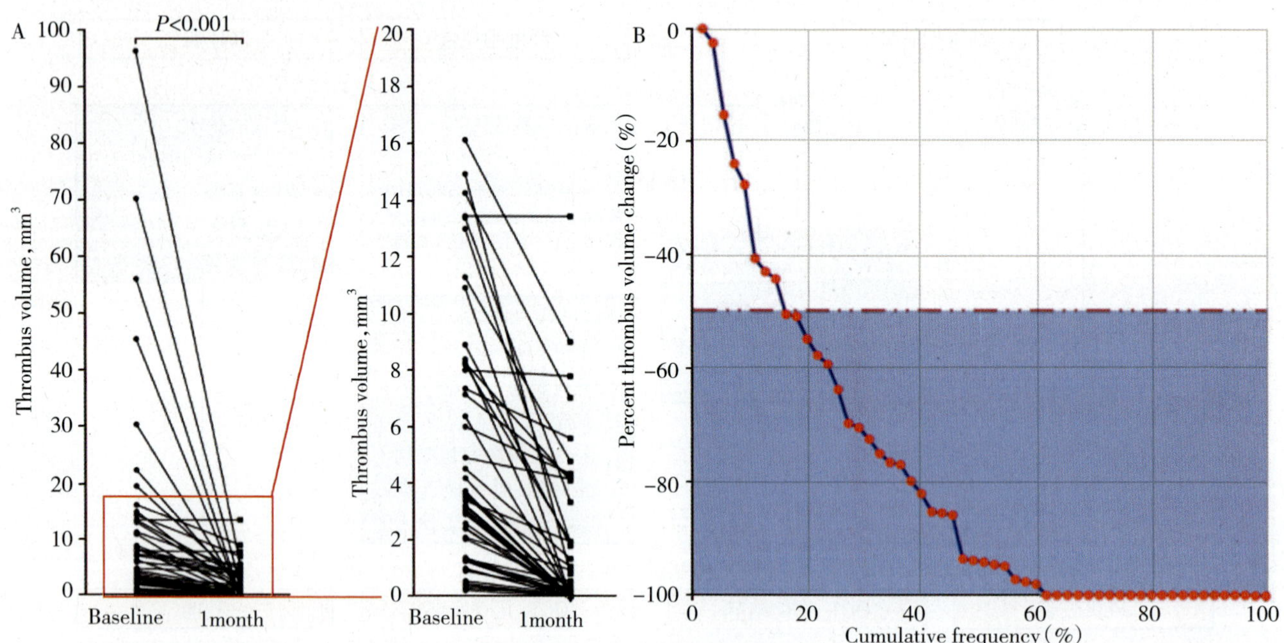

彩图 23　血栓体积的变化

A. 从基线到随访血栓体积的绝对变化；B. 完成 1 个月随访的 55 例患者血栓减小的百分比。其中，47 例达到主要终点(蓝色部分)，22 例在 1 个月时残余血栓完全消失

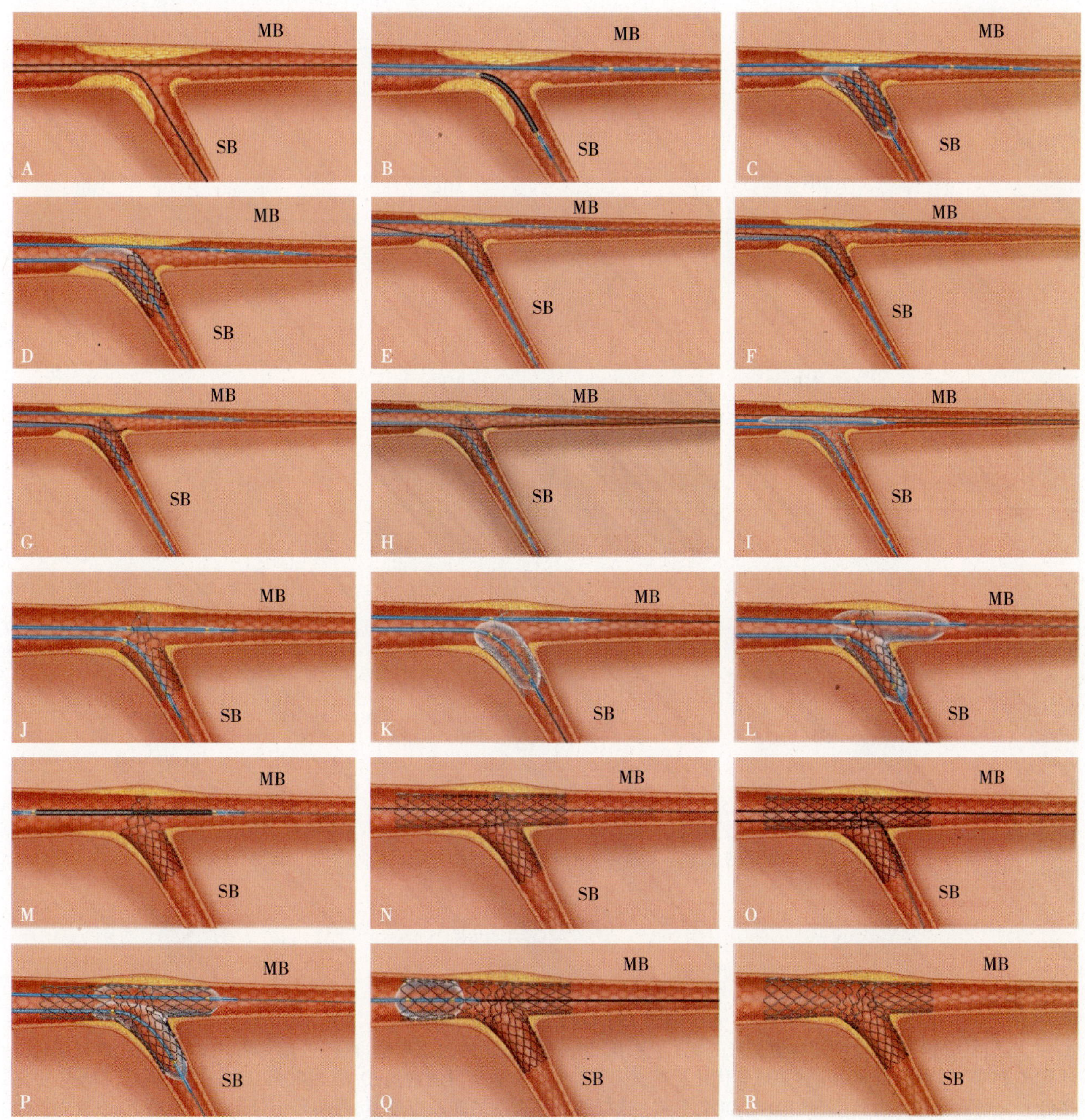

彩图 24 DK-mini-culotte 操作步骤示意图

A. 主支、边支分别下钢丝，酌情球囊扩张主支、边支；B. 边支支架突入主支 2mm、主支深埋保护球囊；C. 边支支架突入主支 2mm、主支深埋保护球囊；D. 略后撤边支支架球囊并高压扩张；E.U 弯与精准钢丝术（E~H）：将另一钢丝头端塑成 U 弯；F. 旋转推送 U 弯钢丝至边支支架深部；G. 回撤钢丝至分叉嵴水平并转向主支；H. 钢丝在接近分叉嵴水平进入主支；I. 撤出保护球囊及钢丝，必要时用小球囊扩张支架侧孔；J. siKBD（H~J）：选择两尺寸合适的球囊；K. 首先以较高压力扩张边支（16AMT）并维持扩张压；L. 接着以较低压力扩张主支（12AMT）；M. 主支支架定位；N. 释放主支支架；O. 接近分叉嵴再过边支钢丝；P. 用两尺寸合适的非顺应球囊作分叉处 fKBD；Q. 用略大于主支近端参考血管的非顺应短球囊作 POT；R. 结果：各部支架膨胀、覆盖良好、边支开口支架无变形

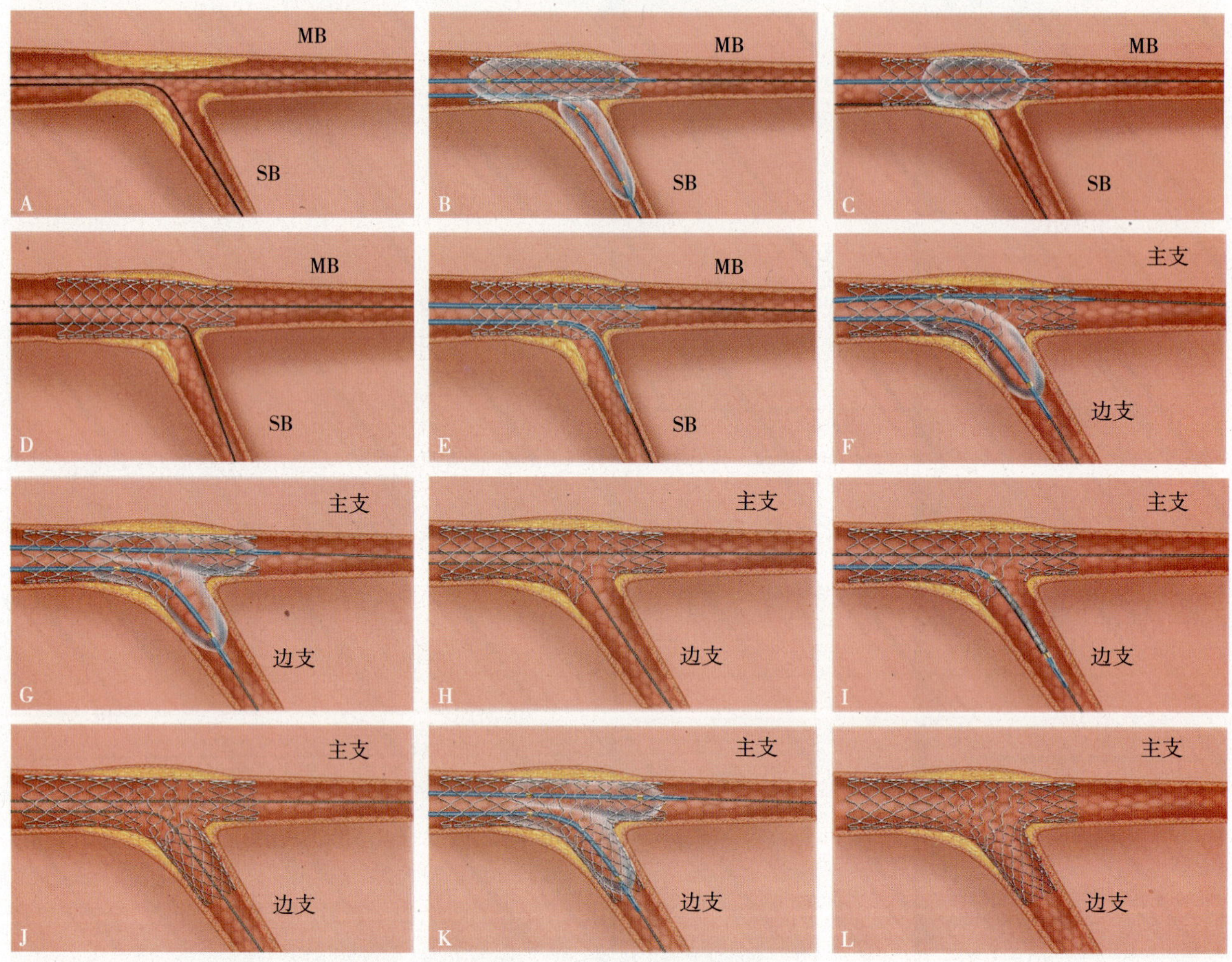

彩图 25　OPT 操作步骤示意图

A. 主支、边支分别下钢丝，酌情球囊扩张主支、边支；B.SBK：先扩预埋的边支球囊、再扩主支支架，先减压主支、再减压边支球囊；C.POT：必要时，以非顺应性短球囊优化近端支架管腔并易化边支再进钢丝；D. 经 SBK 和(或)POT 处理后，钢丝可更易接近分叉嵴重新进入边支；E.SIKBD 与 OOT(E~G)：选择两大小合适的非顺应球囊、近端标记位于嵴水平略上；F. 首先扩张边支；G. 接着扩张主支，形成序贯球囊对吻扩张使覆盖边支开口的冗余支托外翻并覆盖边支开口上缘、获得 OOT 效果；H. 若 OOT 结果理想，则可避免植入边支支架，实现“单支架植入 - 双支架效果”；I. 若 OOT 结果欠佳，则可补救性植入边支支架；此时支架开口定位很容易，只要将支架近端标记对准分叉嵴即可；J. 边支支架释放后即可实现主支与边支支架的无缝对接；K.fKBD：以两非顺应球囊完成最终球囊对吻扩张；L. 最终结果：支架完全覆盖分叉各部、无支托突入主血管

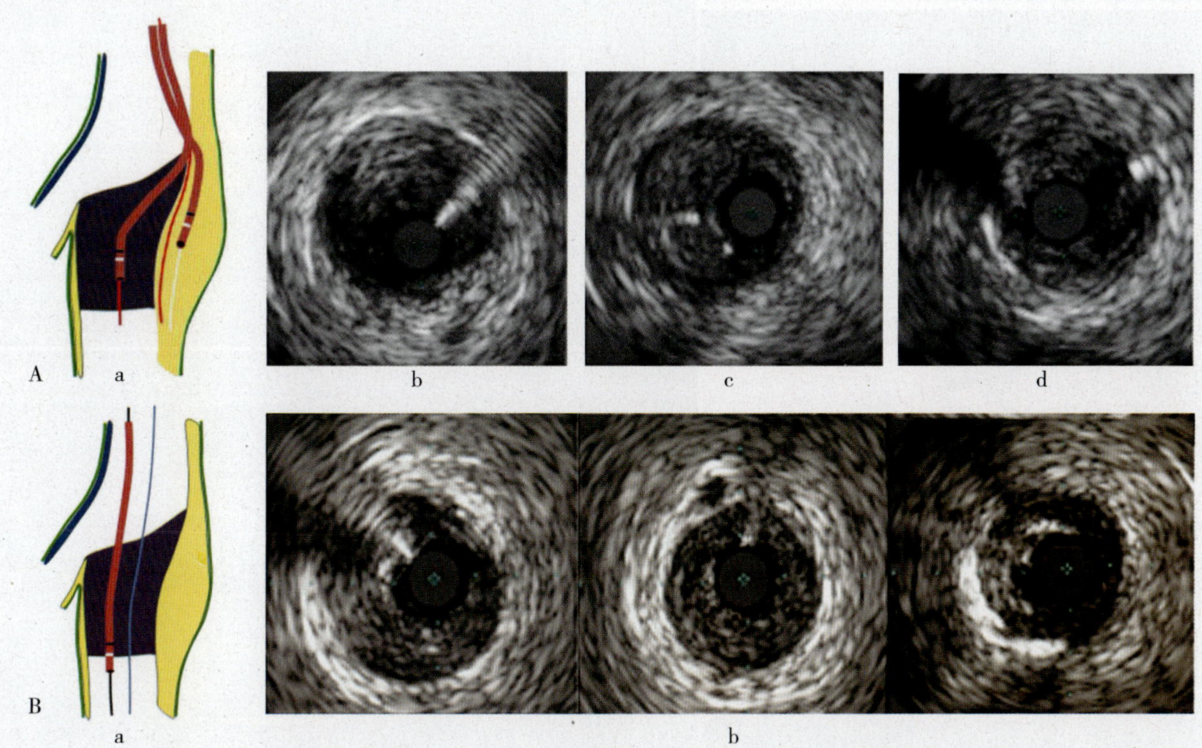

彩图 26 ATS 技术开通 CTO 病变的基本原理示意图

A. 真腔寻找：第一次 IVUS 沿诊断（白色）导丝检查（a）发现诊断和治疗（红色）导丝均偏离管腔（b），遂将治疗导丝（红色）后撤并寻找到真腔（红色虚线）并从诊断导丝检查证实（c）和从真腔导丝（红色虚线）IVUS 检查也可证实，并同时证明诊断导丝在假腔（d）；B. 真腔寻径（包括寻径 TS 和寻径 TT 或跟踪）成功，IVUS 检查（a）和证实（b）

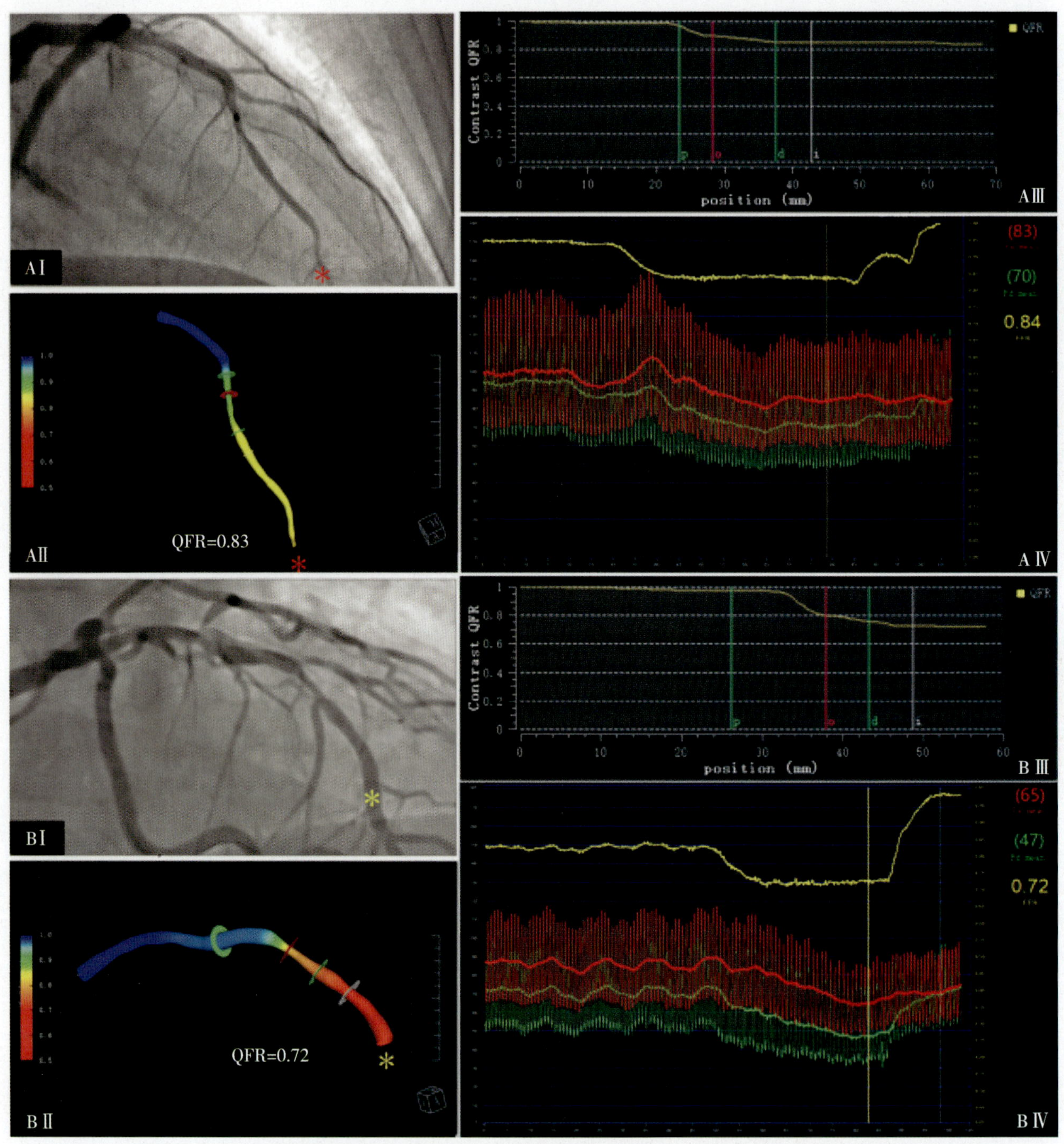

彩图 27 **QFR 分析示意图**

A Ⅰ、BⅠ:冠状动脉造影显示 LAD 临界狭窄;AⅡ、BⅡ:计算至星号的 QFR 值;AⅢ、BⅢ:QFR 模拟回撤时压力变化情况;AⅣ、BⅣ:实测 FFR 情况(图片摘自 Xu B,et al. J Am Coll Cardiol,2017,70:3077-3087)

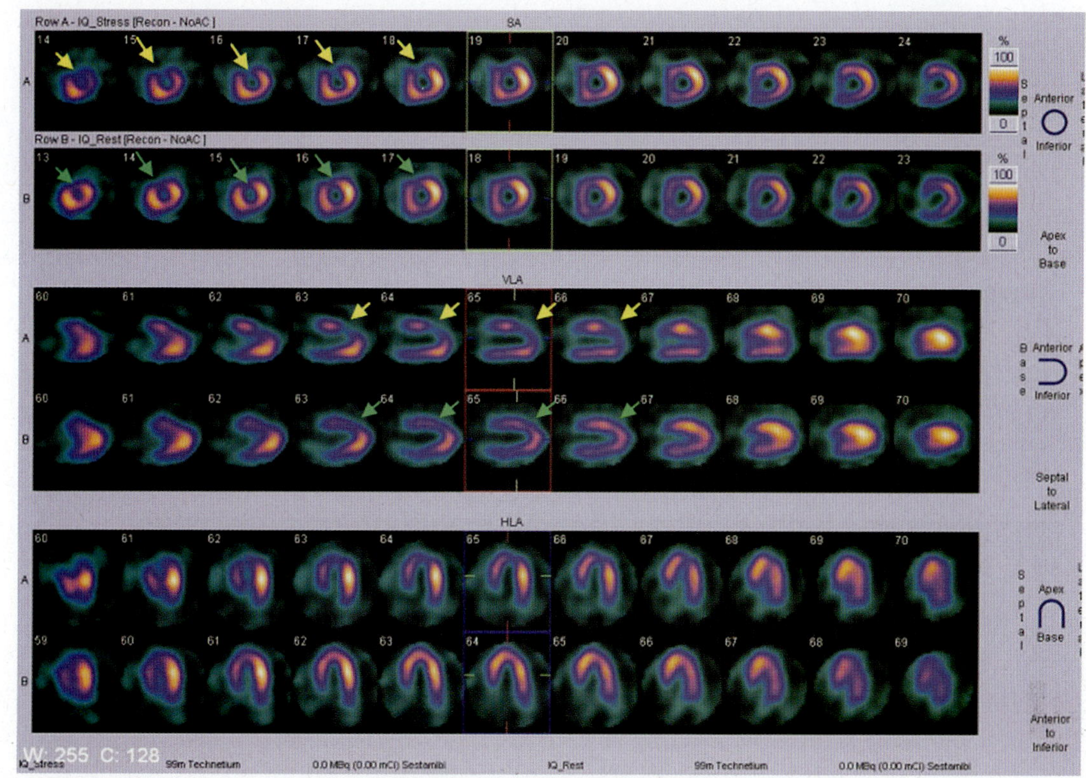

彩图 28　静息 + 药物负荷 MPI

药物负荷心肌灌注显像(A 排)示，左心室腔增大，心尖段、前壁心尖段、侧壁心尖段、部分前壁中段放射性分布明显稀疏 - 缺损区(黄色箭头)，静息像(B 排)心尖、前壁心尖段、侧壁心尖段、部分前壁中段放射性分布有明显充填，(绿色箭头)，提示心肌血流灌注受损，严重缺血(约占左心室心肌面积 20%)

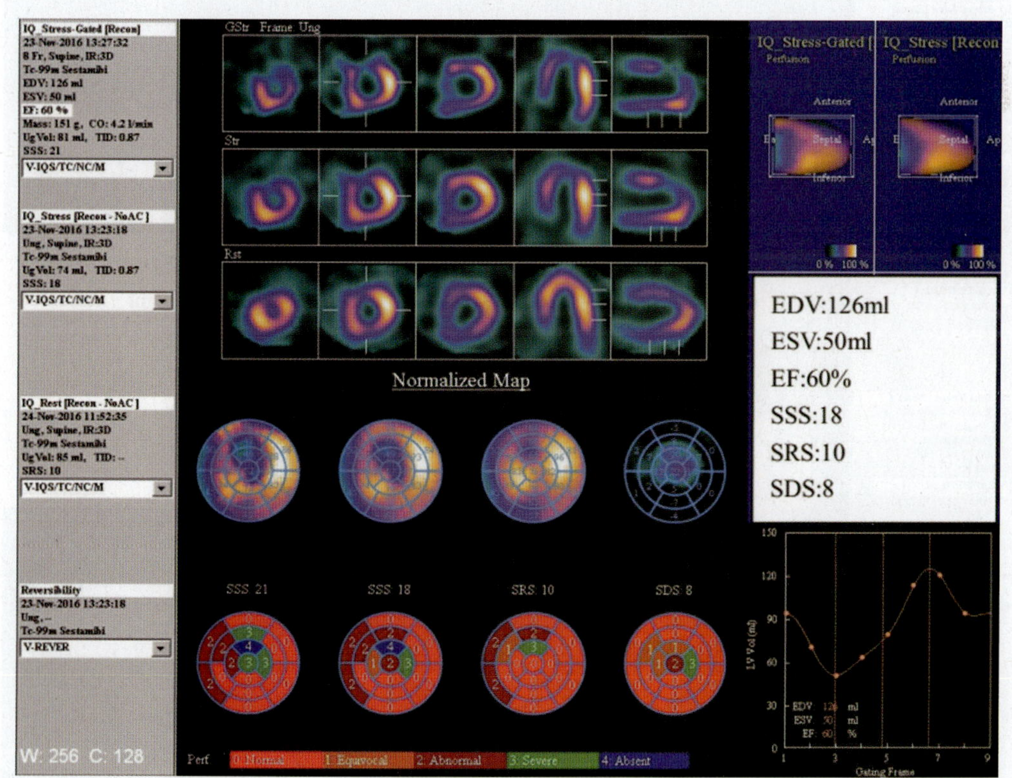

彩图 29　Corridor 4DM 软件分析结果

EDV：126ml，ESV：50ml，左心室整体收缩功能正常，LVEF：60%。左心室心尖、前壁运动减弱，余室壁运动未见明显变化

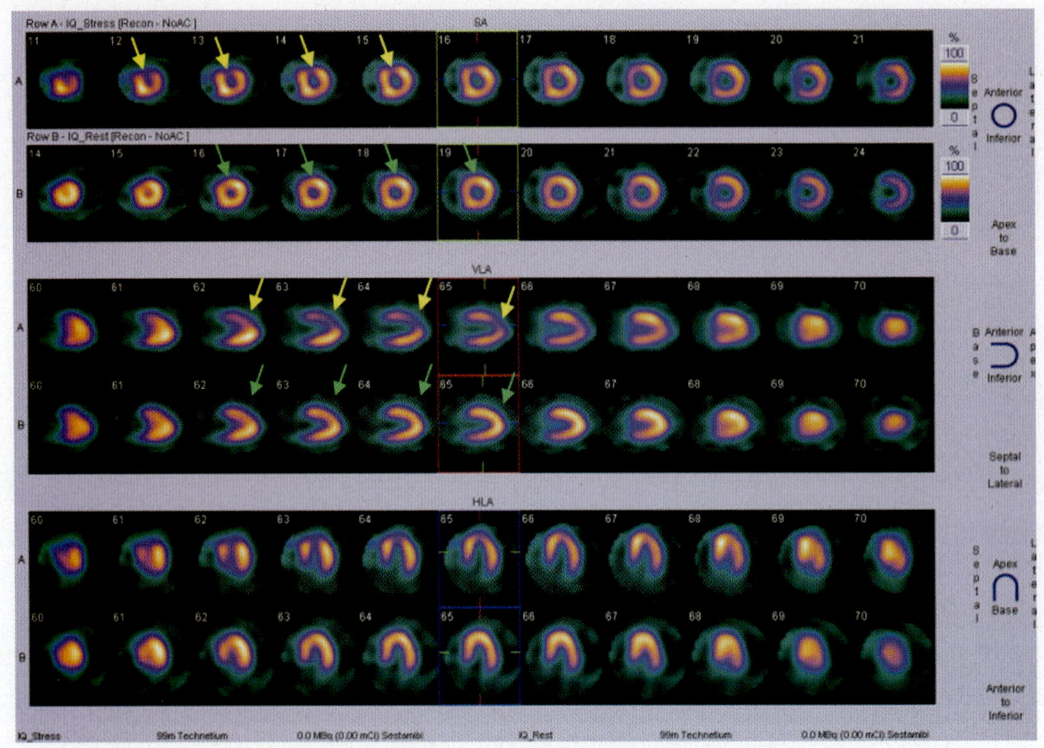

彩图 30　静息 + 药物负荷 MPI

负荷显像图像（A 排），左心室心腔不大，形态正常，前壁心尖段和前壁中段放射性分别轻 - 中度稀疏（黄色箭头）；静息心肌灌注显像（B 排）左心室各室壁心肌节段放射性分布均正常，结合负荷心肌灌注显像，前壁心尖段和中段放射性“完全充填”（绿色箭头），提示左心室前壁心尖段和中段轻 - 中度心肌缺血，约占左心室面积的 12%

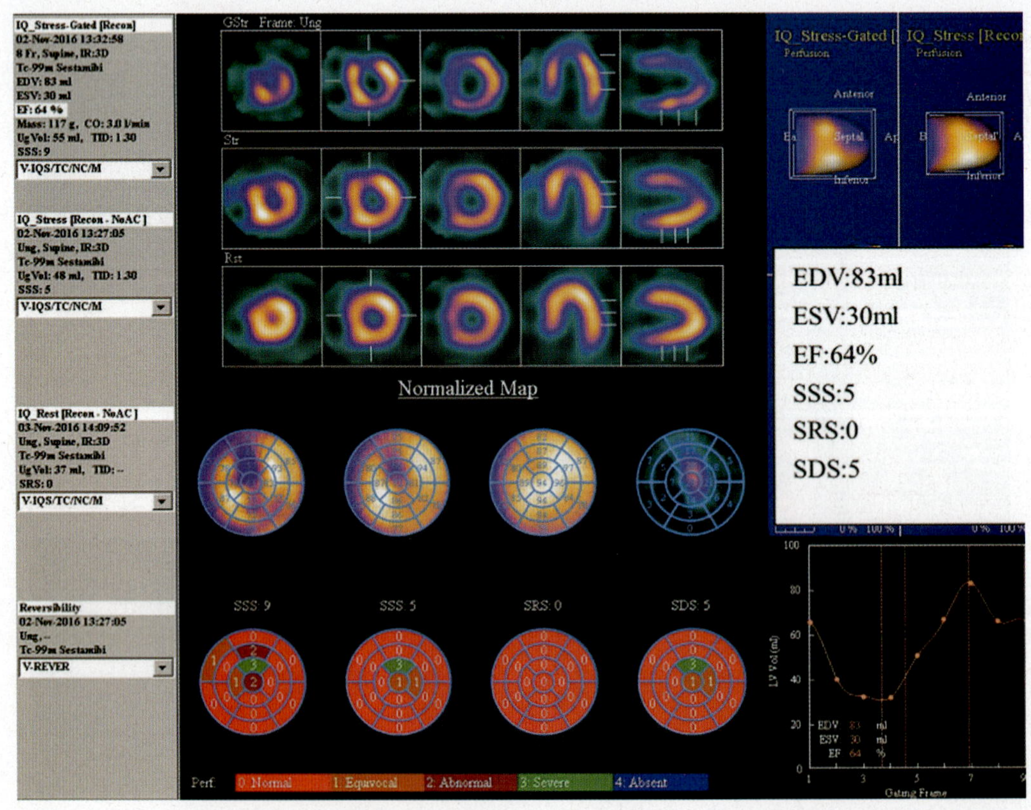

彩图 31　Corridor 4DM 软件分析

左心室整体收缩功能正常，EDV：83ml，ESV：30ml，LVEF：64%；左心室心尖段和前壁心尖段室壁运动和增厚率轻 - 中度减弱

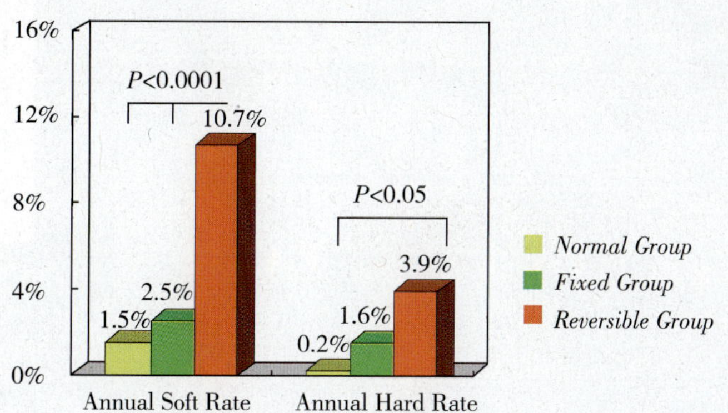

彩图 32　年良性和恶性心脏事件发生率

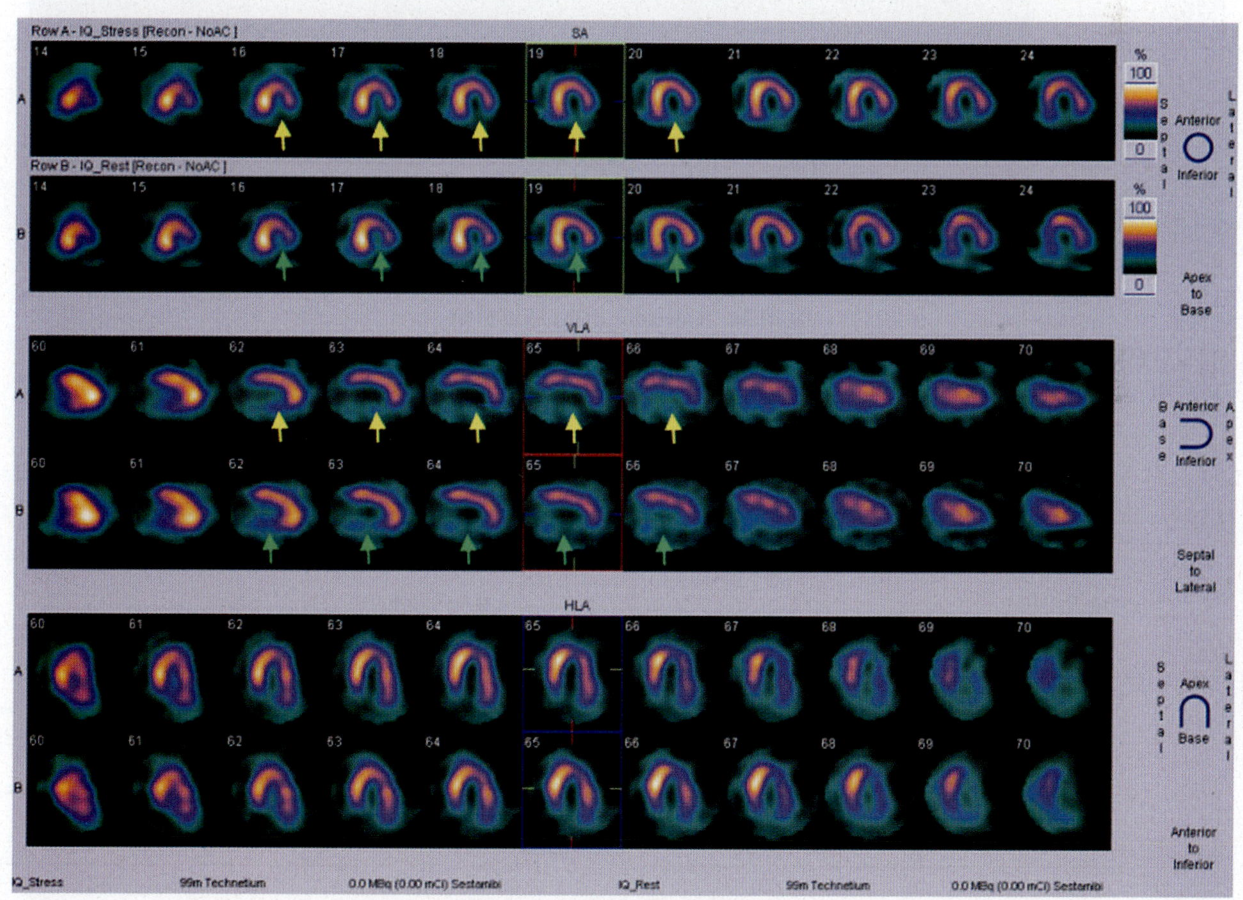

彩图 33　静息 + 药物负荷 MPI

药物负荷心肌灌注显像（A 排）示，左心室心腔增大，形态失常，下壁各心肌节段（心尖段、中段、基底段）、部分后侧壁（中段和基底段）放射性分布缺损（黄色箭头）；静息心肌灌注显像（B 排）上述部位心肌节段的放射性分布与负荷心肌灌注显像无明显变化（绿色箭头），提示为心肌梗死性改变，约占左心室面积 24%，建议行 PET 心肌代谢显像评价存活心肌

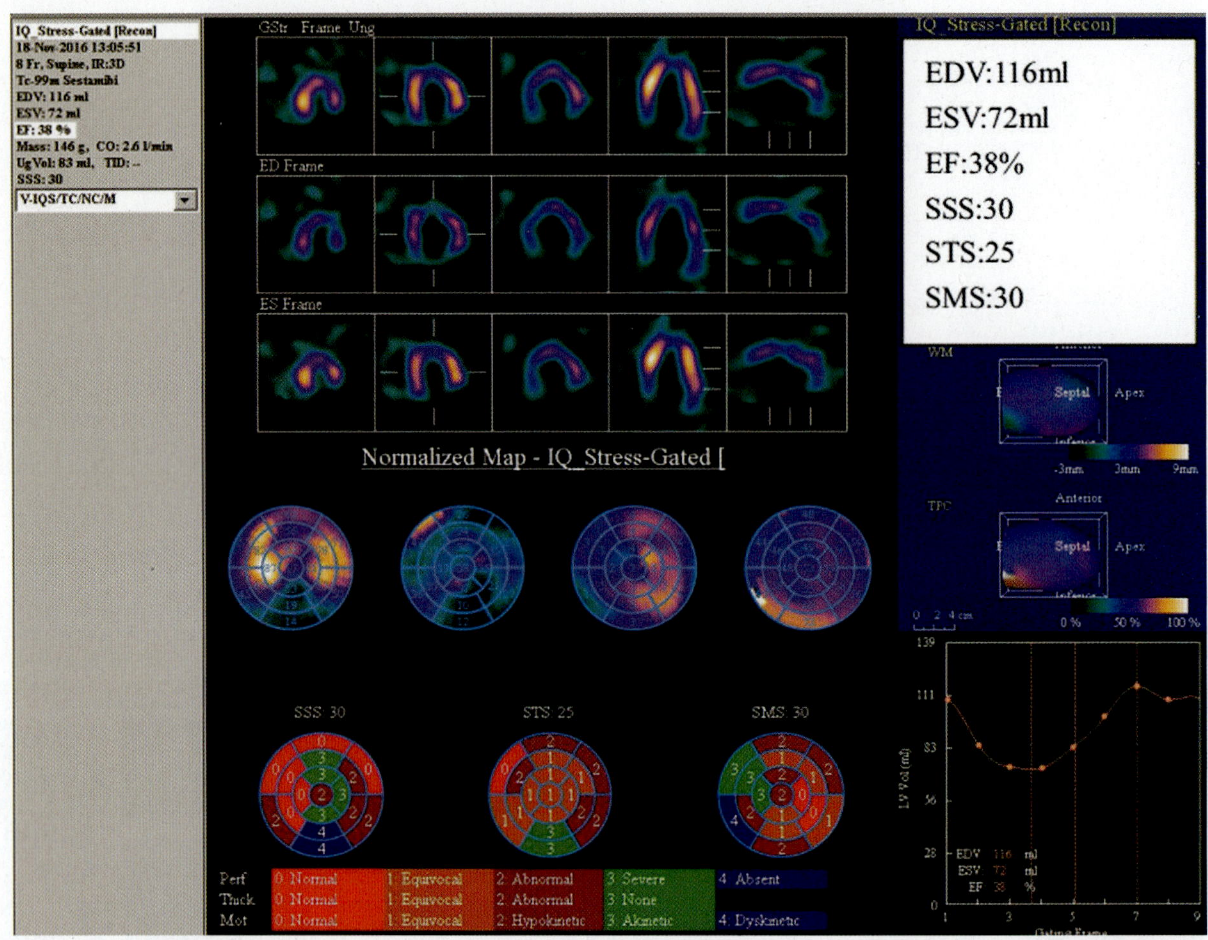

彩图 34 Corridor 4DM 软件分析

左心室整体收缩功能严重受损，EDV：116ml，ESV：72ml，LVEF：38%。左心室下壁各节段和后侧壁中段和基底段室壁运动消失，增厚率明显减弱

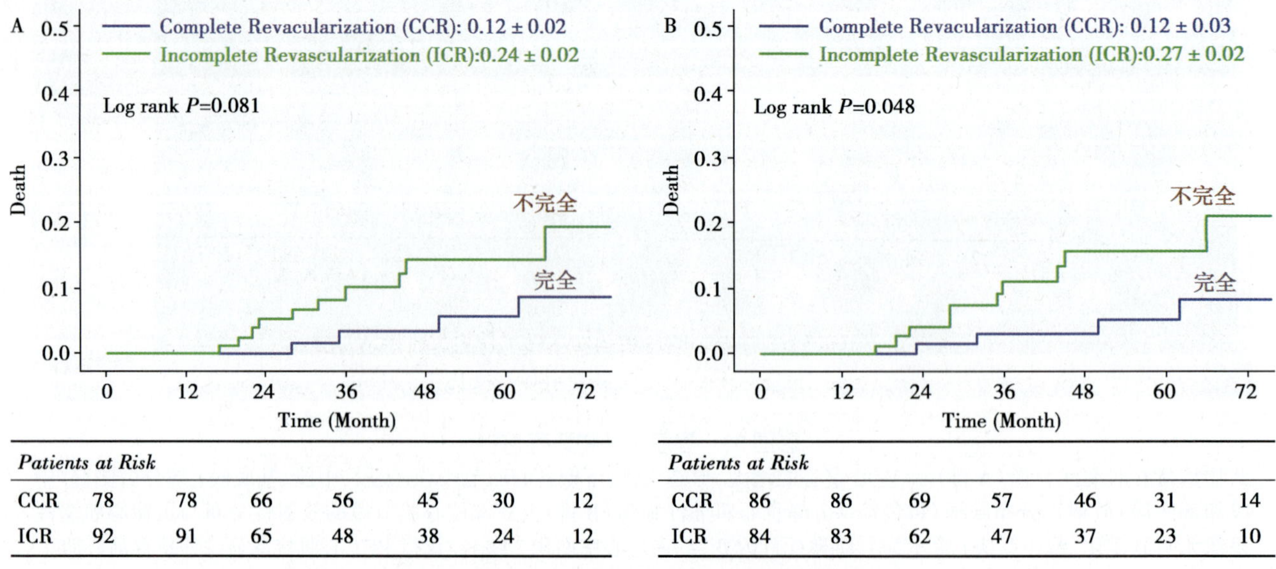

A

Patients at Risk	0	12	24	36	48	60	72
CCR	78	78	66	56	45	30	12
ICR	92	91	65	48	38	24	12

B

Patients at Risk	0	12	24	36	48	60	72
CCR	86	86	69	57	46	31	14
ICR	84	83	62	47	37	23	10

彩图 35 CAG 标准与 MPI 标准患者死亡率比较

A. CAG 标准患者死亡率；B. MPI 标准患者死亡率

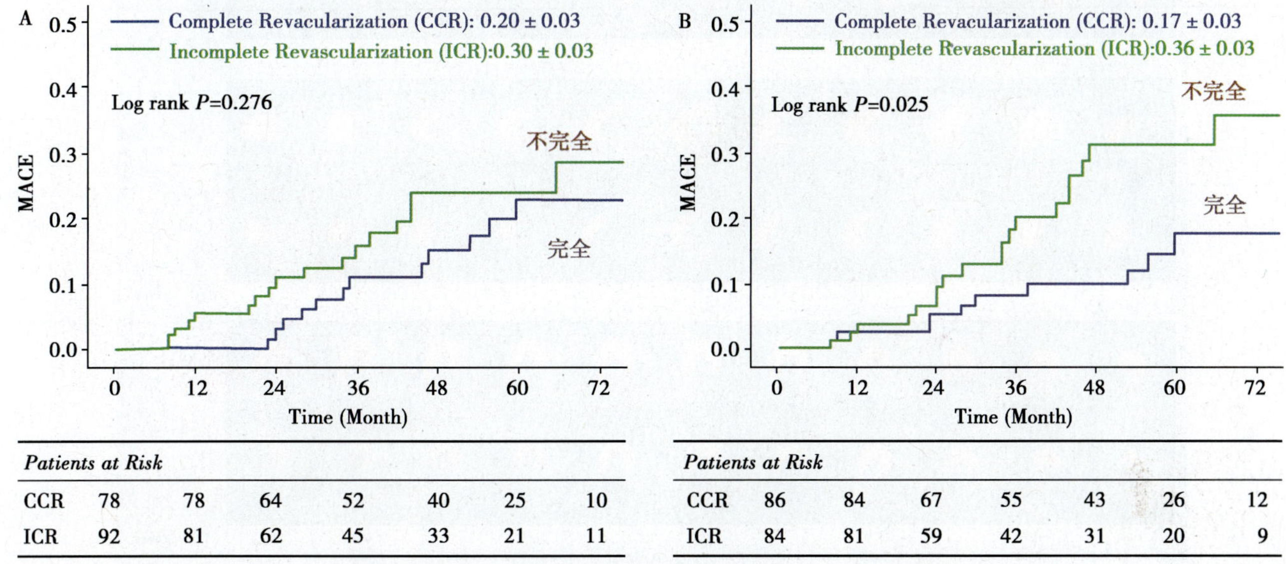

Patients at Risk							
CCR	78	78	64	52	40	25	10
ICR	92	81	62	45	33	21	11

Patients at Risk							
CCR	86	84	67	55	43	26	12
ICR	84	81	59	42	31	20	9

彩图 36　CAG 标准与 MPI 标准患者 MACE 生存率比较

A. CAG 标准患者 MACE 生存率；B. MPI 标准患者 MACE 生存率

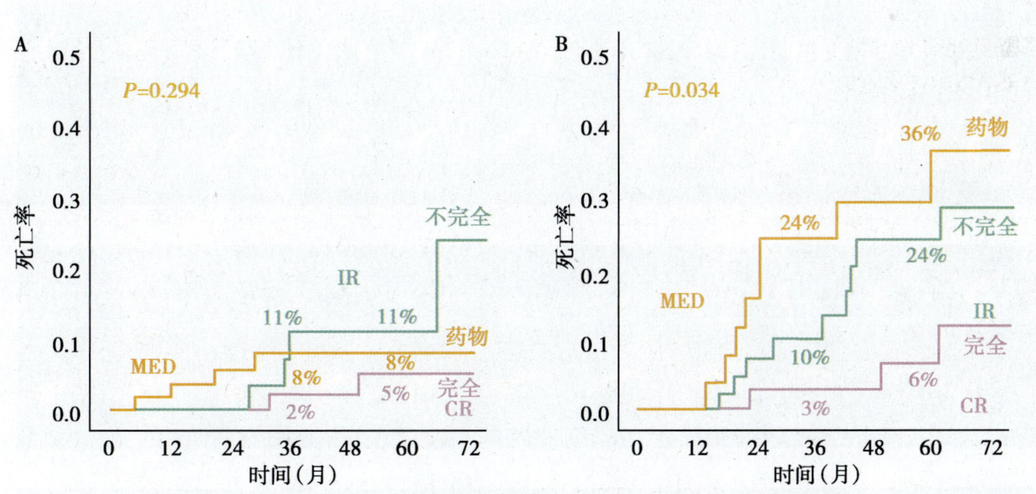

彩图 37　心肌缺血程度对冠心病患者不同治疗方案预后的影响

A. 轻度(<10%LV)；B. 中重度(≥10%LV)

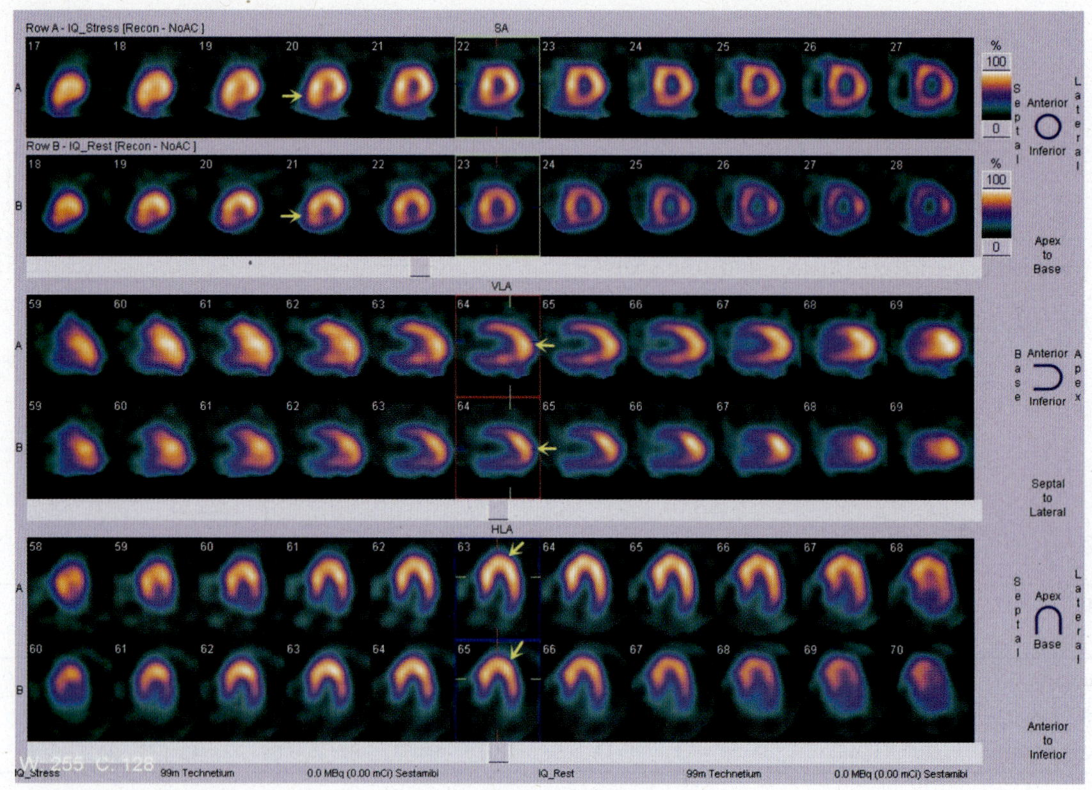

彩图 38　静息 + 药物负荷 MPI

左心室心腔饱满，形态正常，左心室各室壁心肌节段放射性分布不均匀；心尖段及各室壁心尖段（前壁、间隔、下壁、侧壁）心肌非对称性明显增厚，放射性摄取较其他心肌节段明显增高（黄色箭头），提示为肥厚型心肌病

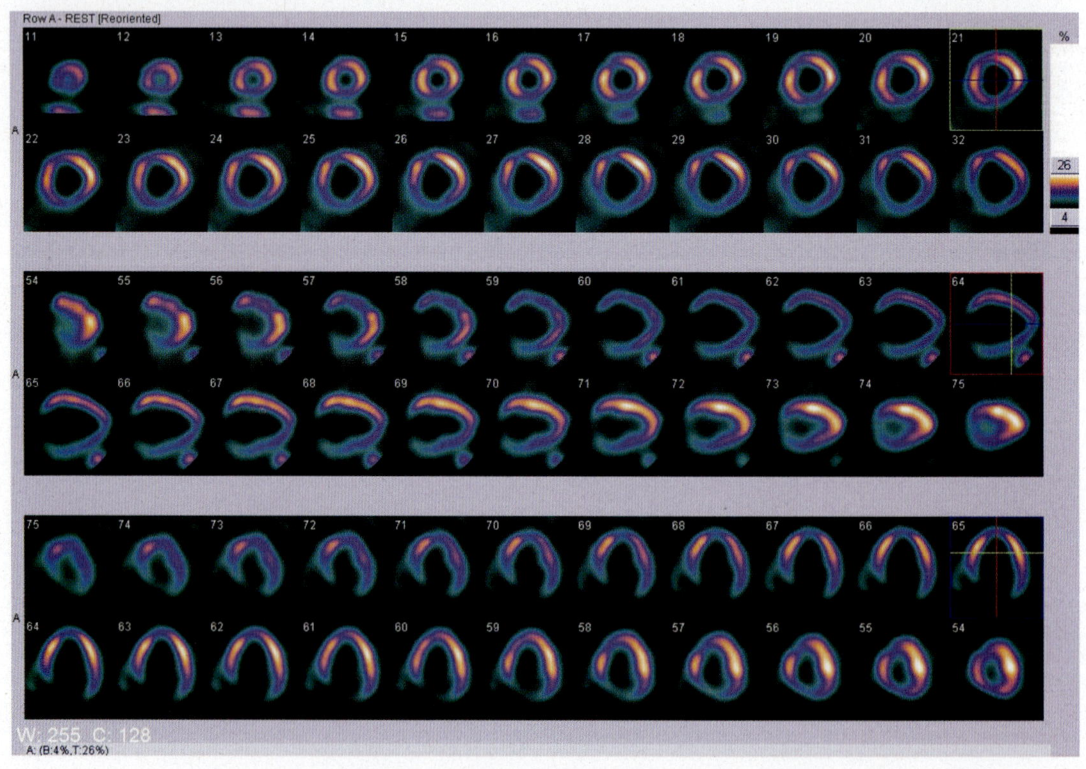

彩图 39　静息 MPI

左心室心腔明显扩大，左心室各室壁变薄，心肌内放射性分布不均匀，未见明显异常呈心肌节段性分布的稀疏缺损区，提示扩张型心肌病

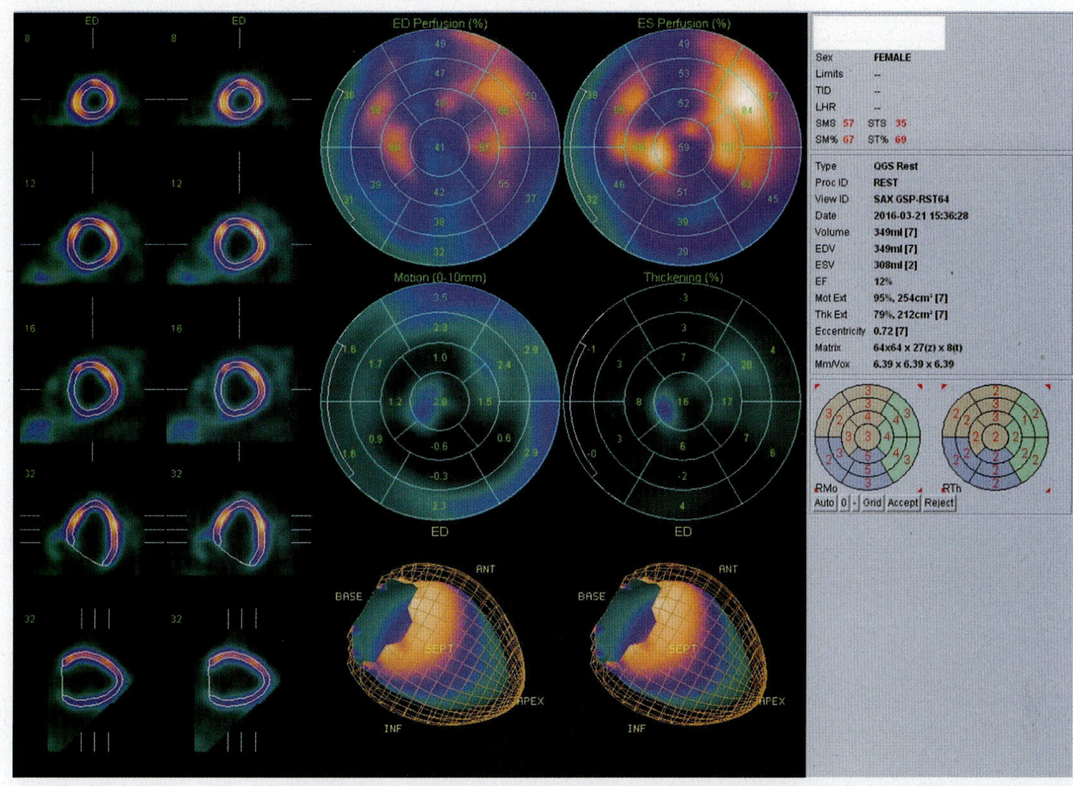

彩图 40 门控 QGS 软件分析

左心室 EDV:349ml,ESV:308ml,EF:12%,提示左心室心腔明显扩大,整体收缩功能重度受损。左心室各心肌节段室壁运动及增厚率减弱。综合考虑为扩张型心肌病

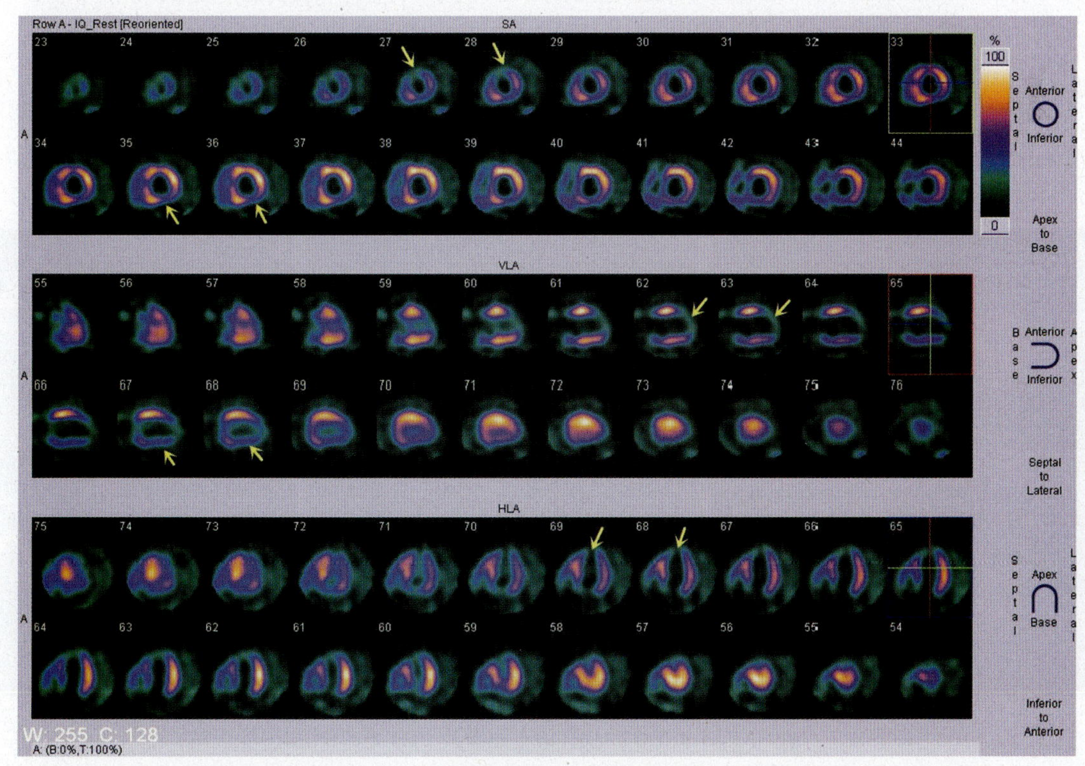

彩图 41 静息 MPI

左心室心腔明显扩大,前壁膨隆,提示心室重构;心尖段、前壁心尖段、间隔心尖段、下壁心尖段、部分下壁中段和基底段心肌血流灌注明显受损(黄色箭头),提示为缺血性心肌病

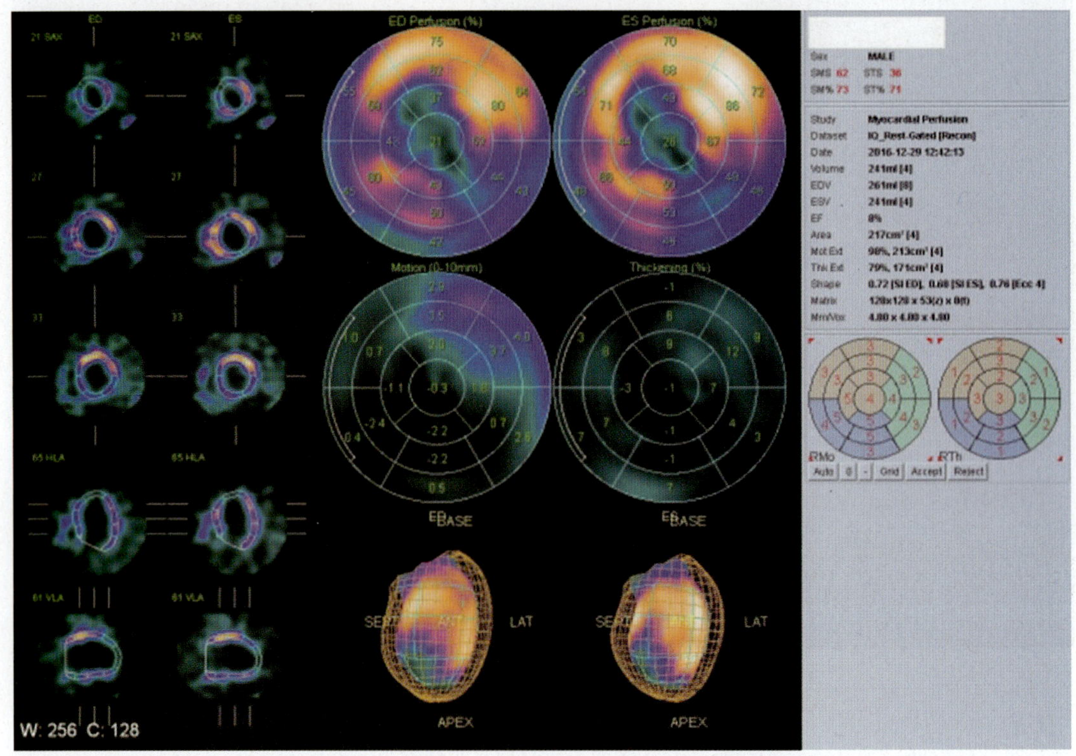

彩图 42　门控 QGS 软件分析

左心室 EDV:261ml,ESV:241ml,EF:9%,提示左心室心腔明显扩大,整体收缩功能重度受损。左心室各室壁节段室壁运动和增厚率弥漫性明显减弱,广泛心尖部和室间隔无运动。综合考虑为缺血性心肌病

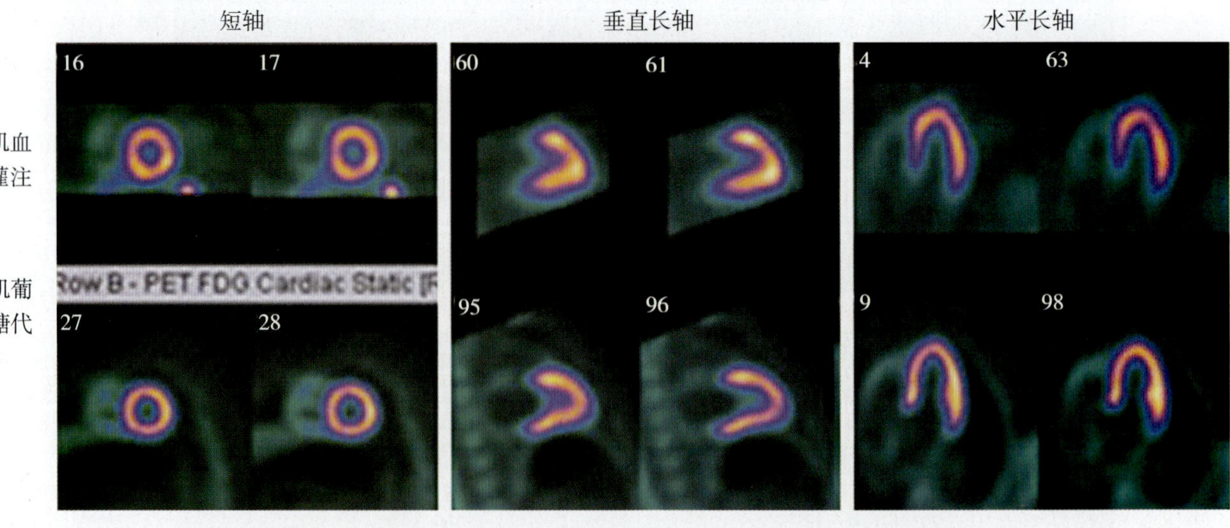

彩图 43　$^{99}Tc^{m}$-MIBI SPECT 心肌灌注显像及 PET 心肌代谢显像正常

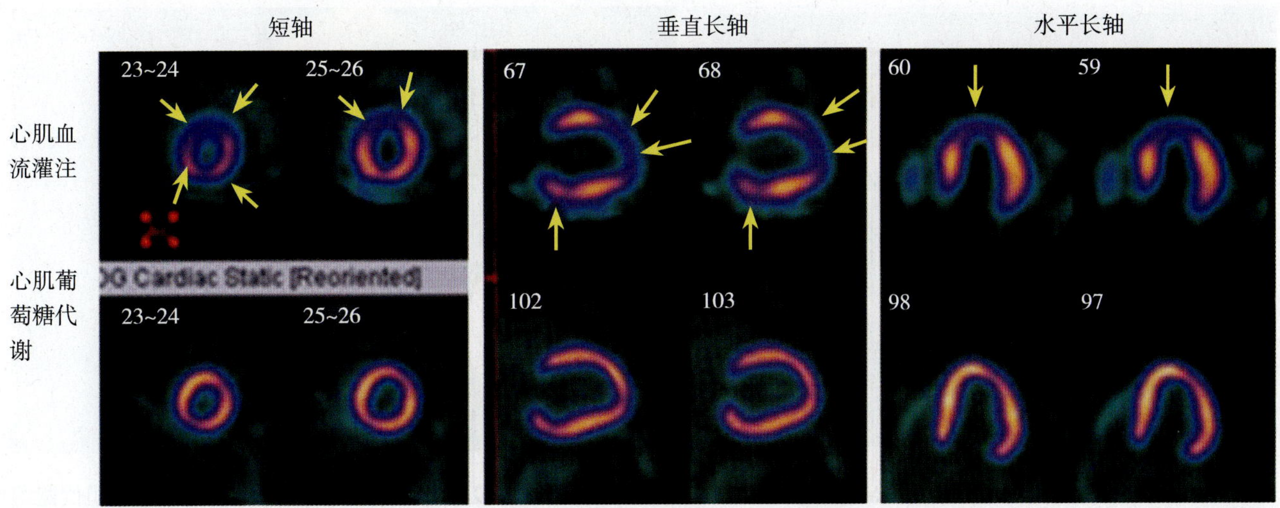

彩图 44　$^{99}Tc^{m}$-MIBI SPECT 心肌灌注显像结合 PET 心肌代谢显像探测存活心肌

心尖段、前壁心尖段、下壁基底段心肌灌注减低，代谢显像正常，表现为心肌灌注 - 代谢不匹配，提示该部位为存活心肌

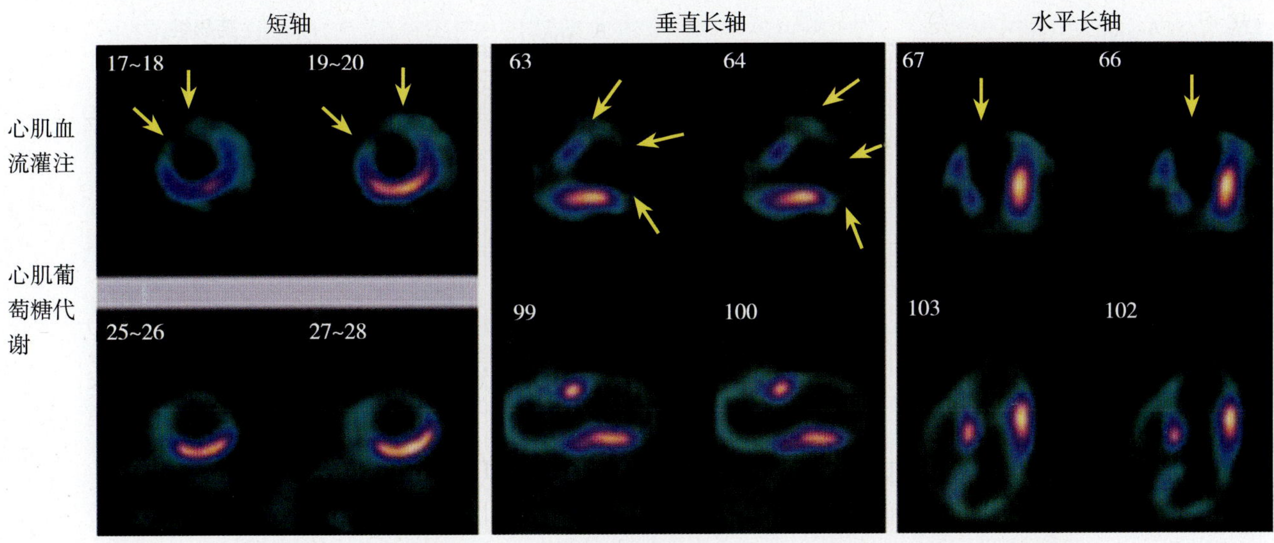

彩图 45　$^{99}Tc^{m}$-MIBI SPECT 心肌灌注显像结合 PET 心肌代谢显像探测存活心肌

心尖段、各室壁心尖段、前壁中段、前间隔及后间隔中段、前间隔基底段心肌灌注和代谢均严重受损，表现为心肌灌注 - 代谢匹配，提示为透壁性心肌梗死，无存活心肌

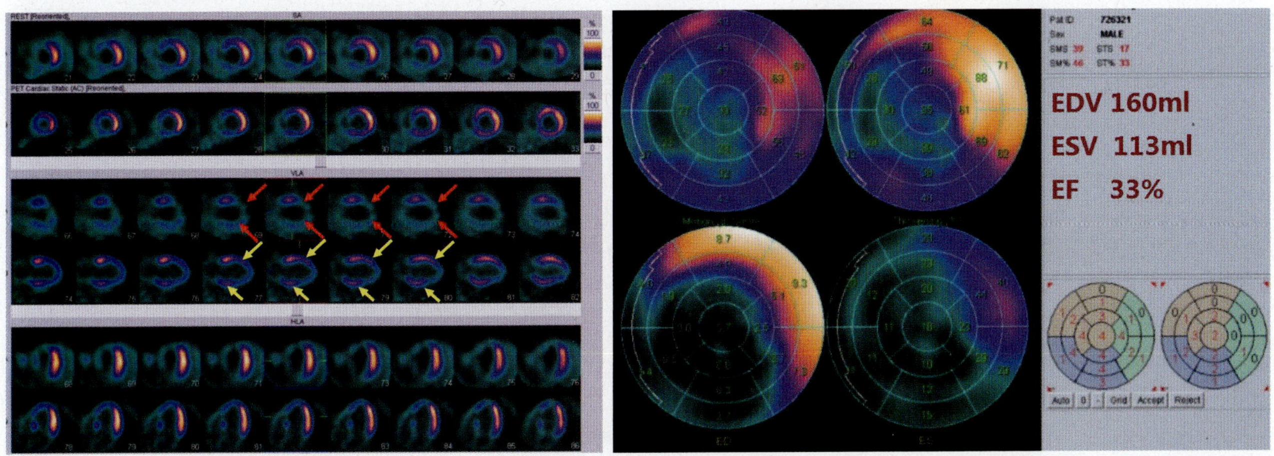

彩图 46A　典型病例：男性患者，46 岁，陈旧性心肌梗死，前降支及右冠状动脉闭塞性病变。CABG 术前心肌灌注显像(SPECT)示左心室腔扩大，心尖段、前壁心尖段和中段、间隔和下壁各室壁节段放射性分布明显稀疏到缺损(红色箭头)，心肌代谢显像(PET)前壁心尖段和中段、部分下壁中段和基底段代谢正常(黄色箭头)，灌注 - 代谢不匹配(MM)，提示心肌存活

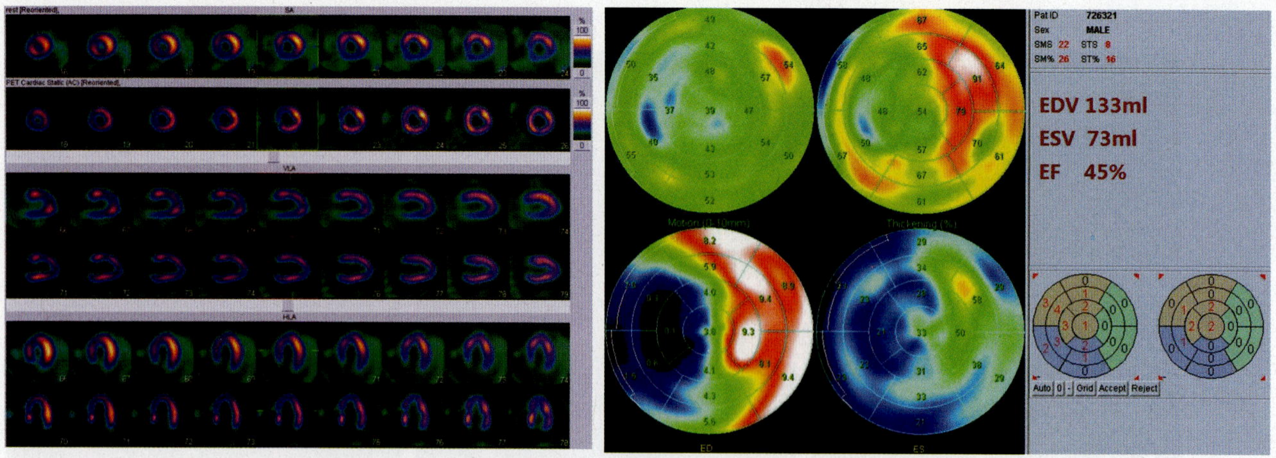

彩图 46B CABG 术后心肌灌注显像（SPECT）和心肌代谢（PET）与术前比较，左心室腔明显缩小，心肌灌注及心肌代谢均明显改善。术前 LVEF 为 33%，术后增加为 45%

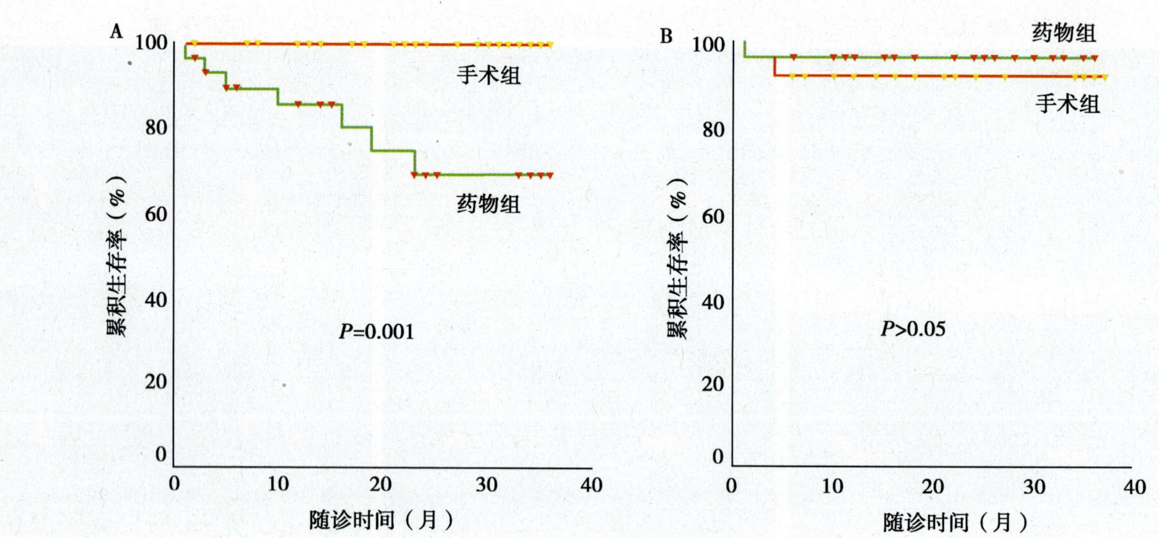

彩图 47 心肌存活组与无存活心肌组比较

A. 存活组（n=72）；B. 非存活组（n=51）

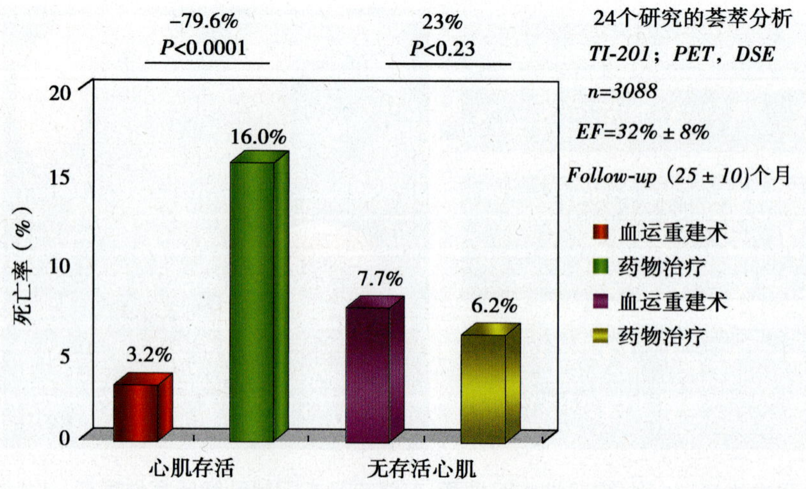

彩图 48 Inaba 等的荟萃分析，心肌存活组与无存活心肌组比较

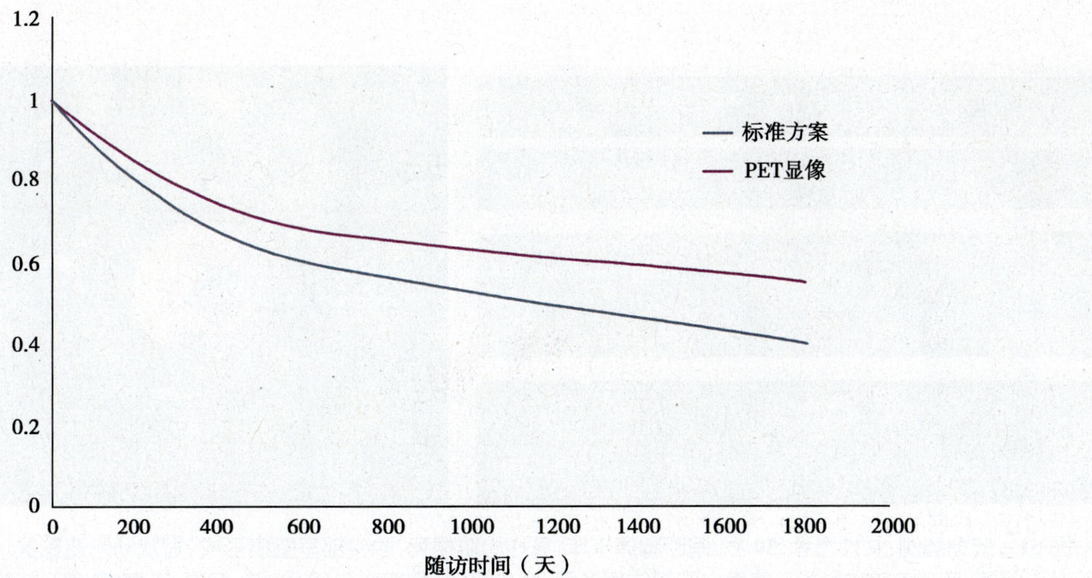

彩图 49　PET 代谢显像组和无 PET 代谢显像标准治疗组随访 5 年心脏事件发生情况

风险比：0.725（95%CI 0.5，0~0.973，P=0.003）

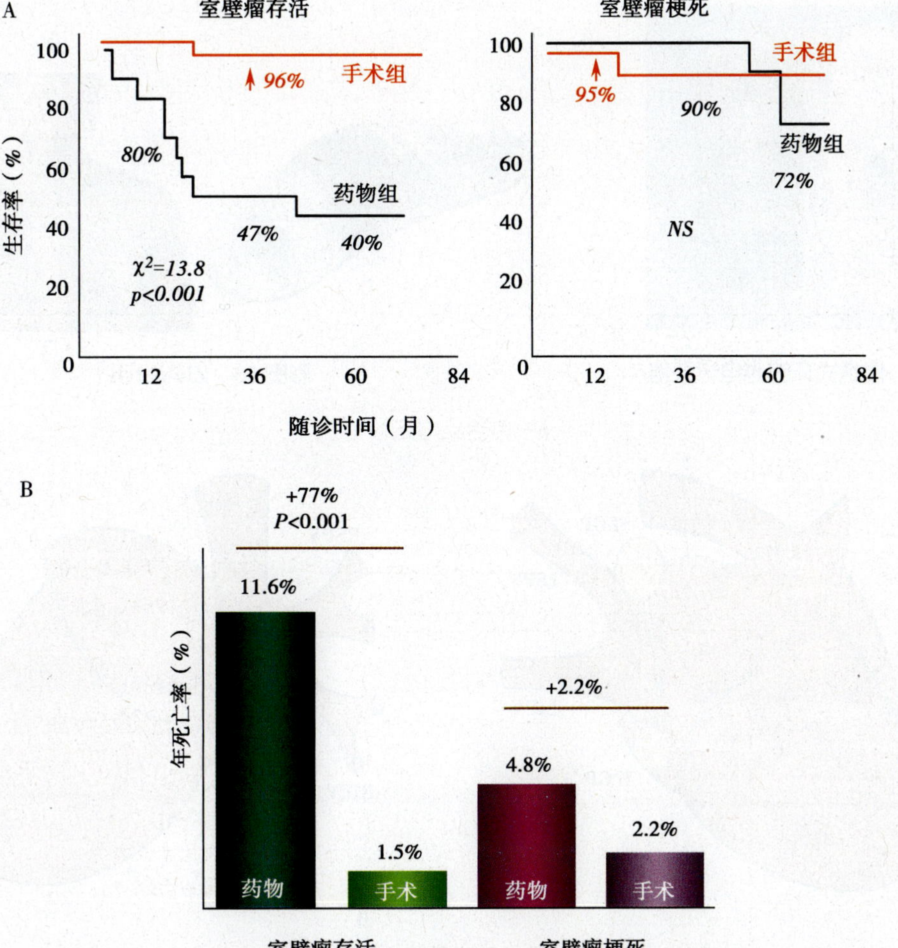

彩图 50　室壁瘤部位有存活心肌组与室壁瘤部位无心肌存活组不同干预措施预后对比

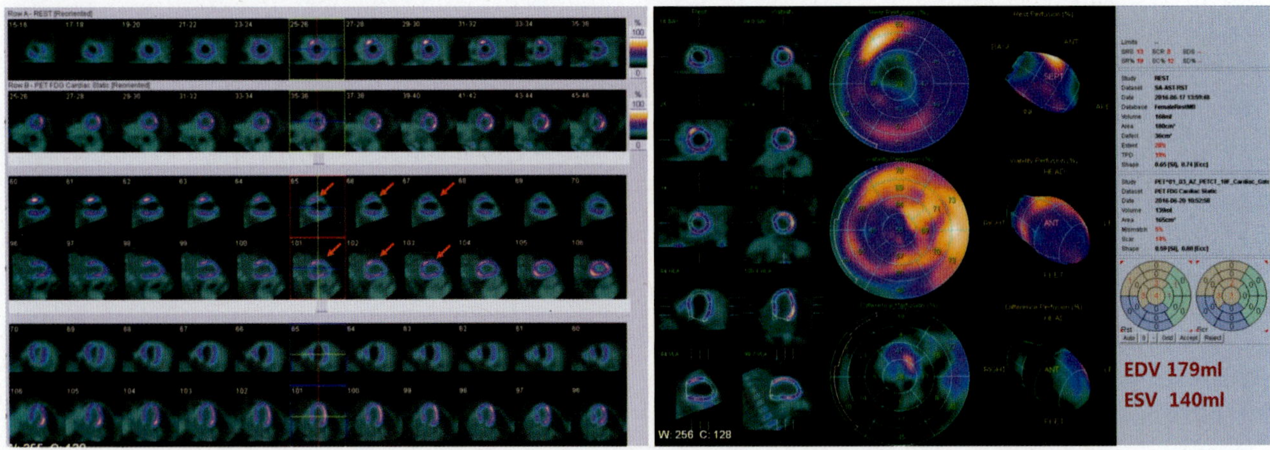

彩图 51 典型病例：女性患者，50 岁，间断胸痛半年，急性心肌梗死，心尖部室壁瘤形成，冠状动脉造影提示三支重度病变，前降支闭塞，超声 LVEF31%。静息心肌灌注显像示：心尖段、各室壁心尖段（前壁、间隔、下壁、侧壁）、前壁中段、前间隔中段和基底段、后间隔基底段、部分下壁基底段、后侧壁中段及基底段、前侧壁中段和基底段心肌血流灌注不同程度受损；PET 心肌代谢显像示：前壁心尖段、下壁心尖段、侧壁心尖段、部分前壁中段、部分前间隔基底段、后侧壁中段及基底段、前侧壁中段及基底段大范围存活心肌，患者行 CABG 术（前降支静脉桥），术后 6 个月复查超声 LVEF38%，心功能有所改善

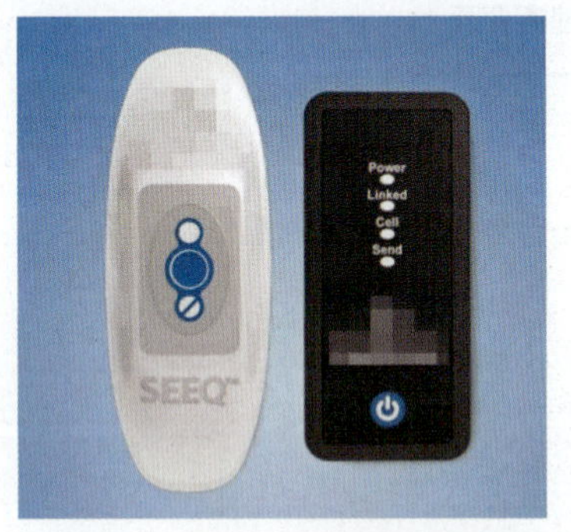

彩图 52 便携式环路心电记录器

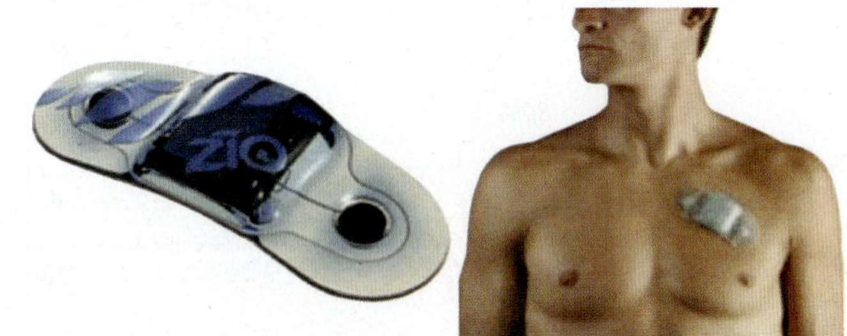

彩图 53 Zio patch

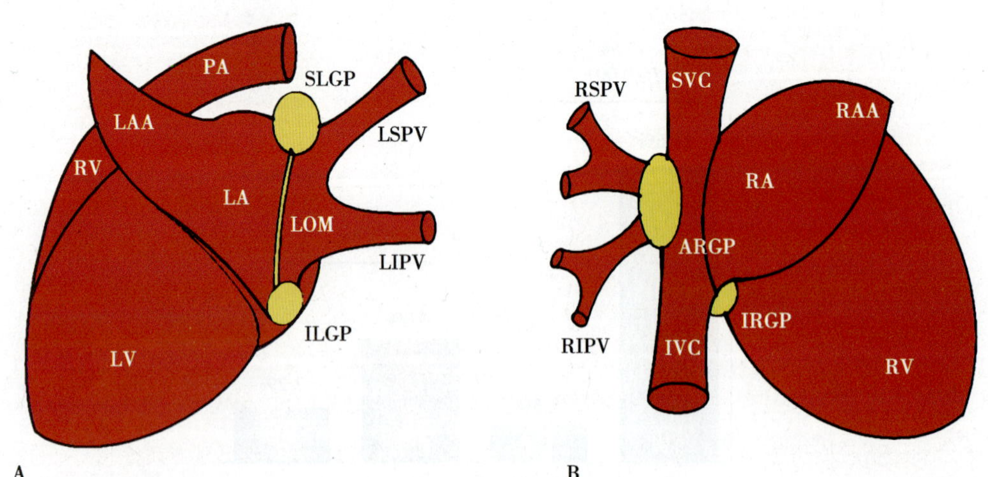

彩图 54 心脏的主要 GP

GP：神经节丛；SLGP：左上 GP；ILGP：左下 GP；ARGP：右前 GP；IRGP：右下 GP；LV：左心室；RV：右心室；LA：左心房；RA：右心房；LAA：左心耳；RAA：右心耳；LOM：Marshall 韧带；RSPV：右上肺静脉；RIPV：右下肺静脉；LSPV：左上肺静脉；LIPV：左下肺静脉

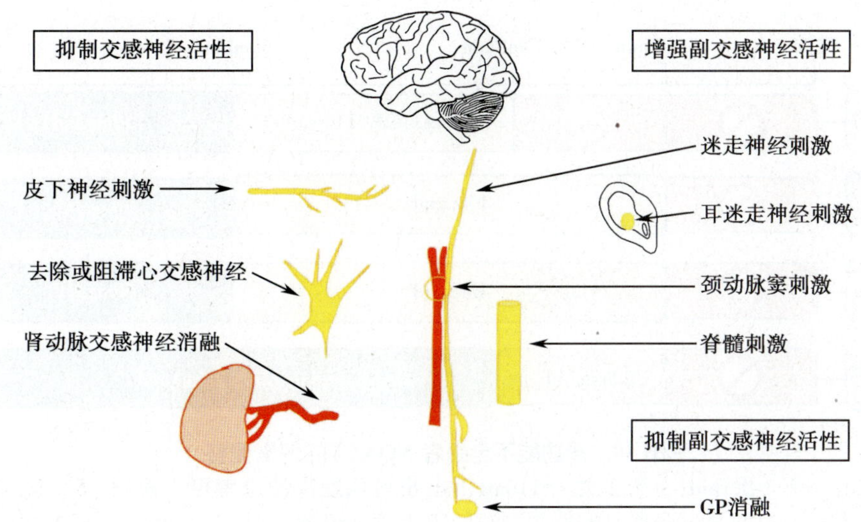

彩图 55　自主神经再平衡的策略

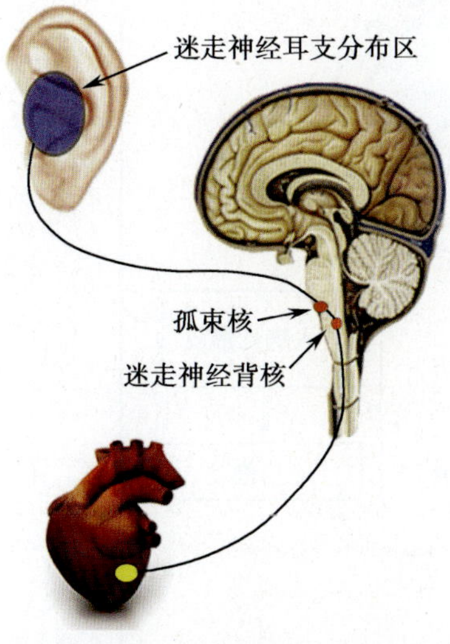

迷走神经耳支分布区

孤束核

迷走神经背核

彩图 56　耳迷走神经刺激示意图

ABVN：迷走神经耳支；NTS：孤束核；DMN：迷走神经背核（引自 Wang et al. International Journal of Cardiology，2014，177：676-677）

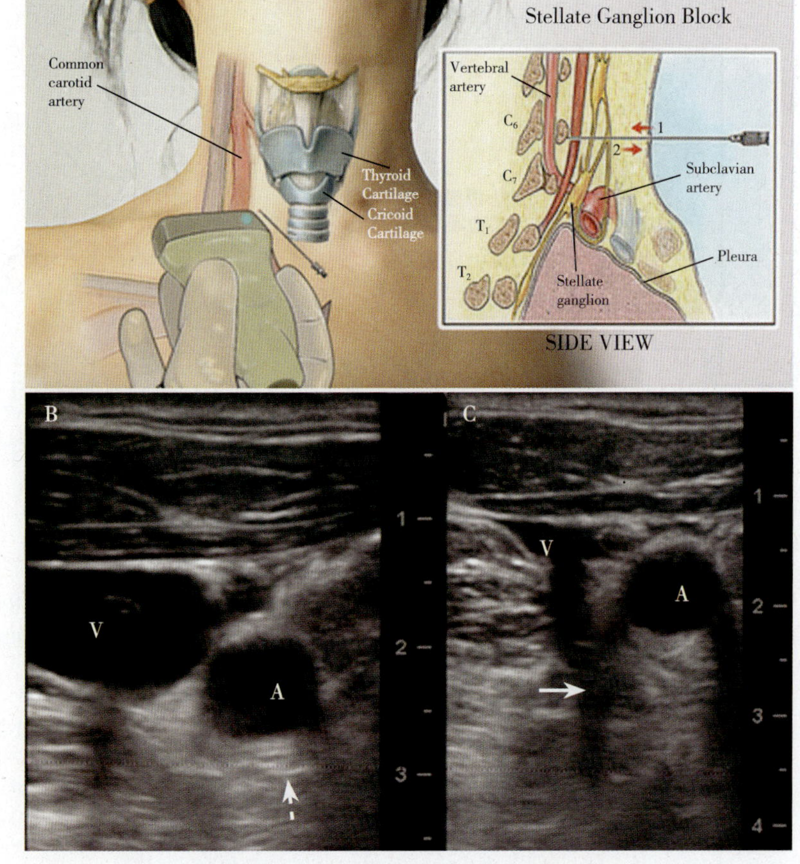

彩图 57　经皮星状神经节阻滞示意图

A. 超声引导下经皮星状神经节阻滞；B、C. 右侧经皮星状神经节阻滞的超声影像，B 为穿刺前影像，C 为穿刺后注射麻醉药物时的影像，虚线箭头为交感神经节，A 为颈动脉，V 为颈静脉（引自 Fudim et al. J Cardiovasc Electrophysiol，2017，28：446-449）

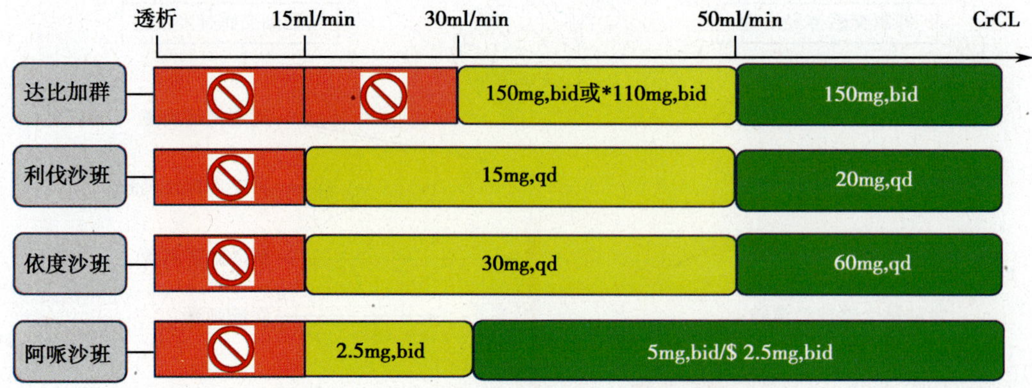

彩图 58 肾功能不全患者 NOACs 的剂量调整

⊘:禁用;qd:一天 1 次;bid:一天 2 次。*110mg,bid:出血风险高的患者可以使用。$2.5mg,bid:仅当满足以下三项中的至少两项时才使用,包括:①年龄≥80 岁;②体重≤60kg;③肌酐≥1.5mg/dl(133μmol/L)

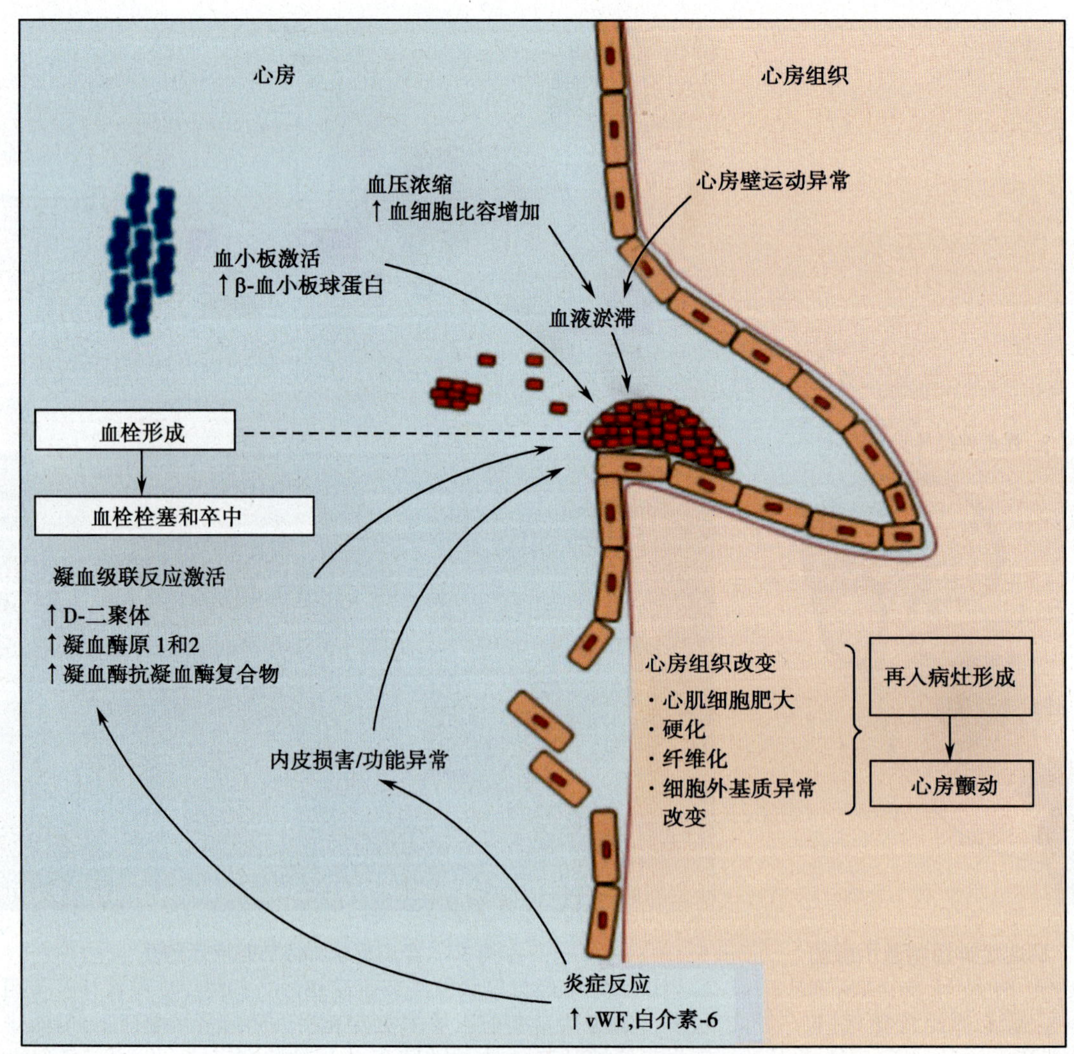

彩图 59 房颤血栓形成的机制

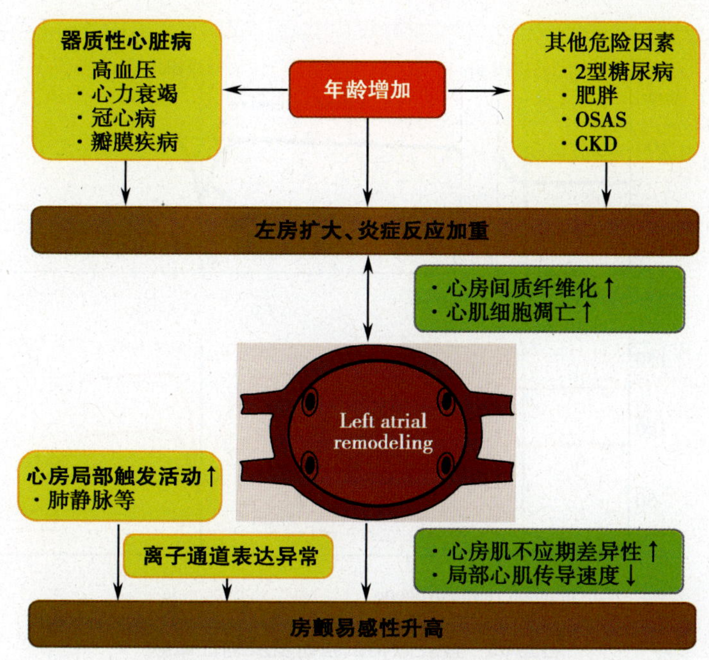

彩图 60 高龄患者 AF 发生的病理生理学

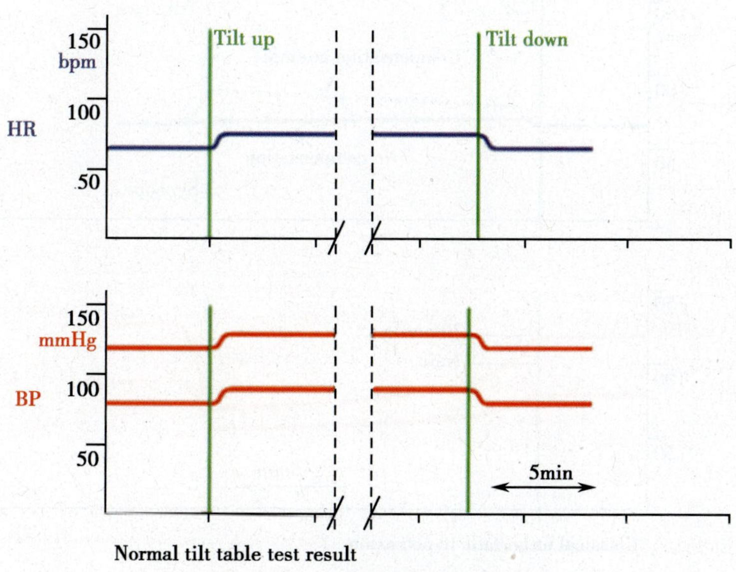

彩图 61 直立倾斜试验正常结果

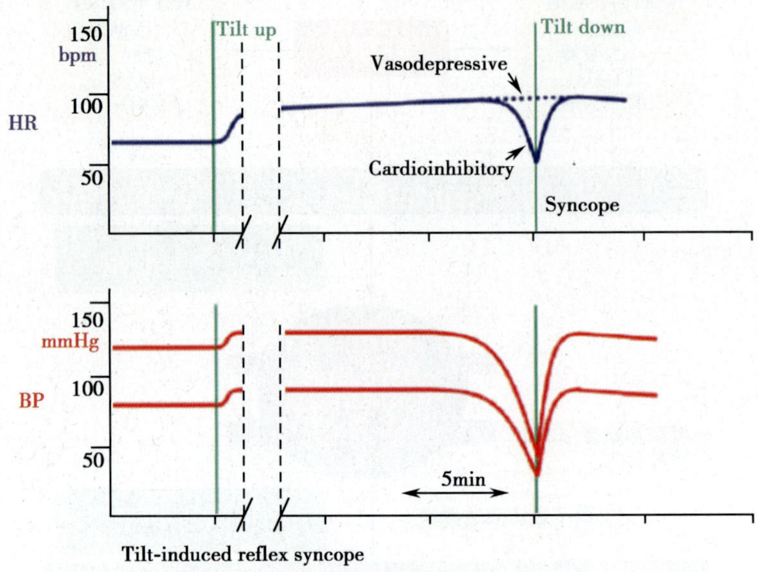

彩图 62　直立倾斜试验诱发反射性晕厥

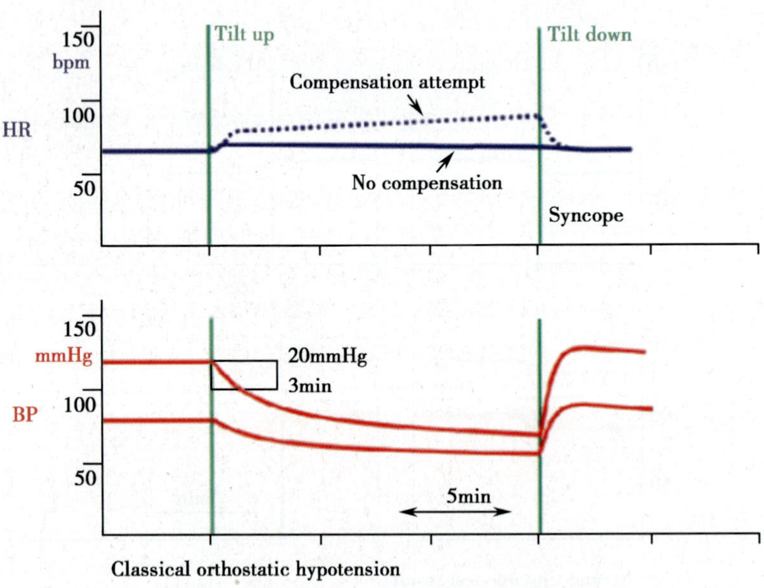

彩图 63　直立倾斜试验诱发体位性低血压

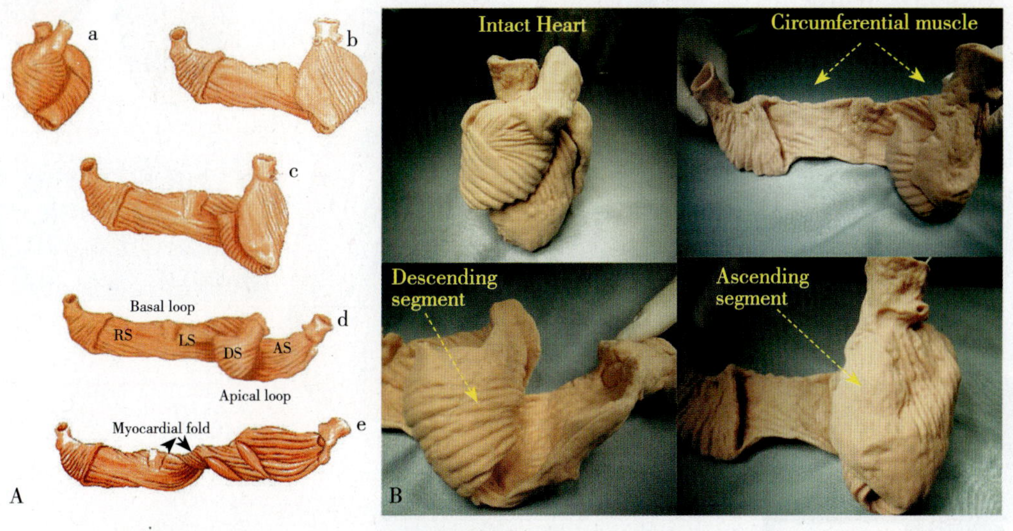

Circumferential or Circular Muscle

Basal Loop

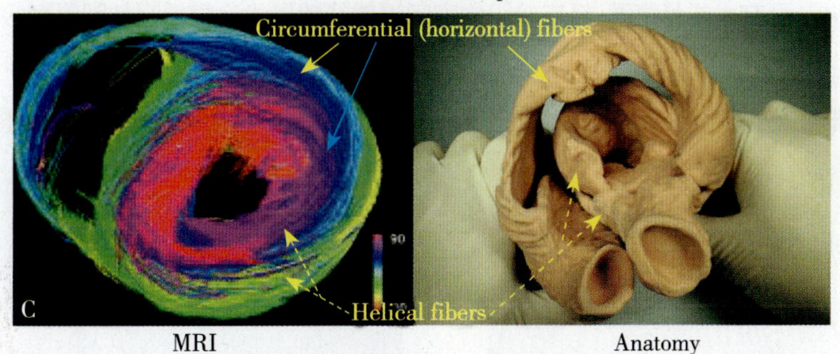

彩图 64 螺旋形心室肌带 HVMB 模型

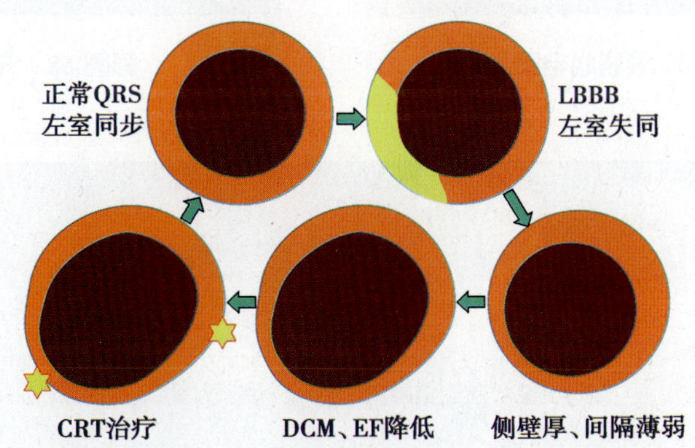

彩图 65 LBBB 导致心衰模式图

DCM：扩张型心肌病；EF：射血分数；CRT：心脏再同步化治疗

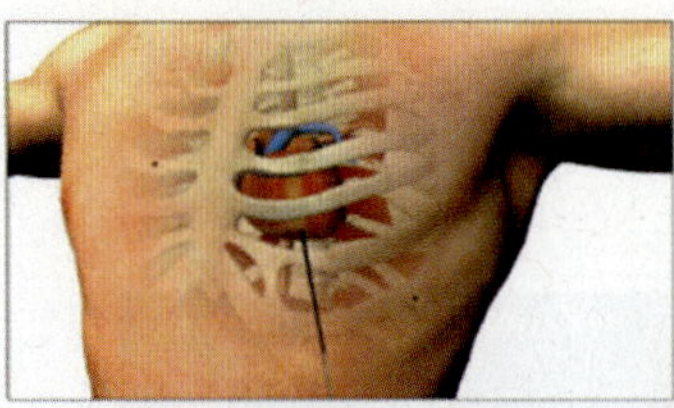

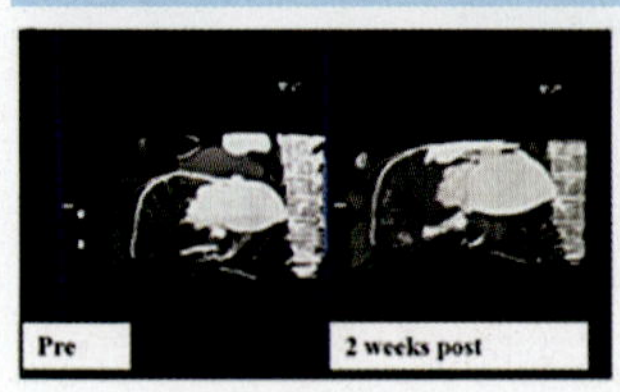

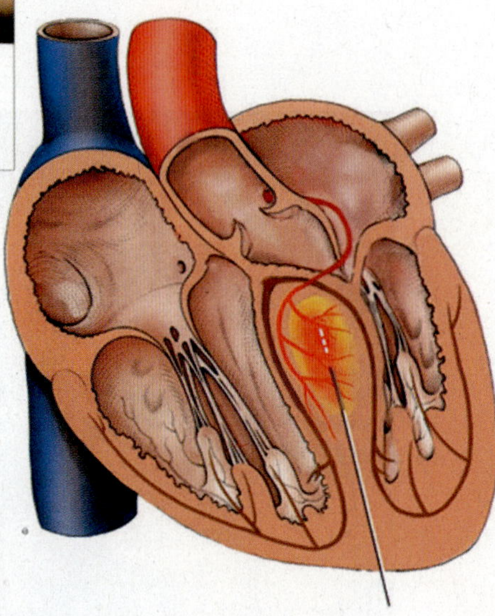

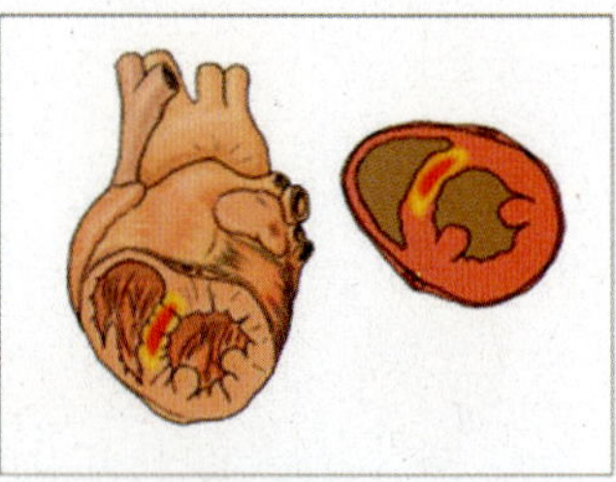

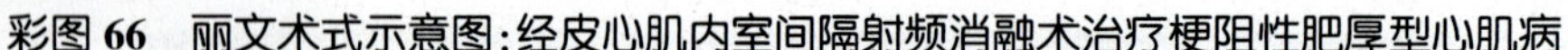

彩图 66　丽文术式示意图：经皮心肌内室间隔射频消融术治疗梗阻性肥厚型心肌病

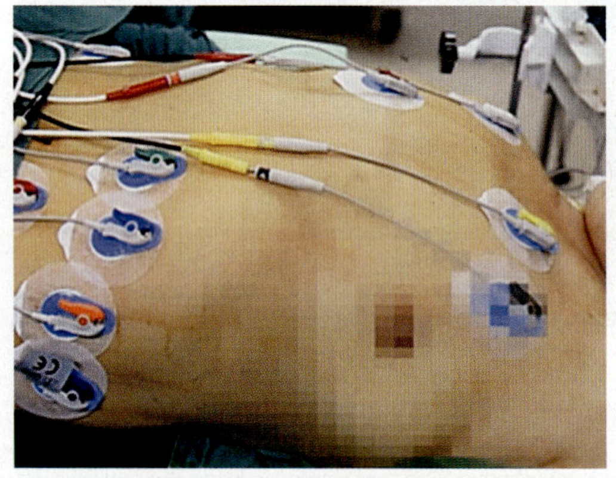

彩图 67　12 导联心电图

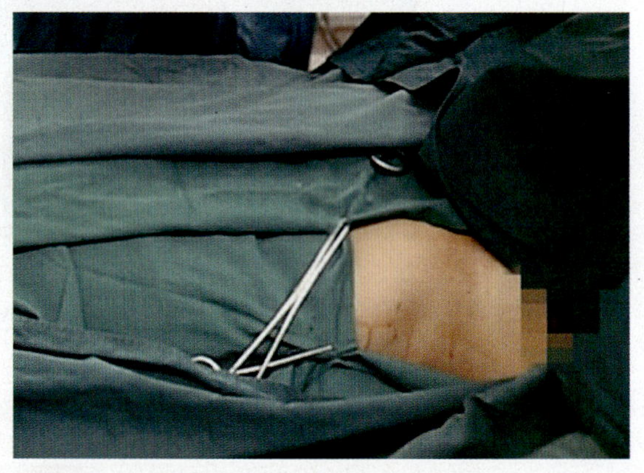

彩图 68　充分暴露手术视野

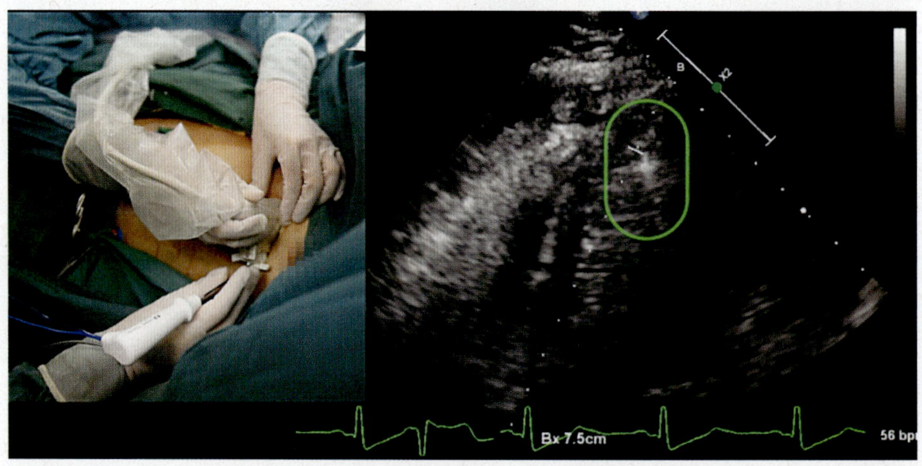

彩图 69　进针至心尖部室间隔

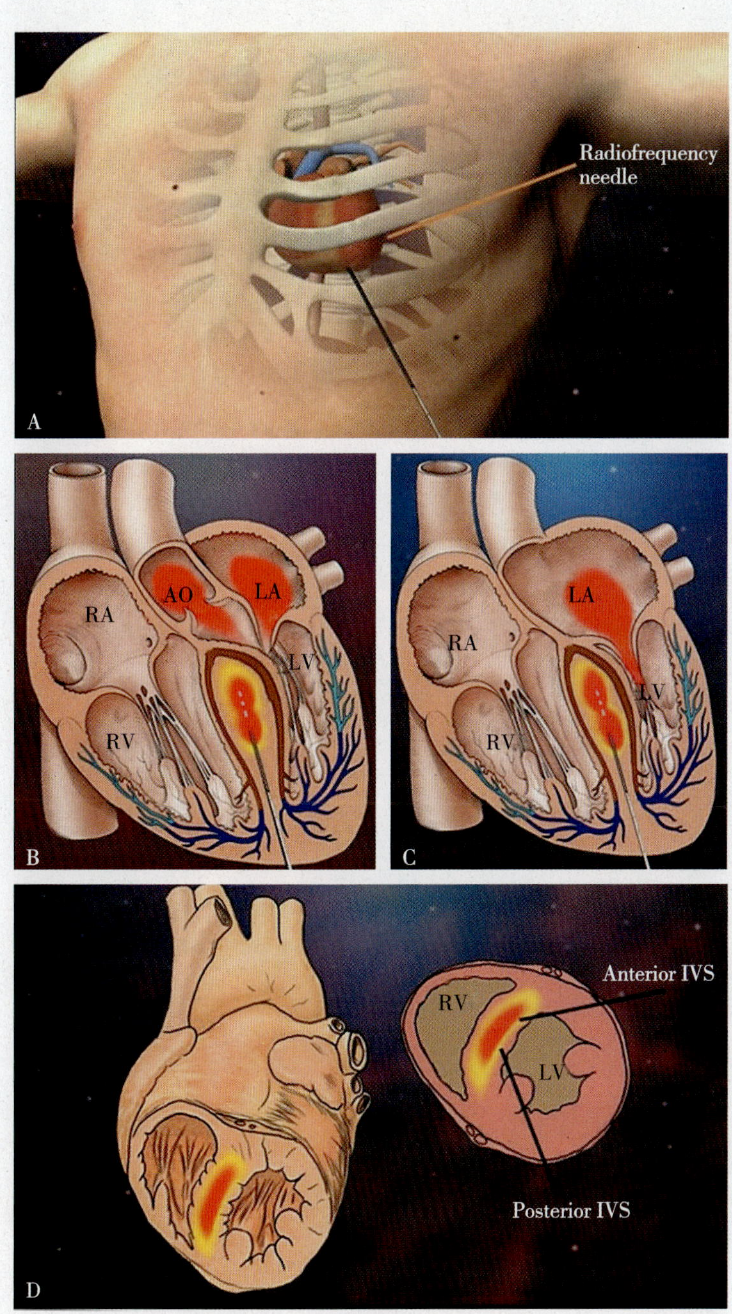

彩图 70 丽文术式操作流程示意图

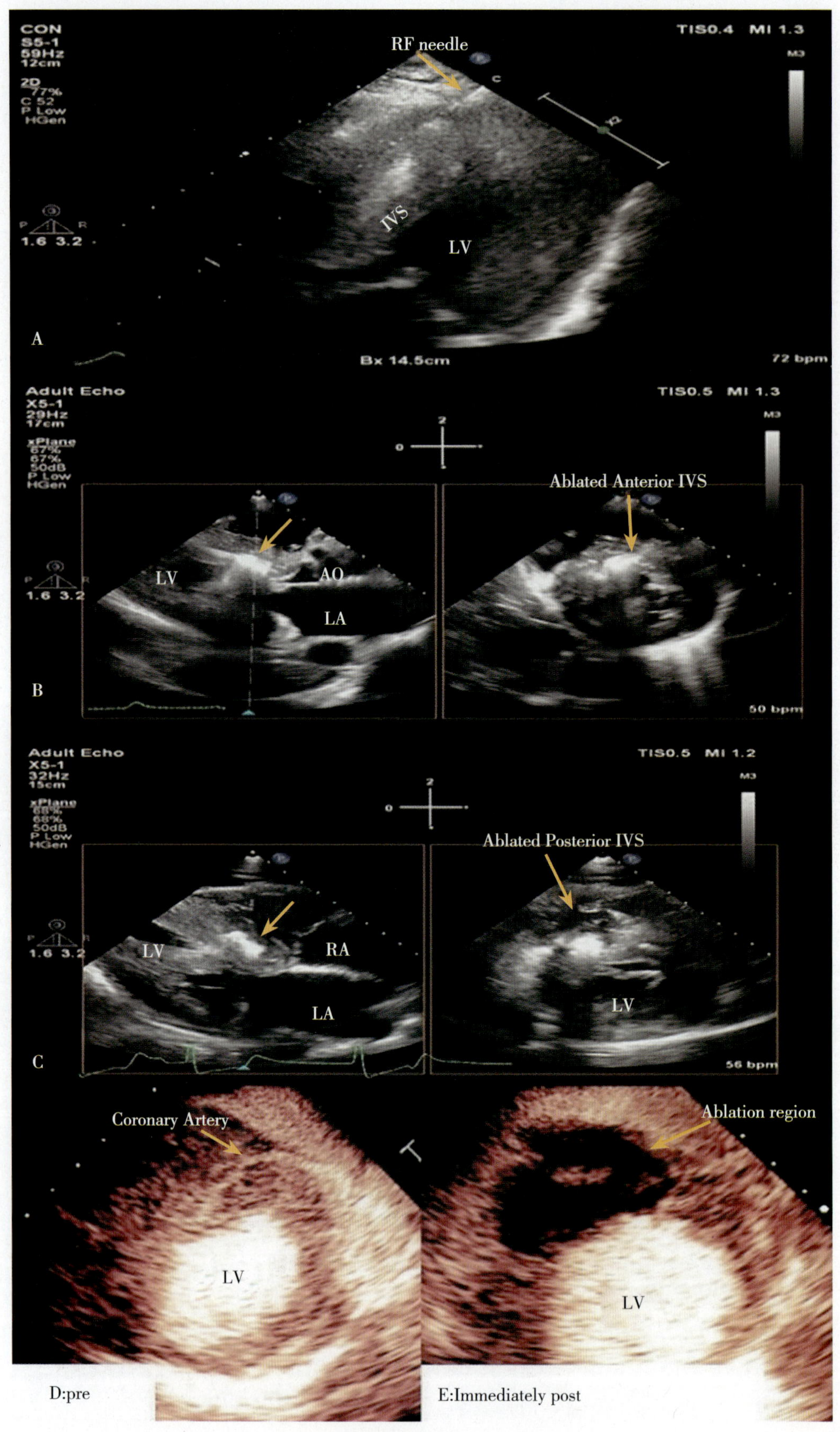

彩图 **71** 丽文术式操作流程超声心动图

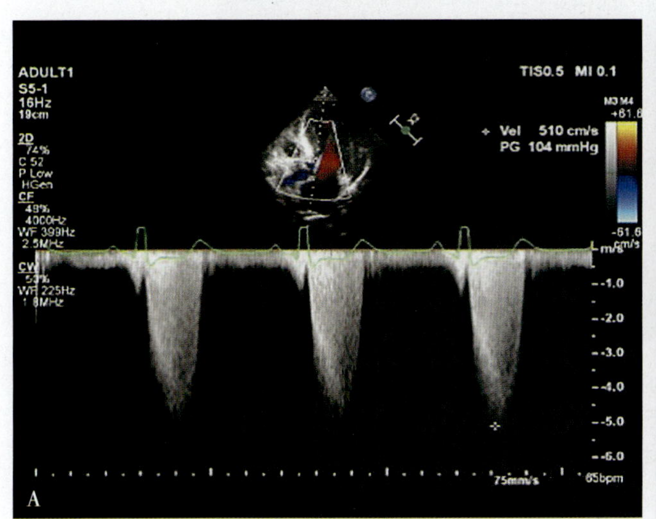

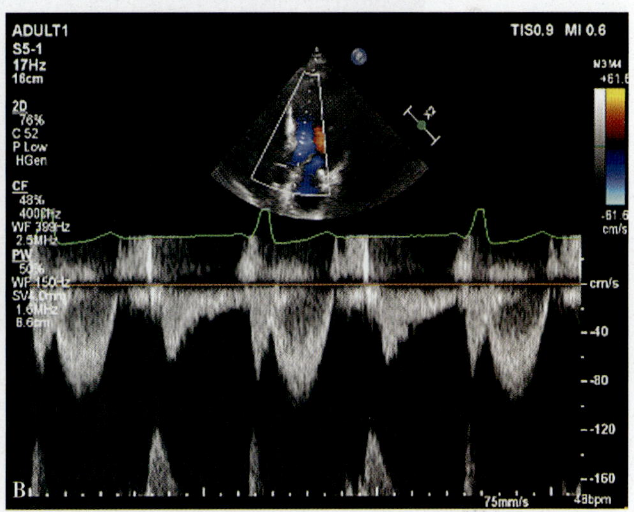

彩图 72　术前、术后 6 月左室流出道最大压差的变化

A. 术前左室流出道最大压差；B. 术后 6 月左室流出道最大压差

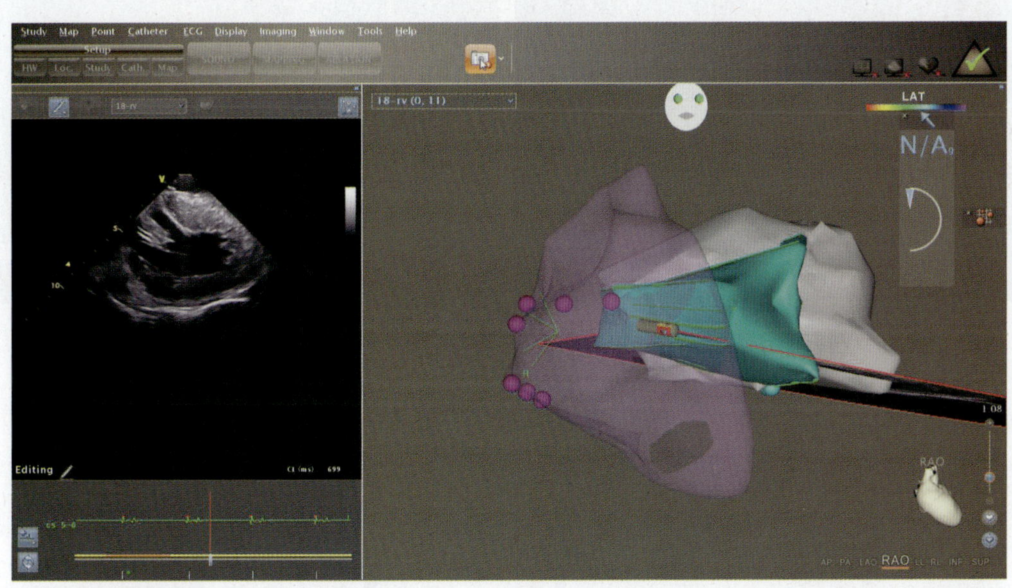

彩图 73　左图为二维超声切面，可见靠近扇面近端为肥厚的室间隔，与收缩期的二尖瓣后叶同向运动，造成左室流出道的狭窄梗阻。右图为 **RAO** 显示三维重建的心腔结构，透明化的粉紫色为右心室，绿色的为室间隔，淡灰色为左心室

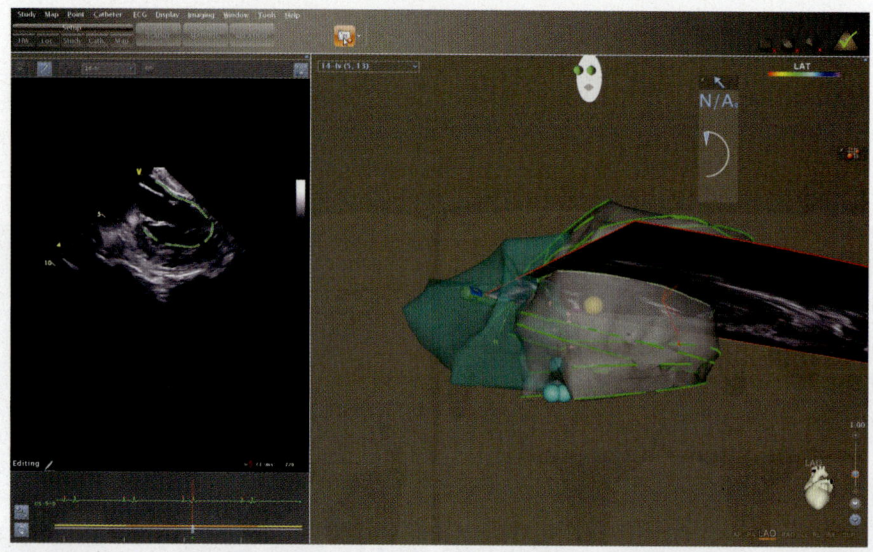

彩图 74 左侧为二维超声切面，绿色线为左心室内膜，上方 V 字旁边可见二尖瓣后叶与间隔间形成的狭窄的左室流出道。右图 LAO 显示三维重建的心腔结构，透明化的绿色的为室间隔，淡灰色为左心室，超声扇面指向流出道方向

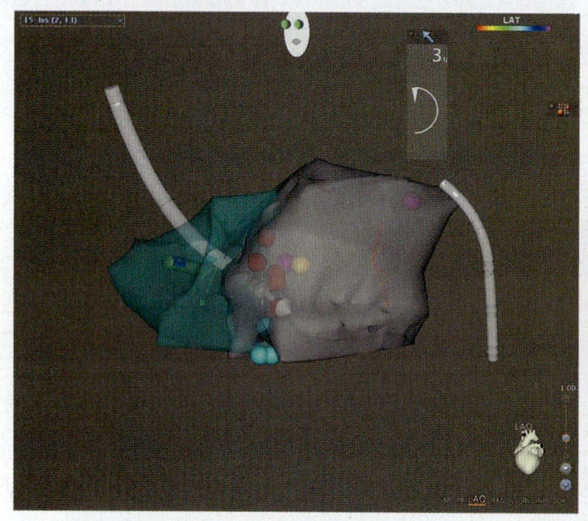

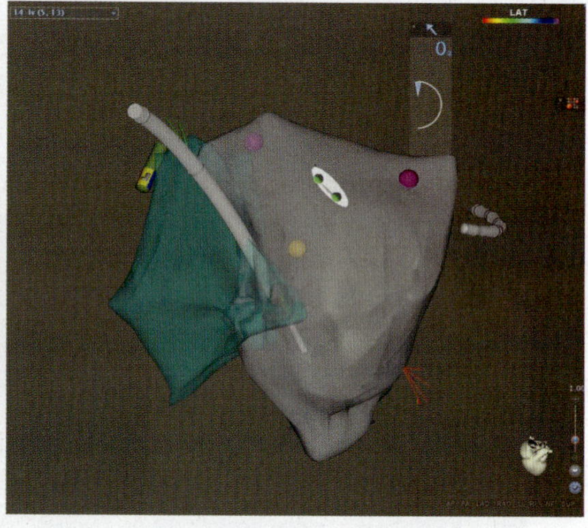

彩图 75 左右图分别为左前斜（LAO）及右前斜（RAO）位压力导管贴靠间隔进行消融

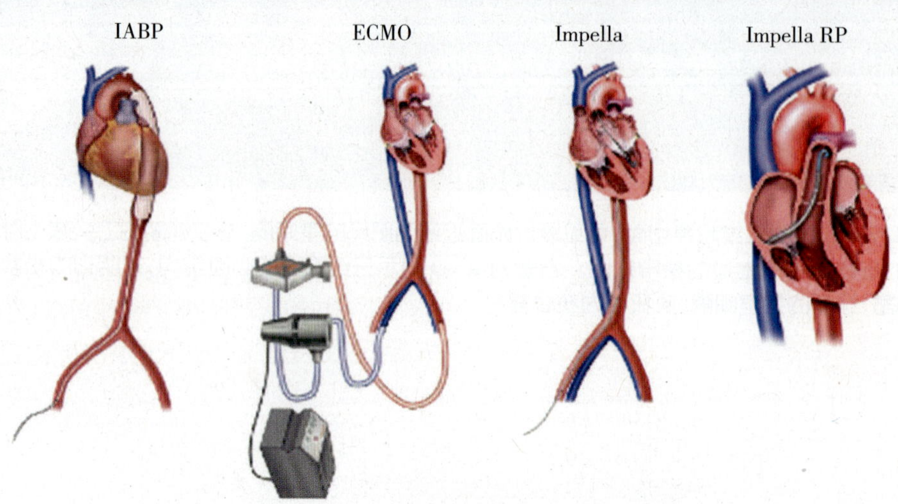

彩图 76 心源性休克支持治疗相关器械示意图

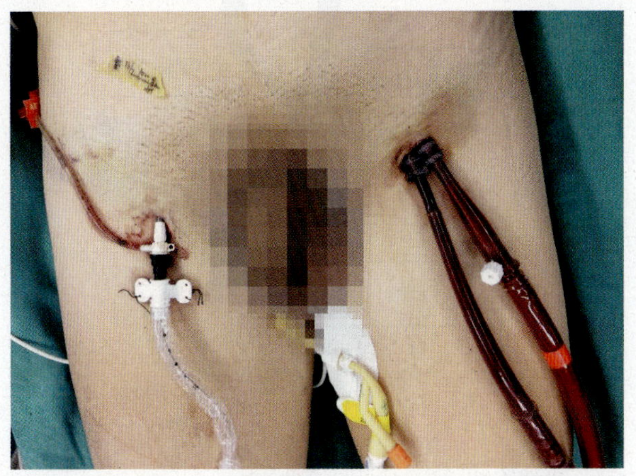

彩图 77 IABP(左)与 ECMO(右)临床入路示意图

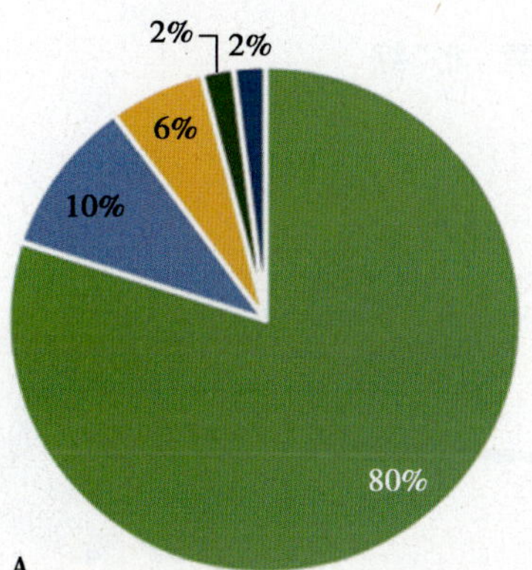

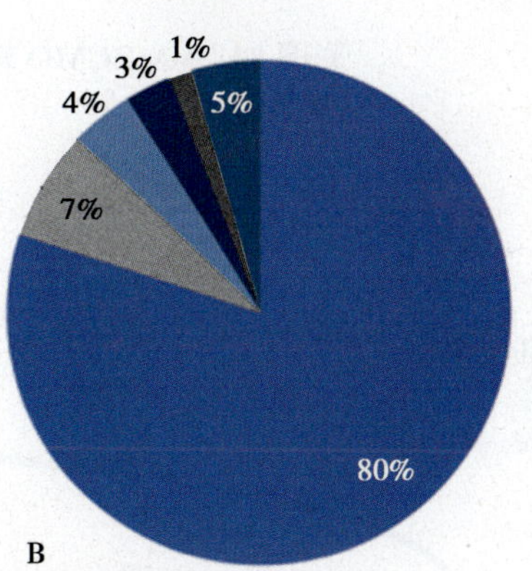

彩图 78 急诊室 CS 常见疾病和致病原因

A. 急诊室急性 CS 常见疾病;B. CS 致病原因

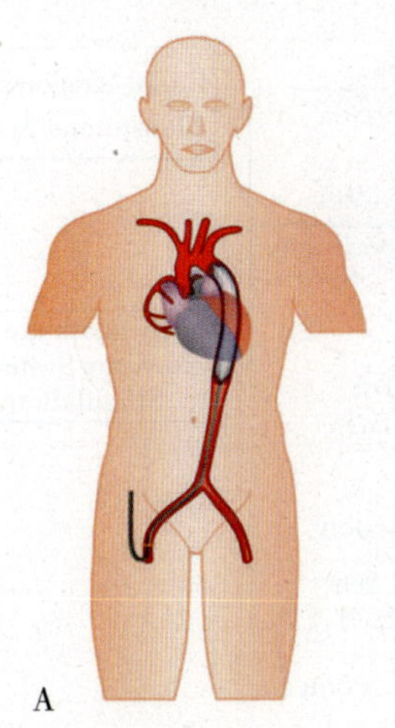

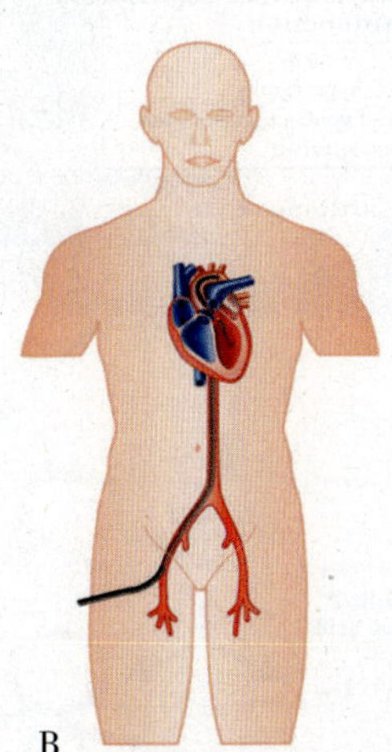

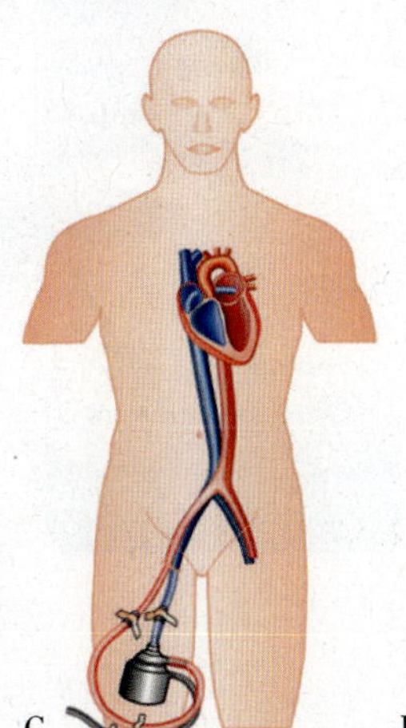

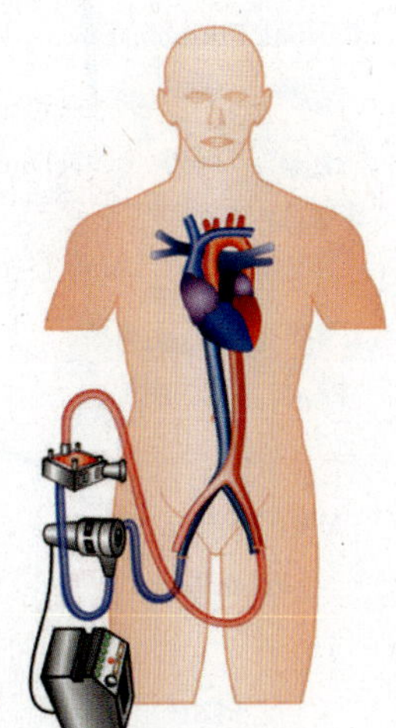

彩图 79 几种经皮置入机械循环辅助装置示意图

A. IABP;B. Impella;C. TandenHeart;D. ECMO

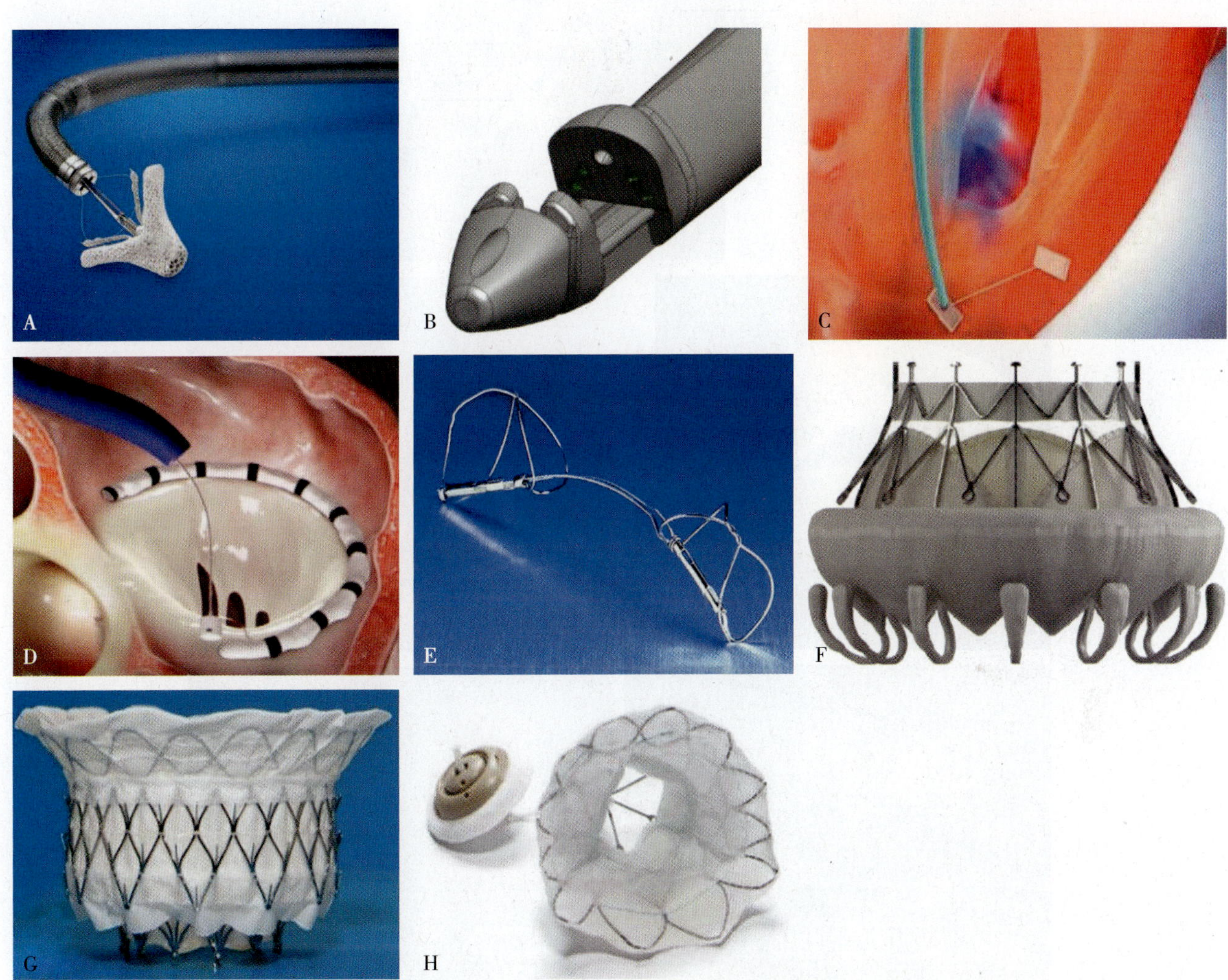

彩图 **82** 经导管二尖瓣叶修复术相关器械

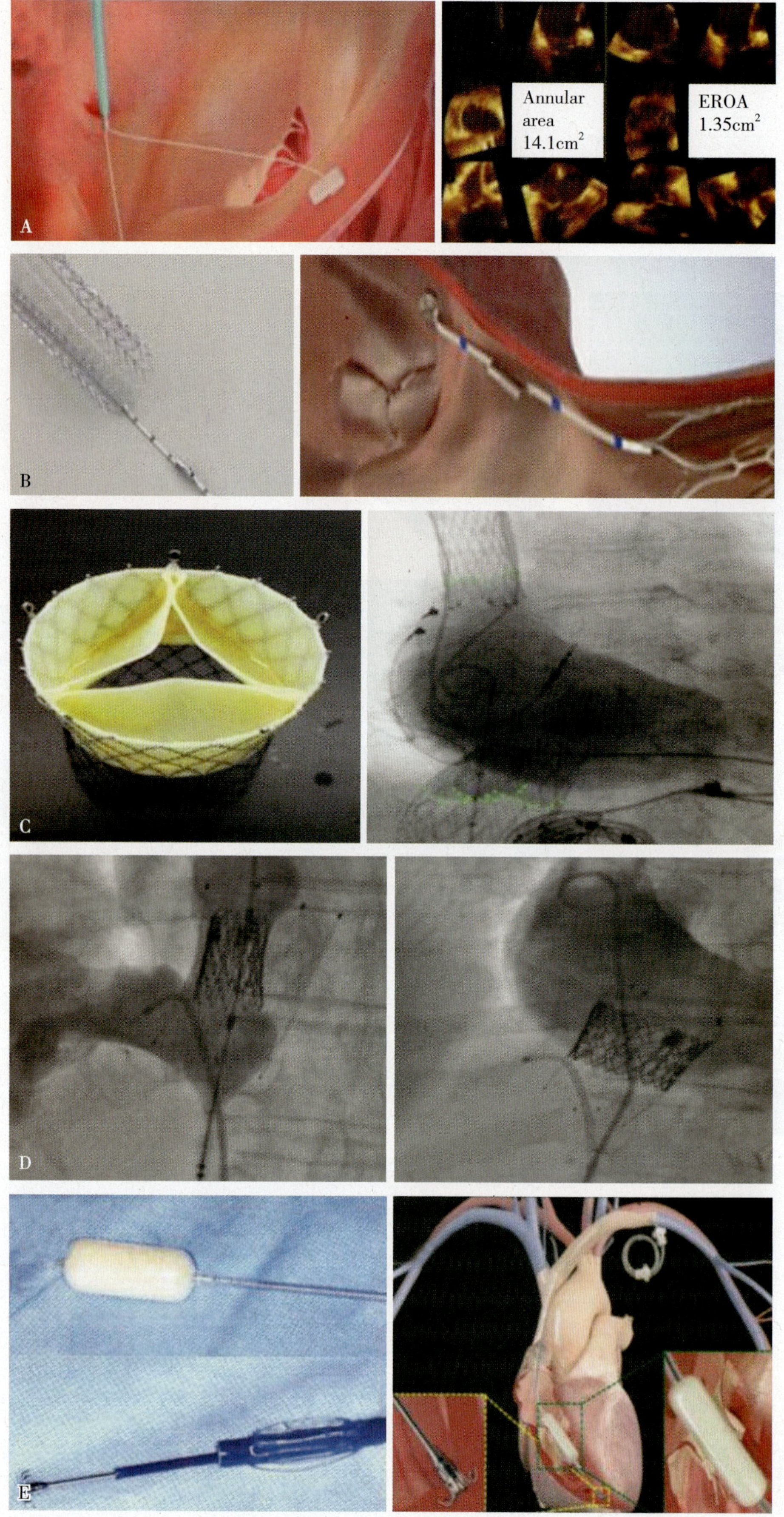

彩图 **83** 三尖瓣病变行介入治疗技术

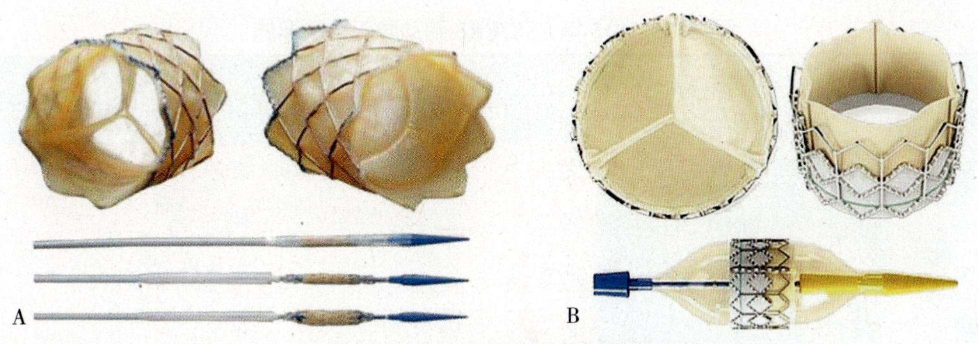

彩图 84 肺动脉瓣介入治疗器械

彩表 1 根据早期死亡风险进行急性肺栓塞分型

早起死亡风险		风险参数及评分			
		休克或低血压	PESI 分级为Ⅲ~Ⅳ级或 sPESI≥1	影像学提示右室功能不全	心肌损伤标志物
高危		+	(+)	+	(+)
中危	中高危	−	+	二者均为阳性	
	中低危	−	+	其一为阳性或均为阴性	
低危		−	−	可选评估指标:如评估,二者均为阴性	

注:修改自 2014ESC 急性肺栓塞诊断与处理指南[24]

临床疑诊肺栓塞

是否休克 / 低血压?

是

否

根据指南中诊断流程

根据指南中诊断流程

确诊肺栓塞

评价临床风险
(PESI 或 sPESI)

PESI 分级为Ⅲ-Ⅴ级或 sPESI≥1

PESI 分级
为Ⅰ-Ⅱ级
或 sPESI=0

确诊肺栓塞

中危

考虑其他危险分层

右心室功能(超声或 CT)
实验室检查

双阳性

一个阳性或双阴性

高危

中高危

中低危

低危

直接再灌注治疗

抗凝治疗;监护;考虑补救性再灌注治疗

住院治疗;抗凝治疗

若条件允许考虑尽早出院并回家继续治疗

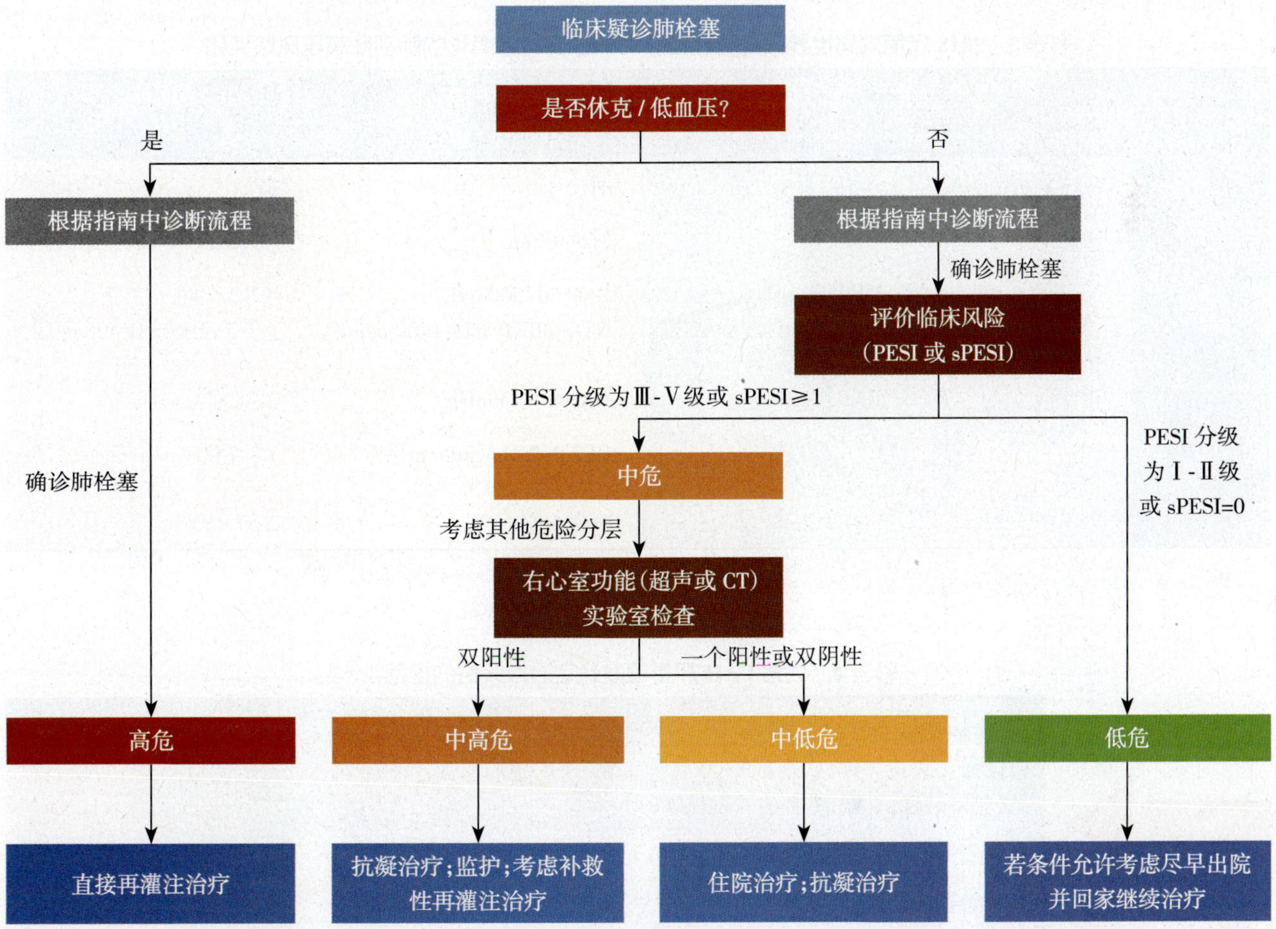

彩图 85 危险分层指导的急性肺栓塞处理策略(修改自 2014ESC 急性肺栓塞诊断与处理指南[24])

彩表 2 2015 年 ESC/ERS 肺动脉压风险评估

预后估算 1 年死亡率 的决定因素	低危 <5%	中危 5%~10%	高危 >10%
右心衰临床体征	无	无	有
病情进展	无	慢	快
晕厥	无	偶发	反复发生
WHO 功能分级	Ⅰ,Ⅱ	Ⅲ	Ⅳ
6MWD	>440m	165~440m	<165m
心肺运动试验	VO_2 峰值 >15ml/(min·kg)(>65%pred.) VE/VCO_2 斜率 <36	VO_2 峰值 11~15ml/(min·kg)(35%~65%pred.) VE/VCO_2 斜率 36~44.9	VO_2 峰值 <11ml/(min·kg)(<35%pred.) VE/VCO_2 斜率 >45
血浆 BNP 或 NT-proBNP 水平	BNP<50ng/L NT-proBNP<300ng/ml	BNP 50~300ng/L NT-proBNP 300~1400ng/ml	BNP>300ng/L NT-proBNP>31 400ng/ml
影像学(超声心动图,CMR 成像)	RA 面积 <18cm^2 无心包积液	RA 面积 18~26cm^2 无或心包积液最小值	RA 面积 >26cm^2 有心包积液
血流动力学	RAP<8mmHg CI≥2.5L/(min·m^2) SvO_2≥65%	RAP 8~14mmHg CI 2.0~2.4L/(min·m^2) SvO_2 60%~65%	RAP>14mmHg CI<2.0L/(min·m^2) SvO_2<60%

彩表 3 2018 年第六届世界肺动脉高压(WSPH)研讨会简化的肺动脉高压风险评估

预后指标		低危 <5%	中危 5%~10%	高危 >10%
A	WHO 功能分级	Ⅰ,Ⅱ	Ⅲ	Ⅳ
B	6MWD	>440m	165~440m	<165m
C	NT-proBNP/BNP	BNP<50ng/L NT-proBNP<300ng/ml	BNP 50~300ng/L NT-proBNP 300~1400ng/ml	BNP>300ng/L NT-proBNP>31 400ng/ml
	或 RAP	RAP<8mmHg	RAP 8~14mmHg	RAP>14mmHg
D	CI	CI≥2.5L/(min·m^2)	CI 2.0~2.4L/(min·m^2)	CI<2.0L/(min·m^2)
	或 SvO_2	SvO_2≥65%	SvO_2 60%~65%	SvO_2<60%

彩表 4 依据 PAH 严重程度确定治疗策略的推荐

	推荐	分级	证据水平
危险分层	建议通过临床表现、运动试验、生物标志物、超声心动图和血流动力学系列指标评估 PAH 患者的严重程度	Ⅰ	C
	建议病情稳定的患者每 3~6 个月随访 1 次	Ⅰ	C
治疗目标	建议对 PAH 患者采取有效治疗,使其达到 / 维持在低危状态	Ⅰ	C
	绝大多数达到 / 维持在中危状态的 PAH 患者应视为治疗效果欠佳	Ⅱa	C

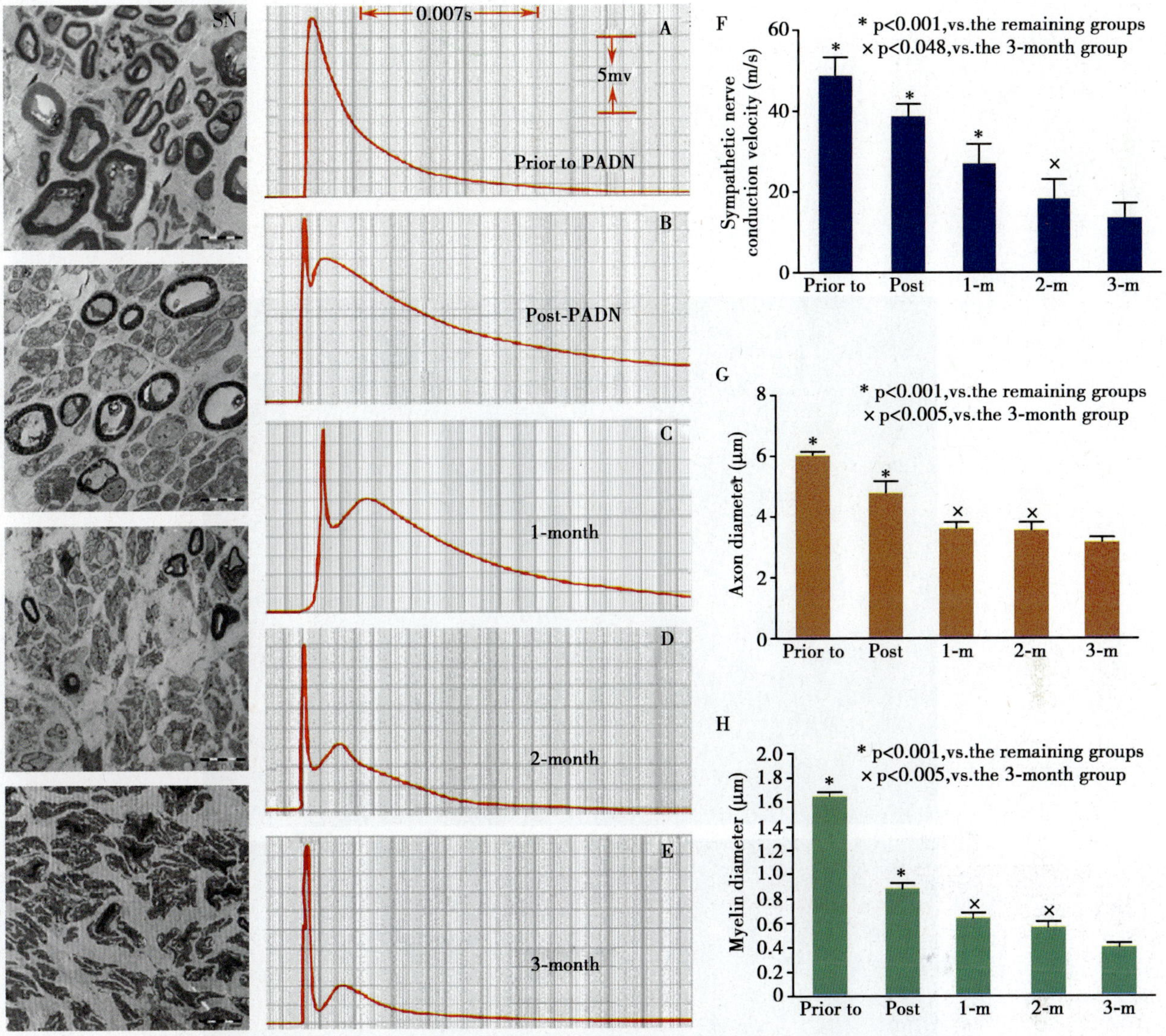

彩图 86　超微结构、交感神经传导速度(SNCV)、轴突直径和髓鞘厚度的 PADN 前后变化

肺动脉高压动物基线肺动脉交感神经传导速度快(F)、轴突截面积大(G)、髓鞘厚(H);PADN 术后神经传导速度显著降低且未见再生现象、髓鞘逐渐消失、轴突边界不清。左列为电镜图,中间为神经传导速度

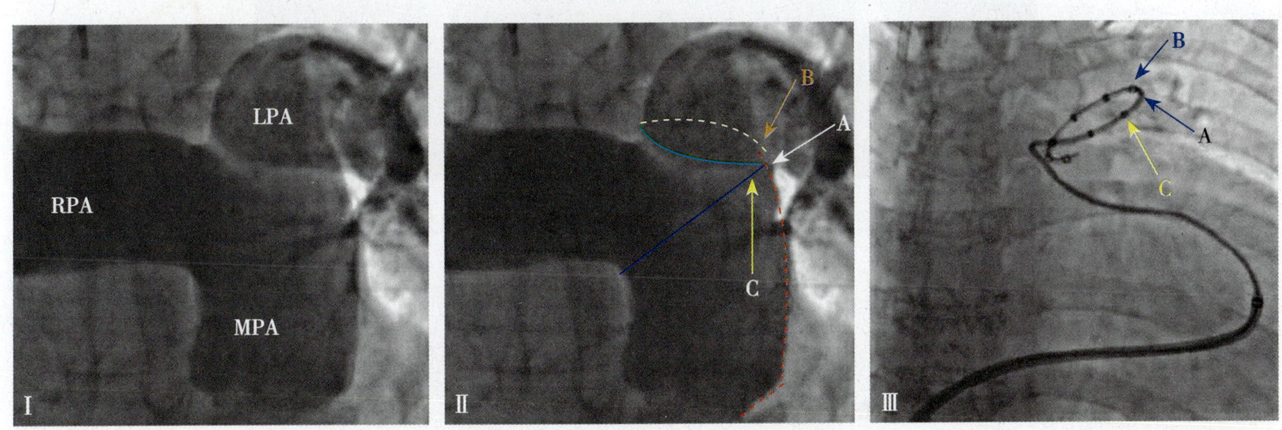

彩图 87　肺动脉造影及 PADN 靶点图

Ⅰ. 肺动脉造影(正位头 20°)。Ⅱ. 红线表示主肺动脉的侧壁,绿线表示左肺动脉的前壁,红线及绿线的交界点标记为 A 点;黄线表示左肺动脉的后壁,与红线的交界点标记为 B 点,位于 A 点后方 1~2mm 处;蓝线表示右肺动脉下壁开口处与 A 点的连线,C 点位于蓝线的 A 点前壁的 1~2mm 处。Ⅲ. 显示 10 级环状射频电极位于主肺动脉及左肺动脉开口处,在 A、B 及 C 点分别消融

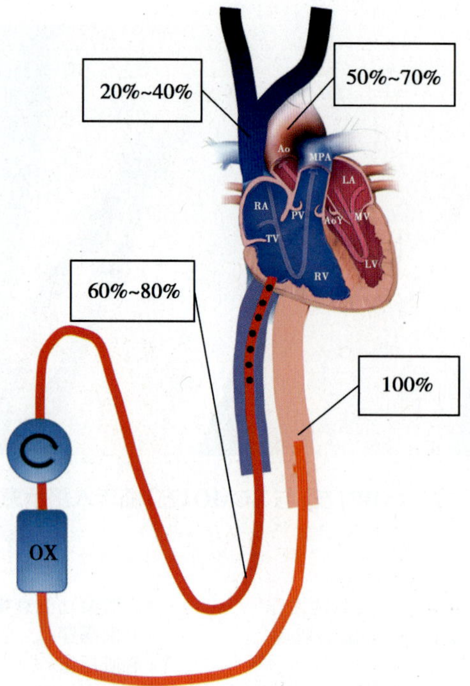

彩图 80 VA-ECMO 辅助期间“南 - 北”综合征示意图

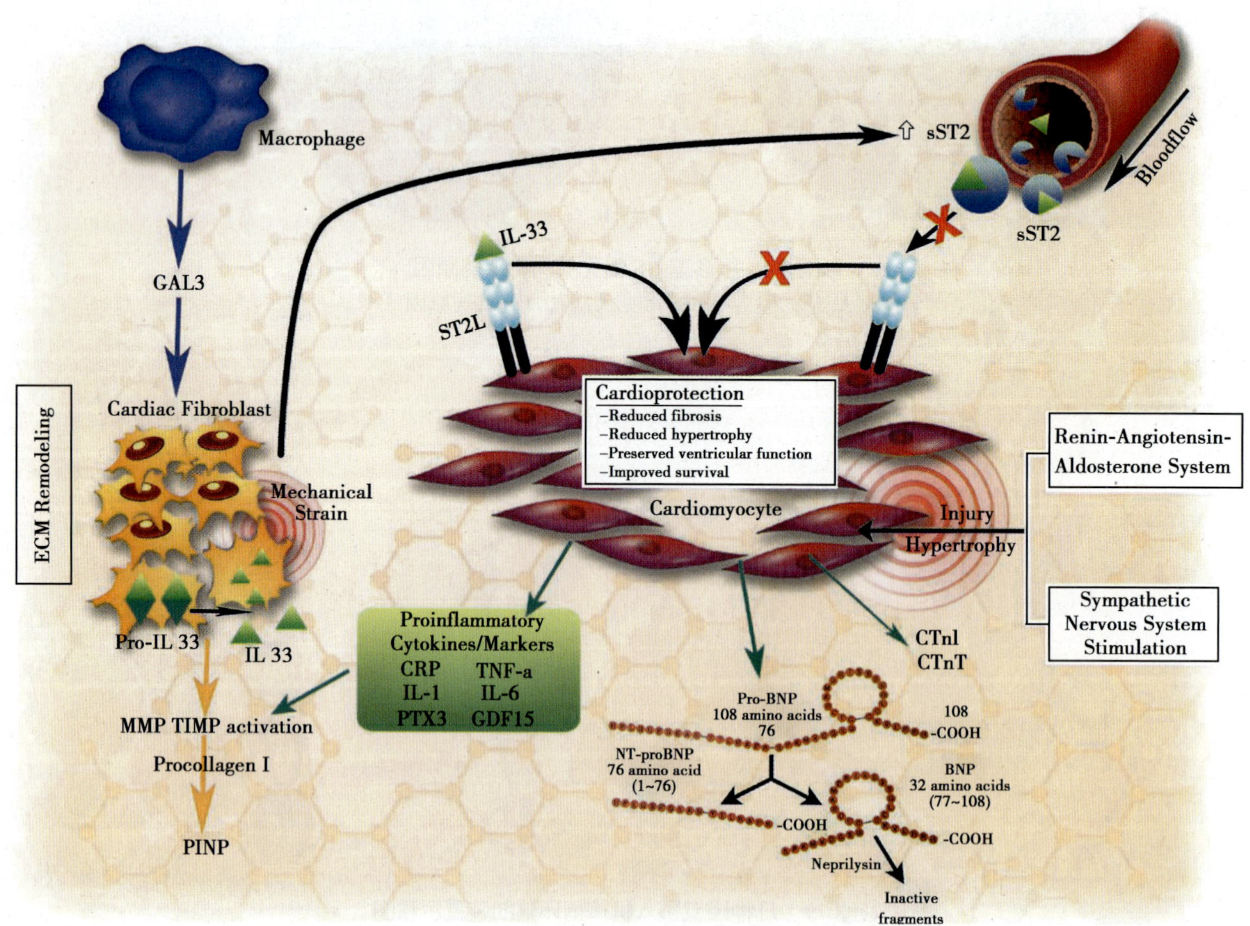

彩图 81 心衰生物标记物

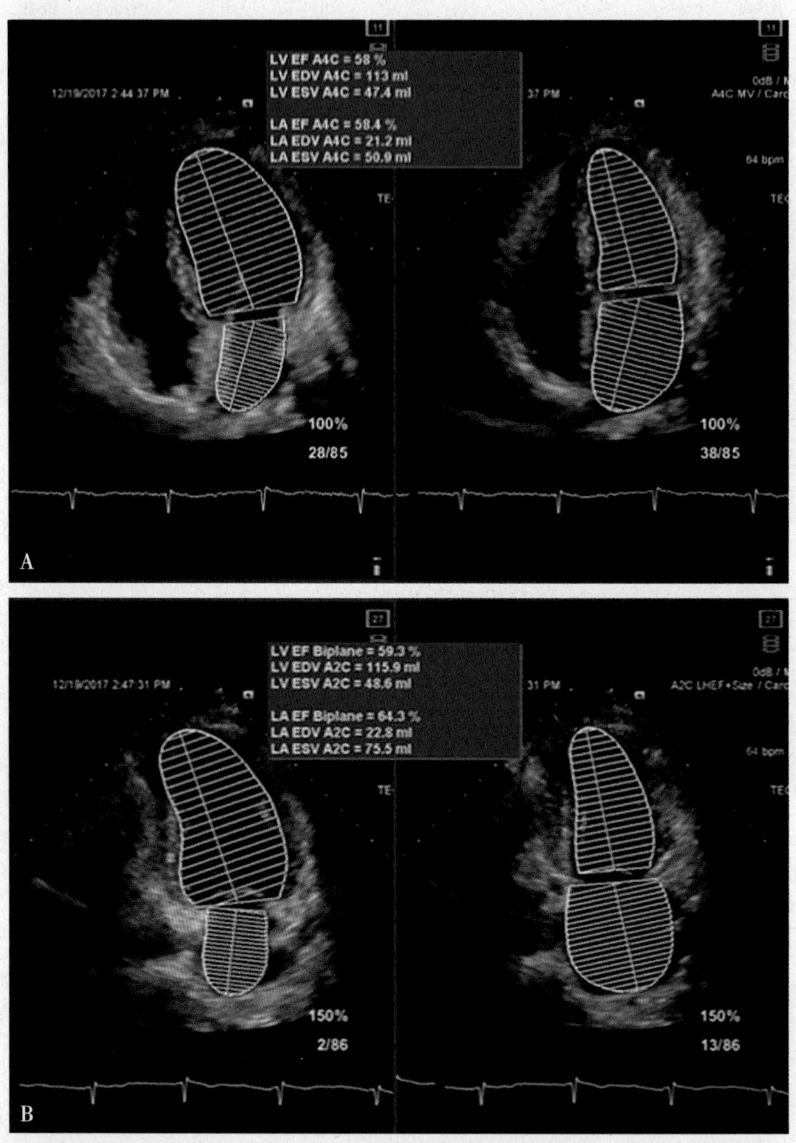

彩图 88　二维双平面辛普森法测量左室射血分数

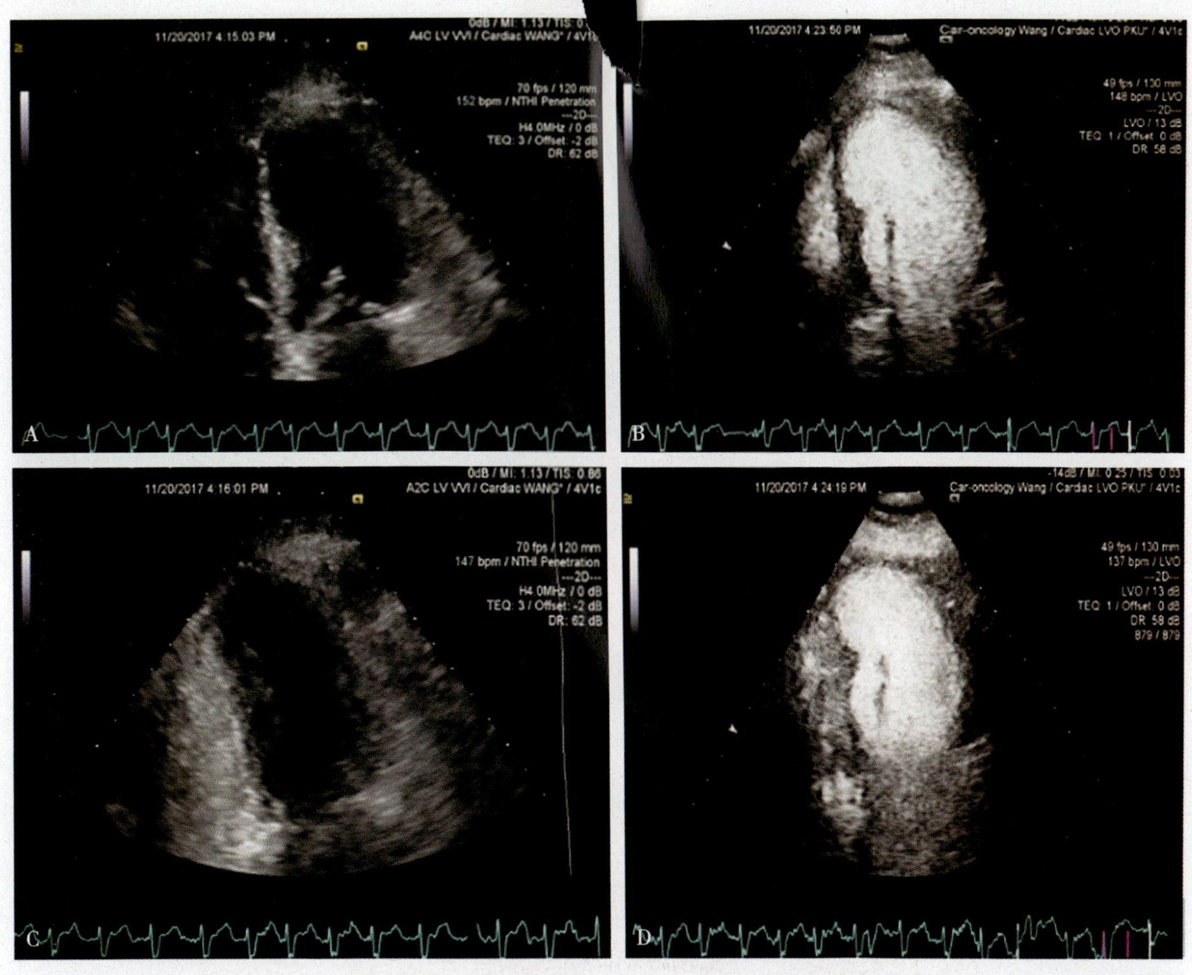

彩图 89　心尖切面影像

A、C. 分别为心尖四腔切面和心尖二腔切面，左室心内膜边界显示不佳，难以准确勾画心内膜边界，LVEF 测量准确性较低；B、D. 左室造影图像，心内膜边界显示清晰，可以精确测量 LVEF

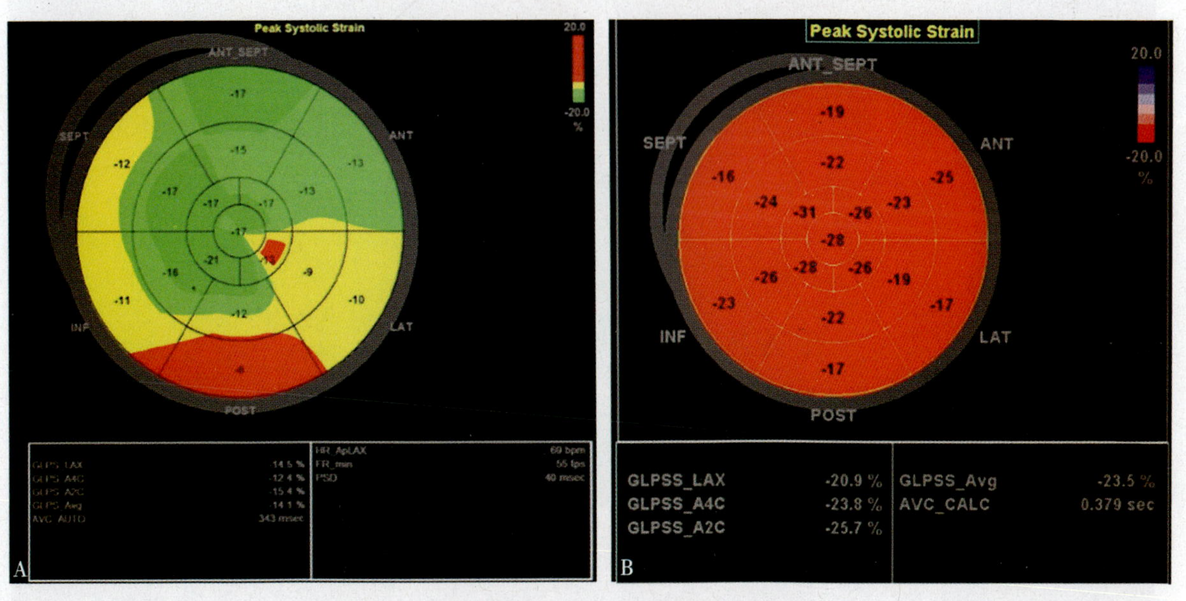

彩图 90　二维斑点追踪技术

A. 显示化疗后左室 17 节段心肌纵向应变峰值降低，GLS 为 –14.1%，应变达峰时间离散度增加达 40ms；B. 为正常人左室 17 节段纵向心肌应变峰值，GLS 为 –25.7%

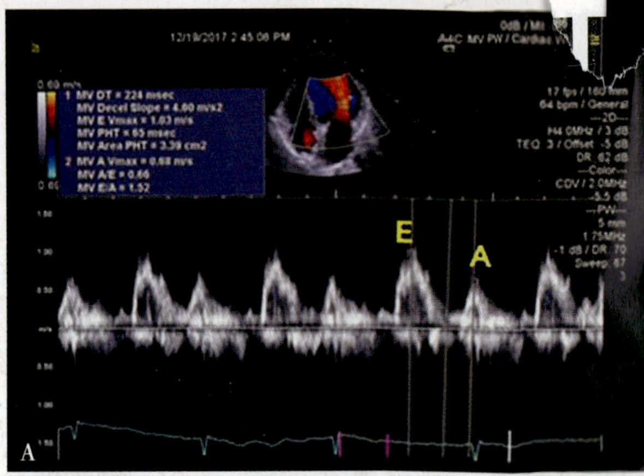

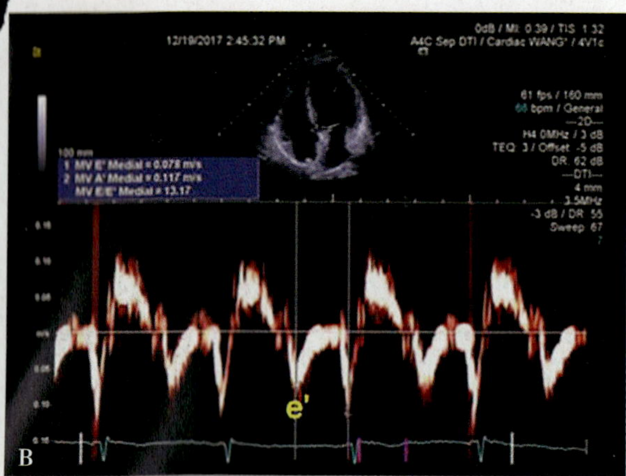

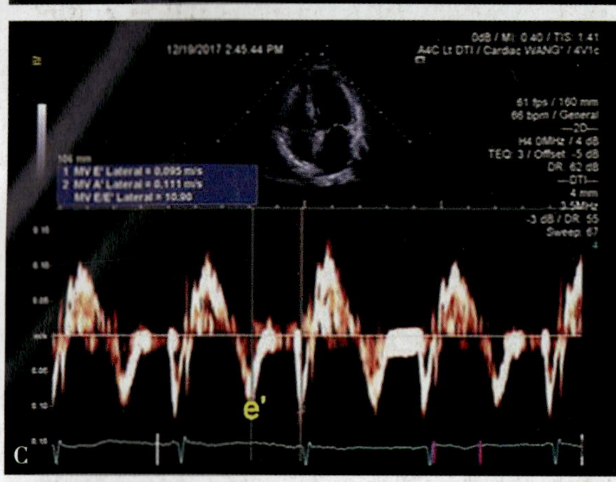

彩图 91　经二尖瓣口 E 峰流速、A 峰流速的测量(A)以及组织多普勒测量二尖瓣瓣环室间隔侧 e'(B)和侧壁 e(C),最终获取 E/e'(室间隔和侧壁)

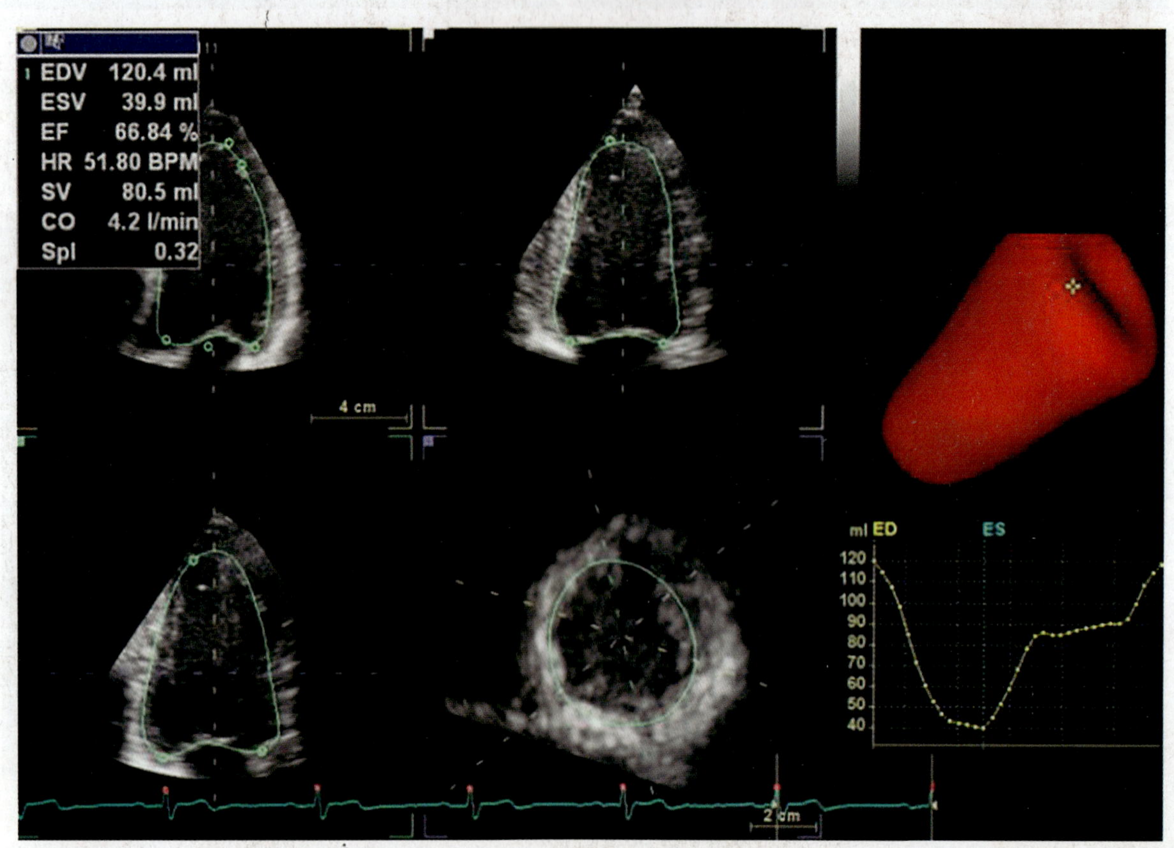

彩图 92　三维超声心动图测量左室射血分数